主编主审简介

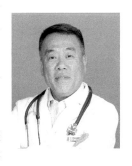

吕传柱，男，1962 年 11 月出生，山东临朐人。海南医学院急诊创伤学院二级教授 / 主任医师，博士研究生导师，国务院政府特殊津贴专家。曾任海南医学院党委书记，急救与创伤研究教育部重点实验室主任。

在近 40 年的临床与教学工作中取得了一定成绩：获批专利 9 项；主持国家级科研项目 9 项，其中国家自然科学基金 4 项；省部级项目 8 项；作为学科带头人，带领海南医学院附属医院急诊医学获批为 2012 年度国家临床重点专科建设项目；牵头组建了国家紧急医学救援队（海南）；获省、市科技进步奖共 7 项，主编、参编国家级规划教材 14 部，在 SCI 等期刊上以第一作者或通讯作者发表论文 73 篇，其中 SCI 论文 18 篇；创办了海南省首家急救中心，并在全国率先通过国际质量体系认证；创建了海南省第一家创伤中心及海南医学院创伤学院。

兼任海南省科学技术协会副主席；中华医学会急诊医学分会第十届委员会主任委员，中国医师协会急诊医师分会副会长，世界华人医师协会急诊医师协会副会长，中国县级医院急诊联盟理事长，中国毒理学会中毒与救治专业委员会副主任委员，世界中医药学会联合会急诊专业委员会副会长，中国医学科学院海岛急救医学创新单元主任等；《医学参考报》急诊医学频道主编，《中国急救医学》杂志副主编、《实用休克杂志》（中英文）副主编、《中华危重症医学杂志》（电子版）副总编辑。

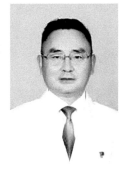

向伟，男，1964 年 7 月出生，湖南花垣人。儿科学博士，留美博士后，儿科教授 / 主任医师 / 医学遗传研究员，博士研究生导师。海南医学院党委委员、副校长。"新世纪百千万人才工程"国家级人选，国务院政府特殊津贴专家，海南省杰出人才，南海名家，深圳市国家级领军人才。

从事儿科临床、保健与教学工作 35 年，在儿科危重症抢救、疑难病的诊治及儿童突发公共卫生事件及重症患儿救治，特别是儿童手足口病危重症及甲型 H1N1 重症救治抢救中表现突出，在儿科营养研究方面颇有造诣。主编专著 3 部，参编专著 20 部，以第一作者或通讯作者发表学术论文 100 篇，主持国家级项目 5 项、省重大科技计划和省重点项目各 1 项。获海南省科学技术进步奖一等奖、二等奖、三等奖各 2 项。国内外首次成功主办"血脂与儿童健康"专题研讨会（连续五届）。

兼任国家卫生健康委员会热带病防治重点实验室主任，海南省妇女儿童医学中心儿科首席专家，中国医师协会儿童健康专业委员会主任委员，中华医学会儿科学分会儿童早期发展专业委员会副主任委员，中华医学会儿科学分会常务委员，中华医学会儿科学分会儿童保健学组副组长，儿童血脂与维生素 D 研究首席专家，《中华儿科杂志》等 10 余个杂志编委。

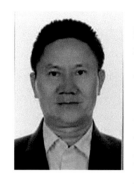

孙早喜，男，1965 年 1 月出生，湖南邵阳人。海南医学院第一临床学院 / 第一附属医院外科学教授 / 主任医师（专业技术三级专家），研究生学历，硕士生导师，海南省拔尖人才。海南医学院临床技能国家级实验教学示范中心负责人。

1988 年大学毕业，从事临床外科工作与教学工作。1995 年在武汉同济医科大学附属协和医院学习，1999～2002 年先后拜师孙诚谊教授、博士后导师（现贵州医科大学学科带头人，贵州省政协副主席，致公党中央常务委员、贵州省委会主任委员，贵州医科大学副校长），中国人民解放军三〇二医院王福生教授、博士生导师、中国科学院院士（全国著名传染病学教授，传染病研究方阵领路人，全军传染病研究所所长、专业技术三级专家）。2004 年在复旦大学上海医学院原教育部出国留学英语培训中心学习。

在 33 年的临床医疗卫生工作及教学工作中，其致力于胰腺癌、暴发性胰腺炎等临床与基础研究；也致力于灾难医学的研究，对灾难应急救援有一定的工作经验；致力于临床技能实验教学及研究，在全国临床本科教育中开创腹腔镜微创教学。30 余年的工作中，取得了一定的成绩：指导海南医学院临床学生获得 2011 年、2018 年、2019 年全国大学生临床技能竞赛二等奖与三等奖，出版了《临床技能学》等教材、专著 5 部，主持或参与国家级、省厅级等自然科学及教育研究项目 20 项，多次获得"胰腺癌生物学行为及其基因治疗和免疫治疗系列研究"等省科技进步奖二等奖、厅局级三等奖共 6 项，在 SCI 等杂志上发表学术论文近 70 篇。

兼任世界灾难医学协会委员，海南省医学会灾难医学专业委员会第一届、第二届主任委员，第三届中华医学会灾难医学分会委员，中华医学会灾难医学预防医学分会委员，中国（海南）紧急医学救援队成员。

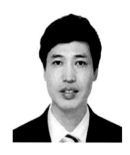

张太平，男，1964 年 12 月出生，河南郑州人。北京协和医院基本外科主任，教授 / 主任医师，博士研究生导师。国家自然科学基金、科技部支撑计划、首发基金、教育部留学基金、人事部留学基金评审专家。

1995 年获中国协和医科大学外科学博士学位，2002 年 5 月～2004 年 12 月在美国北卡罗来纳大学基因治疗中心做博士后研究。

从事临床与教学工作近 35 年，主攻胰腺外科的临床与基础研究以及临床教学。获得国家及省部级课题 20 余项。发表论文及综述 300 余篇，参加专著和教材编写 40 余部，以第二、第三完成人获得国家科技进步奖二等奖、北京市科技进步奖一等奖、中华医学科技奖一等奖 10 余项。

兼任中华医学会外科学分会常务委员与副秘书长，外科手术学组副组长；中国医师协会胰腺病学专业委员会副主任委员；中国研究型医院学会胰腺疾病专业委员会主任委员、普通外科分会和加速康复外科专业委员会副主任委员；《中华肝胆外科杂志》《中华胰腺病学杂志》《中华普通外科手术学杂志》（电子版）《中华肝脏手术学》（电子版）副主编，《中华医学杂志》《中华外科杂志》《中华普通外科杂志》《中华消化外科杂志》《中国实用外科杂志》《外科理论与实践》《临床肝胆病杂志》《国际外科杂志》编委。

郑青，女，1968 年 10 月出生，上海人。上海交通大学医学院附属仁济医院消化内科教授/主任医师，硕士研究生导师。现任仁济临床医学院副院长，兼任上海-渥太华联合医学院副院长、中国医师协会毕业后医学教育专家委员会执行委员会评估工作委员会副主任、中国医院协会模拟医学专业委员会委员、中华医学会炎症性肠病学组副组长，上海市炎症性肠病研究中心副主任、医学会医学教育专科分会委员、住院医师规范化培训专家委员会成员，《中国毕业后教育杂志》常务编委，*Inflammatory Bowel Disease* 等多种杂志编委。

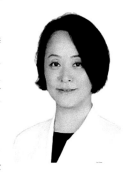

1993 年本科毕业于上海第二医科大学临床医疗系，获医学学士学位。1998 ～ 2003 年攻读上海交通大学医学院硕士、博士。德国慕尼黑科技大学医学系留学 1 年。

从事消化系统疾病临床和教育工作近 30 年，承担"诊断学""内科学"课程消化系统疾病部分及"医学伦理学"等课程教学；积极参与器官系统整合教学改革，担任上海交通大学医学院基础器官系统整合式课程消化系统团队的临床模块负责人、上海-渥太华联合医学院消化系统模块（UNIT2）课程主要负责人、Clerkship 负责人等，曾先后获得"上海交通大学优秀教师"称号、管理服务奖二等奖、教学成果奖二等奖 2 项，作为完成人之一获得高等教育国家级教学成果一等奖 1 项。近 5 年来发表论文 10 余篇，SCI 收录 6 篇，副主编专著 1 部，参编专著 8 部。

李其富，男，1980 年 10 月出生，四川安岳人。海南医学院临床医学专业负责人，神经病学教授/主任医师、博士研究生导师和博士后合作导师。海南省"领军人才"、南海名家青年项目和海南省"515 人才工程"第一层次人才。

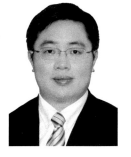

1999 年进入华西医科大学临床医学系学习，2004 年获学士学位，2009 年于四川大学获临床医学专业博士学位。

在 10 余年的临床与教学研究中，其擅长癫痫和脑血管病临床诊治，主要研究方向为癫痫的发病机制。主持国家自然科学基金 3 项，海南省重点研发计划 3 项，海南省自然科学基金、海南省卫健委项目、海南省高等学校项目和海南医学院教学项目各 2 项。出版专著 1 部，参编专著、教材 5 部，发表论文 60 余篇，其中以第一作者或通讯作者发表 SCI 收录论文 16 篇。作为第一完成人获海南省自然科学奖一等奖、海南省高等教育教学成果奖二等奖和海南医学院教学成果奖特等奖各 1 项。获全国高等院校青年教师教学大赛三等奖，获中国医师协会"住院医师心中的好老师"、"海南省高等学校优秀中青年骨干教师"和"海南省优秀科技工作者"等称号。

兼任中国抗癫痫协会理事、中华医学会神经病学分会脑电图与癫痫学组委员、中国医师协会神经内科医师分会青年委员，中国医师协会神经介入专业委员会缺血性脑血管病学组委员，中国卒中学会神经介入分会委员，海南省抗癫痫协会副会长与秘书长，海南省医学会神经病学专业委员会常务委员和医学教育委员会副主任委员。

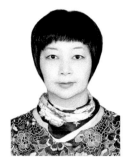

顾申红，女，1969 年 10 月出生，上海人，医学硕士，海南医学院第一附属医院 / 第一临床学院教授 / 主任医师，全科医学科及教研室主任，硕士研究生导师。海南省高层次拔尖人才，第七届海南省政协委员。美国俄亥俄州莱特州立大学访问学者。

在 30 年的临床与教学工作中，其专长于老年心血管疾病诊治及社区管理；作为全省全科医学的领头人，在未分化疾病、老年人健康管理、慢病管理等领域，其为基层制订适宜的诊疗流程和管理方案，提高基层服务能力。其主编和参编著作及教材 9 部。主持国家级及省级课题 8 项，发表 SCI 及中文期刊论文 30 余篇。荣获中国医师协会"优秀专业基地主任"、中华医学会全科医学分会"优秀全科医生"、海南省"十佳好医护"等称号，海南医学院金粉笔教学奖、第五完成人教学成果特等奖。

兼任中华医学会全科医学分会委员，中国医师协会全科医师分会常务委员、老年科医师分会委员，海峡两岸医药卫生交流协会全科医学分会常务委员，教育部高校医学人文素养与全科医学教学指导委员会委员，海南省医学会全科医学专业委员会主任委员、老年医学专业委员会副主任委员，国家级全科专业住培基地主任，订单定向免费临床专业负责人，省级精品课程及一流本科课程"全科医学概论"负责人，中华全科医学继续教育学院海南分院院长。

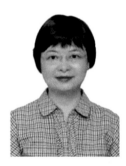

欧阳艳红，女，1969 年 10 月出生，湖南邵阳人。中山医科大学硕士研究生，海南医学院附属海南医院 / 临床学院教授 / 主任医师，海南省人民医院急诊科主任及急诊教学基地主任。新加坡访问学者，海南省中青年医疗卫生拔尖人才，海南省"515 人才工程"人才。

在近 30 年的临床与教学工作中，其主攻急危重症救治与急诊医学教学。主持参与国家、省厅课题多项，获得海南省科技进步奖三等奖 1 项（第一完成人），发表 SCI 等论文 30 多篇，获专利 5 项，参编专著 2 部。2019 年获国家卫生健康委员会脑卒中防治工程委员会"优秀中青年专家奖"。

兼任中国女医师协会理事，中华医学会中毒学组委员，中国医学救援协会卫生应急培训师资专家，中华医学会中西医结合急诊医学分会委员。海南省医师协会急诊分会会长，海南省医学会急诊医学专业委员会副主任委员，海南省医学会灾难医学专业委员会副主任委员，海南省急诊专科医联体副主席，海南省中西医结合学会常务委员，海南省医学会变态反应学专业委员会副主任委员，中华医学会变态反应分会全国青年委员，海南省医疗事故评定专家，《海南医学》杂志编委。

高等医药院校系列教材

临床技能国家级实验教学示范中心教材建设成果
供临床、预防、基础、口腔等相关专业使用

临床技能学

（临床思维）

荣誉主编　吕传柱
总　主　编　孙早喜　向　伟
总　主　审　张太平　郑　青
本册主编　李其富　顾申红

科 学 出 版 社
北 京

内 容 简 介

本教材由临床思维、技能操作两个分册组成。临床思维由职业素养、主要症状问诊要点及鉴别点、体格检查、器械检查与实验室检查及结果判读、诊治思维、医疗文书书写规范等 9 章 67 节组成；技能操作由无菌术理念、手术基本操作技能、临床专科手术基本技能、骨髓穿刺等四大穿刺技能，动物实验、护理技能、急救操作技能等 13 章 79 节组成，并有适量的多形式的练习题。本教材以图文及数字素材形式呈现。

本教材可供临床及预防等相关专业学生与规范化培训学员使用。

图书在版编目（CIP）数据

临床技能学：全 2 册 / 孙早喜，向伟主编 . —北京：科学出版社，2022.2
高等医药院校系列教材

ISBN 978-7-03-071329-2

Ⅰ . ①临… Ⅱ . ①孙…②向… Ⅲ . ①临床医学－医学院校－教材

Ⅳ . ① R4

中国版本图书馆 CIP 数据核字（2022）第 006422 号

责任编辑：胡治国 郭雨熙 / 责任校对：宁辉彩
责任印制：赵 博 / 封面设计：陈 敬

科学出版社 出版
北京东黄城根北街 16 号
邮政编码：100717
http://www.sciencep.com
北京市金木堂数码科技有限公司印刷
科学出版社发行 各地新华书店经销
*
2022 年 2 月第 一 版 开本：787×1092 1/16
2025 年 1 月第三次印刷 印张：66 插页 2
字数：1 900 000

定价：188.00 元（全二册）
（如有印装质量问题，我社负责调换）

分册编写委员会

主　　编　李其富　顾中红

副 主 编　林　云　李　娟　曾　敏　陈跃武　张瑞城

编　　者　（按姓氏汉语拼音排序）

蔡笃雄（海南医学院第一临床学院）

蔡兴俊（海南医学院临床学院）

车宪平（海南医学院第二临床学院）

陈焕雄（海南医学院第一临床学院）

陈显英（海南医学院第二临床学院）

陈跃武（海南医学院第二临床学院）

邓　毅（海南医学院临床技能国家级实验教学示范中心）

邓益东（海南医学院临床学院）

冯　骞（海南医学院信息技术学院）

冯恒昇（海南医学院第一临床学院）

符红娜（海南医学院临床学院）

顾中红（海南医学院第一临床学院）

黄　利（海南医学院第一临床学院）

黄　珊（海南医学院第一临床学院）

黄雄高（海南医学院第一临床学院）

籍雪颖（海南医学院第一临床学院）

贾丹丹（海南医学院第一临床学院）

兰瑞红（海南医学院临床学院）

李　娟（海南医学院第一临床学院）

李其富（海南医学院第一临床学院）

林　云（海南医学院第一临床学院）

刘　楠（海南医学院第一临床学院）

刘立柱（海南医学院第二临床学院）

刘悦晖（邵阳学院）

吕传柱（海南医学院急诊创伤学院）

莫泽纬（海南医学院临床学院）

欧阳艳红（海南医学院临床学院）

潘　琪（海南医学院第一临床学院）

桑圣刚（海南医学院第一临床学院）

施玉森（海南医学院第一临床学院）

宋艳玲（海南医学院第一临床学院）

孙　龙（海南医学院第一临床学院）

孙早喜（海南医学院临床技能国家级实验教学示范中心）

仝　珊（海南医学院临床学院）

王　红（海南医学院临床学院）

王晓凤（海南医学院第一临床学院）

向　伟（海南医学院附属儿童医院）

严　瑜（海南医学院临床技能国家级实验教学示范中心）

阎来禹（海南医学院临床技能国家级实验教学示范中心）

杨　舟（海南医学院临床学院）

曾　敏（海南医学院临床学院）

曾春芳（海南医学院第一临床学院）

张　填（海南医学院第一临床学院）

张瑞城（海南医学院第一临床学院）

张太平（北京协和医院）

张义雄（湖南师范大学医学院附属第一医院）

郑　青（上海交通大学医学院附属仁济医院）

郑诗华（海南医学院第一临床学院）

周冶彦（海南医学院第一临床学院）

朱玲琳（海南医学院第一临床学院）

秘　　书　陈　喜　乔燕燕　颜萍萍

序一

　　提升临床技能教学水平是保证医学教育质量的重要基础和必要手段，也是当前较为薄弱的环节之一。推进规范化实验教学内容改革，强化临床医学操作能力对于培养高质量医学人才来说至关重要。

　　在此背景下，由海南医学院牵头联合全国多家单位，在结合传统教学的基础上，努力探索、积极创新，借鉴全球临床医学人才培养标准和国家执业医师资格考试大纲有关内容，以"大学科、大专业"理念对当前临床技能学相关教材进行系统化、规范化梳理，融入虚拟仿真等现代数字化技术，编写了包含临床思维、技能操作两大系统的《临床技能学》教材。这部教材较好地传承了前人的优秀成果，凝聚了众多知名医学教授和专家团队的临床经验和集体智慧，内容严谨、科学、准确、新颖，对于医学生培养职业情操、规范临床技能操作具有一定的实用价值。

北京协和医院名誉院长
中国科学院院士
中国科协副主席
中华医学会常务副会长
2021 年 4 月

序二

　　面对疫情的新挑战、健康中国的新任务、世界医学发展的新要求,《国务院办公厅关于加快医学教育创新发展的指导意见》要求优化医学人才培养结构、提高培养质量、提升创新能力。

　　临床技能学作为桥梁课程,将基础医学与临床医学紧密联系,是一门非常重要的实践课程,在医学人才的培养体系中发挥着重要的作用。海南医学院等多所医学院校响应新时代发展需求,在传统教学基础上,编写包含临床思维、技能操作两大系统的《临床技能学》教材。

　　这本《临床技能学》教材紧扣教学实际,着重临床应用,紧密结合岗位胜任力的培养要求,既对当前相关教材的内容与结构进行系统化、规范化的改进,又根据医药科技发展成果及国家医药人才培养需求强化创新。本教材融入了传染病等专科临床思维及基本操作技能,腹腔镜微创技能,职业素养,医患沟通等新理念、新知识、新技能,强化了急救操作技能。此教材传承前人的优秀成果,凝集众多知名医学教授临床经验和智慧,内容丰富、新颖、科学,实用性强,是培养卓越医学人才的好教材。

海南医学院党委书记
中华医学会急诊医学分会第十届委员会主任委员

2021 年 4 月

前　　言

　　临床医学是一门实践于人体健康的科学，要求医学工作者，特别是临床医学工作者必须具备扎实的、系统的基本理论知识，兼备熟练的专业技能。为培养医德高尚、社会适应性强和具有创新思维的医学人才，海南医学院临床技能国家级实验教学示范中心与相应医学院校响应时代发展需求、遵循教育规律，在传统教学模式的基础上，努力探索，积极创新，并根据全球临床医学人才培养标准、我国"5+3"一体化医学人才培养和住院医师规范化培训要求、国家执业医师资格考试大纲内容要求编写《临床技能学》（临床思维）教材，旨在通过大量案例、图示及适量的学生专用视频培养临床医学生、初中级阶段临床医学工作者职业情操、社会适应能力和疾病诊断思维能力，使学习者操作行为科学化、规范化、系统化、标准化，培养学习者创新能力，使教学者能够有章可循、有据可依。

　　《临床技能学（临床思维）》由职业素养、主要症状问诊要点及鉴别点、体格检查、器械检查与实验室检查结果判读、诊治思维、医疗文书书写规范等 9 章 67 节组成。与目前相关教材或教程等比较，本教材特点：①强调现代医疗卫生环境下的人文素养，将医患沟通与关爱贯穿于问诊、体格检查等各项操作中；②强调传统理论知识的逻辑性及数据的准确性、合理性；③强调体检等操作技能的规范性与逻辑性，将具有严格无菌操作要求的骨髓穿刺、心包穿刺等临床常用诊断技术内容整编到《临床技能学（技能操作）》；④突出临床思维能力与科学研究能力；⑤丰富体格检查及医疗文书书写规范内容。以主要症状问诊要点及鉴别点、规范化体格检查为重点内容，反映各科疾病症状特点，为诊断思维奠定坚实的基础。本教材内容全面，编排合理，便于掌握，利于培养诊断思维能力，对规范化培训临床执业医师、住院医师、进修医师及临床专业本科、研究生的临床技能有良好的指导价值，是一本较好的临床技能教学教材。

　　本教材包含大量案例、主观题、客观题、插图，以帮助学习者更好更快地理解和掌握。同时，利用多媒体技术将重要的体格检查操作规范形成多媒体数字资源与纸质教材互相交融，为学生提供无时空限制的"实验室"学习内容，体现出国家倡导的自主学习要求。

　　本教材编写过程中，参考了大量的其他教材及相关专著，对其作者深表感谢。由于编者水平有限，难免存在不足之处，诚请教材使用者提出宝贵意见，以便此教材修订时得到进一步完善。

向　伟　孙早喜

2021 年 5 月

目　　录

数字资源

第一章 职业素养

第一节 人文关怀

医学人文关怀是高于民众心理、生理之上的精神层面上的关怀，是医务工作者必备的基本素养。强调的是对待他人的善行，如医学研究、临床治疗中的伦理价值，良好的医患沟通能力。

一、医学人文关怀的临床应用

随着医学的发展，人们日益深刻地认识到医学各学科间以及医学技术与人文社会科学间的整体联系，更加明确医学的技术发展与人文关怀是密不可分的。在机械唯物论影响下，近代医学从交谈的艺术变成了沉默的技术。许多医师认为在诊断疾病上，客观指征，如找到病灶、发现异常比患者的主观感受更为重要，不需要更多的语言。现代科学研究表明，话语具有治疗价值，尤其是诊断治疗中与患者的交谈应当引起临床医师的重视。临床医师应当了解使用语言作为治疗工具的价值，避免其副作用，有时甚至是毒性作用。安慰剂的研究提示医患之间的信任关系可缓解疼痛或减少止痛药的需要。事实证明，在癌症治疗中那些有勇气面对癌症的患者比那些持消极态度的癌症患者效果更好。在此并非是让医师获得信仰疗法者的技巧或指望出现话语治疗的魔力，而是强调医师在运用诊疗技术与人文关怀之间保持一种适当的平衡。

二、医学人文关怀是合格临床医师必备条件

临床医学存在着不确定性，这种不确定性既是客观的，也是主观的。同一个疾病，临床表现有差异，不同的医师会做出不同的诊断，选择的治疗方法和最终疗效有一定差别，其原因不是所了解的临床事实有什么不同，而是看待这些事实的方式由个人的思维模式决定，个人思维模式的背景是文化，医学和人文哲学知识储备丰富、形成辩证思维能力的医师更容易在这些复杂的问题中理出头绪，使自己的主观判断与客观实际相符，在治疗过程中自然能降低风险，获得满意疗效。所以要成为一名合格的医师，人文关怀是临床医师必备的条件。

三、练 习 题

医学人文关怀的概念是什么？

（刘立柱）

第二节 职 业 法 规

从法律角度看，医师与患者是一种合同法律关系。患者住院，就意味着这一法律关系已经成立，双方当事人就应该诚实信用地履行各自的义务，否则就是一种违约、违法行为。所以医师对患者的诊断、治疗等行为不是一般行为，更不是一种施舍行为，它是一种法律行为。临床医师需要熟悉和了解一定相关卫生职业法规知识，其中最为重要且实用的是：①《中华人民共和国执业医师法》；②《中华人民共和国传染病防治法》；③《中华人民共和国侵权责任法》；④《处方管理条例》；⑤《医疗事故处理条例》；⑥《抗菌药物临床应用管理办法》《中华人民共和国药品管理法》《医疗机构病历管理规定》《中华人民共和国母婴保健法》。

一、卫生职业法规的概念

卫生职业法规是用来调整在卫生活动过程中所发生的社会关系的法律规范的总称。简言之，卫生职业法规是调整卫生社会关系的法律规范的总称。

二、卫生职业法规的特征

1. 卫生职业法规是行政法律规范和民事法律规范相结合的法律。
2. 卫生职业法规是在医学发展演变基础上逐步形成的专门法律。
3. 卫生职业法规是强制性规范与任意性规范相结合的法律。
4. 卫生职业法规是具有一定国际性的国内法。

三、卫生职业法规的基本原则

卫生职业法规的基本原则，是指反映卫生职业法规立法精神、适用于卫生职业法规 / 法律关系的基本原则。其是卫生立法的指导思想和基本依据，是卫生职业法规所确认的卫生社会关系主体及其卫生活动必须遵循的基本准则，在卫生司法活动中起指导和制约作用。

1. 卫生保护原则。
2. 预防为主原则。
3. 公平原则。
4. 保护社会健康原则。
5. 患者自主原则。

四、卫生职业法规的作用

1. 维护社会卫生秩序。
2. 保障公共卫生利益。
3. 规范卫生行政行为。

五、练习题

作为临床医师，简述你认为哪些卫生职业法规最为重要。

（刘立柱）

第三节　医患沟通

一、概述

医患沟通（doctor-patient communication）是指医患双方在医疗活动中围绕患者的疾病与健康问题进行的信息交流。所交流的信息既包括与疾病诊治直接相关的内容，又包括医患双方的思想、情感愿望、要求等方面的表达，其方式有言语沟通和非言语沟通。沟通的核心是关于疾病、治疗、健康以及相关问题的观点和看法。对疾病的解释、理解等认知方式的相近或相背，直接决定了医患双方信息沟通的效果，左右医患关系走向，最终影响诊疗结果。从这一概念中我们可以看出，医患沟通存在着双向性，一是患者向医务人员陈述病情和身体不适的症状情况，针对医护人员的询问，回答相关的问题，以保障医务人员在诊疗过程中的知情权；二是医务人员根据病情诊断、检查和治疗的情况向患者作出解释和说明，以保障患者享有对自身健康的知情权和对治疗方案的选择权。

美国医师萨斯（Szasz）和霍伦德（Hollender）曾于 1976 年提出了医患关系的三种模式：主动 - 被动模式、指导 - 合作模式和共同参与模式。有统计数据显示：我国医患关系状况由于没有充分的患者启蒙、不能建立亲密关系以及医患间缺乏信任，从而显示出一种指导 - 合作关系。1978 年阿斯顿（Arston）等揭示了通过对微观医患关系的关注来考察人际传播中沟通过程和效果的研究。而反过来，医患关系作为社会个体与社会医疗体制接触的"界面"，也成为考察社会医疗健康服务状况的重要窗口。

（一）医患之间的信任

除了患者的启蒙之外，双方参与模式要求相互信任，信任是前期"双方投入"，最终"双方获益"的基础。医患之间的信任既包括患者对医师的信任，也包括医师对患者的信任。有调查数据显示，患者维权意识增强所导致的信任缺失已对治疗过程产生了负面影响。

（二）医患之间亲密关系

弗洛伊德曾经把"治疗配合"的概念定义为"一种有同情心的理解"，也就是说，理想的医患关系必须是一种亲密的关系。从医务人员角度看，患者并不是很愿意将跟疾病有关的隐秘信息告诉医师。该现象可以归因为亲密关系尚未充分建立。

（三）当前医患关系

改革开放 40 余年，由于医疗服务模式与医疗需求之间不协调，医疗纠纷逐渐增加。产生的原因是多方面的，医务工作者的主要原因：医德水平降低，服务态度下滑，医疗事故，医疗差错等。患者的主要原因：缺乏医学知识，对医疗卫生法律法规及医院规章制度不理解，患者及家属的不良动机。社会原因：社会不法分子的介入，如"医闹"现象；人民群众医疗保健知识水平提高和法律观念自我保护意识增强，医患之间的关系因医疗保险的实施而呈现多元化。

1. 医疗保障不完善　尽管我国的医疗改革取得重要进展，医疗保险体系初步建立，但医疗保障水平仍较低，患者看病自费比例仍然较高，遇大病、复杂疾病时往往难以承受巨大的医疗开支。由于医学科学技术是一个发展过程，致使大病、复杂疾病的诊治结果难以达到患者及家属的期望值，如果患者死亡，对家属的打击是巨大的，极易产生医疗纠纷，家属对死亡不理解或想从医院获得赔偿。

2. 医患之间认知有差距　科学技术成果在临床医学中的应用取得了很大进展，但仍有很大局限性，医师不能包治百病。而患者、家属对医疗技术期望值过高，认为死了人就是医疗事故。医务人员与患者及家属沟通不够，未能让家属充分了解医学的局限性及疾病发展的不可预测性。

3. 医患关系物化　医患关系物化一般是指由于医务人员过分依赖医疗设备诊断治疗疾病，使得大量"第三者"物质进入医疗活动，导致医患之间的人际关系在某种程度上被物化，并分为合理与不合理两大类。一类是合理的物化，即客观上是必须使用的媒介，主观上是医师从诊治患者疾病的实际需要而引入的，如果医师为诊断疾病和治愈患者而合理使用现代医疗设备、药物等物质性媒介，这是医患关系物化的合理成分。另一类是不合理的物化，即医师为个人私利而使一些不必要的媒介参与到医患关系中来。

4. "医闹"兴风作浪　"医闹"作为某些不法分子捞取暴利的工具，使医疗纠纷、事故事件愈演愈烈。发生纠纷后医院为息事宁人，常赔钱了事，闹得越厉害，赔得越多。这样就形成了恶性循环，并因此催生了一个新的行业——"医闹"。

5. 医疗卫生人员的缺陷　一个医疗卫生工作者在成长过程中或多或少有一些不足，一些医患纠纷的发生与其不足有关，但占比不多。一些医务人员人文修养不够，与家属沟通的知识与技能欠缺，未能使家属了解医学的局限性及疾病发生难以预料的变化的可能性；个别医疗工作者服务态度不好，家属不满意，从而引发纠纷。

二、医患沟通的形式、内容与技巧

医务人员要履行告知的义务，必须首先要知道向谁告知。根据《中华人民共和国执业医师法》《医疗事故处理条例》《医疗机构管理条例》《医疗机构管理条例实施细则》要求，被告知方有患者本人、患者主要关系人患者关系人，及实施医疗活动机构的相关负责人，并由其最终履行同意权（即签字权）。但是，告知患者本人应当注意避免对患者产生不利的后果，否则，就应当告知其主要关系人或关系人，而不应告知患者本人。

（一）医患沟通的常见形式

1. 首次床旁沟通　主管医师入院查房结束时，及时将病情、初步诊断、治疗方案、进一步诊查方案等与患者或主要关系人进行沟通交流，并将沟通情况记在首次病程记录上。护士在接诊入院患者时要介绍住院须知，并叮嘱患者充分休息，将沟通内容记在护理记录上。

2. 住院期间沟通　患者住院期间，主管医师和分管护士必须对患者所患疾病的诊断情况、主要治疗手段、重要检查目的及结果、某些治疗可能引起的严重后果、药物不良反应、手术方式、手术并发症、防范措施及费用等内容进行经常性沟通，并将沟通内容记在病程记录、护理记录中。

3. 围手术期沟通　要求手术医师术前沟通、术中改变术式沟通及术后沟通，并将沟通内容记在术后医患沟通记录单上。

4. 分级沟通　沟通时要注意沟通内容的层次性。要根据患者病情的急缓、轻重、复杂程度以及预后的好坏，由不同级别的医护人员沟通。同时要根据患者或主要关系人的文化程度及要求不同，采取不同方式沟通。有纠纷苗头者，要重点沟通。

对于普通患者，由责任医师在查房时，将患者病情、治疗方案、预后等详细情况，与患者或主要关系人进行沟通；对于疑难、危重患者，由患者所在的科室主要负责人与主要关系人进行正式沟通；对于治疗风险较大、治疗效果不佳及考虑预后不良的患者，应由经治医师提出，科主任主持召开全科会诊，由经治医师、科主任共同与患者或主要关系人沟通，并将会诊意见及下一步治疗方案向患者或主要关系人说明，征得患者或主要关系人的同意并签字确认。必要时上报医务科/医务部，由医务科/医务部（非行政上班时间由医院总值班负责）组织相关人员与患者或主要关系人进行沟通。

5. 集中沟通　对带有共性的常见病、多发病、季节性疾病等，由科主任、护士长、主管医师、护士等一起召集病区患者及主要关系人对该病发生、发展、疗程、预后、预防及诊治过程中可能出现的情况等进行沟通。

6. 出院前沟通　管床医师在患者出院前，将患者本次住院的治疗情况、恢复情况及出院后注意事项等详细内容与患者沟通，沟通后及时将沟通内容记录在出院记录中。

7. 出院后访视沟通　对出院的患者，医护人员采取电话访视、登门拜访或预约门诊的方式进行沟通，了解患者出院后的恢复情况和对出院后用药、休息等情况进行康复指导。

（二）医患沟通的内容

1. 诊疗方案的沟通　①主要病史内容；②主要体格检查结果；③辅助检查结果及要求；④初步诊断、确定诊断；⑤诊断依据；⑥鉴别诊断；⑦拟行治疗方案，可提供2种以上治疗方案，并说明利弊以供选择；⑧预后判断等。

2. 诊疗过程的沟通　医护人员应向患者或主要关系人介绍患者的疾病诊断情况、主要治疗措施、重要检查的目的及结果、患者的病情及预后、某些治疗可能引起的严重后果、药物不良反应、手术方式、手术并发症及防范措施、医药费情况等，并听取患者或主要关系人的意见和建议，回答患者或主要关系人提出的问题,使患者和主要关系人心中有数,明明白白看病,舒舒服服治病,从而争取他们的理解、支持和配合,保证临床医疗工作的顺利进行。

3. 就病情与患者沟通 根据患者的性别、年龄、病史、遗传因素、所患疾病严重程度以及是否患多种疾病等情况,对患者机体状态进行综合评估,推断疾病转归及预后。

4. 各岗位人员的医患沟通时机、内容及要求

(1)门(急)诊首诊医师:门诊首诊医师依照《首诊医师负责制度》规定接诊。在接诊时,应根据患者的既往病史、现病史、体格检查、辅助检查等对疾病做出初步诊断,并安排其进一步诊疗,征求患者及主要关系人的意见,告知其起居、饮食、活动以及接受诊疗中的注意事项等内容,直至患者满意。需要进一步检查或治疗时应简述其必要性和费用情况,并指导或护送患者进入下一个诊疗程序。

(2)住院处工作人员:当患者或其关系人查询费用等情况时,住院处工作人员应当向患者说明费用发生的原因和记账流程,介绍物价执行标准。如有争议,住院处工作人员应当主动与费用发生源工作人员联系,由费用源头给予沟通解释。如系住院处记账录入错误,应主动赔礼道歉。

(3)病区的医患沟通:①首诊护士:值班护士接待新入患者时,在安排病床以后及时向患者告知住院须知、注意事项、生活指南等内容,并帮助患者熟悉就餐、用水、如厕等事宜。确定经治医师、责任护士后应当告知患者经治医师、责任护士姓名,并在床头卡上予以注明;②病区首诊医师:病区首诊医师依照《首诊医师负责制度》接诊。当班医师(含进修、实习、新毕业轮转医师)发现新患者入住护理程序尚未结束之前应主动与患者打招呼,告知住院诊疗程序,消除其焦虑、紧张情绪,取得患者配合,护理程序一经结束,当班医师即开始诊疗程序。接诊时先向患者介绍自己姓名,然后进行病史采集、体格检查,态度要热情、诚恳,动作要轻柔。综合病史、体检及辅助检查结果,向患者及其关系人就初步诊断、可能的病因、诱因、诊疗原则、进一步检查的内容、饮食、休息、注意事项等进行初步沟通,并记录在病程记录中;③急诊入院患者在护士办理住院的同时即应开始进行诊疗抢救等活动,并及时告知相关内容(诊断、风险、最佳诊疗措施)以及书写危重告知书,由其主要关系人或委托代理人签字并同意拟定的诊疗方案;④由于风险、费用等原因患者不同意最佳诊疗方案时应拟定次选方案,并就患者不同意选择最佳方案而选择次选方案由患者签字认可;⑤住院期间的沟通:内容包括患者病情变化时的随时沟通;有创伤检查及有风险处置前的沟通;变更治疗方案时的沟通;贵重药品使用前的沟通;发生欠费且影响患者治疗时的沟通;急、危、重症患者随疾病的转归的及时沟通;术前沟通;术中改变术式沟通及术后沟通;麻醉前沟通;输血前沟通以及医保目录以外的诊疗项目或药品使用前的沟通等;⑥对于术前的沟通,应明确术前诊断、诊断依据、是否为手术适应证、手术时间、术式、手术人员以及手术常见并发症等情况,并明确告知手术风险及术中病情变化的预防措施。术中改变术式的沟通,应将改变术式的理由、手术风险及预防措施、术式的常见并发症等告知患者或其主要关系人,并征得患者本人或主要关系人的同意,签订手术知情同意书。手术结束时手术医师将手术的大体情况、术中出现的特殊状况及治疗、术后治疗手段、术后用药、术后可能出现的并发症及需要患者注意的事项等详细告知患者及其主要关系人。麻醉前的沟通,应明确拟采用的麻醉方式、麻醉风险、预防措施以及必要时视手术临时需要变更麻醉方式等内容,同时应征得患者本人或主要关系人的同意并签字确认。对于输血前的沟通,应明确交代输血的适应证及必要性以及可能发生的并发症。

(三)医患沟通技巧

作为医师,首先要摆正位置,放下架子,要像古代名医孙思邈那样不分贵贱、不别亲疏、不耍态度,对患者要有感情、有热情、有同情,视患者如亲人,取得患者的配合。医务人员对患者合适的称呼是建立良好沟通的开端,做到细心观察、耐心倾听、机敏交谈、热情鼓励、认真解释,语言中的语调、音量、音频、音质至关重要。

对癌症及病情危重的患者，不要直接与患者沟通，以免加重患者的心理负担，应与家属进行沟通。医患沟通应将沟通落实到行动上，提高沟通的效率，让沟通每时每刻进行。告知内容的选择包括诊疗流程的全过程，即患者的检查、治疗、手术及改变治疗方案都应与其讲明每项诊疗的必要性、目的和预后，包括可能发生的风险和并发症、注意事项、不良反应和将发生的医疗费用。消除患者的后顾之忧，讲明在治疗中的医疗风险性、不确定性和风险的责任划分，使患者相信医方告知并非推卸责任，而是双方共同承担风险。

1. 和谁沟通

【案例 1-3-1】

术中行乳腺癌根治切除术，患者醒后要说法

某医院为一位女性乳腺癌患者做了根治切除术，由于术前只对她说："你乳房内长了一个小瘤，需要做手术拿掉它，否则会转变为癌症。"手术过程中主刀医师征得其丈夫的同意，进行了乳腺癌根治术。可患者第二天醒来，发现胸部平坦，乳房不见了，非常气愤，责问院方有什么权力切除她的乳房？丈夫签字有什么用，能代表她自己吗？如果她早知道自己患了乳腺癌，她宁愿去死也不手术。

案例分析：

从科学的角度看，不让患者知道事实真相于事无补。大量研究显示，大多数癌症患者都想知道诊断结果的严重性。他们想知道事实，是因为他们可以为将来作计划。还有研究显示，不知道自己病情的患者将遭受巨大的沮丧、担心和孤独的痛苦。因此要求患者签署知情同意书和患者授权书尤为重要。

2. 医患沟通的语言技巧

沟通时尽可能用患者能够理解的比方或比喻来描述疾病的发展或风险。例如，用下水道阻塞来比喻肠梗阻；用管道的连接部位来比喻肠吻合口的薄弱；用水管生锈或水流不畅来比喻心脑血管缺血性疾病等。患者会从生活经验中产生感性认识，从而理解一些意外情况的发生并非都是人力所为，而是疾病发展的结果，在书面告知时要注意逐条解释、语言通俗（尽量不用医学术语）、表达清楚、不要误导、填写完善、确保患者对知情同意书中每条都能正确理解。

首先医师的容貌修饰、衣着打扮、风度仪表要得体，给对方以信任的感觉，让患者感到医方对他的尊重。一个微笑或简单的手势就可以让患者倍感温暖、拉近距离；专注的目光与真诚的眼神能使患者信任感倍增，更能让患者感觉到医方确实是在急患者之所急，想患者之所想。因患者就诊时特别渴望医护人员的关爱，所以对医务人员的语言、表情、动作姿态、行为方式极为关注、敏感，医者稍有疏忽，就可能引起误解。

医师不是万能的，不可能满足患者一切要求，在沟通中让患者明白自己能够为他提供帮助的范围，对于合理而不属于自己职权范围内的事情要向患者解释，并指明患者寻求服务的对象。对不合理的事情要向患者明确拒绝，并说明拒绝的理由，但要注意说话的语气，不可信口开河，感情用事，以免在纠纷中授人把柄。

古代医学之父希波克拉底曾经说，医师的法宝有三样：语言、药物和手术刀。医师的语言如同他的手术刀，可以救人，也可能伤人。医师高超的语言水平，能给患者增加信心、希望和力量，会使患者的免疫能力、代偿能力、康复能力和各种协调能力增强。反之则结果大相径庭。然而，医师把话说好并非简单地加几句客气话就可做到，内心具备仁爱之心才是大前提。我国著名医学家张孝骞说："患者以性命相托，我们怎能不诚惶诚恐，如临深渊，如履薄冰。"面对疾病，医患本是合作关系，理应同舟共济。但由于种种原因，"患者到医院看病是求医师"的医患不平等观念至今未能完全消除，冷冰冰的语言仍不时地听到。

"大医精诚，贫贱博爱，童叟无欺"。多对患者或关系人说几句话，对患者的病情尽可能作出准确解释。

（1）强调词的使用

【案例 1-3-2】

患者：医师，我得的是癌症吗？

医师：我从来没有说过你患的是癌症。

患者：那你的意思是说，我得的可能是癌症，只不过你没有说，是吧！我得的是肝癌吗？

医师：我从来没有说过你患的是肝癌。

患者：那我得的不是肝癌，是什么病呢？

在上述对话中，患者根据医师所强调词汇的不同，提出了不同的问题，甚至是结论相反的问题。当然，这些不同的问题对患者所产生的影响也是不同的。如果医师想告诉患者所患疾病不是癌症，但由于没注意却把强调词放在了"我"或"说过"上，就会事与愿违，加重患者的心理负担，甚至当患者被其他医师确诊并非癌症之后，还会引起医患矛盾。因此，正确地使用词汇的强调技巧，对于说明问题，加强沟通是至关重要的。

（2）语速的控制：语速也影响医患沟通。语速的使用要根据患者的理解能力、疾病的情况、谈话场合等因素而定。一般说来，在接待急诊患者，处理危重患者时，或在手术室进行外科手术时，医务人员的语速节奏要明快，快而不乱；在门诊询问病史，或在病房与患者交谈时，一般用中速节奏；而在某些特殊情境中，如告诉患者或其主要关系人不良的病情、宣告噩耗等场合，则应以较慢的语速为宜。这不仅是对患者及其主要关系人的尊重，表达了医者的同情和理解，也可以使患者或主要关系人有一个思想准备，不至过于突然。

（3）句式的选择：一般来说，在医疗实践中，陈述句多用于解释疾病诊断和说明相关信息；疑问句，多用于询问疾病情况；祈使句多用于请求患者配合诊治；否定句多用于表达否定性信息。

3. 医患沟通提问技巧　人们常说："提出问题，就等于解决了问题的一半。"患者总是带着问题到医院求治，医务人员只有清楚了解患者的问题，才能因病施治，取得理想的诊治效果。如何提问？常用的提问方式：主导式、开放式、商讨式、疏导式、综合式等。

（1）主导式问题：就是向患者提出一些常规性的问题，如"你感到不舒服吗？""在别处治疗过吗？"患者则回答"是"、"不是"或陈述事实。这有利于医务人员控制整个交谈过程。但是，患者没有充分的"自主权"，不利于广泛、深入地了解疾病的病因和症状，不利于收集与疾病有关的外在信息。这种方式适用于性格内向、不善言谈、文化水平略低、年龄较大等患者。

（2）开放式问题：如"你感到怎么不舒服？""你能谈一下在别处治疗的情况吗？"。患者在回答这类问题时，可以将自己的感受、心情、症状、事实等自由地倾吐出来，这有利于充分发挥患者的主动性和参与意识，也有利于医务人员全面了解患者的真实体验，收集到对诊断有意义的大量信息。其不足之处是交谈时间较长，在候诊患者较多时，可能会引起其他患者的不满。

（3）商讨式问题：比如在充分地告知后，医务人员可向患者提出以下问题："你愿意接受药物治疗还是同意手术治疗？""你是否同意做这项检查？"。这类问题一般适用于知情同意的履行。

（4）疏导式问题：如对于一位主诉胃痛但又不会描述什么感觉的患者，医师常常提出"你感觉是针刺样的疼还是像火烧样的疼？"，从而疏导患者进行适当的描述。

（5）综合式问题：在医患沟通中，医务人员可以根据患者的特点、交谈内容、当时情况等因素，在谈话的不同阶段提出不同形式的问题。例如，当患者就某一个无关紧要的问题滔滔不绝地说个不停的时候，医务人员可适当地向患者提出一些主导式问题，或诱导他将话题转向新的内容，以获取更有意义的信息。

4. 医患沟通中倾听技巧　所谓倾听，首先是专心地、细心地听，正如澳大利亚的克里斯·科尔在《沟通的技巧》一书中所说："真正的倾听是暂时忘却自己的思想、期待、成见和愿望。全神贯注地理解讲话者的内容，与讲话者一起去亲身感悟、经历整个过程。"也有学者认为："倾听是一种重要的管理技巧，或许是沟通技巧中最基本的技巧……倾听在建立和维持良好关系，避免冲突和误解方面也是非常重要的。"医务人员既要有说话的技巧，也要有倾听的艺术，学会主动倾听。克里斯·科尔的主动倾听过程：患者将自己的感受发送给医务工作者→医务工作者"破译"→医务工作者综合分析后反馈给患者→患者对医者反馈的信息进行确认或修改并发送给医者→……总之，多听患者或其关系人说几句，尽量让患者和关系人宣泄和倾诉，有利于医患沟通效果。

【案例 1-3-3】

患者：你对你的诊断有多大信心？

医师：你是不是担心我可能出错？（主动倾听）

患者：不。我"希望"你是错的。

医师：你不喜欢听到我的诊断是胃溃疡，是吗？（主动倾听）

患者：是的。它意味着要吃没有一点油的清淡食物。

医师：你害怕戒烟戒酒？（主动倾听）

患者：太难了！

在该案例中，医师原以为患者希望自己诊断正确，以便治疗。但经过多次使用主动倾听的方式，最后知道并非如此，并弄清了其中的原因。

在临床工作中要正确地主动倾听，必须做到"情感关注"，即倾听者需要暂时把自己的想法放在一边，尽可能从患者的角度理解问题，进入患者的现实世界。但是，情感关注不是去怜悯患者，而是与患者一起去感觉，思想上与患者保持一致。否则，就会事与愿违。

克里斯·科尔认为，主动倾听主要适用于以下情况：①为了获得更多信息。如：尚有问题需要解决、需要了解事情的全过程、不能肯定讲话者意思等；②医患双方发生冲突。如：不同意讲话者的观点、与讲话者争论或提意见等；③在情绪化的场合中。如：为了平息气愤或情绪化的人时；当讲话者以自己真实的情感叙述事情时；在讲话者谈论个人事情和问题时等。

医务人员在使用主动倾听时，应注意以下问题：①医者所反馈的信息应是其本人听清楚并理解了的有关患者的信息；②主动倾听时，医者要使用自己的语言；③不要把主动倾听强加给患者；④医者作出反馈后，要给予患者一些时间考虑；⑤积极倾听时不要忘了自己，医者应拥有自己的思想和情感；⑥在复杂问题上，要抓住一个最关键的要点，以获取有意义的信息。

5. 非语言医患沟通技巧 医患沟通应是多种手段综合运用的沟通。人们必须借助于各种媒介，如语言、表情、动作姿态、行为方式来把自己知道的信息、自己的看法和态度传递给他人。患者就诊时，特别渴望医护人员的关爱，因而对医护人员的语言、表情、动作姿态、行为方式更为关注、更加敏感。

6. 实物对照讲解沟通 对一些难以理解的医疗情况用实物对照的方法进行解释说明，如医护人员可以利用人体解剖图谱或实物标本对照讲解沟通，增加患者或主要关系人的感官认识，便于患者或主要关系人对诊疗过程的理解与支持。

三、医疗纠纷和事故的预防与处理

医疗纠纷的分类

引起医疗纠纷的原因十分复杂，致使医疗纠纷的种类繁多。为了便于鉴定和处理医疗纠纷，可根据医务人员在诊疗护理过程中有无过失，从确定纠纷性质的角度出发，将医疗纠纷归纳为两大类，即医疗过失纠纷和非医疗过失纠纷。

1. 医疗过失纠纷 医疗过失纠纷即医疗过错，指的是在诊疗过程中医方存在道德或技术过失。根据目前的法学理论解释，医疗过错分为医疗事故和医疗差错两种，即后果达到《医疗事故处理办法》规定的程度为医疗事故；不及《医疗事故处理办法》所规定的程度为医疗差错。

（1）医疗事故：医疗事故是指在医疗过程中，由于医务人员的责任和技术上的原因，造成患者的死亡、残废、组织器官损伤、功能障碍等不良后果。《医疗事故处理办法》第2条规定："本办法所称的医疗事故，是指在诊疗护理工作中，因医务人员诊疗、护理过失，直接造成患者死亡、残废、组织器官损伤导致功能障碍的。"

（2）医疗差错：医疗差错是指在诊疗、护理工作中，由于责任心不强，粗心大意，不按规章、制度、操作规程办事，发生一般性错误，影响诊疗工作的正常进行，但是对患者未导致不良后果，或经及时纠正未酿成事故。医疗差错的后果虽不构成医疗事故，或轻于医疗事故，但也必须引起重视。医疗差错又分为两种情况：一是虽有医疗过错，但未造成不良后果的，称为"一般差错"；二是因医疗过错造成患者损伤、痛苦、病程延长及费用增加等，但未达到规定的程度称为"严重差错"。

2. 非医疗过失纠纷

（1）医疗意外：医疗意外是医学专门性术语，是指医疗机构在对患者诊疗、护理过程中，不是出于故意或过失，而是由于不能抗拒的原因，或不能预见的原因导致患者出现难以预料和防范的不良后果的情况。所谓不能抗拒的原因，是指医务人员遇到某种不可抗拒的力量，即医务人员自身能力、环境和条件，不能排斥和阻止损害后果的发生。所谓不能预见的原因，是指医务人员没有预见，而且根据当时的条件、情况以及医务人员的技术能力也不能预见的。医疗意外的发生，并不是医务人员的医疗过失所致，而是患者自身体质变化和特殊病种结合在一起突然发生的，且医务人员本身和现代医学科学技术不能预见和避免。医疗意外属于意外事件，由于欠缺主观要件，所以不承担法律责任。医疗意外具有以下特点：①发生在接受诊疗、护理过程中；②发生快、出现后果严重；③患者存在特殊体质或病情；④难以预料和防范。

（2）医疗并发症：并发症是指在诊疗、护理过程中，患者发生了现代医学科学技术能够预见，但却不能避免和防范的不良后果，而这种不良后果的发生与医务人员是否存在医疗过失一般无直接的因果关系。

（3）疾病自然转归：疾病自然转归，简单地说就是指患者的病情自然发展的结果。例如，病情恶化、外伤截肢等。任何疾病从发生到终结是一个连续的病理生理动态过程，医疗手段作用于疾病自然转归的某一过程，缩短疾病向康复转归的进程，疾病的病理生理进程尽早被终结是医疗行为追求的转归结果。如果患者人身损害的后果确实是疾病自然转归造成的，医学的发展还达不到有效治疗或治愈的程度，或者医务人员在诊疗护理过程中没有失误，就不属于医疗事故。

3. 医疗纠纷的常规处理

（1）沟通说服：①诊疗过程中，医务人员没有过失，由于患者不懂人体的复杂性和医学的高风险性，对期望值过高而造成的不理解，医务科/医务部处理医疗纠纷的工作人员要给予充分的解释和说明，让患者理解；②患者对于医院的解释不能理解，坚持向医院讨说法，医务科/医务部工作人员应向患者说明国家解决医疗纠纷的几种方式，即协商、鉴定、司法诉讼。

（2）医患双方协商解决：①发生医疗纠纷后，经院内医患关系协调领导小组研究，认为医务人员诊疗行为存在过失造成患者人身损害时，建议协商解决，医务科/医务部代表院方与患者或其主要关系人签协议，最后赔偿了结。此时，医方一定要诚实，不要只为个人、集体利益着想而患者得不到应有的赔偿；②医患双方不能就赔偿款额度达成一致时，建议患者走鉴定或司法程序。

（3）医疗事故鉴定及处理：①无法通过解释、协商解决的医疗纠纷，可申请医学会进行医疗事故鉴定；②医务科/医务部负责组织当事科室和当事医务人员准备鉴定所须提交的各种材料，在规定的时间内送到医学会；③鉴定结论不是医疗事故的，医院不予赔偿。在特殊情况下（如经济特困难患者，《医疗事故处理条例》与《中华人民共和国民法典》相抵触时），应给予患者补偿；④鉴定结论构成医疗事故的，汇报院领导，经医患关系协调领导小组研究，认为鉴定结论基本准确，按等级进行赔偿；如果当事科室和当事人不服鉴定结论，医务科/医务部代表院方向上一级医学会申请重新鉴定。

（4）法院审理医疗纠纷：①医务科／医务部组织当事科室与当事人准备应诉材料，配合律师出庭；②法院审判结论或调节书中表述医疗行为与患者损害结果构成因果关系，判定赔偿的，按额度予以赔偿；当事科室或当事人不服，在规定时间内申请上诉；③法院判定医疗行为与损害后果不构成因果关系的，医院不予赔偿，在特殊情况下（如经济特困难患者等）应给予患者补偿。

四、临床工作中常见的医疗事件

农村基层卫生健康工作中常见的医疗事件通常包括：医疗纠纷或医患纠纷和非医疗纠纷。

目前，医疗纠纷的数量不断增多，以诉讼方式解决纠纷的数量也在增加。患者要求的赔偿数额越来越高。另外，新闻媒体热衷于对医疗纠纷的报道，时有失实或歪曲，对医疗纠纷的增加起到推波助澜的作用。医疗纠纷的本质特点就是医患对医疗后果的认定有分歧，而分歧的焦点又在于不良后果产生的原因。由此可见，医疗纠纷应具备以下特点：

1. 主体为医患双方　医疗纠纷是产生于医患之间的纠纷，其他人不能成为医疗纠纷的主体。如患方对医疗事故技术鉴定委员会的鉴定不服或卫生局的处理决定不服，是卫生行政机关及鉴定机构与患者的纠纷，矛盾不在医患之间，不属于医疗纠纷的范畴。再如伤害案件的肇事者对医疗后果不满，要求医院与其共同承担赔偿责任，严格地讲也不是医患纠纷，若确实存在医疗过失并应该由医院承担责任，也必须以患者的名义提请处理。

2. 客体为患者的人身权，主要是生命权或健康权　一般医疗纠纷都是以患者认为自己的生命权或健康权受到侵害为基础的。在实践中，通常表现为经诊疗护理过程，患者出现不同程度的不良后果，或者感到埋下不良后果的隐患，并且这种不良后果的产生被患方认为是由医方的过失所造成。当上述两点同时具备时，便产生了医疗纠纷。

无论哪一类医疗纠纷，后果都是显而易见的，对此医患多无争议。纠纷的焦点往往在于不良后果产生的原因。由于人体结构复杂且存在个体差异，疾病的发展也变化多端，在目前的医学科学水平上，有些不良后果是疾病发展的自然转归，是医护人员竭尽全力也不能避免的；当然，由于医务工作者的责任心、技术水平等方面的缺陷，致使患者出现不良后果的案件也比比皆是。产生医疗纠纷的关键是医患双方对不良后果的产生原因存有分歧。

3. 诊疗护理过程　医疗纠纷必须是针对诊疗护理所产生的不良后果而提出，除此之外的医患纠纷不属于医疗纠纷。

五、病 例 分 析

【临床病例一】

晚期肝癌如何告知

医师 A：如果患者本人的心理承受能力较强，并要求了解真实情况，就应当告知其本人。如果患者心理承受能力较弱，即使他要求了解真实情况也不能告知其本人。

医师 B：不必考虑患者的心理承受能力，只要他自己要求了解真实情况，就应当告知其本人。

医师 C：无论患者心理素质如何，也无论患者要求与否，都不应将真实信息告知他，而应首先告知其主要关系人，由其主要关系人决定是否告知其本人。

案例分析：

我们认为，医师 A 是"以患者为中心"的原则，但在实践中难以操作，一旦判断失误，引起不良后果，就可能要承担法律责任；医师 B 是既不懂法律规定也不懂伦理要求，有不负责之嫌；医师 C 只懂法律责任，不懂伦理的要求，没能体现"以患者为中心"的原则，仅仅是为了化解医方所承担的风险，而且这种办法有时也会引起医患冲突。

为了避免此类现象的发生，各级医院采用了知情同意书和患者授权书两种形式，这一措施虽然解决了知情同意的代理问题，但如果患者本人有知情能力并不愿委托他人代理，而要求由其本人实施知情同意权时，医方又会遇到能否告知、何时告知、怎么告知其本人不利信息的难题。

【临床病例二】

术中不告知切脾，患者请求赔偿

2003年1月9日，某乡中心卫生院对肖某初步诊断为胃内基底肌瘤而对其实施胃底肌瘤切除手术。手术结束后，主刀医师告知肖某的主要关系人：患者的脾脏已被切除，原因是胃底肌瘤与脾脏紧密粘连一起，分离手术十分困难，强行分离可能损伤脾门处的大血管；切除脾脏比可能发生的大出血危及患者生命的后果要轻得多，为了达到手术目的而不得已切除脾脏。肖某及其主要关系人认为，主刀医师在没有征得他们的同意下擅自摘除脾脏，导致肖某失去脾脏，并且手术后肖某身体免疫力明显降低，频发感冒、头痛，丧失了劳动能力。故向法院提起民事诉讼、请求赔偿。

主刀医师在术中改变手术方式是忘了医疗法规、医疗制度，还是想给自己或单位找麻烦？

案例分析：

本案例的关键点有两个：手术前主刀医师未对手术风险及术中病情变化的预防措施与患者充分沟通；术中主刀医师未将改变术式的理由、手术风险及预防措施、术式的常见并发症等告知患者或其主要关系人，并未征得患者本人或主要关系人的同意并签字确认而实施术式的改变。

【临床病例三】

一位中年女性患者因阴道出血到医院就诊。接诊医师根据各种征兆提出可能是异位妊娠的设问时，患者却勃然大怒，声称医师对丧偶多年的她提出这样的设问是对她的极不尊重，但在医师的耐心说服下，她悄然承认了曾经有过的未婚性事……避免了误诊。

在这个病例中，患者对医师隐瞒了真情，说了假话，造成或险些造成误诊和事故。从常理来看，应该说医师是没有责任的——"谁让你对医师说假话呢"？但是如果真的出了事，患者和其家人很可能这样理解："患者说假话固然不对，但医师依然应该有正确诊断——谁让你是医师呢"？这就是说，在患者没有畅所欲言和充分说明时，医师也难辞其咎，要承担没能主导医患沟通的责任。在这种情况下医师应当怎样来进行问诊、主导医患间的有效沟通呢？

首先，医师要明白，对于上述案例中涉及患者隐私的致病原因，可能会有其社会的、道德伦理的、法律的评判。此时医师应努力使患者明白，自己仅关注致病的原因，而不涉及其他方面的评判。医师面对的仅仅是患者，追求的是弄清致病的原因，从而更好地治病。这样就不会在言行方面形成对患者的压力，而仅仅是医者对患者的关怀和同情（也不是怜悯）。

其次，当涉及患者的隐私时，医师的问诊语调应当是低声轻柔，语速徐缓。所用语气、语调使患者意识到这种谈话仅仅是医患之间的絮语。"不会也不必为外人知道"，自己的隐私已经得到了尊重，从而敞开心扉向医师倾诉，并且会对医师充满感激之情。

最后，在问诊中，当患者有意识地隐瞒病因时，医者不必强硬追问，但可婉转说明"如果发现某种疾病（如异位妊娠、性病、艾滋病……等）会有哪些症状和征兆，会有哪些严重的危害，弄清病因对有效治疗的重要意义等。给患者一个思索、权衡利弊的时间，让患者从思索中体会到"医师是在治病救人"，从而配合治疗。

【临床病例四】

某毕业不久的医师，在一次农村巡回医疗的过程中，发现一患子宫颈癌的妇女急需治疗，于是在既不具备手术条件，又没有上级医师指导，自己也从未做过此类手术的情况下，盲目地给患者做了手术。术中竭尽全力，又生怕切除不干净而影响预后，便大刀阔斧地进行"扫荡"。术后患者无尿，救治无效死亡。经解剖证实，患者的双侧输尿管均被切除。

这起事故就是由于医师对局部解剖关系辨认不清，技术水平低下造成患者的严重不良后果。尽管在对患者进行治疗的过程中，医务人员服务态度很好，也千方百计为患者治疗，但确因医疗技术水平有限，发生了诊断上、治疗上或护理技术上的过失，造成对患者难以挽回的严重后果，属于医疗事故。

《医疗事故处理办法》第2条规定："本办法所称的医疗事故，是指在诊疗护理工作中，因医务人员诊疗护理过失，直接造成患者死亡、残废、组织器官损伤导致功能障碍的。"该条规定严格地划定了医疗事故的范畴，由此可以归纳出医疗事故的特点如下：其一，医疗事故的行为人必须是经过卫生行政部门考核批准或承认，取得相应资格的各级各类卫生技术人员，无行医许可而导致人身伤害的人员，以非法行医论处。其二，医疗事故必须是发生在诊疗护理工作中，非诊疗护理而致的损害，按医患其他纠纷解决。其三，医疗事故的行为人必须有诊疗护理工作中的过失，可以是违反规章制度或诊疗护理常规等失职过失，也可以是业务能力低下而致的技术过失。其四，必须出现达到一定程度的严重后果，即死亡、伤残、组织器官损伤导致功能障碍，如果未达到这种程度则不构成医疗事故，这一点是医疗事故区别于医疗差错的关键所在。其五，医务人员的过失与危害结果之间必须存在直接因果关系，即危害结果完全是医疗过失造成的，而医疗未达到尽善尽美或出于偶然对不良后果有些影响的情况，不宜认定为医疗事故。

【临床病例五】

一门诊手术室医师在为患有腘窝部腱鞘囊肿的患者手术切除时，因出血过多，致使手术视野模糊不清，囊肿壁又向深部蔓延。手术医师因技术不熟练，又想急于求成，尽快切下肿物，在未搞清肿物根部解剖关系的情况下，贸然用锐剪刀断离肿物，终因牵拉肿物力量过大，改变了肿物正常的组织解剖关系，损伤了腓总神经。手术后患者留有跛行和"马蹄足"后遗症。患者原为车工，影响劳动能力在1/3以上，定为三级医疗事故。

六、练 习 题

医患沟通的定义是什么？

（刘立柱　孙早喜）

第二章 主要症状问诊要点及鉴别点

第一节 发 热

正常人的体温受体温调节中枢所调控，并且通过神经、体液因素使产热和散热过程呈动态平衡，保持体温在相对恒定的范围内。发热（fever）是指机体在致热原（pyrogen）作用下或各种原因引起体温调节中枢的功能障碍，导致体温升高超过正常范围。

一、正常体温与生理变异

正常人口腔温度（舌下测温）范围为 36.3 ～ 37.2℃，直肠内温度一般比口腔高 0.3 ～ 0.5℃，腋窝温度比口腔低 0.2 ～ 0.4℃。

生理状态下，不同的个体或同一个体在不同的时间和不同的环境下，其体温均会有所不同。①不同个体：儿童代谢率高，体温比成年人高；老年人代谢率偏低，体温低于正常青壮年；存在个体差异，部分个体基础体温比正常范围略高或略低 0.5℃ 左右。②同一个体不同时间：正常情况下，人体的体温在早晨较低，下午稍高，但波动范围一般不超过 1℃；妇女在排卵期和妊娠期时体温稍高，月经期时相对稍低。③同一个体不同环境：进餐、运动、情绪激动和高温环境下工作时体温较高，低温环境下体温较低。

二、病因与分类

发热的病因很多，根据有无病原体侵入人体分为感染性和非感染性两类，临床上以前者多见。

（一）感染性发热（infective fever）

感染性发热指由各种病原体引起的感染，如病毒、细菌、真菌、支原体、衣原体、立克次体、螺旋体、寄生虫等，均可导致发热。感染性疾病占发热病因的 50% ～ 60%。

（二）非感染性发热（noninfective fever）

非感染性发热指由病原体以外的因素，如无菌性物质等作用于体温调节中枢引起产热过多、散热减少所导致的发热。其病因见表 2-1-1。

表 2-1-1 非感染性发热病因

发热疾病	常见病因
血液病	白血病、淋巴瘤、恶性组织细胞病等
结缔组织病	系统性红斑狼疮、炎症性肌病、类风湿关节炎、系统性硬化症、血管炎等
变态反应性疾病	风湿热、药物热、血清病、溶血反应等
内分泌代谢疾病	甲状腺功能亢进症、甲状腺炎、痛风、重度脱水等
血栓及栓塞疾病	心肌梗死、肺梗死、脾梗死、肢体坏死等
颅内疾病	脑出血、脑震荡、脑挫伤、癫痫持续状态等
皮肤散热减少	广泛性皮炎、鱼鳞癣、慢性心力衰竭等
恶性肿瘤	各种恶性肿瘤均有可能出现发热
物理及化学性损害	中暑、大手术后、内出血、骨折、大面积烧伤、重度安眠药中毒等
自主神经功能紊乱	原发性低热、感染后治愈低热、夏季低热、生理性低热

三、发 生 机 制

正常情况下，人体的产热与散热维持动态平衡。由于各种原因导致产热大于散热，从而出现发热。

（一）致热原性发热

大多数发热是由致热原所导致。致热原分为内源性和外源性两大类。

1. 内源性致热原（endogenous pyrogen，EN-P） 内源性致热原来源于白细胞，因此又被称为白细胞致热原（leukocytic pyrogen），如白介素 1（IL-1）、肿瘤坏死因子（TNF）和干扰素（IFN）等，分子量小，可通过血 - 脑屏障直接作用于体温调节中枢，使调定点上升，体温调节中枢重新调节。一方面通过垂体内分泌因素使代谢增加或通过运动神经使骨骼肌阵缩（如寒战），产热增多；另一方面通过交感神经使皮肤血管及竖毛肌收缩，停止排汗，散热减少。上述综合调节作用使产热大于散热，体温升高引起发热。

2. 外源性致热原（exogenous pyrogen，EX-P） 外源性致热原包括各种微生物病原体及其产物、炎性渗出物、无菌性坏死组织、抗原 - 抗体复合物及某些类固醇物质等，外源性致热原多为大分子物质，不能通过血 - 脑屏障，而是通过激活血液中的中性粒细胞、嗜酸性粒细胞和单核巨噬细胞系统，使其产生并释放内源性致热原而引起发热。

（二）非致热原性发热

非致热原性发热指体温调节中枢失控或调节障碍引起的被动性体温升高，分类见表 2-1-2。

表 2-1-2　非致热原性发热的分类

机制	常见病因
体温调节中枢受损	颅脑外伤、脑出血、炎症
产热过多	甲状腺功能亢进症、癫痫持续状态
散热减少	广泛性皮肤病变、阿托品中毒、慢性心力衰竭、大量失水、失血等

四、临床表现与鉴别要点

（一）临床表现

1. 发热的分度 以口测温度为标准，按体温的高低分为：①低热，37.3 ～ 38℃；②中等度热，38.1 ～ 39℃；③高热，39.1 ～ 41℃；④超高热，41℃以上。

2. 发热的临床过程及特点 发热的临床过程一般分为三个阶段（表 2-1-3）。

表 2-1-3　发热的临床过程及特点

分期	产热与散热	临床表现	发热过程
体温上升期	产热大于散热	寒战、畏寒、皮肤苍白	骤升型：大叶性肺炎、败血症、疟疾、流行性感冒、急性肾盂肾炎、输液或某些药物反应等 缓升型：结核病、伤寒、布鲁菌病等
高热期	产热和散热保持相对平衡	皮肤潮红、灼热、头痛、脉搏增加、呼吸加深加快、食欲减退、腹胀或便秘，严重者可出现意识障碍	持续时间可因病因不同而有差异
体温下降期	散热大于产热	大汗淋漓，皮肤潮湿	骤降型：大叶性肺炎、急性肾盂肾炎、疟疾、输液反应等 缓降型：风湿热、伤寒等

3. 热型（fever type）及临床意义　见表 2-1-4。

表 2-1-4　热型及临床意义

热型	特点	常见疾病
稽留热（continued fever）	体温恒定在 39 ～ 40℃及以上的高水平，24 小时内体温波动范围不超过 1℃，可持续数天或数周	大叶性肺炎、斑疹伤寒及伤寒高热期
弛张热（remittent fever）	体温在 39℃及以上，波动幅度大，24 小时内波动范围超过 2℃，最低体温仍高于正常水平	风湿热、败血症、重症肺结核、化脓性炎症等
间歇热（intermittent fever）	体温骤升至高峰后持续数小时，又迅速降至正常，间歇 1 天或数天，体温再次突然升高，反复交替出现	急性肾盂肾炎、疟疾、胆道感染、革兰氏阴性杆菌败血症等
波状热（undulant fever）	体温逐渐上升达 39℃或以上，数天后又逐渐下降至正常，持续数天后又逐渐升高，反复多次	布鲁菌病、结缔组织病、肿瘤等
回归热（recurrent fever）	体温急骤上升至 39℃或以上，持续数天后又骤然下降至正常。高热期与无热期各持续若干天后规律性交替一次	回归热、霍奇金病、周期热等
不规则热（irregular fever）	无一定规律	结核、风湿热、支气管肺炎、渗出性胸膜炎等

根据不同的热型，有助于对发热性疾病进行诊断和鉴别诊断。一般来说，热程短，伴寒战、高热等中毒症状者，倾向于感染性疾病；热程中等，但渐进性消耗、恶病质状态者，多见于结核和恶性肿瘤；热程长，无毒血症状，发作与缓解交替出现，需注意结缔组织病。但必须注意：①由于抗生素的广泛应用，感染得到及时控制，或非甾体抗炎药、糖皮质激素的应用，使得某些疾病的特征性热型变得不典型或不规则；②热型与机体反应的强弱有关，如老年患者休克型肺炎时可仅有低热或无热，而无肺炎的典型热型。

（二）鉴别要点

1. 问诊要点　主要包括：①发病时间、季节，发病缓急、病程长短、程度（热度高低）、频度（间歇或持续）、诱因等；②有无寒战、大汗或盗汗等；③包括多系统症状询问，如呼吸系统（咳嗽、咳痰、咯血、胸痛）、泌尿系统（尿频、尿急、尿痛）、消化系统（恶心、呕吐、腹痛、腹泻）、神经系统（有无意识改变，有无头晕、头痛）疾病表现及皮疹、出血、肌肉关节疼痛等症状；④诊治经过（药物、剂量、疗效），特别是抗生素、退热药、糖皮质激素等药物的应用；⑤患病以来一般情况，如精神状态、食欲、体重改变、睡眠及大小便；⑥疫水接触史、传染病接触史、手术史、服药史、流产或分娩史、职业特点、家族史等。

2. 热度与热程

（1）急性发热：指自然热程在 2 周以内者，大多数为感染性发热，病毒是主要病原体，非感染者仅占少数。

（2）原因不明发热（fever of unknown origin，FUO）：指发热持续 2 ～ 3 周及以上，经系统的病史询问、体格检查以及常规的实验室检查不能明确诊断者。FUO 病因常见有肿瘤性疾病、结缔组织病，最终诊断不明者 5% ～ 10%。不同年龄组 FUO 的病因具有不同的规律：① 6 岁以下，感染性疾病的发病率最高，特别是上呼吸道、泌尿道感染或全身感染；② 6 ～ 14 岁，血管性疾病和小肠炎症性疾病，结缔组织病为最常见的病因；③ 14 岁以上，感染性疾病仍占首位，但肿瘤性疾病的发病率明显增高。

（3）长期低热：又称慢性微热，是指体温 37.5 ～ 38.4℃，持续 4 周以上，结核、链球菌感染后状态、慢性尿路感染、灶性感染（牙周脓肿、鼻窦炎、胆道感染、前列腺炎、慢性盆腔炎等）、慢性病毒性肝炎、梅毒等。

3.伴随症状

（1）寒战：常见于肺炎球菌性肺炎、败血症、急性肾盂肾炎、急性胆囊炎、流行性脑脊髓膜炎、疟疾、钩端螺旋体病、药物热、急性溶血或输血反应等。

（2）单纯疱疹：口唇单纯疱疹多出现于急性发热性疾病，如肺炎球菌性肺炎、流行性脑脊髓膜炎、流行性感冒、间日疟等。

（3）结膜充血：常见于麻疹、咽结合膜热、流行性出血热、斑疹伤寒、钩端螺旋体病等。

（4）淋巴结肿大：常见于传染性单核细胞增多症、风疹、淋巴结结核、局灶性化脓性感染、白血病、淋巴瘤、转移癌等。

（5）肝脾大：常见于传染性单核细胞增多症、病毒性肝炎、肝及胆道感染、疟疾、布鲁菌病、结缔组织病、白血病、淋巴瘤及急性血吸虫病等。

（6）出血：常见于流行性出血热、重症肝炎、败血症、血液病等。

（7）关节肿痛：常见于败血症、风湿热、痛风等。

（8）皮疹：常见于麻疹、猩红热、水痘、风湿热、系统性红斑狼疮等。

（9）昏迷：先发热后昏迷，常见于流行性乙型脑炎、流行性脑脊髓膜炎；先昏迷后发热，常见于脑出血、中毒等。

临床动态观察热型的变化可能对诊断更有帮助，体温单和医嘱记录单中往往隐藏着重要的诊断线索，勿滥用退热药。治疗得当，病情恢复，反之提示：①用药剂量不足或出现耐药菌株；②可能出现真菌等二重感染；③是否出现药物热，许多患者常常在病程中曾经使用过不止一种抗生素，此时详细了解用药时间与体温曲线变化情况可能会发现重要的诊断线索。

五、病 例 分 析

患者吴某，女性，25 岁，间断低热、乏力、咳嗽 1 个月。1 个月来无诱因出现咳嗽、咳少量白痰，无痰中带血，自觉午后发热，多次自测体温不超过 38.0℃，伴乏力，盗汗，食欲较差，体重有所下降，口服消炎药治疗效果不明显。既往体健，无结核病接触史，无肝炎、肺结核病史，无药物过敏史。体检：T 37.6℃，P 84 次 / 分，R 22 次 / 分，BP 126/70mmHg，慢性病容，消瘦、浅表淋巴结未触及肿大。右上肺呼吸音粗，未闻及湿啰音，心率 84 次 / 分，律齐，腹软，肝、脾肋下未触及。辅助检查：血常规：Hb 120g/L、WBC 7.2×10^9/L；胸片：右上肺絮状阴影，边缘模糊。

该患者诊断及诊断依据是什么？

六、练 习 题

（一）主观题

1.简述发热的分度。

2.试述常见热型及临床意义。

（二）客观题

1.A 型题

（1）体温在 39℃以上，24 小时内波动范围较大，可达 2℃以上为（　　）

A. 稽留热　　　B. 不规则热　　　C. 弛张热　　　D. 间歇热　　　E. 波状热

（2）超高热的定义为（　　）

A. 37.3 ～ 38℃　　B. 38.1 ～ 39℃　　C. 39.1 ～ 41℃　　D. 41℃以上　　E. 42℃以上

2.B 型题

（1）～（3）题共用备选答案

A. 调节性体温升高　　　　B. 被动性体温升高　　　C. 两者都有　　　D. 两者都无

E. 主动性体温升高

（1）传染病时体温升高（　　　）

（2）病理性体温升高（　　　）

（3）抗原抗体复合物引起的体温升高（　　　）

（4）～（6）题共用备选答案

A. 产热增加　　　　B. 散热增加　　　C. 两者都有　　　D. 两者都无　　　E. 体温调节中枢受损

（4）体温上升期（　　　）

（5）发热高峰期（　　　）

（6）体温下降期（　　　）

3. X 型题

（1）生理性体温升高见于（　　　）

A. 甲状腺功能亢进　B. 月经前期　　　C. 剧烈运动　　　D. 环境高温　　　E. 心理性应激

（2）发热体温上升期的特点有（　　　）

A. 皮肤颜色发红　　B. 皮肤苍白　　　C. 自觉酷热　　　D. 寒战加重　　　E. 出现"鸡皮疙瘩"

（杨　舟）

第二节　头　痛

头痛（headache）是指头颅内外各种性质的疼痛。可见于多种疾病，大多无特异性，全身感染发热性疾病往往伴有头痛，精神紧张、过度疲劳也可有头痛。但反复发作或持续的头痛，可能是某些器质性疾病的信号，应认真检查，明确诊断，及时治疗。

一、病　因

原发性头痛病因复杂，发病机制不清；继发性头痛往往存在明确病因，继发性头痛的病因包括颅脑病变、颅外病变、全身性疾病及神经症。

（一）颅脑病变

1. 感染　如脑膜炎、脑膜脑炎、脑炎、脑脓肿等。

2. 血管病变　如蛛网膜下腔出血、脑出血、脑血栓形成、脑栓塞、高血压脑病、脑供血不足、脑血管畸形、风湿性脑脉管炎和血栓闭塞性脑脉管炎等。

3. 占位性病变　如脑肿瘤、颅内转移瘤、颅内囊虫病或棘球蚴病等。

4. 颅脑外伤　如脑震荡、脑挫伤、硬膜下血肿、颅内血肿、脑外伤后遗症等。

5. 其他　如偏头痛、丛集性头痛、头颈肌肉持久收缩、非颅脑病变、头痛型癫痫、腰椎穿刺后及腰椎麻醉后头痛等。

（二）颅外病变

1. 颅骨疾病　如颅底凹陷症、颅骨肿瘤等。

2. 颈部疾病　如颈椎病及其他颈部疾病。

3. 神经痛　如三叉神经、舌咽神经及枕神经痛等。

4. 其他　如眼、耳、鼻和齿等疾病所致的头痛。

（三）全身性疾病

1. 急性感染　如流行性感冒、伤寒、肺炎等发热性疾病。

2. 心血管疾病　如高血压、心力衰竭等。

3. 中毒　如铅、酒精、一氧化碳、有机磷、药物（如颠茄、水杨酸类）等中毒。

4. 其他　尿毒症、低血糖、贫血、肺性脑病、系统性红斑狼疮、月经期或绝经期头痛、中暑等。

（四）神经症

如神经衰弱及癔症性头痛。

二、发生机制

颅外各层组织及毗邻组织对痛觉均敏感，颅内组织对痛觉敏感只限于一部分血管及软、硬脑膜，传导颅内外痛觉的神经主要是第Ⅴ、Ⅸ、Ⅹ对脑神经和第1、2、3颈神经，颅内外的痛敏结构受到各种病变损害时，可引起多种性质的头痛。头痛发生机制有下列几种情况：

1. 血管因素　各种原因引起的颅内外血管的收缩、扩张以及血管受牵引或伸展均可导致头痛。

2. 脑膜受刺激或牵拉　颅内炎症或出血刺激脑膜，或因同时发生脑水肿而牵拉脑膜引起头痛。

3. 神经因素　具有痛觉的脑神经（第Ⅴ、Ⅸ、Ⅹ对脑神经）和颈神经被刺激、挤压或牵拉均可引起头痛。

4. 肌肉因素　头、颈部肌肉的收缩也可引起头痛。

5. 牵涉性因素　眼、耳、鼻、鼻窦及牙齿等病变的疼痛，可扩散或反射到头部而引起疼痛。

6. 神经功能因素　神经功能紊乱可引起头痛。

三、临床表现

头痛的表现，往往根据病因不同而有其不同的特点。

1. 发病情况　急性起病并有发热者常为感染性疾病所致。急剧的头痛，持续不减，并有不同程度的意识障碍而无发热者，提示颅内血管性疾病（如蛛网膜下腔出血）。长期的反复发作头痛或搏动性头痛，多为血管性头痛（如偏头痛）或神经症。慢性进行性头痛并有颅内压增高的症状（如呕吐、缓脉、视盘水肿）应注意颅内占位性病变。青壮年慢性头痛，但无颅内压增高，常因焦急、情绪紧张而发生，多为肌收缩性头痛（紧张性头痛）。

2. 头痛部位　了解头痛部位是单侧、双侧、前额或枕部、局部或弥散、颅内或颅外对病因的诊断有重要价值。如偏头痛及丛集性头痛多在一侧。颅内病变的头痛常为深在性且较弥散，颅内深部病变的头痛部位不一定与病变部位相一致，但疼痛多向病灶同侧放射。高血压引起的头痛多在额部或整个头部。全身性或颅内感染性疾病的头痛，多为全头部痛。蛛网膜下腔出血或脑脊髓膜炎除头痛外尚有颈痛。眼源性头痛为浅在性且局限于眼眶、前额或颞部。鼻源性或牙源性也多为浅表性疼痛。

3. 头痛的程度与性质　头痛的程度一般分为轻、中、重三种，但与病情的轻重并无平行关系。三叉神经、偏头痛及脑膜刺激的疼痛最为剧烈。脑肿瘤的痛多为中度或轻度。有时神经功能性头痛也颇剧烈。高血压性、血管性及发热性疾病的头痛，往往带搏动性。神经痛多呈电击样痛或刺痛，肌肉收缩性头痛多为重压感、紧箍感或钳夹样痛。

4. 头痛出现的时间与持续时间　某些头痛可发生在特定时间，如颅内占位性病变往往清晨加剧；鼻窦炎的头痛也常发生于清晨或上午；丛集性头痛常在晚间发生；女性偏头痛常与月经期有关。脑肿瘤的头痛多为持续性，可有长短不等的缓解期。

5. 加重、减轻头痛的因素　咳嗽、打喷嚏、摇头、俯身可使颅内高压性头痛、血管性头痛、颅内感染性头痛及脑肿瘤性头痛加剧。颈肌急性炎症所致的头痛可因颈部运动而加剧；慢性或职业性的颈肌痉挛所致的头痛，可因活动按摩颈肌而逐步缓解。

6. 伴随症状

（1）头痛伴剧烈呕吐者多见于颅内压增高，头痛在呕吐后减轻者见于偏头痛。

（2）头痛伴眩晕者见于小脑肿瘤、椎 - 基底动脉供血不足等。

（3）头痛伴发热者常见于感染性疾病，包括颅内或全身性感染。

（4）慢性进行性头痛出现精神症状者应注意颅内肿瘤。

（5）慢性头痛突然加剧并有意识障碍者提示可能发生脑疝。

（6）头痛伴视力障碍者可见于青光眼或脑肿瘤。

（7）头痛伴脑膜刺激征者提示有脑膜炎或蛛网膜下腔出血。

（8）头痛伴癫痫发作者可见于脑血管畸形、脑内寄生虫病或脑肿瘤等。

（9）头痛表现为一连串密集发作且有数月甚至数年的缓解期者可能为丛集性头痛。

（10）头痛伴重压，紧箍感可能为肌收缩性头痛。

（11）头痛伴神经功能紊乱症状者可能是神经功能性头痛。

四、练习题

28 岁男性患者，反复发作头痛，每年春秋季发作，每次发作持续 3 个月，表现为眼眶周围剧烈的刺痛伴有流泪，查体无异常体征，CT 正常，其最可能的诊断是（　　）

　A. 丛集性头痛　　　B. 紧张性头痛　　　C. 神经症　　　D. 脑瘤可能　　　E. 花粉过敏

（贾丹丹）

第三节　皮肤黏膜出血

皮肤黏膜出血（mucocutaneous hemorrhage）是机体由于止血或凝血功能障碍引起的自发性或轻微外伤后出血，血液由毛细血管进入皮肤或黏膜下组织。需要与手术、外伤、肿瘤坏死、溃疡、静脉曲张和血管瘤破裂等原因造成的出血相区别。

一、病因与发生机制

正常人体具备完善而又复杂的止血功能，当小血管损伤时，血液迅速在损伤处凝固，从而防止轻微损伤导致的持续出血。在病理情况下，由于机体止血或凝血功能缺陷、抗凝系统功能亢进，轻微损伤就会出现严重的出血倾向，从而导致皮肤黏膜出血。

皮肤黏膜出血的基本病因有以下三个：

（一）血管壁功能异常

血管分为动脉、静脉和毛细血管。血管壁的结构完整与功能正常是保证血液在血管内畅流的重要因素。正常情况下，血管破损时，局部小血管发生反射性收缩，血流变慢，以利于初期止血，然后血小板释放血管收缩素等血清素，使毛细血管较持久地收缩，发挥止血作用。如果毛细血管壁存在先天性缺陷或受到损伤时，不能够正常地收缩，发挥止血作用，将导致皮肤黏膜出血。血管壁功能异常常见于：

1. 血管性假性血友病、遗传性出血性毛细血管扩张症等。

2. 单纯性紫癜、过敏性紫癜、老年性紫癜及机械性紫癜等。

3. 严重感染、维生素 C 或维生素 B_3（烟酸）缺乏、化学物质或药物中毒代谢障碍、尿毒症、动脉硬化等。

（二）血小板数量或功能异常

血小板在止血的过程中起重要作用，血小板在血管损伤处相互黏附、聚集成白色血栓。在磷脂酶作用下，血小板膜磷脂释放花生四烯酸，随后转化为血栓烷 A_2（TXA_2），促进血小板聚集，并有血管收缩作用，促进局部止血。当血小板数量或功能异常时，均会导致皮肤黏膜出血，具体如下：

1. 血小板减少

（1）血小板生成减少：白血病、再生障碍性贫血、药物性抑制、感染等。

（2）血小板破坏过多：特发性血小板减少性紫癜、药物免疫性血小板减少性紫癜等。

（3）血小板消耗过多：血栓性血小板减少性紫癜、弥散性血管内凝血等。

2. 血小板增多

（1）原发性：原发性血小板增多症。

（2）继发性：继发于慢性粒细胞白血病、感染、脾切除术后、创伤等。此时血小板数目虽然增多，但由于活动性凝血活酶生成迟缓或伴有血小板功能异常，仍可引起出血。

3. 血小板功能异常

（1）遗传性：血小板无力症（thrombasthenia）（主要为聚集功能异常）、血小板病（thrombocytopathy）（主要为血小板第Ⅲ因子异常）等。

（2）继发性：继发于药物、尿毒症、肝病、异常球蛋白血症等。

（三）凝血功能障碍

凝血过程较复杂，有多种凝血因子参与，任何一个凝血因子的缺乏或功能不足均可引起凝血功能障碍。

1. 遗传性 血友病、低纤维蛋白原血症、低凝血酶原血症、凝血因子缺乏症等。

2. 继发性 重症肝病、尿毒症、维生素 K 缺乏等。

3. 循环血液中抗凝物质增多或纤溶亢进 抗凝药物治疗过量、异常蛋白血症类肝素抗凝物质增多、原发性纤溶或弥散性血管内凝血所致的继发性纤溶等。

二、临床表现与鉴别要点

（一）临床表现

根据出血部位、程度或范围，皮肤黏膜出血分为以下几种常见类型（表 2-3-1），各种表现可单独或同时存在于同一患者。

表 2-3-1 皮肤黏膜出血的临床表现

类型	特点	常见疾病
瘀点（出血点）	直径＜2mm，针头大小，见于全身各部位，以四肢和躯干下部多见。通常不高出皮面，按压不褪色，早期呈暗红色，约 1 周可被完全吸收	血小板减少和功能异常
紫癜	直径 3～5mm，特点与瘀点基本相同	血小板减少、血小板功能异常和血管壁缺陷
瘀斑	直径＞5mm，常见于肢体易摩擦和碰撞的部位和针刺处，一般不高出皮面，按压不褪色，初期呈暗红色或紫色，逐渐转为黄褐色、黄色或黄绿色，约 2 周可被完全吸收	严重凝血功能障碍性疾病、纤维蛋白溶解亢进以及严重血小板减少和功能异常
皮下及深部组织血肿	大片皮下出血，瘀斑伴皮肤或关节腔明显隆起、肿胀	严重凝血功能障碍性疾病、遗传性的如血友病、获得性的如抗凝物、香豆类药物过量
血疱	暗黑色或紫红色疱状出血，大小不等，多见于口腔和舌等部位	严重的血小板减少
鼻出血	大多数情况下出血量较少，偶有大量出血	鼻黏膜损伤和炎症、鼻黏膜局部血管异常、血小板减少和功能障碍、凝血功能异常
牙龈出血		牙龈炎症及损伤、血小板减少、严重凝血障碍和维生素缺乏等

（二）鉴别要点

1. 问诊要点

（1）初发年龄：自幼出血提示先天性出血性疾病，而成年后发病多为获得性因素所致。

（2）性别：在遗传性出血性疾病中，血友病几乎均见于男性，血管性血友病男女均可发病。年轻女性反复出现下肢瘀斑常见于单纯性紫癜。

（3）诱因、部位、分布及特点：应注意询问皮肤黏膜出血的部位、大小、分布、持续天数及出血的频度。

（4）出血的伴随症状：如有无发热、疼痛、蛋白尿、血尿、关节炎、皮疹及多系统损伤的表现。

（5）贫血及相关疾病症状：如皮肤苍白、乏力、头晕眼花、耳鸣、记忆力减退等。

（6）既往情况：注意询问既往病史及诊断治疗经过，对获得性出血的诊断有重要意义，如是否有感染史、蛇咬伤、恶性肿瘤、休克等病史，是否接受过抗凝治疗或其他服药史，女性患者有无月经过多或产时、产后大出血。

（7）个人史：饮食习惯、营养状况、居住环境、职业、是否接触过放射性物质及毒物等。家族中是否有类似出血患者。

2. 伴随症状

（1）紫癜伴有关节痛、腹痛、血尿：过敏性紫癜。

（2）紫癜伴有广泛性出血，如牙龈出血、鼻出血、血尿、黑便等：血小板减少性紫癜、弥散性血管内凝血等。

（3）紫癜伴有黄疸：肝脏疾病。

（4）紫癜伴有多系统受累：结缔组织病。

（5）皮肤黏膜出血伴贫血、发热：白血病、再生障碍性贫血等。

（6）自幼有轻伤后出血不止，伴关节肿痛或畸形：血友病。

三、病 例 分 析

患儿男，9岁。主诉：双下肢紫癜2天，加重伴水肿1天。患儿家长2天前帮助患儿洗脚时，发现患儿双下肢皮肤有紫癜、不痛不痒。今日紫癜增多，并出现晨起眼睑水肿，起床行走后感腿痛，患儿近2周无倦怠、乏力、低热等症状；1周前曾有短暂的腹痛病史，未到医院就诊，家长也未给患儿服用任何药物。发病前2日患儿曾进食螃蟹及河虾。既往无类似发作史，家族中亦无类似患者。

体格检查：T 37.0℃，P 82次/分，R 28次/分，BP 100/65mmHg。神志清楚，营养发育良好，无贫血貌；臀部以下双下肢皮肤有大小不等的紫癜，呈紫红色，部分高出皮肤，呈对称性分布，压之不褪色；浅表淋巴结无肿大；双眼睑稍水肿，巩膜无黄染，双侧瞳孔等大等圆，对光反射灵敏，无鼻翼扇动，口唇无发绀，咽无充血；颈软，双肺呼吸音清晰，未闻及干湿啰音；心率82次/分，律齐，未闻杂音；腹平软，无压痛，肝脾肋下未及，腹水征（-）；四肢活动正常，各关节无肿胀；生殖器无畸形，阴囊无水肿，Kernig征及Brudzinski征（-），病理反射未引出。

辅助检查：血常规示：Hb 121g/L，WBC 9.8×10^9/L，N% 63%、L% 37%，PLT 174×10^9/L；大便常规：隐血（-）；尿常规：蛋白（+），RBC 5～6个/HP；肝肾功能正常；补体C3、C4、CH50正常；抗DNA、RNA抗体（-），ENA多肽抗体（-）；IgA、IgG、IgM正常；出血和凝血时间正常、APTT正常。心电图、胸片均正常，泌尿系统彩超示：双侧肾脏轻度肿大，膀胱、输尿管无异常。

该患者诊断及诊断依据是什么？

四、练 习 题

（一）主观题

1. 简述皮肤黏膜出血的表现。

2. 试述皮肤黏膜出血的常见病因。

（二）客观题

1. A 型题

（1）紫癜的皮下出血面积直径为（　　　）

A.＜2mm　　　B. 2～3mm　　　C. 3～5mm　　　D. 5～6mm　　　E.＞6mm

（2）遗传性凝血功能障碍常见的疾病是（　　　）

A. 维生素 K 缺乏症　　　　　　　B. 血小板无力症　　　　　　　C. 血友病

D. 异常球蛋白血症　　　　　　　E. 原发性血小板增多症

2. B 型题

（1）～（3）题共用备选答案

A. 出血时间正常，凝血时间延长　　B. 出、凝血时间正常，束臂试验阳性

C. 出血时间延长，凝血时间正常　　D. 出、凝血时间均延长，血块收缩不良

E. 出、凝血时间正常，束臂试验阴性

（1）特发性血小板减少性紫癜（　　　）

（2）过敏性紫癜（　　　）

（3）弥散性血管内凝血（　　　）

（4）～（7）题共用备选答案

A. 血小板减少　　B. 红细胞破坏增多　　C. 血管脆性增加　　　D. 维生素 K 缺乏

E. 凝血因子缺乏　　F. 血小板功能障碍　　G. 血小板增多

（4）再生障碍性贫血的出血（　　　）

（5）过敏性紫癜的出血（　　　）

（6）巨大血小板综合征（　　　）

（7）血友病（　　　）

3. X 型题

血管壁功能异常所致的出血性疾病为（　　　）

A. 遗传性出血性毛细血管扩张症　　B. 血管性假性血友病　　　C. 弥散性血管内凝血

D. 过敏性紫癜　　　　　　　　　　E. 血小板增多症

（杨　舟）

第四节　咳嗽与咳痰

　　咳嗽（cough）是呼吸系统疾病常见的症状之一，是由于气管、支气管黏膜或胸膜受炎症、物理或化学性刺激引起，咳嗽具有清除呼吸道异物、分泌物作用。但频繁剧烈的咳嗽可使呼吸道感染扩散，也可引起自发性气胸、咯血、恶心、呕吐、尿失禁等，有时会对患者的工作、生活造成极大困扰。咳嗽过程可伴随咳痰。痰是气管、支气管的分泌物或肺泡内的渗出液，借助咳嗽将其排出称为咳痰（expectoration）。

一、病因与分类

咳嗽、咳痰的病因繁多，涉及呼吸系统、心血管系统、消化系统、神经精神病变以及环境气候、药物等原因，常常是许多复杂因素综合作用的结果。咳嗽按时间分为 3 类：＜ 3 周为急性咳嗽，常见病因为普通感冒和急性气管 - 支气管炎，其次为支气管哮喘、慢性支气管炎和支气管扩张等原有疾病的加重，或者为环境因素或职业因素暴露；3 ～ 8 周为亚急性咳嗽，最常见的原因是感染后咳嗽，其次为慢性咳嗽的亚急性阶段，少部分为迁延性感染性咳嗽；＞ 8 周为慢性咳嗽，常见病因包括咳嗽变异性哮喘、慢性支气管炎、支气管扩张症、胃食管反流性咳嗽和变应性咳嗽等。

1. 感染因素　咳嗽的形成和发作与反复呼吸道感染有关，包括上呼吸道感染、结核性胸膜炎等。

2. 理化因素　包括呼吸道阻塞；呼吸道压迫；环境有害颗粒物；化学刺激；气候改变等。

3. 过敏因素　过敏性鼻炎、支气管哮喘、嗜酸性粒细胞增多症等。

4. 心血管疾病　左心衰竭引起肺淤血或肺水肿；肺栓塞等。

5. 精神因素　情绪激动、紧张不安等，都会促使咳嗽发作，一般认为它是通过大脑皮层和迷走神经反射或过度换气所致。

6. 其他因素　服用血管紧张素转化酶抑制剂、胃食管反流病、间质性肺炎、鼻后滴流综合征等。

二、发 生 机 制

咳嗽感受器主要分布于咽喉、支气管、肺、胸膜，在鼻窦、膈肌、心包、外耳道等部位也有分布。咳嗽中枢在延髓。延髓咳嗽中枢接受来自耳、鼻、咽喉、支气管、胸膜等感受区的刺激后，再将冲动传向运动神经，即膈神经、喉下神经和脊髓神经，分别引起膈肌、咽肌和其他呼吸肌的运动来完成咳嗽动作，主要表现为深吸气后，声门关闭，呼吸肌收缩、肺内压升高，然后声门张开，肺内空气冲出狭窄的声门裂隙产生咳嗽动作和发出声音。

三、临床表现与鉴别要点

（一）临床表现

咳嗽、咳痰因原发疾病不同，表现亦有差异。可伴随有发热、胸痛、咯血、咽部不适、气促等症状。

1. 咳嗽的性质

（1）干性咳嗽：急慢性咽喉炎、急性支气管炎的初期、喉癌、支气管肿瘤、胸膜疾病、气管受压、肺结核、二尖瓣狭窄、原发性肺动脉高压等。

（2）湿性咳嗽：慢性支气管炎、肺炎、支气管扩张、肺脓肿、空洞型肺结核等。

2. 咳嗽的时间与规律

（1）突发性咳嗽：多为吸入刺激性气体或误吸异物引起。

（2）发作性咳嗽：见于百日咳、支气管内膜结核、咳嗽变异性哮喘等。

（3）慢性咳嗽：见于咳嗽变异性哮喘、鼻后滴流综合征、嗜酸粒细胞性支气管炎、胃食管反流性咳嗽、慢性支气管炎、支气管扩张、支气管结核等。

（4）夜间咳嗽：见于左心衰竭、咳嗽变异性哮喘。

3. 咳嗽的音色

（1）声音嘶哑：多由声带炎症或肿瘤压迫喉返神经引起。

（2）鸡鸣样咳嗽：多由百日咳，会厌、喉部疾病或气管受压引起。

（3）金属音咳嗽：多由纵隔肿瘤、主动脉瘤或支气管肺癌、淋巴瘤、结节病压迫气管所致。

（4）咳嗽声音低微或无力：多见于严重肺气肿、声带麻痹及极度衰弱者。

4. 痰的性质

痰具有以下几种：

（1）白色泡沫黏液痰：多见于支气管炎和支气管哮喘。

（2）黄色脓样痰：为化脓性感染所致。

（3）粉红色泡沫痰：肺水肿的特征。

（4）果酱样痰：肺吸虫病的典型表现之一。

（5）清水样痰伴有"粉皮"样囊壁：是肺包虫病、肺囊虫病临床诊断的重要依据。

（6）大量泡沫痰：如为脓性是肺脓肿和支气管扩张的典型特点。如每日泡沫痰咳痰量达数百或上千毫升需考虑肺泡癌可能。

（7）黑色或灰白色痰：多见于肺尘埃沉着病。

（8）铁锈色痰：常见于大叶性肺炎，大叶性肺炎主要是由肺炎球菌引起，病变累及一个肺段以上肺组织，以肺泡内弥漫性纤维素渗出为主的急性炎症。

（9）黄绿色或翠绿色痰：铜绿假单胞菌感染。

（10）痰白黏稠、牵拉呈丝状：考虑真菌感染（念珠菌）。

5. 伴随症状

咳嗽伴随症状及常见疾病见表 2-4-1。

表 2-4-1 咳嗽伴随症状及常见疾病

咳嗽伴随症状	常见疾病
发热	急性上下呼吸道感染、肺结核、胸膜炎
胸痛	肺炎、胸膜炎、支气管肺癌、肺栓塞、自发性气胸
呼吸困难	喉头水肿、肿瘤、支气管哮喘、慢性阻塞性肺疾病、重症肺炎、肺结核、大量胸腔积液、气胸、肺淤血、肺水肿、气管或支气管异物
咯血	肺结核、支气管扩张、肺脓肿、肺癌、二尖瓣狭窄、肺含铁血黄素沉着症、支气管结核
大量脓痰	支气管扩张、肺脓肿、肺脓肿合并感染、支气管胸膜瘘
哮鸣音	支气管哮喘、慢性支气管炎喘息型、弥漫性泛细支气管炎、心源性哮喘、气管及支气管异物、支气管肺癌
杵状指	支气管扩张、慢性肺脓肿、支气管肺癌、脓胸

（二）鉴别要点

1. 详细询问症状特点及相关病史，注意多系统相关疾病均可引起咳嗽。

2. 根据病史以及咳嗽持续的时间，可将其分为急性、亚急性和慢性咳嗽。按照由简单到复杂的原则选择相应检查，由常见到少见的原则明确病因。

3. 针对常见病因进行经验性治疗是明确咳嗽病因的重要手段，患者症状缓解和恢复有助于进一步明确诊断，诊断和治疗可同步进行。

4. 诊断条件不具备时，可根据临床特征进行诊断性治疗，初始治疗无效者，分析可能原因，并进行相应的检查进一步明确病因。

5. 一种疾病可表现不同的咳嗽类型，不同疾病可表现同一咳嗽类型，不同咳嗽类型也可同时由几种疾病所引起。

四、病例分析

患者陈某，男性，22岁，因反复咳嗽、咽部不适4周于呼吸内科门诊就诊。病程中表现为咳嗽，咳少许白痰，以夜间明显，白天症状轻微，夜间咳嗽时伴有鼻塞、打喷嚏，无发热、畏寒，无胸痛，无明显喘息，无头痛、乏力。自行服用复方甘草口服液、日夜百服宁片等药物治疗，病情无缓解。既往有过敏性鼻炎病史，年幼时有反复咳嗽、喘息病史，多在感冒后发作，10岁后未发作。

查体：T 36.6℃，R 20次/分，P 88次/分，BP 100/70mmHg。咽部稍充血，双扁桃体Ⅰ度肿大，双肺叩诊清音，双肺呼吸音清晰，未闻及干湿啰音。心率88次/分，律齐，未闻及杂音。

辅助检查：血常规：WBC $8.3×10^9$/L，N% 75%，L% 12%，E% 10%（正常值 0.5%～5%），Hb 135g/L，PLT $243×10^9$/L。总IgE 169.5IU/ml。胸片：双肺肺纹理增强。

该患者的诊断依据是什么？

五、练　习　题

（一）主观题

1. 慢性咳嗽常见于哪些疾病？

2. 粉红色泡沫痰多见于什么疾病？黄绿色痰提示什么感染？

（二）客观题

1. A型题

（1）根据下列哪项条件可确诊支气管扩张（　　）

A. 慢性咳嗽咳痰　　　　　　　B. 反复咯血　　　　　　　　C. 大量咳痰且分层

D. 支气管造影　　　　　　　　E. 肺部湿啰音

（2）男性患者，68岁。反复咳嗽、咳痰10年，气促3年，逐渐加重。X线胸片提示肺纹理增粗，透亮度增加，肋间隙增宽。诊断应考虑（　　）

A. 支气管哮喘　　　　　　　　B. 慢性支气管炎、肺气肿　　　C. 自发性气胸

D. 支气管扩张　　　　　　　　E. 慢性支气管炎

2. B型题

（1）～（4）题共用备选答案

A. 脓痰伴恶臭气味者　　　　　　B. 黄绿色或翠绿色痰者

C. 痰液黏稠、牵拉成丝样者　　　D. 大量稀薄浆液痰中含粉皮样物者

E. 浆液泡沫样痰，量大者

（1）提示白念珠菌感染者（　　）

（2）提示弥漫性肺泡癌者（　　）

（3）提示厌氧菌感染者（　　）

（4）提示铜绿假单胞菌感染者（　　）

3. X型题

（1）以下哪些支持鼻后滴流综合征的诊断（　　）

A. 发作性咳嗽，夜间咳嗽为主，入睡后常因咳嗽而醒来

B. 检查发现鼻咽后壁有黏液附着，呈鹅卵石样

C. 有鼻炎、鼻窦炎、鼻息肉或慢性咽喉炎病史

D. 咽喉壁有黏液附着感

E. 多见于老年人

（2）引起慢性咳嗽的病因有（　　）

A. 咳嗽变异性哮喘　　　　　　B. 上呼吸道感染　　　　　　C. 鼻后滴流综合征

D. 胃食管反流病　　　　　　　E. 慢性嗜酸粒细胞性支气管炎

（蔡兴俊）

第五节 咯 血

喉及喉部以下的呼吸道及肺任何部位的出血，经口腔咯出称为咯血（hemoptysis）。少量咯血有时仅表现为痰中带血，大咯血时血液从口鼻涌出，常可阻塞呼吸道，造成窒息死亡。医师接诊时需仔细鉴别是口腔、鼻腔出血还是咯血，其次还需要与呕血进行鉴别。

一、病 因

咯血的病因及常见疾病见表 2-5-1。

表 2-5-1 咯血病因及常见疾病

病因	常见疾病
支气管疾病	支气管扩张、支气管肺癌、支气管结核、慢性支气管炎、支气管结石、支气管腺瘤、支气管囊肿、支气管静脉曲张、支气管异物等
肺部疾病	肺结核、肺炎、肺脓肿、肺淤血、肺梗死、肺真菌病、肺寄生虫病、肺囊肿、肺隔离症、肺含铁血黄素沉着症、肺尘埃沉着病、肺肿瘤等
心血管疾病	风湿性心脏病（二尖瓣狭窄）、左心衰竭、肺动脉高压、心内膜炎、先天性心脏病、肺动静脉瘘等
血液病	血小板减少性紫癜、白血病、再生障碍性贫血、血友病、弥散性血管内凝血等
传染病	流行性出血热、肺钩端螺旋体病等
结缔组织病	结节性多动脉炎、血管炎、韦格纳肉芽肿等
其他	慢性肾衰竭、肺 - 肾综合征、子宫内膜异位症、抗凝治疗、支气管 - 肺活检、支气管镜检查损伤等

二、发 生 机 制

发生咯血主要病因为呼吸与心血管系统疾病，其发病机制如下：

1. 支气管疾病 主要由于炎症、肿瘤、结石等病因导致支气管黏膜或毛细血管通透性增加，或黏膜下血管破裂所致。

2. 肺部疾病 在我国引起咯血的首要原因仍为肺结核。发生咯血的肺结核多为浸润型、空洞型肺结核和干酪样肺炎，急性血行播散型肺结核较少出现咯血。肺部疾病引起咯血的机制主要为病变使毛细血管通透性增高，血液渗出，导致痰中带血或小血块；如病变累及小血管使管壁破溃，则造成中等量咯血；如病变造成空洞壁肺动脉分支形成的小动脉瘤破裂，或继发的支气管扩张形成的动静脉瘘破裂，则造成大量咯血，甚至危及生命。

3. 心血管疾病 较常见于二尖瓣狭窄，发生机制多因肺淤血造成肺泡壁或支气管内膜毛细血管破裂和支气管黏膜下层支气管静脉曲张破裂。

三、临床表现及鉴别要点

（一）年龄

青壮年咯血常见于肺结核、支气管扩张、二尖瓣狭窄等。40 岁以上有长期吸烟史者，应高度注意支气管肺癌的可能性。儿童慢性咳嗽伴少量咯血与小细胞低色素性贫血者，应注意特发性含铁血黄素沉着症的可能。

（二）咯血量

咯血量大小的标准尚无明确的界定，但一般认为每日咯血量在 100ml 以内为小量，100 ～ 500ml

为中等量，500ml 以上或一次咯血 100 ～ 500ml 为大量。大量咯血主要见于空洞性肺结核、支气管扩张和慢性肺脓肿。支气管肺癌主要表现为痰中带血，呈持续或间断性，出现大咯血较少。慢性支气管炎和支原体肺炎也可出现痰中带血或血性痰，但常伴有剧烈咳嗽。

（三）颜色和性状

因肺结核、支气管扩张、肺脓肿和出血性疾病所致咯血，其颜色为鲜红色；铁锈色血痰可见于典型的肺炎球菌性肺炎，偶可见于肺吸虫病和肺泡出血；砖红色胶冻样痰见于典型的肺炎克雷伯菌肺炎。二尖瓣狭窄所致咯血多为暗红色；左心衰竭所致咯血为浆液性粉红色泡沫样；肺栓塞引起咯血为黏稠暗红色血痰。

咯血伴随症状及常见疾病见表 2-5-2。

表 2-5-2　咯血伴随症状及常见疾病

伴随症状	常见疾病
发热	肺结核、肺炎、肺脓肿、流行性出血热、钩端螺旋体病、肺癌等
胸痛	大叶性肺炎、肺结核、肺梗死、肺癌等
呛咳	支气管肺癌、支原体肺炎等
脓痰	支气管扩张症、肺脓肿、肺结核空洞继发细菌感染、肺囊肿并发感染等
皮肤黏膜出血	血液病、流行性出血热、风湿性疾病、钩端螺旋体病等
杵状指	支气管扩张、肺脓肿、支气管肺癌等
黄疸	钩端螺旋体病、肺梗死、大叶性肺炎等

（四）鉴别要点

1. 详细询问患者的症状及相关病史，注意鉴别咯血还是呕血，或者出血的具体部位。

2. 评估患者是否合并危及生命的大咯血，包括呼吸与心血管系统疾病。

3. 根据影像学等检查结果逐步排查病因。

四、病例分析

患者李某，女性，48 岁，因反复咳嗽、咳痰 8 年，再发伴咯血 1 周入院。患者 8 年前受凉后出现咳嗽、咳痰，痰液呈黄脓痰，伴发热，在当地医院住院治疗，查胸部 CT 提示左下肺炎。经抗感染治疗后症状好转出院，但咳嗽、咳痰仍反复出现，痰液量较多，1 周前再发咳嗽、咳痰，呈黄绿色脓痰，伴咯血，当天出血量约 200ml，左侧胸部隐痛，随后以痰中带血为主，无头晕、头痛。自发病以来，精神、食欲可，大小便正常。

查体：T 37.6℃，R 24 次 / 分，P 98 次 / 分，BP 130/80mmHg。神清，左下肺叩诊浊音，左下肺呼吸音减弱，可闻及湿啰音。心率 98 次 / 分，律齐，未闻及杂音。辅助检查：血常规：WBC 13.0×10⁹/L，N% 92%，Hb 102g/L，PLT 150×10⁹/L。胸部 CT：左下肺斑片渗出灶，可见多处空洞，呈卷发状。

该患者可能诊断是什么？

五、练习题

（一）主观题

1. 引起咯血的支气管疾病有哪些？

2. 作为首诊医师，患者大咯血时如何紧急处理？

（二）客观题

1. A 型题

（1）国内咯血最常见的病因是（　　　）

A. 流行性出血热　　B. 肺结核　　　　C. 肺炎　　　　　D. 支气管结核　E. 支气管扩张

（2）肺结核大咯血时，应采取的体位是（　　　）

A. 健侧卧位　　　　B. 患侧卧位　　　C. 平卧位　　　　D. 俯卧位　　　　E. 坐位

（3）支气管扩张大咯血患者突然停止咯血，张口目瞪，两手乱抓，应首先考虑（　　　）

A. 休克　　　　　　B. 呼吸衰竭　　　C. 窒息　　　　　D. 左心衰竭　　　E. 脑出血

（4）肺结核大咯血最危急的并发症是（　　　）

A. 出血性休克　　　B. 窒息　　　　　C. 肺不张　　　　D. 肺部感染　　　E. 结核播散

2. B 型题

（1）～（3）题共用备选答案

A. ＜ 100ml　　　B. ＞ 500ml　　　C. 100～400ml　D. 200～300ml　E. 300～400ml

（1）大咯血的日咯血量是（　　　）

（2）中量咯血是指咯血量在（　　　）

（3）小量咯血一天咯血量为（　　　）

3. X 型题

常见引起咯血的原因有哪些（　　　）

A. 支气管扩张　　　　　　　　　B. 肺栓塞　　　　　　　　　　　C. 肺结核

D. 支气管肺癌　　　　　　　　　E. 风湿性心脏病二尖瓣狭窄

（蔡兴俊）

第六节　呼吸困难

呼吸困难（dyspnea）是指患者主观感觉空气不足、呼吸费力，客观上表现为呼吸运动用力，严重时可出现张口呼吸、鼻翼扇动、端坐呼吸，甚至发绀、呼吸辅助肌参与呼吸运动，并且可有呼吸频率、深度、节律的改变。

一、病　　因

呼吸困难常见于呼吸系统、循环系统疾病，以及中毒、神经精神性疾病和血液系统疾病，具体病因见表 2-6-1。

表 2-6-1　呼吸困难常见病因

病因	常见疾病
呼吸系统疾病	
气道阻塞	喉、气管、支气管的炎症、水肿、肿瘤或异物所致的狭窄或阻塞及支气管哮喘、慢性阻塞性肺疾病等
肺部疾病	肺炎、肺脓肿、肺结核、肺不张、肺淤血、肺水肿、弥漫性肺间质疾病、细支气管肺泡癌等
胸壁、胸廓、胸膜腔疾病	胸壁炎症、严重胸廓畸形、胸腔积液、气胸、广泛胸膜粘连、结核、外伤等
神经肌肉疾病	重症肌无力累及呼吸肌、脊髓灰质炎病变累及颈髓、急性多发性神经根神经炎等
膈肌运动障碍	膈肌麻痹、大量腹水、腹腔巨大肿瘤、胃扩张和妊娠末期等
循环系统疾病	各种原因所致的左心和（或）右心衰竭、心脏压塞、肺栓塞和原发性肺动脉高压等

续表

病因	常见疾病
中毒	糖尿病酮症酸中毒、吗啡类药物中毒、有机磷杀虫药中毒、氰化物中毒、亚硝酸盐中毒和急性一氧化碳中毒等
神经系统疾病	脑出血、脑外伤、脑肿瘤、脑炎、脑膜炎、脑脓肿等颅脑疾病引起呼吸中枢功能障碍等
精神性疾病	精神因素所致的呼吸困难，如焦虑症、癔症等
血液系统疾病	重度贫血、高铁血红蛋白血症、硫化血红蛋白血症等

二、发 生 机 制

（一）肺源性呼吸困难

肺源性呼吸困难主要是呼吸系统疾病引起的通气、换气功能障碍导致缺氧和（或）二氧化碳潴留引起。临床上常分为三种类型：

1. 吸气性呼吸困难　常见于因喉部、气管、大支气管的狭窄与阻塞导致的呼吸困难，表现为吸气极度用力。

2. 呼气性呼吸困难　由于下呼吸道阻塞、肺泡弹性减弱和（或）小支气管的痉挛或炎症所致。表现为呼气费力、呼气缓慢、呼吸时间明显延长，常伴有呼气期哮鸣音。

3. 混合性呼吸困难　主要是由于肺或胸膜腔病变使呼吸面积减少导致换气功能障碍所致。表现为吸气期及呼气期均感呼吸费力、呼吸频率增快、深度变浅，可伴有呼吸音异常或病理性呼吸音。

（二）心源性呼吸困难

心源性呼吸困难主要是由于左心和（或）右心衰竭引起，尤其是左心衰竭时呼吸困难更为严重。

1. 左心衰竭　引起呼吸困难的机制为：①肺淤血，使气体弥散功能降低；②肺泡弹性减退，使肺活量减少；③肺泡张力增高，刺激牵张感受器，通过迷走神经反射兴奋呼吸中枢；④肺循环压力升高对呼吸中枢的反射性刺激。

2. 右心衰竭　严重时也可引起呼吸困难，其主要原因为体循环淤血。发生机制为：①右心房和上腔静脉压升高，刺激压力感受器反射性地兴奋呼吸中枢；②淤血性肝大、腹水和胸腔积液使呼吸运动受限，肺气体交换面积减少；③血氧含量减少，乳酸、丙酮酸等代谢产物增加，刺激呼吸中枢。

（三）中毒性呼吸困难

中毒性呼吸困难主要是由于药物中毒、代谢性酸中毒、化学毒物中毒等引起。根据病因不同，主要发生机制略有不同，见表 2-6-2。

表 2-6-2　中毒性呼吸困难病因及机制

中毒	发生机制
巴比妥类、吗啡类及有机磷中毒	直接抑制呼吸中枢→呼吸减弱→肺泡通气减少→引起低氧血症及 CO_2 潴留
酸中毒	酸性代谢产物增多→刺激颈动脉窦、主动脉体化学感受器或直接刺激呼吸中枢→呼吸中枢兴奋性增高→肺泡通气增加
一氧化碳、亚硝酸盐、苯胺类中毒	一氧化碳与血红蛋白结合形成碳氧血红蛋白，亚硝酸盐、苯胺类中毒使血红蛋白变为高铁血红蛋白→血红蛋白失去携带氧的能力→组织缺氧→呼吸困难
氰化物中毒	氰离子抑制细胞色素氧化酶活性→抑制细胞内氧的利用→影响细胞呼吸→组织缺氧→呼吸困难

（四）神经精神性呼吸困难

神经精神性呼吸困难主要由于神经系统疾病和精神因素引起。

1. 神经性呼吸困难 发生机制主要是由于呼吸中枢受增高的颅内压和供血减少的刺激，而使呼吸变慢、变深。

2. 精神性呼吸困难 发生主要受精神、心理因素的影响，导致呼吸频率明显增快。

（五）血源性呼吸困难

血源性呼吸困难多由红细胞携氧量减少，血氧含量降低所致。此外，休克或大出血时，因血压下降和缺氧，刺激呼吸中枢，也可使呼吸加快引起呼吸困难。

三、临床表现和鉴别要点

（一）临床表现

1. 肺源性呼吸困难

（1）吸气性呼吸困难：特点是吸气显著费力，严重者吸气时可见三凹征（three depression sign），表现为胸骨上窝、锁骨上窝和肋间隙明显凹陷，此时亦可伴有干咳及高调吸气性喉鸣。三凹征的出现主要是由于呼吸肌极度用力，胸腔负压增加所致。常见于喉部、气管、大支气管的狭窄与阻塞。如果突然出现，考虑异物阻塞（儿童多见）、喉痉挛、喉水肿；如年龄较大逐渐出现，进行性加重，则应考虑恶性肿瘤；如发生稍快伴发热，则需要考虑喉炎、白喉。

（2）呼气性呼吸困难：特点是呼气费力、呼吸时间明显延长，常伴有呼气期哮鸣音。常见于慢性支气管炎（喘息型）、慢性阻塞性肺疾病、支气管哮喘、弥漫性泛细支气管炎等。

2. 心源性呼吸困难

（1）左心衰竭引起的呼吸困难特点为：①有引起左心衰竭的基础病因，如冠状动脉粥样硬化性心脏病、高血压性心脏病、风湿性心瓣膜病等；②临床表现呈混合性呼吸困难，活动时呼吸困难出现或加重，休息时减轻或消失，卧位明显，坐位或立位时减轻，故而当患者病情较重时，往往被迫采取半坐位或端坐呼吸；③体征：两肺底部或全肺出现湿啰音，心率加快，可伴或不伴有奔马律；④应用利尿剂、强心剂和血管扩张剂后呼吸困难症状随之好转。急性左心衰竭时，常可出现夜间阵发性呼吸困难（paroxysmal nocturnal dyspnea），表现为夜间睡眠中突感胸闷气急，被迫坐起，惊恐不安。轻者数分钟至数十分钟后症状逐渐减轻、消失；重者可见端坐呼吸、大汗、咳浆液性粉红色泡沫痰，有哮鸣音，两肺底有较多湿啰音，心率加快，可有奔马律。此种呼吸困难，又称"心源性哮喘"（cardiac asthma）。

（2）右心衰竭引起的呼吸困难：临床上主要见于慢性肺源性心脏病、某些先天性心脏病或由左心衰竭发展而来。也可见于各种原因所致的急性或慢性心包积液。程度较左心衰竭轻，患者喜半坐位缓解呼吸困难，常合并体循环淤血的症状，如腹胀、双下肢水肿、肝大、胸腔积液、腹水等。

3. 中毒性呼吸困难

（1）代谢性酸中毒：血中酸性代谢产物增多，刺激颈动脉窦、主动脉体化学感受器或直接刺激呼吸中枢引起呼吸困难。其特点为：①有引起代谢性酸中毒的基础病因，如尿毒症、糖尿病酮症酸中毒等；②出现深长而规则的呼吸，可伴有鼾音，称为酸中毒深大呼吸（Kussmaul 呼吸）。

（2）药物中毒：某些药物如吗啡类、巴比妥类等中枢抑制药物和有机磷中毒时，可抑制呼吸中枢引起呼吸困难。其特点为：①有药物中毒史；②呼吸缓慢、变浅伴有呼吸节律异常的改变，如潮式呼吸（Cheyne-Stokes 呼吸）或间停呼吸（Biot 呼吸）。

（3）化学毒物中毒：常见于一氧化碳中毒、亚硝酸盐和苯胺类中毒、氰化物中毒。其特点为：①有化学毒物接触史；②一般表现为呼吸深快；③血中出现异常血红蛋白衍生物。

4. 神经精神性呼吸困难

（1）神经性呼吸困难：表现为因颅脑疾病，使呼吸变得慢而深，并常伴有呼吸节律的改变，如双吸气（抽泣样呼吸）、呼吸遏制（吸气突然停止）等。临床上常见于重症颅脑疾病，如脑出血、脑炎、脑膜炎、脑脓肿、脑外伤及脑肿瘤等。

（2）精神性呼吸困难：主要表现为呼吸快而浅，伴有叹息样呼吸或出现因过度通气所致的口周、肢体麻木和手足搐搦，严重时也可出现意识障碍。临床上常见于焦虑症、癔症患者，患者可突然发生呼吸困难。多为过度通气而发生呼吸性碱中毒所致。

5. 血源性呼吸困难　表现为呼吸浅，心率快。临床常见于高铁血红蛋白血症、重度贫血、硫化血红蛋白血症等。

（二）鉴别要点

1. 问诊要点

（1）起病快慢及原因：是突发性，还是渐进性，发生的原因和诱因，有无药物、毒物接触史。

（2）呼吸困难的表现：是吸气性呼吸困难、呼气性呼吸困难，还是两者都存在，与体位、活动的关系，昼夜是否一样。

（3）是否伴有发热、胸痛、发绀、咳嗽、咳痰的症状，是否咯血，咯血量及血的性质。

（4）有无排尿、饮食异常，有无高血压、肾病与代谢病病史。

（5）有无头痛、意识障碍、颅脑外伤史等。

2. 伴随症状

（1）伴发热：多见于肺脓肿、肺炎、肺结核、急性胸膜炎、心包炎等。

（2）伴咳嗽、咳痰：见于肺炎、支气管扩张、慢性阻塞性肺疾病、肺脓肿等；伴大量泡沫痰可见于有机磷中毒；伴粉红色泡沫痰见于急性左心衰竭。

（3）发作性呼吸困难伴哮鸣音：多见于支气管哮喘、心源性哮喘；突发性重度呼吸困难见于急性喉水肿、气管异物、大面积肺栓塞、自发性气胸等。

（4）伴一侧胸痛：见于急性渗出性胸膜炎、大叶性肺炎、急性肺栓塞、自发性气胸、急性心肌梗死、支气管肺癌等。

（5）伴意识障碍：见于脑出血、脑膜炎、糖尿病酮症酸中毒、尿毒症、肺性脑病、急性中毒、休克型肺炎等。

四、病例分析

患者毛某，男性，65岁。劳累性呼吸困难5年，加重伴下肢水肿1周就诊。患者5年来活动后出现心悸、呼吸困难，休息后好转，诊断为"酒精性心肌病"，反复发作。近1年来症状较前加重，轻体力劳动即出现，休息可以缓解，伴有食欲下降，腹胀、尿少，双下肢水肿，治疗后好转。近1周来上呼吸道感染后出现呼吸困难加重，伴有腹胀、双下肢水肿、咳嗽、咳白色浆液痰，夜间可平卧。既往有长期饮酒史，否认有关节炎及高血压病史。检查：血压120/70mmHg，颈静脉怒张，双肺底闻及湿性啰音，心尖搏动弱并弥散，心界向左下扩大，心率120次/分，心律不齐，第一心音强弱不等，心尖区闻及收缩期吹风样杂音，2/6级，肝肋下3cm，压痛（+），肝-颈静脉回流征（+），肝区叩击痛（+），脾未及，下肢呈重度凹陷性水肿。

请提出患者的初步诊断及依据、进一步检查。

五、练　习　题

（一）主观题

1. 夜间阵发性呼吸困难的发生机制是什么？

2.呼吸困难的分类有哪些？

（二）客观题

1. A 型题

（1）临床上发绀伴有呼吸困难，常见于下列哪种疾病（　　）

A. 先天性心脏病左向右分流型 　　　　　B. 先天性心脏病右向左分流型

C. 高铁血红蛋白血症 　　　　　　　　　D. 硫化血红蛋白血症

E. 冷球蛋白血症

（2）哪种疾病可表现为发作性呼气困难（　　）

A. 大叶性肺炎　　　B. 脓胸　　　　C. 支气管哮喘　　D. 胸腔积液　　　E. 慢性支气管炎

（3）下列哪种疾病可出现 Kussmaul 呼吸（　　）

A. 贫血　　　　　　B. 左心衰竭　　　C. 右心衰竭　　　D. 酮症酸中毒　　E. 吗啡中毒

2. B 型题

（1）～（2）题共用备选答案

A. 肺源性呼吸困难　　　　　B. 心源性呼吸困难　　　　　　　　C. 中毒性呼吸困难

D. 神经精神性呼吸困难　　　E. 血源性呼吸困难

（1）尿毒症引起的呼吸困难属于（　　）

（2）脑出血引起的呼吸困难属于（　　）

（3）～（4）题共用备选答案

A. 呼气时间延长而缓慢，常伴有哮鸣音　　　B. Kussmaul 呼吸

C. 叹息样呼吸　　　　　　　　　　　　　　D. 呼吸变慢而深，常伴有呼吸节律的异常

E. 吸气显著困难，表现三凹征

（3）急性喉炎、喉头水肿常表现何种呼吸困难（　　）

（4）支气管哮喘常表现何种呼吸困难（　　）

3. X 型题

（1）左心衰竭引起呼吸困难的机制为（　　）

A. 肺淤血　　　　　　　B. 血氧含量减少　　　　　　　C. 肺泡弹性减退

D. 肺泡张力增高　　　　E. 肺循环压力升高对呼吸中枢的反射性刺激

（2）男性患者，15 岁。接触花粉出现鼻痒、流涕、干咳，后出现胸闷、呼吸困难，两肺满布哮鸣音。还可能出现下列哪项体征（　　）

A. 胸骨上窝凹陷　　　　B. 腹部凹陷　　　　　　　　　C. 肋间隙膨隆

D. 肋间隙凹陷　　　　　E. 腹部膨隆

（黄　珊）

第七节　发　绀

发绀（cyanosis）是指血液中还原血红蛋白增多使皮肤和黏膜呈青紫色改变的一种表现，也称紫绀。常发生在皮肤较薄、色素较少和毛细血管较丰富的部位，如口唇、指（趾）、甲床等。

一、病因及分类

发绀根据不同病因及临床表现，可分为两类：

（一）血液中还原血红蛋白增加（真性发绀）

1.中心性发绀　其特点是发绀为全身性，除颜面及四肢外，也累及躯干，但受累部位的皮

肤是温暖的。发绀多由心、肺疾病引起呼吸功能衰竭、通气与换气功能障碍、肺氧合作用不足导致血氧饱和度（SaO_2）降低所致。中心性发绀又分为肺性发绀和心性混合性发绀，分类及病因见表 2-7-1。

表 2-7-1　中心性发绀分类及病因

分类	病因	常见疾病
肺性发绀	各种严重的呼吸系统疾病导致呼吸功能不全、肺氧合作用不足	喉、气管、支气管的阻塞、肺炎、慢性阻塞性肺疾病、弥漫性肺间质纤维化、肺淤血、肺水肿、急性呼吸窘迫综合征、肺栓塞等
心性混合性发绀	由于异常通道分流，使部分静脉血未经过肺的氧合作用而进入体循环动脉	常见于紫绀型先天性心脏病，如 Fallot 四联症、Eisenmenger 综合征等

2. 周围性发绀　其特点是发绀常出现于肢体末端与下垂部位。受累部位的皮肤是冷的，但若给予按摩或加温，使皮肤转暖，发绀可消退。发绀的原因是由于周围循环血流障碍所致。周围性发绀分为淤血性周围性发绀和缺血性周围性发绀，具体病因见表 2-7-2。

表 2-7-2　周围性发绀分类及病因

分类	病因	常见疾病
淤血性周围性发绀	引起体循环淤血、周围血流缓慢的疾病	右心衰竭、渗出性心包炎、心脏压塞、缩窄性心包炎、血栓性静脉炎、上腔静脉阻塞综合征、下肢静脉曲张等
缺血性周围性发绀	引起心排血量减少和局部血流障碍性疾病	严重休克、暴露于寒冷中和血栓闭塞性脉管炎、雷诺（Raynaud）病、肢端发绀症、冷球蛋白血症等

3. 混合性发绀　中心性发绀与周围性发绀同时存在。可见于心力衰竭等。

（二）血液中存在异常血红蛋白衍生物

1. 高铁血红蛋白血症　包括先天性和后天获得性。

（1）先天性高铁血红蛋白血症：自幼即有发绀，但并无心、肺疾病及引起异常血红蛋白的其他原因。

（2）后天获得性高铁血红蛋白血症：常见于各种化学物质或药物中毒引起血红蛋白分子中二价铁被三价铁所取代，使其失去与氧结合的能力。当血中高铁血红蛋白量达到 30g/L 时可出现发绀。常见于硝基苯、苯胺、亚硝酸盐、伯氨喹、磺胺类等中毒所致。大量进食含亚硝酸盐的变质蔬菜引起的中毒性高铁血红蛋白血症，也可出现发绀，称"肠源性青紫症"。

2. 硫化血红蛋白血症　为后天获得性。服用某些含硫药物或化学品后，当血液中硫化血红蛋白达到 5g/L 即可出现发绀。但一般认为本病患者须同时有便秘或服含硫药物在肠内形成大量硫化氢为先决条件。

二、发病机制

发绀是由于血液中还原血红蛋白的绝对量增加所致。还原血红蛋白浓度可用血氧的未饱和度来表示。正常血液中含血红蛋白 150g/L，能携带 20vol/dl 的氧，此时为 100% 的氧饱和度。正常情况下，体循环动脉的氧饱和度为 96%（19vol/dl），而静脉血的氧饱和度为 72% ～ 75%（14 ～ 15vol/dl），氧未饱和度为 5 ～ 6vol/dl，在周围循环毛细血管血液中，氧的未饱和度平均约为 3.5vol/dl。当毛细血管内的还原血红蛋白超过 50g/L 时（即血氧未饱和度超过 6.5vol/dl）皮肤黏膜可出现发绀。但临床实践中，依靠还原血红蛋白浓度判断发绀并非完全可靠。以正常血红蛋白浓度 150g/L 计算，50g/L 为还原血红蛋白时，提示已有 1/3 血红蛋白不饱和，而此时 SaO_2 为 66%，相应动脉血氧分压（PaO$_2$）已降至 34mmHg（4.5kPa），患者已经出现严重缺氧。事实上，在血红蛋白浓度正常的患者，如 SaO$_2$ ＜ 85% 时，发绀已明显可见。但近年来有些临床观察资料显示在轻度发绀患者中，其 SaO$_2$ ＞ 85% 的占 60% 左右。此外，若患者吸入氧能满足 120g/L 血红蛋白氧合时，病理生理上并不缺氧。而若患者血红蛋白增多达 180g/L 时，虽然 SaO$_2$ ＞ 85%，亦可出现发绀。而重度贫血（Hb ＜ 60g/L）时，虽然 SaO$_2$ 明显降低，但常不能显示发绀。因此，在临床上所见发绀，并不能全部确切反映动脉血氧下降的情况。

三、临床表现及鉴别要点

（一）临床表现

1. 血液中还原血红蛋白增加（真性发绀）

（1）中心性发绀：特点是全身性发绀，除四肢与颜面外，亦见于黏膜（包括舌和口腔黏膜）和躯干，皮肤温暖，主要见于心肺功能不全的疾病和右 - 左异常分流的先天性心脏病，故除发绀外，常伴心悸、咳喘等心、肺症状。

（2）周围性发绀：发绀最常见于肢体末梢与下垂部位，如耳垂、鼻尖、肢端，因周围血流障碍，故这些部位皮肤温度低、发凉，按摩或加温使其温暖，发绀可消失，此点有助于与中心性发绀相鉴别（表 2-7-3）。此外，缺血性周围性发绀多由肢体或末梢动脉阻塞与痉挛所致者，表现为局部冰凉、苍白或青紫并存，动脉搏动减弱或消失；而淤血性周围性发绀因静脉回流障碍所致者，有体循环静脉淤血表现，局部引流发绀部位有静脉迂曲、怒张。真性红细胞增多症，除肢端、口唇发绀外，可有颜面和大、小鱼际紫红，结膜充血，检查血红细胞数和血红蛋白量显著增加。

（3）混合性发绀：以上两者并存。

表 2-7-3　中心性发绀和周围性发绀的鉴别要点

	部位	皮肤温度	发绀对按摩或加温的反应	常见病因
中心性发绀	全身	温暖	无变化	心肺功能不全的疾病和右 - 左异常分流的先天性心脏病
周围性发绀	肢体末梢与下垂部位	皮温低	消失	周围循环血流障碍疾病，如静脉淤血或动脉缺血性疾病

2. 血液中存在异常血红蛋白衍生物

（1）药物或化合物中毒所致高铁血红蛋白血症：发绀的特点是急骤出现，暂时性，病情严重，经过氧疗，发绀不能减轻，抽出的静脉血呈深棕色，暴露于空气中不能转变成鲜红色。若给予静脉注射亚甲蓝或大量维生素 C，发绀方可消退。分光镜检查在 618 ～ 630nm 处可见一个黑色吸收光带，证实血中高铁血红蛋白存在。

（2）先天性高铁血红蛋白血症：患者自幼即有发绀，有家族史，而无心肺疾病及异常血红蛋白的其他原因，身体健康状况较好。

（3）硫化血红蛋白血症：发绀的特点是持续时间长，可达几个月或更长时间，因为硫化血红蛋白一旦形成，不论在体内或体外均不能恢复为血红蛋白，而红细胞寿命仍正常。患者血液呈蓝褐色，分光镜检查在 630nm 处出现吸收光带，与高铁血红蛋白血症有时难以鉴别，若加入氰化钾后吸收带消失，可确定硫化血红蛋白的存在。

（二）鉴别要点

1. 问诊要点

（1）发病年龄、起病时间，发绀出现急缓。

（2）发绀分布与范围，是全身性，亦或是局部性，如为全身性，则当询问有无心悸、气促、胸痛、咳嗽、晕厥、尿少等心肺疾病症状。

（3）如为周围性发绀，则当注意其分布是上半身，亦或某个肢体或肢端，有无局部肿胀、疼痛、皮温下降等情况。

（4）如无心肺表现，发病又急，则应询问有无摄取相关药物、化学物质、变质蔬菜和在持久便秘情况下过食蛋类与硫化物的病史。

（5）患者若为育龄女性，则应了解发绀与月经期的关系。

2. 伴随症状

（1）伴呼吸困难：常见于重症肺、心疾病及急性呼吸道梗阻、大量气胸等。

（2）伴杵状指（趾）：常见于紫绀型先天性心脏病及某些慢性肺部疾病。

（3）伴意识障碍：常见于肺性脑病、休克、急性肺部感染或急性心力衰竭、某些药物或化学物质中毒等。

四、病 例 分 析

患者张某，男性，43 岁，因皮肤发绀伴意识改变 2 小时就诊。患者午餐半小时后突然出现皮肤黏膜青紫，头痛、乏力，出现反应迟钝，意识模糊，无呼吸困难，无肢体抽搐，既往无慢性心肺疾病史，追问家属，曾食用过夜的腌制蔬菜。查体：BP 110/70mmHg，R 24 次 / 分，神志不清，昏迷，全身皮肤黏膜发绀，无皮下出血，双肺呼吸音清，未闻及干湿啰音，心率 110 次 / 分，律齐，未闻及杂音。辅助检查：血常规：WBC 6.0×10^9/L，RBC140×10^{12}/L，Hb 110g/L。经过吸氧，皮肤青紫无改善，采静脉血发现其呈深棕色，用分光镜检查可见高铁血红蛋白。

请提出患者的初步诊断及依据。

五、练 习 题

（一）主观题

1. 名词解释

发绀

2. 简答题

（1）常见中心性发绀的病因有哪些？

（2）周围性发绀的临床特点是什么？

（二）客观题

1. A 型题

（1）毛细血管血液的还原血红蛋白超过下述哪项数值易出现发绀（　　　）

A. 30g/L　　　　　B. 45g/L　　　　　C. 50g/L　　　　　D. 150g/L　　　　　E. 60g/L

（2）老年慢性肺病患者因出现右心功能不全而长期卧床导致口唇及颜面发绀,其中最可能的发绀类型是（　　　）

A. 中心性发绀　　　　　　　B. 周围性发绀　　　　　　　C. 混合性发绀

D. 血液中存在异常血红蛋白　　E. 局部血液循环障碍

2. B 型题

（1）～（2）题共用备选答案

A. Fallot 四联症　　　　　　B. 大量胸腔积液　　　　　　C. 心力衰竭

D. 休克　　　　　　　　　　E. 缩窄性心包炎

（1）心性混血性发绀最常见于（　　　）

（2）混合性发绀最常见于（　　　）

（3）～（5）题共用备选答案

A. 大量胸腔积液　　　　　　　B. 肺栓塞　　　　　　　　　　C. 休克

D. Eisenmenger 综合征　　　　　E. 上腔静脉阻塞综合征

（3）肺性发绀最常见于（　　　）

（4）淤血性周围性发绀最常见于（　　　　）

（5）缺血性周围性发绀最常见于（　　　）

3. X 型题

下列哪些疾病引起的发绀属于异常血红蛋白衍生物引起的（　　　）

A. 有机磷中毒　　　　　　B. 一氧化碳中毒　　　　C. 亚硝酸盐中毒

D. 磺胺药物过量中毒　　　E. 硫化物中毒

（黄　珊）

第八节　胸　　痛

胸痛（chest pain）是从颈部下界至胸廓下端范围的不适感，有时可放射至左侧面颊部、左颈部、左肩部、左臂内侧或上腹部。涉及多系统，病因复杂，主要由胸部疾病引起，少数由其他疾病所致。是促使患者就诊的常见临床症状之一。

一、病因与分类

根据胸痛的风险程度分为致命性胸痛与非致命性胸痛两大类。常见病因如下：

（一）致命性胸痛

1. 急性冠脉综合征（acute coronary syndrome，ACS）。

2. 主动脉夹层。

3. 急性肺栓塞。

4. 张力性气胸。

5. 其他　心脏压塞、心脏挤压伤等。

（二）非致命性胸痛

1. 胸壁疾病　带状疱疹、蜂窝织炎、急性皮炎、肋间神经炎、肋软骨炎、肋骨骨折等。

2. 呼吸系统疾病　自发性气胸、肺炎、肺癌、胸膜肿瘤、胸膜炎、肺动脉高压等。

3. 心血管系统疾病　稳定型心绞痛、心肌炎、心肌病、心包炎、主动脉瓣狭窄、二尖瓣脱垂等。

4. 消化系统疾病　胃食管反流病、食管癌、食管裂孔疝、急性胆囊炎、急性胰腺炎等。

5. 纵隔疾病　纵隔气肿、纵隔肿瘤等。

6. 血液系统疾病　急性白血病、多发性骨髓瘤等。

7. 心理精神疾病　焦虑症、抑郁症、惊恐障碍等。

8. 其他　颈椎病、过度通气综合征等。

二、发病机制

各种物理、化学因素及刺激因子刺激肋间神经感觉纤维、支配心脏和主动脉的交感神经纤维、支配气管及支气管的迷走神经纤维、膈神经感觉纤维或脊髓后根传入纤维均可引起胸痛。

三、临床表现与鉴别要点

（一）临床表现

1. 发病年龄　青壮年胸痛考虑自发性气胸、结核性胸膜炎、心肌炎、心肌病等疾病可能性大；40 岁以上则考虑心绞痛、心肌梗死和肺癌等疾病可能性大。

2. 胸痛部位　大部分疾病所致的胸痛有一定的部位。如急性冠脉综合征多在胸骨后、心前区或剑突下，可放射至左侧面颊部，误认为牙痛，或放射至左颈部、左肩部、左臂内侧，甚至达小指与环指；主动脉夹层常表现为胸背痛或腹痛；食管病变所致的胸痛多在胸骨后；肺癌侵犯胸膜、肋骨和胸壁时，可引起受累部位疼痛，且局部有压痛点；胸壁疾病所致的胸痛常固定在病变部位，且局部有压痛，如胸壁皮肤的炎症性病变、带状疱疹、肋软骨炎等。

3. 胸痛的性质、程度　胸痛的性质多种多样，如绞榨样、刀割样、烧灼样、撕裂样、针刺样等。胸痛的程度因个人痛阈差异而不同，与病情轻重不完全一致，可呈隐痛、轻微、剧烈等。心绞痛呈绞榨样、憋闷感、紧缩感、烧灼样等；心肌梗死则疼痛更为剧烈，并有濒死感；肺栓塞的胸痛类似典型心绞痛；主动脉夹层的胸痛多为撕裂样或刀割样剧烈疼痛；纵隔气肿呈尖锐剧痛；气胸为发病初期撕裂样疼痛；胸膜炎多呈隐痛、钝痛或刺痛；胃食管反流病呈烧灼感；肋间神经痛呈阵发性刺痛或灼痛；带状疱疹呈烧灼样或刀割样剧痛。

4. 持续时间　血管狭窄缺血或平滑肌痉挛引起的疼痛为阵发性，肿瘤、炎症、栓塞或梗死引起的疼痛为持续性。如心绞痛一般持续数分钟；心肌梗死持续数小时或更长；主动脉夹层为持续性疼痛。

5. 诱发、加重与缓解因素　心绞痛发作可在情绪激动、体力劳动、运动、寒冷或饱食等情况下诱发，休息或舌下含服硝酸甘油后几分钟内可缓解；胃食管反流病可在卧位、弯腰等情况下诱发，在餐后、饱餐、进食不当、大量饮酒后可加重，调整饮食、避免平卧或口服质子泵抑制剂和促胃动力药可减轻；胸膜炎在咳嗽和深呼吸时疼痛可加重。

（二）鉴别要点

1. 遇到胸痛患者首先快速查看生命体征，如出现意识障碍、面色苍白、大汗淋漓和四肢厥冷、低血压（血压＜ 90/60mmHg）、呼吸急促或困难、低氧血症（血氧饱和度＜ 90%）征象提示高危胸痛。抢救同时，积极明确病因，如在基层医疗机构，在评估病情及条件允许情况下迅速予以转诊。

2. 对于生命体征平稳的胸痛患者，详细采集病史是病因诊断的关键。问诊要点如下：

（1）发病年龄、起病缓急。

（2）胸痛特点：胸痛部位、性质、程度、持续时间和有无放射痛、诱发及加重与缓解因素、演变过程。

（3）伴随症状：包括心血管、呼吸、消化及其他各系统的症状。常见伴随症状如下：

1）胸痛伴面色苍白、大汗、烦躁、四肢厥冷，多见于心肌梗死、主动脉夹层、肺栓塞。

2）胸痛伴呼吸困难，多见于气胸、肺栓塞、大叶性肺炎等。

3）胸痛伴咯血，多见于肺栓塞、肺癌。

4）胸痛伴咳嗽、咳痰和（或）发热，见于呼吸系统疾病。

5）胸痛伴吞咽困难，多见于食管病变。

（4）诊治经过：本次就诊前的诊治经过，即做过什么检查、诊断是什么、采取何种治疗措施（药物、剂量等）、疗效如何等。

（5）患病以来的一般情况：精神、睡眠、饮食、大小便、体重。

（6）既往史：基础疾病史与药物过敏史。有高血压、糖尿病、高脂血症或肥胖症者出现胸痛多考虑冠心病、主动脉夹层、肺栓塞等可能性大；有马方综合征者需考虑主动脉夹层可能性大；有静脉血栓史者考虑肺栓塞可能性大等。

（7）个人史：职业及嗜好等。接触苯和含苯的有机溶剂者，需要考虑白血病可能；有吸烟史者考虑肿瘤或气胸等；嗜酒者考虑消化道疾病。

（8）家族史：有早发心血管家族史患者出现胸痛首先注意心血管疾病；有消化道肿瘤家族史患者，则首先考虑消化系统疾病；有白血病家族史者，需考虑血液病可能性大等。

四、病例分析

患者张某，男性，61 岁，农民，胸痛 1 周。1 周前于锄地过程中出现胸骨后疼痛，呈憋闷感，休息大约 5 分钟后胸痛自行缓解，无他处放射痛，无面色苍白、大汗，无呼吸困难，无咳嗽、咳痰及发热，无反酸、嗳气及吞咽困难，未在意，但上述症状于劳作中反复出现，影响劳动，遂就诊。发病以来，一般情况可。既往体健，偶有感冒。吸烟、饮酒 30 余年，烟每日 1～2 包，白酒每日 3 两。无药物过敏史。查体：BP 128/60mmHg，神清，双肺听诊无异常，心界无扩大，心率 78 次/分，律齐，未闻及病理性杂音，腹软，无压痛，双下肢无水肿。辅助检查：心脏疾病救治指标：CK 90U/L、CK-MB 10U/L、LDH 110U/L、AST 25U/L、CTnI 0.03μg/L。心电图示：窦性心律，ST-T 改变（V_1～V_3 水平型压低 0.05～0.10mV）。

请提出患者的初步诊断及依据、进一步辅助检查。

五、练 习 题

（一）主观题

1. 简述四大致命性胸痛。

2. 简述胸痛特点的问诊要点。

（二）客观题

1. A 型题

（1）下列关于胸痛的部位描述不正确的是（　　　）

A. 心绞痛的疼痛多在胸骨后和心前区　　　B. 食管炎的胸痛多在胸骨后

C. 胸膜炎的胸痛多在胸侧部　　　　　　　D. 肺尖部肺癌的胸痛多在前胸部

E. 主动脉夹层胸痛多在胸背痛

（2）以下哪种疾病所致的胸痛为致命性胸痛（　　　）

A. 劳力型心绞痛　　B. 自发性气胸　　C. 急性心肌炎　　D. 主动脉夹层　　E. 急性白血病

2. B 型题

（1）～（2）题共用备选答案

A. 主动脉夹层　　　　　　B. 急性心肌梗死　　　　　　C. 自发性气胸

D. 劳力性心绞痛　　　　　E. 胃食管反流病

（1）患者，女性，70 岁，有 2 型糖尿病、高血压病史 10 余年，饱餐后突发胸骨体后压榨样疼痛，持续 1 小时未缓解，且疼痛逐渐加重，向左肩背部放射，伴面色苍白、大汗淋漓，最可能的诊断为（　　　）

（2）患者，男性，16 岁，打篮球过程中突然出现右侧胸痛，伴呼吸困难，最可能的诊断为（　　　）

3. C 型题

（1）～（2）题共用题干

患者，女性，50 岁，做家务过程中突发胸骨后疼痛，休息不到 5 分钟，症状自行缓解，无其他不适主诉。既往有高血压，未规律服药与监测血压。

（1）该患者最可能的诊断是（　　）

A. 劳力性心绞痛　　B. 心肌梗死　　　C. 自发性气胸　　D. 主动脉夹层　　E. 肺动脉栓塞

（2）诊断的金标准为（　　）

A. 冠脉 CTA　　　　B. 冠脉造影　　　C. 动态心电图　　D. 运动平板　　　E. 心脏彩超

4. X 型题

患者，男性，46 岁，运动中突发剧烈胸痛，向背部放射，持续 2 小时，不能缓解，伴出汗，无明显呼吸困难，无发热，该患者可能的诊断（　　）

A. 主动脉夹层　　　　　　　　B. 自发性气胸　　　　　　　　C. 急性心包炎

D. 急性肺动脉栓塞　　　　　　E. 急性心肌梗死

（宋艳玲）

第九节　心　　悸

心悸（palpitation）常被描述为一种自觉心脏跳动的不适感。多种生理与病理情况下均可引起心悸。健康人剧烈运动或精神过度紧张以及饮酒、喝浓茶或咖啡等情况下均可导致心脏搏动增强而出现生理性心悸，除此以外均为异常，且病因广泛。是促使患者就诊的最常见临床症状之一。

一、病因与分类

心悸从病因学角度分为心律失常型、结构性心脏病型、系统性疾病型、药物作用型、心身疾病型 5 类，具体如下：

（一）心律失常型

按发作时的心率快慢分为快速型、缓慢型、其他心律失常，是引起心悸最常见病因。

1. 快速性心律失常　常见的有窦性心动过速、室上性心动过速、室性心动过速等。

2. 缓慢性心律失常　常见的有窦性心动过缓、窦性停搏与各种传导阻滞等，但较少引起心悸。

3. 其他　期前收缩、心房扑动与颤动、心室颤动等。

（二）结构性心脏病型

常见病因有二尖瓣脱垂、二尖瓣或主动脉瓣关闭不全、心脏扩大和（或）心衰、肥厚性心肌病和显著分流的先天性心脏病等。需注意有些结构性心脏病，无心律失常发作时也可出现心悸。

（三）系统性疾病型

常见病因有甲状腺功能亢进症、嗜铬细胞瘤、低血糖症、直立性低血压、发热、贫血等。

（四）药物作用型

常见病因有应用拟交感神经药物、血管扩张剂、抗胆碱能药物或应用如咖啡因、尼古丁、可卡因、大麻等兴奋剂，以及近期停用 β 受体阻滞剂等。

（五）心身疾病型

常见病因有焦虑、抑郁、惊恐发作和躯体化障碍等。

二、发病机制

一般认为心脏过度活动是发生心悸的基础，常与心搏出量和心率有关。可见于心脏病者，但需注意心悸不一定有心脏病，有心脏病也不一定有心悸；另外，心悸也常与精神心理因素相关，在精神紧张、焦虑等状态下易出现心悸。

三、临床表现与鉴别要点

（一）临床表现

1. 主观描述 漏搏或心脏突然下沉感，多见于期前收缩；快速的扑翼样跳动，见于心动过速；感觉心跳有力、规则，多见于结构性心脏病或发热、贫血等；焦虑者心悸发作前多伴有面部刺痛感、不典型胸痛、叹气样呼吸困难等其他非特异性症状。

2. 持续时间与频率 按持续时间分为一过性与持续性。前者一般自行终止，后者一般需药物干预。心悸的频率是指患者一段时间内发生心悸的次数，如每天、每周或每月发作 1 次。

3. 发作与终止的方式 突发突止或渐发渐止。期前收缩多为突发突止；室上性或室性心动过速一般突发突止，有时也渐发渐止；有结构性心脏病和焦虑等精神疾病者多为渐发渐止。

4. 诱发、加重与缓解因素 心悸发作前有无体力活动、体位改变、寒冷、饱餐、饮酒、饮浓茶或咖啡以及有无精神刺激、失眠等。阵发性室上性心动过速可在精神紧张、失眠、情绪激动、吸烟、饮酒、饮浓茶和咖啡等情况下出现，诱发呕吐反射、按摩颈动脉窦、Valsalva 动作或咳嗽可缓解。

（二）鉴别要点

1. 问诊要点 发病年龄、起病缓急。

2. 心悸特点 主观描述、持续时间与频率、发作与终止的方式、诱发、加重与缓解因素。

3. 伴随症状

（1）心悸伴晕厥：多考虑心律失常等。

（2）心悸伴心前区疼痛：多见于冠状动脉粥样硬化性心脏病、心包炎、心肌炎，也可见于心脏神经症等。

（3）心悸伴呼吸困难：多见于心力衰竭、急性心肌梗死、重度贫血、心包炎等。

（4）心悸伴贫血：急性失血常同时有出汗、脉搏细数、血压下降。慢性贫血，多于劳累后明显。

（5）心悸伴发热：多见于急性传染病、风湿热、感染性心内膜炎等。

（6）心悸伴消瘦及出汗：见于甲状腺功能亢进症。

4. 诊治经过 本次就诊前的其他医疗机构的诊治经过，即做过什么检查、诊断是什么、采取何种治疗措施（药物、剂量等）、疗效如何等。

5. 患病以来的一般情况 精神、睡眠、饮食、大小便、体重，尤其注意近期有无精神刺激或失眠等。

6. 既往史 基础疾病史与药物过敏史。有无心脏病、高血压、内分泌疾病、贫血、神经症等。

7. 个人史 有无嗜浓茶、咖啡、烟酒等。

8. 家族史 家族成员中有无类似症状，有无心血管疾病或甲状腺功能亢进症等疾病的家族史。

四、病例分析

患者王某，女性，32 岁，公司职员，发作性心悸 20 分钟。20 分钟前与他人争吵时出现心悸，伴胸闷、头晕、乏力，无晕厥，无呼吸困难，遂由他人搀扶送入急诊科。发病以来，精神紧张。既往体健。无吸烟及饮酒史，无嗜浓茶和咖啡史。无药物过敏史。查体：BP 110/70mmHg，神清，皮肤、黏膜无苍白，甲状腺无肿大，双肺听诊无异常，心界无扩大，心率 160 次 / 分，律齐，未闻及病理性杂音，腹软，无压痛，双下肢无水肿。辅助检查：心电图示：室上性心动过速。嘱其行 Valsalva 动作数次后，心悸症状缓解，复查心电图提示窦性心律、正常心电图。

请提出患者的初步诊断及依据。

五、练　习　题

（一）主观题

1. 简述心悸的常见病因。

2. 简述心悸特点的问诊要点。

（二）客观题

1. A 型题

（1）引起心悸的最常见病因是（　　　）

A. 心律失常　　　B. 冠心病　　　C. 心肌病　　　D. 心脏神经症　　E. 甲状腺功能亢进症

（2）感觉心跳有力、规则，最不可能的病因是（　　　）

A. 贫血　　　　　B. 发热　　　　　C. 期前收缩　　　D. 心动过速　　　E. 二尖瓣关闭不全

2. B 型题

（1）～（2）题共用备选答案

A. 阵发性室上速　　　　　B. 甲状腺功能亢进症　　　　　C. 心脏神经症

D. 糖尿病　　　　　　　　E. 冠状动脉粥样硬化性心脏病

（1）患者，男性，25 岁，运动员，突发心悸 1 小时，无胸痛、晕厥、发热。查体：BP 100/80mmHg，心率 160 次 / 分，律齐，无杂音。最可能的诊断为（　　　）

（2）患者，女性，30 岁，心悸 1 年，伴易怒、怕热、出汗、消瘦，心脏听诊：心率 106 次 / 分，律齐，S_1 亢进。最可能的诊断为（　　　）

3. C 型题

（1）～（2）题共用题干

患者，男性，26 岁，运动后出现心脏停搏 1 周，无其他不适主诉。既往体健。查体：无短绌脉，律不齐，无杂音。

（1）该患者最可能的诊断是（　　　）

A. 正常心律　　　　　B. 阵发性室上速　　　　　C. 心房颤动

D. 期前收缩　　　　　E. 窦性心动过速

（2）首先应行的检查为（　　　）

A. 运动平板　　　　　B. 心电图　　　　　C. 动态心电图

D. 心脏彩超　　　　　E. 心电生理检查

4. X 型题

引起心悸常见疾病有（　　　）

A. 心律失常　　　　　B. 心瓣膜病　　　　　C. 甲状腺功能亢进症

D. 阿托品　　　　　　E. 贫血

（宋艳玲）

第十节　腹　　痛

腹痛（abdominal pain），多数由腹部脏器的器质性或功能性病变引起，部分腹腔外疾病及全身性疾病也可引起，是临床极其常见的症状之一。腹痛的性质和程度，受病变性质和刺激程度影响，同时也受神经及心理因素影响。

一、病因及分类

腹痛病因较多，病因复杂，临床上根据起病缓急、病程长短，将腹痛分为急性腹痛和慢性腹痛。

（一）急性腹痛

急性腹痛，具有起病急、病情重、变化快等特点，其中需要外科紧急处理的又称急腹症，具体病因分类详见表 2-10-1。

表 2-10-1　急性腹痛的病因分类

病变部位	病因	疾病举例
腹腔脏器或腹壁病变	腹部脏器急性炎症	急性胃炎、急性肠炎、急性阑尾炎、急性胰腺炎、急性胆囊炎、急性胆管炎、急性Meckel 憩室炎、急性结肠憩室炎、急性盆腔炎、急性肾盂肾炎等
	腹膜急性炎症	急性自发性腹膜炎，腹腔脏器感染直接累及脏器穿孔、破裂等刺激引起的继发性腹膜炎
	腹部脏器穿孔	胃肠道急性穿孔，如消化性溃疡急性穿孔、胃癌急性穿孔、外伤及其他各种原因引起的急性肠穿孔等
	腹部脏器破裂	肝破裂、脾破裂、膀胱破裂等内脏破裂，肝癌结节破裂、肝海绵状血管瘤破裂、异位妊娠破裂、卵巢破裂等
	空腔脏器梗阻或扩张	贲门、胃、十二指肠、小肠、结肠、胆管系统、胰管、肾及输尿管等部位的急性梗阻，如膈疝、腹外疝、急性幽门梗阻、急性肠梗阻、胆绞痛、胆道蛔虫病、肾绞痛等
	空腔脏器扭转	如急性肠扭转、肠套叠、绞窄性疝、急性肠系膜或大网膜扭转、急性胆囊扭转、急性脾扭转、卵巢囊肿扭转、妊娠子宫扭转、急性胃扭转等
	腹部脏器血管病变	血管栓塞或血栓形成，如肠系膜动脉或静脉的栓塞或血栓形成、急性门静脉血栓形成、急性肝静脉血栓形成、脾梗死、肾梗死等
	其他病变	急性胃扩张、胃黏膜脱垂、急性尿潴留、痛经、流产等 腹壁损伤或炎症，如腹壁挫伤、腹壁脓肿、腹壁带状疱疹等
腹外邻近器官病变	胸部病变	急性肺炎、膈胸膜炎、心包炎、急性心肌梗死、急性右心衰竭、肋间神经炎、肋软骨炎等
	脊柱病变	部分胸、腰椎病变可引起腹痛（以上腹痛为主），因脊柱曲度的增加而加重，可有脊柱畸形和压痛
全身性疾病	中毒	铅中毒、砷中毒、铊中毒等
	代谢紊乱	糖尿病酮症酸中毒、尿毒症、急性血卟啉病、低血糖、高脂血症、低钙血症、低钠血症等
	变态反应	腹型过敏性紫癜、腹型风湿热等
	结缔组织病	结节性多发动脉炎、系统性红斑狼疮
	急性溶血	输血、药物、感染等因素引起的急性溶血
	神经源性疾病	腹型癫痫、脊髓痨、带状疱疹、末梢神经炎、神经性腹痛等

（二）慢性腹痛

慢性腹痛，起病缓慢、病程较长，或在急性腹痛后又反复发作，有时可迁延达数月或数年之久。慢性腹痛病因复杂，包括慢性炎症、溃疡、肿瘤、内分泌紊乱、寄生虫感染或其他功能紊乱等多种因素，详见表 2-10-2。

表 2-10-2　慢性腹痛的病因分类

病因	症状特点	疾病举例
慢性炎症或溃疡性病变	疼痛程度较轻，起病缓慢，反复发作，疼痛部位与病变部位相对应	空腔脏器病变：如消化性溃疡、阑尾炎、胆囊炎、慢性胃肠炎、炎症性肠病（溃疡性结肠炎、Crohn 病）、肠结核、输尿管周围炎、输卵管炎、膀胱炎等
占位性病变	疼痛多呈慢性进行性加重，早期无或有轻微症状及体征，随疼痛加重可出现消化道症状，如食欲减退、腹胀、恶心、呕吐、便秘、腹泻、便秘与腹泻交替、便血（如反复粪便隐血阳性、黑粪或血便）、消瘦、贫血等	息肉：如胃息肉、肠道息肉、胆道息肉
		囊肿：如肝囊肿、胰腺囊肿（包括真性囊肿、假性囊肿）、脾囊肿、大网膜及肠系膜囊肿、卵巢囊肿等
		良性病变：如脂肪瘤、平滑肌瘤、纤维瘤、血管瘤、神经纤维瘤、胃肠道腺瘤样病变等
		恶性病变：如肝癌、胃癌、小肠和结肠癌、胆囊癌、胰腺癌、膀胱癌、子宫和卵巢癌等，以及平滑肌肉瘤、血管肉瘤、淋巴肉瘤、脂肪肉瘤、纤维肉瘤等
先天性病变	早期症状及体征均不明显，常在体检时发现病变，但先天狭窄、闭锁和畸形者症状明显	先天性病变：如胃下垂、肝内外胆管扩张、多囊肾、肾下垂、游走肾、肾积水、十二指肠血管压迫综合征、胃肠道憩室等
内脏血管供血病变	饱餐后发生脐周压榨样疼痛、上腹痛或偶见全腹痛，呈钝痛或绞痛，有时可向背或下腹部放射，持续时间数分钟或数十分钟不等，以后小量饮食也可促发腹痛，常伴有腹泻等肠道症状，服药后可缓解	如动脉粥样硬化、非闭塞性肠系膜血管缺血（充血性心力衰竭、低血压、使用洋地黄或快速利尿剂等）、慢性肠系膜上静脉血栓形成等
胃肠功能紊乱	腹痛与精神因素有关，疼痛无规律性，部位不定，病程长，一般情况好，无器质性病变	如消化不良、胃肠神经症、肠易激综合征、肝脾曲综合征
腹外疾病	常伴有相应的全身症状	慢性中毒、新陈代谢紊乱、变态反应及结缔组织病、神经源性疾病

二、发 生 机 制

腹痛的发生，与内脏神经、脊神经关系密切。内脏神经又称自主神经，由交感神经及副交感神经组成，内脏的感觉通过自主神经传导，腹壁的感觉通过脊神经传导，二者汇聚于脊髓背根。根据发生机制的不同，将腹痛分为 3 类：内脏性腹痛、躯体性腹痛和感应性腹痛。

（一）内脏性腹痛

内脏性腹痛，痛觉信号由空腔脏器的平滑肌过度收缩（痉挛）、扩张、牵拉或实质脏器的包膜受牵张产生，由交感神经传入脊髓所引起疼痛，其特点如下：

1. 疼痛感觉较模糊，多为钝痛、绞痛（痉挛痛）、不适、灼痛。

2. 疼痛部位不够明确，通常比较广泛或接近腹中线。

3. 一般不伴有局部肌紧张或皮肤痛觉过敏。

4. 常伴有恶心、呕吐、出汗等自主神经兴奋症状。

临床上，内脏性腹痛多见于胃肠道、胆道、胰管、输尿管痉挛或梗阻，消化性溃疡、早期阑尾炎或胆囊炎等。

（二）躯体性腹痛

躯体性腹痛，痛觉信号来自腹膜壁层及腹壁，经体神经传至脊神经根，反映到相应脊髓节段所支配的皮肤所引起的疼痛，无内脏神经参与，其特点如下：

1. 疼痛程度剧烈且持续。

2. 疼痛定位明确，与病变内脏所在部位相符。

3. 常伴有压痛、反跳痛，甚至局部腹肌强直，提示腹膜受累。

4. 疼痛因咳嗽、体位变化而加重。

临床上，躯体性腹痛多见于胃肠道穿孔、化脓性胆囊炎、阑尾炎并局部或弥漫性腹膜炎等。

（三）感应性腹痛

感应性腹痛（又称牵涉痛），指内脏性腹痛牵涉到身体体表部位，是内脏神经与脊神经共同参与引起的疼痛，即内脏痛觉信号传至相应脊髓节段，引起该节段支配的体表部位疼痛，其特点如下：

1. 多为锐痛，较为剧烈。

2. 疼痛定位较明确，常在一侧腹部。

3. 可有压痛、肌紧张或皮肤痛觉过敏。

4. 疼痛反映到体表常呈节段性分布。

临床上多见于阑尾炎、胆囊炎等引起的牵涉痛。

临床上部分疾病的腹痛常涉及多种发病机制，如阑尾炎起病早期表现为脐周或上腹部疼痛，伴有恶心、呕吐，为内脏性呕吐；随着病情进展，疼痛转移至右下腹麦氏点（McBurney 点），为持续而强烈的炎症刺激影响到相应脊髓节段的躯体传入神经纤维产生的感应性腹痛（牵涉痛）；如炎症进一步进展波及局部腹膜壁层，则出现躯体性腹痛，疼痛剧烈，伴有局部肌紧张、压痛、反跳痛。

三、临床表现及鉴别要点

（一）腹痛的部位

腹痛的部位，多提示为病变所在部位。中上腹部疼痛，多为食管下段、胃、十二指肠、胰腺病变；右上腹部疼痛，多见于胆囊炎、胆石症、肝脓肿、原发性肝癌等；右下腹部 McBurney 点疼痛，常提示急性阑尾炎；下腹部疼痛，多见于结肠病变、膀胱炎、盆腔炎、异位妊娠破裂等；弥漫性或部位不确定的腹痛，多见于急慢性腹膜病变、机械性肠梗阻、急性出血坏死性肠炎、铅中毒、血卟啉病等。

（二）腹痛的性质与程度

突然发生的剧烈中上腹部疼痛，呈持续性刀割样、烧灼样痛，继而蔓延至全腹痛，见于消化性溃疡穿孔；阵发性剑突下钻顶样疼痛见于胆道蛔虫症；阵发性剧烈绞痛、辗转不安，多见于胆道结石或泌尿系结石等疾病引起的胆绞痛、肾绞痛；持续性、广泛性剧烈腹痛，并有腹肌紧张或板状腹、压痛及反跳痛，提示急性弥漫性腹膜炎。消化性溃疡，常呈长期性、周期性、节律性中上腹隐痛、胀痛或烧灼样痛；慢性肝炎或肝淤血时多为胀痛，进行性加剧的肝区疼痛应高度怀疑原发性肝癌。

（三）腹痛影响因素

进食油腻食物可诱发胆囊炎或胆石症急性发作；暴饮暴食、大量酗酒则可诱发急性胰腺炎；腹部受外部暴力的作用可造成肝、脾破裂，多伴有休克表现；部分机械性肠梗阻与腹部手术有关。

（四）腹痛发作时间

餐后腹痛多见于胃溃疡、胃部肿瘤、胆道病变、胰腺病变或消化不良、胃潴留等；子宫内膜异位引起的腹痛多与月经来潮关系密切；卵泡破裂引起的腹痛发生在月经间期。

（五）腹痛与体位的关系

部分特殊体位可使腹痛加剧或减轻，有利于腹痛病因的判断。如胃食管反流病者的烧灼样痛在躯体前屈或平卧时明显，直立位时减轻；胃黏膜脱垂者左侧卧位时腹痛减轻；胃下垂者过久站立或运动后出现腹痛或腹痛加剧；十二指肠壅滞症者膝胸位或俯卧位时腹痛及呕吐症状缓解；急性胰腺炎、胰腺癌的患者仰卧位时疼痛明显，而前倾坐位或俯卧位时疼痛减轻。

（六）腹痛伴随症状

1. 急性腹痛

（1）伴有发热、寒战者，提示炎症感染，常见于急性胆道感染、急性胆囊炎、肝脓肿、急性阑尾炎等，也可见于腹腔外感染性疾病，如肺炎球菌性肺炎等。

（2）伴有恶心、呕吐者，常见于急性胃肠炎、急性胆囊炎、急性胰腺炎、胃肠道梗阻、结石所致急性胆道或泌尿道梗阻等。

（3）伴有腹泻者，常见于急性肠炎、食物中毒、腹型过敏性紫癜等。

（4）伴有血便者，常见于急性细菌性痢疾（多为黏液脓血便）、急性出血性坏死性肠炎、肠套叠等。

（5）伴有黄疸者，常见于急性溶血、急性胆道梗阻等疾病。

2. 慢性腹痛

（1）伴有发热者，多见于慢性炎症、脓肿、结缔组织病、恶性肿瘤等疾病。

（2）伴有腹泻者，多见于慢性肠道炎症、慢性肝胆疾病、慢性胰腺炎、消化道功能紊乱等疾病。

（3）伴有血便者，如柏油样便或同时伴呕血，提示上消化道出血，多见于消化性溃疡、门静脉高压性胃病、胃癌等疾病，如出血量较大可表现为暗红色血便；如为鲜血便，多提示下消化道出血，多见于肠道血管畸形、肠道肿瘤、肠结核、溃疡性结肠炎等疾病；黏液脓血便，伴里急后重，最常见于慢性细菌性痢疾，疼痛常以左下腹明显。

（4）伴有腹部肿块者，常见于结核性腹膜炎、腹部脏器肿瘤、慢性脓肿（如阑尾脓肿）等疾病。

（5）伴有黄疸者，常见于急慢性肝炎、肝硬化、肝癌、慢性胆道感染、慢性胰腺炎或胰头癌等疾病。

（七）问诊要点

1. 一般资料 包括年龄、性别、职业等。如幼儿腹痛多见于肠套叠、蛔虫病等；青壮年腹痛多见于急性阑尾炎、胰腺炎、消化性溃疡（十二指肠溃疡多见）等；中老年腹痛多见于胆石症、恶性肿瘤、心血管疾病等；育龄妇女腹痛多见于卵巢囊肿扭转、异位妊娠等；长期从事接触铅、砷等职业者出现腹痛，多见于铅中毒或砷中毒。

2. 起病情况 有无饮食、饮酒、手术、外伤等诱发因素。急性腹痛要特别注意各种急腹症的鉴别；慢性腹痛应注意诱因、病因及加重缓解因素，有助于功能性与器质性病变、良性与恶性疾病的鉴别。

3. 疼痛性质 烧灼样疼痛多与化学刺激有关；钻顶样疼痛提示胆道蛔虫症；绞痛多与空腔脏器痉挛、扩张或梗阻有关。临床上，应注意肠绞痛、胆绞痛、肾绞痛三者的鉴别，详见表2-10-3。

表 2-10-3 肠绞痛、胆绞痛、肾绞痛的鉴别要点

类别	疼痛部位	不同特点
肠绞痛	多位于脐周、下腹部	多有恶心、呕吐、腹泻、肠鸣音增强等
胆绞痛	右上腹，可放射至右肩及右肩胛骨	多有黄疸、发热、Murphy 征阳性、肝区叩击痛阳性等
肾绞痛	腰部，向下放射至腹股沟、会阴部及大腿内侧	常有尿频、尿急、血尿、蛋白尿等

4. 疼痛时间 注意疼痛时间与进食、活动、体位的关系，有助于腹痛病因的判断，如空腹饥饿性疼痛、夜间痛，进食后减轻，多为十二指肠溃疡，与胃酸分泌增多有关。

5. 既往病史 既往病史对腹痛病因的判断有帮助。如有消化性溃疡病史者突发腹痛，要注意溃疡穿孔；有腹部手术史者腹痛要考虑肠梗阻；有心脑血管意外病史者腹痛多考虑血管栓塞。

四、病例分析

患者李某，男性，50岁，反复右上腹痛1年，饭前明显，进食可减轻，有夜间痛，并有反酸、嗳气。今晨突然腹痛加重，呈刀割样，伴有胸闷、气促。既往体健。体格检查：T 37.6℃，P 90次/分，R 24次/分，BP 98/64mmHg，急性病容，口唇苍白，浅表淋巴结未触及肿大。双肺呼吸音清，未闻及干湿啰音，心率90次/分，律齐，腹肌紧张，全腹压痛，反跳痛，肝浊音界消失，肝、脾肋下未触及。辅助检查：血常规：Hb 118g/L，WBC 11.2×10^9/L；心电图：窦性心律正常心电图。

请提出该患者的初步诊断及依据。

五、练 习 题

（一）主观题

1. 简述内脏性腹痛的特点。

2. 简述躯体性腹痛的特点。

（二）客观题

1. A型题

（1）躯体性腹痛的特点，错误的是（　　　）

A. 腹痛部位确切　　　　B. 腹痛剧烈并持续　　　　C. 腹痛与体位变化无关

D. 咳嗽时腹痛加重　　　E. 可有局部腹肌强直

（2）关于腹痛部位与病变部位关系的描述，错误的是（　　　）

A. 胆囊炎、胆石症多为右上腹痛　　　　B. 十二指肠溃疡多为右上腹或中腹部痛

C. 急性阑尾炎起病时就有右下腹痛　　　D. 急性胰腺炎多为左上腹痛

E. 急性腹膜炎为弥漫性腹痛

2. B型题

（1）～（4）题共用备选答案

A. 转移性腹痛　　B. 节律性腹痛　　C. 持续性胀痛　　D. 剧烈性绞痛　　E. 复发性灼痛

（1）肾结石引起的腹痛为（　　　）

（2）消化性溃疡引起的腹痛为（　　　）

（3）急性阑尾炎引起的腹痛为（　　　）

（4）急性胰腺炎引起的腹痛为（　　　）

（5）～（6）题共用备选答案

A. 转移性腹痛　　B. 阵发性绞痛　　C. 二者均有　　　D. 二者均无

（5）胆囊结石引起的腹痛为（　　　）

（6）急性阑尾炎引起的腹痛为（　　　）

（孙　龙）

第十一节　腹　　泻

腹泻（diarrhea），指排便次数增多，粪质稀薄，或带有黏液、脓血或未消化的食物。正常人大便次数因人而异，从每周3次至每日3次不等。健康成年人每日排粪便量少于200g，含水量100～200ml，为成形软便。当每日排便3次以上，或每天粪便总量大于200g，且含水量大于80%，则诊断为腹泻。根据病程将腹泻分为急性腹泻和慢性腹泻，急性腹泻病程不超过2个月，超过2个

月者为慢性腹泻，近年来有观点认为，急性腹泻病程不超过 3 周。

一、病因与分类

（一）急性腹泻

急性腹泻病因复杂，包括肠道自身疾病、全身性感染、急性中毒等，但最常见的病因为感染性疾病。

1. 肠道自身疾病　常见的是由病毒、细菌、真菌、原虫、蠕虫等感染引起的肠炎及急性出血性坏死性肠炎；细菌性食物中毒、急性肠寄生虫病及长期应用抗生素治疗而发生的抗生素相关性肠炎等。此外，Crohn 病或溃疡性结肠炎急性发作、放射性肠炎、急性缺血性肠病等均可引起急性腹泻。

2. 全身性感染　如伤寒、副伤寒、疟疾、黑热病、败血症、肺炎、钩端螺旋体病、急性病毒性肝炎、流行性感冒、麻疹等均可引起腹泻。

3. 急性中毒　包括植物类、动物类、化学药物刺激及毒性反应。如毒蕈、河豚、鱼胆、桐油、白果等动、植物类中毒，以及化学药物如重金属（如砷、铅、汞）、有机磷、四氯化碳等引起的急性腹泻。

4. 其他　药物性腹泻，如泻药、氟尿嘧啶、乳果糖、利血平、新斯的明等；内分泌系统疾病，如甲状腺危象、肾上腺皮质功能减退危象等。另外，过敏性紫癜、变态反应性肠炎亦可引起急性腹泻。

（二）慢性腹泻

1. 消化系统疾病

（1）胃肠道疾病：①胃部疾病：如慢性萎缩性胃炎、胃大部切除后胃酸缺乏等。②肠道感染性病变：如肠结核、慢性细菌性痢疾、慢性阿米巴痢疾等。③肠道非感染性病变：Crohn 病、溃疡性结肠炎、结肠多发息肉等。④肠寄生虫病：肠鞭毛虫病、血吸虫病、肠道蠕虫病等。⑤其他原因的肠炎：嗜酸性粒细胞性胃肠炎、放射性肠炎等。⑥肠肿瘤：结肠癌、结肠绒毛状腺瘤、小肠恶性淋巴瘤等。

（2）胰腺疾病：慢性胰腺炎、胰腺癌、胰腺切除术后等。

（3）肝、胆道疾病：肝硬化、慢性胆囊炎或胆石症等。

2. 全身性疾病

（1）内分泌及代谢障碍性疾病：如糖尿病性肠病、甲状腺功能亢进症、肾上腺皮质功能减退症、胃泌素瘤、血管活性肽（VIP）瘤、类癌综合征等。

（2）其他系统疾病：如尿毒症、系统性红斑狼疮、硬皮病等。

（3）药物副作用：如利血平、甲状腺素、考来烯胺等，部分抗癌药物和抗生素亦可导致腹泻。

（4）食物过敏：海鲜、牛奶等食物过敏。

3. 功能性疾病　肠易激综合征、神经性腹泻等。

二、发生机制

胃肠道的正常分泌、消化、吸收、运动等生理功能障碍，以致分泌量增加、消化不完全、吸收量减少和（或）动力加速等，导致粪便稀薄、次数增加而形成腹泻。腹泻发生机制复杂，根据其病理生理可归纳为以下几个方面：

（一）渗透性腹泻

渗透性腹泻（osmotic diarrhea），又称吸收不良性腹泻（malabsorption diarrhea）。正常人的食糜进入空肠后，其分解产物已被消化液稀释，肠内容物呈等渗状态。如果摄入不能吸收的药物或不能消化的食物，或消化不良，不能被吸收的肠内容物会增加肠液渗透压，则血浆中的水分通过肠壁进入肠腔，直到肠内容物被稀释成等渗状态，肠腔内容积增加，超过肠道吸收能力，或由于肠黏膜病变或肠道吸收面积减少，均可引起腹泻。常见病因有高渗性食物或药物、消化不良、胆盐重吸收障碍、麦胶性肠病、短肠综合征、肠黏膜淤血、小肠淋巴管扩张等。

渗透性腹泻的特点：①禁食或停药后腹泻停止；②肠腔内渗透压可超过血浆渗透压；③粪便中含大量未经消化或吸收的食物或药物。

（二）分泌性腹泻

分泌性腹泻（secretory diarrhea），是肠道液体分泌量增加超过肠黏膜吸收能力所致。霍乱弧菌外毒素引起的大量水样腹泻最为典型。其他常见病因有非渗透性通便药（如蓖麻油）、细菌肠毒素引起的食物中毒、神经内分泌瘤（如胃泌素瘤、VIP 瘤等）等。

分泌性腹泻的特点：①肠黏膜组织学基本正常；②肠液与血浆的渗透压相同；③粪便呈水样、量大、无脓血或过多的脂肪；④禁食后腹泻不减轻。

（三）渗出性腹泻

渗出性腹泻（exudative diarrhea），是肠黏膜炎症时渗出大量黏液、脓血，导致腹泻，又称炎症性腹泻（inflammatory diarrhea）。常见病因有炎症性肠病、感染性炎症、脓疡形成、缺血性肠炎、放射性肠炎、嗜酸性肠炎等。

渗出性腹泻的特点：①粪便含有渗出液和血液，左半结肠炎多有肉眼黏液便，如有溃疡或糜烂，往往出现脓血便；②腹泻和全身症状严重程度取决于肠道受损的程度。

（四）肠动力紊乱

某些疾病、药物或胃肠道手术可使肠道神经调节功能失调。肠动力紊乱（intestinal motility disturbances），多表现为蠕动增加，以致肠内容物过快通过肠腔，与肠黏膜接触时间过短，影响消化、吸收导致腹泻，又称动力性腹泻。常见病因有药物（如奎尼丁）、甲状腺功能亢进症、胃大部切除术后晚期倾倒综合征、类癌综合征、肠易激综合征等。

肠动力紊乱的特点：①粪便稀烂或水样，无或少渗出物；②腹泻伴有肠鸣音亢进或腹痛。

三、临床表现与鉴别要点

（一）临床表现

1. 主要表现

（1）年龄与性别：乳糖酶缺乏多见于儿童；肠结核、炎症性肠病多见于青壮年；功能性腹泻多见于青年女性；结肠癌多见于老年男性。

（2）起病与病程：急性起病伴有发热、腹泻者多见于肠道感染；起病缓慢，病程较长，呈间歇性发作者，多见于炎症性肠病、肠易激综合征、吸收不良综合征等；集体起病多见于食物中毒。另外，要注意询问不洁饮食史、服药史、过敏史、旅行情况、腹部手术史及放射治疗史，长期应用抗生素者应注意抗生素相关性腹泻。

（3）排便情况及粪便性质：有不洁饮食史，进食后 24 小时内起病，每天排便数次至数十次不等，粪便多为糊状或水样便，少数可有脓血便，多见于急性感染性腹泻。每天排便次数增多，多为稀便，或带有黏液、脓血，多见于慢性细菌性痢疾、炎症性肠病、大肠癌等。大便次数增多，粪便呈暗红色或果酱样，多为阿米巴痢疾。腹泻多在晨起或早餐后，粪便带有黏液而无病理成分者，常见于肠易激综合征。

（4）腹泻与腹痛关系：急性感染性腹泻，腹痛较明显；分泌性腹泻多无腹痛。小肠病变多为脐周腹痛，腹泻后腹痛缓解不明显；结肠病变多为下腹部疼痛，以左下腹多见，腹泻后腹痛常可缓解。

2. 伴随症状

（1）伴发热，多见于急性细菌性痢疾、伤寒或副伤寒、肠结核、Crohn 病、败血症等。

（2）伴里急后重感，提示直肠、乙状结肠病变为主，如痢疾、（直肠）溃疡性结肠炎、直肠肿瘤等。

（3）伴皮疹或皮下出血，多见于败血症、伤寒或副伤寒、过敏性紫癜等。

（4）伴关节疼痛或关节肿胀，多见于炎症性肠病、肠结核、系统性红斑狼疮、Whipple 病等。

（二）鉴别要点

腹泻的鉴别，应对起病、病程、排便情况、伴随症状及病原学检查等诸多方面综合判断。

1. 问诊要点

（1）起病情况

询问起病急骤或缓慢，起病前是否有不洁饮食、聚餐、疫区旅行、接触疫水等病史，腹泻是否与高脂饮食、紧张、焦虑有关。询问排便次数及大便量，有助于判断腹泻的类型及病变部位。

（2）粪便性质

询问和观察粪便性状，并结合大便常规检查，有助于区分感染与非感染、渗出性与分泌性、动力性腹泻。大便恶臭多提示有消化不良；若无臭味多为分泌性腹泻。

（3）群体发病及地区、家族中发病情况

询问同时聚餐者群体发病情况，有助于食物中毒、流行病诊断；了解地区、家族中的发病情况，对地方病、遗传病具有重要价值。

（4）加重、缓解因素

询问腹泻加重、缓解因素，有助于判断腹泻类型。如禁食或停药后腹泻停止，多为渗透性腹泻；禁食后腹泻不减轻，多为分泌性腹泻。

（5）一般状况

功能性腹泻、左半结肠病变，不影响营养吸收，对患者一般状况影响较小；器质性病变，如炎症、肿瘤及小肠病变，对一般状况影响较大。

2. 分类鉴别

（1）急性腹泻

1）急性细菌性痢疾：起病急骤，以畏寒、发热、腹痛、腹泻为主要表现，常伴里急后重、恶心、呕吐或脱水等症状，大便每天十余次至数十次，起初可为水样便，后多为脓血便或黏液血，大便镜检可见大量红、白细胞，大便培养可培养出痢疾杆菌。

2）霍乱与副霍乱：起病急骤，呕吐与腹泻剧烈，呕吐为喷射性、反复不止，大便及呕吐物为米泔水样，排便量多而无粪质；严重脱水，可致周围循环衰竭，血压下降出现休克，甚至可因高热、少尿、肾衰竭而死亡；常伴肌肉痉挛，以腓肠肌及腹肌较为明显。

（2）慢性腹泻

1）肠易激综合征：病史较长（超过 3 个月），常有间歇性腹泻或腹泻与便秘交替出现，排便多在晨起，伴有腹痛，排便后腹痛缓解；常伴有腹部胀气，肠鸣音响亮，排气多；一般食欲较好，无发热、贫血、消瘦等症状；无器质性病变依据。

2）溃疡性结肠炎：临床表现为腹泻、黏液脓血便、腹痛，轻症患者每日排便 2～4 次，重者每日可达 10 次以上，伴有腹胀，严重病例有食欲不振、恶心、呕吐等症状，可有发热等全身表现，以及外周关节炎、结节性红斑、巩膜外层炎、前葡萄膜炎、口腔复发性溃疡等肠外表现。肠镜下病理活检可确诊。病情轻重不等，多呈反复发作的慢性病程。

3）Crohn 病：临床以腹痛、腹泻、体重下降、腹部包块、瘘管形成和肠梗阻为特点，大便可有脓血，可伴有发热等全身表现，以及关节、皮肤、眼、口腔黏膜等肠外损害。肠镜下病理活检可确诊。本病有终生复发倾向，重症患者迁延不愈，预后不佳。

4）大肠癌：多发生在中年以上患者，主要以大便性状及排便习惯改变为主要表现，以血便为主要表现，伴有食欲减退、乏力、贫血、消瘦等症状；下腹部位可触及包块，部分直肠癌患者，肛门指诊可触及肿物。肠镜下病理活检可确诊。

四、病例分析

患者刘某，男性，32岁，腹痛、腹泻伴发热3天。黏液脓血便，里急后重，发热，最高体温39.2℃。既往体健，起病前有不洁饮食。体格检查：T 38.6℃，P 90次/分，R 24次/分，BP 98/64mmHg，急性病容，面色潮红，浅表淋巴结未触及肿大。双肺呼吸音清，未闻及干湿啰音，心率90次/分，律齐，腹肌紧张，左下腹压痛，无反跳痛，肠鸣音活跃。辅助检查：血常规：Hb 118g/L，WBC $11.2×10^9$/L，N% 83%；大便常规：可见白细胞、红细胞。

请提出该患者的初步诊断及依据。

五、练 习 题

（一）主观题

1. 什么是腹泻？

2. 简述渗透性腹泻的特点。

3. 简述分泌性腹泻的特点。

（二）客观题

1. A型题

（1）慢性腹泻是指病程超过（　　　）

A. 2周　　　　B. 3周　　　　C. 1个月　　　　D. 2个月　　　　E. 3个月

（2）有关腹泻的叙述，哪项是不正确的（　　　）

A. 变态反应可引起腹泻　　　　B. 腹泻的某些发病因素互为因果

C. 病程超过两个月者属于慢性腹泻　　　　D. 分泌性腹泻是由于胃肠黏膜分泌过多的液体所致

E. 渗出性腹泻黏膜组织学基本正常

（3）黏液脓血便、里急后重可见于下述哪项（　　　）

A. 肠结核　　　　　　　　B. 直肠息肉　　　　　　　　C. 急性细菌性痢疾

D. 阿米巴痢疾　　　　　　E. 伤寒

（4）下列哪种疾病所致腹泻可伴重度脱水（　　　）

A. 霍乱　　　　　　　　　B. 溃疡性结肠炎　　　　　　C. 肠结核

D. 慢性细菌性痢疾　　　　E. 吸收不良综合征

（5）腹泻伴皮疹或皮下出血可见于（　　　）

A. Crohn病　　　　　　　B. 败血症　　　　　　　　　C. 霍乱

D. 溃疡性结肠炎　　　　　E. 细菌性痢疾

（6）下列哪项提示阿米巴痢疾（　　　）

A. 柏油样便　　　　　　　B. 暗红色果酱样粪便　　　　C. 黏液脓血便

D. 洗肉水样粪便　　　　　E. 黏液便，无病理成分

（7）属于典型分泌性腹泻的是下列哪项（　　　）

A. 服用硫酸镁　　　　　　B. 甲状腺功能亢进症　　　　C. 霍乱

D. 溃疡性结肠炎　　　　　E. 吸收不良综合征

（8）哪种疾病所致的腹泻不属于渗出性腹泻（　　　）

A. 肠结核　　　　B. Crohn病　　　　C. 胃泌素瘤　　　　D. 细菌性痢疾　　　　E. 溃疡性结肠炎

（9）下列引起腹泻的疾病中哪项是肠道非感染性病变（　　）

A. 肠结核　　　　　　　　　B. 慢性阿米巴痢疾　　　　　　C. 伤寒

D. 溃疡性结肠炎　　　　　　E. 血吸虫病

2. B 型题

（1）～（5）题共用备选答案

A. 米泔水样稀便　　　　　　B. 果酱样脓血便　　　　　　　C. 蛋清样稀便

D. 黏液脓性鲜血便　　　　　E. 洗肉水样粪便

（1）阿米巴痢疾为（　　）

（2）急性出血性坏死性肠炎为（　　）

（3）急性细菌性痢疾为（　　）

（4）白念珠菌性肠炎为（　　）

（5）霍乱为（　　）

（6）～（9）题共用备选答案

A. 动力性腹泻　　　　　　　B. 分泌性腹泻　　　　　　　　C. 渗透性腹泻

D. 吸收不良性腹泻　　　　　E. 渗出性腹泻

下列疾病可出现上述哪种：

（6）甲状腺功能亢进（　　）

（7）口服甘露醇（　　）

（8）小肠大部分切除术后（　　）

（9）霍乱（　　）

3. X 型题

（1）腹泻的发病机制，从病理生理角度归纳为下列哪几个方面是正确的（　　）

A. 分泌性腹泻　　　　　　　B. 渗透性腹泻　　　　　　　　C. 吸收不良性腹泻

D. 渗出性腹泻　　　　　　　E. 动力性腹泻

（2）引起腹泻的疾病中，下列哪些是内分泌代谢障碍性疾病（　　）

A. 甲状腺功能亢进　　　　　B. VIP 瘤　　　　　　　　　　C. 类癌综合征

D. 糖尿病性肠病　　　　　　E. 肠易激综合征

（3）下列疾病中易发生腹泻的是（　　）

A. 甲状腺功能亢进　　　　　B. 连日服用吗啡　　　　　　　C. 慢性胰腺炎

D. 败血症　　　　　　　　　E. 肠粘连

（4）急性腹泻的特点有（　　）

A. 起病急骤　　　　　　　　B. 病程较短　　　　　　　　　C. 常伴有腹痛

D. 多见于吸收不良或肠道肿瘤　E. 每天排便次数可多达 10 次以上

（5）腹泻伴关节肿痛可见于下列哪些疾病（　　）

A. 系统性红斑狼疮　　　　　B. Crohn 病　　　　　　　　　C. 溃疡性结肠炎

D. Whipple 病　　　　　　　E. 肠结核

（孙　龙）

第十二节　恶心与呕吐

恶心（nausea）与呕吐（vomiting），是人体的一种保护性本能，可将食入胃内的有害物质排出体外。但是恶心与呕吐又常为多种疾病的表现，多由消化系统本身病变所致，也可因消化系统外或全身性疾病造成。频繁或剧烈的呕吐可影响正常饮食，导致水电解质紊乱（如低钠血症、低钾血症等）、酸碱平衡失调、营养障碍，甚至发生食管贲门黏膜撕裂综合征（Mallory-Weiss 综合征）导致上消化道出血，影响生命健康。恶心，为上腹部不适或紧迫欲吐的感觉，常伴有迷走神经兴奋症状，如头晕、皮肤苍白、出汗、流涎、心动过缓及血压降低等，常为呕吐的前驱表现，也可单独出现。一般情况下，恶心后随之出现呕吐，也可仅有恶心而无呕吐，仅有呕吐而无恶心。呕吐是通过胃的强烈收缩迫使胃或部分小肠的内容物逆流经食管、口腔排出体外的现象，反复和持续的剧烈呕吐多引起危重并发症。恶心与呕吐二者均为复杂的反射动作，可由多种原因引起，是多种疾病的临床表现。为作出恶心与呕吐的病因诊断，常须进行全面系统的检查。

一、病因与分类

恶心与呕吐的病因很多，按其发病机制可归纳为下列几类：

（一）按各系统病因分类

1. 消化系统疾病

（1）咽部：如吸烟、剧烈咳嗽、鼻咽部炎症或溢脓、慢性咽炎、人为诱导催吐等。

（2）食管：贲门失迟缓症、反流性食管炎、食管溃疡、食管癌等。

（3）胃、十二指肠：急、慢性胃炎、胃黏膜脱垂、消化性溃疡、功能性消化不良、急性胃扩张、幽门痉挛或梗阻、十二指肠炎、十二指肠淤积症、胃肠炎、十二指肠梗阻、胃肠手术后残祥滞留综合征等。

（4）小肠及大肠：小肠吸收不良综合征、各型肠梗阻（以高位肠梗阻多见）、Meckel 憩室或炎症、Crohn 病、溃疡性结肠炎、慢性阑尾炎、缺血性肠病、寄生虫病、沙门菌感染、结肠癌等。

（5）肝、胆、胰腺：胃肠道以外的消化系统脏器疾病也可引起反射性呕吐，如肝炎、肝硬化、肝淤血、肝脓肿、急性胆囊炎、胆石症、胰腺炎、胰腺囊肿、胰腺囊性纤维变及胰腺癌等。

2. 内分泌、代谢性疾病与电解质紊乱 糖尿病酮症酸中毒、高渗性昏迷、甲状腺功能亢进、甲状旁腺功能亢进、慢性肾上腺皮质功能减退、肾上腺危象、血卟啉病、肾衰竭，以及各种原因引起的低钾血症、低钠血症、高钙血症、水中毒等。

3. 泌尿系统疾病 急性或慢性肾小球肾炎、肾盂肾炎、泌尿系结石、多囊肾、肾肿瘤、尿毒症及肾动脉血栓形成等。

4. 血液系统疾病 白血病、多发性骨髓瘤等。

5. 心血管系统疾病 急性心肌梗死早期、充血性心力衰竭、高血压危象等。

6. 神经系统疾病 癫痫、结核性脑膜炎、脑脓肿、脑血管意外（如脑出血、大面积脑梗死等）、脑外伤、脑震荡、脑肿瘤及小脑疾病等，有颅内高压的患者常发生喷射性呕吐，称为中枢性呕吐，也可见于高血压脑病。

7. 妇科疾病 妊娠呕吐（包括异位妊娠）、急性盆腔炎、卵巢囊肿扭转等。

8. 药物 如氯化铵、奎宁类、洋地黄制剂、磺胺类、氨茶碱、异烟肼、吗啡类、抗肿瘤药等，可刺激呕吐中枢引起恶心、呕吐；激素、水杨酸类药、抗生素可直接刺激胃黏膜引起恶心、呕吐。

9. 中毒 有机磷中毒、杀鼠剂中毒、乌头碱中毒、毒蕈中毒、亚硝酸盐中毒、毒蛇咬伤、蟾酥中毒等。

10. 其他因素 心因性呕吐、癔症、屈光不正、青光眼、梅尼埃病、偏头痛、高热、感染性休克及各种原因引起的低血压等。

（二）按病理生理分类

呕吐的病理生理分类见表 2-12-1。

表 2-12-1 呕吐的病理生理分类

分类	常见病因
反射性呕吐	消化系统疾病；咽刺激；胃、十二指肠疾病；小肠及大肠疾病；其他消化系统疾病；急性中毒；泌尿系统疾病；心血管疾病；妇科疾病；青光眼
中枢性呕吐	中枢神经疾病；药物毒性作用；代谢障碍、体内毒素刺激（低钠血症、尿毒症、甲状腺危象、糖尿病酮症酸中毒）；妊娠呕吐等；急性全身性感染；反射性损害；前庭障碍性呕吐；梅尼埃病、晕动病、迷路炎；神经性呕吐；胃神经症、癔症

二、发 生 机 制

呕吐是一个复杂而协调的反射动作，可分为 3 个阶段，即恶心、干呕和呕吐。恶心时胃张力和蠕动减弱，十二指肠张力增强，并出现十二指肠 - 胃反射，可伴或不伴有十二指肠液反流。干呕时声门呈紧闭状态，出现痉挛性呼吸运动伴腹肌收缩，同时幽门括约肌关闭而食管下端括约肌松弛。呕吐时腹肌持续收缩、横膈肌下降、腹压增高、胃窦持续收缩、贲门开放，使胃内容物通过食管、咽、口腔溢出体外。

呕吐中枢位于延髓，有两个不同功能的结构：神经反射中枢和化学感受器触发带。①神经反射中枢：即呕吐中枢，位于延髓外侧网状结构的背部，主要接受来自消化道、大脑皮质、内耳前庭、冠状动脉以及化学感受器触发带的传入冲动，直接支配呕吐动作。②化学感受器触发带：位于延髓第四脑室的底面，接受各种外来的化学性刺激或药物（如阿扑吗啡、洋地黄、吐根酊等）及内生代谢产物（如酮症酸中毒、尿毒症等）的刺激，产生传入冲动至神经反射中枢引起呕吐。化学感受器触发带必须在神经反射中枢功能完整及其介导下，才会引起呕吐。另外，脑 - 肠轴参与有关恶心与呕吐的发生机制。

目前认为，多巴胺受体在化学感受器触发带对呕吐的介导中起重要作用，多巴胺受体兴奋可引起呕吐，反之多巴胺受体拮抗剂有一定的止吐作用。化学感受器触发带内还含有一些神经递质（如5- 羟色胺），也可以引起呕吐。

三、临床表现与鉴别要点

（一）临床表现

1. 主要症状

（1）呕吐与体位、发生时间的关系：①餐后、弯腰或平卧时出现反流、呕吐，多见于胃食管反流病，特别是反流性食管炎。②清晨空腹时的恶心、呕吐，多见于妊娠呕吐、尿毒症、颅内压升高、慢性酒精性胃炎和功能性消化不良等。③进餐过程中或餐后即刻呕吐，多见于贲门失迟缓症或幽门管溃疡，如恶心不明显，伴有神经症全身表现，多见于神经性呕吐。④呕吐发生于进餐 1 小时后的称延迟性呕吐，提示胃张力下降或胃排空延迟，多见于各种原因所致的胃轻瘫。⑤餐后较久（多 12 小时后）或数餐后发生呕吐，呕吐物为隔夜宿食，量多，空腹时胃内有振水音，见于幽门梗阻。⑥餐后近期发生呕吐，特别是集体群发者，多为食物中毒。

（2）呕吐物的性质：①呕吐物带有发酵、腐败气味者，提示胃潴留。②呕吐物带有粪臭味者，提示低位肠梗阻。③呕吐物带有烂苹果味者，提示可能为糖尿病酮症酸中毒。④呕吐物不含有胆汁者，提示梗阻或病变部位多在十二指肠乳头以上；如含有大量黄绿色胆汁者，则提示病变多位于十二指肠乳头以下肠道病变。⑤呕吐物含有大量酸性液体者，多见于胃泌素瘤或十二指肠溃疡；如无酸性液体或酸味者可能为贲门狭窄或贲门失迟缓症所致。⑥呕吐物为咖啡样物或血液，提示上消化道出血。

2. 伴随症状

（1）伴胸骨后、剑突下烧灼感或疼痛，多见于反流性食管炎、贲门失迟缓症、食管贲门黏膜撕裂综合征等。

（2）伴腹痛、腹泻，多见于急性胃肠炎、细菌性食物中毒、霍乱、副霍乱及其他各种原因引起的急性中毒。

（3）伴右上腹部疼痛、发热、寒战，或有黄疸症状者，多见于胆囊炎、胆石症或盲肠后位阑尾炎。

（4）伴腹痛、腹胀，肛门排便、排气量减少或停止排便、排气，见于不完全性或完全性肠梗阻。

（5）伴头痛、头晕，且为喷射性呕吐，多见于颅内高压或青光眼。

（6）伴眩晕、眼球震颤者，多见于前庭器官病变。

3. 问诊要点

（1）起病情况：询问呕吐的起病，如起病急骤，多见于急性胃肠炎、食物中毒、肠梗阻等，若为喷射性呕吐，则提示颅内高压；如起病缓慢，多见于消化性溃疡、反流性食管炎及其他慢性疾病引起的呕吐。

（2）呕吐物性质：询问呕吐物的特征、性状及气味，有助于推测是否有中毒、消化道器质性梗阻等；根据是否有酸味可区别胃潴留与贲门失弛症；是否有胆汁，可区分十二指肠乳头平面上、下之梗阻；根据呕吐物的量可确定有无上消化道梗阻，并估计液体丢失量。

（3）发作诱因：询问呕吐发作的诱因，如餐后即刻呕吐，多见于贲门失迟缓症；口服吗啡、洋地黄等药物后出现呕吐者，多为药物副作用所致；呕吐与体位有关，餐后、弯腰或平卧时出现，多见于胃食管反流病。

（4）既往病史：询问既往病史，如有无高血压、糖尿病、冠心病、酗酒史、晕车史、腹部手术史、月经史等，有助于呕吐病因的判断。

（二）鉴别要点

临床上，根据患者发病特点、呕吐物性质进一步鉴别恶心与呕吐的具体病因和诱因。

1. 反射性呕吐

（1）幽门梗阻：可并发胃扩张与胃潴留，常在进食后 12 小时以上发生，多呈喷射性，呕吐量大，多为宿食，查体可见胃型、振水音阳性。大多由溃疡瘢痕狭窄引起，呕吐物中胃酸多增高；少数由胃癌引起，以中年以上患者多见。

（2）肠梗阻：以腹痛、腹胀、呕吐、排气排便停止为主要症状，呕吐常剧烈，并伴恶心。早期的呕吐为神经性反射，呕吐物初为食物、胃液，继而为黄绿色胆汁，后出现典型的肠梗阻反流性呕吐，呕吐物开始呈胆汁样液体，后期呈较稠厚而带粪味的液体。查体腹部膨隆，可见肠型及蠕动波，全腹有压痛，甚至有反跳痛，肠鸣音亢进（机械性肠梗阻）或消失（麻痹性肠梗阻）；立位腹部平片可见肠腔胀气或典型液气平面。

（3）输出袢综合征：是胃部分切除术并发症之一，由于空肠输出襻的功能性梗阻引起，以周期性呕吐大量胆汁为临床特征，常于手术后第 8～12 天出现，表现为上腹部饱胀或胀痛，进食后明显，伴恶心、呕吐，呕吐或插胃管抽空胃内容物后症状缓解，但数小时后症状又可出现。X 线钡餐透视检查可见胃内有大量空肠滞留液。

（4）肠系膜上动脉压迫综合征：主要表现为逐渐发生的上腹胀痛、恶心与呕吐，于餐后数小时或更短的时间发作，俯卧位症状可减轻。X 线钡餐透视检查可见有十二指肠近段扩张，钡剂潴留，胃与十二指肠排空延缓。

（5）循环系统疾病：急性心肌梗死早期，特别是疼痛剧烈时常伴有恶心、呕吐；充血性心力衰竭常伴有恶心、呕吐，可能与肝淤血有关，如同时有洋地黄类药物治疗时要考虑可能由药物毒性作用引起呕吐。低血压或休克早期，也常有恶心、呕吐，但以面色苍白、心悸、出汗等症状为主要表现。

2. 中枢性呕吐

（1）脑血管病变：高血压脑病时，多出现剧烈头痛、眩晕、恶心、呕吐，甚至导致惊厥、昏迷等症状。脑出血，常表现为剧烈头痛、恶心、呕吐。椎 - 基底动脉供血不足，前庭功能障碍，多表现为眩晕、恶心、呕吐。

（2）中枢神经感染：颅内感染，因炎症渗出导致颅内压升高而出现头痛、恶心、呕吐，多为喷射性呕吐。乙型脑炎，常有恶心、呕吐，多发生在病程第 1 ～ 2 天，次数不多，仅少数为喷射性呕吐。流行性脑膜炎，多急性起病，常以高热、畏寒、头痛、恶心、呕吐为主要症状，结合病原学检查可诊断。

（3）偏头痛：以阵发性半侧头痛为临床特征，精神刺激、饮酒、吸烟、妊娠等因素可诱发，起病前常有乏力、嗜睡或烦躁不安，头痛剧烈时多出现恶心、呕吐，呕吐后头痛症状可暂时减轻。

（4）内分泌系统疾病：甲状腺危象，有甲状腺功能亢进基础病，主要表现为高热、心动过速、烦躁不安或谵妄、大汗、恶心、呕吐和腹泻等症状。甲状旁腺危象，主要表现为体温下降、恶心、呕吐、失水、血压下降和周围循环衰竭，甚至昏迷。

（5）妊娠呕吐：以清晨呕吐为主，多发生于妊娠期 5 ～ 6 周，部分患者最早可出现于妊娠第 2 周，一般持续数周后自行缓解。妊娠毒血症多发生于妊娠第 24 周后，多表现为血压升高、蛋白尿、水肿、视力下降，恶心、呕吐常常是先兆子痫的表现。

（6）前庭功能障碍性呕吐：迷路炎是急、慢性化脓性中耳炎的常见并发症之一，主要表现为发作性眩晕、恶心、呕吐、眼球震颤等。梅尼埃病，好发于中年，典型表现为突发性旋转性眩晕、耳聋或耳鸣、恶心、呕吐。晕动病，发生在乘机、乘车、乘船时，以面色苍白、出汗、恶心、呕吐为主要表现。

（7）心因性呕吐：呕吐与精神刺激密切相关，异味、噪声等因素亦可诱发。呕吐可于餐后即刻发生，呕吐量不多，吐后可以再食，虽长期反复发作但营养状态不受影响。对于神经性呕吐需排除器质性疾病后方可考虑诊断。

四、病例分析

患者李某，男性，29 岁。恶心、呕吐 1 天。患者 1 天前饮酒后出现恶心、呕吐，呕吐物为胃内容物，呕吐后腹痛好转，伴有上腹隐痛，阵发性加剧，疼痛无放射。既往体健。查体：T 36.8℃，P 76 次 / 分，R 18 次 / 分；BP 116/68mmHg。皮肤黏膜及巩膜无黄染，心肺查体无特殊，腹平软，剑突下轻度压痛，无反跳痛，未触及包块，肝脾肋下未触及，肠鸣音 5 次 / 分。辅助检查：血白细胞 $8×10^9$/L，血淀粉酶 65U/L，尿淀粉酶 230U/L。

请提出该患者的初步诊断及依据。

五、练　习　题

（一）主观题

1. 简述恶心与呕吐的病理生理分类。

2. 简述恶心与呕吐的问诊要点。

（二）客观题

1. A 型题

（1）呕吐大量隔夜宿食可见于（　　　）

A. 急性胃炎　　　　B. 慢性胃炎　　　C. 消化性溃疡　　D. 急性肝炎　　　E. 幽门梗阻

（2）呕吐物含多量胆汁提示梗阻在（　　　）

A. 幽门以上　　　　　　　　B. 十二指肠乳头以上　　　　　　　C. 十二指肠乳头以下

D. 贲门以上　　　　　　　　E. 幽门以下

（3）呕吐伴眩晕、眼球震颤可见于（　　　）

A. 脑震荡　　　　　B. 脑出血　　　C. 脑梗死　　　D. 前庭器官疾病　E. 眼病

（4）呕吐伴上腹节律性、周期性痛可见于（　　　）

A. 急性胃炎　　　　B. 慢性胃炎　　　C. 消化性溃疡　　D. 胃癌　　　　　E. 胃泌素瘤

（5）呕吐物多且有粪臭味多见于（　　　）

A. 幽门梗阻　　　　　　　B. 十二指肠淤积症　　　　　　C. 小肠梗阻

D. 胃潴留　　　　　　　E. 胃癌

2. B 型题

（1）～（3）题共用备选答案

A. 幽门梗阻　　　　　　　B. 颅内高压　　　　　　　C. 早孕

D. 内耳迷路炎　　　　　　E. 细菌性食物中毒

（1）呕吐伴腹泻（　　　）

（2）呕吐伴眩晕、眼球震颤（　　　）

（3）呕吐伴瞳孔改变（　　　）

3. X 型题

（1）下列哪些疾病可引起呕吐（　　　）

A. 消化性溃疡　　B. 急性肝炎　　C. 青光眼　　　D. 神经性厌食　　E. 心肌梗死

（2）下列哪些疾病可引起反射性呕吐（　　　）

A. 咽炎　　　　　　B. 胰腺炎　　　　C. 急性腹膜炎　　D. 急性肾盂肾炎　　E. 急性盆腔炎

（孙　龙）

第十三节　呕　　血

呕血（hematemesis），是上消化道疾病（指屈氏韧带以上的消化器官，包括食管、胃、十二指肠、肝、胆、胰腺等脏器，或胃空肠吻合术后的空肠上段病变）或全身性疾病所致的急性上消化道出血，血液经口腔呕出。因出血的部位、出血量及血液在胃内停留时间的不同，可表现为呕吐咖啡样物或暗红色血液，呕吐鲜红色血液，夹有血块、伴有黑便，严重时可出现急性周围循环衰竭表现。鼻腔、口腔、咽喉等部位的大量出血或呼吸系统疾病引起的咯血，不属于呕血。应注意鉴别（详见咯血章节）。

一、病因与分类

呕血的病因较多，分为非门静脉高压性和门静脉高压性两类，具体见表 2-13-1。

表 2-13-1　呕血的病因

非门静脉高压性	消化系统疾病：	全身性疾病：
	食管疾病：	血液疾病：
	食管炎（反流性食管炎、食管憩室炎）	血小板减少性紫癜
	食管癌	过敏性紫癜
	食管溃疡	血友病
	食管损伤	白血病
	胃、十二指肠疾病：	遗传性毛细血管扩张症
	消化性溃疡	弥散性血管内凝血
	急性糜烂性出血性胃炎	感染性疾病：
	胃癌（包括残胃癌）	流行性出血热
	息肉性病变	钩端螺旋体病
	血管异常（血管瘤、Dieulafoy 病等）	登革热
	胃黏膜脱垂伴溃疡	暴发型肝炎
	急性胃扩张	败血症

续表

非门静脉高压性	Crohn 病	结缔组织病：
	十二指肠肿瘤（较少见）	系统性红斑狼疮
	肝、胆疾病：	皮肌炎
	肝癌、肝脓肿或动脉瘤破入胆道	结节性多动脉炎累及上消化道
	胆道结石、胆道寄生虫、胆囊或胆管癌	其他疾病.
	胰腺疾病：	尿毒症
	急慢性胰腺炎、胰腺癌并发脓肿溃破累及十二指肠	肺源性心脏病
门静脉高压性	食管 - 胃底静脉曲张破裂：	
	各种原因肝硬化	
	门静脉阻塞	
	Budd-Chiari 综合征	
	门静脉高压性胃病	

呕血的原因以消化性溃疡最常见，其次为食管胃底静脉曲张破裂急性糜烂性出血性胃炎及胃癌。分析呕血病因时首先考虑常见病，结合化验及影像学检查等再考虑憩室炎、血管畸形、过敏性紫癜、尿毒症等少见疾病的可能。

二、临床表现与鉴别要点

（一）临床表现

呕血的临床表现，一般取决于病变性质、部位、出血量和速度。

1. 主要表现

（1）呕血与黑便：呕血与黑便是上消化道出血的特征性表现。呕血的同时有部分血液向下进入下消化道，经肠道排出体外，可形成黑便（melena）。如出血量大，肠蠕动增快，血液在肠道内运行较快，则可排出暗红色血便，偶可带有凝血块，酷似下消化道出血。呕血的颜色，视出血量大小、在胃内停留时间长短及出血部位而不同。如出血量大、在胃内停留时间短、出血位置较高（食管）则多为鲜红色，或为暗红色，并夹有凝血块；如出血量较小，或在胃内停留时间长，出血位置较低，因血红蛋白与胃酸相互作用形成酸化正铁血红蛋白，则呕吐物多为咖啡样物，呈棕褐色，夹有食物残渣。

（2）失血性周围循环衰竭：大量呕血可致失血性周围循环衰竭，其程度与出血量相关。出血量小于循环血容量10%时，一般无明显临床表现；当出血量达循环血容量10%～20%时，可出现头晕、乏力等症状，多无血压、心（脉）率方面变化；当出血量超过循环血容量20%时，则有冷汗、四肢厥冷、心悸、脉率增加等有效血容量不足的表现；如出血量超过循环血容量30%以上时，则会出现面色苍白、呼吸急促、心率增快、脉搏细弱、血压下降，甚至呈休克状态，危及生命。

（3）发热：大量呕血后，多数患者在24小时内出现发热，一般多为低热，体温不超过38.5℃，持续3～5天，如出血停止可降至正常。引起发热的原因尚不明确，可能与血容量急骤减少、周围循环衰竭导致体温调节中枢功能障碍有关。

（4）血液学变化：急性大量呕血后均有失血性贫血（正细胞正色素性贫血），但在出血早期，血红蛋白浓度、红细胞计数、血细胞比容可无明显变化；出血3～4小时后，因组织液渗入血管内及输液治疗等因素使血液稀释，血红蛋白及血细胞比容逐渐降低，24～72小时后血液稀释至最大限度，表现为贫血。贫血的程度除与本次出血量有关外，还与出血前有无贫血、出血后液体平衡状况等因素有关。

呕血后出现正细胞正色素性贫血，骨髓有明显代偿性增生，出血24小时内网织红细胞即可出现增高，出血后4～7天可高达5%～15%，出血停止后逐渐降至正常。

大量呕血2～5小时，可有白细胞计数轻至中度升高，可达（10～20）×10^9/L，出血停止

2～3天后逐渐降至正常。肝硬化合并有脾功能亢进者，白细胞计数多在正常范围内。

（5）氮质血症：上消化道出血时，可因大量血液蛋白质进入肠道被消化、吸收，血中氮质浓度可出现一过性升高，称为肠源性氮质血症。一次出血后数小时血尿素氮开始升高，24～48小时达高峰，大多不超过 14.3mmol/L（40mg/dl），出血停止后 3～4 天逐渐降至正常。如 3～4 天尿素氮浓度仍不下降或进行性升高，应注意考虑以下情况：①血容量不足致肾前性氮质血症；②继续出血或再次出血；③肾衰竭。

2. 伴随症状

（1）上腹部疼痛：有慢性、周期性、节律性上腹部疼痛或不适，提示呕血来自消化性溃疡，中青年患者以十二指肠溃疡多见，而中老年患者以胃溃疡多见。如上腹部痛持续不愈，或呈进行性发展且无明显节律性，伴有食欲减退、反复黑便、消瘦、贫血等，应考虑胃癌或溃疡恶变。

（2）肝脾大：有脾大者，伴肝掌、蜘蛛痣、腹壁静脉曲张或腹水征阳性，提示肝硬化门静脉高压、食管-胃底静脉曲张破裂或门静脉高压性胃病。有肝大者，伴质地坚硬，表面凹凸不平或有结节，有压痛，肝区叩击痛阳性，多为肝癌。

（3）黄疸：黄疸伴肝掌、蜘蛛痣、脾大、腹水征阳性等慢性肝病体征，提示肝硬化所致的食管-胃底静脉曲张破裂或门静脉高压性胃病出血的可能性大。有黄疸、发热、寒战，并伴右上腹绞痛者，考虑胆道疾病的可能性大。有黄疸、发热、皮疹或皮下出血点者，多见于感染性疾病，如流行性出血热、钩端螺旋体病或败血症等。

（4）皮肤黏膜出血：呕血、黑便同时伴有皮肤黏膜出血者，常与血液系统疾病及凝血功能障碍性疾病有关，如白血病、血小板减少性紫癜、血友病等。伴有发热者，应考虑流行性出血热、风湿病等。

（5）其他：呕血前有剧烈呕吐或干呕，起初呕吐物为胃内容物，后出现呕血，多见于食管贲门黏膜撕裂症（Mallory-Weiss 综合征）。吞咽困难，进行性加重，伴有胸骨后疼痛，消瘦、贫血，多为食管癌。

3. 问诊要点

（1）既往病史：是判断呕血病因的基础。

1）有消化性溃疡病史或平素有典型消化性溃疡症状，呕血前腹痛加重，呕血后腹痛减轻或缓解，多提示消化性溃疡出血。

2）有慢性肝炎、肝硬化、肝癌、血吸虫病或有长期大量饮酒史，伴有慢性肝病及门静脉高压临床表现者，多为食管-胃底静脉曲张破裂或门静脉高压性胃病出血。

3）慢性隐匿性消化道出血（如间断黑便或粪便隐血试验阳性），伴食欲减退、消瘦、贫血等症状，提示胃肠道肿瘤可能性大。

4）有服用非甾体抗炎药物、饮高浓度酒、严重创伤、心脑血管意外、手术等应激因素，可能为急性糜烂性出血性胃炎。

（2）呕血的确定：注意排除口腔、鼻咽部出血，以及与咯血鉴别。另外，因进食特殊食物（如中药汤剂、咖啡类饮料）后出现呕吐咖啡样物，并非呕血，临床应注意区分。

（3）呕血的诱因：注意是否有饮食不洁、饮酒、毒物或特殊药物的摄入史，如心脑血管疾病患者服用阿司匹林，常可诱发消化性溃疡出血或直接损伤胃黏膜导致急性糜烂性出血性胃炎。

（4）呕血的性质：有助于推测出血的部位、出血量及速度。如呕血为鲜红色或暗红色，并夹有血凝块，提示出血部位高、出血量大、出血速度快，多为食管病变出血，以食管静脉曲张破裂出血或 Mallory-Weiss 综合征多见。如呕血为咖啡色样，则提示出血部位低、出血量小、出血速度慢，多为胃、十二指肠病变出血，以消化性溃疡出血最为多见。

（5）呕血的量：上消化道出血后，仅有部分血液以呕血的方式从口腔排出；一部分可短时间内经肠道以黑粪形式排出，一部分可较长时间滞留于胃肠道，最后以黑粪形式排出，所以呕血量不能正确反映出血量，具体出血量情况应结合全身表现及血红蛋白水平综合判断。

（6）呕血后的一般情况：是否有循环血容量不足表现，如口渴、出汗、心悸、头晕、黑矇等症状，由卧位变坐位、立位时有无头晕、心悸、心率及血压变化。

（二）鉴别要点

既往病史、临床症状及体征可为判断呕血病因提供重要线索，呕血的具体部位及病因的确定，需要影像及内镜检查。

1. 非门静脉高压性呕血

（1）食管贲门黏膜撕裂症：又称 Mallory-Weiss 综合征，是黏膜纵行撕裂后激发的动脉出血，多局限于贲门或胃食管连接处，常发生于腹内压急剧升高的情况下，如恶心、剧烈咳嗽、用力排便等。主要表现为反复发作性剧烈呕吐或干呕后出现呕血，多为鲜红色血液，早期胃镜（48小时内）检查可见胃与食管交界处黏膜撕裂伤，与胃、食管纵轴相平行。

（2）消化性溃疡出血：一般呕血量不大，多为咖啡样物，如损伤至大血管则可呕吐暗红色血液，并夹有血凝块。多数患者有反复发作的周期性、节律性上腹部疼痛或不适，伴有反酸、嗳气，活动期上腹部可有压痛，少数患者无相关症状及体征，以上消化道出血为首发症状，胃镜检查可发现活动期溃疡病灶，X线钡餐检查可见消化性溃疡特征性征象。

（3）急性糜烂性出血性胃炎：有服用非甾体抗炎类药物、饮高浓度酒及严重创伤、心脑血管意外、手术等相关应激因素，呕血前常有上腹部疼痛，伴有反酸、嗳气，以呕吐咖啡样物为主，一般出血量不大，上腹部多有压痛，甚至有反跳痛，早期胃镜（48小时内）可见胃黏膜糜烂性出血病灶。

（4）胃癌出血：是中老年患者上消化道出血的主要原因之一，多为胃溃疡恶变。起初以胃溃疡临床症状为主要表现，后表现为上腹部疼痛无明显节律性，持续不愈，或呈进行性发展，伴有食欲减退、反复黑便、消瘦、贫血等，如出血量大可表现为呕血，多以呕吐咖啡样物为主，查体可触及浅表淋巴结肿大、上腹部包块等，贫血程度与本次出血量不成正比，胃镜及组织活检可明确诊断。

2. 门静脉高压性呕血

（1）食管-胃底静脉曲张破裂出血：急性起病，呕吐鲜红色或暗红色血液，多夹有血凝块，出血量大，患者短时间内可出现有效血容量不足的表现，甚至呈休克状态。患者多有慢性肝炎、肝硬化、肝癌、血吸虫病或有长期大量饮酒史，有慢性肝病及门静脉高压临床症状，查体可见黄疸、肝掌、蜘蛛痣、腹水征阳性等慢性肝病体征，实验室检查提示肝功能异常、凝血酶原时间延长、血小板计数下降等，胃镜检查可明确。

（2）门静脉高压性胃病：是肝硬化患者上消化道出血的主要原因之一，一般出血量不大，以呕咖啡样物多见，有慢性肝病及门静脉高压临床表现，胃镜下可见胃黏膜樱桃红斑或出血性胃炎表现。

三、病例分析

患者刘某，男性，45岁，乏力、腹胀半年，呕血、黑便1天。患者半年前出现乏力、腹胀，未就诊。1天前，进食坚硬食物后出现呕鲜血1次，量约200ml，排黑色不成形便3次，总量约800g，感头晕、心悸，发病以来，食欲欠佳，尿量减少，睡眠尚可。既往于5年前体检发现HBV标志物阳性，半年前胃镜提示食管-胃底静脉曲张。查体：T 36.5℃，P 102次/分，R 20次/分，BP 100/70mmHg，神志清楚，贫血貌，可见肝掌、蜘蛛痣，巩膜无黄染，心肺查体无特殊，腹平软，无压痛及反跳痛，脾脏肋下3cm，移动性浊音阳性，肠鸣音活跃，双下肢轻度凹陷性水肿。辅助检查：血常规示 WBC $8.5×10^9$/L，RBC $2.5×10^{12}$/L，Hb 70g/L，PLT $60×10^9$/L。肝脏CT：腹水，肝脏形态缩小，边缘呈锯齿状，门静脉增宽，脾脏增大。

请提出该患者的初步诊断及依据。

四、练习题

（一）主观题

1. 简述呕血的主要临床表现。

2. 简述呕血的鉴别要点。

（二）客观题

1. A 型题

（1）关于呕血，下列哪项不正确（　　　）

A. 病因最多见于消化性溃疡　　　　　　B. 出血方式为呕出

C. 血中混有食物残渣、胃液　　　　　　D. 酸碱反应为碱性

E. 出血前有上腹部不适、恶心、呕吐

（2）呕血最常见的疾病是（　　　）

A. 消化性溃疡　　　　　　　　　　　　B. 食管静脉曲张破裂出血

C. 胃癌　　　　　　　　　　　　　　　D. 急性胃黏膜病变

E. 急性出血性胃炎

（3）呕血是指（　　　）

A. 屈氏韧带以上的消化器官　　　　　　B. 幽门以上的器官

C. 十二指肠以上的消化器官　　　　　　D. 小肠以上的消化器官

E 结肠以上的消化器官

（4）呕血的颜色（　　　）

A. 出血量大时咖啡色　　　　　　　　　B. 出血速度快时咖啡色

C. 出血量大出血速度快时鲜红　　　　　D. 出血量小时鲜红

E. 出血速度慢时鲜红

2. B 型题

（1）～（2）题共用备选答案

A. 呕血伴黄疸　　　　　　　　　　　　B. 呕血伴皮肤黏膜出血

C. 两者均有　　　　　　　　　　　　　D. 两者均无

（1）胆道结石并梗阻（　　　）

（2）白血病（　　　）

（3）～（4）题共用备选答案

A. 呕血伴上腹痛　　　　B. 呕血伴脾大　　　　C. 两者均有　　　　D. 两者均无

（3）消化性溃疡（　　　）

（4）肝硬化门静脉高压（　　　）

3. X 型题

（1）上消化道出血包括下列哪些部位出血（　　　）

A. 食管　　　　　B. 胃　　　　　C. 十二指肠　　　　D. 口腔　　　　　E. 肝

（2）呕血的常见病因是（　　　）

A. 消化性溃疡　　　　　　　B. 食管静脉曲张破裂出血　　　　C. 胃癌

D. 急性胃黏膜病变　　　　　E. 急性出血性胃炎

（3）呕血与咯血的鉴别（　　　）

A. 呕血病因是消化系统疾病　　　B. 咯血病因是呼吸系统疾病　　　C. 呕血反应为碱性

D. 咯血反应为酸性　　　　　　　E. 两者均有黑便

（孙　龙）

第十四节　便　　血

便血（hematochezia），是指消化道出血后血液从肛门排出，表现为大便色黑、大便带血或全为血便。便血颜色取决于消化道出血部位、出血量及血液在肠道停留的时间，可呈鲜红、暗红或黑色，另有少量出血不造成粪便颜色变化，但隐血试验阳性，称为隐血（occult blood，OB）。

一、病因与分类

便血的原因很多，包括：①消化道溃疡、炎症及肿瘤；②胃肠道血液循环障碍；③血液病；④创伤；⑤维生素缺乏（主要为维生素 C、维生素 K）；⑥药物或毒素刺激等，具体详见表 2-14-1。

表 2-14-1　便血的病因与分类

上消化道疾病	非门静脉高压性： 　食管疾病： 　　食管炎（反流性食管炎、食管憩室炎） 　　食管癌 　　食管溃疡 　　食管损伤 　胃、十二指肠疾病： 　　消化性溃疡 　　急性糜烂性出血性胃炎 　　胃癌（包括残胃癌） 　　息肉性病变 　　血管异常（血管瘤、Dieulafoy 病等） 　　胃黏膜脱垂伴溃疡 　　急性胃扩张 　　Crohn 病 　　十二指肠肿瘤（较少见）	肝、胆疾病： 　肝癌、肝脓肿或动脉瘤破入胆道 　胆道结石、胆道寄生虫、胆囊或胆管癌 胰腺疾病： 　急慢性胰腺炎、胰腺癌并发脓肿溃破累及十二指肠 门静脉高压性： 食管 - 胃底静脉曲张破裂： 　各种原因肝硬化 　门静脉阻塞 　Budd-Chiari 综合征 　门静脉高压性胃病	
下消化道疾病	小肠疾病： 　肠结核 　肠伤寒 　小肠 Crohn 病 　急性出血性坏死性肠炎 　钩虫病 　小肠肿瘤 　小肠憩室炎或溃疡 　Meckel 憩室炎或溃疡 　肠套叠 结肠疾病： 　急性细菌性痢疾 　阿米巴痢疾 　溃疡性结肠炎 　憩室炎 　血吸虫病 　结肠癌 　结肠息肉 　非特异性结肠炎	直肠肛管疾病： 　直肠肛管损伤 　直肠息肉 　直肠癌 　放射性直肠炎 　痔疮 　肛裂 　肛瘘 血管病变： 　血管瘤 　血管畸形 　毛细血管扩张症 　血管退行性变 　缺血性肠炎 　静脉曲张破裂	
全身性疾病	血液疾病： 　白血病 　血小板减少性紫癜 　血友病 　遗传性毛细血管扩张症	其他疾病： 　维生素 C 及维生素 K 缺乏症 　尿毒症 　败血症 　子宫内膜异位症	

续表

全身性疾病	感染性疾病：	邻近恶性肿瘤或脓肿侵入肠道腔
	流行性出血热	药物性肠炎
	伤寒	汞中毒
	副伤寒	砷中毒
	钩端螺旋体病	
	结缔组织病：	
	系统性红斑狼疮	
	结节性动脉炎	
	白塞综合征	

二、临床表现与鉴别要点

（一）临床表现

1. 主要症状 便血多为消化道出血，特别是下消化道出血，可表现为急性大量出血、慢性少量出血及间歇性出血。粪便可为血便、黑便或便中带血等，因出血部位、出血量以及血液在肠腔内停留时间不同其表现不同。

（1）下消化道疾病出血，如出血部位较低（如左半结肠）、出血量多、出血速度快，血液在肠腔内停留时间短，多为鲜红色血便；如出血部位较高（如小肠、右半结肠）、出血量不大、出血速度慢，血液在肠腔内停留时间长，可为黑便。

（2）上消化道疾病出血，出血部位高，如出血量大、出血速度快，血液在肠腔内停留时间短，多为暗红色血便，且多有呕血；如出血量小、出血速度慢，血液在肠腔内停留时间长，可仅表现为黑便或柏油样便，应注意与下消化道疾病出血相鉴别。

（3）肛门或肛管疾病出血，如痔疮、肛裂或直肠肿瘤、息肉引起的出血，血色鲜红，不与粪便混合，仅黏附于粪便表面或于排便后有鲜血滴出或喷射出。

（4）消化道出血超过 5ml/d，无肉眼可见的粪便颜色改变，但粪便隐血试验阳性，称为隐血便。粪便隐血试验敏感性较高，可有假阳性，受食物（如动物血）影响，使用人血红蛋白单克隆抗体的免疫学检测，可有效避免其假阳性。

（5）其他：阿米巴痢疾粪便多为暗红色果酱样的脓血便；急性细菌性痢疾多为黏液脓血便；急性出血性坏死性肠炎多为洗肉水样血便，并有特殊的腥臭味。

2. 伴随症状

（1）腹痛：①慢性反复发作的周期性、节律性上腹痛，出血后腹痛减轻者，多为消化性溃疡出血。②右上腹绞痛、黄疸，应注意胆道疾病出血。③排血便或脓血便时腹痛，便后腹痛减轻，常见于细菌性痢疾、阿米巴痢疾或溃疡性结肠炎等。④剧烈腹痛后出现便血，多为急性出血性坏死性肠炎、肠系膜血栓形成或栓塞、肠套叠等。

（2）里急后重：肛门坠胀，便意频繁，但每次排便量甚少，便后未感轻松，仍感觉排便不净，提示肛门、直肠疾病，如痢疾、直肠炎症或肿瘤等。

（3）发热：常见于感染性疾病，如细菌性痢疾、阿米巴痢疾、败血症、流行性出血热、钩端螺旋体病等，肠结核、溃疡性结肠炎、憩室炎及部分恶性肿瘤（如肠道肿瘤、白血病等）也常伴有发热。

（4）出血倾向：主要表现为皮肤黏膜出血，常见于急性传染性疾病及血液系统疾病，如重症肝炎、流行性出血热、白血病、过敏性紫癜、血友病等。

（5）皮肤改变：皮肤可见肝掌、蜘蛛痣，提示为肝硬化门静脉高压性疾病引起的便血。皮肤黏膜有毛细血管扩张，提示可能存在遗传性毛细血管扩张症。皮肤黏膜有皮疹或皮下出血点，应注意急性传染性疾病可能。

（6）腹部包块：便血伴有腹部包块，应注意肠道恶性淋巴瘤、结肠癌、肠结核、Crohn病等。

（7）消瘦：反复便血伴消瘦者，多见于慢性消耗性疾病或恶性肿瘤，如肠结核、胃肠道恶性肿瘤、溃疡性结肠炎等。

3. 问诊要点

（1）基础病史

1）消化性溃疡病史或平素有典型消化性溃疡症状，便血前腹痛加重，便血后腹痛减轻或缓解，多提示消化性溃疡出血。

2）慢性隐匿性消化道出血（如间断黑便或粪便隐血试验阳性），伴有食欲减退、消瘦、贫血等症状，提示胃肠道肿瘤可能性大。

3）痔疮、肛裂病史，血色鲜红，不与粪便混合，仅黏附于粪便表面或于排便后有鲜血滴出或喷射出，多为痔疮或肛裂出血。

4）不明原因便血，应注意询问有无血液系统疾病或结缔组织病。

5）职业史，是否有长期汞、砷接触史，有助于汞中毒或砷中毒诊断。

（2）便血诱因

1）饮食不洁、进食生冷、辛辣刺激等食物史，多提示急性细菌性痢疾、阿米巴痢疾、急性胃肠炎等。如集体发病，应考虑食物中毒。

2）服用非甾体抗炎类药物、饮高浓度酒、严重创伤、心脑血管意外、手术等应激因素，可能为急性糜烂性出血性胃炎。

3）长期服用抗凝药物，便血伴有出血倾向，提示凝血功能障碍性疾病。

（3）便血量：便血时多夹有粪便，便血量同呕血量一样，仅可作为参考，需结合全身表现及血红蛋白水平大致估计失血量。

（4）便血后一般情况：便血后是否伴有口渴、心悸、头晕、黑矇等有效循环血容量不足的表现，以及由卧位变坐位、立位时有无头晕、心悸、心率及血压变化，有助于失血量判断。

（二）鉴别要点

既往病史、临床症状及体征可为判断便血病因提供重要线索，便血的具体部位及病因。需要影像及内镜检查。

1. 上消化道疾病　上消化道疾病出血，部分血液经肠道排出均可出现便血，临床应注意鉴别，详见本章第十三节"呕血"。

2. 肠道原发性疾病

（1）痔疮：包括内痔、外痔和混合痔。是成年人便血（下消化道出血）的最常见病因。便血一般发生于排便时，呈喷射状流出，或便后滴血，为鲜红色血液，不与粪便相混，常因便秘诱发，外痔伴有排便时肛门疼痛。一般出血量不大，很少出现有效循环血容量不足表现。肛门视诊可见各类型外痔，直肠指检可触到内痔，肛管镜或结肠镜有助于确诊。

（2）大肠癌：凡30岁以上患者不明原因便血，特别是同时伴有排便习惯改变者，应及时进行结肠镜等必要检查，明确有无大肠癌。如伴有进行性贫血、消瘦、腹部包块等，则更具诊断意义。直肠指检有助于直肠癌判断，大多数患者在肠壁可触及不规则、质硬、结节状肿块，或可触及向外翻的、边缘隆起的硬性溃疡，指套上常常染有血迹或黏液。结肠镜检查是最可靠的直接诊断方法，可在直视下观察病变并取活检。如因肠道癌性狭窄，结肠镜不能通过，钡剂灌肠可帮助了解病变以上肠道情况。肿瘤标志物、腹部CT等检查有助于协助诊断。

（3）急性出血性坏死性肠炎：以突发性腹痛、腹泻、便血和毒血症为主要临床特征，发病前多有不洁饮食或暴饮暴食史，也可无任何诱因突然发作。腹痛多位于左上腹或左中腹部，也可在脐周或全腹，多为持续性隐痛或剧痛，阵发性发作，腹泻常与便血同时发生，初起多为黄色水样便，后转为暗红色或鲜红色糊状血便。发病后24～48小时内即可出现乏力、面色苍白、发热、寒战、脱水及白细胞升高、核左移、中毒颗粒阳性等表现。腹部查体见腹膨隆，有时可见肠蠕动波，有明显压痛，一般无固定压痛点。如出现腹肌紧张和反跳痛，则提示有局部腹膜炎。肠鸣音在初期多增强，后期因出现中毒性肠麻痹常减弱或消失。腹部 X 线可发现局限性小肠胀气，大小不等气液平面，CT 可显示病变部位小肠壁水肿增厚、黏膜粗而不规则等征象。

3. 全身性疾病

（1）伤寒、副伤寒：便血特点为出血量较多，色暗红，呈稀赤小豆汤样，多发生于病程的第 2 周或第 3 周。伤寒往往伴有相对缓脉，肠出血时脉率增加，且有时体温下降，多在便血前出现，有助于出血的及时诊断。

（2）钩虫病：多发于儿童及青少年，便血量不大，主要表现为腹痛、黑便、乏力、面色苍白、精神萎靡、食欲减退、营养不良等症状，按一般消化道出血常规治疗疗效欠佳，驱虫治疗疗效显著。

（3）子宫内膜异位症：育龄期妇女发病率在 10% 左右，子宫内膜种植于结肠浆膜，引起周期性下腹痛、腹泻，当种植于结肠浆膜的异位子宫内膜组织穿透结肠全层达黏膜层时，可致结肠黏膜出血，表现为周期性便血。内镜检查可发现结肠有不同的黏膜异常，缺乏特异性内镜下表现，组织活检可确诊。

三、病 例 分 析

患者林某，男性，45 岁，反复便中带血 6 个月。患者 6 月前出现便中带血，鲜红色，量少，有时便后滴血或手纸上有新鲜血迹，排大便时肛门脱出肿物，便后脱出物可自行回纳，伴疼痛，发病来，大便经常干燥，睡眠好，体重无明显减轻。既往有便秘史。查体：T 36.6℃，P 80 次 / 分，R 18 次 / 分，BP 126/70mmHg，心、肺、腹、脊柱四肢查体无特殊，肛门直肠检查：截石位，肛门 3、7、11 点处可见肿物脱出，肿物突出于黏膜，质软，呈暗红色，挤压可变形。直肠指检：肛门括约肌松弛，直肠黏膜光滑，未扪及异常，指套表面可见新鲜血迹。辅助检查：血常规示 Hb 120g/L，WBC $6.0×10^9$/L，N% 68%，PLT $200×10^9$/L。

请提出该患者的初步诊断及依据。

四、练 习 题

（一）主观题

1. 简述便血的病因与分类。

2. 简述便血的问诊要点。

（二）客观题

1. A 型题

（1）下列哪些不是引起便血的小肠疾病（　　　）

A. 小肠血管畸形　　B. 肠套叠　　　　C. 空肠溃疡　　　D. 回肠溃疡　　　E. 阿米巴痢疾

（2）黏液脓血便伴里急后重可见于（　　　）

A. 消化性溃疡　　　　　B. 急性细菌性痢疾　　　　　C. 肠结核

D. 小肠血管畸形　　　E. 结肠癌

（3）黑便，查体可见蜘蛛痣和肝掌，多见于（　　　）

A. 直肠癌　　　　　　　B. 胃癌　　　　　　　　　C. 溃疡性结肠炎

D. 肝硬化门静脉高压　　E. 胆管癌

（4）下列哪些是引起便血的小肠疾病（　　　）

A. Crohn 病　　　　　　B. 急性细菌性痢疾　　　　C. 急性出血性坏死性肠炎

D. 阿米巴痢疾　　　　　　　　E. 十二指肠溃疡

（5）下列哪些是引起便血的结肠疾病（　　　）

A. Crohn 病　　　　　　　　B. 急性细菌性痢疾　　　　　C. 急性出血性坏死性肠炎

D. 肠结核　　　　　　　　　E. 十二指肠球部溃疡

2. B 型题

（1）～（5）题共用备选答案

A. 便后滴血　　　　　　　　B. 柏油便　　　　　　　　C. 洗肉水样便

D. 果酱样脓血便　　　　　　E. 黏液脓血便

（1）急性细菌性痢疾（　　　）

（2）阿米巴痢疾（　　　）

（3）十二指肠球部溃疡（　　　）

（4）急性出血性坏死性肠炎（　　　）

（5）痔疮（　　　）

3. C 型题

（1）～（2）题共用备选答案

A. 鲜血便　　　　　B. 柏油便　　　　C. 两者均有　　　　D. 两者均无

（1）上消化道出血（　　　）

（2）下消化道出血（　　　）

（3）～（6）题共用备选答案

A. 柏油便　　　　　B. 隐血便　　　　C. 两者均有　　　　D. 两者均无

（3）胃溃疡（　　　）

（4）胃癌（　　　）

（5）结肠癌（　　　）

（6）小肠出血（　　　）

（孙　龙）

第十五节　便　　秘

便秘（constipation）是指排便频率降低，一般每周排便少于 3 次，粪便干结，排便困难或不尽感。正常人排便频率因人而异，由 2 ～ 3 天排便 1 次至每天排便 2 ～ 3 次不等。

便秘是临床上常见的症状，是消化系统疾病（如肠道肿瘤等）和其他非消化系统疾病的伴随症状之一，多长期持续存在，严重影响生活质量。流行病学资料显示，脑力劳动者的便秘患病率明显高于体力劳动者，女性高于男性，与精神、心理和社会因素密切相关。

一、病因与分型

（一）便秘的病因

根据有无器质性病变的存在，便秘可分为功能性便秘和器质性便秘（表 2-15-1）。

1. 功能性便秘

（1）进食量减少、食物缺乏纤维素或水分不足，对结肠运动的刺激减少。

（2）因生活节奏紊乱、工作性质和时间的变化（如工作紧张）、精神因素等打乱了正常排便习惯。

（3）结肠运动功能紊乱：结肠或乙状结肠痉挛引起，常见于肠易激综合征，部分患者可表现为便秘与腹泻相互交替。

（4）排便推动力不足：腹腔或盆腔肌张力不足，如提肛肌、腹壁肌无力，难以将大便排出体外。

（5）直肠排便反射迟钝或丧失：如排便环境不便、经常忽视便意，未养成定时排便的习惯，直肠排便反射迟钝或丧失，见于习惯性便秘。

（6）精神过度紧张或抑郁，可抑制自然排便而致便秘。

（7）滥用泻药，形成药物依赖，造成便秘。

（8）年老体弱，活动量过少，肠痉挛致排便困难。

（9）结肠冗长。

2. 器质性便秘

（1）直肠与肛门病变：如痔疮、肛裂、肛周脓肿或溃疡、直肠炎、直肠癌等，引起肛门括约肌痉挛、排便疼痛造成惧怕排便而导致便秘。

（2）局部病变导致排便无力：如大量腹水、腹膜炎、盆腔炎、系统性硬化病、肌营养不良等。

（3）肠梗阻：结肠完全性或不完全性肠梗阻，如结肠良恶性肿瘤、Crohn 病、先天性巨结肠、腹腔或盆腔内肿瘤压迫结肠，以及各种原因引起的肠粘连、肠扭转、肠套叠等。

（4）全身性疾病使肠肌松弛、排便无力：如尿毒症、糖尿病性神经病变、甲状腺功能减退、甲状旁腺功能亢进、高钙血症、脑血管意外、多发性神经根炎、截瘫、肺气肿、低血钾性周期性麻痹等。此外，血卟啉病、慢性铅中毒可引起肠道平滑肌痉挛，导致便秘。

（5）药物引起肠肌松弛：应用吗啡类药、抗胆碱能药、钙通道阻滞剂、神经阻滞剂、镇静剂、抗抑郁药以及含钙、铝制酸剂等均可使肠肌松弛导致便秘。

表 2-15-1　便秘的病因及分类

分类	常见病因
功能性便秘	进食量减少、食物缺乏纤维素或水分不足；正常排便习惯受干扰；结肠运动功能紊乱；排便推动力不足；直肠排便反射迟钝或丧失；精神过度紧张或抑郁；滥用泻药，形成药物依赖；年老体弱，活动量过少；结肠冗长
器质性便秘	直肠与肛门病变；局部病变导致排便无力；肠梗阻；全身性疾病使肠肌松弛、排便无力；药物影响

（二）便秘的分型

便秘的分型主要针对慢性便秘，分为 3 型：慢传输 / 通过型（slow transit constipation，STC）、出口梗阻型（outlet obstruction constipation，OOC）和混合型。

1. STC 便秘　便意少，排便次数减少，粪质坚硬，排便困难；肛门指检无粪便或可触及坚硬粪块；肛门外括约肌的缩肛和用力排便功能正常，全胃肠道或结肠传输时间延长；缺乏 OOC 的证据，如气囊排出试验和肛门直肠测压等相关检查正常。

2. OOC 便秘　有便意或缺乏便意，排便费力，排便量少，有不尽感或下坠感；肛门、直肠指检时直肠内存在有不少泥样粪便，用力排便时肛门外括约肌可能呈矛盾性收缩，全胃肠道或结肠传输时间显示正常，多数标志物可滞留在直肠内；用力排便时肛门外括约肌呈矛盾性收缩或直肠壁的感觉阈值异常等。

3. 混合型便秘　具有上述 STC 便秘和 OOC 便秘的特点。

二、发生机制

食物在消化道经消化吸收后，剩余的食糜残渣输送到结肠（正常情况下，每天进入结肠的食糜残渣为 500 ～ 1000ml），在结肠内再将大部分的水分和电解质吸收形成粪便，最后输送至乙状结肠及直肠,通过一系列排便活动将粪便排出体外。粪便在结肠内以正常的速度通过,到达直肠后刺激直肠引起肛门直肠反射,再依赖正常盆底肌群协调运动使粪便顺利排出。

整个排便过程的生理活动包括:①粪便在直肠内膨胀形成机械性刺激,引起便意及排便反射和随后发生的一系列肌肉活动;②直肠平滑肌的推动性收缩;③肛门内、外括约肌的松弛;④腹肌和膈肌收缩使腹内压增高,最后将粪便排出体外。从粪便的形成到产生便意和排便动作的各个环节,均可因其神经系统活动异常、肠平滑肌病变及肛门括约肌功能异常或病变而导致便秘。常见的因素:①摄入食物过少或纤维及水分不足;②肠道内肌肉张力减低、蠕动减弱;③肛门和盆底肌群功能不协调等。

肛门直肠的动力异常主要是肛门外括约肌和耻骨直肠肌不能松弛,有时在排便时肌肉活动呈反方向增强,即所谓的肛门痉挛,引起便秘。腹肌无力使排便时直肠内压力不能升高,直肠压力和肛门压力的梯度下降,也可导致排便困难。感觉异常的一种类型是排便阈值升高,便意减少,发生便秘;另一种类型是排便阈值降低,表现为频繁便意、肛门下坠感、排便不畅。长期用力排便可损伤会阴神经,引起便意的刺激阈值升高,造成排便困难。成人型巨结肠是因肛门直肠交界处缺乏神经节细胞,粪便抵达直肠时不易引起肛门直肠反射,难以发动排便,导致便秘。

三、临床表现与鉴别要点

(一)临床表现

1. 主要症状

(1)急性便秘多有原发病的临床表现,如腹痛、腹胀,甚至恶心、呕吐,多见于各种原因的肠梗阻。

(2)慢性便秘多无特殊表现,部分患者有口苦、食欲减退、腹胀、下腹部不适,排出粪便坚硬如羊粪,排便时可有左腹部或下腹部痉挛性疼痛与下坠感,常可在左下腹部扪及痉挛的乙状结肠。

(3)排便困难严重者可因痔加重及肛裂出现大便带血或便血,并因此紧张、焦虑,加重便秘。

(4)慢性习惯性便秘多发生于中老年人,尤其是经产妇女,可能与肠肌、腹肌与盆底肌的张力下降有关。

2. 伴随症状

(1)伴呕吐、腹胀、肠绞痛等,可能为各种原因引起的肠梗阻。

(2)伴腹部包块者应注意结肠肿瘤(勿将左下腹痉挛的乙状结肠或其内粪便误认为肿瘤)、肠结核及 Crohn 病。

(3)便秘与腹泻交替者应注意肠结核、溃疡性结肠炎、肠易激综合征。

(4)伴生活习惯或环境改变、精神紧张出现便秘,多为功能性便秘。

3. 问诊要点

(1)年龄:单纯性便秘多见于年老体弱、行动不便或长期卧床的患者。老年患者有顽固性便秘时,应注意左侧结肠或直肠癌性梗阻可能。新生儿有顽固性便秘者,应考虑为先天性巨结肠或先天性肛门狭窄闭锁。

(2)职业史:有长期铅接触史,包括从事接触含铅油漆与染料、蓄电池及铅字排版等工作者,应注意慢性铅中毒的可能。

(3)生活史:询问进餐情况,了解食物摄入量,食物中是否含有足够纤维素或有无偏食。询问生活习惯、学习或工作规律是否受到干扰,如经常去外地出差、任务过分繁重、起居进食无定时、卧床使用便盆等排便条件的改变,均可引起单纯性便秘。此外,应了解患者的精神状态,如情绪紧张、焦虑、忧郁等,多为肠易激综合征的诱发因素。

（4）药物史：询问有无服用引起便秘的药物，包括吗啡或鸦片制剂、可待因、颠茄、神经阻滞药物及肠道吸附收敛剂。特别应询问有无长期服用泻药史，因其可使肠黏膜应激性减退而导致便秘。

（5）起病与病程：排便习惯一向正常而近期出现进行性便秘者，若无上述生活史、药物史等的影响，须警惕大肠癌特别是直肠、乙状结肠或降结肠癌的可能。病程较长，便秘与腹泻交替发作，多由精神因素诱发，多为肠易激综合征。

（二）鉴别要点

1. 出口梗阻型便秘

（1）直肠内脱垂：主要表现为排便梗阻感、排便费力及直肠排空不尽感。排粪造影是确诊的主要方法，主要可见直肠内脱垂的三种表现：直肠前壁脱垂；直肠全环脱垂；肛管内直肠脱垂。

（2）直肠前突：临床表现为便秘、排便不尽感及肛门坠胀感、会阴部坠痛、直肠胀痛、黏液便及血便等。患者模拟排便动作时，可见会阴部组织向外膨出，阴道下壁膨出；直肠指检可在肛管上方的直肠前壁触及一凹陷的薄弱区突向阴道。排粪造影是诊断的可靠方法，可见排便时直肠前下壁呈囊袋状向前突出，相应部位的直肠阴道隔被推移变形。

（3）耻骨直肠肌综合征：临床表现为进行性排便困难。肛门指检可发现耻骨直肠肌明显肥大，触之增厚变硬，并有痉挛和压痛，收缩肛门动作时，耻骨直肠肌收缩不明显，模拟排便动作时，耻骨直肠肌不松弛反而收缩。排粪造影示：排便时肛管不开放，在静止及用力排便时可有"搁架征"，即排便过程中耻骨直肠肌压迹固定不变，呈搁架状。

（4）直肠内套叠：临床表现为顽固性便秘，肛门阻塞感，排便不尽，下腹部、骶尾部胀痛伴有黏液血便，部分患者有焦虑、精神忧郁等表现。直肠指检感觉直肠下端黏膜松弛或成堆阻于直肠腔内；直肠镜检查操作可人为帮助套叠复位，很难发现套叠部位，但可见黏膜糜烂、红斑、水肿、渗血；排粪造影可见成堆黏膜呈漏斗状影像，且有骶骨直肠分离现象。

（5）内括约肌失迟缓症：临床表现为无痛性排便困难。直肠指检内括约肌弹性增强，有触痛，肛管压力增高，严重者指检进入肛管困难，直肠腔内有较多大便。排粪造影、肛肠压力测定、盆底肌肌电图等检查有助于明确诊断。

2. 慢传输／通过型便秘

（1）肠易激综合征（便秘型）：临床表现为便秘初发时多为偶发，服用泻药可缓解，后发展为持续性便秘，泻药用量逐渐增加并形成泻药依赖。大便硬结、纤细，多数患者伴有腹痛，常于排便后腹痛缓解，同时多伴有全身性神经症状，如焦虑、抑郁、失眠等。症状发作常受精神心理因素及饮食的影响，须排除器质性病变。

（2）乙状结肠冗长症：临床表现为便秘开始为间歇性发作，最终造成顽固性持续性便秘，可产生严重并发症——乙状结肠扭转。钡剂灌肠可发现乙状结肠过长，结肠镜可明确有无结肠器质性疾病。

（3）老年性便秘：临床表现为长期持续性便秘。主要是由于各器官功能退行性变，结肠蠕动减慢，排便无力等造成。应注意排除器质性疾病，特别是肿瘤性疾病。

（4）泻药性肠病：询问有无滥用泻药史。疾病初期一般无组织、器官形态学改变，后期可有结肠肌层变薄，肠肌神经丛退行性变、神经节细胞减少，一般右侧结肠扩大明显。

（5）药物性便秘：吗啡、阿片制剂、抗胆碱能药、抗抑郁药等可通过不同机制引起便秘，询问有相关药物服用史。

（6）神经疾病：糖尿病神经病变、腰骶与脊髓损伤压迫、脊髓发育不全、盆腔手术后自主神经受压等神经疾病可致便秘。

（7）卟啉病：临床表现为剧烈腹部绞痛、恶心、呕吐、顽固性便秘、腹胀，可伴有神经精神症状、周围神经炎等表现。

四、病例分析

患者李某，女性，70 岁，便秘 1 个月。1 个月来患者无明显诱因出现排便减少，排便次数＜3 次 / 周，同时伴有排便困难、粪便干结，食欲欠佳，感腹胀，无腹痛，无畏寒、发热，无恶心、呕吐等。有糖尿病病史多年，未规律监测及药物控制血糖，无食物及药物过敏史。查体：T 36.2℃，P 80 次 / 分，R 20 次 / 分，BP 140/82mmHg，消瘦、浅表淋巴结未触及肿大。双肺呼吸音清，未闻及干湿啰音，心率 82 次 / 分，律齐，腹软，全腹无压痛及反跳痛，肝、脾肋下未触及。肛检：有粪块。辅助检查：空腹血糖 10mmol/L。

请提出该患者的初步诊断及依据。

五、练 习 题

（一）主观题

1. 简述便秘的病因与分类。

2. 简述便秘的诊断流程。

（二）客观题

1. A 型题

（1）便秘是指 7 天内排便次数少于（   ）

A. 1 次　　　　　　B. 2 ~ 3 次　　　C. 3 ~ 4 次　　　D. 4 ~ 5 次　　　E. 6 次以上

（2）便秘与腹泻交替最常见于（   ）

A. 肠结核　　　　　　　　　　B. Crohn 病　　　　　　　　　　C. 慢性细菌性痢疾

D. 溃疡性结肠炎　　　　　　　E. 肠易激综合征

（3）下列哪项是功能性便秘的原因（   ）

A. 大肠癌　　　　　B. Crohn 病　　　C. 肠易激综合征　D. 肠粘连　　　E. 铅中毒

（4）下列哪项是器质性便秘的原因（   ）

A. 进食少量和食物缺乏纤维素　　　B. 肠易激综合征`　　　　　　C. 结肠冗长

D. 先天性巨结肠　　　　　　　　　E. 应用吗啡治肠肌松弛引起便秘

2. X 型题

（1）下列有关便秘的叙述中哪些正确（   ）

A. 排便频率减少　　　　　　　　　B. 排便困难，粪便干结

C. 习惯性便秘，多发生于中、老年人　　D. 正常人排便的标准是 1 次 / 天

E. 便秘伴呕吐、肠绞痛提示肠梗阻

（2）下列药物中，经常服用可引起便秘的有（   ）

A. 吗啡　　　　　　B. 酚酞　　　　C. 阿托品　　　D. 硫糖铝　　　E. 地西泮

（3）便秘的发生机制包括（   ）

A. 肠道内肌肉张力减低和蠕动减弱　　　B. 排便过程的神经活动障碍

C. 摄入食物过少或纤维素及水分不足　　D. 肠蠕动受阻碍

E. 排便的相关肌肉活动障碍

（4）下列属于功能性便秘的原因有（   ）

A. 食物中缺乏纤维素　　　　　　　B. 老年人腹肌及盆肌张力不足

C. 结肠冗长　　　　　　　　　　　D. 甲状腺功能低下

E. 经常应用吗啡止痛

（孙 龙）

第十六节 吞 咽 困 难

吞咽困难（dysphagia）是指吞咽费力甚至下咽困难，食物通过口、咽、食管时的梗阻感及滞留感，伴有或不伴有食管沿路疼痛。吞咽困难可由食管、喉部、口咽部疾病引起，亦可由中枢神经系统疾病和吞咽肌肉的运动障碍所致。

一、常 见 病 因

1.口咽、喉部疾病 常见有口咽炎、口咽损伤（物理与化学损伤）、白喉、咽喉部结核、咽喉部肿瘤、咽后壁脓肿等。

2.食管疾病 常见有反流性食管炎、食管良性肿瘤、食管癌、食管异物、食管肌功能失调（贲门失弛症、弥漫性食管痉挛等）、食管憩室、甲状腺极度肿大等。其中食管癌是重要病因。

3.中枢神经系统疾病及肌肉疾病 常见有延髓麻痹、重症肌无力、有机磷农药中毒、多发性肌炎、皮肌炎、环咽失弛缓症等。

4.全身性疾病 常见有狂犬病、破伤风、肉毒杆菌食物中毒、缺铁性吞咽困难（Plummer-Vinson综合征）等。

二、发 生 机 制

按照发病机制，吞咽困难可分为器质性与功能性两类。

1.器质性吞咽困难 是指食物经过的咽喉部及食管发生器质性病变，继而管腔发生水肿、炎症、甚至狭窄引起的吞咽困难。正常食管壁具有弹性，管腔直径可扩张至4cm以上。各种原因使管腔扩张受限，如小于1.3cm时，必然存在下咽食物阻滞而产生吞咽困难症状。临床常见原因有食管壁病变引起整个管腔狭窄及外压性病变导致的偏心性狭窄。

2.功能性吞咽困难 也称动力性吞咽困难，是指中枢神经支配的吞咽动作发生困难或局部神经、肌肉病变导致的食物咽下困难，伴随一系列吞咽反射性运动障碍，并使食物从口腔不能顺利运至胃。最常见的原因是各种延髓麻痹，也可由肌痉挛（如狂犬病）、肠肌丛内神经节细胞减弱（如贲门失弛症）引起。此外，系统性硬化症等全身疾病可引起食管平滑肌收缩无力，弥漫性食管痉挛可导致食管异常收缩，均属动力性吞咽困难。

三、伴 随 症 状

1.伴反酸、上腹灼热或呕吐胆汁，考虑胃反流性食管炎。

2.伴胸骨后疼痛，考虑食管炎、食管溃疡、食管异物、晚期食管癌、纵隔炎等。

3.伴声音嘶哑，考虑食管癌引起的纵隔浸润或主动脉瘤、纵隔淋巴结肿大及肿瘤压迫喉返神经所致。

4.伴呃逆，考虑食管下端病变，如食管癌、食管裂孔疝、贲门失弛症等（影响膈肌）。

5.伴呛咳，考虑咽神经麻痹、气管食管瘘、贲门失弛症致潴留食物反流等。

6.伴发音障碍，考虑各种原因引起的双侧舌咽、迷走神经麻痹，或肌肉疾病，如重症肌无力、多发性肌炎、皮肌炎等。

7.伴全身阵发肌肉痉挛，考虑破伤风、狂犬病等。

8.伴哮喘和呼吸困难，考虑纵隔肿物、大量心包积液压迫食管及大气管等。

四、吞咽困难病史采集要点

1.出现吞咽困难的发病年龄。新生儿、婴幼儿首先考虑先天性疾病；幼儿及学龄儿童应注意异物、损伤及感染性疾病；老年人要考虑器质性疾病及肿瘤。

2. 询问吞咽困难、疼痛出现的时间、性质、持续时间长短、部位、诱因等。如有无吞服腐蚀剂或异物史，特别是强酸、强碱等；有无金属外伤史；有无动物咬伤史；是吞咽硬的食物困难，还是包括吞咽水也困难等。

3. 吞咽困难是间歇性的还是进行性的，进行性加重者常为食管肿瘤。

五、吞咽困难体格检查要点

1. 有无锁骨上淋巴结肿大，有无甲状腺肿大。

2. 有无口咽部病变，如咽炎、扁桃体周围脓肿、咽后壁脓肿及口咽部损伤。

3. 注意心界大小、心脏杂音、纵隔有无增宽。

六、吞咽困难常见多发病

1. 食管癌 吞咽困难是最先出现的症状，并且进行性加重。晚期伴有反食，其内容物可含黏液和血。早期病理可行食管脱落细胞学及食管镜检查，可做出早期诊断。X 线吞钡检查可见食管局部有钡影不规则残缺，黏膜皱襞中断，管腔狭窄，管壁僵硬，梗阻近端有轻度扩张。

2. 纵隔肿瘤 包括胸腺瘤、胸内甲状腺肿、支气管囊肿、皮样囊肿、畸胎瘤、淋巴肉瘤、恶性淋巴瘤、心包囊肿、脂肪瘤、神经源性肿瘤、食管囊肿等。其引起吞咽困难主要是由于肿瘤压迫食管造成下咽梗阻。胸腺瘤患者可有重症肌无力症状，累及吞咽肌造成吞咽困难。另外患者可有胸闷、胸痛、咳嗽、呃逆、声音嘶哑等症状。胸片或 CT 检查可发现纵隔内病灶。纵隔镜检查可帮助诊断。

3. 胃癌 贲门癌侵犯食管下段，造成局部梗阻而出现下咽困难。

七、病 例 分 析

患者，男性，53 岁，因吞咽困难 2 个月入院。2 个月前每于进食较快后，感到发噎，感胸骨后灼痛，哽塞不适，需停止进食、拍背，并少量饮水后方能缓解。此后症状反复发作，时轻时重。由于进干的固体饮食后明显，患者以进流食或半流食为主。近 1 个月来病情逐渐加重，发作时伴恶心，呕吐少量食物。2 周来每日只能进少许流质饮食，同时有轻度咳嗽，咳白色黏液痰。发病来体重减轻 6kg，进食少，2～3 日大便一次，小便尚可。既往体健，无明确的胃病或结核病史，家族中无类似疾病患者。查体：T 37.0℃，P 84 次 / 分，R 22 次 / 分，BP 128/85mmHg。一般情况较差，营养不良，巩膜无黄染，锁骨上淋巴结未触及，胸廓对称，两肺呼吸音稍低，未闻及啰音，叩诊心界不大，律整，心率 84 次 / 分，未闻及杂音。腹平软，无压痛，肝脾未触及，肠鸣音正常。实验室检查：Hb 102g/L，WBC 5.3×10^9/L，大便隐血试验（−）。

请提出该患者的初步诊断及依据、鉴别诊断、下一步治疗。

八、练 习 题

（一）主观题

1. 吞咽困难伴有声音嘶哑常见于哪些疾病？

2. 哪些中枢神经系统性疾病可导致吞咽困难？

（二）客观题

以下一般不引起吞咽困难的疾病是（   ）

A. 口腔、咽、喉病变   B. 食管炎   C. 食管癌   D. 食管憩室   E. 肝硬化

（陈跃武）

第十七节 水 肿

水肿（edema）是指人体组织间隙中有过多的液体积聚使组织肿胀，当液体在体内组织间隙呈弥散性分布时，称为全身性水肿；液体积聚在局部组织间隙时，称为局部性水肿。体腔内的液体积聚称积水或积液，如胸腔积液、腹水、心包积液、关节腔积液等。

一、发 生 机 制

正常情况下，人体血管内液体不断地从毛细血管的小动脉端滤出至组织间隙成为组织液，另一方面组织液又不断地从毛细血管的小静脉端回吸收入血管中，二者间经常保持动态平衡，保证组织间隙中无过多液体积聚。维持这种平衡的主要因素有：①毛细血管内静水压；②血浆胶体渗透压；③组织压，即组织间隙机械压力；④组织液的胶体渗透压。当维持液体平衡的因素发生障碍时，出现组织间液生成大于回吸收，则产生水肿。

产生水肿的主要因素有：

1. 钠与水的潴留，导致毛细血管内静水压增加，如继发性醛固酮增多症等。

2. 毛细血管滤过压升高，多见于静脉回流障碍，如右心衰竭等。

3. 毛细血管通透性增高，如急性肾炎等。

4. 血浆胶体渗透压降低，如肝硬化、肾病综合征致血清白蛋白减少。

5. 淋巴液回流受阻，如丝虫病等。

二、病因与临床表现

临床上，根据水肿发生部位的不同分为全身性水肿和局部性水肿，也可根据有无凹陷分为凹陷性水肿和非凹陷性水肿，也可以根据严重程度的不同分为轻度水肿和重度水肿。

（一）全身性水肿

1. 心源性水肿 心源性水肿（cardiac edema）是右心衰竭的主要表现，多见于右心功能不全、大量心包积液、缩窄性心包炎等。

（1）发病机制：由于静脉回流受阻导致静脉压增高，有效循环血量减少，肾血流量减少，肾素 - 血管紧张素 - 醛固酮系统活性增加，继发性醛固酮增多引起钠水潴留、静脉淤血，毛细血管滤过压升高，组织液回流吸收减少所致。水肿程度与心力衰竭程度相关，轻者仅表现为踝部水肿，重者表现为全身性水肿，呈对称性、凹陷性。

（2）水肿特点：首先出现在身体下垂部位（因下垂部位流体静水压较高），以下肢水肿多见，最早出现于踝内侧，行走活动后明显，休息后减轻或消失；长期或经常卧床者以腰骶部水肿明显，颜面部一般无水肿。同时，常常伴有颈静脉怒张、肝大、静脉压升高，严重者可出现胸腔积液、腹水等右心衰竭的其他表现。

2. 肾源性水肿 肾源性水肿（renal edema），见于各型肾脏疾病，特别是肾病综合征。

（1）发病机制：可能与以下因素有关。①球 - 管失衡：即肾小球滤过系数及滤过率下降，而肾小管重吸收钠增加，致钠水潴留；②醛固酮活性增加：灌流量不足，肾实质缺血，肾素 - 血管紧张素 - 醛固酮系统活性增强，醛固酮活性增加，致钠水潴留；③低蛋白血症：大量蛋白尿导致低蛋白血症，血浆胶体渗透压下降，水分外渗。

（2）水肿特点：疾病早期晨间起床时出现眼睑及颜面水肿，以后发展为全身性水肿，肾病综合征时多为重度水肿。同时，常常伴有尿常规改变、高血压、肾功能损害等相关临床表现。

肾源性水肿与心源性水肿的鉴别要点见表 2-17-1。

表 2-17-1　肾源性水肿与心源性水肿的鉴别要点

鉴别要点	肾源性水肿	心源性水肿
开始部位	从眼睑、颜面开始而延及全身	从足部等下垂部位开始向上延及全身
发展速度	发展较迅速	发展较缓慢
水肿性质	软而移动性人	比较坚实，移动性小
伴随病征	高血压、蛋白尿、血尿、管型尿、眼底改变等其他肾脏病征	心脏增大、心脏杂音、颈静脉怒张、肝大等心功能不全病征

3. 肝源性水肿　肝源性水肿（hepatic edema），见于各种肝硬化失代偿期。

（1）发病机制：是由于门静脉高压、低蛋白血症、肝淋巴液生成增多、肝淋巴液回流障碍、继发性醛固酮增多、抗利尿激素增多等因素，产生水肿。

（2）水肿特点：主要表现为腹水，也可首先出现踝部水肿，逐渐向上蔓延，但眼睑、颜面部及上肢多无水肿。同时伴有乏力、食欲减退、黄疸等肝功能减退、门静脉高压等方面表现。

4. 营养不良性水肿　营养不良性水肿（nutritional edema），见于长期消耗性疾病，如恶性肿瘤。

（1）发病机制：由于长期营养缺乏、蛋白丢失性胃肠病、重度烧伤等导致低蛋白血症或维生素 B_1 缺乏，可产生水肿。

（2）水肿特点：水肿出现前常有消瘦，水肿常从足部开始逐渐蔓延至全身。

5. 其他原因的全身性水肿

（1）黏液性水肿（myxedema）：常见于甲状腺功能减退，为非凹陷性水肿，以颜面部及下肢较明显。

（2）经前期紧张综合征（premenstrual tension syndrome）：于月经前 7 ～ 14 天出现眼睑、踝部及手部水肿，月经后水肿逐渐消退，同时多伴有乳房胀痛、盆腔沉重感，可有自主神经功能紊乱表现。

（3）药物性水肿：可见于糖皮质激素、雄激素、雌激素、胰岛素、萝芙木制剂、甘草制剂等疗程中。

（4）特发性水肿：多见于妇女，主要表现在身体下垂部分，原因未明，被认为是内分泌功能失调与直立体位的反应异常所致，立卧位水试验有助于诊断。

（5）其他：可见于妊娠中毒症、硬皮病、血清病、间脑综合征、血管神经性水肿及老年性水肿等。

（二）局部性水肿

局部性水肿表现为身体局部性水肿，发病机制是由于局部静脉、淋巴回流受阻或毛细血管通透性增加所致，如血栓性静脉炎、丝虫病致象皮腿、局部炎症、创伤或过敏等引起的水肿。

三、问 诊 要 点

1. 水肿特点　出现时间、起病急缓、水肿部位（包括开始部位及蔓延情况）、全身性或局部性、是否对称性、是否凹陷性、是否与体位变化及活动有关。

2. 基础疾病　有无心脏、肝脏、肾脏、内分泌及过敏性疾病等病史。

3. 伴随症状　如心悸、气促、咳嗽、咳痰、咯血、头晕、失眠、腹胀、腹痛、食欲、体重及尿量变化等。

4. 水肿与药物、饮食、月经及妊娠的关系。

四、病 例 分 析

患者张某，男性，38 岁，双下肢水肿 2 个月。患者于 2 个月前无明显诱因出现双下肢水肿，伴阴囊水肿，夜尿增多，3～4次/夜，未予诊治，10日前上述症状加重，伴尿量减少，约700ml/d，平卧时呼吸困难，无肉眼血尿，无胸闷胸痛，无咳嗽咳痰，无发热，今为求进一步诊治来院。既往体健。体检：T 36.8℃，P 90次/分，R 24次/分，BP 110/72mmHg，神志清楚，浅表淋巴结未触及肿大。双肺呼吸音粗，未闻及干湿啰音，心率90次/分，律齐，腹软，全腹无压痛，肝、脾肋下未触及。辅助检查：24小时尿蛋白定量5.9g；甘油三酯2.51mmol/L；血生化：Cr 137.1μmol/L，ALB 20.5g/L，BUN 7.07mmol/L。双下肢动静脉彩超未见异常。

请提出该患者的初步诊断及依据。

五、练 习 题

（一）主观题

1. 简述水肿的病因与分类。

2. 简述水肿的问诊要点。

（二）客观题

1. A型题

（1）下列哪项不属于全身性水肿（　　）

A. 心源性水肿　　　　　　　　B. 肝源性水肿　　　　　　　C. 营养不良性水肿

D. 肾源性水肿　　　　　　　　E. 过敏性水肿

（2）男，30岁，近4年来经常夜间出现四肢关节疼痛，近来感乏力、食欲缺乏、心悸、气促。肝在肋下2.5cm触及，轻触痛，双下肢轻度水肿查血红蛋白97g/L，尿蛋白（+）。其原因最可能为（　　）

A. 肝硬化　　　　　　　　　　B. 急性肾炎　　　　　　　　C. 主动脉瓣狭窄致左心衰

D. 二尖瓣狭窄致右心衰　　　　E. 营养不良

（3）为了鉴别诊断，对水肿患者在采集病史中，下列哪项不重要（　　）

A. 水肿首先发生的部位　　　　B. 水肿是否为凹陷性

C. 伴随水肿发生的症状　　　　D. 水肿与体位改变有无关系

E. 水肿发生后尿量的变化

（4）女，30岁，畏寒、腹胀，经期延长、量多，全身肿胀，以经前为甚，较硬，B超示甲状腺肿大、肝脏肿大及脂肪肝。其皮肤肿胀的原因是（　　）

A. 神经血管性水肿　　　　　　B. 肝硬化　　　　　　　　　C. 甲状腺功能减退

D. 淡漠型甲状腺功能亢进　　　E. 营养不良

（5）全身水肿伴胸腔积液、腹水，下列哪项疾病不予考虑（　　）

A. 肺源性心脏病心力衰竭　　　B. 晚期肝硬化　　　　　　　C. 尿毒症

D. 肾病综合征　　　　　　　　E. 席汉综合征

（6）尿毒症性全身水肿患者下列哪项体征几乎不出现（　　）

A. 心脏收缩期杂音　　　　　　B. 肾区叩痛　　　　　　　　C. 胸腔积液体征

D. 心包积液体征　　　　　　　E. 肝颈静脉回流征阳性

（7）患者重度水肿，查体：颈静脉怒张，二尖瓣区收缩期杂音3/6级，肝区触痛明显，双下肢肿胀发亮。化验：肝功能异常，血清白蛋白15g/L，尿蛋白（+）。该患者下列哪项诊断不予考虑（　　）

A. 肾源性水肿　　　　　　　　B. 肝源性水肿　　　　　　　C. 心源性水肿

D. 下腔静脉阻塞　　　　　　　E. 上腔静脉阻塞

（8）全身性水肿患者，下列哪项原因可不予考虑（　　）

A. 心力衰竭　　　　　　　　　B. 肾衰竭　　　　　　　　　C. 失代偿期肝硬化

D. 甲状腺功能减退　　　　　　E. 抗利尿激素分泌过多综合征

（9）肾源性水肿患者，其水肿常先出现于（　　）

A. 下肢　　　　　B. 全身　　　　　C. 眼睑　　　　　D. 胸腔　　　　　E. 腹腔

（10）心源性水肿患者，其水肿常先出现于（　　）

A. 人体的最低部位　　　　　　　B. 眼睑　　　　　　　　C. 全身

D. 胸腔　　　　　　　　　　　　E. 腹腔

2. B 型题

（1）～（5）题共用备选答案

A. 水肿伴大量蛋白尿　　　　　B. 水肿伴脾大　　　　　C. 水肿伴颈静脉怒张

D. 水肿突然发生并累及声门　　E. 水肿为非凹陷性伴局部皮肤粗硬，毛孔粗大，呈结节状

（1）黏液性水肿表现（　　）

（2）缩窄性心包炎表现（　　）

（3）肝硬化表现（　　）

（4）血管神经性水肿表现（　　）

（5）心包积液表现（　　）

3. C 型题

（1）下列哪项不是水肿发生的机制（　　）

A. 毛细血管滤过压升高　　　　　C. 毛细血管渗透性增强

B. 组织压力增高　　　　　　　　D. 血浆胶体渗透压降低　　　　　E. 淋巴液回流受阻

（2）患者全身水肿、颈静脉怒张、肝大，考虑水肿病因为（　　）

A. 肾性水肿　　　B. 心源性水肿　　　　　C. 肝源性水肿　　　　　D. 内分泌性水肿

E. 药物性水肿

（3）清晨眼睑水肿，逐渐蔓延全身，应考虑哪种疾病（　　）

A. 门脉性肝硬化　　B. 急性肾小球肾炎　　C. 右心衰竭　　　　　D. 甲状腺机能减退

E. 恶性肿瘤

（4）患者，30 岁，水肿伴肝大，颈静脉充盈，肝颈静脉回流征阳性。应考虑的疾病是（　　）

A. 右心衰竭　　　B. 左心衰竭　　　　　C. 慢性肾炎　　　　　D. 慢性肝炎

E. 恶性肿瘤

（5）指压后可见局部组织轻度凹陷，恢复较快，应判断为（　　）

A. 非凹陷性水肿　　B. 轻度凹陷性水肿　　C. 中度凹陷性水肿　　D. 重度凹陷性水肿

E. 以上都不是

（孙　龙　张瑞城）

第十八节　黄　疸

黄疸（jaundice）是高胆红素血症（hyperbilirubinemia）的临床表现，由于胆红素代谢障碍使血清中胆红素浓度升高而引起皮肤、黏膜及巩膜以及其他组织和体液发生黄染的现象，是多种疾病的一种症状和体征，尤其多见于肝、胆、胰腺疾病。正常血清总胆红素为 1.7～17.1μmol/L（0.1～1.0mg/dl），当血清中胆红素在 17.1～34.2μmol/L（1.0～2.0mg/dl）时，临床表现不明显，不易察觉黄疸，称隐性或亚临床黄疸；当血清中胆红素超过 34.2μmol/L 时可出现黄疸，但应注意与药物或食物所致的假性黄疸相鉴别。

一、胆红素的正常代谢

机体内胆红素主要来源于血红蛋白（血红素）分解。血液循环中衰老的红细胞在脾、肝或骨髓

中经单核巨噬细胞系统破坏，降解为血红蛋白，血红蛋白在组织蛋白酶的作用下形成血红素和珠蛋白，血红素在催化酶的作用下转化为胆绿素，胆绿素再经还原酶的作用下还原成胆红素。正常人每日由红细胞破坏生成胆红素 4275μmol/L（250mg），占总胆红素的 80%～85%，另外一小部分（15%～20%）来源于肝细胞内含有亚铁血红素的蛋白质分解，如肌红蛋白、细胞色素酶、过氧化氢酶、过氧化物酶等，主要是细胞色素 P450，称为旁路胆红素（bypass bilirubin）。此外，还有少量胆红素产生于无效的红细胞，即未成熟的红细胞在骨髓或血液循环中过早被破坏。

开始形成的胆红素为游离胆红素，因未经肝细胞摄取、未与葡萄糖醛酸结合，称为非结合胆红素（unconjugated bilirubin，UCB），又称间接胆红素，不溶于水，不能从肾小球滤出，故尿液中不出现非结合胆红素。非结合胆红素在血液循环中与白蛋白结合，形成胆红素 - 白蛋白复合物，运载至肝脏，经 Disse 间隙被肝细胞所摄取，在肝细胞内与胞质载体蛋白 Y、Z 结合，并被携带运输至肝细胞光面内质网的微粒体部分，在葡萄糖醛酸转移酶的催化作用下，与葡萄糖醛酸结合，形成结合胆红素（conjugated bilirubin，CB），又称直接胆红素。结合胆红素为水溶性，可通过肾小球滤过而从尿液中排出。

结合胆红素从肝细胞经胆管系统进入肠道后，在回肠末端及结肠经肠道细菌酶（β 葡萄糖醛酸苷酶）的分解与还原作用，形成尿胆原（总量为 68～473μmol/L）。大部分尿胆原（80%～90%）在肠道与氧接触，被氧化为尿胆素后从粪便排出，称为粪胆原。小部分尿胆原（10%～20%）在肠道内被重吸收，经肝门静脉回到肝内，其中大部分转为结合胆红素，又随胆汁再次排入肠道，形成所谓"胆红素的肠肝循环"。被吸收回肝的小部分尿胆原经体循环由肾脏排出体外，每日不超过 6.8μmol/L（4mg）。

正常情况下，胆红素代谢过程保持动态平衡，血中胆红素浓度保持相对稳定，总胆红素（total bilirubin，TB）1.7～17.1μmol/L（0.1～1.0mg/dl），包括 CB 0～3.42μmol/L（0～0.2mg/dl），UCB 1.7～13.68μmol/L（0.1～0.8mg/dl）。

二、黄疸分类

黄疸的发生是由于胆红素代谢紊乱所致，临床上曾有多种分类方法，如按引起黄疸的解剖部位分为肝前性、肝内性、肝后性黄疸，按治疗角度分为内科性、外科性黄疸，按胆红素在肝内结合部位分为微粒体前性、微粒体性和微粒体后性黄疸。目前，多主张按黄疸病因和胆红素性质进行分类。

（一）按黄疸病因分类

临床上最为常用的黄疸分类方法，以前三类黄疸最为常见，特别是肝细胞性黄疸和胆汁淤积性黄疸。

1. 溶血性黄疸。

2. 肝细胞性黄疸。

3. 胆汁淤积性黄疸（旧称阻塞性黄疸或梗阻性黄疸）。

4. 先天性非溶血性黄疸。

（二）按胆红素性质分类

以胆红素性质为依据分类，对胆红素代谢的环节及可能的病因作出初步判断，有助于诊断及治疗。

1. 以 UCB 升高为主的黄疸 血清总胆红素升高，以非结合胆红素升高为主（占 80%～85% 及以上），多为肝前性因素引起，主要见于：①胆红素生成过多；②胆红素摄取障碍；③胆红素结合障碍，由葡萄糖醛酸转移酶活力减低或缺乏引起的黄疸。

2. 以 CB 升高为主的黄疸 血清总胆红素升高，其中结合胆红素所占比例超过 30%，可由胆红素在肝内转运、排泄障碍或同时有胆红素摄取、结合和排泄障碍引起，主要见于：①肝外胆管阻塞；②肝内胆管阻塞；③肝内胆汁淤积。

三、发生机制及临床特征

（一）溶血性黄疸

1. 发病机制 凡能引起红细胞破坏产生溶血现象的疾病，都可发生溶血性黄疸。大量红细胞破坏，生成大量非结合胆红素，超过肝脏代谢能力，另外，溶血造成的贫血及红细胞破坏产物的毒性作用，削弱了肝细胞对胆红素的代谢功能，使非结合胆红素在血中潴留并超过正常水平出现黄疸。胆红素生成增加而肝脏代谢能力正常时，血清胆红素一般在 $51.3 \sim 85.5\mu mol/L$（$3.0 \sim 5.0mg/dl$）。如血清总胆红素浓度持续高于 $85.5\mu mol/L$（$5.0mg/dl$）时，提示肝脏代谢胆红素能力下降，可能与患者基础肝病、溶血、缺氧或红细胞崩解产物毒性作用等因素致肝功能损害有关。

（1）先天性溶血性贫血：如海洋性贫血、遗传性球形红细胞增多症。

（2）后天获得性溶血性贫血：自身免疫性贫血、新生儿溶血、不同血型输血后的溶血、蚕豆病、伯氨喹、蛇毒、毒蕈、阵发性睡眠性血红蛋白尿等引起的溶血。

2. 临床特征

（1）溶血病史：多有与溶血相关病史，如输血、药物、感染、中毒及溶血家族史等。

（2）临床表现：一般黄疸较轻，表现为巩膜轻度黄染，呈浅柠檬色，皮肤无瘙痒。急性溶血或溶血危象时起病急，症状重，表现为寒战、高热、头痛、呕吐、腰背酸痛、全身不适、乏力，并有不同程度的贫血和血红蛋白尿（尿呈酱油色或浓茶色），严重时可发生急性肾衰竭。慢性溶血多为先天性，起病较缓，症状轻微，表现为贫血，可有面色苍白、脾大。

（3）实验室检查

1）血清总胆红素升高，除溶血危象外，血清胆红素一般不超过 $85.5\mu mol/L$（$5.0mg/dl$），以非结合胆红素增加为主，占 80% 以上，结合胆红素基本正常。

2）由于缺氧及毒素作用，肝脏处理尿胆原能力下降，血中尿胆原增加并从肾排出，使尿中尿胆原增加，但无胆红素，急性溶血时可有血红蛋白尿，慢性溶血时尿内含铁血黄素增加。

3）血中非结合胆红素增加，故结合胆红素合成也代偿性增加，从胆道排至肠道也增加，导致尿胆原增加，随后粪胆素增加，使粪色加深。

4）骨髓增生活跃表现，如周围血除贫血外，出现网织红细胞增加，有核红细胞、骨髓红细胞系增生活跃。

5）其他：遗传性球形红细胞增多症时红细胞脆性增加；地中海贫血时红细胞脆性降低；自身免疫性溶血时 Coombs 试验阳性。

（二）肝细胞性黄疸

1. 发病机制 各种使肝细胞广泛受损的因素均可引起黄疸。肝细胞受损，对胆红素的摄取、结合、排泄功能发生障碍，以致大量非结合胆红素潴留于血中，同时因肝细胞损害及肝小叶结构破坏，胆汁排泄受阻，使结合胆红素不能正常排泄入细小胆管并反流入血，发生黄疸，以结合胆红素升高为主，可能的机制如下：①肝细胞排泄障碍，结合胆红素潴留于肝内并反流入血；②肝细胞坏死致毛细胆管破裂，使胆汁成分反流入血；③毛细胆管及胆小管通透性增加，胆汁成分经肝细胞入血；④胆小管炎性肿胀，胆栓形成致胆汁排泄障碍。

2. 临床特征

（1）相关病史：各种肝脏疾病，如病毒性肝炎、中毒性肝炎、药物性肝炎、肝硬化、肝癌以及其他原因如钩端螺旋体病、败血症等，均可引起肝细胞受损出现肝细胞性黄疸。

（2）临床表现：皮肤及巩膜呈浅黄至深金黄色，皮肤偶有瘙痒，严重者可有出血倾向。如急性肝炎，可有发热、乏力、食欲减退、肝区痛，肝大等表现。如慢性肝炎或肝硬化患者，可有慢性肝病面容、肝掌、蜘蛛痣、脾大或腹水等。

（3）实验室检查及辅助检查

1）血清总胆红素升高，以结合胆红素升高为主，黄疸型肝炎时，结合胆红素增高的幅度明显高于非结合胆红素。

2）尿中胆红素阳性，尿胆原可因肝功能障碍而增加，但在疾病高峰期时，因肝内胆汁淤积致尿胆原减少或缺如，粪便中尿胆原可正常、减少或缺如。

3）肝功能检查根据不同肝病表现不同，如转氨酶升高，伴有肝内淤胆时，碱性磷酸酶可升高；血清白蛋白下降，凝血酶原时间延长，多见于严重肝病，提示肝细胞受损较重；重症肝炎或肝衰竭者，可出现胆固醇、胆固醇酯、胆碱酯酶活力下降等。

4）免疫学检查：血中肝炎病毒标志物阳性支持病毒性肝炎诊断；线粒体抗体阳性常提示原发性胆汁性肝硬化；血清甲胎蛋白升高对原发性肝细胞癌的诊断有重要参考价值。

5）肝活组织检查：对弥漫性肝病的诊断有重要价值，可进行光镜、电镜、免疫组化、原位杂交、免疫荧光、肝炎病毒标志物检测等检查，有助于肝脏疾病的病因诊断。

6）肝脏超声、CT、MRI 等，对肝脏疾病诊断有帮助。

（三）胆汁淤积性黄疸

1. 发生机制　肝内胆汁淤积是指各种原因引起的胆汁生成和分泌减少，以及胆汁淤积和浓缩。肝内胆汁淤积可单独出现，或与肝细胞损害同时存在，其发生机制复杂，常有多因素参与，目前尚未完全清楚。

（1）肝细胞膜结构和功能改变：胆汁的生成、分泌以及胆汁溶质的转运和出入肝细胞，均取决于肝细胞质膜结构的完整及肝细胞质膜功能的正常，二者缺一不可。如氯丙嗪、雌二醇、内毒素、缺氧等因素引起肝细胞损害时，均可使肝细胞质膜胆固醇含量增加、膜流动性和钠泵活性降低，导致胆汁分泌和流量减少。

（2）微丝和微管功能障碍：使胆固醇的转运、钠水向毛细血管移动及毛细胆管周围协调性蠕动与收缩作用被减弱，致使胆汁流量和向前流动性降低。

（3）毛细胆管膜与紧密连接通透性增加：使胆汁内溶质分子向周围弥散或反流，致使胆汁水分减少，胆汁浓缩，胆道内胆盐沉淀与胆栓形成。

（4）胆酸代谢异常：胆酸羟化不充分，形成具有毒性的单羟胆酸或石胆酸，使肝细胞和毛细胆管上皮坏死。

2. 分类　根据胆汁淤积的解剖部位不同，可分为肝外阻塞、肝内阻塞和肝内胆汁淤积 3 种，具体如下。

（1）肝外阻塞性胆汁淤积：①胆石症、胆道蛔虫症、胆管炎症、肿瘤浸润、手术后胆总管狭窄等引起胆总管内阻塞；②壶腹周围癌、胰头癌、肝癌、肝门或胆总管周围淋巴结癌转移等压迫胆管，引起胆管外阻塞。阻塞上端的胆管内压力逐渐升高，胆管扩张，最后使肝内胆管因胆汁淤积而破裂，胆汁直接或经淋巴液反流入血，使血清结合胆红素升高。

（2）肝内阻塞性胆汁淤积：肝内泥沙样结石、原发性肝癌侵犯肝内胆管或癌栓形成、寄生虫病等引起肝内阻塞性胆汁淤积，但单支肝管阻塞一般不会引起胆汁淤积。

（3）肝内胆汁淤积：常见于病毒性肝炎、药物性黄疸、原发性胆汁性胆管炎、妊娠多发性黄疸等。

3. 临床特征

（1）相关病史：多种肝、胆及胰腺疾病，如病毒性肝炎、药物性黄疸、肝癌、胆石症、胆管炎、壶腹周围癌、胰头癌等均可引起胆汁淤积出现黄疸。

（2）临床表现：肤色暗黄、黄绿或者绿褐色，甚至黑色；皮肤瘙痒明显，常出现在黄疸之前，具体机制尚不明确，可能与血中胆盐刺激皮肤神经末梢有关；心动过缓，尿色深，粪便颜色变浅或呈白陶土色。同时，有原发病的其他表现，如肝外梗阻者常有腹痛、发热、恶心、呕吐等症状，胆道排石过程中黄疸来去较迅速；胰头癌及壶腹周围癌黄疸进行性加重，常缺乏特征性临床表现，但可有乏力、食欲减退、消瘦等症状。

（3）实验室检查及辅助检查

1）血清胆红素明显升高，一般可超过 510μmol/L（30mg/dl），以结合胆红素升高为主。

2）尿胆红素阳性，尿胆原减少或缺如，部分不完全梗阻者应结合临床表现综合分析。

3）粪中尿胆原减少或缺如，粪便常呈浅灰色或陶土色升高。壶腹周围癌引起的梗阻，粪便可因局部癌组织出血呈黑色或隐血试验阳性。

4）肝功能异常，除胆红素升高外，以碱性磷酸酶、γ-谷氨酰转肽酶升高最为明显。长期梗阻可使转氨酶升高、白蛋白下降，因吸收减少致维生素 K 缺乏可使凝血酶原时间延长，此时注射维生素 K 可纠正凝血酶原时间。

5）其他检查：超声、CT、MRCP、ERCP、PTC、胆道造影等有助于梗阻性黄疸的诊断。CA199、AFP、CEA 等肿瘤标志物也有助于肿瘤引起的胆汁淤积的相关诊断。

（四）先天性非溶血性黄疸

先天性非溶血性黄疸系指由于先天性酶缺陷，肝细胞对胆红素的摄取、结合及排泄发生障碍所致的黄疸。此类型黄疸临床上少见，大多数发生于儿童及青少年，有家族史，除极少数外，多数健康状况良好。

1. 以非结合胆红素升高为主

（1）Gilbert 综合征

1）发病机制：由于 UDP 葡萄糖醛酸基转移酶 1A1（UGT 1A1）基因外显子 1 上游启动子 TATAA 序列出现复制片段，使 UGT 活性下降而导致非结合胆红素在肝细胞内酯化过程障碍。

2）临床特点：发育正常，一般状况良好；无明显症状，或仅有乏力、消化不良、肝区不适等症状，常因饥饿、感染、妊娠、手术等诱发或加重；血清胆红素升高，以非结合胆红素升高为主，多在 22.1～51.0μmol/L（1.3～3.0mg/dl），一般不超过 6.0 mg/dl；无肝脾大；肝功能试验其他项目均正常；缺乏溶血相关证据；肝活组织检查无异常；口服胆囊造影剂，胆囊正常显影；无须特殊治疗，预后良好。

（2）Crigler-Najjar 综合征

1）发病机制：临床分为 Ⅰ 型和 Ⅱ 型，其中 Ⅰ 型是 UGT1A1 基因 1～5 外显子发生多处替换、缺失或插入突变；Ⅱ 型仅是在任一外显子的点突变，而 UGT 结构变异相对较轻。

2）临床特点：Ⅰ 型多在出生后不久（6～18 个月）死于核黄疸，Ⅱ 型可在出生后即出现黄疸，或在今后 20～30 年内黄疸反复发生；血清胆红素常在 6.0～20.0mg/dl，禁食、感染、代谢紊乱等因素可诱发或加重，甚至可有核黄疸发生；粪及尿液颜色正常；无肝脾大；肝功能其他项目正常；Ⅱ 型病情明显好于 Ⅰ 型，预后较佳。

2. 以结合胆红素升高为主

（1）Dubin-Johnson 综合征

1）发病机制：可能为常染色体隐性遗传，有明显家族背景，是由于毛细胆管面肝细胞膜上 MRP$_2$ 蛋白变异所致。非结合胆红素可正常进入肝细胞，并与葡萄糖醛酸结合被运输，但在毛细胆管面肝细胞膜上的排泄受影响而诱发黄疸。

2）临床特点：一般无症状或症状轻微，常因劳累、感染、手术等诱发或加重；可有肝大，但脾不大；血清胆红素一般不超过 5.0mg/dl，但可更高，以结合胆红素升高为主；胆汁排泄正常；胆囊造影多不显影，或显影暗淡；肝活组织检查见肝细胞内有弥漫性棕褐色色素颗粒，多在肝小叶中央区溶酶体中，性质及来源尚不明确，可能是黑色素或肾上腺代谢物多聚体；无需特殊治疗，预后良好。

（2）Rotor 综合征

1）发病机制：是慢性家族性高结合胆红素血症，为常染色体隐性遗传。主要是由于肝细胞分泌功能缺陷和肝细胞代谢胆红素能力下降，使血清内结合和非结合胆红素均升高出现黄疸。

2）临床特点：血清胆红素升高，一般不超过 10.0mg/dl，以结合胆红素升高为主；BPS 试验异常，但无第二次高峰现象；胆囊造影大多正常，少部分可不显影；肝活组织检查正常，无色素颗粒沉积，有助于与 Dubin-Johnson 综合征相鉴别。

黄疸的鉴别，应结合病史、症状、体征、实验室和其他辅助检查结果，进行综合分析和鉴别诊断。首先要注意真性黄疸和假性黄疸的鉴别。假性黄疸，常见于过量进食含有胡萝卜素食物或服用某些药物（如新霉素、米帕林等），表现为皮肤发黄，但巩膜正常；部分老年人球结膜有淡黄色脂肪蓄积，表现为巩膜不均匀黄染，但皮肤无黄染。不同于真性黄疸，所有假性黄疸血清胆红素浓度均正常。

四、病 例 分 析

患者胡某，男性，28 岁，皮肤巩膜黄染 9 个月，伴有乏力、食欲缺乏，皮肤瘙痒，尿黄，大便颜色正常，睡眠差。既往史：9 个月前诊断为 CHB，4 个月前自行停恩替卡韦；3 个月前诊断甲亢，1 个月前自行停甲巯咪唑片。查体：T 37.6℃，P 90 次 / 分，R 24 次 / 分，BP 110/87mmHg，浅表淋巴结未触及肿大。双眼球突出，甲状腺Ⅰ度肿大，全身皮肤黏膜、巩膜中度黄染，前胸可见散在蜘蛛痣。心肺听诊无异常。腹平软，无压痛及反跳痛，肝脾未触及肿大，墨菲征阴性，肝区叩击痛（+），移动性浊音阴性。辅助检查：乙肝五项提示大三阳。肝功能检查：ALT 1172U/L，AST 976U/L，ALP 559U/L，GGT 64U/L，TBIL 109.5μmol/L，DBIL 87μmol/L，ALB 35g/L。HBV DNA $5.8×10^6$U/ml。甲亢五项检查：TSH 0.002mV/L，FT_4 77.2pmol/L，FT_3 46.8pmol/L，TT_4 308.8nmol/L，TT_3 12.9nmol/L。腹部彩超：肝实质回声稍增粗；胆囊、胰腺、脾脏、双肾未见异常。

请提出该患者的初步诊断及依据。

五、练 习 题

（一）主观题

1. 简述黄疸的分类。

2. 简述肝细胞性黄疸的特点。

3. 简述梗阻性黄疸的特点。

（二）客观题

1. A 型题

（1）正常时胆红素的主要来源是（　　）

A. 肝细胞微粒体内的细胞色素 P450　　　　B. 肌红蛋白　　　　C. 衰老的红细胞

D. 过氧化物酶　　　　　　　　　　　　　　E. 过氧化氢酶

（2）胆红素在血液中运输主要与下列哪种成分结合（　　）

A. Y 蛋白　　　　B. Z 蛋白　　　　C. 球蛋白　　　　D. 白蛋白　　　　E. 纤维蛋白

（3）胆红素的酯化在哪一种肝细胞中进行（　　）

A. 粗面内质网　　　B. 滑面内质网　　C. 线粒体　　　　D. 微粒体　　　　E. 溶酶体

（4）溶血性黄疸最常出现下述哪种变化（　　）

A. 胆红素定性试验间接反应阳性　　　　　B. 尿中胆红素升高　　　C. 粪中尿胆原减少

D. 粪中尿胆素减少　　　　　　　　　　　　E. 尿中尿胆原减少

（5）下列哪一项结果不符合溶血性黄疸的特点（　　）

A. 胆红素定性试验间接反应阳性　　　　　B. 尿中尿胆原增多　　　C. 粪中尿胆原增多

D. 尿中无胆红素　　　　　　　　　　　　　E. 血中结合胆红素增多

（6）下述除哪种疾病外都是溶血性黄疸的原因（　　）

A. 异型输血　　　　　　　B. 蚕豆病　　　　　　　　C. 地中海贫血综合征

D. 慢性乙型病毒性肝炎　　E. 遗传性球形细胞增多症

（7）肝细胞性黄疸患者临床上可出现下述哪种变化（　　）

A. 尿中无胆红素　　　　　　　　　　B. 肠道内尿胆原增多

C. 胆红素定性试验呈双项反应阳性　　D. 粪中尿胆原增多

E. 尿中尿胆原减少

（8）肝细胞性黄疸病因不包括（　　）

A. 病毒性肝炎　　　　　　B. 肝硬化　　　　　　　　C. 蚕豆病

D. 钩端螺旋体病　　　　　E. 败血症

（9）生后 24 小时内出现黄疸，首先考虑的是（　　）

A. 生理性黄疸　　　　　　B. 先天性胆道闭锁　　　　C. 新生儿肝炎

D. 溶血性黄疸　　　　　　E. 感染性黄疸

（10）由于肝细胞缺乏葡萄糖醛酸转移酶的疾病是（　　）

A. Gilbert 综合征　　　　　B. Dubin-Johnson 综合征　　C. Rotor 综合征

D. Crigler-Najjar 综合征　　E. Lucey-Driscoll 综合征

2. B 型题

（1）～（5）题共用备选答案

A. 先天性肝细胞 BCT 缺乏　　　　　B. 肝细胞内胆汁分泌功能障碍

C. 非结合胆红素生成过多　　　　　　D. 肝对胆红素排泄障碍

E. 先天性肝细胞内 Y 蛋白缺乏

（1）溶血性黄疸是由于（　　）

（2）肝细胞性黄疸是由于（　　）

（3）肝内胆汁淤积是由于（　　）

（4）Crigler-Najjar 综合征是由于（　　）

（5）Gilbert 综合征是由于（　　）

（6）～（8）题共用备选答案

A. 血清未结合胆红素增高，胆红素定性试验呈直接反应阳性

B. 血清未结合胆红素增高，胆红素定性试验呈间接反应阳性

C. 血清结合胆红素增高，胆红素定性试验呈直接反应阳性

D. 血清结合胆红素增高，胆红素定性试验呈间接阳性反应

E. 血清结合和未结合胆红素均增高，胆红素定性试验呈双相反应阳性

（6）溶血性黄疸可见（　　）

（7）肝细胞性黄疸可见（　　）

（8）长期肝外胆道梗阻可见（　　）

（9）～（12）题共用备选答案

A. 尿中无胆红素，尿中尿胆原增高，粪中尿胆原增高

B. 尿中无胆红素，尿中尿胆原减少，粪中粪胆原减少

C. 尿中有胆红素，尿中尿胆原增多，粪中尿胆原减少

D. 尿中有胆红素，尿中尿胆原减少，粪中尿胆原减少

E. 尿中有胆红素，尿中尿胆原增多，粪中尿胆原增多

（9）溶血性黄疸可出现（　　）

（10）肝细胞性黄疸可出现（　　）

（11）肝外胆道阻塞可出现（　　）

（12）新生儿生理性黄疸可出现（　　）

（孙　龙）

第十九节　腰　背　痛

腰背痛（lumbodorsalgia）是下肋缘至臀横纹以上及两侧腋中线之间区域的疼痛与不适，伴或不伴腿部疼痛。许多疾病可引起腰背痛，病因复杂，其中腰背部局部病变占多数，邻近器官病变和放射痛也常见。因影响患者生活质量，是促使患者就诊的常见临床症状之一。

一、病因与分类

腰背痛按病因分为机械性腰背痛、特异性腰背痛、内脏疾病牵涉痛、其他腰背痛四大类。常见病因如下：

1. 机械性腰背痛　韧带、肌肉或筋膜的拉伤、脊柱关节的退行性变、骨折等。

2. 特异性腰背痛　肿瘤、感染、炎性脊柱关节病、代谢性病变、镰状细胞贫血、蛛网膜下腔出血等。

3. 内脏疾病牵涉痛　盆腔疾病、泌尿系疾病、消化系统疾病或主动脉瘤破裂等。

4. 其他腰背痛　病因不明确，包括社会心理因素引起的，一般疼痛较轻微，无严重基础疾病。

二、发病机制

腰背部是由于局部或邻近组织、器官的神经、肌肉、骨骼、内脏等受炎症的刺激或牵拉、压迫所致，也可能与致痛物质如缓激肽、组胺、前列腺素等的参与或精神因素有关。

三、临床表现与问诊要点

（一）临床表现及鉴别要点

腰背痛常见疾病的临床表现及鉴别要点见表 2-19-1。

表 2-19-1　腰背痛常见疾病的临床表现及鉴别要点

解剖部位	常见疾病	临床表现及鉴别要点
脊椎病变	脊椎骨折	有外伤史，足或臀部先着地，骨折处有压痛与叩痛，可有脊椎畸形、活动障碍
	腰椎间盘突出症	多见于 20～40 岁，长期弯腰劳作，主要表现为腰痛和（或）下肢疼痛，咳嗽、打喷嚏时加重，卧床休息可缓解
	增生性脊柱炎	多见于 50 岁以上，腰部酸胀、疼痛、僵直，适当活动后疼痛减轻，过多活动腰痛加重，傍晚疼痛明显，平卧位可缓解。腰椎无明显压痛
	结核性脊柱炎	腰椎最易受累，背痛常为首发症状，伴结核中毒症状。晚期可出现脊柱畸形、冷脓肿和脊髓压迫症状
	化脓性脊柱炎	发病前常有外伤或腰椎侵入性操作或手术史，剧烈腰背痛，有明显压痛、叩痛，伴畏寒、高热等全身中毒症状
	脊椎肿瘤	多见于转移性恶性肿瘤。顽固性、剧烈腰背痛，伴放射性神经根痛，休息或药物治疗均难缓解
脊柱旁组织病变	腰肌劳损	腰骶部酸痛、钝痛，劳累后加重，休息时缓解
	腰肌纤维炎	腰背部弥漫性疼痛，晨起时加重，活动后减轻，但过多活动疼痛加重。轻叩腰背部疼痛可缓解

续表

解剖部位	常见疾病	临床表现及鉴别要点
脊神经根病变	脊髓压迫症	椎管内肿瘤、转移性肿瘤、椎间盘突出等。神经根激惹症，颈背或腰部剧烈烧灼样或绞窄样痛，定位性疼痛，可有感觉障碍。咳嗽、打喷嚏等动作疼痛加重
	蛛网膜下腔出血	血液刺激脊膜和脊神经后根引起的剧烈腰背痛
	腰骶神经根炎	下背部、腰骶部疼痛，向臀部及下肢放射，腰骶部有压痛，严重可有节段性感觉障碍等
内脏疾病	泌尿系统疾病	肾炎、肾盂肾炎、泌尿系结核、结石、肿瘤等均可引起腰背痛，除腰背痛外还有原发病的症状及体征
	盆腔器官疾病	男性的前列腺炎或肿瘤除腰骶部疼痛外，伴有尿频、尿急和排尿困难；女性的附件炎、宫颈炎、盆腔炎等除引起腰骶部疼痛外，伴有下腹坠胀感
	消化系统疾病	消化性溃疡及十二指肠后壁慢性穿孔可引起腰背肌肉痉挛性疼痛，同时有上腹部疼痛。急性胰腺炎常出现左侧腰背部放射痛；部分胰腺癌可出现腰背痛，卧位疼痛加重，坐位前倾疼痛减轻。溃疡性结肠炎和 Crohn 病除可出现下腰部疼痛外，同时有腹泻或便秘等消化道功能紊乱症状
	呼吸系统疾病	如支气管肺癌、胸膜炎、肺结核等除背痛外，同时伴有呼吸系统疾病的症状及体征，脊柱本身无病变，故无阳性体征

（二）问诊要点

1. 发病年龄、性别　青少年的腰背痛常见于结核；青少年男性的腰背痛常见于强直性脊柱炎；分娩后的中年女性腰背痛常见于致密性髂骨炎；中青年的腰背痛常见于腰椎间盘突出症、肌纤维组织炎、脊柱滑脱等；中老年的腰背痛常见于脊柱退行性骨关节炎、韧带炎；中老年女性的腰背痛常见于骨质疏松症、更年期综合征。

2. 起病缓急　急性起病多见于扭伤或外伤；缓慢疾病多见于腰肌劳损、脊柱关节的退行性变、肿瘤等。

3. 疼痛的部位、性质、程度、持续时间、诱发与缓解因素、演变过程

（1）外伤或感染可准确提供疼痛时间；腰肌劳损或脊柱退行性变等慢性损伤提供疼痛出现时间较模糊。

（2）跳痛多为化脓性炎症；酸痛多为腰肌劳损；闷痛多为骨骼病变；锐痛多见于腰椎间盘突出症压迫坐骨神经等。

（3）间歇性可见于神经性跛行；持续性可见于腰肌劳损。

（4）劳累或活动情况下可使腰肌劳损引起的腰背痛加重，休息可缓解；弯腰、咳嗽或打喷嚏可使腰椎间盘突出症患者出现腰背痛，休息可缓解；强直性脊柱炎引起的腰背痛活动可缓解；胰腺癌仰卧位疼痛加重，坐位前倾可减轻等。

4. 伴随症状

（1）腰背痛伴脊柱畸形，见于脊柱外伤、先天性脊柱疾病、脊柱结核和强直性脊柱炎。

（2）腰背痛伴活动受限，见于脊柱外伤、腰背部软组织挫伤、强直性脊柱炎等。

（3）腰背痛伴高热，见于化脓性脊柱炎或椎旁脓肿。伴长期低热需注意脊柱结核的可能。

（4）腰背痛伴尿频、尿急、排尿不尽感，见于泌尿生殖器感染。剧烈腰背痛伴血尿，见于泌尿系统结石。

（5）腰背痛伴上腹胀痛、反酸、嗳气，见于消化性溃疡或胰腺病变。腰背痛伴腹泻或便秘，见于 Crohn 病、溃疡性结肠炎等。

（6）腰背痛伴痛经、月经异常、白带增多，见于妇科炎症或肿瘤。

5. 诊治经过　本次就诊前的医疗单位的诊治经过，即做过什么检查、诊断是什么、采取何种治疗措施（药物、剂量等）、疗效如何等。

6. 患病以来的一般情况　精神、睡眠、饮食、大小便、体重。

7. 既往史 基础疾病史与药物过敏史。有无腰椎退行性变、腰肌劳损、泌尿生殖器炎症或肿瘤、消化性溃疡、胰腺病变等。

8. 职业特点 是否为长期坐位或弯腰的职业，如司机、搬运工、矿工等；是否长期从事易造成腰背损伤的某项体育项目，如排球、柔道、举重等。

9. 家族史 家庭中有无类似症状的患者，有无肿瘤或结核等家族史。

四、病例分析

患者林某，男性，40岁，搬运工，腰背痛1周，加重1天。1周前于弯腰搬重物过程中出现腰背部疼痛，停止搬运，休息后症状自行缓解，无其他不适，上述症状虽于劳作中反复出现，但经休息均可缓解，故未在意。1天前再次于弯腰搬重物过程中再次出现，休息后症状不缓解，伴左下肢疼痛、麻木，无大小便失禁，无皮疹、腹痛、反酸、嗳气，无尿频、尿急、尿痛、排尿不畅或血尿。发病以来，一般情况尚可。既往体健，否认外伤史，无药物过敏史。吸烟、饮酒20余年，烟每日40支，白酒每日200ml。查体：BP 120/70mmHg，BMI 20kg/m^2，神清，心肺听诊无异常，腹软，无压痛。腰椎侧凸，前屈活动受限，第4～5腰椎棘突间隙压痛阳性，直腿抬高试验阳性，右小腿外侧、足背触觉、痛觉减退。辅助检查：腰椎CT平扫提示第4～5腰椎间盘突出。

请提出该患者的初步诊断及依据。

五、练习题

（一）主观题

1. 简述腰背痛常见病因。

2. 简述腰背痛的问诊要点。

（二）客观题

1. A 型题

（1）引起腰痛伴脊柱畸形疾病不包括（　　　）

A. 先天性脊柱疾病　B. 脊柱外伤　C. 脊柱结核　D. 强直性脊柱炎　　　　E. 尿路结石

（2）下列哪种疾病引起的腰背痛不属于特异性背痛（　　　）

A. 蛛网膜下腔出血　B. 胰腺疾病　C. 风湿性多发肌痛症　D. 病因不明　E. 镰状细胞贫血

2. B 型题

（1）～（2）题共用备选答案

A. 腰椎间盘突出症　　　　　　B. 强直性脊柱炎　　　　　　　C. 风湿性关节炎

D. 腰椎结核　　　　　　　　　E. 腰椎肿瘤

（1）患者，男性，30岁，腰背痛2年，骶髂关节压痛（＋），腰椎活动受限。X线片脊柱呈"竹节样"，最可能的是（　　　）

（2）患者，男性，50岁，矿工，弯腰劳作过程中突发腰背痛，活动加重，休息可缓解，最可能的诊断为（　　　）

3. C 型题

（1）～（2）题共用题干

患者，女性，28岁，右侧腰背痛半天。运动过程中突然出现腰背痛，且逐渐加重，有尿意，但未解小便，无腰部活动受限，无阴道流血流液，无发热。既往体健。否认外伤史。查体：BP 110/70mmHg，神清，心肺听诊无异常，腹软，中输尿管点压痛（＋），右肾区叩痛（＋），直腿抬高试验（－）。

（1）该患者最可能的诊断是（　　　）

A. 急性肾盂肾炎　B. 泌尿系结石　C. 腰椎间盘突出症　　　　D. 腰肌劳损　E. 急性腰扭伤

（2）首选检查方法是（　　　）

A. 尿常规 B. 泌尿系彩超 C. 腹部平片

D. 血常规 E. 腰椎 CT

4. X 型题

腰背痛伴活动受限见于（　　　）

A. 脊柱外伤 B. 腰背部软组织挫伤 C. 强直性脊柱炎

D. 椎间盘脱出 E. 带状疱疹

（宋艳玲）

第二十节　关　节　痛

关节痛（arthralgia）是局部病变或全身性疾病累及一个或多个关节引起的疼痛与不适。许多疾病可引起关节痛，涉及多系统，病因复杂，其中以炎症最常见，也是临床常见症状之一。

一、病因与分类

关节痛按不同病因及病程分为急性关节痛和慢性关节痛两类。急性关节痛起病急，病程在 6 周以内。慢性关节痛起病隐匿，病程 6 周以上。常见病因如下：

1. 炎症　分为非特异性炎症与特异性炎症。

（1）非特异性炎症：细菌、病毒感染或原发疾病造成的无菌性炎症损伤关节结构，引起关节周围红、肿、热、痛的炎症表现。如化脓性关节炎、病毒性关节炎。

（2）特异性炎症：特异性细菌或病毒感染引起。一般无明显炎症表现。如结核性关节炎、艾滋病等。

2. 外伤　外力碰撞关节造成关节脱位或骨折；或关节长期承受慢性机械损伤、负重；或四肢关节扭伤处理不当、骨折愈合不良等所致。如创伤性关节炎。

3. 退行性关节病　与遗传、年龄、性别、吸烟、肥胖、重体力劳动等因素有关。如骨关节炎、骨质疏松症。

4. 肿瘤性疾病　良性或恶性的骨关节肿瘤以及来源于肺癌、前列腺癌、乳腺癌等转移性骨肿瘤。

5. 先天性疾病　股骨髋臼撞击症、发育性髋关节脱位等。

6. 免疫性疾病　多种免疫因子沉积在关节腔，引起关节及其周围组织炎症。如类风湿关节炎、强直性脊柱炎、系统性红斑狼疮。

7. 代谢性疾病　异常水平的激素及其他体液通过循环作用于关节，造成骨的生成与破坏失衡，继而破坏骨关节结构。如甲状腺或甲状旁腺疾病引起的骨关节病、糖尿病性骨病、皮质醇增多症性骨病、痛风等。

8. 其他血液系统疾病、药物因素、心理因素性疾病等。

二、发病机制

关节骨质、肌肉、韧带等受炎症产生的化学物质刺激、感染因子、免疫反应、外力牵拉、挤压、撕裂或肿瘤压迫等所致。

三、临床表现、鉴别与问诊要点

（一）临床表现及鉴别要点

1. 化脓性关节炎　多由外伤、医源性操作、血流感染诱发，多累及单关节、下肢负重关节。

起病急，病变关节有红、肿、热、痛的炎症反应及功能障碍，伴畏寒、高热等全身中毒症状。如为肩、髋位置较深的关节，则红肿不明显。

2. 结核性关节炎 多见于儿童和青少年。累及负重关节，脊柱最常见，其次为髋关节与膝关节。早期症状与体征不明显。活动期病变关节肿胀，但疼痛较化脓性关节炎轻，常伴低热、乏力、盗汗、食欲减退等结核中毒症状。晚期出现关节畸形与功能障碍。如关节旁窦道形成，可流出干酪样物质。

3. 外伤性关节痛 有明确外伤史，累及受伤关节。急性外伤性关节痛外伤后即出现受损关节的疼痛、肿胀和功能障碍；慢性外伤性关节痛反复出现，多于过度活动、负重或寒冷刺激时诱发，物理或药物治疗可缓解。

4. 退行性关节炎 多见于中老年。天气变化或步行、久站等过度使用关节诱发。常累及膝关节、脊柱、髋关节、踝关节、远端指间关节。早期为间歇性疼痛，晚期为持续性疼痛。轻到中度隐痛，活动后加重，休息可缓解。

5. 风湿性关节炎 多于链球菌感染后出现，常累及膝关节、踝关节、肩关节与髋关节。病变关节出现红、肿、热、痛的炎症反应，呈游走性，肿胀时间短、消失快，不遗留关节畸形。

6. 类风湿关节炎 多见于 30～50 岁，往往最早的症状为关节痛，最常出现的部位为掌指关节、近端指间关节，其次是趾关节、膝关节、踝关节、肩关节等。持续性、对称性、多关节疼痛，伴关节肿胀、晨僵、发热，晚期出现关节畸形。

7. 痛风性关节炎 常见于高嘌呤饮食、饮酒、疲劳后，以第 1 跖趾关节多见，亦可累及踝关节、膝关节、手关节、腕关节与肘关节。受累关节出现红、肿、热、痛的炎症反应，病变呈自限性，但反复发作，迁延不愈可形成痛风石，晚期可出现关节畸形，痛风石处皮肤破溃，流出白色乳酪状分泌物。

（二）问诊要点

（1）发病年龄、性别：青少年的关节痛多考虑风湿热、感染性关节炎；老年人的关节痛多考虑退行性骨关节炎、类风湿关节炎、肿瘤、痛风；女性的关节痛多考虑结缔组织病；青壮年男性的关节痛多考虑血友病、外伤等。

（2）起病缓急：起病急多见于化脓性关节炎、外伤性关节痛、急性痛风性关节炎等；隐匿起病多见于结核性关节炎、退行性关节炎、自身免疫性慢性关节炎等。

（3）疼痛的部位：手部关节疼痛多见于类风湿关节炎、骨关节炎、银屑病关节炎；肩关节疼痛多见于肩周炎、风湿性多肌痛；髋关节疼痛多见于强直性脊柱炎、髋关节结核、股骨头缺血性坏死；膝关节疼痛多见于骨关节炎、运动损伤；跖趾关节多见于痛风、骨关节炎、类风湿关节炎、银屑病关节炎等；全身性关节痛多见于多发性骨髓瘤、转移癌、Still 病；游走性关节痛多见于风湿热。

（4）疼痛的诱发因素：饮酒、进食海鲜后，注意痛风；有外伤史，注意外伤性关节炎；2 周内注射动物血清，注意血清病性关节炎；有关节腔内注射史，注意化脓性关节炎。

（5）疼痛的加重与缓解因素：寒冷、潮湿加重的关节痛见于风湿热、骨关节炎、类风湿关节炎；关节痛夜间加重，见于痛风、生长性疼痛；劳累后加重，休息时减轻，见于退行性关节炎、外伤性关节炎等；活动后减轻，久坐、久躺后加重，见于强直性脊柱炎。

（6）持续时间：骨关节炎与强直性脊柱炎受累关节早期呈间歇性疼痛，晚期呈持续性疼痛；类风湿关节炎受累关节呈持续性疼痛；系统性红斑狼疮关节疼痛持续时间与狼疮活动程度变化有关；外伤性关节炎依据外伤情况而定；化脓性关节炎疼痛持续时间与感染程度有关；痛风性关节炎受累关节疼痛持续 1～2 周。

（7）伴随症状

1）关节痛伴发热、畏寒、寒战，见于感染性关节炎。

2）关节痛伴低热、乏力、盗汗、食欲减退等结核中毒症状，见于结核性关节炎。

3）小关节对称性疼痛伴晨僵和关节畸形，见于类风湿关节炎。

4）游走性、多发性关节炎伴心脏炎、舞蹈病，见于风湿热。

5）关节红、肿、热、痛伴血尿酸升高，见于痛风性关节炎。

6）关节痛伴腹痛、腹泻、血便，见于 Crohn 病、溃疡性结肠炎。

7）关节痛伴腹痛、血尿、皮肤紫癜，见于过敏性紫癜。

8）关节痛伴皮肤红斑、光过敏、低热与多系统损害，见于系统性红斑狼疮。

9）关节痛伴口干、眼干，见于干燥综合征。

（8）诊治经过：本次就诊前的医疗单位的诊治经过，即做过什么检查、诊断是什么、采取何种治疗措施、疗效如何。

（9）一般情况：精神、睡眠、饮食、大小便、体重。

（10）既往史：基础疾病史、外伤史与药物过敏史。如有无风湿性疾病、代谢性疾病，有无外伤及侵入性操作史等。

（11）家族史：家庭中有无类似症状的患者，有无风湿性疾病、肿瘤或结核等家族史。

四、病 例 分 析

患者张某，男性，42 岁，反复右足第 1 跖趾关节肿痛 1 年，加重半天。1 年前于进食海鲜、饮酒后出现右足第 1 跖趾关节红、肿、热、痛，活动后明显，休息可减轻，自服依托考昔片 2 ～ 3 天症状可完全缓解，故未就诊于任何医疗单位，但上述症状常于吃海鲜、饮酒后出现。半天前在与朋友聚会上大量进食海鲜及喝啤酒后第 1 跖趾关节肿痛再发，且疼痛较前加重，夜间明显，休息后疼痛也无明显减轻，无其他关节疼痛，无皮疹、腹痛、血尿，无发热、乏力、盗汗。发病以来，一般情况尚可。既往体健，否认外伤史，否认药物过敏史，否认有家族遗传性疾病史。吸烟、饮酒 20 年，烟每日 20 支，啤酒每日 1500ml，聚会时饮白酒 500 ～ 1000ml。查体：BP 110/76mmHg，BMI 29kg/m^2，神清，耳廓无赘生物，心肺听诊无异常，腹软，无压痛，右足第 1 跖趾关节红肿，皮温高，触痛明显。血尿酸 580μmol/L。

请提出该患者的初步诊断及依据。

五、练 习 题

（一）主观题

1. 简述关节痛的常见病因。

2. 简述关节痛的问诊要点。

（二）客观题

1. A 型题

（1）单关节红肿热痛伴高热，可能性最大的疾病是（　　　　）

A. 风湿热　　　　　　　　　　　B. 类风湿关节炎　　　　　　　　C. 外伤性关节炎

D. 反应性关节炎　　　　　　　　E. 化脓性关节炎

（2）关节痛伴低热、盗汗、乏力、食欲减退，最可能的诊断是（　　　　　）

A. 痛风性关节炎　　　　　　　　B. 结核性关节炎　　　　　　　　C. 强直性脊柱炎

D. 骨关节炎　　　　　　　　　　E. 反应性关节炎

2. B 型题

（1）～（2）题共用备选答案

A. 化脓性关节炎　　　　　　　　B. 反应性关节炎　　　　　　　　C. 结核性关节炎

D. 痛风性关节炎　　　　　　　　E. 骨关节炎

（1）患者，女性，80 岁，右膝关节疼痛 1 周，伴寒战、高热，查体右膝关节红肿、皮温高，触痛明显，最可能的诊断是（　　　）

（2）患者，男性，45 岁，饮酒后出现左足第 1 跖趾关节疼痛 1 天，最可能的诊断是（　　　）

3. C 型题

（1）～（2）题共用题干

患者，女性，52 岁，反复双手关节疼痛 10 年，再发 1 周。疼痛呈持续性，伴晨僵。既往体健。否认外伤史及家族遗传性疾病史。查体：T 36.7℃，神清，心肺听诊无异常，腹软，无压痛及反跳痛。双手呈"天鹅颈"样畸形，双手掌指、近端指间关节肿胀，压痛（+）。

（1）该患者最可能的诊断是（　　　）

A. 风湿性关节炎　　　　　　B. 系统性红斑狼疮　　　　　C. 类风湿关节炎
D. 骨关节炎　　　　　　　　E. 反应性关节炎

（2）判断疾病活动性指标不包括（　　　）

A. 晨僵持续时间　　　　　　B. 关节疼痛程度　　　　　　C. 红细胞沉降率
D. C 反应蛋白　　　　　　　E. 双手 X 线片

4. X 型题

下列哪些疾病可引起关节痛（　　　）

A. Crohn 病　　　　　　　　B 溃疡性结肠炎　　　　　　C. 系统性红斑狼疮
D. 结核　　　　　　　　　　E. 干燥综合征

（宋艳玲）

第二十一节　尿痛、血尿、脓尿、气尿及乳糜尿

尿液（dysuria）是由肾脏产生的，经输尿管、膀胱、尿道排出的，含有大量代谢终产物的液体。尿液中，水占比为 96% ～ 97%，其他为尿素、尿酸、肌酐、氨等非蛋白氮化合物和硫酸盐、磷酸盐等。尿液颜色受饮水量影响较大，一般呈淡黄色，晨起时因尿液浓缩，可呈黄色或深黄色。尿液比重在 1.010 ～ 1.030。尿液的酸碱度（power of hydrogen, pH）受食物结构影响较大，pH 一般介于 4.5 与 8.0 之间。肉食摄入多时，尿液偏酸性；素食及水果摄入多时，尿液偏碱性。正常情况下，尿液清澈，无尿胆原、尿胆素、葡萄糖和酮体，无红细胞、白细胞和蛋白质等。当罹患全身性疾病、泌尿系统器官疾病及邻近器官疾病时，尿液成分发生变化，可以出现血尿、脓尿、气尿和乳糜尿，尿液颜色随之发生变化。

一、尿　痛

尿痛（dysuria）是指排尿开始、排尿过程中、排尿终末和（或）排尿后感尿道疼痛，程度可由烧灼感至刀割样疼痛不等，疼痛部位多位于耻骨上区、会阴部和尿道内。可以与尿频、尿急同时存在，可见于尿道炎、膀胱炎、前列腺炎、膀胱结核、膀胱结石、尿道和膀胱异物、晚期膀胱癌等，前列腺钙化症也可以出现尿痛。尿道炎多在排尿开始时出现疼痛；后尿道炎、膀胱炎和前列腺炎常出现终末期尿痛，或在排尿终末时疼痛加重；前列腺炎除有尿痛外，尚可出现耻骨上、腰骶部和阴茎头疼痛；膀胱结石和异物可出现尿流中断。

尿频、尿急、尿痛并存，称为膀胱刺激征（bladder irritation, irritated bladder），也称为排尿刺激症状，临床多见于急慢性尿道炎、膀胱炎和前列腺炎等；急、慢性肾盂肾炎往往合并膀胱刺激征。

（一）伴随症状

1. 尿频、尿急、尿痛同时存在，见于急性膀胱炎、急性尿道炎。

2. 尿频、尿急、尿痛同时存在，同时伴寒战、发热、腰痛，见于急性肾盂肾炎，还可以见于细菌性前列腺炎、前列腺类鼻疽等。

3. 尿频、尿急伴终末期尿痛，见于输尿管内壁段结石；同时伴排尿困难，见于膀胱结石。

4. 中老年男性尿频伴排尿困难，多见于前列腺增生。

5. 无痛性、全程肉眼血尿，多见于尿路上皮癌，如肾盂癌、输尿管癌和膀胱癌，也可以见于内生性肾癌。

6. 严重尿频、尿急伴血尿和尿失禁，伴午后低热、乏力、盗汗，见于泌尿系统结核。

7. 尿频合并多饮、多食、烦渴等，多见于糖尿病和尿崩症，也见于精神性多饮。

8. 尿频、尿急、尿痛，伴尿流突然中断，见于膀胱结石堵住膀胱出口或后尿道结石，也见于带蒂的膀胱肿瘤和血块。

9. 尿频、尿急、尿痛，伴尿道口分泌物，见于淋球菌性尿道炎，衣原体性尿道炎、支原体性尿道炎（非淋球菌性尿道炎）。

10. 神经源性膀胱往往有神经受损病史和体征，可同时伴有下肢感觉和运动障碍，或伴有肛门括约肌松弛和反射消失。

（二）问诊要点

1. 了解尿痛程度、单位时间内的排尿频率，如每小时或每天的排尿次数、排尿间隔时间和每次的排尿量。

2. 尿痛是否伴有尿急、尿频，三者共存提示感染或炎症。单纯尿痛要结合病史分析原因。

3. 是否伴有全身症状，如畏寒、高热、腹痛、腰痛、盗汗、精神抑郁、肢体麻木等，应该根据症状学做相应检查，排除相关疾病。

4. 出现尿频、尿急、尿痛前，是否有明显诱因，如劳累、受凉或月经期、是否接受过导尿、泌尿系内镜检查、流产史等，这些往往是泌尿系统感染的诱因。

5. 了解尿痛的部位和时间。排尿时出现耻骨上疼痛多为膀胱炎；排尿终末疼痛多为尿道炎。

6. 询问有无慢性病史，如结核病、糖尿病、肾炎和尿路结石，这些疾病本身可出现膀胱刺激征，也是泌尿系统感染的诱因、久治不愈和反复发作的原因。

7. 了解有无尿路感染的反复发作史，发作间隔有多长，药物使用的类型和疗程，是否做过尿培养、细菌种类、敏感药物的试验。

二、血　尿

（一）定义

正常情况下，尿液中无红细胞（red blood cell，RBC），或偶有少量 RBC，离心沉淀后 RBC ≤ 2个 /HP（high power field，HP，高倍视野）。

离心沉淀后，尿液 RBC ≥ 3 个 /HP，即称为血尿（hematuria）。血尿分为显微镜下血尿和肉眼血尿。轻微血尿时，尿色可以正常，须在显微镜下才能确定，称为显微镜下血尿，或镜下血尿（microscopic hematuria）。尿中 RBC 增加，肉眼可以看到血色的尿液，称为肉眼血尿（gross hematuria），通常在 1000ml 尿液中含 1ml 血液即肉眼可见的血尿，严重者，呈洗肉水样尿液，甚至出现血块。

血尿的色泽因含血量、尿 pH 和出血部位而不同。来自上尿路肾脏和输尿管的血尿，或酸性尿，色泽较暗；来自膀胱的血尿，或碱性尿，色泽较鲜红。严重的血尿可呈不同形状的凝血块，蚯蚓状凝血块常常来自上尿路的肾和输尿管病变出血；而来自膀胱的血尿可以呈现大小不等或不规则凝血块。上尿路病变引起的血尿，当凝血块通过输尿管时，会产生类似于结石引起的、顺输尿管行程的疼痛，即肾绞痛（renal colic）；膀胱病变引起的血尿，当血凝块通过尿道时，可以无尿痛，或原有尿痛不会加重。

（二）分型

1. 根据血尿的严重程度 血尿可以分为镜下血尿和肉眼血尿（已如前述）。

2. 根据引起血尿的疾病类型 血尿可以分为内科血尿和外科血尿，前者系由内科疾病引起，如肾小球肾炎、泌尿系感染等；后者系由外科疾病引起，如泌尿系损伤和泌尿系肿瘤等。

3. 根据排尿过程中血尿出现的时间 血尿可以分为初始血尿、终末血尿和全程血尿。根据血尿出现的时间，可以推断病变部位。

（1）初始血尿（initial hematuria）：病变位于尿道外括约肌以上的前列腺、精囊和后尿道。排尿时将后尿道出血冲出，排尿过程初始段出现血尿，随着尿液冲洗，中段尿液及终末段尿液转清。

（2）终末血尿（terminal hematuria）：病变位于膀胱颈部、膀胱三角区和后尿道，系急、慢性膀胱炎和膀胱结核引起相应部位黏膜脆性增加所致。排尿初始和中段尿液清，排尿终末膀胱摩擦脆性增加的膀胱三角区出现血尿，血尿在排尿终末段出现。

（3）全程血尿（total hematuria）：病变位于膀胱及以上部位。血液在膀胱尿液中混合后排出，尿液全程可见血尿。

（4）滴血（blood dripping）：病变位于尿道外括约肌以下的前尿道。前尿道出血可以直接顺尿道口滴出。严格意义上讲，滴血不属于血尿范畴。

（三）病因

引起血尿的病因很多，大多数系泌尿系统疾病引起，少数由全身性疾病和泌尿系统邻近器官的疾病引起。少数健康人也可以出现血尿。

1. 泌尿系统疾病 是引起血尿最常见的病因。常见疾病包括：

（1）内科疾病：各种类型的肾小球肾炎。

（2）外科疾病

1）泌尿生殖系损伤：肾损伤、膀胱损伤和尿道损伤等常见。输尿管损伤较少，多为医源性损伤。泌尿生殖系统内镜操作也可以造成损伤，出现不同程度的血尿，亦属于这种情况。

2）泌尿系感染或尿路感染：急、慢性膀胱炎，急、慢性肾盂肾炎等。急性膀胱炎是引起血尿最常见原因。

3）泌尿系结核：肾结核、输尿管结核和膀胱结核等。

4）畸形：左肾静脉压迫综合征（胡桃夹综合征）、重复肾输尿管畸形、血管畸形（如肾动脉瘤）等。

5）肿瘤：肾癌、肾盂癌、输尿管癌、膀胱癌、前列腺癌和尿道癌均可出现血尿。

6）泌尿系结石：肾结石、输尿管结石、膀胱结石、尿道结石移动损伤黏膜，可出现血尿。

7）遗传性疾病：多囊肾是常染色体显性遗传病，表现为肾脏的泌尿部分和排尿部分间的交界部狭窄或闭锁，即肾小球和肾小管间连接部狭窄或闭锁，肾小球部位形成囊肿；髓质海绵肾是常染色体隐性遗传病，表现为肾脏的泌尿部分和排尿部分间的交界部扩张，表现为远曲肾小管和集合管的扩张。以上两种情况可以继发感染及结石，出现血尿。

2. 全身性疾病

（1）血液病：血小板减少性紫癜、过敏性紫癜、再生障碍性贫血、白血病、血友病等。

（2）感染性疾病：感染性心内膜炎、败血症、流行性出血热、猩红热、钩端螺旋体病、丝虫病等。

（3）结缔组织病及自身免疫性疾病：风湿病、结节性多动脉炎、系统性红斑狼疮等。

（4）心血管疾病：亚急性感染性心内膜炎、慢性心力衰竭、急进性高血压等。

3. 尿路邻近器官疾病

（1）男性生殖系统疾病：精囊炎、前列腺炎等。

（2）女性生殖系统疾病：宫颈癌、卵巢癌等。

（3）消化系统疾病：急性阑尾炎和结、直肠癌等。

（4）盆腔疾病：急、慢性盆腔炎等。

4.药物性副作用　可以导致血尿的药物有抗凝药、抗菌药中磺胺类、非甾体抗炎药中的消炎痛（indomethacin，吲哚美辛）、抗肿瘤药物中的环磷酰胺等。

5.放射性损害　放射性膀胱炎、放射性输尿管炎、放射性肾盂肾炎等。

6.功能性血尿　健康人运动后，可能出现轻微的血尿，镜下血尿为主。

（四）临床表现

血尿的颜色与出血的速度、含血量和尿液的酸碱度密切相关。出血迅速时，血液成分占比高，尿液颜色较深；出血缓慢时，尿液成分为主，尿液颜色较浅，可为淡红色，或尿色正常。当尿液为酸性时，或静脉出血，红细胞中血红蛋白酸化，尿液颜色深，可呈深色，或暗红色；当尿液为碱性时，或动脉出血，红细胞中血红蛋白碱化，尿液颜色可呈鲜红色。

血尿可表现为初始血尿、终末血尿和全程血尿。肉眼血尿可以通过裸眼看到血尿出现的时间。镜下血尿可以通过尿三杯试验获得血尿出现的时间，粗略了解血尿产生的部位，即将患者排尿过程中的前段、中段和后段尿液分别装到三个玻璃杯中，若第一杯（前段）尿液中含RBC，表示病变位于后尿道（包括前列腺、精囊的出血）；若第三杯（后段）尿液中含RBC，表示病变位于膀胱颈部、膀胱三角区和后尿道；若三杯均含有RBC，表示病变在膀胱及以上部位。相差显微镜观察RBC形态，可鉴别肾小球源性血尿（变形RBC）和非肾小球源性血尿（正常形态RBC）。

患者就诊时，往往主诉为红色尿液（血尿），临床须与色素尿、血红蛋白尿（或肌红蛋白尿）鉴别。色素尿为服用含有色素的食物或药物后，经人体代谢后以红色原形物或红色代谢物经尿液排出，尿液红染。食物如红心火龙果，药物如抗菌药物中利福平和四环素、中药大黄、酚酞等可出现色素尿（红色尿）。血红蛋白尿多由于溶血引起，见于血型不合的溶血和阵发性睡眠性血红蛋白尿（paroxysmal nocturnal hemoglobinuria，PNH）等，严重创伤或挤压综合征（crush syndrome）可造成肌肉细胞破坏，释放出肌红蛋白，出现肌红蛋白尿。以上两种情况，显微镜检查无RBC，或偶见RBC。

（五）伴随症状

1.运动后血尿合并肾绞痛，多见于肾结石、输尿管结石，也见于上尿路病变引起的血尿，当凝血块通过输尿管时，会产生肾绞痛。

2.血尿合并排尿时疼痛、排尿突然中断或排尿困难，多见于膀胱结石和尿道结石。

3.血尿合并尿等待、尿纤细、尿滴沥等排尿困难，多见于前列腺炎、前列腺增生和前列腺癌等。

4.血尿合并尿频、尿急、尿痛，无发热，多见于膀胱炎或尿道炎。

5.血尿合并尿频、尿急、尿痛，同时有畏寒、发热和腰痛等，多见于急性肾盂肾炎等。

6.终末血尿，或全程血尿终末期加重，合并严重尿频、尿急、尿痛，尤其普通抗菌治疗无明显效果者，往往是膀胱结核的特征表现。

7.血尿合并水肿、高血压，多见于肾小球肾炎。

8.血尿合并皮肤黏膜出血、关节痛，多见于过敏性紫癜。

9.血尿合并皮肤黏膜出血、瘀斑，见于血液病、感染性疾病和其他全身疾病。

10.血尿合并乳糜尿（乳糜尿中详述），多见于丝虫病等。

11.间断性、无痛性、全程肉眼血尿，往往是泌尿系肿瘤（包括尿路上皮癌和肾癌）的常见症状。

（六）注意事项

1.血尿患者，须详细询问有无食用含有色素的食物（红心火龙果等），有无服用药物史及服用药物的种类，与色素尿鉴别。

2. 外伤患者，尤其严重肌肉损伤者，须警惕挤压综合征和肌红蛋白尿。

3. 输血患者，尤其全麻手术患者，术中出现血尿，须警惕溶血引起的血红蛋白尿。

4. 女性患者经期尿检 RBC 升高，须排除月经血污染引起的假性血尿。

5. 血尿是泌尿系统疾病重要的症状之一，往往是疾病的一个危险信号，但血尿的严重程度与疾病严重程度并无肯定的相关性。

6. 前列腺疾病、精囊疾病出血，多为初始血尿。但如果出血量大，血液逆流入膀胱，可以表现为全程血尿。

7. 多次尿检 $0 \leqslant RBC \leqslant 2$ 个 /HP，也要重视，应该短期内严密随访，避免疾病漏诊，尤其漏诊恶性肿瘤。

8. 任何程度的血尿都不应该忽视，尤其成年人，应该首先考虑是否有恶性肿瘤的可能。血尿是否伴有疼痛是区别良、恶性泌尿系统疾病的重要因素。无痛性血尿往往提示泌尿系肿瘤，尤其中老年患者。膀胱癌侵犯肌层可以引起疼痛，肾癌、肾盂癌的凝血块通过输尿管排出时也可引起疼痛。因此，血尿合并疼痛也不能排除恶性肿瘤。

三、脓　　尿

（一）定义

正常情况下，尿液中无白细胞（white blood cell，WBC），或偶有少量 WBC，离心沉淀后 WBC < 5 个 /HP。

脓尿（pyuria）是指尿液中含有大量白细胞，严重者尿液混浊，尿液呈白色。一般认为，新鲜尿液离心后尿沉渣镜检，WBC $\geqslant$ 5 个 /HP，即称为脓尿，提示尿路感染或炎症。根据排尿过程中脓尿出现的时间和伴随症状，对病变进行初步定位，可以用尿液标本做尿三杯试验。初始脓尿（initial pyuria）为尿道炎，全程脓尿（total pyuria）伴膀胱刺激征、腰痛和高热提示肾盂肾炎，脓尿合并膀胱刺激征提示膀胱炎。

（二）病因

引起脓尿的原因很多，多数由泌尿系感染引起，也可以由男性生殖系统感染引起，泌尿系结石以及尿管、膀胱造瘘管和肾造瘘管等异物反应，尿液中也可出现异常量的 WBC，在医学临床实践中不容忽视。

1. 感染性疾病　包括一般细菌感染引起的非特异性感染和特殊细菌感染引起的特异性感染。

（1）上尿路感染：急慢性肾盂肾炎、肾积脓、肾结核等。

（2）下尿路感染：急慢性膀胱炎、膀胱结核、淋球菌尿道炎、衣原体和支原体感染引起的非淋球菌性尿道炎等。

（3）男性生殖系统感染：包括急慢性细菌性前列腺炎、急慢性精囊炎等。

（4）邻近器官感染引起的反应性炎症，如急慢性盆腔炎、附件炎、急慢性阑尾炎等。

2. 非感染性因素　因为异物反应，结石的存留和泌尿系统各器官置入的各种引流管或造瘘管均可引起尿液中白细胞升高，出现脓尿。

（1）泌尿系结石，即尿石症，包括肾结石、输尿管结石、膀胱结石和尿道结石。泌尿系结石虽在体内形成，但仍作为异物存在，机体会出现针对结石的排异或清除反应，尿液中出现 WBC。

（2）泌尿系肿瘤，尤其晚期膀胱肿瘤，可以出现脓尿。

（3）泌尿系引流装置的存在

1）留置导尿：持续导尿者，因尿管的长期异物反应，尿液中可以出现 WBC。

2）膀胱造瘘术后：包括暂时膀胱造瘘和永久膀胱造瘘。

3）输尿管支架管置入术后：输尿管支架管包括 3mm 硅胶管和双 J 管（double J stent），一般需要留置 1 个月，少数需长期留置，定时更换，尿液中可以出现脓尿。

4）肾造瘘术后：根据引流的需要，分为暂时性造瘘和永久性造瘘。肾造瘘术可以是微造瘘（8～10F），也可以是标准造瘘（16～24F）。肾造瘘术后，尿液中可以出现 WBC。

（三）临床表现

1. 上尿路感染　除尿频、尿急、尿痛外，可出现寒战、发热、患侧腰痛及肾区叩击痛。

2. 下尿路感染　可出现尿频、尿急、尿痛等膀胱刺激征，严重者数分钟排尿一次，排尿后仍有尿不尽感。可出现初始血尿、终末血尿或全程血尿，但一般无发热。淋球菌性尿道炎，即淋病，尿道口可以出现明显的脓性分泌物。衣原体和支原体感染引起的非淋球菌性尿道炎中，尿道口可出现蛋清样稀薄分泌物。

3. 泌尿系结核　上尿路的肾结核、输尿管结核和下尿路的膀胱结核，临床表现为顽固的尿频、尿急、尿痛，可以出现终末血尿，急迫性尿失禁明显。普通抗菌治疗无效。

4. 男性生殖系感染　急性细菌性前列腺炎可出现高热、排尿困难等临床表现。可以合并尿频、尿急、尿痛等。

（四）伴随症状

1. 脓尿伴尿频、尿急、尿痛和血尿，见于急性膀胱炎。

2. 脓尿伴尿频、尿急、尿痛，尚有发热、腰痛和腰部叩击痛等，见于急性肾盂肾炎。

3. 脓尿伴血尿，尤其是终末血尿，见于慢性膀胱炎，尤其慢性结核性膀胱炎或膀胱结核。

4. 脓尿伴尿频、尿急、排尿终末尿痛，或合并肾绞痛，见于输尿管结石，尤其是输尿管壁间段结石。

5. 脓尿伴尿频、尿急、尿痛，合并高热和排尿困难，见于急性细菌性前列腺炎。热带、亚热带地区须高度警惕前列腺类鼻疽感染或类鼻疽性前列腺炎（prostatic melioidosis），其致死率较高。

（五）注意事项

1. 尿液标本收集后，尽可能在 2 小时之内检查完成，否则尿液中的尿素被外界细菌降解，尿液 pH 升高，尿中 RBC、WBC 等有形成分破坏，影响检查结果。

2. 女性患者尿液中出现异常量的 WBC，尤其是没有膀胱刺激征者，须排除生殖系统感染，或个人卫生条件差引起的污染。

3. 脓尿合并进行性尿频、尿急、尿痛和顽固性急迫性尿失禁，不应该满足于膀胱炎的诊治，尤其是长期使用一般抗感染药物疗效不佳时，要考虑泌尿系结核，尤其是膀胱结核，避免误诊误治。

4. 脓尿只证明尿液中出现 WBC，可以是感染性因素引起，也可以是非感染性因素引起。感染引起炎症，可以出现脓尿；但尿中 WBC 也可以是非细菌性炎症（包括异物刺激）引起，不一定是感染。若考虑感染性因素引起，科学的方法是进一步做细菌培养、菌落计数和药物敏感试验。在国家规范抗菌药物使用、严控抗菌药物滥用的情况下，强调这一点显得尤为必要：感染是炎症，炎症不一定是感染！

附：尿三杯试验

尿三杯试验是一种通过尿液分段检查，粗略估计泌尿系统病变部位的实验室检查方法。一般用于粗略判定泌尿系出血的病变部位和泌尿系感染的类型。

一、检查方法

让患者在连续的排尿过程中，分别用尿杯采集前段、中段和后段的尿液，然后分别做尿常规检查。具体过程如下：

1. 严格清洗尿道口　男性包皮过长患者，要将包皮完全上翻至冠状沟，并清洗冠状沟；包茎患者清洗尿道口和外露龟头后，上翻包皮，束紧龟头，露出尿道口采集尿液。女性患者清洗前庭、尿道口和阴道口。

2. 尿液标本的采集　连续排尿过程，根据患者每次尿量，将排尿过程分成前、中、后三段，第一个尿杯接前段尿液 10 ～ 20ml，第二个尿杯接中段尿液 30 ～ 40ml，排尿终末用第三个尿杯接尿液 5 ～ 10ml。

3. 根据患者病情、尿常规检查，重点关注尿液中 WBC 或 RBC。

二、适 应 证

1. 泌尿系出血部位的判定。

2. 泌尿道感染类型的判定。

三、结果判定及临床意义

1. 正常值　尿三杯中，每杯的 WBC < 5 个 /HP，RBC < 3 个 /HP。

2. 泌尿系统出血部位的判定

（1）第一杯血尿（初始血尿）：出血病变位于后尿道、前列腺、精囊等。

（2）第三杯血尿（终末血尿）：出血病变主要位于膀胱三角区，也可位于膀胱颈和前列腺和精囊。

（3）三杯全部血尿（全程血尿）：出血病变位于膀胱及以上部位。

3. 泌尿系感染类型的判定

（1）第一杯脓尿（初始脓尿）合并尿道口分泌物：尿道炎。

（2）第三杯脓尿（终末脓尿）合并尿频、尿急、尿痛：膀胱炎、膀胱结核。

（3）三杯全部脓尿（全程脓尿）合并膀胱刺激征和高热、腰痛：出血病变位于膀胱及以上部位。

四、气 尿

肾脏持续产生尿液，由输尿管间断排入膀胱。尿液在膀胱储存到一定量后产生尿意，膀胱逼尿肌收缩，尿道外括约肌舒张，尿液自膀胱经尿道排出体外。正常情况下，尿液中无游离的气体存在，排尿过程中尿流中也无气泡。

（一）定义

气尿（pneumaturia）是指有气体随尿液排出。提示泌尿道和肠道相通，或由产气细菌感染所致。气尿与排尿后容器中溅起的气泡不同，前者是气体随尿液混合排出，后者是尿液排出后由于液体表面张力作用形成。

（二）病因与临床表现

引起气尿的病因有两类，一类为泌尿道器官与消化道器官连通形成的瘘，另一类为产气细菌感染引起的泌尿道器官感染。

1. 泌尿 - 肠瘘　可由创伤、结核、节段性肠炎和肿瘤引起，为引起气尿常见原因。尿中除排出气体外，有时排出粪渣、食物碎屑、肿瘤组织和干酪样物质等。

（1）创伤：包括外伤、手术损伤、内镜诊疗损伤等。放射性损伤也可以引起膀胱 - 肠瘘。

（2）结核：小肠结核累及膀胱，导致膀胱 - 小肠瘘。

（3）节段性回肠炎：导致膀胱 - 回肠瘘。

（4）肿瘤：结直肠癌累及膀胱和尿道连通后出现膀胱 - 结肠瘘、膀胱 - 直肠瘘或直肠 - 尿道瘘等。

2. 泌尿道产气细菌感染　大肠埃希菌、变形杆菌、金黄色葡萄球菌、链球菌、酵母菌等酵解糖尿病患者尿中的葡萄糖产生二氧化碳，以上细菌称为产气菌。

（1）气肿性膀胱炎（emphysematous cystitis）：产气细菌感染引起的膀胱炎。临床除气尿外，影像学可发现膀胱腔内、膀胱壁及膀胱周围组织间隙散在气体。

（2）气肿性肾盂肾炎（emphysematous pyelone pyelitis）：产气细菌感染引起的、罕见的爆发性肾脏感染。除气尿外，影像学可发现肾内及肾脏周围组织间隙均有气体。

（三）伴随症状

1. 气尿合并尿频、尿急、尿痛，提示气肿性膀胱炎。

2. 气尿合并尿频、尿急、尿痛，有高热、腰痛，CT 示肾脏周围散在气体，提示气肿性肾盂肾炎。

3. 气尿中有粪渣排出，提示膀胱 - 结直肠瘘。

4. 气尿中有食物碎屑排出，提示膀胱 - 小肠瘘。

5. 气尿中有组织碎块排出，提示肿瘤性或结核性病变侵犯膀胱。

（四）问诊要点

1. 要了解有无糖尿病史，有无长期留置尿管史。

2. 要了解有无低热、盗汗和肺结核病史。

3. 要了解有无肿瘤手术史，随访是否规律，有无放化疗史。

4. 要了解有无尿粪合流手术史等。

五、乳 糜 尿

消化后的脂类物质主要在小肠吸收。在小肠内，脂类的消化产物脂肪酸、甘油一酯和胆固醇等很快和胆盐结合，形成水溶性混合微胶粒，然后通过肠黏膜上皮表面的静水层，到达细胞的微绒毛。在微绒毛表面（净水层下方），脂肪酸、甘油一酯和胆固醇等又逐渐从混合微胶粒中释放出来，并通过微绒毛的细胞膜进入上皮细胞。长链脂肪酸（含碳原子 12 以上）及甘油一酯进入上皮细胞之后，在内质网中被重新合成甘油三酯，后者与细胞中合成的载脂蛋白合成乳糜微粒（chylomicron，CM）。CM 以出胞的形式进入细胞外组织间隙，进而扩散入肠壁毛细淋巴管。进入毛细淋巴管的CM 汇入肠淋巴干（肠淋巴干主要接受来自肠道的淋巴回流），与双侧腰淋巴干（腰淋巴干主要接受双侧腹膜后的淋巴回流）一起汇入乳糜池，然后再经胸导管注入左侧无名静脉角，最后进入血液循环系统。

（一）定义

尿液中有乳糜，或乳糜液（富含乳糜微粒的淋巴液）混入尿液中，呈乳白色，或似泔水、豆浆，称为乳糜尿（chyluria）。乳糜尿中同时含有多少不等的红细胞，甚至肉眼血尿，称为乳糜血尿（hemotochyluria）。

（二）病因及发病机制

乳糜尿形成的原因有两大类，分别为寄生虫性疾病和非寄生虫性疾病。前者主要由丝虫病破坏胸导管或淋巴管瓣膜造成淋巴液反流引起，后者主要由腹膜后疾病或胸腔手术造成的胸导管阻塞引起。

1. 寄生虫性疾病　主要由班氏丝虫病引起。丝虫主要有班氏丝虫和马来丝虫两种，班氏丝虫既可侵犯深部淋巴管，也可侵犯浅部淋巴管，引起乳糜尿、阴囊和下肢象皮肿；马来丝虫主要侵犯浅部淋巴管，引起阴囊和下肢象皮肿，一般不出现乳糜尿。班氏丝虫成虫寄生于淋巴系统内，机械性损伤和过敏性炎症破坏，造成乳糜池、腰淋巴干、肠淋巴干附近的淋巴管、中心部位的淋巴管、淋巴干的管壁，尤其是瓣膜损坏失效，引起淋巴管迂曲扩张、瓣膜关闭不全。乳糜淋巴液流动迟滞、潴留，管内压力增高，液体向远心管道内反流、淤积，长期连续下去，造成远端更大范围的淋巴瓣膜相对性关闭不全与淋巴管扩张，终至乳糜淋巴液反流入肾，若破裂形成瘘管与尿液混合，即形成乳糜尿。这一系列流体动力学障碍，是乳糜尿发病的主要机制。

2. 非寄生虫性疾病 淋巴结核、肿瘤压迫或手术阻断所致的阻塞性疾病引起。

（1）淋巴结核：胸、腹腔淋巴结核和肾结核可以引起乳糜尿。

（2）恶性肿瘤：淋巴瘤、纵隔肿瘤、中央型肺癌和腹膜后恶性肿瘤等。

（3）原发性淋巴管疾病。

（4）胸腹腔外伤、大手术。

（5）其他少见情况：妊娠压迫、疟疾、肾盂肾炎、肾小球肾炎等。

（三）临床表现

尿液因含有淋巴液呈现乳白色，或似泔水、豆浆，乳糜尿中可出现红细胞，严重者可出现肉眼可见的红色，称为乳糜血尿。高脂饮食，如蛋黄、肥肉、油条和巧克力可诱发乳糜尿加重。青壮年多见，多在受凉感冒及高脂肪餐后发病。发病时可有腰腹痛、畏寒、发热等前驱症状，尿频及排尿疼痛。尿液混浊度一天内常有改变，起床后及上午尿液清澄，下午乳糜及血尿加重。长期反复发作，出现体重下降，体内脂肪和蛋白质含量降低，营养不良，消瘦，贫血等，可丧失劳动力。严重者出现恶病质。

乳糜尿以尿中检出脂肪小球为诊断依据。将尿液盛入玻璃杯中，保持立位放置一段时间后，上层可凝成乳脂膜，底部沉淀红、白细胞和淋巴细胞，中层为较清澈的乳状或红白色尿液。乙醚可使脂肪颗粒溶解，使含有乳糜的混浊尿液变清，称乳糜试验阳性，用于定性乳糜尿。取上清液镜检可见脂滴，加入苏丹Ⅲ可将脂肪染成红色。

为检查乳糜尿来源，需作乳糜瘘的定位诊断。在膀胱镜检查患侧输尿管口时，可以见到喷射出白色乳糜液，分侧肾盂内留尿中可检测出乳糜和蛋白。

（四）伴随症状

1. 乳糜尿合并下肢与阴囊象皮肿，多见于班氏丝虫感染。

2. 乳糜尿合并持续腰痛，可能由腹膜后肿瘤引起。

3. 乳糜尿合并胸痛和呼吸困难，须排除纵隔肿瘤和肺癌。

4. 乳糜尿合并多发淋巴结肿大，见于淋巴瘤。

六、病 例 分 析

患者，男，65岁。以"间断肉眼血尿1年，再发15天"为主诉入院。全程性，伴尿频、尿急，夜尿3～7次，单次尿量100ml左右，无尿痛。偶有排尿时间延长和尿等待，无尿线细，间有排尿中断。尿常规示：RBC 300个/HP，WBC 5个/HP。超声示：前列腺大小60mm×50mm×45mm，内回声均匀。膀胱内有一大小为30mm×20mm的强回声团，随体位变化而变化；膀胱侧后壁有约45mm×40mm的不规则回声，不随体位变化，彩色多普勒血流显像（CDFI）：内有不规则血流信号。膀胱残余尿10ml。双肾、双输尿管未见增宽及其他异常。

请提出该患者初步诊断及依据。

七、练 习 题

（一）主观题

1. 简述尿三杯试验及临床意义。

2. 简述气尿及意义。

3. 简述乳糜尿及意义。

（二）客观题

1. A 型题

（1）血尿的诊断标准是尿红细胞超过（　　　）

A. 1 个 /HP　　B. 2 个 /HP　　C. 3 个 /HP　　　D. 5 个 /HP　　　E.10 个 /HP

（2）脓尿的诊断标准是尿白细胞超过（　　　）

A. 1 个 /HP　　B. 2 个 /HP　　C. 3 个 /HP　　　D. 5 个 /HP　　　E.10 个 /HP

（3）1000ml 尿中最少含（　　　）ml 血液，即可看到肉眼可见的血尿，即肉眼血尿。

A. 1　　　　　B. 2　　　　　C. 3　　　　　D. 5　　　　　E.10

（4）血尿可以表现为血块，上尿路血块的特点是（　　　）

A. 不规则　　　B. 条形　　　C. 不确定　　　D. 不成形　　　E. 圆形

（5）肾盂癌的血尿特点是（　　　）

A. 初始血尿　　　　B. 终末血尿　　　　C. 全程血尿　　　D. 不确定　　　E. 一过性

（6）膀胱癌的血尿特点是（　　　）

A. 初始血尿　　　　B. 终末血尿　　　　C. 全程血尿　　　D. 不确定　　　E. 一过性

（7）尿液标本一般在（　　　）小时内送检。

A. 2　　　　　　　B. 3　　　　　　　C. 5　　　　　　D. 无要求　　　E.1

（8）尿三杯试验不能估计（　　　）

A. 感染的部位　　　B. 出血的部位　　　C. 病原菌类型　　D. 肿瘤的大致位置

E. 病变部位

（9）乳糜尿在试管中静置后，乳糜位于（　　　）

A. 上层　　　　　　B. 中层　　　　　　C. 下层　　　　　D. 不确定　　　E. 中下层

（10）乳糜尿可以通过（　　　）饮食诱发或加重。

A. 高糖　　　　　　B. 高脂　　　　　　C. 高蛋白　　　　D. 以上都可以　E. 低脂

2.X 型题

（1）输尿管结石可以出现（　　　）

A. 肉眼血尿　　　　B. 镜下血尿　　　　C. 全程血尿　　　D. 初始血尿　　E. 终末白尿

（2）前列腺增生症可以出现（　　　）

A. 肉眼血尿　　　　B. 镜下血尿　　　　C. 全程血尿　　　D. 初始血尿　　E. 气尿

（3）肾盂癌可以出现（　　　）

A. 初始血尿　　　　B. 终末血尿　　　　C. 全程血尿　　　D. 肾绞痛　　　E. 不确定

（4）膀胱结核的可以出现（　　　）

A. 初始血尿　　　　B. 终末血尿　　　　C. 全程血尿　　　D. 不确定　　　E. 脓尿

（5）非肾小球源性血尿见于（　　　）

A. 急性肾小球肾炎　　B. 急进性肾小球肾炎　C. 输尿管结石　D. 膀胱癌　　E. 不确定

（6）尿液呈现红色，不是血尿的情况（　　　）

A. 利福平抗结核治疗后　　　　　　　　B. 食用火龙果后

C. 溶血之后　　　　　　　　　　　　　D. 肾结石

E. 肾小球肾炎

（7）肾绞痛见于（　　　）

A. 输尿管结石　　　B. 肾结石　　　　C. 肾癌　　　　D. 肾囊肿　　　E. 输尿管炎症

（8）也可以引起脓尿的疾病包括（　　　）

A. 输尿管结石　　　B. 肾结石　　　　C. 留置导尿后　　D. 膀胱造瘘术后

E. 膀胱结核

（9）尿三杯试验可以粗略估计（　　　）

A. 感染的部位　　　　B. 出血的部位　　　　C. 病原菌类型　　　　D. 肿瘤的类型

E. 肿瘤的来源

（10）气尿见于（　　　）

A. 泌尿 - 肠瘘　　　B. 产气杆菌感染　　　C. 肾脓肿　　　D. 肾癌　　　E. 肾结石

（车宪平）

第二十二节　尿频、尿急

　　一般情况下，正常成年人的膀胱容量为 300 ～ 500ml，最大可达 800ml。新生儿的膀胱容量约为成人的 1/10。由于膀胱肌张力减低，老年人的膀胱容量可能增大。女性膀胱容量较男性膀胱容量稍小。

　　正常成人白天排尿 4 ～ 6 次，夜间（睡眠后）0 ～ 2 次，每次尿量为 200 ～ 400ml。随着年龄、气候、环境和饮水量等的改变，排尿次数和单次尿量可有不同。当膀胱功能和容量正常时，因条件不允许，有尿意时可自主控制，延迟一定时间排尿。排尿开始、排尿过程、排尿终末及排尿结束无烧灼感、瘙痒及疼痛等异常感觉。

　　正常排尿过程是受神经和意识控制的反射性活动，并通过排尿肌肉来完成。任何原因导致的排尿肌控制和神经调节障碍，均可影响正常的排尿功能。

一、尿　频

（一）定义

　　尿频（urinary frequency, frequent micturition）是指单位时间内排尿次数增多。严重时几分钟排尿一次，每次尿量仅几毫升。

（二）分类及临床意义

1. 根据发生的原因分类　尿频可以分为生理性尿频和病理性尿频。

（1）生理性尿频多见于饮水过多、精神紧张和气候改变等。

（2）病理性尿频

1）排尿次数增多，每次尿量正常，全日总尿量增多，见于急性肾功能不全多尿期、尿崩症（diabetes insipidus）和糖尿病（diabetes mellitus，DM）。

2）排尿次数增多，每次尿量减少，或仅有尿意而无尿液排出，见于以下 4 种情况。

A. 感染性疾病：淋球菌性尿道炎、非淋球菌性尿道炎、急慢性膀胱炎、急慢性前列腺炎、膀胱结石、膀胱结核等。其中膀胱结核尿频较重，且持续时间较长。

B. 膀胱容量缩小：较大的膀胱结石和膀胱肿瘤、结核性膀胱挛缩、妊娠子宫、子宫肌瘤、卵巢肿瘤、子宫脱垂等压迫膀胱等导致膀胱有效容量缩小；膀胱挛缩（contracted bladder）、间质性膀胱炎晚期及膀胱过度活动症（overactive bladder，OAB）时膀胱绝对容量缩小。慢性下尿路梗阻，慢性尿潴留，膀胱残余尿增多，有效容量缩小，见于尿道狭窄和前列腺增生症等。

C. 神经源性膀胱：神经系统疾病导致膀胱逼尿肌和尿道外括约肌协同失调。

2. 根据每次排尿量的多少　尿频可以分为尿量减少性尿频和尿量正常性尿频。

（1）尿量减少性尿频：是由于各种原因引起的膀胱三角区敏感性增高和（或）膀胱容量（绝对容量，或有效容量）减少所致，前者见于急慢性膀胱炎、急慢性前列腺炎、前列腺增生症、前列腺癌、膀胱过度活动症等，后者见于慢性尿潴留（膀胱有效容量减少）、膀胱痉挛和膀胱挛缩（如结核性膀胱挛缩等）。

（2）尿量正常性尿频：多由于形成的尿液过多，膀胱容量正常的情况，临床多见于饮水过多、食用利尿食物、药物、糖尿病、尿崩症和急慢性肾功能不全多尿期等。

3. 根据发生的机制分类 尿频可分为刺激性尿频和容量性尿频。

（1）刺激性尿频：是由于各种原因引起的膀胱三角区敏感性增加所致，见于急慢性尿道炎、急慢性膀胱炎、急慢性前列腺炎、前列腺增生、前列腺癌和膀胱过度活动症等。

（2）容量性尿频：是由于形成尿液容量过多或膀胱容量减少所致，前者见于多饮水、食用利尿食品或药品（形成尿量增多）、糖尿病（渗透性利尿）、尿崩症和肾功能不全（肾小管重吸收减少）等，后者见于各种原因（包括手术）导致的膀胱缩小或容量减少，如膀胱结核引起的膀胱挛缩和膀胱部分切除术（partial cystectomy）引起的膀胱缩小等。

二、尿 急

尿急（urinary urgency，urgent micturition）是指患者有尿意即迫不及待地要排尿而不能控制。尿急常与尿频同时存在，也可以同时伴有尿痛。尿急见于以下情况：

1. 感染 急性膀胱炎、急性尿道炎，尤其膀胱三角区和后尿道感染，尿急特别明显；急慢性前列腺炎往往伴有排尿困难。膀胱结核可以有严重的尿急，甚至尿失禁。

2. 结石 膀胱结石、尿道结石可以产生尿急，往往伴有尿流中断，或排尿困难。输尿管壁内段结石也可以引起尿急。

3. 异物 尿道异物、膀胱异物均可以引起尿急，往往伴有程度不同的排尿困难。

4. 肿瘤 膀胱癌和前列腺癌。

5. 膀胱过度活动症、膀胱容量过小，如膀胱挛缩等。

6. 神经源性膀胱。

7. 精神性因素引起。

8. 高温环境下，尿液高度浓缩，酸性高的尿液可以刺激膀胱黏膜或尿道黏膜，引起尿急。

三、病例分析

老年患者，尿频、多饮、多食、烦渴8年，进行性排尿困难5年，伴尿急、尿痛1周。8年前，某三级甲等医院诊断为2型糖尿病，口服降糖药治疗，降糖效果满意。5年前，患者出现尿等待、排尿延迟、排尿时间延长，尿频，夜尿增多，未治疗。逐渐加重，目前尿纤细，偶有尿流中断，终末尿痛，夜尿8～12次，单次尿量约100ml。近1周，患者尿痛明显，无发热，自服氧氟沙星后，疼痛缓解。实验室检查：血常规正常；尿常规WBC满视野，尿糖（－）；血糖6.7mmol/L；超声示：前列腺大小55mm×48mm×45mm，内形态均匀；膀胱内见一大小20mm×15mm强回声，后伴声影，膀胱壁光滑。膀胱双输尿管未见扩张，双肾大小形态正常，双肾盂未见扩张。排尿后膀胱内未见残余尿。

请提出该患者初步诊断及依据。

四、练 习 题

客观题

1. A 型题

（1）一般情况下，正常成人膀胱容量为（ ）

A. 100～200ml B. 200～400ml C. 300～500ml

D. 500～800ml E. 800～1000ml

（2）尿频是指（　　　）

A. 白天排尿次数增多　　　　　　　　　B. 夜间排尿次数增多

C. 排尿次数增多　　　　　　　　　　　D. 单位时间内排尿次数增多

E. 单位时间排尿增多

（3）不会引起尿频、尿急、尿痛的疾病（　　　）

A. 输尿管结石　　　　B. 膀胱结石　　　　C. 肾结石

D. 前列腺增生　　　　E. 急性膀胱炎

（4）尿频，不伴有多饮、多食、烦渴，见于（　　　）

A. 前列腺增生　　　　B. 糖尿病　　　　　C. 尿崩症

D. 精神性　　　　　　E. 甲状腺功能亢进症

（5）尿频、尿急、尿痛，伴尿道口脓性分泌物，无发热，见于（　　　）

A. 前列腺炎　　　　　B. 淋病　　　　　　C. 急性膀胱炎

D. 膀胱结核　　　　　E. 肾结石

2. X 型题

（1）膀胱刺激征包括（　　　）

A. 尿频　　　　　　　B. 尿急　　　　　　C. 尿失禁

D. 尿痛　　　　　　　E. 尿潴留

（2）尿频、尿急、尿痛，伴尿流中断，见于（　　　）

A. 膀胱结石　　　　　B. 尿道结石　　　　C. 膀胱肿瘤

D. 输尿管结石　　　　E. 急性膀胱炎

（3）尿频、尿急、尿痛，伴血尿，无发热，见于（　　　）

A. 急性膀胱炎　　　　B. 急性肾盂肾炎　　C. 膀胱结核

D. 膀胱结石　　　　　E. 肾囊肿

（4）尿频伴排尿困难，见于（　　　）

A. 前列腺增生　　　　B. 前列腺炎　　　　C. 前列腺癌

D. 神经源性膀胱　　　E. 肾囊肿

（5）尿痛的部位可以是（　　　）

A. 耻骨上　　　　B. 会阴区　　　　C. 尿道内　　　　D. 腰部　　　　E. 上腹部

（车宪平）

第二十三节　无尿、少尿、多尿

尿液由肾脏产生，是维持体液平衡和保持内环境稳定的重要环节。双肾每天生成的肾小球滤过液（即原尿）达 180L，但每天排出的尿液（即终尿）仅约有 1500ml（1000 ~ 2000ml）。这表明，原尿中约 99% 的水分被肾脏的远曲小管和集合管重吸收，只有约 1% 被排出体外。

决定原尿形成的因素有血容量和血压、肾单位的数量（滤过膜的多少）和有效滤过压；决定终尿形成的因素有原尿形成的量、肾小管的重吸收功能以及尿路的通畅情况。血压的降低和血容量不足、肾小球肾炎导致的滤过膜减少、肾小管重吸收的异常以及尿路梗阻均可以导致尿量的变化。

一、定　义

正常成人 24 小时尿量为 1000 ~ 2000ml。如 24 小时尿量 < 400ml，或每小时尿量 < 17ml（儿童 < 0.8ml/kg）称为少尿（oliguria）；如 24 小时尿量 < 100ml，或 12 小时完全无尿称为无尿；如 24 小时尿量 > 2500ml，称为多尿（polyuria）。

二、病因及发病机制

（一）少尿和无尿

少尿和无尿的病因可以分为肾前性、肾性和肾后性三类。肾前性为血容量不足或供血不足所致，肾性为肾实质损害、滤过不足所致，肾后性为尿路梗阻、尿液排出受阻所致。

1. 肾前性　血容量不足、血压下降和动脉狭窄均可以导致肾脏血供不足，肾小球滤过率下降，尿液形成也随之减少。久之，也可以诱发肾功能不全。

（1）有效血容量不足：各种原因引起的脱水、大出血、休克均可以导致血压下降，肾脏血流减少。肾病综合征和肝肾综合征，由于低蛋白血症，大量水分渗入组织间液和浆膜腔，血容量减少，肾脏血流减少。

（2）心脏排血功能下降：各种原因所致的心功能不全、严重心律失常、心肺复苏（CPR）后循环不稳定，导致血压下降，肾脏血流减少。

（3）肾血管病变：肾动脉炎、肾动脉狭窄、肾动脉血栓形成、肾动脉栓塞、高血压危象和妊娠高血压综合征所致的肾动脉持续性痉挛等，肾缺血可以导致急性肾功能不全。

2. 肾性　由肾实质病变导致肾小球和肾小管功能损害，属肾脏的泌尿部分受损。

（1）肾小球病变：急、慢性肾小球肾炎以及多发性肾脓肿和多发性肾囊肿，肾小球滤过膜损害和滤过面积减少，尿液减少。

（2）肾小管病变：急性间质性肾炎（包括药物性和感染性间质性肾炎）；生物毒素、重金属和化学物质中毒导致的急性肾小管坏死（acute tubular necrosis，ATN）；严重肾盂肾炎和肾积脓导致的肾乳头坏死等。

3. 肾后性　肾脏的排尿部分（远曲小管、集合管、肾盏、肾盂等）和输尿管、膀胱和尿道梗阻，尿液排出受阻，肾积水。久之，可导致肾实质萎缩、肾单位减少。

（1）各种原因导致的机械性尿路梗阻：肿瘤、结石、损伤、感染等导致肾脏出口、输尿管出口、膀胱出口和尿道出口梗阻。

（2）尿路的外在压迫：腹膜后肿瘤、腹膜后淋巴瘤、腹膜后纤维化可压迫输尿管，引起受压部位以上尿路扩张、积水。前列腺增生可以导致尿道受压、延长、狭窄，膀胱残余尿增加。久之，引起双输尿管反流和双肾积水。

（3）其他：先天性输尿管狭窄、腔静脉后输尿管、重复肾畸形、马蹄肾以及肾下垂和游走肾导致输尿管扭转，神经源性膀胱导致膀胱逼尿肌和尿道外括约肌协调失调、膀胱高压、双肾积水。

（二）多尿

饮水过多、食用利尿药物或食物、内分泌代谢异常以及精神因素均可以引起暂时性或持续性多尿。

1. 生理性多尿　短时间摄入大量水分、饮料和富含水分多的水果或食物；精神性多饮也可以出现多尿。

2. 病理性多尿

（1）药物性多尿：因治疗其他疾病使用利尿药物，尿液增多。

（2）尿崩症：分为垂体性尿崩症和肾性尿崩症。前者是垂体后叶的抗利尿激素产生不足，后者是由于遗传缺陷，肾脏远曲小管对抗利尿激素反应性降低。抗利尿激素产生不足和远曲小管对抗利尿激素反应性降低均可以导致肾远曲小管重吸收水减少，引起多尿。

（3）急、慢性肾小球肾炎重吸收水降低，出现多尿。

（4）糖尿病：尿中葡萄糖增多可导致渗透性利尿，尿量增加。

（5）原发性醛固酮增多症可以引起高血压、低血钾和肌无力。低血钾可以导致远曲小管对抗利尿激素反应性降低，水重吸收减少，出现多尿。

（6）原发性甲状旁腺功能亢进症，由于大量磷和钙的排出，出现渗透性多尿。

（7）尿路梗阻性疾病在手术解除梗阻后，可以出现梗阻后利尿，尿量增多。

三、伴 随 症 状

（一）少尿

1. 少尿合并肾绞痛或腰痛，见于结石、血凝块、肾动脉栓塞等。

2. 少尿合并大量蛋白尿、水肿、高脂血症和低蛋白血症，见于肾病综合征。

3. 少尿合并血尿、蛋白尿、高血压、眼睑水肿，见于各种急性肾小球肾炎和急进性肾小球肾炎。

4. 少尿合并黄疸、腹水和转氨酶升高，见于肝肾综合征。

5. 少尿合并胸闷、心悸，不能平卧，见于心功能不全。

6. 少尿合并寒战、高热、腰痛和尿频、尿急、尿痛，见于肾盂肾炎。

7. 少尿合并排尿困难，考虑前列腺增生、尿道狭窄等。

8. 突发少尿和无尿，考虑双侧尿路急性梗阻，如输尿管结石等，老年患者考虑前列腺增生导致的急性尿潴留。

（二）多尿

1. 多尿合并烦渴和低比重尿，见于尿崩症。

2. 多尿合并多饮、多食和消瘦，考虑糖尿病。

3. 多尿合并高血压、低血钾和肌无力，见于原发性醛固酮增多症。

4. 多尿发生在少尿数天之后，见于急性肾功能不全多尿期。

5. 多尿合并酸中毒、骨痛和肌无力，见于肾小管酸中毒。

6. 多尿合并精神症状，多是精神性多尿。

四、问 诊 要 点

1. 少尿　①少尿出现的时间；②少尿程度，即 24 小时尿量；③有无失水、出血、心功能不全等肾前性疾病史；④有无肾炎等肾脏病病史；⑤有无泌尿系结石、前列腺增生、尿道损伤等尿路梗阻病史；⑥少尿的伴随症状。

2. 多尿　①多尿出现的时间；②多尿程度，即 24 小时尿量；③有无烦渴、多饮、多食、高血压、周期性瘫痪等病史；④有无糖尿病、慢性肾脏病及少尿史；⑤多尿的伴随症状。

多食、多饮、多尿是糖尿病的典型症状。周期性瘫痪是原发性醛固酮增多症和肾小管酸中毒的重要表现。既往全身性水肿、多尿提示肾病综合征和慢性肾小球肾炎。高血压见于原发性醛固酮增多症和慢性肾小球肾炎等。

五、病 例 分 析

1. 患者王某，男性，16 岁，突发尿少伴水肿 6 天。6 天前无明显诱因出现尿少，伴有晨起眼睑水肿，活动后下肢水肿，泡沫尿。无尿频、尿急、尿痛、腰痛，无肉眼血尿，无皮疹、关节痛，无心悸、胸闷、气促。起病以来，精神、睡眠一般，食欲较差，大便正常，小便量少，约 500ml/d。既往体健，否认肝炎、结核、过敏性紫癜病史。无烟酒嗜好。查体：血压 120/75mmHg，神清，眼睑水肿，心肺腹查体未见异常，双下肢轻度凹陷性水肿。辅助检查：尿常规：蛋白（++++）。生化全体：尿素氮 7mmol/L，血肌酐 75μmol/L，白蛋白 17g/L。

请提出该患者初步诊断及依据，并指出下一步检查进一步明确诊断。

2. 患者，女性，52 岁。乏力、多尿伴体重减轻 2 年余。2 年前开始，无明显诱因出现全身无力，排尿增多（排尿量为 2000 ～ 3000ml/24h），无明显心悸、多汗症状。发病以来，食欲佳，睡眠尚可，体重减轻 5kg。既往无服用特殊药物史。查体：血压 135/85mmHg，身高 160cm，体重 70kg。神志清，营养中等，浅表淋巴结未触及。甲状腺不大，未闻及血管杂音。心肺检查未见异常。腹平软，无压痛及反跳痛，肝脾肋下未触及，肠鸣音 4 次 / 分，双下肢不肿。实验室检查：静脉空腹血糖 9.1mmol/L，餐后 2 小时血糖 13.8mmol/L。

请提出该患者初步诊断及依据，并指出下一步检查进一步明确诊断。

六、练　习　题

（一）主观题

简述肾前性少尿的常见病因。

（二）客观题

1. A 型题

（1）正常情况下，肾脏肾小球形成的原尿和膀胱排出的终尿的比例为（　　）

A. 1 ∶ 1 　　　　　　 B. 20 ∶ 1 　　　　　 C. 50 ∶ 1 　　　　　 D. 100 ∶ 1 　　　　 E.80 ∶ 1

（2）少尿是每小时尿量少于（　　）

A. 4ml 　　　　　　 B. 8ml 　　　　　　 C. 12ml 　　　　　　 D. 17ml 　　　　　 E.19ml

（3）无尿是 12 小时尿量为（　　）

A. 少于 12ml 　　　　 B. 少于 17ml 　　　 C. 少于 20ml 　　　 D. 0ml 　　　　　　 E. 少于 100ml

（4）多尿是 24 小时尿量超过（　　）

A. 1000ml 　　　　　 B. 1500ml 　　　　 C. 2000ml 　　　　 D. 2500ml 　　　　 E.3000ml

（5）肾动脉狭窄引起少尿或无尿的主要原因是（　　）

A. 肾前性 　　　　　 B. 肾性 　　　　　　 C. 肾后性 　　　　 D. 以上都是 　　 E. 以上都不是

（6）双侧输尿管结石引起双侧肾积水，此时少尿或无尿的主要原因是（　　）

A. 肾前性 　　　　　 B. 肾性 　　　　　　 C. 肾后性 　　　　 D. 以上都是 　　 E. 以上都不是

（7）原发性醛固酮增多症引起多尿的主要机制是（　　）

A. 继发的高血压导致肾脏血流增加

B. 低钾导致抗利尿激素反应性降低，肾小管重吸收减少

C. 低钾引起肾小球血管平滑肌松弛，肾脏血流增加

D. 低钾引起输尿管平滑肌松弛，排尿增加

E. 以上均不对

（8）前列腺增生引起的少尿、无尿的主要原因是（　　）

A. 肾前性 　　　　　 B. 肾性 　　　　　　 C. 肾后性 　　　　 D. 以上都是 　　 E. 以上都不是

（9）肝肾综合征可以出现少尿、转氨酶升高、腹水等，引起少尿的主要原因是（　　）

A. 肾前性 　　　　　 B. 肾性 　　　　　　 C. 肾后性 　　　　 D. 以上都是 　　 E. 以上都不是

（10）糖尿病可以出现多饮、多食、烦渴和多尿，引起多尿的主要原因是（　　）

A. 肾前性 　　　　　 B. 肾性 　　　　　　 C. 肾后性 　　　　 D. 以上都是 　　 E. 以上都不是

2. X 型题

（1）少尿是指（　　）

A. 24 小时尿量少于 400ml 　　　　　　　 B. 每小时尿量少于 17ml

C. 24 小时尿量少于 100ml 　　　　　　　 D. 12 小时尿量完全无尿

E. 12 小时尿量少于 17ml

（2）无尿是指（　　）

A. 24 小时尿量少于 400ml 　　　　　　　 B. 12 小时尿量少于 17ml

C. 24 小时尿量少于 100ml　　　　　　D. 12 小时尿量完全无尿

E. 6 小时尿量完全无尿

（3）肾动脉狭窄导致一侧缩小，引起少尿或无尿的原因是（　　）

A. 肾前性　　　　B. 肾性　　　　　　C. 肾后性　　　　D. 以上都是　　　E. 以上都不是

（4）双侧输尿管结石引起双侧肾积水，此时少尿或无尿的主要原因是（　　）

A. 肾前性　　　　B. 肾性　　　　　　C. 肾后性　　　　D. 以上都是　　　E. 以上都不是

（5）可以导致多尿的情况包括（　　）

A. 急性肾小球肾炎　　　　　　　　　B. 输尿管结石术后

C. 原发性醛固酮增多症　　　　　　　D. 膀胱结石

E. 肾囊肿

（6）长期的糖尿病可以出现（　　）

A. 多尿　　　　　B. 少尿　　　　　　C. 无尿　　　　　D. 尿频　　　　　E. 腹泻

（7）原发性醛固酮增多症可以出现（　　）

A. 高血压　　　　B. 多尿　　　　　　C. 夜尿增多　　　D. 尿频　　　　　E. 腹痛

（8）引起多尿的疾病包括（　　）

A. 糖尿病　　　　　　　　　　　　　B. 尿崩症

C. 原发性醛固酮增多症　　　　　　　D. 前列腺炎　　　　　　　　　　　E. 休克

（9）尿崩症的多尿机制是（　　）

A. 垂体分泌抗利尿激素不足　　　　　B. 肾远曲小管重吸收减少

C. 肾小球滤过增加　　　　　　　　　D. 膀胱敏感性增高　　　　　　　　E. 以上均是

（10）急性肾小球肾炎可以出现（　　）

A. 少尿　　　　　B. 多尿　　　　　　C. 无尿　　　　　D. 蛋白尿　　　　E. 高血压

（刘　楠　车宪平）

第二十四节　尿　失　禁

尿失禁（incontinence of urine）是由于膀胱括约肌损伤或神经功能障碍导致排尿自控能力下降或丧失，使尿液不自主地流出。尿失禁可以发生在任何年龄及性别，以女性及老年人多见。

一、病因及分类

尿失禁的病因可分为下列几项：①先天性疾病，如尿道上裂。②创伤，如妇女生产时的创伤、骨盆骨折等。③手术，如成人为前列腺手术、尿道狭窄修补术等；儿童为后尿道瓣膜手术等。④各种原因引起的神经源性膀胱。

按病程可分为：①暂时性尿失禁，见于尿路感染、急性精神错乱性疾病、药物反应和心理性抑郁症。②长期性尿失禁，见于脑卒中、痴呆、骨盆外伤损伤尿道括约肌、骨髓炎和前列腺增生。

二、发生机制

（一）尿道括约肌受损

正常男性的尿液控制依靠：①近端尿道括约肌，包括膀胱颈部及精阜以上的前列腺部尿道括约肌；②远端尿道括约肌，包括精阜以下的后尿道括约肌和尿道外括约肌。对于男性，近端尿道括约肌功能完全丧失（如前列腺增生手术后）而远端尿道括约肌完好者，仍能控制排尿；如远端尿道括约肌功能同时受到损害，则依损害的轻重可引起不同程度的尿失禁。不论男性或女性，膀胱颈部

（交感神经所控制的尿道平滑肌）是制止尿液外流的主要力量。对于女性，当膀胱颈部功能完全丧失时会引起压力性尿失禁。糖尿病性膀胱也常伴有括约肌受损。

（二）逼尿肌无反射

该类患者的逼尿肌收缩力及尿道闭合压力（即尿道阻力）都有不同程度的降低，逼尿肌不能完全主动地将尿液排出，排尿须依靠增加腹压。当残余尿量过多尿道阻力很低时可有压力性尿失禁；尿潴留时可发生充溢性尿失禁。

（三）逼尿肌反射亢进

脑桥上中枢神经对排尿反射主要起抑制作用，此处病变常导致抑制不足，逼尿肌反射亢进的发生率为 75% ～ 100%，一般不伴有逼尿肌外括约肌协同失调；糖尿病等引起骶髓周围神经病变，也有出现逼尿肌反射亢进的现象，这可能与其病变的多灶性有关。此外，膀胱出口梗阻引起不稳定膀胱的发生率高达 50% ～ 80%，患者在膀胱贮尿期，出现膀胱逼尿肌不自主收缩，引起膀胱内压升高，称为逼尿肌过度活动（detrusor overactivity）或膀胱过度活动（overactive bladder，OAB）。膀胱壁的神经、肌肉改变，最终也可引起逼尿肌兴奋性增加，出现 OAB 症状。

（四）逼尿肌和括约肌功能协同失调

一类是在逼尿肌收缩过程中外括约肌出现持续性痉挛而导致尿潴留，随后引起充溢性尿失禁。另一类是由上运动神经元病变引起的尿道外括约肌突然发生无抑制性松弛（伴或不伴逼尿肌的收缩）而引起尿失禁。该类尿失禁患者常无残余尿。脑桥-骶髓间病变，多表现为逼尿肌反射亢进和逼尿肌外括约肌协同失调。其特点是尿急，有或无急迫性尿失禁，常伴有尿频和夜尿。也见于糖尿病所致的神经源性膀胱。

（五）膀胱膨出

女性生殖系统损伤的一种，膀胱向阴道前壁膨出。最常见的原因是产伤造成维持膀胱正常位置的骨盆底筋膜及肌肉的损伤而又未及时修复，严重时尿道也膨出。轻者无症状，严重时常感腰酸下坠，自觉有物自阴道脱出，排尿后肿物会缩小。常伴有排尿困难及尿不尽的感觉。多伴有张力性尿失禁，即在腹压增加如咳嗽、用力时可有尿液溢出，绝经后症状加重。

三、临 床 表 现

尿液不受主观控制而自尿道口处点滴溢出或流出。尿失禁根据程度可分为：轻度：仅在咳嗽、打喷嚏、抬重物时出现尿失禁；中度：在走路、站立、轻度用力时出现尿失禁；重度：无论直立或卧位时都可发生尿失禁。根据症状表现形式和持续时间可分为以下几种。

（一）持续性溢尿

见于完全性尿失禁，尿道阻力完全丧失，膀胱内不能储存尿液而连续从膀胱中流出，膀胱呈空虚状态。常见于外伤、手术或先天性疾病引起的膀胱颈和尿道括约肌的损伤，还可见于尿道口异位和女性膀胱阴道瘘等。

（二）间歇性溢尿

膀胱过度充盈而造成尿不断溢出，是由于下尿路有较严重的机械性（如前列腺增生）或功能性梗阻引起慢性尿潴留，当膀胱内压上升到一定程度并超过尿道阻力时，尿液不断地自尿道中滴出。该类患者的膀胱呈膨胀状态。因排尿依靠脊髓反射，上运动神经元发生病变时，患者也会出现不自主地间歇性溢尿，患者排尿时无感觉。

（三）急迫性溢尿

患者尿意感强烈，有迫不及待排尿感，尿液自动流出。流出的尿量较多。有的可完全排空；多伴有尿频、尿急等膀胱刺激症状和下腹部胀痛；见于由部分性上运动神经元病变或急性膀胱炎等因强烈的局部刺激引起，由于逼尿肌强烈的收缩而发生尿失禁。

（四）压力性溢尿

压力性溢尿是当腹压增加时（如咳嗽、打喷嚏、上楼梯或跑步时）即有尿液自尿道流出。主要见于女性，特别是多次分娩或产伤者，偶见于尚未生育的女性。

四、鉴 别 要 点

（一）问诊要点

1. 发病年龄。

2. 起病缓急。

3. 过去或现在是否存在可能的诱发因素，如糖尿病、前列腺增生、神经系统病变等。

4. 伴随症状。

（二）常见伴随症状

1. 伴膀胱刺激征及脓尿　见于急性膀胱炎。

2. 50 岁以上男性，伴进行性排尿困难　见于前列腺增生症、前列腺癌等。

3. 伴有肢体瘫痪（单瘫、偏瘫、截瘫）、肌张力增高、腱反射亢进、有病理反射　见于上运动神经元病变。

4. 伴有慢性咳嗽、气促　多为慢性阻塞性肺疾病所致腹内压过高。

5. 伴有多饮、多尿和消瘦　见于糖尿病所致神经源性膀胱，因膀胱括约肌失控引起的尿失禁，膀胱逼尿肌与括约肌不协调引起的排尿障碍。

五、病 例 分 析

患者张某，女性，42 岁，尿频、尿急、尿痛、尿失禁 3 天。患者 3 天前游泳后出现尿频、尿急、尿痛、尿失禁，伴有发热，最高体温 38℃。自行口服头孢拉定 2 天，症状改善不明显。病程中无畏寒、皮疹、关节痛，无泡沫尿及肉眼血尿。起病以来一般情况可。既往体健。查体：体温 37.5℃，血压 120/75mmHg，心肺腹查体未见异常，双肾区有叩击痛。辅助检查：尿常规白细胞（3+），红细胞（2+）。血常规白细胞 $12×10^9$/L，中性粒细胞比例 85%。

请提出该患者初步诊断及依据，并指出下一步检查进一步明确诊断。

六、练 习 题

（一）主观题

简述尿失禁的常见病因。

（二）客观题

A 型题

（1）某男，77 岁，有 10 年排尿不畅病史，近期排尿明显费力，需借助增加腹压排尿，尿液不断从尿道口滴出。最大的可能是（　　）

A. 遗尿　　　　　　　　B. 真性尿失禁　　　　　　　　C. 压力性尿失禁

D. 急迫性尿失禁　　　　E. 充溢性尿失禁

（2）某女，29 岁，两次经阴道分娩史，第一胎出生后出现咳嗽、提重物时尿液流出，经盆底肌锻炼等治疗后好转，第二胎出生后尿失禁加重，伴尿频、尿急，锻炼盆底肌等治疗效果欠佳。查

体：盆底松弛和子宫脱垂。最有可能的诊断是（　　　）

A. 压力性尿失禁　　　　　　　B. 急迫性尿失禁　　　　　　C. 真性尿失禁

D. 混合性尿失禁　　　　　　　E. 充溢性尿失禁

（3）某女，51岁，下蹲或腹部用力时，出现不由自主地流尿。诊断可初步考虑是（　　　）

A. 充溢性尿失禁　　　　　　　B. 急迫性尿失禁　　　　　　C. 反射性尿失禁

D. 真性尿失禁　　　　　　　　E. 压力性尿失禁

（4）前列腺增生手术后尿失禁与下列哪项因素无关（　　　）

A. 括约肌损伤　　　　　　　　B. 不稳定膀胱　　　　　　　C. 膀胱出口梗阻

D. 后尿道损伤刺激及创面感染　E. 膀胱尿道角度改变

（刘　楠）

第二十五节　排尿困难

排尿困难是指排尿不畅、排尿费力、排尿时须增加腹压才能排出，病情严重时增加腹压也不能将膀胱内的尿排出体外，而形成尿潴留（urine retention）的状态。

根据起病急缓可分为急性尿潴留和慢性尿潴留。急性尿潴留是指既往无排尿困难的病史，突然短时间内发生膀胱充盈，膀胱迅速膨胀，患者常感下腹胀痛并膨隆，尿意急迫，而不能自行排尿。慢性尿潴留是由膀胱颈以下梗阻性病变引起的排尿困难发展而来。由于持久而严重的梗阻，膀胱逼尿肌初期可增厚，后期可变薄。按尿潴留的程度又可分为完全性尿潴留和部分性尿潴留。

一、病因及发生机制

排尿困难可分为阻塞性排尿困难和功能性排尿困难两大类。

（一）阻塞性排尿困难

1. 膀胱颈部病变

（1）膀胱颈部阻塞：被结石、肿瘤、血块、异物阻塞。

（2）膀胱颈部受压：因子宫肌瘤、卵巢囊肿、晚期妊娠压迫。

（3）膀胱颈部器质性狭窄：炎症、先天或后天获得性狭窄等使尿液排出受阻。

2. 后尿道疾病　因前列腺肥大、前列腺癌、前列腺急性炎症、出血、积脓压迫尿道；后尿道本身炎症、水肿、结石、肿瘤、异物等。

3. 前尿道疾病　见于前尿道狭窄、结石、肿瘤、异物或先天性畸形如尿道外翻、阴茎包皮嵌顿、阴茎异常勃起等。

（二）功能性排尿困难

1. 神经受损　中枢神经受损，膀胱的压力感受不能上传，而致尿潴留。外周神经受损，如支配膀胱逼尿肌的腹下神经、支配内括约肌的盆神经和支配外括约肌的阴部神经，可因下腹部手术，特别是肛门、直肠、子宫等盆腔手术或麻醉而造成暂时性或永久性排尿障碍。

2. 膀胱平滑肌和括约肌病变　糖尿病时因能量代谢障碍使膀胱肌球蛋白降低，肌膜表面环磷酸腺苷（cAMP）含量下降，肌球蛋白轻链激酶磷酸化和脱磷酸障碍，使平滑肌收缩乏力。使用某些促使平滑肌松弛的药物，如阿托品、山莨菪碱（654-2）、硝酸甘油后可使膀胱收缩无力，而诱发尿潴留。膀胱逼尿肌和尿道括约肌协同失调症是膀胱收缩时，膀胱内括约肌和尿道外括约肌不开放，甚至反射性收缩，使排尿困难。

3. 精神因素　排尿反射直接受意识支配。精神因素导致尿潴留大多受精神意识过度控制所致，主要在排尿环境不良的情况下引起，如病房男女同室，排尿怕暴露隐私。产后外阴侧切，剖宫产后有男性陪伴者在场时排尿受精神因素控制。需绝对卧床的疾病如急性心肌梗死、心脏手术等因不习惯床上排尿而控制尿的排出时间。下腹部手术如肛门直肠手术的患者，排尿时有可能产生疼痛而拒绝排尿，时间过久则排尿困难而出现尿潴留。

二、临床表现及鉴别要点

（一）临床表现

1. 膀胱颈部结石引起的排尿困难　多在排尿困难出现前有下腹部绞痛史，疼痛向大腿、会阴方向放射，疼痛的当时或疼痛后出现肉眼血尿或镜下血尿，膀胱内有尿潴留，膀胱镜可发现结石的存在，B超和CT检查在膀胱颈部可发现结石阴影。

2. 膀胱内血块引起的排尿困难　往往不是独立疾病，常继发于血液病如血友病、白血病、再生障碍性贫血等，此时依靠血液实验室的检查，一般不难确诊。外伤引起的膀胱内血块，往往有明确的外伤史，外伤后出现肉眼血尿，逐渐出现排尿困难，B超检查在尿道内口处可发现阴影，膀胱镜检查可确诊，同时亦是最有效的治疗手段。

3. 膀胱肿瘤引起的排尿困难　病程一般较长，症状进行性加重，晚期可发现远处转移肿瘤病灶，无痛性肉眼血尿或镜下血尿是其特点，膀胱镜下取活检可确定肿瘤的性质。

4. 前列腺增生和前列腺炎引起的排尿困难　多以尿频、尿急为首发症状，早期多因前列腺充血刺激所致，以夜尿增多为主。之后随着膀胱残余尿增加而症状逐渐加重。以后出现进行性排尿困难、排尿踌躇、射尿无力、尿流变细、排尿间断、尿末滴沥和尿失禁。肛门指诊可确定前列腺大小、质地、表面光滑度，对区分良性肿大和前列腺癌十分重要。前列腺按摩取前列腺液行常规检查和细菌培养，对诊断前列腺炎十分重要。

5. 后尿道损伤引起的排尿困难　多有会阴区外伤史，外伤后排尿困难或无尿液排出，膀胱内有尿液潴留，尿道造影检查可确定损伤的部位和程度，是术前必要的手段。

6. 前尿道狭窄引起的排尿困难　常见于前尿道瘢痕、结石、异物等。瘢痕引起排尿困难者常有外伤史。前尿道本身结石少见，往往是肾盂、输尿管、膀胱结石随尿流移至尿道，依据泌尿道结石病史一般诊断不困难，必要时行尿道造影可确诊。

7. 脊髓损害引起的排尿困难　见于各种原因导致截瘫的患者，除排尿困难、尿潴留外，尚有运动和感觉障碍。

8. 隐性脊柱裂引起的排尿困难　多发病年龄早，夜间遗尿，幼年尿床时间长是其特点，腰骶椎X线片可确诊。

9. 糖尿病神经源性膀胱引起的排尿困难　多有糖尿病史，实验室检查血糖、尿糖升高可确诊。

10. 药物引起的排尿困难　多见于阿托品中毒、654-2、麻醉药物等。有明确的用药史，一般诊断不困难。

11. 低血钾也会引起排尿困难　临床上有引起低血钾的原因，如大量利尿、洗胃、呕吐、禁食等病史，心率快、心电图病理性u波出现、血生化检查表现血钾低。值得注意的是肾小管性酸中毒、棉酚中毒、甲状腺功能亢进、结缔组织病等亦可引起顽固性低血钾。应根据其特有的临床表现和相应的实验室检查进行诊断。低血钾引起的排尿困难，随着纠正低血钾，排尿困难应随即消失。

（二）鉴别要点

1. 问诊要点　①发病年龄、性别；②起病缓急；③过去或现在是否存在可能的诱发因素，如外伤、结石、肿瘤、前列腺增生、糖尿病、药物等。④伴随症状。

2. 常见伴随症状

（1）伴有尿频、尿急、排尿踌躇、射尿无力、尿流变细、排尿间断甚至尿失禁：见于前列腺增生。

（2）伴下腹部绞痛并向大腿、会阴方向放射：见于膀胱颈部结石。

（3）伴血尿：见于后尿道损伤、膀胱颈部结石、血液病（如血友病）等。

（4）伴运动和感觉障碍甚至截瘫和尿潴留：见于脊髓损伤。

（5）伴血糖、尿糖升高：见于糖尿病神经源性膀胱。

三、病 例 分 析

王某，男性，70 岁。进行性排尿困难半年，加重 2 个月。患者半年前无明显诱因出现排尿困难，表现为排尿时间延长、射程缩短、尿线细而无力，伴有尿频、尿急、夜尿增多，但每次尿量不多。近 2 个月上述症状较前加重，偶有尿失禁。起病以来一般情况可。既往体健。查体：血压 140/85mmHg，心肺腹查体未见异常。肛门指检可触及增大的前列腺，表面光滑、质韧、有弹性、中间沟消失。辅助检查：B 超检查双肾未见占位性病变，膀胱充盈良好，前列腺 4.5cm×4cm×3cm，膀胱残余尿量 120ml。

请提出该患者初步诊断及依据。

四、练 习 题

（一）主观题

简述阻塞性排尿困难的常见病因。

（二）客观题

1. A 型题

（1）排尿中断的症状常见于哪种疾病（　　　）

A. 膀胱癌　　　　　B. 肾结石　　　　C. 输尿管结石　　D. 膀胱结石　　　E. 阴茎癌

（2）老年男性患者，出现进行性排尿困难，最常见的原因是（　　　）

A. 前列腺癌　　　　　　　B. 良性前列腺增生　　　　　　　C. 膀胱颈纤维性增生

D. 膀胱结石　　　　　　　E. 尿道结石

（3）老年患者有会阴不适排尿不畅，血 PSA > 10ng/ml，可能为（　　　）

A. 前列腺炎　　　　　B. 前列腺增生症（BPH）　　　　C. 前列腺癌

D. 神经源性膀胱　　　E. 膀胱癌

（4）前列腺增生症合并急性尿潴留，并有明显肾功能障碍，应如何处理（　　　）

A. 留置导尿管，积极纠正水电解质和酸碱平衡失调　　　　B. 膀胱穿刺抽尿

C. 膀胱造瘘　　　　　　D. 雌激素治疗　　　　　　E. 前列腺切除

（5）前列腺增生患者最早出现的症状是（　　　）

A. 排尿困难　　　B. 尿潴留　　　C. 尿频　　　　D. 无痛性血尿　　E. 腹股沟疝

2. C 型题

（1）～（4）题共用题干

男性，62 岁，排尿费力多年，因饮酒后下腹胀痛，一天未排尿。查体：膀胱膨胀达脐下一指，触痛。

（1）该患者最可能的病因是（　　　）

A. 前列腺癌　　　B. 前列腺增生　　C. 尿道结石　　D. 膀胱肿瘤　　E. 膀胱结石

（2）该患者在急诊处理过程中，下列哪项是错误的（　　）

A. 导尿应无菌操作　　　　　　　　B. 立即给予导尿处

C. 不能插入导尿管进行耻骨上膀胱穿刺抽尿

D. 估计排尿功能一时难以恢复，应留置导尿管

E. 导尿管插入后应尽快放空膀胱内尿液，减少患者痛苦

（3）为确定诊断，首先考虑的检查是（　　）

A. 肝功能　　　　B. 尿常规　　　　C. B 超　　　　D. 血常规　　　　E. 腹部 X 线平片

（4）肾积水，首先考虑的治疗原则是（　　）

A. 利尿，抗生素治疗，防止感染　　　　　　B. 去除病因，保留患肾

C. 患肾切除术　　　　　　　　　　　　　　D. 药物保肾，以防肾功能损害

E. 肾造瘘术或输尿管扩张术

（5）～（7）题共用题干

男性，28 岁，突然发生尿潴留，以往有排尿中断史，检查发现膀胱区膨隆。

（5）下列哪项检查最有诊断意义（　　）

A. B 超检查　　　　B. MRI　　　　C. 腹部平片　　　　D. CT 检查　　　　E. 膀胱尿道镜

（6）最有可能的诊断是（　　）

A. 尿道结石　　　　B. 前列腺增生　　　C. 膀胱结石　　　D. 输尿管结石　　　E. 尿道狭窄

（7）最适当的处理是（　　）

A. ESWI　　　　B. 大量饮水　　　C. 内镜碎石　　　D. 膀胱切开取石　　　E. 尿道切开取石

（刘　楠）

第二十六节　肥　胖

肥胖（obesity）是体内脂肪堆积过多和（或）分布异常所致。按肥胖病因分为：原发性肥胖（单纯性肥胖）；继发性肥胖。按脂肪在身体分布分为：全身性肥胖（均匀性肥胖）；中心性肥胖（向心性肥胖、腹型肥胖）；臀型肥胖。

一、肥胖的诊断

目前尚无关于肥胖的统一诊断标准，肥胖程度评估最常采用人体测量学指标（体重指数、腰围、腰/臀比等）。

（一）体重指数（body mass index，BMI）

1. 计算方法　$BMI = $ 体重（kg）/ 身高的平方（m^2）。

2. 成人定义　世界卫生组织：$18.5kg/m^2 \leqslant BMI < 25kg/m^2$ 为正常，$25kg/m^2 \leqslant BMI < 30 kg/m^2$ 为超重，$BMI \geqslant 30kg/m^2$ 为肥胖。其中肥胖定为 3 级：$30kg/m^2 \leqslant BMI < 35kg/m^2$ 为 1 级，$35kg/m^2 \leqslant BMI < 40kg/m^2$ 为 2 级，$BMI \geqslant 40kg/m^2$ 为 3 级。我国：$18.5kg/m^2 \leqslant BMI < 24kg/m^2$ 为正常，$24kg/m^2 \leqslant BMI < 28kg/m^2$ 为超重，$BMI \geqslant 28kg/m^2$ 为肥胖。

3. 儿童青少年定义　在我国：儿童（> 2 岁）超重为 BMI 位于生长标准曲线的第 85 百分位数和第 95 百分位数之间；肥胖为 BMI 位于生长标准曲线的第 95 百分位数以上。重度肥胖：我国还没有明确的标准，参考欧美相关标准以及结合东亚人种 BMI 值相对较低的特点，可将中国儿童青少年重度肥胖定义为 $BMI > 32.5kg/m^2$ 且伴有严重代谢相关疾病，或 $BMI > 37.5kg/m^2$ 且对日常生活学习造成一些不便影响。

4. 临床意义　BMI 与身体脂肪的含量有明显的相关性，能较好地反映机体肥胖与否及肥胖程

度，计算方法简便，目前在临床上被广泛使用。但 BMI 有其局限性，如肌肉发达或有水肿的患者，BMI 可能过高估计其肥胖程度。肌少症者，BMI 可能过低估计其肥胖程度。

（二）理想体重（ideal body weight，IBW）

1. 计算方法　IBW（kg）= 身高（cm）–105 或世界卫生组织标准：男性 IBW（kg）=［身高（cm）–80］×0.7，女性 IBW（kg）=［身高（cm）–70］×0.6。

2. 定义　理想体重 ±10% 为正常，超过 10.0% ～ 19.9% 为超重，超过 20.0% 以上为肥胖。

（三）腰围（waist circumference，WC）

1. 测量方法　受试者站立位，褪去衣物，双足分开 25 ～ 30cm，使体重均匀分配，软尺通过髂前上棘与第 12 肋骨下缘（肋弓下缘）连线的中点，沿水平方向围绕腹部一周所得数值。

2. 定义　腰围男性 ≥ 90cm，女性 ≥ 85cm 定义为中心性肥胖作为中心性肥胖的切点。

3. 临床意义　腰围是衡量脂肪在腹部蓄积（即中心性肥胖）程度的简单、常用指标，是 WHO 推荐的用于评价中心性肥胖的首选指标，与 CT 测量的内脏脂肪含量有显著相关性。

（四）腰/臀比（waist/hip ratio，WHR）

1. 测量方法　环绕臀部的骨盆最突出点的周径为臀围。腰围测量如上所述。

2. 定义　WHO 建议 WHR 男性 > 0.9，女性 > 0.85 诊断为中心性肥胖。

3. 临床意义　主要用于衡量中心性肥胖，但 WHR 相近的个体体重可以相差很大，该指标和内脏脂肪堆积的相关性低于腰围。

（五）皮下脂肪厚度或内脏脂肪量

CT 或 MRI 计算皮下脂肪厚度或内脏脂肪量，是评估体内脂肪分布最准确的方法，因操作复杂、费用昂贵而不作为常规检查。

（六）其他

身体密度测量法、生物电阻抗测定法、双能 X 线（DEXA）吸收法测定体脂总量等。

二、发 生 机 制

肥胖发生的机制是能量摄入超过能量消耗，多余的能量转化为脂肪，促进脂肪细胞肥大与脂肪细胞数目增加，脂肪大量堆积而导致肥胖。肥胖是遗传因素、环境因素、内分泌调节异常、炎症、肠道菌群等多种原因相互作用的结果。中国的肥胖人群以内脏脂肪组织增多为特点，内脏脂肪组织增多是肥胖引起代谢异常的重要机制。

（一）遗传因素

肥胖有家族聚集倾向，大部分原发性肥胖为多基因遗传，是多种微效基因作用叠加的结果。部分肥胖由单基因突变引起，如 Laurence-Moon-Biedl 综合征和 Prader-Willi 综合征，以及瘦素基因、瘦素受体基因、阿片 - 促黑素细胞皮质素原（POMC）基因、黑皮素受体 4（MC4R）基因突变等。节俭基因在食物短缺的情况下能有效利用能源生存下来，在食物丰富时可引起（腹型）肥胖和胰岛素抵抗。

（二）环境因素

不良的饮食习惯，如进食多、高糖高脂饮食使能量摄入增多，体力活动减少，久坐的生活方式使能量消耗减少。进食的速度过快、经常进食加工食品及快餐食品也可能导致肥胖。儿童时期肥胖、胎儿期母体营养不良或低出生体重儿在成年期容易发生肥胖。多种环境内分泌干扰物，如双酚A（BPA）、邻苯二甲酸及多氯联苯等能促进肥胖。

（三）神经-内分泌调节异常

能量平衡和体重调节受神经系统和内分泌系统双重调节，下丘脑是机体能量平衡调节的最重要部位，影响下丘脑食欲中枢的信号包括传入神经信号、激素信号以及代谢产物等。传入中枢神经系统后，经过整合通过神经 - 体液途径传出信号到靶器官，调控产热、胃酸分泌量、胃肠排空速率等，调节能量平衡。体内还有各种调节能量摄入的因子，包括减少摄食的因子（β- 肾上腺素能受体、胰高血糖素样多肽 -1 瘦素等）、增加摄食的因子（激活神经肽 Y/ 刺鼠相关蛋白、胃生长激素释放素、内源性大麻素等）、代谢产物（血糖、脂肪酸等）。神经 - 内分泌调节中任何环节的异常，均可导致肥胖。

（四）炎症

肥胖是一种持续性低度炎症反应，脂肪组织存在大量巨噬细胞浸润，脂肪组织中和血清炎症因子升高，如肿瘤坏死因子 α（TNF-α）、白细胞介素 -6（IL-6）、单核细胞趋化蛋白 -1（MCP-1）等，促进炎症细胞在脂肪中的浸润，引起胰岛素抵抗。

（五）肠道菌群

肠道菌群与人体互利共生，参与宿主能量代谢、免疫应答、生物拮抗等生理活动。肥胖个体肠道菌群改变，有益菌和有害菌比例失调，导致胃肠道屏障破坏，从而导致肠道细菌移位、细菌脂多糖（LPS）升高，激活胃肠道免疫系统，从而改变宿主代谢。肠道通透性增加，过多的 LPS 吸收入血引起内毒素血症，促进炎症反应及胰岛素抵抗，加重肥胖。肠道菌群改变还可引起肠 - 脑轴的信号传导异常，影响能量代谢，导致肥胖。

（六）药物

治疗焦虑症、抑郁症、精神分裂症等药物，可通过影响中枢神经递质、对 5- 羟色胺 2C、H1、M1 受体的阻断可导致患者食欲增加、过度镇静，从而造成患者体重增加。还可影响糖脂代谢紊乱，促进代谢综合征的发生。

三、病因与分类

（一）单纯性肥胖

主要由于不良的饮食习惯（摄食过多，尤其摄入过多的脂肪食物）以及静止不动的生活方式所致，而并非继发于其他疾病。单纯性肥胖又分为体质性肥胖和获得性肥胖两种。

1. 体质性肥胖　也称为双亲肥胖，是由于遗传和机体脂肪细胞数目增多而造成的，还与 25 岁以前的营养过度有关系。这类人的物质代谢过程比较慢，代谢率低，合成代谢超过分解代谢。

2. 获得性肥胖　由于过度饮食，热量摄入超过消耗，多余的热量转化为脂肪，促进脂肪细胞肥大与细胞数目增加，脂肪大量堆积而导致肥胖。

（二）继发性肥胖

有明确的疾病引起的肥胖，常见病因有：

1. 下丘脑 - 垂体疾病　肿瘤、炎症、放射治疗、外伤、手术损伤等。

2. 内分泌代谢性疾病　皮质醇增多症、甲状腺功能减退症、性腺功能减退症、生长激素缺乏症、多囊卵巢综合征、胰岛素瘤等。

3. 遗传性疾病　Laurence-Moon-Biedl 综合征、Prader-Willi 综合征等。

4. 药物　抗抑郁药物、精神分裂症药物、抗癫痫药物、糖皮质激素、抗组胺类药物、口服避孕药等。

四、临床表现与鉴别要点

（一）临床表现

1. 单纯性肥胖 是最常见的一种肥胖，表现为：①年龄：任何年龄可以发生，女性多发生于分娩后和绝经后，男性多发生于 35 岁以后；②性别：女性发生率高于男性；③职业：脑力劳动者发生率高于体力劳动者；④家族史：可有肥胖家族史或营养过度病史；⑤并发症及合并症：可有糖尿病、高血压、心脑血管疾病、血脂异常、高尿酸血症、睡眠呼吸暂停综合征等疾病，肿瘤发生风险增高；⑥临床症状：轻中度肥胖者一般无自觉症状，重度肥胖者有不耐热、体力下降、活动时气促、关节酸痛；⑦体格检查：多为均匀性肥胖表现，腹部出现白纹，部分出现颈后、腋窝或腹股沟等部位皮肤色素增生、增厚，似天鹅绒样的黑棘皮样表现；⑧需排除内分泌代谢性疾病等导致的肥胖。

2. 继发性肥胖

（1）下丘脑性肥胖：下丘脑受损所致，多呈均匀性中 - 重度肥胖，有食欲亢进、摄食行为异常，还有其他下丘脑功能紊乱表现：嗜睡、精神异常、体温调节紊乱、尿崩症、下丘脑 - 垂体功能减退（甲状腺功能减退症、性腺功能减退、肾上腺皮质功能减退）。内分泌激素检查、垂体 MRI 有助于明确诊断。

（2）垂体性肥胖：①垂体功能减退：如性腺功能减退、甲状腺功能减退导致肥胖；②垂体泌乳素瘤：有泌乳、闭经、性功能减退、肥胖；③库欣病：垂体 ACTH 瘤所致，库欣综合征表现。

（3）肥胖性生殖无能综合征（Frolich's syndrome）：大多数由下丘脑垂体或其邻近部位肿瘤、脑炎、脑外伤等多种病因引起。以幼儿、学龄期男孩多见，肥胖伴器官发育不良、尿崩等为其特征。

（4）库欣综合征（Cushing syndrome）：为向心性肥胖（锁骨上窝、颈背部和腹部脂肪堆积增多），患者呈满月脸、水牛背、锁骨上窝脂肪垫、悬垂腹、四肢相对瘦小，有多血质外貌、多毛、皮肤菲薄，下腹部、大腿内外侧等处出现紫纹。可合并高血压、高血糖、低血钾、骨质疏松、感染。实验室检查提示：血皮质醇、尿游离皮质醇增高，垂体 MRI、肾上腺 CT 可协助诊断。

（5）甲状腺功能减退症：女性多于男性，有怕冷、水肿、脱发、月经过多、食欲减退、便秘、体重增加，皮肤苍白或呈姜黄色，关节及肌肉晨僵感。体重增加原因有：基础代谢率明显降低，脂代谢异常，体脂增加，大量黏多糖在真皮层聚积导致过多水分聚集于组织间隙而出现全身性黏液性水肿。实验室检查提示：甲状腺激素降低。

（6）生长激素缺乏症：儿童患者均匀性肥胖，面颊丰满，伴有身材矮小、生长缓慢、青春期发育延迟等。成人患者体脂多堆积于腰部，呈中心性肥胖，伴体力下降，常合并高血压、血脂异常、代谢综合征。

（7）多囊卵巢综合征：常见于育龄期女性，有肥胖、多毛、月经稀少或闭经，毛发呈男性化分布，部分有黑棘皮病皮肤表现。B 超可见多囊卵巢，实验室检查有高雄激素、LH/FSH > 2。

（8）性腺功能减退症：肥胖与下丘脑、垂体、性腺、遗传病变相关，可为均匀性肥胖或向心性肥胖。

（9）胰岛素瘤：禁食后或活动后反复出现低血糖，因进食增加而肥胖，肥胖程度轻。表现为 Whipple 三联征：①有心悸、出汗、发抖、饥饿感、精神症状等低血糖症状；②血糖 < 2.8mmol/L；③血糖水平升高后症状缓解。

（10）药物性肥胖（医源性肥胖）：使用避孕药、糖皮质激素、胰岛素、氯丙嗪等引起。停药后肥胖改善。

（11）遗传疾病性肥胖：临床上罕见，除肥胖外还有特征性的临床表现，基因检测可以明确诊断。

1）肌张力低下 - 智能障碍 - 性腺发育滞后 - 肥胖综合征（Prader-Willi syndrome）：常染色体隐性遗传病，15q11.2-q12 片段缺失所致。表现为肌张力低下，生长发育迟缓，身材矮小，手足小，智力低下。外生殖器发育不良（男性：隐睾、小阴茎、睾丸容积小；女性：小阴唇）、特殊面容（颅长、窄脸、杏仁眼、上唇薄、口角向下、鱼唇、小下颌等，皮肤白皙）。婴儿期喂养困难，语言发育差。儿童期因食欲旺盛和嗜睡导致肥胖。

2）Bardet-Biedl 综合征（bardet-biedl syndrome，BBS）：常染色体隐性遗传病，主要为六大特征：视网膜变性、肥胖、多指/趾畸形、性腺发育异常、智力发育迟缓及肾脏异常；次要特征有：肝纤维化、糖尿病、内分泌紊乱、矮小、听力丧失、发育延迟和语言缺陷等。

3）糖原贮积症：常染色体隐性遗传病，儿童多见，除肥胖外，还有肝大、心脏增大、黄色瘤，巨舌，肌无力，低血糖，应用肾上腺素或胰高血糖素几次无血糖升高反应，肝脏或肌肉活检可协助诊断。

4）Alstrom 综合征（Alstrom syndrome，AS）：常染色体隐性遗传病，由 *alms1* 基因突变导致。临床表现复杂多样，典型临床表现有：视网膜锥 - 杆细胞营养不良、视神经萎缩、感觉神经性耳聋、肥胖、胰岛素抵抗、2 型糖尿病、高甘油三酯血症、扩张型心肌病、慢性肾脏疾病、多器官纤维化、进行性肝、肺、肾功能障碍和多系统衰竭。

（12）痛性肥胖：又称 Dercum 病，常见于女性，肥胖患者脂肪沉积于颈部、腋窝、躯干，伴脂肪组织的疼痛，容易皮肤瘀斑、睡眠障碍、记忆力受损、抑郁、乏力、虚弱和关节痛。

（二）鉴别要点

1. 问诊要点

（1）肥胖出现的时间、进展、形态：自幼肥胖者常为单纯性或遗传性肥胖，成人起病或病史较短者可能为继发性肥胖。下丘脑性肥胖者常体重在短期内显著增加。库欣综合征为向心性肥胖，单纯性肥胖、下丘脑性、垂体性、甲状腺功能减退等继发性肥胖多为均匀性肥胖。

（2）既往史

1）相关疾病：是否有头部疾病（肿瘤、炎症、外伤、手术及放射治疗史）、高血压、糖尿病、精神病等。

2）药物使用史：是否用避孕药、糖皮质激素、胰岛素等。

（3）个人史：①出生时身长、体重，喂养、生长发育情况；②近期是否有生活方式、饮食习惯的改变，如终止体育锻炼、职业变换、迁居、营养条件的改善等。

（4）月经、婚育史、性功能情况。

（5）是否有肥胖家族史。

2. 伴随症状

（1）伴营养过度、肥胖家族史：多见于单纯性肥胖。

（2）伴多饮、多尿、嗜睡、精神异常、体温调节紊乱：见于下丘脑综合征、间脑性肥胖。

（3）伴产后无泌乳、闭经、怕冷、水肿、低血压：见于席汉综合征。

（4）伴闭经、泌乳、性功能减退：见于泌乳素瘤。

（5）伴满月脸、多血质外貌、腹部紫纹：见于库欣综合征。

（6）伴怕冷、黏液性水肿、月经过多、食欲减退：见于甲状腺功能减退症。

（7）伴多毛、月经稀少或闭经、多囊卵巢、高雄激素：见于多囊卵巢综合征。

（8）伴第二性征消失、小阴茎、月经稀发或闭经：见于性腺功能减退。

（9）伴性器官发育不全、智力低下、畸形：见于遗传疾病性肥胖。

五、病例分析

患者王某，男性，24 岁，体重明显增加 10 余年。患者 10 余年前开始出现体重增加，食欲好、食量明显增加，喜食甜食、油炸食物，不喜运动，活动后出现体力下降、出汗增多、不耐热。曾在院外就诊，诊断"肥胖症"，患者曾尝试控制饮食及加大运动量，但患者未能坚持，体重进行性增加，既往未定期测体重，近 3 年测体重发现每年体重增加 4～6kg，今为进一步诊治收入院。病程中精神、睡眠好，无活动后心悸、气促，无颜面及肢体水肿，无发热、头痛、视物模糊，大便及小便正常。既往健康。15 岁出现遗精。家族史：母亲及外婆均肥胖。体检：体温 36.2℃，脉搏 96 次 / 分，呼吸 20 次 / 分，血压 115/61mmHg，身高 170cm，体重 89kg，BMI 30.08kg/m²，腰臀比：腰围 104cm/ 臀围 106cm=0.98。神志清楚，均匀性肥胖，发育正常。毛发正常，上唇可见胡须，有喉结，甲状腺未扪及肿大。心肺查体无异常。腹膨隆，无压痛、反跳痛，肝脾肋下未及。阴毛正常，阴茎、睾丸发育正常。脊柱四肢检查正常，颜面及下肢无水肿。辅助检查：血常规、尿常规、粪常规、电解质、肾功能、血糖、肝炎标志物检查均正常；甲状腺功能、皮质醇、性腺功能检查均正常；肝功能：ALT 121.8U/L（正常值 5.0～40.0U/L），AST 150.4U/L（5.0～40.0U/L）；血脂：TG 3.57mmol/L（＜1.7mmol/L），TC 5.93mmol/L（＜5.18mmol/L），HDL-C 0.83mmol/L（＞1.04），LDL-C 4.62mmol/L（＜3.37mmol/L）；腹部彩超：中度脂肪肝；胸片与心电图未见异常。

请提出该患者的初步诊断及依据、鉴别诊断。

六、练 习 题

（一）主观题

1. 简述肥胖的病因与分类。

2. 试述肥胖的诊断。

（二）客观题

1. A 型题

（1）肥胖的病因不包括（　　　）

A. Graves 病　　　　　　　　　B. 垂体功能减退症　　　　　　　C. 库欣综合征

D. 胰岛素瘤　　　　　　　　　E. Bardet-Biedl 综合征

（2）我国成人以 BMI（kg/m²）判定肥胖的界定值为（　　　）

A. ≥ 24　　　　B. ＞ 24　　　　C. ≥ 30　　　　D. ≥ 28　　　　E. ＞ 28

2. B 型题

（1）～（7）题共用备选答案

A. 向心性肥胖伴腹部紫纹　　　　　　B. 肥胖伴闭经、泌乳

C. 肥胖闭经、多囊卵巢、高雄激素血症　　D. 肥胖伴多饮、多尿

E. 肥胖伴怕冷、皮肤粗糙　　　　　　F. 肥胖伴身材矮小、青春期发育延迟

G. 肥胖伴反复心悸、出汗、发抖、饥饿感

（1）多囊卵巢综合征（　　　）

（2）下丘脑综合征（　　　）

（3）泌乳素瘤（　　　）

（4）库欣综合征（　　　）

（5）胰岛素瘤（　　　）

（6）生长激素缺乏症（　　　）

（7）甲状腺功能减退症（　　　）

（8）～（9）题共用备选答案

A. 肥胖伴性腺功能减退　　B. 肥胖伴尿崩症　　　C. 两者均可有　　　　D. 两者均无

（8）下丘脑性肥胖（　　　）

（9）单纯性肥胖（　　　）

3. X 型题

（1）肥胖可见于下列哪些疾病（　　　）

A. 甲状腺功能减退症　　　　B. 肾上腺皮质功能减退症　　　C. 肥胖性生殖无能症

D. Prader-Willi 综合征　　　　E. 多囊卵巢综合征

（2）肥胖的发生机制有（　　　）

A. 神经 - 内分泌调节异常　　　B. 炎症　　　　　　　　　　　C. 肠道菌群紊乱

D. 瘦素基因异常　　　　　　　E. 雌激素

（莫泽纬）

第二十七节　消　　瘦

消瘦（emaciation）是指由于各种原因导致的体重下降，体重低于标准体重的 10% 或体重指数（BMI）< 18.5kg/m²。消瘦是人体长期缺乏热能和蛋白质所致，表现为体重下降、皮下脂肪减少或消失、精神萎靡、器官功能紊乱和免疫力低下，儿童可有生长发育停滞。有明确的体液丢失病史，如剧烈恶心、呕吐、腹泻或用利尿剂所致体重下降，常为脱水，不属于消瘦。

一、分　　类

1. 体质性消瘦　消瘦与个人体质相关，无器质性病变，常有家族史。

2. 慢性感染性消瘦　如结核、慢性肠炎、慢性化脓性疾病等。

3. 肿瘤性消瘦　如各种恶性肿瘤。

4. 营养不良性消瘦　如寄生虫病，口腔和食管、胃肠道、肝、胆、胰腺等消化道疾病。

5. 内分泌代谢病性消瘦　如甲状腺功能亢进、糖尿病、垂体功能减退、嗜铬细胞瘤、肾上腺皮质功能减退症等。

6. 精神心理疾病性消瘦　如神经性厌食、抑郁症等。

7. 药物性消瘦　如减重药物、服用过量甲状腺激素等。

二、病因与发生机制

消瘦主要是由于营养物质摄入不足、消耗或需要增加和消化、吸收障碍等因素所致。

（一）营养物质摄入不足

营养物质是指糖类、蛋白质和脂肪，各种原因引起的营养物质摄入不足均可导致营养不良性消瘦。常见病因有：

1. 吞咽困难

（1）口咽疾病：如口腔炎症、溃疡、损伤，牙周炎，咽后壁脓肿，急性扁桃体炎，鼻咽癌，舌癌等。

（2）食管、贲门疾病：如食管癌、贲门癌及食管损伤、炎症，甲状腺极度肿大压迫导致食管狭窄等。

（3）神经肌肉疾病：如重症肌无力、有机磷杀虫药中毒、多发性肌炎、延髓麻痹等。

2. 食欲减退

（1）神经精神疾病：如神经性厌食、抑郁症等，常有精神创伤史。

（2）消化系统疾病：如慢性萎缩性胃炎、胰腺炎、胆囊炎、肝硬化、糖尿病引起的胃轻瘫等。

（3）重要脏器功能不全：如心、肝、肺、肾功能不全。

（4）肿瘤：如恶性肿瘤。

（5）慢性感染性疾病：结核、脓毒血症等。

（6）内分泌代谢病：如垂体功能减退、肾上腺皮质功能减退等。

（7）药物治疗：如化疗药物、抗生素等。

（二）营养物质消化、吸收障碍

（1）各种胃肠道疾病：见于慢性萎缩性胃炎、溃疡、胃切除术后、倾倒综合征和胃泌素瘤、先天性乳糖酶缺乏症、蔗糖酶缺乏症、短肠综合征等。

（2）各种肝胆疾病：见于肝炎、肝硬化、肝癌、肝胆管癌、胆囊癌、胆囊炎、胆囊切除术后、胆道功能障碍综合征、原发性硬化性胆管炎等。

（3）胰腺疾病：见于慢性胰腺炎、胰腺癌、胰腺大部切除术后及胰瘘等。

（4）药物：脂肪酶抑制剂及 α- 糖苷酶抑制剂等吸收抑制剂。

（三）营养物质消耗或需要增加

（1）内分泌代谢性疾病：见于甲状腺功能亢进症、糖尿病等。

（2）慢性消耗性疾病：如肿瘤、结核病等慢性感染疾病等。

（3）大面积烧伤：因有大量血浆从创面渗出，又合并感染、发热，发生负氮平衡而致消瘦。

（4）发热：体温每升高 1℃，营养物质的代谢率提高 13%，常伴食欲减退，可使体重下降。

（5）药物：如甲状腺激素及麻黄碱等通过加强能量代谢导致消瘦。钠 - 葡萄糖共转运蛋白 2 抑制剂通过促进尿糖排泄、直接增加能量损失而减轻体重。

（6）生长发育期的儿童，妊娠、哺乳期的妇女：消瘦因营养物质需要增加所致。

（四）营养物质利用障碍

见于糖尿病患者，由于胰岛素缺乏或胰岛素抵抗，外周组织对葡萄糖利用障碍、脂肪分解增加、蛋白质负氮平衡导致消瘦。

（五）减重治疗

如严格限制饮食、运动量增大，减重手术和减重药物可抑制食欲、减少营养物质吸收、促进排泄，使体重减轻而消瘦。

（六）体质性消瘦

消瘦为非进行性，生活状态正常，各项检查未发现器质性病变，可有家族史。

三、临床表现与鉴别要点

（一）临床表现

1. 消化系统疾病　包括口腔、食管、胃肠及肝、胆、胰等各种疾病,除每种疾病特异性表现之外,一般均有食欲不振、恶心、呕吐、腹胀、腹痛、腹泻等。

2. 神经系统疾病　包括延髓麻痹和重症肌无力等，可表现为厌食、吞咽困难、恶心、呕吐、乏力、肌无力等。

3. 内分泌代谢疾病

（1）甲状腺功能亢进症:有高代谢综合征（怕热、多汗、易饥、多食、心悸）、突眼和甲状腺肿大等。

（2）肾上腺皮质功能减退症（Addison's disease）：伴皮肤黏膜色素沉着、乏力、低血压、低钠血症、低血糖及厌食、腹泻等。

（3）席汉综合征（Sheehan syndrome）：生育期妇女因产后大出血致腺垂体缺血坏死而引起腺垂

体功能减退。有消瘦、性功能减退、产后无泌乳、闭经、厌食、恶心、呕吐和毛发脱落等。

（4）糖尿病：可有多尿、多饮、多食和消瘦。

（5）嗜铬细胞瘤：可有阵发性头痛、心悸、多汗、面色苍白、血压阵发性或持续性升高、高血压与低血压交替出现。

4. 慢性消耗性疾病 结核病可伴有低热、盗汗、乏力、咯血等。肿瘤可有各类肿瘤特有的症状和体征。慢性感染可因不同的感染疾病而出现相应的症状和体征。各种慢性发热。

5. 精神疾病 如神经性厌食、抑郁症可有情绪低落、思维缓慢、睡眠障碍、食欲不振等。神经性厌食还有闭经等内分泌功能紊乱表现。

（二）鉴别要点

1. 问诊要点

（1）消瘦发生的时间、速度：缓慢发生的消瘦一般与慢性器质性病变相关，近期发生的消瘦可能为严重感染、恶性肿瘤。

（2）既往疾病：如消化系统疾病、神经系统疾病、精神疾病、内分泌代谢疾病、慢性消耗性疾病（感染、肿瘤、发热）、重要脏器（心、肺、肾、肝）功能不全等。

（3）药物使用史：有无使用减重药物、甲状腺素，吸食毒品等。

（4）手术、外伤史：有无减重手术、消化道手术或其他部位手术、外伤。

（5）个人史：①出生时身长、体重，喂养、生长发育情况；②食欲及饮食习惯：有无严格控制饮食、偏食；③工作及生活方式：如睡眠改变，工作、运动规律性及强度有无改变等。

（6）月经、婚育、性功能情况：体重下降过快或者严重消瘦者常出现月经稀少、闭经、不孕不育、性欲减退。

（7）家族史：体质性消瘦、恶性肿瘤、精神病者可有家族史。

2. 伴随症状

（1）伴吞咽困难：见于口、咽及食管疾病。

（2）伴呕吐：见于消化道梗阻、贲门失迟缓症。

（3）伴呕血：见于消化性溃疡、胃癌等。

（4）伴黄疸：见于肝、胆、胰等疾病。

（5）伴上腹部疼痛：见于慢性胃炎、溃疡病、胃癌、慢性胰腺炎、胰腺癌、慢性胆囊炎。

（6）伴下腹部疼痛：见于炎症性肠病、慢性痢疾、肠结核。

（7）伴慢性腹泻：见于炎症性肠病、肠结核、吸收不良综合征、甲状腺功能亢进、短肠综合征、肠易激综合征、慢性痢疾、肠功能紊乱。

（8）伴发热：见于感染性疾病、恶性肿瘤。

（9）伴低热、盗汗：见于肺结核、艾滋病。

（10）伴精神、神经症状：见于神经性厌食、抑郁症、长期失眠。

（11）伴多食、多尿、多饮：见于糖尿病。

（12）伴多食、怕热、多汗、心悸：见于甲状腺功能亢进症。

（13）伴皮肤黏膜色素沉着、食欲减退、低血压：肾上腺皮质功能减退症。

（14）伴阵发性头痛、心悸、多汗、面色苍白、阵发性血压升高：嗜铬细胞瘤。

四、病例分析

患者王某，女，25岁，消瘦3个月。患者3个月前无明显诱因出现消瘦，渐出现怕热、多汗、易饥、多食、口干、多饮，活动后心悸、气短、全身乏力。2天前在当地医院查胸片和血糖正常，心电图提示：窦性心动过速，口服美托洛尔片减慢心率治疗后至院就诊。发病以来精神亢奋，烦躁易怒，食欲亢进，睡眠差，月经稀少；偶有发热，体温37.4～37.9℃，体温可自行恢复正常，无畏寒、咳嗽、咳痰；每日排稀烂大便 2～3 次，无腹痛、腹胀；体重下降 6kg。既往无结核病、肝炎、糖尿病等病史，无手术、外伤史，无长期服用药物史。无类似疾病家族史。体检：T 36.9℃，P 108 次 / 分，R 20 次 / 分，BP 136/78mmHg，身高 160cm，体重 48kg，体重指数 18.75kg/m²。发育良好，体型消瘦，皮肤潮湿，浅表淋巴结未扪及肿大，双眼球稍突出，眼球无活动障碍，双球结膜无充血、水肿，伸舌有细颤。甲状腺Ⅱ度肿大，质软，无压痛，未扪及结节，甲状腺上下极可闻及血管杂音。肺部查体无异常。叩诊心界正常，心率 108 次 / 分，心律齐，第一、第二心音亢进，未闻及心脏杂音及额外心音。腹平软，无压痛，肝脾肋下未触及，双下肢无水肿，双手伸展有细颤。双膝腱反射亢进，病理反射未引出。辅助检查：血、尿及粪便常规、肝肾功能、肿瘤标志物、结核感染 T 细胞斑点试验（TBspot）：未见异常；甲状腺功能：TT₃ 6.65nmol/L（正常值 0.88～2.44），TT₄ 230.95nmol/L（62.68～150.8），FT₃ 45.17pmol/L（2.63～5.70），FT₄ 44.57pmol/L（9.01～19.05），TSH＜0.0025mU/L（0.35～4.94），TRAb 5.69U/L（≤1.75）；甲状腺彩超：甲状腺弥漫性肿大；上腹部及妇科彩超未见异常。治疗：给予低碘饮食，甲巯咪唑片控制甲状腺功能亢进，美托洛尔片减慢心室率。

请提出该患者的初步诊断及依据、鉴别诊断。

五、练　习　题

（一）主观题

1. 简述消瘦的分类。

2. 简述消瘦的病因及发生机制。

（二）客观题

1. A 型题

（1）消瘦的病因不包括（　　　）

A. 大面积烧伤　　　B. 痢疾　　　　　C. 糖尿病　　　　　D. 典型的库欣综合征　　　E. 抑郁症

（2）营养物质消化、吸收障碍导致的消瘦见于下列哪种疾病（　　　）

A. 肺结核　　　　　　　　B. 食管癌　　　　　　　　　C. 慢性萎缩性胃炎

D. 神经性厌食　　　　　　E. 嗜铬细胞瘤

2. B 型题

（1）～（4）题共用备选答案

A. 营养物质摄入不足　　　　　　B. 营养物质消化、吸收障碍

C. 营养物质消耗或需要增加　　　D. 营养物质利用障碍

（1）慢性萎缩性胃炎（　　　）

（2）大面积烧伤（　　　）

（3）糖尿病（　　　）

（4）神经性厌食（　　　）

（5）～（8）题共用备选答案

A. 消瘦伴午后潮热、盗汗　　　　B. 消瘦伴阵发性血压升高

C. 消瘦伴心悸、手抖　　　　　　D. 消瘦伴呕吐

（5）消化道梗阻（　　　）

（6）结核病（　　　）

（7）甲状腺功能亢进症（　　　）

（8）嗜铬细胞瘤（　　　）

（9）～（10）题共用备选答案

A. 消瘦伴恶心、呕吐　　　　B. 消瘦伴食欲减退　　　　C. 两者均有　　　　D. 两者均无

（9）体质性消瘦（　　）

（10）肾上腺皮质功能减退症（　　）

3. X 型题

消瘦伴发热可见于下列哪些项（　　）

A. 结核病 　　　　　　　　B. 甲状腺功能亢进症 　　　　　C. 恶性肿瘤

D. 脓毒血症 　　　　　　　E. 艾滋病

（莫泽纬）

第二十八节　眩　晕

一、定义及发病机制

眩晕（vertigo）是指在没有自身运动时的自身运动感觉或在正常头部运动时扭曲的自身运动感觉。涵盖了虚假的旋转感觉（旋转性眩晕）及其他虚假感觉，如摇摆、倾倒、浮动、弹跳或滑动（非旋转性眩晕）。

眩晕疾病的病因复杂，临床表现多样，累积不同的解剖部位而多无明确的病理改变，故诊断中病史采集非常重要，详细准确的病史可使 70% ~ 80% 的病例明确诊断。部分神经科、眼科、耳科相关体格检查对诊断可能起到决定性作用。采集病史、详细体格检查后，有针对性地选择辅助检查进行诊断佐证，综合分析得出病因诊断。

（一）病史问诊

针对眩晕的问诊应包括以下方面内容：起病形式及发作频率、表现形式（晕的性质）、持续时间、诱发因素、伴随症状。

起病形式、发作频率　　分为急性单次持续性、反复发作性、慢性持续性。

（1）急性单次持续性：常见于前庭神经炎、伴眩晕的突发性耳聋、后循环卒中等。

（2）反复发作性：包括良性阵发性位置性眩晕（benign paroxysmal positional vertigo，BPPV）、前庭性偏头痛、梅尼埃病、前庭阵发症、短暂性脑缺血发作（transient ischemic attack，TIA）等。

（3）慢性持续性：慢性进行性加重常见于颅内占位性疾病（如脑干、小脑肿瘤）、中枢神经系统退行性疾病，慢性稳定性常见于精神心理性头晕，如持续性姿势 - 知觉性头晕（persistent postural-perceptual dizziness，PPPD）、慢性中毒等。许多全身系统性疾病，如低血压、贫血、睡眠呼吸暂停综合征等，药物源性也会表现为慢性持续性头晕，尤其老年人。

（二）表现形式

眩晕的表现形式参考定义内容。此外，临床上患者还常主诉一些易与眩晕混淆的症状，鉴别如下：

1. 晕厥前（presyncope）状态　指大脑血液供应普遍下降后出现黑矇、快失去意识知觉、即将晕倒的感觉。晕厥前状态常伴发头昏沉、胸闷、心悸、乏力等症状。

2. 头昏　概念相对含糊，常指头重脚轻、身体漂浮、眼花等。与眩晕最主要的区别是患者无自身或外界环境的运动错觉。

3. 姿势性症状　指发生在直立体位（如站位）时，与维持姿势稳定相关的平衡症状，可表现为不稳感和摔倒感。姿势症状发生在直立体位（坐、站、行），但不包括改变体位时与重力有关的一系列症状（如"站起来"这一动作）。

（三）持续时间

1. 数秒钟　常见于 BPPV、前庭性偏头痛、前庭阵发症、外淋巴瘘、上半规管裂综合征等。

2. 数分钟 常见于 TIA、前庭性偏头痛、惊恐发作等。

3. 数十分钟～数小时 常见于梅尼埃病、前庭性偏头痛、TIA 等。

4. 数天 常见于前庭神经炎、迷路炎、伴眩晕的突发性耳聋、前庭性偏头痛、脑血管病或脱髓鞘病等。

5. 数月至数年 常见于精神心理性头晕（如 PPPD）、双侧前庭病、慢性中毒、中枢神经系统退行性疾病等。

（四）诱发因素

BPPV 常由头位变化诱发，如翻身、起床、低头、仰头；前庭性偏头痛发作期也可出现与头位或体位变化有关的头晕；直立性低血压、严重椎 - 基底动脉狭窄可在起立时眩晕发作；大声讲话诱发的眩晕可见于外淋巴瘘、上半规管裂综合征等。

（五）伴随症状

伴随症状对于鉴别诊断有重要作用。

1. 自主神经症状 常见恶心、呕吐、心动过缓、血压变化、便意频繁。因前庭迷走神经反射功能亢进所致。

2. 耳部症状 耳鸣、听力下降或听觉过敏、耳闷胀感。可见于梅尼埃病；眩晕伴听力下降及耳或乳突疼痛可见于突发性耳聋、迷路炎等。

3. 中枢神经系统症状 复视、视野缺损、构音障碍、共济失调、面部及肢体感觉或运动障碍提示后循环病变。

4. 心血管症状 心悸、胸闷、胸痛、面色苍白、晕厥提示心脏病变可能，如急性冠脉综合征或心律失常、肺栓塞。

5. 精神症状 紧张、担心、坐立不安、情绪低落、恐惧、睡眠障碍等提示可能合并或并发焦虑、抑郁状态或 PPPD。

6. 眼部症状 复视提示脑干、眼动神经、眼外肌或神经肌肉接头病变；单眼黑矇、单眼视力下降、斜视等提示眼球、眼内肌或视神经病变。

7. 颈部症状 颈肩痛、与颈部活动相关的头晕 / 眩晕、上肢或手指麻木，可能提示颈椎病、颅颈部发育异常。

二、体格检查

除常规体格检查及神经系统查体外，临床医师应掌握常见眩晕的部分特殊检查方法，如 Dix-Hallpike 试验和 Roll 试验可用于 BPPV 的诊断；甩头试验可用于前庭神经炎的诊断；不典型位置性眼震应考虑前庭性偏头痛；对于急性前庭综合征（acute vestibular syndrome，AVS），甩头 - 眼震 - 偏斜视（head impulse nystagmus test of skew，HINTS）检查用于前庭神经炎与后循环缺血性卒中鉴别诊断的价值优于 MRI。

1. Dix-Hallpike 检查 用于诊断后半规管及前半规管耳石症的检查法。首先让患者坐于检查床上，检查者位于患者前方，双手把持其头部，向左或右转 45°，保持头位不变同时将体位迅速改变为仰卧位，头向后悬垂于床外，与水平面成 30°，注意观察眼震和眩晕情况。检查时体位保持 30 秒。垂直半规管耳石症患者常于患耳向下时诱发出眩晕和眼震，恢复坐位时会出现眩晕和眼震，但眼震方向与前一诱发体位相反。依同法检查对侧。

2. Roll test 检查 用于诊断水平半规管耳石症的检查法。患者取平卧位，头部及身体向左侧做 90° 滚转，然后回到平卧位，头部及身体向右侧做 90° 滚转，再回到平卧位。双侧变位检查中均可诱发出向地性或背地性水平眼震。

平滑跟踪：眼球运动轨迹若呈现齿轮样的扫视动作或在左右方向上呈明显的不对称性，则提示中枢病变，见于视觉皮层、颞中上回、额叶眼球运动区、脑桥背外侧核、小脑、前庭核或眼球运动核等病变。

3. 甩头试验 甩头过程中，正常人双眼始终能紧盯检查者的鼻尖，如眼球不能紧盯目标而出现了捕捉性的扫视动作，则提示头甩向侧的周围前庭功能障碍。

4. 姿势反射 是基于前庭-脊髓反射原理的体征，表现为躯干和肢体的偏斜或倾倒。如神经科医师均熟悉的 Romberg 征。

三、辅 助 检 查

辅助检查应具有针对性，如纯音测听检查用于梅尼埃病的诊断，头部扩散加权成像（diffusion-weighted imaging，DWI）用于后循环缺血性卒中的诊断，冷热试验和视频头脉冲试验（video head impulse test，vHIT）用于半规管功能的评价，前庭诱发肌源性电位（vestibular evoked myogenic potentials，VEMP）用于球囊和椭圆囊及其通路功能的评价。

辅助检查的主要目的是支持临床诊断和排除其他可能诊断，但决不能是无临床症状而仅依靠辅助检查以提供诊断线索或直接诊断。

四、常见眩晕疾病

（一）常见外周眩晕

1. 良性阵发性位置性眩晕（benign paroxysmal positional vertigo，BPPV） 良性阵发性位置性眩晕（BPPV）是一种阵发性，由头位变动引起的，伴有特征性眼震的短暂的发作性眩晕。是最常见的前庭疾病，其中后半规管 BPPV（90%），水平半规管 BPPV（10%），上半规管 BPPV（1%）。潜伏期（从头位改变到出现眩晕）0～15 秒，个别达 35 秒；持续时间：管结石＜60 秒，壶腹嵴结石≥60 秒。

（1）后半规管 BPPV 的眼震特点：受累半规管为向下耳时出现向下耳的垂直向上的扭转性眼震，回到坐位眼震变为向对侧耳的垂直向上的扭转性眼震。管结石症眼震，持续时间＜1 分钟；嵴帽结石症持续时间＞1 分钟。

（2）外半规管 BPPV 的眼震特点：向双侧均出现向下耳的水平眼震，但以向患侧为重（管结石）；向双侧均出现向上耳的水平眼震，但以向患侧为重（嵴帽结石）。水平半规管 BPPV 眼震的持续时间数秒至数十秒。

（3）前半规管 BPPV 的眼震特点：受累半规管为向下耳时出现向下耳的垂直向下的扭转性眼震，回到坐位眼震变为向对侧耳的垂直向下的扭转性眼震。管结石症眼震，持续时间＜1 分钟；嵴帽结石症持续时间＞1 分钟。

2. 梅尼埃病 病史中患者出现发作性眩晕、波动性耳聋、耳鸣和耳胀满感四联症表现，大多单耳发病，自发性眩晕反复发作，持续 20 分钟至 12 小时；纯音测听为低到中频感音性耳聋；患侧耳聋、耳鸣或耳胀满感呈波动性；排除其他眩晕疾病后，镇静、利尿等药物治疗有效。

3. 前庭神经炎 多有上呼吸道感染史，急性或亚急性起病，剧烈的眩晕常持续 1～3 天、部分可达 1 周余；眩晕消失后，多数患者尚有行走不稳感，持续数天到数周；一般无听力障碍。无听力下降、耳朵闷塞感，激素治疗有效。

4. 突发性耳聋伴眩晕 表现为前庭功能正常或低下，部分患者可以表现为 BPPV，且耳蜗症状一般早于前庭症状出现。

（二）中枢性眩晕的病因和临床症状

中枢性眩晕病因比较复杂，如血管病（包括脑梗死和脑出血等）、外伤、炎症、脱髓鞘疾病、中毒、神经变性病以及肿瘤等。常见症状包括眩晕、恶心、呕吐，以及其他脑干的症状与体征，比如眼球震颤、眼动神经麻痹、视野缺损、吞咽障碍、突然发病的感音神经性听力减退、肢体或脑神经无力或感觉障碍、下肢病理征阳性、共济失调、意识障碍甚至晕厥等。

不合并脑干、小脑疾病相关症状而以孤立性眩晕为临床表现的中枢性眩晕很少见，但临床上最容易漏诊，一旦漏诊，后果凶险，急诊眩晕疾病鉴别中需要格外重视。

五、病 例 分 析

男性患者，67 岁，因眩晕 8 天入院。患者诉 8 天前无明显诱因出现眩晕，发作时自感天旋地转，伴恶心，偶有呕吐，不敢睁眼，持续 10 余秒至半分钟，自感走路不稳，无听力下降，无双耳闷塞感，无复视，无饮水呛咳、吞咽困难，无肢体无力、麻木。起病后到当地医院住院，查头部 MRI 平扫 +DWI：多发腔隙性脑缺血灶，DWI 序列未见异常，诊断："多发腔隙性脑梗死，耳石症，高血压"。因疗效不明显而转院。

有高血压病史 3 年，平素规律服用氨氯地平，收缩压控制在 120 ～ 140mmHg，余既往史、个人史无特殊。

入院查体：体温 36.0℃，脉搏 70 次 / 分，血压 136/82mmHg。神清，语利，记忆力、定向力、计算力未见异常；双眼球活动到位，无自发眼震，光反射灵敏，角膜反射正常；口角无歪，伸舌居中，略显宽基底步态，四肢肌力 5 级，无不自主运动，面部、躯干及四肢无深、浅感觉障碍；双侧指鼻和轮替试验、跟膝胫试验正常；双侧肱二、三头肌肌腱反射及膝腱、跟腱反射对称存在，Babinski 征未引出。Romberg 征（－）。甩头试验（－），Dix-Hallpike test 及 Roll test（－）。

六、练 习 题

（一）主观题

1. 简述良性阵发性位置性眩晕的临床特点。

2. 试述如何早期识别后循环梗死导致的孤立性眩晕。

（二）客观题

1. A 型题

（1）周围性眩晕可见于（　　　）

A. 迷路炎　　　　　B. 癫痫　　　　　C. 多发性硬化　　　　D. 高血压脑病　　　E. 小脑出血

（2）患者，男性，40 岁，于发热后出现眩晕，伴恶心、呕吐，无耳鸣及听力减退，持续近 6 周痊愈，以后未再复发，最可能的诊断为（　　　）

A. 梅尼埃病　　　B. 迷路炎　　　C. 前庭神经元炎　　D. 位置性眩晕　　　E. 晕动病

（3）急性脑血管病引发的眩晕属于（　　　）

A. 前庭周围性眩晕　　　　　　　　　B. 前庭中枢性眩晕

C. 非前庭系统性眩晕　　　　　　　　D. 心源性眩晕　　　　　　E. 以上都不是

（4）眩晕伴复视多见于（　　　）

A. 前庭周围性眩晕　　　　　　　　　B. 前庭中枢性眩晕

C. 非前庭系统性眩晕　　　　　　　　D. 血压性眩晕　　　　　　E. 以上都不是

（5）前庭神经元炎的眩晕特点是（　　　）

A. 多数伴有听力减退　　　　　　　　B. 痊愈后很少复发

C. 不伴恶心、呕吐　　　　　　　　　D. 持续时间短暂

E. 多数无感染史

2. X 型题

（1）以下符合周围性眩晕特点的是（　　　）

A. 眩晕呈发作性，症状重，持续时间短　　B. 眼震幅度小，多呈水平或水平加旋转

C. 前庭功能检查反应正常　　　　　　　　D. 伴耳鸣、听力减退

E. 伴脑神经损害、瘫痪

（2）以下符合良性阵发性位置性眩晕（BPPV）特点的是（　　　）

A. 眩晕呈阵发性、由头位变动引起的

B. 伴有特征性眼震，即不同半规管病变的眼震具有不同的特点

C. 有潜伏期：从头位改变到出现眩晕 0～15 秒，个别达 35 秒

D. 持续时间：管结石＜ 60 秒，壶腹嵴结石≥ 60 秒。多为数秒～ 10 余秒

E. 伴有耳聋、耳鸣和耳胀感

（3）以下属于中枢性眩晕的是（　　　）

A. 脑干脑炎　　　　　B. 晕动症　　　　C. 苯妥英钠中毒致眩晕　D. 多发性硬化致眩晕

E. 前庭神经炎

（4）以下符合前庭神经元炎临床特点的是（　　　）

A. 多有上呼吸道感染史，急性或亚急性起病

B. 眩晕剧烈，常持续 1～3 天，部分可达 1 周余

C. 一般无听力下降、耳朵闷塞感，激素治疗有效

D. 可有眼震

E. 下肢病理征阳性

（5）参与眩晕发生的神经系统有（　　　）

A. 视觉系统　　　　　B. 前庭系统　　　　C. 本体感觉系统　　　　D. 中枢神经系统　　　　E. 浅感觉系统

（邓益东）

第二十九节　晕　　厥

晕厥（syncope）是指一过性广泛脑供血不足所致短暂的意识丧失状态。发作时因肌张力消失不能保持正常姿势而倒地，一般为突然发作，迅速恢复，少有后遗症。

一、病　　因

晕厥病因大致分为以下四类：

1. 血管舒缩障碍　见于单纯性晕厥、直立性低血压、颈动脉窦综合征、排尿性晕厥、咳嗽性晕厥及疼痛性晕厥等。

2. 心源性晕厥　见于严重心律失常、心脏排血受阻、心肌缺血及心力衰竭等，如阵发性心动过速、阵发性心房扑动、Q—T 间期延长综合征、病态窦房结综合征、重度房室传导阻滞、主动脉瓣狭窄、部分先天性心脏病、原发性肥厚型心肌病、左房黏液瘤、心绞痛与急性心肌梗死等，最严重的为阿 - 斯（Adams-Stokes）综合征。

3. 脑源性晕厥　见于脑动脉粥样硬化、短暂性脑缺血发作、偏头痛、无脉症、慢性铅中毒性脑病等。

4. 血液成分异常　见于低血糖、通气过度综合征、哭泣性晕厥、重症贫血及高原晕厥等。

二、发生机制和临床表现

最主要的临床表现是短暂的意识丧失，时间一般为数秒钟，个别可超过 1 分钟。

（一）血管舒缩障碍

1. 血管抑制性晕厥　又称血管迷走性晕厥，还称单纯性晕厥，约占晕厥的 70%。多见于年轻

体弱女性，发作常有明显诱因（如疼痛、情绪紧张、恐惧、轻微出血等），在天气闷热、空气污浊、疲劳、空腹、失眠及妊娠等情况下更易发生。晕厥前可有头晕、眩晕、恶心、上腹不适、面色苍白、肢体发软、坐立不安和焦虑等，持续数分钟继而突然意识丧失，常伴有血压下降、脉搏微弱，持续数秒或数分钟后可自然苏醒，无后遗症。发生机制是由于各种刺激通过迷走神经反射，引起短暂的血管床扩张、回心血量减少、心排血量减少、血压下降导致脑供血不足所致。

2. 直立性低血压　表现为体位骤变，主要由卧位或蹲位突然站起时发生晕厥。可见于：①某些长期站立于固定位置及长期卧床者；②服用某些药物，如氯丙嗪、胍乙啶、亚硝酸盐类等或交感神经切除术后患者；③某些全身性疾病，如脊髓空洞症、多发性神经根炎、脑动脉粥样硬化、急性传染病恢复期、慢性营养不良等。发生机制可能是由于下肢静脉张力低，血液蓄积于下肢（体位性）、周围血管扩张淤血（服用亚硝酸盐药物）或血液循环反射调节障碍等因素，使回心血量减少、心排血量减少、血压下降导致脑供血不足所致。

3. 颈动脉窦综合征　由于颈动脉窦附近病变，如局部动脉硬化、动脉炎、颈动脉窦周围淋巴结炎或淋巴结肿大、肿瘤以及瘢痕压迫或颈动脉窦受刺激，致迷走神经兴奋、心率减慢、心排血量减少、血压下降引起脑供血不足。可表现为发作性晕厥或伴有抽搐。常见的诱因有用手压迫颈动脉窦、突然转头、衣领过紧等。

4. 排尿性晕厥　多见于青年男性，在排尿中或排尿结束时发作，持续 1～2 分钟，自行苏醒，无后遗症。机制可能为综合性的，包括自身自主神经不稳定，体位骤变（夜间起床），排尿时屏气或通过迷走神经反射致心排血量减少、血压下降、脑缺血。

5. 咳嗽性晕厥　见于患慢性肺部疾病者，剧烈咳嗽后发生。机制可能是剧烈咳嗽时胸腔内压力增加，静脉血回流受阻，心排血量降低、血压下降、脑缺血所致，也有认为剧烈咳嗽时脑脊液压力迅速升高，对大脑产生震荡作用所致。

6. 舌咽神经痛性晕厥　疼痛刺激迷走神经而引起心率减低和血压下降从而导致晕厥。

7. 其他因素　如剧烈疼痛、锁骨下动脉窃血综合征、下腔静脉综合征（晚期妊娠和腹腔巨大肿物压迫）、食管或纵隔疾病、胸腔疾病、胆绞痛及支气管镜检等引起血管舒缩功能障碍或迷走神经兴奋而发生晕厥。

（二）心源性晕厥

由于心脏结构、节律及收缩力改变使心排血量突然减少或心脏停搏，导致脑组织缺氧而发生晕厥。最严重的为 Adams-Stokes 综合征，在心搏停止 5～10 秒钟则可出现晕厥。

（三）脑源性晕厥

由于脑部血管或主要供应脑部的血管发生循环障碍，导致一过性广泛性脑供血不足所致。如脑动脉硬化引起血管腔变窄，高血压引起脑动脉痉挛，偏头痛及颈椎病时基底动脉舒缩障碍，无脉症、慢性铅中毒性脑病等均可出现晕厥。短暂性脑缺血发作可表现为多种神经功能障碍症状。由于病变的血管不同而表现多样化，如偏瘫、肢体麻木、语言障碍等。

（四）血液成分异常

1. 低血糖综合征　是由于血糖低而影响大脑的能量供应所致，表现为头晕、乏力、饥饿感、心悸、出汗、震颤、神志恍惚、晕厥甚至昏迷。

2. 通气过度综合征　是由于情绪紧张或癔症发作时，呼吸急促、通气过度，二氧化碳排出增加，导致呼吸性碱中毒、脑部毛细血管收缩，引起脑缺血缺氧而发生晕厥。

3. 哭泣性晕厥　好发于幼童，先有哭泣，继而屏住呼吸，导致脑缺氧而发生晕厥。

4. 重症贫血　是由于血氧低下而在用力时发生晕厥。

5. 高原晕厥　是由于短暂缺氧所引起。

三、伴随症状

1. 伴有明显的自主神经功能障碍（如面色苍白、出冷汗、恶心、乏力等）者多见于血管抑制性晕厥。

2. 伴有面色苍白、发绀、呼吸困难者见于急性左心衰竭。

3. 伴有心率和心律明显改变者见于心源性晕厥。

4. 伴有抽搐者见于中枢神经系统疾病和心源性晕厥。

5. 伴有头痛、呕吐、视听障碍者提示中枢神经系统疾病。

6. 伴有发热、水肿，杵状指者提示心肺疾病。

7. 伴有呼吸深而快、手足发麻、抽搐者见于通气过度综合征、癔症等。

8. 伴有心悸、乏力、出汗，饥饿感者见于低血糖性晕厥。

四、练 习 题

（一）主观题

晕厥的病因有哪些？

（二）客观题

1. 晕厥伴呼吸深而快、手足发麻、抽搐者，最可能为（　　）

A. 心源性晕厥　　　　　　　　B. 脑源性晕厥　　　　　　　　C. 通气过度综合征

D. 颈动脉窦综合征　　　　　　E. 高原晕厥

2. 男性，58 岁，突发心悸、晕厥，ECG 示宽大畸形 QRS 波群，心动过速，QRS 波振幅和波峰方向呈周期性改变，围绕等电位线扭转，诊断为（　　）

A. 窦性心动过速　　　　　　　B. 室上性心动过速伴室内差异性传导

C. 阵发性室性心动过速　　　　D. 尖端扭转型室性心动过速

E. 加速性室性自主心律

（贾丹丹）

第三十节　抽搐与惊厥

抽搐（tic）与惊厥（convulsion）均属于不随意运动。抽搐是指全身或局部成群骨骼肌非自主的抽动或强烈收缩，常可引起关节运动和强直。当肌群收缩表现为强直性和阵挛性时，称为惊厥。惊厥表现的抽搐一般为全身性，对称性、伴有或不伴有意识丧失。

惊厥的概念与癫痫有相同点也有不同点。癫痫强直 - 阵挛发作与惊厥概念相同，而其他类型癫痫则不应称为惊厥。

一、病　　因

抽搐与惊厥的病因可分为特发性与症状性。特发性常由于先天性脑部不稳定状态所致。症状性病因有：

（一）脑部疾病

1.感染　如脑炎、脑膜炎、脑脓肿、脑结核瘤、脑灰质炎等。

2.外伤　如产伤、颅脑外伤等。

3.肿瘤　包括原发性肿瘤、脑转移瘤。

4.血管疾病　如脑出血、蛛网膜下腔出血、高血压脑病、脑栓塞、脑血栓形成、脑缺氧等。

5. 寄生虫病　如脑型疟疾、脑血吸虫病、脑棘球蚴病、脑囊虫病等。

6. 其他　①先天性脑发育障碍；②原因未明的大脑变性，如结节性硬化、播散性硬化、核黄疸（nuclear jaundice）等。

（二）全身性疾病

1. 感染　如急性胃肠炎、中毒型菌痢、链球菌败血症、中耳炎、百日咳、狂犬病、破伤风等。小儿高热惊厥主要由急性感染所致。

2. 中毒　①内源性：如尿毒症、肝性脑病等；②外源性：如酒精、苯、铅、砷、汞、氯喹、阿托品、樟脑、白果、有机磷等中毒。

3. 心血管疾病　高血压脑病或 Adams-Stokes 综合征等。

4. 代谢障碍　如低血糖、低钙及低镁血症、急性间歇性血卟啉病、子痫、维生素 B_6 缺乏等。其中低血钙可表现为典型的手足搐搦症。

5. 风湿病　如系统性红斑狼疮，脑血管炎等。

6. 其他　如突然撤停安眠药、抗癫痫药，还可见于热射病、溺水、窒息、触电等。

（三）神经症

如癔症性抽搐和惊厥。

此外，尚有一重要类型，即小儿惊厥（部分为特发性，部分由于脑损害引起），高热惊厥多见于小儿。

二、发生机制

抽搐与惊厥发生机制尚未完全明了，认为可能是由于运动神经元的异常放电所致。这种病理性放电主要是由于神经元膜电位的不稳定引起，并与多种因素相关，可由代谢、营养、脑皮质肿物或瘢痕等激发，与遗传、免疫、内分泌、微量元素、精神因素等有关。

根据引起肌肉异常收缩的兴奋信号的来源不同，基本上可分为两种情况：①大脑功能障碍：如癫痫大发作等；②非大脑功能障碍：如破伤风、士的宁中毒、低钙血症性抽搐等。

三、临床表现

由于病因不同，抽搐和惊厥的临床表现形式也不一样，通常可分为全身性和局限性两种。

（一）全身性抽搐

以全身骨骼肌痉挛为主要表现，多伴有意识丧失。

1. 癫痫大发作　表现为患者突然意识模糊或丧失，全身强直、呼吸暂停，继之四肢发生阵挛性抽搐，呼吸不规则，大小便失控，发绀，发作约半分钟自行停止，也可反复发作或呈持续状态。发作时可有瞳孔散大，对光反射消失或迟钝、病理反射阳性等。发作停止后不久意识恢复。如为肌阵挛性，一般只是意识障碍。由破伤风引起者为持续性强直性痉挛，伴肌肉剧烈的疼痛。

2. 癔症性发作　发作前常有一定的诱因，如生气、情绪激动或各种不良刺激，发作样式不固定，时间较长，没有舌咬伤和大小便失禁。

（二）局限性抽搐

以身体某一局部连续性肌肉收缩为主要表现，大多见于口角、眼睑、手足等。而手足搐搦症则表现为间歇性、双侧、强直性肌痉挛，以上肢手部最典型，呈"助产士手"表现。

四、伴随症状

1. 伴发热者多见于小儿的急性感染，也可见于胃肠功能紊乱、重度失水等。但须注意，惊厥也可引起发热。

2. 伴血压增高者见于高血压、肾炎，子痫、铅中毒等。

3. 伴脑膜刺激征者见于脑膜炎、脑膜脑炎，假性脑膜炎，蛛网膜下腔出血等。

4. 伴瞳孔扩大与舌咬伤者见于癫痫大发作。

5. 伴剧烈头痛者见于高血压、急性感染、蛛网膜下腔出血、颅脑外伤、颅内占位性病变等。

6. 伴意识丧失者见于癫痫大发作、重症颅脑疾病等。

五、练 习 题

（一）主观题

简述抽搐的临床表现。

（二）客观题

关于抽搐的概念，下列哪项是错误的（　　　）

A. 抽搐是指四肢、躯干及颜面部骨骼肌非自主强直与阵挛性抽搐，并引起关节运动

B. 抽搐表现为全身性、对称性、伴有或不伴有意识丧失

C. 癫痫大发作与惊厥的概念相同

D. 癫痫小发作也称惊厥

E. 惊厥的发生机制，可能是大脑运动神经元的异常放电所致

（贾丹丹）

第三十一节　意识障碍

意识障碍（disturbance of consciousness）是指人对周围环境及自身状态的识别和觉察能力出现障碍，可分为觉醒度下降和意识内容变化两方面。前者包括嗜睡、昏睡和昏迷；后者包括意识模糊和谵妄。

一、病 因

意识障碍的常见病因是神经系统疾病，但其他多种疾病亦可导致意识障碍。

1. 神经系统疾病　①颅脑损伤：脑震荡、脑挫裂伤、弥漫性轴索损伤和外伤性颅内血肿等；②颅内肿瘤：胶质瘤、听神经瘤、脑膜瘤和脑转移瘤等；③脑血管疾病：脑梗死、脑出血、蛛网膜下腔出血和颅内静脉窦血栓形成等；④中枢神经系统感染性疾病：脑炎、脑膜炎和脑脓肿等；⑤脑积水；⑥癫痫。

2. 呼吸系统疾病　肺炎、肺血栓栓塞症和肺性脑病等。

3. 心血管系统疾病　高血压脑病、心律失常等。

4. 消化系统疾病　肝性脑病、胰性脑病等。

5. 泌尿系统疾病　尿毒症。

6. 内分泌和代谢疾病　甲亢危象、甲状腺功能减退症、低血糖症、糖尿病酮症酸中毒、非酮症高渗性糖尿病昏迷和水、电解质和酸碱平衡紊乱等。

7. 某些传染病　脓毒症、中毒型菌痢、伤寒、斑疹伤寒和恙虫病等。

8. 产科疾病　妊娠高血压综合征、羊水栓塞等。

9. 休克　低血容量性休克、感染性休克和过敏性休克等。

10. 中毒 有机磷杀虫药中毒、镇静催眠药中毒、急性乙醇中毒、急性一氧化碳中毒、毒品中毒和毒蛇咬伤中毒等。

11. 物理因素引起的疾病 中暑、电击和高原病等。

二、发生机制

意识是人对周围环境及自身状态的识别和觉察能力。维持正常意识的机制:脑干上行网状激活系统(ascending reticular activating system)接受各种感觉信息的传入,发放兴奋上传至丘脑的非特异性核团,再由此弥散地投射至大脑皮层,使整个大脑皮层保持兴奋,从而维持正常意识。因此,脑干上行网状激活系统或广泛的双侧大脑皮层损害均可导致不同程度的意识障碍。

三、临床表现与鉴别要点

(一)临床表现

1. 以觉醒度下降为主的意识障碍

(1)嗜睡(somnolence):程度最轻的意识障碍。患者表现为持续的睡眠状态,但能被叫醒,醒后能勉强配合检查及回答简单问题,停止刺激后患者又继续入睡。

(2)昏睡(sopor):比嗜睡更严重的意识障碍。患者表现为持续的熟睡状态,正常的外界刺激不能使其觉醒,须经高声呼唤或其他较强烈的刺激(如压迫眶上神经、摇动患者身体等)才可唤醒。患者对言语的反应能力尚未完全丧失,但回答含糊或答非所问。停止刺激后又很快入睡。

(3)昏迷(coma):最严重的意识障碍。患者意识完全丧失,任何刺激都不能使其觉醒,无自主动作。按严重程度昏迷可分为三级:

1)浅昏迷:对声、光等刺激无反应。对疼痛刺激可出现痛苦的表情或肢体退缩等防御反应,但不能觉醒。有较少的无意识自发动作。吞咽反射、咳嗽反射、角膜反射以及瞳孔对光反射仍然存在。

2)中昏迷:对声、光等刺激无反应。对剧烈疼痛刺激才可出现防御反应。无意识自发动作很少。角膜反射和瞳孔对光反射减弱。

3)深昏迷:对外界任何刺激均无反应。全身肌肉松弛,无任何自发动作。眼球固定,瞳孔散大,各种反射均消失。

2. 以意识内容变化为主的意识障碍

(1)意识模糊(confusion):患者表现为对时间、地点、人物的定向力下降,注意力减退,情感反应淡漠,自主动作减少,语言缺乏连贯性,对外界刺激的反应低于正常水平。

(2)谵妄(delirium):一种以兴奋性增高为主的急性脑高级功能障碍。患者表现为紧张、恐惧和兴奋不安,甚至可有冲动和攻击行为。患者出现认知、定向和言语功能障碍,睡眠觉醒周期紊乱,甚至出现错觉、幻觉。病情通常持续数小时或数天,并可呈现波动性,常夜间加重,白天减轻。

(二)鉴别要点

1. 问诊要点

(1)起病缓急:急骤发生的意识障碍多为意外原因所致,如外伤、中毒、低血糖等,也可见于脑血管疾病,如脑梗死、脑出血、蛛网膜下腔出血等。逐渐加重的意识障碍多见于中毒性或代谢性脑病、中枢神经系统感染性疾病等,在意识障碍发生前患者多有原发病症状,如慢性肝病、慢性肾病和糖尿病等。

(2)病因与诱因:发病前有无外伤;有无服用药物、毒物;有无情绪激动等。

(3)意识障碍过程的变化:如意识障碍波动性大,时轻时重,多为中毒性或代谢性脑病。颅脑损伤后出现意识障碍,如清醒后再度出现意识障碍,应考虑急性硬膜外血肿的可能。

(4)伴随症状:如发热、头痛、呕吐、偏瘫、黄疸、水肿、心悸、抽搐等。

（5）既往史：脑、心、肝、肺、肾等慢性疾病史。高血压、糖尿病、甲状腺功能亢进和精神病等病史。以往是否有类似的意识障碍史。

（6）个人史：是否去过疫源地和地方病流行区。是否接触过工业毒物。是否有烟酒嗜好，以及时间与摄入量。是否有其他异嗜物和麻醉药品、毒品等。

（7）家族史：家族中是否有家族性甲状腺功能减退、高血压、糖尿病和精神病等患者。

2. 伴随症状

（1）头痛：见于脑炎、脑膜炎、脑出血、蛛网膜下腔出血、脑肿瘤、颅脑损伤等。

（2）抽搐：见于脑炎、颅脑损伤、脑出血、脑肿瘤、低血糖。

（3）偏瘫：见于脑梗死、脑出血、颅脑损伤等。

（4）脑膜刺激征：见于脑炎、脑膜炎、蛛网膜下腔出血等。

（5）视盘水肿：见于高血压脑病、脑肿瘤。

（6）呼吸缓慢：见于吗啡、巴比妥类、有机磷杀虫药、银环蛇咬伤中毒等。

（7）心动过缓：见于颅内压严重增高、房室传导阻滞及吗啡类、毒蕈碱等中毒。

（8）高血压：见于高血压脑病、脑出血、蛛网膜下腔出血、尿毒症等。

（9）低血压：见于各种原因的休克。

（10）瞳孔散大：见于颠茄类、乙醇、氰化物等中毒以及脑疝、癫痫、低血糖等。

（11）瞳孔缩小：见于吗啡、巴比妥类、有机磷杀虫药等中毒。

（12）皮肤黏膜改变：皮肤黏膜出血见于严重感染和出血性疾病；口唇呈樱桃红色提示一氧化碳中毒。

3. 易被误诊为意识障碍的综合征

（1）闭锁综合征（locked-in syndrome）：又称去传出状态，系脑桥基底部病变所致，累及双侧皮质脊髓束和皮质脑干束。患者意识清醒，因运动传出通路几乎完全受损而表现为眼球不能向两侧转动，不能张口，不能言语，四肢瘫痪，但患者对语言的理解无障碍，能以瞬目和眼球垂直运动示意与周围建立联系。

（2）意志缺乏症（abulia）：患者意识清醒，运动感觉功能存在，记忆功能尚好，但因对任何活动都缺乏动机和目的而不语少动，对刺激无反应、无欲望，呈严重淡漠状态。本症多由双侧额叶病变所致。

（3）木僵（stupor）：患者意识是清醒的，但动作和行为明显减少，且常常保持一种固定姿势。严重者表情刻板，身体保持一个固定姿势，僵住不动，不语不动，不食，对刺激缺乏反应，大小便潴留。木僵常见于精神分裂症，也可见于抑郁症、反应性精神障碍和脑器质性精神障碍等。

四、病例分析

1. 患者李某，男性，40岁，摔伤致昏迷伴呕吐1小时。患者1小时前跑步时不慎摔伤，枕部着地，随即出现昏迷，并伴有频繁呕吐，呕吐物为胃内容物，无发热，无抽搐。既往体健，否认高血压、心脏病和糖尿病病史。否认药物过敏史。体格检查：T 36.6℃，P 112次/分，R 22次/分，BP 150/95mmHg。意识状态为浅昏迷，GCS=E1V2M5=8分。枕部头皮肿胀。双侧瞳孔直径3mm，对光反射均灵敏。肌力检查不配合。深、浅反射均存在。脑膜刺激征（-）。双侧 Babinski 征（-）。

请提出该患者的初步诊断及依据和进一步检查。

2. 患者王某，女性，68岁，突发左侧肢体偏瘫伴意识障碍2小时。患者2小时前在打麻将情绪激动时突发左侧肢体偏瘫，并逐渐出现意识障碍，伴有头痛、恶心，无呕吐，无抽搐，无发热。既往有高血压病史10年，未规律服用降血压药物，未监测血压。否认糖尿病、心脏病等病史。否认药物过敏史。体格检查：T 36.8℃，P 105次/分，R 18次/分，BP 185/115mmHg。肥胖。意识状态为嗜睡，GCS=E3V4M6=13分。双侧瞳孔直径3mm，对光反射均灵敏。双侧额纹对称，左侧鼻唇沟变浅,示齿口角右偏。伸舌左偏。左侧肢体肌力 2 级,右侧肢体肌力 5 级。肌张力正常。脑膜刺激征(−)。左侧 Babinski 征(+),右侧 Babinski 征(−)。

请提出该患者的初步诊断及依据和进一步检查。

五、练 习 题

(一)主观题

1. 试述不同类型意识障碍的临床表现。

2. 试述易被误诊为意识障碍的常见综合征的临床表现特点。

(二)客观题

1. A 型题

(1)下列哪项不属于意识障碍( )

A. 嗜睡　　　　B. 木僵　　　　C. 意识模糊　　　D. 谵妄　　　　E. 昏迷

(2)患者意识完全丧失,任何刺激不能使其觉醒,无有目的的自主动作。患者的表现属于下列哪项( )

A. 昏睡　　　　B. 意识模糊　　　C. 木僵　　　　D. 昏迷　　　　E. 谵妄

2. B 型题

(1)~(4)题共用备选答案

A. 颞叶钩回疝　　　　　　　B. 有机磷农药中毒　　　　　C. 一氧化碳中毒

D. 流行性脑膜炎　　　　　　E. 重度休克

(1)意识障碍伴发热( )

(2)意识障碍伴瞳孔缩小( )

(3)意识障碍伴口唇呈樱桃红色( )

(4)意识障碍伴低血压( )

(5)~(9)题共用备选答案

A. 嗜睡　　　　B. 昏睡　　　　C. 浅昏迷　　　D. 深昏迷　　　E. 谵妄

(5)持续的熟睡状态,正常的刺激不能使其唤醒,须较强烈的刺激才可唤醒( )

(6)对外界任何刺激均无反应,全身肌肉松弛,无任何自发动作( )

(7)对声音刺激无反应,对疼痛刺激有反应,但不能觉醒,较少的无意识自发动作( )

(8)紧张、恐惧和兴奋不安,甚至有攻击行为。认知、定向和语言功能障碍( )

(9)持续的睡眠状态,能被叫醒,醒后能回答简单问题,停止刺激后又继续入睡( )

3. C 型题

(1)~(2)题共用题干

患者陈某,女性,62 岁,患者 1 小时前出现心慌、大汗,面色苍白,逐渐出现意识障碍并伴有抽搐。既往有高血压、心脏病和糖尿病史。

(1)患者最可能的诊断为下列哪项( )

A. 脑出血　　　B. 脑肿瘤　　　C. 尿毒症　　　D. 高血压脑病　　E. 低血糖

(2)下列哪项检查最有助于明确诊断( )

A. 头颅 CT　　　B. 血常规　　　C. 心电图　　　D. 血糖　　　　E. 脑电图

4. X 型题

下列哪几项不属于意识障碍( )

A. 闭锁综合征　　B. 谵妄　　　　C. 意志缺乏症　　D. 木僵　　　　E. 嗜睡

(潘 琪)

第三章 病史采集

第一节 问　诊

问诊（inquiry）是医师通过对患者或相关知情人员进行全面、系统的询问获取患者病史资料，经过综合分析而作出临床判断的一种诊法。病史资料的完整性和准确性对疾病的诊断和处理具有很大的意义。而问诊是病史采集（history taking）的主要手段，是每个临床医师必须掌握的临床技能之一。根据问诊目的的不同，大致可分为全面系统的问诊和重点问诊，对住院患者需要全面系统的问诊，而对急诊和门诊患者则需要重点问诊，前者的学习和掌握是后者的基础和前提。

一、问诊的重要性

问诊可以了解疾病的发生、发展、诊疗经过、既往健康及患病情况等，对诊断具有极其重要的意义，也为后续对患者进行的体格检查和各种诊断性检查提供最重要的基本资料。在某些疾病的初期，机体只是处在功能或生理病理改变的阶段，缺乏器质性或组织、器官形态学方面的改变，体格检查、实验室检查甚至特殊检查均无阳性发现，通过问诊可以获得患者某些特殊的主诉感受，如头晕、乏力、失眠、疼痛、焦虑、食欲减退等症状，有利于疾病的早期诊断。另外，常见疾病通过问诊得到病史特点即可作出初步诊断，如支气管炎、心绞痛、癫痫、疟疾等。对缺乏典型临床表现或病情复杂的病例，详细、深入、细致的问诊尤为重要。忽视问诊，病情了解不够详细、准确，获取的病史资料会残缺不全，往往会造成漏诊或误诊。

问诊是医师诊治患者的第一步，正确的问诊方法和良好的问诊技巧，不但可以获得重要的临床资料，还可以使患者感觉到医师亲切和可信，有信心与医师配合，有利于建立良好的医患关系，对进一步诊治疾病具有重要意义。另外，问诊还可以交流传达信息、教育患者，甚至交流与沟通本身也具有治疗作用，可以减轻患者精神压力，有助于提高治疗效果。在生物 - 心理 - 社会医学模式下，医师不仅要具有自然科学方面的知识（医学专业知识），还要有较高的人文科学、社会科学的修养，能够从生物、心理和社会等多角度去了解和处理患者。具有良好的交流、沟通及教育患者的技能，是现代医师重要的素质特征之一。

随着现代医学的发展，先进的诊断技术广泛应用于临床，使疾病诊断水平不断提高，但问诊是获得临床资料的第一步，是体格检查和各种先进检查技术无法替代的，医学生必须认真学习，掌握问诊方法与技巧，反复实践，将问诊熟练地应用于临床工作中。

二、问诊的方法与技巧

问诊内容

1. 一般情况（general data）　包括姓名、性别、年龄、籍贯、出生地、民族、婚姻、工作单位、职业、通信住址、电话号码、入院日期、记录日期、病史陈述者及其可靠性等。如病史陈述者不是本人，应注明与患者的关系。年龄本身也具有重要的诊断参考意义，应为具体年龄，不能简单以"成人"或"儿童"代替。为避免问诊初始过于生硬，部分一般情况的内容，如婚姻、职业、工作单位等可放在个人史中逐一询问。

2. 主诉（chief complaint）　是患者最主要的痛苦或最明显的症状或（和）体征及其持续时间，即本次就诊最主要的原因及其持续时间。主诉也是疾病的主要表现。确切的主诉可以初步反映病情的轻重缓急，并为调查、认识、分析、处理疾病提供重要线索，具有重要的临床诊断价值。主诉应以一两句话概括，同时注明主诉发生至就诊的时间，简明扼要，如"腹痛、腹胀2天""右侧肢体乏力4小时"。主诉若包括不同时间出现的几个症状时，则应按其症状发生的先后顺序排列，如"活动后胸闷、气促2年，加重伴双下肢水肿10天""反复上腹部疼痛5年，解黑便2天"。记录主诉时应尽可能用患者描述的主要症状，并以医学术语表述，但不能用疾病诊断用语，如"多饮、多食、多尿、消瘦2年"，而不能描述为"糖尿病2年"。病程较长，病情复杂的病例，由于症状、体征较多，或病史陈述者诉说内容多而繁杂，不容易简单概括出主诉，则应结合整个病史，综合分析，抓住重点，归纳出更能反映其疾病特征的主诉。另外，对部分患者病情没有连续性的情况，应灵活掌握，如"发现腹部包块1年，腹痛、腹胀1周"。对于缺乏临床症状，但诊断资料和入院目的十分明确的患者，可以用以下主诉，如"体检发现胆囊结石10天"，"发现血压升高2月"。

3. 现病史（history of present illness）　是病史中的主体部分，记述患者患病后的全过程，即发生、发展、演变和诊治经过。具体问诊可按照以下内容和程序询问。

（1）病因及诱因：尽可能地了解与本次发病有关的病因（如感染、中毒、外伤等）和诱因（如情绪、环境改变、起居饮食失调、气候变化等），有助于明确诊断及拟定治疗措施。患者对直接或近期的病因容易回忆，当病程较长或病因比较复杂时，患者往往难以言明，并可能提出一些似是而非的因素，这时医师应进行科学的归纳，切不可不加分析地记入病史。

（2）起病情况与患病时间：起病情况对疾病的诊断及鉴别诊断具有重要的意义。不同疾病的起病（或发作）均有各自的特点，如有些疾病急性起病，如脑血管病、心绞痛、心肌梗死、动脉瘤破裂等；有些疾病起病缓慢，如肿瘤、结核、风湿性心瓣膜病等。脑出血、高血压危象常发生于情绪激动或紧张时；脑血栓形成多发生在睡眠、休息时。患病时间是指从起病至就诊或入院的时间。时间长短可按数年、数月、数日计算，如发病急骤者，应按小时、分钟为计时单位。例如"突发意识不清1小时"或"突发抽搐30分钟"。如先后出现几个不同症状应追溯到首发症状的时间，并按时间顺序依次询问整个病史后分别记录，如"反复头晕5年，饮水呛咳3个月，右侧肢体活动不灵5天"，从以上症状及其发生时间顺序可以看出，慢性脑供血不足患者出现脑梗死并逐渐加重的发展过程。

（3）主要症状的特点：包括主要症状出现的部位、性质、程度、持续时间、缓解或加剧因素等。了解这些特点有利于判断疾病所在的系统或器官以及病变的部位、范围和性质。如上腹疼痛多为胃、十二指肠或肝脏、胰腺等疾病；右下腹急性腹痛多为阑尾炎所致，若为女性还应注意卵巢或输卵管疾病；若为全腹痛则提示病变广泛或腹膜受到牵累。又如，出现"偏瘫"多考虑为内囊病变所致，"截瘫"则考虑为脊髓病变所致，而"交叉瘫"则提示为脑干病变。对症状的性质也应作详细的询问，以利于鉴别诊断，如绞痛、胀痛、灼痛、隐痛，以及症状的持续性或阵发性、发作或间歇的时间等。以消化性溃疡为例，其主要症状的特点为上腹部疼痛，可持续数日或数周，在几年之中可以表现为周期性发作，有季节性发病等特点。

（4）病情的发展及演变：指患病过程中主要症状的变化或新症状的出现。如高血压患者平时未规律服药，常有头晕不适，在一次情绪激动后突然出现头痛、偏瘫，应考虑到脑出血的可能。如有心绞痛病史的患者本次发作疼痛加重而且持续时间较长时，则应考虑发生急性心肌梗死的可能。如肝硬化患者出现表情、情绪和行为异常等新症状，则可能并发了肝性脑病。

（5）伴随症状：在主要症状的基础上又同时出现一系列的其他症状，这些伴随症状常是鉴别诊断的依据，或提示出现了并发症。如头晕可能为多种病因的共同症状，单凭这一症状还不能明确诊断，如了解伴随的症状则诊断会明朗很多。如头晕伴视物旋转、并与转颈有关，则可能为颈椎病椎-基底动脉供血不足所致；头晕伴共济失调、无肢体瘫痪，可能为小脑病变。又如急性上腹痛，原因可以很多，若患者同时伴有恶心、呕吐、发热，特别是又出现了黄疸和休克，则急性胰腺炎的可能性大。反之，按一般规律在某病应出现的伴随症状实际上没有出现时，也应记述于现病史当中，以备进一步观察，同时阴性症状可作为鉴别诊断的重要参考资料。

（6）诊治经过：患者本次就诊前如接受过其他医疗单位的检查与治疗，则应询问具体诊断、检查措施及其结果，若已给予药物治疗，则应询问具体用药名称、剂量、疗程、疗效等。所问得的病名及药名在记录时应加引号。

（7）一般情况：包括患者发病以来的精神、体力状态，食欲及饮食量的改变，大小便、睡眠的情况及体重改变等。这对全面评估患者的病情和预后，以及指导治疗十分重要。

4. 既往史（history of past illness）　包括既往的健康状况和过去曾经患过的疾病（包括各种传染病）、外伤手术、预防注射、过敏，特别是与目前所患疾病有密切关系的情况。例如，对风湿性心脏病患者应询问过去是否反复发生过咽痛、游走性关节痛等；对癫痫的患者应了解过去是否有过颅脑外伤、手术；对晕厥的患者应询问过去是否有心律失常。记录顺序一般按发病年月的先后顺序排列。

（1）慢性病史：高血压、糖尿病、冠状动脉粥样硬化性心脏病、慢性阻塞性肺疾病及消化系统疾病等，如有则需记录患病时间、治疗等。

（2）传染病史及接触史：肝炎、肺结核、麻疹、伤寒、疟疾等，如有，则记录疾病表现、治疗经过、有无后遗症等。

（3）过敏史：对药物、食物或其他接触物的过敏史等。

（4）外伤、手术及输血史：外伤部位、手术性质和日期、输血成分、输血量和日期。

（5）预防接种史：接种疫苗情况。

5. 系统回顾（review of systems）　可以补充在问诊过程中患者或医师所忽略或遗漏的内容。它可以帮助医师在短时间内简要地了解患者各系统是否有目前尚存在或已痊愈的疾病，以及这些疾病与本次疾病之间是否存在着因果关系。系统回顾是住院病历不可缺少的部分，医学生在学习采集病史之前必须熟悉各系统可能出现的症状和体征并了解其意义。其主要内容如下：

（1）头颅五官：有无视力障碍、嗅觉障碍、耳鸣、耳聋、齿龈出血、味觉障碍、声音嘶哑。

（2）呼吸系统：咳嗽的性质、程度、频率、与气候变化及体位改变的关系。痰液的颜色、量、性状、气味。咯血的颜色、量、性状。胸痛的时间、部位、性质、程度、以及与呼吸、咳嗽、体位的关系。呼吸困难的出现时间、性质、程度。有无发冷、发热、盗汗、食欲不振等。

（3）循环系统：有无心悸，发生的时间及诱因。心前区疼痛的性质、程度、出现和持续时间、频度、有无放射、放射的部位，引起疼痛的诱因和缓解方式。呼吸困难出现的诱因、程度、与体力活动和体位的关系，有无咳嗽、咯血。水肿的部位、时间。尿量改变、有无昼夜改变。有无腹水、肝区疼痛、头晕、晕厥、心脏疾病、高血压等。对于女性患者还应询问在妊娠、分娩时有无高血压和心功能不全的情况。

（4）消化系统：腹痛的诱因、缓急、部位、程度、性质、持续时间，有无规律，是否向其他部位放射，与饮食、气候及精神因素的关系，按压时疼痛减轻或加重。腹泻的诱因、缓急、次数，腹泻物性质、量、颜色、气味、缓解及加重方式。呕吐的诱因、性质、次数、呕吐物内容、量、颜色、气味。呕血的量、颜色。便的次数、颜色、性状、量、气味、有无里急后重感。有无腹胀、反酸、食欲改变、恶心、便血、饮食习惯及体重变化等。上述症状与食物种类、性质的关系及有无精神因素的影响。

（5）泌尿系统：尿量、尿色（洗肉水样、乳糜样或酱油色）、清浊度；有无腰痛、腹痛（部位、放射）；有无尿频、尿急、尿痛、尿潴留、尿失禁、排尿困难。有无高血压、水肿、扁桃体炎，有无肾毒性药物应用史及铅、汞等化学毒物接触或中毒史。

（6）血液系统：有无皮肤黏膜苍白、黄染、出血点、瘀斑、血肿，有无淋巴结、肝、脾大、骨骼痛等，有无反复鼻出血、牙龈出血。有无乏力、头晕、烦躁、记忆力减退、心悸、吞咽困难等，营养、消化和吸收情况。有无化学药品、工业毒物、放射性物质接触史。

（7）内分泌系统及代谢：有无畏寒、怕热、多汗、乏力、心悸、头痛；有无烦渴、食欲异常、多饮、多尿、水肿。有无肌肉震颤及痉挛。有无性格、智力、体格、性器官的发育异常，有无骨骼、甲状腺、体重、皮肤、毛发的改变。有无产后大出血及月经异常情况。

（8）神经精神系统：头痛的部位、性质、程度、持续时间。有无嗜睡、失眠、记忆力减退、性格改变、视力障碍、感觉及运动异常、意识障碍、瘫痪、晕厥、痉挛、感觉与定向障碍。有无精神状态改变，如情绪状态、思维过程、智能、自知力等。

（9）肌肉骨骼系统：有无肢体肌肉麻木、疼痛、痉挛、萎缩、瘫痪等，有无关节肿痛、运动障碍、骨折、外伤、关节脱位、先天畸形等。

6. 个人史（personal history）　包括社会经历、职业和工作条件、习惯与嗜好、冶游史等方面。

（1）社会经历：包括出生地、居住地及居留时间（尤其是疫源地和地方病流行区）、受教育程度、经济生活及业余爱好等。

（2）职业和工作条件：包括工种、劳动环境、对工业毒物的接触情况及时间。

（3）习惯与嗜好：起居与卫生习惯、饮食规律与质量。嗜好（时间及摄入量）。包括嗜异物、麻醉药品、毒品及其用量、年限等。

（4）冶游史：有无不洁性交史，有无淋病性尿道炎、梅毒、尖锐湿疣、下疳等病史。

7. 婚姻史（marital history）　包括未婚或已婚，结婚年龄，配偶健康状况（若已故，应询问死因及日期）、性生活情况及夫妻关系等。

8. 月经史及生育史（menstrual history and childbearing history）

（1）月经初潮的年龄、月经周期、经期天数，经血的量和颜色，末次月经日期、闭经日期，绝经年龄。有无痛经，白带的量、气味、性状。

记录格式如下：

$$初潮年龄\ \frac{行经期（天）}{月经周期（天）}\ 末次月经时间（LMP）或绝经年龄$$

$$例如：13\ \frac{3\sim5\ 天}{28\sim30\ 天}\ 2009\ 年\ 5\ 月\ 23\ 日（或\ 49\ 岁）$$

（2）妊娠与生育次数，生产情况（足月分娩数、早产数、自然或人工流产次数、存活情况、大出血、产褥热）。避孕措施（安全期、避孕药、避孕环、子宫帽、阴茎套等）。有无死产、手术产、围生期感染。计划生育状况等。对男性患者应询问是否患过影响生育的疾病。

9. 家族史（family history）

（1）家中主要成员（父母、兄弟、姐妹及子女）的健康与疾病情况，是否患有与患者同样的疾病。对已死亡的直系亲属，则应问明死因及年龄。

（2）有无与遗传有关的疾病，如血友病、白化病、Ⅰ型糖尿病、精神病等。对于家族性遗传病，还应询问父母双方亲属，并可绘出家系图显示。

（3）家族中有无结核、肝炎、性病等传染病。

三、问诊基本方法和技巧

问诊的方法和技巧与获取病史资料的数量和质量密切相关，涉及语言交流技能、资料收集、医患关系、医学知识、医学心理学、仪表礼节等多个方面。在不同的临床情景，也要根据情况采用相应的方法和某些技巧。

1. 创造轻松和谐的环境，亲切、耐心。问诊开始时，由于患者对医疗环境的生疏和对疾病的恐惧或文化水平较低等，患者常有紧张情绪，造成病情叙述缺乏系统性，也易遗漏。临床医师应主动创造一种轻松和谐的环境，对患者的态度要认真、亲切、耐心，以解除患者不安和紧张情绪，使患者能平静、有条理地陈述患病的经过。一般应从自我介绍、礼节性交谈开始。交谈时应注意语言技巧、保护患者隐私。

2. 从主诉开始，体现时间顺序。按主诉和现病史中症状或体征出现的先后顺序进行询问和采集资料。逐渐深入有目的、有层次、有顺序地进行询问。追溯首发症状开始的确切时间，直至目前的演变过程。如有几个症状同时出现，必须确定其先后顺序。

刚开始与患者交谈时，先提一些一般性的问题，如："您哪里不舒服？""您这种症状有多长时间了？"然后围绕主诉，逐步进行深入询问。如患者主诉头痛，应问："您头痛是什么时间开始的？""是头部哪个部位疼痛？""是什么样子的痛？针刺样痛？搏动样痛？胀痛？""多在什么情况下发作？""头痛时还伴有其他不适吗？"等。

当患者所述曾患某种疾病时，也要询问其主要症状及相关检查情况，尽可能让患者充分地陈述和强调他认为重要的情况和感受。

3. 运用技巧的语言启发及使用过渡性语言。如果患者的陈述偏离病情或者反复陈述某个问题，可利用技巧的语言启发和引导患者转回话题，不可生硬地打断患者的陈述。在问诊两个项目之间使用过渡性语言，即向患者说明将要讨论的新话题及其原因，使患者不会困惑为什么要改变话题及为什么要询问这些情况。如过渡到月经生育史之前可说明有些疾病会对月经及生育有影响，因此我们需要了解这些情况。

4. 归纳小结。询问病史的每一部分结束时进行归结小结，可以唤起医师的记忆以免忘记要问的问题，也可让患者知道医师如何理解他的病史，并提供机会核实患者所述病情。小结对于现病史显得尤为重要。小结系统回顾时，最好只小结阳性发现。

5. 引证核实患者提供的信息。为了收集到尽可能准确的病史，有时询问者应引证核实患者提供的信息。例如，患者说："我对青霉素过敏"，可询问"您怎么知道的过敏？"或"是青霉素皮试阳性吗？还是你用青霉素时有什么反应？"。又如患者说："我有冠心病 3 年了"；医师可问："当时做过冠状动脉造影吗？"患者说："做过"，医师继续问："植入冠脉支架了吗？"，患者说："是，植入支架了"，医师再问："植入几根支架？"。

6. 适当地运用一些评价、赞扬与鼓励语言。可以加强患者与医师的沟通、合作，能积极提供信息，如"可以理解"，"您已经戒烟了，有毅力"。但对于有精神障碍的患者，不可随便使用赞扬或鼓励的语言。

7. 关心患者的期望，了解其就诊的确切目的和要求。医师应判断患者最感兴趣的、最想要解决的问题，从而为患者提供适当的信息或指导。

8. 询问患者的经济情况。关心患者有无来自家庭和工作单位经济和精神上的支持。

9. 检查患者的理解程度。通常患者依从性差的原因是因为不理解询问者的意思。可要求患者重复所讲的内容，示范检查方法，或提出一种假设的情况，看患者能否做出适当的反应。若不能，则说明患者没有完全理解或理解有偏差，应及时纠正。

10. 当患者询问一些问题，询问者不能提供足够的信息或不能回答患者提出的问题时，应承认自己经验不足，并立即设法为患者寻找答案。可以查阅书籍、请教上级医师，或建议患者到何处去了解这一问题。

11. 结束问诊时，应感谢患者的合作，医师体现医患合作、沟通的重要性。说明下一步对患者的要求、接下来做什么、下次就诊时间或随访计划等。

需要说明的是，没有一成不变的问诊模式和方法，应视具体情况灵活变通。只有理论知识结合实际反复训练，才能更好地掌握问诊的方法与技巧。

四、特殊情况的问诊技巧

1. 缄默与忧伤　患者有时沉默寡言、不主动叙述其病史，有时带有被动消极的情绪，但并不意味着患者没有求医动机和内心体验，它可能是由于患者对疾病感到绝望或对治疗丧失信心所致。对此，一方面，医师应注意观察患者的表情、目光和躯体姿势；另一方面，也要以尊重的态度，耐心地向患者表明医师理解其痛苦并通过语言和恰当的肢体动作给患者以信任感，鼓励患者客观地叙述其病史。医师问诊时，应注意避免触及患者伤心的敏感问题，也应避免过多、过快的直接提问，使患者惶恐、沉默或不悦。如患者因生病而伤心或哭泣，情绪低落，医师应予安抚，并适当等待，减慢问诊速度，使患者镇定后继续叙述病史。

2. 焦虑与抑郁 患者有时会内心不安恐惧，或情绪低落、甚至悲痛欲绝。医师应鼓励患者讲出其感受，注意其语言的和非语言的各种异常线索，确定问题性质，并给予宽慰，抑郁是最常见的临床问题之一，且易于忽略，如询问患者通常的情绪如何，对未来、对生活的看法，如疑有抑郁症，应按精神科要求采集病史和作精神评估检查。

3. 多话与唠叨 患者不停地讲，医师不易插话及提问，一个问题引出一长串答案。由于时间有限且患者的回答不得要领，常不能采集到有效的病史。因此，在问诊时应注意：①提问应限定在主要问题上；②巧妙地打断患者提供的不相关内容；③注意仔细观察患者有无思维奔逸或混乱的情况，如有，则应按精神科要求采集病史和作精神检查；④分次进行问诊，有礼貌、诚恳地告诉患者问诊的内容及时间限制等，切勿表现得不耐烦而失去患者的信任。

4. 愤怒与敌意 有些患者就诊时可能表现出愤怒和不满，可能指向医师，尤其是年轻医师。这时医师应采取坦然、理解、不卑不亢的态度，尽量让患者阐述发怒的原因并适当解释。医师问诊时应缓慢而清晰，内容主要限于现病史为好，对个人史及家族史或其他可能比较敏感的问题，询问要十分谨慎，以免触怒患者。

5. 多种症状并存 有的患者多种症状并存，尤其是慢性过程又无侧重时，应注意在其描述的大量症状中抓住关键、把握实质；另外，在注意排除器质性疾病的同时，亦应考虑其可能由精神因素引起，必要时可建议其作精神检查。

6. 说谎和对医师不信任 患者有意说谎是少见的，但患者对所患疾病的看法和了解的医学知识会影响其对病史的叙述，如患者的父亲死于肝癌，那他可能将任何腹部不适都叙述的很重。有的患者求医心切，可能夸大某些症状，有些害怕面对可能的疾病而淡化甚至隐瞒某些病史。还有些人没病装病或怀有其他非医学上的目的有意说谎时，医师应根据医学知识综合鉴别、判断这些情况，给予恰当的解释，避免记录下不可靠的病史资料。

7. 文化程度低下和语言障碍 文化程度低下一般不妨碍其提供适当的病史，但患者理解力及医学知识贫乏可能影响回答问题及遵从医嘱。问诊时，语言应通俗易懂，并注意必要的重复及核实。

语言不通时，要请人翻译，并请译者如实翻译，勿带倾向性，注意应反复核实，以保证病史资料的可靠性。

8. 危重和疾病晚期患者 危重患者需要简单扼要地采集病史及体格检查，可同时进行。病情危重者反应迟钝，应予理解，不能催促。初步抢救处理，病情稳定后，可再详细询问病史。

重症晚期患者可能因治疗无望而拒绝诊治，对这类患者，医师应特别关心，引导其作出反应。对诊断、预后等回答应恰当，并力求中肯，避免造成伤害，亲切的语言，真诚的关心，在床旁多待些时间，对患者都是极大的安慰和鼓励，有利于获取准确而全面的信息。

9. 残疾患者 部分残疾患者在接触和提供病史上较其他人更为困难，医师需要花更多时间收集病史。以下技巧有助于采集病史。

对有听力损害的患者或聋哑人，请患者亲属或朋友解释或代述，同时注意患者表情。必要时可作书面提问、交流。

对盲人患者，先向患者自我介绍及介绍现场情况，仔细聆听其病史叙述并及时作出语言的应答。

10. 老年人 老年人因体力、视力、听力的减退，部分患者还有反应缓慢或思维障碍，可能对问诊有一定的影响。医师应减慢问诊进度，使之有足够时间思索、回忆，必要时作适当的重复。注意患者的反应，判断其是否听懂，有无思维障碍、精神失常，必要时向家属和朋友收集补充病史。耐心进行系统回顾，仔细询问既往史及用药史。注意精神状态、外貌言行、与家庭及子女的关系等。

11. 儿童 小儿多不能自述病史，须由家长或保育人员代述，对此应在病历记录中说明。问病史时应注意态度和蔼，体谅家长的焦急心情，认真地对待家长所提供的每个症状。对于5～6岁及以上的小儿患者，可让患儿自己补充一些有关病情的细节，但应注意其记忆及表达的准确性。

有些患儿由于惧怕住院、打针等而不肯说出实情，在与他们交谈时应仔细观察并全面分析。

12. 精神疾病患者　对缺乏自知力的患者，其病史是从患者的家属或相关人员中获得。由于不是本人的患病经历和感受，且家属对病情的了解程度不同，医师应结合医学知识综合分析，归纳整理后记录。

五、问诊的注意事项

1. 问诊时应直接询问患者。不能亲自叙述的患者（如重病、意识不清、小儿等），则需向其家属或最了解病情的亲友询问。为了保证病史的可靠性，待病情好转或意识清醒后，须再询问患者加以补充。

2. 对危重患者应在简要询问之后立即重点体检，迅速抢救。紧急情况下应先抢救，在抢救中扼要询问，待病情趋于稳定后再作补充。

3. 不同文化背景的患者对各种医学词汇的理解有较大差异，因此问诊时语言要通俗易懂，避免使用医学术语，如"里急后重""心悸""谵妄""盗汗"等，在记录时应用医学术语。

4. 避免不恰当的提问。①诱导性提问或暗示性提问，如"您的腹痛总是空腹时出现吧？"，"您劳累后会经常感到胸闷吧？"，"用药后症状好多了，对吧？"。如此可使患者易于默认或附和医师的提问。②责难性提问，如"你怎么能吃这么多的食物呢？"，这会使患者不悦，产生防御心理，如医师确实要求患者回答，则应说明提出此问题的原因。③连续性提问，如"你的腹痛什么时候开始的？持续了多长时间？现在还痛不痛？是隐隐作痛还是剧痛？与饮食有没有关系？以前也这样痛过吗？"。④重复提问，如在收集现病史时已获悉患者的一个哥哥和一个妹妹也有类似症状，如再问患者有无兄弟姐妹则表明询问者未注意倾听，可能会降低患者对医师的信心和期望。

5. 记录患者所述病名及药名时应加引号标明。其他单位的医疗证明或病情介绍可作为参考，经医师亲自问诊核实后可作为诊断、治疗的依据。

6. 有关患者的隐私要为其保密。

7. 注意仪表、礼节及举止友善。交谈时认真倾听，采取适当前倾的姿势和必要的视线接触，有助于发展与患者的友善关系，使患者感到温暖、亲切，易于获得患者的信任。询问病史时还应注意语音、语调、语速、面部表情等。同时，在患者讲述病史时，医师可间断的在表示自己在仔细听，如"好，我明白""请继续讲"等。

六、问诊方法的评估

问诊的方法对获取病史资料的质量和建立良好的医患关系非常重要。针对具体的患者，每条技巧的应用不尽相同，但这些方法都会在收集资料过程中综合体现。因此，将问诊方法的评估归纳为以下三个方面，技能的评估更有实际应用的价值，即收集资料的技能、基本的交流技能和建立融洽医患关系的技能。以下标准可以作为评估问诊方法的参考。每项最高分 5 分，最低 1 分，总分 15 分。由教师或标准化患者评分，可以客观反映学生问诊的基本技能。

1. 收集资料的技能　包括问诊内容的组织安排、向患者提问的问题类型、资料的引证核实和对资料进行归纳小结的技能等，评估标准详见表 3-1-1。

表 3-1-1　收集资料的技能评分标准

评分分值	评分标准
5 分	对提问内容的组织安排合理，提问目的明确，重点突出
	能按顺序提问、问题清楚：由一般提问开始
	使患者对所提问题能清楚地理解
	对重要而必须要明确的内容进行恰当的引证核实
	能很自如地对病史进行归纳小结

评分分值	评分标准
3分	对提问内容的组织安排尚可 提问时有时遗漏，然后再重新追问 部分问题欠清楚，有时用了诱导性提问或暗示性提问（如"你从来没有这种症状，是吗？"） 未能在恰当的时机对病史进行归纳小结或小结不完整、不准确
1分	对提问内容的组织安排不合理 提出问题不明确和（或）重复提问 所提问题不清楚难以回答 未能对重要内容进行引证核实

2. 基本的交流技能 包括问诊的进度、举止友善、对患者恰当的赞扬与鼓励、及时教育患者、避免医学术语等，反映医师向患者提供信息的能力等，详见表 3-1-2。

表 3-1-2 基本交流技能的评分标准

评分分值	评分标准
5分	适当使用鼓励性语言如"继续讲，我明白"等鼓励患者说出病史，不轻易打断患者，恰当地利用停顿技巧 理解患者提出的问题，并提供足够的信息。对患者的提问能作出令患者满意的答复 语言通俗易懂，避免难懂的医学术语 主动鼓励患者提问，既能获得更多的资料，又能确认原来的信息 使用体语正确，如适当的视线接触等
3分	能给患者一些信息，但不明确患者想要问的问题或不能清楚地判断患者是否理解其意思 谈话中有时出现专业用语或行话而使患者理解有误 有时打断患者或有较长而尴尬的停顿 不能抓住时机及时鼓励患者提问
1分	忽视患者真正需要或对信息的要求 谈话中多次出现专业用语或行话 患者难以理解医师的提问 不给患者提问的机会 出现不适当的体语，如用笔频繁敲击桌面等

3. 建立融洽医患关系的技能 包括医师的仪表、举止、整洁、尊重患者，具有同情心和建立良好的医患关系的各种沟通技能，如耐心倾听，相互提问，关心、尊重患者等，详见表 3-1-3。

表 3-1-3 建立融洽医患关系技能的评分标准

评分分值	评分标准
5分	穿着工作服整洁，尊重患者，态度认真 关心、同情患者，使患者感到舒服 建立了良好的医患关系
3分	工作服不够整洁、不够尊重患者 从言行举止上未能表现出明显的同情心 没有出现责备和厌烦患者的言行 不能时时使患者感到舒适
1分	衣着不整、脏乱 言行使患者感到不舒服，或有不尊重患者的言行

（张　填）

第二节　急危重患者问诊

急危重患者的特点：临床表现不典型、诊断不明、病情不清、变化迅速，因此对于急危重患者的问诊方式及程序有别于住院和门诊患者。急危重患者的处理程序是首先迅速识别，稳定生命体征后再明确诊断对因治疗。迅速识别和判断病情是首位，并应贯穿于整个诊治过程中。

对于急诊患者，医师要在有限的时间内进行全面而又迅速的信息收集，包括患者的生命体征、病史、体格检查及实验室检查，还应包括对现场救援人员的询问、当前时期的流行病学信息等。对于急危重患者的问诊应注意以下原则：

1. 先行性原则　对急危重患者首先是评估生命体征，突发急症或重症患者的病情是不稳定的，随时可能有生命危险。

2. 针对性原则　首先问诊以主诉症状为重点，进行有目的、有层次的询问。然后再进行与鉴别诊断相关的阳性或阴性症状进行问诊。根据患者病情及体格检查的阳性结果，快速做出针对性的辅助检查，提高检查的阳性率。

3. 系统性原则　在患者病情允许的情况下询问疾病的诊疗经过，采集与该病有关的其他病史，如既往史、个人史、月经史、婚姻生育史和家族史等。

4. 反复与准确原则　对于急危重患者，医师很难在极短时间内准确地收集到患者所有信息，要反复查看患者，依情况询问，补充病史。

5. 多渠道原则　应借助社会公共卫生信息，进行识别可疑重大疫情、集体中毒等突发公共卫生事件。

6. 收集与分析相结合的原则　对急危重患者救治应遵循边收集边分析再收集的原则。首先在初步病史采集后分析病情，按照自重到轻的思路，同时初步诊断注意先排除致命性疾病。如腹痛，先排除考虑异位妊娠及其他血管、脏器破裂的疾病、坏死性胰腺炎、胃穿孔以及化脓性胆管炎等；如胸痛，应先排除心肌梗死、主动脉夹层、肺栓塞、张力性气胸、食管裂孔疝等。其次针对初步诊断收集支持或排除性的临床信息，以免把致命疾病漏诊。

在对于急危重患者的诊断中应用正反诊断思路。临床工作中，通常运用从资料（病史、体征及辅助检查）到疾病，然后再从疾病回到资料的思路：也就是说，对初步诊断现有资料是否能完全解释，哪些资料可解释，哪些资料不能解释，对不能解释的问题需要继续检查，这样达到正确诊断的目的。在诊断中应有正反两方面证据，不可以主观臆断。

（仝　珊　曾　敏）

第三节　住院患者问诊

一、住院患者问诊的意义

通过问诊与患者进行有效的沟通，问诊是建立良好医患关系的基石。良好的沟通是优质医疗服务的基础，沟通交流在医疗行为中扮演着举足轻重的角色。研究表明，良好的沟通可以减轻患者的症状，缓解患者的抑郁、焦虑情绪，从而改善预后。问诊是医师与患者沟通交流的第一步，也是建立第一印象的主要手段。通过耐心细致的问诊，取得患者的信任，进而建立良好的医患关系，避免医疗纠纷，为顺利展开诊治工作奠定基础。

随着医疗科技的进步，有些医师对于疾病的诊断过度依赖于检测手段，虽然对明确诊断有一定帮助，却失去了建立良好医患关系的最好时机。医疗科技并不能取代医师和患者间的言语和行为交流，同时通过问诊可以了解疾病的发生、发展全过程，并为下一步选择针对性强、诊断价值大的辅助检测手段提供重要的依据和线索。否则易造成人、财、物的极大浪费，并因盲目选择各种检查而延误诊断，造成漏诊或误诊。

二、住院患者问诊的基本原则

（一）良好沟通

良好沟通是开启成功问诊之门的钥匙，医师要掌握有效的沟通技巧才能在问诊的过程中游刃有余。医师要学会自由流畅地对患者提问。这些问题一定要简单易懂，与患者病情的复杂程度适应，必要时要使用通俗的语言来解释一些特定的情况，避免误解。

（二）有效倾听

所有来医院就诊的住院患者都应该接受最全面的评估。有效的倾听，是指在问诊过程中注意对患者话语、肢体语言以及其他非语言的关注。在问诊的过程中医师应避免只专注于思考自己要问的问题，而忽略了对于患者疾病整体的思考。

（三）以患者为中心

成功问诊的关键在于以患者为中心而不是以医师为中心。鼓励患者讲述自己的故事，跟随患者的思路，更好地理解患者目前的问题、担心的事情和要求。不要准备"标准问题"清单，那是典型的症状导向、以医师为中心的问诊。不要对患者进行"逼问"式问诊。Wliian Osler 教授曾经说过："倾听你的患者，他正在告诉你疾病的诊断……好的医师治疗疾病，伟大的医师治疗有疾病的患者。"

（四）正确的提问

问诊时应采用积极、友善、真诚的交谈方式，而不是医师以质问的方式问诊。将问诊清单上的标准问题一个个抛向患者的轰炸式的问诊是不可取的。高效问诊的秘诀就在于提问的艺术。

常见问题类型：

1. 开放式问题 开放式问题通常可以用于获取一般信息。这种问题通常用在问诊的开始阶段或者切换话题时。开放式问题是不能用"是"或"不是"来回答。它可以打开患者的心扉，让他自由讲述自己的病情，而不局限于一个特定的答案。可以用在询问现病史、既往史、个人史等每一部分的开始时，如"您最近身体怎么样？""您得心脏病之前身体怎么样？"或"您平时喜欢做什么？"等。在获得一般信息后再有侧重地询问一些具体问题。一般性问题也可用于各个阶段的补充，如"除了我们刚才聊到的这些，您还有什么不舒服的地方吗？"

2. 封闭式问题 开放式问题问完之后，医师需要将关注点放到一些重要问题上，封闭式问题主要用于这种情况，如"做胆囊手术时您几岁？""您以前输过血吗？"。这类问题几乎不给患者解释和评价的机会，通常一个词或一个简短的句子就可以问答。对于有些过于健谈的患者，医师也可以通过封闭式问题将问题收回以掌握问诊的进程，如"我们谈谈您的婚姻，好吗？"。在询问封闭式问题时应注意方式，避免使用诱导性问题，如"您胸痛的时候有没有感觉左肩部的放射痛？""您没有觉得胸闷，对吧？"。

（五）医疗翻译

对于一些存在语言障碍的患者，如国际友人、地方语言等，尤其一些老年人中有一部分人不能使用普通话与医师沟通，也有一部分医师不能使用地方语言进行交流。这时就需要家属或者专业翻译员的帮助。患者家属、翻译员、医师对患者的问题是否清晰了解在很大程度上会影响问诊的效果，翻译员的存在为医患之间的关系添加了一层可变因素。医师有必要掌握一些地方语言的关键词句，从而可以获得患者的信赖和信心。在家属等其他人为患者进行翻译时，应注意以下几点：①在问诊前先与家属沟通；②问诊时应注视患者，而不是家属；③使用清晰、简洁的问题；④使用易懂的语言；⑤医师在整个问诊过程中医师应掌握全局，不要让患者或家属掌握整个对话；⑥注意问诊过程中患者的非语言信息，如肢体动作、眼神、说话的语气等。

三、住院患者问诊的实施

住院患者的问诊往往在病房或医师办公室进行，在所有的问诊中是最详细、最完整的。一般都有充分的时间准备。住院患者的问诊一般分为 3 个阶段：开始阶段、探查并聚焦病因阶段和结束阶段。

（一）开始阶段

第一印象非常重要，患者的非语言暗示可显露患者的情绪，而医师的非语言暗示、表情、肢体语言等对问诊质量影响更为重要。医师应该衣着得体，穿白大褂并佩戴胸牌，太随意的穿着会显得不够尊重患者，也不易获得患者的信任。医师应该先进行自我介绍，用患者的姓氏或者患者觉得舒适的方式称呼对方，适当的眼神交流并面带微笑。医师还应简要地介绍自己的职务和对患者的职责，本次谈话的目的以及大概持续的时间。

问诊的环境也很重要，问诊应该在安静、光线好的地方进行。在事实上大多数医院没有提供这样舒适的问诊环境，尽量创造适合的条件。例如，将患者病床周围的床帘放下营造一个相对私密的环境；调节灯光或窗户以免光线太过晃眼；尽量保持和患者在同一高度，避免让患者感到正在接受问讯；患者可以坐着或者躺着，可以让患者自己选择一个舒服的体位，这会让患者觉得医师很关心他，也让他感觉在整个问诊过程中有一定的主导权。

（二）探查并聚集病因阶段

通过详细的询问，记录完整病史，具体的问诊内容将在之后专门介绍。新手医师总是担心记不全患者的病史，而埋头将收集到的所有信息记录在纸上。这样做会错过与患者交流的最好时机，错过观察患者面部表情和肢体语言。正确的做法是在问诊的过程中，仅在纸上记录一些重要的数据或关键信息，将大部分时间用来与患者谈话。

开场白后医师可以先询问一些与患者主诉相关的问题。问诊的主要组成：关键问题的性质、问题的澄清、发作时间、病情的进展、诱发因素、迄今为止经诊疗后的结果、疾病对患者生活和心理等的影响、患者对该疾病的认识、患者的期望及疑虑等。之后自然过渡到其他重要病史的询问，如现病史、既往史、个人史和家族史以及系统回顾等。首先采用开放式问题询问，让患者用自己的方式叙述病史，随后医师挑选某些重要、细节方面适当采用封闭式问题，引导患者进行详细的描述，以获得更为详细的信息。

在问诊开始时适当的引导患者，一个眼神、一个微笑或者一点回应的声音都可以显示出医师在认真的倾听，从而有助于鼓励患者继续讲述自己的病情。医师要善于察觉一些不起眼的线索，如语气、肢体动作、家属的眼神等，引导问诊走得更深入。同时避免过度引导，这样反而会阻碍问诊的进程。

（三）结束阶段

在问诊结束前医师应该对之前讨论到的重要问题做一个总结。通过总结，医师需要理清患者本次就医的原因、现病史、既往史，以及患者的社会经济情况等。也可以对任何有疑问的病史进行核实。将患者病史中最重要的部分梳理出来，从而找到诊断的关键点。

给患者提问的机会，询问患者是否还有其他疑问没有回答，让患者感觉受到充分的尊重。

只给出合适的承诺，不要给出错误的承诺。对于自己不能确定的信息，真诚告知并提出解决方法，如"我只是个医学生，我认为您最好向您的主管医师询问这些问题"或"对于这个问题我们会安排皮肤科专科医师进行会诊，共同制定治疗方案"。

告知患者下一步安排，如告知患者有无急查化验、等待护士抽血、进行何种辅助检查以及大致的预约时间，或是其他事项。

四、住院患者问诊内容

住院患者的问诊内容其实就是大病历的内容，包括一般项目、主诉、现病史、既往史、系统回顾、个人史、家族史等。

（一）一般项目

一般项目（general data）包括姓名、性别、年龄（实足年龄）、籍贯、民族、婚姻、住址、工作单位、职业、入院日期、记录日期、病史陈述者及可靠性。若病史陈述者不是患者本人，需注明与患者的关系；记录年龄时应填写具体年龄，不能用"儿"或"成"代替，因年龄本身也具有诊断参考意义。问诊的可靠程度需要考量，患者本人是否有能力提供病史。一般在问诊开始时会先对患者的认知功能进行评估，检测患者的人物、时间、地点定向力，如果存在相关障碍，这表明患者提供的其他病史可能不准确。

（二）主诉

主诉（chief complains）是患者感受最主要的、最痛苦或最明显的症状或体征，也就是本次就诊最主要的原因及持续的时间。主诉要简明扼要，用 1～2 句话加以概括。尽可能用患者自己的语言，不用诊断用语。有时患者也会使用医学术语，医师应该核对患者口中的医学术语的具体含义。

主诉是以下问题的答案"您为什么来医院？""您最近怎么不舒服？"。患者的主诉可以是"反复上腹隐痛 5 年，大便色黑 1 日""多饮、多食、多尿、消瘦 3 年""发热、咳嗽 3 日，加重伴右胸痛 1 日"。

主诉一般代表诊断疾病的主要症状，如肺炎的主诉常为发热、咳嗽，心绞痛的主诉常为发作性心前区痛。病情简单者，主诉容易确定；病情复杂、症状和体征变化多者，确定主诉较困难。另外，有时患者诉说的主要症状并非所患疾病的主要表现，此时医师需综合分析，选择做出合适的主诉。对无明显症状，诊断资料和入院目的又很明确的患者，也可用以下方式记录主诉，如"血糖升高 1 个月""发现胆道结石 2 个月"。

（三）现病史

现病史（history of present illness）是病史中最重要的部分，也是诊断疾病的主要依据，需详细询问及记录，是指患者此次就诊的健康状况变化情况，是主诉相关信息的具体描述，对患者本次前来就诊的原因进行清晰有序的解释。

时间顺序是最有效地组织病史内容框架的方法。医师一般采用开放式问题，从患者的第一个症状开始一直追踪疾病的进展直至当前。反复和患者确定最初症状以确定现有疾病的开端。通常患者很难记得症状开始出现的具体时间，医师可以将症状与某些重要的时间联系在一起，如"春节前您有没有出现头痛"。同时在以患者为中心的问诊方式中，医师还需了解是否存在其他症状以及这些症状对患者的影响，如疼痛、便秘、恶心、气短、情绪以及睡眠情况等。

采集及记录现病史主要包括以下方面。

1. 起病情况与患病时间　起病情况包括起病急缓及当时表现等，如"元旦聚餐时突然晕倒""近 2 年来经常于夜间感上腹痛"。患病时间指起病到就诊的时间。如先后出现几个症状或体征，需按时间顺序分别记录，如"活动后心慌气短 5 年，加重伴双下肢水肿 3 周，不能平卧 2 日"。从以上症状及其发生的时间顺序可以看出是心脏病患者逐渐出现心力衰竭的发展过程。慢性病症状时间长短可按数年、数月、数日计算，发病急骤者可按小时、分钟为计时单位。

2. 主要症状特点　应包括主要症状发生的部位、性质、程度、持续时间、缓解或加重的因素等。这是疾病诊断与鉴别诊断的主要依据，应详细询问。同一种症状可由不同疾病引起，但其特点不同。如"腹痛"，十二指肠溃疡常表现为慢性周期性节律性疼痛，部位在上腹部，呈灼痛，夜间或饥饿时发作，进食后缓解；急性阑尾炎表现为转移性右下腹剧痛，持续性，不易缓解；右上腹剧烈绞痛为胆石症的特点；急性肝炎为肝区隐痛或胀痛。

3. 病因及诱因 尽可能了解与本次起病有关的病因（如外伤、中毒、感染）和诱因（如气候变化、环境变化等），有助于明确诊断及拟定治疗措施。

4. 伴随症状 不同疾病可有相同的主要症状，但伴随症状不同，这是鉴别诊断的重要依据。如咳嗽为主要症状，肺结核常伴有消瘦、低热、盗汗；慢性支气管炎常伴有咳痰、气喘；肺炎伴发热、胸痛；肺淤血伴心悸、气短、咳泡沫样痰。询问伴随症状时还应注意"阴性表现"，即按一般规律某些疾病应出现的伴随症状而患者没有出现，也应询问并记录。

5. 病情发展与演变 根据疾病的发展与演变情况可确定病情程度及有无并发症等。如慢性支气管炎，开始表现为咳嗽、咳痰，可伴气喘，如果出现呼吸困难、活动受限制，应考虑已发展为肺气肿，若进一步出现心悸、尿少、下肢水肿，则提示肺源性心脏病、右心功能不全。故对患者症状的变化及新症状的出现均应仔细问诊。

6. 诊治经过 询问患者是否已接受其他医疗单位的诊断及治疗措施，但只需记录对诊断有价值的检查及结果，对治疗有参考价值的主要措施，包括药物、剂量及疗效等。切忌照抄其他医疗单位的全部检查结果及治疗措施，更应避免用以往的诊断代替自己的诊断。

7. 一般情况 询问患者的精神、体力状态、食欲、食量变化、睡眠、大小便等，这对全面了解病情、确定治疗措施等有重要参考意义。

8. 评估疾病对患者的生活影响 如"头痛对您的日常生活有什么影响吗？"。

（四）既往史

既往史（history of past illness）是患者既往的健康情况及患过的疾病、外伤手术、预防接种、对药物及食物的过敏史等，是对患者此次患病之前健康状况的一个整体评估，此外，还需询问有无传染病及地方病史。注意与目前所患疾病有密切关系的病史，如风湿性心脏瓣膜病患者应询问有无关节痛、风湿热病史；脑血管意外患者应询问有无高血压病史等。具体包含以下内容：

1. 基本健康情况 医师一般询问"您过去身体情况怎么样？"作为既往史的引入，如果患者仅仅回答"非常好"或者"还行"，而没有详细提及特定疾病，医师需要继续询问"对您来说很好是什么意思呢？"，这时需要进一步用封闭式问题，可以直接锁定进一步解释的相关问题。

2. 既往疾病 包括幼年和成年后的健康问题。幼年时期的疾病状况对一些疾病尤为重要，如肾炎、风湿性心脏病等。询问幼年时有无麻疹、腮腺炎、百日咳、风湿热、脊髓炎以及猩红热等病史。年龄稍大的患者可能会回答"我不记得了"。需要提醒的是，不要把患者告诉医师的诊断看成是绝对正确的，即使患者是在可信赖的医疗机构由有经验的医师诊断，也有可能因为理解上的差异得到错误的信息。对于慢性疾病还应询问目前的治疗情况、目前服用的药物、是否定期随诊、这些疾病对目前生活的影响等，如询问高血压既往史时，要注意既往病史中血压最高值、目前服用药物情况、血压控制情况、有无去医院定期检查及情况。

3. 外伤和意外 患者所有既往外伤和意外事故都需要仔细询问，"您以前发生过严重的事故吗？"，受伤的时间和类型需要详细记录。

4. 住院情况 现病史中没有描述的既往史、所有的住院情况都应该有记录，包括内外科及心理疾病的住院情况。医生在询问心理疾病问题时应注意方式、方法，不应加重患者的自卑情绪。

5. 手术 所有的手术过程都应具体化。手术指征、手术方式、日期、医院都应该尽可能收集详细。

6. 过敏史 要详细描述患者所有的过敏史，包括环境因素（包括昆虫、花粉）、食物以及药物相关的过敏情况。医师要分析患者变态反应的特点，并对这些变态反应做出评价。"您怎么知道是过敏呢？"、"当注射青霉素的时候您会有什么样的反应？有什么不舒服的？"。过敏的症状有哪些，如皮疹、恶心、瘙痒、变态反应等，都需要仔细描述和记录。

7. 预防接种 患者的预防接种史也非常重要，如麻疹、腮腺炎、风疹、乙肝等。

8. 饮食、睡眠情况 询问患者的饮食情况时，可以让他描述昨天吃过的食物，包含三餐、水果和零食等。每周吃几条鱼？红肉在饮食中占多大比重？鱼肉和家禽呢？做饭时放盐吗？最近的食量改变过吗？喜欢或不喜欢什么食物？有什么不能耐受的食物吗？平时进食谷物、新鲜水果和蔬菜吗？进食腌制食品、熏肉情况等。含咖啡因食品，如咖啡、茶、苏打水以及巧克力，摄入情况也应该询问清楚。因为咖啡因摄入量可能造成一系列的症状，包括心悸、疲乏、头晕、头痛、易激惹以及其他胃肠道症状。平时的运动情况也应仔细询问。

（五）系统回顾

系统回顾（view of systems）是根据身体的系统，总结了解所有可能在现病史或其他病史中被忽略的症状。通过系统回顾询问所有可能的症状，医师可以仔细检查每个系统，并且发现与现在疾病"不相关"的其他症状。为避免患者或医师在问诊过程中忽略或遗漏，每个系统询问 2～4 个症状，帮助患者回忆病史。对于不确定的信息应进行进一步核实。

1. 呼吸系统 咳嗽、咳痰、咯血、呼吸困难等。

2. 循环系统 心悸、气短、心前区痛、下肢水肿等。

3. 消化系统 食欲减退、呕吐、腹痛、腹泻、便秘等。

4. 泌尿系统 尿频、尿痛、血尿、排尿困难等。

5. 造血系统 面色苍白、头晕、乏力、皮肤黏膜出血等。

6. 内分泌及代谢 多食、多饮、多尿、多汗、消瘦等。

7. 神经精神系统 头痛、眩晕、失眠、意识障碍、语言及运动障碍等。

8. 肌肉骨骼系统 关节红肿、肌肉痛、活动障碍等。

（六）个人史（personal history）

1. 社会经历 包括出生地、居住地和居留时间（尤其是传染病疫源地和地方病流行区），受教育程度，经济生活和业余爱好等。

2. 职业及工作条件 包括工种、劳动环境、对工业毒物的接触情况及时间。

3. 习惯与嗜好 起居与卫生习惯、饮食的规律与质量。烟酒嗜好时间与摄入量，以及其他异嗜物和麻醉药品、毒品等。吸烟史应该包括是否吸烟、烟龄、平均每天吸几支烟。如果患者回答现在不吸烟，医师需要询问患者过去有没有吸烟。如果患者已经戒烟，则需要询问戒烟多久了。饮酒史包括饮酒时间，每日或每月饮酒量（何种酒，酒精度数，摄入量）。在询问饮酒史时还应注意关注患者是否有过醉驾、酒后健忘、断片或是虐待家人、误工等。

4. 冶游史及性病史 是否患过淋病性尿道炎、尖锐湿疣、下疳等。对于性生活的问诊应注意言辞、态度及语气等。医师询问患者性生活和性关系时应持中立客观的态度，有一些常规问题可以帮助医师引入，如"我现在要询问您一些关于您的私生活和性健康的问题"。

5. 婚姻史（marital history） 婚姻情况、配偶健康情况、夫妻关系等。

6. 月经史及生育史（menstrual history and child bearing history） 月经史包括月经初潮年龄、月经周期和经期日数，经血的量和颜色，经期症状，有无痛经与白带，末次月经日期，闭经日期，绝经年龄。

生育史包括妊娠与生育次数和年龄，人工或自然流产的次数，有无死产、剖宫产、产褥热，计划生育等。

（七）家族史（family history）

询问双亲、兄弟姐妹及子女的健康与疾病情况，特别应询问是否有与患者同样的疾病，有无与遗传有关的疾病，如血友病、白化病、遗传性球形红细胞增多症、糖尿病、精神病等。对已死亡的直系亲属要问明死因与年龄。某些遗传性疾病还涉及父母双方亲属（如血友病），也应了解清楚。

（仝 珊 曾 敏）

第四章 体格检查的基本方法与要求

第一节 体格检查的基本方法

一、视 诊

　　视诊（inspection），是医师用眼睛直接或间接观察患者全身或局部表现的一种检查方法，用于观察患者一般状态和许多全身性的体征，如发育、营养、体型或体质、意识、表情、体位、姿势和步态等。局部视诊，可了解患者身体各部分的改变，如皮肤、黏膜、眼、耳、鼻、口、舌、头颈、胸廓、腹形、肌肉、骨骼、关节外形等。

　　视诊注意事项：①检测环境要温暖，体位和裸露部位应根据需要决定；②最好在自然光下进行，有利于皮肤黏膜、巩膜颜色（如黄疸、发绀等）和皮疹的判断；③要全面、系统，以免遗漏体征，并作对比，同时结合患者实际情况有目的、有针对性进行；④特殊部位（如鼓膜、眼底等），需要借助相关仪器进行检查，如检耳镜、检眼镜等。

　　视诊，简便易行，适用范围广，常能提供重要的诊断资料和线索，有时仅用视诊就可明确一些疾病的诊断。但是，视诊又是一种常被忽略的诊断和检查方法。临床上，要不断丰富医学知识、积累临床经验、反复临床实践，深入、细致、敏锐地观察，视诊与其他检查方法相结合，局部征象与全身表现相结合，才能发现并确定具有重要诊断意义的临床征象，减少和避免"视而不见"的现象发生。

二、触 诊

　　触诊（palpation），是医师通过手接触被检查部位时的感觉来进行判断的一种检查方法，可以进一步检查视诊发现的异常征象，也可以明确视诊所不能明确的体征，如体温、湿度、震颤、波动、压痛、摩擦感，以及包块的位置、大小、轮廓、表面性质、硬度、移动度等。触诊时多选择手对感觉敏感的部位，如手指指腹对触觉较为敏感，掌指关节部掌面皮肤对震动较为敏感，手背皮肤对温度较为敏感。

（一）触诊方法

　　触诊时，由于目的不同而施加的压力有轻有重，因而可分为直接感触法、浅部触诊法、深部触诊法。

　　1. 直接感触法（direct palpation）　以手掌或手指直接轻置于体表被检查部位，以感触被检查部位的温度高低、有无细震颤或搏动感等，主要用于体表检查，如语音震颤的检查（图 4-1-1）。

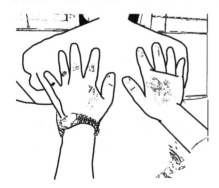 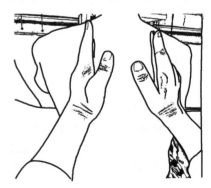

手掌检查　　　　　　　　　　　手掌尺侧缘检查

图 4-1-1　语音震颤的检查

2. 浅部触诊法（light palpation）　将右手放在被检查部位，以掌指关节和腕关节的运动，进行滑动按摩以触知被检查部位有无触痛或异常感觉（图4-1-2）。常用以检查皮下结节、肌肉中的包块、关节腔积液、肿大的浅表淋巴结、胸腹壁的病变等。腹部浅部触诊可触及的深度约为1cm，检查时除注意手法轻柔外，还应观察有无压痛、抵抗感及搏动，如有肿块应注意其大小与邻近脏器之间的关系等。浅部触诊也常在深部触诊前进行，有利于患者做好接受深部触诊检查的心理准备。

3. 深部触诊法（deep palpation）　检查时可用单手或双手重叠在被检查部位逐渐加压向深层触摸，借以了解被检查部位深部组织及脏器状况（图4-1-3）。腹部深部触诊法触及的深度常常在2cm以上，有时可达4～5cm，常用于检查、评估腹腔及盆腔内病变和脏器情况。

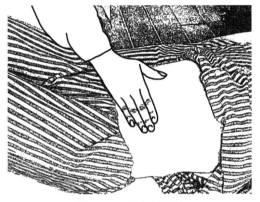 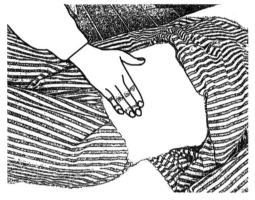

　　图4-1-2　浅部触诊法　　　　　　　　　图4-1-3　深部触诊法

根据检查目的和手法不同，包括以下几种不同手法：

（1）深部滑行触诊法（deep slipping palpation）：被检者应平卧屈膝、放松腹肌，平静腹式呼吸。医师以右手掌置于腹壁，用示、中、环指的指腹逐渐触向腹腔的脏器或包块，对被触及的脏器或包块应做上下左右滑动触摸以了解其形状、大小、硬度、边界、活动度及有无触痛等。此方法常用于腹腔深部包块和胃肠病变的检查。

（2）深压触诊法（deep press palpation）：医师用1或2个并拢的手指指腹逐渐深压腹壁被检查部位，用于检查腹腔深在病变的部位或确定腹腔压痛点，如阑尾压痛点、胆囊压痛点、输尿管压痛点等。检查反跳痛时，在手指压至深部的基础上稍停片刻（2～3秒），迅速将手抬起，并询问患者是否感觉疼痛加重或察看面部是否出现痛苦表情（图4-1-4）。

（3）双手触诊法（bimanual palpation）：医师将左手掌置于被检查脏器或包块的背部，右手指腹平置于腹壁被检查部位，配合好患者的腹式呼吸，左手掌向右手方向托起，使被检查的脏器或包块位于双手之间，并更接近腹壁体表，有利于右手触诊检查（图4-1-5）。双手触诊法用于肝、脾、肾和腹腔肿物的检查。

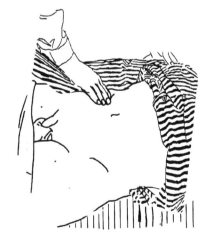

图4-1-4　腹部压痛及反跳痛检查方法示意图

（4）冲击触诊法（ballottement）：医师用右手并拢的示、中、环指三个手指取70°～90°角放置于腹壁相应部位，稍用力急促地反复向下冲击数次，通过指腹感触有无浮动的包块或脏器（图4-1-6），主要用于有大量腹水且伴有脏器肿大或肿块的患者。

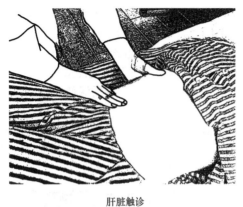
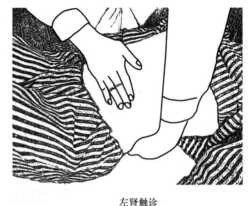

肝脏触诊　　　　　　　　　　　　左肾触诊

图 4-1-5　双手触诊法

（二）触诊注意事项

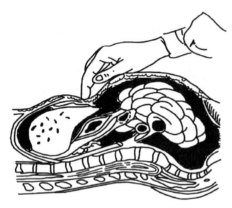

图 4-1-6　冲击触诊法示意图

1. 检查前向患者讲清触诊目的，消除紧张情绪，取得患者的密切配合。

2. 医师手应温暖，手法轻柔，以免引起患者肌肉紧张，影响检查效果。

3. 在检查过程中，医师应随时观察患者表情变化。

4. 指导患者取合适体位，通常取仰卧位，双手置于体侧，双腿稍弯曲，腹肌尽可能放松。检查肝、脾、肾时也可嘱患者取侧卧位。

5. 腹部检查前嘱患者排尿，以免将充盈的膀胱误以为腹腔包块，有时也须排便后检查。

6. 注意阳性体征的部位、特点、毗邻关系，以明确病变的性质和来源。

三、叩　　诊

叩诊（percussion），是指借助于手或叩诊锤叩击身体某部位，使之振动而产生声音，根据振动和声音的音调特点来判断被检查部位的脏器状态有无异常的检查方法。

（一）叩诊方法

根据叩诊的目的和手法不同，叩诊分为直接叩诊法和间接叩诊法两种。

1. 直接叩诊法（direct percussion）　医师右手中间三手指并拢，用其掌面直接拍击被检查部位，借助于拍击的反响和指下的振动感来判断病变情况的方法称为直接叩诊法（图 4-1-7）。适用于胸部和腹部范围较广泛的病变，如胸膜粘连或增厚、大量胸腔积液或腹水及气胸等。

2. 间接叩诊法（indirect percussion）　医师将左手中指第二指节紧贴于叩诊部位，其他手指稍微抬起，勿与体表接触，右手指自然弯曲，用中指指端叩击左手中指末端指关节处或第 2 节指骨的远端，因为该处易与被检查部位紧密接触，而且对于被检查部位的振动较敏感。叩击方向应与叩诊部位的体表垂直。叩诊时应以腕关节与掌指关节的活动为主，避免肘关节和肩关节参与运动。叩击动作要灵活、短促、富有弹性。叩击后右手中指应立即抬起，以免影响对叩诊音的判断。在同一部位叩诊可连续叩击 2～3 下，若未获得明确印象，可再连续叩击 2～3 下。因不利于叩诊音的分辨，应避免不间断地快速叩击（图 4-1-8）。另外，为了检查患者肝区或肾区有无叩击痛，医师可将左手手掌平置于被检查部位，右手握成拳状，并用其尺侧叩击左手手背，询问或观察患者有无疼痛感（图 4-1-9）。

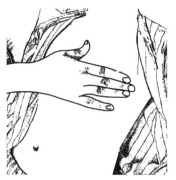
图 4-1-7　直接叩诊法

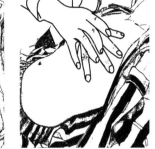
图 4-1-8　间接叩诊法

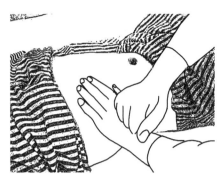
图 4-1-9　肝区（胆囊区）叩击痛检查法

（二）叩诊注意事项

1. 环境应安静，以免影响叩诊音的判断。

2. 根据叩诊部位嘱患者采取适当体位，如叩诊胸部，患者常取坐位或卧位；叩诊腹部，患者常取仰卧位等。

3. 应注意对称部位的比较与鉴别。

4. 注意叩诊音响的不同变化、不同病灶的振动感差异，两者应相互配合。

5. 操作应规范，用力要均匀适当，一般叩诊可达到的深度为 5 ～ 7cm。叩诊力量应视不同的检查部位、病变组织性质、范围大小或位置深浅等情况而定。病灶或检查部位范围小或位置浅，宜采取轻（弱）叩诊，如确定心、肝相对浊音界及叩诊脾界时；当被检查部位范围比较大或位置比较深时，则需要用中度力量叩诊，如确定心界、肝绝对浊音界；若病灶位置距体表约达 7cm 时则需用重（强）叩诊。

（三）叩诊音

叩诊音（percussion sound），即叩诊时被叩击部位产生的反响。叩诊音的不同取决于被叩击部位组织或器官的致密度、弹性、含气量及与体表的间距。根据音响的频率、振幅和是否乐音的不同，临床上叩诊音分为清音、浊音、鼓音、实音、过清音五种（表 4-1-1）。

表 4-1-1　5 种不同叩诊音特点对比

叩诊音	强度	音调	持续时间	正常出现部位	病理情况
清音	强	低	长	正常肺	支气管炎
浊音	较弱	较高	较短	心、肝被肺缘覆盖的部分	大叶性肺炎
鼓音	强	高	较长	胃泡区和腹部	大量气胸、肺空洞、气腹
实音	弱	高	短	实质脏器部分	大量胸腔积液、肺实变
过清音	更强	更低	更长	正常成人不出现	肺气肿、肺含气量增加

1. 清音（resonance）　是正常肺部的叩诊音，振动持续时间较长，音响不甚一致的非乐性音。提示肺组织的弹性、含气量、致密度正常。

2. 浊音（dullness）　是一种音调较高、音响较弱、振动持续时间较短的非乐性叩诊音，扳指所感到的振动也较弱。当叩击被少量含气组织覆盖的实质脏器时产生浊音，如叩击在生理状态下心或肝被肺段边缘所覆盖的部分，或在病理状态下如肺炎（肺组织含气量减少）的叩诊音。

3. 鼓音（tympany）　是一种和谐的乐音，音响比清音更强，振动持续时间也较长，如同击鼓声，在叩击含有大量气体的空腔脏器时出现。正常生理状态下可见于胃泡区和腹部，病理状态下可见于肺内空洞、气胸、气腹等。

4. 实音（flatness） 是一种音调较浊音更高、音响更弱、振动持续时间更短的一种非乐性音，如叩击心和肝等实质脏器所产生的音响。在病理状态下可见于大量胸腔积液或肺实变等。

5. 过清音（hyperresonance） 介于鼓音与清音之间，是属于鼓音范畴的一种变音，音调较清音低，音响较清音强。正常儿童可叩出相对过清音，正常成人不会出现，临床上常见于肺组织含气量增多、弹性减弱时，如肺气肿。

四、听 诊

听诊（auscultation），是医师用耳或听诊器探听患者身体各部分活动时发出的声音来判断正常与否的一种诊断方法。多用于呼吸音、心音、肠鸣音、血管杂音、关节活动音或骨擦音，医师可根据声音的特性与变化（如声音的频率高低、强弱、间隔时间、杂音等）来诊断相关脏器有无病变。

（一）听诊方法

听诊可分为直接听诊和间接听诊两种方法。

1. 直接听诊法（direct auscultation） 医师用耳直接贴附于被检者的体壁上进行听诊，这种方法所能听到的体内声音有限且很弱，是听诊器出现之前所采用的方法，目前也只有在某些特殊和紧急情况下才会采用。

2. 间接听诊法（indirect auscultation） 医师用听诊器进行听诊，可以在任何体位听诊时应用，听诊效果好，应用范围广，除用于心、肺、腹的听诊外，还可以听取身体其他部分发出的声音，如血管音、皮下气肿音、肌束颤动音、关节活动音、骨折面摩擦音等。

（二）听诊注意事项

1. 听诊环境要安静，避免干扰，要温暖、避风，以免患者由于肌束颤动而出现的附加音。

2. 切忌隔着衣服听诊，听诊器体件应直接接触皮肤以获取确切的听诊结果。

3. 应根据病情和听诊的需要，嘱患者采取适当的体位。

4. 要正确使用听诊器。听诊前应注意检查耳件方向是否正确，硬管和软管管腔是否通畅。体件有钟型和膜型两种类型，钟型体件适用于听取低调声音，如二尖瓣狭窄的隆隆样舒张期杂音，使用时应轻触体表被检查部位，但应注意避免体件与皮肤摩擦而产生的附加音；膜型体件适用于听取高调声音，如主动脉瓣关闭不全的杂音及呼吸音、肠鸣音等，使用时应紧密接触体表被检查部位。

5. 听诊时注意力要集中，听肺部时要摒除心音的干扰，听心音时要摒除呼吸音的干扰，必要时嘱患者控制呼吸配合听诊。

五、嗅 诊

嗅诊（olfactory examination）是医师以嗅觉判断发自患者的异常气味与疾病之关系的一种检查方法。来自患者皮肤、黏膜、呼吸道、胃肠道、呕吐物、排泄物、分泌物、脓液和血液等气味，根据其疾病不同，其特点和性质也不一样。

1. 痰液味 正常痰液无特殊气味。如嗅到血腥味，见于大咯血的患者；恶臭味，提示支气管扩张或肺脓肿；恶臭的脓液，应考虑气性坏疽的可能。

2. 呕吐物味 粪臭味见于肠梗阻，烂苹果味并混有脓液见于胃坏疽，酒味见于饮酒和醉酒等，浓烈的酸味见于幽门梗阻或狭窄等。

3. 呼气味 浓烈的酒味见于酒后或醉酒，刺激性蒜味见于有机磷农药中毒，烂苹果味见于糖尿病酮症酸中毒，氨味见于尿毒症，腥臭味见于肝昏迷。

4. 身体气味 烤面包味，常见于伤寒；蜂蜜味，常见于鼠疫；禽类羽毛味，常见于麻风患者；

鼠臭味，常见于精神错乱患者。

5. 汗液味　正常汗液无特殊强烈刺激气味。酸性汗液见于风湿热和长期服用水杨酸、阿司匹林等清热镇痛药物的患者；特殊的狐臭味见于腋臭等患者。

6. 粪便味　具有腐败性臭味见于消化不良或胰腺功能不良者；腥臭味粪便见于细菌性痢疾；肝腥味粪便见于阿米巴性痢疾。

7. 尿味　尿呈浓烈氨味见于膀胱炎，是尿液在膀胱内被细菌发酵所致。

临床中嗅诊可迅速提供具有重要意义的诊断线索，但必须要结合其他检查才能做出正确的诊断。

（张　填　林　云）

第二节　体格检查规范化操作

体格检查，可以获得第一手临床资料，是临床医师必备的基本功，需要严格掌握操作要点，检查手法应规范，内容应系统、全面，顺序要合理、流畅，以保证检查质量。

一、器 材 准 备

医师要熟悉检查器材的存放地点，亲自准备，体检器材包括：听诊器、体温计、血压计、压舌板、手电筒、棉签、软尺、直尺、叩诊锤、笔、记录纸、手表或时钟、免洗洗手液，所用工具放于治疗盘中（须铺治疗巾）。

二、一般状态检查

一般状态检查，主要是观察发育、营养、意识、面容、表情、体型、步态、皮肤。以视诊为主，营养状态需观察皮肤、毛发、皮下脂肪和肌肉充实情况，判断意识状态需要与患者交谈，可贯彻在整个问诊和体检过程中。

三、生 命 体 征

生命体征，主要包括体温（temperature，T）、呼吸（respire，R）、脉搏（pulse，P）、血压（blood pressure，BP）4 个方面。

1. 测量体温　临床主要是测腋窝温度，操作要点：①手持体温计的上中部，将体温计的汞栓甩在 36℃以下；②将体温计头端置于患者腋窝深处，嘱患者用上臂将体温计夹紧；③问诊或体检开始便测体温，10 分钟后，手持体温计的上中部读数，切勿手持体温计头端（水银端）。

2. 呼吸计数　以胸廓或腹部起伏为准，计数 1 分钟。

3. 脉搏计数　示指、中指、环指同时触诊桡动脉 30 秒，如心律不齐则需计数 1 分钟。

4. 测量血压　①仰卧位或坐位，测右上肢，前臂外展 45°；②袖带与右心房同一水平即位于第 4 肋软骨，卧位放在腋中线水平；③气袖中央位于肱动脉表面，且袖带下缘在肘横纹之上 2 ～ 3cm；④听诊或触诊肱动脉同时给气袖充气确定收缩压的大致水平后，再将汞柱升高 20 ～ 30mmHg 才开始缓慢放气，每秒 2 ～ 3mmHg；⑤视线与水银柱表面保持水平读取血压值；⑥完全放气，至少 2 分钟后重复一次，其平均值为患者血压。

四、头 　 部

1. 头颅　视诊为主，特别注意毛发和眉毛有无稀疏，有无眼睑水肿、眼裂对不对称、突眼；触诊头皮下有无包块。

2. 眼

（1）结膜：主要检查上下睑结膜、球结膜、巩膜、角膜。先翻转下眼睑（同时嘱患者往上看），然后翻转上眼睑，方法：左手检查右眼，右手检查左眼，用示指、拇指捏住上睑中部的边缘，嘱被检者向下看，轻轻向前下方牵拉，示指向下压迫睑板上缘并与拇指配合将睑缘向上捻转即可将眼睑翻开。动作要轻巧、柔和，以免引起被检者的痛苦和流泪。

（2）眼球运动：检查者在患者的对面（坐位）或右侧（卧位），用右手示指置于被检者前 30 ～ 40cm 处，嘱患者固定头位或用左手拇指按压其额部予以限制，眼睛跟随检查者的右手移动，先左眼后右眼。一般按左→左上→左下，右→右上→右下 6 个方向的顺序，检查每个方向都要从中位开始，不能将各方向连起来画圆圈。观察双侧眼球运动在各个方向是否受限和对称。嘱被检者眼球随检查者手指在水平和垂直方向运动数次，观察有无眼球震颤。

（3）瞳孔：用手电光检查瞳孔形态、大小，双侧是否等大等圆，直接和间接对光反射（后者注意用手隔开双眼）。集合反射：嘱患者注视 1m 以外的目标（检查者示指），然后将目标逐渐移近眼球距眼球 5 ～ 10cm 处，观察瞳孔缩小和眼球内聚的情况。在检查前者时，手的移动较后者的移动稍快。检查时应各做一次。

3. 鼻

（1）鼻外形：视诊仔细观察鼻的外形、鼻腔黏膜、鼻中隔有无偏曲等情况。

（2）鼻窦：主要是鼻旁窦（上颌窦、额窦、筛窦）压痛检查，检查者用双手拇指分别按在两侧鼻旁窦区，其余四指置于两侧固定头部。具体方法：①额窦：检查者双手置于两侧颞部，双手拇指分别置于患者左右眼眶上缘内侧，用力向后方向上按压；②筛窦：检查者双手置于颞部耳廓部，双手拇指分别置于患者鼻根部与眼内眦处向内后方按压；③上颌窦：检查者双手置于患者两侧耳后，双手拇指分别于左右颧部向后按压。

4. 口腔、咽部和扁桃体　视诊口唇（颜色、湿度）、舌质、舌苔、口腔黏膜（用电筒和压舌板观察）、牙齿。用压舌板将舌的前 2/3 与后 1/3 交界处迅速压下，同时嘱患者发"啊"，此时软腭上抬，在手电照明的配合下观察软腭、扁桃体、咽后壁等。特别注意黏膜有无滤泡、充血、水肿、分泌物和扁桃体肿大的情况。

5. 颈部

（1）颈强直：患者去枕平卧，两下肢伸直、检查者一手轻压胸部以固定身体，另一手轻轻托起其枕部，使颈部向前屈曲，正常人下颏可与前胸部接触。注意颈部屈曲同时是否有抵抗和颈后疼痛。

（2）颈静脉充盈和怒张：检查者在患者的右侧，充分暴露颈部，让患者取 30° ～ 45° 的半卧位，头部转向左侧，医师从正面或侧面观察右颈内静脉充盈的高度和搏动情况，必要时可用手触诊颈静脉的张力。

6. 头颈部淋巴结群　触诊顺序：耳前→耳后→枕后→颌下→颏下→颈前三角→颈后三角→锁骨上区→腋窝→滑车上。用浅部触诊法，具体方法是：①颈部淋巴触诊时被检者头稍低，或偏向检查侧，使皮肤、肌肉放松。②锁骨上淋巴结触诊：患者坐位或卧位，头稍向前屈，左手触右侧，右手触左侧。③腋窝：应以手扶被检者前臂稍外展，检查者以右手检查左侧，以左手检查右侧，触诊时由浅及深至腋窝顶部，依次触诊腋尖→中央→胸肌→肩胛下→外侧淋巴群。④滑车上：检查者右手握住患者右手腕，抬至胸前，左手掌向上，小指抵在肱骨内上髁，环指、中指、示指并拢在肱二头肌与肱三头肌沟纵行、横行滑动触摸。

五、甲 状 腺

视诊甲状腺有无肿大后行触诊。甲状腺峡部位于环状软骨下方第 2 ～ 4 气管环前面，触诊时检查者于被检者前面用拇指从胸骨上切迹向上触摸，可感到气管前软组织，判断有无增厚，请被检者吞咽，可感到此软组织在手指下滑动。甲状腺侧叶：一手拇指施压于一侧甲状软骨，将气管推向对侧，另一手示、中指在对侧胸锁乳突肌后缘向前推挤甲状腺侧叶，拇指在胸锁乳突肌前缘触诊，配合吞咽动作，重复检查可触及被推挤的甲状腺。用同样方法检查另一叶甲状腺。

六、胸　　部

（一）肺部

1. 视诊 ①胸壁：胸壁静脉、胸壁压痛、肋间隙；②胸廓：从几个角度观察，注意正常形态及几种常见的病理改变；③呼吸运动形式（腹式呼吸或胸式呼吸）、两侧是否对称、呼气与吸气时相比；④呼吸频率、深度和节律。

2. 触诊

（1）胸廓扩张度（呼吸运动度）：检查者两手置于胸廓下面的前侧部，左右拇指分别沿两侧肋缘指向剑突，拇指尖在前正中线两侧对称部位，而手掌和伸展的手指置于前侧胸壁，嘱患者做深呼吸运动，观察比较两手的运动度是否一致。

（2）语音震颤：左右手掌的尺侧缘或手掌轻放于两侧胸壁的对称部位，然后嘱被检者用同等的强度发"yi"长音，自上而下，从内到外比较两侧相应部位语音震颤异同，注意有无增强或减弱。

（3）胸膜摩擦感：检查者双手放于双侧前下侧胸部（腋前线），嘱被检者深呼吸，检查有否胸膜摩擦感。

3. 叩诊

（1）胸部叩诊音：被检者坐位或卧位、放松肌肉、两臂垂放、平静呼吸。先检查前胸，嘱被检查者胸部稍向前挺，叩诊从锁骨上窝开始，自第1肋间从上至下逐一肋间进行。然后检查侧胸壁，嘱被检者举起上臂置于头部，自腋窝开始叩诊。板指应平贴于肋间隙并与肋间平行。特别注意左右、上下、内外对比。

（2）双肺下界和肺下界移动度的叩诊方法：平静呼吸，分别沿锁骨中线、腋中线、肩胛下角线自上而下叩诊至浊音界，作好标记，肺下界移动度需叩出患者深呼气和深吸气时在肩胛下角线上的肺下界，测量其距离。

4. 听诊 听诊顺序同叩诊，从上到下、从前胸到侧胸，由健侧到患侧，注意左右、上下及内外的对比，必要时做深呼吸和咳嗽动作再听。听诊语音共振时嘱患者用平时说话的低音重复说"yi"，用听诊器重复听诊；听耳语音时则用很低的声音说"一、二、三"，再重复听诊。检查者放听诊器于双侧前下侧胸部（腋前线），嘱被检者深呼吸，检查有无胸膜摩擦音。

（二）心脏

1. 视诊 观察心前区隆起和心尖搏动：视线与心前区形成切线方向，仔细观察心前区有无隆起及异常搏动、心尖搏动的位置与范围。

2. 触诊 检查心尖搏动和心前区异常搏动、震颤及心包摩擦感。先用右手全手掌置于心前区感觉整个心脏搏动的情况，再用手掌尺侧（小鱼际）或示指、中指及环指并拢同时触诊，确定心脏搏动的准确位置、强度、有无抬举性搏动、震颤出现的部位和时相。检查者放手掌或尺侧缘于胸骨左缘第3、4肋间，感觉有无心包摩擦感。

3. 叩诊 心界叩诊，要求叩出心脏的相对浊音界以反映心脏的实际大小。叩诊方法用间接叩诊法。叩诊顺序：先左后右、由下而上、由外向内。左界由心尖搏动最强点外2～3cm处开始沿肋间叩诊（心尖搏动不清楚时，可从左第5肋间锁骨中线稍外开始），清音变浊音时做好标记，直至第2肋间。右界叩诊则先需叩出肝上界，再于其上一肋间开始叩诊。用直尺测量前正中线至各标记点的垂直距离。

4. 听诊

（1）听诊顺序：从心尖部开始逆时钟方向即心尖部（二尖瓣区）→肺动脉瓣区→主动脉瓣区→

主动脉瓣第二听诊区→三尖瓣区，每个部位至少听诊 15 个以上的心动周期。

（2）听诊内容：心率、心律、心音、额外心音、杂音、心包摩擦音。

七、脊　　柱

检查脊柱，一般包括了解脊柱活动度、弯曲度、压痛及叩击痛等情况。

（1）从后面观察脊柱的侧弯情况：检查者用手指沿脊椎的脊突尖以适当的压力往下划压。划压后皮肤出现一条红色充血痕，以此痕为标准，观察脊柱有无侧弯。

（2）脊柱压痛与叩击痛：患者取端坐位，身体稍向前倾，以第 7 颈椎棘突骨性标志记数病变椎体位置。叩痛可用直接叩诊法：用中指或叩诊锤叩击各椎体的脊突有无疼痛；或用间接叩诊法：患者取坐位，检查者将左手置于患者的头顶部，右手半握拳以小鱼际肌部位叩击左手背，同时询问患者脊柱有无疼痛及其他部位。

（3）用拇指按压肋脊点和肋腰点观察压痛情况。

（4）活动度。

八、腹　　部

1. 视诊　患者平卧，双手自然放于躯干两侧，双腿屈曲，腹肌放松，充分暴露腹部，上至剑突，下至双侧腹股沟。检查者位于患者右侧，观察腹部外形、呼吸运动、腹壁静脉、胃肠型和蠕动波等。如见腹壁静脉显露，应检查其血流方向：检查者将手示指和中指并拢压在静脉上，然后一只手指紧压静脉向外滑动，挤出该段静脉内血液，至一定距离放松该手指，另一手指紧压不动，看静脉是否迅速充盈，再同法放松另一手指，即可看出血流方向。

2. 听诊　肠鸣音听诊须 1 分钟以上，还应注意血管杂音情况。

3. 触诊

（1）触诊方法：包括腹部浅部触诊和深压触诊。①用浅部触诊法检查腹壁的紧张度，原则上应从左下腹或健康的部位开始，逆时针方向进行检查；②四指并拢按上述顺序进行深部滑行触诊检查全腹有无肿块；③检查压痛及反跳痛：采用深压触诊法，以拇指或并拢的 2～3 个手指逐渐深压有压痛部位 1 秒左右，以探测腹腔深在病变的部位或确定腹腔压痛点，如阑尾压痛点。在深压痛的基础上迅速将手抬起，并询问患者是否瞬时感觉疼痛加重或出现痛苦表情。

（2）肝脏、胆囊检查

1）肝脏触诊：①单手触诊法：患者放松腹部，训练腹式呼吸，右手四指并拢，掌指关节伸直，与肋缘大致平行（或指尖指向肋缘）地放在右上腹部。使用示指前外侧指腹或指尖触诊肝脏，注意与吸气、呼气的配合，患者呼气时手指压向腹深部，再次吸气时，手指向上迎触下移的肝下缘。在右锁骨中线上和腹中线上触诊并测量肝下缘与肋缘及剑突根部的距离，以厘米表示。②双手触诊法：左手托住右后腰部左拇指顶压住右肋弓，右手手法操作同单手法。肝脏触诊还应注意肝质地、表面状态与边缘、压痛、搏动等。

2）肝颈静脉回流征：如有肝大，右手掌按压右上腹或肿大的肝脏时（约 30 秒），观察颈内静脉充盈有否加重。

3）胆囊点触痛（Murphy）征：检查者左手掌平放于患者右季肋部，左手掌与右肋缘垂直，以拇指指腹勾压于右肋下胆囊点处，嘱患者深吸气，注意观察患者有无胆囊点疼痛及呼吸被迫终止。

（3）脾脏触诊：单手或双手触诊，患者平卧或右侧卧位，放松腹部，训练腹式呼吸，左手置于左腰部第 7～10 肋，右手与肋弓成垂直方向配合呼吸触诊（类似肝脏触诊），注意脾脏大小的描述方法。有时需要测量三条线来表示。轻度脾大需右侧卧位进行触诊：右腿伸直、左腿屈髋、屈膝，医师以左手掌置于患者左胸壁外侧第 9～11 肋骨处使胸廓固定，右手平放于与左肋弓成垂直方向，以稍弯曲的手指末端压向腹部深处，并随呼吸运动逐渐由下向上接近左肋弓。

（4）肾脏检查

1）肾脏触诊：触诊右肾时，医师以左手平放于患者右侧后腰肾区将右肾向上托起，右手掌平放在右侧腹部，手指微弯，指端恰放于肋弓的下方，随患者的腹式呼吸逐渐将右手压向腹腔深部并试图与左手相接近。必要时取右侧卧位或坐位进行检查。触诊左肾时，检查者左手自患者前方绕过，左手掌面托住患者左侧后腰部，右手掌平放于左上腹部，用触诊右肾的方法进行检查。

2）肾与输尿管压痛点：在腹部的泌尿系统的压痛点有：季肋点（第10肋的前端，相当于肾盂部位）、上输尿管点（腹直肌外侧缘平脐处）、中输尿管点（两髂前上棘连线与腹直肌外侧缘的交叉点）。

4. 叩诊

（1）肝脏叩痛：左手掌平放在右季肋部，右手握拳，以尺侧缘轻到中度的力量叩击左手背。

（2）振水音检查：患者仰卧，医师以一耳凑近上腹部（或用听诊器置于上腹部），同时以右手四指并拢连续数次冲击振动胃部，即可听到气、液撞击的声音。

（3）腹水检查

1）移动性浊音检查：患者取仰卧位，医师先叩脐部（脐周），向左侧腹叩诊达左侧髂腰肌边缘，若遇浊音时，板指不动，嘱患者向右侧卧位，重新叩诊该处，听取音调有无变化。然后患者转仰卧再由脐部（脐周）叩向右侧腹叩诊达右侧髂腰肌边缘，若遇浊音时，板指不动，嘱患者向左侧卧位，重新叩诊该处，听取音调有无变化。

2）液波震颤：患者平卧位，医师一手掌面贴于患者一侧腹壁，另一手指并拢屈曲，用指端叩击对侧腹壁（或以指端冲击式触诊）；另一人（或患者）将手掌尺侧压于脐部腹中线上，可阻止腹壁震颤传至对侧，同时需测患者腹围。

九、四　　肢

1. 上肢检查

（1）视诊：检查皮肤弹性，指端有无发绀、杵状指、梭形指等畸形。

（2）皮肤弹性：用示指和拇指将手背或上臂内侧的皮肤捏起后立即放松，观察皮肤皱褶恢复的速度。

2. 下肢检查　①充分暴露下肢至腹股沟；②观察下肢关节形态、运动、腹股沟情况及有无水肿、静脉曲张；③触诊腹股沟淋巴结；④拇指按压踝关节内侧或胫骨下端前缘5秒，观察有无凹陷性水肿。

十、神 经 系 统

1. 上肢神经反射

（1）生理反射

1）肱二头肌反射：患者前臂屈曲90°，检查者以左拇指置于被检者肘部肱二头肌腱上，然后右手持叩诊锤叩左拇指指甲。肱二头肌收缩引起屈肘动作。反射中枢为第5～6节颈髓。

2）肱三头肌反射：被检者外展上臂，半屈肘关节，检查者用左手托住其上臂，右手用叩诊锤直接叩诊鹰嘴上方的肱三头肌腱引起肱三头肌收缩，前臂伸展。反射中枢位于第6～7节颈髓。

3）桡骨膜反射：被检者前臂置于半屈半旋前位，医师以左手托住其腕部，使腕关节自然下垂，随即以叩诊锤叩桡骨茎突，可引起屈肘和前臂旋前动作，反射中枢在第5～6节颈髓。

（2）病理反射：Hoffmann征，检查者左手持患者腕关节上方，右手以中指及示指夹持患者的中指，稍向上提，使腕部处于轻度过伸位，然后以拇指迅速弹刮患者的中指指甲，阳性者可出现其余四指轻微掌屈反应。

2. 下肢神经反射

（1）生理反射

1）膝反射：坐位时，患者小腿完全松弛下垂或仰卧时，医师以左手托其膝关节使之屈曲成

120°，用右手持叩诊锤叩击膝盖髌骨下方股四头肌腱，可引起小腿伸展。反射中枢在第2～4节腰髓。

2）跟腱反射：患者仰卧、屈髋、屈膝，下肢外旋、外展，医师左手将患者足背屈成直角，以叩诊锤叩击跟腱，反应为腓肠肌收缩，足背跖面屈曲。反射中枢在第1～2节骶髓。

（2）病理反射

1）Babinski征：患者仰卧，下肢伸直，医师手持被检者的踝部，用钝头棉签划足底外侧，由后向前至小趾跖关节处转向跗趾侧，正常反应是足跖屈，阳性反应为跗趾背伸，余趾呈扇形展开。

2）Chaddock征：用棉签在外踝下方足背外缘，由后向前划至趾跖关节处，阳性反应同Babinski征。

3）Oppenheim征：检查者用拇指和示指沿患者胫骨前缘用力由上向下滑动阳性表现同上。

4）Gordon征：用拇指和其他四指分置于腓肠肌部位，然后以适当的力量捏压，阳性反应同上。

5）阵挛：实际上是一种亢进的深反射，阳性意义同病理征。①踝阵挛：患者仰卧，髋关节与膝关节稍屈，医师一手持患者的小腿，一手持患者的足掌前端，用力使踝关节背屈。阳性反应为比目鱼肌和腓肠肌发生节律性收缩。②髌阵挛：嘱患者下肢垂直，检查者用拇指和示指捏住髌骨上缘用力向远端方向快速推动数次，然后保持适度的推力。阳性反应为股四头肌节律性收缩致使髌骨上下移动。

3. 脑膜刺激征 除颈强直外还应包括：① Kernig征：患者仰卧，先将一侧髋关节与膝关节屈曲成直角，再用力抬高小腿，正常人可将膝关节伸达135°以上，阳性表现为伸膝受限，并伴有疼痛和屈肌痉挛；② Brudzinski征：患者仰卧，下肢自然伸直，医师一手托患者的枕部，一手置于患者胸前，然后使头部前屈，阳性表现为两侧膝关节和髋关节屈曲。

4. Lasegue征 检查方法：患者仰卧，两下肢伸直，医师轻压膝部以免屈曲，右手托住其踝部，于伸直位缓慢抬起该下肢，正常人可抬离床面成70°以上。阳性反应为下肢上抬达不到70°伴下肢疼痛。

（张　填　林　云）

第三节　体格检查质量要求与注意事项

一、体格检查质量要求

体格检查（physical examination）是指医师运用自身感官和借助于检查工具，如体温计、血压计、听诊器、叩诊锤等，对具体患者或被检者从头到脚、全面系统、井然有序地进行全身各部分检查，从而获得第一手临床资料，是临床医师必备的基本功。全身体格检查内容应系统、全面，顺序要合理、流畅，以保证检查质量，基本要求如下：

1. 检查内容全面、系统，有所侧重 为尽可能搜集完整的临床资料，满足住院病历书写规定的各项要求，体格检查内容务必全面、系统，并根据问诊资料有所侧重，需要重点检查的器官必须深入、细致（一般来说应该包括器官系统教学中要求的各项内容）。全身体格检查不是简单、机械地重复，而是在全面系统的基础上有所侧重，使检查内容既能涵盖住院病历的要求条目，又能重点深入患病的重要器官系统。

2. 检查顺序合理、规范、流畅 体格检查应该从头到脚分段进行，合理、规范的逻辑顺序，不仅可最大限度地保证体格检查的效率和速度，而且也可大大减少患者不必要的体位更动，同时也方便检查者操作。

（1）以仰卧位患者为例：一般情况、生命体征→头、颈部→前、侧胸部（心、肺）→（患者取坐位）后背部（包括肺、脊柱、肾区、骶部）→（仰卧位）腹部→上肢、下肢→肛门直肠（根据病情需要）→外生殖器（根据病情需要）→神经系统（最后站立位）。

（2）以坐位患者为例：一般情况、生命体征→上肢→头颈部→后背部（包括肺、脊柱、肾区、骶部）→（患者取仰卧位）前胸部、侧胸部（心、肺）→腹部→下肢→肛门直肠（根据病情需要）→外生殖器（根据病情需要）→神经系统（最后站立位）。

（3）某些器官系统，如皮肤、淋巴结、神经系统，采取分段检查，统一记录。

3. 遵循原则，适当调整 一般情况下，应严格遵循检查内容、顺序的基本原则。但在部分特殊情况下，允许根据具体被检查者和（或）检查者的要求，酌情对个别检查顺序作适当调整。如甲状腺触诊，常需从被检查者背后进行，因此，卧位的患者在坐位检查后胸时可再触诊甲状腺，予以补充；如检查前胸时，为了对发现的肺部体征有及时而全面的了解，也可立即检查后胸部，然后再检查其他部位；如为避免对肠鸣音的影响，腹部检查应把听诊放在第二位，以视、听、叩、触顺序更好；另外，四肢检查中，上肢检查习惯上是由手至肩，而下肢应由近及远进行。

4. 根据病情需要，灵活操作 特殊情况下，应根据病情需要，灵活操作。如急、危、重症患者，需要简单体检后立即着手救治，遗留的内容待病情稳定后再补充体检；不能坐起的患者，背部检查只能侧卧进行；肛门直肠、外生殖器的检查应根据病情需要确定是否检查，如确需检查应特别注意保护患者隐私。

5. 强调边查边思考，正确评价 边查边问边思考，以便核实补充，正确评价。对于客观评价检查结果的正常限度、临床意义，需要医师有扎实的理论知识和丰富的临床经验，有时需要重复的检查和核实，才能获得完整而正确的资料。

6. 适当交流、融洽医患关系 检查过程中应与患者进行适当交流，不仅可以分散患者注意力，尽量放松以配合检查，而且还可以补充问诊病史资料，融洽医患关系，查到哪里，问到哪里，简单几个问题可十分自然而简洁地获取各系统患病的资料。另外，健康教育及精神支持也可在检查过程中体现。

7. 掌握检查的进度和时间 一般应尽量在 40 分钟内完成。

8. 适当解释、说明 检查结束时应与患者简单交谈，解释、说明重要发现，嘱患者应注意的事项或下一步的检查计划。但如对体征的意义把握不定，不要随便解释，以免增加患者思想负担或给下一步医疗工作造成紊乱。

二、体格检查注意事项

1. 应以患者为中心，注重人文关怀，要关心、体贴、安慰患者，严肃认真，要有高度责任感和良好的医德修养。

2. 检查过程中，应注意避免交叉感染。

3. 医师仪表端正，举止大方得体，态度诚恳和蔼。

4. 医师应站在患者右侧，检查前应有礼貌的自我介绍、简短交谈，说明检查原因、目的和要求，取得患者密切合作，检查结束后应对患者的配合表示感谢，有利于建立良好的医患关系。

5. 检查患者时应采用自然光，室内温暖、安静；被检查部位充分暴露，未被检查部位适当遮盖。

6. 全身体格检查应全面、系统，重点突出；检查手法应规范、轻柔。

7. 建立规范的检查顺序，避免重复或遗漏，尽量避免反复翻动患者。通常情况下先进行生命体征和一般检查，然后按头、颈、胸、腹、脊柱、四肢、神经系统的顺序进行检查，病情需要时进行生殖器、肛门和直肠检查。另外，根据病情轻重及特殊检查需要，可适当调整检查顺序，以利于及时救治患者。

8. 检查过程中，应注意左、右及相邻部位组织器官的对照检查。

9. 根据病情变化应及时进行复查，有助于动态观察病情，补充和修正诊断。

（张 填 林 云）

第五章　全身体格检查的顺序及项目

第一节　门诊体格检查

门诊体格检查是临床医师进行诊疗工作的重要手段，也是衡量临床医师业务水平的基本准则之一。随着医疗仪器的进步，门诊患者早期诊断的准确率不断提高。但是完整的病史及准确的体格检查，依然是最重要、最基本的诊断方法。门诊患者大部分首次就诊，可能多涉及学科，且部分患者（如老年、儿童）对自己病史有陈述不清的情况，这就要求门诊首诊医师必须思路清晰，具备全面的医学基础知识和相对过硬的病史询问技巧及体格检查基本功，结合患者性别、年龄、职业、既往史、居住环境等诸多因素综合分析，根据患者病史及体征及时给予相关检查，在较短时间内明确诊断，并给予及时治疗。

各系统器官的具体体格检查方法相同。本章仅就各种常见专科门诊体格检查要点及注意事项做一简要概括。

一、发热门诊体格检查

发热是临床上的常见病症，引起发热的疾病主要有感染、非感染性炎症疾病、肿瘤、其他及诊断不明者五类，多达 200 种以上。由于临床检测方法的进步，感染与肿瘤引起的发热所占比例减少，而非感染性炎症疾病与诊断不明者所占比例增高。临床医师在接诊发热患者时正确的思维和体格检查必不可少，需要注意以下几点：

1. 首先要确定是否为发热　正常人的体温在 24 小时内上下波动 0.3 ～ 0.5℃，其中运动或餐后 30 分钟、女性排卵后的黄体期基础体温均可升高 0.3 ～ 0.5℃，环境温度也可以导致体温波动。根据体温的高低，发热可以分为：低热（37.3 ～ 38℃）、中等度热（38.1 ～ 39.0℃）、高热（39.1 ～ 41.0℃）、超高热（41.0℃以上）。

2. 全面的体格检查是诊断的重要步骤　全面的体格检查能够为诊断提供线索，应结合患者症状及病史进行全面而又有重点性的检查，一些当时没有表现或者没有注意的体征经过重复查体可能有新的发现，另外在疾病发展过程中可能会有新的体征出现。查体应全面，涉及全身各个系统。有研究表明，59% 的查体有阳性体征患者可以直接作出诊断。此外，患者的血压、脉搏、呼吸频率等均与体温相关，能够帮助鉴别急性感染与慢性感染、感染与非感染性疾病等。

3. 接诊医师对发热患者进行体格检查应知晓可能出现的情况

（1）常见疾病的非典型表现，如全身播散性结核主要表现为单独的淋巴结肿大；淋巴瘤仅表现为腹膜后淋巴结肿大。

（2）与特殊疾病相关的少见体征，如皮肤色素沉着与 Whipple 病、眼部脉络膜损伤与结核病、玫瑰疹与沙门氏菌感染等。

（3）要关注一些特殊部位：眼底、牙床及口腔、锁骨、胸骨、肛门、外生殖器等部位的检查。

由于人类始终要面临各种微生物及传染病的侵扰，未来发热病因的组成可能会发生变化，感染性疾病特别是传染性比较强的疾病及不能明确诊断的疾病所占比例会有所上升。详细的病史采集及全面的体格检查，结合基础检查手段、先进的诊断方法及侵入性检查的应用，能够快速有效地明确诊断。

二、内科门诊体格检查

在临床门诊工作中，内科疾病最复杂，同一个症状和体征常牵涉多个系统，其诊断过程有时尽管在详细体格检查基础上加上辅助检查,甚至应用不少先进的医疗诊断仪器也不一定能诊断。同时,内科各系统疾病之间关联性较大,相互影响,更加体现了初步、全面的体格检查在内科门诊的重要性。在日常内科门诊体格检查方面需要注意以下几点。

（一）体格检查必须具备整体观及全面性

首次就诊的内科病例,体征上的变化是其重要的组成部分,精准而全面的查体可对患者的病情作出正确的判断,而粗略的查体甚至不查体,不仅可能延误病情,甚至还可能造成误诊,乃至误治。例如,主诉胸痛来诊的患者做遍了各种心脏检查都没能确诊,可能只是因为首诊医师没有检查一下腹部,导致了如胆囊炎、急性胰腺炎等消化系统疾病的漏诊。同样主诉胸痛的患者也可能因为是胸部的皮肤病变(如带状疱疹),而医师没有进行视诊和触诊,仅仅是隔着衣服进行了听诊而让患者做了大量的辅助检查,其结果往往是延误诊治且又增加患者经济负担,甚至造成严重后果。临床上诸如此类的案例屡见不鲜,分析其原因往往是门诊体格检查的粗糙大意。所以对于内科疾病,门诊医师必须在重点针对性查体的基础上,需进行仔细和全面的体格检查。

（二）注意在全面查体的基础上重点突出

这一点是比较难以掌握的,它需要医师对于症状的诊断和鉴别诊断有非常深刻的认识,需要大量临床经验的积累。这就要求临床医师一方面增加看诊患者的数量;另一方面,在数量增加的同时,还要注重质量,注意积累。在初次就诊时,一定要尽可能完整地进行全身查体,如果时间比较紧迫,也要完成主要的系统查体。其中对于神志的评估是不可或缺的,通过对精神状态的观察,对于疾病诊断的帮助是非常大的。以胸痛为例,胸痛的鉴别诊断是急诊科医师常面对的很棘手的问题。在引起急性胸痛的疾病中,心肌缺血与主动脉夹层都是随时可能出现生命危险的危重症,需要尽快作出诊断。如果仔细观察,有经验的医师会发现,当一个患者胸痛表现为表情痛苦、精神萎靡、沉默不语时,心肌缺血的可能性较大;而当患者因为胸痛显得焦躁不安、坐卧不宁时,需要高度怀疑主动脉夹层的可能。

（三）注意内科疾病各系统间的相互关联

现阶段临床分科越来越细,这一现象对医学科学的进步、专科诊治水平的提高无疑起到了促进作用,但容易造成片面的单科思维现象。单科思维就是把自己的思路局限在有限的病种中,造成部分医师对专病固定思维,知识面相对狭窄,周边知识缺乏。而内科疾病各系统之间关联性较强,如门诊来诊的慢性心力衰竭患者,典型的体征是活动后气短、双下肢水肿等,但有些患者表现的可能是食欲缺乏、肝区痛为主的消化道症状,有些表现为咳嗽、咳痰的呼吸道症状,相应的接诊医师所查到的体征有可能是以消化系统体征为主,有可能以呼吸系统体征为主。此时就要求临床医师必须思路广阔,要有对疾病的整体思维,把各系统体格检查所得到的阳性体征结合起来综合分析,方能提高对疾病的诊治效率。

（四）重视患者生命体征

有些医师在门诊接诊患者的时候,受患者所描述症状的指向性,仅仅固定在患者症状方面的思维,而忽视患者生命体征的变化,这样是不对的。生命体征的变化有时候可以给我们很多信息。仍旧以胸痛的鉴别诊断为例,当1例急性胸痛的患者出现明显的窦性心动过速、心率增快,且呼吸频率明显增快时,如果没有临床心力衰竭的表现,就应该高度怀疑肺栓塞的可能。例如,1例30岁的青年男性患者,以胸痛、气短来诊,心电图检查示广泛的胸前导联 ST 段轻度压低,肌钙蛋白和肌酸激酶明显升高,考虑为心肌炎或急性冠脉综合征。再仔细查体发现患者平卧状态下呼吸急促明显,为 42 次 / 分,心率 136 次 / 分;未闻及奔马律,肺部未闻及啰音,心脏仔细听诊发现 P_2 亢进明显,考虑肺栓塞的可能性大,行肺动脉造影(CTPA)证实了肺栓塞的诊断。另一例 25 岁的青年患者,因高血压就诊,门诊就诊时血压 190/100mmHg,既往做了很多检查，没有发现继发因素而诊断为原发性高血压。再行体格检查时发现腹部脐周有一轻微的收缩期吹风样杂音，行主动脉 CT 血管成像（CTA）发现是肾动脉严重狭窄。所以详细的体格检查非常重要。

三、外科门诊体格检查

外科是一门专业性和实践性很强的学科，门诊接诊医师需要根据患者症状及问诊所得到的线索进行针对性较强的体格检查，常见的外科重要部位的体格检查如下。

（一）甲状腺检查

1. 视诊 正常人甲状腺外观不突出，女性在青春期可略增大，嘱患者做吞咽动作，可见肿大甲状腺随吞咽上下运动，注意其大小、形状及对称性。

2. 触诊 医师立于被检者背后，双手拇指放在其颈后，用其他手指从甲状腺软骨向两侧触摸；也可站在患者面前以右手拇指和其他手指在甲状软骨两旁触诊；同时让患者做吞咽动作。注意其肿大程度、对称性、硬度、表面情况（光滑或有结节感）、压痛及有无震颤等。

甲状腺肿大程度判定：

Ⅰ度：不能看出肿大但能触及者。

Ⅱ度：能看到肿大又能触及，但在胸锁乳突肌以内者。

Ⅲ度：超过胸锁乳突肌外侧者。

3. 听诊 注意有无血管杂音。

（二）淋巴结检查

1. 检查部位 耳前、耳后、乳突区、枕骨下区、颌下区、颏下区、颈前后三角、锁骨上窝、腋窝、滑车上、腹股沟等处。

2. 检查内容 淋巴节有无肿大、肿大的部位、大小程度、数目、硬度、有无疼痛、活动度、有无粘连融合，局部皮肤有无红肿、瘢痕及溃疡或瘘管等。

（三）乳腺检查

1. 检查体位 检查时可取坐位或卧位。

2. 视诊 注意乳腺轮廓是否对称。两侧乳头是否在同一水平，有无内陷、隆起、溢液或糜烂，皮肤有无破溃、色素或橘皮样。

3. 触诊 检查者手指和手掌平置在乳腺上，轻施压力，由左乳腺外侧上部开始，沿顺时针方向由浅入深触摸，同样方法逆时针方向检查右乳腺。触诊检查应包括乳腺外上、外下、内下和内上（含乳腺的腋窝伸展部）四个象限。注意有无肿块或结节，以及肿块的部位、数目、大小、质地、边界、触痛、移动度，有无波动或囊性感及肿块与皮肤的关系。然后检查乳头及乳晕，并以手指轻压乳晕周围，注意有无溢液及溢液的性质（血性、黄色或血色液体或脓汁等）。

4. 男性应观察其乳腺发育情况，触诊注意有无异常肿物。

（四）脊柱检查

被检者需充分暴露背部，分别进行立位、坐位、蹲位及卧位的检查；检查脊柱运动时，应小心缓慢，严禁急速或剧烈的运动检查。

1. 脊柱弯曲度 正常脊柱的四个生理弯曲，颈段稍向前凸；腰段明显前凸；胸段稍向后凸；骶椎则有较大的后凸。直立时，正常脊柱无侧弯；病理时可出现后凸、前凸及侧凸。

2. 脊柱运动度 颈、腰段活动度大，胸椎的活动度极小，骶椎几乎不活动。正常时颈段可前屈后伸各 45°，左右侧弯 45°，旋转 60°。腰段在臀部固定的条件下可前屈 45°，后伸 35°，左右侧弯 30°，旋转 45°。

3. 脊柱压痛与叩击痛

（1）直接叩击法：用手或叩诊锤叩击检查部位有无疼痛。

（2）间接叩击法：被检者端坐，检查医师用左手掌置于被检者头顶，以右手半握拳叩击左手背，观察被检者有无疼痛。正常人脊柱无叩击痛。

（五）四肢关节

检查方式：以视诊、触诊为主，辅以必要的叩击。

1. 关节及四肢形态　检查时应充分暴露被检查部位。检查四肢及各部位关节及有无畸形或形状改变，有无红、肿、热、痛、结节等。

2. 关节及四肢运动功能　主要观察姿势、步态及肢体活动情况，确定有无功能障碍。

3. 其他方面　尚应检查肢体有无水肿，有无静脉曲张，有无色素沉着或溃疡。

（六）泌尿生殖器检查

此项检查主要是对男性生殖器的检查，女性生殖器的检查列入妇科。

男性生殖器检查主要依靠视诊、触诊。检查时，应注意阴茎和睾丸的大小、形状，有无畸形、包皮过长、包茎、外尿道口狭窄，有无红肿、分泌物、炎症、溃疡、瘢痕或新生物，有无腹股沟淋巴结肿大、疝及精索静脉曲张、鞘膜积液、附睾结节、阴囊湿疹、股癣或性病等。

精索静脉曲张的判定：

1. 轻度　阴囊外观正常，拉紧阴囊皮肤时，可见阴囊内有少数静脉曲张。腹压增加时，静脉无明显增粗，触诊静脉壁柔软。

2. 中度　未拉紧阴囊皮肤，即见静脉曲张。腹压增加时，稍增粗，触诊静脉壁柔软，迂曲、稍膨胀。

3. 重度　未拉紧阴囊皮肤时，即可见阴囊内静脉成团状迂曲、怒张，触诊静脉壁粗硬、肥厚或伴有睾丸萎缩。

（七）肛诊

1. 肛门视诊　一般取左侧卧位，检查者以两手拇指将两侧臀部轻轻分开，观察有无肛门闭锁、狭窄、外伤、感染、肛门裂、肛门瘘、直肠脱垂及痔疮。

2. 直肠指检　检查体位：膝胸位或左侧卧位。检查时，嘱被检者保持肌肉松弛，避免肛门括约肌紧张。检查者示指带指套并涂以润滑剂，在被检者深呼吸时缓慢插入肛门内进行检查。指检完毕，医师应查看指套有无血性或脓性分泌物，必要时做涂片镜检。

（1）检查肛门、直肠四壁有无肿块、波动感、直肠狭窄、慢性肛瘘、肛周脓肿或坐骨直肠窝脓肿等。

（2）前列腺检查：检查前列腺的大小、形状、质地、压痛、表面光滑度等。除有病变者，精囊一般不易触之。

前列腺增大程度的描述：

Ⅰ度增生：前列腺较正常增大 1.5 ～ 2 倍，中间沟变浅，突入直肠高度为 1 ～ 2cm。

Ⅱ度增生：腺体中度增大，大于正常 2 ～ 3 倍，中央沟消失或略有突出，突入直肠高度2 ～ 3cm。

Ⅲ度增生：腺体增大严重，突入直肠高度 3cm 以上，中央沟明显突出，检查时手指不能触及上缘。

（八）其他

其他是指以上体检内容中未包括的异常体征，如皮肤病变（皮疹、炎症、皮下结节、脂肪瘤、溃疡或面积较大影响功能的瘢痕等）。

四、妇科门诊体格检查

（一）妇科检查注意事项

1. 体检前，详细询问患者主要症状及既往病史，包括最近 3 个月的月经经过、经期出现的问题、性生活中的问题、历次妊娠的经过等。

2. 检查前的 24 小时内，嘱患者注意清洗外阴，但不要冲洗阴道，即便阴道分泌物增多、有异味。因为水很容易把引起疾病的细菌冲掉，影响正确的诊断。

3. 做盆腔检查前需排尿，否则膀胱充盈会影响检查的效果。

4. 对患有慢性阴道炎或慢性宫颈疾病的患者，需定期进行宫颈涂片的检查。

（二）妇科体格检查要点

1. 外阴部检查 正常外阴，阴毛呈三角形分布，尖端向下，大阴唇色素沉着，小阴唇微红，会阴部位无溃疡、皮炎、赘生物及色素减退，阴蒂长度 < 2.5cm，尿道口周围黏膜呈淡粉色，无赘生物。已婚妇女处女膜有陈旧性裂痕，已产妇女处女膜及会阴处均有陈旧性裂痕或会阴部可有倒切伤痕。必要时嘱患者向下屏气，观察有无阴道前后壁膨出、子宫脱垂或尿失禁等。如有病变，要详细记录。

2. 阴道检查 阴道壁黏膜色泽淡粉，有皱襞，无溃疡、赘生物、囊肿、阴道隔及双阴道等先天畸形。正常阴道分泌物呈蛋清样或白色糊状，无腥臭味，量少，但于排卵期及妊娠期增多。如有异常，患者会出现相应临床症状，即局部瘙痒、烧灼感等，需详细记录，并予以化验。

3. 宫颈检查 正常宫颈周边隆起，中间有孔。未产妇呈圆形，已产妇呈"一"字形，质韧，肉红色，表面光滑。如检查时正常，则指的是光滑、质中、无痒痛等。如发现异常，则需详细描述糜烂的分度（轻、中、无），宫颈肥大的程度，以及赘生物的大小、位置等。

4. 子宫及附件检查 正常子宫呈倒梨形，长 7 ~ 8cm，宽 4 ~ 5cm，厚 2 ~ 3cm，多数呈前倾前屈位，质地中等硬度，活动度好。卵巢及输卵管合称附件。正常卵巢偶可扩至 3cm×2cm×1cm 大小，可活动，触之略有酸胀感。正常输卵管不能触及。若为中位或后位子宫，如临床无明显症状，亦无大碍。

五、儿科门诊体格检查

一般小儿疾病可以通过认真询问病史和仔细体格检查获得正确诊断，然而儿科门诊在进行体格检查时往往得不到患儿的配合，儿科体检方法与成人虽有许多相同之处，但也有其特点，因此临床医师必须掌握正确的方法和技巧进行体检，并对所得资料加以详细分析，才能正确诊断与治疗儿科疾病。

（一）儿科门诊体格检查注意事项

1. 检查前可先逗引婴幼儿，以解除其恐惧及紧张，对少数哭闹剧烈的倔强患儿，只好加以约束，勉强使其接受检查，以免延误诊治。

2. 检查时的体位可因年龄而不同，婴幼儿可让家长抱着进行检查。

3. 检查时手和用具要温暖，手法要轻柔，速度要快，不要过多暴露患儿身体。室温过低时注意穿衣盖被以免着凉。为了检查准确，不应隔着衣服盲目检查。新生儿抵抗力相对弱，易感染，检查者应先洗手再戴口罩进行检查。要及时拿走检查用具（如压舌板、叩诊锤等），以免小儿玩耍时误伤自己。

4. 体检顺序应视小儿病情及是否配合而灵活掌握，原则上是将容易受哭闹影响的项目，如数呼吸、脉搏、心肺听诊、腹部触诊等，在小儿安静时最先检查；而皮肤、淋巴结、骨骼等项无论哭闹与否随时均能检查、对小儿刺激较大的项目如咽部、眼部检查应在最后进行。

（二）检查要点

1. 一般外表　可在小儿不注意时进行观察，包括体位、站立或行走时姿势、发育营养状况、面部表情、皮肤色泽、精神状态、对周围的反应、眼神是否灵活、活动能力及语言等。根据以上可大致推测小儿精神神志、发育营养状况、病情轻重等。

2. 一般测量　包括体重、身长、头围、胸围、体温、呼吸、脉搏和血压的测量。

（1）体温测量：一般用腋表或半导体体温表，正常体温为 36～37℃。

（2）呼吸、脉搏的测定：应在小儿安静时进行，年龄越小，呼吸脉搏越快，检查脉搏时应注意频率、节律、血管充盈度和紧张度。

（3）血压测量：测血压的袖带应为上臂长度的 2/3，小儿年龄愈小，血压愈低，不同年龄小儿的血压正常值可用下列公式大致推算：

收缩压（mmHg）= 80 +（年龄 ×2）

舒张压（mmHg）= 收缩压 ×2/3

3. 皮肤及皮下组织　最好在明亮的自然光线下视诊，观察皮肤黏膜有无白、黄染、发绀、皮疹、瘀点、脱屑、色素沉着及毛发质量的改变等。触诊时注意皮肤弹性及皮下脂肪充实度。

4. 淋巴结　检查颈部、枕部、耳后、腋窝、腹股沟等处浅层淋巴结数目、大小、硬度、有无粘连及压痛等。正常小儿在颈部、腋窝、腹股沟等处可触到单个、质软的淋巴结，不超过黄豆大小、可移动、无粘连、无压痛。

5. 头部

（1）头颅：观察大小、形状，新生儿有无血肿、产瘤，小婴儿应触摸有无颅骨软化、枕秃，婴幼儿注意检查囟门是否关闭并测量其大小，注意囟门紧张度及有无膨隆或凹陷。

（2）眼、耳、鼻：注意有无眼睑肿胀、眼球突出、斜视、结膜干燥斑（见于维生素 A 缺乏症）、疱疹性结膜炎角膜混浊或溃疡；检查瞳孔大小、形状、对光反射。注意外耳道有无流脓，提拉耳廓时是否引起啼哭。注意有无鼻翼扇动，渗出物有无脓液或血液等。

（3）口腔：观察唇色是否苍白、发绀、口角有无糜烂，颊黏膜有无充血、溃疡、黏膜斑、鹅口疮等，牙的数目及有无龋齿，牙龈有无感染。舌质及舌苔情况有助于中医辨证施治，正常小儿舌质淡红，有薄白苔。

（4）咽部：检查者用一只手将小儿头部固定，使之面对光线，另一手持压舌板压到舌根部使小儿张口，注意咽部有无充血、疱疹、溃疡，同时注意扁桃体大小及有无充血、假膜、渗出物等。

6. 颈部　注意有无畸形如斜颈、短颈、颈蹼等，有无淋巴结或甲状腺肿大、颈静脉充盈及搏动，有无气管移位。如出现高热、呼吸发出鼾声，并有一侧颈淋巴结明显肿大，很可能是咽后壁脓肿。如颈项强直见于神经系统感染。颈肌无力见于多发性神经根炎、进行性肌营养不良等。

7. 胸部

（1）胸廓：注意有无鸡胸、肋骨串珠、肋膈沟（郝氏沟）等佝偻病表现。左右胸廓是否对称，有无心前区膨隆（提示心脏长期扩大），有无漏斗胸、桶状胸等。

（2）肺：视诊：包括呼吸频率、节律、深度的改变以及有无呼吸困难等，呼气性呼吸困难表现为呼气延长，可有喘息声；吸气性呼吸困难表现为吸气费力，有"三凹征"（即胸骨上窝、肋间隙及剑突下吸气时凹陷）。呼吸衰竭表现为呼吸节律不整。触诊：主要检查语颤的改变，可让小儿说话或在小儿啼哭时进行。叩诊：因小儿胸壁较薄，应注意用力要轻，一般常用直接叩诊法。听诊：婴幼儿胸壁较薄，呼吸音较成人响，小儿易啼哭，可趁哭后深吸气时听诊，注意听肺底、腋下、肩胛区几个部位，因早期肺炎易在以上部位听到湿啰音。

（3）心脏：视诊：注意心前区是否膨隆，心尖搏动的强弱及部位，冲动范围一般不超过 2～3cm，肥胖婴幼儿不易看到。触诊：主要心尖搏动的位置及有无抬举感、有无震颤，注意其发生部位及时间（收缩期、舒张期或连续性）。叩诊：可以粗略估计心界大小，叩诊时注意用力要轻，小儿一般只叩左右界，叩左界时应在心尖搏动点水平自左向右叩，叩右界时应在肝浊音界上一肋间水平自右向左叩。听诊：应注意以下特点，①听诊器的胸件要小，趁小儿安静时听诊。②特别注意在胸骨左缘听诊，因先天性心脏病的杂音多在此区最明显。③小儿胸壁薄，心音较成人响，小婴儿心尖第一音和第二音响度几乎相等，此后心尖部第一音较第二音响，心底部均是第二音较第一音响，肺动脉瓣区第二音常比主动脉瓣区第二音响，吸气时可有分裂。学龄前期及学龄期小儿常于心尖部或肺动脉瓣区听到功能性收缩期杂音或窦性心律不齐。

8.腹部检查

（1）检查项目：除按内科要求的项目"视、触、叩、听"以外，新生儿还应检查脐部，观察有无出血、炎症、渗出物或脐疝等。

（2）检查方法：①对哭闹小婴儿可在其吃奶或吸吮奶瓶时触诊，若不能制止哭闹时，可于吸气的短暂时间进行触诊。②检查者的手应温暖，手法轻柔，以避免刺激。③检查有无压痛时主要看小儿的表情反应，不能完全靠小儿回答。

（3）判断腹部检查结果应注意年龄特点：①新生儿腹壁薄，正常亦可有肠型及肠鸣音亢进。②婴儿期仰卧时腹部可高于胸部。③正常婴幼儿肝脏可在肋缘下触及 1 ～ 2cm，柔软而无压痛，6 ～ 7 岁后即不应触到，婴儿期偶可触到脾脏边缘。

9.脊柱及四肢 注意有无畸形及躯干、四肢比例失调，有无佝偻病的体征。

10.肛门及外生殖器 注意有无畸形（如先天性肛门闭锁、尿道下裂、假两性畸形等）、感染和疝。男孩有无隐睾、鞘膜积液、包皮过紧等。

11.神经系统 可根据年龄、病种选做必要的项目，较为重要的如下：

（1）一般情况：观察小儿的神志、精神状态、面部表情、眼神是否灵活、语言能力、对外界的反应、行为动作等。小婴儿还应注意囟门是否膨隆紧张。

（2）脑膜刺激征：包括颈强直、Kernig 征及 Brudzinski 征，检查方法同内科。因婴幼儿哭闹不配合等影响，有时一次不易检查准确，需反复多次才能肯定。正常 3 个月以内婴儿由于生理性屈肌紧张，Kernig 征可阳性，Brudzinski 征在出生后前几个月也可阳性，应结合其他检查确定诊断。

（3）神经反射：在新生儿及小婴儿须检查该年龄时期一些特有的神经反射，如吸吮反射、握持反射、拥抱反射等。不同年龄时期的神经反射特点：①新生儿可无提睾反射，面神经征可阳性。②在生后数周内跟腱反射亢进，可有较短的踝阵挛。③ 4 个月以下小儿腹壁反射可不明显。④两岁以下小儿 Babinski 征可为阳性。

（陈跃武）

第二节 一般检查

一般检查为整个体格检查过程中的第一步，是对患者全身状态的概括性观察，以视诊为主，结合触诊、听诊和嗅诊进行检查。内容包括：性别、年龄、体温、呼吸、脉搏、血压、发育与体型、营养状态、意识状态、面容表情、体位姿势、步态等，还有皮肤和淋巴结。

一、全身状态检查

（一）性别（sex）

正常成年人的性征明显，性征的正常和发育，在女性与雌激素和雄激素有关，在男性仅与雄激素有关。女性受雄激素的影响出现大阴唇与阴蒂的发育，腋毛和阴毛生长，也可出现痤疮；受雌激素的影响出现乳房、女阴、子宫及卵巢的发育。男性受雄激素的影响出现睾丸、阴茎的发育，腋毛多，阴毛呈菱形分布，声音低而洪亮，皮脂腺分泌多，可出现痤疮。疾病的发生与性别有一定的关系，某些疾病可引起性征发生改变，如肾上腺皮质肿瘤或长期用肾上腺皮质激素可使女性患者发生男性化；肾上腺皮质肿瘤也可使男性乳房女性化和其他第二性征改变，如皮肤、毛发和声音改变。

（二）年龄（age）

随着年龄的增长，机体出现生长发育、成熟、衰老等一系列改变。年龄与疾病的发生及预后有密切的关系，如佝偻病、麻疹、白喉等多发生于幼儿及儿童；结核病、风湿热多发生于少年与青年；动脉硬化性疾病、某些肿瘤多发生于老年。药物的用量以及某些诊疗方法的选择，也需要考虑年龄因素。年龄大小一般通过问诊即可得知，在某些情况下，如昏迷、死亡或隐瞒年龄时则需通过观察进行判断，如观察皮肤的弹性与光泽、肌肉的状态、毛发颜色和分布、牙齿的状态等。

（三）生命体征

生命体征（vital sign）是评价生命活动存在与否及其质量的指标，包括体温、脉搏、呼吸和血压。

1. 体温　生理情况下，体温会有一定的波动。清晨体温略低，下午略高，24 小时内波动幅度一般不超过 1℃，运动或进食后体温略高；老年人体温略低；月经期前或妊娠期妇女体温略高。体温高于正常称为发热。体温低于正常称为体温过低，见于休克、严重营养不良、甲状腺功能减退、低血糖昏迷等情况。

（1）体温测量与正常范围：测量体温方法要规范，保证结果准确。一般按摄氏法进行记录。测量体温的常规方法有腋测法、口测法和肛测法，近年来还出现了耳测法和额测法。所用体温计有水银体温计、电子体温计和红外线体温计。

1）腋测法：将体温计头端置于患者腋窝深处，嘱患者用上臂将体温计夹紧，10 分钟后读数。正常值 36 ～ 37℃。使用该法时，注意腋窝处应无致热或降温物品，并应将腋窝汗液擦干。该法简便、安全，且不易发生交叉感染，为最常用的体温测定方法。

2）口测法：将消毒后的体温计头端置于患者舌下，让其紧闭口唇，5 分钟后读数。正常值为 36.3 ～ 37.2℃。使用该法时应嘱患者不用口腔呼吸，测量前 10 分钟内禁饮热水和冰水。该法结果较为准确，但不能用于婴幼儿及神志不清者。

3）肛测法：让患者取侧卧位，将肛门及体温计头端涂以润滑剂后，徐徐插入肛门内达体温计长度的一半为止，5 分钟后读数。正常值为 36.5 ～ 37.7℃。肛测法一般较口测法读数高 0.2 ～ 0.5℃。该法测值稳定，多用于婴幼儿及神志不清者。

4）耳测法：应用红外线耳式体温计，测量鼓膜的温度，此法多用于婴幼儿。

5）额测法：应用红外线测温计，测量额头皮肤温度，此法仅用于体温筛查。

（2）体温的记录方法：体温测定的结果，应按时记录于体温记录单上，描绘出体温曲线。多数发热性疾病，其体温曲线的变化具有一定的规律性，称为热型。

（3）体温测量误差的常见原因：

1）测量前未将体温计的汞柱甩到 35℃以下，测量结果高于实际体温。

2）采用腋测法时，由于患者明显消瘦、病情危重或神志不清，不能将体温计夹紧，测量结果低于实际体温。

3）局部存在冷热物品或刺激时，可对测定结果造成影响，如用温水漱口、局部放置冰袋或热水袋等。

2. 脉搏　检查脉搏主要用触诊，也可用脉搏计描记波形，可选择桡动脉、肱动脉、股动脉、颈动脉及足背动脉等。检查时需两侧脉搏情况对比，正常人两侧脉搏差异很小。某些疾病时，两侧脉搏明显不同，如缩窄性大动脉炎或无脉症。在检查脉搏时应注意脉率、节律、紧张度和动脉壁弹性、强弱和波形变化。检测方法：检查者将一手示、中、环指并拢，指腹平放于桡动脉近手腕处，以适当的压力触摸桡动脉的搏动，至少 30 秒，计算出每分钟搏动次数。见第五章第四节。

3. 呼吸　观察记录患者呼吸的频率、节律，注意呼吸的深度、有无其他异常现象。由于呼吸易受主观因素的影响，因此在检查呼吸时，切勿对患者有任何暗示。检查方法：医师在检查脉搏结束后，手指仍应放在桡动脉处，继续观察患者胸廓或腹部随呼吸而出现的活动情况，至少应观察 30 秒。

4. 血压　通常指体循环动脉血压，检测方法见第五章第四节。

（四）发育与体型

1. 发育（development）　通过患者年龄、智力和体格成长状态（包括身高、体重及第二性征）之间的关系进行综合评价。发育正常者，其年龄、智力与体格的成长状态一致。成年以前，随年龄的增长，体格不断成长，在青春期，可出现一段急速成长期。机体的发育受种族遗传、年龄、性别、内分泌、营养代谢、生活条件及体育锻炼等多种因素的影响。

成人发育正常的指标包括：①头部的长度为身高的 1/8 ～ 1/7；②胸围为身高的 1/2；③双上肢展开后，左右指端的距离与身高基本一致；④坐高等于下肢的长度。

病态发育与内分泌的改变密切相关。青春期前腺垂体功能亢进，致体格异常高大称为巨人症（gigantism）；垂体功能减退致体格异常矮小称为垂体性侏儒症（pituitary dwarfism）。新生儿期甲状腺功能减退，致体格矮小和智力低下，称为呆小病（cretinism）。

性激素决定第二性征的发育，性激素分泌受损时可导致第二性征的异常。男性患者表现为上、下肢过长，骨盆宽大，无胡须、毛发稀少，皮下脂肪丰满，外生殖器发育不良，发音女声；女性患者出现乳房发育不良、闭经、体格男性化、多毛、皮下脂肪减少、发音男声。性激素对体格亦具有一定的影响，性早熟儿童，患病初期可较同龄儿童体格发育快，但常因骨骺过早闭合限制其后期的体格发育。

2. 体型（habitus）　是身体各部发育的外观表现，包括骨骼、肌肉的生长与脂肪分布的状态等。成年人的体型可分为以下 3 种：

（1）无力型（瘦长型）（asthenic type）：表现为体高肌瘦、颈细长、肩窄下垂、胸廓扁平、腹上角小于 90°。

（2）正力型（匀称型）（ortho-sthenic type）：表现为身体各个部分结构匀称适中，腹上角 90° 左右，见于多数正常成人。

（3）超力型（矮胖型）（sthenic type）：表现为体格粗壮、颈粗短、面红、肩宽平、胸围大、腹上角大于 90°。

病态异常体型常见的有：①矮小型：见于垂体性侏儒症、呆小病、性早熟等；② 高大型：见于巨人症、肢端肥大症等。

（五）营养状态

营养状态（state of nutrition）与食物的摄入、消化、吸收和代谢等因素密切相关，其好坏可作为鉴定健康和疾病程度的标准之一。通常采用肥胖和消瘦对营养状态异常进行描述。

通常根据皮肤、毛发、皮下脂肪、肌肉的发育情况对营养状态进行综合判断。最简便而迅速的方法是观察皮下脂肪充实的程度，尽管脂肪的分布存在个体差异，男女亦各有不同，但前臂屈侧或上臂背侧下 1/3 处脂肪分布的个体差异最小，为判断脂肪充实程度最方便和最适宜的部位。此外，在一定时间内监测体重的变化亦可反映机体的营养状态。

临床上通常用良好、中等、不良三个等级对营养状态进行描述。①良好：黏膜红润、皮肤光泽、弹性良好，皮下脂肪丰满而有弹性，肌肉结实，指甲、毛发润泽，肋间隙及锁骨上窝深浅适中，肩胛部和股部肌肉丰满。②不良：皮肤黏膜干燥、弹性降低，皮下脂肪菲薄，肌肉松弛无力，指甲粗糙无光泽、毛发稀疏，肋间隙、锁骨上窝凹陷，肩胛骨和髂骨嶙峋突出。③中等：介于两者之间。

临床上常见的营养状态异常包括营养不良和营养过度两个方面。

1. 营养不良　由于摄食不足或（和）消耗增多引起。营养不良多见于长期或严重的疾病。当体重减轻低于标准体重的 10% 时称为消瘦，根据世界卫生组织标准，BMI ＜ 18.5kg/m² 为消瘦，我国标准与此相同。极度消瘦者称为恶病质（cachexia）。引起营养不良的常见原因有以下几个方面：

（1）摄食障碍：多见于食管、胃肠道疾病，神经系统及肝、肾等疾病引起的严重恶心、呕吐等。

（2）消化吸收障碍：见于胃、肠、胰腺、肝脏及胆道疾病引起消化液或酶的合成和分泌减少，影响消化和吸收。

（3）消耗增多：见于慢性消耗性疾病，如长期活动性肺结核、恶性肿瘤、代谢性疾病、内分泌疾病等，出现糖、脂肪和蛋白质的消耗过多。

2. 营养过度 体内脂肪积聚过多，主要表现为体重增加，超过标准体重的 20% 为肥胖，根据世界卫生组织标准，BMI ≥ 30kg/m² 为肥胖，我国标准是 BMI ≥ 28kg/m² 为肥胖。

按病因可将肥胖分为原发性和继发性两种。

（1）原发性肥胖：亦称单纯性肥胖，为摄入热量过多所致，表现为全身脂肪分布均匀，身体各个部位无异常改变，常有一定的遗传倾向。

（2）继发性肥胖：主要为某些内分泌疾病所致。如下丘脑、垂体疾病、库欣综合征、甲状腺功能减退、性腺功能减退症等。

（六）意识状态

意识（consciousness）是指人对环境和自身状态的认知与觉察能力，是大脑高级神经中枢活动的综合表现。正常人意识清晰，定向力正常，反应敏锐精确，思维和情感活动正常，语言流畅、准确，表达能力良好。凡能影响大脑功能活动的疾病均可引起程度不等的意识改变，称为意识障碍。患者可出现兴奋不安、思维紊乱、语言表达能力减退或失常、情感活动异常、无意识动作增加等。根据意识障碍的程度可将其分为嗜睡、意识模糊、昏睡、谵妄及昏迷。

判断患者意识状态多采用问诊，通过交谈了解患者的思维、反应、情感、计算及定向力等方面的情况。对较为严重者，尚应进行痛觉试验、瞳孔反射等检查，以确定患者意识障碍的程度。

（七）语调与语态

语调（tone）指言语过程中的音调。神经和发音器官的病变可使音调发生改变，如喉部炎症、结核和肿瘤可引起声音嘶哑，脑血管意外可引起音调变浊和发音困难，喉返神经麻痹可引起音调降低和语音共鸣消失。

语态（voice）指言语过程中的节奏。语态异常指语言的速度和节律异常，出现语言不畅，快慢不均，音节不清，见于帕金森病、舞蹈症、手足搐动症及口吃等。某些口腔或鼻腔病变（如扁桃体周围脓肿、舌部溃疡、舌体肥大、肿瘤等），均可引起语调、语态改变。

（八）面容与表情

面容（facial features）是指面部呈现的状态；表情（expression）是在面部或姿态上思想感情的表现。健康人表情自然，神态安怡。患病后因病痛困扰，常出现痛苦、忧虑或疲惫的面容与表情。某些疾病发展到一定程度时，尚可出现特征性的面容与表情，对疾病的诊断具有重要价值。通过视诊即可确定患者的面容和表情，临床上常见的典型面容改变有以下几种。

（1）急性病容：面色潮红，兴奋不安，鼻翼扇动，表情痛苦。多见于急性感染性疾病，如疟疾、肺炎球菌肺炎、流行性脑脊髓膜炎等。

（2）慢性病容：面容憔悴，面色晦暗或苍白无华，目光暗淡、表情忧虑。见于慢性消耗性疾病，如肝硬化、严重结核病、恶性肿瘤等。

（3）贫血面容（anemic facies）：面色苍白，唇舌色淡，表情疲惫。见于各种原因所致的贫血。

（4）肝病面容（hepatic facies）：面色晦暗，额部、鼻背、双颊有褐色色素沉着。见于慢性肝脏疾病。

（5）肾病面容（nephrotic facies）：面色苍白，眼睑、颜面水肿，舌色淡、舌缘有齿痕。见于慢性肾脏疾病。

（6）甲状腺功能亢进面容：面容惊愕，睑裂增宽，眼球凸出，目光炯炯，兴奋不安，烦躁易怒。见于甲状腺功能亢进（图5-2-1）。

（7）黏液性水肿面容：面色苍黄，颜面水肿，睑厚面宽，目光呆滞，反应迟钝，眉毛、头发稀疏，舌色淡、肥大。见于甲状腺功能减退。

（8）二尖瓣面容（mitral facies）：面色晦暗、双颊紫红、口唇轻度发绀。见于风湿性心瓣膜病二尖瓣狭窄（图5-2-2）。

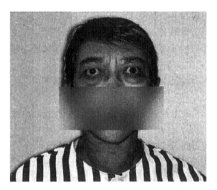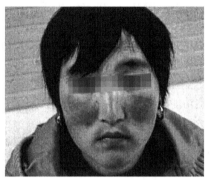

图5-2-1　甲状腺功能亢进面容　　　　图5-2-2　二尖瓣面容

（9）肢端肥大症面容（acromegaly facies）：头颅增大，面部变长，下颌增大、向前突出，眉弓及两额隆起，唇舌肥厚，耳鼻增大。见于肢端肥大症（图5-2-3）。

（10）伤寒面容（typhoid facies）：表情淡漠，反应迟钝呈无欲状态。见于肠伤寒、脑脊髓膜炎、脑炎等高热衰竭患者。

（11）苦笑面容（sardonic facies）：牙关紧闭，面肌痉挛，呈苦笑状。见于破伤风。

（12）满月面容（moon facies）：面圆如满月，皮肤发红，常伴痤疮和胡须生长。见于库欣综合征及长期应用糖皮质激素者（图5-2-4）。

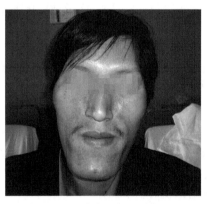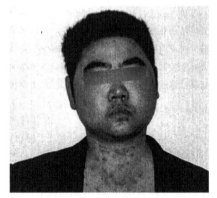

图5-2-3　肢端肥大症面容　　　　　图5-2-4　满月面容

（13）面具面容（masked facies）：面部呆板、无表情，似面具样。见于系统性硬化帕金森病、脑炎、脑血管疾病等。

（九）体位

体位（position）是指患者身体所处的状态。体位的改变对某些疾病的诊断具有一定的意义。常见的体位有以下几种：

1. 自主体位（active position）　身体活动自如，不受限制。见于正常人、轻症和疾病早期患者。

2. 被动体位（passive position）　患者不能自己调整或变换身体的位置。见于极度衰竭或意识丧失者。

3. 强迫体位（compulsive position）　患者为减轻痛苦，被迫采取某种特殊的体位。临床上常见的强迫体位可分为以下几种：

（1）强迫仰卧位：患者仰卧，双腿屈曲，借以减轻腹部肌肉的紧张程度。见于急性腹膜炎等。

（2）强迫俯卧位：俯卧位可减轻脊背肌肉的紧张程度。见于脊柱疾病。

（3）强迫侧卧位：有胸膜疾病的患者多采取患侧卧位，可限制患侧胸廓活动而减轻疼痛和有利于健侧代偿呼吸。见于一侧胸膜炎和大量胸腔积液的患者。

（4）强迫坐位：亦称端坐呼吸（orthopnea），该体位便于辅助呼吸肌参与呼吸运动，加大膈肌活动度，增加肺通气量，并减少回心血量和减轻心脏负担。见于心肺功能不全患者。

（5）强迫蹲位（compulsive squatting）：患者在活动过程中，因呼吸困难和心悸而停止活动并采用蹲踞位或膝胸位以缓解症状。见于紫绀型先天性心脏病。

（6）强迫停立位（forced standing position）：在步行时心前区疼痛突然发作，患者常被迫立刻站住，并以手按抚心前区部位，待症状稍缓解后才继续行走。见于心绞痛。

（7）辗转体位（alternative position）：患者辗转反侧，坐卧不安。见于胆道蛔虫症、胆石症、肾绞痛等。

（8）角弓反张位（opisthotonos position）：患者颈及脊背肌肉强直，出现头向后仰，胸腹前凸，背过伸，躯干呈弓形。见于小儿脑膜炎及破伤风。

（十）姿势

姿势（posture）是指举止的状态。健康成人躯干端正，肢体活动灵活适度。正常的姿势主要依靠骨骼结构和各部分肌肉的紧张度来保持，但亦受机体健康状况及精神状态的影响，如疲劳和情绪低落时可出现肩垂、弯背、拖拉蹒跚的步态。患者因疾病的影响，可出现姿势的改变。颈部活动受限提示颈椎疾病；充血性心力衰竭患者多愿采取坐位；腹部疼痛时可有躯干制动或弯曲，胃、十二指肠溃疡或胃肠痉挛性疼痛发作时，患者常捧腹而行。

（十一）步态

步态（gait）指走动时所表现的姿态。健康人的步态因年龄、机体状态和所受训练的影响而有不同表现，如小儿喜急行或小跑，青壮年矫健快速，老年人则常为小步慢行。某些疾病可导致步态发生显著改变，并具有一定的特征性。常见的异常步态有以下几种：

（1）蹒跚步态（waddling gait）：走路时身体左右摇摆似鸭行。见于佝偻病、大骨节病、进行性肌营养不良或先天性双侧髋关节脱位等。

（2）醉酒步态（drunken man gait）：行走时躯干重心不稳，步态紊乱不准确如醉酒状。见于小脑疾病、酒精及巴比妥中毒。

（3）共济失调步态（ataxic gait）：起步时一脚高抬，骤然垂落，且双目向下注视，两脚间距很宽，以防身体倾斜，闭目时则不能保持平衡。见于脊髓病变患者。

（4）慌张步态（festinating gait）：起步后小步急速趋行，双脚擦地，身体前倾，有难以止步之势。见于帕金森病患者（图5-2-5）。

（5）跨阈步态（steppage gait）：由于踝部肌腱、肌肉弛缓，患足下垂，行走时必须抬高下肢才能起步。见于腓总神经麻痹患者（图5-2-6）。

（6）剪刀步态（scissors gait）：由于双下肢肌张力增高，尤以伸肌和内收肌张力增高明显，移步时下肢内收过度，两腿交叉呈剪刀状。见于脑性瘫痪与截瘫患者（图5-2-7）。

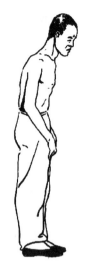 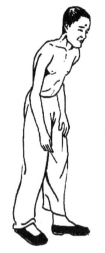 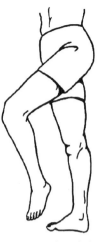 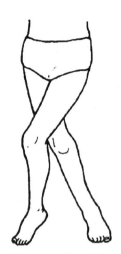

图 5-2-5　慌张步态　　　图 5-2-6　跨阈步态　　　图 5-2-7　剪刀步态

（7）间歇性跛行（intermittent claudication）：步行中，因下肢突发性酸痛乏力，患者被迫停止行进，需稍休息后方能继续行进。可分为神经性间歇性跛行和血管性间歇性跛行，前者见于腰椎管狭窄症，后者见于闭塞性周围动脉粥样硬化、血栓闭塞性脉管炎。

（十二）全身状态检查的内容和顺序

全身状态检查的步骤和项目如下：

1. 准备和清点器械。

2. 自我介绍（姓名，简短交谈以融洽医患关系）。

3. 观察发育、体型、营养、语调与语态、面容、表情和意识等一般状态。

4. 当被检者在场时洗手。

5. 测量体温（腋温 10 分钟）。

6. 触诊桡动脉至少 30 秒。

7. 用双手同时触诊双侧桡动脉，检查其对称性。

8. 计数呼吸频率至少 30 秒。

9. 测右上肢血压。

二、皮　肤

除了皮肤本身的病变，许多疾病在病程中可出现皮肤病变和反应。仔细全面地检查皮肤是正确诊断疾病的重要依据。皮肤观察的内容包括：皮肤的颜色、湿度、弹性，有无皮疹、出血点、紫癜、水肿及瘢痕等。皮肤的检查方法一般通过视诊观察，有时配合触诊。

（一）颜色

皮肤的颜色（skin color）与种族遗传有关，同一种族可因毛细血管的分布、血液的充盈度、色素量的多少、皮下脂肪的厚薄不同而异，同一个人不同部位、不同生理及疾病状态、不同环境下也不相同。

1. 苍白（pallor） 皮肤苍白可由贫血、末梢毛细血管痉挛或充盈不足所致，如休克、虚脱、寒冷、惊恐以及主动脉瓣关闭不全等。仅有肢端苍白，可能与肢体动脉痉挛或阻塞有关，如雷诺病、血栓闭塞性脉管炎等。

2. 发红（redness） 皮肤发红是由于毛细血管扩张充血、血流加速、血量增加以及红细胞量增多所致。生理情况下见于运动、饮酒后；病理情况下见于发热性疾病，如肺结核、肺炎球菌肺炎、猩红热。皮肤持久性发红见于真性红细胞增多症及库欣综合征。

3. 发绀（cyanosis） 皮肤呈青紫色，常出现于口唇、面颊及肢端。见于还原血红蛋白增多或异常血红蛋白血症。

4. 黄染（stained yellow） 皮肤黏膜发黄称为黄染，常见的原因有：

（1）黄疸（jaundice）：由于血清内胆红素浓度增高使皮肤黏膜发黄称为黄疸。血清总胆红素浓度超过 34.2μmol/L 时，可出现黄疸。黄疸引起皮肤黏膜黄染的特点是：①黄疸首先出现于巩膜、硬腭后部及软腭黏膜上，随着血中胆红素浓度的继续增高，黏膜黄染更明显时，才会出现皮肤黄染；②巩膜黄染是连续的，近角巩膜缘处黄染轻、黄色淡，远角巩膜缘处黄染重、黄色深。

（2）胡萝卜素增高：过多食用胡萝卜、南瓜、橘子、橘子汁等可引起血中胡萝卜素增高，当超过 2.5g/L 时，可使皮肤黄染。其特点是：①黄染首先出现于手掌、足底、前额及鼻部皮肤；②一般不出现巩膜和口腔黏膜黄染；③血中胆红素不高；④停止食用富含胡萝卜素的蔬菜或果汁后，皮肤黄染逐渐消退。

（3）长期服用含有黄色素的药物：如米帕林、呋喃类等药物可引起皮肤黄染。其特点是：①黄染首先出现于皮肤，严重者也可出现于巩膜；②巩膜黄染的特点是近角巩膜缘处黄染重；远角巩膜缘处，黄染轻，这是与黄疸的重要区别。

5. 色素沉着（pigmentation） 是由于表皮基底层的黑色素增多所致的部分或全身皮肤色泽加深。生理情况下，身体的外露部分以及乳头、腋窝、生殖器官、关节、肛门周围等处皮肤色素较深。如果这些部位的色素明显加深或其他部位出现色素沉着，则提示为病理征象。常见于慢性肾上腺皮质功能减退，其他如肢端肥大症、晚期肝癌、肝硬化、黑热病、疟疾以及使用某些药物如砷剂和抗肿瘤药物等。

妊娠期间，面部、额部可出现棕褐色对称性色素斑，称为妊娠斑；老年人也可出现全身或面部的散在色素斑，称为老年斑。

6. 色素脱失 正常皮肤均含有一定量的色素，当缺乏酪氨酸酶致体内酪氨酸不能转化为多巴而形成黑色素时，即可发生色素脱失。临床上常见的色素脱失有白癜风、白斑及白化病。

（1）白癜风（vitiligo）：为多形性大小不等的色素脱失斑片，发生后可逐渐扩大，但进展缓慢，无自觉症状亦不引起生理功能改变。见于白癜风患者，有时偶见于甲状腺功能亢进、肾上腺皮质功能减退症及恶性贫血患者。

（2）白斑（leukoplakia）：多为圆形或椭圆形色素脱失斑片，面积一般不大，常发生于口腔黏膜及女性外阴部，部分白斑可发生癌变。

（3）白化病（albinismus）：为全身皮肤和毛发色素脱失，头发可呈浅黄色或金黄色。属于遗传性疾病，为先天性酪氨酸酶合成障碍所致。

（二）湿度

皮肤湿度（moisture）与皮肤的分泌和排泄功能有关，分泌排泄功能是由汗腺和皮脂腺完成的，以汗腺起主要作用。出汗多者皮肤湿润，出汗少者皮肤干燥。病理情况下，可发生出汗增多或无汗，具有一定的临床诊断意义。出汗增多常见于：风湿病、布鲁菌病、甲状腺功能亢进、佝偻病、脑炎后遗症亦经常伴有多汗。夜间睡后出汗称为盗汗，多见于结核病。手足皮肤发凉而大汗淋漓称为冷汗，见于休克和虚脱患者。汗腺发育不全、大剂量使用抗胆碱能药物、维生素 A 缺乏症、硬皮病可导致局部或全身少汗。

（三）弹性

皮肤弹性（elasticity）与年龄、营养状态、皮下脂肪及组织间隙所含液体量有关。儿童及青年皮肤紧张富有弹性；中年以后皮肤组织逐渐松弛，弹性减弱；老年皮肤组织萎缩，皮下脂肪减少，弹性减退。检查皮肤弹性时，常选择手背或上臂内侧部位，以拇指和示指将皮肤提起，松手后如皮肤皱褶迅速平复为弹性正常，如皱褶平复缓慢为弹性减弱，后者见于长期消耗性疾病或严重脱水者。发热时血液循环加速，周围血管充盈，可使皮肤弹性增加。

（四）皮疹

皮疹（skin eruption）多为全身性疾病的表现之一，常见于传染病、皮肤病、药物及其他物质所致的过敏反应等。皮疹的种类很多，检查皮疹时应观察和记录其出现与消失的时间、分布部位、发展顺序、形态、大小、颜色、压之是否褪色、平坦或隆起、有无瘙痒和脱屑等。临床上常见的皮疹有以下几种：

1. 斑疹（maculae） 表现为局部皮肤发红，一般不凸出皮肤表面。见于斑疹伤寒、丹毒、风湿性多形性红斑等。

2. 玫瑰疹（roseola） 为一种鲜红色圆形斑疹，直径 2 ～ 3mm，为病灶周围血管扩张所致。检查时以手指按压可使皮疹消退，松开时又复现，多出现在胸腹部，为伤寒和副伤寒的特征性皮疹。

3. 丘疹（papules） 除局部颜色改变外，病灶凸出皮肤表面。见于药物疹、麻疹及湿疹等。

4. 斑丘疹（maculopapule） 丘疹周围伴有皮肤发红的底盘称为斑丘疹。见于猩红热、风疹和药物疹等。

5. 荨麻疹（urticaria） 为稍隆起皮肤表面的苍白色或红色的局限性水肿，为速发性皮肤变态反应所致，见于各种过敏反应。

6. 疱疹（bleb） 为局限性高出皮面的腔性皮损，颜色可因腔内所含液体不同而异。腔内液体为血清、淋巴液，直径小于 1cm 者为小水疱，直径大于 1cm 者为大水疱，见于单纯疱疹、水痘等。腔内含脓者为脓疱，可见于糖尿病足和烫伤并感染的患者。

（五）脱屑

皮肤脱屑（desquamation）常见于正常皮肤表层不断角化和更新，正常情况下数量很少，一般不易察觉。病理状态下的大量皮肤脱屑有：①米糠样脱屑见于麻疹；②片状脱屑见于猩红热；③银白色鳞状脱屑见于银屑病。

（六）皮下出血

皮下出血（subcutaneous hemorrhage）根据其直径大小及伴随情况分为以下几种：①小于 2mm 称为瘀点（petechia）；② 3 ～ 5mm 称为紫癜（purpura）；③大于 5mm 称为瘀斑（ecchymosis）；④片状出血并伴有皮肤显著隆起称为血肿（hematoma）。皮下出血常见于重症感染、造血系统疾病、血管损害性疾病和毒物或药物中毒等。较小的瘀点应注意与红色的皮疹或小红痣进行鉴别，皮疹受压时，一般可褪色或消失，瘀点和小红痣受压后不褪色，但小红痣触诊时可感到稍高于皮肤表面，且表面光亮。

（七）蜘蛛痣与肝掌

蜘蛛痣（spider angioma）为皮肤小动脉末端分支性扩张所形成的血管痣，形似蜘蛛（图 5-2-8）。常出现于上腔静脉分布的区域内，如面部、颈部、手背、上臂、前胸和肩部等处，大小不等。检查时用棉签等物品压迫蜘蛛痣的中心，辐射状小血管网消失，去除压力后又出现。目前认为蜘蛛痣与肝脏对雌激素的灭活作用减弱有关，常见于急、慢性肝炎或肝硬化。慢性肝病患者手掌大、小鱼际处常发红，加压后褪色，称为肝掌（liver palm）（图 5-2-9），发生机制同蜘蛛痣。

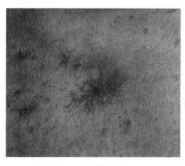

图 5-2-8 蜘蛛痣

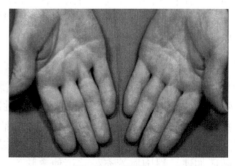

图 5-2-9 肝掌

（八）水肿

水肿（edema）是指皮下组织的细胞内及组织间隙内液体积聚过多。检查以视诊和触诊相结合。凹陷性水肿指局部受压后出现凹陷；黏液性水肿及象皮肿（丝虫病）组织肿胀明显，但受压后并无组织凹陷。根据水肿的轻重，可分为轻、中、重三度。

（1）轻度：仅见于眼睑、眶下软组织、胫骨前、踝部皮下组织，指压后可见组织轻度下陷，平复快。

（2）中度：全身组织均见明显水肿，指压后可出现明显的或较深的组织下陷，平复缓慢。

（3）重度：全身组织严重水肿，身体低位皮肤紧张发亮，甚至有液体渗出。此外，胸腔、腹腔、心包等浆膜腔内可见积液，外阴部也可见严重水肿。

（九）皮下结节

皮下结节（subcutaneous nodules）检查时应触诊结合视诊，注意其大小、硬度、部位、活动度、有无压痛及局部皮肤颜色等。常见的皮下结节有下列几种：

1. 风湿结节　位于关节、骨隆突附近，圆形质硬无压痛的皮下结节，其数目不多，且大小不等（直径为 0.5 ～ 2.0cm）。见于风湿热和类风湿关节炎等疾病。

2. 囊蚴结节　于躯干、四肢皮下出现黄豆或略大的结节，其特点为圆形或椭圆形，表面平滑，无压痛，与皮肤无粘连，可推动，质地硬韧，数目多少不一。见于囊尾蚴病，也称囊虫病。

3. 痛风结节　也称痛风石，是血液尿酸浓度增高，尿酸盐结晶在皮下缔结组织沉积所致。一般以外耳的耳廓、指（趾）关节等部位多见。为大小不一黄白色结节，是痛风特征性病变。

4. 结节性红斑　多见于青壮年女性，好发于小腿伸侧，常为对称性，大小不一（直径为 1 ～ 5cm）、数目不等的疼痛性结节。皮损由鲜红色变为紫红色，最后可为黄色。常持续数天或数周而逐渐消退，不留瘢痕。见于溶血性链球菌感染、自身免疫性疾病等。

5. 其他

（1）脂膜炎结节：见于脂膜炎。

（2）动脉炎结节：见于结节性多发动脉炎。

（3）Osler 小结：见于感染性心内膜炎。

（十）瘢痕

瘢痕（scar）指皮肤外伤或病变愈合后结缔组织增生形成的斑块。表面低于周围正常皮肤者为萎缩性瘢痕；高于周围正常皮肤者为增生性瘢痕。外伤、感染及手术等均可在皮肤上遗留瘢痕。患过天花者，在其面部或其他部位有多数大小类似的瘢痕；颈淋巴结结核破溃愈合后的患者常遗留颈部皮肤瘢痕。

（十一）毛发

毛发（hair）的颜色、曲直与种族有关，其分布、多少和颜色可因性别与年龄而有不同，亦受遗传、营养和精神状态的影响。正常人毛发的多少存在一定差异，一般男性体毛较多，阴毛呈菱形分布，以耻骨部最宽，上方尖端可达脐部，下方尖端可延至肛门前方；女性体毛较少，阴毛多呈倒三角形分布。中年以后因毛发根部的血运和细胞代谢减退，头发可逐渐减少或色素脱失，形成秃顶或白发。毛发的多少及分布变化对临床诊断有辅助意义。

1. 病理性毛发脱落　常见于以下原因。①头部皮肤疾病：如脂溢性皮炎、螨寄生等可呈不规则脱发，以顶部为著；②神经营养障碍：如斑秃，脱发多为圆形，范围大小不等，发生突然，可以再生；③发热性疾病：如伤寒等；④内分泌疾病：如甲状腺功能减退症、垂体功能减退症及性腺功能减退症等；⑤理化因素：如过量的放射线影响，某些抗癌药物如环磷酰胺、顺铂等；⑥外伤：如灼伤及瘢痕处等。

2. 毛发增多　见于一些内分泌疾病，如库欣综合征及长期使用肾上腺糖皮质激素及性激素者，女性患者除一般体毛增多外，尚可生长胡须。

三、淋　巴　结

淋巴结分布于全身，体格检查仅能检查身体各部位浅表的淋巴结。正常情况下，淋巴结较小，直径多在 0.2～0.5cm，质地柔软，表面光滑，与毗邻组织无粘连，不易触及，亦无压痛。

（一）浅表淋巴结分布

1. 头颈部　头颈部淋巴结群包含：耳前淋巴结、耳后淋巴结、枕淋巴结、颌下淋巴结、颏下淋巴结、颈前淋巴结、颈后淋巴结和锁骨上淋巴结，见表 5-2-1 和图 5-2-10。

表 5-2-1　头颈部淋巴结群分布

头颈部淋巴结	部位
耳前淋巴结	位于耳屏前方
耳后淋巴结	位于耳后乳突表面、胸锁乳突肌止点处，亦称为乳突淋巴结
枕淋巴结	位于枕部皮下，斜方肌起点与胸锁乳突肌止点之间
颌下淋巴结	位于颌下腺附近，在下颌角与颏部的中间部位
颏下淋巴结	位于颏下三角内，下颌舌骨肌表面，两侧下颌骨前端中点后方
颈前淋巴结	位于胸锁乳突肌表面及下颌角处
颈后淋巴结	位于斜方肌前缘
锁骨上淋巴结	位于锁骨与胸锁乳突肌所形成的夹角处

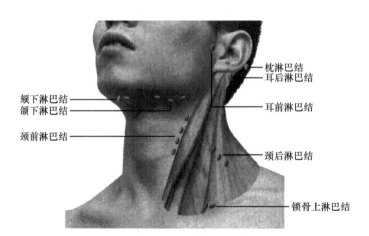

图 5-2-10　颈部淋巴结群

2. 上肢　上肢浅表淋巴结包含腋窝淋巴结和滑车上淋巴结。

（1）腋窝淋巴结：是上肢最大的淋巴结组群，可分为五群（表 5-2-2 和图 5-2-11）。

表 5-2-2　腋窝淋巴结组群分布

腋窝淋巴结	部位
腋尖淋巴结群	位于腋窝顶部
中央淋巴结群	位于腋窝内侧壁近肋骨及前锯肌处
胸肌淋巴结群	位于胸大肌下缘深部

续表

腋窝淋巴结	部位
肩胛下淋巴结群	位于腋窝后皱襞深部
外侧淋巴结群	位于腋窝外侧壁

（2）滑车上淋巴结：位于上臂内侧，内上髁上方 3～4cm 处，肱二头肌与肱三头肌之间的间沟内。

3. 下肢　下肢浅表淋巴结包含腹股沟淋巴结和腘窝淋巴结。

（1）腹股沟淋巴结：位于腹股沟韧带下方股三角内，它又分为上、下两群（表 5-2-3 和图 5-2-12）。

表 5-2-3　腹股沟淋巴结组群分布

腹股沟淋巴结	部位
上群	位于腹股沟韧带下方，与韧带平行排列，故又称为腹股沟淋巴结横组或水平组
下群	位于大隐静脉上端，沿静脉走向排列，故又称为腹股沟淋巴结纵组或垂直组

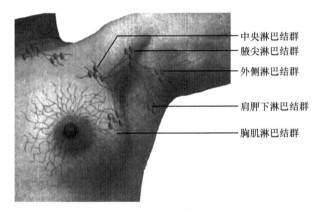

图 5-2-11　腋窝淋巴结

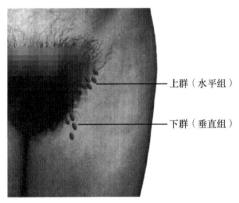

图 5-2-12　腹股沟淋巴结

（2）腘窝淋巴结：位于小隐静脉和腘静脉的汇合处。

（二）检查方法及顺序

1. 检查方法　检查淋巴结的方法是视诊和触诊。视诊时要注意皮肤是否隆起，颜色有无变化，有无皮疹、瘢痕、瘘管等。

触诊是检查淋巴结的主要方法。检查者将示、中、环三指并拢，指腹按压被检查部位的皮肤与皮下组织滑动触诊；滑动的方式应取相互垂直的多个方向或转动式滑动。

检查头颈部淋巴结时被检者取坐位或卧位，检查者站在被检查者前面或背后，手指紧贴检查部位，由浅及深进行滑动触诊，嘱被检者头稍低，或偏向检查侧，使皮肤或肌肉松弛，有助于触诊。被检者卧位时，检查颈部淋巴结（图 5-2-13）。

检查锁骨上淋巴结时，被检者取坐位或卧位，头稍前屈，检查者用双手进行触诊，左手触诊右侧，右手触诊左侧，由浅部逐渐触摸至锁骨后深部。

检查腋窝淋巴结时，被检者前臂稍外展，检查者以右手检查左侧，以左手检查右侧，触诊时由浅及深至腋窝各部。检查滑车上淋巴结时，以左（右）手扶托被检者左（右）前臂，以右（左）手向滑车上由浅及深进行触摸（图 5-2-14）。

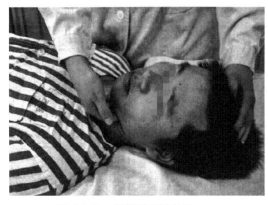
图 5-2-13　颈部淋巴结触诊

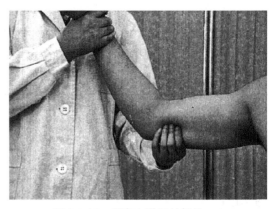
图 5-2-14　滑车上淋巴结触诊

2. 检查内容　检查淋巴结发现淋巴结肿大时,应注意其部位、数目、大小、质地、压痛、活动度、有无粘连,局部皮肤有无红肿、瘢痕、瘘管等。同时注意寻找引起淋巴结肿大的原发病灶。

3. 检查顺序

(1)头颈部淋巴结的检查顺序是:耳前→耳后→枕部→颌下→颏下→颈前→颈后→锁骨上淋巴结。

(2)上肢淋巴结的检查顺序是:腋窝淋巴结、滑车上淋巴结。腋窝淋巴结应按腋尖群→中央群→胸肌群→肩胛下群→外侧群的顺序进行。

(3)下肢淋巴结的检查顺序是:腹股沟淋巴结(先查上群、后查下群)、腘窝淋巴结。

(三)淋巴结肿大病因及表现

淋巴结肿大按其分布可分为局限性和全身性淋巴结肿大。

1. 局限性淋巴结肿大

(1)非特异性淋巴结炎:由引流区域的急、慢性炎症所引起,如急性化脓性扁桃体炎、齿龈炎可引起颈部淋巴结肿大。急性炎症初始,肿大的淋巴结柔软、有压痛,表面光滑、无粘连,肿大至一定程度即停止。慢性炎症时,淋巴结较硬,最终淋巴结可缩小或消退。

(2)单纯性淋巴结炎:为淋巴结本身的急性炎症。肿大的淋巴结有疼痛,呈中等硬度,有触痛,多发生于颈部淋巴结。

(3)淋巴结结核:肿大的淋巴结常发生于颈部血管周围,呈多发性,质地稍硬,大小不等,可相互粘连,或与周围组织粘连。晚期破溃后形成瘘管。

(4)恶性肿瘤淋巴结转移:肿大的淋巴结,质地坚硬,表面可光滑或突起,与周围组织粘连,不易推动,一般无压痛。胸部肿瘤如肺癌可向右侧锁骨上或腋窝淋巴结转移;胃癌多向左侧锁骨上淋巴结转移,因此处是胸导管进颈静脉的入口,这种肿大的淋巴结称为 Virchow 淋巴结,常为胃癌、食管癌转移的标志。

2. 全身性淋巴结肿大

(1)感染性疾病

1)病毒感染:见于传染性单核细胞增多症、艾滋病等。

2)细菌感染:见于结核、麻风、布鲁菌病等。

3)螺旋体感染:见于梅毒、鼠咬热、钩端螺旋体病等。

4)原虫与寄生虫感染:见于黑热病、丝虫病等。

(2)非感染性疾病

1)结缔组织疾病:如系统性红斑狼疮、干燥综合征、结节病等。

2)血液系统疾病:如急慢性白血病、淋巴瘤等。

(黄　珊　林　云)

第三节 头颈部检查

一、头部检查

1. 头发 注意颜色、疏密度、脱发的类型与特点。

2. 头皮 需分开头发观察头皮颜色、头皮屑，有无头癣、血肿及瘢痕等。

视频 5-3-1 头面部体查

3. 头颅 应注意大小、外形。头颅的大小以头围来衡量，头围在发育阶段的变化为：新生儿约 34cm，到 18 岁可达 53cm 或以上。

4. 头部运动异常 包括①头部活动受限，见于颈椎疾病；②头部不随意地颤动，见于震颤麻痹；③与颈动脉搏动一致的点头运动，称 Musset 征，见于严重主动脉瓣关闭不全。

二、颜面及其器官检查

（一）眼部

眼睛的检查主要包括下列内容。

1. 眼球运动 检查者置目标物（如棉签或手指尖）于被检者眼前 30 ～ 40cm，嘱患者固定头位，眼球随目标物方向移动，一般按左、左上、左下、右、右上、右下 6 个方向的顺序进行（呈"H"形）。若某一方向运动受限，提示相应眼外肌的功能障碍和（或）支配眼球运动的神经麻痹。

2. 眼睑检查 主要通过视诊来观察被检者眼睑有无内翻、上眼睑下垂以及闭合障碍；检查时，先观察眼睑宽度，嘱被检者双眼平视前方，然后观察上、下眼睑的位置；正常情况下上眼睑常覆盖角膜上缘，下眼睑与角膜下缘水平。最后嘱被检者闭眼，观察有无闭合障碍。

3. 结膜和巩膜检查

（1）检查上眼睑结膜和巩膜时，以示指和拇指轻轻向上翻转眼睑，即可暴露上眼睑结膜和巩膜观察。

（2）检查下眼睑结膜和巩膜时，检查者用拇指按压被检者下眼睑，同时嘱被检者向上注视，即可暴露下眼睑结膜和巩膜。

在暴露上、下眼睑结膜及巩膜后，检查者应注意观察有无黄染、充血、苍白、出血、沙眼、血管翳等异常表现。

4. 角膜和瞳孔检查

（1）检查时应注意角膜的透明度，有无溃疡、白斑、老年环、云翳等。

（2）检查瞳孔时，应先观察瞳孔的大小、形状以及对比两侧瞳孔是否等大等圆。然后检查瞳孔的对光反射、聚合反射。瞳孔正常情况下呈圆形，双侧等大，正常直径为 3 ～ 4mm；常见的异常情况有：青光眼、眼内肿瘤时瞳孔可呈椭圆形，虹膜粘连时形状可不规则。病理情况下瞳孔缩小见于：虹膜炎、有机磷中毒、药物反应等；瞳孔扩大见于脑外伤、颈交感神经刺激及青光眼绝对期等。双侧瞳孔大小不等常提示颅内病变，如脑外伤、脑疝、脑肿瘤、中枢神经梅毒等。

5. 直接和间接对光反射 ①直接对光反射是将光源直接照射被检者瞳孔，观察瞳孔变化；②间接对光反射，是指光线照射一眼时，另一眼瞳孔立即缩小，移开光线，瞳孔扩大。间接对光反射检查时，应以一手挡住光线，以防光线照射到要检查之眼而形成直接对光反射。

6. 聚合反射 也称辐辏反射，告被检者注视检查者手指，检查者手指自被检者前面 1m 远处，匀速向被检者鼻前移动，至鼻尖前 10cm 停止。观察被检者两侧瞳孔缩小及两眼聚合情况。

7. 眼球震颤检查 告之被检者头部不动，眼球随医师手指所示方向垂直、水平运动数次，观察眼球是否出现一系列有规律的快速往返运动。

（二）耳部

1.外耳　包括耳廓和外耳道。检查需注意耳廓的外形、大小、位置、有无外伤瘢痕、红肿、瘘口等；外耳道要注意皮肤是否正常，有无溢液。

2.中耳　观察鼓膜是否穿孔，注意穿孔位置，如有溢脓并有恶臭，可能为表皮样瘤。

3.乳突　化脓性中耳炎引流不畅时可蔓延为乳突炎，检查时可发现耳廓后方皮肤有红肿，乳突有明显压痛。

4.听力　听力减退见于耳道有耵聍或异物、听神经损害、中耳炎、耳硬化等。

（三）鼻部

1.鼻的外形　视诊时注意鼻部皮肤颜色和鼻外形的改变。

2.鼻中隔　鼻中隔明显偏曲，并产生呼吸障碍，称为鼻中隔偏曲，严重者可引起神经性头痛。鼻腔慢性炎症、外伤等可引起鼻中隔穿孔。

3.鼻出血　多为单侧，见于外伤、鼻腔感染、局部血管损伤、鼻咽癌、鼻中隔偏曲等。双侧出血则多由全身性疾病引起。

4.鼻腔分泌物　鼻腔黏膜受到各种刺激产生过多的分泌物。清稀无色的分泌物为卡他性炎症，黏稠发黄或发绿的分泌物为鼻或鼻窦的化脓性炎症所引起。

5.鼻窦　鼻窦为鼻腔周围含气的骨质空腔，共四对，包括①上颌窦；②额窦；③筛窦；④蝶窦。鼻窦炎时出现鼻塞、流涕、头痛和鼻窦压病，见图5-3-1。

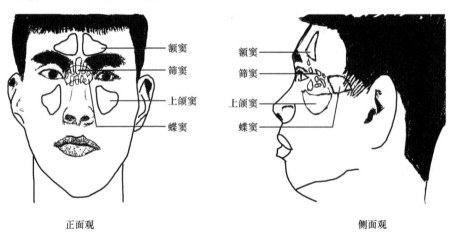

图 5-3-1　鼻窦及体表投影位置

（四）口部

1.口唇色泽　口唇呈苍白见于贫血、虚脱、主动脉瓣关闭不全等；口唇颜色深红见于急性发热性疾病；口唇发绀见于心力衰竭和呼吸衰竭等。

2.口腔黏膜　正常口腔黏膜光洁呈粉红色。黏膜下出血点或瘀斑见于各种出血性疾病或维生素C缺乏。

3.牙齿　应注意有无龋齿、残根、缺齿和义齿等。

4.牙龈　正常牙龈呈粉红色,质韧且与牙颈部紧密贴合。牙龈缘出血常为口腔内局部因素引起，如牙石等，也可由全身性疾病所致。

5.舌　临床典型表现有①草莓舌，见于猩红热或长期发热患者；②牛肉舌，见于糙皮病；③镜面舌，亦称光滑舌，见于缺铁性贫血、恶性贫血及慢性萎缩性胃炎。

6.咽部及扁桃体　咽部分为鼻咽、口咽、喉咽。其中扁桃体位于口咽内。扁桃体肿大分度：

Ⅰ度指扁桃体增大不超过咽腭弓；Ⅱ度指扁桃体增大超过咽腭弓；Ⅲ度指扁桃体增大达到或超过咽后壁中线，见图 5-3-2。

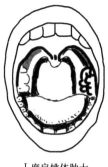 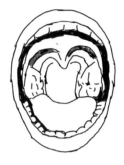 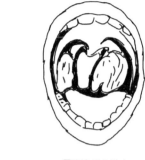

Ⅰ度扁桃体肿大　　　　　　　　Ⅱ度扁桃体肿大　　　　　　　　Ⅲ度扁桃体肿大

图 5-3-2　扁桃体肿大分度

咽部及扁桃体检查方法：让被检者张口，检查者用压舌板在舌的前 2/3 与后 1/3 交界处向下压，同时嘱被检者发出"啊"音，此时软腭上抬，在照明配合下，即可见软腭、悬雍垂、咽腭弓、舌腭弓、扁桃体及咽后壁。

三、颈 部 检 查

（一）颈部血管

1. 颈静脉　正常人立位或坐位时颈静脉不显露，平卧时稍见充盈，充盈水平限于锁骨上缘至下颌角距离的下 2/3 以内。在坐位或半坐位时，如颈静脉明显充盈、怒张或搏动，为异常现象，提示颈静脉压升高，见于右心衰竭、心包积液、缩窄性心包炎、上腔静脉阻塞综合征等情况。

2. 颈动脉　正常人颈动脉的搏动，只在剧烈活动后可见，且很微弱。检查者以拇指置颈动脉搏动处（在甲状软骨水平胸锁乳突肌内侧）触之并比较两侧颈动脉搏动。在安静状态下出现颈动脉的明显搏动，多见于主动脉瓣关闭不全、高血压、甲状腺功能亢进及严重贫血患者。在颈部动脉如听到血管杂音常提示颈动脉狭窄、椎动脉狭窄等。

（二）甲状腺

甲状腺位于甲状软骨下方和两侧，柔软不易触及。甲状腺检查法主要有视诊、触诊、听诊。

1. 视诊　观察甲状腺的大小和对称性。

2. 触诊　触诊包括甲状腺峡部和甲状腺侧叶的检查。

（1）甲状腺峡部：位于环状软骨下方第 2 ～ 4 气管环前面。检查者站于受检查者前面，用拇指（或站被检者后面用示指）从胸骨上切迹向上触摸，可触到气管前软组织，判断有无增厚，此时请被检者做吞咽动作，可感到此软组织在手指下滑动，判断有无增大和肿块。

视频 5-3-2　甲状腺体查

（2）甲状腺侧叶：两种触诊法。前面触诊法：一手拇指施压于一侧甲状软骨，将气管推向对侧，另一手示、中指在对侧胸锁乳突肌后缘向前推挤甲状腺侧叶，拇指在胸锁乳突肌前缘触诊，被检者配合吞咽动作，重复检查，可触及被推挤的甲状腺侧叶。用同样方法检查另一侧甲状腺侧叶。注意在前位检查时，检查者拇指应交叉检查对侧，即右拇指查左侧，左拇指检查右侧。后面触诊法：被检者取坐位，检查者站在被检者后面，一手示、中指施压于一侧甲状软骨，将气管推向对侧，另一手拇指在对侧胸锁乳突肌后缘向前推挤甲状腺，示、中指在其前缘触诊甲状腺。再配合

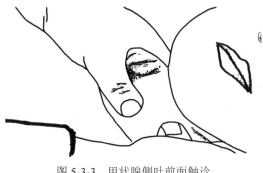

图 5-3-3　甲状腺侧叶前面触诊

吞咽动作，重复检查。用同样方法检查另一侧甲状腺，（图 5-3-3）。

3. 听诊　触到甲状腺肿大时，用钟型听诊器听诊，如听到低调的连续性静脉嗡鸣音，对诊断甲状腺功能亢进症有帮助。

甲状腺肿大可分三度：Ⅰ度指不能看出肿大但能触及者；Ⅱ度指能看到肿大又能触及，但在胸锁乳突肌以内者；Ⅲ度指超过胸锁乳突肌外缘者。

（陈跃武）

第四节　胸部检查

胸部（chest）指颈部以下和腹部以上的区域。胸廓由 12 个胸椎和 12 对肋骨、锁骨及胸骨组成，其骨骼结构（图 5-4-1）。胸部检查的内容很多，包括胸廓外形、胸壁、乳房、胸壁血管、纵隔、支气管、肺、胸膜、淋巴结、心脏和血管检查等。

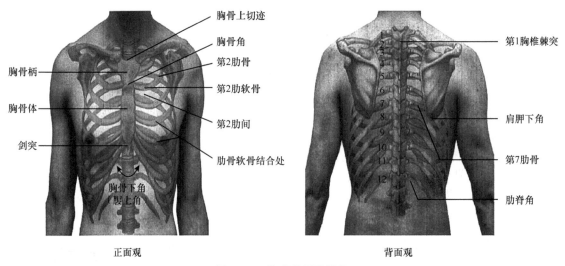

图 5-4-1　胸廓的骨骼结构

胸部物理检查包括视诊、触诊、叩诊和听诊四个部分。检查应在合适的温度和光线充足的环境中进行。检查时患者一般采取坐位或卧位，尽可能暴露全部胸部。一般先检查前胸部及两侧胸部，然后再检查背部。

一、胸部体表标志

胸廓内含有心、肺等重要脏器，胸部检查的目的就是判断这些脏器的生理、病理状态。胸廓内各脏器的位置可通过体表检查并参照体表标志予以确定。体表标志包括胸廓上的骨骼标志、自然陷窝和一些人为划线及分区。为准确标记正常胸廓内部脏器的轮廓和位置，以及异常体征的部位和范围，熟识胸廓上的体表标志具有十分重要的意义。借此可明确地反映和记录脏器各部分的异常变化在体表上的投影（图 5-4-2）。

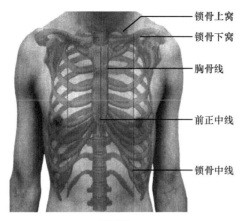

正面观

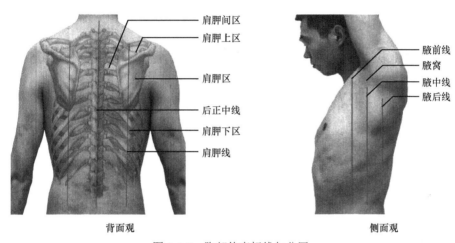

背面观   侧面观

图 5-4-2 胸部体表标线与分区

（一）骨骼标志

1. 胸骨柄（manubrium sterni） 胸骨上端略呈六角形的骨块。上部两侧与左右锁骨的胸骨端相连接，下方则与胸骨体相连。

2. 胸骨上切迹（suprasternal notch） 位于胸骨柄的上方。正常气管位于切迹正中。

3. 胸骨角（sternal angle） 也称 Louis 角。位于胸骨上切迹下约 5cm 处，由胸骨柄与胸骨体的连接处向前突起而成。其两侧分别与左右第 2 肋软骨连接，为计数肋骨和肋间隙顺序的主要标志。胸骨角还标志支气管分叉、心房上缘和上下纵隔交界及相当于第 4 或 5 胸椎的水平。

4. 腹上角（upper abdominal angle） 左右肋弓（由两侧的第 7 ～ 10 肋软骨相互连接而成）在胸骨下端汇合处所形成的夹角，又称胸骨下角（infrasternal angle），相当于横膈的穿隆部。正常为70° ～ 110°，体型瘦长者角度较小，矮胖者较大，深吸气时可稍增宽。其后是肝脏左叶、胃及胰腺的所在区域。

5. 剑突（xiphoid process） 胸骨体下端的突出部分，呈三角形，其底部与胸骨体相连。正常人剑突的长短存在很大的差异。

6. 肋骨（rib） 共有 12 对。于背部与相应的胸椎相连，由后上方向前下方倾斜，其倾斜度上方略小，下方稍大。第 1 ～ 7 肋骨在前胸部与各自的肋软骨连接，第 8 ～ 10 肋骨与 3 个联合一起的肋软骨连接后，再与胸骨相连，构成胸廓的骨性支架。第 11 ～ 12 肋骨不与胸骨相连，其前端呈游离状，称为浮肋（free ribs）。

7. 肋间隙（intercostal space） 两个肋骨之间的空隙，用以标记病变的水平位置。第1肋骨下面的间隙为第1肋间隙，第2肋骨下面的间隙为第2肋间隙，其余依此类推。大多数肋骨可在胸壁上触及，唯第1对肋骨前部因与锁骨相重叠，常不易触到。

8. 肩胛骨（scapula） 位于后胸壁第2～8肋骨之间。肩胛冈及其肩峰端均易触及。肩胛骨的最下端称肩胛下角（infrascapular angle）。被检者取直立位、两上肢自然下垂时，肩胛下角可作为第7或第8肋骨水平的标志，或相当于第8胸椎的水平。此可作为后胸部计数肋骨的标志。

9. 脊柱棘突（spinous process） 是后正中线的标志。位于颈根部的第7颈椎棘突最为突出，其下即为胸椎的起点，常以此处作为识别和计数胸椎的标志。

10. 肋脊角（cost overtebral angle） 第12肋骨与脊柱构成的夹角。其前为肾脏和输尿管上端所在的区域。

（二）垂直线标志

1. 前正中线（anterior midline） 也称胸骨中线。为通过胸骨正中的垂直线，即其上端位于胸骨柄上缘的中点，向下通过剑突中央的垂直线。

2. 锁骨中线（midclavicular line）（左、右） 通过锁骨的肩峰端与胸骨端两者中点的垂直线，即通过锁骨中点向下的垂直线。

3. 胸骨线（sternal line）（左、右） 胸骨边缘与前正中线平行的垂直线。

4. 胸骨旁线（parasternal line）（左、右） 通过胸骨线和锁骨中线中间的垂直线。

5. 腋前线（anterior axillary line）（左、右） 通过腋窝前皱襞沿前侧胸壁向下的垂直线。

6. 腋后线（posterior axillary line）（左、右） 通过腋窝后皱襞沿后侧胸壁向下的垂直线。

7. 腋中线（midaxillary line）（左、右） 自腋窝顶端于腋前线和腋后线之间向下的垂直线。

8. 肩胛线（scapular line）（左、右） 双臂下垂时通过肩胛下角与后正中平行的垂直线。

9. 后正中线（posterior midline） 即脊柱中线，通过椎骨棘突或沿脊柱正中下行的垂直线。

（三）自然陷窝和解剖区域

1. 腋窝（axillary fossa）（左、右） 上肢内侧与胸壁相连的凹陷部。

2. 胸骨上窝（suprasternal fossa） 胸骨柄上方的凹陷部，正常气管位于其后。

3. 锁骨上窝（supraclavicular fossa）（左、右） 锁骨上方的凹陷部，相当于两肺上叶肺尖的上部。

4. 锁骨下窝（infraclavicular fossa）（左、右） 锁骨下方的凹陷部，下界为第3肋骨下缘。相当于两肺上叶肺尖的下部。

5. 肩胛上区（suprascapular region）（左、右） 肩胛冈以上的区域，其外上界为斜方肌的上缘。相当于两肺叶上叶肺尖的下部。

6. 肩胛下区（infrascapular region）（左、右） 两肩胛下角的连线与第12胸椎水平线之间的区域。后正中线将此区分为左右两部。

7. 肩胛间区（interscapular region）（左、右） 两肩胛骨内缘之间的区域。后正中线将此区分为左、右两部。

（四）肺和胸膜的界线

1. 气管（trachea） 自颈前部正中沿食管前方下行进入胸廓内，在平胸骨角即第4或5胸椎水平处分为左、右主支气管进入左、右肺内。右主支气管粗短而陡直，左主支气管细长而倾斜。右主支气管分为3支进入右肺的上、中、下3个肺叶；左主支气管分为2支进入左肺的上、下2个肺叶。以后各自再分支形成支气管、细支气管分别进入相应的肺段。呼吸性细支气管终末为肺泡管，肺泡管分出许多肺泡囊（图5-4-3）。每个肺叶在胸壁上的投影有一定的位置，了解其投影的部位，对肺部疾病的定位诊断具有重要的意义（图5-4-4）。

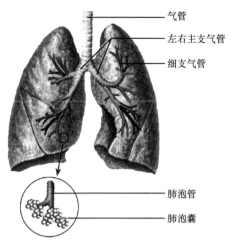

图 5-4-3 气道系统

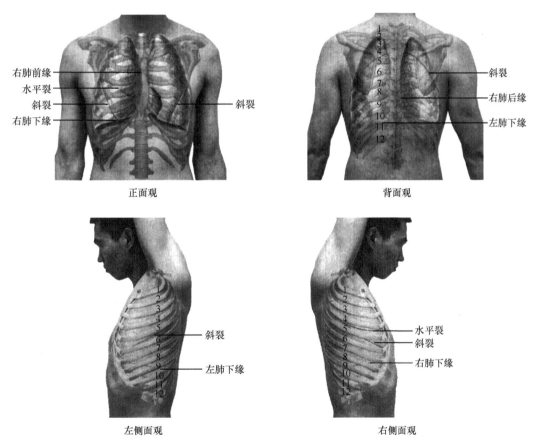

图 5-4-4 肺叶及叶间裂在胸壁上的投影位置

2. 肺尖 肺尖最高点近锁骨的胸骨端，达第 1 胸椎的水平，距锁骨上缘约 3cm。

3. 肺上界 前胸壁的投影呈一向上凸起的弧线。始于胸锁关节向上至第 1 胸椎水平，然后转折向下至锁骨中 1/3 与内 1/3 交界处。

4. 肺外侧界 由肺上界向下延伸而成，几乎与侧胸壁的内部表面相接触。

5. 肺内侧界 自胸锁关节处下行，胸骨角水平处左右两肺的前内界几乎相遇。然后分别沿前正中线两旁下行至第 4 肋软骨水平处分开。右侧几乎呈直线继续下行至第 6 肋软骨水平处转折向右，下行与右肺下界连接。左侧于第4肋软骨水平处向左达第4肋骨前端，沿第4～6肋骨的前面向下，至第6肋软骨水平处再向左，下行与左肺下界连接。

6.肺下界 左右两侧肺下界的位置基本相似。前胸部的肺下界始于第6肋骨，向两侧斜行向下，于锁骨中线处达第6肋间隙，至腋中线处达第8肋间隙。后胸壁的肺下界几乎呈一水平线，于肩胛线处位于第10肋骨水平。

7.叶间肺界 两肺的叶与叶之间由胸膜脏层分开，称为叶间隙（interlobar fissure）。右肺上叶与中叶的分界呈水平位，称为水平裂（horizontal fissure）。始于腋后线第4肋骨，终于第3肋间隙的胸骨右缘。右肺上叶和中叶与下叶之间的叶间隙和左肺上、下叶之间的叶间隙称为斜裂（oblique fissure）。两者均始于后正中线第3胸椎，向外下方斜行，在腋后线上与第4肋骨相交，然后向前下方延伸，止于第6肋骨与肋软骨的连接处（图5-4-4）。

8.胸膜 覆盖在肺表面的胸膜（pleura）称为脏层胸膜（visceral pleura），覆盖在胸廓内面、膈上面及纵隔的胸膜称为壁层胸膜（parietal pleura）。胸膜的脏、壁两层在肺根部互相反折延续，围成左右两个完全封闭的胸膜腔（pleural cavity）。腔内为负压，使两层胸膜紧密相贴，构成一个潜在的无气空腔。胸膜腔内有少量浆液，以减少呼吸时两层胸膜之间的摩擦。每侧的肋胸膜与膈胸膜于肺下界以下的转折处称为肋膈窦（sinus phrenicocostalis），有2～3个肋间高度。由于其位置最低，当深吸气时也不能完全被扩张的肺所充满。

二、胸部（前、侧胸部）检查及血管检查的项目和顺序

1. 暴露胸部，观察胸部外形、对称性、皮肤和呼吸运动等。

2. 分别触诊双侧乳房（4个象限、乳晕及乳头）。

3. 分别触诊双侧腋窝淋巴结（5组）。

4. 触诊胸壁弹性、压痛，检查双侧呼吸动度。

5. 检查双侧触觉语颤。

6. 检查有无胸膜摩擦感。

7. 叩诊双侧肺尖、双侧前胸和侧胸。

8. 听诊双侧肺尖、双侧前胸和侧胸。

9. 检查双侧语音共振。

10. 切线方向观察心尖、心前区搏动。

11. 触诊心尖搏动（两步法）。

12. 触诊心前区。

13. 叩诊心脏相对浊音界。

14. 分别用膜型和钟型胸件依次听诊二尖瓣区、肺动脉瓣区、主动脉瓣区、主动脉瓣第二听诊区、三尖瓣区，听诊心率、心律、心音、杂音、心包摩擦音。

15. 测脉搏、血压。

16. 检查周围血管征，听诊血管杂音。

三、胸壁和胸廓

（一）胸壁

检查胸壁（chest wall）时，既要注意营养状态、皮肤、淋巴结和骨骼肌发育的情况外，还应着重检查以下各项：

1.静脉 正常胸壁无明显静脉可见，当上腔静脉或下腔静脉血流受阻建立侧支循环时，胸壁静脉可充盈或曲张。上腔静脉阻塞时，静

视频5-4-1 胸部体查

脉血流方向自上而下；下腔静脉阻塞时，血流方向则自下而上。

2. 肋间隙　注意肋间隙有无膨隆或回缩。肋间隙膨隆见于大量胸腔积液、张力性气胸或严重慢性阻塞性肺疾病患者用力呼气时。此外，胸壁肿瘤、主动脉瘤或婴儿和儿童时期心脏明显肿大者，其相应局部的肋间隙亦常膨出。吸气时肋间隙回缩提示呼吸道阻塞使吸气时气体不能自由地进入肺内。

3. 皮下气肿　皮下组织有气体积存时称为皮下气肿（subcutaneous emphysema）。触诊时以手按压皮下气肿部位的皮肤，引起气体在皮下组织内移动，可出现捻发感或握雪感。用听诊器按压皮下气肿部位，可听到类似捻动头发的声音。胸部皮下气肿常见于肺、气管、支气管、食管或胸膜受损后气体逸出，积存于皮下所致。亦偶见于局部产气杆菌感染而发生。严重者气体可由胸壁皮下向头颈部、腹部或其他部位的皮下蔓延。

4. 胸壁压痛　正常情况下胸壁无压痛。胸壁局部压痛见于胸壁软组织炎、肋间神经炎、肋软骨炎及肋骨骨折的患者。骨髓异常增生者，常伴有胸骨压痛和叩击痛，见于白血病患者。

（二）胸廓

正常胸廓（thorax）的大小和外形，个体间具有一些差异。一般来说两侧大致对称，呈椭圆形。双肩基本在同一水平上。锁骨稍突出，锁骨上、下稍下陷。但惯用右手的人右侧胸大肌常较左侧发达，惯用左手者则相反。成年人胸廓的前后径较左右径为短，两者的比例约为 1 ∶ 1.5，正常人的胸廓外形见图 5-4-5。小儿和老年人胸廓的前后径略小于左右径或几乎相等，故呈圆柱形。常见的胸廓外形改变（图 5-4-5）。

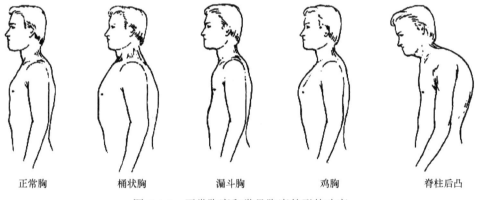

| 正常胸 | 桶状胸 | 漏斗胸 | 鸡胸 | 脊柱后凸 |

图 5-4-5　正常胸廓和常见胸廓外形的改变

1. 扁平胸（flat chest）　胸廓的前后径小于左右径一半的胸。见于瘦长体型者，亦可见于慢性消耗性疾病，如肺结核等。

2. 桶状胸（barrel chest）　胸廓前后径增加，与左右径几乎相等，甚或超过左右径，呈圆桶状。肋骨的斜度变小，其与脊柱的夹角常大于 45°，肋间隙增宽且饱满。腹上角增大。见于严重慢性阻塞性肺疾病患者，亦可发生于老年或矮胖体型者（图 5-4-5）。

3. 佝偻病胸（rachitic chest）　为佝偻病所致的胸廓改变，多见于儿童。沿胸骨两侧各肋软骨与肋骨交界处常隆起，形成串珠状，谓之佝偻病串珠（rachitic rosary）。下胸部前面的肋骨常外翻，沿膈附着的部位其胸壁向内凹陷形成的沟状带，称为肋膈沟（Harrison groove）。若胸骨剑突处显著内陷，形似漏斗，称为漏斗胸（funnel chest）（图 5-4-5）。胸廓的前后径略长于左右径，其上下距离较短，胸骨下端常前突，胸廓前侧壁肋骨凹陷，称为鸡胸（pigeon chest）（图 5-4-5）。

4. 胸廓一侧变形　胸廓一侧平坦或下陷常见于肺纤维化、肺不张、广泛性胸膜增厚和粘连等。胸廓一侧膨隆多见于气胸、大量胸腔积液或一侧严重代偿性肺气肿。

5. 胸廓局部隆起　见于心脏明显扩大、大量心包积液、主动脉瘤及胸内或胸壁肿瘤等。此外，还见于肋软骨炎和肋骨骨折等，前者于肋软骨突起处常有压痛，后者于前后挤压胸廓时出现剧痛，还可于骨折断端处查到骨擦音。

6. 脊柱畸形引起的胸廓改变　脊柱前凸、后凸或侧凸，导致胸廓两侧不对称，肋间隙增宽或变窄。胸腔内器官与表面标志的关系发生改变。严重脊柱畸形所致的胸廓外形改变可引起呼吸、循环功能障碍。常见于脊柱结核等（图 5-4-5）。

四、乳　房

正常儿童及男子乳房（breast）不明显，乳头位置大约位于锁骨中线第 4 肋间隙。正常女性乳房在青春期逐渐增大，呈半球形，乳头也逐渐长大呈圆柱形。乳房的检查应先健侧后患侧，除检查乳房外，还应包括引流乳房部位的淋巴结。检查时患者胸部应充分暴露，并有良好的照明。患者采取坐位或仰卧位，仰卧位检查更佳。一般先视诊，然后再触诊。

（一）视诊

1. 对称性（symmetry）　正常女性坐位时两侧乳房基本对称，但亦有轻度不对称者，此系由于两侧乳房发育程度不完全相同的结果。一侧乳房明显缩小则多因发育不全所致。一侧乳房明显增大见于先天畸形、囊肿形成、炎症或肿瘤等。

2. 皮肤改变　乳房皮肤发红提示局部炎症或乳腺癌累及浅表淋巴管引起的癌性淋巴管炎。前者常伴局部肿、热、痛，后者局部皮肤呈深红色，不伴疼痛，发展快，面积多超过一个象限。此外，还应注意乳房皮肤有无溃疡、色素沉着和瘢痕等。

乳房水肿使毛囊和毛囊开口变得明显可见，见于炎症和乳腺癌。炎症水肿由于炎症刺激使毛细血管通透性增加，血浆渗出至血管外，并进入细胞间隙之故，常伴有皮肤发红。癌肿引起的水肿为癌细胞浸润阻塞皮肤淋巴管所致，称为淋巴水肿，表现为毛囊及毛囊孔明显下陷，局部皮肤外观呈橘皮或猪皮样。乳房皮肤水肿应注意其确切部位和范围。

孕妇及哺乳期妇女乳房明显增大，向前突出或下垂，乳晕（areola）扩大，色素加深，腋下丰满，乳房皮肤可见浅表静脉扩张。有时乳房组织可扩展至腋窝顶部，此系乳房组织肥大，以供哺乳之故。

乳房皮肤回缩（skin retraction）：是外伤或炎症，使局部脂肪坏死，成纤维细胞增生，造成受累区域乳房表层和深层之间悬韧带纤维缩短之故。如患者无确切的外伤病史，皮肤回缩常提示恶性肿瘤的存在，特别是当尚未触及局部肿块、无皮肤固定和溃疡等晚期乳腺癌表现的患者，轻度的皮肤回缩，常为早期乳腺癌的征象。为了能发现早期乳房皮肤回缩的现象，检查时应请患者接受各种能使前胸肌收缩、乳房悬韧带拉紧的上肢动作，如双手上举超过头部，或相互推压双手掌面或双手推压两侧髋部等，均有助于查见乳房皮肤或乳头回缩的征象。

3. 乳头（nipple）　检查时注意乳头的位置、大小、两侧是否对称，有无乳头内陷（nipple inversion）。乳头回缩，如系自幼时发生，为发育异常；如为近期发生则可能为病理性改变如乳腺癌或炎性病变。乳头出现分泌物提示乳腺导管有病变，分泌物可呈浆液性，黄色、绿色或血性。出血最常见于导管内乳头状瘤所引起，但亦见于乳腺癌及乳管炎的患者。妊娠时乳头及其活动度均增大，肾上腺皮质功能减退时乳晕可出现明显色素沉着。

4. 腋窝和锁骨上窝　完整的乳房视诊还应包括乳房淋巴引流最重要的区域。必须详细观察腋窝和锁骨上窝有无包块、红肿、溃疡、瘘管和瘢痕等。

（二）触诊

乳房的上界是第 2 或第 3 肋骨，下界是第 6 或第 7 肋骨，内界起自胸骨缘，外界止于腋前线。触诊乳房时，被检者采取坐位，先两臂下垂，然后双臂高举超过头部或双手叉腰再行检查。当仰卧位检查时，可垫以小枕头抬高肩部使乳房能较对称地位于胸壁上，以便进行详细的检查。以乳头为中心作一垂直线和水平线，便于记录病变部位，将乳房分为4个象限：外上象限，外下象限，内下象限，内上象限（图5-4-6）。

　　触诊由健侧乳房开始，后检查患侧。检查者的手指和手掌应平置在乳房上，应用指腹，轻施压力，以旋转或来回滑动的方式进行触诊。检查左侧乳房时由外上象限开始，然后顺时针方向进行由浅入深触诊直到4个象限检查完毕为止，最后触诊乳头。以同样方式检查右侧乳房，但沿逆时针方向进行，触诊乳房时应着重注意有无红、肿、热、痛和包块。乳头有无硬结、弹性消失和分泌物。

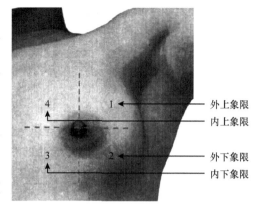

图 5-4-6　乳房病变的定位与划区

外上象限
内上象限
外下象限
内下象限

　　正常乳房呈模糊的颗粒感和柔韧感，皮下脂肪组织的多寡，可影响乳房触诊的感觉，青年人乳房柔韧，质地均匀一致，而老年人乳房则多松弛和呈结节感。月经期乳房小叶充血，乳房有紧绷感，月经后充血迅速消退，乳房复软。妊娠期乳房增大并有柔韧感，而哺乳期则呈结节感。

　　触诊乳房时必须注意下列物理征象。

　　1. 硬度（consistency）**和弹性**（elasticity）　硬度增加和弹性消失提示皮下组织存在病变如炎症或新生物浸润等。此外，还应注意乳头的硬度和弹性，当乳晕下有癌肿存在时，该区域皮肤的弹性常消失。

　　2. 压痛（tenderness）　乳房的某一区域压痛可见炎症病变、乳腺增生。月经期乳房亦较敏感，而恶性病变则甚少出现压痛。

　　3. 包块（masses）　如有包块存在应注意下列特征。

　　（1）部位（location）：必须指明包块的确切部位。一般包块的定位方法是以乳头为中心，按时钟钟点的方位和轴向予以描述（图5-4-6）。此外，还应作出包块与乳头间距离的记录，使包块的定位确切无误。

　　（2）大小（size）：必须描写其长度、宽度和厚度，以便为将来包块增大或缩小时进行比较。

　　（3）外形（contour）：包块的外形是否规则，边缘是否清楚或与周围组织粘连固定。大多数良性肿瘤表面多光滑规整，而恶性肿瘤则凹凸不平，边缘多固定。然而，必须注意炎性病变亦可出现不规则的外形。

　　（4）硬度（consistency）：包块的硬、软度必须明确叙述。一般可描写为柔软、质韧、中等硬度或坚硬等。良性肿瘤多呈质中等硬度，但表面光滑，形态较规则；坚硬伴表面不规则者多提示恶性病变。仅极少见的情况下，坚硬区域可由炎性病变所引起。

　　（5）压痛（tenderness）：必须确定包块是否具有压痛及其程度。一般炎性病变常表现为中度至重度压痛，而大多数恶性病变压痛则不明显。

　　（6）活动度（mobility）：检查者应确定病变是否可自由移动，如仅能向某一方向移动或固定不动，则应明确包块系固定于皮肤、乳腺周围组织亦或固定于深部结构。大多数良性病变的包块其活动度较大，炎性病变则较固定，而早期恶性包块虽可活动，但当病程发展至晚期，其他结构被癌肿侵犯时，其固定度则明显增加。

　　乳房触诊后，还应仔细触诊腋窝、锁骨上窝及颈部的淋巴结有无肿大或其他异常。这些部位为乳房炎症或恶性肿瘤扩展和转移的所在。

（三）乳房的常见病变

　　1. 急性乳腺炎　乳房红、肿、热、痛，常局限于一侧乳房的某一象限。触诊有硬结包块，伴寒战、发热及出汗等全身中毒症状，常发生于哺乳期妇女，但亦见于青年女性和男子。

　　2. 乳腺肿瘤　应区别良性或恶性，乳腺癌一般无炎症表现，多为单发并与皮下组织粘连，局部皮肤呈橘皮样，乳头常回缩。多见于中年以上的妇女，晚期常伴有腋窝淋巴结转移。良性肿瘤则质较柔韧或中硬，界线清楚并有一定活动度，常见有乳腺纤维瘤等。

男性乳房增生常见于内分泌紊乱，如使用雌激素、肾上腺皮质功能亢进及肝硬化等。

现将胸壁、胸廓和乳房检查的内容纲要进行列举，见表 5-4-1，以供参考。

表 5-4-1 胸壁、胸廓和乳房检查纲要列举

主要内容	结果记录举例
视诊	
胸壁	
皮肤	无黄染、无皮疹、蜘蛛痣
静脉	无静脉曲张
肿胀	无肿胀
肋间隙	无狭窄或增宽
胸廓	
外形	两侧对称，呈椭圆形
局部隆起	无局部隆起
脊柱	无畸形
乳房	
对称性	乳房对称
皮肤	无发红、水肿，皮肤无回缩，无浅表静脉扩张
乳头	位于第 4 肋间锁骨中线外 2cm，大小正常，无内陷，未见分泌物
乳晕	无扩大及色素异常沉着
触诊	
胸壁	
压痛	无压痛
皮下气肿	无皮下气肿
胸廓	
皮下捻发感	无皮下捻发感
乳房	
皮肤硬度、弹性	柔韧感
压痛	无压痛
包块	左乳房外上象限 2 点钟处可触及一个质地中等包块，约 3cm×3cm×1cm 大小，距乳头约 3cm，边缘光滑，外形规则，无压痛，与周围组织无粘连，活动度大

五、肺和胸膜

检查胸部时患者一般采取坐位或仰卧位，充分暴露胸廓。注意室内环境要舒适温暖，光线要良好。当卧位检查前胸壁时，光线应从上方直接照射在患者前面，而检查后胸壁时，光线可自上方投射在患者的背面；检查两侧胸壁时，可用同样的光线，将病人由前面转向后面时进行检查。肺和胸膜的检查一般应包括视、触、叩、听四个部分。

（一）视诊

1.呼吸运动 健康人在静息状态下通过中枢神经和神经反射的调节使呼吸运动稳定而有节律。

某些疾病可以引起呼吸的节律和频率的变化，如低氧血症时可兴奋颈动脉体及主动脉体化学感受器使呼吸变快；高碳酸血症可直接抑制呼吸中枢使呼吸变浅；代谢性酸中毒时，血 pH 降低，通过肺脏代偿性排出 CO_2，使呼吸变深变慢。另外，肺的牵张反射，亦可改变呼吸节律，如肺炎或心力衰竭时肺充血，呼吸可变得浅而快。此外，呼吸节律还可受意识的支配。

呼吸运动是由膈肌及肋间肌的收缩和舒张来完成的，胸廓随呼吸运动而扩大和缩小，以带动肺的扩张和收缩。正常情况下吸气为主动运动，此时胸廓增大，胸膜腔内负压增高，肺扩张，空气经上呼吸道进入肺内。一般成人静息呼吸时，潮气量约为 500ml。呼气为被动运动，此时肺脏弹力回缩，胸廓缩小，胸膜腔内负压降低，肺内气体随之呼出。吸气时可见胸廓前部肋骨向上外方移动，膈肌收缩使腹部向外隆起，而呼气时则前部肋骨向下内方移动，膈肌舒张，腹部回缩。

呼吸运动分为腹式呼吸和胸式呼吸两种：①腹式呼吸，多见于正常男性和儿童，呼吸运动以膈肌运动为主，胸廓下部及上腹部的动度较大；②胸式呼吸（thoracic respiration），多见于女性，呼吸运动以肋间肌的运动为主。实际上该两种呼吸运动均不同程度地同时存在。某些疾病可使呼吸运动发生改变，大量腹水、腹膜炎、腹腔内巨大肿瘤及妊娠晚期时，膈肌向下运动受限，则腹式呼吸减弱，而代之以胸式呼吸。而肺或胸膜疾病如肺炎、胸膜炎和肺结核等，或胸壁疾病如肋间神经痛、肋骨骨折等，均可使胸式呼吸减弱而腹式呼吸增强。

上呼吸道部分阻塞患者，因气流不能顺利进入肺，故当吸气时呼吸肌收缩，造成胸内负压极度增高，从而引起胸骨上窝、锁骨上窝及肋间隙向内凹陷，称为"三凹征"（three depressions sign）。因吸气时间延长，又称为吸气性呼吸困难，常见于气管阻塞，如气管肿瘤、异物等。反之，下呼吸道阻塞患者，因气流呼出不畅，呼气需要用力，从而引起肋间隙膨隆，因呼气时间延长，又称为呼气性呼吸困难，常见于支气管哮喘和慢性阻塞性肺疾病。

呼吸困难（dyspnea）的体位可随引起呼吸困难的病因而不同。常见的有端坐呼吸（orthopnea）、平卧呼吸（platypnea）和转卧或折身呼吸（trepopnea）三种，其可能的病因见表 5-4-2。

表 5-4-2　呼吸困难的体位及可能病因

类型	可能病因
端坐呼吸	充血性心衰，二尖瓣狭窄，重症哮喘（少见），慢性阻塞性肺疾病（少见）
转卧或折身呼吸	充血性心衰，神经性疾病（少见）
平卧呼吸	肺叶切除术后，神经性疾病，肝硬化，低血容量

引起呼吸困难的疾病很多，了解各种疾病引起呼吸困难的特点及其伴随症状，有助于诊断和鉴别诊断。现将引起呼吸困难的常见胸部疾病及其呼吸困难的表现特点和伴随症状列于表 5-4-3，以供参考。

表 5-4-3　呼吸困难的常见胸部疾病及表现和伴随症状

疾病	呼吸困难	其他伴随症状
哮喘	发作性，再次发作期间无症状	喘息，胸闷，咳嗽，咳痰
肺炎	起病逐渐，劳力性	咳嗽，咳痰，胸膜炎性疼痛
肺水肿	突发	呼吸增快，咳嗽，端坐呼吸和阵发性夜间呼吸困难
肺纤维化	进行性	呼吸增快，干咳
气胸	突然发作，中至重度呼吸困难	突感胸痛
慢性阻塞性肺疾病	逐渐起病，重度呼吸困难	当疾病进展时出现呼吸困难
肺栓塞	突然或逐渐，中至重度呼吸困难	胸痛、咯血、静脉血栓征象
肥胖	劳力性	—

2. 呼吸频率 正常成人静息状态下，呼吸为 12 ~ 20 次 / 分，呼吸与脉搏之比为 1 ∶ 4。新生儿呼吸约 44 次 / 分，随着年龄的增长而逐渐减慢。常见的呼吸类型及特点（图 5-4-7）。

（1）呼吸过速（tachypnea）：指呼吸频率超过 20 次 / 分。见于发热、疼痛、贫血、甲状腺功能亢进及心力衰竭等。一般体温升高 1℃，呼吸大约增加 4 次 / 分。

（2）呼吸过缓（bradypnea）：指呼吸频率低于 12 次 / 分。呼吸浅慢见于麻醉剂或镇静剂过量和颅内压增高等。

（3）呼吸深度的变化：①呼吸浅快：见于呼吸肌麻痹、腹水和肥胖等，以及肺部疾病，如肺炎、胸膜炎、胸腔积液和气胸等。②呼吸深快：见剧烈运动时，因机体供氧量增加需要增加肺内气体交换之故。另外，当情绪激动或过度紧张时，常出现呼吸深快，并有过度通气的现象，动脉血二氧化碳分压降低，引起呼吸性碱中毒，患者常感口周及肢端发麻，严重者可发生手足麻木及呼吸暂停。而当严重代谢性酸中毒时，因细胞外液 HCO_3^- 不足，pH 降低，机体通过肺脏排出 CO_2 进行代偿，以调节细胞外酸碱平衡，出现深长而快的呼吸，又称为库斯莫尔（Kussmaul）呼吸，见于糖尿病酮症酸中毒和尿毒症酸中毒等。

影响呼吸频率和深度的常见原因见表 5-4-4。

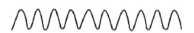

正常呼吸
规则而舒适，频率12~20次/分

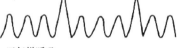

叹气样呼吸
频繁地间插深呼吸

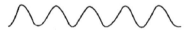

呼吸过缓
呼吸频率<12次/分

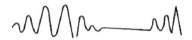

陈-施呼吸
不同呼吸深度的周期性变化
并间插呼吸停顿

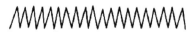

呼吸过速
呼吸频率>20次/分

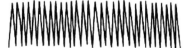

库斯莫尔呼吸
快而深且用力呼吸

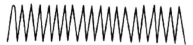

过度通气
深呼吸，频率>20次/分

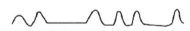

比奥呼吸
间插不规则的周期性呼吸暂停
打乱了呼吸的连续性

图 5-4-7 常见的呼吸类型及其特点

表 5-4-4 影响呼吸频率和深度的常见因素

增加	减少
酸中毒（代谢性）	碱中毒（代谢性）
中枢神经系统病变（脑桥）	中枢神经系统病变（大脑）
焦虑	重症肌无力

增加	减少
阿司匹林中毒	麻醉药过量
低氧血症	重度肥胖
疼痛	—

3. 呼吸节律　正常成人静息状态下，呼吸的节律基本上是均匀而整齐的。在病理状态下，常会出现各种呼吸节律的变化。常见的呼吸节律改变（图 5-4-7）。

（1）潮式呼吸：称陈 - 施（Cheyne-Stokes）呼吸，由浅慢逐渐变为深快，然后再由深快转为浅慢，随之出现一段呼吸暂停后，又开始如上变化的周期性呼吸，称陈 - 施呼吸。潮式呼吸周期可长达 30 秒至 2 分钟暂停期可持续 5 ～ 30 秒，所以要较长时间仔细观察才能了解周期性节律变化的全过程。

（2）间停呼吸：称比奥（Biot）呼吸。表现为有规律呼吸几次后，突然停止一段时间，又开始呼吸，即周而复始的间停呼吸。

以上两种周期性呼吸节律变化的机制是由于呼吸中枢的兴奋性降低，使调节呼吸的反馈系统失常。只有缺氧严重，二氧化碳潴留至一定程度时，才能刺激呼吸中枢，促使呼吸恢复和加强；当积聚的二氧化碳呼出后，呼吸中枢又失去有效的兴奋性，使呼吸又再次减弱进而暂停。这种呼吸节律的变化多发生于中枢神经系统疾病，如脑炎、脑膜炎、颅内压增高及某些中毒，如糖尿病酮中毒、巴比妥中毒等。有些老年人深睡时亦可出现潮式呼吸，此为脑动脉硬化，中枢神经供血不足的表现。间停呼吸较潮式呼吸更为严重，预后多不良，常在临终前发生。

（3）抑制性呼吸：为胸部发生剧烈疼痛所致的吸气相突然中断，呼吸运动短暂地突然受到抑制，患者表情痛苦，呼吸较正常浅而快。常见于气胸、急性胸膜炎、肋骨骨折及胸部严重外伤等。

（4）叹气样呼吸：表现在一段正常呼吸节律中插入一次深大呼吸，并常伴有叹息声。此多为功能性改变，见于神经衰弱、精神紧张或抑郁症。

常见异常呼吸类型的病因和特点见表 5-4-5。

表 5-4-5　常见异常呼吸类型的病因和特点

异常呼吸类型	特点	病因
呼吸停止	呼吸消失	心脏停搏
比奥呼吸	规则呼吸后出现长周期呼吸停止又开始呼吸	颅内压增高，药物引起呼吸抑制，大脑损害（通常于延髓水平）
陈 - 施呼吸	不规则呼吸呈周期性，呼吸频率和深度逐渐增加和逐渐减少导致呼吸暂停相交替出现	药物引起的呼吸抑制，充血性心力衰竭，大脑损伤（通常于脑皮质水平）
库斯莫尔呼吸	呼吸深慢	代谢性酸中毒

（二）触诊

1. 胸廓扩张度（thoracic expansion）　即呼吸时胸廓的动度。前胸廓扩张度的测定，检查者两手置于胸廓下面的前侧部，左右拇指分别沿两侧肋缘指向剑突，拇指尖在前正中线两侧对称部位，而手掌和伸展的手指置于前侧胸壁；后胸廓扩张度的测定，则将两手平置于患者背部，约于第 10 肋骨水平，拇指与后中线平行，并将两侧皮肤向后中线轻推。嘱患者做深呼吸运动，观察两手的动度是否一致（图 5-4-8、图 5-4-9）。正常人平静呼吸或深呼吸时，两侧拇指随胸廓活动而对称性的离合，两侧胸廓呈对称性的张缩。

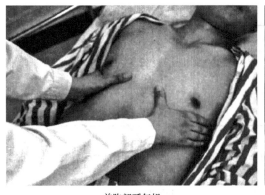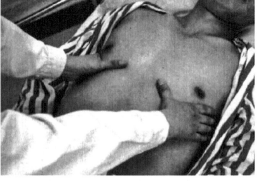

前胸部呼气相　　　　　　　　　　　　前胸部吸气相

图 5-4-8　检查胸廓扩张度的方法（前胸部）

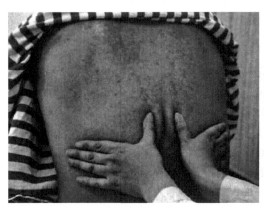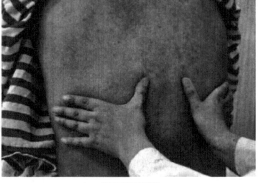

后胸部呼气相　　　　　　　　　　　　后胸部吸气相

图 5-4-9　检查胸廓扩张度的方法（后胸部）

胸廓扩张度的改变及其可能的病因见表 5-4-6。

表 5-4-6　胸廓扩张度的改变及其病因

胸廓扩张度	范围	主要病因
增强	一侧	见于对侧肺扩张受限，如对侧膈肌麻痹、肺不张或肋骨骨折、气胸等
	两侧	见于腹肌在吸气时向下运动障碍，使腹式呼吸减弱，如腹水、肝脾大、急性腹膜炎、膈下脓肿等
减弱	一侧	肺部疾病：肺炎、肺不张、肺纤维化、肺大疱 胸膜疾病：胸膜炎、胸腔积液、气胸、胸膜粘连 肋骨病变：肋骨骨折、肋骨关节炎、结核、肿瘤、胸壁软组织病变 膈肌病变：患侧膈肌麻痹
	两侧	见于中枢神经系统病变或周围神经病变，呼吸肌无力或广泛肺部病变等

2. 语音震颤（vocal fremitus）　患者发出语音时，声波起源于喉部，沿气管、支气管及肺泡，传到胸壁所引起共鸣的振动，由检查者的手触及，故又称触觉震颤（tactile fremitus）。根据其振动的增强或减弱，可判断胸内病变的性质。

检查方法：检查者将左右手掌的尺侧缘或掌面轻放于两侧胸壁的对称部位，然后嘱被检者用同等的强度重复发"yi"长音，自上至下，从内到外比较两侧相应部位语音震颤的异同，注意有无增强或减弱（图 5-4-10）。语音震颤检查的部位分为胸部、背部；检查的顺序按阿拉伯数字由小至大进行（图 5-4-11）。

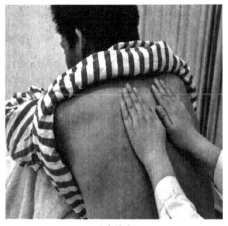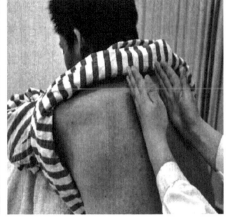

手掌检查　　　　　　　　　　　手掌尺侧缘检查

图 5-4-10　语音震颤检查手法（背部）

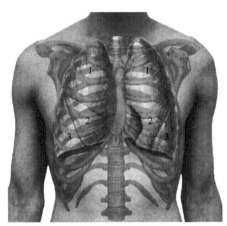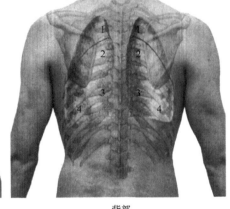

胸部　　　　　　　　　　　　背部

图 5-4-11　语言震颤检查的部位及顺序

语音震颤的强弱主要取决于气管、支气管是否通畅，胸壁传导是否良好而定。正常人语音震颤的强度受发音的强弱，音调的高低，胸壁的厚薄以及支气管至胸壁距离的差异等因素的影响。一般来说，发音强、音调低、胸壁薄及支气管至胸壁的距离近者语音震颤强，反之则弱。因此，正常成人男性和消瘦者较儿童、女性和肥胖者为强。此外，语音震颤在两侧前后的上胸部和沿着气管和支气管前后走向的区域，即肩胛间区及左右胸骨旁第 1、2 肋间隙部位最强，于肺底最弱。

语音震颤减弱或消失，主要见于：①支气管阻塞，如阻塞性肺不张；②肺泡内含气量过多，如慢性阻塞性肺疾病；③大量胸腔积液或气胸；④胸膜显著增厚粘连；⑤胸壁皮下气肿。

语音震颤增强，主要见于：①肺泡内有炎症浸润，因肺组织实变使语颤传导增强，如大叶性肺炎实变期、大面积肺梗死等；②接近胸膜的肺内巨大空腔，声波在空洞内产生共鸣，使语音震颤增强，如肺脓肿、空洞型肺结核等。

3. 胸膜摩擦感（pleural friction fremitus）　指当各种原因引起胸膜炎症时，因纤维蛋白沉着于两层胸膜，使其表面变得粗糙，呼吸时脏层胸膜和壁层胸膜相互摩擦，可由检查者的手感觉到，故称为胸膜摩擦感。通常于呼、吸两相均可触及，但有时只能在吸气相末触到，有如皮革相互摩擦的感觉。该征象常于胸廓的下前侧部或腋中线第 5、6 肋间最易触及，因该处为呼吸时胸廓动度最大的区域。必须注意，当空气通过呼吸道内的黏稠渗出物或狭窄的气管、支气管时，亦可产生一种震颤传至胸壁，应与胸膜摩擦感相互鉴别，一般前者可于患者咳嗽后而消失，而后者则否。

胸膜摩擦感可见于下列疾病：①胸膜炎症。②胸膜原发或继发肿瘤。③肺部病变累及胸膜，如肺梗死。④胸膜高度干燥，如严重脱水。⑤其他，如糖尿病、尿毒症等。

（三）叩诊

1. 叩诊的方法　叩诊方法有间接和直接叩诊法两种。胸部叩诊时，患者取坐位或仰卧位，放松肌肉，两臂垂放，呼吸均匀。检查前胸时，胸部稍向前挺，叩诊由锁骨上窝开始，然后沿锁骨中线、腋前线自第1肋间隙从上至下逐一肋间隙进行叩诊。检查侧胸壁时，嘱被检者举起上臂置于头部，自腋窝开始沿腋中线、腋后线叩诊，向下检查至肋缘。检查背部时，被检者向前稍低头，双手交叉抱肘，尽可能使肩胛骨移向外侧方，上半身略向前倾，叩诊自肺尖开始，沿肩胛线逐一肋间隙向下检查，直至肺底膈活动范围被确定。左右、上下、内外进行对比，并注意叩诊音的变化。

2. 影响叩诊音的因素　胸壁组织增厚，如皮下脂肪较多，肌肉层较厚，乳房较大和水肿等，均可使叩诊音变浊。胸壁骨骼支架较大者，可加强共鸣作用。肋软骨钙化，胸廓变硬，可使叩诊的振动向四方散播的范围增大，因而定界叩诊较难得出准确的结果。胸腔内积液，可影响叩诊的振动及声音的传播。肺内含气量、肺泡的张力及弹性等，均可影响叩诊音。如深吸气时，肺泡张力增加，叩诊音调亦增高。

3. 叩诊音的分类　叩诊音可分为清音、过清音、鼓音、浊音和实音，在强度、音调、时限和性质方面具有各自的特点，参见第四章第一节。

4. 正常叩诊音

（1）正常胸部叩诊音为清音，其音响强弱和高低与肺脏含气量的多寡、胸壁的厚薄以及邻近器官的影响有关。由于肺上叶的体积较下叶为小，含气量较少，且上胸部的肌肉较厚，故前胸上部较下部叩诊音相对稍浊；因右肺上叶较左肺上叶为小，且惯用右手者右侧胸大肌较左侧为厚，故右肺上部叩诊音亦相对稍浊；由于背部的肌肉、骨骼层次较多，叩诊音较前胸部稍浊；右侧腋下部因受肝脏的影响叩诊音稍浊，而左侧腋前线下方有胃泡的存在，叩诊音呈鼓音（图5-4-12），又称Traube鼓音区。

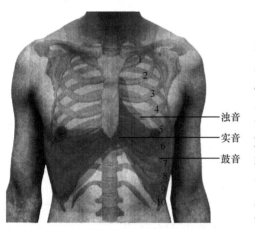

图 5-4-12　正常胸部叩诊音

（2）肺界的叩诊

1）肺上界：即肺尖的上界，其内侧为颈肌，外侧为肩胛带。叩诊方法：自斜方肌前缘中央部开始叩诊为清音，逐渐叩向外侧，当由清音变为浊音时，即为肺上界的外侧终点。然后再由上述中央部叩向内侧，直至清音变为浊音时，即为肺上界的内侧终点。该清音带的宽度即为肺尖的宽度，正常为4～6cm，又称Kronig峡。因右肺尖位置较低，且右侧肩胛带的肌肉较发达，故右侧较左侧稍窄（图5-4-13）。肺上界叩诊音浊音时，常见于肺结核所致的肺尖浸润，纤维性变及萎缩。肺上界变宽，叩诊稍呈过清音，则常见于慢性阻塞性肺疾病。

2）肺前界：正常的肺前界相当于心脏的绝对浊音界。右肺前界相当于胸骨线的位置。左肺前界则相当于胸骨旁线自第4～6肋间隙的位置。当出现心脏扩大、心肌肥厚、心包积液、主动脉瘤或肺门淋巴结明显肿大时，可使左、右两肺前界间的浊音区扩大，反之，慢性阻塞性肺疾病时则可使其缩小。

3）肺下界：两侧肺下界大致相同，平静呼吸时位于锁骨中线第6肋间隙、腋中线第8肋间隙、肩胛线第10肋间隙。正常肺下界的位置可因体型、发育情况的不同而有所差异，如矮胖者的肺下界可上升一肋间隙，瘦长者可下降一肋间隙。病理情况下，肺下界降低见于慢性阻塞性肺疾病、腹腔内脏下垂;肺下界上升见于肺不张、腹内压升高使膈上升,如鼓肠、腹水、气腹、肝脾大、腹腔内巨大肿瘤及膈肌麻痹等。

肺下界的移动范围即相当于呼吸时膈肌的移动范围。叩诊方法:首先在平静呼吸时,于肩胛线上叩出肺下界的位置,嘱被检者作深吸气后在屏住呼吸的同时,沿该线继续向下叩诊,当由清音变为浊音时,即为肩胛线上肺下界的最低点。当被检者恢复平静呼吸后,同样先于肩胛线上叩出平静呼吸时的肺下界,再嘱作深呼气并屏住呼吸,然后再由下向上叩诊,直至浊音变为清音时,即为肩胛线上肺下界的最高点。最高至最低两点间的距离即为肺下界的移动范围(图5-4-14)。双侧锁骨中线和腋中线的肺下界可由同样的方法叩得。正常人肺下界的移动范围为6～8cm。移动范围的多少与肋膈窦的大小有关,故不同部位肺下界移动范围亦稍有差异,一般腋中线及腋后线上的移动度最大。

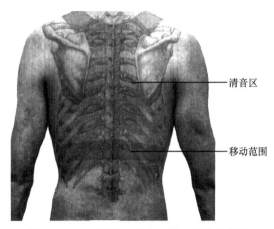

图5-4-13　正常肺尖宽度与肺下界移动范围

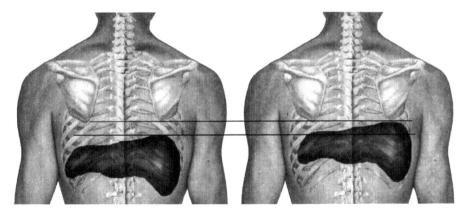

图5-4-14　肺下界移动度的测定

肺下界移动度减弱常见于肺组织弹性消失,如慢性阻塞性肺疾病;肺组织萎缩,如肺不张和肺纤维化等;肺组织炎症和水肿。当胸腔大量积液、积气及广泛胸膜增厚粘连时肺下界及其移动度不能叩出。膈神经麻痹患者,肺下界移动度消失。

5. 胸部异常叩诊音　正常肺脏的清音区范围内,出现浊音、实音、过清音或鼓音时则为异常叩诊音。异常叩诊音的类型取决于病变的性质、范围的大小及部位的深浅。一般距胸部表面5cm以上的深部病灶、直径小于3cm的小范围病灶或少量胸腔积液时,常不能发现叩诊音的改变。

(1)叩诊音为浊音或实音:见于①肺部大面积含气量减少的病变,如肺不张、肺炎、肺结核、肺梗死、肺水肿等;②肺内不含气的占位病变,如肺肿瘤、肺棘球蚴病或囊虫病、未液化的肺脓肿等;③胸膜病变,如胸腔积液、胸膜增厚等。

(2)叩诊音为过清音:见于肺张力减弱而含气量增多时,如慢性阻塞性肺疾病。

(3)叩诊音为鼓音:见于①肺内空腔性病变如其腔径大于3～4cm,且靠近胸壁时,如空洞型肺结核、液化了的肺脓肿和肺囊肿等。②胸膜腔积气,如气胸时,叩诊亦可为鼓音。若空洞巨大,位置表浅且腔壁光滑或张力性气胸的患者,叩诊时局部虽呈鼓音,但因具有金属性回响,故又称为空瓮音(amphorophony)。

（4）叩诊音为浊鼓音：指局部叩诊时可呈现一种兼有浊音和鼓音特点的混合性叩诊音，见于肺泡壁松弛，肺泡含气量减少的情况下，如肺不张、肺炎充血期或消散期和肺水肿等。

此外，胸腔积液时，积液区叩诊为浊音，积液区的下部浊音尤为明显，多呈实音。若积液为中等量，且无胸膜增厚、粘连者，患者取坐位时，积液的上界呈一弓形线，该线的最低点位于对侧的脊柱旁，最高点在腋后线上，由此向内下方下降，称为 Damoiseau 曲线。该线的形成，一般认为系由于胸腔外侧的腔隙较大，且该处的肺组织离肺门较远，液体所承受的阻力最小之故。在 Damoiseau 曲线与脊柱之间可叩得一轻度浊鼓音的倒置三角区，称为 Garland 三角浊鼓音区。同样，叩诊前胸部时，于积液区浊音界上方靠近肺门处，亦可叩得一浊鼓音区，称为 Skoda 叩响，该两个浊鼓音区的产生，认为是由于肺的下部被积液推向肺门，使肺组织弛缓所致。此外，在健侧的脊柱旁还可叩得一个三角形的浊音区，称为 Grocco 三角浊音区。该区系由 Damoiseau 曲线与脊柱的交点向下延长至健侧的肺下界线，以及脊柱所组成，三角形的底边为健侧的肺下界，其大小视积液量的多寡而定。此三角形浊音区系因患侧积液将纵隔移向健侧移位所形成（图 5-4-15）。

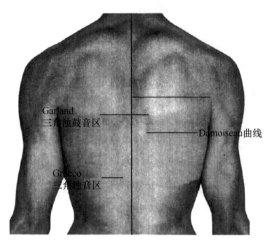

图 5-4-15　中等量胸腔积液的叩诊音区（背面）

（四）听诊

肺部听诊时，患者取坐位或卧位。听诊一般由肺尖开始，自上而下分别检查前胸部、侧胸部和背部，与叩诊相同，听诊前胸部应沿锁骨中线和腋前线；听诊侧胸部应沿腋中线和腋后线；听诊背部应沿肩胛线，自上至下逐一肋间进行，而且要在上下、左右对称的部位进行对比。被检者微张口做均匀的呼吸，必要时可做较深的呼吸或咳嗽数声后立即听诊，这样更有利于察觉呼吸音及附加音的改变。

1. 正常呼吸音（normal breath sound）　有以下几种。

（1）气管呼吸音（tracheal breath sound）：是空气进出气管所发出的声音，粗糙、响亮且高调，吸气与呼气相几乎相等，于胸外气管上面可闻及。因不说明临床上任何问题，一般不予评价。

（2）支气管呼吸音（bronchial breath sound）：为吸入的空气在声门、气管或主支气管形成湍流所产生的声音，颇似抬舌后经口腔呼气时所发出"ha"的音响，该呼吸音强而高调。吸气相较呼气相短，因吸气为主动运动，吸气时声门增宽，进气较快；而呼气为被动运动，声门较窄，出气较慢之故。且呼气音较吸气音强而高调，吸气末与呼气始之间有极短暂的间隙。

正常人于喉部、胸骨上窝、背部第 6～7 颈椎及第 1～2 胸椎附近均可听到支气管呼吸音，且越靠近气管区，其音响越强，音调亦渐降低。

（3）支气管肺泡呼吸音（bronchovesicular breath sound）：为兼有支气管呼吸音和肺泡呼吸音特点的混合性呼吸音。其吸气音的性质与正常肺泡呼吸音相似，但音调较高且较响亮。其呼气音的性质则与支气管呼吸音相似，但强度稍弱，音调稍低，管样性质少些和呼气相短些，在吸气和呼气之间有极短暂的间隙。支气管肺泡呼吸音的吸气相与呼气相大致相同。正常人于胸骨两侧第 1、2 肋间隙，肩胛间区第 3、4 胸椎水平以及肺尖前后部可闻及支气管肺泡呼吸音。当其他部位闻及支气管肺泡呼吸音时，均属异常情况，提示有病变存在。

（4）肺泡呼吸音（vesicular breath sound）：是由于空气在细支气管和肺泡内进出移动的结果。吸气时气流经支气管进入肺泡，冲击肺泡壁，使肺泡由松弛变为紧张，呼气时肺泡由紧张变为松弛，这种肺泡弹性的变化和气流的振动是肺泡呼吸音形成的主要因素。肺泡呼吸音为一种叹息样的或柔和吹风样的"fu-fu"声，在大部分肺野内均可闻及，其音调相对较低。吸气时音响较强，音调较高，时相较长，此系由于吸气为主动运动，单位时间内吸入肺泡的空气流量较大，气流速度较快，肺泡维持紧张的时间较长之故。反之，呼气时音响较弱，音调较低，时相较短，此系由于呼气为被动运动，呼出的气体流量逐渐减少，气流速度减慢，肺泡亦随之转为松弛状态所致。一般在呼气终止前呼气声即先消失，实际上此并非呼气动作比吸气短，而是呼气末气流量太小，未能闻及其呼气声而已。

正常人肺泡呼吸音的强弱与性别、年龄、呼吸的深浅、肺组织弹性的大小及胸壁的厚薄等相关。男性肺泡呼吸音较女性为强，因男性呼吸运动的力量较强，且胸壁皮下脂肪较少之故。儿童的肺泡呼吸音较老年人强，因儿童的胸壁较薄且肺泡富有弹性，而老年人的肺泡弹性则较差。肺泡组织较多，胸壁肌肉较薄的部位，如乳房下部及肩胛下部肺泡呼吸音最强，其次为腋窝下部，而肺尖及肺下缘区域则较弱。此外，矮胖体型者肺泡呼吸音亦较瘦长者为弱。

四种正常呼吸音的特征比较（图 5-4-16 及表 5-4-7）。

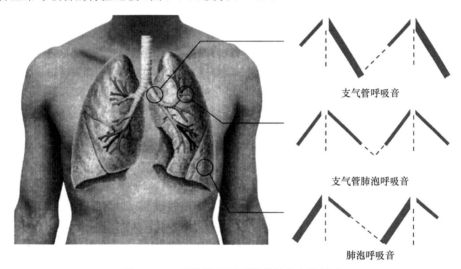

图 5-4-16 正常情况下呼吸音的分布及特点

表 5-4-7 四种正常呼吸音比较

特征	气管呼吸音	支气管呼吸音	支气管肺泡呼吸音	肺泡呼吸音
强度	极响亮	响亮	中等	柔和
音调	极高	高	中等	低
吸∶呼	1∶1	1∶3	1∶1	3∶1
性质	粗糙	管样	沙沙声，但管样	轻柔的沙沙声
正常听诊区域	胸外气管	胸骨柄	主支气管	大部分肺野

2. 异常呼吸音（abnormal breath sound） 有以下几种。

（1）异常肺泡呼吸音

1）肺泡呼吸音减弱或消失：与肺泡内的空气流量减少或进入肺内的空气流速减慢及呼吸音传导障碍有关。可在局部，单侧或双肺出现。发生的原因：①胸廓活动受限，如胸痛、肋软骨骨化和肋骨切除等；②呼吸肌疾病，如重症肌无力、膈肌麻痹和膈肌升高等；③支气管阻塞，如慢性阻塞性肺疾病、支气管狭窄等；④压迫性肺膨胀不全，如胸腔积液或气胸等；⑤腹部疾病，如大量腹水、腹部巨大肿瘤等。

2）肺泡呼吸音增强：双侧肺泡呼吸音增强，与呼吸运动及通气功能增强，使进入肺泡的空气流量增多或进入肺内的空气流速加快有关。发生的原因：①机体需氧量增加，引起呼吸深长和增快，如运动、发热或代谢亢进等；②缺氧兴奋呼吸中枢，导致呼吸运动增强，如贫血等；③血液酸度增高，刺激呼吸中枢，使呼吸深长，如酸中毒等。一侧肺泡呼吸音增强，见于一侧肺胸病变引起肺泡呼吸音减弱，此时健侧肺可发生代偿性肺泡呼吸音增强。

3）呼气音延长：因下呼吸道部分阻塞、痉挛或狭窄，如支气管炎、支气管哮喘等，导致呼气的阻力增加，或由于肺组织弹性减退，使呼气的驱动力减弱，如慢性阻塞性肺疾病等，均可引起呼气音延长。

4）断续性呼吸音：肺内局部性炎症或支气管狭窄，使空气不能均匀地进入肺泡，可引起断续性呼吸音，因伴短促的不规则间歇，故又称齿轮呼吸音（cogwheel breath sound），常见于肺结核和肺炎等。必须注意，当寒冷、疼痛和精神紧张时，亦可闻及断续性肌肉收缩的附加音，但与呼吸运动无关，应予鉴别。

5）粗糙性呼吸音：为支气管黏膜轻度水肿或炎症浸润造成不光滑或狭窄，使气流进出不畅所形成的粗糙呼吸音，见于支气管或肺部炎症的早期。

（2）异常支气管呼吸音：如在正常肺泡呼吸音部位听到支气管呼吸音，则为异常的支气管呼吸音，或称管样呼吸音（tubular breath sound），可由下列因素引起。

1）肺组织实变：使支气管呼吸音通过较致密的肺实变部分，传至体表而易于听到。支气管呼吸音的部位、范围和强弱与病变的部位、大小和深浅有关。实变的范围越大、越浅，其声音越强，反之则较弱。常见于大叶性肺炎的实变期，其支气管呼吸音强而高调，而且近耳。

2）肺内大空腔：当肺内大空腔与支气管相通，且其周围肺组织又有实变存在时，音响在空腔内共鸣，并通过实变组织的良好传导，故可闻及清晰的支气管呼吸音，常见于肺脓肿或空洞型肺结核的患者。

3）压迫性肺不张：胸腔积液时，压迫肺脏，发生压迫性肺不张，因肺组织较致密，有利于支气管音的传导，故于积液区上方有时可听到支气管呼吸音，但强度较弱而且遥远。

（3）异常支气管肺泡呼吸音：为在正常肺泡呼吸音的区域内听到的支气管肺泡呼吸音。其产生机制为肺部实变区域较小且与正常含气肺组织混合存在，或肺实变部位较深并被正常肺组织所覆盖。常见于支气管肺炎、肺结核、大叶性肺炎初期或在胸腔积液上方肺膨胀不全的区域闻及。

3. 啰音（crackles，rales）　是呼吸音以外的附加音（adventitious sound），该音正常情况下并不存在，故非呼吸音的改变，按性质的不同可分为下列几种。

（1）湿啰音（moist crackles）：系由于吸气时气体通过呼吸道内的分泌物如渗出液、痰液、血液、黏液和脓液等，形成的水泡破裂所产生的声音，故又称水泡音（bubble sound）。或认为由于小支气管壁因分泌物黏着而陷闭，当吸气时突然张开重新充气所产生的爆裂音。

湿啰音的特点：湿啰音为呼吸音外的附加音，断续而短暂，一次常连续多个出现，于吸气时或吸气终末较为明显，有时也出现于呼气早期，部位较恒定，性质不易变，中、小湿啰音可同时存在，咳嗽后可减轻或消失。

湿啰音的分类：

1）按啰音的音响强度可分为响亮性和非响亮性两种。① 响亮性湿啰音：啰音响亮，是由于周围具有良好的传导介质，如实变，或因空洞共鸣作用的结果，见于肺炎、肺脓肿或空洞型肺结核。如空洞内壁光滑，响亮性湿啰音还可带有金属调；②非响亮性湿啰音：声音较低，是由于病变周围有较多的正常肺泡组织，传导过程中声波逐渐减弱，听诊时感觉遥远。

2）按呼吸道腔径大小和腔内渗出物的多少分粗、中、细湿啰音和捻发音（图 5-4-17）。

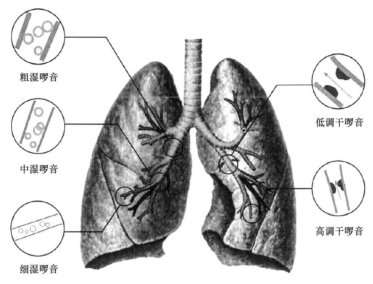

图 5-4-17　啰音产生的机制

A. 粗湿啰音（coarse crackles）：又称大水泡音。发生于气管、主支气管或空洞部位，多出现在吸气早期（图 5-4-18A）。见于支气管扩张、肺水肿及肺结核或肺脓肿空洞。昏迷或濒死的患者因无力排出呼吸道分泌物，于气管处可听到粗湿啰音，有时不用听诊器亦可听到，谓之痰鸣。

B. 中湿啰音（medium crackles）：又称中水泡音。发生于中等大小的支气管，多出现于吸气的中期（图 5-4-18B）。见于支气管炎，支气管肺炎等。

C. 细湿啰音（fine crackles）：又称小水泡音。发生于小支气管，多在吸气后期出现（图 5-4-18C）。常见于细支气管炎、支气管肺炎、肺淤血和肺梗死等。弥漫性肺间质纤维化患者吸气后期出现的细湿啰音，其音调高，近耳颇似撕开尼龙扣带时发出的声音，谓之 Velcro 啰音。

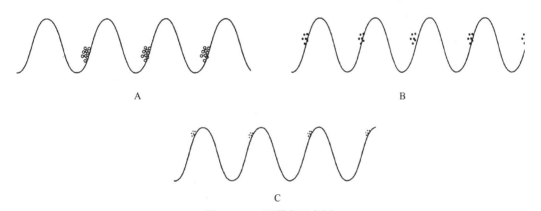

图 5-4-18　湿啰音示意图

A. 粗湿啰音，发生在吸气早期，响亮，水泡般的音响；B. 中湿啰音，发生在吸气中期，较低调，较多分泌物发出的音响；C. 细湿啰音，发生在吸气晚期，音调高，稀疏不连续

D. 捻发音（crepitus）：是一种极细而均匀一致的湿啰音。多在吸气的终末闻及，颇似在耳边用手指捻搓一束头发时所发出的声音。此系由于细支气管和肺泡壁因分泌物存在而互相黏着陷闭，当吸气时被气流冲开重新充气，所发出的高音调、高频率的细小爆裂音（图 5-4-19）。常见于细支气管和肺泡炎症或充血，如肺淤血、肺炎早期和肺泡炎等。但正常老年人或长期卧床的患者，于肺底亦可闻及捻发音，在数次深呼吸或咳嗽后可消失，一般无临床意义。

肺部局限性湿啰音，仅提示该处的局部病变，如肺炎、肺结核或支气管扩张等。两侧肺底湿啰音多见于心力衰竭所致的肺淤血和支气管肺炎等。如两肺野满布湿啰音，则多见于急性肺水肿和严重支气管肺炎。

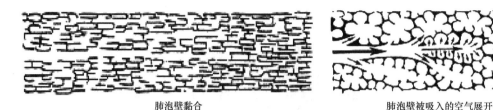

肺泡壁黏合　　　　　　　　　　　　肺泡壁被吸入的空气展开

图 5-4-19　捻发音的发生机制

（2）干啰音（wheezes，rhonchi）：系由于气管、支气管或细支气管狭窄或部分阻塞，空气吸入或呼出时形成湍流所产生的声音。呼吸道狭窄或不完全阻塞的病理基础：①炎症引起的黏膜充血水肿和分泌物增加；②支气管平滑肌痉挛，管腔内肿瘤或异物阻塞；③管壁被管外肿大的淋巴结或纵隔肿瘤压迫引起的管腔狭窄等（图 5-4-20）。

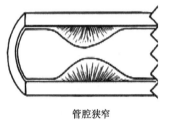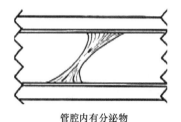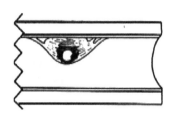

管腔狭窄　　　　　　　　　管腔内有分泌物　　　　　　　管腔内有新生物或受压

图 5-4-20　干啰音发生的机制

1）干啰音的特点：干啰音为一种持续时间较长，带乐性的呼吸附加音，音调较高，基音频率为 300～500Hz。持续时间较长，吸气及呼气时均可闻及，但以呼气时为明显，干啰音的强度和性质易改变，部位易变换，在瞬间内数量可明显增减。发生于主支气管以上大气道的干啰音，有时不用听诊器亦可闻及，谓之喘鸣。

2）干啰音的分类：根据音调的高低可分为高调和低调两种。①高调干啰音（sibilant wheezes）：又称哨笛音。音调高，其基音频率可达 500Hz 以上，呈短促的"zhi-zhi"声或带音乐性。用力呼气时其音质常呈上升性，多起源于较小的支气管或细支气管（图 5-4-21A）。②低调干啰音（sonorous wheezes）：又称鼾音。音调低，其基音频率约为 1000～200Hz，呈呻吟声或鼾声的性质，多发生于气管或主支气管（图 5-4-21B）。

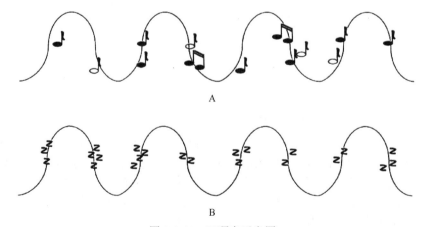

A

B

图 5-4-21　干啰音示意图

A.高调干啰音：乐性的响声，犹如短促的尖声，最常于吸气相或呼气相连续闻及，通常于呼气时较响亮；B.低调干啰音：响亮、低调、粗糙的响声，犹如鼾声，最常于吸气相或呼吸相连续闻及；可因咳嗽后消失，常因黏液积聚于气管或大的支气管中所致发生于双侧肺部的干啰音，常见于支气管哮喘、慢性支气管炎、慢性阻塞性肺疾病和心源性哮喘等。局限性干啰音，是由于局部支气管狭窄所致，常见于支气管内膜结核或肿瘤等。

4. 语音共振（vocal resonance）　产生方式与语音震颤基本相同。嘱被检者用一般的声音强度重复发"yi"长音，喉部发音产生的振动经气管、支气管、肺泡传至胸壁，由听诊器听到。正常情况下，听到的语音共振并非响亮清晰，音节亦含糊难辨。语音共振一般在气管和大支气管附近听到的声音最强，在肺底则较弱。语音共振减弱见于支气管阻塞、胸腔积液、胸膜增厚、胸壁水肿、肥胖及慢性阻塞性肺疾病等疾病。在病理情况下，语音共振的性质发生变化，根据听诊音的差异可分为以下几种。

（1）支气管语音（bronchophony）：为语音共振的强度和清晰度均增加，常同时伴有语音震颤增强，叩诊浊音和闻及病理性支气管呼吸音，见于肺实变的患者。

（2）胸语音（pectoriloquy）：是一种更强、更响亮和较近耳的支气管语音，言词清晰可辨，容易闻及。见于大范围的肺实变区域。有时在支气管语音尚未出现之前，即可查出。

（3）羊鸣音（egophony）：不仅语音的强度增加，而且其性质发生改变，带有鼻音性质，颇似"羊叫声"。嘱被检者说"yi-yi-yi"音，往往听到的是"a-a-a"，则提示有羊鸣音的存在。常在中等量胸腔积液的上方肺受压的区域听到，亦可在肺实变伴有少量胸腔积液的部位闻及。

（4）耳语音（whispered）：嘱被检者用耳语声调发"yi、yi、yi"音，在胸壁上听诊时，正常人在能听到肺泡呼吸音的部位，仅能听到极微弱的音响，但当肺实变时，则可清楚地听到增强的音调较高的耳语音。故对诊断肺实变具有重要的价值。

5. 胸膜摩擦音　正常胸膜表面光滑，胸膜腔内仅有微量液体存在，因此，呼吸时胸膜脏层和壁层之间相互滑动并无音响发生。然而，当胸膜面由于炎症、纤维素渗出而变得粗糙时，则随着呼吸便可出现胸膜摩擦音（pleural friction rub）。其特征颇似用一手掩耳，以另一手指在其手背上摩擦时所听到的声音。胸膜摩擦音通常于呼吸两相均可听到，而且十分近耳，一般于吸气末或呼气初较为明显，屏气时即消失。深呼吸或在听诊器体件上加压时，摩擦音的强度可增加（图5-4-22）。

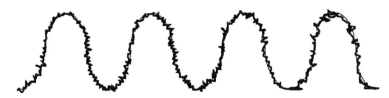

图 5-4-22　胸膜摩擦音示意图

胸腔摩擦音：干性，摩擦性或刺耳的声音，常因胸膜面炎症引起；于吸气相或呼气相听到，在前侧胸膜醉响亮

胸膜摩擦音最常听到的部位是前下侧胸壁，因呼吸时该区域的呼吸动度最大。反之，肺尖部的呼吸动度较胸廓下部为小，故胸膜摩擦音很少在肺尖听到。胸膜摩擦音可随体位的变动而消失或复现。当胸腔积液较多时，因两层胸膜被分开，摩擦音可消失，在积液吸收过程中当两层胸膜又接触时，可再出现。当纵隔胸膜发炎时，于呼吸及心脏搏动时均可听到胸膜摩擦音。胸膜摩擦音常发生于纤维素性胸膜炎、肺梗死、胸膜肿瘤及尿毒症等患者。

（五）肺部体格检查的步骤和主要内容

为了能有系统、有次序地进行肺部检查，避免遗漏，兹举例示意肺部检查纲要，见表5-4-8。

表 5-4-8　肺部检查纲要列举

主要内容	结果记录举例
视诊	
呼吸频率	18 次 / 分
呼吸节律	呼吸均匀且整齐

主要内容	结果记录举例
呼吸运动	两侧对称，腹式呼吸为主
触诊	
胸廓扩张度	两侧对称
语音震颤	两侧强度一致
胸膜摩擦感	无触及
叩诊	
叩诊音	胸部叩诊呈清音
肺界	双肺尖宽度均为 5cm，平静呼吸时两肺下界位于锁骨中线第 6 肋间隙，腋中线第 8 肋间隙、肩胛线第 10 肋间隙
肺下界移动度	肺下界移动度范围 7cm
听诊	
肺部呼吸音	双肺呼吸音清晰
异常呼吸音	无异常
啰音	未闻及干湿啰音
语音共振	无增强及减弱
胸膜摩擦音	未闻及

六、呼吸系统常见疾病的主要症状和体征

（一）大叶性肺炎

大叶性肺炎（lobar pneumonia）是呈大叶性分布的肺脏炎性病变。其病原体主要为肺炎球菌。病理改变可分为三期，即充血期、实变期及消散期。按病期的不同，其临床表现各异，但有时分期并不明显。

1. 症状 患者多为青壮年，受凉、疲劳、酗酒常为其诱因；起病多急骤，先有寒战，继之高热，体温可达 39 ～ 40℃，常呈稽留热，患者诉头痛，全身肌肉酸痛，患侧胸痛，呼吸增快，咳嗽，咳铁锈色痰，数日后体温可急剧下降，大量出汗，随之症状明显好转。

2. 体征

（1）视诊：患者呈急性热病容，颜面潮红，鼻翼扇动，呼吸困难，发绀，脉率增速，常有口唇及口周疱疹。

（2）触诊：充血期病变局部呼吸动度减弱，语音震颤稍增强。当发展为大叶实变，语音震颤明显增强。

（3）叩诊：充血期病变部位叩诊呈浊音；发展为突变期，叩诊呈浊音或实音、语音震颤增强。

（4）听诊：充血期闻及捻法音；大叶突变期病变部位可闻及支气管呼吸音和湿啰音，语音共振增强。如病变累及胸膜则可听到胸膜摩擦音。

（二）慢性阻塞性肺疾病

慢性阻塞性肺疾病（chronic obstructive pulmonary disease）是气道、肺实质及肺血管的慢性非特异性炎症。起病潜隐，发展缓慢，晚期可发展为肺动脉高压和慢性肺源性心脏病。其病因较为复杂，多与长期吸烟，反复呼吸道感染，长期接触有害烟雾粉尘，大气污染，恶劣气象因素，机体的过敏因素，以及呼吸道局部防御、免疫功能降低和自主神经功能失调等有关。

1. 症状 主要表现为慢性咳嗽、咳痰及呼吸困难。晨间咳嗽加重伴咳白色黏液或浆液泡沫痰，

量不多，当合并感染时，量增多并呈脓性。患者常觉呼吸困难，胸闷，活动时明显，冬季加剧，并随病情进展而逐渐加重。

2. 体征 早期可无明显体征。随病情加重出现明显体征。

（1）视诊：胸廓呈桶状，肋间隙增宽。

（2）触诊：呼吸动度减弱，语音共振减弱。

（3）叩诊：双肺叩诊呈过清音，肺下界下降，并移动度变小。心浊音界缩小或消失，肝浊音界下移。

（4）听诊：肺泡呼吸音普遍性减弱，呼气相延长，双肺底可听到湿啰音，咳嗽后可减少或消失，啰音的量与部位常不恒定。

（三）支气管哮喘

支气管哮喘（bronchial asthma）是以变态反应为主的气道慢性炎症，其气道对刺激性物质具有高反应性，此类炎症可引起不同程度的广泛的可逆性气道阻塞。发作时支气管平滑肌痉挛、黏膜充血水肿，腺体分泌增加。

1. 症状 多数患者在幼年或青年期发病，多反复发作，发病常有季节性。发作前常有过敏原接触史，或过敏性鼻炎症状，如鼻痒、喷嚏、流涕或干咳等黏膜过敏先兆，继之出现胸闷，并迅速出现明显呼吸困难。历时数小时，甚至数日，发作将停时，常咳出较多稀薄痰液后，气促减轻，发作逐渐缓解。

2. 体征 缓解期患者无明显体征。发作时可出现以下体征。

（1）视诊：急性病容，患者被迫端坐，呼气性呼吸困难，胸廓饱满，严重者大汗淋漓并伴发绀。

（2）触诊：呼吸动度变小，语音共振减弱。

（3）叩诊：两肺呈过清音。

（4）听诊：两肺肺泡呼吸音减弱，满布干啰音。

反复发作病程较长的患者，常可并发慢性阻塞性肺疾病，并出现相应的症状和体征。

（四）胸腔积液

胸腔积液（pleural effusion）为胸膜毛细血管内静水压增高（如心力衰竭等），胶体渗透压降低（如肝硬化、肾病综合征等所致的低蛋白血症）或胸膜毛细血管壁通透性增加（如结核病、肺炎、肿瘤等）所致的胸膜液体产生增多或吸收减少，使胸膜腔内积聚的液体较正常为多。此外，胸膜淋巴引流障碍和外伤等亦可引起胸腔积液或积血。胸腔积液的性质按其病因的不同可分为渗出液和漏出液两种。

1. 症状 胸腔积液少于300ml时症状多不明显，但少量炎性积液以纤维素性渗出为主的患者常诉刺激性干咳，患侧胸痛，于吸气时加重，患者喜患侧卧位以减少呼吸动度，减轻疼痛。当积液增多时，胸膜脏层与壁层分开，胸痛可减轻或消失。胸腔积液大于500ml的患者，常诉气促、胸闷，大量积液时因纵隔脏器受压而出现心悸，呼吸困难甚至端坐呼吸并出现发绀。此外，除胸腔积液本身所致的症状外，视病因的不同，患者常有其他基础疾病的表现，如炎症引起的渗出液者，可有发热等中毒症状，如为非炎症所致的漏出液者，则常伴有心力衰竭、腹水或水肿等症状。

2. 体征 少量积液者，常无明显体征，或仅见患侧胸廓呼吸动度减弱。中至大量积液时，可见以下典型体征。

（1）视诊：喜患侧卧位，患侧胸廓饱满，肋间隙增宽，呼吸运动受限，心尖搏动及气管移向健侧。

（2）触诊：气管向健侧移位，患侧语音震颤和语音共振减弱或消失。

（3）叩诊：在积液区可叩得浊音或实音。不伴有胸膜增厚粘连的中等量积液的患者可叩得积液区上界的Damoiseau线，积液区后上方的Garland三角，积液区前上方的Skoda浊鼓音区以及健侧后下方脊柱旁的Grocco三角等体征（图5-4-15）。大量胸腔积液或伴有胸膜增厚粘连的患者，则叩诊为实音。

（4）听诊：积液区呼吸音和语音共振减弱或消失。积液区上方有时可听到支气管呼吸音。纤维素性胸膜炎的患者常可听到胸膜摩擦音。

（五）气胸

气胸（pneumothorax）是指任何原因使胸膜破损，气体进入胸膜腔。常因慢性呼吸道疾病，如慢性阻塞性肺疾病、肺结核或肺表面胸膜下肺大疱导致胸膜脏层破裂，使肺和支气管内气体进入胸膜腔而形成气胸，谓之自发性气胸。用人工方法将过滤的空气注入胸膜腔，以诊治疾病者为人工气胸。此外，因医疗检查或操作而引起者，称为医源性气胸。胸部外伤所引起者，称为外伤性气胸。

1. 症状 持重物、屏气和剧烈运动或咳嗽常为其诱因。患者突感一侧胸痛，进行性呼吸困难，不能平卧或被迫健侧卧位，患侧朝上以减轻压迫症状。可有咳嗽，但无痰或少痰。小量闭合性气胸者仅有轻度气急，数小时后可逐渐平稳。张力性气胸者，除严重呼吸困难外，尚有表情紧张、烦躁不安、大汗淋漓、脉速、虚脱、发绀甚至呼吸衰竭。

2. 体征 少量胸腔积气者，常无明显体征。积气量多时，可有以下气胸征表现。

（1）视诊：患侧胸廓饱满，肋间隙变宽，呼吸动度减弱。

（2）触诊：气管、纵隔移向健侧，语音震颤减弱或消失。

（3）叩诊：患侧呈鼓音。右侧气胸时肝浊音界下移。左侧气胸时，心浊音界变小或叩不出。

（4）听诊：患侧呼吸音减弱或消失，语音共振减弱或消失。

七、心脏检查

心脏检查是心血管疾病诊断的基本功，在详细询问患者病史的基础上，进一步仔细进行心脏检查，许多情况下能够及早地做出准确的诊断，给予患者及时的相应处理。要做到正确地进行心脏检查，除需要从书本中认真学习前辈从实践中总结出的经验外，更重要的是通过反复地临床实践，逐步掌握这一临床技能。另外，在进行心血管检查时，必须注意全身性疾病对心血管系统的影响和心血管疾病的全身表现，以便做出正确的诊断。

在进行心脏检查时，需有一个安静、光线充足的环境，患者多取卧位，医师多位于患者右侧，门诊患者检查可取坐位，但必要时仍需取多个体位进行反复检查比较。心脏检查时，一方面注意采取视诊（inspection）、触诊（palpation）、叩诊（percussion）、听诊（auscultation）依次进行，以全面地了解心脏情况；另一方面在确定某一异常体征时，也可同时将这几种检查方法交替应用，以利于做出正确的判断。

（一）视诊

患者尽可能取卧位，除一般观察胸廓轮廓外，必要时医师也可将视线与胸廓同高，以便更好地了解心前区有无隆起和异常搏动等（图5-4-23）。

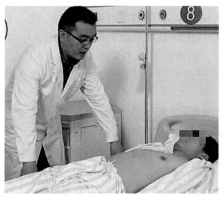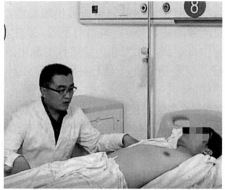

图5-4-23 心脏视诊

1. 胸廓畸形　正常人胸廓左右两侧的前后径、横径应基本对称。体检时，着重注意与心脏有关的胸廓畸形情况。

（1）心前区隆起：多为先天性心脏病造成心脏肥大，后者在儿童生长发育完成前影响胸廓正常发育而形成。常见胸骨下段及胸骨左缘 3～5 肋间的局部隆起，如法洛四联症、肺动脉瓣狭窄引起的右心室肥大；少数情况见于儿童期风湿性心瓣膜病二尖瓣狭窄所致的右心室肥大或伴有大量渗出液的儿童期慢性心包炎。位于胸骨右缘第 2 肋间及其附近局部隆起，多为主动脉弓动脉瘤或升主动脉扩张所致，常伴有收缩期搏动。

（2）鸡胸、漏斗胸、脊柱畸形：一方面这些严重的畸形可能使心脏位置产生偏移，另一方面发现这些畸形也提示存在某种心脏疾病的可能性。如脊柱后侧凸可引起肺源性心脏病，鸡胸可伴有马方综合征。

2. 心尖搏动（apical impulse）　主要由于心室收缩时心脏摆动，心尖向前冲击前胸壁相应部位而形成。正常成人心尖搏动位于第 5 肋间左锁骨中线内侧 0.5～1.0cm，冲动范围以直径计算为 2.0～2.5cm。

（1）心尖搏动移位：心尖搏动位置的改变可受多种生理性和病理性因素的影响。

1）生理性因素：正常仰卧时心尖搏动略上移；左侧卧位，心尖搏动向左移 2.0～3.0cm；右侧卧位可向右移 1.0～2.5cm。肥胖体型者、小儿或妊娠时，横膈位置较高，使心脏呈横位，心尖搏动向上外移，可在第 4 肋间左锁骨中线外；若体型瘦长（特别是处于站立或坐位）使横膈下移，心脏呈垂位，心尖搏动移向内下，可达第 6 肋间。

2）病理性因素：有心脏本身因素（如心脏增大）或心脏以外的因素（如纵隔、横膈位置改变），见表 5-4-9。

表 5-4-9　心尖搏动移位的常见病理因素

病理因素	心尖搏动移位	临床常见疾病
心脏因素		
左心室增大	向左下移位	主动脉瓣关闭不全等
右心室增大	向左侧移位	二尖瓣狭窄等
左、右心室增大	向左下移位，伴心浊音界两侧扩大	扩张型心肌病等
右位心	心尖搏动位于右侧胸壁	先天性右位心
心脏以外因素		
纵隔移位	心尖搏动向患侧移位	一侧胸膜增厚或肺不张等
	心尖搏动移向病变对侧	一侧胸腔积液或气胸等
横膈移位	心尖搏动向左外侧移位	大量腹水等，横膈抬高使心脏横位
	心尖搏动移向内下，可达第 6 肋间	严重肺气肿等，横膈下移使心脏垂位

（2）心尖搏动强度与范围的改变：受生理和病理情况的影响。

1）生理情况下，心尖搏动的强弱与胸壁厚度有关。胸壁肥厚、乳房悬垂或肋间隙狭窄时心尖搏动较弱，冲动范围也缩小；胸壁薄或肋间隙增宽时，心尖搏动相应增强，范围也较大。另外，剧烈运动与情绪激动时，心尖搏动也随之增强。

2）病理情况下的变化

心尖搏动增强：见于心肌收缩力增加，可见于高热、严重贫血、甲状腺功能亢进或左心室肥厚心功能代偿期等。

心尖搏动减弱：可由心脏疾病和心脏以外的因素引起。①心脏因素：可见于各种原因导致心肌收缩力下降或心脏与前胸壁距离增加，前者常见于扩张型心肌病和急性心肌梗死，后者见于心包积液、缩窄性心包炎等。②心脏以外的病理性影响因素有：肺气肿、左侧大量胸腔积液或气胸等，也可造成心尖搏动的减弱。

（3）负性心尖搏动：心脏收缩时，心尖部胸壁搏动内陷，称负性心尖搏动（inward impulse）。见于粘连性心包炎或心包与周围组织广泛粘连。另外，由于重度右室肥厚所致心脏顺时针转位，而使左心室向后移位也可引起负性心尖搏动。

3. 心前区搏动

（1）胸骨左缘第 3 ～ 4 肋间搏动：为右心室持久的压力负荷增加所致的右心室肥厚征象，多见于先天性心脏病所致的右心室肥厚，如房间隔缺损等。

（2）剑突下搏动：该搏动可能是右心室收缩期搏动，也可由腹主动脉搏动产生。生理情况下，剑突下搏动见于消瘦者的心脏垂位时的右心室搏动或正常的腹主动脉搏动。病理情况下，前者可见于肺源性心脏病右心室肥大者，后者常由腹主动脉瘤引起。鉴别搏动来自右心室或腹主动脉的方法有两种：其一是患者深吸气后，搏动增强则为右心室搏动，减弱则为腹主动脉搏动。其二是手指平放从剑突下向上压入前胸壁后方，右心室搏动冲击手指末端而腹主动脉搏动则冲击手指掌面。另外，鉴别要点见表 5-4-10。

表 5-4-10　剑突下搏动鉴别要点

鉴别方法	右心室搏动	腹主动脉搏动
深吸气	搏动增强	搏动减弱
手指平放从剑突下向上压入前胸壁后方	搏动冲击手指末端	搏动冲击手指掌面

视频 5-4-2　心脏体查

（3）心底部搏动：胸骨左缘第 2 肋间（肺动脉瓣区）收缩期搏动多见于肺动脉扩张或肺动脉高压，也可见于少数正常青年人（特别是瘦长体型者）在体力活动或情绪激动时。胸骨右缘第 2 肋间（主动脉瓣区）收缩期搏动多为主动脉弓动脉瘤或升主动脉扩张。

（二）触诊

心脏触诊内容为心尖搏动位置、心前区异常搏动、震颤及心包摩擦感等异常体征。与视诊同时进行，能起互补效果。开始触诊时，检查者先用右手全手掌置于心前区，确定需触诊的部位和范围，然后逐渐缩小到用手掌尺侧（小鱼际）或示指、中指及环指指腹并拢同时触诊，必要时也可单指指腹触诊（图 5-4-24）。

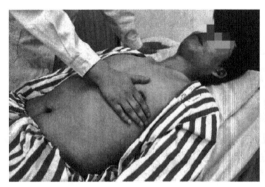
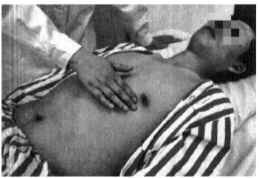

图 5-4-24　心脏触诊

1. 心尖搏动及心前区搏动　触诊能更准确地判断心尖搏动或其他搏动的位置、强弱和范围，尤其是视诊不能发现的心尖搏动，触诊检查有助于进一步确定。触诊尚可判断心尖或心前区的抬举性搏动。心尖区抬举性搏动是指心尖区徐缓、有力的搏动，可使手指尖端抬起且持续至第二心音开始，与此同时心尖搏动范围也增大，为左心室肥厚的体征。而胸骨左下缘收缩期抬举性搏动是右心室肥厚的可靠指征。另外，心尖搏动的触诊对于复杂的心律失常患者结合听诊以确定第一、第二心音或收缩期、舒张期也有重要价值。

2. 震颤（thrill）　为触诊时手掌尺侧（小鱼际）或手指指腹感到的一种细小震动感，与在猫喉部摸到的呼吸震颤类似，又称猫喘。

震颤的发生机制与心杂音相同，由于血液经狭窄的口径或循异常的方向流动形成涡流造成瓣膜、血管壁或心腔壁震动传至胸壁所致。发现震颤后应首先确定部位及来源（瓣膜、大血管或间隔缺损），其次确定其处于心动周期中的时相（收缩期、舒张期或连续性），最后分析其临床意义。

临床上凡触及震颤，均可认为心脏有器质性病变。在一般情况下，震颤见于某些先天性心血管病或狭窄性瓣膜病变，而瓣膜关闭不全时，则较少有震颤，仅在房室瓣重度关闭不全时可触及震颤。除右心（三尖瓣及肺动脉瓣）所产生的震颤外，震颤在深呼气后较易触及。

触诊有震颤者，多数也可听到响亮的杂音。但是，由于触诊对低频振动较敏感，而听诊对高频振动较敏感，对于某些低音调的舒张期杂音（如二尖瓣狭窄），可能该杂音不响亮或几乎听不到，但触诊时仍可觉察到震颤，需引起注意。不同部位与时相震颤的常见相关病变见表 5-4-11。

表 5-4-11　不同部位与时相震颤的常见相关病变

时相	部位	疾病
收缩期	胸骨右缘第 2 肋间	主动脉瓣狭窄
	胸骨左缘第 2 肋间	肺动脉瓣狭窄
	胸骨左缘第 3、4 肋	室间隔缺损
	心尖部	重度二尖瓣关闭不全
舒张期	心尖部	二尖瓣狭窄
连续性	胸骨左缘第 2 肋间	动脉导管未闭

3. 心包摩擦感　可在心前区或胸骨左缘第 3、4 肋间触及，多呈收缩期和舒张期双相的粗糙摩擦感，以收缩期前倾体位和呼气末（使心脏靠近胸壁）更为明显。心包摩擦感（pericardium of friction rub）是由于急性心包炎时心包膜纤维素渗出致表面粗糙，心脏收缩时，脏层与壁层心包摩擦产生的振动传至胸壁所致。随渗液的增多，使心包脏层与壁层分离，摩擦感则消失。

（三）叩诊

用于确定心界大小及其形状。心浊音界包括相对及绝对浊音界两部分，心脏左右缘被肺遮盖的部分，叩诊呈相对浊音，而不被肺遮盖的部分则叩诊呈绝对浊音（图 5-4-25）。通常心脏相对浊音界反映心脏的实际大小。但是，在早期右心室肥大时，相对浊音界可能改变不多，而绝对浊音界则增大；心包积液量较多时，绝对与相对浊音界较为接近。因此，注意分辨这两种心浊音界有一定的临床意义。

1. 叩诊方法　叩诊一般采用间接叩诊法，被检者一般取平卧位，以左手中指作为叩诊扳指，扳指与肋间平行放置，如果某种原因被检者取坐位时，扳指可与肋间垂直，必要时分别进行坐、卧位叩诊，并注意两种体位时心浊音界的不同改变。叩诊时，扳指平置于心前区拟叩诊的部位，以右手中指借右腕关节活动均匀叩击扳指，并且由外向内逐渐移动扳指，以听到声音由

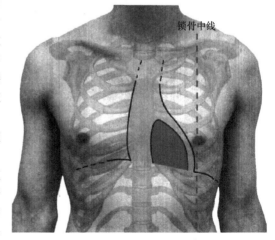

图 5-4-25　心绝对浊音界和相对浊音界

清变浊来确定心浊音界。通常测定左侧的心浊音界用轻叩诊法较为准确，而右侧叩诊宜使用较重的叩诊法，叩诊时也要注意根据患者胖瘦程度等调整力度。另外，必须注意叩诊时扳指每次移动距离不宜过大，并在发现声音由清变浊时，需进一步往返叩诊几次，以免测出的心界范围小于实际大小。

2. 叩诊顺序　通常的顺序是先叩左界，后叩右界。左侧在心尖搏动外 2 ～ 3cm 处开始，由外向内，逐个肋间向上，直至第 2 肋间；如果心尖搏动不清楚，需从腋前线开始，从外向内叩诊。右界叩诊时，先在右侧锁骨中线上叩出肝上界，然后于其上一肋间由外向内，逐一肋间向上叩诊，直至第 2 肋间。对各肋间叩得的浊音界逐一作出标记，并测量其与胸骨中线间的垂直距离。

3. 正常心浊音界　正常心脏左界自第 2 肋间起向外逐渐形成一外凸弧形，直至第 5 肋间。右界各肋间几乎与胸骨右缘一致，仅第 4 肋间稍超过胸骨右缘。叩诊后，以胸骨中线至心脏相对浊音界线的垂直距离（cm）表示心界，并标出胸骨中线与左锁骨中线的间距。一般正常成人的心界见表 5-4-12。

表 5-4-12　正常成人心脏相对浊音界

右界 /cm	肋间	左界 /cm
2 ～ 3	II	2 ～ 3
2 ～ 3	III	3.5 ～ 4.5
3 ～ 4	IV	5 ～ 6
	V	7 ～ 9

注：左锁骨中线距胸骨中线为 8 ～ 10cm

4. 心浊音界各部的组成　心脏左界第 2 肋间处相当于肺动脉段，第 3 肋间为左心耳，第 4、5 肋间为左心室，其中血管与心脏左心交接处向内凹陷，称心腰。右界第 2 肋间相当于升主动脉和上腔静脉，第 3 肋间以下为右心房（图 5-4-26）。

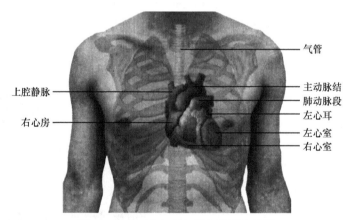

气管
主动脉结
肺动脉段
左心耳
左心室
右心室
上腔静脉
右心房

图 5-4-26　心脏各个部位在胸壁的投影

5. 心浊音界改变及其临床意义　心浊音界改变受心脏本身病变和（或）心脏以外因素的影响。

（1）心脏以外因素：可以造成心脏移位或心浊音界改变。如一侧大量胸腔积液或气胸可使心界移向健侧，一侧胸膜粘连、增厚与肺不张则使心界移向患侧。大量腹水或腹腔巨大肿瘤可使横膈抬高，心脏横位，以致心浊音界向左移位。肺气肿时心浊音界变小。

（2）心脏本身病变：包括心房、心室增大和心包积液等，导致心浊音界的改变情况和临床常见疾病见表 5-4-13。

表 5-4-13　心浊音界改变的心脏因素和临床常见疾病

心脏因素	心浊音界	临床常见疾病
左心室增大	向左下增大，心腰加深，心界似靴形（图 5-4-27）	主动脉瓣关闭不全等
右心室增大	轻度增大：绝对浊音界增大，相对浊音界无明显改变；显著增大：心界向左右两侧增大	肺源性心脏病或房间隔缺损等
左右心室增大	心浊音界向两侧增大，且左界向左下增大，称普大型	扩张型心肌病等
左心房增大或合并肺动脉段扩大	左房显著增大：胸骨左缘第 3 肋间心界增大，心腰消失；左房与肺动脉段均增大：胸骨左缘第 2、3 肋间心界增大，心腰更为丰满或膨出，心界如梨形（图 5-4-28）	二尖瓣狭窄等
主动脉扩张	右缘第 1、2 肋间浊音界增宽，常伴收缩期搏动	升主动脉瘤等
心包积液	两侧增大，相对、绝对浊音界几乎相同，并随体位而改变，坐位时心界呈三角形烧瓶样，卧位时心底部浊音增宽	心包积液

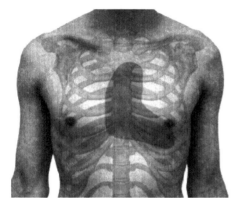

图 5-4-27　主动脉瓣关闭不全的心浊音界（靴形心）　　图 5-4-28　二尖瓣狭窄的心浊音界（梨形心）

（四）听诊

心脏听诊是心脏物理诊断中最重要的方法。听诊需注意心率、心律、心音、心脏杂音和额外心音等特征，进而对心脏的病理生理状况进行分析。听诊时，患者多取卧位或坐位，对于特殊疾病，需要采取特殊体位，如疑有二尖瓣狭窄者，宜嘱患者取左侧卧位；对疑有主动脉瓣关闭不全者宜取坐位且上半身前倾。另外，具备一副高质量的听诊器有利于获得更多和更可靠的信息，其中钟型体件轻放在胸前皮肤，适合于听低音调声音，如二尖瓣舒张期隆隆样杂音；膜型体件需紧贴皮肤，能滤过部分低音调声音而适用于听高音调声音，如主动脉瓣舒张期叹气样杂音。听诊时应暴露胸部，不能隔着衣服进行心脏听诊。

1. 心脏瓣膜听诊区　心脏各瓣膜开放与关闭时所产生的声音传导至体表最易听清的部位称心脏瓣膜听诊区，与其解剖部位不完全一致。通常有 5 个听诊区（图 5-4-29）。①二尖瓣区：位于心尖搏动最强点，又称心尖区；②肺动脉瓣区：在胸骨左缘第 2 肋间；③主动脉瓣区：位于胸骨右缘第 2 肋间；④主动脉瓣第二听诊区：在胸骨左缘第 3 肋间，又称 Erb 区；⑤三尖瓣区：在胸骨下端左缘，即胸骨左缘第 4、5 肋间。需要指出的是，这些通常的听诊区域是在假定心脏结构和位置正常的情况下设定的，在心脏疾病的心脏结构和位置发生改变时，需根据心脏结构改变的特点和血流的方向，适当移动听诊部位和扩大听诊范围，对于某些心脏结构异常的心脏病尚可取特定的听诊区域。

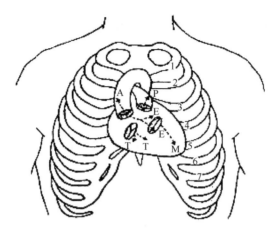

图 5-4-29　心脏瓣膜解剖部位及瓣膜听诊区

M：二尖瓣区；A：主动脉瓣区；E：主动脉瓣第二听诊区（Erb 区）；P：肺动脉瓣区；T：三尖瓣区

2. 听诊顺序　对于初学者，设定一个听诊顺序，有助于防止遗漏和全面地了解心脏状况。通常的听诊顺序可以从心尖区开始，逆时针方向依次听诊：心尖区→肺动脉瓣区→主动脉瓣区→主动脉瓣第二听诊区→三尖瓣区。一些临床医师也有从心底部开始依次进行各个瓣膜区的听诊。

3. 听诊内容　包括心率、心律、心音、额外心音、杂音和心包摩擦音。

（1）心率（heart rate）：指每分钟心搏次数。正常成人在安静、清醒的情况下心率范围为 60 ～ 100 次 / 分，老年人偏慢，女性稍快，儿童较快，< 3 岁的儿童多在 100 次 / 分以上。凡成人心率超过 100 次 / 分，婴幼儿心率超过 150 次 / 分称为心动过速。成人心率低于 60 次 / 分称为心动过缓。心动过速与过缓可表现为短暂性或持续性，可由多种生理性、病理性或药物性因素引起。

（2）心律（cardiac rhythm）：指心脏跳动的节律。正常人心律基本规则，部分青少年可出现随呼吸改变的心律，吸气时心率增快，呼气时减慢，称为窦性心律不齐（sinus arrhythmia），一般无临床意义。听诊能发现的心律失常最常见的有期前收缩（premature beat）和心房颤动（atrial fibrillation）。

1）期前收缩：是指在规则心律基础上，突然提前出现一次心跳，其后有一较长间歇。如果期前收缩规律出现，可形成联律。例如，连续每一次窦性搏动后出现一次期前收缩，称二联律；每两次窦性搏动后出现一次期前收缩则称为三联律，依此类推。需注意的是，听诊发现的期前收缩不能判断期前收缩的来源（房性、交界性、室性），必须借助于心电图进行判断。

2）心房颤动：听诊特点是心律绝对不规则、第一心音强弱不等和脉率少于心率，后者称脉搏短绌（pulse deficit），产生的原因是过早的心室收缩（心室内仅有少量的血液充盈）不能将足够的血液输送到周围血管所致。心房颤动的常见原因有二尖瓣狭窄、高血压、冠状动脉粥样硬化性心脏病和甲状腺功能亢进症等。少数原因不明称特发性。

（3）心音（heart sound）：按其在心动周期中出现的先后次序，可依次命名为第一心音（first heart sound，S_1）、第二心音（second heart sound，S_2）、第三心音（third heart sound，S_3）和第四心音（fourth heart sound，S_4）（图 5-4-30），其产生机制和听诊特点见表 5-4-14。通常情况下，只能听到第一、第二心音。第三心音可在部分青少年中闻及。第四心音一般听不到，如听到第四心音，属病理性。

表 5-4-14　心音产生机制和听诊特点

心音	产生机制	听诊特点
第一心音	S_1 由四种成分组成，第二、三成分为 S_1 的主要成分。S_1 的产生机制多认为是由于瓣膜关闭，瓣叶突然紧张产生振动而发出声音。在心室开始收缩时，二尖瓣的关闭产生 S_1 的第二成分而三尖瓣的关闭产生 S_1 的第三成分。其他如半月瓣的开放等因素也参与 S_1 的形成。通常上述成分不能被人耳分辨，听诊仅为一个声音	音调较低钝，强度较响，历时较长（持续约 0.1 秒），与心尖搏动同时出现，在心尖部最响

续表

心音	产生机制	听诊特点
第二心音	S_2 也由四个成分组成，其中第二成分是 S_2 可听到的成分，S_2 的产生机制多认为是半月瓣突然关闭和血流在主动脉与肺动脉内突然减速引起瓣膜振动所致。其他如房室瓣的开放等因素也参与 S_2 音的形成。S_2 第二成分还可分为两个部分，主动脉瓣关闭在前，形成该音的主动脉瓣部分 A_2，肺动脉瓣关闭在后，形成该音的肺动脉瓣部分 P_2。同样，这些成分不能被人耳所分辨，听诊仅为一个声音	音调较高而脆，强度较 S_1 弱，历时较短（约 0.08 秒），不与心尖搏动同步，在心底部最响
第三心音	出现在心室舒张早期、快速充盈期之末，认为是由于心室快速充盈的血流自心房冲击室壁，使心室壁、腱索和乳头肌突然紧张、振动所致	音调轻而低，持续时间短（约0.04秒），局限于心尖部或其内上方，仰卧位、呼气时较清楚
第四心音	出现在心室舒张末期，收缩期前。一般认为 S_4 的产生与心房收缩使房室瓣及其相关结构（瓣膜、瓣环、腱索和乳头肌）突然紧张、振动有关	心尖部及其内侧较明显，低调、沉浊而弱。属病理性

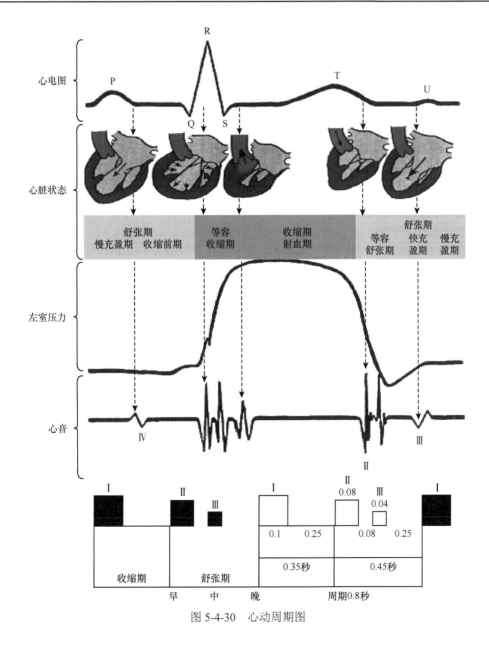

图 5-4-30 心动周期图

心脏听诊最基本的技能是判定第一和第二心音，由此才能进一步确定杂音或额外心音所处的心动周期时相。通常情况下，第一心音与第二心音的判断并无困难：① S_1 音调较 S_2 低，时限较长，在心尖区最响；S_2 时限较短，在心底部较响。② S_1 至 S_2 的距离较 S_2 至下一心搏 S_1 的距离短。但是，在复杂的心律失常时，往往需借助于下列两点进行判别：①心尖或颈动脉的向外搏动与 S_1 同步或几乎同步，听诊的同时利用左手拇指触诊颈动脉搏动判别 S_1 更为方便。②当心尖部听诊难以区分 S_1 和 S_2 时，可先听心底部即肺动脉瓣区或主动脉瓣区，心底部的 S_1 与 S_2 易于区分，再将听诊器体件逐步移向心尖部，边移边默诵 S_1、S_2 节律，进而确定心尖部的 S_1 和 S_2。S_1 和 S_2 的鉴别要点见表 5-4-15。

表 5-4-15　S_1 和 S_2 的鉴别

鉴别要点	S_1	S_2
发生时期	心室收缩开始	心室舒张开始
主要成分	房室瓣关闭	半月瓣关闭
最明显的听诊部位	心尖区	心底部
持续时限	较长	较短
音调	低	高
与心尖搏动的关系	同步	不同步
间隔时距	S_1 至 S_2 的距离短	S_2 至（下一个心搏）S_1 的距离长

（4）心音的改变及其临床意义

1）心音强度改变：影响心音强度的主要因素是心肌收缩力与心室充盈程度（影响心室内压增加的速率），以及瓣膜位置的高低、瓣膜的结构和活动性等。此外，胸壁厚度、肺含气量多少、胸壁或胸腔病变等心外因素以及是否有心包积液也可影响听诊时心音的强度。

第一心音强度的改变：主要决定因素是心室内压增加的速率，心室内压增加的速率越快，S_1 越强；其次受心室开始收缩时二尖瓣和三尖瓣的位置和上述其他因素影响。① S_1 增强：常见于二尖瓣狭窄。由于心室充盈减慢减少，以致在心室开始收缩时二尖瓣位置低垂，以及由于心室充盈量少，使心室收缩时左室内压上升加速和收缩时间缩短，造成瓣膜关闭振动幅度大，因而 S_1 亢进。但是，二尖瓣狭窄伴有严重的瓣叶病变，瓣叶显著纤维化或钙化，使瓣叶增厚、僵硬，瓣膜活动明显受限，则 S_1 反而减弱。另外，在心肌收缩力增强和心动过速时，如高热、贫血、甲状腺功能亢进等均可使 S_1 增强。② S_1 减弱：常见于二尖瓣关闭不全，由于舒张期左心室充盈的血液包括由肺静脉回流的血液以及收缩期反流入左心房的血液，左心室舒张期过度充盈这使二尖瓣漂浮，以致在心室收缩前二尖瓣位置较高，关闭时振幅小，因而 S_1 减弱；其他原因如心电图 P—R 间期过度延长、主动脉瓣关闭不全等使心室充盈过度和二尖瓣位置较高；以及心肌炎、心肌病、心肌梗死或心力衰竭时，由于心肌收缩力减弱均可致 S_1 减弱。③ S_1 强弱不等：常见于心房颤动和完全性房室传导阻滞。前者当两次心搏相近时 S_1 增强，相距远则 S_1 减弱；后者当心房心室几乎同时收缩时 S_1 增强，又称"大炮音"（cannon sound），其机制是当心室收缩正好即刻出现在心房收缩之后（心电图上表现为 QRS 波接近 P 波出现），心室在相对未完全舒张和未被血液充分充盈的情况下，二尖瓣位置较低，急速的心室收缩使二尖瓣迅速和有力地关闭使 S_1 增强。

S_1 强度改变常见病因及发生机制见表 5-4-16。

表 5-4-16　第一心音强度改变常见病因

强度	常见病因	机制
S_1 增强	二尖瓣狭窄	心室充盈减慢减少，二尖瓣位置低垂，瓣膜关闭振动幅度大
	高热、贫血、甲状腺功能亢进	心肌收缩力增强和心动过速

强度	常见病因	机制
S$_1$ 减弱	二尖瓣关闭不全、P—R 间期延长、主动脉瓣关闭不全	左心室舒张期过度充盈，二尖瓣漂浮，关闭时振幅小
	心肌炎、心衰、心肌梗死	心肌收缩力减弱
S$_1$ 强弱不等	心房颤动	心律绝对不齐，心室充盈程度不同
	完全性房室传导阻滞	心房心室几乎同时收缩时 S1 增强

第二心音强度的改变：体或肺循环阻力的大小和半月瓣的病理改变是影响 S$_2$ 的主要因素。S$_2$ 有两个主要部分即主动脉瓣部分（A$_2$）和肺动脉瓣部分（P$_2$），通常 A$_2$ 在主动脉瓣区，P$_2$ 在肺动脉瓣区听诊最清晰。一般情况下，青少年 P$_2$ ＞ A$_2$，成年人 P$_2$=A$_2$，而老年人 P$_2$ ＜ A$_2$。① S$_2$ 增强：体循环阻力增高或血流增多时，主动脉血管内压增高，主动脉瓣关闭有力，振动大，以致 S$_2$ 的主动脉瓣部分（A$_2$）增强或亢进，可呈高调金属撞击音；亢进的 A$_2$ 可向心尖及肺动脉瓣区传导，如高血压、动脉粥样硬化。同样，肺循环阻力增高或血流量增多时，肺动脉血管内压力增高，S$_2$ 的肺动脉瓣部分（P$_2$）亢进，可向胸骨左缘第 3 肋间传导，但不向心尖传导，如肺源性心脏病、左向右分流的先天性心脏病（如房间隔缺损、室间隔缺损、动脉导管未闭等）、二尖瓣狭窄伴肺动脉高压等。② S$_2$ 减弱：由于体循环或肺循环阻力降低、血流减少、半月瓣钙化或严重纤维化时均可分别导致第二心音的 A$_2$ 或 P$_2$ 减弱，如低血压、主动脉瓣或肺动脉瓣狭窄等。

2）心音性质改变：心肌严重病变时，第一心音失去原有性质且明显减弱，第二心音也弱，S$_1$、S$_2$ 极相似，可形成"单音律"。当心率增快，收缩期与舒张期时限几乎相等时，听诊类似钟摆声，又称"钟摆律"或"胎心律"，提示病情严重，如大面积急性心肌梗死和重症心肌炎等。

3）心音分裂（splitting of heart sounds）：正常生理条件下，心室收缩或舒张时两个房室瓣或两个半月瓣的关闭并非绝对同步，三尖瓣较二尖瓣延迟关闭 0.02 ～ 0.03 秒，肺动脉瓣迟于主动脉瓣约 0.03 秒，上述时间差不能被人耳分辨，听诊仍为一个声音。当 S$_1$ 或 S$_2$ 的两个主要成分之间的间期延长，导致听诊闻及心音分裂为两个声音即称心音分裂。

S$_1$ 分裂：当左、右心室收缩明显不同步时心音的两个成分相距 0.03 秒以上时，可出现 S$_1$ 分裂，在心尖或胸骨左下缘可闻及 S$_1$ 分裂。S$_1$ 的分裂一般不受呼吸影响，常见于心室电或机械活动延迟，使三尖瓣关闭明显迟于二尖瓣。电活动延迟见于完全性右束支传导阻滞，机械活动延迟见于肺动脉高压，由于右心室开始收缩时间晚于左心室，三尖瓣延迟关闭，以致 S$_1$ 分裂。

S$_2$ 分裂：临床上较常见，以肺动脉瓣区明显，见于下列情况。①生理性分裂（physiologic splitting）：由于深吸气时因胸腔负压增加，右心回心血流增加，右室排血时间延长，使肺动脉瓣关闭延迟，如果肺动脉瓣关闭明显迟于主动脉瓣关闭，则可在深吸气末出现 S$_2$ 分裂，无心脏疾病存在，尤其在青少年更常见。②通常分裂（general splitting）：是临床上最为常见的 S$_2$ 分裂，也受呼吸影响，见于某些使右室排血时间延长的情况，如二尖瓣狭窄伴肺动脉高压、肺动脉瓣狭窄等，也可见于左室射血时间缩短，使主动脉瓣关闭时间提前（如二尖瓣关闭不全、室间隔缺损等）。③固定分裂（fixed splitting）：指 S$_2$ 分裂不受吸气、呼气的影响，分裂的两个成分时距较固定，可见于先天性心脏病（房间隔缺损）。房间隔缺损时，虽然呼气时右心房回心血量有所减少，但由于存在左房向右房的血液分流，右心血流仍然增加，排血时间延长，肺动脉瓣关闭明显延迟，致 S$_2$ 分裂；当吸气时，回心血流增加，但右房压力暂时性增高同时造成左向右分流稍减，抵消了吸气导致的右心血流增加的改变，因此其 S$_2$ 分裂的时距较固定。④反常分裂（paradoxical splitting）：又称逆分裂（reversed splitting），指主动脉瓣关闭迟于肺动脉瓣，吸气时分裂变窄，呼气时变宽。S$_2$ 逆分裂是病理性体征，见于完全性左束支传导阻滞。另外，主动脉瓣狭窄或重度高血压时，左心排血受阻，排血时间延长使主动脉瓣关闭明显延迟，也可出现 S$_2$ 反常分裂（图 5-4-31）。

S_2 分裂类型及常见病因见表 5-4-17。

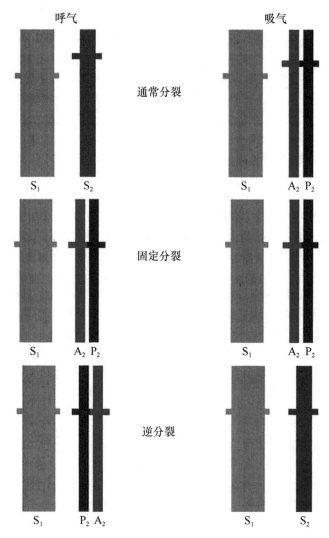

图 5-4-31 第二心音分裂示意图

S_1：第一心音；S_2：第二心音；A_2：第二心音主动脉瓣部分；P_2：第二心音肺动脉瓣部分

表 5-4-17 S_2 分裂类型及常见病因

类型	A_2、P_2 的关系	分裂与呼吸的关系	临床意义
生理性分裂	$A_2 \rightarrow P_2$	吸气时分裂明显 呼气时分裂变窄	生理性现象，青少年常见
通常分裂	$A_2 \rightarrow P_2$	吸气时分裂明显 呼气时分裂变窄	右室排血延迟：肺动脉高压、肺动脉瓣狭窄等 左室射血时间缩短：二尖瓣关闭不全、室间隔缺损等
固定分裂	$A_2 \rightarrow P_2$	时距较固定 不受呼吸的影响	先天性心脏病：房间隔缺损
反常分裂	$P_2 \rightarrow A_2$	吸气时分裂变窄 呼气时分裂变宽	完全性左束支传导阻滞，主动脉瓣狭窄或重度高血压

（5）额外心音（extra cardiac sound）：指在正常 S_1、S_2 之外听到的附加心音，与心脏杂音不同。

多数为病理性，大部分出现在 S_2 之后即舒张期，与原有的心音 S_1、S_2 构成三音律（triple rhythm），如奔马律、开瓣音和心包叩击音等；也可出现在 S_1 之后即收缩期，如收缩期喷射音。少数可出现两个附加心音，则构成四音律（quadruple rhythm）。

1）舒张期额外心音

A. 奔马律（gallop rhythm）：是一种额外心音发生在舒张期的三音心律，由于同时常存在心率增快，额外心音与原有的 S_1、S_2 组成类似马奔跑时的蹄声，故称奔马律。奔马律是心肌严重损害的体征。按其出现时间的早晚可分以下三种。①舒张早期奔马律（protodiastolic gallop）：最为常见，是病理性的 S_3。常伴有心率增快，使 S_2 和 S_3 的间期与 S_1 和 S_2 的间期相仿，听诊音调低、强度弱，又称第三心音奔马律。它与生理性 S_3 的主要区别是后者见于健康人，尤其是儿童和青少年，在心率不快时易发现，S_3 与 S_2 的间期短于 S_1 与 S_2 的间期，左侧卧位及呼气末明显，且在坐位或立位时 S_3 可消失。一般认为舒张早期奔马律是由于心室舒张期负荷过重，心肌张力减低与顺应性减退，以致心室舒张时，血液充盈引起室壁振动。舒张早期奔马律的出现，提示有严重器质性心脏病，常见于心力衰竭、急性心肌梗死、重症心肌炎与扩张型心肌病等。根据舒张早期奔马律不同来源又可分为左室奔马律与右室奔马律，以左室占多数。听诊部位为左室奔马律在心尖部稍内侧，呼气时较清楚；右室奔马律则在剑突下或胸骨左缘第 5 肋间，吸气时较清楚。②舒张晚期奔马律（late diastolic gallop）：又称收缩期前奔马律或房性奔马律，发生于 S_4 出现的时间，为增强的 S_4。该奔马律的发生与心房收缩有关，是由于心室舒张末期压力增高或顺应性减退，以致心房为克服心室的充盈阻力而加强收缩所产生的异常心房音。多见于阻力负荷过重引起心室肥厚的心脏病，如高血压性心脏病、肥厚型心肌病、主动脉瓣狭窄等。听诊特点为音调较低，强度较弱，距 S_2 较远，较接近 S_1，在 S_1 前约 0.1 秒），在心尖部稍内侧听诊最清楚。③重叠型奔马律（summation gallop）：为舒张早期和晚期奔马律在快速性心率或房室传导时间延长时在舒张中期重叠出现引起，使此额外音明显增强。当心率较慢时，两种奔马律可没有重叠，则听诊为 4 个心音，称舒张期四音律，常见于心肌病或心力衰竭。

B. 开瓣音（opening snap）：又称二尖瓣开放拍击声，常位于第二心音后 0.05 ～ 0.06 秒，见于二尖瓣狭窄而瓣膜尚柔软时。由于舒张早期血液自高压力的左心房迅速流入左心室，导致弹性尚好的瓣叶迅速开放后又突然停止，使瓣叶振动引起的拍击样声音。听诊特点为音调高、历时短促而响亮、清脆，呈拍击样，在心尖内侧较清楚。开瓣音的存在可作为二尖瓣瓣叶弹性及活动尚好的间接指标，是二尖瓣分离术及经过二尖瓣球囊成形术适应证的重要参考条件。

C. 心包叩击音（pericardia knock）：见于缩窄性心包炎，在 S_2 后 0.09 ～ 0.12 秒出现的中频、较响而短促的额外心音。在舒张早期心室快速充盈时，由于心包增厚，阻碍心室舒张以致心室在舒张过程中被迫骤然停止，导致室壁振动而产生的声音，在胸骨左缘最易闻及。

D. 肿瘤扑落音（tumor plop）：见于心房黏液瘤患者，位于心尖或其内侧胸骨左缘第 3、4 肋间，在站立后 0.08 ～ 0.12 秒，出现时间较开瓣音晚，声音类似，但音调较低，且随体位改变。为黏液瘤在舒张期随血流进入左心室，撞碰室壁和瓣膜，以及瘤蒂柄突然紧张产生振动所致。

2）收缩期额外心音：心脏在收缩期也可出现额外心音，可分别发生于收缩早期或中、晚期。

A. 收缩早期喷射音（early systolic ejection sound）：又称收缩早期喀喇音（click），为高频爆裂样声音，高调、短促而清脆，紧接于 S_1 后 0.05 ～ 0.07 秒，在心底部听诊最清楚。其产生机制为扩大的肺动脉或主动脉在心室射血时动脉壁振动，以及在主、肺动脉阻力增高的情况下半月瓣瓣叶用力开启或狭窄的瓣叶在开启时突然受限产生振动所致。根据发生部位可分为肺动脉收缩期喷射音和主动脉收缩期喷射音。①肺动脉收缩期喷射音：在肺动脉瓣区最响，吸气时减弱，呼气时增强。见于肺动脉高压、原发性肺动脉扩张、轻中度肺动脉瓣狭窄、房间隔缺损和室间隔缺损等疾病。②主动脉收缩期喷射音：在主动脉瓣区听诊最响，可向心尖传导，不受呼吸影响。见于高血压、主动脉瘤、主动脉瓣狭窄、主动脉瓣关闭不全与主动脉缩窄等。当瓣膜钙化和活动减弱时，此喷射音可消失。

B. 收缩中、晚期喀喇音（mid and late systolic click）：高调、短促、清脆，如关门落锁的 "ka-ta" 样声音，在心尖区及其稍内侧最清楚，改变体位从下蹲到直立可使喀喇音在收缩期的较早阶段发生，而下蹲位或持续紧握拳可使喀喇音发生时间延迟。喀喇音出现在 S_1 后 0.08 秒者称收缩中期喀喇音，0.08 秒以上者为收缩晚期喀喇音。喀喇音可由房室瓣（多数为二尖瓣）在收缩中、晚期脱入左心房，瓣叶突然紧张或其腱索的突然拉紧产生震动所致，这种情况临床上称为二尖瓣脱垂。由于二尖瓣脱垂可造成二尖瓣关闭不全，血液由左心室反流至左心房，因而二尖瓣脱垂患者可同时伴有收缩晚期杂音。收缩中、晚期喀喇音合并收缩晚期杂音也称二尖瓣脱垂综合征。

3）医源性额外音：由于心血管病治疗技术的发展，人工器材置入心脏，也可导致额外心音。常见的主要有两种：人工瓣膜音和人工起搏音。

A. 人工瓣膜音：置换人工金属瓣后可产生瓣膜开关时撞击金属支架所致的金属乐音，音调高、响亮、短促。人工二尖瓣关瓣音在心尖部最响而开瓣音在胸骨左下缘最明显。人工主动脉瓣开瓣音在心底及心尖部均可听到，而关瓣音则仅在心底部闻及。

B. 人工起搏音：安置起搏器后有可能出现两种额外音：①起搏音：发生于 S_1 前 0.08～0.12 秒处，高频、短促、带喀喇音性质。在心尖内侧或胸骨左下缘最清楚。为起搏电极发放的脉冲电流刺激心内膜或心外膜电极附近的神经组织，引起局部肌肉收缩，以及起搏电极导管在心腔内摆动引起的振动所致。②膈肌音：发生在 S_1 之前，伴上腹部肌肉收缩，为起搏电极发放的脉冲电流刺激膈肌或膈神经引起膈肌收缩所产生。

几种主要的三音律和心音分裂听诊特点的比较见表 5-4-18。

表 5-4-18 主要的三音律和心音分裂听诊特点

音律	听诊部位	性质	时间	呼吸的影响	临床意义
生理性 S_3	心尖部或其内上方	音较弱、音调低	舒张早期，S_2-S_3 < S_1-S_2	呼气末明显	健康青少年
S_2 分裂	肺动脉瓣区	音短促，两音相同	S_2 的两个成分间隔 > 0.03s	多为吸气末	健康青少年、肺动脉瓣狭窄等
S_1 分裂	心尖部	同上	S_1 的两个成分间隔 > 0.03 秒		肺动脉高压 完全性右束支传导阻滞
舒张早期奔马律	心尖部（左室）或剑突下（右室）	音调低、强度弱	舒张早期，心率快使 S_2-S_3 与 S_1-S_2 相仿	呼气末（左室）或吸气时较响（右室）	心肌损伤等 心力衰竭
舒张晚期奔马律	心尖部稍内侧	音调较低，强度较弱	舒张晚期，S_1 前约 0.1 秒	呼气末较响	心肌肥厚伴心肌损伤等
开瓣音	同上	音调高，响亮、清脆、短促呈拍击样	舒张早期，S_2 后 0.05～0.06 秒		二尖瓣狭窄
心包叩击	胸骨左缘	音中频，较响，短促	舒张早期，S_2 后 0.09～0.12 秒		缩窄性心包炎
肿瘤扑落音	心尖部内侧	音调较低，随体位改变	S_2 后约 0.08～0.12 秒		心房黏液瘤
收缩早期喀喇音	主动脉瓣区或肺动脉瓣区	音调高、清脆短紧促的高频爆裂的声音	跟 S_1 后约 0.05～0.07 秒		主动脉瓣狭窄或肺动脉高压等
收缩中晚期喀喇音	心尖部或其内	高调、短促，可伴有收缩晚期杂音	S_1 后 0.08 秒或以上		二尖瓣脱垂

（6）心脏杂音（cardiac murmurs）：是指除心音与额外心音外，在心脏收缩或舒张期发现的异常声音，杂音性质的判断对于心脏病的诊断具有重要的参考价值。

1）杂音产生的机制：正常血流呈层流状态。在血流加速、异常血流通道、血管管径异常改变等情况下，可使层流转变为湍流或旋涡而冲击心壁、大血管壁、瓣膜、腱索等使之振动而在相应部位产生杂音。具体机制（图 5-4-32）。

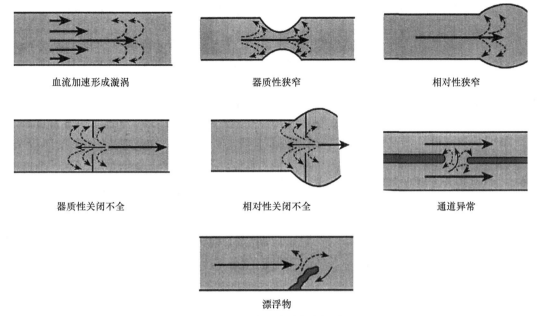

图 5-4-32　杂音的产生机制示意图

A. 血流加速：血流速度越快越容易产生旋涡，杂音也越响。即使在没有瓣膜病变或狭窄的情况下，如剧烈运动、甲状腺功能亢进、严重贫血、高热等，血流速度明显增加时，可产生新的杂音或使原有杂音增强。

B. 瓣膜口狭窄：血流通过狭窄处会产生湍流导致杂音，是杂音产生的常见原因，如二尖瓣狭窄、主动脉瓣狭窄、肺动脉瓣狭窄、先天性主动脉缩窄等。此外，也可由于心腔或大血管扩张导致的瓣口相对狭窄，血流通过时也可产生旋涡，形成湍流而出现杂音。

C. 瓣膜关闭不全：心脏瓣膜由于器质性病变（畸形、粘连或穿孔等）形成的关闭不全或心腔扩大导致的相对性关闭不全，血液反流会产生旋涡出现杂音，也是产生杂音的常见原因。如主动脉瓣关闭不全的主动脉瓣区舒张期杂音，扩张型心肌病由于左心室扩大导致二尖瓣相对关闭不全的心尖区收缩期杂音。

D. 异常血流通道：在心腔内或大血管间存在异常通道，如室间隔缺损、动脉导管未闭、动静脉瘘等，血流经过这些异常通道时形成旋涡而产生杂音。

E. 心腔异常结构：心室内乳头肌、腱索断裂的残端漂浮，有可能扰乱血液层流而出现杂音。

F. 大血管瘤样扩张：血液在流经该血管瘤（主要是动脉瘤）时会形成涡流而产生杂音。

2）杂音的特性与听诊要点：心脏杂音的听诊应根据以下要点进行分辨并分析。

A. 最响部位和传导方向

杂音最响部位常提示病变部位，如杂音在主动脉瓣区或肺动脉瓣区最响，则分别提示为主动脉瓣或肺动脉瓣病变；二尖瓣病变时，杂音在心尖部最响；室间隔缺损时，在胸骨左缘第 3、4 肋间闻及响亮而粗糙的收缩期杂音。

杂音的传导方向也有一定规律，如二尖瓣关闭不全的杂音多向左腋下传导，主动脉瓣狭窄的杂音向颈部传导，而二尖瓣狭窄的降降样杂音则局限于心尖区。杂音具有传导性，在心脏任何听诊区听到的杂音除考虑相应的瓣膜病变外，应考虑是否由其他部位传导所致。一般杂音传导得越远，则其声音将变得越弱，但性质仍保持不变。因此，可将听诊器自某一听诊区逐渐移向另一听诊区，若杂音逐渐减弱，只在某一听诊区杂音最响，则可能仅是这一听诊区相应的瓣膜或部位有病变，其他听诊区的杂音是传导而来的。若移动时，杂音先逐渐减弱，而移近另一听诊区时杂音有增强且性质不相同，应考虑两个瓣膜或部位均有病变。

B. 心动周期中的时期：不同时期的杂音反映不同的病变。可分收缩期杂音（systolic murmurs）、舒张期杂音（diastolic murmurs）、连续性杂音（continuous murmurs）和双期杂音（收缩期与舒张期均出现但不连续的杂音）。还可根据杂音在收缩期或舒张期出现的早、晚而进一步分为早期、中期、晚期或全期杂音。一般认为，收缩期杂音可能系器质性或功能性，舒张期杂音和连续性杂音均为器质性杂音，应注意鉴别。

C. 性质：指由于杂音振动的频率不同而表现出音调与音色的不同。临床上常用于形容杂音音调的词为柔和、粗糙。杂音的音色可形容为吹风样、隆隆样（雷鸣样）、机器样、喷射样、叹气样（哈气样）、乐音样和鸟鸣样等。鉴于不同的病变，其杂音的性质有不同的特点，临床上可根据杂音的性质从而推断出不同的病变。如心尖区舒张期隆隆样杂音是二尖瓣狭窄的特征；二尖瓣关闭不全时，心尖区出现全收缩期粗糙的吹风样杂音；心尖区柔和的吹风样杂音常为功能性杂音；主动脉瓣关闭不全时，主动脉第二听诊区出现舒张期叹气样杂音。

D. 强度与形态：即杂音的响度及其在心动周期中的变化。收缩期杂音的强度一般采用 Levine 6 级分级法（表 5-4-19），杂音分级的记录方法：杂音级别为分子，6 为分母；如响度为 2 级的杂音则记为 2/6 级杂音。对舒张期杂音的分级也可参照此标准，但亦有只分为轻、中、重度三级。

表 5-4-19　杂音强度分级

级别	响度	听诊特点	震颤
1	很轻	很弱，易被初学者或缺少心脏听诊经验者所忽视	无
2	轻度	能被初学者或缺少心脏听诊经验者听到	无
3	中度	明显的杂音	无
4	中度	明显的杂音	有
5	响亮	响亮的杂音	明显
6	响亮	响亮的杂音，即使听诊器稍离开胸壁也能听到	明显

杂音形态是指在心动周期中杂音强度的变化规律，用心音图记录，构成一定的形态（图 5-4-33）。常见的杂音形态有 5 种：

a. 递增型杂音（crescendo murmur）：杂音由弱逐渐增强，如二尖瓣狭窄的舒张期隆隆样杂音。

b. 递减型杂音（decrescendo murmur）：杂音由较强逐渐减弱，如主动脉瓣关闭不全时的舒张期叹气样杂音。

c. 递增递减型杂音（crescendo - decrescendo murmur）：又称菱形杂音，即杂音由弱转强，再由强转弱，如主动脉瓣狭窄的收缩期杂音。

d. 连续型杂音（continuous murmur）：杂音由收缩期开始，逐渐增强，高峰在 S_2 处，舒张期开始渐减，直到下一心动的 S_1 前消失，如动脉导管未闭的连续性杂音。

e. 一贯型杂音（plateau murmur）：强度大体保持一致，如二尖瓣关闭不全的全收缩期杂音。

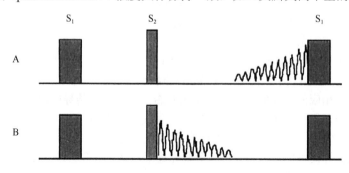

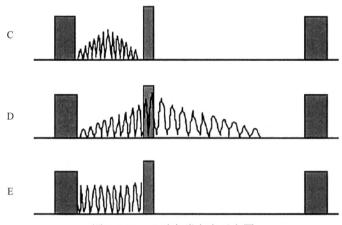

图 5-4-33　心脏各类杂音示意图

A. 递增型；B. 递减型；C. 递增递减型；D. 连续型；E. 一贯型

E. 体位、呼吸和运动对杂音的影响：采取某一特定的体位或体位改变、运动后、深吸气或呼气、屏气等动作可使某些杂音增强或减弱，有助于杂音的判别。

a. 体位：左侧卧位可使二尖瓣狭窄的舒张期隆隆样杂音更明显；前倾坐位时，易于闻及主动脉瓣关闭不全的叹气样杂音；仰卧位则二尖瓣、三尖瓣与肺动脉瓣关闭不全的杂音更明显。此外迅速改变体位，由于血流分布和回心血量的改变可影响杂音的强度，如从卧位或下蹲位迅速站立，使瞬间回心血量减少，肥厚型梗阻性心肌病的杂音增强。从而使二尖瓣、三尖瓣、主动脉瓣关闭不全及肺动脉瓣狭窄与关闭不全的杂音均减轻。

b. 呼吸：深吸气时，胸腔负压增加，回心血量增多和右心室排血量增加，从而使与右心相关的杂音增强，如三尖瓣或肺动脉瓣狭窄与关闭不全。如深吸气后紧闭声门并用力作呼气动作（Valsalva动作）时，胸腔压力增高，回心血量减少，经瓣膜产生的杂音一般都减轻，而肥厚型梗阻性心肌病的杂音则增强。

c. 运动：使心率增快，心搏增强，在一定的心率范围内亦使杂音增强。

3）杂音的临床意义：杂音的听诊对心脏疾病的诊断与鉴别诊断有非常重要价值。但是临床上，有杂音不一定有心脏病，有心脏病也可以没有杂音。根据产生杂音的心脏部位有无器质性病变，可区分为器质性杂音与功能性杂音；根据杂音的临床意义又可以分为病理性杂音和生理性杂音（包括无害性杂音）。器质性杂音是指杂音产生部位有器质性病变存在，而功能性杂音包括：①生理性杂音；②全身性疾病造成的血流动力学改变产生的杂音（如甲状腺功能亢进使血流速度明显增加）；③有心脏病理意义的相对性关闭不全或相对性狭窄引起的杂音（也可称相对性杂音）。后者心脏局部虽无器质性病变，但它与器质性杂音又可合称为病理性杂音。应该注意的是，生理性杂音必须符合以下条件：只限于收缩期、心脏无增大、杂音柔和、吹风样、无震颤。生理性与器质性收缩期杂音的鉴别如表 5-4-20。

表 5-4-20　生理性与器质性收缩期杂音的鉴别

鉴别要点	生理性	器质性
年龄	儿童、青少年	不定
部位	肺动脉瓣区 / 心尖区	不定
性质	柔和、吹风样	粗糙、吹风 / 喷射样，常呈高调
持续时间	短促	较长，全收缩期
强度	一般 ≤ 2/6 级	常 ≥ 3/6 级

续表

鉴别要点	生理性	器质性
震颤	无	3/6 级以上常伴震颤
传导	局限，不传导	沿血流方向传导较远而广

根据杂音出现在心动周期中的时期与部位，将杂音的特点和临床意义分述如下：

A. 收缩期杂音

a. 二尖瓣区：①功能性：常见于运动、妊娠、发热、贫血、与甲状腺功能亢进等。前二者为生理性杂音，其余为全身疾病所致。杂音性质柔和、吹风样强度 1 ~ 2/6 级，时限短，较局限。具有心脏病理意义的功能性杂音有左心增大引起的二尖瓣相对性关闭不全，如高血压性心脏病、冠状动脉粥样硬化性心脏病、贫血性心脏病和扩张型心肌病等，杂音性质较粗糙、吹风样、强度 2 ~ 3/6 级，时限较长，可有一定的传导。② 器质性：主要见于风湿性心瓣膜病二尖瓣关闭不全等，杂音性质粗糙、吹风样、高调，强度 ≥ 3/6 级，持续时间长，可占全收缩期，甚至遮盖 S_1 并向左腋下传导。

b. 主动脉瓣区：①功能性：见于高血压和主动脉硬化引起升主动脉扩张，杂音柔和，常有 A_2 亢进。②器质性多见于各种病因的主动脉瓣狭窄。杂音为典型的喷射性收缩中期杂音，响亮而粗糙，递增递减型，向颈部传导，常伴有震颤且 A_2 减弱。

c. 肺动脉瓣区：① 功能性：其中生理性杂音在青少年及儿童中多见，呈柔和、吹风样，强度在 1 ~ 2/6 级，时限较短。心脏病理情况下的功能性杂音，例如肺淤血及肺动脉高压导致肺动脉扩张产生的肺动脉瓣相对性狭窄的杂音，听诊特点与生理性类似，但杂音较响，P_2 亢进，见于二尖瓣狭窄、先天性心脏病的房间隔缺损等。② 器质性：见于肺动脉瓣狭窄，杂音呈典型的收缩中期杂音，喷射性、粗糙、强度 ≥ 3/6 级，常伴有震颤且 P_2 减弱。

d. 三尖瓣区：①功能性：多见于右心室扩大的患者，如二尖瓣狭窄、肺源性心脏病，因右心室扩大导致三尖瓣相对性关闭不全。杂音为吹风样、柔和，吸气时增强，一般在 3/6 级以下，可随病情好转，心腔缩小而减弱或消失。由于右心室增大，杂音部位可移向左侧近心尖处，需注意与二尖瓣关闭不全的杂音鉴别。②器质性：极少见，器质性三尖瓣关闭不全听诊特点与器质性二尖瓣关闭不全类似，但不传至腋下，可伴颈静脉和肝脏收缩期搏动。

e. 其他部位：①功能性：在胸骨左缘第 3、4 肋间，部分青少年中可闻及生理性杂音，病理意义的相对性关闭不全或相对性狭窄引起的杂音（也可称相对性杂音）。后者心脏局部虽无器质性病变，但它与器质性杂音又可合称为病理性杂音。②器质性：常见的有胸骨左缘第 3、4 肋间响亮而粗糙的收缩期杂音伴震颤，有时呈喷射性，提示室间隔缺损等。

收缩期杂音常见病因见表 5-4-21。

表 5-4-21 收缩期杂音的常见病因

杂音部位	类型	常见病因
二尖瓣区	功能性杂音	①血流速度加快、心肌收缩增强：运动、发热、贫血、妊娠与甲状腺功能亢进等；②左室扩大导致二尖瓣相对性关闭不全，如高血压性心脏病、冠心病、扩张型心肌病等
	器质性杂音	主要见于风湿性心瓣膜病二尖瓣关闭不全、二尖瓣脱垂等
主动脉瓣区	功能性杂音	见于升主动脉扩张，如高血压和主动脉硬化
	器质性杂音	各种病因的主动脉瓣狭窄
肺动脉瓣区	功能性杂音	①生理性杂音多见于青少年及儿童；②病理情况下，为肺淤血及肺动脉高压导致肺动脉扩张产生的肺动脉瓣相对性狭窄，常见于二尖瓣狭窄、房间隔缺损等
	器质性杂音	肺动脉瓣狭窄
三尖瓣区	功能性杂音	见于右心室扩大导致三尖瓣相对性关闭不全，如二尖瓣狭窄、肺源性心脏病

杂音部位	类型	常见病因
三尖瓣区	器质性杂音	极少见
胸骨左缘第3、4肋间	功能性杂音	①生理性杂音见于部分青少年；②病理情况下见于相对性关闭不全或相对性狭窄
	器质性杂音	室间隔缺损

B. 舒张期杂音

a. 二尖瓣区：①功能性：主要见于中、重度主动脉瓣关闭不全，导致左室舒张期容量负荷过高，使二尖瓣基本处于半关闭状态，呈现相对狭窄而产生杂音，称 Austin Flint 杂音。应注意与器质性二尖瓣狭窄的杂音鉴别，见表 5-4-22。②器质性：主要见于风湿性心瓣膜病的二尖瓣狭窄。听诊特点为心尖 S_1 亢进，局限于心尖区的舒张中晚期低调、隆隆样、递增型杂音，平卧或左侧卧位易闻及，常伴震颤。

表 5-4-22　二尖瓣区舒张期杂音的鉴别

鉴别要点	器质性二尖瓣狭窄	Austin Flint 杂音
杂音特点	粗糙、递增、舒张中晚期杂音，可伴震颤	柔和，递减型舒张中、晚期杂音，无震颤
S_1 亢进	常有	无
开瓣音	可有	无
心房颤动	常有	常无
X 线心影	呈二尖瓣型，右心室、左心房增大	呈主动脉型、左心室增大

b. 主动脉瓣区：主要见于各种原因的主动脉瓣关闭不全所致的器质性杂音。杂音呈舒张早期递减型柔和叹气样，常向胸骨左缘及心尖传导，在主动脉瓣第二听诊区、前倾坐位、深呼气后暂停呼吸最清楚。常见原因为风湿性心瓣膜病或先天性心脏病的主动脉瓣关闭不全、特发性主动脉瓣脱垂、梅毒性升主动脉炎和马方综合征所致主动脉瓣关闭不全。

c. 肺动脉瓣区：器质性病变引起者极少，多由于肺动脉扩张导致相对性关闭不全所致的功能性杂音。杂音柔和、较局限、呈舒张期递减型、吹风样，于吸气末增强，称 Graham Steell 杂音，常见于二尖瓣狭窄伴明显肺动脉高压。

d. 三尖瓣区：局限于胸骨左缘第4、5肋间，低调隆隆样，深吸气末杂音增强，见于三尖瓣狭窄，极为少见。

舒张期杂音部位及常见病因见表 5-4-23。

表 5-4-23　舒张期杂音的部位及常见病因

杂音部位	常见病因
二尖瓣区	①功能性杂音（Austin Flint 杂音）见于中、重度主动脉瓣关闭不全所致的二尖瓣相对狭窄；②器质性杂音主要见于风湿性心瓣膜病二尖瓣狭窄
主动脉瓣区	①瓣膜病变：风湿性心瓣膜病或先天性心脏病的主动脉瓣关闭不全；②瓣环扩张：梅毒性升主动脉炎和马方综合征
肺动脉瓣区	①功能性杂音（Graham Steel 杂音）见于肺动脉扩张导致肺动脉瓣相对性关闭不全，见于二尖瓣狭窄、肺源性心脏病、肺动脉高压等；②器质性杂音少见
三尖瓣区	见于三尖瓣狭窄，极为少见

C. 连续性杂音：常见于先天性心脏病动脉导管未闭。在胸骨左缘第 2 肋间稍外侧闻及，杂音粗糙、响亮似机器转动样，持续于整个收缩与舒张期，其间不中断，掩盖 S_2，常伴有震颤。此外，

先天性心脏病及肺动脉间隔缺损也可有类似杂音，但位置偏内而低，约在胸骨左缘第3肋间。冠状动静脉窦、冠状动脉窦瘤破裂也在相应部位可出现连续性杂音，但前者杂音柔和；后者有冠状动脉窦瘤破裂的急性病史。

（7）心包摩擦音（pericardial friction sound）：指脏层与壁层心包由于生物性或理化因素致纤维蛋白沉积而粗糙，以致在心脏搏动时产生摩擦而出现的声音。音质粗糙、高音调、搔抓样、比较表浅类似纸张摩擦的声音。在心前区或胸骨左缘第3、4肋间最响亮，坐位前倾及呼气末更明显。典型者摩擦音的声音呈三相：心房收缩 - 心室收缩 - 心室舒张期，但多为心室收缩 - 心室舒张的双期摩擦音，有时也可仅出现在收缩期。心包摩擦音与心搏一致，屏气时摩擦音仍存在，可据此与胸膜摩擦音相鉴别。见于各种感染性心包炎，也可见于急性心肌梗死、尿毒症、心脏损伤后综合征和系统性红斑狼疮等非感染性情况导致的心包炎。当心包腔有一定积液量后，摩擦音可消失。

八、血管检查

血管检查是心血管检查的重要组成部分。本节重点阐述周围血管检查，包括脉搏、血压、血管杂音及周围血管征。

（一）脉搏

检查脉搏主要用触诊，也可用脉搏计描记波形。检查时可选择桡动脉、肱动脉、股动脉、颈动脉及足背动脉等。检查时需将两侧脉搏情况进行对比，正常人两侧脉搏差异很小，不易察觉。两侧脉搏明显不同见于缩窄性大动脉炎或无脉症。在检查脉搏时应注意脉搏脉率、节律、紧张度和动脉壁弹性、强弱和波形变化。

1. 脉率 脉率影响因素与心率相似。正常成人脉率在安静、清醒的情况下为60～100次/分，老年人偏慢，女性稍快，儿童较快，<3岁的儿童多在100次/分以上。各种生理、病理情况或药物影响也可使脉率增快或减慢。此外，除脉率快慢外，还应观察脉率与心率是否一致。某些心律失常如心房颤动或较早出现的期前收缩时，由于部分心脏收缩的搏出量低，不足以引起周围动脉搏动，故脉率可少于心率。

2. 脉律 脉搏的节律可反映心脏的节律。正常人脉律规则，有窦性心律不齐者的脉律可随呼吸改变，吸气时增快，呼气时减慢。各种心律失常患者均可影响脉律，如心房颤动者脉律绝对不规则、脉搏强弱不等以及脉率少于心率，后者称脉搏短绌；有期前收缩呈二联律或三联律者可形成二联脉、三联脉；二度房室传导阻滞者可有脉搏脱漏，称脱落脉（dropped pulse）等。

3. 紧张度与动脉壁状态 脉搏的紧张度与动脉硬化的程度有关。检查时将两个手指指腹置于桡动脉上，近心端手指用力按压阻断血流，使远心端手指触不到脉搏，通过施加压力的大小及感觉的血管壁弹性状态判断脉搏紧张度。例如，将桡动脉压紧后，虽远端手指触不到动脉搏动，但可触及条状动脉的存在，并且硬而缺乏弹性似条索状、迂曲或结节状，提示动脉硬化。

4. 强弱 脉搏的强弱与心搏出量、脉压和外周血管阻力相关。脉搏增强且振幅大，见于高热、甲状腺功能亢进、主动脉瓣关闭不全等。是由于心搏量大、脉压宽和外周阻力低所致，脉搏减弱而振幅低见于心力衰竭、主动脉瓣狭窄与休克等，是由于心搏量少、脉压小和外周阻力增高所致。

5. 脉波 了解脉波变化有助于心血管疾病的诊断，通过仔细地触诊动脉（如桡动脉、肱动脉或股动脉）可发现各种脉波异常的脉搏（图5-4-34）。正常脉波由升支（叩击波）、波峰（潮波）和降支（重搏波）三部分构成。升支发生在左室收缩早期，由左室射血冲击主动脉壁所致。波峰又称潮波，出现在收缩中、晚期，系血液向动脉远端运行的同时，部分逆反，冲击动脉壁引起。降支发生于心室舒张期，在降支上有一切迹称重搏波，来源于主动脉瓣关闭，血液由外周向近端折回后又向前，以及主动脉壁弹性回缩，使血流持续流向外周动脉所致。在明显主动脉硬化者，重搏波趋于不明显。

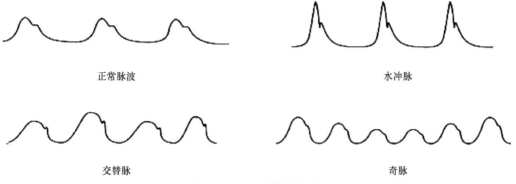

正常脉波　　　　　　　　　　　　　　　　　水冲脉

交替脉　　　　　　　　　　　　　　　　　　奇脉

图 5-4-34　各种脉波波形

（1）水冲脉（water hammer pulse）：脉搏骤起骤落，犹如潮水涨落，故名水冲脉，检查者握紧患者手腕掌面，将其前臂高举过头部，可明显感知桡动脉犹如水冲的急促而有力的脉搏冲击。是由于周围血管扩张、血流量增大，或存在血液分流、反流所致。前者常见于甲状腺功能亢进、严重贫血、脚气病等，后者常见于主动脉瓣关闭不全、先天性心脏病动脉导管未闭、动静脉瘘等。

（2）交替脉（pulsus alternans）：系节律规则而强弱交替的脉搏，必要时嘱患者在呼气中期屏住呼吸，以排除呼吸变化所影响的可能性。一般认为交替脉系左室收缩力强弱交替所致，为左室心力衰竭的重要体征之一。常见于高血压性心脏病、急性心肌梗死和主动脉瓣关闭不全导致的心力衰竭等。

（3）奇脉（paradoxical pulse）：是指吸气时脉搏明显减弱或消失，系左心室搏血量减少所致。正常人脉搏强弱不受呼吸周期影响。当有心脏压塞或心包缩窄时，吸气时一方面由于右心舒张受限，回心血量减少而影响右心排血量，右心室排入肺循环的血量相应减少；另一方面肺循环受吸气时胸腔负压的影响，肺血管扩张，致使肺静脉回流入左心房血量减少，因而左室排血量也减少。这些因素形成吸气时脉搏减弱，甚至不能触及，故又称"吸停脉"。明显的奇脉触诊时即可按知，不明显的可用血压计检测，吸气时收缩压较呼气时低 10mmHg 以上。

（4）无脉（pulseless）即脉搏消失，可见于严重休克及多发性大动脉炎，后者系由于某一部位动脉闭塞而致相应部位脉搏消失。

（二）血压

血压（blood pressure，BP）通常指体循环动脉血压，是重要的生命体征。

1. 测量方法　血压测定有两种方法。① 直接测压法：即经皮穿刺将导管送至周围动脉（如桡动脉）内，导管末端接监护测压系统，自动显示血压值。本法虽然精确、实时，但为有创方式，仅适用于危重、疑难病例。②间接测量法：即袖带加压法，以血压计测量。血压计有采柱式、弹簧式和电子血压计，诊所或医院常用采柱式血压计或经过验证（BHS 和 AAMI、ESH）合格的电子血压计进行测量。间接测量法的优点为简便易行，但易受多种因素影响，尤其是周围动脉舒缩变化的影响。

操作规程：被检者半小时内禁烟、禁咖啡、排空膀胱，安静环境下在有靠背的椅子安静休息至少 5 分钟。取坐位（特殊情况下可以取仰卧位或站立位）测血压，被检者上肢裸露伸直并轻度外展，肘部置于心脏同一水平，将气袖均匀紧贴皮肤缠于上臂，使其下缘在肘窝以上约 2.5cm，气袖之中央位于肱动脉表面。检查者触及肱动脉搏动后，将听诊器体件置于搏动上准备听诊。然后，向袖带内充气，边充气边听诊，待肱动脉搏动声消失，再升高 30mmHg 后，缓慢放气（2～6mmHg/s），双眼随采柱下降，平视采柱表面，根据听诊结果读出血压值。根据 Korotkoff 5 期法，首先听到的响亮拍击声（第 1 期）代表收缩压，随后拍击声有所减弱和带有柔和吹风样杂音为第 2 期，在第 3 期当压力进一步降低而动脉血流量增加后，这些声音被比较响的杂音所代替，然后音调突然变得沉闷为第 4 期，最终声音消失即达第 5 期。第 5 期的血压值即舒张压。对于 12 岁以下儿童、妊娠妇女、严重贫血、甲状腺功能亢进、主动脉瓣关闭不全及 Korotkoff 音不消失者，可以第 4 期作为舒张压读数。血压至少应测量 2 次，间隔 1～2 分钟；如收缩压或舒张压 2 次读数相差 5mmHg 以上，应再次测量，以 3 次读数的平均值作为测量结果。收缩压与舒张压之差值为脉压，舒张压加 1/3 脉压为平均动脉压。需注意的是，部分被检者偶尔可出现听诊间隙（在收缩压与舒张压之间出现的无声间隔），可能因未能识别而导致收缩压的低估，主要见于重度高血压或主动脉瓣狭窄等。因此，需注意向袖带内充气时肱动脉搏动声消失后，再升高 30mmHg，一般能防止此误差。

气袖宽度：气袖大小应适合患者的上臂臂围，至少应包裹 80% 上臂。手臂过于粗大或测大腿血压时，用标准气袖测值会过高，反之，手臂太细或儿童测压时用标准气袖则结果会偏低。因此，针对这些特殊情况，为保证测量准确，须使用适当大小的袖带。

2. 血压标准　正常成人血压标准的制定主要是根据大规模流行病学资料分析获得。目前根据中国高血压防治指南（2018 年修订版）的标准，规定见表 5-4-24。

表 5-4-24　血压水平的定义和分类

分类	收缩压 /mmHg		舒张压 /mmHg
正常血压	＜ 120		＜ 80
正常高值血压	120～139		80～89
高血压	≥ 140	和 / 或	≥ 90
1 级高血压	140～159	和 / 或	90～99
2 级高血压	160～179	和 / 或	100～109
3 级高血压	≥ 180	和 / 或	≥ 110
单纯收缩期高血压	≥ 140		＜ 90

若测量的收缩压或舒张压分属不同级别时以较高的分级为准

3. 血压变动的临床意义

（1）高血压：血压测量值受多种因素的影响，如情绪激动、紧张、运动等；若在安静、清醒和未使用降压药的条件下采用标准测量方法，至少 3 次非同日血压值达到或超过收缩压 140mmHg 和（或）舒张压 90mmHg，即可认为有高血压，如果仅收缩压达到标准则称为单纯收缩期高血压。高血压绝大多数是原发性高血压，约 5% 继发于其他疾病，称为继发性高血压，如慢性肾炎、原发性醛固酮增多症等。

（2）低血压：凡血压低于 90/60mmHg 时称低血压。急性的持续（＞ 30 分钟）低血压状态多见于严重病症，如休克、急性心脏压塞等。慢性低血压也可有体质的原因，患者自诉一贯血压偏低，一般无症状。另外，如果病人平卧 5 分钟以上后站立 1 分钟和 5 分钟时测定血压，如果其收缩压下降 20mmHg 以上，并伴有头晕或晕厥，为直立性低血压。

（3）双侧上肢血压差别显著：正常双侧上肢血压差别达 5～10mmHg，若超过此范围，见于多发性大动脉炎或先天性动脉畸形等疾病。

（4）上下肢血压差异常：正常下肢血压高于上肢血压达 20～40mmHg，如下肢血压低于上肢应考虑主动脉缩窄，或胸腹主动脉型大动脉炎等。

（5）脉压改变：脉压明显增大（≥ 60mmHg）见于考虑甲状腺功能亢进、主动脉瓣关闭不全和动脉硬化等。若脉压减小（＜ 30mmHg），可见于主动脉瓣狭窄、心包积液及严重心力衰竭等。

4. 动态血压监测　血压监测方法除了重危患者的床旁连续有创监测外，尚有动态血压监测（ambulatory blood pressure monitoring，ABPM），是高血压诊治的一个重要方面。测量应使用经 BHS、AAMI 和（或）ESH 方案验证的动态血压检测仪，按设定的间隔时间，24 小时连续地记录血压。一般设白昼时间（早 6 时至晚 10 时）每 15 或 20 分钟测血压一次；夜间时间（晚 10 时至次晨 6 时），每 30 分钟记录一次。动态血压的正常标准：24 小时平均血压值＜ 130/80mmHg；白昼平均血压值＜135/85mmHg；夜间平均血压值＜120/70mmHg。正常情况下，夜间血压值较白昼低10%～20%。凡是疑有单纯性诊所高血压（白大衣高血压）、隐蔽性高血压、顽固难治性高血压、发作性高血压或低血压的病人，均应考虑动态血压监测作为常规血压检测的补充手段。

5. 家庭自测血压　部分患者在诊所或医院内由医护人员测定血压时，由于情绪紧张等因素，血压值可能偏高甚至超过正常范围称为诊所高血压（白大衣高血压）。因此，除考虑动态血压监测外，尚可观察家庭自测血压以进行鉴别。家庭自测血压由患者或其家属，采用上述的血压测量方法测定血压，并进行记录，就诊时供医师参考，必要时补充动态血压监测。家庭自测血压的正常血压值为＜135/85mmHg。

（三）血管杂音及周围血管征

1. 静脉杂音　由于静脉压力低，不易出现涡流，故杂音一般不明显。临床较有意义的有颈静脉营营声，在颈根部近锁骨处，甚至在锁骨下，尤其是右侧可出现低调、柔和、连续性杂音，坐位及站立明显，系颈静脉血液快速回流入上腔静脉所致。以手指压迫颈静脉暂时中断血流，杂音可消失，属无害性杂音。应注意与甲状腺功能亢进的血管杂音和某些先天性心脏病的杂音鉴别。此外，肝硬化门静脉高压引起腹壁静脉曲张时，可在脐周或上腹部闻及连续性静脉营营声。

2. 动脉杂音　多见于周围动脉、肺动脉和冠状动脉。如甲状腺功能亢进症时甲状腺侧叶的连续性杂音上多见，提示局部血流丰富；多发性大动脉炎的狭窄病变部位可听到收缩期杂音；肾动脉狭窄时，在上腹部或腰背部闻及收缩期杂音；肺内动静脉瘘时，在胸部相应部位有连续性杂音；外周动静脉瘘时则在病变部位出现连续性杂音；冠状动静脉瘘时可在胸骨中下端出现较表浅而柔和的连续性杂音或双期杂音，部分以舒张期更为显著。还有在正常儿童及青年，锁骨上可有轻而短的呈递增递减型收缩期杂音，当双肩向后高度伸展可使杂音消失。该杂音发生原理尚不明确，可能来源于主动脉弓头臂分支杂音。

3. 周围血管征　脉压增大除可触及水冲脉外，还有以下体征：

（1）枪击音（pistol shot sound）：在外周较大动脉表面，常选择股动脉，轻放听诊器膜型体件时可闻及与心跳一致短促如射枪的声音。

（2）Duroziez双重杂音：以听诊器钟型体件稍加压力于股动脉，并使体件开口方向稍偏向近心端，可闻及收缩期与舒张期双期吹风样杂音。

（3）毛细血管搏动征（capillary pulsation）：用手指轻压患者指甲末端或以玻片轻压患者口唇黏膜，使局部发白，当心脏收缩和舒张时则发白的局部边缘发生有规律的红、白交替改变即为毛细血管搏动征。

凡体检发现上述体征及水冲脉可统称周围血管征阳性，主要见于主动脉瓣重度关闭不全、甲状腺功能亢进和严重贫血等。

心脏和血管检查纲要见表5-4-25。

表 5-4-25　心脏和血管检查纲要

主要内容	结果记录举例
心脏检查	
视诊	
心前区隆起与凹陷	无异常隆起或凹陷
心尖搏动	位于第5肋间左锁骨中线内0.5cm处，无搏动弥散
心前区的异常搏动	心前区无异常搏动
触诊	
心尖搏动及心前区搏动	心尖搏动位置同视诊，无抬举性搏动，搏动范围约2cm，心前区无异常搏动
震颤	心前区各瓣膜区无震颤
心包摩擦感	未触及心包摩擦感

续表

主要内容	结果记录举例
叩诊	
心浊音界	左、右心界不大
听诊	
心率	70 次 / 分
心律	律不齐，可闻及期前收缩 4 次 / 分
心音	心音强，$A_2 > P_2$，未闻及心音分裂
额外心音	未闻及额外心音
心脏杂音	心尖部闻及柔和的收缩期吹风样 2/6 级杂音，不传导
心包摩擦音	未闻及心包摩擦音
血管检查	
脉搏	
脉率	70 次 / 分
脉律	律不齐，期前收缩 4 次 / 分
强弱	两侧桡动脉、股动脉、足背动脉搏动一致，均较强
脉波	可触及水冲脉，无交替脉和奇脉
血压	150/70mmHg
血管杂音、周围血管征	
动脉杂音周围血管征	上腹部未闻及收缩期血管杂音
	周围血管征阳性（两侧股动脉处均可闻及枪击音和 Duroziez 双重杂音，毛细血管搏动征阳性）

九、循环系统常见疾病的主要症状和体征

（一）二尖瓣狭窄

二尖瓣狭窄（mitral stenosis）是我国常见的心脏瓣膜病，主要因风湿炎症反复发作导致的慢性心脏瓣膜损害，但近年来发病呈下降趋势。老年人的瓣膜因钙化所致的心脏瓣膜病变在我国日渐增多。少数病因为先天性。

二尖瓣口径面积正常为 $4.0 \sim 6.0cm^2$，病变时二尖瓣口面积缩小，一般将瓣口缩小程度分为三度。①轻度狭窄：瓣口面积 $1.5 \sim 2.0cm^2$；②中度狭窄：瓣口面积 $1.0 \sim 1.5cm^2$；③重度狭窄：瓣口面积 $< 1.0cm^2$。

主要病理解剖改变为瓣叶交界处发生炎症、水肿、相互粘连及融合，严重病变时瓣膜增厚、硬化和腱索缩短及相互粘连。

根据狭窄程度和代偿状态，可分为三期。①左心房代偿期：当瓣口面积减少至 $2.0cm^2$，左房排血受阻，继而发生代偿性扩张和肥厚，以增强左房容量和收缩，增加瓣口血流量；②左心房失代偿期：瓣口面积减小到 $1.5cm^2$ 时，左房压进一步升高，当瓣口面积减小为 $1.0cm^2$ 时，左心房压显著增高。左房失代偿时，由于左心房与肺静脉之间并无瓣膜，肺静脉和肺毛细血管压升高、血管扩张、淤血，进而间质性肺水肿和肺血管壁增厚，引起肺顺应性降低，出现呼吸困难，并逐步加重；③右心衰竭期：由于长期肺动脉高压，右心室负荷增加，出现右心室肥厚与扩张，最后导致右心衰竭。

1. 症状 失代偿期，初为劳力性呼吸困难，随着病情发展，出现休息时呼吸困难、阵发性夜间呼吸困难、端坐呼吸，甚至发生急性肺水肿。常于活动或夜间睡眠时发生咳嗽，劳累时加重，多为干咳。咳嗽可引起支气管内膜微血管或肺泡内毛细血管破裂时，可出现血丝痰；如咯出较大量鲜血，是黏膜下支气管静脉破裂出血；急性肺水肿时多有大量粉红色泡沫状痰。若左心房明显扩张压迫食管，

可引起吞咽困难；由于扩大的左房和肺动脉压迫左喉返神经致其麻痹引起声音嘶哑。

2. 体征

（1）视诊：两颧绀红色呈二尖瓣面容，口唇轻度发绀，由于右心室增大，心尖搏动可向左移位。若儿童期即有二尖瓣狭窄，心前区因右心室肥大而隆起。

（2）触诊：心尖区常有舒张期震颤，患者左侧卧位时较明显。右心室肥大致心尖搏动左移，并且胸骨左下缘或剑突下可触及右心室收缩期抬举样搏动。

（3）叩诊：轻度二尖瓣狭窄者的心浊音界无异常。中度以上狭窄造成肺动脉段、左房增大，胸骨左缘第2、3肋间心浊音界向左扩大，正常心腰消失，心浊音界可呈梨形。

（4）听诊：听诊可有下列特征。

1）局限于心尖区的低调、隆隆样、舒张中晚期递增型杂音，左侧卧位时更明显，是二尖瓣狭窄最重要而有特征性的体征。窦性心律时，由于舒张晚期心房收缩促使血流加速，杂音于此期加强；心房颤动时，舒张晚期杂音可不明显。

2）心尖区 S_1 亢进，为本病听诊之第二个特征。

3）部分患者于心尖区内侧可闻及一个紧跟 S_2 后的高调、短促、响亮的二尖瓣开放拍击音（开瓣音），提示瓣膜弹性及活动度尚好。开瓣音在 S_2 后发生越早，提示左心房压力高和狭窄严重。若瓣叶钙化僵硬，则 S_1 减弱和（或）开瓣音消失。

4）由于肺动脉高压，同时主动脉压力低于正常，两瓣不能同步关闭，所致 P_2 亢进和分裂。

5）如肺动脉扩张，肺动脉瓣区可有递减型高调叹气样舒张期早期 Graham Steell 杂音，于吸气末增强。

6）右室扩大伴三尖瓣关闭不全时，胸骨左缘第4、5肋间有收缩期吹风性杂音，于吸气时增强。

7）晚期患者可出现心房颤动，表现为心音强弱不等、心律绝对不规则和脉搏短绌。

（二）二尖瓣关闭不全

二尖瓣关闭不全（mitral regurgitation）分急性与慢性两种类型。急性二尖瓣关闭不全常因感染或缺血坏死引起腱索断裂或乳头肌坏死，也可为人工瓣膜置换术后并发急性瓣周漏，病情危急，预后差。慢性二尖瓣关闭不全的常见病因为风湿性、二尖瓣脱垂、冠状动脉粥样硬化性心脏病伴乳头肌功能失调、老年性二尖瓣退行性变等。

单纯慢性二尖瓣关闭不全的病程往往较长，由于二尖瓣关闭不全，收缩期左室射血时，一部分血流通过关闭不全的瓣口反流到左房，使左心房充盈度和压力均增加，导致左心房扩张，也因左心房流入左心室的血量较正常增多，亦致使左心室肥厚和扩大。持续的严重过度负荷，可导致左心室舒张末压和左心房压明显上升，出现肺淤血，最终发生肺动脉高压和右心衰竭。慢性二尖瓣关闭不全的无症状期可达十几年，若出现症状，则左心功能急转直下，发生明显的症状。

1. 症状　慢性二尖瓣关闭不全，早期无明显自觉症状，一旦出现明显自觉症状，证明有不可逆的心功能损害。表现临床为心悸、咳嗽、劳力性呼吸困难、疲乏无力等，但急性肺水肿、咯血或动脉栓塞较二尖瓣狭窄少。

2. 体征

（1）视诊：左心室增大时，心尖搏动向左下移位，心尖搏动强，发生心力衰竭后心尖搏动有所减弱。

（2）触诊：心尖搏动有力，可呈抬举样，在重度关闭不全患者可触及收缩期震颤。

（3）叩诊：心浊音界向左下扩大。晚期可向两侧扩大，提示左右心室均增大。

（4）听诊：心尖区可闻及响亮粗糙、音调较高的3/6级及以上全收缩期吹风样杂音，向左腋下和左肩胛下区传导。后叶损害为主时，杂音可传向胸骨左缘和心底部。S_1 常减弱，P_2 可亢进和分裂。严重反流时心尖区可闻及 S_3，以及紧随 S_3 后的短促舒张期隆隆样杂音。

（三）主动脉瓣狭窄

主动脉瓣狭窄（aortic stenosis）的主要病因有风湿性心脏病、先天性心脏病及老年退行性主动脉瓣钙化等。主动脉瓣狭窄使左心室排血明显受阻，产生左心室肥厚，使其顺应性降低，引起左心室舒张末压进行性升高，增加左心房后负荷。最终，由于室壁应力增高、心肌缺血和纤维化等导致左心室功能衰竭。同时，由于左心室射血负荷增加，以及前向性排血阻力增高，使心排血量减少，导致冠状动脉血流减少；并且由于左心室壁增厚，使心肌氧耗增加，两者引起心肌缺血而产生心绞痛和左心衰竭。另外，因心排血量减低和（或）心律失常导致大脑供血不足可出现眩晕、昏厥，或猝死。

1. 症状 轻度狭窄患者可无症状。中、重度狭窄者，常见呼吸困难、心绞痛和晕厥，为典型主动脉瓣狭窄的三联征。

2. 体征

（1）视诊：心尖搏动增强，位置可稍移向左下。

（2）触诊：心尖搏动有力，呈抬举样，胸骨右缘第 2 肋间可触及收缩期震颤。

（3）叩诊：心浊音界正常或可稍向左下增大。

（4）听诊：在胸骨右缘第 2 肋间可闻及 3/6 级及以上收缩期粗糙喷射性杂音，呈递增递减型，向颈部传导，主动脉瓣区 S_2 减弱，由于左室射血时间延长，可在呼气时闻及 S_2 逆分裂。因左心室显著肥厚致舒张功能减退，顺应性下降迫使心房为增加排血而收缩加强时可闻及 S_4。

（四）主动脉瓣关闭不全

主动脉瓣关闭不全（aortic regurgitation）可由风湿性与非风湿性心脏病（先天性瓣膜脱垂、感染性心内膜炎等）引起。主动脉瓣关闭不全分为急性与慢性两种类型。慢性患者可有很长的无症状期。主动脉瓣关闭不全时，左心室舒张期不仅接受左心房流入的血液，还接受从主动脉反流的血液，左心室舒张末期容量增加，左心室心搏血量增加，使左心室出现代偿性肥厚和扩张，最终导致左心衰竭。左心室心肌肥厚致心肌氧耗增多，再加上主动脉舒张压显著降低，引起冠状动脉供血不足和心肌缺血，可产生心绞痛。主动脉瓣关闭不全由于舒张压下降、脉压加大，出现周围血管征。另外，由于左心室舒张期容量增加，使二尖瓣一直处于较高位置而可形成相对性二尖瓣狭窄。

1. 症状 症状出现较晚。可因心搏量增多有心悸、心前区不适、头部搏动感、体位性头晕等症状。存在心肌缺血时可出现心绞痛，病变后期由于左心衰竭有劳力性呼吸困难。

2. 体征

（1）视诊：心尖搏动向左下移位。部分重度关闭不全者颈动脉搏动明显，并可有随心搏出现的点头运动（Musset 征）。可见毛细血管搏动。

（2）触诊：心尖搏动移向左下，呈抬举样搏动。有水冲脉。

（3）叩诊：心界向左下增大而心腰不大，因而心浊音界轮廓似靴形。

（4）听诊：主动脉瓣第二听诊区可闻及叹气样、递减型、舒张期杂音，向胸骨左下方和心尖区传导，以前倾坐位最易听清。重度反流者，有相对性二尖瓣狭窄，心尖区出现柔和、低调、递减型舒张中、晚期隆隆样杂音（Austin Flint 杂音），系主动脉瓣关闭不全时回流血液限制二尖瓣开放所致。周围大血管可听到枪击声和 Duroziez 双重杂音。

视频 5-4-3 肝颈静脉回流征

（五）心包积液

心包积液（pericardial effusion）指心包腔内积聚过多液体（正常心包液为 30 ～ 50ml），包括液性、浆液纤维蛋白性、脓性和血性等。病因可有感染性（如结核、病毒、化脓性等）与非感染性（如风湿性、肿瘤转移、出血、尿毒症性等）。病理生理改变取决于积液的量与积液速度。由于心包腔内压力增高致使心脏舒张受阻，影响静脉回流，心室充盈及排血随之降低。大量心包积液或急性心包积液量较大时可以出现急性心脏压塞而危及生命。

1. 症状 胸闷、心悸、呼吸困难、腹胀、水肿等，以及原发病的症状，如结核的低热、盗汗，化脓性感染的畏寒高热等。严重的心脏压塞可出现休克。

2. 体征

（1）视诊：心尖搏动明显减弱甚至消失。缩窄性心包炎可发现 Kussmaul 征，即因吸气时周围静脉回流增多而缩窄的心包使心室失去适应性扩张的能力，致静脉压增高，患者吸气时颈静脉扩张更明显。

（2）触诊：心尖搏动弱而不易触到，如能明确触及则在心相对浊音界之内侧。

（3）叩诊：心浊音界向两侧扩大，并随体位改变：卧位时心底部浊音界增宽，坐位则心尖部增宽。

（4）听诊：早期由炎症引起的较少心包积液可在心前区闻及心包摩擦音，积液量增多后摩擦音消失。大量心包积液时，心率较快，心音弱而远，偶然可闻心包叩击音。大量心包积液引起静脉回流障碍时，可出现颈静脉怒张、肝肿大和肝颈静脉回流征阳性。左肺受压出现 Ewart 征，即左肩胛下区语颤增强、叩诊浊音并闻及支气管呼吸音。脉压减小，或出现奇脉。

（六）心力衰竭

心力衰竭（heart failure）指由于心肌收缩力下降引起心排血量减少，不能满足机体代谢需要的一种综合征。临床上以肺和（或）体循环淤血以及组织灌注不足为特征，又称充血性心力衰竭（congestive heart failure）。

心力衰竭的病因可分为心肌本身病变和心室负荷过重两大类，前者如心肌缺血、心肌坏死或心肌炎症；后者又可分为阻力负荷过重（如高血压、主动脉瓣狭窄等）和容量负荷过重（如二尖瓣或主动脉瓣关闭不全等）。心力衰竭的发生除基本病因外，常有诱发因素促使其发病或使其在原有基础上病情加重，如感染、心律失常、钠盐摄入过多、输液过多和（或）过快以及过度劳累等增加心脏负荷的多种因素。

1. 症状

（1）左心衰竭（肺淤血）：进行性劳力性呼吸困难、夜间阵发性呼吸困难、端坐呼吸，咳嗽、咳泡沫痰，少数出现咯血。

（2）右心衰竭（体循环淤血）：腹胀、少尿及食欲不振，甚至恶心呕吐。

2. 体征

（1）左心衰竭主要表现为肺淤血体征。

1）视诊：有不同程度的呼吸急促、轻微发绀、高枕卧位或端坐体位。急性肺水肿时可出现自口、鼻涌出大量粉红色泡沫，呼吸窘迫，并大汗淋漓。

2）触诊：严重者可出现交替脉。

3）叩诊：除原发性心脏病体征外，通常无特殊发现。

4）听诊：心率增快，心尖区及其内侧可闻及舒张期奔马律，P2 亢进。根据心力衰竭程度的轻重，单侧或双侧肺可闻及由肺底往上的不同程度的细小湿啰音，也可伴少量哮鸣音；急性肺水肿时，则双肺满布湿啰音和哮鸣音。

（2）右心衰竭主要表现为体循环淤血体征。

1）视诊：颈静脉怒张，可有周围性发绀，水肿。

2）触诊：可触及不同程度的肝大、压痛及肝颈静脉回流征阳性。下肢或腰骶部等下垂部位凹陷性水肿，严重者可全身水肿。

3）叩诊：可有胸腔积液（右侧多见）与腹水体征。

4）听诊：由于右心室扩大可在三尖瓣区闻及三尖瓣相对关闭不全的收缩期吹风样杂音，以及右心室舒张期奔马律。

除以上所列体征外，尚有原发性心脏病变和心力衰竭诱因的症状与体征。

（黄　珊　林　云）

第五节 腹部检查

腹部主要由腹壁、腹腔及腹腔内脏器各部分组成，以膈肌为顶，骨盆、耻骨联合及腹股沟韧带为底，前面及侧面为腹壁，后面为脊柱及腰肌。腹腔内有肝脏、胆囊、胰腺、胃、十二指肠、大肠、小肠、子宫、卵巢、肾脏、输尿管、膀胱等诸多重要脏器，互相交错重叠。因此，腹部检查是体格检查的重要组成部分，是临床诊断疾病的重要方法之一。腹部检查包括视诊、触诊、叩诊、听诊四方面内容，其中以触诊（特别是脏器触诊）最为重要。为避免触诊、叩诊引起胃肠蠕动增加使肠鸣音发生变化而出现假阳性体征，腹部检查时需按视、听、触、叩顺序进行，但为统一格式医疗文件书写时仍按视、触、叩、听顺序记录，本章按视、触、叩、听顺序讲解。

腹部体表标志及分区

为准确描述脏器病变及体征的部位和范围，临床上常借助腹部自然的体表标志及人为划线，将腹部划分为几个区。

一、体 表 标 志

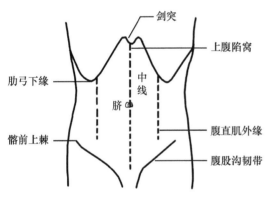

图 5-5-1 腹部体表标志示意图

临床常用腹部体表标志具体如图 5-5-1。

1. 肋弓下缘（costal margin） 由第 8 ～ 10 肋软骨连接形成的肋缘及第 11、12 浮肋构成，与胸骨剑突组成腹部体表上界，常用于腹部分区、肝脏测量、脾脏测量及胆囊压痛点定位（右侧腹直肌外缘与肋弓下缘交点）。

2. 剑突（xiphoid process） 为胸骨下端的软骨，是腹部体表上界之一，常作为肝脏测量的标志。

3. 腹上角（epigastric angle） 为两侧肋弓在剑突根部的交角，常用于判断患者体型及肝脏的测量。

4. 脐（umbilicus） 为腹部中心，向后投影位于第 3 ～ 4 腰椎之间，常用于腹部四区分法及腰椎穿刺点的定位，易发生脐疝。

5. 髂前上棘（anterior superior iliac spine） 为髂嵴前方凸出点，常用于腹部九区分法，也是临床常用骨髓穿刺部位之一。

6. 腹直肌外缘（lateral border of rectus muscles） 为腹直肌腹外侧缘，相当于锁骨中线的延续位置，常为外科手术切口和胆囊压痛点定位。

7. 腹中线（midabdominal line） 为前腹壁上两侧腹直肌间的腱性正中线，又称腹白线，由三种扁平腹肌腱膜的交叉纤维构成，此位即前正中线，用于腹部四区分法，此处易出现白线疝。

8. 腹股沟韧带（inguinal ligament） 两侧腹股沟韧带与耻骨联合上缘共同构成腹部体表下界，是寻找股动、静脉的参考标志，也是腹股沟疝的通过部位（腹股沟管或腹股沟三角）。

9. 耻骨联合（pubic symphysis） 为两侧耻骨间的纤维软骨连接部分，与腹股沟韧带组成腹部体表下界。

10. 肋脊角 为背部两侧第 12 肋骨与脊柱的交角，是检查肾区叩击痛的位置。

二、腹 部 分 区

借助腹部自然体表标志及人为划线，将腹部分为几个区域，以便了解腹腔脏器的解剖位置及体表投影情况。目前，临床常用四区分法和九区分法。

（一）四区分法

通过脐分别划一条水平线和一条垂直线，两线相交将腹部分为四个区，即右上腹、右下腹、左上腹和左下腹（图 5-5-2、表 5-5-1）。

四区分法简单易行，但分区较粗略，各区内脏器较多，且有部分重叠，难以精确定位，因此临床应用不如九区分法广泛。

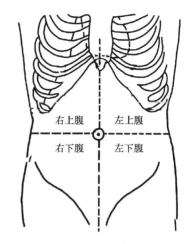

图 5-5-2　腹部体表分区示意图（四区分法）

表 5-5-1　腹部四区分法各区内主要脏器

四分区	主要脏器
右上腹部（right upper quadrant）	肝脏、胆囊、幽门、十二指肠、小肠、胰头、右肾上腺、右肾、结肠肝曲、部分横结肠、腹主动脉、大网膜
右下腹部（right lower quadrant）	盲肠、阑尾、部分升结肠、小肠、右输尿管、膨胀的膀胱、淋巴结、女性增大的子宫、右侧卵巢及输卵管、男性的右侧精索
左上腹部（left upper quadrant）	肝左叶、脾脏、胃、小肠、胰体、胰尾、左肾上腺、左肾、结肠脾曲、部分横结肠、腹主动脉、大网膜
左下腹部（left lower quadrant）	乙状结肠、部分降结肠、小肠、左输尿管、膨胀的膀胱、女性增大的子宫、左侧卵巢及输卵管、男性的左侧精索

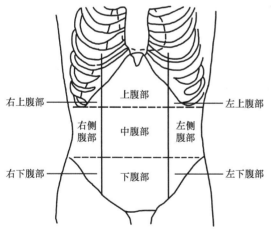

图 5-5-3　腹部体表分区示意图（九区分法）

（二）九区分法

由两条水平线和两条垂直线将腹部分为"井"字形的九区分法，上面一条水平线为两侧肋弓下缘之间连线，下面一条水平线为左、右髂前上棘连线，经左、右髂前上棘至腹中线连线的中点分别作两条水平线的垂直线，四线相交将腹部分为左右上腹部（季肋部）、左右侧腹部（腰部）、左右下腹部（髂窝部）及上腹部、中腹部和下腹部（图 5-5-3、表 5-5-2）。

与四区分法相比较，腹部九区分法较为详细，定位较为准确，但各区范围相对较小，部分脏器（如肝脏）常超过一个分区，加之患者体型不同，脏器位置可略有差异，应予以注意。

表 5-5-2　腹部九区分法各区内主要脏器

九分区	主要脏器
右上腹部（右季肋部）（right hypochondriac region）	肝右叶、胆囊、结肠肝曲、右肾、右肾上腺
右侧腹部（右腰部）（right lumber region）	升结肠、空肠、右肾
右下腹部（右髂部）（right iliac region）	盲肠、阑尾、回肠下端、淋巴结、女性右侧卵巢及输卵管、男性右侧精索

续表

九分区	主要脏器
上腹部（epigastric region）	胃、肝左叶、十二指肠、胰头、胰体、横结肠、腹主动脉、大网膜
下腹部（hypogastric region）	回肠、乙状结肠、输尿管、胀大的膀胱或增大的子宫
中腹部（脐部）（umbilical region）	十二指肠下部、空肠、回肠、下垂的胃或横结肠、输尿管、腹主动脉、肠系膜及其淋巴结、大网膜
左上腹部（左季肋部）（left hypochondriac region）	胃、脾脏、结肠左曲、胰尾、左肾、左肾上腺
左侧腹部（左腰部）（left lumber region）	降结肠、空肠或回肠、左肾
左下腹部（左髂部）（left iliac region）	乙状结肠、女性左侧卵巢及输卵管、男性左侧精索及淋巴结

视　诊

一、注意事项

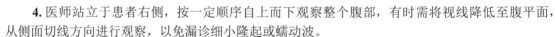

视频 5-5-1-1　腹部视诊

1. 腹部视诊前，嘱患者排空膀胱。

2. 保持室温适宜，光线宜充足而柔和，从前侧方射入医师视野，有利于观察腹部表面器官轮廓、肿块、胃肠型及蠕动波等。

3. 患者取低枕仰卧位，双手自然置于身体两侧，充分暴露全腹部：上至剑突，下至耻骨联合。但腹部暴露时间不宜过长，其他部位应适当遮盖，以免着凉。

4. 医师站立于患者右侧，按一定顺序自上而下观察整个腹部，有时需将视线降低至腹平面，从侧面切线方向进行观察，以免漏诊细小隆起或蠕动波。

5. 必要时嘱患者取鞠躬位或站立位，以利于观察腹部膨隆、内脏下垂、腹壁与腹股沟疝肿块出现的部位及转移方向、腹壁静脉曲张情况等，并可与仰卧位作对比。

腹部视诊的主要内容有腹部外形、呼吸运动、腹壁静脉、胃肠型和蠕动波、疝及腹壁其他情况等。

二、腹部外形

健康成年人仰卧位时，前腹壁与肋缘至耻骨联合平面大致位于同一平面或略为低凹；坐位时脐以下部分稍前凸。肥胖者及小儿（尤其是餐后）腹部外形较为饱满，仰卧位时前腹壁稍高于肋缘至耻骨联合平面，称为腹部饱满。消瘦者及老年人，因皮下脂肪较少致腹部下凹，仰卧位时前腹壁低于肋缘至耻骨联合平面。以上均属于正常腹部外形。

腹部外形应注意观察其是否对称，有无全腹或局部膨隆或凹陷，有腹水或腹部肿块时应注意动态监测腹围变化情况。

（一）腹部膨隆

仰卧位时前腹壁显著高于肋缘至耻骨联合平面，外观呈凸起状（图 5-5-4），称为腹部膨隆（abdominal distension），可因生理状况如肥胖、妊娠以及病理状况如大量腹水、腹内积气、巨大肿瘤等引起。

根据膨隆的部位及情况，腹部膨隆可分为全腹膨隆和局部膨隆，具体如下。

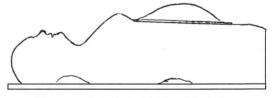

图 5-5-4　腹部外形示意图（腹部膨隆）

1. 全腹膨隆　为全腹弥漫性膨隆，多呈球形或椭圆形。肥胖者，因腹壁皮下脂肪增多腹壁明显增厚，脐多凹陷；腹腔内容物增多者，腹壁无增厚，腹内压升高可致脐突出。全腹膨隆常见于下列情况：

（1）腹水：腹腔内大量积液时称腹水（ascites）。仰卧位时腹壁松弛，液体因重力沉聚于腹腔两侧，致腹部明显扁宽，称为蛙腹（frog belly）；侧卧或坐位时，因液体流动沉聚于下腹部而使下腹部膨出。临床上，多见于肝硬化门静脉高压症、心力衰竭、缩窄性心包炎、腹膜转移癌（如肝癌、卵巢癌等）、肾病综合征等。腹膜受炎症或肿瘤浸润时，腹部膨隆常呈尖凸状，称为尖腹（apical belly），以结核性腹膜炎多见。

（2）腹内积气：胃肠内大量积气可引起全腹膨隆，多呈球形，两侧腹部膨出不明显，腹部外形多不随体位改变而改变，见于各种原因引起的肠梗阻或肠麻痹。另外，积气在腹腔内，称为气腹（pneumoperitoneum），见于胃肠穿孔或治疗性人工气腹。

（3）腹内巨大肿块：常见于妊娠晚期、肥胖、疝疾、巨大卵巢囊肿、畸胎瘤、腹膜假性黏液瘤、特大肝海绵状血管瘤等。

为详细观察全腹膨隆的程度和变化，需动态测量腹围，方法为：嘱患者排空膀胱后平卧，用软尺经脐和第4腰椎棘突绕腹一周，测得的周长即为腹围（脐周腹围），通常以厘米为单位，还可以测其腹部最大周长（最大腹围），同时记录。定期在同样条件下测量比较，以观察腹腔内容物（特别是腹水）的变化情况。

2. 局部膨隆　腹部的局限性膨隆常见于脏器肿大、肿瘤或炎症性包块、胃或肠腔胀气，以及腹壁上的肿物和疝等，一般在病变脏器所在部位并保持其外形特征。视诊时应注意观察膨隆的部位、大小、外形、是否随呼吸或体位改变、有无搏动等。

（1）局部膨隆部位：腹部局部膨隆的部位，有利于初步判断病变脏器所在（表5-5-3）。

表 5-5-3　腹部不同部位局部膨隆常见疾病

部位	常见疾病
上腹中部	肝左叶肿大、胃癌、胃扩张（如幽门梗阻、胃扭转）、胰腺肿瘤或囊肿等
右上腹部	肝大（肿瘤、脓肿、淤血、多囊肝）、胆囊肿大及结肠肝曲肿瘤等
左上腹部	脾肿大、结肠脾曲肿瘤或巨结肠等
腰部	多囊肾、巨大肾上腺瘤、巨大肾盂积水或积脓等
脐部	脐疝、腹部炎症性包块（如结核性腹膜炎致肠粘连）
下腹部	子宫增大（妊娠、肌瘤等）、膀胱胀大、肿大而下垂的肾或卵巢癌或囊肿等，膀胱胀大者在排尿后可以消失
右下腹部	回盲部结核或肿瘤、Crohn病及阑尾周围脓肿等
左下腹部	降结肠及乙状结肠肿瘤等，亦可因干结粪块所致

腹壁肿块（如皮下脂肪瘤、结核性脓肿等）不同于腹内肿块，也可引起腹部局部膨隆，二者的鉴别方法是：嘱患者仰卧位，做屈颈抬肩动作，使腹壁肌肉紧张，如肿块更加明显，提示肿块来源于腹壁；如肿块变得不明显或消失，提示肿块来源于腹腔内，被紧张的腹壁肌肉所掩盖。

（2）局部膨隆外形：有利于判断病变性质。①类圆形：多为囊肿、肿瘤或炎性包块所致，后者常有压痛，边缘不规则；②长形：多为肠管病变，如肠梗阻、肠扭转、肠套叠或巨结肠症等；③长形有搏动：可能为动脉瘤，或是动脉瘤上面的脏器或肿物传导动脉搏动。

（3）膨隆与体位关系：有利于判断病变部位：①膨隆不随体位变更而移位，多为腹壁或腹膜后肿物；②膨隆随呼吸移动，多为膈下脏器或其肿块；③膨隆随体位变化而明显移动，可能为游走的肾、脾、带蒂卵巢囊肿等，或大网膜、肠系膜上的肿块；④腹压增加时出现膨隆，卧位或腹压下降后消失，多为可复性疝，如白线疝、脐疝、腹股沟疝等。

（二）腹部凹陷

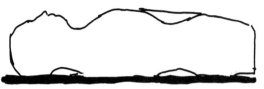

仰卧位时前腹壁明显低于肋缘至耻骨平面，称为腹部凹陷（abdominal retraction）。腹部凹陷分为全腹凹陷和局部凹陷，以全腹凹陷临床意义更为重要（图 5-5-5）。

1. 全腹凹陷 仰卧位时前腹壁水平明显凹陷，见于显著消瘦及重度脱水者。严重时，前腹壁凹陷几乎可贴近脊柱，肋弓、髂嵴及耻骨联合显露明显，腹部外形如舟状，称为舟状腹（scaphoid abdomen），常见于恶病质，如结核病、败血症、

图 5-5-5 腹部外形示意图（腹部凹陷）

恶性肿瘤等慢性消耗性疾病晚期。如吸气时出现腹部凹陷，常见于膈肌麻痹或上呼吸道梗阻。另外，早期急性弥漫性腹膜炎引起腹肌痉挛性收缩，膈疝时部分腹腔内脏器进入胸腔，也可出现全腹凹陷。

2. 局部凹陷 局部腹壁凹陷，多因手术后腹壁瘢痕挛缩所致，临床较少见。

三、呼 吸 运 动

正常人呼吸时腹壁上下起伏，吸气时腹壁上抬，呼气时腹壁下陷，即为腹式呼吸运动。一般男性及儿童以腹式呼吸为主，而成年女性以胸式呼吸为主，腹壁起伏不明显。

腹式呼吸运动异常有：①腹式呼吸减弱：常见于腹膜炎症、大量腹水、腹腔内巨大肿物或妊娠等；②腹式呼吸消失：常见于胃肠穿孔所致急性腹膜炎或膈肌麻痹等；③腹式呼吸增强，临床较少见，可见于癔症性呼吸或胸腔疾病（如大量胸腔积液等）。

四、腹 壁 静 脉

正常情况下腹壁皮下静脉一般不显露，体型较瘦或皮肤白皙者可隐约可见，明显消瘦和腹壁皮肤松弛的老年人可见静脉显露于皮肤，如条纹较直，无迂曲或怒张，亦属于正常。另外，腹压增加情况下，如腹水、腹腔巨大肿物、妊娠等也可见静脉显露。

如腹壁静脉显而易见或迂曲变粗，称为腹壁静脉曲张或扩张，提示有侧支循环建立，多见于门静脉高压或上、下腔静脉回流受阻。

为辨别腹壁静脉曲张的来源、判断病因，需要检查静脉血流方向，临床上主要采用指压法（图 5-5-6），具体操作：①选择一段曲张明显且没有分支的腹壁静脉，以右手示、中指并拢压在静脉上，然后示指固定原位阻断血流，中指挤出该段静脉内血液至一定距离，不超过静脉分支点；②中指放开，静脉迅速充盈，提示血流从中指流向示指；如不充盈，则血流方向相反；③中指仍压在原处阻断血流，以示指挤出一段静脉血后放开，静脉迅速充盈，提示血流从示指流向中指。

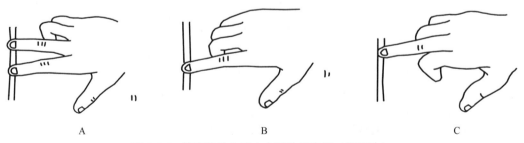

图 5-5-6 检查静脉血流方向手法示意图（指压法）

正常情况下，脐水平以上的腹壁静脉血流自下而上，经胸壁静脉和腋静脉进入上腔静脉，脐水平以下的腹壁静脉血流自上而下，经大隐静脉流入下腔静脉。

门静脉高压时，腹壁静脉血流方向常以脐为中心向四周伸展（图 5-5-7），血流经脐静脉（胚胎

时期的脐静脉于胎儿出生后闭塞成圆韧带，因门静脉高压再通）进入腹壁浅静脉流向四方，典型者可呈"水母头"样扩张现象，临床较少见。

下腔静脉阻塞时，脐水平以下腹壁浅静脉血流因下腔静脉压力增高转流向上，流入上腔静脉，所以腹壁静脉血流方向均为自下而上（图 5-5-8）。

上腔静脉阻塞时，上腹壁或胸壁的浅静脉曲张血流因上腔静脉压力增高均转流向下，所以腹壁静脉血流方向均为自上而下（图 5-5-9）。

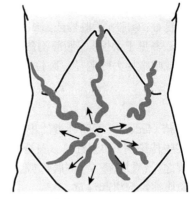

图 5-5-7　门静脉高压时腹壁静脉血流分布及方向

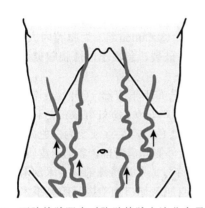

图 5-5-8　下腔静脉阻塞时腹壁静脉血流分布及方向

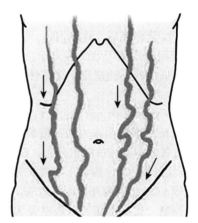

图 5-5-9　上腔静脉阻塞时腹壁静脉血流分布及方向

五、胃肠型及蠕动波

正常情况下，成人腹部一般看不到胃、肠的轮廓及蠕动波形，在部分小儿、腹壁菲薄或松弛的老年人、经产妇或极度消瘦者可能会见到。

当胃肠道发生梗阻时，其内容物无法顺利通过，致梗阻近端的胃或肠段饱满而隆起，在腹壁显现出其各自轮廓，称为胃型或肠型（gastral or intestinal pattern），如同时伴有胃或肠蠕动加强，局部可见蠕动波（peristalsis）。若胃蠕动波自左肋缘下开始逐渐向右推进，到达右侧腹直肌旁消失，为正蠕动波，如蠕动波自右向左推进则为逆蠕动波。部分肠梗阻可见肠蠕动波，小肠梗阻蠕动波一般多位于脐部。肠梗阻严重时，胀大的肠袢呈管状隆起，横行排列在腹中部，形成多层阶梯状肠型，并可见明显的运行方向不一致的蠕动波，此起彼伏。结肠远端梗阻时，肠型较宽大，多位于腹部周边，盲肠多胀大呈球形且随蠕动波的到来更加明显。如发生肠麻痹，则蠕动波消失。在观察蠕动波时，常需采取适当角度（如改俯视为从侧方观察），或用手轻拍腹壁来诱发蠕动波，以便于观察。

六、腹　部　疝

腹部疝（celiocele）为腹腔内容物经腹壁或骨盆壁的间隙或薄弱部分向体表凸出形成，可分为腹内疝和腹外疝两大类，腹壁可见的疝多为腹外疝。

常见的腹部疝有以下几种：①脐疝：经脐环脱出的疝，多见于婴幼儿，成人可见于经产妇或有大量腹水的患者；②白线疝：腹腔内脏经腹白线脱出腹外形成的疝，见于先天性两侧腹直肌闭合不良者；③切口疝：腹腔内脏器或组织自腹部切口突出的疝，是剖腹手术的常见并发症，见于手术瘢痕愈合不良处；④股疝：脏器或组织经股环突入股管，再经股管突出卵圆窝形成的疝，位于腹股沟韧带中部，多见于女性；⑤腹股沟斜疝：偏于腹股沟韧带内侧，男性腹股沟斜疝可下降至阴囊，多在直立位或咳嗽用力时明显，卧位时可缩小或消失，亦可以手法还纳，如有嵌顿则引起急性腹痛。

七、腹壁其他情况

1. 皮疹（tetter）　不同种类的皮疹提示不同疾病：①充血性或出血性皮疹：常见于发疹性高热疾病、某些传染病（如猩红热、斑疹伤寒等）或药物过敏等；②紫癜或荨麻疹：多为过敏性疾病的全身表现之一；③疱疹：一侧腹部或腰部的疱疹（主要沿脊神经走行分布）提示带状疱疹，常易被误诊为急腹症，应引起注意。

2. 色素（pigment）　正常腹部皮肤应较其他暴露部位颜色稍淡。异常情况有以下几种：①褐色素沉着：散在点状的深褐色色素沉着常为血色病；皮肤皱褶处（如腋窝、腹股沟及系腰带部位）可见褐色素沉着，常见于肾上腺皮质功能减退；部分妊娠妇女在脐与耻骨之间的中线上可有褐色素沉着，常持续至分娩后才逐渐消退。② Grey-Turner 征：左腰部皮肤呈蓝色，为血液自腹膜后间隙渗到侧腹壁局部皮下所致，多见于急性出血坏死型胰腺炎。③ Cullen 征：为腹腔内大出血征象，表现为脐部周围或下腹壁皮下迁移性瘀斑，常见于异位妊娠破裂、急性出血性胰腺炎及肝癌结节破裂出血等。

3. 腹纹（ventral stripe）　包括白纹、紫纹和妊娠纹，多分布于下腹部。①白纹：银白色条纹，为腹壁真皮结缔组织因张力增高断裂所致，多见于肥胖或经产妇女；②妊娠纹：位于下腹部和髂部，多以耻骨为中心成放射状分布，在妊娠期呈淡蓝色或粉红色，产后逐渐变为白色并长期存在；③紫纹：条纹呈紫色，一般以下腹部和臀部多见，也可见于股外侧和肩背部，多见于皮质醇增多症。

4. 瘢痕（scars）　为外伤、手术或皮肤感染后遗留的痕迹，特别是特殊部位手术瘢痕，有利于既往病史判断，如右下腹切口瘢痕提示阑尾手术，右上腹直肌旁切口瘢痕提示胆囊手术，左上腹弧形切口瘢痕提示胃或脾切除术等。

5. 脐（umbilicus）　正常情况下脐与腹壁相平或稍凹陷，儿童或腹壁薄者脐可稍凸出。①脐部向外明显凸出，提示腹内压力增高，见于腹水或妊娠；肥胖时腹部膨隆，但脐部凹陷，有助于与腹内压增高鉴别；②脐凹分泌物呈浆液性或脓性，味臭，多见于炎症；分泌物呈水样，有尿骚味，提示脐尿管未闭；③脐局部溃烂，多见于化脓性或结核性炎症；如溃疡坚硬、固定而凸出，多为癌性病变。

6. 腹部体毛　部分男性胸骨前的体毛可向下延伸至脐部，阴毛分布多呈菱形，尖端向上，可沿前正中线向上直达脐部；女性阴毛分布多呈倒三角形，尖端向下，上缘为一水平线，止于耻骨联合上缘处。腹部体毛异常改变：①腹部体毛增多或女性阴毛男性化，见于皮质醇增多症和肾上腺性变态综合征；②腹部体毛稀少，见于垂体前叶功能减退症、黏液性水肿和性腺功能减退症。

7. 上腹部搏动　多因腹主动脉搏动传导所致，生理情况下可见于正常体型较瘦者。病理情况：①腹主动脉瘤或肝血管瘤时，上腹部可见明显搏动；②二尖瓣狭窄或三尖瓣关闭不全，右心室增大，吸气时在上腹部见到明显搏动。两者鉴别方法：用示指及中指指腹紧贴于剑突下部，吸气时指尖部感到搏动为右心室增大，呼气时指腹感到搏动明显，则为腹主动脉搏动。

触　诊

视频 5-5-1-2　腹部触诊

　　触诊，是腹部检查的主要方法，需要用到各种触诊手法，对疾病诊断具有重要作用。部分阳性体征如腹膜刺激征、腹部包块、脏器肿大等通过触诊即可发现，同时可进一步确认视诊所见，又可为叩诊、听诊提示检查重点。

　　为触诊效果满意，嘱患者排空膀胱并根据检查目的不同采取不同体位。①仰卧位：临床最为常用，患者头垫低枕，两手自然放于躯干两侧，两下肢稍屈曲并分开，嘱患者尽量放松腹肌，同时做张口缓慢腹式呼吸，以利于触诊；②侧卧位：肝、脾触诊时，还可根据实际情况分别嘱患者取左、右侧卧位，以利于触诊；③坐位或立位：一般用于肾脏触诊，根据实际情况选择；④肘膝位：可用于部分腹部肿瘤触诊。

医师立于患者右侧，前臂与患者腹壁在同一水平，手要温暖，修短指甲，动作轻柔，先行腹部浅部触诊，以全手掌置于腹壁上感受腹肌紧张度。使患者适应片刻后，自左下腹开始沿逆时针方向至右下腹，再至脐部，依次触诊腹部各区。若患者主诉有腹痛，原则上先触诊其他部位，再逐渐移向疼痛部位，以免造成患者的错觉出现假阳性体征。另外，触诊时应注意观察患者的反应及表情变化，对精神紧张或有痛苦者应给予必要的安慰和解释，也可以边触诊边与患者交谈，转移其注意力以减少腹肌紧张，帮助顺利完成检查。

腹部触诊，应合理应用不同触诊法。

1. 浅部触诊法　应使腹壁下陷约1.0cm（图5-5-10），目的在于检查腹壁紧张度、抵抗感、表浅的压痛、包块、搏动及腹壁上的肿物等。

2. 深部触诊法　应使腹壁下陷至少2.0cm，有时需要4.0～5.0cm（图5-5-11），目的在于了解腹腔内脏器情况，检查压痛、反跳痛和腹腔内肿物等，包括：①深压触诊法：用于探查腹腔深部病变的压痛、反跳痛；②滑动触诊法：在被触及的脏器或肿块表面做上下、左右的滑行触摸，以了解脏器或肿块的形态、大小、质地；③双手触诊法：用于肝脏、脾脏、肾脏及腹腔内肿块触诊，妇科三合诊也属于双手触诊法范畴；④浮沉触诊法：又称冲击触诊法，用于大量腹水时检查腹腔深部的脏器或肿块，如肝脏、脾脏的触诊；⑤钩指触诊法：多用于肝脏、脾脏、胆囊的触诊。

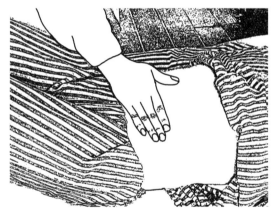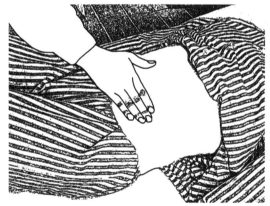

图 5-5-10　浅部触诊法　　　　　　　　　　图 5-5-11　深部触诊法

腹部触诊，主要包括腹壁紧张度、压痛及反跳痛、脏器触诊、腹部包块、液波震颤及振水音等方面内容。

一、腹壁紧张度

腹壁紧张度（abdominal wall tensity）指触诊腹部时腹肌的紧张程度，根据腹肌抵抗感来确定。正常人腹壁有一定张力，触之柔软，较易压陷，称腹壁柔软。部分人（特别是儿童）因不习惯被触摸或怕痒引起腹肌自主性痉挛，称肌卫增强，一般在适当诱导或转移注意力后消失，属于正常情况。病理情况下，可使全腹或局部紧张度增加、减弱或消失。

（一）腹壁紧张度增加

1. 全腹壁紧张度增加　主要包括以下几种：①腹部饱满感：腹壁张力增大，但无肌痉挛及压痛，多见于腹内容物增加，如肠胀气或人工气腹、大量腹水等；②板状腹：腹壁紧张度明显增加，甚至强直硬如木板，多见于急性胃肠穿孔或脏器破裂所致急性弥漫性腹膜炎；③柔韧感：腹壁紧张，柔韧而具抵抗力，不易被压陷，见于结核性腹膜炎或癌性腹膜炎。

2. 腹壁局部紧张度增加 常因腹腔下相应脏器炎症波及邻近腹膜所致，如：①上腹部或左上腹部肌紧张，常见于急性胰腺炎；②右上腹部肌紧张，常见于急性胆囊炎；③右下腹部肌紧张，常见于急性阑尾炎，也可见于胃肠穿孔，主要是由于穿孔时胃肠内容物沿肠系膜右侧流至右下腹，引起局部肌紧张和压痛。

腹膜炎症是引起腹壁紧张度增加的重要原因，但在部分年老体弱、腹肌发育不良、大量腹水或过度肥胖患者，腹膜炎症时腹壁紧张度不明显。

（二）腹壁紧张度减低

主要表现为腹壁松软无力，失去弹性，多为腹肌张力降低或消失所致。

1. 全腹紧张度减低 见于重症肌无力、慢性消耗性疾病、严重低钾或大量放腹水后，也可见于身体瘦弱的老年人、经产妇或脱水患者。

2. 局部紧张度减低 腹壁局部松软无力，较少见，常为局部腹肌瘫痪或缺陷所致。

二、压痛及反跳痛

正常情况下，触诊腹部不会引起疼痛，重按压时可有一定程度压迫感。腹部压痛，多提示腹壁或腹腔内病变；反跳痛，提示腹膜壁层受炎症累及。

（一）压痛

压痛（tenderness），为采用触诊方法检查患者病变处时出现的一种疼痛反应。

1. 检查方法 医师先根据患者主诉症状初步判断疼痛部位，然后自其他部位开始逐渐按压至疼痛部位，按压时要由浅入深，如有压痛应描述压痛部位及范围。

2. 临床意义 常见于腹腔脏器的炎症、淤血、肿瘤、破裂、扭转及腹壁病变等。

腹壁病变和腹腔内病变均可出现压痛，应注意区分鉴别，方法：①将患者有压痛部位腹壁轻轻抓起，若疼痛加重，则提示为腹壁病变，否则为腹腔内病变；②嘱患者采取仰卧位，在腹壁松弛状态下触诊压痛处后，再嘱其两腿伸直做屈颈抬肩动作使腹肌紧张，如压痛更明显，提示为腹壁病变，压痛明显减轻或消失，提示腹腔内病变。

3. 腹部常见疾病的压痛部位 压痛部位常常提示存在相关脏器的病变，有助于腹部常见疾病诊断（图 5-5-12）。

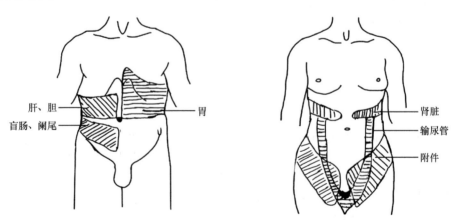

图 5-5-12 腹部常见疾病的压痛部位

（1）阑尾炎：早期局部可无压痛，或表现为上腹部压痛，随病情进展出现右下腹压痛，即位于脐与右髂前上棘连线的中、外 1/3 交界处的 McBurney 点压痛。当医师右手压迫左下腹降结肠区（相当于麦氏点对称部位），或再用左手按压其上端使结肠内气体传送至右下腹部盲肠或阑尾部，如出现右下腹疼痛，为结肠充气征（Rovsing sign）阳性，常提示右下腹炎症。当右下腹痛但腹部触诊无明显压痛时，嘱患者取左侧卧位，双下肢伸直，并使其右下肢被动向后背伸，若出现右下腹痛，为腰大肌征阳性，常提示炎症阑尾位于盲肠后位。

（2）胆囊病变：胆囊点位于右锁骨中线与肋缘交界处，胆囊点压痛，是胆囊病变的标志。另外，胆囊病变时常有右肩胛下区压痛。

（3）其他：胰腺炎症和肿瘤，左腰部可有压痛；胸部病变（如下叶肺炎、胸膜炎等）、心肌梗死，上腹部或季肋部常有压痛；膀胱、子宫及附件等盆腔脏器病变，下腹部可有压痛。

（二）反跳痛

触诊腹部出现压痛后，医师用并拢的 2～3 手指压于压痛处停留片刻，使压痛感趋于稳定，然后迅速抬手（图 5-5-13），如患者感觉疼痛骤然加重，或出现痛苦表情、呻吟，即为反跳痛（rebound tenderness）。反跳痛，为腹膜壁层受炎症累及征象，当突然抬手时腹膜被牵拉、激惹引起疼痛，有时疼痛也可发生在远离压痛部位，提示局部或弥漫性腹膜炎。腹膜炎常有腹肌紧张、压痛及反跳痛，称为腹膜刺激征（peritoneal irritation sign），又称为腹膜炎三联征。当腹内脏器炎症尚未累及壁层腹膜时，可仅有压痛而无反跳痛。

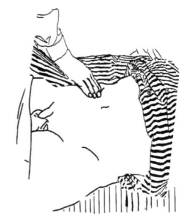

图 5-5-13 腹部压痛及反跳痛检查方法示意图

三、脏器触诊

脏器触诊，在腹部触诊中最为重要。腹腔内有许多重要脏器（如肝脏、脾脏、肾脏、胆囊、胰腺、膀胱、胃肠及生殖腺等）发生病变时，常可触及阳性体征，对临床诊断具有重要意义。

（一）肝脏触诊

视频 5-5-2-1　肝脏体查

肝脏触诊，目的在于了解肝脏的大小（下缘位置）、质地、表面、形态及有无触痛、搏动、震颤和摩擦感等。

1. 触诊方法　嘱患者取仰卧位，双膝关节屈曲，尽量放松腹壁，并做较深幅度腹式呼吸，使肝脏随呼吸上下移动，医师立于患者右侧进行触诊。常用的检查方法有单手触诊法、双手触诊法、钩指触诊法。

（1）单手触诊法：医师右手四指并拢，掌指关节伸直，中指及示指桡侧缘连线与肋缘大致平行，置于右上腹部（或脐右侧）估计肝下缘的下方，配合患者腹式呼吸运动，腹壁下陷时手指压向腹壁深部，腹壁上抬时手指向前上迎触下移的肝下缘，如此反复进行，手指逐渐向肋缘移动，直到触到肝下缘或肋缘为止（图 5-5-14），在前正中线及右锁骨中线上分别触诊肝左、右叶下缘，并测量其与肋缘或剑突根部的距离，以厘米表示。

（2）双手触诊法：医师右手位置及触诊手法同单手触诊法，左手托住患者右腰部，拇指张开置于肋部，触诊时左手向上托起，使肝脏尽量紧贴前腹壁，左手拇指限制右下胸廓活动度，以增加吸气时膈肌下移幅度，即增加肝脏下移幅度，有利于右手触诊，提高触诊效果（图 5-5-15）。

（3）钩指触诊法：临床不常用，重要用于儿童和腹壁薄软者。医师立于患者右肩旁，面向其足部，右手掌搭在右前胸下部，第 2～5 指弯曲成钩状，嘱患者做深幅度腹式呼吸，在吸气时医师右手指关节进一步屈曲，以指腹触诊下移的肝下缘，也可用双手 2～5 指弯曲成钩状进行触诊。

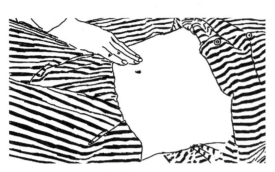

图 5-5-14　肝脏单手触诊法

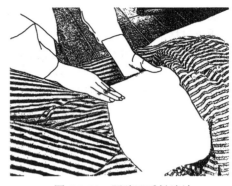

图 5-5-15　肝脏双手触诊法

2. 注意事项　肝脏触诊时应注意以下几点：

（1）以最敏感的触诊部位示指前端（指腹）桡侧缘接触肝脏，并非指尖端。

（2）对于腹肌发达患者，检查时右手宜置于腹直肌外缘稍外处，避开腹直肌，以免肝下缘被掩盖导致漏诊或将腹直肌腱划误认为肝下缘导致误诊。

（3）密切配合患者腹式呼吸，吸气时手指上抬要滞后于腹壁，呼气时手指下压应在腹壁下陷前，以增加触诊到肝下缘的机会。

（4）如右腹部较饱满，应注意巨大肝脏，初始触诊部位应自髂前上棘或更低的平面开始，以免漏诊。

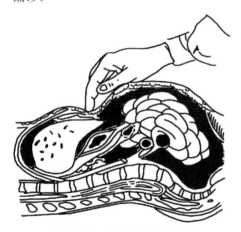

图 5-5-16　浮沉触诊法示意图

（5）大量腹水者，可采用浮沉触诊法，即用并拢三个手指垂直在肝下缘附近连续冲击按压腹壁数次，待排开腹水后肝脏浮起时常可触及肝下缘（图 5-5-16）。另外，在大量腹水时脾脏和腹部肿块触诊时也可应用浮沉触诊法。

（6）注意鉴别肝脏下缘及其他腹腔脏器。①横结肠：可用滑行触诊法在上腹部或脐水平触及，呈横行条索状，与肝下缘不同；②腹直肌腱划：一般左右对称，不超过腹直肌外缘，不随呼吸运动上下移动；③右肾下极：位置较深，边缘圆钝，不向两侧延伸，手指不能探入其后方；④肿大胆囊：在胆囊点处触及，呈囊状，多有触痛，不向两侧延伸。

3. 触诊内容　当触及肝脏时，应注意详细检查并描述以下内容。

（1）大小：一般情况下，正常成人肝脏在肋缘下触不到，但瘦长体型且腹壁松软者，在深吸气时可于肋弓下触及肝下缘，多在 1.0cm 以内；在剑突下可触及肝下缘，一般多在 3.0cm 以内，部分瘦长体型者可达 5.0cm，但一般不会超过剑突根部至脐连线的中、下 1/3 交界处。如超出上述标准，提示肝脏肿大或肝下移。①肝大：肝上界正常或上移，如弥漫性肿大见于病毒性肝炎、肝淤血、白血病、血吸虫病等；局限性肝大见于肝脓肿、肝肿瘤及肝囊肿等；②肝下移：肝上界下移，上下径正常（成人为 9～11cm），质地柔软，表面光滑，且无压痛，常见于内脏下垂、肺气肿、右侧胸腔大量积液等；③肝脏缩小：肝脏上下径缩小，见于急性和亚急性重型肝炎、门脉性肝硬化等。

（2）质地：肝脏质地分为质软、质韧、质硬 3 级。①质软：质地柔软，触之如口唇，见于正常肝脏；②质韧：质地稍韧，触之似鼻尖，见于急慢肝炎、脂肪肝及肝淤血等；③质硬：质地硬，触之如前额，见于肝硬化、肝癌。另外，肝脓肿液化或肝囊肿内有液体时肝脏局部呈囊性感，大而表浅者触诊可有波动感。

（3）表面及边缘：正常肝脏表面光滑、边缘锐利、薄厚一致。如边缘钝圆，表面光滑，常见于脂肪肝或肝淤血；如边缘锐利，表面有细小结节，多见于肝硬化；边缘不规则，表面不光滑，呈不均匀的结节状，多见于肝癌、多囊肝；表面呈大块状隆起者，见于巨块型肝癌、肝脓肿或肝包虫病；如肝脏呈明显分叶状似香蕉者，提示肝脏梅毒。

（4）触痛：正常情况下肝脏无触痛，如肝包膜有炎性反应或受到牵拉，则出现触痛。轻度弥漫性触痛，见于急性肝炎、脂肪肝、肝淤血等；局限性明显触痛，见于较表浅的肝脓肿、肝癌，多有肝区叩击痛。

（5）搏动：正常肝脏或由炎症、肿瘤等原因引起的肝大无搏动。如触及有肝搏动，应注意辨别单向性搏动或扩张性搏动。①单向性搏动：常为传导性搏动，是肝脏传导其下面腹主动脉搏动所致，将双手掌置于肝脏表面有被向上推动的感觉；②扩张性搏动：为肝脏本身搏动，是右心室的收缩搏动通过右心房、下腔静脉传至肝脏所致，将双手掌置于肝脏表面有被向两侧推动的感觉。

（6）摩擦感：医师将手掌轻贴于患者肝区，嘱其作腹式呼吸运动，如感到一种断续而粗糙的振动感，为肝区摩擦感。正常肝区无摩擦感。如有肝区摩擦感，提示肝脏周围炎症，肝脏表面和邻近的腹膜因纤维素性渗出物变得粗糙，二者相互摩擦所致。

（7）肝震颤：采用浮沉触诊法，以手指掌面按压肝脏表面片刻，如能感到微细震动感，即为肝震颤（liver thrill），也可用左手3指按压肝脏表面，中指重压，示指和无名指轻压，右手中指叩击左手中指第2指骨远端，叩诊时叩指在被叩指上停留片刻，以左手示指和无名指感触有无震动感。肝震颤临床虽不常见，但对肝包虫病诊断具有一定特异性，为包囊中的多数子囊浮动并撞击囊壁所致。

因肝脏疾病各异，其物理性状也各有不同，触诊时应逐项、认真、仔细检查，综合判断其临床意义。①急性肝炎：肝肿大，边缘偏钝，质稍韧，表面光滑，有充实感及触痛；②肝淤血：肝大与淤血程度相关，表面光滑，边缘圆钝，质韧，有触痛，同时肝颈静脉回流征阳性；③脂肪肝：肝大，质软或稍韧，表面光滑，触痛不明显；④肝硬化：早期肝脏多肿大，晚期缩小（肝淤血除外），质较硬，边缘锐利，表面可能触到小结节，无触痛；⑤肝癌：肝脏逐渐肿大，质硬，边缘不整，表面凸凹不平，可触及大小不等的结节，触痛明显，肝区叩击痛阳性。

（二）脾脏触诊

一般情况下，正常人脾脏不能触及。当内脏下垂、左侧胸腔病变（如大量积液、积气等）或膈肌下移致脾脏位置整体下移，可触及脾脏，除此以外，如能触及脾，则提示脾大。

视频5-5-2-2 脾脏体查

1. 触诊方法

（1）单手触诊法：如脾脏肿大明显且位置表浅，用单手触诊法浅部触诊即可触及。

（2）双手触诊法：脾脏肿大且位置较深时，应采用双手触诊法进行触诊。嘱患者取屈膝仰卧位，做深幅度腹式呼吸，医师左手绕过其腹前方置于背后第9～11肋处向上托起，使脾脏紧贴前腹壁，同时限制胸廓运动，右手手指末端稍弯曲，长轴与左肋弓呈垂直方向，配合患者腹式呼吸（操作要领同肝脏触诊），自脐平面开始向肋弓方向触诊，直至触到脾下缘或左肋缘（图5-5-17）。如脾脏轻度肿大仰卧位不易触及，可嘱患者取右侧卧位，双下肢屈髋、屈膝，再以双手触诊法进行检查。

（3）浮沉触诊法：用于大量腹水患者，即用并拢的3个手指垂直在脾下缘附近连续冲击按压数次，待排开腹水后脾脏浮起时常可触及脾下缘。

（4）反击触诊法：临床较少用，主要通过检查脾脏移动度判断脾脏有无粘连。方法与双手触诊法相似，一手置于前腹壁脾脏表面固定不动，另一手在背部骶棘肌外侧的肋骨下方的间隙内，向前腹壁方向顶动冲击数次，如前腹壁的手有冲击感，说明脾脏周围无粘连。

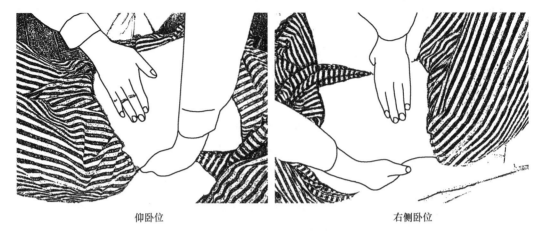

仰卧位　　　　　　　　　　　　　　　　右侧卧位

图 5-5-17　脾脏双手触诊法

　　脾脏触诊较难以掌握，脾大形态不一，有的很薄很软，常不易察觉；有的比较狭长，紧贴在腰肌前面，需沿左肋缘仔细触诊。要注意触诊时力度不要太重，以免将脾脏挤开影响触诊。有时需要用钩指触诊法，以单手或双手在肋缘触诊脾脏边缘。触诊到脾脏时，应注意描述脾脏的大小、表面情况、质地、边缘、有无触痛以及摩擦感等方面内容。

　　2. 脾大测量及分度

　　（1）测量：脾大测量通常以 3 条线来表示（图 5-5-18）。①第Ⅰ线：脾脏下缘至左锁骨中线与左肋缘交点的距离（以厘米表示）；②第Ⅱ线：左锁骨中线与左肋缘交点至脾最远点的距离（应大于第Ⅰ线测量）；③第Ⅲ线：指脾右缘与前正中线的距离。脾脏轻度肿大时以第Ⅰ线测量即可；明显肿大时，应加测第Ⅱ线和第Ⅲ线。如脾脏高度增大向右越过前正中线以"+"表示，如未超过前正中线则以"-"表示。

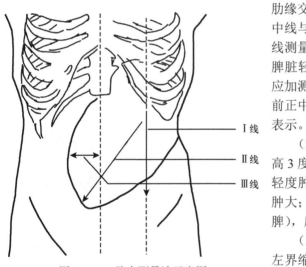

Ⅰ线

Ⅱ线

Ⅲ线

图 5-5-18　脾大测量法示意图

　　（2）分度：临床上常将脾脏肿大分为轻、中、高 3 度。深吸气时，脾下缘不超过肋下 2.0cm，为轻度肿大；超过 2.0cm，在脐水平线以上，为中度肿大；超过脐水平线或前正中线，为高度肿大（巨脾），应加测第Ⅱ线和第Ⅲ线，并作图表示。

　　（3）脾脏肿大的临床体征特点：①胃泡鼓音区左界缩小；②脾浊音区超出腋前线；③随呼吸运动上下移动（粘连时除外）；④与左季肋间无间隙；⑤脾切迹始终存在；⑥肿大部分浊音区延及至正常脾浊音区，其间无鼓音区间隔；⑦慢性增殖性肿大质地较硬，慢性充血性脾肿大质地较软，脾结核、霍奇金病、囊肿等脾表面变形或有结节；⑧脾脏肿大程度，与病因和病程有关。

　　（4）与其他包块鉴别：在左肋缘常可触及其他肿块，需与脾脏相鉴别。①增大的左肾：位置较深，边缘钝圆无切迹，不越过正中线；②肿大的肝左叶：右侧与肝右叶相连，或隐没于右肋缘后，不会引起脾浊音区扩大；③胰尾部囊肿：无锐利的边缘和切迹，不随呼吸移动；④结肠脾曲肿物：质地较硬，多近圆形或不规则。

　　3. 临床意义

　　（1）轻度肿大：质地柔软，常见于急慢性肝炎、伤寒、粟粒型结核、急性疟疾、亚急性感染性心内膜炎及败血症等。

（2）中度肿大：质地较硬，常见于肝硬化、疟疾后遗症、慢性淋巴细胞白血病、慢性溶血性疾病、淋巴瘤、系统性红斑狼疮等。

（3）高度肿大：表面光滑者，常见于慢性粒细胞白血病、黑热病、慢性疟疾和骨髓纤维化症等；表面不平滑而有结节者，多见于淋巴肉瘤和恶性组织细胞病；表面有囊性感者，见于脾囊肿；脾脏肿大且触痛明显者，见于脾脓肿、脾梗死等；脾周围炎或脾梗死时，触诊时有摩擦感及明显触痛，听诊可闻及摩擦音。

（三）胆囊触诊

胆囊，隐存在肝脏之后，一般不能触及，如胆囊肿大超过肝缘及肋缘时，可在右肋缘下、腹直肌外缘处触及。胆囊触诊，可采用单手滑行触诊法或钩指触诊法。

视频 5-5-2-3　胆囊体查

肿大胆囊，多呈梨形或卵圆形，有时呈布袋形，随呼吸运动而上下移动，表面光滑，张力较高，常有触痛，质地视病变性质而定。如肿大胆囊呈囊性感，并有明显触痛，常见于急性胆囊炎；若胆囊肿大呈囊性感，无触痛者，常见于壶腹周围癌；胆囊肿大呈实性感，多见于胆囊结石或胆囊癌。

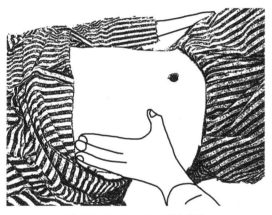

图 5-5-19　Murphy 征检查法

胆囊有炎症时，胆囊肿大不明显，不能触诊到胆囊，为探测胆囊有无触痛，嘱患者取屈膝仰卧位，腹壁尽量放松，医师以左手掌平放于患者右侧胸廓下部，以拇指指腹勾压于胆囊点处，嘱患者缓慢深吸气，胆囊下移碰到用力按压的拇指时出现疼痛（图 5-5-19），如因疼痛剧烈而致患者吸气中止，称胆囊触痛征阳性，又称 Murphy 征阳性。

胆总管结石致胆道阻塞可出现明显黄疸，胆囊多为慢性炎症，一般无胆囊肿大。胰头癌压迫胆总管致胆道阻塞，则黄疸进行性加重，胆囊显著肿大，但无触痛，为 Courvoisier 征阳性。

（四）肾脏触诊

正常情况下，肾脏一般不易触及，有时可触到右肾下极。身材瘦长者，肾下垂、游走肾或肾代偿性增大时，肾较易触到。

视频 5-5-2-4　肾脏体查

1. 触诊方法　临床上多采用双手触诊法。另外，还有反击触诊法、侧卧位触诊法、坐位触诊法及浮沉触诊法等。

（1）双手触诊法：嘱患者仰卧位，两腿稍屈曲，做深幅度腹式呼吸，触诊右肾时，医师左手掌置于患者右后腰部，右手掌平放在患者右上腹部，手指方向大致平行于右肋缘进行深部触诊，配合患者腹式呼吸运动，吸气时将右手逐渐压向腹腔深部，同时用左手将后腹壁顶向前方，两手相互配合夹触肾脏，如触及光滑钝圆或形如蚕豆状脏器，且患者有酸痛或类似恶心的不适感，即为右肾下极。触诊左肾时，医师左手越过患者腹前方从后面托起左腰部，右手掌平放在左上腹部，依前法触诊（图 5-5-20）。如仰卧位未触及肾脏，可嘱患者取站立位，医师于其侧面以两手前后配合触诊肾脏，当肾下垂或游走肾时，立位时较易触及肾脏。

（2）反击触诊法：如患者腹壁较厚或配合动作不协调，以致医师右手难以压向后腹壁，可采用反击触诊法，即患者吸气时，医师以左手向前节律性冲击后腰部（或以右手指向后节律性冲击腹部），如肾脏位于两手之间，相对应的手会有被推顶感觉，以此来触诊肾脏。

（3）侧卧位触诊法：嘱患者取侧卧位，上面腿屈曲，下面腿伸直，医师触诊手法同上，配合患者腹式呼吸运动，深吸气时两手相对触诊肾脏。

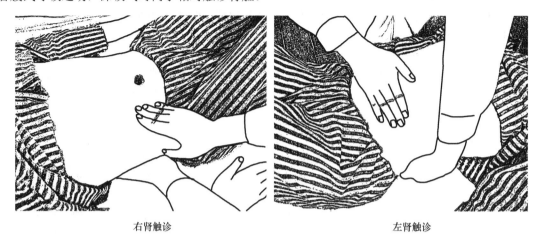

右肾触诊　　　　　　　　　　　　　左肾触诊

图 5-5-20　肾脏触诊法

（4）坐位触诊法：嘱患者坐于靠背椅上，腹肌放松，双手抱肩，医师一手握住患者腰部，以拇指顶住下垂肾的上极，另一手进行触诊。

（5）浮沉触诊法：嘱患者取站立位或坐位，医师一手置于其腹部，另一手置于腰部，当腰部之手突然上抬时，腹部之手感觉有肿块冲动，适用于未发生粘连的肾盂积脓性肿块的检查。

2. 触诊内容　如触及肾脏，要注意描述其大小、形态、硬度、表面状态、敏感性和移动性等方面内容。

（1）肾脏下垂：在深吸气时能触到 1/2 以上的肾脏，即为肾脏下垂，要注意与肝脏肿大或脾脏肿大相鉴别。如肾下垂明显，并能在腹腔各个方向移动，称为游走肾。

（2）肾脏肿大：常见于肾盂积水或积脓、肾肿瘤、多囊肾等。①肾脏质地柔软，富有弹性，或有波动感，多见于肾盂积水或积脓；②肾脏不规则形增大，有囊性感，多为多囊肾；③肾脏表面不平，质地坚硬，多见于肾肿瘤。

3. 压痛点　当肾脏及尿路有炎症或其他疾病时，可在相应部位出现压痛（图 5-5-21）。

（1）季肋点（前肾点）：两侧腹直肌外缘与肋弓交点（第 10 肋前端），右侧位置稍低，相当于肾盂位置。

（2）上输尿管点：脐水平线与腹直肌外缘交点。

（3）中输尿管点：髂前上棘水平线与腹直肌外缘交点，相当于输尿管第 2 狭窄处。

（4）肋脊点：背部第 12 肋骨与脊柱的夹角（肋脊角）顶点。

（5）肋腰点：第 12 肋骨与腰肌外缘的夹角（肋腰角）顶点。

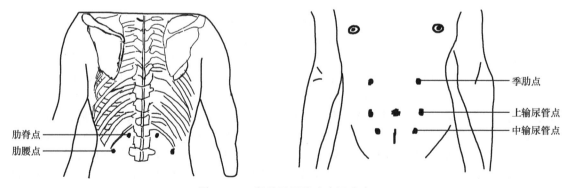

肋脊点
肋腰点

季肋点
上输尿管点
中输尿管点

图 5-5-21　肾脏及尿路疾病压痛点

肋脊点和肋腰点压痛，提示肾脏一些炎症性病变，如肾盂肾炎、肾脓肿和肾结核等。如炎症深隐于肾实质内，一般无压痛，但多有叩击痛。季肋点压痛，提示肾脏病变，如肾盂肾炎等。上输尿管点或中输尿管点压痛，提示输尿管结石、结核或炎症等。

（五）膀胱触诊

膀胱空虚时隐存于盆腔内，不易触及。当膀胱充盈胀大超出耻骨上缘时，可在下腹正中部可触及膀胱。

1. 检查方法　一般采用单手滑行触诊法，嘱患者取仰卧位，两腿稍屈曲，医师以右手自脐开始向耻骨方向触诊（图 5-5-22），触及包块后应仔细在其表面进行滑行触诊，判断其是否为膀胱。若在下腹正中部可触及圆形或扁圆形包块，呈囊性感，活动度欠佳，下界因隐于耻骨后不易触及，压按时患者感憋胀有尿意，提示为充盈胀大的膀胱，排空膀胱（排尿或导尿）后包块缩小或消失，借此可与妊娠子宫、卵巢囊肿及直肠肿物等相鉴别。

2. 临床意义　膀胱充盈胀大，见于尿道梗阻（如前列腺肥大、肿瘤）、脊髓病等各种因素所致的尿潴留，也见于昏迷、麻醉后患者。一般情况下，尿潴留经导尿后膀胱可回缩，但部分长期尿潴留出现膀胱慢性炎症者，导尿后膀胱也不能完全回缩。

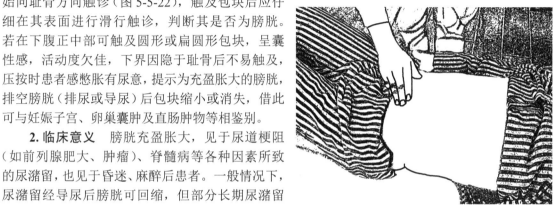

图 5-5-22　膀胱触诊法

（六）胰腺触诊

胰腺，位于腹膜后，相当于第 1、2 腰椎处（脐上 5～10cm），位置较深，且质地柔软，正常情况下不能触及。当胰腺病变时，可出现相应阳性体征：①急性胰腺炎：上腹中部或左上腹腹肌紧张，有横行带状压痛及反跳痛；②慢性胰腺炎：上腹部可触及横行索条状肿物，质硬，活动度差；③胰腺癌：上腹中部或左上腹触及包块，质硬，表面不光滑似有结节，如 Courvoisier 征阳性，提示胰头癌；④胰腺假性囊肿：上腹部肝缘下或左上腹部触到囊性肿物，位置固定，表面光滑，无压痛，应注意与胃肿物相鉴别。

四、腹部肿块

除上述脏器外，腹部触诊还可触及其他肿块，如肿大或异位的脏器、炎症性包块、囊肿、肿大淋巴结、胃内结石及良、恶性肿瘤等，应注意鉴别正常组织结构与病理性肿块。

（一）正常组织结构

在部分特殊情况下，腹部触诊可触及腹直肌、腰椎椎体及骶骨岬、横结肠等正常组织结构（图 5-5-23）。

1. 腹直肌　腹肌发达者，在腹壁中上部可触及隆起、略呈圆形或方形肿块，位置较浅表，两侧对称，质较硬，为腹直肌肌腹，其间横行凹沟为腱划，于屈颈抬肩时明显，借此可与肝脏、腹腔内肿物区别。

2. 腰椎椎体及骶骨岬　体型消瘦或腹壁薄软者，深部触诊时在前中线脐旁可触及自腹后壁向前凸出质硬如骨的肿块，为腰椎椎体或骶骨岬。其左前方常可触及腹主动脉搏动，宽度一般不超过 3.5cm，如触及膨大并有震颤，应警惕腹主动脉瘤。

3. 横结肠　正常体型消瘦者，上腹部可触到横行条索状肿块，呈腊肠样，表面光滑柔软，可推动，提示为横结肠。有时横结肠中间部分下垂，其上、下缘均可触知，借此可与肝下缘鉴别。

4. 盲肠　大部分人在右下腹 McBurney 点稍上内部位可触及盲肠，呈圆柱状，表面光滑，无压痛，下部为梨状扩大的盲端。

5. 乙状结肠粪块　正常情况下，乙状结肠多可触及，光滑呈条索状，无压痛。当乙状结肠内潴留有干结粪块时，可触及类圆形或较粗条索形肿块，有轻压痛，排便或洗肠后肿块移位或消失，借此可与肠道肿瘤鉴别。

6. 腹主动脉　消瘦及腹壁薄软者，在上腹部沿正中线偏左深触诊时可触及搏动的腹主动脉，可有轻压痛，应注意与腹主动脉瘤相鉴别。

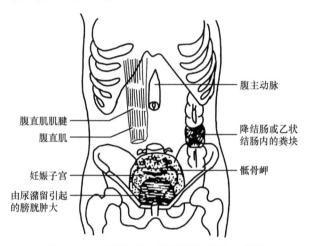

图 5-5-23　正常腹部可触及组织结构示意图

（二）异常肿块

腹部触诊触及上述正常组织结构以外肿块时视为异常，具有病理意义，需注意描述肿块的部位、大小、形态、质地、压痛、搏动、移动度、与腹壁的关系等。

1. 部位　腹部肿块的部位，常有助于判断病变来源。①中上腹部肿块：可能为胃、胰腺、肝脏左叶的肿瘤、囊肿或腹主动脉瘤等；②右上腹肿块：可能为肝脏、胆囊、结肠肝曲等病变；③左上腹肿块：可能为脾脏、肾脏、胰腺、结肠脾曲等病变；④两侧腹部肿块：可能为结肠肿瘤、肾脏肿大或肾脏下垂、肾上腺肿瘤、嗜铬细胞瘤等病变；⑤右下腹部肿块：可能为阑尾、回盲部、盲肠、局限性肠炎、右侧附件、右髂窝病变等；⑥左下腹部肿块：可能为乙状结肠、左髂窝、左侧附件肿瘤等病变；⑦下腹部肿块：可能为膀胱、子宫、附件等病变；⑧肿块位置较深，质坚硬，形状不规则，可能为腹膜后肿瘤；⑨游走性肿块：多为有蒂卵巢囊肿；⑩腹股沟韧带上方肿块：可能为卵巢及其他盆腔器官。

2. 大小　凡可触及的肿块均应测量其大小，包括上下（纵长）、左右（横宽）和前后（深厚）。如前后径难以测出，要大概估计，以便动态观察。有时为形象化，可用熟悉且公认的实物作比喻，如拳头、鸡蛋、核桃、蚕豆等大小描述。肿块大小对诊断某些病变具有指导意义，如巨大肿块，一般以囊肿居多，多来源于卵巢、肝脏、胰腺、肾脏或子宫等实质性脏器，部分腹膜后淋巴结结核或肿瘤也表现为巨大肿块。胃、肠道肿物，一般很少超过自身内腔横径，是由于肿块未达横径长度前就引起梗阻而被发现。如肿块大小、部位变异不定，可自行消失，多为胃肠痉挛或充气肠祥所致。

3. 形态　包括形状、轮廓、边缘及表面情况等。圆形且表面光滑者，多为良性，以囊肿或淋巴结多见；形状不规则，轮廓不清，表面凹凸不平，质地坚硬者，多为恶性肿瘤、炎性肿块或结核性包块；条索状或管状，轮廓多变者，多为蛔虫团或肠套叠、输卵管积液等；右上腹卵圆形肿块，边缘光滑，如囊裹水，多为胆囊积液；左上腹肿块，有明显切迹，多为脾大。一般情况下，炎性肿块与恶性肿瘤的边界多模糊不清；脏器肿大、良性肿瘤、胆囊等肿块边界相对较清晰。

4. 质地　囊性肿块，质地柔软，多见于囊肿、脓肿，如卵巢囊肿、多囊肾、多囊肝等；囊性肿块，富有张力，应考虑为过度充盈的腹腔内空腔脏器，如胃扩张、膀胱尿潴留、胆汁潴留等；实性肿块，质地柔韧、中等硬或坚硬，多见于肿瘤、炎性或结核，如胃癌、肝癌、回盲部结核等。

5. 压痛　肿块有明显压痛者，多为炎性包块、绞窄性肠梗阻、脏器扭转等，如右下腹肿块，压痛明显，常提示阑尾脓肿、肠结核或 Crohn 病等。另外，与不同脏器有关的肿瘤其压痛可轻重不一，如肝癌累及肝包膜时压痛明显，大肠肿瘤一般无明显压痛。

6. 搏动　肿块有膨胀性搏动，有时可触及震颤，常提示腹主动脉或其分支动脉瘤，但在部分体型消瘦者可能为正常腹主动脉，应尽快完善血管超声等相关检查。

7. 移动度　局部炎性肿块、脓肿及腹腔后壁肿瘤，一般不能移动；移动度大的多为带蒂的肿物或游走的脏器，如游走肾、游走脾及卵巢囊肿等；若肿块随呼吸上下移动，多为肝脏、脾脏、胃或其肿物；而胆囊附于肝下、横结肠与胃相连，其肿物也可随呼吸而上下移动，应注意结合其他检查加以鉴别。

8. 与腹壁关系　注意肿块与腹壁关系，以区别腹腔内、外病变。具体方法如下：嘱患者屈颈抬肩，如肿块仍可清楚触及，提示来源于腹壁；若肿块不清楚或消失，则提示来源于腹腔。为确定腹腔内肿块是否与皮肤相连，可设法提起局部皮肤和皮下组织，如皮肤不能提起或出现牵缩性凹陷，则提示肿块与腹壁间有粘连；若局部皮肤和包块能单独自由提起，则提示肿块与腹内脏器组织无关。

五、液波震颤

当腹腔有大量游离性液体时，叩击腹部可感觉到一种波动感，称为液波震颤（fluid thrill）。检查时嘱患者取仰卧位，医师以一手掌紧贴于其一侧腹壁，另一手四指并拢、屈曲，用指端叩击（或以指端冲击式触诊）对侧腹壁（图 5-5-24），当腹腔有大量游离液体时，紧贴于腹壁的手掌有被液体波动冲击的感觉，即液波震颤阳性。为防止腹壁自身震动传至对侧，可让助手（或患者）将一手掌尺侧缘压在患者脐部前正中线上，阻止腹壁震动传导。液波震颤用于检查腹水，但不如移动性浊音敏感，在腹腔内有 3000 ~ 4000ml 及以上游离性液体时才能检出。

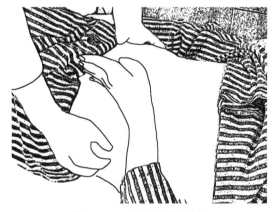

图 5-5-24　液波震颤检查法

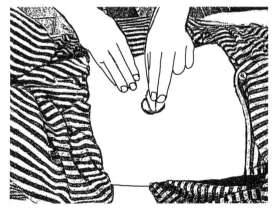

图 5-5-25　振水音检查法

六、振水音

当胃腔内有大量液体及气体存留时，触动胃部可听到气、液撞击的声音，即振水音（succussion splash）。检查时嘱患者取仰卧位，医师以冲击触诊法连续触动胃部（图 5-5-25），同时以听诊器听件置于上腹部进行听诊。正常人餐后或饮入多量液体时，有振水音属生理现象，如清晨空腹或餐后 6 ~ 8 小时及以上者仍可闻及振水音，则提示幽门梗阻或胃扩张。

叩 诊

视频 5-5-1-3　腹部叩诊

　　腹部叩诊，主要用以了解肝、脾等实质性脏器的大小及有无叩痛、胃肠道充气情况、膀胱充盈程度，腹腔内有无积气、积液和肿块等。直接叩诊法和间接叩诊法均适用于腹部检查。间接叩诊法因其相对准确、可靠，常被临床采用。

一、腹部叩诊音

　　正常腹部叩诊大部分区域均为鼓音，肝脏、脾脏、增大的膀胱和子宫所占据的部位，以及靠近腰肌的部位叩诊为浊音或实音。如肝脏、脾脏或其他脏器明显肿大，或腹腔内肿瘤、大量腹水时，因病变部位出现浊音或实音使腹部鼓音区域缩小。如胃肠高度胀气、胃肠穿孔致气腹时，则鼓音区扩大或出现在不应有鼓音的部位（如胃肠穿孔时鼓音出现在肝浊音界内，使肝浊音界缩小或消失）。

二、肝脏及胆囊叩诊

（一）肝脏叩诊

叩诊目的在于确定肝脏上、下界，以及了解肝区叩击痛情况。

1. 叩诊方法　临床多采用间接叩诊法。

　　（1）肝脏上、下界：叩诊肝脏上界时，一般是沿右锁骨中线、右腋中线及右肩胛线进行，由胸部肺区向下叩向腹部，当清音变为浊音，即为肝上界，相当于被肺脏遮盖的肝顶部，又称肝相对浊音界；继续向下叩1～2个肋间，当浊音变为实音，肝脏不再被肺脏所遮盖而直接贴近于胸壁，称肝绝对浊音界（即右肺下界）。叩诊肝下界时，最好沿右锁骨中线或前正中线进行，由腹部鼓音区向上叩诊，当鼓音变为实音，即为肝下界。因肝下界常与胃、结肠等重叠，单纯依靠叩诊很难准确定位，需要借助触诊或叩听法进一步确认。一般情况下，叩诊确定的肝下界比触诊的肝下缘要高1～2cm，如肝下缘明显增厚时二者的结果可较为接近。

　　正常情况下，均匀体型者肝上界（相对肝浊音界）位于右锁骨中线上第5肋间，肝下界位于右季肋下缘，二者之间距离为9～11cm，为肝脏上下径；在腋中线上，肝上界位于第7肋间，下界相当于第10肋骨水平；在右肩胛线上肝上界位于第10肋间。矮胖体型者，肝上下界均可高一个肋间，瘦长体型者可低一个肋间。

　　（2）肝区叩击痛：医师以左手掌平放在患者右季肋部（肝区），右手握空拳用轻至中等力量叩击左手背（图5-5-26），正常情况下肝区无叩击痛。

2. 临床意义

　　（1）肝浊音界变化：①肝浊音界扩大，见于肝癌、急性肝炎、肝脓肿、肝淤血、多囊肝等；②肝浊音界缩小，见于各类型重型肝炎、肝硬化、胃肠高度胀气等；③肝浊音界消失，因肝脏表面覆有气体所致，是胃肠道穿孔重要征象，也可见于腹部大手术数日内、人工气腹、间位结肠、全内脏转位等；④肝浊音界上移，见于右肺纤维化、右下肺不张或气腹、鼓肠等；⑤肝浊音界下移，见于肺气肿、右侧张力性气胸、右侧大量胸腔积液等。

　　（2）肝区叩击痛：常见于急性肝炎、肝脓肿或原发性肝癌等。

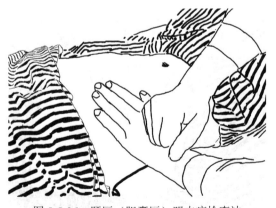

图 5-5-26　肝区（胆囊区）叩击痛检查法

（二）胆囊叩诊

因胆囊位于腹腔深部，且被肝脏所遮盖，临床上不能用叩诊检查出其大小，仅能检查胆囊区有无叩击痛（方法同肝区叩击痛）。胆囊区叩击痛，提示胆囊炎症。

三、胃泡鼓音区及脾脏叩诊

（一）胃泡鼓音区叩诊

胃泡鼓音区（Traube 区），因胃底穹隆含气而成，位于左前胸下部肋缘以上，呈半圆形，上界为膈肌及肺下缘，左界为脾脏，右界为肝左缘。

Traube 区大小受胃内含气量及邻近器官大小病变的影响。饱餐后胃内含气量减少，Traube 区缩小或消失，属生理现象。Traube 区明显缩小或消失，见于中、重度脾肿大、左侧胸腔积液、心包积液、肝左叶肿大，也可见于急性胃扩张或溺水者。

（二）脾脏叩诊

脾脏叩诊，即脾浊音区叩诊。当脾脏触诊不满意，或在左肋下触及很小脾下缘时，应采用脾脏叩诊以进一步确认脾脏大小。脾浊音区的叩诊，于左腋中线上自上而下进行轻叩诊。正常时于左腋中线上第 9 ～ 11 肋间可叩到脾浊音区，长 4 ～ 7cm，前方不超过腋前线。脾浊音区扩大，多见于脾大；脾浊音区缩小，见于左侧气胸、胃扩张、肠胀气等病变。

四、移动性浊音

腹腔内游离性积液时多潴积于腹腔低处，此区叩诊呈浊音，因重力作用液体随体位变动而移动，浊音区也相应变动（图 5-5-27）。这种因体位不同而出现浊音区变动的现象，称为移动性浊音（shifting dullness），是判断有无腹水的重要检查方法之一。

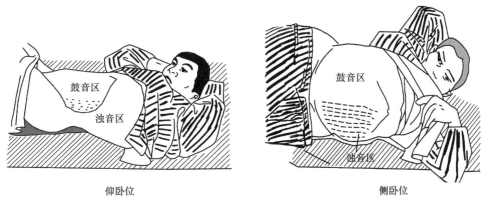

图 5-5-27　移动性浊音形成机制示意图

检查时先嘱患者取仰卧位，因游离性积液积聚于腹腔两侧叩诊呈浊音，含气的肠管漂浮于液面在腹中部叩诊呈鼓音。医师采用间接叩诊法，自腹中部脐水平开始向患者左侧叩诊，当鼓音变为浊音时，左手扳指固定不动，嘱患者右侧卧位，再次叩诊，浊音变为鼓音，表明浊音区移动（游离性积液移动）；同样方法继续向患者右侧叩诊，当鼓音变为浊音后扳指不动，再嘱患者左侧卧位，以核实浊音是否移动（图 5-5-28）。当腹腔内游离性腹水超过 1000ml，移动性浊音即可阳性。

如腹水量较少（小于 1000ml），移动性浊音不能查出时，若病情允许可嘱患者取肘膝位，使脐部处于腹腔最低位，医师采用间接叩诊法自侧腹部向脐部叩诊，如由鼓音变为浊音，即水坑征阳性。另外，也可嘱患者取站立位，医师采用间接叩诊法自上腹部向下叩诊，如由鼓音变为浊音，浊音区的上界多呈一水平线，提示下腹部有液体积聚。

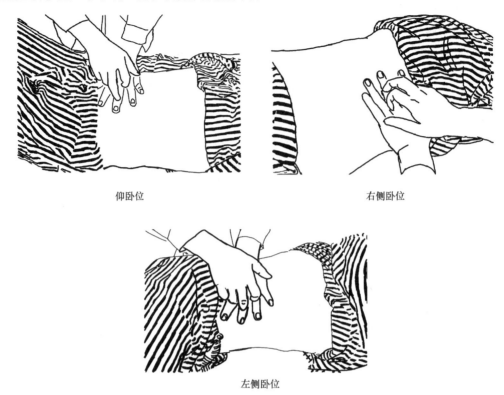

仰卧位　　　　　　　　　　　　右侧卧位

左侧卧位

图 5-5-28　移动性浊音叩诊法

　　临床上，下列情况常易误诊为腹水，应注意鉴别。①肠梗阻：肠管内常有大量液体潴留并可随患者体位变动，出现移动性浊音，但多为单侧移动性浊音，且有肠梗阻体征，如肠型、肠蠕动波及肠鸣音的改变。②巨大卵巢囊肿：使腹部出现大面积浊音区，需要与大量腹水相鉴别（图 5-5-29），具体鉴别要点：卵巢囊肿所致浊音于仰卧时在腹中部，因含气肠管被卵巢囊肿挤压至腹腔两侧为鼓音区；卵巢囊肿的浊音区不随体位变动而移动。另外，卵巢囊肿尺压试验呈阳性：患者取仰卧位，以硬尺横置于腹壁上，医师双手用力将尺下压，卵巢囊肿可将腹主动脉搏动传至硬尺，使尺产生节律性跳动。大量腹水不能传导腹主动脉搏动，则硬尺无节律性跳动。

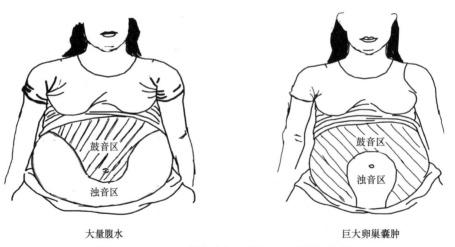

大量腹水　　　　　　　　　　巨大卵巢囊肿

图 5-5-29　巨大卵巢囊肿与大量腹水相鉴别示意图

五、肋脊角叩击痛

肋脊角叩击痛，主要用于检查肾脏疾病。检查方法：嘱患者取坐位或侧卧位，医师左手掌平放在其肋脊角处（肾区），右手握空拳用以轻至中等的力量叩击左手背（图5-5-30）。正常情况下，肋脊角无叩击痛。如肋脊角叩击痛阳性，常提示肾炎、肾盂肾炎、肾结石、肾结核及肾周围炎等。

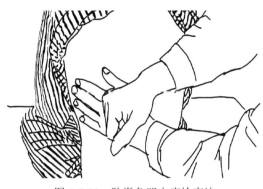

图 5-5-30　肋脊角叩击痛检查法

六、膀胱叩诊

当膀胱触诊不满意时，可通过叩诊进一步确认膀胱充盈膨胀程度。膀胱叩诊采用间接叩诊法，在耻骨联合上方自上而下进行。膀胱空虚时，因耻骨联合上方有含气肠管存在，叩诊呈鼓音，不能叩出膀胱轮廓。尿潴留致膀胱充盈时，耻骨联合上方叩诊呈圆形浊音区；妊娠子宫、子宫肌瘤或卵巢囊肿时，耻骨联合上方叩诊也呈浊音区。应注意鉴别上述两种情况，如排空膀胱（排尿或导尿）复查浊音区缩小或消失，转为鼓音，则提示为尿潴留。另外，腹水时耻骨联合上方叩诊也可有浊音区，但其弧形上缘凹向脐部，而膀胱增大时浊音区的弧形上缘凸向脐部，有助于鉴别。

听　　诊

视频 5-5-1-4　腹部听诊

腹部听诊，以听诊器模型体件置于腹壁上，系统、全面听诊腹部各区，特别要注意上腹部、中腹部、腹部两侧及肝脏、脾脏各区。腹部听诊主要内容有：肠鸣音、血管杂音、摩擦音和搔弹音等。妊娠5个月以上的妇女，在脐下方还可以听到胎心音（130～160次/分）。

一、肠　鸣　音

肠蠕动时，肠腔内气体、液体流动产生一种断断续续的咕噜声（或气过水声），称为肠鸣音（bowel sound）。临床上，通常以右下腹部脐旁为肠鸣音听诊部位。正常情况下肠鸣音为4～5次/分，其频率及音调变异较大，餐后多频繁且明显，休息时稀疏而微弱，要靠医师经验判断其是否正常。

肠鸣音达10次/分以上，音调不是特别高亢者，称为肠鸣音活跃，提示肠蠕动增加，多见于急性肠炎、服用泻药或消化道大出血等；如次数多（10次/分以上）且音调响亮、高亢者，称为肠鸣音亢进，常见于机械性肠梗阻，此时肠腔扩大，积气增多，肠壁胀大变薄且极度紧张，与亢进的肠鸣音可产生共鸣，在腹部可听到高亢的金属性音调。肠鸣音减少，或数分钟（3～5分钟）才能听到1次，称为肠鸣音减弱，提示肠蠕动减弱，见于老年性便秘、腹膜炎、电解质紊乱（低血钾）及胃肠动力低下等。如持续3～5分钟听不到肠鸣音，用手指轻叩或搔弹刺激腹部仍听不到肠鸣音，称为肠鸣音消失，见于急性腹膜炎或麻痹性肠梗阻。

二、血管杂音

腹部血管杂音，包括动脉性和静脉性杂音，临床较少见，但对某些疾病的诊断具有一定作用，在腹部听诊中不应忽略，以免漏诊。

动脉性杂音常出现在腹中部或两侧腹部，具体如下：①腹中部的收缩期血管杂音（喷射性杂音），常提示腹主动脉瘤或腹主动脉狭窄，腹主动脉瘤在相应部位可触及搏动性肿块，腹主动脉狭窄搏动减弱，下肢血压低于上肢，严重时足背动脉搏动消失；②左、右上腹部收缩期血管杂音，常提示肾动脉狭窄，多见于年轻的高血压患者；③下腹部两侧血管杂音，多见于髂动脉狭窄；④当左叶肝癌压迫腹主动脉或肝动脉时，可于其表面听到轻微的连续性杂音。

静脉性杂音为连续性潺潺声，无收缩期及舒张期性质，常出现在脐周或上腹部，特别是腹壁静脉严重曲张时，静脉性杂音提示门静脉高压侧支循环建立。

三、摩　擦　音

正常情况下，腹部听不到摩擦音。当脾梗死、脾周围炎、肝周围炎或胆道炎症累及局部腹膜时，在深呼吸时于腹部相应部位可听到摩擦音（friction sound），严重时可触及摩擦感。腹膜纤维渗出性炎症时，腹部也可以听到摩擦音。

四、搔　弹　音

搔弹音变化，主要用于协助测定肝下缘及检查微量腹水。

1. 肝下缘的测定　当肝下缘触诊及叩诊不满意时，可借助听诊搔弹音协助确认。嘱患者取仰卧位，医师站在其右侧，以左手持听诊器膜型体件置于患者剑突下（肝左叶上），右手指自脐部沿腹正中线向上轻弹或搔刮腹壁，未达肝缘时只能听到遥远而轻微的声音，当到达肝缘时声音会明显增强。

2. 微量腹水的测定　嘱患者取肘膝位并维持数分钟，游离性腹水积聚于腹腔最低处脐部，医师将听诊器膜型体件置于脐旁腹壁上，用手指稳定、快速地轻弹一侧腹壁，静听其声响，同时逐步将听诊器膜型体件移向对侧腹部，继续轻弹腹壁，当声音突然变得响亮时，即为腹水的边缘。此法可检查出至少 120ml 的游离性腹水。

腹部常见疾病的主要症状及体征
一、消化性溃疡

消化性溃疡（peptic ulcer），主要是指发生于胃及十二指肠的慢性溃疡，包括胃溃疡（gastric ulcer，GU）和十二指肠溃疡（duodenal ulcer，DU），因其形成均与胃酸和胃蛋白酶的消化作用有关而得名。

（一）症状

上腹痛是消化性溃疡的主要症状，疼痛的发生机制可能有：①胃酸对溃疡病灶的刺激；②胃酸对溃疡及其周围组织产生的化学性炎症，使局部感受器的敏感性提高，痛阈降低；③溃疡局部肌张力增高或痉挛；④溃疡穿透累及浆膜面。

1. 腹痛特点

（1）部位：GU 的腹痛多位于上腹部正中或偏左，DU 则位于中上腹部偏右或脐上方。如溃疡位于胃或十二指肠球部后壁，特别是穿透性溃疡，疼痛可放射至背部。

（2）性质：腹痛性质不一，常为持续性钝痛、隐痛、胀痛、灼热痛、饥饿痛等，或仅表现为上腹部不适感，无明显腹痛。溃疡急性发作时，可表现为剧烈疼痛，甚至呈刀割样疼痛；并发穿孔时，因病变与周围脏器粘连，呈持续性剧痛。

（3）节律性：腹痛多与进食相关，存在一定节律性。如 GU 多在进餐后 1 小时内出现腹痛，持续 1～2 小时后逐渐缓解，至下一餐前腹痛消失，餐后腹痛再发，呈"进餐—腹痛—缓解"的节律性；DU 多在餐后 3～4 小时（两餐之间）出现腹痛，表现为空腹痛或夜间痛，持续至下次进餐后缓解，呈"腹痛—进餐—缓解"的节律性。

（4）周期性：腹痛多有持续数天至数月不等的活动期，然后有较长时间的缓解期，以后又再次复发，一年四季均可发病，但以秋末或春初时多发，与寒冷明显相关。

（5）长期性：腹痛呈慢性反复发作，愈合后易复发，可每年定期发作，可迁延数年至数十年不等。

（6）影响因素：过度紧张、劳累、焦虑、忧郁、饮食不当、气候变化、药物及烟、酒等均为消化性溃疡诱发因素，可使上腹痛症状发作或加重，经休息、服制酸药或稍进食腹痛症状可减轻或缓解。

2. 伴随症状　常伴有腹胀（餐后明显）、胃灼热、流涎、反酸、嗳气、恶心、呕吐、食欲减退等症状，部分患者可因畏惧进餐后腹痛而进食减少致体重下降。

（二）体征

1. 全身情况　多为瘦长体型，腹上角成锐角。

2. 腹部体征　缺乏特异性体征，特别是缓解期，活动期上腹部可有局限性压痛，与疼痛部位一致。后壁溃疡穿孔时，背部对应部位可出现感觉过敏区及明显压痛。

（三）并发症

1. 出血　最常见的并发症，也是上消化道出血最常见病因，其表现视出血的部位、速度和出血量而定，一般表现为呕血或（和）黑便，出现前因溃疡局部充血，上腹痛加重，出血后充血减轻，碱性血液中和胃酸，疼痛减轻，活动性出血时肠鸣音活跃，出血量大时可见全身皮肤黏膜苍白，甚至出现休克，危及生命。

2. 穿孔　溃疡病灶向深部发展穿透浆膜层引起穿孔，临床上可分为急性、亚急性和慢性 3 种类型，以急性穿孔最为常见，是外科常见的急腹症之一，表现为突发上腹部剧烈疼痛，呈刀割样，可迅速遍及全腹，大汗淋漓、烦躁不安，抑酸剂不能缓解。腹部检查，可有腹肌紧张，甚至呈板状腹，全腹有压痛及反跳痛，肝浊音界消失，肠鸣音减弱或消失等阳性体征，立位腹部平片可见膈下游离气体。

3. 幽门梗阻　多由十二指肠溃疡或幽门管溃疡引起，表现为上腹部持续性胀痛、恶心、呕吐，呕吐大量呈酸腐味的宿食，呕吐后腹部症状减轻，频繁呕吐者可致水电解质紊乱、营养不良等。腹部检查，可有胃型、蠕动波、振水音等阳性体征。幽门梗阻可分功能性梗阻和器质性梗阻：①功能性梗阻：由溃疡周围组织炎性充血、水肿或幽门平滑肌痉挛所致，为暂时性梗阻，炎症消退后即可改善，内科治疗有效；②器质性梗阻：是由溃疡愈合瘢痕收缩或粘连所致，为持久性梗阻，需外科手术治疗。

4. 癌变　部分胃溃疡可发生癌变，十二指肠溃疡不发生癌变。如中年以上，有长期胃溃疡病史且顽固不愈者，近期上腹痛规律性消失，大便隐血试验反复或持续阳性，伴有食欲减退、消瘦、贫血等症状，特别是溃疡发生于胃大弯或胃窦部，经规范药物治疗症状无改善者，应高度考虑溃疡癌变可能，应胃镜下多点取活检或深凿式活检行病理检查，以明确诊断。

二、肝 硬 化

肝硬化（liver cirrhosis），是各种慢性肝病发展的晚期阶段，病理上以肝脏弥漫性纤维化、再生结节和假小叶形成为特征。主要病因有病毒性肝炎、慢性酒精中毒、非酒精性脂肪性肝炎、胆汁淤积、肝静脉回流受阻、遗传性疾病、血吸虫病、工业毒物或药物等。临床上，肝硬化起病隐匿，进展缓慢，晚期以肝功能损害和门静脉高压为主要表现，晚期常出现消化道出血、肝性脑病、继发感染等多种并发症。

（一）症状

肝硬化起病隐匿，进展缓慢，且肝脏具有较强的代偿功能，早期多无症状或症状轻微，临床称为肝硬化代偿期；中、晚期症状加重，并可出现腹水或消化道出血等其他并发症，称为肝硬化失代偿期。

1. 肝硬化代偿期　无症状或症状轻微，缺乏特异性，可有食欲减退、腹胀、恶心、排便习惯改变等消化道症状，以及头晕、乏力、消瘦等全身表现。

2. 肝硬化失代偿期　代偿期的消化道症状及全身表现加重，并逐渐出现水肿、腹水、黄疸、皮肤黏膜充血、牙龈出血等症状，甚至出现呕血、性格行为异常、少尿或无尿等并发症表现。

（二）体征

肝病面容，面色晦暗且无光泽；皮肤黏膜和（或）巩膜黄染，可见肝掌、蜘蛛痣，男性常有乳房发育；早期肝大，中、晚期逐渐缩小，质地变硬，表面不光滑可有结节；脾脏可呈轻度至中度肿大；双下肢常出现水肿。

失代偿期肝硬化时门静脉高压表现：

1. 腹水　肝硬化失代偿期最突出表现，直立或坐位时下腹部饱满，仰卧位时两侧腹部膨隆呈蛙腹；如腹内压明显升高，脐可凸出形成脐疝；移动性浊音阳性，大量腹水时液波震颤阳性。部分患者同时伴有胸腔积液（多为右侧），为腹水通过膈肌变薄的孔道或胸膜淋巴管漏入胸腔所致。

2. 侧支循环的建立与开放　肝脏弥漫性纤维化及硬化结节对肝窦及肝静脉的压迫致门静脉阻力增高（门静脉高压），门静脉回流受阻，使门静脉与腔静脉之间形成侧支循环，血流直接进入体静脉，临床上重要的侧支循环有 3 条：

（1）食管 - 胃底静脉曲张：门静脉系统的胃左、胃短静脉与腔静脉系统的奇静脉之间的胃底及食管黏膜下静脉开放，表现为食管下端和（或）胃底静脉曲张，是肝硬化合并上消化道出血的主要原因，如粗糙食物、胃酸侵蚀或腹内压升高，可致曲张静脉破裂出血，表现为呕血、黑便，甚至出现休克，诱发肝性脑病等严重并发症，危及生命。

（2）腹壁静脉曲张：门静脉高压时脐静脉重新开放，通过腹壁静脉进入腔静脉，形成脐周及腹壁的静脉曲张，高度腹壁静脉曲张外观可呈"水母头"状表现。脐以上的静脉血流方向向上，流经胸壁静脉、腋静脉和内乳静脉回流入上腔静脉；脐以下的静脉血流方向向下，流经大隐静脉、髂外静脉回流入下腔静脉，有时在剑突下、脐周腹壁静脉曲张处可听到连续性静脉性血管杂音（潺潺声）。

（3）痔静脉曲张：门静脉系的直肠上静脉与下腔静脉系统的直肠中、下静脉吻合相通，明显曲张时形成痔核，破裂时引起便血。

3. 脾大及脾功能亢进　肝硬化门静脉高压，因长期慢性淤血，脾索纤维增生致脾脏轻至中度肿大，巨脾较少见。脾肿大时可发生脾功能亢进，表现为外周血白细胞、红细胞和血小板减少，骨髓造血功能正常。肝硬化合并上消化道大出血后，因淤血情况减轻，脾脏可暂时缩小，甚至不能触及，此时不能以脾脏大小来判断肝硬化情况。

三、急性腹膜炎

腹膜受病原体感染或化学物质（如胃液、肠液、胰液、胆汁等）的因素刺激时所引起的急性炎症，称为急性腹膜炎（acute peritonitis），临床分类如下：①根据炎症开始时的性质分为无菌性和感染性：无菌性腹膜炎，因化学物质（如胃液、肠液、胰液、胆汁等）或囊肿液漏入腹腔或腹腔内出血所致；感染性腹膜炎，由各种病原体（主要是细菌）感染累及腹膜所致。②根据炎症的范围分为弥漫性和局限性：弥漫性腹膜炎，炎症范围广泛，波及整个腹腔；局限性腹膜炎，炎症范围局限，仅累及腹腔的某一区域。③根据发病来源分为继发性和原发性：临床以继发性腹膜炎多见，常继发于腹内脏器穿孔，或脏器炎症、损伤的直接蔓延，或外伤及手术的感染；原发性腹膜炎，因病原菌从腹外病灶经血液或淋巴播散至腹腔引起的腹膜炎，腹腔内无原发感染病灶。

（一）症状

因病因不同，急性腹膜炎临床症状不一。

1. 腹痛　是急性腹膜炎的主要症状。急性弥漫性腹膜炎，表现为突发的持续性剧烈腹痛，以原发病灶处明显，迅速蔓延至全腹，深呼吸、咳嗽及变换体位时疼痛加重。急性局限性腹膜炎，表现为持续性钝痛，疼痛往往局限于病变脏器的部位，如急性阑尾炎时局限于右下腹，急性胆囊炎时局限于右上腹。

2. 恶心、呕吐　常在急性腹膜炎早期出现，起初因腹膜刺激为反射性恶心、呕吐，呕吐物为胃内容物，可夹有胆汁；如病情进展出现麻痹性肠梗阻，则出现持续性呕吐，如梗阻位置较低，呕吐物可有棕黄色肠内容物，伴有恶臭。

3. 全身表现　多表现为发热及毒血症症状，严重者可出现休克。

（二）体征

1. 全身情况　急性弥漫性腹膜炎患者多呈急性面容、冷汗、表情痛苦，被迫采取仰卧位，双下肢屈曲，以胸式呼吸为主，频速表浅；毒血症后期因疾病消耗，患者多出现精神萎靡、面色灰白、皮肤干燥、眼球及两颊内陷，甚至出现脉搏细数、血压下降等休克表现。

2. 腹部检查

（1）视诊：腹式呼吸运动减弱或消失。当腹腔渗出增多及肠管发生麻痹时，可出现腹部膨隆。

（2）触诊：多有较为典型的腹膜炎三联征，即腹肌紧张、压痛及反跳痛。局限性腹膜炎，三联征局限于病变部位，弥漫性腹膜炎则遍及全腹。溃疡穿孔时由于胃酸的刺激，腹壁肌肉呈木板样强直，即板状腹。如局部脓肿形成，或炎症使附近的大网膜及肠襻粘连成团，则可触及明显压痛的肿块。

（3）叩诊：如胃肠穿孔，胃肠内气体游离于腹腔内，则肝浊音界缩小或消失。如腹腔内有较多游离液体，移动性浊音阳性。

（4）听诊：肠鸣音减弱或消失。

四、急性阑尾炎

急性阑尾炎（acute appendicitis），是指阑尾的急性炎症性病变，为临床上最为常见的外科急腹症之一。

（一）症状

1. 腹痛　是急性阑尾炎的主要症状，70%～80%患者表现为典型的转移性右下腹痛，即早期为中上腹痛或脐周疼痛（为内脏神经痛），范围较弥散，经数小时（6～8小时）后因炎症波及浆膜和腹膜壁层，疼痛部位转移至右下腹（为躯体神经痛），定位明确。少数患者因病情进展快，发病开始即表现为右下腹疼痛。不同位置的阑尾炎，其腹痛的位置也有差异，如盲肠后位阑尾炎疼痛在右侧腰部，盆位者腹痛在耻骨上区。

2. 胃肠道症状　发病早期，常伴有恶心、呕吐、便秘，儿童常有腹泻。盆位阑尾炎可引起腹泻、里急后重症状，还可有腹胀、排气、排便减少等表现。

3. 全身症状　早期多表现为乏力，炎症重时出现中毒症状，如发热、心悸等。

（二）体征

1. 右下腹压痛和反跳痛　早期阑尾炎尚未累及壁层腹膜时，右下腹多无压痛，而是在上腹部或脐周等位置有不确定的压痛。起病数小时后，右下腹 McBurney 点（阑尾点）有显著而固定的压痛和反跳痛。

2. 右下腹肿块　如出现阑尾周围脓肿，则右下腹饱满，可触及压痛性肿块，边界不清、位置固定。

3. 结肠充气征阳性　嘱患者取仰卧位，医师用右手压迫左下腹，再用左手挤压近侧结肠，结肠内气体可传至盲肠和阑尾，引起右下腹疼痛者为结肠充气征阳性。

4. 腰大肌征阳性　嘱患者取左侧卧位，两腿伸直，当使右腿被动向后过伸时发生右下腹痛，称腰大肌征阳性，提示盲肠后位的阑尾炎。

5. 闭孔内肌征阳性　嘱患者取仰卧位，右髋和大腿屈曲，然后被动向内旋转，引起右下腹疼痛者为阳性，提示阑尾靠近闭孔内肌。

五、肠 梗 阻

肠梗阻（intestinal obstruction），是各种原因引起的肠内容物不能正常运行、顺利通过肠道所产生的一种常见的急腹症。

根据肠梗阻发生原因，可分为机械性肠梗阻、动力性肠梗阻、血管性肠梗阻、假性肠梗阻；根据肠壁有无循环障碍，分为单纯性和绞窄性肠梗阻；根据肠梗阻的程度分为完全性和不完全性肠梗阻；根据肠梗阻的发展快慢，分为急性和慢性肠梗阻。

临床上，肠梗阻随其病情不断发展和演变，可由单纯性发展为绞窄性，由不完全性变为完全性，由慢性变为急性，由机械性可转为麻痹性肠梗阻。

（一）症状

典型的临床表现为腹痛、呕吐、腹胀、肛门排气排便停止，可概括为痛、吐、胀、闭。

1. 痛　即腹痛，是肠梗阻的最主要症状。机械性肠梗阻，因梗阻近端肠段平滑肌产生强烈收缩，表现为阵发性剧烈绞痛，约数分钟一次。高位小肠肠梗阻多为上腹痛，低位小肠梗阻多为脐周痛，结肠梗阻时则为下腹痛。

2. 吐　即恶心、呕吐，发生时间及呕吐物性质与梗阻部位密切相关。早期即可有反射性呕吐，呕吐物为胃肠内容物；高位小肠梗阻者呕吐发生早，频繁呕吐胃液、十二指肠液、胰液及胆汁，呕吐量大；低位小肠梗阻呕吐出现较晚，先吐胃液和胆汁，以后可吐出小肠内容物，棕黄色，带粪臭味；结肠梗阻很少出现呕吐，多发生在病程晚期；麻痹性肠梗阻可有溢出性严重呕吐。如有肠管血供障碍，呕吐物可为咖啡色血性液体。

3. 胀　即腹胀，因肠道内积气、积液所致。小肠梗阻以上腹部和中腹部最为明显；结肠梗阻以上腹部及两侧腹部明显。高位肠梗阻腹胀不明显，低位肠梗阻及麻痹性肠梗阻腹胀显著，可遍及全腹。

4. 闭　即肛门停止排气、排便，或排气、排便明显减少。完全性肠梗阻患者除早期可排出大肠内积存的少量气体和粪便外，一般均无排气、排便。不完全性肠梗阻表现为排气、排便减少，或仅有少量排气。

（二）体征

有重病面容，表情痛苦，脱水貌，呼吸急促，脉搏细数，甚至血压下降、休克等全身表现。腹部阳性体征如下：

1. 视诊　腹部膨隆，结肠梗阻时腹部周边膨胀明显，腹式呼吸减弱或消失，机械性肠梗阻时可见脐周不规则排列的肠型及蠕动波，麻痹性肠梗阻多无肠型。

2. 触诊　腹肌紧张，有压痛，绞窄性肠梗阻可有反跳痛。

3. 叩诊　全腹呈高调鼓音，肝浊音界缩小或消失。当腹腔内有渗液可出现移动性浊音。

4. 听诊　机械性肠梗阻时肠鸣音亢进，甚至呈金属音调；麻痹性肠梗阻时肠鸣音减弱或消失。

六、腹部肿块

腹部肿块（abdominal mass），为腹部常见的体征之一，可由多种原因引起，如炎性肿块、肿瘤、寄生虫、梗阻、脏器肿大或移位等。肿块可来源于腹壁、腹腔内或腹膜，位置邻近，诊断有时较为困难，必须认真检查，综合各方面临床资料进行分析，加以鉴别。

（一）症状

一般炎性肿块部位多有疼痛，伴有发热。良性肿块病程较长，生长缓慢，一般状况较好；恶性肿块生长迅速，伴有食欲减退、消瘦、贫血的全身表现。肿块活动幅度大多在小肠、系膜或网膜。肿块伴黄疸多为肝、胆、胰腺疾病。肿块伴腹部绞痛、呕吐，多为胃肠道梗阻。肿块伴月经周期紊乱，多为卵巢、子宫病变。肿块伴有间歇性黄疸，右上腹疼痛并可放射至右肩背部，多见于胆道结石。无痛性黄疸，进行性加重，常提示胰头癌。

（二）体征

1. 全身检查　注意一般情况、营养状况，有无贫血、黄疸、出血倾向等。还应注意身体其他部位是否有相似肿块，有无淋巴结肿大或恶性肿瘤转移可能。

2. 腹部检查

（1）视诊：观察腹部的轮廓，是否有局限性隆起，肿块位置、外形，有无搏动，是否随呼吸或体位而变动。

（2）触诊：为腹部肿块最重要的检查步骤，注意肿块的位置、大小、轮廓、质地、压痛、搏动及活动度等，同时注意肿块的数量、边缘及有无震颤等特征。如肿块边界清楚、规则，表面光滑，质地柔软、中等，活动度好多为良性肿块、囊肿或脏器肿大。如肿块外形不规则，边界不清，质地坚硬，表面不光滑或有结节，位置固定，多为恶性肿瘤。

（3）叩诊：肝、脾大时，其浊音边界扩大。胃肠道肿瘤发展到一定的大小，可以叩到浊音，与肝、脾浊音区不相连。

（4）听诊：腹主动脉瘤者可听到动脉性血管杂音。肿块致胃肠道梗阻时，可听到肠鸣音亢进，有气过水声或金属音。

（孙　龙）

第六节　生殖器、肛门、直肠检查

生殖器、肛门及直肠检查是全身体格检查不可缺少的一部分，对临床诊断及治疗具有重要意义。但因部分医师认识不足，加之检查部位特殊，部分患者不愿接受，该部分检查常被忽视，造成漏诊或误诊，影响诊断及治疗。因此，对于有相应检查指征的患者应详细说明检查的重要性、方法，征得其同意并配合完成检查。值得注意的是，男医师检查女性患者时，要求有女医务人员或家属在场。

一、男性生殖器检查

男性生殖器，包括外生殖器（阴茎、阴囊）和内生殖器（前列腺、精囊等）。阴囊内有睾丸、附睾及精索等。检查时，嘱患者充分暴露下身，取双下肢外展位，视诊与触诊相结合，先检查阴茎、阴囊，后检查前列腺及精囊等。

（一）阴茎

阴茎（penis）为外生殖器前端膨大的圆柱体，分头、体、根三部分，由3个海绵体构成，背面为一对阴茎海绵体，腹面为尿道海绵体，尿道位于尿道海绵体内。一般检查顺序如下：

1. 包皮　阴茎皮肤在阴茎颈前向内翻转覆盖于阴茎表面，称为包皮（prepuce），成年人不应掩盖尿道口，且翻起包皮后应露出阴茎头。若翻起包皮后不能露出阴茎头或尿道口者，称为包茎（phimosis），多为先天性包皮口狭窄、炎症或外伤后粘连所致。如包皮长度超过阴茎头，但翻起后能够露出尿道口或阴茎头者，称为包皮过长（redundant prepuce）。包皮过长或包茎易使污垢在阴茎颈部残留，引起尿道外口或阴茎头感染，是阴茎癌主要致病因素之一，多提倡早期手术治疗。

2. 阴茎头与阴茎颈 阴茎前端的膨大部分为阴茎头（glans penis），俗称龟头；阴茎头、颈交界部位的环形浅沟为阴茎颈。检查时医师将患者包皮上翻起，充分暴露阴茎头及阴茎颈，正常情况下其表面光滑、红润，质地柔软，无充血、水肿、分泌物及结节。如阴茎头有硬结并伴有暗红色溃疡、易出血或融合成菜花状，提示阴茎癌可能。阴茎颈单个椭圆形质硬溃疡称为下疳（chancre），愈后留有瘢痕，对诊断梅毒具有重要意义。如阴茎头部出现淡红色小丘疹融合成蕈样，呈乳突状突起，应考虑为尖锐湿疣可能。

3. 尿道口 检查尿道口时，医师以中指和无名指夹住阴茎，用示指与拇指，轻轻挤压龟头使尿道张开，观察尿道口有无红肿、分泌物、溃疡、狭窄或异位等。正常尿道口黏膜红润、清洁，无分泌物及溃疡，如尿道口发红、附有分泌物并沿尿道有压痛者，见于淋球菌或其他病原体感染所致的尿道炎。尿道口狭窄，多见于先天性畸形或炎症粘连。尿道下裂时尿道口位于阴茎腹面，如嘱患者排尿，裂口处常有尿液溢出。

4. 阴茎大小与形态 正常成年人阴茎长 7～10cm。如成年人阴茎过小，呈婴儿型，多见于垂体功能或性腺功能不全；在儿童期阴茎过大，呈成人型，见于性早熟，多因促性腺激素过早分泌引起。

（二）阴囊

阴囊（scrotum）呈袋状，为腹壁向下延续部分，内有一隔膜将其分为左右两个囊腔，每囊内含有精索、睾丸及附睾，囊壁由多层组织构成。检查阴囊时，患者取立位或仰卧位，两腿稍分开，先视诊注意观察阴囊皮肤有无皮疹、脱屑溃烂等损害，观察阴囊有无肿胀或肿块；然后再进行触诊，多双手同时进行，也可用单手触诊：将拇指置于阴囊前面，其余手指置于阴囊后面托护，拇指作滑行触诊。

1. 阴囊皮肤及外形 正常阴囊皮肤呈深暗色，多皱褶，常见阴囊病变有以下几种。

（1）阴囊湿疹：急性期主要表现为阴囊皮肤弥漫性红肿，瘙痒剧烈，可见针头至粟粒大小的丘疹、水疱，经搔抓或摩擦后可破裂，形成大片湿润糜烂，有大量淡黄色浆液渗出，部分凝结成淡黄色痂；慢性期主要表现为阴囊皮肤粗糙增厚、嵴沟明显、干燥、脱屑，呈苔藓样变，皮色呈暗红或深褐色，有抓痕、少量丘疹、血痂、色素沉着。

（2）阴囊水肿：阴囊外观上肿胀，或一侧阴囊较另一侧增大，皮肤常水肿而紧绷，有时会合并肿胀、疼痛感，多为全身性水肿一部分，如低蛋白血症等，也可因局部因素所致，如炎症或过敏反应、静脉血或淋巴液回流受阻等。

（3）阴囊象皮肿：阴囊皮肤水肿增厚、粗糙，触之如象皮样，称为阴囊象皮肿或阴囊象皮病。大者阴囊可达数十千克，下垂至小腿，可完全遮盖阴茎。阴茎外皮象皮肿将龟头遮盖。多因血丝虫病引起的淋巴管炎或淋巴管阻塞，淋巴回流受阻，压力增高，使淋巴液渗入阴囊，刺激阴囊皮肤增厚、粗糙所致。

（4）阴囊疝：腹腔脏器（如肠管或肠系膜）经腹股沟管下降至阴囊鞘膜腔内所致，主要表现为一侧或双侧阴囊肿大，触之有囊样感，无热、痛，部分疝内容物经按摩阴囊等手法可还纳入腹腔，阴囊随之缩小，但腹腔内压增高时可再降入阴囊，阴囊疝易复发。

（5）鞘膜积液：正常情况下鞘膜囊内有少量液体，当鞘膜本身或邻近器官出现病变时，鞘膜液体分泌增多，而形成积液，出现阴囊下垂、肿胀、精索牵引痛等症状，阴囊肿大触之有水囊样感。若为交通性鞘膜积液，站立时阴囊肿大，平卧后托起阴囊，积液逐渐流入腹腔，则囊肿缩小或消失。巨大睾丸鞘膜积液时，阴茎缩入包皮内，影响排尿及性生活，步行、劳动亦可受到不同程度影响。透光试验方法简便易行，有助于阴囊鞘膜积液与睾丸肿瘤鉴别，具体如下：用不透明的纸片卷成圆筒状，一端置于肿大的阴囊部位，以电筒照射对侧阴囊，从纸筒另一端观察阴囊透光情况；也可把房间灯光关暗，用电筒照射阴囊后观察。鞘膜积液阴囊呈橙红色均质的半透明状，而阴囊疝和睾丸肿瘤则不透光。

2. 精索（spermatic cord）　是从腹股沟管深环至睾丸上端的一对柔软的圆索状结构，在左、右阴囊腔内各有一条，位于附睾上方，主要由 3 层被膜（精索外筋膜、提睾肌、精索内筋膜）包裹输精管精索部、腹股沟部、睾丸动脉、蔓状静脉丛、输精管血管、淋巴管、神经丛及腹膜鞘突残余等构成。检查时医师以拇指和示指由附睾开始至腹股沟环触诊精索。正常精索呈柔软的索条状，无压痛。若呈串珠样肿胀，多见于输精管结核；若有挤压痛且局部皮肤红肿多为精索急性炎症；靠近附睾的精索触及硬结，常由丝虫病所致；精索有蚯蚓团样感多为精索静脉曲张所致。

3. 睾丸（testis）　位于阴囊内，呈微扁的椭圆形，表面光滑柔韧，左右各一，一般左侧略低于右侧 1.0cm。检查时医师用拇指和示、中指触诊睾丸，两侧对比，注意其大小、形状、硬度及有无触压痛等。急性睾丸肿胀、疼痛，压痛明显者，见于急性睾丸炎，常继发于流行性腮腺炎、淋病等；一侧睾丸肿大、质硬并有结节，应注意睾丸肿瘤或白血病细胞浸润可能；一侧或双侧睾丸萎缩，多因流行性腮腺炎或外伤后遗症及精索静脉曲张所致；睾丸过小常为先天性或内分泌异常引起，如肥胖性生殖无能症等。

当阴囊触诊未触及睾丸时，应触诊腹股沟管内或阴茎根部、会阴部等处，或作腹腔超声检查。如睾丸隐藏在以上部位，称为隐睾症，以一侧多见，也可双侧，阴囊一侧或双侧较小，右侧多于左侧，触诊阴囊内无睾丸，在腹股沟管内常可摸到小睾丸；部分位于腹膜后可完全触不到，隐睾常伴有腹股沟斜疝。如双侧隐睾未在幼儿时及时发现并手术复位治疗，睾丸长期留在腹腔内和腹股沟管里，因体内温度相对较高，常常会影响生殖器官、第二性征发育及内分泌功能，甚至可丧失生育能力。有时正常小儿因受冷或提睾肌强烈收缩，可使睾丸暂时隐匿于阴囊上部或腹股沟管内，检查时可由上方将睾丸推入阴囊，嘱小儿咳嗽也可使睾丸降入阴囊。若单侧或双侧无睾丸，常见于性染色体数目异常所致的先天性无睾症，双侧无睾症患者生殖器官及第二性征均发育不良。

4. 附睾（epididymis）　位于睾丸的上端和后缘，可分为头、体、尾三部，头部由输出小管盘曲而成，输出小管的末端连接一条附睾管长 4 ~ 5cm，盘曲构成体部和尾部，是储存精子并促进精子成熟的器官。检查时医师以拇指和示、中指触诊，注意附睾大小，有无结节和压痛。附睾肿痛明显，且伴有睾丸肿大，附睾与睾丸分界不清，多见于急性附睾炎；附睾肿大，但压痛较轻，多见于慢性附睾炎；附睾肿胀，质硬并有结节感，无压痛，伴有输精管增粗且呈串珠状，应注意附睾结核，结核病灶可与阴囊皮肤粘连，破溃后致瘘管形成。

（三）前列腺

前列腺（prostate）是男性特有的性腺器官，形状像前后稍扁的栗子，上端宽大，下端窄小，底朝上，与膀胱相贴，尖朝下，抵泌尿生殖膈，前面贴耻骨联合，后面依直肠，正中的纵行浅沟将其分为左、右两叶，尿道从前列腺中纵行穿过，排泄管开口于尿道前列腺部。检查时患者多取肘膝卧位，跪卧于检查台上，也可采用右侧卧位或站立弯腰位。医师示指戴指套（或手套），指端涂以润滑剂，徐徐插入肛门后向腹侧触诊，可同时作前列腺按摩留取前列腺液做化验检查。正常前列腺质韧而有弹性，左、右两叶之间可触及正中沟。良性前列腺肥大时正中沟消失，表面光滑有韧感，无压痛及粘连，多见于老年人。前列腺肿大且有明显压痛，多见于急性前列腺炎；前列腺肿大、质硬、无压痛，表面有硬结节者多为前列腺癌。

（四）精囊

精囊（seminal vesicle）为长椭圆形的囊状器官，位于前列腺外上方，膀胱底的后方，输精管壶腹的外侧，左右各一，由迂曲的管道组成，排泄管与输精管壶腹的末端合成射精管。精囊分泌的液体组成精液的一部分。正常时，直肠指检一般不易触及精囊，如触及则提示为病理状态，常继发于前列腺病变，如炎症波及，结核扩散和前列腺癌的侵犯。精囊呈索条状肿胀并有触压痛多为炎症所致；精囊表面呈结节状多因结核引起，质硬肿大应考虑癌变。

二、女性生殖器检查

女性生殖器包括内、外生殖器两部分，一般情况下不作为常规体格检查，如全身性疾病疑有局部病变时可做外生殖器检查，如疑有妇产科疾病时应由妇产科医师进行专科检查。检查时患者应先排空膀胱，暴露下身，仰卧于检查台上，两腿外展、屈膝，医师戴无菌手套进行检查，具体检查顺序与方法如下：

（一）外生殖器

女性外生殖器指生殖器官的外露部分，又称外阴，包括阴阜、大阴唇、小阴唇、阴蒂、前庭、前庭大腺、前庭球、尿道口、阴道口和处女膜。

1. 阴阜（mons veneris） 为耻骨联合前面隆起的外阴部分，呈丘状，由皮肤及较厚的脂肪层构成，下邻两侧大阴唇。青春期，阴阜皮肤上开始长出阴毛，其分布呈三角形，底部在上，尖端向下，为女性第二性征。若阴毛先浓密后脱落，甚至明显稀少或缺如，多见于性功能减退症或席汉综合征等；若阴毛明显增多，呈男性分布，多见于肾上腺皮质功能亢进。

2. 大阴唇（Labium majus pudendi） 为一对纵行长圆形隆起具有弹性的皮肤皱襞，长 7 ～ 8cm，宽 2 ～ 3cm，皮下组织松软，富含脂肪组织，并含有弹性纤维和少量平滑肌纤维，以及血管、淋巴管、神经和腺体。大阴唇分内、外两面，外面的皮肤常有汗腺、皮脂腺及色素沉着，性成熟后表面有阴毛；内面细薄平滑，呈淡蔷薇色，类似黏膜，含有皮脂腺，但无阴毛。未生育妇女两侧大阴唇自然合拢遮盖外阴；经产妇两侧大阴唇常分开；老年人或绝经后则常萎缩。

3. 小阴唇（Labium minus pudendi） 为一对较细薄而小的皮肤皱襞，富于弹性，位于大阴唇内侧，两侧小阴唇常合拢遮盖阴道外口。小阴唇皮肤分内、外两面，外侧面呈暗蓝色，与大阴唇内侧面相接触；内侧面滑润，富有皮脂腺，呈蔷薇色，近似黏膜。小阴唇前端融合后包绕阴蒂，后端彼此会合形成阴唇系带（经产妇女多由于分娩而被撕裂）。小阴唇炎症时常有红、肿、疼痛；如有乳突状或蕈样突起见于尖锐湿疣；局部色素脱失见于白斑症；若有结节、溃烂应考虑癌变可能。

4. 阴蒂（clitoris） 为两侧大阴唇的上端会合点，呈圆柱状，位于两侧小阴唇之间的顶端，外表为阴蒂包皮，其内具有海绵体样组织，有丰富的静脉丛，又有丰富的神经末梢，为性敏感部位，性兴奋时能勃起。阴蒂红肿，见于外阴炎症；阴蒂过小，见于性发育不全；阴蒂过大应考虑两性畸形。

5. 阴道前庭（vestibulum vaginae） 为左右两侧小阴唇之间的菱形裂隙，前后两端狭窄，中部宽大，前部有尿道口，后部有阴道口，周围有处女膜或处女膜痕，前庭大腺分居于阴道口两侧，如黄豆粒大，开口于小阴唇与处女膜的沟内。如有炎症则局部红肿、硬痛并有脓液溢出；肿大明显而压痛轻，可见于前庭大腺囊肿。

（二）内生殖器

女性内生殖器包括阴道、子宫、输卵管、卵巢等。

1. 阴道（vagina） 为女性性交器官，也是排出月经和分娩胎儿的通道，是由黏膜、肌层和外膜组成的肌性管道，连接子宫和外生殖器，富伸展性，受性刺激时阴道前 1/3 产生收缩，分娩时可高度伸展。检查时医师用拇、示指分开两侧小阴唇，在前庭后部可见阴道外口，其周围有处女膜（未婚女性一般不做阴道检查）。正常阴道黏膜呈浅红色，柔软、光滑。检查时应注意阴道紧张度，有无瘢痕、肿块、异常分泌物、出血等，并观察宫颈有无溃烂及新生物形成。

2. 子宫（uterus） 为产生月经和孕育胎儿的器官，位于骨盆腔中央，在膀胱与直肠之间，分为底、体与颈三个部分。子宫正常稍向前弯曲，呈倒梨形，前壁俯卧于膀胱上，与阴道几乎成直角，位置可随膀胱及直肠充盈程度的不同而改变。环绕宫颈周围的阴道穹分前后、左右部，后部最深，为诊断性穿刺的部位。触诊子宫应采用双合诊法，检查者戴无菌手套，右手或左手示中两指蘸润滑剂,沿阴道后壁轻轻插入,另一手在腹部配合,检查阴道通畅度和深度,再触诊宫颈大小、形状、硬度及外口情况,注意有无接触性出血。正常子宫颈表面光滑,妊娠时质软着紫色,检查时应注意宫颈有无充血、糜烂、肥大及息肉等。子宫大小与年龄及生育有关,未孕产者约长 7.5cm、宽 5.0cm、厚 3.0cm,产后妇女子宫增大,触之较韧,光滑无压痛,子宫体积匀称性增大见于妊娠;非匀称性增大见于各种肿瘤。

3. 输卵管(oviduct) 为一对细长而弯曲的管,左右各一,位于子宫阔韧带的上缘,内侧与宫角相连通,外端游离,与卵巢接近,全长为 8 ～ 15cm。正常输卵管表面光滑、质韧,无压痛。输卵管肿胀、增粗或有结节,弯曲或僵直,且常与周围组织粘连、固定,有明显触痛者,多见于急、慢性炎症或结核;明显肿大可为输卵管积脓或积水;双侧输卵管病变,管腔变窄或梗阻,则难以受孕。

4. 卵巢(ovary) 为一对扁平的椭圆形性腺,位于子宫底的后外侧,与盆腔侧壁相接。当妊娠时,由于子宫的移动,其位置也有极大的改变。成人女性的卵巢约 4cm×3cm×1cm 大小,表面光滑、质软,绝经后萎缩变小、变硬。卵巢触诊多用双合诊。卵巢增大有压痛者,常见于炎症;卵巢不同程度肿大,压痛不明显,多为卵巢囊肿。

三、肛门与直肠检查

直肠(rectum)为大肠的末段,长 12 ～ 15cm,周围多脂肪、无纵带,下连肛管(anal canal),肛管下端在体表的开口位于会阴中心体与尾骨尖之间,即肛门(anus)。肛门与直肠的检查方法简便易行,常常能发现具有重要临床价值的阳性体征。

肛门与直肠的检查方法以视诊、触诊为主,辅以内镜检查。根据病情需要,检查肛门与直肠时患者可采取不同的体位,以便达到所需的检查目的。常用体位如下:

1. 肘膝位 又称胸膝位,是检查肛门与直肠最常用的体位。患者双膝跪于检查台上,肘关节屈曲,两前臂屈曲于胸前,胸部尽量靠近检查台,头部及前胸部垫枕,臀部抬高,两膝略分开。在临床上,肘膝位也常用于前列腺、精囊及内镜检查。

2. 左侧卧位 适用于病重、年老体弱或女性患者。患者取左侧卧位,右下肢向腹部屈曲,左下肢伸直,臀部靠近检查台右边,医师位于患者背后进行检查。

3. 仰卧位或截石位 适用于重症体弱患者。患者仰卧于检查台上,臀部垫高,两腿屈曲、抬高并外展(或将双腿放置于腿架上),充分暴露会阴,有利于肛门、直肠、会阴部检查及手术治疗,亦可进行直肠双合诊,即右手示指在直肠内,左手在下腹部,双手配合触诊,以检查盆腔脏器的病变情况。

4. 蹲位 患者下蹲呈排便姿势,屏住呼吸并向下用力,适用于检查直肠脱出、内痔及直肠息肉等。

肛门与直肠检查时,如发现病变(如肿块、溃疡等),应按时针方向进行记录病变部位,并注明患者受检时所取体位。肘膝位时,肛门后正中点为 12 点钟位,前正中点为 6 点钟位,仰卧位的时钟位与此相反。

(一)视诊

医师用手轻轻分开患者臀部,仔细观察肛门及其周围皮肤颜色及皱褶情况,正常肛周皮肤颜色较深,皱褶自肛门向外周呈放射状分布,嘱患者提肛收缩肛门时皱褶更明显,作排便动作时则皱褶变浅。另外,还应注意观察肛门周围有无脓血、黏液、肛裂、外痔、瘘管口或脓肿等情况。

1. 肛门闭锁与狭窄 肛门闭锁,又称低位肛门直肠闭锁,由于肛门发育异常,未形成肛管,致使直肠与外界不通。肛门狭窄,是肛门及肛管直径变小,粪便通过困难,大便性状变细,排便时肛门疼痛,直肠指检检查时示指不能顺利通过。肛门闭锁与狭窄多见于新生儿先天性畸形;如因感染、外伤或手术引起的肛门狭窄,肛周常可见瘢痕。

2. 肛门瘢痕与红肿 肛门周围瘢痕形成,多见于局部外伤或手术后,常引起肛门狭窄;肛门周围红肿、压痛，常为肛门周围炎症或脓肿形成。

3. 肛裂（anal fissure） 为齿状线以下肛管皮肤层裂伤后形成的小溃疡，其方向与肛管纵轴平行，长 0.5～1.0cm，呈梭形或椭圆形，常发生于肛门后、前正中，以肛门后部居多，两侧较少。患者排便时阵发性刀割样疼痛，便后数分钟缓解，伴有习惯性便秘，便时出血为主要表现。检查时肛门常可见裂口或纵行溃疡，触压痛明显。

4. 痔（hemorrhoid） 为直肠末端黏膜下和肛管皮肤下静脉丛发生扩张和屈曲所形成的柔软静脉团，是一种常见的肛肠疾病，多见于成年人，发作时表现为大便带血、痔核脱出、疼痛或瘙痒感。根据痔的部位可分为内痔、外痔、混合痔。

（1）内痔：位于肛门齿状线以上，截石位于 3、7、11 点处，表面被直肠下端黏膜所覆盖，在肛门内口可查到柔软的紫红色包块，排便时可突出肛门口外。

（2）外痔：位于齿状线以下，表面盖以皮肤，视诊在肛门外口可见紫红色包块，质地柔软，不能送入肛内，不易出血，以疼痛和有异物感为主要症状。

（3）混合痔：又称里外痔，发生于同一方位齿状线上下，内外相连、无明显分界，视诊可见紫红色包块，下部被肛管皮肤所覆盖，同时具有内、外痔特点。

5. 肛门直肠瘘 为肛管直肠与肛门周围皮肤相通的感染性管道，简称肛瘘，有内口和外口，其内口位于直肠或肛管内齿状线附近，外口位于肛门周围皮肤上，多为肛管或直肠周围脓肿与结核所致，不易愈合。检查时可见肛门周围皮肤有瘘管开口，有时有脓性分泌物流出，在直肠或肛管内可见瘘管的内口或硬结。

6. 直肠脱垂（proctoptosis） 指肛管、直肠或乙状结肠下端的肠壁，部分或全层向外翻而脱出于肛门外，可分为两种类型：完全型和不完全型。检查时嘱患者取蹲位，医师观察肛门外有无突出物，如无突出物或突出不明显，让患者屏气作排便动作时肛门外可见紫红色球状突出物，且随排便力气加大而突出更为明显，根据其脱出度，黏膜皱襞呈放射状或环状排列情况来进行诊断。直肠部分脱垂（黏膜脱垂），一般脱出长度 2～3cm，一般不超过 7cm，黏膜皱襞呈放射状，脱垂部分为两层黏膜组成，停止排便时突出物常可回复至肛门内。若突出物呈椭圆形块状物，表面有环形皱襞，即为直肠完全脱垂（直肠壁全层脱垂），严重者直肠、肛管均脱出肛门外，脱出度常在 10cm 左右，少数可达 20cm，呈宝塔形，黏膜皱襞呈环状排列，脱垂部为两层折叠的全层肠壁组成，停止排便仍不易恢复。

（二）触诊

肛门和直肠触诊，又称为肛诊或直肠指检，是肛门、直肠疾病检查方法中最简便、有效的方法之一，往往通过直肠指检检查即可及早发现肛门直肠的早期病变。据国内统计，大约有 80% 的直肠癌就是通过直肠指检时被发现。直肠指检不需任何辅助设备，检查时患者可采取肘膝位（胸膝位）、左侧卧位或仰卧位，医师右手示指戴指套或手套，涂以润滑剂（如肥皂液、凡士林、液状石蜡），先以示指置于患者肛门外口轻轻按摩，嘱患者张口呼吸，待肛门括约肌适应并放松后，示指再慢慢插入肛门、直肠内。先检查肛门及括约肌的紧张度，再检查肛管及直肠的内壁情况，注意有无压痛及黏膜是否光滑，有无肿块及搏动感。男性还可触诊前列腺与精囊，女性则可检查子宫颈、子宫、输卵管等，必要时可配合采用双合诊。此外，直肠指检对盆腔的其他疾病如阑尾炎，髂窝脓肿也具有一定诊断意义。

直肠指检时还应注意以下异常改变：①直肠触痛明显，多因肛裂及感染引起；②触痛伴有波动感，多见于肛门、直肠周围脓肿；③直肠内触及柔软、光滑而有弹性的包块，常为直肠息肉；④触及坚硬凹凸不平的包块，应注意直肠癌可能；⑤指检后指套表面染有黏液、脓液或血液，应留取标本行涂片镜检或细菌学检查。如直肠病变病因不明，应进一步行内镜及组织活检检查以明确诊断。

（孙 龙）

第七节　脊柱四肢检查

一、脊柱四肢检查的顺序

1. 正确充分暴露检查部位。

2. 检查时患者可取站立位或坐位，应注意其弯曲度、活动范围及有无畸形、压痛和叩痛等。

3. 检查顺序　按视、触、动、量顺序进行，视诊观察活动度、对称性、肿胀、肿块、色泽、畸形、步态；触诊检查压痛、肿块的部位、范围、深度和性质；动诊检查关节的活动和肌肉的收缩力，需双侧对比进行；量诊检查肢体长度的测量、体周径的测量、关节运动度的测量、肌力的测量和感觉消失区的测定。个别情况辅以叩诊和听诊，如脊柱叩诊和听骨擦音。

二、脊柱检查规范操作

脊柱由 7 个颈椎、12 个胸椎、5 个腰椎、5 个骶椎、4 个尾椎组成（图 5-7-1）。检查脊柱时应脱去上衣，双足并拢站立位，双下肢直立，双手自然下垂。

视频 5-7-1　脊柱体查

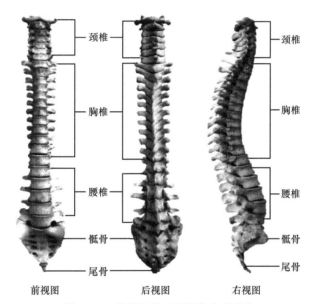

前视图　　　　　后视图　　　　　右视图

图 5-7-1　脊柱的构成及四个生理弯曲

（一）脊柱体表标志

从枕骨结节向下，第一个触及的是第 2 颈椎棘突，与第 2 颈椎椎体约在同一水平；第 7 颈椎棘突因其特别长，颈前屈时更明显，又称隆椎；两肩胛冈内端的连线通过第 3 胸椎的棘突，两肩胛下角的连线通过第 7 胸椎棘突；双侧髂嵴最高点的连线，一般通过第 4 腰椎椎体下部或第 4、5 椎体间隙；双侧髂后上棘的连线通过第 5 腰椎与第 1 骶椎棘突之间。

（二）脊柱弯曲度

1. 生理性弯曲　正常人直立时，脊柱从侧面观察有四个生理弯曲，呈 S 状（图 5-7-1，右视图）：①颈段稍向前凸，②胸段稍向后凸，③腰段明显向前凸，④骶段明显向后凸。让患者取站立位或坐位，从后面观察脊柱有无侧弯。轻度侧弯时还需要借助触诊来确定，检查者用示指、中指或拇指以适当的压力沿脊椎的棘突尖自上向下划压，皮肤出现一条红色充血痕，以此痕为标准来观察脊柱有无侧弯。正常人的脊柱没有侧弯。此外，还应侧面观察脊柱各部的形态，了解有无前后突出等畸形。

2. 病理性变形

（1）颈椎变形：观察颈部自然姿势有无异常，立位时有无前屈、过度后伸、侧偏和僵硬感。颈部侧偏见于先天性斜颈。

（2）脊柱后凸（kyphosis）：指脊柱过度后弯，也称为驼背（gibbus），多发生在胸段脊柱。脊柱后凸的原因：①小儿脊柱后凸多由佝偻病引起，坐位时胸段均匀性向后弯，仰卧时可消失（图 5-7-2）；②儿童、青年脊柱后凸多由胸椎椎体结核引起，病变多见于下胸部，因椎体破坏，棘突明显向后突出，称为成角畸形（图 5-7-3）；③青少年胸段下部及腰段均匀后凸，多由发育期姿势不良或患脊椎骨软骨炎引起；④成年人胸段呈弧形后凸，见于强直性脊柱炎，脊柱强直固定，仰卧位脊柱亦不能伸平；⑤老年人脊柱后凸，多见于胸段上半部，因骨质退行性变、胸椎椎体被压缩所致；⑥外伤性胸椎骨折，可导致任何年龄组发生脊柱后凸。

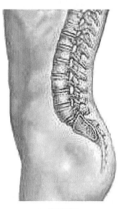

图 5-7-2　佝偻病性脊柱后凸

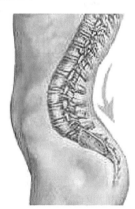

图 5-7-3　脊柱结核后凸畸形

（3）脊柱前凸（lordosis）：指脊柱过度向前弯曲，腰椎多见（图 5-7-4）。患者的腹部明显向前突出，臀部则明显向后突出，多见于晚期妊娠、腹腔巨大肿瘤、大量腹水、髋关节结核、第 5 腰椎向前滑脱、水平骶椎（腰骶角＞ 34°）及先天性髋关节后脱位等。

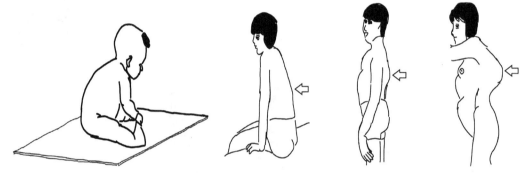

正常腰椎　　　　　　　　　　　腰椎前凸

图 5-7-4　脊柱前凸

（4）脊柱侧凸（scoliosis）：脊柱离开后正中线向左或右偏移（图 5-7-5）。根据侧凸部位不同，可分为胸段侧凸、腰段侧凸及胸腰段联合侧凸；脊柱侧凸时应记录侧凸的方向及部位是"C"形、反"C"形、"S"形或反"S"形；两肩是否等高，双髂嵴上方是否水平。根据侧凸的性状分为姿势性侧凸和器质性侧凸两种。

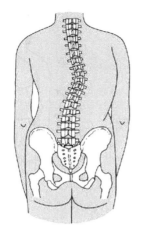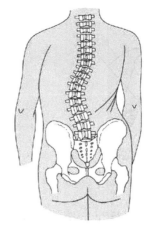

图 5-7-5　脊柱侧凸

1）姿势性侧凸（posture scoliosis）：脊柱结构无异常，早期脊柱的弯曲度多不固定，改变体位侧凸可纠正，如平卧或向前弯腰时脊柱侧凸可消失。其原因有儿童发育期姿势不良、代偿性侧凸、坐骨神经性侧凸、脊髓灰质炎后遗症等。

2）器质性侧凸（organic scoliosis）：改变体位侧凸不能得到纠正。其病因有先天性脊柱发育不全、营养不良、肌肉麻痹、胸膜粘连、慢性胸膜肥厚及肩部或胸廓的畸形等。

（三）脊柱活动度

正常人脊柱各部位活动度明显不同。颈椎段及腰椎段活动范围最大，胸椎段活动范围小，骶椎和尾椎融合成骨块状，几乎无活动性。

检查脊柱活动度时，需让患者做前屈、后伸、左右侧弯、旋转等动作，观察脊柱的活动情况及有无变形（图 5-7-6 和图 5-7-7）。正常人在直立、骨盆固定的条件下，脊椎各段的活动范围参考值见表 5-7-1。

表 5-7-1　颈、胸、腰椎及全脊椎活动范围

脊椎	前屈	后伸	左右侧弯	旋转度（一侧）
颈椎	35°～45°	35°～45°	45°	60°～80°
胸椎	30°	20°	20°	35°
腰椎	75°～90°	30°	20°～35°	30°
全脊椎	128°	125°	73.5°	115°

注：由于年龄、运动训练以及脊柱结构差异等因素，脊柱活动范围存在较大的个体差异。

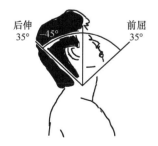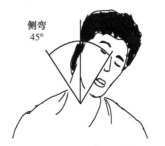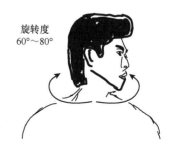

图 5-7-6　颈椎活动度

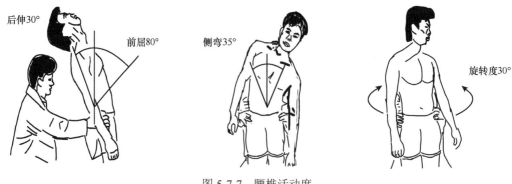

图 5-7-7　腰椎活动度

（四）脊柱压痛与叩击痛

1. 压痛　嘱患者取端坐位、身体稍向前倾或俯卧位，放松椎旁肌肉，检查者用右手拇指从枕骨粗隆处开始自上而下逐个按压每个脊椎棘突及椎旁肌肉，正常人无压痛（图 5-7-8）。如有压痛，提示压痛部位可能存在病变。若椎旁肌肉有压痛，常为腰背肌纤维炎或劳损。

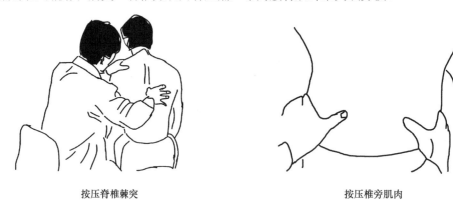

按压脊椎棘突　　　　　　　　　　　　　　　按压椎旁肌肉

图 5-7-8　脊柱压痛检查

2. 叩击痛　常采用两种方法检查（图 5-7-9）。

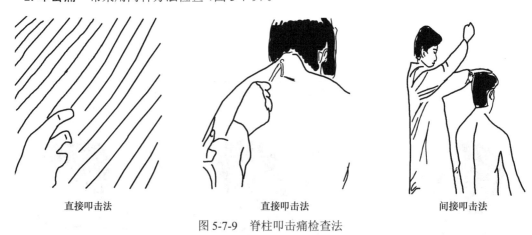

直接叩击法　　　　　　　直接叩击法　　　　　　　间接叩击法

图 5-7-9　脊柱叩击痛检查法

（1）直接叩击法：用叩诊锤或手指垂直叩击各椎体的棘突，深部的椎体疾病如结核或脊椎炎时，叩击局部，出现深部疼痛，而压痛不明显或较轻。此法多用于检查胸椎与腰椎，因颈椎位置深，颈椎疾病一般不用此法检查。

（2）间接叩击法：患者取端坐位，医师将左手掌面置于患者头部，右手半握拳以小鱼际肌部位叩击左手背，了解患者脊柱各部位有无疼痛。如疼痛阳性提示有脊柱病变，常见于脊柱骨折、结核及椎间盘突出等。如有颈椎病或颈椎间盘突出症，间接叩诊可出现上肢放射性疼痛。

一般讲，压痛表明病变较浅，而叩击痛说明病变深在，如脊柱结核和其他炎症时，叩击痛明显大于压痛。

（五）脊柱检查的几种特殊试验

1. 颈椎特殊试验

（1）Jackson 压头试验：患者端坐位，检查者双手重叠放于患者头顶部，向下加压，若患者出现颈痛或上肢的放射痛即为阳性。多见于颈椎间盘突出症及颈椎病。

（2）前屈旋颈试验（Fenz 征）：患者头颈部前屈，并左右旋转，若颈椎处感觉疼痛即为阳性，多见于颈椎小关节的退行改变。

（3）颈静脉加压试验（压颈试验，Naffziger 试验）：患者仰卧，检查者用双手指按压患者两侧的颈静脉，若其颈部及上肢疼痛加重，为根性颈椎病，这是由于脑脊液回流不畅导致蛛网膜下腔压力增高所致。下肢坐骨神经痛的患者，若颈部加压时下肢症状加重，提示其下肢的疼痛源于腰椎管内病变，即根性坐骨神经痛。

（4）旋颈试验：患者坐位，头稍后仰，并自行向左、右旋颈。若患者出现头痛、头昏、视物模糊等症状，提示椎动脉型颈椎病。因转头时椎动脉扭曲，加重了椎-基底动脉供血不足，停止转头，症状随即消失。

2. 腰骶椎的特殊试验

（1）摇摆试验：患者平卧，屈膝、髋，双手抱膝，检查者手扶患者双膝，左右摇摆，若有腰部疼痛为阳性。多见于腰骶部的病变。

（2）拾物试验：嘱患者拾起放置在地面的物体。腰椎正常者可两膝伸直，弯腰俯身将物品拾起。腰椎有病变者拾物时要屈曲两侧膝、髋关节而腰挺直。多见于腰椎病变（图 5-7-10）。

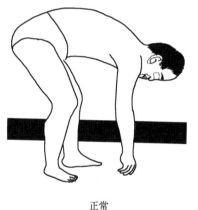
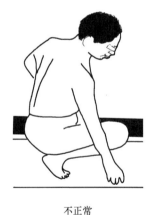

正常　　　　　　　　　　　　　　　　不正常

图 5-7-10　拾物试验

（3）直腿抬高试验：为神经根受刺激的表现。患者仰卧，双下肢伸直，检查者一手握患者踝部，一手置于大腿伸侧，使下肢伸直并抬高，正常可抬高达 80°～90°。若抬高不足 70°，且伴有下肢后侧的放射性疼痛，则为阳性。见于坐骨神经痛、腰椎间盘突出症或腰骶神经根炎等。为增加坐骨神经牵拉强度，可被动使踝关节背屈，如有椎间盘突出症时，坐骨神经的串痛将明显加剧，此方法又称为直腿抬高加强试验。

（4）屈颈试验（Linder 征）：患者仰卧，也可端坐或直立位，检查者一手放于患者胸前，另一手放于枕后，缓慢、用力地上抬患者头部，使颈前屈，出现下肢放射痛即为阳性。见于腰椎间盘突出症的"根肩型"患者。

（5）股神经牵拉试验：患者俯卧，髋、膝关节完全伸直。检查者将一侧下肢抬起，使髋关节过伸，如大腿前方出现放射痛为阳性。可见于高位腰椎间盘突出症（第 2～3 腰椎或第 3～4 腰椎）患者。其机制是上述动作加剧了股神经本身及组成股神经的腰 2～4 神经根的紧张度，加重了对受累神经根的压迫，因而出现上述症状。

（6）髋外展外旋试验或"4"字试验：患者仰卧，一侧下肢伸直，将对侧足置于伸直膝上向下压，如同侧骶髂关节疼痛时为阳性，说明骶髂关节有病变，但如果腹股沟处有剧烈牵拉痛，应考虑为股内收肌纤维炎或肌腱、肌肉损伤引起，与骶髂关节无关。

（7）瑞 - 舒（Wright-Schober）测试法：患者直立，以正中线髂嵴水平标记为 0，向上 10cm 标记为 1，向下 5cm 标记为 2（点 1 至 2 距离为 15cm），再嘱患者双膝直立尽量弯腰至最大限度，再以软尺测量标记点 1 至 2 距离。正常人弯腰时的两点距离较直立时增加 4～8cm，如增加＜4cm 为阳性，提示腰椎活动度减低。该检查法可对强直性脊柱炎患者腰椎活动度进行动态观察（图 5-7-11）。

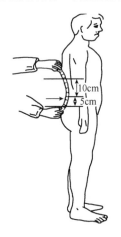
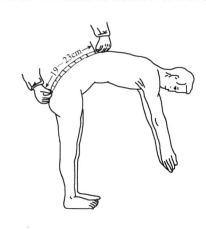

图 5-7-11　瑞 - 舒测试法

三、四肢与关节检查

四肢（limbs）及关节（articulation）的检查常采用视诊与触诊，两者相互配合，特殊情况下辅以叩诊和听诊。正常人四肢与关节左右对称，形态正常，无肿胀及压痛，活动不受限。

（一）上肢

视频 5-7-2　上肢体查

1. 长度　双上肢的长度可目测，嘱被检者双上肢前伸，手掌并拢，比较其长度，也可用软尺测量被检者肩峰至桡骨茎突或中指指尖的距离，为全上肢长度。上臂长度是从肩峰至尺骨鹰嘴的距离。前臂长度则是从鹰嘴突至尺骨茎突的距离。双上肢正常情况下长度相等，长度不一见于骨折重叠、先天性短肢畸形和关节脱位等。

2. 肩关节

（1）外形：嘱被检者坐位，脱去上衣，观察双肩外形有无改变。正常双肩对称，呈弧形。若肩关节弧形轮廓消失，肩峰突出，呈"方肩"，见于三角肌萎缩或肩关节脱位。两侧肩关节不等高，颈短耸肩，见于脊柱侧弯及先天性肩胛高耸症。锁骨骨折，远端下垂，使该侧肩下垂，肩部突出畸形如戴肩章状，见于外伤性肩锁关节脱位，锁骨外端过度上翘所致（图 5-7-12）。

（2）运动：嘱患者做上肢自主运动，观察肩关节有无活动受限，或检查者一手固定肩胛骨，另一手持前臂多方向活动。常采用下列方法粗略的检查肩关节活动范围是否正常。①肩内收正常：肘关节贴在胸前，手能触摸对侧耳朵；②肩前屈、外展及外旋活动正常：手能从颈后摸到对侧耳朵；③肩内旋、后伸功能正常：手能从背后摸到或接近对侧肩胛骨下角。肩周炎时，肩关节各方向活动均受限，称冻结肩；冈上肌腱炎时，肩关节外展达 60° 时感疼痛，超过 120° 时消失；肩关节炎时，肩关节外展开始即痛，但仍可外展；肱骨或锁骨骨折时，轻微外展即感疼痛；肩肱关节或肩锁关节脱位时，嘱患者用患侧手掌放于对侧肩上，肘不能自然贴紧胸壁，称搭肩试验阳性（Dugas 征阳性）。

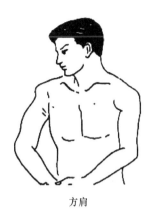
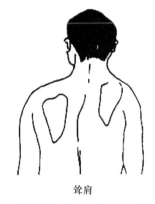
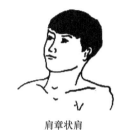

方肩　　　　　　　　　　　　耸肩　　　　　　　　　　肩章状肩

图 5-7-12　肩关节外形异常

（3）压痛点：肱骨结节的压痛见于肱二头肌长头腱鞘炎；肱骨大结节的压痛可见于冈上肌腱损伤；肩峰下内方的压痛可见于肩峰下滑囊炎。

另外肩部疼痛除局部原因外，还有其他原因，如颈神经根的压迫和炎症可引起肩部疼痛，许多内脏病变也可引起肩部放射痛，这些疼痛一般无准确而固定的压痛点，肩关节活动不受限。

3. 肘关节

（1）形态：正常双侧对称，伸直时轻度外翻，前臂与上臂纵轴形成一 10°～15° 的外翻角，称携物角（图 5-7-13），此角＞15° 为肘外翻，＜10° 为肘内翻（图 5-7-14）。肘部骨折或脱位会引起肘关节外形改变：①髁上骨折，肘窝上方突出，为肱骨下端向前移位所致；②桡骨头脱位，肘窝外下方向桡侧突出；③肘关节后脱位，鹰嘴向肘后方突出，Hüter 线（肘关节伸直时肱骨内外上髁及尺骨鹰嘴形成的连线）及 Hüter 三角（屈肘时肱骨内外上髁及尺骨鹰嘴形成的三角）解剖关系改变（图 5-7-15）。检查肘关节时需注意双侧及肘窝部是否饱满、肿胀。肘关节积液和滑膜增生常出现肿胀。

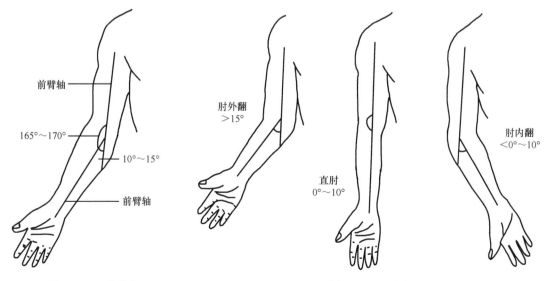

图 5-7-13　携物角　　　　　　　　图 5-7-14　肘畸形

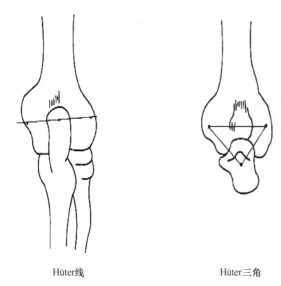

Hüter线　　　　　　　　Hüter三角

图 5-7-15　肘关节关系示意图

（2）运动：肘关节正常活动度为：屈 135°～150°、伸 10°、旋前（手背向上转动）80°～90°、旋后（手背向下转动）80°～90°。

（3）触诊：需注意：①肘关节周围皮肤温度；②有无肿块；③肱动脉搏动；④桡骨小头是否压痛；⑤滑车淋巴结是否肿大。

4. 腕关节及手

（1）外形：手的功能位是手准备握物的位置，腕背伸 30° 并向尺侧倾斜约 10°，拇指在外展掌屈曲位，其余各指屈曲，呈握茶杯姿势（图 5-7-16）。在此位置上如能快速握拳和完全伸开手指，表明手的功能正常。手的自然休息姿势呈半握拳状，腕关节背伸约 20°，向尺侧倾斜约 10°，拇指尖靠近示指关节的桡侧，其余四指半屈曲，屈曲程度由示指向小指逐渐增大，且各指尖均指向舟骨结节处（图 5-7-17）。

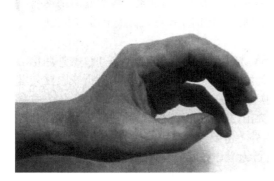

图 5-7-16　手的功能位

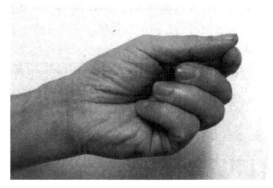

图 5-7-17　手的自然休息姿势

（2）局部肿胀与隆起：①腕关节肿胀见于外伤、关节炎、关节结核等；②腕关节背侧或旁侧局部隆起见于腱鞘囊肿；③腕背侧肿胀见于腕肌腱腱鞘炎或软组织损伤；④尺骨小头向腕背侧隆起见于桡尺远侧关节半脱位；⑤手指关节梭形肿胀见于类风湿关节炎，单个指关节出现梭形肿胀，可能为指骨结核或内生软骨瘤；⑥特征性的 Heberden 结节见于骨关节炎；⑦指间关节侧方肿胀见于手指侧副韧带损伤。

（3）畸形：神经、肌腱、血管及骨骼的损伤或先天性因素及外伤等均可引起腕关节及手部的畸形，常见的有：①腕垂症：桡神经损伤所致。②猿掌：正中神经损伤。③爪形手：手指呈鸟爪样，见于尺神经损伤、进行性肌萎缩、脊髓空洞症和麻风等。④餐叉样畸形：见于 Colles 骨折。⑤杵状指（趾）（Acropachy）：末端指节明显增宽增厚，呈杵状膨大（图 5-7-18）。常见于呼吸系统疾病、某些心血管疾病及营养障碍性疾病等。⑥匙状甲（Koilonychia）：也称反甲，表现为指甲中部凹陷，边缘翘起，较正常变薄，表面粗糙有条纹（图 5-7-19）。多见于缺铁性贫血，偶见于风湿热。⑦天鹅颈样畸形：近端指间关节过伸、远端指间关节屈曲畸形改变，多见于类风湿关节炎。⑧纽扣花样畸形：近端指间关节屈曲、远端指间关节过伸畸形改变，多见于类风湿关节炎。⑨尺侧偏移：掌指关节慢性炎症引起肿胀和扩张，使关节囊和肌腱拉长及松弛，加上肌肉力量不平衡，导致手指伸肌腱滑离掌骨头，滑向关节尺侧，多见于类风湿关节炎（图 5-7-20）。

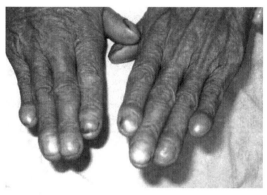

图 5-7-18　杵状指

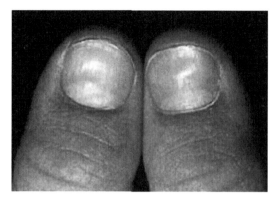

图 5-7-19　匙状甲

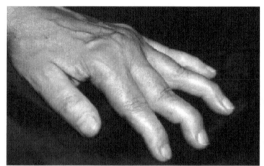

天鹅颈样畸形

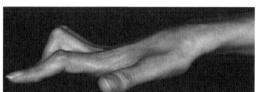

纽扣花样畸形

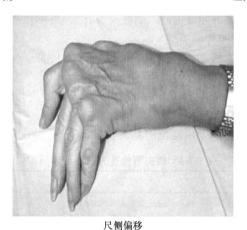

尺侧偏移

图 5-7-20　其他常见手部畸形

（4）运动：两腕的屈伸活动范围可用一种简单的合掌法进行对比测量。先将双手掌及手指紧贴，两腕充分背伸而对比其角度，再使两手背贴近，双腕充分掌屈而对比之。如果一侧活动范围受限即可明显测出，腕关节炎（如类风湿骨关节炎、腕关节结核等）、腕部骨折或脱位则活动明显受限。腕关节及指关节运动范围见表 5-7-2。

表 5-7-2　腕关节及指关节运动范围

关节	背伸	掌屈	内收（桡侧）	外展（尺侧）
腕关节	30°～60°	50°～60°	25°～30°	30°～40°
掌指	伸 0°	屈 60°～90°	—	—

续表

关节	背伸	掌屈	内收（桡侧）	外展（尺侧）
近端指间	0°	90°	—	—
远端指间	0°	60°～90°	—	—
拇指掌拇关节	—	20°～50°	可并拢桡侧示指	—
指间关节	—	90°	可横越手掌	40°

（二）下肢

视频 5-7-3　下肢体查

下肢包括臀、大腿、膝、小腿、踝和足。检查下肢时应充分暴露上述部位，双侧对比进行，先做一般外形检查。①长度：用尺测量或双侧对比双下肢长度是否一致，一侧肢体缩短见于先天性短肢畸形、关节脱位或骨折；②外形：是否对称，有无静脉曲张和肿胀。单侧肢体肿胀见于深层静脉血栓形成，肿胀并有皮肤灼热、发红见于蜂窝织炎或血管炎；③皮肤：有无出血点、皮肤溃疡及色素沉着，下肢慢性溃疡时常有皮肤色素沉着。然后做下肢各关节的检查。

1. 髋关节　髋关节是一球-臼关节，解剖结构特殊，是下肢最易受伤并累及的关节。

（1）步态：由髋关节疾病引起的异常步态主要有：①跛行；②鸭步；③呆步。

（2）畸形：患者仰卧，双下肢伸直，使患侧髂前上棘连线与躯干正中线保持垂直，腰部放松，腰椎放平贴于床面，观察关节有无内收、外展及旋转畸形，如有，则多为髋关节脱位，股骨干及股骨头骨折错位。

（3）肿胀及皮肤皱褶：腹股沟异常饱满，示髋关节肿胀；臀部皱褶不对称，示一侧髋关节脱位；臀肌是否丰满，如髋关节病变时臀肌萎缩。

（4）肿胀、窦道及瘢痕：注意髋关节周围皮肤有无肿胀、瘢痕及窦道，多见于髋关节结核。

（5）压痛：按压腹股沟韧带中点后下 1cm，再向外 1cm，触及此处有无压痛及波动感，髋关节前脱位时此处硬韧饱满，若该处空虚，则可能为后脱位。

（6）活动度：髋关节检查方法及活动范围见表 5-7-3。

表 5-7-3　髋关节检查方法及活动范围

检查内容	检查方法	活动度
屈曲	患者仰卧，医师一手按压髂嵴，另一手将屈曲膝关节推向前胸	130°～140°
后伸	患者仰卧，医师一手按压臀部，另一手握小腿下端，屈膝90°后上提	15°～30°
内收	仰卧，双下肢伸直，固定骨盆，一侧下肢自中立位向对称下肢前面交叉内收	20°～30°
外展	患者仰卧，双下肢伸直，固定骨盆，使一侧下肢自中立位外展	30°～45°
旋转	患者仰卧，下肢伸直，髌骨及足尖向上，医师双手放于患者大腿下部和膝部旋转大腿，也可让患者屈髋屈膝90°，医师一手扶患者臀部，另一手握踝部，向相反方向运动，小腿作外展、内收动作时，髋关节则为外旋、内旋	45°

2. 膝关节

（1）膝外翻（Genu valgum）：嘱患者充分暴露双膝，取站立位及平卧位进行检查，正常时双膝及踝能同时并拢，若两膝并拢，但双踝分开，双下肢呈"X"形，称"X"形腿，见于佝偻病（图 5-7-21）。

（2）膝内翻（Genu varum）：直立时，两踝能并拢，但双膝分开，双下肢呈成"O"形，称"O"

形腿，见于小儿佝偻病（图5-7-22）。

（3）膝反张：膝关节正常活动范围在0°～150°，被动活动时可超伸5°～10°，过度超伸形成向前的反屈状，称为膝反张，见于小儿麻痹后遗症、膝关节结核（图5-7-23）。

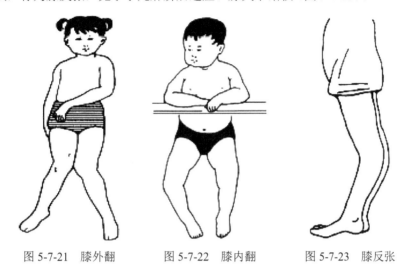

图 5-7-21　膝外翻　　　图 5-7-22　膝内翻　　　图 5-7-23　膝反张

（4）肿胀：①膝关节积液：膝关节匀称性胀大，双侧膝眼消失并突出；②髌上囊内积液：髌骨上方明显隆起；③髌前滑囊炎：髌骨前面明显隆起；④膝关节结核：膝关节呈梭形膨大；⑤半月板囊肿：关节间隙附近有突出物。检查关节肿胀的同时还应注意关节周围皮肤有无发红，灼热及窦道形成。

（5）压痛：①膝关节发炎：双膝眼处压痛；②髌骨软骨炎：髌骨两侧有压痛；③膝关节间隙压痛：半月板损伤；④侧副韧带损伤：韧带上下两端的附着处有压痛；⑤胫骨结节骨骺炎：髌韧带在胫骨的止点处有压痛。

（6）肿块：应注意肿块的大小、硬度、活动度，有无压痛及波动感。①髌前滑囊炎：髌骨前方肿块，有囊性感；②半月板囊肿：膝关节间隙处肿块，伸膝时明显，屈膝后消失；③软骨瘤：胫前上端或股骨下端局限性隆起，无压痛；④腘窝囊肿：腘窝处出现肿块，有囊状感；⑤动脉瘤：肿块伴有与动脉同步的搏动。

（7）摩擦感：患者做膝关节的伸屈动作时，将手放在膝前方，有摩擦感，提示膝关节面不光滑，见于骨关节炎、炎症后遗症及创伤性关节炎等。推动髌骨上下左右活动，若有摩擦感，提示髌骨表面不光滑，见于炎症及创伤后遗留的病变。

（8）几种特殊试验

1）浮髌试验：患者平卧，下肢伸直放松，检查者一手虎口卡于患膝髌骨上极，并压迫髌上囊，让关节液集中于髌骨底面，另一示指垂直按压髌骨并迅速抬起，按压时髌骨与关节面有碰触感，松手时髌骨浮起，即为浮髌试验阳性，提示有中等量以上关节积液。（图5-7-24）。

2）侧方加压试验：患者仰卧，膝关节伸直，医师一手握住踝关节向外侧推抬，另一手置于膝关节外上方向内侧推压，使内侧副韧带紧张度增加，如膝关节内侧疼痛为阳性，提示内侧副韧带损伤，如向相反方向加压，膝关节外侧疼痛，提示外侧副韧带损伤。

3）髌骨加压研磨试验：向上、下、左、右推压髌骨，检查髌骨关节软骨面是否光滑，有无摩擦音和疼痛。当髌骨关节退行性变时，可触及粗糙捻米

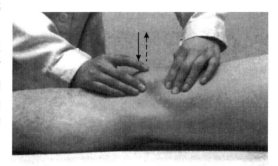

图 5-7-24　浮髌试验

或捻沙样摩擦音，并伴有疼痛。

3. 踝关节与足　踝关节与足部检查需让患者取站立位或坐位，脱去鞋袜，两侧对比进行，首先观察不负重情况下，足弓是否正常、过高或消失，踝关节是否肿胀。正常跟腱两侧呈凹陷状（肥胖女性不明显），凹陷消失或隆起，则表明踝关节肿胀或积液。站立后留下的足底印迹对检查足弓、足的负重点及足宽度很重要。踝关节活动主要是背屈和趾屈。

（1）常见的足部畸形有：

1）扁平足（flatfoot）：正常人站立时，足的纵弓下方可插入一个手指。轻度时足弓下降，手指不能插入，但足心未着地；较重时则足心着地，纵弓消失，舟状骨明显向内隆起甚至接触地面，足呈外翻外展姿势，跟腱向外偏斜。

2）弓形足（clawfoot）：足纵弓高起，横弓下陷，足背隆起，足趾分开。常继发于脊髓灰质炎的肌肉麻痹及脊柱裂患者。

3）马蹄足：踝关节跖屈，前半足着地，常因跟腱挛缩或腓总神经麻痹引起。

4）跟足畸形：又称仰趾足，小腿三头肌麻痹，足不能跖屈，伸肌牵拉使踝关节背伸，形成跟足畸形，行走和站立时足跟着地。

5）足内翻：根骨内旋，前足内收，足纵弓高度增加，站立时足不能踏平，外侧着地，常见于小儿麻痹后遗症。

6）足外翻：根骨外旋，前足外展，足纵弓塌陷，舟骨突出，扁平状，跟腱延长线落在跟骨内侧，见于胫前胫后肌麻痹（图5-7-25）。

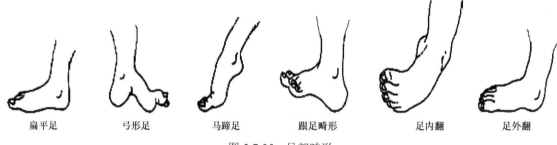

| 扁平足 | 弓形足 | 马蹄足 | 跟足畸形 | 足内翻 | 足外翻 |

图 5-7-25　足部畸形

（2）压痛点：①距骨头无菌性坏死：第2、3跖骨头处压痛；②疲劳骨折：第2、3跖骨干压痛；③跟腱腱鞘炎：跟腱压痛；跟骨骨棘或跖筋膜炎；④足跟内侧压痛。

（3）其他踝足部触诊：应注意跟腱张力，足底内侧跖筋膜有无挛缩，足背动脉搏动有无减弱，方法是医师将示、中和无名指末节指腹并拢，放置于足背第1、2趾长伸肌腱间触及有无搏动感。

（4）活动度：踝关节与足的正常活动范围：①踝关节：背伸20°～30°，跖屈40°～50°；②跟距关节：内、外翻各30°；③跗骨间关节：内收、外展各25°；④跖趾关节：跖屈30°～40°，背伸45°。

肌肉骨骼系统检查纲要和结果举例见表5-7-4。

表 5-7-4　肌肉骨骼系统检查纲要和结果举例

主要内容	记录举例
步态	无异常
脊柱	左侧凸，背肌平
上肢主要关节	无畸形、功能障碍、触痛
下肢主要关节	右膝关节肿胀，无功能障碍及触痛，浮髌试验阳性
四肢肌肉	双侧对称，无萎缩，肌力正常

四、练习题

（一）主观题

1. 简述脊柱的组成及四个生理弯曲。

2. 简述浮髌试验检查法及其临床意义。

（二）客观题

1. A 型题

（1）脊柱过度后弯称为脊柱后凸，也称为驼背，好发于（　　）

A. 颈段脊柱　　　　B. 胸段脊柱　　　　C. 腰段脊柱　　　　D. 骶椎　　　　E. 腰、骶段

（2）匙状甲常见于（　　）

A. 支气管扩张　　B. 支气管肺癌　　　C. 缺铁性贫血　　　D. 风湿热　　　E. 甲癣

2. B 型题

（1）～（3）题共用备选答案

A. 脊柱后凸　　　　B. 脊柱前凸　　　　C. 脊柱侧凸　　　　D. 颈椎侧偏

（1）大量腹水（　　）

（2）脊髓灰质炎后遗症（　　）

（3）小儿佝偻病（　　）

（4）～（6）题共用备选答案

A. 爪形手　　　　B. 餐叉样畸形　　　　C. 杵状指　　　　D. 天鹅颈样畸形

（4）Colles 骨折（　　）

（5）支气管肺癌（　　）

（6）类风湿关节炎（　　）

3. X 型题

足部畸形常见的有（　　）

A. 足内翻　　　　B. 足外翻　　　　C. 弓形足　　　　D. 马蹄足　　　　E. 跟足畸形

（杨　舟）

第八节　神经系统检查

掌握神经系统的基本检查方法，能获取对疾病的定位与定性诊断信息，是医学生临床教学中不可缺少的部分。神经系统检查包括脑神经、运动系统、感觉系统、反射、脑膜刺激征及自主神经检查。在进行神经系统检查前，先要确定患者对外界刺激的反应状态，即意识状态。本章中的许多检查均要在患者意识清晰状态下完成，完成神经系统检查常需具备的一定检查工具有：叩诊锤、棉签、大头针、音叉、双规仪、试管、电筒、检眼镜以及嗅觉、味觉及失语测试用具等。

视频 5-8-1　颅神经体查

一、脑神经检查

脑神经（cranial nerves）共 12 对，检查脑神经对颅脑病变的定位诊断极为重要。检查时应按顺序进行，以免遗漏，同时注意双侧对比。

（一）嗅神经

嗅神经（olfactory nerve）系第 I 对脑神经，检查前先确定患者是否鼻孔通畅、有无鼻黏膜病变。然后嘱患者闭目，依次检查双侧嗅觉。先压住一侧鼻孔，用患者熟悉的、无刺激性气味的物品（如杏仁、松节油、肉桂油、牙膏、香烟或香皂等）置于另一鼻孔下，让患者辨别嗅到的各种气味。然后，换另一侧鼻孔进行测试，注意双侧比较。根据检查结果可判断患者的一侧或双侧嗅觉状态。嗅觉功能障碍如能排除鼻黏膜病变，常见于同侧嗅神经损害，如嗅沟病变压迫嗅球、嗅束可引起嗅觉丧失。

（二）视神经

视神经（optic nerve）系第 II 对脑神经。检查包括视力、视野检查和眼底检查，详见本篇第六章第五节。

（三）动眼神经、滑车神经、展神经

动眼神经（oculomotor nerve）、滑车神经（trochlear nerve）、展神经（abducens nerve）分别为第 III、IV、VI 对脑神经，共同支配眼球运动，合称眼球运动神经，可同时检查。检查时需注意眼裂外观、眼球运动、瞳孔及对光反射、调节反射等。

检查中，如发现眼球运动向内、向上及向下活动受限，以及上睑下垂、调节反射消失均提示有动眼神经麻痹。如眼球向下及向外运动减弱，提示滑车神经有损害。眼球向外转动障碍则为展神经受损。瞳孔反射异常可由动眼神经或视神经受损所致。另外，眼球运动神经的麻痹可出现相应眼外肌的功能障碍导致麻痹性斜视，单侧眼球运动神经的麻痹可导致复视。

（四）三叉神经

三叉神经（trigeminal nerve）系第 V 对脑神经，是混合性神经。感觉神经纤维分布于面部皮肤、眼、鼻、口腔黏膜；运动神经纤维支配咀嚼肌、颞肌和翼状内外肌。

1. 面部感觉 嘱患者闭眼，以针刺检查痛觉、棉絮检查触觉和盛有冷或热水的试管检查温度觉。两侧及内外对比，观察患者的感觉反应，同时确定感觉障碍区域。注意区分周围性与核性感觉障碍，前者为患侧患支（眼支、上颌支、下颌支）分布区各种感觉缺失，后者呈葱皮样感觉障碍。

2. 角膜反射（corneal reflex） 嘱患者睁眼向内侧注视，以捻成细束的棉锦从患者视野外接近并轻触外侧角膜，避免触及睫毛，正常反应为被刺激侧迅速闭眼和对侧也出现眼睑闭合反应，前者称为直接角膜反射，而后者称为间接角膜反射。直接与间接角膜反射均消失见于三叉神经病变（传入障碍）；直接反射消失，间接反射存在，见于患侧面神经瘫痪（传出障碍）。

3. 运动功能 检查者双手触按患者颞肌、咀嚼肌，嘱患者作咀嚼动作，对比双侧肌力强弱；再嘱患者作张口运动或露齿，以上下门齿中缝为标准，观察张口时下颌有无偏斜。当一侧三叉神经运动纤维受损时，患侧咀嚼肌肌力减弱或出现萎缩，张口时由于翼状肌瘫痪，下颌偏向患侧。

（五）面神经

面神经（facial nerve）系第 VII 对脑神经，主要支配面部表情肌和舌前 2/3 味觉功能。

1. 运动功能 检查面部表情肌时，首先观察双侧额纹、眼裂、鼻唇沟和口角是否对称。然后，嘱患者作皱额、闭眼、露齿、微笑、鼓腮或吹哨动作。面神经受损可分为周围性和中枢性损害两种，一侧面神经周围性（核或核下性）损害时，患侧额纹减少、眼裂增大、鼻唇沟变浅，不能皱额、闭眼、微笑或露齿时口角歪向健侧，鼓腮或吹口哨时病变侧漏气。中枢性（核上的皮质脑干束或皮质运动区）损害时，由于上半部面肌受双侧皮质运动区的支配，皱额、闭眼无明显影响，只出现病灶对侧下半部面部表情肌的瘫痪。

2. 味觉检查 嘱患者伸舌，将少量不同味感的物质（食糖、食盐、醋或奎宁溶液）以棉签涂于一侧舌面测试味觉，患者不能讲话、缩舌和吞咽，用手指指出事先写在纸上的甜、咸、酸或苦四个字之一。先试可疑侧，再试另侧。每种味觉试验完成后，用水漱口，再测试下一种味觉。面神经损害者则舌前 2/3 味觉丧失。

（六）位听神经

位听神经（vestibulocochlear nerve）系第Ⅷ对脑神经，包括前庭及耳蜗两种感觉神经。

1. 听力检查　为测定耳蜗神经的功能。

2. 前庭功能检查　询问患者有无眩晕、平衡失调，检查有无自发性眼球震颤。通过外耳道灌注冷、热水试验或旋转试验，观察有无前庭功能障碍所致的眼球震颤反应减弱或消失。

（七）舌咽神经、迷走神经

舌咽神经（glossopharyngeal nerve）、迷走神经（vagus neve）系第Ⅸ、Ⅹ对脑神经，两者在解剖与功能上关系密切，常同时受损。

1. 运动　检查时注意患者有无发音嘶哑、带鼻音或完全失音，是否呛咳、有无吞咽困难。观察患者张口发"啊"音时腭垂是否居中，两侧软腭上抬是否一致。当一侧神经受损时，该侧软腭上抬减弱，腭垂偏向健侧；双侧神经麻痹时，腭垂虽居中，但双侧软腭上抬受限，甚至完全不能上抬。

2. 咽反射　用压舌板轻触左侧或右侧咽后壁，正常者出现咽部肌肉收缩和舌后缩，并有恶心反应，有神经损害者则患侧反射迟钝或消失。

3. 感觉　可用棉签轻触两侧软腭和咽后壁，观察感觉。另外，舌后 1/3 的味觉减退为舌咽神经损害，检查方法同面神经。

（八）副神经

副神经（spinal accessory nerve）系第Ⅺ对脑神经，支配胸锁乳突肌及斜方肌。检查时注意肌肉有无萎缩，嘱患者作耸肩及转头运动时，检查者给予一定的阻力，比较两侧肌力。副神经受损时，向对侧转头及同侧耸肩无力或不能，同侧胸锁乳突肌及斜方肌萎缩。

（九）舌下神经

舌下神经（hypoglossal nerve）系第Ⅻ对脑神经。检查时嘱患者伸舌，注意观察有无伸舌偏斜、舌肌萎缩及肌束颤动。单侧舌下神经麻痹时伸舌舌尖偏向患侧，双侧麻痹者则不能伸舌。

二、运动功能检查

运动包括随意运动和不随意运动，随意运动由锥体束司理，不随意运动（不自主运动）由锥体外系和小脑司理。

视频 5-8-2　运动功能体查

（一）肌力

肌力（muscle strength）是指肌肉运动时的最大收缩力。检查时嘱患者作肢体伸屈动作，检查者从相反方向给予阻力，测试患者对阻力的克服力量，并注意两侧比较。

肌力的记录采用 0 ～ 5 级的六级分级法。

0 级　完全瘫痪，测不到肌肉收缩。

1 级　仅测到肌肉收缩，但不能产生动作。

2 级　肢体在床面上能水平移动，但不能抵抗自身重力，即不能抬离床面。

3 级　肢体能抬离床面，但不能抗阻力。

4 级　能对抗阻力动作，但不完全。

5 级　正常肌力。

临床意义：不同程度的肌力减退可分别称为完全性瘫痪和不完全性瘫痪（轻瘫）。不同部位或不同组合的瘫痪可分别命名为：①单瘫：单一肢体瘫痪，多见于脊髓灰质炎；②偏瘫：为一侧肢体（上、下肢）瘫痪，常伴有同侧脑神经损害，多见于颅内病变或脑卒中；③交叉性偏瘫：为一侧肢体瘫痪及对侧脑神经损害，多见于脑干病变；④截瘫：为双侧下肢瘫痪，是脊髓横贯性损伤的结果，见于脊髓外伤、炎症等。

（二）肌张力

肌张力（muscular tension）是指静息状态下的肌肉紧张度和被动运动时遇到的阻力，其实质是一种牵张反射，即骨骼肌受到外力牵拉时产生的收缩反应，这种收缩是通过反射中枢控制的。检查时嘱患者肌肉放松，检查者根据触摸肌肉的硬度以及伸屈其肢体时感知肌肉对被动伸屈的阻力作判断。

1. 肌张力增高　触摸肌肉，坚实感，伸屈肢体时阻力增加。可表现为：①痉挛状态（spasticity）：在被动伸屈其肢体时，起始阻力大，终末突然阻力减弱，也称折刀现象，为锥体束损害现象；②铅管样强直（lead-pipe rigidity）：即伸肌和屈肌的肌张力均增高，做被动运动时各个方向的阻力增加是均匀一致的，为锥体外系损害现象。

2. 肌张力降低　肌肉松软，伸屈其肢体时阻力低，关节运动范围扩大，见于下运动神经元病变（如周围神经炎、脊髓前角灰质炎等）、小脑病变和肌源性病变等。

（三）不自主运动

不自主运动（involuntary movements）是指患者意识清楚的情况下，随意肌不自主收缩所产生的一些无目的的异常动作，多为锥体外系损害的表现。

1. 震颤（tremor）　为两组拮抗肌交替收缩引起的不自主动作，可有以下几种类型。①静止性震颤（static tremor）：静止时表现明显，而在运动时减轻，睡眠时消失，常伴肌张力增高，见于帕金森病。②意向性震颤（intentional tremor）：又称动作性震颤。震颤在休息时消失，动作时发生，愈近目的物愈明显，见于小脑疾病。

2. 舞蹈样运动（choreic movement）　为面部肌肉及肢体的快速、不规制、无目的、不对称的不自主运动，表现为做鬼脸、转颈、耸肩、手指间断性伸屈、摆手和伸臂等舞蹈样动作，睡眠时可减轻或消失，多见于儿童期脑风湿性病变。

3. 手足徐动（athetosis）　为手指或足趾的一种缓慢持续的伸展扭曲动作，见于脑性瘫痪、肝豆状核变性和脑基底核变性。

（四）共济运动

机体任一动作的完成均依赖于某组肌群协调一致的运动，称共济运动（coordination）。这种协调主要靠小脑的功能以协调肌肉活动、维持平衡和帮助控制姿势；也需要运动系统的正常肌力，前庭神经系统的平衡功能，眼睛、头、身体动作的协调，以及感觉系统对位置的感觉共同参与作用。任何这些部位的损伤均可出现共济失调（ataxia）。

1. 指鼻试验（finger-to-nose test）　嘱患者先以示指接触距其前方 0.5m 检查者的示指，再以示指触自己的鼻尖，由慢到快，先睁眼、后闭眼，重复进行。小脑半球病变时同侧指鼻不准；如睁眼时指鼻准确，闭眼时出现障碍则为感觉性共济失调。

2. 跟膝胫试验（heel-knee-shin test）　患者仰卧，上抬一侧下肢，将足跟置于另一下肢膝盖下端，再沿胫骨前缘向下移动，先睁眼、后闭眼重复进行。小脑损害时，动作不稳；感觉性共济失调者则闭眼时足跟难以寻到膝盖。

3. 其他

（1）快速轮替动作（rapid alternating movements）：嘱患者伸直手掌并以前臂作快速旋前旋后动作，或一手用手掌、手背连续交替拍打对侧手掌，共济失调者动作缓慢、不协调。

（2）闭目难立征（Romberg test）：嘱患者足跟并拢站立，闭目，双手向前平伸，若出现身体摇晃或倾斜则为阳性，提示小脑病变。如睁眼时能站稳而闭眼时站立不稳，则为感觉性共济失调。

三、感觉功能检查

检查时，患者必须意识清晰，检查前让患者了解检查的目的与方法，以取得充分合作。检查时要注意左右侧和远近端部位的差别。感觉功能检查主观性强，易产生误差，因此检查时必须注意嘱患者闭目，以避免主观或暗示作用。如果患者无神经系统疾病的临床症状或其他体征，感觉功能的检查可以简要地分析远端指（趾）的正常感觉是否存在，检查仅仅选择触觉、痛觉和震动觉。否则，患者需依次进行下列的感觉功能检查。

视频 5-8-3　感觉功能体查

（一）浅感觉检查

1. 痛觉（pain sensation）　用别针的针尖均匀地轻刺患者皮肤，询问患者是否疼痛。为避免患者将触觉与痛觉混淆，应交替使用别针的针尖和针帽进行检查比较。注意两侧对称比较，同时记录痛感障碍类型（正常、过敏、减退或消失）与范围，痛觉障碍见于脊髓丘脑侧束损害。

2. 触觉（touch sensation）　用棉签轻触患者的皮肤或黏膜，询问有无感觉。触觉障碍见于脊髓丘脑前束和后索病损。

3. 温度觉　用盛有热水（40～50℃）或冷水（5～10℃）的玻璃试管交替接触患者皮肤，嘱患者辨别冷、热感。温度觉障碍见于脊髓丘脑侧束损害。

（二）深感觉检查

1. 运动觉　检查者轻轻夹住患者的手指或足趾两侧，上或下移动，令患者根据感觉说出"向上"或"向下"。运动觉障碍见于后索病损。

2. 位置觉　检查者将患者的肢体摆成某一姿势，请患者描述该姿势或用对侧肢体模仿，位置觉障碍见于后索病损。

3. 震动觉（vibration sense）　用震动着的音叉（128H）柄置于骨突起处（如内、外踝，手指、桡尺骨茎突、胫骨、膝盖等），询问有无震动感觉，判断两侧有无差别，障碍见于后索病损。

（三）复合感觉检查

复合感觉是大脑综合分析的结果，也称皮质感觉。

1. 皮肤定位觉（point localization）　检查者以手指或棉签轻触患者皮肤某处，让患者指出被触部位。该功能障碍见于皮质病变。

2. 两点辨别觉（two-point discrimination）　以钝脚分规轻轻刺激皮肤上的两点（小心不要造成疼痛），检测患者辨别两点的能力，再逐渐缩小双脚间距，直到患者感觉为一点时，测实际间距，两侧比较。正常情况下，手指的辨别间距是 2mm，舌是 1mm，脚趾是 3～8mm，手掌是 8～12mm，后背是 40～60mm。检查时应注意个体差异，必须两侧对照。当触觉正常而两点辨别觉障碍时则为额叶病变。

3. 实体觉（stereognosis）　嘱患者用单手触摸熟悉的物体，如钢笔、钥匙、硬币等，并说出物体的名称。先测功能差的一侧，再测另一侧。功能障碍见于皮质病变。

4. 体表图形觉（graphesthesia）　在患者的皮肤上画图形（方形、圆形、三角形等）或写简单的字（一、二、十等），观察其能否识别，须双侧对照。如有障碍，常为丘脑水平以上病变。

四、神经反射检查

神经反射由反射弧完成，反射弧包括感受器、传入神经元、中枢、传出神经元和效应器等。反射弧中任一环节有病变都可影响反射，使其减弱或消失；反射又受高级神经中枢控制，如锥体束以上病变，可使反射活动失去抑制而出现反射亢进。反射包括生理反射和病理反射，根据刺激的部位，又可将生理反射分为浅反射和深反射两部分。

（一）浅反射

视频 5-8-4 浅反射、深反射、病理反射检查

浅反射（superficial reflexes）系刺激皮肤、黏膜或角膜等引起的反应。

1. 角膜反射（corneal reflex） 见本章第一节。

2. 腹壁反射（abdominal reflex） 检查时，患者仰卧，下肢稍屈曲，使腹壁松弛，然后用钝头棉签分别沿肋缘下（胸髓 7～8 节）、脐平（胸髓 9～10 节）及腹股沟上（胸髓 11～12 节）的方向，由外向内轻划两侧腹壁皮肤（图 5-8-1），分别称为上、中、下腹壁反射。正常反应是上、中或下部局部腹肌收缩。反射消失分别见于上述不同平面的胸髓病损。双侧上、中、下部反射均消失也见于昏迷和急性腹膜炎患者。一侧上、中、下部腹壁反射均消失见于同侧锥体束病损。肥胖者，老年人及经产妇由于腹壁过于松弛也会出现腹壁反射减弱或消失，应予以注意。

3. 提睾反射（cremasteric reflex） 棉签由下而上轻划股内侧上方皮肤，可引起同侧提睾肌收缩，睾丸上提。双侧反射消失为腰髓 1～2 节病损。一侧反射减弱或消失见于锥体束损害。局部病变如腹股沟疝、阴囊水肿等也可影响提睾反射。

4. 跖反射（plantar reflex） 患者仰卧，下肢伸直，检查者手持患者踝部，用钝头棉签划足底外侧，由足跟向前至近小趾跖关节处转向踇趾侧，正常反应为足跖屈曲（即 Babinski 征阴性）。反射消失为骶髓 1～2 节病损。

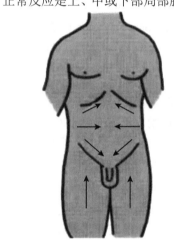

图 5-8-1 腹壁反射及提睾反射检查示意图

5. 肛门反射（annal reflex） 用大头针轻划肛门周围皮肤，可引起肛门外括约肌收缩。反射障碍为骶髓 4～5 节或肛尾神经病损。

（二）深反射

刺激骨膜、肌腱经深部感受器完成的反射称深反时，又称腱反射。检查时患者要合作，肢体肌肉应放松。检查者叩击力量要均等，两侧要对比。

反射强度通常分为以下几级：

0　反射消失。

+　肌肉收缩存在，但无相应关节活动，为反射减弱。

++　肌肉收缩并导致关节活动，为正常反射。

+++　反射增强，可为正常或病理状况。

++++　反射亢进并伴有阵挛，为病理状况。

1. 肱二头肌反射（biceps tendon reflex） 患者前臂屈曲，检查者以左手拇指置于患者肘部肱二头肌肌腱上，然后右手持叩诊锤叩击左拇指，可使肱二头肌收缩，前臂快速屈曲。反射中枢为颈髓 5～6 节。

2. 肱三头肌反射（triceps tendon reflex） 患者外展上臂，半屈肘关节，检查者用左手托住其前臂，右手用叩诊锤直接叩击鹰嘴上方的肱三头肌腱，可使肱三头肌收缩，引起前臂伸展。反射中枢为颈髓 6～7 节。

3. 桡骨膜反射（radioperiosteal reflex） 被检者前臂置于半屈半旋前位，检查者以左手托住其腕部，并使腕关节自然下垂，随即以叩诊锤叩桡骨茎突，可引起肱桡肌收缩，发生屈肘和前臂旋

前动作。反射中枢在颈髓 5 ～ 6 节。

4. 膝反射（patellar tendon reflex） 坐位检查时，患者小腿完全松弛下垂与大腿成直角；卧位检查时，患者仰卧，检查者以左手托起其膝关节使之屈曲约 120°，用右手持叩诊锤叩击膝盖髌骨下方股四头肌腱处，可引起小腿伸展。反射中枢在腰髓 2 ～ 4 节。

5. 跟腱反射（achilles tendon reflex） 又称踝反射（ankle reflex）。患者仰卧，髋及膝关节屈曲，下肢取外旋外展位。检查者左手将患者足部背屈成直角，以叩诊锤叩击跟腱，反应为腓肠肌收缩，足向跖面屈曲。反射中枢在骶髓 1 ～ 2 节。

6. 阵挛（clonus） 锥体束以上病变导致深反射亢进时，用力使相关肌肉处于持续性紧张状态，该组肌肉发生节律性收缩，称为阵挛，常见的有以下两种：

（1）踝阵挛（ankle clonus）：患者仰卧，髋与膝关节稍屈，检查者一手持患者小腿，一手持患者足掌前端，突然用力使踝关节背屈并维持之。阳性表现为腓肠肌与比目鱼肌发生连续性节律性收缩，致足部呈现交替性屈伸动作（图 5-8-2），系腱反射极度亢进。

（2）髌阵挛（patellar clonus）：患者仰卧，下肢伸直，检查者以拇指与示指控住其髌骨上缘，用力向远端快速连续推动数次后维持推力。阳性反应为股四头肌发生节律性收缩使髌骨上下移动（图 5-8-3），意义同上。

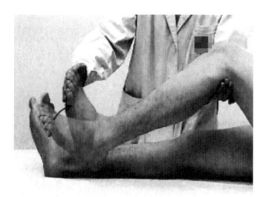
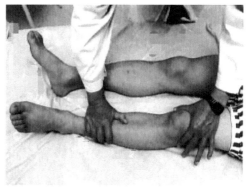

图 5-8-2 踝阵挛的检查　　　　　　　图 5-8-3 髌阵挛的检查

（三）病理反射

病理反射指锥体束病损时，大脑失去了对脑干和脊髓的抑制作用而出现的异常反射。1 岁半以内的婴幼儿由于神经系统发育未完善，也可出现这种反射，不属于病理性。

1. Babinski 征 取位与检查跖反射一样，用棉签沿患者足底外侧缘，由后向前至小趾近足跟部并转向内侧，阳性反应为踇趾背伸，余趾呈扇形展开（图 5-8-4）。

2. Oppenheim 征 检查者弯曲示指及中指，沿患者胫骨前缘用力由上向下滑压，阳性表现同 Babinski 征（图 5-8-5）。

3. Gordon 征 检查时用手以一定力量捏压腓肠肌，阳性表现同 Babinski 征（图 5-8-6）。

以上 3 种体征临床意义相同，其中 Babinski 征是最典型的病理反射。

4. Hoffmann 征 通常认为是病理反射，但也有认为是深反射亢进的表现，反射中枢为颈髓 7 节～胸髓 1 节。检查者左手持患者腕部，然后以右手中指与示指夹住患者中指并稍向上提，使腕部处于轻度过伸

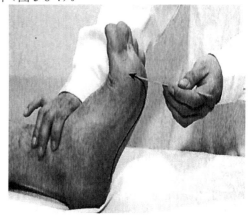

图 5-8-4 Babinski 征

位，以拇指迅速弹刮患者的中指指甲，引起其余四指掌屈反应则为阳性（图5-8-7）。

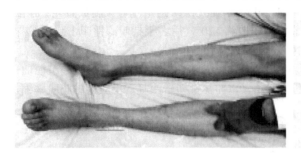
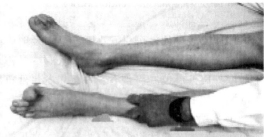

图 5-8-5　Oppenheim 征

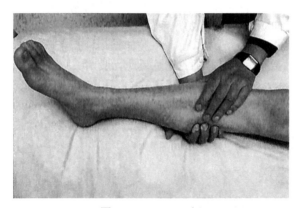

图 5-8-6　Gordon 征

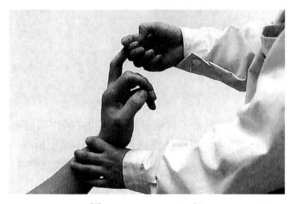

图 5-8-7　Hoffmann 征

（四）脑膜刺激征

视频 5-8-5　脑膜刺激征

脑膜刺激征为脑膜受激惹的体征，见于脑膜炎、蛛网膜下腔出血和颅压增高等。

1. 颈强直　患者仰卧，检查者以一手托患者枕部，另一只手置于胸前作屈颈动作。屈颈检查时感觉到抵抗力增强，即为颈部阻力增高或颈强直。在除外颈椎或颈部肌肉局部病变后，即可认为有脑膜刺激征。

2. Kernig 征　患者仰卧，一侧下肢髋、膝关节屈曲成直角，检查者将患者小腿抬高伸膝。正常人膝关节可伸达 135° 以上（图5-8-8）。如伸膝受阻且伴疼痛与屈肌痉挛，则为阳性。

3. Brudzinski 征　患者仰卧，下肢伸直，检查者一手托起患者枕部，另一手按于其胸前（图 5-8-9）。当头部前屈时，双髋与膝关节同时屈曲则为阳性。

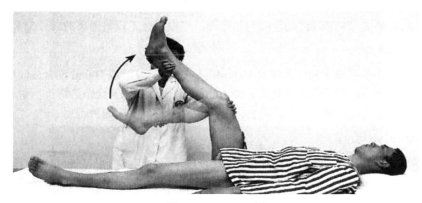

图 5-8-8　Kernig 征

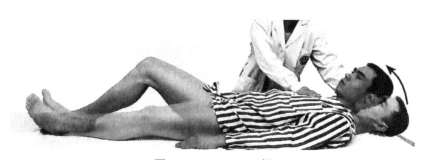

图 5-8-9　Brudzinski 征

五、自主神经功能检查

自主神经可分为交感神经与副交感神经，主要功能是调节内脏、血管与腺体等活动。大部分内脏接受交感和副交感神经纤维的双重支配，在大脑皮质的调节下，协调整个机体内、外环境的平衡。临床常用检查方法有以下几种：

（一）眼心反射

患者仰卧，双眼自然闭合，计数脉率。检查者用左手中指、示指分别置于患者眼球两侧，逐渐加压，以患者不痛为限。加压 20 ～ 30 秒后计数脉率，正常可减少 10 ～ 12 次 / 分，超过 12 次 / 分提示副交感（迷走）神经功能增强，迷走神经麻痹则无反应。如压迫后脉率非但不减慢反而加速，则提示交感神经功能亢进。

（二）卧立位试验

平卧位计数脉率，然后起立站直，再计数脉率。如由卧位到立位脉率增加超过 10 ～ 12 次 / 分；为交感神经兴奋性增强。由立位到卧位，脉率减慢超过 10 ～ 12 次 / 分；则为迷走神经兴奋性增强。

（三）皮肤划痕试验

用钝头棉签在皮肤上适度加压划一条线，数秒钟后，皮肤先出现白色划痕（血管收缩）高出皮面，以后发红，属正常反应。如白色划痕持续较久，超过 5 分钟，提示交感神经兴奋性增高。如红色划痕迅速出现、持续时间较长、明显增宽甚至隆起，提示副交感神经兴奋性增高或交感神经麻痹。

（四）竖毛反射

竖毛肌由交感神经支配。正常情况下，将冰块置于患者颈后或腋窝，数秒钟后可见竖毛肌收缩，毛囊处隆起如鸡皮。交感神经功能障碍的范围，可根据竖毛反射障碍的部位来判断。

（五）发汗试验

常用碘淀粉法，即以碘 1.5g、蓖麻油 10.0ml，与 95% 乙醇溶液 100ml 混合成淡碘酊，涂布于皮肤，干后再敷以淀粉。皮下注射毛果芸香碱 10mg，作用于交感神经节后纤维而引起出汗，出汗处淀粉变蓝色，无汗处皮肤颜色不变，可协助判断交感神经功能障碍的范围。

（六）Valsalva 动作

患者深吸气后，在屏气状态下用力作呼气动作 10 ~ 15 秒。计算此期间最长心搏间期与最短心搏间期的比值，正常人大于或等于 1.4，如小于 1.4 则提示压力感受器功能不灵敏或其反射弧的传入纤维或传出纤维损害。

六、练 习 题

主观题

1. 肌力的分级及判断？

2. 常见病理反射有哪些？其阳性的临床意义是什么？

（贾丹丹）

第六章 专科体格检查

第一节 外科体格检查

外科体格检查项目包括：一般情况（生命体征、身高、体重、体重指数、营养状态）、皮肤、颈部（甲状腺、气管）、浅表淋巴结、乳房、腹部、泌尿及男生殖系统、脊柱、四肢关节、肛门及前列腺检查等。常用的检查方法为五诊：视诊、触诊、叩诊、听诊及嗅诊。检查时应明确记录被检者曾经做过何种手术或外伤的名称，以及发生的时间等。

一、一般情况

一般情况包括生命体征、身高、体重、体重指数、营养状态等，详细检查方法见第五章第二节全身状态检查。

二、皮肤

皮肤本身的疾病很多，许多疾病在病程中可伴随着多种皮肤病变和反应。皮肤的病变和反应有的是局部的，有的是全身的。皮肤病变除颜色改变外，亦可为湿度、弹性的改变，以及出现皮疹、出血点、紫癜、水肿及瘢痕等。详细检查方法见第五章第二节皮肤检查。

三、颈部（甲状腺触诊、气管触诊）

甲状腺（thyroid）位于甲状软骨下方和两侧，正常为 15～25g，表面光滑，柔软不易触及。

（一）甲状腺检查

1. 视诊 正常人甲状腺外观不突出，女性在青春期可略增大，嘱患者做吞咽动作，可见肿大甲状腺随吞咽上下运动，注意其大小、形状及对称性。

2. 触诊 触诊比视诊更能明确甲状腺的轮廓及病变的性质。触诊包括甲状腺峡部和甲状腺侧叶的检查。检查者立于被检者背后，双手拇指放在其颈后，用其他手指从甲状腺软骨向两侧触摸；也可站在患者面前以右手拇指和其他手指在甲状软骨两旁触诊；同时让患者做吞咽动作。注意其肿大程度、对称性、质地、表面情况（光滑或有结节感）、压痛及有无震颤等。

甲状腺肿大程度判定：

Ⅰ度：不能看出肿大但能触及者为Ⅰ度。

Ⅱ度：能看到肿大又能触及，但在胸锁乳突肌以内者为Ⅱ度。

Ⅲ度：超过胸锁乳突肌外缘者为Ⅲ度。

3. 听诊 当触到甲状腺肿大时，将钟型听诊器（捂热听诊器）直接放在肿大的甲状腺上，如听到低调的连续性嗡鸣音，对诊断甲状腺功能亢进有帮助。另外，在弥漫性甲状腺肿伴功能亢进者还可听到收缩期动脉杂音。

（二）气管触诊

正常人气管位于颈前正中部。检查时让患者取舒适坐位或仰卧位，使颈部处于自然直立状态，检查者将示指与环指分别置于两侧胸锁关节上，然后将中指置于气管之上，观察中指是否在示指与环指中间，或以中指置于气管与两侧胸锁乳突肌之间的间隙，据两侧间隙是否等宽来判断气管有无偏移。根据气管的偏移方向可以判断病变的性质。

此外，主动脉弓动脉瘤时，由于心脏收缩时瘤体膨大将气管压向后下，因而每随心脏搏动可以触到气管的向下拽动，称为 Oliver 征。

四、淋巴结（浅）检查

淋巴结分布于全身，一般体格检查仅能检查身体各部表浅的淋巴结。正常情况下，淋巴结较小，直径多在 0.2 ～ 0.5cm，质地柔软，表面光滑，与毗邻组织无粘连，不易触及，亦无压痛。

（一）检查顺序

全身体格检查时，淋巴结的检查应在相应身体部位检查过程中进行。为了避免遗漏，应特别注意淋巴结的检查顺序。头颈部淋巴结的检查顺序是：耳前、耳后、枕部、颌下、颏下、颈前、颈后、锁骨上淋巴结。上肢淋巴结的检查顺序是：腋窝淋巴结、滑车上淋巴结。腋窝淋巴结应按腋尖群、中央群、胸肌群、肩胛下群和外侧群的顺序进行。下肢淋巴结的检查顺序是：腹股沟淋巴结（先查上群、后查下群）、腘窝淋巴结。

（二）检查方法

检查淋巴结的方法是视诊和触诊。

视诊时不仅要注意局部征象（包括皮肤是否隆起，颜色有无变化，有无皮疹、瘢痕、瘘管等），也要注意全身状态。

触诊是检查淋巴结的主要方法。触诊前应使该处皮肤和肌肉尽量松弛以便检查。检查者将示、中、环三指并拢，其指腹平放于被检查部位的皮肤上进行滑动触诊（此滑动是指指腹按压的皮肤与皮下组织之间的滑动），应取相互垂直的多个方向或转动式滑动的方式滑动，这有助于淋巴结与肌肉和血管结节的区别。

被检者坐位或站立，检查者面向被检者（被检者仰卧位时医师站其右侧），手指指腹紧贴被检部位皮肤由浅入深滑动触诊，五指协调，以 2 ～ 4 指为主。

（三）检查内容

淋巴结有无肿大，肿大的部位、大小与形状、数目与排列、表面特性、质地、压痛、活动度、界线是否清楚、有无粘连融合，局部皮肤有无红肿、瘢痕、溃疡或瘘管等。同时注意寻找淋巴结肿大的原发病灶。

正常淋巴结形态：①直径＜ 0.5cm；②质地柔软；③表面光滑；④活动度好；⑤无触痛。触及淋巴结时能表述部位、大小、质地、数量、活动度、有无粘连、压痛、局部皮肤变化等八项。

五、乳房检查

乳房的检查应依据正确的顺序，先健侧后患侧，不能仅检查患者叙述不适的部位，以免发生漏诊。除检查乳房外，还应包括引流乳房部位的淋巴结。检查时患者胸部应充分暴露，并有良好的照明。患者采取坐位或仰卧位，丰满和下垂乳房仰卧位检查更佳。一般先作视诊，然后再作触诊。男医师检查女性患者乳房时，要有患者家属或者女性医护人员在场。

1. 视诊　注意乳房轮廓是否对称。两侧乳头是否在同一水平，有无内陷、隆起、溢液或糜烂，皮肤有无破溃、色素或橘皮样。完整的乳房视诊还应包括乳房淋巴引流最重要的区域。必须详细观察腋窝和锁骨上窝有无包块、红肿、溃疡、瘘管和瘢痕等。

2. 触诊　检查者手指和手掌平置在乳腺上，轻施压力，由左乳腺外侧上部开始，沿顺时针方向由浅入深触摸，同样方法逆时针方向检查右乳腺。触诊乳房时必须注意：硬度（consistency）增加和弹性（elasticity）消失提示皮下组织存在病变如炎症或新生物浸润等；压痛（tenderness）可见于炎症性病变、乳腺增生。月经期乳房较敏感，而恶性病变则甚少出现压痛应予注意。

触诊检查应包括乳腺外上、外下、内下和内上（含乳腺的腋窝伸展部）四个象限（图 6-1-1）。注意有无肿块以及肿块的部位、数目、大小、质地硬度、外形及边界、压痛、活动度，有无波动或囊性感及肿块与皮肤的关系。然后检查乳头及乳晕，并以手指轻压乳晕周围，注意有无溢液及溢液的性质（血性、黄色或血色液体或脓汁等）。乳房触诊后，还应仔细触诊腋窝、锁骨上窝及颈部的淋巴结有否肿大或其他异常，此处常为乳房炎症或恶性肿瘤扩展和转移的部位。男性应观察其乳腺发育情况，触诊注意有无异常肿物。

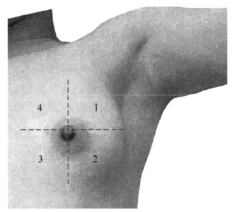

1.外上象限；2.外下象限；3.内下象限；4.内上象限

图 6-1-1　乳房的划线和分区

六、腹部检查

腹部主要由腹壁、腹腔和腹腔内脏器组成。腹部范围上起横膈，下至骨盆。腹部体表上以两侧肋弓下缘和胸骨剑突与胸部为界，下至两侧腹股沟韧带和耻骨联合，前面和侧面由腹壁组成，后面为脊柱和腰肌。

腹部检查应用视诊、触诊、叩诊、听诊四种方法，尤以触诊最为重要。触诊中又以脏器触诊较难掌握，需要勤学苦练，多实践体会，才能不断提高触诊水平。为了避免触诊引起胃肠蠕动增加，使肠鸣音发生变化，腹部检查的顺序应为视、听、叩、触。

（一）腹部的体表标志与分区

详见第五章第五节腹部检查。

（二）视诊

进行腹部视诊前，应嘱患者排空膀胱，取低枕仰卧位，两手自然置于身体两侧；充分暴露全腹，上自剑突，下至耻骨联合，躯体其他部分应遮盖，应注意保暖，暴露时间不宜过长，以免腹部受凉引起不适。光线宜充足而柔和，从前侧方射入视野，有利于观察腹部表面的器官轮廓、肿块、肠型和蠕动波等。医师站立于患者右侧，自上而下按一定顺序观察腹部。有时为了查出细小隆起或蠕动波，医师应将视线降低至腹平面，从侧面呈切线方向进行观察。

腹部视诊的主要内容有腹部外形、呼吸运动、腹壁静脉、胃肠型和蠕动波、腹部疝及腹壁其他情况等。

1. 腹部外形　应注意腹部外形是否对称，有无全腹或局部膨隆或凹陷；有腹水或腹部肿块时，应测量腹围的大小。

2. 呼吸运动　正常人呼吸时可以见到腹壁上下起伏，吸气时上抬，呼气时下陷，即为腹式呼吸运动。男性及小儿以腹式呼吸为主，而成年女性则以胸式呼吸为主，腹壁起伏不明显。

腹式呼吸减弱，常因腹膜炎症、腹水、急性腹痛、腹腔内巨大肿物或妊娠等引起。腹式呼吸消失，常见于胃肠穿孔所致急性腹膜炎或膈肌麻痹等。腹式呼吸增强少见，常为癔症性呼吸或胸腔疾病（如大量积液等）。

3. 腹壁静脉　正常人腹壁皮下静脉一般不显露，在较瘦或皮肤白皙的人才隐约可见，皮肤较薄而松弛的老年人亦可见静脉显露于皮肤，但常较直而不迂曲。各种使腹压增加的情况（如腹水、腹腔巨大肿物、妊娠等）也可见静脉显露。

腹壁静脉曲张常见于门静脉高压（portal hypertension）致循环障碍或上、下腔静脉回流受阻而有侧支循环形成时，此时腹壁静脉可显露或迂曲变粗，称为腹壁静脉曲张。门静脉高压显著时，脐部可见到一簇曲张静脉向四周放射，形如水母头（caput medusae），常在此处听到静脉血管杂音。

4. 胃肠型和蠕动波　除腹壁菲薄或松弛的老年人、经产妇或极度消瘦者，正常人腹部一般看不到胃和肠的轮廓及蠕动波形。

胃肠道发生梗阻时，梗阻近端的胃或肠段饱满而隆起，可显出各自的轮廓，称为胃型（gastral pattern）或肠型（intestinal pattern），当伴有该部位的蠕动加强时，可以看到蠕动波（peristalsis）。胃蠕动波自左肋缘下开始，缓慢地向右推进，到达右腹直肌旁（幽门区）消失，此为正蠕动波。有时尚可见到自右向左的逆蠕动波。肠梗阻时亦可看到肠蠕动波，小肠梗阻所致的蠕动波多见于脐部，严重梗阻时，肠管胀大呈管状隆起，横行排列于腹中部，组成多层梯形肠型，并可看到明显的肠蠕动波，运行方向不一，此起彼伏，全腹膨胀，听诊时可闻高调肠鸣音或呈金属音调。结肠远端梗阻时，其宽大的肠型多位于腹部周边，同时盲肠多胀大成球形，随每次蠕动波的到来而更加隆起。如发生肠麻痹，则蠕动波消失。在观察蠕动波时，从侧面观察更易察见，亦可用手轻拍腹壁诱发引起。

5. 腹部疝 腹部疝为腹腔内容物经腹壁或骨盆壁的间隙或薄弱部分向体表凸出而形成，可分为腹内疝和腹外疝两大类，后者较多见。脐疝多见于婴幼儿，成人则可见于经产妇或有大量腹水的患者；先天性腹直肌两侧闭合不良者可有白线疝；手术瘢痕愈合不良处可有切口疝；股疝位于腹股沟韧带中部，多见于女性；腹股沟疝则偏于内侧。男性腹股沟斜疝可下降至阴囊，该疝在直立位或咳嗽用力时明显，至卧位时可缩小或消失，亦可以手法还纳，如有嵌顿则可引起急性腹痛。

6. 腹壁其他情况

（1）皮疹：出血性或充血性皮疹常出现于发疹性高热疾病或某些传染病（如麻疹、猩红热、伤寒、斑疹伤寒）及药物过敏等。紫癜或荨麻疹可能是过敏性疾病全身表现的一部分。一侧腹部或腰部的疱疹（沿脊神经走行分布）提示带状疱疹。

（2）色素：散在点状深褐色色素沉着常为血色病。皮肤皱褶处有褐色素沉着，可见于肾上腺皮质功能减退（addison disease）。左腰部皮肤呈蓝色，为血液自腹膜后间隙渗到侧腹壁的皮下所致（Grey-Turner 征），可见于急性出血性胰腺炎或绞窄性肠梗阻。脐周围或下腹壁皮肤呈蓝色为腹腔内大出血的征象（Cullen 征），见于急性出血性胰腺炎或异位妊娠破裂等。腹部和腰部不规则斑片状色素沉着，见于多发性神经纤维瘤。妇女妊娠时，在脐与耻骨之间的中线上有褐色素沉着，常持续至分娩后才逐渐消退。此外，长久的热敷，腹部可留下红褐色环状或地图样痕迹，类似皮疹，根据病史可鉴别。

（3）腹纹：多分布于下腹部，为腹壁真皮层的结缔组织因张力增高断裂所致。白色条纹见于肥胖者或经产妇女；妊娠纹出现于下腹部和髂部，下腹部者以耻骨为中心略呈放射状，条纹处皮肤较薄，在妊娠期呈淡蓝色或粉红色，产后则转为银白色而长期存在。紫纹是皮质醇增多症的常见征象，出现部位除下腹部和臀部外，还可见于股外侧和肩背部。

（4）瘢痕：腹部瘢痕多为外伤、手术或皮肤感染的遗迹，有时对诊断和鉴别很有帮助；特别是某些特定部位的手术瘢痕，常提示患者的手术史。如右下腹 McBurney 切口瘢痕标志曾行阑尾手术，右上腹直肌旁切口瘢痕标志曾行胆囊手术，左上腹弧形切口瘢痕标志曾行脾切除术等。

（5）脐部：腹部膨隆者观察脐的位置有助于推测腹腔内病变，脐下移者多因为肝大或腹水；脐上移者多因盆腔肿瘤或妊娠。脐部分泌物呈浆液性或脓性，有臭味，多为炎症所致。分泌物呈水样，有尿味，为脐尿管未闭的征象。脐部溃烂，可能为化脓性或结核性炎症；脐部溃疡如呈坚硬、固定而凸出，多为癌性。

（6）腹部体毛：腹部体毛增多或女性阴毛呈男性型分布见于皮质醇增多症和肾上腺性变态综合征。腹部体毛稀少见于腺垂体功能减退症、黏液性水肿和性腺功能减退症。

（7）上腹部搏动：大多由腹主动脉搏动传导而来，可见于正常人较瘦者。腹主动脉瘤和肝血管瘤时，上腹部搏动明显。二尖瓣狭窄或三尖瓣关闭不全引起右心室增大，亦可见明显的上腹部搏动。

（8）腹股沟：腹部检查未包括腹股沟不能视为完整的检查，视诊时注意双侧腹股沟有无异常肿块（疝）、结节及其对称性，有无瘢痕或肿胀，有无异常搏动等，必要时配合触诊鉴别。

（三）听诊

腹部听诊时，将听诊器膜型体件置于腹壁上，全面听诊各区，尤其注意上腹部、中腹部、腹部两侧及肝、脾各区。听诊内容主要有：肠鸣音、血管杂音、摩擦音和搔刮试验等。妊娠5个月以上的妇女还可在脐下方听到胎心音。

1. 肠鸣音 肠蠕动时，肠管内气体和液体随之流动，产生一种断断续续的咕噜声（或气过水声）称为肠鸣音（bowel sound）。

通常以脐部作为肠鸣音听诊点，在正常情况下，肠鸣音每分钟4～5次，其频率声响和音调变异较大，餐后频繁而明显，休息时稀疏而微弱，只有靠医师的经验来判断是否正常。肠蠕动增强时，肠鸣音每分钟可达10次以上，但音调不特别高亢，称肠鸣音活跃，见于急性胃肠炎、服泻药后或胃肠道大出血时；如次数多且肠鸣音响亮、高亢，甚至呈叮当声或金属音，称肠鸣音亢进，见于机械性肠梗阻。如肠梗阻持续存在，肠壁肌肉劳损，肠壁蠕动减弱，肠鸣音亦减弱，或数分钟才听到一次，称为肠鸣音减弱，也可见于老年性便秘、腹膜炎、电解质紊乱（低血钾）及胃肠动力低下等。如持续听诊2分钟以上未听到肠鸣音，用手指轻叩或搔弹腹部仍未听到肠鸣音，称为肠鸣音消失，见于急性腹膜炎或麻痹性肠梗阻。

2. 血管杂音 腹部血管杂音包括动脉性和静脉性杂音。动脉性杂音常在腹中部或腹部两侧。腹中部的收缩期血管杂音（喷射性杂音）常提示腹主动脉瘤或腹主动脉狭窄。前者可触到该部搏动的肿块；后者则搏动减弱，下肢血压低于上肢，严重者触不到足背动脉搏动。如收缩期血管杂音在左、右上腹，常提示肾动脉狭窄，可见于年轻的高血压患者。如该杂音在下腹两侧，应考虑髂动脉狭窄。当左叶肝癌压迫肝动脉或腹主动脉时，也可在肿块部位听到吹风样杂音或在肿瘤部位（较表浅时）听到轻微的连续性杂音。静脉性杂音为连续的嗡嗡声，无收缩与舒张期性质，常出现于脐部或上腹部，尤其是腹壁静脉曲张严重者，常提示门静脉高压伴侧支循环形成，称为克吕韦耶鲍姆加滕综合征（Cruveilhier-Baumgarten's syndrome）。

3. 摩擦音 在脾梗死、脾周围炎、肝周围炎或胆囊炎累及局部腹膜等情况下，深呼吸时，可以于各相应部位听到摩擦音（friction sound），严重时可触及摩擦感。腹膜纤维渗出性炎症时，亦可在腹壁听到摩擦音。

4. 搔刮试验 搔刮试验（scratch test）用于肝下缘触诊不清楚时，以协助测定肝下缘。患者取仰卧位，医师左手持听诊器膜型体件置于右锁骨中线肋缘上，右手示指在右锁骨中线自下而上呈"Z"形轻轻搔刮腹壁，或者在上腹部半圆形等距离范围内由远向膜型体件处轻轻搔刮腹壁，当其未达肝缘时，只听到遥远而轻微的声音；当搔刮至肝脏表面时，声音明显增强而近耳。此法常用于腹壁较厚或不能满意地配合触诊的患者，有时用于鉴别右上腹肿物是否为肿大的肝脏。此法亦可用于确定胃界。

（四）叩诊

腹部叩诊的主要作用在于了解某些脏器的大小和叩痛，胃肠道充气情况，腹腔内有无积气、积液和肿块等。直接叩诊法和间接叩诊法均可应用于腹部，但间接叩诊法较为准确、可靠。

1. 腹部叩诊音 当肝、脾或其他脏器极度肿大，腹腔内肿瘤或大量腹水时，鼓音范围缩小，病变部位可出现浊音或实音。当胃肠高度胀气或胃肠穿孔致气腹时，则鼓音范围明显增大或出现于肝浊音界内。

2. 肝脏及胆囊叩诊 肝浊音界扩大见于肝癌、肝脓肿、肝炎、肝淤血和多囊肝等。膈下脓肿时，由于肝下移和横膈升高，肝浊音区也扩大，但肝脏本身并未增大。肝浊音界缩小见于急性重型肝炎、肝硬化和胃肠胀气等。肝浊音界消失代之以鼓音者，是急性胃肠穿孔的重要征象，但也可见于明显的胃肠充气、间位结肠（结肠位于肝脏与横膈之间）、全内脏转位。肝浊音界向上移位见于右肺纤维化、右下肺不张、气腹、鼓肠等。肝浊音界向下移位见于肺气肿、右侧张力性气胸等。

肝区叩击痛对于诊断病毒性肝炎、肝脓肿或肝癌有一定的意义。

胆囊位于深部，且被肝脏遮盖，临床上不能用叩诊检查其大小，仅能检查胆囊区有无叩击痛，胆囊区叩击痛为胆囊炎的重要阳性体征。

3. 胃泡鼓音区 胃泡鼓音区（traube semilunar space）位于左前胸下部肋缘以上，约呈半圆形，为胃底穹窿含气而形成；其上界为横膈及肺下缘，下界为肋弓，左界为脾脏，右界为肝左缘。正常情况下胃泡鼓音区应该存在（除非在饱餐后），大小受胃内含气量的多少和周围器官组织病变的影响。叩诊方法：在左锁骨中线前胸下部，自上而下间接叩诊，肺区清音变为鼓音即为胃泡鼓音区上界；再做水平方向（左右方向）叩诊鼓音区大小，做出标记即为左、右界。正常成人 Traube 区长径中位数约为 9.5cm（5.0～13.0cm），宽径为 6.0cm（2.7～10.0cm），可作参考。此区明显缩小或消失可见于中、重度脾肿大，左侧胸腔积液、心包积液、肝左叶肿大，也见于急性胃扩张或溺水患者。

4. 脾脏叩诊 当脾脏触诊不满意或在左肋下触到很小的脾缘时，可用脾脏叩诊进一步检查脾脏大小。当叩诊为鼓音时，嘱被检者深吸气再叩诊，如鼓音变浊，则提示脾脏肿大。脾脏浊音区扩大见于各种原因所致脾大。脾脏浊音区缩小见于左侧气胸、胃扩张、肠胀气等。

5. 移动性浊音 检查者自腹中部脐水平面开始向患者左侧叩诊，发现浊音时，扳指固定不动，嘱患者右侧卧，再次叩诊，如呈鼓音，表明浊音移动。同样方法向右侧叩诊，叩得浊音后嘱患者左侧卧，以核实浊音是否移动。这种因体位不同而出现浊音区变动的现象，称移动性浊音（shifting dullness），是发现有无腹水的重要检查方法。当腹腔内游离腹水在 1000ml 以上时，即可查出移动性浊音。如果腹水量少，用以上方法不能查出时，若病情许可，可让患者取肘膝位，使脐部处于最低部位；由侧腹部向脐部叩诊，如由鼓音转为浊音，则提示有 120ml 以上腹水的可能（即水坑征 puddle sign）。也可让患者站立，如下腹部积有液体而呈浊音，液体的上界呈一水平线，在此水平线上为浮动的肠曲，叩诊呈鼓音。

6. 肋脊角叩击痛 见本节泌尿系统检查。

7. 膀胱叩诊 见本节泌尿系统检查。

（五）触诊

触诊是腹部检查的主要方法，对腹部体征的认知和疾病的诊断具有重要意义，可以进一步确定视诊所见，又可为叩诊、听诊提示重点。有些体征如腹膜刺激征、腹部肿块、脏器肿大等主要靠触诊发现。

为使腹部触诊达到满意的效果，患者应排尿后取低枕仰卧位，两手自然置于身体两侧，两腿屈起并稍分开，以使腹肌尽量松弛，作张口缓慢腹式呼吸，吸气时横膈向下而腹部上抬隆起，呼气时腹部自然下陷，可使膈下脏器随呼吸上下移动。检查肝脏、脾脏时，可分别取左、右侧卧位。检查肾脏时可用坐位或立位，检查腹部肿瘤时还可用肘膝位。

腹部触诊应用到基本检查方法中所列各种触诊手法，浅部触诊使腹壁压陷约 1cm，用于发现腹壁的紧张度、表浅的压痛、肿块、搏动和腹壁上的肿物等（如皮下脂肪瘤、结节等）。

深部触诊使腹壁压陷至少 2cm，有时可达 4～5cm，以了解腹腔内脏器情况，检查压痛、反跳痛和腹内肿物等。其包括深压触诊，以探测腹腔深在病变的压痛点和反跳痛；滑动触诊，在被触及脏器或肿块上作上下、左右的滑动触摸，以探知脏器或肿块的形态和大小；双手触诊，常用于肝、脾、肾和腹腔内肿块的检查，检查盆腔的双合诊亦属此例；浮沉触诊，又称冲击触诊法（ballottement），用于大量腹水时检查深部的脏器或肿块；钩指触诊（hook technique），多用于肝、脾触诊。

1. 腹壁紧张度 正常人腹壁有一定张力，但触之柔软，较易压陷，称腹壁柔软，有些人（尤其儿童）因不习惯触摸或怕痒而发笑致腹肌自主性痉挛，称肌卫增强。在适当诱导或将患者的手夹在医师两手间进行触诊，转移注意力后可消失，不属异常。某些病理情况可使全腹或局部腹肌紧张度增加或减弱。

（1）腹壁紧张度增加

1）全腹壁紧张：因急性胃肠穿孔或脏器破裂所致急性弥漫性腹膜炎，腹膜受刺激而引起腹肌痉挛，腹壁常有明显紧张，甚至强直硬如木板，称板状腹（rigidity）；结核性炎症或其他慢性病变由于发展较慢，对腹膜刺激缓和，且有腹膜增厚和肠管、肠系膜的粘连，故形成腹壁柔韧而具抵抗力，不易压陷，称柔韧感（dough kneading sensation），此征亦可见于腹膜转移癌。

2）局部腹壁紧张：常因腹内脏器炎症波及腹膜而引起，如上腹或左上腹肌紧张常见于急性胰腺炎，右上腹肌紧张常见于急性胆囊炎，右下腹肌紧张常见于急性阑尾炎，但也可见于胃穿孔。在年老体弱、腹肌发育不良、大量腹水或过度肥胖的腹膜炎患者腹壁紧张可不明显，盆腔脏器炎症也不引起明显腹壁紧张。

（2）腹壁紧张度减低：多因腹肌张力降低或消失所致。检查时腹壁松软无力，失去弹性，全腹紧张度减低，见于慢性消耗性疾病或大量放腹水后，亦见于经产妇或年老体弱、脱水患者。脊髓损伤所致腹肌瘫痪，重症肌无力可使腹壁张力消失。局部紧张度降低较少见，多由于局部的腹肌瘫痪或缺陷（如腹壁疝等）。

2. 压痛及反跳痛　正常腹部触摸时不引起疼痛，重按时仅有一种压迫感。真正的压痛（tenderness）多来自腹壁或腹腔内的病变。腹腔内的病变，如脏器的炎症、淤血、肿瘤、破裂、扭转以及腹膜的刺激等均可引起压痛，压痛的部位常提示存在相关脏器的病变。阑尾炎早期局部可无压痛，以后才有右下腹压痛。胰体和胰尾的炎症和肿瘤，可有左腰部压痛。胆囊的病变常有右肩胛下区压痛。此外，胸部病变如下叶肺炎、胸膜炎、心肌梗死等也常在上腹部或季肋部出现压痛。盆腔疾病如膀胱、子宫及附件的疾病可在下腹部出现压痛。一些位置较固定的压痛点常反映特定的疾病，如位于右锁骨中线与肋缘交界处的胆囊点压痛标志胆囊的病变，位于脐与右髂前上棘连线中、外 1/3 交界处的麦氏点（McBurney point）压痛标志阑尾的病变等。当医师用右手压迫左下腹降结肠区，相当于麦氏点对称部位，再用左手按压其上端使结肠内气体传送到右下腹盲肠和阑尾部位，如引起右下腹疼痛，则为罗夫辛征（Rovsing sign）阳性，提示右下腹部有炎症。当遇下腹痛腹部触诊无明显压痛时，嘱患者左侧卧位，两腿伸直，并使右下肢被动向后过伸，如发生右下腹痛，称为腰大肌征（iliopsoas sign）阳性，提示炎症阑尾位于盲肠后位。

当医师用手触诊腹部出现压痛后，用并拢的 2 ～ 3 个手指（示、中、环指）压于原处稍停片刻，使压痛感觉趋于稳定，然后迅速将手抬起，如此时患者感觉腹痛骤然加重，并常伴有痛苦表情或呻吟，称为反跳痛（rebound tenderness）。反跳痛是腹膜壁层已受炎症累及的征象，当突然抬手时腹膜被激惹所致，是腹内脏器病变累及邻近腹膜的标志。疼痛也可发生在远离受试的部位，提示局部或弥漫性腹膜炎。腹膜炎患者常有腹肌紧张、压痛与反跳痛，称腹膜刺激征（peritoneal irritation sign），亦称腹膜炎三联征。当腹内脏器炎症尚未累及壁层腹膜时，可仅有压痛而无反跳痛。

3. 脏器触诊　腹腔内重要脏器较多，如肝、脾、胆囊、胰腺、肾、膀胱及胃肠等，在其发生病变时，常可触到脏器增大或局限性肿块，对诊断有重要意义。

（1）肝脏触诊：肝脏触诊主要用于了解肝脏下缘的位置和肝脏的质地、表面、边缘及搏动等。

1）触诊方法：有以下三种，①单手触诊法；②双手触诊法；③钩指触诊法（hook method）。

2）触诊内容：触及肝脏时，应详细体会并描述下列内容：大小、质地、边缘和表面状态、压痛、搏动、肝区摩擦感、肝 - 颈静脉回流、肝震颤等。

（2）脾脏触诊：正常情况下脾脏不能触及。内脏下垂或左侧胸腔积液、积气时膈下降，可使脾脏向下移位。除此以外，能触到脾脏则提示脾脏肿大至正常 2 倍以上。脾脏明显肿大而位置又较表浅时，用右手单手触诊稍用力即可查到。如果肿大的脾脏位置较深，应用双手触诊法进行检查。在脾脏轻度肿大而仰卧位不易触到时，可嘱患者取右侧卧位，左下肢屈曲，此时用双手触诊则容易触到。

临床记录中，常将脾肿大分为轻、中、高三度。脾缘不超过肋下 2cm 为轻度肿大；超过 2cm，在脐水平线以上为中度肿大；超过脐水平线或前正中线则为高度肿大，即巨脾。脾脏高度肿大时，应加测第Ⅱ、Ⅲ线，并作图表示（图6-1-2）。

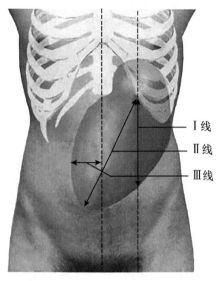

图6-1-2　脾大测量法

Ⅰ线

Ⅱ线

Ⅲ线

在左肋缘下还可能触到其他肿块，需与脾脏鉴别：

1）增大的左肾，其位置较深，边缘圆钝，表面光滑且无切迹。

2）肿大的肝左叶，可沿其边缘向右触诊，如发现其隐没于右肋缘后或与肝右叶相连，则为肝左叶。肝左叶肿大不会引起脾浊音区扩大。

3）结肠脾曲肿物，质硬、多近圆形或不规则形，与脾脏边缘不同。

4）胰尾部囊肿，无锐利的边缘和切迹，并且不随呼吸移动。

触到脾脏后除注意大小外，还要注意它的质地、边缘和表面情况、有无压痛及摩擦感等。这些常可提示引起脾脏肿大的某些病因。脾脏切迹为其形态特征，有助于鉴别诊断。

脾脏轻度肿大常见于急、慢性病毒性肝炎、伤寒、粟粒型结核、急性疟疾、感染性心内膜炎及败血症等，一般质地柔软。脾脏中度肿大常见于肝硬化、疟疾后遗症、慢性淋巴细胞白血病、慢性溶血性黄疸、淋巴瘤、系统性红斑狼疮等，质地一般较硬。脾脏高度肿大，表面光滑者见于慢性粒细胞白血病、黑热病、慢性疟疾和骨髓纤维化等。表面不平滑而有结节者见于淋巴瘤和恶性组织细胞病。脾脏表面有囊性肿物者见于脾囊肿。脾脏压痛见于脾脓肿、脾梗死等。脾周围炎或脾梗死时，由于脾包膜有纤维素性渗出，并累及壁层腹膜，故脾脏触诊时有摩擦感并有明显压痛，听诊时也可闻及摩擦音。

（3）胆囊触诊：胆囊触诊可用单手滑行触诊法或钩指触诊法进行。检查时医师用左手掌平放于患者右胸下部，以拇指指腹勾压于右肋下胆囊点处，然后嘱患者缓慢深吸气，在吸气过程中发炎的胆囊下移时碰到用力按压的拇指，即可引起疼痛，此为胆囊触痛。如因剧烈疼痛而致吸气中止称墨菲（Murphy）征阳性。在胆总管结石胆道阻塞时，可发生明显黄疸，但胆囊常不肿大，此因慢性炎症使囊壁纤维化而皱缩，且与周围组织粘连而失去移动性所致。由于胰头癌压迫胆总管导致胆道阻塞、黄疸进行性加深，胆囊也显著肿大，但无压痛，称为库瓦西耶（Courvoisier）征阳性。

（4）肾脏触诊：详见本节泌尿系统检查。

（5）膀胱触诊：详见本节泌尿系统检查。

（6）胰腺触诊：上腹中部或左上腹有横行呈带状压痛及肌紧张，并涉及左腰部者，提示胰腺炎症。如起病急同时有腰部、季肋部和下腹部皮下淤血而发蓝，则提示重症急性胰腺炎。如在上腹部触及质硬而无移动性横行条索状的肿物时，应考虑为慢性胰腺炎。如呈坚硬块状，表面不光滑似有结节，则可能为胰腺癌。癌发生于胰头部者，可出现梗阻性黄疸及胆囊肿大而无压痛即Courvoisier征阳性。在上腹部肋缘下或左上腹部触到囊性肿物，多为胰腺假性囊肿。但要注意胃在胰腺前面，故此区肿物需与胃部肿瘤鉴别。

4. 腹部肿块　除以上脏器外，腹部还可能触及一些肿块，包括肿大或异位的脏器，炎症性肿块，囊肿，肿大淋巴结以及良、恶性肿瘤，胃内结石，肠内粪块等，因此应注意鉴别。首先应将正常脏器与病理性肿块区别开来。

（1）正常腹部可触到的结构：剑突、腹直肌、腰椎、乙状结肠、横结肠、盲肠、腹主动脉及右肾下极。

（2）异常肿块：如在腹部触到上述内容以外的肿块，则应视为异常，多有病理意义。触到这些肿块时需注意肿块部位、大小、形态、质地、压痛、搏动、移动度等；此外，还应注意所触及的肿块与腹壁和皮肤的关系，以区别腹腔内外的病变。

5. 液波震颤　腹腔内有大量游离液体时，如用手指叩击腹部，可感到液波震颤（fluid thrill），或称波动感（fluctuation）。此法检查腹水，需有 3000 ～ 4000ml 及以上液量才能查出，不如移动性浊音敏感。此外，肥胖者可出现假阳性，应注意鉴别。

6. 振水音　在胃内有多量液体及气体存留时可出现振水音（succussion splash）。检查时患者仰卧，医师以一耳凑近上腹部，同时以冲击触诊法振动胃部，即可听到气、液撞击的声音，亦可将听诊器膜型体件置于上腹部进行听诊。正常人在餐后或饮进多量液体时可有上腹部振水音，但若在清晨空腹或餐后 6 ～ 8 小时及以上仍有此音，则提示幽门梗阻或胃扩张。

七、泌尿、男生殖系统检查

除全面系统的全身状态检查外，泌尿生殖系统的体格检查仍要用到视、触、叩、听这四种基本的检查方法。直肠指检可看作一种特殊的触诊，透光试验可看作一种特殊的视诊。

（一）泌尿系统

1. 肾区的检查

（1）视诊：取立位为佳，检查患者双侧上腹部及腰部是否膨隆，有无肿物。脊柱是否弯曲，有无腰大肌刺激现象。腰部膨隆见于多囊肾、巨大肾上腺瘤、肾盂大量积水或积脓等。

（2）触诊：检查肾脏一般用双手触诊法。可采取平卧位或立位。如卧位未触及肾脏，还可让患者站立床旁，医师于患者侧面用两手前后配合触诊肾脏。当肾下垂或游走肾时，立位较易触及肾脏。

当肾脏和尿路有炎症或其他疾病时，可在相应部位出现压痛点：①季肋点（前肾点）：第 10 肋骨前端，右侧位置稍低，此相当于肾盂位置；②上输尿管点：在脐水平线上腹直肌外缘；③中输尿管点：在髂前上棘水平腹直肌外缘，相当于输尿管第 2 狭窄处；④肋脊点：背部第 12 肋骨与脊柱的交角（肋脊角）的顶点；⑤肋腰点：第 12 肋骨与腰肌外缘的交角（肋腰角）顶点（图 6-1-3）。

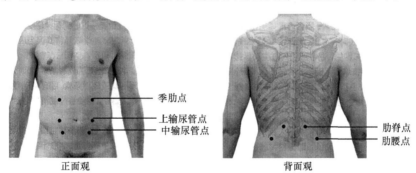

季肋点	肋脊点
上输尿管点	肋腰点
中输尿管点	

正面观　　　　　背面观

图 6-1-3　肾脏与输尿管疾病压痛点

（3）叩诊：左手掌平放于背部肾区，右手握拳轻叩，有叩击痛时提示该侧肾脏或肾周围有炎症。肾或输尿管结石在绞痛发作时，叩击痛阳性。

肋脊角叩击痛：主要用于检查肾脏病变。正常时无叩击痛，当有肾炎、肾盂肾炎、肾结石、肾结核及肾周围炎时，肾区有不同程度的叩击痛。

（4）听诊：肾动脉狭窄（40% ～ 50%）、动脉瘤或动静脉瘘的患者在上腹部或腰部可听到血管杂音。

2. 输尿管的检查　正常输尿管位于腹后壁脊柱两侧，一般不能触及，当输尿管有肿瘤、结核或结石时，在腹壁薄的患者，偶尔能触摸到条索状肿物及局部压痛点。输尿管有炎症时，沿其行径有压痛。三个压痛点为：

（1）上输尿管点：位于腹直肌外侧缘平脐处。

（2）中输尿管点：位于髂前上棘水平腹直肌外侧缘，相当于输尿管第 2 狭窄处。

（3）下输尿管点：男性行直肠指检时，位于直肠前壁、前列腺的外上方。女性行阴道双合诊，位于阴道穹前部侧上方，输尿管点有压痛，提示输尿管有病变。临床很少行此检查。

3. 膀胱的检查 膀胱位于盆腔内，空虚时不易触及。一般当膀胱内贮有300ml以上的尿液时，可于下腹部耻骨上发现膨胀的膀胱。

（1）视诊：下腹部有无局部膨隆，应注意其大小、形态、部位及与排尿的关系。

（2）触诊：正常膀胱空虚时隐存于盆腔内，不易触及。触诊一般采用单手滑行法。在仰卧屈膝情况下，检查者以右手自脐开始向耻骨方向触摸，触及肿块后应详察其性质，以便鉴别其为膀胱、子宫或其他肿物。

记录耻骨上区有无压痛。如有膨隆或肿物，应注意其界线、大小、质地，压迫时有无排尿感或尿外溢，必要时（如膀胱内肿瘤等）于排尿或导尿后重新检查，或作双合诊检查。

（3）叩诊：膀胱叩诊用于判断膀胱膨胀的程度。膀胱空虚时，因耻骨上方有肠管存在，叩诊呈鼓音，不能叩出膀胱的轮廓。当膀胱内有尿液充盈时，有囊性感，耻骨上方叩诊呈圆形浊音区。女性妊娠时子宫增大，子宫肌瘤或卵巢囊肿时，在该区叩诊亦呈浊音，应予鉴别。排尿或导尿后复查，如浊音区转为鼓音，则提示尿潴留所致膀胱增大。腹水时，耻骨上方叩诊也可有浊音区，但此区弧形凹向脐部或呈水平，而膀胱胀大时浊音区的弧形上缘凸向脐部。不能排尿或排尿后仍为浊音，亦提示尿潴留，常见于良性前列腺增生或神经源性膀胱。叩诊为实音可见于膀胱内巨大肿瘤或结石。

（二）男性生殖系统检查

男性生殖器包括阴茎、阴囊、前列腺和精囊等。阴囊内有睾丸、附睾及精索等。检查时应让患者充分暴露下身，双下肢取外展位，视诊与触诊相结合。先检查外生殖器阴茎及阴囊，后检查内生殖器前列腺及精囊。

检查时，应注意阴茎、睾丸和附睾的大小、形状，有无畸形、包皮过长、包茎、外尿道口狭窄，有无红肿、分泌物、炎症、溃疡、瘢痕或新生物，有无腹股沟淋巴结肿大、疝及精索静脉曲张、鞘膜积液、附睾结节、阴囊水肿、阴囊湿疹、股癣或性病等。腹股沟及阴囊有包块或肿大时，须行透光试验，阳性提示精索或睾丸鞘膜积液。

精囊（seminal vesicle）：正常时精囊腺柔软、光滑，一般不易触及；如可触及则视为病理状态。精囊呈索条状肿胀并有触压痛多为炎症所致；前列腺结核累及精囊则可触及精囊表面呈结节状；前列腺癌累及精囊时，可触到不规则的硬结；精囊病变常继发于前列腺，如炎症波及、结核扩散和前列腺癌的侵犯等。

女性生殖器的检查列入妇科，故本章不再列入。

八、脊柱检查

脊柱是支撑体重、维持躯体各种姿势的重要支柱，并作为躯体活动的枢纽。由7个颈椎、12个胸椎、5个腰椎、5个融合的骶椎、4个融合的尾椎组成。第7颈椎棘突特别长，颈前屈时更明显；两肩胛冈内端的连线通过第3胸椎的棘突，两肩胛下角的连线通过第7胸椎棘突；双侧髂嵴最高点的连线，一般通过第4胸椎椎体下部或第4、5椎体间隙；双侧髂后上棘的连线通过第5腰椎与第1骶椎棘突之间。

脊柱有病变时表现为局部疼痛、姿势或形态异常以及活动度受限等。脊柱检查时患者需充分暴露背部，分别进行立位、坐位、蹲位及卧位的检查，应注意其弯曲度、活动范围及有无畸形、压痛和叩击痛等。检查脊柱运动时，应小心缓慢，严禁急速或剧烈的运动检查。

（一）脊柱弯曲度

注意正常脊柱的四个生理弯曲，颈段稍向前凸，腰段明显前凸，胸段稍向后凸，骶椎则有较大的后凸。直立时，正常脊柱无侧弯；病理时可出现后凸、前凸及侧凸等。

（二）脊柱活动度

颈、腰段活动度大，胸椎的活动度极小，骶椎和尾椎融合成骨块状，几乎无活动性。检查脊柱的活动度时，应让患者作前屈、后伸、侧弯、旋转等动作，观察脊柱的活动情况及有无变形，是否活动受限。已有脊柱外伤可疑骨折或关节脱位时，应避免脊柱活动，以防止损伤脊髓。颈、胸、腰椎及全脊椎活动范围见表 6-1-1。

表 6-1-1　颈、胸、腰椎及全脊椎活动范围

脊椎	前屈	后伸	左、右侧弯	旋转度（一侧）
颈椎	$35° \sim 45°$	$35° \sim 45°$	$45°$	$60° \sim 80°$
胸椎	$30°$	$20°$	$20°$	$35°$
腰椎	$75° \sim 90°$	$30°$	$20° \sim 35°$	$30°$
全脊椎	$128°$	$125°$	$73.5°$	$115°$

注：由于年龄、运动训练以及脊柱结构差异等因素，脊柱运动范围存在较大的个体差异。

（三）脊柱压痛与叩击痛

1. 压痛　嘱患者取端坐位，身体稍向前倾。检查者以右手拇指从枕骨粗隆开始自上而下逐个按压脊椎棘突及椎旁肌肉，正常时每个棘突及椎旁肌肉均无压痛。如有压痛，提示压痛部位可能有病变，并以第 7 颈椎棘突为标志计数病变椎体的位置。胸腰椎病变如结核、椎间盘突出及外伤或骨折，均在相应脊椎棘突有压痛，若椎旁肌肉有压痛，常为腰背肌纤维炎或劳损。

2. 叩击痛　常用的检查方法有两种。

（1）直接叩击法：用中指或叩诊锤垂直叩击各椎体的棘突检查有无疼痛，多用于检查胸椎与腰椎。

（2）间接叩击法：被检者端坐，检查者用左手掌置于被检者头顶，以右手半握拳以小鱼际肌部位叩击左手背，了解患者脊柱各部位有无疼痛。如疼痛阳性见于脊柱结核、脊椎骨折及椎间盘突出等。叩击痛的部位常为病变部位。如有颈椎病或颈椎间盘脱出症，间接叩诊时可出现上肢放射性疼痛。正常人脊柱无叩击痛。

（四）脊柱检查的几种特殊试验

1. 颈椎特殊试验　包括：①Jackson 压头试验；②前屈旋颈试验（Fenz 征）；③颈静脉加压试验（压颈试验，Naffziger 试验）；④旋颈试验。

2. 腰骶椎的特殊试验　包括：①摇摆试验；②拾物试验；③直腿抬高试验（Lasegue 征）；④屈颈试验（Linder 征）；⑤股神经牵拉试验；⑥髋关节外展试验或"4"字试验；⑦瑞 - 舒测试法。

九、四肢关节

四肢（limbs）及其关节（articulation）的检查通常运用视诊与触诊，两者相互配合，特殊情况下采用叩诊和听诊。四肢检查除大体形态和长度外，应以关节检查为主。正常人四肢与关节左右对称，形态正常，无肿胀及压痛，活动不受限。

检查方式：以视诊、触诊为主，辅以必要的叩诊。

1. 关节及四肢形态　检查时应充分暴露被检查部位。检查四肢及各部位关节有无畸形或形状改变，有无红、肿、热、痛、结节等。

2. 关节及四肢运动功能　主要观察姿势、步态及肢体活动情况，确定有无功能障碍。

（一）一般检查

四肢的检查以视诊和触诊为主，两者互相配合。检查时应观察双侧肢体长度、周径、关节形态、皮肤色泽及外形是否对称，有无单侧或双侧肢体肿胀。应注意观察肢体皮肤体毛分布，静脉显露情况，指（趾）甲，有无色素沉着、皮疹、溃疡、疮疖、坏疽、并指畸形等各种病变。

了解双侧肢体皮温情况，危重疾病、休克患者常有四肢厥冷。注意比较双侧桡动脉、足背动脉、胫后动脉、腘动脉的搏动强度及皮温是否对称，以协助判断肢体动脉的血供状况。

肌肉收缩强度和力量不足时，患者感觉无力，应记录肌力分级（0～Ⅴ级）。

常见肢体异常包括肢端肥大、肌肉萎缩、骨折与关节脱位、下肢静脉曲张、水肿、肝掌、杵状指（趾）（acropachy）、匙状甲（koilonychia）等。

（二）关节检查

关节检查的目的是发现关节的外形、结构及功能的异常。检查者除应掌握关节的系统检查方法和顺序，还应熟悉由于疾病而造成的典型临床体征、关节畸形等的临床意义。

1. 上肢关节　颈、肩、肘、腕、手在解剖、生理及病理上有密切的联系，检查时需把这些部位作为一个整体来考虑。如常见的颈椎病及颈椎间盘突出症，除去颈部有活动障碍、压痛外，其疼痛可沿臂丛的分布放射至颈、背、肩胛、肩及全上肢，并在上肢表现出感觉、运动、神经营养及肌腱反射的改变。

（1）肩关节检查：检查时让患者取坐位，面向光源，尽量脱去内衣，以便比较两肩外形是否对称。注意患者脱衣时患侧上肢有无活动限制、疼痛；双侧胸锁关节及肩锁关节是否有肿胀。

常用下列方法粗略检查肩关节活动范围是否正常：①肘关节贴在胸前，手能触摸对侧耳朵，说明肩内收正常；②手能从颈后摸到对侧耳朵，说明肩关节前屈、外展及外旋活动正常；③手能从背后摸到或接近对侧肩胛骨下角，则说明肩关节内旋、后伸功能正常。

肩关节特殊检查：①杜加斯（Dugas）征：正常人将手放在对侧肩上，肘能贴胸壁。肩关节前脱位时伤侧手放在对侧肩上，肘不能贴胸壁，为杜加斯征阳性。②痛弧：肩峰下的肩袖病变时，肩关节外展60°～120°范围，使肩袖肌腱在肩峰下方摩擦，撞击而产生明显疼痛，外展＜60°或＞120°时疼痛消失。肩锁关节病变时，其痛弧在主动外展150°～180°之间。

（2）肘关节检查：观察外形有无改变，活动是否受限；是否有肿块、压痛，有无淋巴结肿大。

（3）腕关节及手部检查

1）腕部检查：有无畸形或形状改变，有无红、肿、热、痛、结节等，有无活动受限等；餐叉样畸形提示Colles骨折，腕关节炎（如类风湿关节炎、腕关节结核等）、腕部骨折或脱位时活动明显受限。

2）手部检查：手的轻度损伤即可造成手部功能障碍。须检查双手有无畸形，有无红、肿、热、痛、结节及活动受限等。手的自然休息位异常提示手部肌腱断裂或畸形。

2. 下肢关节

（1）髋关节检查：检查时应观察髋关节周围有无瘢痕及窦道，有无异常隆起或塌陷，双侧外形是否对称。检查时让患者双足并拢直立，检查者从正面观察两侧髂前上棘是否在同一水平上，了解骨盆有无倾斜。从侧方观察，臀部是否向后方异常突出。注意两臀皱襞是否在同一水平线上，有无臀肌萎缩或侧方隆起现象。须检查以下项目：

①内旋和外旋；②内收和外展；③屈曲和伸展；④髋关节过伸检查；⑤髋关节特殊检查：a. 托马斯（Thomas）征，b. 髋关节承重功能试验（Trendelenburg test）。

（2）膝关节检查：患者站立脱去长裤，两腿并拢，正常时双膝及踝能同时并拢。检查是否存在"O"形腿"X"形腿。如膝关节伸不直为屈曲挛缩，过度超伸为膝反张；观察步态、下蹲及单腿跳跃有无异常。

当膝关节有病变时，股四头肌常出现失用性萎缩，尤其是股四头肌的内侧头更为明显。

膝关节特殊检查包括：①浮髌试验；②髌骨加压研磨试验。

（3）踝关节及足的检查：检查时应将两侧鞋袜脱去，以便对比，首先观察不负重情况下，足弓是否正常、过高或消失，踝关节是否肿胀。踝关节活动主要是背屈和趾屈。

常见足部畸形如图6-1-4所示。

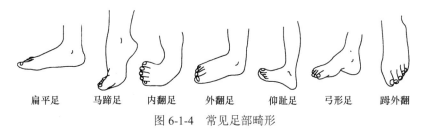

扁平足　　马蹄足　　内翻足　　外翻足　　仰趾足　　弓形足　　踇外翻

图 6-1-4　常见足部畸形

十、肛门及前列腺检查

1. 体位　常用的体位有直立弯腰位、膝胸位、侧卧位或截石位等。

2. 方法　检查前应排空尿液，必要时观察排尿过程。检查者戴手套，示指涂以润滑剂，轻轻插入肛门。

（1）肛门视诊：一般取左侧卧位，检查者以两手拇指将两侧臀部轻轻分开，观察有无肛门闭锁、狭窄、外伤、感染、肛门裂、肛门瘘、直肠脱垂及痔疮。

（2）直肠指检：膝胸位或左侧卧位。检查时，嘱被检者保持肌肉松弛，避免肛门括约肌紧张。检查者示指带指套并涂以润滑剂，在被检者深呼吸时缓慢插入肛门内进行检查。指检完毕，应查看指套有无血性或脓性分泌物，必要时做涂片镜检（图6-1-5）。

1）检查肛门、直肠四壁有无肿块、波动感、直肠狭窄、慢性肛瘘、肛周脓肿或坐骨直肠窝脓肿等。

2）前列腺：检查前列腺的大小、形态、质地、压痛、表面光滑度等。正常时，前列腺大小及形状似栗子，表面光滑，质韧而有弹性，左、右两叶之间可触及正中沟。

3. 检查注意事项

（1）会阴部感觉有无异常，肛门括约肌张力：神经源性膀胱患者肛门括约肌松弛，可发生尿失禁。

（2）直肠壁有无硬块和触痛：直肠癌可触及肿物，膀胱癌肿浸润直肠可触及硬块，巨大的膀胱结石也可触及硬块。膀胱周围脓肿可触及肿块伴有压痛。

（3）前列腺检查：前列腺增生时正中沟变浅或消失，若肿大而表面光滑、质韧，无压痛及粘连，见于良性前列腺增生；前列腺肿大且有明显压痛，多见于急性前列腺炎；前列腺肿大、质硬、表面有结节者，考虑前列腺癌。触诊时可同时作前列腺按摩，留取前列腺液。

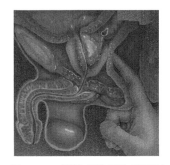

图 6-1-5　男性直肠指检示意图

（周治彦）

第二节　妇产科体格检查

妇产科的体格检查包括妇科检查和产科检查。

一、妇科检查

妇科检查，又称盆腔检查。检查的范围包括外生殖器和内生殖器。一般情况下女性患者的生殖器不做常规检查，怀疑有妇产科疾病时应由妇产科医师进行检查。检查方法主要借助于阴道窥器、双合诊、三合诊及直肠 - 腹部诊，进行女性生殖器官的视诊、触诊检查。

（一）基本要求

1. 检查者应态度和蔼、动作轻柔。检查前告知患者妇科检查可能引起不适，嘱患者不必紧张，尽可能放松。

2. 检查前应排空膀胱，必要时导尿。患者尿失禁时，无须排空膀胱。

3. 为避免交叉感染，患者臀部下面的垫单，应一人一换，用后将其放入黄色医疗垃圾桶内。

4. 患者取膀胱截石位，臀部置于检查床缘，头部略抬高，两手平放于身旁，以便腹肌松弛。检查者面向患者，站立在患者两腿之间。不宜搬动的危重患者，可在病床上检查。

5. 应避免于经期做妇科检查。如果是阴道异常流血，则必须检查。检查前消毒外阴，使用无菌手套及器械，以防发生感染。

6. 对于无性生活史的患者，禁止进行阴道窥器检查及双合诊检查，应行直肠 - 腹部诊。如果病情需要必须进行阴道检查，应先征得患者及其家属同意并签字，方可进行阴道窥器检查或双合诊检查。

7. 如果怀疑有盆腔内病变的患者，腹壁肥厚、高度紧张不合作或双合诊检查不满意时，可改行超声检查。

8. 男医师检查患者时需有女性助手或女护士陪同。

（二）检查方法及步骤

1. 外生殖器的检查 外生殖器检查包括阴阜、大阴唇、小阴唇、阴蒂和阴道前庭的检查。外生殖器解剖见图 6-2-1。

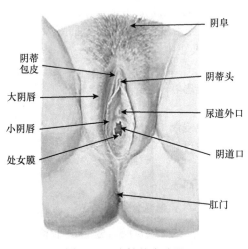

图 6-2-1 女性外生殖器

（1）阴阜：位于耻骨联合前面，为皮下脂肪丰富、柔软的脂肪垫。性成熟后皮肤有阴毛，呈倒三角形分布，为女性第二性征。若阴毛先浓密后脱落或明显稀少或缺如，见于性功能减退症或席汉综合征等；阴毛明显增多，呈男性分布，多见于肾上腺皮质功能亢进。

（2）大阴唇：为一对纵行长圆形隆起的皮肤皱襞，皮下组织松软，富含脂肪及弹力纤维。性成熟后表面有阴毛，未生育妇女两侧大阴唇自然合拢；经产妇两侧大阴唇常表现为分开；老年人或绝经后则常表现为萎缩。因皮下为疏松结缔组织和脂肪组织，含丰富血管，外伤后容易形成血肿。妇科检查时注意观察阴唇皮肤有无皮炎、溃疡、赘生物或肿块，注意皮肤和黏膜色泽或色素减退及质地变化，有无增厚、变薄或萎缩。

（3）小阴唇：位于大阴唇内侧，为一对较薄的皮肤皱襞，两侧小阴唇常合拢遮盖阴道外口。小阴唇表面光滑、呈浅红色或褐色，前端融合后包绕阴蒂，后端彼此会合形成阴唇系带。小阴唇炎症时常有红肿、疼痛。局部色素减退见于外阴白斑；乳突状或薹样突起见于尖锐湿疣；若有结节、溃烂应考虑癌变可能，需行活检。

（4）阴蒂：为两侧小阴唇前端会合处与大阴唇前连合之间的隆起部分，外表为阴蒂包皮，其内具有男性阴茎海绵体样组织，性兴奋时能勃起。阴蒂过小见于性发育不全；过大应考虑两性畸形；红肿见于外阴炎症。

（5）阴道前庭：检查时用示指和中指分开两侧小阴唇。前部有尿道口，后部有阴道口。前庭大腺分居于阴道口两侧，如黄豆粒大，开口于小阴唇与处女膜的沟内。前庭大腺脓肿时，局部红肿、硬痛甚至有脓液溢出。前庭大腺囊肿时，局部肿大明显而压痛轻。注意观察尿道口及阴道口有无畸形和新生物，处女膜是否完整、有无闭锁。处女膜完整未破者，其阴道口勉强可容示指；处女膜破裂者阴道口能容两指；经产妇处女膜仅残余痕迹，或见会阴侧切瘢痕。

2. 内生殖器的检查　内生殖器检查包括阴道、宫颈、子宫及附件的检查。内生殖器解剖见图 6-2-2。

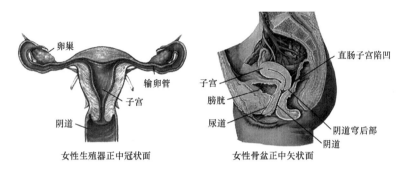

女性生殖器正中冠状面　　　　　　女性骨盆正中矢状面

图 6-2-2　女性内生殖器

（1）阴道窥器检查

1）放置和取出：临床常用一次性无菌鸭嘴形阴道窥器，可以固定，便于阴道内检查和治疗。也可以使用金属消毒阴道窥器。

A. 根据阴道松弛程度选用适当大小的阴道窥器，无性生活的患者未经本人同意，禁用阴道窥器。

B. 检查者先将阴道窥器两叶合拢，若为金属阴道窥器，需旋紧其中部螺丝，放松侧部螺丝，用液体石蜡或肥皂液润滑两叶前端；若做宫颈刮片或阴道上 1/3 段涂片细胞学检查，则不用润滑剂，以免影响检查结果，可改用生理盐水润滑。

C. 置入阴道前先左手示指和拇指分开两侧小阴唇，暴露阴道口，右手持阴道窥器，将其前后两叶闭合，避开尿道周围的敏感区，斜行 45° 沿阴道侧后壁缓慢插入阴道内，然后边推进边顺时针旋转 45°，在推进中缓慢将两叶展平，放正阴道器并逐渐张开两叶，直至完全暴露宫颈为止。暴露宫颈后，暂时旋紧阴道窥器侧部螺丝，使阴道窥器固定在阴道内。检查时切勿直接将阴道窥器插入到阴道顶端后打开，以防宫颈病变的患者因触碰宫颈导致出血而影响检查（图 6-2-3）。

D. 检查完毕，取出阴道窥器前，应旋松侧部螺丝，待两叶合拢，旋转 90° 后轻轻取出。

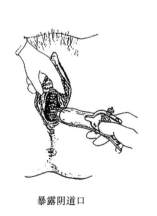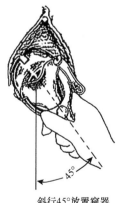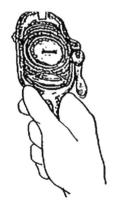

暴露阴道口　　　　　　斜行45°放置窥器　　　　放正窥器并张开暴露宫颈

图 6-2-3　放置阴道窥器

2）视诊

A. 检查阴道：环绕宫颈周围的阴道穹分前、后、左、右部，后部最深，为诊断性穿刺的部位。观察阴道前后壁和侧壁及穹隆黏膜颜色、皱襞多少，是否有阴道横隔、纵隔或双阴道等先天畸形，有无溃疡、赘生物或囊肿等。注意阴道内分泌物量、性质、色泽，有无异味。阴道分泌物异常者应做滴虫、假丝酵母菌、淋病奈瑟菌及线索细胞等检查，以及测定阴道 pH，白带清洁度等。如需留取白带常规标本，需准备棉签、玻片。如进行生殖道支原体、衣原体检查，需准备无菌棉拭子及培养管。

B. 检查宫颈：观察宫颈的大小、色泽、外口形状，有无柱状上皮异位、撕裂、外翻、息肉、囊肿、肿块或赘生物，宫颈管内有无出血、分泌物异常。正常宫颈表面光滑，妊娠时质软呈紫色。用干棉球轻轻擦拭宫颈表面黏液样分泌物后，可在宫颈外口鳞 - 柱交接部采集脱落细胞做宫颈细胞学检查和 HPV 检测（图 6-2-4）。

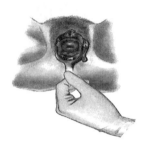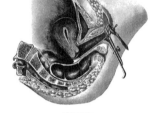

正面观　　　　　　　　侧面观

图 6-2-4　阴道窥器检查

（2）双合诊：检查者一手的两指或一指放入阴道，另一手在腹部配合检查，称为双合诊。目的在于检查阴道、宫颈、宫体、输卵管、卵巢、宫旁结缔组织以及骨盆腔内壁有无异常。检查者一手戴好消毒手套，示指、中指涂润滑剂后缓慢插入阴道，另一手在腹部随患者呼吸配合检查。患者年龄较大或有阴道狭窄，单指（示指）进行检查。

1）检查阴道：了解阴道松紧度、通畅度和深度。注意有无先天畸形，如双阴道及阴道横隔、纵隔、斜隔等，注意有无瘢痕、结节或肿块和触痛。如有结节或赘生物应注意其位置、质地、活动度及与周围组织的关系。手指触及阴道穹后部时患者感觉疼痛为后部触痛。要指导患者呼吸配合，避免强行检查。

2）检查宫颈：了解宫颈大小、形状、硬度及宫颈外口情况，注意宫颈位置，有无子宫脱垂、接触性出血。如有阴道畸形者注意有无双宫颈等畸形。当向上拨动宫颈患者有疼痛称为宫颈举痛，向两侧拨动宫颈有疼痛称为宫颈摇摆痛。

3）检查子宫及附件

A. 检查子宫：子宫位于骨盆腔中央，为呈倒梨形、中空的肌性器官。正常成年女性未孕子宫长 7 ～ 8cm，宽 4 ～ 5cm，厚 2 ～ 3cm。产后妇女子宫增大，触之较韧，光滑无压痛。子宫体积匀称性增大见于妊娠；非匀称性增大见于各种类型肿瘤。如果患者有阴道流血，或 1 个月内有宫腔操作史、流产史，检查者需消毒外阴后戴无菌手套检查。触诊子宫体，将阴道内两指放在宫颈后方，另一手掌心朝下手指平放在患者腹部平脐处，当阴道内手指向上、向前方抬举宫颈时，腹部手指往下、往后按压腹壁，并逐渐向耻骨联合部位移动，通过内、外手指同时分别抬举和按压，相互协调，触及子宫位置、大小、形状、软硬度、活动度及有无压痛。"倾"指宫体纵轴与身体纵轴的关系。若宫体朝向耻骨，称为前倾；当宫体朝向骶骨，称为后倾。"屈"指宫体与宫颈间的关系。若两者间的纵轴形成的角度朝向前方，称为前屈；形成的角度朝向后方，称为后屈。多数妇女的子宫位置呈前倾略前屈位，见图 6-2-5。如双合诊不能清楚地触诊宫体，应行三合诊检查。

B. 检查附件：在触诊子宫后，将阴道内两指由宫颈后方移至一侧穹隆部，尽可能往上向盆腔深部扪触；与此同时，另一手从同侧下腹壁髂嵴水平开始，由上往下按压腹壁，与阴道内手指相互对合，以触摸该侧附件区有无肿块、增厚或压痛（图 6-2-6）。若扪及肿块，了解其位置、大小、形状、软硬度、活动度、与子宫的关系以及有无压痛等。正常输卵管不能触及。输卵管肿胀、增粗或有结节，弯曲或僵直，且常与周围组织粘连、固定，明显触压痛者，多见于急、慢性炎症或结核。明显肿大可为输卵管积脓或积水。双侧输卵管病变，管腔变窄或梗阻，则难以受孕。卵巢为一对扁椭圆形性腺，成人女性的卵巢约 4cm×3cm×1cm 大小，表面光滑、质软。正常情况下卵巢偶可扪及，可活动，触之略有酸胀感。绝经后萎缩变小、变硬；卵巢增大有压痛常见于卵巢炎症；卵巢肿瘤常可出现卵巢不同程度肿大。

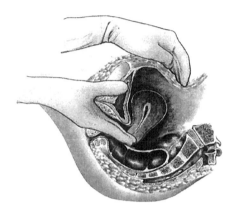 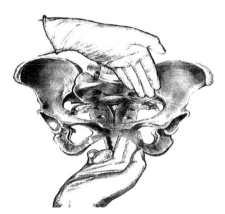

图 6-2-5　双合诊检查子宫　　　　　图 6-2-6　双合诊检查附件

（3）三合诊：经直肠、阴道、腹部联合检查，称为三合诊。方法是双合诊检查结束后，一手示指放入阴道，中指插入直肠以替代双合诊时阴道内的两指，其余检查步骤与双合诊时相同，见图 6-2-7，是对双合诊检查不足的重要补充。通过三合诊能扪清后倾或后屈子宫大小，发现子宫后壁、宫颈旁、直肠子宫陷凹、宫骶韧带和盆腔后部病变，估计盆腔内病变范围，及其与子宫或直肠的关系，特别是癌肿与盆壁间的关系，以及扪诊阴道直肠隔、骶骨前方或直肠内有无病变。所以三合诊在生殖器肿瘤、结核、子宫内膜异位症、炎症的检查时尤显重要。子宫切除术后一定要做三合诊，见图 6-2-7。

（4）直肠 - 腹部诊：检查者一手示指伸入直肠，另一手在腹部配合检查，称为直肠 - 腹部诊。适用于无性生活史、阴道闭锁或有其他原因不宜行双合诊的患者。

（5）行双合诊、三合诊或直肠 - 腹部诊时，除应按常规操作外，掌握下述各点有利于检查的顺利进行。

1）当两手指放入阴道后，患者感疼痛不适时，可单用示指替代双指进行检查。

2）三合诊时，在将中指伸入肛门时，嘱患者像解大便一样用力向下屏气，使肛门括约肌自动放松，可减轻患者疼痛和不适感。

3）若患者腹肌紧张，可边检查边与患者交谈，使其张口呼吸而使腹肌放松。

4）当检查者无法查明盆腔内解剖关系时，如果继续强行扪诊，不但患者难以耐受，且往往徒劳无益，此时应停止检查。

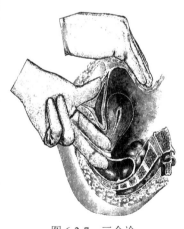

图 6-2-7　三合诊

3.记录　妇科检查结束后，应将检查结果按解剖部位先后顺序记录：

外阴发育情况及婚产式（未婚、已婚未产或经产）。有异常发现时，应详加描述。

阴道是否通畅，黏膜情况，分泌物量、色、性状及有无气味。

宫颈大小、硬度，有无糜烂样改变、撕裂、息肉、腺囊肿，有无接触性出血、举痛及摇摆痛等。宫体位置、大小、硬度、活动度，表面是否平整、有无突起、有无压痛等。

附件有无肿块、增厚或压痛。若扪及肿块，记录其位置、大小、硬度，表面光滑与否，活动度，有无压痛以及与子宫及盆壁关系。左右两侧情况分别记录。

实验室和特殊检查：摘录已有的实验室和特殊检查结果，外院检查结果应注明医院名称和检查日期。

二、产科检查

产科检查包括妊娠中晚期腹部四步触诊检查、骨盆测量及阴道检查。

（一）妊娠中晚期腹部四步触诊检查

孕妇排空膀胱后仰卧在检查床上，臀部置一张无菌垫巾，保护隐私，头部稍垫高，暴露腹部，双腿略屈曲稍分开，使腹部放松，检查者站在孕妇的右侧。检查前，检查者要清洗双手，天气较冷时要轻搓双手，使双手温热后开始检查。

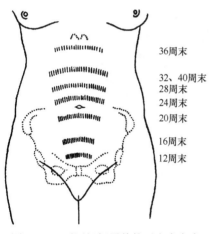

图 6-2-8　不同妊娠周数的子宫底高度

1. 视诊　注意腹形及大小与孕周是否相符。腹部有无妊娠纹、皮疹、色素沉着、手术瘢痕、静脉曲张及水肿等。

2. 触诊

（1）测量宫底高度及腹围：确定子宫底位置，用软尺测量耻骨联合上缘至子宫底的距离为宫底高度。软尺平脐绕腹一周的长度为腹围。每月妊娠子宫大小：12 周末耻骨联合上 2～3 横指；16 周末脐耻之间；20 周末脐下 1 横指；24 周末脐上 1 横指；28 周末脐上 3 横指；32 周末脐与剑突之间；36 周末剑突下 2 横指；40 周末脐与剑突之间或略高。子宫高度异常者，需做进一步的检查，如重新核对预产期、超声等（图 6-2-8，表 6-2-1）。

表 6-2-1　不同孕龄的子宫高度和子宫长度

妊娠周数	手测宫底高度	尺测耻骨上子宫高度 /cm
12 周末	耻骨联合上 2～3 横指	
16 周末	脐耻之间	
20 周末	脐下 1 横指	18（15.3～21.4）
24 周末	脐上 1 横指	24（22.0～25.1）
28 周末	脐上 3 横指	26（22.4～29.0）
32 周末	脐与剑突之间	29（25.3～32.0）
36 周末	剑突下 2 横指	32（29.8～34.5）
40 周末	脐与剑突之间或略高	33（30.0～35.3）

（2）四步触诊：妊娠中晚期，采用四步触诊法检查子宫大小、胎产式、胎先露、胎方位以及胎先露部是否衔接（图 6-2-9）。在做前三步手法时，检查者面向孕妇头侧，做第四步手法时，检查者则应面向孕妇足端。腹部向下悬垂（悬垂腹），要考虑可能伴有骨盆狭窄。

第一步手法：检查者两手置于宫底部，了解子宫外形并测得宫底高度，估计胎儿大小与孕周数是否相符。然后以两手指腹相对轻推，判断宫底部的胎儿部分，胎头硬而圆且有浮球感，胎臀软而宽且形状不规则。

第二步手法:确定胎产式后,检查者两手掌分别置于腹部左右侧,一手固定,另一手轻轻深按检查,之后交换进行,并确定胎背向前、向侧方或向后。触及平坦饱满者为胎背,可变形的高低不平部分是胎儿肢体,有时感到胎儿肢体活动。

第三步手法:检查者右手拇指与其余4指分开,置于耻骨联合上方握住胎先露部,进一步查清是胎头或胎臀,左右推动以确定是否衔接。若胎先露部仍可以左右浮动,表示尚未衔接。若已衔接,则胎先露部不能推动。

第四步手法:检查者左右手分别置于胎先露部的两侧,向骨盆入口方向向下深按,再次核对胎先露部的诊断是否正确,并确定胎先露部入盆的程度。先露为胎头时,一手能顺利进入骨盆入口,另一手则被胎头隆起部阻挡,该隆起部为胎头隆突。枕先露时,胎头隆突为额骨,与胎儿肢体同侧;而肩先露时,胎头隆突为枕骨,与胎背同侧。

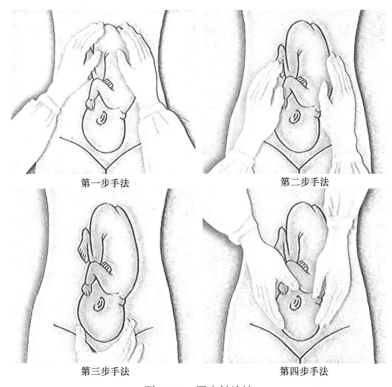

第一步手法　　　　　第二步手法

第三步手法　　　　　第四步手法

图 6-2-9　四步触诊法

3. 听诊　胎心在靠近胎背上方的孕妇腹壁上听得最清楚。枕先露时,胎心在脐右(左)下方;臀先露时,胎心在脐右(左)上方;肩先露时,胎心在靠近脐部下方听得最清楚(图 6-2-10)。

(二)骨盆测量

1. 骨盆内测量　阴道分娩前或分娩时,需要确定骨产道情况时,可进行骨盆内测量,测量时排空膀胱,孕妇取膀胱截石位。

(1)对角径:为耻骨联合下缘至骶岬前缘中点的距离,正常值为 12.5 ～ 13cm。检查者将一手的示、中指伸入阴道,用中指尖触到骶岬上缘中点,示指上缘紧贴耻骨联合下缘,用另手示指正确标记此接触点,中指尖至此点的距离即为对角径。若测量时阴道内的中指尖触不到骶岬,表示对角径值＞ 12.5cm(图 6-2-11)。

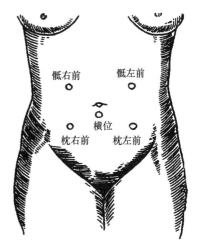

骶右前　　　骶左前

横位

枕右前　　　枕左前

图 6-2-10　不同胎方位胎心听诊部位

（2）坐骨棘间径（中骨盆平面横径）：测量两侧坐骨棘间径的距离，正常值为 10cm。方法是以一手的示、中指放入阴道内，分别触及两侧坐骨棘，估计其间距离（图 6-2-12）。

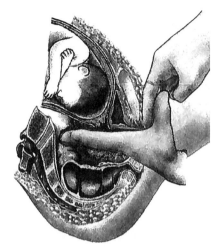
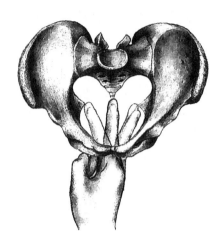

图 6-2-11　测量对角径　　　　　　　图 6-2-12　测量坐骨棘间径

（3）坐骨切迹宽度：代表中骨盆后矢状径，其宽度是坐骨棘与骶骨下部间的距离，即骶棘韧带的宽度，如能容纳 3 横指为正常，否则属中骨盆狭窄（图 6-2-13）。

（4）出口后矢状径：为坐骨结节间径中点至骶骨尖端的长度。检查者戴无菌手套的右手示指伸入孕妇肛门向骶骨方向，拇指置于孕妇体外骶尾部，两指共同找到骶骨尖端，将骨盆出口测量器一端放在坐骨结节间径的中点，另一端放在骶骨尖端处，测量器标出的数字即为出口后矢状径值，正常值为 8 ～ 9cm（图 6-2-14）。

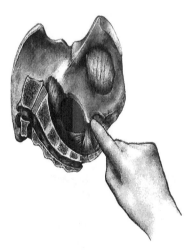
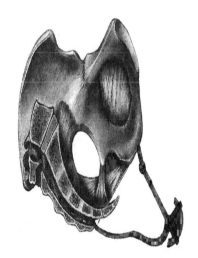

图 6-2-13　测量坐骨切迹宽度　　　　图 6-2-14　测量出口后矢状径

2. 骨盆外测量　骨盆外测量包括测量髂棘间径（正常值 23 ～ 26cm）、髂嵴间径（正常值 25 ～ 28cm）、骶耻外径（正常值 18 ～ 20cm）、坐骨结节间径或称出口横径。已有充分的证据表明，测量髂棘间径、髂嵴间径、骶耻外径，并不能预测产时头盆不称，无须常规测量。但怀疑骨盆出口狭窄时，可测量坐骨结节间径和耻骨弓角度。

（1）坐骨结节间径：孕妇取仰卧位，两腿弯曲，双手紧抱双膝，测量两坐骨结节内侧缘的距离，正常值为 8.5 ～ 9.5cm（图 6-2-15）。出口后矢状径值与坐骨结节间径值之和 ＞ 15cm 时，表明骨盆出口狭窄不明显。出口后矢状径值与坐骨结节间径值之和 ≤ 15cm 时，考虑骨盆出口狭窄，不能阴道试产。

（2）耻骨弓角度：用左右手拇指指尖斜着对拢，放置在耻骨联合下缘，左右两拇指平放在耻骨降支上，测量两拇指间角度，为耻骨弓角度（图6-2-16）。正常值为90°，小于80°为异常。此角度反映骨盆出口横径的宽度。

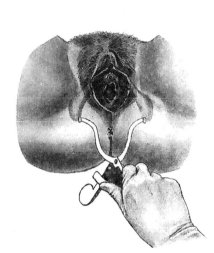

图6-2-15　测量坐骨结节间径

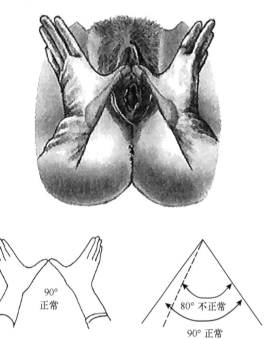

图6-2-16　测量耻骨弓角度

（三）阴道检查

妊娠期可行阴道检查，特别是有阴道流血和阴道分泌物异常时。分娩前阴道检查可协助确定骨盆大小，了解宫颈的长度、位置、质地、扩张情况，是否破膜，确定胎先露、胎方位及先露下降程度。对可疑前置胎盘的患者要建立静脉通道，并做好输血准备。

1. 检查前用消毒纱布遮盖肛门，避免大便污染。

2. 外阴清洗及消毒。方法：于患者臀下放便盆，用消毒棉球盖住阴道口，防止冲洗液流入阴道口，用消毒棉球擦洗外阴，顺序为大阴唇、小阴唇、阴阜、大腿内上1/3、会阴及肛门周围，消毒外阴2遍。

3. 检查者双手戴无菌手套，左手将阴唇分开暴露阴道口，右手持阴道窥器，置入阴道内，检查子宫颈及阴道情况。如疑有胎膜早破，可行阴道液pH测定及涂片检查，协助诊断。如胎膜已破，可了解羊水性状。检查完毕退出阴道窥器。

4. 右手戴无菌手套，中指和示指同时进入阴道。检查时，检查者左手可以同时放在孕妇腹壁感觉宫缩情况。了解骶尾关节活动度、骶骨弯曲度，坐骨棘是否突出，坐骨棘间径、坐骨切迹宽度。确定胎方位及胎先露的高低。探查子宫颈口，了解子宫颈的位置、软硬、厚薄，子宫颈管消退程度、子宫口扩张大小。

5. 胎先露前方触及有弹性羊膜囊感提示未破膜，已破膜者可直接触及胎先露部。若胎先露前方触及有血管搏动感的索状物，考虑为脐带先露或脱垂。若胎先露前触及海绵样组织，需考虑低置胎盘或前置胎盘的可能。

6. 检查完毕，退出手指，除去手套及纱布，弃去臀下垫单，协助孕妇整理衣物，置于舒适体位。记录检查结果。

7. 目前多采用Bishop评分法判断宫颈成熟度，估计阴道试产的成功率，满分为13分，＞9

分均成功，7～9分的成功率为80%，4～6分的成功率50%，≤3分均失败（表6-2-2）。

表 6-2-2 Bishop 宫颈成熟度评分法

指标	分数			
	0	1	2	3
宫口开大 /cm	0	1～2	3～4	≥5
宫颈管消退 /%（未消退为2～3cm）	0～30	40～50	60～70	≥80
先露位置（坐骨棘水平=0）	−3	−2	−1～0	+1～+2
宫颈硬度	硬	中	软	
宫口位置	朝后	居中	朝前	

三、病 例 分 析

初产妇，孕34周，来产科门诊，常规产检，既往产检均正常，请问需要哪些问诊及检查哪些项目？

四、练 习 题

（一）主观题

1. 简述四步触诊检查。

2. 简述妇科检查后应该记录的内容。

（二）客观题

1. A 型题

（1）无性生活女性患者做妇检时应做什么检查（　　）

A. 做双合诊检查　　　　　　　B. 阴道窥器检查　　　　C. 行直肠 - 腹部诊检查

D. 阴部检查　　　　　　　　　E. 都不检查

（2）正常妊娠8个月末（32周末），子宫底高度大约为（　　）

A. 脐上3横指　B. 脐上1横指　C. 脐上2横指　D. 脐下3横指　E. 脐与剑突之间

2. B 型题

（1）～（2）题共用备选答案

A. 妊娠16周末　B. 妊娠20周末　C. 妊娠24周末　D. 妊娠28周末　E. 妊娠32周末

（1）子宫底高度在脐上3横指，此时的孕周大约是（　　）

（2）子宫底高度在脐下1横指，此时的孕周大约是（　　）

3. C 型题

（1）～（2）题共用备选答案

A. 仰卧位　　　B. 膀胱截石位　　　C. 两者均可　　　D. 两者均不可

（1）一般妇科检查时采取的体位是（　　）

（2）四步触诊时患者采取的体位是（　　）

4. X 型题

关于妇科检查，下列叙述正确的是（　　）

A. 除尿失禁患者外，检查前应排空膀胱，必要时导尿。大便充盈者应于排便或灌肠后检查

B. 为避免交叉感染，置于臀部下面的垫单，应一人一换，一次性使用

C. 患者取膀胱截石位

D. 应避免于经期做妇科检查。若为阴道异常流血则必须检查。检查前消毒外阴，使用无菌手套及器械，以防发生感染

E. 对无性生活史者，可行阴道窥器检查

（兰瑞红）

第三节 儿科体格检查

一、体格检查的注意事项

1. 小儿免疫功能不完善，应注意避免交叉感染，检查者要做好手消毒及检查器械的消毒。

2. 检查者进行体检时态度和蔼、耐心，和患儿建立良好的关系，取得患儿的信任和合作。用亲切的表情和轻柔的动作消除患儿紧张心理；用听诊器或其他玩具逗患儿玩耍，消除或减少恐惧心理，同时观察患儿的精神状态、对外界的反应以及智力情况。

3. 检查者要注意保护患儿，气温低时检查者双手及所用听诊器胸件要温暖。检查过程中既要全面仔细，又要注意保暖，不要过多暴露身体部位以免着凉。对年长儿还要照顾他们的害羞心理和自尊心。

4. 为增加患儿的安全感，体检时让患儿和亲人在一起，婴幼儿可坐或躺在家长的怀里检查，检查者顺应患儿的体位进行体检。

5. 检查的顺序可根据患儿当时的情况灵活掌握。因婴幼儿注意力集中时间短，因此易受哭闹影响的项目在安静时（一般在患儿开始接受检查时）先进行，如心肺听诊、心率、呼吸次数或腹部触诊等，容易观察的部位可随时检查，如四肢、躯干、骨骼、全身浅表淋巴结等；对患儿有刺激且比较排斥检查的部位放在最后检查，如口腔、咽部等，有疼痛的部位也应放在最后检查。

6. 根据病情，灵活操作，对危、急、重症病例，应先重点检查生命体征或与疾病有关的部位，遗留的体检最好在病情稍稳定后补充进行，也可边抢救边检查。

7. 体格检查项目虽然在检查时不按从头到脚顺序进行，但体检记录应按从上到下的顺序书写；不仅阳性体征应记录，重要的阴性体征结果也要记录。

二、检查项目和操作方法

1. 一般状态 在病史询问过程中观察小儿的营养发育情况、有无特殊面容（眼距宽窄，鼻梁高低，注意双耳位置和形状等）、神志、表情、对周围事物的反应、皮肤颜色、体位、姿势、步态和孩子的语言能力等。

2. 一般测量 包括体温、呼吸、脉搏、血压、体重、身长（高）、坐高（顶臀长）、上下部量、头围、胸围、腹围、上臂围、皮下脂肪等。

（1）体温

A. 腋测法：最常用，注意腋窝处无制热或降温物品，擦干腋窝汗液，将消毒的腋表体温计水银头放在腋窝深处，将上臂紧压腋窝，放置 5～10 分钟后读数，正常值为 36～37℃。

B. 口测法：用于神志清楚而且配合的 6 岁以上小儿，将消毒的口表体温计水银头置于患儿舌下，放置 5 分钟后读数，正常值为 36.3～37.2℃。

C. 肛测法：适用于 1 岁以内小儿、不合作的儿童以及昏迷、休克患儿，小儿取侧卧位，下肢屈曲，将肛表水银头涂以润滑油，并轻轻插入肛门内 3～4cm，测温 5 分钟，正常值为 36.8～37.8℃。

D. 耳测法：目前家庭使用已较为普遍，快速，不会造成交叉感染，也不会激惹患儿，正常值为 36.8～37.8℃。但常因耳道内因素，易导致误差，一般临床上不以耳温为准。

（2）呼吸：在安静情况下进行，呼吸频率可通过听诊、观察胸部或腹部的起伏每分钟次数获得，

同时观察呼吸节律和深浅。各年龄组小儿呼吸正常值见表6-3-1。

（3）脉搏：在安静情况下进行，年长儿一般选择较浅的动脉，如桡动脉来检查脉搏，婴幼儿可检查股动脉或通过心脏听诊来检查，此外尚应注意脉搏的速率、节律、强弱及紧张度。各年龄组小儿脉搏正常值见表6-3-1。

表 6-3-1　各年龄小儿呼吸、脉搏（次 / 分）

年龄	呼吸 /（次 / 分）	脉搏 /（次 / 分）	呼吸：脉搏
新生儿	40 ～ 45	120 ～ 140	1：3
＜ 1 岁	30 ～ 40	110 ～ 130	1：3 ～ 1：4
1 ～ 3 岁	25 ～ 30	100 ～ 120	1：3 ～ 1：4
4 ～ 7 岁	20 ～ 25	80 ～ 100	1：4
8 ～ 14 岁	18 ～ 20	70 ～ 90	1：4

（4）血压：测血压时根据不同的年龄选择不同宽度的袖带，袖带的宽度应为上臂长度的1/2 ～ 2/3，袖带过宽时测得的血压值较实际值偏低，过窄时则较实际值偏高。患儿充分暴露右侧上肢，袖口不紧，伸直肘部，手掌向上外展45°，放平血压计，排尽袖带内的空气，缠于上臂中部，袖带平整，松紧以放一指为宜，下缘距肘窝 2cm，开启水银槽开关。肱动脉应与血压计汞柱零点、心脏在同一水平上也就是肱动脉平腋中线。听诊器置于肱动脉搏动最明显处，一手固定，一手开始充气，当肱动脉搏动消失后再加压 20 ～ 30mmHg，之后打开放气旋钮，缓慢均匀地放气，速度为水银柱下降 4mmHg/s。听到第一声搏动为收缩压，搏动声减弱时为舒张压。眼睛视线保持与水银柱弯月面同一水平。儿童时期的收缩压可根据公式 80+（年龄 ×2）推算，舒张压为收缩压的 2/3。

（5）体重：空腹或进食后 2 小时进行，测量前排大小便。

1）3 岁以下小儿测量：10kg 以下小儿检查要使室温保持在 22 ～ 24℃。测体重前体重计先调零，脱去鞋袜、帽子、衣裤及纸尿布，一手托住小儿的头颈部，一手托住臀部，置于载重 10 ～ 15kg 体重秤上测量，准确读数至 10g；1 ～ 3 岁可采用载重 50kg 体重秤上测量，准确读数至 50g。

2）3 岁以上小儿测量：3 ～ 7 岁可采用载重 50kg 体重秤上测量，准确读数至 50g，7 岁以上采用载重 100kg 体重秤上测量，准确读数至 100g。测量时小儿站立于踏板中央，两手自然下垂。

（6）身长（高）

1）3 岁以下小儿卧位测量（量床）称身长：小儿脱去鞋袜、帽子及纸尿布，着单衣，检查者将小儿仰卧置于量床底板中线上，助手扶正婴幼儿头部，固定头顶接触头板，双眼直视上方，测量者站在婴幼儿右侧，左手握住两膝，使双下肢并拢紧贴量床，右手移动足板使其紧贴足底，读数，量床两侧读数应一致（图 6-3-1）。

2）3 岁以上小儿立位测量称身高：小儿脱去鞋袜、帽子，以立正姿势站立于身高计的底板上，两足跟、臀部及两肩胛间同时接触身高计立柱，足跟靠拢，足尖分开 60°，头部保持正直位置，两眼平视前方，检查者将滑板下移使之与小儿头顶接触，读取立柱上的数据（图 6-3-2）。

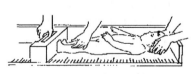 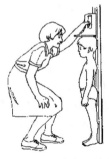

图 6-3-1　身长测量　　　　　图 6-3-2　身高测量

（7）坐高（顶臀长）

1）3岁以下卧位测量称顶臀长：脱去鞋袜、帽子及纸尿布，着单衣，测量时仰卧于量床底板中线上，助手扶正婴幼儿头部，固定头顶接触头板，双眼直视上方，测量者站在婴幼儿右侧，左手提起两下肢，膝关节屈曲，大腿与底板垂直，骶骨紧贴底板，右手移动足板使其紧贴小儿臀部，读数精确到0.1cm（图6-3-3）。

2）3岁以上立位测量称坐高：小儿坐于身高测量仪的坐板上，臀部及两肩胛间接触立柱，两眼平视前方，双肩自然下垂，双大腿并拢，与躯干成90°弯曲，双足平放地面上，测量者将滑板下移使之与小儿头顶相接触，读数精确到0.1cm（图6-3-4）。

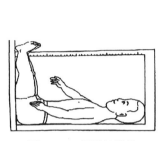 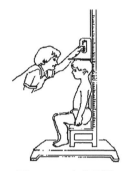

图6-3-3　顶臀长测量　　　　图6-3-4　坐高测量

（8）上、下部量：小儿取卧位（0～3岁）或立位（3岁以上），用软尺测量耻骨联合上缘至足底的垂直距离即为下部量，身长或身高减去下部量即为上部量，读数精确到0.1cm。

（9）头围：小儿取立位或坐位，测量者位于小儿一侧或前方，以一侧眉弓上缘为起点，用软尺从此侧眉弓上缘经耳上方、枕骨粗隆最高点，两侧对称，从另一侧眉弓上缘回到起点测量的数值即为头围。测量时软尺要紧贴头皮，左右对称，若为长发者，应在软尺经过处，将头发向上下分开（图6-3-5）。

（10）前囟：小儿取卧位或坐位，测量者位于小儿前方，前囟类似菱形，以两个对边中点连线的长短表示其大小。测量时软尺要紧贴头皮（图6-3-6）。

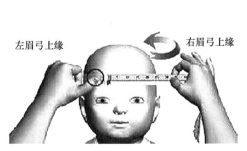 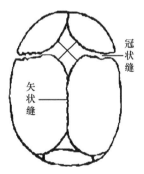

图6-3-5　头围测量　　　　图6-3-6　前囟测量

（11）胸围：0～3岁小儿取卧位或立位，3岁以上小儿立位，测量者位于小儿一侧或前方，用左手拇指将软尺零点固定于右乳头下缘，乳腺已发育的女孩则固定于胸骨中线的第4肋间，右手拉软尺绕经后背（两肩胛下角下缘为准），经左侧回到零点，取平静呼、吸气时的中间数。测量时软尺要紧贴皮肤，前后左右对称。

（12）腹围：小儿取卧位，将软尺零点固定在剑突与脐连线中点，经同水平位绕背一周回到零点读数；儿童可平脐经水平位绕背一周回到零点读数。读数精确到0.1cm。

（13）上臂围：小儿取立位、坐位或仰卧位，两手自然平放或下垂，用软尺沿上臂中点（肩峰与尺骨鹰嘴连线中点）紧贴皮肤测量上臂周径，不能压迫皮下组织。读数精确到 0.1cm。

（14）皮下脂肪：测量者用左手拇指和示指在小儿腹部脐旁锁骨中线处捏起皮肤和皮下脂肪（捏前两指间距 3cm），皮褶方向与躯干长轴平行，用卡尺进行测量。读数精确到 0.5cm。

3. 皮肤和皮下组织　包括对皮肤、汗腺、毛发及可见的黏膜的检查，以视诊为主，应在良好的自然光线下观察。检查项目有皮肤颜色、湿度、弹性、皮疹、脱屑、出血、水肿、溃疡和瘢痕；皮下结节；毛发的分布、疏密和色泽。

4. 淋巴结　浅表淋巴结检查应按顺序进行：乳突区、枕骨下区、颌下、颏下、颈前和颈后、锁骨上窝和下窝、腋窝、滑车上、腹股沟、腘窝等，触及淋巴结时要记录部位、大小、数目、质地、活动度、有无粘连和（或）压痛、局部皮肤有无红肿、瘘管等。要认真检查颈部、耳后、枕部、腹股沟等部位，正常情况下，这些部位可触及单个质软的黄豆大小的淋巴结，活动，无压痛。

5. 头检查

（1）头部：包括头发、头皮、头颅，检查一般以视诊为主、触诊为辅。

1）头发：检查颜色、疏密度、脱发等。有脱发时要注意部位、形状与头发改变特点。

2）头皮：检查头皮颜色、有无头皮屑、头癣、炎症、外伤等。

3）头颅：检查时应注意大小、外形，小婴儿尚应注意颅缝、前囟、颅骨软化、血肿或颅骨缺损等。要记录颅缝是否分离、分离宽度等；前囟大小（前囟呈菱形，测量对边中点连线的长度，用 cm×cm 表示）及紧张度、有无凹陷或隆起。

（2）头面部器官

1）眼：眉毛是否过于稀疏或脱落；眼距是否增宽（眼距是指双眼内眦之间的直线距离，标准正常的眼距等于自身一只眼睛的眼裂长度，如果大于这个长度就属于宽眼距）；眼睑有无水肿、下垂、闭合障碍、倒睫等；结膜有无充血、苍白、黄疸、出血点、眼分泌物；眼球有无突出、下陷、眼球运动有无异常；巩膜有无黄疸；角膜有无新生血管、色素沉着、溃疡、软化、K-F 环等；瞳孔的大小、形状、两侧是否等大等圆、对光反射是否正常、集合反射是否正常等。

2）耳：注意耳廓的外形、大小、位置及对称性，是否有畸形、瘘口等；外耳道皮肤是否有溢液、有牵拉痛等。

3）鼻：注意皮肤颜色及外形；有无鼻翼扇动；鼻腔分泌物的性状；鼻窦区有无压痛。

4）口：注意口唇色泽有无苍白、深红、发绀、干燥皲裂、口角糜烂、疱疹、唇裂等；口腔黏膜颜色、是否有出血点、溃疡、斑点等；牙齿数目及龋齿数、牙的色泽与形状；舌的形态、运动、舌苔的颜色；咽部检查放在体格检查最后进行，医师一手固定小儿头部使其面对光源，一手持压舌板，并以无名指固定小儿面颊部，在小儿张口时进入口腔，在舌的前 2/3 与后 1/3 交界处迅速下压，迅速观察双侧扁桃体是否充血、红肿、分泌物、脓点、假膜及咽部有无溃疡、充血、滤泡增生、咽后壁脓肿等；口腔气味；腮腺有无肿大，腮腺管口有无分泌物。

6. 颈部检查　暴露颈部和肩部，检查者手法轻柔，怀疑有颈椎疾病时更应注意。

（1）颈部的外形：是否对称、有无包块、瘢痕。

（2）颈部姿势和运动：注意颈部静态和动态时的改变。是否有头部不能抬起、斜颈、颈蹼等；是否有颈部运动受限、颈强直。

（3）颈部皮肤和包块：注意有无瘘管、瘢痕、蜘蛛痣等；颈部包块的部位、数目、大小、质地、活动度、与邻近器官的关系。

（4）颈部血管：颈静脉充盈及颈动脉搏动情况等。颈动脉的位置在于甲状软骨一侧 1 ~ 2cm（在甲状软骨水平，胸锁乳突肌内侧）。

（5）甲状腺：观察甲状腺的大小和对称性；触诊有无肿大（甲状腺肿大分三度：Ⅰ度不能看出肿大，但能触及；Ⅱ度能看到肿大也能触及，但仅在胸锁乳突肌以内；Ⅲ度超过胸锁乳突肌外缘）；听诊有无异常的血管音。

（6）气管：位置是否居中。

7. 胸部检查

（1）胸壁：有无静脉充盈或曲张；是否有皮下气肿；是否有胸壁压痛；肋间隙有无饱满、凹陷、增宽或变窄等。

（2）胸廓：有无鸡胸、漏斗胸、肋骨串珠、肋膈沟、肋缘外翻等佝偻病的体征；胸廓两侧是否对称，心前区有无隆起，有无扁平胸、桶状胸、胸廓一侧变形等。

（3）乳房：要注意女孩乳房发育与年龄是否相符。

（4）肺

1）视诊：观察胸廓活动度和对称性，应注意呼吸运动、呼吸频率和节律有无异常，小儿呼吸以腹式呼吸为主。

2）触诊：检查胸廓扩张度、语音震颤、胸膜摩擦感。婴幼儿可利用其啼哭或说话时进行。

3）叩诊：被检者取坐位或仰卧位，按前胸、侧胸壁、背部的顺序进行，并对上下、左右、内外进行对比，注意叩诊音的变化。因小儿胸壁薄，叩诊反响比成人轻，故叩诊时用力要轻或用直接叩诊法，用两个手指直接叩击胸壁。

4）听诊：检查正常呼吸音、异常呼吸音、啰音、语音共振、胸膜摩擦音。正常小儿呼吸音较成人响，呈支气管肺泡呼吸音；在肺炎时腋下、肩胛间区及肩胛下区较易听到湿啰音，故听诊这些部位应注意有无异常。听诊时尽量保持小儿安静，如小儿啼哭，则在啼哭后深吸气时肺炎患者常容易被闻及细湿啰音。

（5）心脏

1）视诊：被检者尽可能取卧位，检查者可将视线与胸廓同高，观察心前区是否有隆起、异常搏动、心尖搏动强度和搏动范围。正常小儿心尖搏动范围在 $2\sim3cm^2$，肥胖小儿不易看到心尖搏动。

2）触诊：主要检查心尖搏动的位置、心尖或心前区的抬举性搏动及有无震颤、有无心包摩擦感，应注意出现的部位和性质（收缩期、舒张期或连续性）。

3）叩诊：可确定心界大小、心脏形状及其在胸腔的位置。被检者一般取平卧位，3 岁以内婴幼儿一般只叩心脏左右界，先叩左界后叩右界；叩左界时从心尖搏动点左侧起向右叩，听到浊音改变即为左界，记录为第几肋间左乳线外或内几厘米；叩右界时先叩出肝上界，然后在其上一肋间由右向左叩，有浊音改变时即为右界，以右胸骨线（胸骨右缘）外几厘米记录。各年龄小儿心界参考表 6-3-2。

表 6-3-2 各年龄小儿心界

年龄	左界	右界
＜1 岁	左乳线外 1～2cm	沿右胸骨旁线
1～4 岁	左乳线外 1cm	右胸骨旁线与右胸骨线之间
5～12 岁	左乳线上或乳线内 0.5～1.0cm	接近右胸骨线
＞12 岁	左乳线内 0.5～1.0cm	右胸骨线

4）听诊：应在安静环境中进行，被检者取卧位或坐位，听诊器的胸件要小，听诊时要高度集中注意力，在听诊器接触皮肤的 6～8 秒内尤甚。需注意心率、心律、心音、杂音、额外心音、心包摩擦音。听诊顺序逆时针方向进行：心尖区、肺动脉听诊区、主动脉听诊区、主动脉第二听诊区、三尖瓣区，小儿以先天性心脏病多见，故听诊重点位置应在胸骨左缘。小儿心率较快，听诊时应注意区分第一、第二心音。小婴儿第一心音与第二心音响度几乎相等，肺动脉瓣区第二心音比主动脉瓣区第二心音响，学龄前期及学龄儿童常于肺动脉瓣区或心尖部听到生理性收缩期杂音或窦性心律不齐。

8. 腹部检查

（1）视诊：应注意是否存在腹式呼吸，腹部的外形是否对称，有无全腹或局部的膨隆或凹陷；

腹壁静脉是否显露、曲张；是否有胃肠型和蠕动波，在新生儿或消瘦小儿常可见到肠型或肠蠕动波；新生儿尚应注意脐部有无分泌物、出血、炎症、脐疝大小。

（2）触诊：应在排尿后进行，包括腹壁紧张度、压痛及反跳痛、腹部脏器和腹部肿块触诊、液波震颤、振水音。检查者的手应温暖、动作轻柔，逆时针方向进行，从左下腹开始，先浅后深触诊全腹。尽量争取小儿的合作，可让其躺在母亲怀里或在哺乳时进行，如小儿哭闹不止，可利用其吸气时作快速扪诊。判断有无压痛时主要观察小儿表情反应，不能完全依靠小儿回答。正常婴幼儿肝脏可在肋缘下 1～2cm 处扪及，柔软无压痛，6～7 岁后在肋下不可触及。小婴儿偶可在肋下触及脾脏边缘。触及异常包块时要注意部位、大小、形态、质地、压痛、搏动和移动度。

（3）叩诊：从左下腹开始按逆时针方向叩诊全腹，正常呈鼓音。注意腹部的叩诊音、腹腔脏器的叩诊、胃肠道的充气情况、移动性浊音、肋脊角叩击痛。

（4）听诊：主要检查肠鸣音，如有血管杂音时应注意杂音的性质、强弱及部位。听诊时间不少于 1 分钟。

9. 肛门和外生殖器

（1）肛门：有无先天性肛门闭锁、肛门狭窄、肛裂、肛门直肠瘘、痔疮等。

（2）外生殖器：有无两性畸形、尿道下裂等畸形，有无着色过深。女孩检查阴蒂、阴道前庭和尿道口，有无处女膜闭锁、小阴唇黏连，尿道口和阴道有无分泌物等；男孩检查阴茎、睾丸、附睾和精索，有无隐睾、包皮过长、包茎、鞘膜积液和腹股沟疝，有无阴茎、睾丸发育与年龄不相符等。

10. 脊柱和四肢检查　注意脊柱的弯曲度、活动度，有无脊柱侧弯等；观察手、足指（趾）有无杵状指；四肢关节有无畸形、红肿、压痛等；注意躯干与四肢的比例。新生儿应注意先天性髋关节脱位、多指（趾）畸形、足外翻、足内翻等；婴幼儿应注意佝偻病体征，如"O"形或"X"形腿、手镯、脚镯样变、脊柱畸形等。

11. 神经系统检查　根据病种、病情、年龄等选择必要的检查。除检查与成人相同内容外，新生儿及小婴儿尚有特殊的原始反射检查。

（1）一般检查：观察小儿的意识状态、精神状态、面部表情、反应灵敏度、哭声、动作语言能力、有无异常行为等。

（2）神经反射：正常新生儿及小婴儿特有的原始反射如吸吮反射、拥抱反射、握持反射等是否存在，原始反射出现及存在时间见表 6-3-3。有些神经反射有其年龄特点，如新生儿和小婴儿期提睾反射、腹壁反射较弱或不能引出，但跟腱反射亢进，并可出现踝阵挛；2 岁以下正常小儿可有双侧 Babinski 征阳性，但一侧阳性，另一侧阴性则有临床意义。

表 6-3-3　原始反射出现和存在的时间

原始反射	出现及存在时间
觅食反射	0～4 个月
手握持反射	0～4 个月
足握持反射	0～10 个月
拥抱反射	0～6 个月
踏步反射	0～3 个月

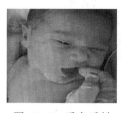

图 6-3-7　觅食反射

1）觅食反射：用手指触摸婴儿的口角或上下唇，小儿将头转向刺激物，出现张口寻找乳头的动作。缺失提示较严重的病理现象；持续存在提示精神发育迟滞、脑瘫等（图 6-3-7）。

2）手握持反射：检查者将手指或木棍从婴儿手掌的尺侧放入并按压，小儿手指屈曲握物。该反射肌张力低下不易引出，脑瘫患儿可持续存在，偏瘫患儿双侧不对称（图 6-3-8）。

3）足握持反射：检查者将手指或木棍从婴儿足掌的尺侧放入并按压，小儿足趾屈曲。脑瘫患儿此反射可持续存在（图6-3-9）。

4）拥抱反射：小儿取仰卧位，将其头部抬高15cm后下落或拉小儿双手慢慢抬起，当肩部略离开床面（头未离开床面）时，将手抽出，随后小儿双上肢对称性伸直外展，下肢伸直、躯干伸直、拇指及示指末节屈曲，呈扇形张开，上肢屈曲内收呈拥抱状态。肌张力低下及严重精神发育迟滞者难以引出，核黄疸、脑瘫患儿此反射可亢进或延迟消失（图6-3-10）。

5）踏步反射：扶持小儿腋下呈直立状，使其一侧足踩在桌面上，并将重心移至此下肢，可见负重侧下肢屈曲后伸直、抬起，类似迈步动作。肌张力低下或屈肌张力较高时该反射减弱，痉挛型脑瘫患儿此反射可亢进或延迟消失（图6-3-11）。

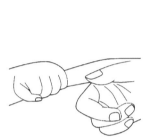 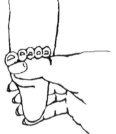 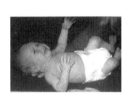 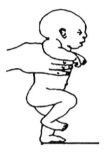

图6-3-8　手握持反射　　图6-3-9　足握持反射　　图6-3-10　拥抱反射　　图6-3-11　踏步反射

（3）脑膜刺激征：检查方法同成人，观察颈部有无抵抗、Kernig征和Brudzinski征是否阳性，如果小儿不配合，则需反复检查才能正确判定。正常小婴儿由于在胎内时屈肌占优势，故生后头几个月Kernig征和Brudzinski征也可阳性。因此，在解释检查结果的意义时，一定要根据病情、结合年龄特点全面考虑。

三、练 习 题

（一）主观题

营养性维生素D缺乏性佝偻病活动期患儿骨骼检查有何改变？

（二）客观题

1. A型题

（1）小儿头围的数值正确的是（　　）

A. 出生时36cm　B. 6个月时40cm　C. 1岁时46cm　　　D. 2岁时50cm　E. 3岁时56cm

（2）下列哪一项是符合小儿牙齿的一般正常发育的（　　）

A. 乳牙共24只　　　　　　　　　　B. 4～10个月开始出牙

C. 乳牙最晚于1.5岁时出齐　　　　　D. 乳牙数＝月龄-（6～8）

E. 8岁开始换牙

（3）小儿神经反射的发育，正确的是（　　）

A. 出生1个月出现拥抱反射　　　　　B. 出生2个月出现握持反射

C. 1岁以内腹壁反射易引出　　　　　D. 2岁以下Babinski征阴性

E. 3～4个月以内Kernig征阳性

（4）上部量是指（　　）

A. 从头顶至耻骨联合上缘　　　　　　B. 从头顶至耻骨联合下缘

C. 从头顶至脐部　　　　　　　　　　D. 从头顶至剑突

E. 从耻骨联合上缘到足底

（5）头围测量方法（　　　）

A. 枕后到额部中央绕头 1 周　　　　　　B. 枕后沿二耳到眉间绕头 1 周

C. 枕后结节到眉弓上 2cm 绕头 1 周　　　D. 枕后结节到眉间绕头 1 周

E. 枕后结节到眉弓上方最突出处绕头 1 周

（6）前囟的正确测量方法是（　　　）

A. 对角顶点连线　　　　　　B. 邻角顶点连线　　　　　　C. 对边中点连线

D. 周径长度　　　　　　　　E. 邻边中点连线

2. X 型题

（1）身长发育异常的疾病有（　　　）

A. 软骨发育不全　　　　　　B. 甲状腺功能减退　　　　　C. 营养不良

D. 佝偻病　　　　　　　　　E. 肾小管酸中毒

（2）关于小儿头颅骨的发育，下列哪几条是正确的（　　　）

A. 前囟出生时为 1.5 ～ 2.0cm　　　　　B. 颅缝闭合时间为 3 ～ 4 个月

C. 前囟在 1 ～ 1.5 岁时闭合　　　　　　D. 后囟生后 1 ～ 2cm

E. 后囟在生后 10 ～ 12 周闭合

（3）何者是原始反射（　　　）

A. 觅食反射　　　B. 拥抱反射　　　C. 吸吮反射　　　D. 握持反射　　　E. 腹壁反射

（郑诗华）

第四节　传染科体格检查

体格检查既体现了一位医师的医疗技能，也蕴含着丰富的人文哲理，是医患相互信任、配合的出发点和归宿，是医师与患者交流和沟通的极其重要且行之有效的手段，也是疾病诊治的基本条件和必备元素。

"生物 - 心理 - 社会"这一新的医学模式揭示了医学科学领域的人性回归和人文归依，再次要求人们重拾最原始和基本的病史采集和体格检查，并成为医患零距离接触和情感交流的一个重要方面。尤其是在传染病的诊治过程中。

医务人员接诊每位传染病患者后或进行有可能接触患者血液、体液的诊疗操作时必须戴手套，操作完毕，脱去手套后立即洗手，必要时进行手消毒。接诊 SARS、新型冠状病毒肺炎或疑似患者时必须注意个人防护，如穿隔离衣（表 6-4-1）。工作人员离开 SARS、新型冠状病毒肺炎隔离病区前，必须消毒手、鼻腔，漱口、淋浴后经专门通道通过。在诊疗过程中，有可能发生血液、体液飞溅到医务人员的面部时，医务人员应当戴手套和具有防渗透性能的口罩、防护眼镜；有可能发生血液、体液大面积飞溅或者有可能污染医务人员的身体时，还应当穿戴具有防渗透性能的隔离衣或者围裙。医务人员如有伤口、皮炎等，不应参与传染病的诊疗。

体格检查的方法有五种：视诊、触诊、叩诊、听诊和嗅诊。要想熟练地进行全面、有序、重点、规范和正确的体格检查，既需要扎实的医学知识，更需要反复的临床实践和丰富的临床经验。体格检查过程既是基本技能的训练过程，也是临床经验的积累过程，它也是与患者交流、沟通、建立良好医患关系的过程。

表 6-4-1　穿脱隔离衣标准及评分细则

项目	内容	分值
目的	保护工作人员及患者，避免交叉感染和自身感染，防止病原体的传播	6
仪表	着装整洁，佩戴工号牌，仪表端庄大方，没有刘海或刘海齐眉，不留指甲，没有手机打扰。规范洗手（一项不符扣 0.5 分）	10

续表

项目	内容	分值
用物准备	隔离衣、夹子、衣架、洗手盆、擦手纸、洗手液	5
穿隔离衣步骤	1. 戴好口罩及帽子，取下手表，卷袖过肘	5
	2. 右手提衣领，左手伸入袖内，右手将衣领向上拉，露出左手	4
	3. 换左手持衣领，右手伸入袖内，露出右手，举双手将袖抖上，注意勿触及面部	4
	4. 两手提衣领，由领子中央顺着边缘向后系好颈带	4
	5. 再扎好袖口	4
	6. 将隔离衣一边（约在腰下5cm处）渐向前拉，见到边缘后捏住	4
	7. 同法捏住另一侧边缘	2
	8. 双手在背后将衣边对齐	2
	9. 向一侧折叠，一手按住折叠处，另手将腰带拉至背后折叠处	4
	10. 将腰带在背后交叉，回到前面将带子系好	2
脱隔离衣步骤	1. 解开腰带，在前面打一活结	2
	2. 解开两袖口，在肘部将部分袖子塞入袖内消毒双手	5
	3. 解开颈后带子	4
	4. 右手伸入左手腕部袖内，拉下袖子过手	4
	5. 用遮盖着的左手捏住右手隔离衣袖子的外面，拉下右侧袖子	2
	6. 双手转换逐渐从袖管中退出，脱下隔离衣	2
	7. 左手握住领子，右手将隔离衣系边对齐，污染面向外悬挂污染区；如果是悬挂污染区外，则污染面向里	4
	8. 不再使用时，将脱下的隔离衣，污染面向内，卷成包裹状，丢至指定容器内	5

一、传染病体格检查时注意事项

1. 应以患者为中心，要关心、体贴患者，要有高度的责任感和良好的医德修养。检查过程中，应注意避免交叉感染。

2. 医师应仪表端庄，举止大方，态度诚恳和蔼。

3. 医师应站在患者右侧。检查患者前，应有礼貌地对患者做自我介绍，并说明体格检查的原因、目的和要求，便于更好地取得患者的密切配合。

4. 检查患者时光线应适当，室内应温暖，环境应安静；检查手法应规范轻柔；被检查部位应充分暴露。

5. 全身体格检查时力求达到全面、系统、重点、规范和正确。

6. 体格检查要按一定顺序进行，避免重复和遗漏，避免反复翻动患者，力求建立规范的检查顺序。通常首先进行生命体征和一般检查，然后按头、颈、胸、腹、脊柱、四肢和神经系统的顺序进行检查，必要时进行生殖器、肛门和直肠检查。根据病情轻重、避免影响检查结果等因素，可调整检查顺序，及时处理患者。

7. 在体格检查过程中，应注意左右及相邻部位等的对照检查。

8. 检查结束时应对患者的良好配合表示感谢。

9. 应根据病情变化及时进行复查，这样才能有助于病情观察，有助于补充和修正诊断。

10. 传染病患者的体格检查与其他内科患者体格检查有类似之处，又有其独特之处。我们在诊断学中已详细学习过体格检查，在这里就不做赘述。

二、发　热

（一）体温

体温测量及正常范围：每次体格检查均应记录体温，国内一般按摄氏度法（℃）进行记录。测量体温的方法通常有以下 3 种。

1. 口测法　将消毒后的体温计置于患者舌下，让其紧闭口唇，5 分钟后读数。正常值为 36.3 ～ 37.2℃。使用该法测体温时应嘱患者不用口腔呼吸，以免影响测量结果。该法结果较为准确，但不能用于婴幼儿及神志不清者。

2. 肛测法　让患者取侧卧位，将肛门体温计头端涂抹润滑剂后，徐徐插入肛门内，送达体温计长度一半为止。

3. 腋测法　将体温计头端置于患者腋窝深处，嘱患者用上臂将体温计夹紧，10 分钟后读数。正常值 36 ～ 37℃。使用该法时注意腋窝处应无致热或降温物品，并将腋窝汗液擦干，以免影响测定结果。该法简便、安全，且不易发生交叉感染，为最常用的体温测定方法。

4. 非接触法　现在还有体温枪和红外线测温，作为筛选发热患者快速检测体温的方法。由于此法测体温受测量者检测方法是否准确很大影响，故上述两种方法检测到体温高的患者应进一步用传统的体温计再次测体温。

（二）发热

发热是指人体的体温因各种原因超过正常范围，即口温高于 37.3℃，肛温高于 37.6℃，或 1 天体温波动＞ 1.2℃。发热持续在 2 周以内者称为急性发热。而发热持续≥ 2 周，体温度数＞ 38.5℃者称为长期发热。

对任何发热患者都需要进行全面体格检查，包括体温、脉搏、呼吸、血压、神志，并应重点检查皮肤、黏膜有无皮疹、出血点、瘀点及有无肝脾大、淋巴结肿大及压痛等。脉搏和呼吸一般随体温的增高而加速，但也有例外，如伤寒及某些病毒感染性疾病常出现相对缓脉。发热伴中毒性休克时，患者面色青灰或苍白，脉细速，血压下降或测不出。

1. 热型　多数发热性疾病具有特殊的热型（体温曲线），这些热型对鉴别诊断有很大的帮助。

（1）稽留热：体温持续于 39 ～ 40℃，达数天或数周之久，24 小时内体温波动＜ 1℃（图 6-4-1）。可见于大叶性肺炎、伤寒、副伤寒、斑疹伤寒、恙虫病等急性传染病的极期。

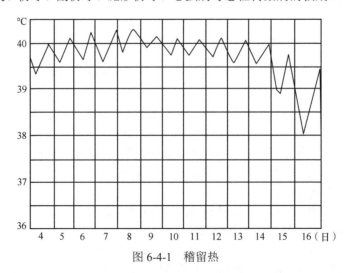

图 6-4-1　稽留热

（2）弛张热：体温持续于 39 ～ 40℃，24 小时内体温波动＞ 1℃（图 6-4-2）。可见于结核病、败血症、局灶性化脓性感染、支气管肺炎、渗出性胸膜炎、感染性心内膜炎、风湿热、恶性组织细胞病等，也可见于伤寒和副伤寒。

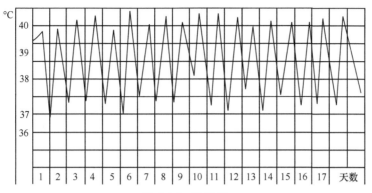

图 6-4-2　弛张热

（3）间歇热：体温突然增高达 39℃以上，往往伴有畏寒或寒战，历时数小时后又下降至正常，大汗淋漓，经 1 天至数天又再次突然增高，如此反复发作，称间歇热（图 6-4-3），是间日疟和三日疟的特点，也可见于化脓性局灶性感染。

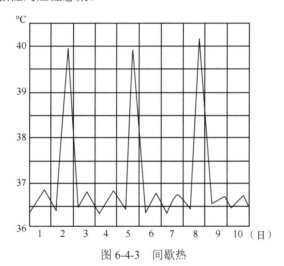

图 6-4-3　间歇热

（4）波状热：体温在数天内逐渐增至高峰，然后逐渐下降至常温或微热状态，不久又再发，呈波浪式起伏（图 6-4-4）。可见于布鲁菌病、恶性淋巴瘤、脂膜炎、周期热等。

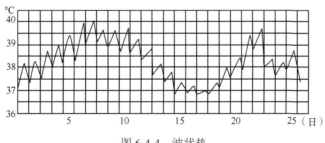

图 6-4-4　波状热

（5）再发热：又称回归热，热型特点是高热期与无热期各持续若干天，周期性地互相交替（图 6-4-5）。可见于回归热、鼠咬热等。

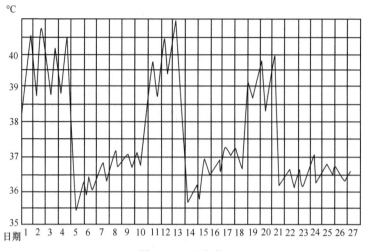

图 6-4-5　回归热

（6）不规则热：发热持续时间不定，变动无规律，称不规则热（图 6-4-6）。可见于流行性感冒、支气管肺炎、渗出性胸膜炎、感染性心内膜炎、恶性疟、风湿热等。

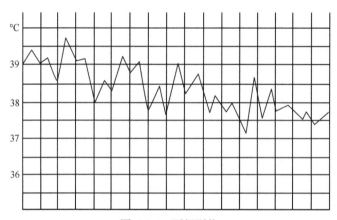

图 6-4-6　不规则热

2. 面容　伤寒患者常表情淡漠；流行性出血热患者则常呈醉酒样面容；猩红热患者有口周苍白圈；麻疹患者则呈现特殊面容（结膜充血、眼睑水肿、畏光、眼分泌物增多等）。面容苍白见于急性白血病、恶性组织细胞病、再生障碍性贫血等；结核患者虽无明显贫血但面容也显得苍白。发热伴有面部蝶形红斑是系统性红斑狼疮的特殊病征。口唇疱疹可见于大叶性肺炎、间日疟、流脑。

三、皮　疹

皮疹是临床常见的症状、体征之一，在一些疾病的发生、发展过程中，由于体表皮肤细胞或微血管内细胞病变而出现的皮肤损害。由病原微生物（病毒、细菌、立克次体、螺旋体、支原体及真菌等）所引起的称感染性皮炎；临床上以皮疹为主要表现的传染病称为发疹性传染病。其他一些非传染性疾病如变态反应性疾病、血液病、结缔组织病及药物等也可引起皮疹。皮疹的形态多种多样，有斑疹、斑丘疹、丘疹、疱疹、出血疹、荨麻疹及结节等。同一疾病在不同的阶段可表现为多种皮疹，而不同的疾病可有相同或类似的皮疹，皮疹的特征对于疾病的诊断和鉴别诊断十分重要。

皮疹的形态特征

皮疹的形态多种多样，同一种皮疹可见于不同疾病，同一疾病亦可出现多形态的皮疹。常见皮疹的基本类型及特征如下。

1. 斑疹和斑丘疹　斑疹分红疹、出血疹和色素斑，为局限性皮肤颜色改变，不突出皮肤表面，可以看见但摸不到。红疹指压可褪色，压力除去后又恢复红色，出血疹和色素斑则不褪色。斑疹的直径多 < 1cm，> 1cm 者称斑片，斑疹亦可融合成大片。斑丘疹是指斑疹和丘疹同时存在，表现为斑疹或斑片中心出现稍高于皮面的扁平隆起。根据皮疹的颜色不同，有玫瑰样疹、红斑疹、出血性瘀斑和疹退后遗留的棕褐色斑等。斑疹常为皮疹的早期表现，在此基础上进一步发展为斑丘疹、水泡疹等。斑丘疹常见于麻疹、登革热、风疹、幼儿急疹、伤寒、猩红热及某些肠道病毒感染。

2. 丘疹　是表皮或真皮层局灶性渗出、浸润或因毛囊角化所形成，呈红色，突出皮肤，直径 < 1cm，坚实而隆起于皮肤表面，呈小丘状，可看见亦可摸到。丘疹大小不等，分散或成群，亦可融合成片。丘疹多由斑疹转化而成，故又称斑丘疹。常见于麻疹、风疹、幼儿急疹、恙虫病及传染性单核细胞增多症等。玫瑰疹属于斑丘疹，呈粉红色，见于伤寒。

3. 出血疹　即为常见的斑点、瘀斑，多为病变累及毛细血管，引起血管内皮细胞坏死，红细胞从血管内溢出到皮肤或黏膜内所致。一般直径 < 2mm 者为出血点，3 ~ 5mm 为紫癜，> 5mm 称为瘀斑。出血疹不高出皮肤，呈红色或暗红色，压之不褪色，多见于流行性出血热、登革热、流脑及立克次体病等，亦可见于过敏反应。若出血疹相互融合可形成大片瘀斑，瘀点、瘀斑进行性扩大和融合为病情严重的征象。

4. 疱疹　可由丘疹转化而来，是由于表皮细胞坏死、空泡变性、细胞内外水肿渗出，形成局限性含液体的空腔。常在表皮层内或表皮与真皮之间，多呈半球形突起，大小不等，直径 < 1cm 称疱疹，直径 > 1cm 称大疱。根据空腔内容物不同，有水疱、脓疱和血疱之分。疱疹常见于水痘、天花、带状疱疹、单纯疱疹、立克次体感染及金黄色葡萄球菌败血症等。

5. 荨麻疹　是以皮肤瘙痒、红色风团为特点的皮肤损害。为皮肤局部暂时性水肿突起，范围大小不等，持续时间短，突然发生，数小时后又迅速消退，很少有超过 24 小时的。大多由超敏反应所致，亦可见于病毒性肝炎、蠕虫蚴移行症及丝虫病等。

6. 结节　为浸润性或增生性实质性损害，直径 > 1cm，呈圆形、椭圆形或不规则形，单发或多个，常见于尖锐湿疣、结核病。位于真皮深层或皮下者称皮下结节，常见于猪囊尾蚴、肺吸虫病等。

四、发疹性传染病

发疹性传染病以小儿多见，如麻疹、水痘、猩红热、幼儿急疹等。此外，在病程中可伴有皮疹的传染病或其他疾病，亦可统称发疹性疾病。常见发疹性传染病皮疹特点如下。

1. 病毒性发疹性疾病

（1）麻疹：一般在病程第 3 ~ 4 天出疹。持续 1 周左右。皮疹首先见于耳后、发际，然后前额、面颈部，自上而下至胸、腹、背及四肢，2 ~ 3 天遍布全身。至出疹后第 4 天，达手心、足底等处，为皮疹出齐的标志。皮疹多为淡红色斑丘疹，大小不等，直径 2 ~ 4mm，高出皮肤，可逐渐融合呈鲜红色。皮疹多呈充血性，压之褪色，少数亦可为出血性。皮疹与皮疹之间皮肤一般正常，3 ~ 5 天后皮疹出齐时，皮疹即按出疹顺序消退，皮疹消退后有糠屑样脱皮及棕褐色色素沉着。

（2）风疹：通常于发热第 1 天或第 2 天即出现皮疹。皮疹特点为小的淡红色斑丘疹，呈充血性。先出现于面部，而后颈部，再躯干直至四肢。皮疹于 1 天内布满全身，但手心和足心大多无疹。

（3）幼儿急疹：热退后出疹是幼儿急疹的主要特点。常在高热 3 ~ 5 天后，皮疹在热退和热度将退时出现。皮疹特点为淡红色斑丘疹或斑疹，直径 2 ~ 3mm，周围有红晕，压之褪色，皮疹呈分散性，很少融合成片，皮疹初现于颈部与躯干，迅速布及耳后、臀部及四肢近端，1 天内出齐，尤以腰、臀部较多，面部及四肢远端较少。

（4）水痘：皮疹特点是有不同发展阶段的斑丘疹、水疱疹及结痂同时变为红色丘疹，再发展为疱疹，椭圆形，3～5mm大小，壁薄易破，周围有红晕，疱液初为透明，数小时后变为浑浊。1～2天后疱疹从中心开始呈向心性分布，以躯干及四肢近端皮疹最多，其次为头面部，四肢远端较少，手掌、足底更少，部分患者口腔、咽部及阴道黏膜也可出现皮损。由于皮疹为不同时期分批出现，故在同一部位常见斑疹、丘疹、疱疹和结痂同时存在。

（5）带状疱疹：皮疹特点沿周围神经分布皮肤出现成簇皮疹，先为红斑，数小时即发展为丘疹、水疱，连接成片，水疱成批发生，簇间皮肤正常。带状疱疹多限于身体一侧，7～10天后水疱干燥结痂，2～4周完全恢复，一般不留瘢痕。

（6）天花：皮疹先见于颜面部及发际、面颊部，而后向四肢、躯干蔓延，1～2天后遍及全身，皮疹呈离心性分布。皮疹初为斑疹，数小时后迅速变为丘疹。丘疹呈圆形，边缘清晰，直径2～4mm，大小相似，分布对称，深藏于皮内，触之坚硬。丘疹2～3天后变为多房性疱疹，周围隆起，中心凹陷呈脐状，周围有红晕。到病程第8～9天疱疹转为脓疱，周围红晕加深，伴痒感及疼痛。脓疱形成2～3天后，开始干缩结痂，于病程第3～4周开始脱痂，遗留有永久性瘢痕。

（7）单纯疱疹：主要表现为口周、唇疱疹，发生部位为口角、唇缘、鼻孔等附近，数小时后皮肤潮红，继之出现一群粟粒样水疱，一般不融合，常密集成簇，疱液澄清，易溃破糜烂，数天后干燥结痂脱落，一般不留痕迹。

（8）流行性出血热：出血点多见于腋下及胸背，常呈搔抓样，此外口腔软腭也是出血点的好发部位，眼结膜呈片状出血。重症患者可出现大片瘀斑，多在皮肤受压部位。

（9）传染性单核细胞增多症：皮疹呈多形状，以丘疹及斑丘疹常见，也可有荨麻疹或猩红热样皮疹，偶见出血性皮疹，皮疹多位于躯干部位，持续1周左右消失。

（10）登革热：皮疹多为斑疹或麻疹样皮疹，也有猩红热皮疹，红斑疹及出血点等，可同时有2种以上皮疹，皮疹分布于全身，四肢躯干或头面部，常有痒感，大部分不脱屑。

2. 细菌性疾病

（1）猩红热：患者发热后24小时内开始发疹，始于耳后、颈部及上胸部，然后于1天内迅速蔓延至全身。皮疹为均匀分布的弥漫性充血性针尖大小的丘疹，触时有细砂样感觉，发红的皮肤指按后可呈黄白色，去压后红色小点即出现，随即融合成一片红色，恢复其原有形态。严重者可有出血疹，皮肤皱褶处皮疹密集，并常伴有皮下出血形成紫红色线条，称"线样疹"。患者常有"草莓舌"，面部充血潮红，但无皮疹，口周围相对呈白色，称"口周苍白圈"。皮疹出现后8小时内达高峰，然后依出疹先后顺序消退，2～3天内完全消退，疹退后皮肤开始脱屑，在手掌、足底、臂、腿部呈片状脱皮，在颈部及躯干大多为糠屑样，手、趾处脱皮可呈套状。脱皮历时3～4周，最长达8周。

（2）伤寒、副伤寒

1）伤寒：在病程第7～14天约60%患者可出现淡红色的小斑丘疹，直径2～5mm，压之褪色，称玫瑰疹，数目多＜10个，主要分布在胸、腹及背部，四肢罕见，一般2～4天暗淡消失，可分批出现。玫瑰疹具有重要的临床诊断价值。

2）副伤寒：皮疹比伤寒少见，皮疹出现较早。副伤寒甲的皮疹稍大，颜色较深，可满布全身。副伤寒乙的皮疹多呈丘疹样。副伤寒丙很少出现皮疹。

（3）流脑：在病程早期，70%～90%的患者皮肤黏膜出现瘀点或瘀斑，直径1～20mm，开始为鲜红色，以后为紫红色，病情严重者瘀斑迅速扩大，中央可呈紫黑色坏死或大疱。皮疹对于流脑的临床诊断有较重要的价值，可作为与其他化脓性脑膜炎的鉴别要点之一。

（4）败血症：皮疹多见于革兰氏阳性细菌败血症，以瘀点为最多见，常分布于躯干、四肢、眼结膜、口腔等处，一般为数不多，其次为荨麻疹、斑疹、斑丘疹、丘疹、疱疹、脓疱、大片瘀斑等。脓疱样皮疹多见于金黄色葡萄球菌败血症，猩红热样皮疹多见于乙型溶血性链球菌败血症，均具有一定特征。败血症皮疹的形态多变，亦可为其临床特点之一。

3. 立克次体疾病

（1）斑疹伤寒：流行性斑疹伤寒多于病后第 4～5 天开始出疹，1～2 天内由躯干遍及全身，而手掌、足底、面部无皮疹。皮疹为鲜红色充血性斑丘疹，压之褪色，以后转为暗红色，也可为出血性皮疹。皮疹多于 1 周左右消退，疹退后有色素沉着。地方性斑疹伤寒皮疹稀少，极少为出血性。

（2）恙虫病：皮疹出现于病程的第 2～8 天，皮疹多呈暗红色充血性斑丘疹，也有呈出血性者，无痒感，大小不一，直径 2～5mm，多散布于躯干部，向四肢发展，面部很少，手掌、足底更少，7～10 天消退，有色素沉着。人体被恙螨幼虫叮咬后在局部出现红色丘疹，继之成水疱，然后发生坏死和出血，随后结成黑色痂皮，边缘突起，周围有红晕，呈圆形或椭圆形，大小不等，直径 2～15mm，多在 4～10mm，痂皮脱落后形成溃疡。焦痂和溃疡是本病的重要特征，可见于70%～100% 患者。

五、腹　　泻

腹泻是消化系统疾病中的一种常见症状，系指排便次数增多，每日三次以上，粪便性质改变，如稀薄、含水量增加、有时脂肪增多、有不消化物或含有脓血；伴或不伴有里急后重感。

（一）腹泻的分类

1. 根据病史长短分类　①急性腹泻，是指腹泻病程≤2 周者；②慢性腹泻，是指腹泻持续、反复发作＞2 个月或间歇期在 2～4 周内的复发性腹泻。

2. 根据病理生理的特点分类　①渗出性腹泻；②分泌性腹泻；③渗透性腹泻；④内分泌失常性腹泻；⑤功能性腹泻。

（二）体格检查要点

1. 视诊　观察全身状况、皮疹、精神、体态；有无舟状腹、蛙腹、肠型、蠕动波。

2. 听诊　了解肠蠕动情况。

3. 叩诊　了解移动性浊音是否阳性，有无腹水征等情况。

4. 触诊　以手检查腹部，了解痉挛、疼痛、腹部包块等情况，慢性腹泻者如腹部可触及包块，常提示肿瘤或炎症性疾病。若包块位于左下腹，应怀疑左半结肠癌、乙状结肠憩室炎或肿瘤造成肠腔狭窄引起的粪块壅积。若包块位于右下腹，应怀疑右半结肠癌、阿米巴性或血吸虫病性肉芽肿、肠结核、Crohn 病与肠放线菌病。结肠炎与结肠周围炎形成的包块较肿瘤软，且压痛明显。结肠痉挛时可触及肠段时现时消，并不经常存在，可与器质性病变造成的包块相鉴别。若腹部压痛明显，可见于 Crohn 病、结肠憩室炎及盆腔或阑尾脓肿。若腹部膨隆并伴有肠鸣音亢进，常提示存在肠梗阻。

5. 直肠指检分析　直肠指检简便易行，可以发现肛周有无病变以及直肠有无狭窄、癌肿或粪石，故直肠指检对于直肠癌引起腹泻的患者，具有直接诊断的价值。当手指触及坚硬而不能移动的结节状肿块，指套染有血迹，常提示直肠癌。

六、黄　　疸

黄疸是胆红素血症的临床表现，即血中胆红素增高致使巩膜、皮肤、黏膜以及其他组织和体液发生黄染的现象。正常血中胆红素≤17μmol/L。胆红素＞17μmol/L，但肉眼仍未能察觉到黄疸时，称隐形黄疸或亚临床黄疸。黄疸不是一个独立性疾病，而是许多疾病的一种症状和体征，尤其多见于肝脏、胆系和胰腺疾病。黄疸按病因分为溶血性黄疸、肝细胞性黄疸、胆汁淤积性黄疸及先天性非溶血性黄疸。4 种黄疸可单独存在，也可以合并存在。

体格检查：全面系统的体格检查应在充足的自然光线下进行。①皮色：黄疸皮色多呈金黄色，梗阻性黄疸呈黄绿色，溶血性黄疸呈柠檬色。②其他皮肤表现：慢性肝病患者面部色素沉着，长期胆汁淤积的患者可见黄色瘤或黄疣，肝衰竭时可见皮肤黏膜瘀点、瘀斑等。③浅表淋巴结肿大：急性黄疸伴全身浅表淋巴结肿大，应怀疑传染性单核细胞增多症。进行性黄疸伴锁骨上浅表淋巴结肿大应考虑癌性黄疸。④腹部体征：注意腹部外形、压痛及肝脾情况。⑤胆囊肿大。⑥其他情况：是否有肝臭、扑翼样震颤、肝性脑病等异常。

七、肝　脾　大

（一）淋巴结肿大

1. 发热伴局部淋巴结肿大　常提示局部急性炎症病变。如发热伴颌下淋巴结肿大，常提示口腔与咽部感染；急性发热伴耳后、枕下淋巴结肿大，提示风疹的诊断；恙虫病常出现局限性（腹股沟、腋窝）淋巴结肿、痛。淋巴肉瘤较常累及 1～2 组颈部淋巴结，质地较硬。

2. 发热伴全身淋巴结肿大　常见于传染性单核细胞增多症、结核病、弓形虫病、人类免疫缺陷病毒感染，以及白血病、恶性淋巴瘤、结缔组织病。

（二）发热伴肝脾大

发热伴有肝脾大者，应考虑下列疾病：①急性或慢性传染病：败血症、伤寒、疟疾、黑热病、亚急性细菌性心内膜炎、布鲁菌病、血吸虫病、病毒性肝炎等；②血液系统疾病：淋巴瘤、恶性组织细胞病、白血病、急性溶血等；③结缔组织病：系统性红斑狼疮、成人 Still 病等。

八、病例分析

1. 患者，女，20 岁，吉林人，曾于广东省打工，因高热 3 天就诊。检查见全身斑丘疹，以躯干为主，浅表淋巴结肿大，血常规：白细胞 $3.5×10^9/L$。同事也有相同症状出现。

（1）最可能的诊断是什么？（　　　）

A. 钩端螺旋体病　　B. 登革热　　　　C. 流行性出血热　　D. 斑疹伤寒　　　E. 风疹

（2）应该采取什么治疗（　　　）

A. 应用抗生素　　B. 抗病毒治疗　　C. 对症处理　　　　D. 疫苗注射　　　E. 免疫抑制剂

2. 患儿，男，4 岁，4 天前出现发热、流涕，之后反复高热，最高 39.2℃，精神差，1 天前家长发现患儿面、颈、胸出现皮疹，来院就诊。对确定诊断，下列哪项最有意义？（　　　）

A. 发病年龄　　　B. 病原学检查　　C. 发病的季节　　D. 血常规检查　　E. 皮疹的特点

九、练　习　题

（一）主观题

试述发热的病因。

（二）客观题

1. A 型题

（1）体温持续在 39～40℃，达数天或数周，日温差在 1℃ 以内，属于（　　　）

A. 不规则热　　B. 稽留热　　　　C. 间歇热　　　　D. 弛张热　　　E. 波状热

（2）临床表现为稽留热的疾病常见于（　　　）

A. 大叶性肺炎　　B. 败血症　　　C. 风湿热　　　　D. 疟疾　　　　　E. 结核病

（3）弛张热型伴有寒战者常见于（　　　）

A. 麻疹　　　　B. 伤寒　　　　C. 病毒性肝炎　　D. 败血症　　　E. 疟疾

（4）弛张热体温一天内波动范围是（　　　）

A. 不超过 1℃　　　　　　　　　　　　B. 发热无一定规律

C. 差别达 2℃以上　　　　　　　　　　D. 在 3 ～ 5℃之间

（5）发热最常见的原因是（　　　）

A. 无菌坏死组织的吸收　　　　　　　　B. 结缔组织和变态反应性疾病

C. 感染性疾病　　　　　　　　　　　　D. 内分泌代谢障碍

（6）多见于 2 岁以内婴幼儿，骤发高热，上呼吸道症状轻微，患儿精神好，高热持续 3 ～ 5 天骤退，热退时或退后出疹，无色素沉着，亦不脱屑，是下列哪项疾病的临床特点（　　　）

A. 麻疹　　　　B. 风疹　　　　C. 幼儿急疹　　　　D. 猩红热

（7）前驱期发热，咽痛，起病 1 ～ 2 天内出疹，皮疹为针头大小，红色斑点状疹或粟粒疹，疹间皮肤充血，皮肤弥漫性潮红，压之褪色，退疹时脱屑脱皮，白细胞总数及中性粒细胞明显升高，是下列哪项疾病的临床特点（　　　）

A. 麻疹　　　　B. 风疹　　　　C. 幼儿急疹　　　　D. 猩红热

（8）弛张热型伴有寒战者常见于（　　　）

A. 麻疹　　　　B. 伤寒　　　　C. 病毒性肝炎　　　　D. 败血症

2. X 型题

（1）感染性发热的病原体有（　　　）

A. 病毒　　　B. 支原体　　　C. 细菌　　　D. 真菌　　　E. 寄生虫

（2）稽留热常见于（　　　）

A. 大叶性肺炎　　　B. 肺结核　　　C. 支气管炎　　　D. 伤寒　　　E. 败血症

（刘悦晖　张瑞城）

第五节　眼科检查

一、眼科疾病常见体征的检查法

（一）简易病史采集

病史采集须按下列顺序进行系统的询问和记录。

1. 一般情况　包括患者的姓名、性别、年龄、职业、通讯地址、电话等。

2. 主诉　包括眼别、患者最主要的自觉症状及持续时间。

3. 现病史　包括主要症状的性质、有何伴随症状、病情经过、是否治疗、效果如何等。

4. 既往史　过去有否类似病情、其他眼病或全身疾病。

5. 个人史或家族史　根据病情需要，了解有关的情况。

（二）眼病症状

一般眼病患者的自觉症状有以下三个方面：

1. 视力障碍　为突然或逐渐视力下降，看远（近视眼）或看近（远视眼或老视眼）不清楚，视物变形（黄斑疾病）、视物变小、视物变色，夜盲，单眼或双眼复视，视野缩小，眼前固定或飘动的黑影等。

2. 感觉异常　如眼部刺痛、胀痛、痒、异物感、畏光等。

眼部刺激征：包括眼痛、眼红、畏光、流泪、眼睑痉挛。常见于角膜炎症、外伤、急性虹膜睫状体炎、青光眼等。

3. 外观异常　如眼部充血、出血、分泌物、肿胀、新生物等。

二、视功能检查法及临床应用

视功能检查包括视觉心理物理检查（如视力、视野、色觉、暗适应、立体视觉、对比敏感度）及视觉电生理检查两大类。

（一）视力

视力，即视锐度（visual acuity），主要反映黄斑的视功能。

检查视力时两眼分别进行，先右后左，可用手掌或小板遮盖另眼，但不要压迫眼球。视力表须有充足的光线照明。远视力检查的距离为5m，近视力检查的距离为30cm。检查者用杆指着视力表的视标，嘱受试者说出或用手势表示该视标的缺口方向，逐行检查，找出受试者的最佳辨认行。

（二）视野

视野（visual field）是指眼向前方固视时所见的空间范围，相对于视力的中心视锐度而言，它反映了黄斑部以外整个视网膜的功能（周边视力）。距注视点30°以内的范围称为中心视野，30°以外的范围为周边视野。临床上视野检查对于许多眼病及某些视觉传导通路疾病的诊断有重要意义。

正常单眼视野的范围：颞侧约90°以上，下方约70°，鼻侧约65°，上方约55°（后两者由于受鼻梁和上眼睑的影响）。

视野检查法分动态与静态检查。一般视野检查属动态，是利用运动着的视标测定相等灵敏度的各点，所连之线称等视线，记录视野的周边轮廓。静态检查则是测定一子午线上各点的光灵敏度阈值，连成曲线以得出视野缺损的深度概念。

（三）色觉

常见的色觉障碍是一种性染色体遗传的先天异常，也可发生于某些视神经、视网膜疾病，后者称为获得性色盲。色盲有红色盲、绿色盲、全色盲等不同种类，最常见者为红绿色盲。色弱者主要表现辨色能力迟钝或易于疲劳，是一种轻度色觉障碍。常用的色觉检查方法为假同色图（pseudoisochromatic plates）、色盲检查镜、色盲检查灯和彩色绒线束等。

（四）暗适应

暗适应（dark adaption），当眼从强光下进入暗处时，起初一无所见，随后逐渐能看清暗处的物体，这种对光敏感度逐渐增加、并达到最佳状态的过程，称为暗适应。暗适应检查可对夜盲这一主觉症状进行量化评价。临床上维生素A缺乏、青光眼、某些视网膜及视神经疾病，均可使视网膜感光的敏感度下降。

（五）立体视觉

立体视觉（stereoscopic vision），也称深度觉（depth perception），又称深径觉，是感知物体立体形状（空间方位、深度、凸凹等）及不同物体相互远近关系的能力。立体视觉一般须以双眼单视为基础。许多职业要求有良好的立体视觉，如飞行员、驾驶员、机械零件精细加工、绘画雕塑等。

立体视觉检查可利用同视机或采用哈 - 多（Howord-Dolman）深度计、Titmus、Frisby、颜少明立体检查图谱等。

（六）对比敏感度

对比敏感度检查引入调制传递函数（modulation transfer function，MTF）概念，根据灰度调制曲线的变化制成宽窄、明暗不同的条栅图作为检查表，以此反映空间、明暗对比二维频率的形觉功能。某些疾病进行视力检查仍在正常范围，而对比敏感度检查的曲线可出现异常，特别是其高空间频率段的明暗分辨力下降。

（七）视觉电生理

常用的临床电生理检查包括：视网膜电图（electroretinogram，ERG），眼电图（electrooculogram，EOG）和视觉诱发电位（visual evoked potential，VEP）。

三、眼附属器检查法及相关知识

眼附属器检查包括眼睑、泪器、结膜、眼球及眼眶检查。

1. 眼睑检查　一般是在自然光线下用视诊和触诊检查。主要观察：

（1）眼睑有无先天异常，如眼睑缺损、睑裂狭窄、上睑下垂等。

（2）眼睑皮肤异常，如有无红、肿、热、痛、皮下气肿、肿块等。

（3）眼睑的位置异常，如比较双侧睑裂的宽窄，有无睑内外翻。

（4）睑缘及睫毛异常。

2. 泪器检查　包括泪腺、泪道两部分。检查泪腺区有无肿块，注意泪点位置有无内外翻及闭塞，泪囊区有无红肿、压痛和瘘管，挤压泪囊时有无分泌物自泪点溢出，并通过器械检查泪液的分泌量，泪道是否狭窄及阻塞。

3. 结膜检查　注意结膜的颜色，光滑透明度，有无充血水肿、乳头增生、滤泡、瘢痕、溃疡和新生肿块等。

4. 眼球及眼眶检查　检查时应注意眼球的大小、形状位置和眼球的运动以及有无眼球震颤。

四、裂隙灯显微镜检查法及临床应用

裂隙灯显微镜，能检查角膜、前房、虹膜及晶状体，而对于眼睑、泪器、结膜等组织的病变往往需用裂隙灯显微镜检查。结合眼底接触镜、前置镜的使用，裂隙灯显微镜还可用于检查玻璃体及眼底。

裂隙灯使用方法和步骤

1. 使用方法　裂隙灯显微镜在暗室内使用，才能有良好的对比度。鉴于检查各组织、各部位的目的要求不同，必须运用各种适当的检查方法，常用方法包括：①弥漫照明法；②直接照明法；③后方照明法；④角膜散射照明法；⑤镜面反射照明法。

2. 直接照明法使用步骤

（1）引导被检者就座于裂隙灯前，下颌置于下颌托上。调整底座高度及下颌托的位置，使检查及被检者相对舒适。

（2）调整目镜的瞳孔间距，使检查者双侧视野融合。

（3）调整目镜的焦距，使检查者双眼屈光状态平衡。

（4）打开电源，检查放大倍数、裂隙灯的高度和宽度等。

（5）将裂隙光投射到被检者鼻根部，调整焦距。

（6）平行移动裂隙灯，分别检查双眼。检查顺序一般为先右后左，由前及后，分别检查记录角膜、结膜、巩膜、前房、虹膜、瞳孔、晶状体和前段玻璃体情况。

（7）检查完毕，先将电源调暗，后关闭电源。

五、眼压检查法

（一）指测眼压法

让被检者向下看，检者者用两手示指在上睑上部外面交替轻压眼球，检查双眼，以便对比两眼的眼压，眼压高者触之较硬，眼压低者触之柔软，也可和正常的眼压相比较。此法可大概估计眼

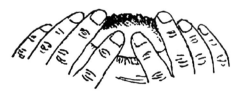

图 6-5-1 指测眼压法

压的高低，所得结果可记录为正常、较高、很高、稍低或很低（T_n、T_1、T_2、T_{-1}、T_{-2}），见图 6-5-1。

（二）眼压计测量法（tonometry）

修兹（Schiotz）（压陷式）眼压计（图 6-5-2）测量法，为常用的测量法，测量前应先向被检者作适当的说明，取得被检者的合作，然后让被检者仰卧，两眼滴 0.5% 的丁卡因溶液 2～3 次，进行表面麻醉。测量前应校正眼压计（把眼压计竖立在小圆试台上，指针指向零度时方为准确），用酒精消毒眼压计足板，等酒精干后即可使用。检查时被检者两眼自然睁开，向天花板或某一固定目标点（常用被检者自己的手指）直视，勿转动，检查者用左手指轻轻分开上、下眼睑并固定在上、下眶缘，切勿压迫眼球，右手持眼压计的把手，将眼压计垂直下放，将足板轻轻放在角膜正中央（使眼压计自身重量完全压在角膜上，但注意切不可施加任何其他压力），迅速记录眼压计指针所指刻度，将此刻度对照眼压计换算表，查出眼压值。此种眼压计一般有三种不同重量的砝码 5.5g、7.5g 及 10g。通常先用 5.5g 检查，如指针刻度小于 3，则应加重砝码重测，一般先后测 5.5g 及 10g 两个砝码，以便相互核对及校正眼压。测完后滴抗生素眼药水，拭净眼压计足板，见图 6-5-2。

记录方法一般以眼压计的砝码为分子，指针所指刻度为分母，即眼压计砝码 / 指针所指刻度 = 眼压值，如 5.5/4=2.75kPa（20.55mmHg）。此种眼压计测得的正常眼压为 1.36～2.77kPa（10～21mmHg）。低于 1.36kPa（10mmHg）者为低眼压，超过 2.77kPa（21mmHg）时。经多次测量时仍高者，应作排除青光眼的检查。

压平式眼压计：如 Perkins 手持式压平眼压计，坐、卧均可测量，较为方便。Goldmann 眼压计则装配在裂隙灯上，取坐位测量。二者所得数值极接近。但前者在临床上应用较方便。

非接触眼压计（non-contact tonometer，NCT）测量法：系应用自动控制装置吹出一定压力的气流，在一定的距离吹压角膜，并用光学方法自动检测被气流吹平的角膜面积。当气流吹压角膜达到固定面积（直径 3.6mm）时，根据瞬间的气流强度，用电子计算机自动换算出眼压数值。此法器械不接触角膜，故不需麻醉，操作简便，而且可以避免交叉感染或角膜上皮损伤，故对大规模眼压普查尤为适用。

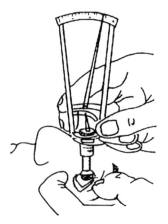

图 6-5-2 Schiotz 眼压计

六、斜视检查法

（一）遮盖法

遮盖法是检查眼外肌功能是否正常或平衡的一种方法。只能定性，不能定量。一般可以查出具有 5° 以上的隐斜或斜视。

检查方法有两眼交替遮盖法及单眼遮盖法。先作两眼交替遮盖法，如果查出有眼位不正现象，再作单眼遮盖法。

1. 两眼交替遮盖法 让被检者面对光亮处，两眼注视远处（5m）或近处（33cm）目标。先观察双眼位置是否平衡，然后用一不透光的遮眼器或手掌反复交替遮断左、右眼的视线。使被检者两眼没有同时注视的机会，观察在轮换遮盖的瞬间，去掉遮盖的眼球有无转动现象。判断：

（1）正位者：换遮他眼时，去除遮盖的眼不转动，被遮盖眼也不见眼球偏斜。

（2）斜视者：换遮他眼时，去掉遮盖的眼球立即从偏斜位置向前方注视目标方向转动，而被遮眼则偏斜。

2. 单眼遮盖法 受检查者两眼注视远处（5m）或近处（33cm）目标，用遮眼器或手于一眼前反复遮盖与除去（另眼始终不加遮盖），观察两眼是否转动。同法检查另眼。判断：

（1）隐斜：未遮眼始终固视目标不动，另眼遮盖时偏斜，去遮时又能转至注视目标位置，向内转动者为外隐斜，向外转动者为内隐斜，向下方转动者为上隐斜。

（2）共同性斜视

1）单眼性斜视：假设右眼为单眼性斜视。遮盖右眼，让左眼注视目标时右眼偏斜，去除右眼遮盖时，两眼均在原位不动。反之遮盖左眼（正位眼），让右眼注视目标时，则左眼偏斜；但当去掉左眼遮盖时，左眼立即恢复原来注视位置，而右眼则偏向斜视方向，出现两眼均有转动。

2）交替性斜视：遮盖右眼，嘱左眼注视目标，或遮盖左眼，嘱右眼注视目标，当去掉遮盖时，两眼均保持原位不转动。

（二）角膜映光法

角膜映光法（Hirschbeng 法）是一个检查显性共同性斜视的粗略方法，比较适用于幼儿及弱视、或不能进行详细检查的患者。

方法：在被检者正前方 33cm 处置一灯光，嘱注视之。如果角膜光反射点位于两眼瞳孔正中央，则为正位眼。如果角膜光反射出现于一眼瞳孔正中央，而另眼在瞳孔缘，则偏斜 10° ～ 15°；在角膜缘上，则偏斜 45°；在角膜中心与角膜缘之间的中点处，则斜视度约为 25°（图 6-5-3）。（注：每偏斜 1mm 相当于斜视弧 7° ～ 7.5°）。

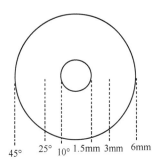

图 6-5-3 角膜光反射点偏离距与斜视的关系

（三）视野计法

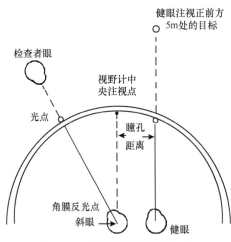

图 6-5-4 视野计测量斜视角法

用于检查显性斜视的斜视角，检查时按视野检查法，将被检者头部固定于颏架上，检查视远斜视角时，斜视眼正对视野计弧的中心点处，使健眼注视正前方 5m 处目标；检查视近斜视角时，双眼连线的中点（即鼻根部）正对视野计弧中心点处，健眼则注视视野弧上中央零度处目标点，然后以手电筒或烛光在视野计上往返移动，检者也随灯光移动，使检者的眼、灯光、被检者的眼保持在同一直线上，当灯光映在斜视眼瞳孔中央时，记录灯光在视野计上的刻度，即为斜视的度数（图 6-5-4）。

（四）马多克斯杆检查法

马多克斯杆（Maddox，简称马氏杆）主要用于检查隐性斜视，由多根小玻璃杆彼此平行排列构成，由于柱状透镜具有与其轴平行的光线通过不屈折，与轴垂直光线通过屈折的性质，因此通过马氏杆看光源（点状），可以看到一条与柱镜轴垂直的光条。

检查在暗室进行，嘱被检者注视 5m 处一灯光。

1. 检查水平方向眼位时，在一眼前戴一水平放置的马氏杆（图 6-5-5），如被检者所见垂直光条穿过灯光，则无水平方向之斜位；如果垂直光条偏于灯光的一侧，则有水平方向之隐斜。垂直光条在戴马氏杆眼的同一侧（右眼戴马氏杆，光条在光的右侧）时为内隐斜；垂直光条在对侧（右眼戴马氏杆，光条在灯光的左侧）时为外隐斜（图 6-5-6）。

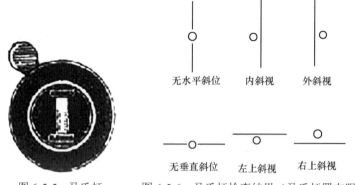

图 6-5-5　马氏杆　　　图 6-5-6　马氏杆检查结果（马氏杆置右眼前）

2. 检查垂直眼位方向时，右眼前戴一垂直放置的马氏杆，如被检者所见水平光条穿过灯光点，则无垂直方向的斜视。如水平光条偏于灯光的上或下，则有垂直方向的隐斜。光条在下为右眼上斜视；光条在上为左眼上斜视（图 6-5-6）。

七、眼底检查法

（一）检眼镜检查法（ophthalmoscopy）

用于检查眼的屈光间质（角膜、房水、晶状体及玻璃体）和眼底（视盘、视网膜及脉络膜），是眼科的常用检查方法。检查在暗室进行。一般不必扩瞳。如需详细检查，可滴 2% 后马托品滴眼液 2 ～ 3 次或滴 0.5 ～ 1% 托品酰胺滴眼液 1 ～ 2 次扩瞳。40 岁以上则用 2 ～ 5% 保泰松眼液扩瞳，并在检查后滴缩瞳药。扩瞳前应注意排除青光眼。

1. 直接检眼镜检查法　能将眼底像放大 15 ～ 16 倍，所见为正像，可看到的眼底范围小，但较细致详尽，亦可方便地用于检查眼的屈光间质。

检查方法：

（1）用彻照法检查眼屈光间质（角膜、房水、晶状体、玻璃体）有无混浊。将检眼镜转盘拨到 +8D ～ +12D，使检眼镜的光线自 10 ～ 16cm 远射入被检眼内，此时通过镜的观察孔可看到被检眼瞳孔区呈现一片橘红色眼底反光。

（2）检查眼底：被检者可取坐位或卧位，两眼睁开，向前方注视。检查右眼时，检者右手拿眼镜，站在（或坐在）被检者的右侧，以右眼观察被检者右眼底。检查左眼时相反。在检眼镜的光线透入被检眼内的同时，检者通过观察孔窥见被检者眼底，如不能看清，可旋转正、负球面透镜转盘，即能得到清晰的眼底像。

2. 间接检眼镜检查法　间接检眼镜能将眼底放大 4.5 倍，所见为倒立的实像，看到的范围大，一次所见可达 25° ～ 60°，立体感强，景深宽。

检查时，被检者采取坐位或卧位，检查距离为 50cm 左右，检者用拇、示指持 +13D ～ +28D 的透镜（为了提高像质，现多采用非球面透镜），以无名指及小指靠在被检者额部作为依托，并提起上睑，透镜在被检者眼前 4 ～ 9cm 范围内移动，直到见到眼底影像为止。

（二）三面镜检查法

三面镜又名三面反射接触镜，有三个反射面，此镜的中央部分（a）可供检查黄斑部周围 30° 以内的眼底，三个反射镜面的倾斜度各不相同，镜面（b）与前方平面成 75° 倾斜角，可供检查 30° 至赤道部的眼底；镜面（c）成 67° 倾斜角，可供检查赤道部至周边部眼底；镜面（d）成 59° 倾斜角，可供检查前房角和锯齿缘。

（三）正常眼底

1. 视盘 位于眼球后极偏鼻侧 3～4mm，直径约 1.5mm，呈椭圆形、色淡红，但颞侧颜色稍淡。视盘中央呈漏斗形凹陷，颜色较白，称为生理凹陷。凹陷与视盘垂直直径之比称为杯盘比（C/D），应记录之。

2. 血管 视网膜中央动脉和静脉穿过视盘，分出上、下两支，再分成鼻上、颞上、鼻下、颞下四支，又分为许多小支，分布于整个视网膜。静脉色暗红，管径稍粗而较弯曲。动脉与静脉的比例约为 3：4 或 2：3。在视盘内，有时可见静脉搏动，为正常现象。

3. 黄斑部 位于视盘颞侧稍偏下，距视盘约 2 个视盘直径（PD）处，范围约为 1PD 大小，呈暗红色。黄斑中央部并无血管可见，其正中有一中心凹，呈现很强的点状反光，称中心凹光反射。

4. 眼底的一般形态 视网膜本身是透明的，检眼镜灯光照射之下整个眼底呈现弥漫性橘红色。

八、屈光检查法

临床上屈光检查（俗称验光配镜）有两种方法。

（一）主觉检查法

主觉检查法是根据被检者主觉的视力清晰程度，以测定其屈光系统的状况。由于此种检查有赖于被检者的观察能力、合作程度及其调节功能状态（连续注视更易使调节紧张），故结果常不十分可靠，主要用于配合验证他觉检查的结果。但年龄在 40 岁以上，或程度较轻的屈光不正患者，如能在检查中注意克服调节，并通过试镜获得良好视力，且感觉舒适，则主觉验光结果亦可作为配镜的依据。

1. 直接试镜片法 根据患者裸眼视力及主诉，试戴镜片求得最佳视力。所需球镜片与柱镜片度数，即为该眼屈光不正的度数。例如，裸眼视力低于 1.0，加凸球镜视力不变或增进者为远视眼，继续递增凸球镜度数，直到开始视力减退的前一个镜片度数，即为远视眼的屈光度数。反之加凸球镜片视力减退，则改用凹球镜矫正，如视力增加则为近视眼，再递增凹球镜度数，直到视力增至 1.0，此时所用凹球镜度数即为其近视度数。

2. 云雾法 用高度数的凸球镜。放在患者眼前试镜架上，使调节松弛，由于戴高度数凸球镜而造成人工近视，视物不清，好像在云雾中视物一样，故称云雾法。约 20 分钟后患者视力好转，说明调节已松弛，于是从低度数凹球镜开始，递增度数，逐渐抵消凸球镜的度数，直到获得最佳视力为止，所得镜片度数的代数和即为该眼的眼镜度数。

3. 裂隙片法 先用上两法以球镜片测试，待视力不再增加时，让被检者通过裂隙片注视力表，检查有无散光。如转动裂隙片时，视力不受影响，则证明不存在散光。但裂隙片转到某一经线时，顿觉格外清晰则是散光存在的佐证，此时将裂隙转至与该经线垂直位置，继续用球镜测试，使视力达到最佳。根据裂隙方向及附加用球镜，就可得出散光的轴位及度数。

4. 散光表法 先用直接试镜片法、云雾法确定球镜片后，嘱被检者注视散光表，若各线清晰度无区别，则表明并无散光，如果一径线的线条清楚、色浓，另一与其垂直径线模糊、色淡，则表示有散光，此时将凹柱镜片的轴放在与最清楚线条相垂直的方位，逐渐增减度数，直到各方位线条同样清晰为止，所用柱镜片的轴与度数即为其散光（图 6-5-7）。

（二）他觉检查法

临床上所用的他觉检查法通常为检影法（retinoscopy）。眼在静止（不调节）状态下，黄斑中心凹发出的光线经眼屈光系统折射出后在眼外形成焦点，此点与视网膜黄斑中

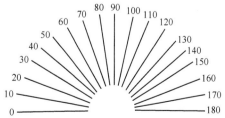

图 6-5-7 散光表法

心凹互为共轭焦点,称为眼的远点。检影法检验光就是利用视网膜照明区发出的光线在远点处成像的原理,通过观察瞳孔区的光影动态确定眼的远点位置。具体是在一定距离处（检查距离通常为1m）,用检影镜将光投入被检眼内,根据该眼视网膜反光射出眼外时瞳孔区光影的动态,是顺动或逆动来了解射出光线是平行、散开或集合。若顺动表示远点位于检查者眼的后方,若逆动则远点位于检查者眼与被检眼之间（图 6-5-8）。然后在患者眼前放置凸或凹球镜以及圆柱镜片,抵消屈光不正的度数,以使被检眼的远点移至检查眼处,从而推算远点移至无限远所需的屈光度数。所得镜片的代数和即为患者的实际屈光不正度数。

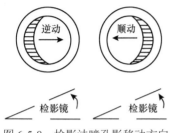

图 6-5-8 检影法瞳孔影移动方向

近年来出现了各种类型的自动验光仪,有主观型的及客观型的两种,比较先进的是应用红外线光源及配合电子计算机装置的自动验光仪（auto-refractor）,即所谓电脑验光,操作方法简便,数秒钟即可获得打印于记录纸上的验光结果。但是设备费用较昂贵,而且患者合作不好,容易出现误差。

（三）配镜处方

配眼镜的处方中有一些简便的符号:

D 代表屈光镜度　S 或"球"表示球面透镜

+ 表示凸球镜片　C 或"柱"表示柱面透镜

– 表示凹球镜片　○ 表示联合之意

例如:

眼镜处方 –2.50D.S

表示:2.50 屈光度的近视眼。

眼镜处方 +1.25D.C×90°

表示:1.25 屈光度远视散光,柱镜的轴位在 90° 方向。

眼镜处方 –2.00D.S○–1.25D.C×135°

表示:2.00 屈光度近视,联合 1.25 屈光度近视散光,柱镜的轴位在 135° 方向。

1. 具有 –1.00 近视（远点在 1m）。

2. 具有 –1.00 以下近视（远点在 1m 外）。

3. 正视眼远点在无限远。

4. 远视眼（插上凸球镜片远点由 –R 移到医师背后）。

5. 具有 –1.00 以上近视（远点在 1m 内）,（图 6-5-9）。

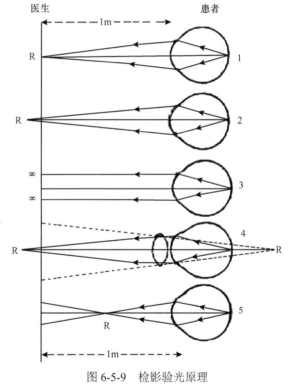

图 6-5-9 检影验光原理

九、眼科特殊检查

（一）眼底荧光血管造影法

眼底荧光血管造影（fluorescence fundus angiography）是将能产生荧光效应的染料快速注入血管,同时应用加有滤色片的眼底镜或眼底照相机进行观察或照相的一种检查法,为临床诊断、预后评价、治疗、疗效观察以及探讨发病机制等提供有价值的依据。

（二）视觉电生理检查法

1. 眼电图（electrooculogram,EOG）　眼电图是测量在视网膜色素上皮和光感受器细胞之间存在的视网膜静电位。根据在明、暗适应条件下视网膜静止电位的变化，可反映光感受器细胞的光化学反应和视网膜外层的功能状况，也可用于测定眼球位置及眼球运动的生理变化。

2. 视网膜电流图（electroretinogram，ERG）　视网膜受到迅速改变的光刺激后，从感光上皮到两极细胞及无足细胞等能产生一系列的电反应。视网膜电流图就是这些不同电位的复合波。

3. 视觉诱发电位（visual evoked potential，VEP）　VEP 代表第三神经元即神经节细胞以上视信息的传递状况。其检查的目的是用以推测自视网膜到大脑皮质之间传导纤维的健康状况以及视皮质功能活动状况。当视力丧失患者的 EOG 和 ERG 检查都正常时，则病变在神经节细胞以上到大脑皮质之间。在此段的病变除视野检查外，VEP 是唯一有效的检查方法。

十、眼科检查注意事项

眼科检查是体检中的重要组成部分。

视力检查是眼科检查的第一步，主要目的是看黄斑的视功能。一般人认为，视力正常就是指能够看清视力表中的 1.5 或 1.0，而实际上检查视力正常与否的标准是：视力矫正后能否达到标准，即验光配镜后的视力能否达到标准。目前规定：

矫正视力＜ 0.5，属驾车困难；矫正视力＜ 0.3，为低视力；矫正视力＜ 0.05，为盲。

实际上，出现上述任何一种情况，都有治疗意义，也就是说患者应该到眼科就诊了。

第二步检查包括眼睑、睫毛、结膜、瞳孔、眼底和眼压等。这些检查只限医师动手，体检者只要听从指挥即可。但如有下列情况，体检者应该主动告知医师。

1. 视力障碍　指突然或逐渐视力下降或视物模糊，看远（近视）或看近（远视或老视）不清楚；视物形状有改变，变小、变色、夜盲、单眼或双眼复视等；视野缩小，眼前有固定或飘动的黑影。

2. 感觉异常　眼睛有刺痛、痒、异物感或畏光、流泪，这些症状被统称为眼部刺激征，常见于角膜炎、眼外伤、急性虹膜炎、青光眼等。

3. 视力下降　包括一过性视力丧失，视力可在 24 小时内（通常在 1 小时内）自行恢复正常，常见于视盘水肿（数秒，双眼）、一过性缺血发作（数分钟，单眼）、椎 - 基底动脉供血不足（双眼）、直立性低血压、精神刺激性黑矇、视网膜中央动脉痉挛、癔症、过度疲劳及偏头痛等疾病。无眼痛的突然视力下降，往往由视网膜动静脉阻塞、缺血视神经病变、视网膜脱离等疾病引起。白内障、屈光不正、开角型青光眼、慢性视网膜疾病等也会有视力下降，也无眼痛症状。若眼痛的同时，突然视力下降，常见于急性闭角型青光眼、葡萄膜炎、角膜炎等疾病。

4. 全身性疾病　眼睛是全身器官中的一部分，许多疾病都可以引起眼睛病变，如动脉硬化、高血压、糖尿病、肾脏疾病、血液病、结核病、感染性心内膜炎、维生素缺乏、结节病等。外科方面的颅脑外伤，是最常见的可引起眼睛改变的疾病。其他疾病，如神经系统的脑血管疾病、脱髓鞘病、脊髓退行性疾病、颅脑肿瘤、炎症、精神病、妇产科的妊娠高血压、口腔科、耳鼻咽科、头颈外喉科疾病、性传播疾病、遗传代谢性疾病、风湿免疫性疾病等，也都可引起眼部病变。

5. 用药情况　许多药物会造成眼部改变，如长期应用糖皮质激素、地西泮、抗结核药、心血管系统药物、避孕药及抗疟药物等，故体检者应将自己的用药情况告诉医师。

在年轻人中最多见的问题是屈光不正（双眼视力在未经矫正的情况下，或矫正不正确时，视力不佳），应尽早就诊，验光和配镜。

中老年人，最常见的眼科问题是白内障及视网膜动脉硬化。发生白内障的原因多是老化，随着年龄的增加，晶状体出现混浊。据统计，80 岁以上的老人 100% 有这种情况。如果在 50 岁以前出现白内障，应考虑是否有其他因素的影响，并积极就诊。视网膜动脉的改变可反映体内动脉硬化的程度，多发生在 50 ～ 60 岁或以上，并常与高血压、糖尿病并存。高血压患者 70% 可发生视网膜动脉改变，故这也是判断高血压程度的一个标准；严重的糖尿病患者亦有眼底改变。因此，有高血压和糖尿病的患者，应常规进行眼底检查。

十一、病例分析

1. 患者，男性，72 岁，右眼无痛性急剧视力下降 30 分钟。高血压病史 10 年，脑血栓病史 2 年。专科检查：VOD：光感，睑、球结膜无充血，角膜清，前房清，瞳孔直径 6 mm，圆，居中，直接对光反应消失，间接对光反应灵敏；晶状体不完全混浊，眼底：视盘色淡，境界模糊，后极部视网膜灰白色水肿，黄斑"樱桃红"点；动脉明显变细，管径粗细不均，串珠状。VOS：0.5，眼前节（−），晶状体不完全混浊，眼底：视盘色微红，境界清，黄斑中心凹反光可见；动脉细，反光增强，A：V 约 1：3。眼压右 18mmHg，左 14 mmHg。

（1）诊断及诊断依据是什么？

（2）治疗措施，为什么需要紧急抢救？

2. 患者，男性，30 岁，主诉：右视力下降 1 个半月，自觉右眼前有黑影，视物发暗变形，无眼红、眼痛史。3 年前左眼曾有同样情况，经治疗约 1 年视力有恢复。最近患者工作紧张。检查：视力右 4.6（0.4），左 4.9（0.8）。双外眼未见异常。屈光间质清晰。小瞳眼底检查：双眼视盘正常，视网膜动脉稍细，静脉正常，右眼黄斑部稍隆起，有黄白色点状物，左眼黄斑部色素紊乱、中心凹光反射暗淡。

（1）为了作出初步诊断，还需作哪些检查？

（2）本例患者中心暗点出现的原因是什么？

（3）本病应与哪些病进行鉴别诊断？

（4）根据双眼荧光眼底血管造影所见，其荧光表现特征是什么？

提示：荧光素血管造影：右眼黄斑区在动脉期出现一点状荧光渗漏，并逐渐增强与扩散形成蘑菇状，至造影晚期仍呈高荧光表现。左眼在动脉早期黄斑区显现斑点状荧光，随背景荧光增强而增强，随背景荧光消退而消失。

（5）根据病史及初步检查，考虑双眼患有哪些疾病？

提示：右 + 0.50D.S → 0.8，左 + 0.75D.S → 1.2。眼底：右眼黄斑部稍隆起，有黄白色斑点状渗出物，中心凹光反射消失。荧光眼底血管造影：动脉期右眼黄斑区见荧光渗漏，呈"冒烟样"扩大。中心视野：右眼中央有 8 度左右相对性暗点，左眼未见异常。

3. 患者，女性，55 岁，"左眼视力下降伴眼痛 2 天"入院，2 天前与邻居吵架后出现左眼酸痛，有虹视，自行用"抗疲劳眼药水"（具体不详）滴眼，未好转。2 天来左眼痛加重、视力减退，同时伴头痛，恶心、呕吐，故来院诊治。既往有高血压，服用络活喜（苯磺酸氨氯地平），血压控制尚可。无糖尿病病史。无吸烟及饮酒史。无消化系统及神经系统疾病。母亲有青光眼病史，具体不详；父亲及 1 兄无同类病史。

全身情况：神志清楚，急性病容，表情痛苦，面色苍白。T 36℃，P 69 次 / 分，R 20 次 / 分，BP 130/84mmHg。全身体格检查未及明显异常。

专科检查：检查左眼视力 手动 / 眼前，结膜混合性充血，角膜上皮水肿，角膜后色素沉着，前房极浅，瞳孔中度大，直接、间接对光反射消失，晶状体混浊，晶状体前囊下有灰白色混浊点，眼后节看不清。右眼视力 0.8，结膜（−），角膜（−），前房浅、房角窄，瞳孔圆，直径 2.5mm，对光敏，晶状体轻度混浊，视盘界清 C/D 约 0.4。

辅助检查项目及结果：眼压：OS 65mmHg，OD 18mmHg；UBM 检查：左眼中央前房深度 1.1mm，周边虹膜膨隆，四象限房角均关闭。右眼：前房浅、房角窄。

（1）请归纳病史特点。

（2）简述临床诊断及依据。

（3）简述鉴别诊断要点。

（4）简述该病例的治疗原则和具体措施。

十二、练 习 题

客观题

1. A 型题

（1）世界卫生组织规定，较好眼最佳矫正视力低于多少为低视力（　　）

A. 1.0　　　　　B. 0.8　　　　　C. 0.3　　　　　D. 0.1　　　　　E. 0.05

（2）世界卫生组织规定，较好眼最佳矫正低于多少为盲（　　）

A. 0.5　　　　　B. 0.3　　　　　C. 0.1　　　　　D. 0.05　　　　　E. 眼前手动

（3）国际标准视力表远视力检查距离为（　　）

A. 50m　　　　　B. 5m　　　　　C. 3m　　　　　D. 2.5m　　　　　E. 6m

（4）Jaeger 近视力表近视力检查距离为（　　）

A. 1 尺　　　　　B. 2 尺　　　　　C. 10cm　　　　　D. 30cm　　　　　E. 任意

（5）如果在 2m 处才能看清 0.1 行视标，则该眼视力为（　　）

A. 0.1　　　　　B. 0.2　　　　　C. 0.02　　　　　D. 0.04　　　　　E. 0.06

（6）在眼病诊断中，较有参考价值的是（　　）

A. 矫正视力　　　B. 裸眼视力　　　C. 针孔视力　　　D. 远视力　　　E. 近视力

（7）视力低于 0.02，改查指数时，应从多少距离开始逐渐移近（　　）

A. 5m　　　　　B. 1m　　　　　C. 0.5m　　　　　D. 30cm　　　　　E. 任意

（8）如走到视力表前距离多远仍不能识别 0.1 最大视标，则检查指数（　　）

A. 5m　　　　　B. 1m　　　　　C. 0.5m　　　　　D. 30cm　　　　　E. 10cm

（9）眼前指数仍不能识别，则改查（　　）

A. 光感　　　　　B. 光定位　　　C. 手动　　　　　D. 近视力　　　E. 针孔视力

（10）如眼前手动不能识别，则改查（　　）

A. 指数　　　　　B. 光定位　　　C. 光感　　　　　D. 针孔视力　　　E. 色觉

（11）Jaeger 视力表检查时，看清最大视标记为（　　）

A. J0　　　　　B. J1　　　　　C. J5　　　　　D. J6　　　　　E. J7

（12）色觉检查须在充足自然光线下进行，应在适当距离多少时间内读出（　　）

A. 3 秒　　　　　B. 5 秒　　　　　C. 0 秒　　　　　D. 15 秒　　　　　E. 30 秒

（13）色觉检查图表距眼应（　　）

A. 1 尺　　　　　B. 0.5m　　　　　C. 1m　　　　　D. 5m　　　　　E. 任意

（14）对照法检查视野，检查者与受试者面对面而坐，相距（　　）

A. 1　　　　　B. 0.5m　　　　　C. 1m　　　　　D. 5m　　　　　E. 任意

（15）对视力低于 0.3 的屈光介质混浊患者预测术后视功能时，选择哪种检测视功能结果较可靠（　　）

A. 眼电图　　　　　　　　　　B. 图形视网膜电图　　　　　　　　　C. 闪光视网膜电图

D. 视觉诱发电位　　　　　　　E. 多焦视网膜电图

（16）正常人行眼底荧光血管造影检查，臂 - 视网膜循环时间为（　　）

A. 1 ～ 3 秒　　　B. 7 ～ 12 秒　　　C. 1 分钟　　　　D. 5 分钟　　　E. 10 分钟

（17）黄斑部裂孔检查宜选择（　　）

A. 超声生物显微镜　　　　　　B. 光学相干断层扫描　　　　　　C. A 超

D. B 超　　　　　　　　　　　E. 彩色多普勒成像

（18）眼底晚期荧光是指注射荧光素后（　　）

A. 12 秒　　　　B. 30 秒　　　　C. 1 分钟　　　　D. 5 分钟　　　　E. 5 ～ 10 分钟

（19）目前测量较准确，不受巩膜硬度影响的眼压计是（　　）

A. Goldmann 眼压计　　　　　　　B. Schiotz 眼压　　　　　　　C. 费卡眼压计

D. 非接触眼压计　　　　　　　　E. 眼压描计

（20）一过性视力丧失常见于（　　）

A. 椎 - 基底动脉供血不足　　　　　B. 视网膜中央动脉阻塞

C. 缺血性视神经病变　　　　　　　D. 开角型青光眼　　　　　　　E. 球后视神经炎

2. B 型题

（1）～（5）题共用备选答案

A. 同侧上象限偏盲　　　　　　　B. 同侧下象限偏盲　　　　　　C. 黄斑分裂

D. 黄斑回避　　　　　　　　　　E. 对侧偏盲

（1）视交叉后视束病变（　　）

（2）脑皮质疾病（　　）

（3）视放射上方纤维束病变（　　）

（4）距状裂下唇病变（　　）

（5）视交叉病变（　　）

（6）～（10）题共用备选答案

A. 象限盲　　　　　　　　　　B. 鼻侧阶梯

C. 扇形缺损，尖端位于生理盲点

D. 扇形缺损，尖端位于中心注视点　　E. 生理盲点扩大

（6）早期青光眼（　　）

（7）视放射前部损伤（　　）

（8）视网膜中央动脉分支阻塞（　　）

（9）缺血性视盘病变（　　）

（10）视路疾病（　　）

（11）～（15）题共用备选答案

A. 眼电图　　　　　　　　　　B. 视网膜电图 a 波　　　　　C. 视网膜电图 b 波

D. 图形视网膜电图　　　　　　E. 视觉诱发电位

（11）视神经功能检查应选择（　　）

（12）双极细胞检查应选择（　　）

（13）光感受器检查应选择（　　）

（14）神经节细胞检查应选择（　　）

（15）视网膜色素上皮检查应选择（　　）

（16）～（18）题共用备选答案

A. Tn　　　　　　B. T-1　　　　　　C. T-3　　　　　D. T+1　　　　　E. T+3

（16）指测眼压正常记为（　　）

（17）指测眼压硬如石记为（　　）

（18）指测眼压软如唇记为（　　）

（19）～（23）题共用备选答案

A. 透见荧光　　　B. 荧光遮蔽　　　C. 视网膜渗漏　　D. 池样充盈　　E. 组织染色

（19）黄斑囊样水肿可出现（　　）

（20）荧光素积存在视网膜色素上皮下（　　）

（21）视网膜色素沉着，可出现（　　）

（22）视网膜色素上皮萎缩可见（　　）

（23）玻璃膜疣可见（　　）

（24）～（28）题共用备选答案

A. A 超　　　　　　　B. B 超　　　　　　　C.彩色多普勒成像　　　　　　D. CT

E. 磁共振

（24）玻璃体、视网膜病变选择（　　　）

（25）眼轴长度测量选择（　　　）

（26）眶内肿瘤首选（　　　）

（27）眶血流动力学检查选择（　　　）

（28）眼内磁性异物检查禁用（　　　）

（29）～（32）题共用备选答案

A. 检查黄斑功能　　　　　　　　　　B. 测定中心、旁中心暗点

C. 两者均有　　　　　　　　　　　　D. 两者均无

（29）Amsler 方格表用于（　　　）

（30）中心视野计检查用于（　　　）

（31）周边视野计检查用于（　　　）

（32）自动视野计检查用于（　　　）

（33）～（36）题共用备选答案

A. 弓形暗点　　　　B. 环形暗点　　　　C. 两者均有　　　　　　D. 两者均无

（33）青光眼可出现（　　　）

（34）视网膜色素变性（　　　）

（35）缺血性视盘病变（　　　）

（36）球后视神经炎（　　　）

3. X 型题

（1）下列属于视功能主观检查的是（　　　）

A. 视力　　　　　　　　　　　　B. 视野　　　　　　　　　C.眼电图

D. 视网膜电图　　　　　　　　　E. 视觉诱发电位

（2）下列属于视功能客观检查的是（　　　）

A. 视力　　　　　　　　　　　　B. 视野　　　　　　　　　C.眼电图

D. 视网膜电图　　　　　　　　　E. 视觉诱发电位

（3）视力障碍包括（　　　）

A. 视力下降　　　　　　　　　　B. 夜盲　　　　　　　　　C. 复视

D. 视野缩小　　　　　　　　　　E.眼前黑影飘动

（4）眼无痛性视力下降的有（　　　）

A. 玻璃体积血　　　　　　　　　B. 视网膜脱离　　　　　　C. 白内障

D. 开角型青光眼　　　　　　　　E. 黄斑裂孔

（5）视力下降而眼底正常的有（　　　）

A. 球后视神经炎　　　　　　　　B. Stargardt 病　　　　　　C. 全色盲

D. 弱视　　　　　　　　　　　　E. 视盘炎

（6）视功能检查包括哪些方法（　　　）

A. 视力检查　　　　　　　　　　B. 视野检查

C. 视觉心理物理学检查　　　　　D. 眼电图检查　　　　　　E. 视觉电生理检查

（7）影响视野检查结果的因素有（　　　）

A. 屈光不正　　　　B. 瞳孔直径　　　C. 背景光亮度　　D. 人为因素　　E. 精神因素

（8）Amsler 方格表主要用于检查（　　　）

A. 视野范围　　　　　　　　　　B. 中心暗点　　　　　　　C. 旁中心暗点

D. 测定黄斑功能　　　　　　　　　E. 测定视网膜光敏感度

（9）下列可出现向心性视野缩小的病有（　　　）

A. 视网膜色素变性　　　　　　B. 青光眼晚期　　　　　　　　C. 垂体病

D. 球后视神经炎　　　　　　　E. 癔症

（10）下列可出现生理盲点扩大的疾病有（　　　）

A. 高度近视　　　　　　　　　B. 视盘水肿　　　　　　　　　C. 有髓神经纤维

D. 青光眼　　　　　　　　　　E. 缺血性视神经病变

（籍雪颖　黄雄高）

第六节　耳鼻咽喉头颈外科检查

一、检查者和患者位置

光源定位：光源位于被检查患者耳后上方约 15cm 处。

鼻腔、咽部与喉部检查：患者与检查者相对而坐，两者相距 25 ～ 40cm（图 6-6-1）。

耳部检查：患者可侧坐，耳部面对检查者。

儿童患者：部分不配合的患儿，可让家长或护士环抱患儿坐在大腿上，将患儿双腿夹紧，一手固定其上肢和身体，另一手固定头部。

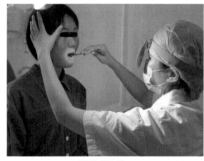
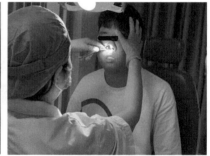

口咽检查体位　　　　　　　　　　鼻腔检查体位

图 6-6-1　鼻咽检查体位

二、额镜与检查器械

（一）额镜

额镜是圆形聚光凹面镜，光源投射至额镜镜面，反射聚焦至检查部位，检查者通过镜孔，观察反射光束焦点区域（图 6-6-2）。

使用注意事项：

1. 保持瞳孔、镜孔、反光焦点和检查部位成一直线。

2. 检查者应姿势端正，不可弯腰、扭颈而迁就光源。

3. 单目视线向正前方通过镜孔观察反射光束焦点区，即被检查部位，但另眼不闭。

4. 额镜与检查部位宜保持一定距离，25cm 左右，不应太近或太远。

图 6-6-2　额镜

（二）常用检查器械

临床上常用的检查器械有耳镜、鼓气耳镜、音叉、盯聍钩、前鼻镜、压舌板、间接鼻咽镜、间接喉镜、枪状镊、膝状镊、卷棉子、喷雾器。现在条件较好的医院，还有照明更好、清晰度更高的鼻内镜、耳内镜、电耳镜等（图6-6-3）。

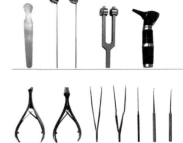

图 6-6-3 耳鼻常用检查器械

三、耳的一般检查

（一）被检者体位

被检查者侧坐，受检耳朝向检查者，调整光源使额镜的反光焦点投射到外耳道口处。检查不合作的小儿时，应嘱父母将其侧抱坐在大腿上，并用两侧大腿夹住其小腿，一手绕其双臂抱住上身，一手固定其头部使检查侧外耳道朝向检查者。

（二）耳廓及耳周检查

先观察耳廓两侧是否对称，有无畸形、隆起、红肿、触痛等。若耳廓被推向前方，则应检查是否有耳后脓肿。同时观察耳周有无红肿、瘘口、瘢痕，外耳道口有无分泌物或阻塞物。然后，检查者两手以相等压力触诊两侧乳突区，注意有无压痛，耳周有无肿大的淋巴结等。

（三）外耳道及鼓膜检查

1. 徒手检查法

（1）双手检查：检查者一只手将耳廓向后、上、外方轻轻牵拉，使外耳道变直，另一只手的示指将耳屏向前推压，使外耳道口扩大。检查婴幼儿时，由于其外耳道呈裂隙状，故应向下牵拉耳廓，同时将耳屏向前推移（图6-6-4）。

（2）单手检查：门诊接诊患者时，常常需要清洗外耳道脓液、取出耵聍等操作，此时可用左手（习惯用右手操作者）牵拉耳廓进行检查。检查左耳时，左手从耳廓下方以拇指和中指挟持并向后、上、外牵拉耳廓，示指向前推压耳屏；检查右耳时，左手则从耳廓上方以同样方式牵拉耳廓、推压耳屏（图6-6-5）。

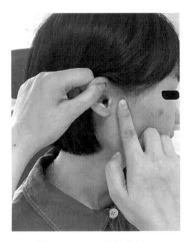

图 6-6-4 双手检查法

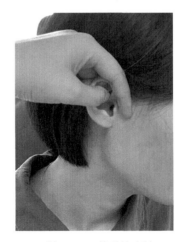

图 6-6-5 单手检查法

2. 耳镜检查法

（1）电耳镜检查：电耳镜是自带光源和放大镜的耳镜，可以较仔细地观察鼓膜，发现肉眼不能察觉的细微病变（图6-6-6）。

（2）鼓气耳镜检查：鼓气耳镜是在耳镜的一侧开一个小孔，通过一个细橡皮管使小孔与橡皮球连接，耳镜底部装有放大镜（图6-6-7）。检查时将鼓气耳镜置于外耳道口内并使之与外耳道皮肤贴紧，然后交替挤压、松开橡皮球，使外耳道内交替产生正、负压。同时利用额镜反光或电耳镜观察鼓膜向内和向外的活动度。鼓室积液或粘连时，鼓膜活动度降低或鼓膜固定，咽鼓管异常开放时，鼓膜活动度则增强。此外，用鼓气耳镜还可以进行瘘管试验、盖莱试验。

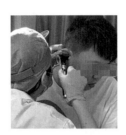

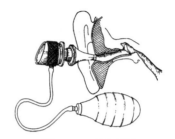

图 6-6-6　电耳镜检查　　　　　　图 6-6-7　鼓气耳镜

四、鼻的检查

外鼻与鼻腔检查

外鼻与鼻腔检查时，通常使被检查者面对检查者端坐，上身稍前倾，头颈放松以便检查者需要做适当调整。

1. 外鼻的检查

（1）视诊：观察外鼻有无畸形，鼻背有无塌陷、增宽；皮肤有无红肿、皮疹；鼻翼有无宽大、变形（图 6-6-8）。

（2）触诊：鼻尖或鼻翼有无触痛，鼻背触诊两侧鼻骨位置是否对称。骨折时鼻骨一侧下陷并有触痛，还可有骨擦感。触诊鼻旁面部有无隆起。鼻窦体表投影区：四对鼻窦位于鼻腔周围的颅骨内，其中额窦、筛窦、上颌窦在面部有投影区，分别为面颊部（上颌窦）、内眦部（筛窦）及眶周眶内上角（额窦）（图 6-6-9）。部分患者鼻窦急性炎症时相应部位可出现红肿及触痛。

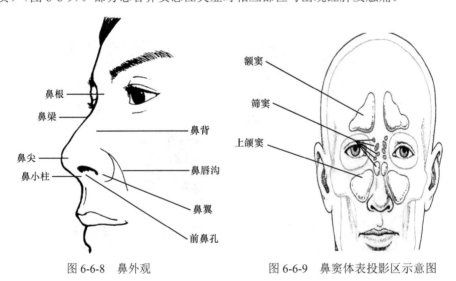

图 6-6-8　鼻外观　　　　　　　　图 6-6-9　鼻窦体表投影区示意图

（3）叩诊：额窦区叩击痛见于急性额窦炎，鼻梁叩击痛是鼻中隔脓肿的特征之一。

2. 鼻腔的检查

（1）鼻前庭检查：被检者头稍向后仰，检查者以拇指将鼻尖抬起并左右活动，观察鼻前庭皮肤有无红肿、糜烂、溃疡、疖肿、肿块、皲裂、结痂及鼻毛脱落等。对于前鼻孔狭窄、鼻翼塌陷等患者也可使用前鼻镜检查。

（2）固有鼻腔检查

1）前鼻镜检查：观察固有鼻腔时应行前鼻镜检查，从前鼻孔观察鼻腔结构及病变情况。检查者左手执前鼻镜，右手扶持被检者的额部，调节被检者的头位。检查者手持大小合适的鼻镜，先将前鼻镜的两叶合拢，与鼻腔底平行伸入鼻前庭，勿超过鼻阈。然后将前鼻镜的两叶轻轻上下张开，抬起鼻翼，扩大前鼻孔，然后按下述 3 种头位顺序检查。第一头位：患者头面部呈垂直位或头部稍低，观察鼻腔底、下鼻甲、下鼻道、鼻中隔前下部分及总鼻道的下段，有时可见到鼻咽部及软腭的运动；第二头位：患者头稍后仰 30°，检查鼻中隔和总鼻道的中段及中鼻甲、中鼻道和嗅沟的一部分；第三头位：头部继续后仰 30°，检查鼻中隔的上部、中鼻甲前端、鼻丘、嗅沟和中鼻道的前下部（图 6-6-10）。前鼻镜检查不能窥见上鼻甲和上鼻道。

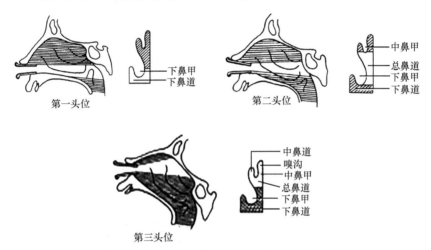

图 6-6-10 鼻腔检查三种位置

检查鼻腔时，应注意鼻黏膜的颜色，有无充血、水肿、干燥以及鼻甲的大小、形态，鼻中隔有无偏曲、穿孔、骨嵴或骨棘，黏膜有无糜烂、溃疡、出血点及血管扩张。观察鼻腔内有无分泌物、新生物或异物及其性质、位置。

2）后鼻镜检查：后鼻镜（又称间接鼻咽镜）检查可弥补前鼻镜的不足，利用其可经口腔检查后鼻孔、鼻甲和鼻道的颜色、形态和分泌物等。后鼻镜检查方法详见鼻咽部检查。

五、咽的检查

（一）口咽检查

患者端坐，摆正头位，放松并自然张口。按顺序视诊口腔及口咽部：观察牙、牙龈、硬腭、舌及口底，有无出血、溃疡及肿块。用压舌板轻压患者舌前 2/3 处，使舌背低下，观察咽部的形态变化和黏膜色泽。注意有无充血、肿胀、隆起、干燥、脓痂、溃疡、假膜或异物等病变；观察软腭有无瘫痪、下塌、裂开及新生物等；悬雍垂有无水肿、肥厚、过长、分叉等；观察腭舌弓及腭咽弓有无充血、水肿、溃疡；扁桃体是否肿大或萎缩，隐窝口处有无脓液或豆渣样物栓塞，有无溃疡、角化物或新生物；观察咽后壁黏膜色泽、光滑程度、湿润程度，有无淋巴滤泡增生等。

口咽部触诊：检查者立于被检者右侧，右手就手套或指套，用示指沿右侧口角伸入咽部，对扁桃体窝、舌根及咽侧壁进行触诊，检查有无包块及包块的质地、活动度等，并检查有无骨性的茎突过长等。

（二）鼻咽检查

鼻咽部检查需使用间接鼻咽镜。而鼻咽部指诊由于有一定的痛苦，临床较少应用，但是对于判断鼻咽部肿物的大小、质地及原发部位仍有帮助。

1. 间接鼻咽镜检查法 被检查者正坐，头微前倾，用鼻轻轻呼吸。检查者左手持压舌板，压舌前 2/3，右手持加温而不烫的间接鼻咽镜，镜面向上，由张口之一角送入，置于软腭与咽后壁之间。通过转动镜面，按顺序观察软腭背面、鼻中隔后缘、后鼻孔、各鼻道及鼻甲后端、右侧咽鼓管咽口、圆枕、咽隐窝、鼻咽顶部及腺样体、左侧咽鼓管咽口、圆枕、咽隐窝等结构。观察有无黏膜充血、粗糙、出血、溃疡、新生物等。检查时进行两侧对比。鼻咽镜检查时，应避免接触咽后壁或舌根而引起恶心，影响检查。咽反射敏感致检查不能合作者可先行 1% 丁卡因喷咽部进行表面麻醉，待数分钟后再检查（图 6-6-11）。

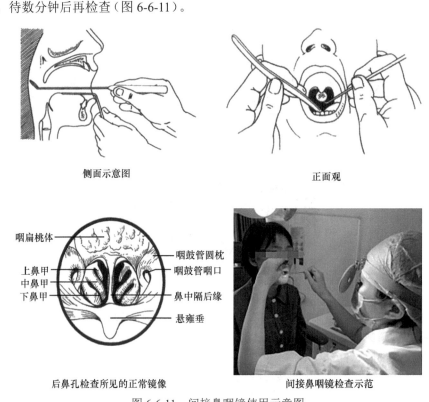

侧面示意图 　　　　　　　　　　正面观

咽扁桃体

上鼻甲
中鼻甲
下鼻甲

咽鼓管圆枕
咽鼓管咽口
鼻中隔后缘
悬雍垂

后鼻孔检查所见的正常镜像 　　　　间接鼻咽镜检查示范

图 6-6-11　间接鼻咽镜使用示意图

2. 鼻咽内镜检查 有硬质镜和纤维镜两种。硬质镜可经口腔或者鼻腔导入；纤维镜是一种软性内镜，其光导纤维可弯曲，从鼻腔导入后，能随意变换角度，全面观察鼻咽部。

3. 鼻咽触诊 鼻咽部触诊多用于儿童，检查者立于被检者右侧，右手就手套或指套，用示指经口伸入鼻咽部，触诊鼻咽各壁。注意有无后鼻孔闭锁及腺样体大小，检查有无包块及包块的质地、活动度等。

（三）喉咽检查

见喉的检查部分。

六、喉 的 检 查

（一）喉的外部检查

视诊：观察甲状软骨是否位于颈正中，两侧是否对称。

触诊：主要触诊甲状软骨、环状软骨、环甲间隙，注意颈部有无肿大淋巴结。然后用手指捏住甲状软骨两侧左右摆动，并稍加压力使之与颈部发生摩擦，正常应有摩擦音。如摩擦音消失，提示喉咽环后区可能有肿瘤。气管切开和环甲膜穿刺前也应该仔细触诊定位。

（二）间接喉镜检查

患者取坐位，头肩略向前倾。检查者调好光线，将喉镜面在酒精灯上加温，检查者用手背试其温度是否过热。嘱患者张口、伸舌，以无菌纱布裹住舌尖部，将舌轻轻拉出。以右手持喉镜经患者左口角使镜面与舌背平行放入，达软腭与腭垂时，与地面成45°角，即可见舌根、会厌、会厌谷、梨状窝等处。令患者发"yi……yi……"声，当会厌竖立时，即可见杓会厌襞、室带、声带及声门等，发音时声门是闭合的。嘱患者安静呼吸，当声带外展时，观察声带运动是否正常，通过声门可见声门下区及部分气管环，注意各处有无充血、畸形、异物、肿胀、溃疡、肥厚、肿瘤，以及黏膜的色泽及分泌物等。若患者咽反射太强，可先用1%丁卡因溶液做表面麻醉后，再检查。

间接喉镜检查注意事项：

1. 喉部各处，后、前、左、右、上、下应依次检查，方不致有遗漏。注意有无充血、肿胀、增生、溃疡；如有声带运动障碍，应注意喉室或声门下区有无肿瘤、环杓关节疾病或声带瘫痪。梨状窝唾液潴留可能为环后肿瘤、食管上段肿瘤、异物或咽肌瘫痪所引起。杓间区浅表溃疡或肉芽多见于喉结核患者。

2. 对舌体厚短、舌系带过短、会厌过长或婴儿患者，常检查困难；幼儿检查也多不易成功；喉前联合处的病变容易被忽视。凡间接喉镜下不能查清的患者均应做纤维喉镜或直接喉镜检查。

3. 间接喉镜中所见的影像为喉部的倒像，即喉镜中所示的前部实为喉的后部，但左右并不颠倒。

4. 喉镜中影像呈椭圆形，所示声带、声门及其他组织均为实际长度的2/3；喉部黏膜颜色与射入光线的强弱有关，强光常使充血的黏膜颜色变正常或更浅（图6-6-12）。

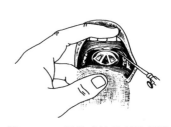

图6-6-12　间接喉镜检查示意图

（王晓凤　周学军）

第七章　器械检查与实验室检查及结果判读

第一节　心电图检查

一、心电图的基本知识

（一）心电图的定义

心脏机械收缩之前，先产生电激动，心房和心室的电激动可经人体组织传到体表，心电图（electrocardiogram，ECG）是利用心电图机从体表记录心脏每一心动周期所产生电活动变化的曲线图形。

（二）心脏传导系统的组成

心脏的特殊传导系统由窦房结、结间束、房间束、房室结、房室束（希氏束）、束支（左、右束支）及浦肯野纤维组成。

（三）心电图导联体系

在人体不同部位放置电极，并通过导联线与心电图机电流计的正负极相连，这种记录心电图的电路连接方法称心电图导联。电极位置和连接方法不同，可组成不同的导联。临床应用最为普遍的是由 Einthoven 创设的国际通用导联体系，称为常规 12 导联体系（Ⅰ、Ⅱ、Ⅲ、aVR、aVL、aVF、$V_1 \sim V_6$）。此外，临床上诊断后壁心肌梗死还常选用 $V_7 \sim V_9$ 导联，小儿心电图或诊断右心病变（如右心室心肌梗死）有时需要选用 $V_{3R} \sim V_{5R}$ 导联。

1. 标准肢体导联

Ⅰ：正极置于左上肢，负极置于右上肢。

Ⅱ：正极置于左下肢，负极置于右上肢。

Ⅲ：正极置于左下肢，负极置于左上肢。

2. 加压肢体导联

aVR：正极置于右上肢。

aVL：正极置于左上肢。

aVF：正极置于左下肢。

3. 胸导联

V_1：胸骨右缘第 4 肋间。

V_2：胸骨左缘第 4 肋间。

V_3：V_2 与 V_4 连线的中点。

V_4：左锁骨中线与第 5 肋间相交处。

V_5：左腋前线与 V_4 水平处。

V_6：左腋中线与 V_4 水平处。

4. 附加导联

V_7：左腋后线与 V_4 水平处。

V_8：左肩胛线与 V_4 水平处。

V_9：脊椎左缘与 V_4 水平处。

V_{3R}：右胸前与 V_3 相对称处。

V_{4R}：右胸前与 V_4 相对称处。

V_{5R}：右胸前与 V_5 相对称处。

（四）心电图测量

心电图记录纸上是由横线和纵线交织成均等的小方格，小方格各边均为 1mm；横线代表时间，单位是秒（s），每一小方格代表 0.04 秒，两条粗线中的每一大格（5 小格）代表 0.20 秒；纵线代表电压，单位是毫伏（mV），每一小方格代表 0.1mV；通常心电图走纸速度为 25mm/s。

1. 心率的测量

（1）心律规则时，每分钟心率等于 60 秒除以一个心动周期值，即：60/P—P 或 R—R 间期（s）。

（2）查表法：测量一个 P—P 或 R—R 间期的秒数，乘以 100，再查表。

（3）目测法：一个 P—P 或 R—R 间期为两大格时，心率为 150 次/分，三大格心率为 100 次/分，四大格心率为 75 次/分，五大格心率为 60 次/分，六大格心率为 50 次/分。

（4）心律不规则时可采取数个心动周期的平均值来进行测算。

2. 波形振幅的测量　P 波振幅测量的参考水平以 P 波起始前的水平线为准，测量 QRS 波群、J 点、ST 段、T 波和 U 波振幅，统一采用 QRS 起始部水平线作为参考水平线。

（1）正向波振幅的测量：从参考水平线上缘垂直测量至波的顶端。

（2）负向波振幅的测量：从参考水平线下缘垂直测量至波的底端。

3. 各波段时间的测量　近年来已开始广泛使用 12 导联同步心电图，各波、段时间测量定义已有新的规定。

（1）12 导联同步心电图时间测量：测量 P 波和 QRS 时间，应分别从 12 导联同步记录中最早的 P 或 QRS 测量至最晚的 P 或 QRS 的终点，P—R 间期从最早的 P 波起点测量至最早的 QRS 起点，Q—T 间期从最早的 QRS 起点至最晚的 T 波终点的间期。

（2）单导联心电图时间测量：P 波及 QRS 波选择最宽的导联测量，P—R 间期选择 P 波宽大且有 Q 波的导联测量，Q—T 间期应选择导联中最长的，测量各波时间应自波形起点内侧缘测量至波形终点内缘。

（五）平均心电轴

心脏在激动过程中所产生的心电向量综合成为一个总的向量，称为心电轴。为方便测量，一般用导联Ⅰ及Ⅲ的 QRS 来测量。

1. 电轴测量

（1）目测法：根据导联Ⅰ及Ⅲ的 QRS 主波方向大致估计心电轴的偏移情况。

Ⅰ导联主波向上，Ⅲ导联主波向上，心电轴正常，即电轴不偏。

Ⅰ导联主波向上，Ⅲ导联主波向下，心电轴左偏。

Ⅰ导联主波向下，Ⅲ导联主波向上，心电轴右偏。

Ⅰ导联主波向下，Ⅲ导联主波向下，心电轴极度右偏（亦称不确定电轴）。

（2）查表法：根据导联Ⅰ及Ⅲ的 QRS 波群的 R 波与 S 波的代数和，查心电轴表测得心电轴数值。

2. 临床意义　$-30° \sim +90°$ 为心电轴不偏；$-90° \sim -30°$ 为心电轴左偏，常见于心脏横位、左心室肥厚和左前分支阻滞等；$+90° \sim +180°$ 为心电轴右偏，常见于心脏垂直位、右心室肥厚和左后分支阻滞等；$-180° \sim -90°$ 为心电轴极度右偏或称不确定电轴，多见于肺心病患者，亦可见于正常人。

二、正常心电图波形特点和正常值

1. P 波　代表心房除极的电位变化，亦称心房除极波。

（1）形态：一般呈圆钝形，有时可有轻微切迹。

（2）方向：Ⅰ、Ⅱ、aVF、$V_4 \sim V_6$ 直立，aVR 倒置，Ⅲ、aVL、$V_1 \sim V_3$ 双向、倒置、直立均可。

（3）时间：正常成人一般小于 0.12 秒。

（4）振幅：肢体导联一般小于 0.25mV，胸导联一般小于 0.20mV。

2. P—R 间期 代表心房除极开始至心室除极开始的时间，从 P 波的起点至 QRS 波群的起点。正常成人 P—R 间期为 $0.12 \sim 0.20$ 秒。幼儿、学龄儿童及心动过速时相应缩短；老人及心动过缓的情况下，可略延长，但一般不超过 0.22 秒。

3. QRS 波群 代表心室除极的电位变化，亦称心室除极波。

（1）时间：正常成人为 $0.06 \sim 0.10$ 秒，一般不超过 0.11 秒。

（2）形态：胸导联从 $V_1 \sim V_5$ 的 R 波逐渐增高，S 波逐渐降低；V_1 导联一般以 S 波为主，R/S 小于 1；V_5 导联一般以 R 波为主，R/S 大于 1。肢体导联 aVR 主波向下，Ⅰ、Ⅱ、aVL、aVF 一般以 R 波为主。

（3）电压：R 波电压：V_5 导联 R 波一般不超过 2.5mV，$R_{V5}+S_{V1}$ 在女性不超过 3.5mV，在男性不超过 4.0mV；V_1 导联 R 波一般不超过 1.0mV，$R_{V1}+S_{V5}$ 不超过 1.2mV。低电压：三个标准肢体导联或三个加压肢体导联中，每个导联的（R+S）电压之和小于 0.5mV；6 个胸导联中，每个导联的（R+S）电压之和小于 0.8mV。

（4）QRS 波群命名：第一个正向波为 R 波，R 波之前的负向波为 Q 波，R 波之后第一个负向波为 S 波，S 波之后的正向波为 R' 波，R' 波之后的负向波为 S' 波，依此类推。如整个波形为一个负向波称为 QS 波。

（5）Q 波：时间不超过 0.03 秒，深度不超过同导联 R 波振幅的 1/4。

4. J 点 QRS 波群的终末与 ST 段起始的交接点，J 点大多在等电位线上，通常随 ST 段的偏移而发生移位。由于心动过速等原因使心室除极与心房复极并存，导致心房复极波重叠于 QRS 波群的后段，可发生 J 点下移。

5. ST 段 自 QRS 波群终点至 T 波起点间的线段，代表心室缓慢复极过程。

正常的 ST 段大多为一等电位线，有时亦有轻微偏移，但在任一导联，ST 段下移不超过 0.05mV，成人 ST 段抬高在 V_2 和 V_3 导联较明显，可达 0.2mV 或更高，其余导联抬高不应超过 0.1mV；除Ⅲ导联 ST 段不应降低于 0.1mV 外，其余导联均不应降低于 0.05mV。

6. T 波 代表心室快速复极时的电位变化。

（1）形态：正常 T 波形态两肢不对称，前半部斜度较平缓，后半部斜度较陡。

（2）方向：T 波方向大多与 QRS 主波的方向一致。

（3）振幅：在以 R 波为主的导联上，T 波振幅不应低于同导联 R 波的 1/10，在胸前导联，T 波有时可高达 $1.2 \sim 1.5$mV，尚属正常。

7. Q—T 间期 指 QRS 波群起点至 T 波终点的间期，代表心室肌除极开始至复极全过程所需的时间。Q—T 间期长短与心率快慢密切相关，心率增快，Q—T 间期相应缩短，反之相应延长。在正常成人，心率 $60 \sim 100$ 次/分时，Q—T 间期应在 $0.32 \sim 0.44$ 秒。由于 Q—T 间期受心率的影响很大，所以常用校正的 Q—T 间期（QTc），计算公式略。近年推荐的 Q—T 间期延长的标准为：男性 QTc 间期 ≥ 0.45 秒，女性 OTc 间期 ≥ 0.46 秒。

8. U 波 T 波后 $0.02 \sim 0.04$ 秒出现的振幅很小的波，一般认为是后电位的影响，方向与 T 波一致，V3、V4 导联较明显，U 波振幅与心率快慢有关，心率增快时 U 波振幅降低或消失，心率减慢时 U 波振幅增高，U 波明显增高常见于低血钾。U 波倒置可见于高血压和冠心病（图 7-1-1）。

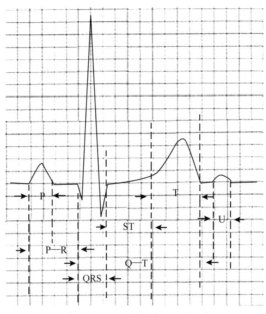

图 7-1-1　心电图波形示意图

三、心房肥大和心室肥厚

（一）心房肥大

心房肥大多表现为房腔扩大，由于心房肌纤维化增粗、增长，房室传导束被牵拉和损伤，导致心房肌除极综合向量发生改变，心电图主要表现为 P 波振幅、时间及形态改变。

1. 右心房肥大（right atrial enlargement）　正常情况下，右心房除极早于左心房，当右心房肥大时，其除极时间延长，与稍后除极的左心房时间重叠，故总的心房除极时间并未延长，心电图主要表现为心房除极波振幅增高。

心电图主要特点：①P 波尖而高耸：肢体导联 P 波振幅≥0.25mV，Ⅱ、Ⅲ、aVF 最明显；②胸导联 P 波振幅≥0.20mV；③V₁ 导联 P 波直立时，振幅≥0.15mV，如 P 波呈双向时，其振幅的算术和≥0.20mV；④P 波形态高尖，又称"肺型 P 波"。P 波电轴右移超过 75°。在临床上，"肺型 P 波"可见于肺心病、先天性心脏病、肺栓塞等患者，亦可见于心率增快的患者，因此，诊断右心房肥大必须结合临床资料（图 7-1-2）。

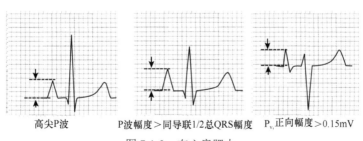

高尖P波　　　　　P波幅度＞同导联1/2总QRS幅度　　P_v,正向幅度＞0.15mV

图 7-1-2　右心房肥大

2. 左心房肥大（left atrial enlargement）　由于左心房在整个心房除极过程中是最后除极的，当左心房肥大时，左房除极时间延长，导致整个心房除极时间超过正常时限。

心电图主要特点：①P 波增宽，时间≥0.12 秒，P 波常呈双峰状，峰距≥0.04 秒，Ⅰ、Ⅱ、aVL 导联最明显，又称"二尖瓣型 P 波"；②V₁ 导联呈正负双向，负向 P 波宽而深，其时间与电压的乘积称为 P 波终末电势（Ptf），$PtfV_1$（绝对值）≥ 0.04 毫米·秒。

　　在临床上，除二尖瓣及主动脉病变、高血压、冠心病等患者出现 P 波改变以外，左心房负荷过重的患者亦可引起 $PtfV_1$ 绝对值增大，因此，诊断左心房肥大必须结合临床资料（图 7-1-3）。

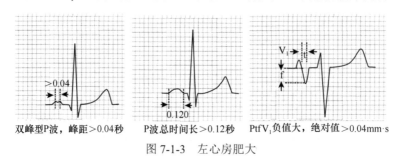

双峰型P波，峰距>0.04秒　　　P波总时间长>0.12秒　　　$PtfV_1$负值大，绝对值>0.04mm·s

图 7-1-3　左心房肥大

3. 双心房肥大（biatrial enlargement）　心电图主要特点：① P 波时间 ≥ 0.12 秒，振幅 ≥ 0.25mV；② V_1 导联 P 波高大双向，上下振幅均超过正常范围。

（二）心室肥厚

　　心室肥厚是心室舒张期或（和）收缩期负荷过重所致，是器质性心脏病的常见后果。当心肌肥厚时，心室肌可能产生相对的缺血、纤维化等组织学改变，导致心室除极过程和复极过程发生改变。

　　心电图诊断心室肥厚在一定程度上存在假阴性和假阳性，如轻度心室肥厚时，心电图可表现为正常范围；或者是双侧心室肥厚时，除极向量相互抵消亦可表现为大致正常心电图；某些心电图符合心室肥厚诊断标准时，事实上无异常。因此，心室肥厚的心电图诊断必须结合临床资料。

1. 左心室肥厚（left ventricular hypertrophy）　正常成人左、右心室壁厚度比例约为 3 : 1，左室除极综合向量已占优势，当左心室肥厚时，综合向量优势更加明显。

　　心电图特征：① QRS 波群电压增高：R_{V5} 或 R_{V6} > 2.5mV；$R_{V5} + S_{V1}$ > 4.0mV（男）或 > 3.5mV（女）；R_I > 1.5mV；R_{aVL} > 1.2mV；R_{aVF} > 2.0mV；$R_I + S_{III}$ > 2.5mV。② QRS 波群时间可延长至 0.10 ~ 0.11 秒。③可出现心电轴左偏。④ ST—T 改变：以 R 波为主的导联，ST 段水平型或下斜型压低超过 0.05mV，T 波低平或双向或倒置；以 S 波为主的导联，ST 段上斜行抬高，T 波直立（图 7-1-4）。

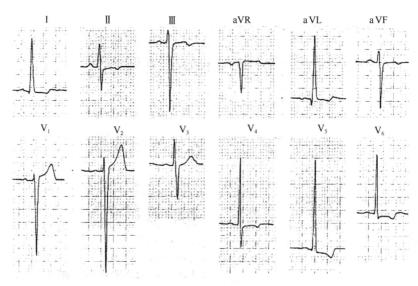

图 7-1-4　左心室肥厚

2. 右心室肥厚（right ventricular hypertrophy）　正常右心室综合向量并不占优势，只有右心室肥厚相当明显时，才能影响心电综合向量的方向。因此，心电图诊断右心室肥厚并不敏感。

心电图特征：① V_1 导联 R/S ≥ 1，R_{V_1} > 1.0mV，R_{V_1} + S_{V_5} > 1.05mV（重症 > 1.2mV）；② aVR 导联 R/S ≥ 1，R_{aVR} > 0.5mV；③心电轴右偏；④ ST—T 改变：在 V_1、V_2 并常在 Ⅱ、Ⅲ、aVF 导联见 ST 段水平型或下斜型压低超过 0.05mV，T 波低平或双向或倒置（图 7-1-5）。

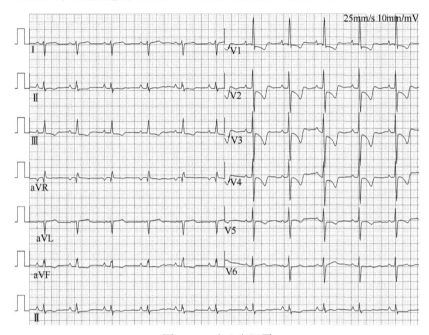

图 7-1-5　右心室肥厚

3. 双侧心室肥厚（biventricular hypertrophy）　双侧心室肥厚心电图多表现为以下三种情况：

（1）大致正常心电图：由于左、右心室电压改变而相互抵消。

（2）单侧心室肥厚心电图：只表现一侧心室肥厚，另一侧心室肥厚的图形被掩盖。

（3）双侧心室肥厚心电图：既表现右心室肥厚的心电图特征（如 V_1 导联 R 波为主，电轴右偏等），又存在左心室肥厚的某些征象（如 V_5 导联 R 波振幅增高等）。

四、心肌缺血与 ST—T 改变

心肌缺血（myocardial ischemia）通常发生在冠状动脉粥样硬化的基础上。在正常情况下，心室肌的复极过程是由心外膜面开始向心内膜面方向进行的。当心室肌某一部分发生缺血时，将影响心室肌复极过程的正常进行，使缺血部位相应导联发生 ST—T 异常改变。心肌缺血心电图改变类型取决于缺血的严重程度、持续时间和缺血发生部位。

（一）T 波改变

1. 当心内膜下心肌缺血时，这一部分心肌的复极时间较正常时推迟，由于已没有其他与之相抗衡的心电向量存在，致使心内膜下心肌的复极向量增大，出现与 QRS 主波方向一致的高大 T 波。例如，前壁心内膜下心肌缺血时，V_3、V_4、V_5 导联出现高大直立的 T 波。

2. 当心外膜下心肌缺血时，则可引起心肌复极顺序发生逆转，即心内膜复极在先而心外膜复极在后，从而出现与 QRS 主波方向相反的 T 波。例如，前壁心外膜下心肌缺血时，V_3、V_4、V_5 导联可见倒置的 T 波。

（二）ST段改变

当心肌持续缺血时，心肌除极速度减慢，除极尚未结束而复极已经开始，此时心电图出现损伤型 ST 段改变。若心肌缺血出现在心内膜下，ST 段压低；若心肌缺血出现在心外膜下，ST 段抬高。

（三）临床意义

典型的心肌缺血发作时，面向缺血部位的导联显示缺血性 ST 段压低（水平型或下斜型下移 ≥ 0.05mV）和（或）T 波倒置。有些冠心病患者可呈持续性 ST—T 改变，而于心绞痛发作时出现 ST—T 改变加重或伪性改善。冠心病患者出现倒置深尖、双肢对称的 T 波，称之为"冠状 T 波"。

ST—T 改变只是非特异性心室肌复极异常的共同表现，除了冠心病心肌缺血外，心肌炎、心包炎、心肌病、瓣膜病、脑血管意外、电解质紊乱、药物以及自主神经功能紊乱等，均可以引起 ST—T 改变，不宜轻易诊断为"冠状动脉供血不足"，或笼统称为"心肌受损""心肌劳损"，需结合临床进行分析，再作出结论（图 7-1-6）。

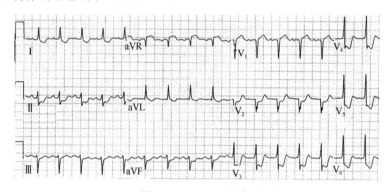

图 7-1-6 ST—T 改变

五、心肌梗死

心肌梗死（myocardial infarction）多数是在冠状动脉粥样硬化的基础上，发生完全性或不完全性闭塞所致，属于冠心病的严重类型。除了出现临床症状及心肌坏死标记物升高外，心电图的特征性改变及其演变规律对确定心肌梗死的诊断和治疗方案，以及判断患者的病情和预后起着重要作用。

（一）基本图形

冠状动脉发生闭塞后，依靠这支冠状动脉供血的心肌因持久缺血而发生坏死，在心电图上可先后出现缺血、损伤和坏死三种类型的图形。

1. 缺血性改变 通常缺血最早出现在心内膜下，使面向缺血区的导联出现高而直立的 T 波；若缺血发生在心外膜下，则面向缺血区的导联出现 T 波倒置。

2. 损伤性改变 随着缺血时间延长，缺血程度进一步加重，就会出现损伤型改变，主要表现为 ST 段抬高或呈单向曲线，系由于心肌缺血进一步加重和持续时间过长，产生了"舒张期损伤电流""收缩期损伤电流""除极受阻"等。

3. 坏死性改变 更进一步的缺血导致细胞变性、坏死。坏死的心肌细胞丧失了电活动，该部位心肌不再产生心电向量，而正常健康心肌照常除极，致使产生一个与梗死部位相反的综合向量。表现为异常 Q 波（时限 ≥ 0.03 秒，振幅 ≥ 1/4R）或者呈 QS 波。

（二）演变与分期

1. 超急性期（亦称超急性损伤期） 急性心肌梗死发生数分钟或数小时。此期仅为心内膜下心肌急性短暂缺血，心电图出现 T 波高耸及 ST 段斜型抬高。一般仅持续数小时，若此期给予及时有效治疗，很大程度上可以避免发展为心肌梗死或使已发生梗塞的范围缩小。

2. 急性期 梗死后数小时至数周。缺血性、损伤性、坏死性改变在此期同时存在，心电图呈现动态演变，即 T 波由高耸变为倒置、深倒，ST 段由上斜行抬高变为单向曲线再逐渐下降，Q 波越来越深，甚至形成 QS 波。此期最容易合并心律失常，是最易发生意外的时期。

3. 亚急性期 梗死后数周至数月。抬高的 ST 段基本恢复至等电位线，缺血性 T 波由倒置较深逐渐变浅，坏死性 Q 波持续存在。

4. 陈旧性期 出现在急性心肌梗死数月之后，ST 段和 T 波恢复正常或 T 波持续倒置、低平，趋于恒定不变，残留下坏死性 Q 波。

（三）定位

前间壁：V_1、V_2、V_3。

前壁：V_3、V_4、V_5。

广泛前壁：$V_1 \sim V_5$（V_6）。

下壁：Ⅱ、Ⅲ、aVF。

侧壁：Ⅰ、aVL、V_5、V_6。

正后壁：V_7、V_8、V_9。

右室壁：V_{3R}、V_{4R}、V_{5R}。

（四）心肌梗死的分型

1. Q 波型和非 Q 波型心肌梗死 早期根据体表心电图有无坏死性 Q 波分型，亦称为透壁性心肌梗死和非透壁性心肌梗死（或心内膜下心肌梗死），但近年研究发现，非透壁性心肌梗死也可以是透壁性心肌梗死，这与梗死部位、梗死范围的除极向量有关（图 7-1-7）。

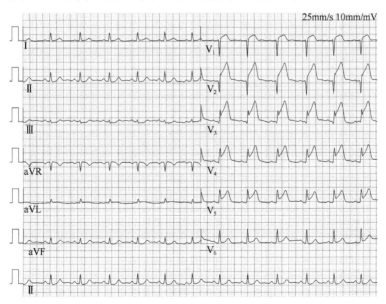

图 7-1-7 急性前壁心肌梗死

2. ST 段抬高型和非 ST 段抬高型心肌梗死 近年来经临床实践证明，结合多项检验结果确诊为急性心肌梗死的患者，分为 ST 段抬高型和非 ST 段抬高型，前者可无坏死性 Q 波，后者可出现坏死性 Q 波，两者如不及时治疗都可发展成为 Q 波型或非 Q 波型心肌梗死（图 7-1-8）。

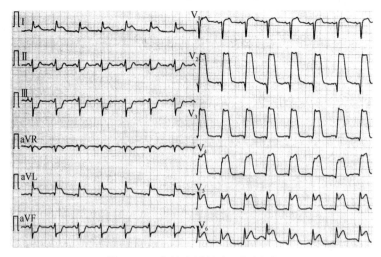

图 7-1-8   急性广泛前壁心肌梗死

六、心 律 失 常

（一）窦性心律与窦性心律失常

1. 窦性心律（sinus rhythm）   心脏激动发源于窦房结，称为窦性心律。正常窦性心律的心电图表现：窦性 P 波按规律出现，在 Ⅰ、Ⅱ、aVF、V4 ～ V6 导联直立，在 aVR 导联倒置，频率在 60 ～ 100 次 / 分，P—R 间期为 0.12 ～ 0.21 秒（图 7-1-9）。

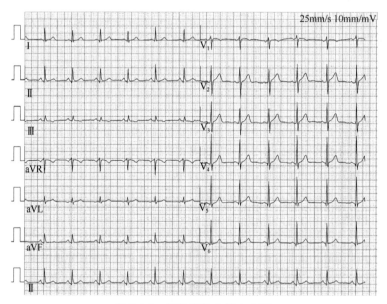

图 7-1-9   正常窦性心律心电图

2. 窦性心动过速（sinus tachycardia）   心电图特征：①窦性 P 波；②频率＞ 100 次 / 分（小儿除外）；③ P—R 间期为 0.12 ～ 0.20 秒；④可继发轻度 ST—T 改变。

常见于运动、兴奋、紧张、发热、贫血、甲状腺功能亢进、休克、心功能不全以及应用阿托品、肾上腺素等药物之后（图 7-1-10）。

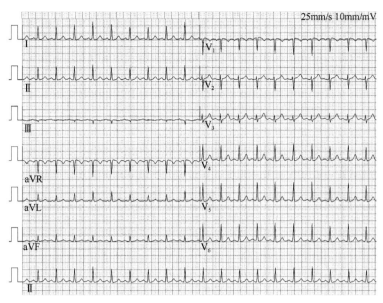

图 7-1-10　窦性心动过速

3. 窦性心动过缓（sinus bradycardia）　心电图特征：①窦性 P 波；②频率 < 60 次 / 分；③ P—R 间期为 0.12 ～ 0.20 秒。

常见于老人、运动员、睡眠等生理情况；病态窦房结综合征、颅内压增高、甲状腺功能低下、洋地黄中毒及应用 β 受体阻滞剂等情况（图 7-1-11）。

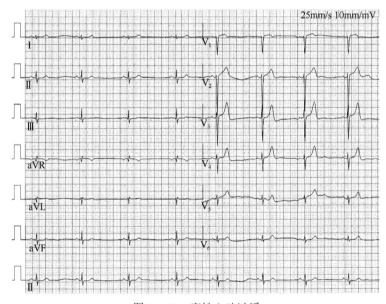

图 7-1-11　窦性心动过缓

4. 窦性心律不齐（sinus arrhythmia）　心电图特征：窦房结发出的激动不均齐，P 波形态相同，P—R 间期相等，同一导联 P—P 间期互差 ≥ 0.12 秒。

常见于儿童、青少年及自主神经功能不稳定的人（图 7-1-12）。

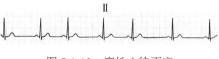

图 7-1-12　窦性心律不齐

5. 窦性停搏（sinus arrest） 心电图特征：①窦性 P 波；②规律的 P—P 间期中突然出现一段很长的 P—P 间期，且长 P—P 间期与正常 P—P 间期不呈倍数关系。

常见于迷走神经张力增高、病态窦房结综合征、洋地黄中毒等（图 7-1-13）。

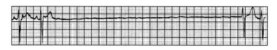

图 7-1-13　窦性停搏

（二）期前收缩

期前收缩亦称过早搏动，简称早搏，在临床上是最为常见的。机制：折返激动、异位起搏点兴奋性增高、触发活动。根据起搏点的位置主要可分为房性、交界性、室性期前收缩，临床上以室性期前收缩最为常见，房性次之。期前收缩多见于器质性心脏患者，亦可见于正常人，常见的原因有情绪激动、饱餐、烟酒过度。此外，胃肠、肝胆系统疾病、急性感染、手术、麻醉、低温、严重低血钾、洋地黄中毒等情况亦可见到。在器质性心脏病中以急性心肌梗死、心肌炎、风湿性心脏病等比较常见。在同一导联上，期前收缩呈两种或两种以上形态，且联律间期不等，称为多源性期前收缩；如期前收缩形态多样而偶联间期相等，称为多形性期前收缩；如在两个相邻正常窦性搏动之间出现一个期前收缩，其后无代偿间歇，称为间位性期前收缩或插入性期前收缩。

1. 室性期前收缩（premature ventricular contraction） 心电图特征：①提前出现的宽大畸形的 QRS 波群，QRS 时限≥0.12 秒；②其前无 P 波或无相关 P 波；③T 波方向与主波方向相反；④代偿间歇完全（图 7-1-14）。

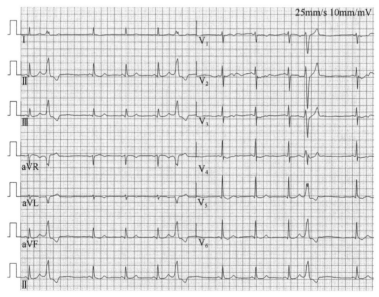

图 7-1-14　室性期前收缩

2. 房性期前收缩 （premature atrial contraction）心电图特征：①提前出现的 P'-QRS-T 波群，P' 形态与窦性 P 不同；②P'—R 间期≥0.12 秒；③代偿间歇不完全。

有时房性异位激动未能传入心室，以致 P' 后无 QRS，称为房性期前收缩未下传。房性期前收缩如伴发室内差异性传导，其后的 QRS 波形态变异畸形，类似右束支阻滞图形（图 7-1-15 和图 7-1-16）。

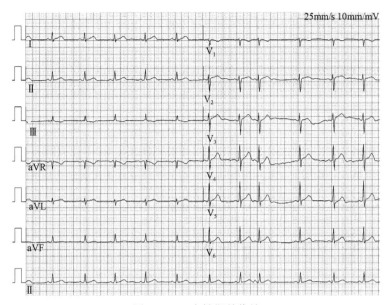

图 7-1-15　房性期前收缩

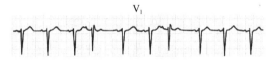

图 7-1-16　房性期前收缩伴室内差异性传导

3. 交界性期前收缩（premature junctional contraction）　心电图特征：①提前出现的 QRS-T 波群，QRS 形态基本正常；②逆行 P' 可出现在 QRS 波群之前，P'—R ＜ 0.12 秒，亦可出现在 QRS 波群之后，R—P' 间期＜ 0.20 秒；③代偿间歇多完全（图 7-1-17）。

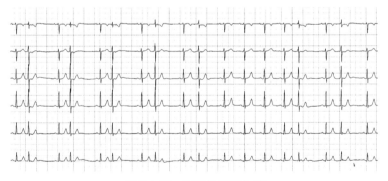

图 7-1-17　交界性期前收缩

（三）异位性心动过速

心脏异位节律点自律性增高或折返激动引起的快速异位心律（期前收缩连续出现 3 次或 3 次以上）称为异位性心动过速。根据异位节律点的发生部位，可分为房性、交界性和室性心动过速。

1. 阵发性室上性心动过速（paroxysmal supraventricular tachycardia）　一系列快速、均齐的室上性 QRS-T 波群，频率在 160 ～ 250 次 / 分之间，分为房性及房室交界性心动过速，因频率快，P' 波不易辨认，故统称室上性心动过速，可继发 ST—T 改变，突发突止，每次发作一般持续数分钟或数小时。大多由折返引起，多无器质性心脏病。

临床上最常见的室上速类型为预激旁路引发的房室折返性心动过速以及房室结双径路引发的房室结折返性心动过速（图 7-1-18）。

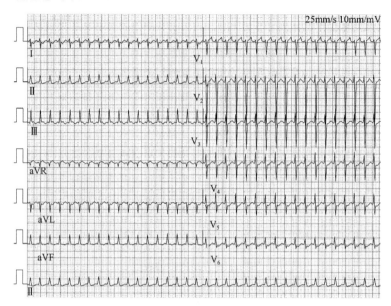

图 7-1-18　阵发性室上性心动过速

2. 室性心动过速（ventricular tachycardia）　属于宽 QRS 心动过速类型，心电图表现：①频率多在 140～200 次 / 分，节律可稍不均齐；② QRS 波群宽大畸形，时限通常 > 0.12 秒；③可见房室分离、心室夺获和室性融合波。

常见类型：短阵性室性心动过速持续时间 < 30 秒；持续性室性心动过速持续时间 > 30 分钟，甚至数小时、数天；扭转型室性心动过速；双向性室性心动过速等。

室性心动过速临床上多伴有严重的器质性心脏病，如心肌梗死、心肌炎、电解质紊乱、洋地黄过量等。常有明显的血流动力学障碍（图 7-1-19 和图 7-1-20）。

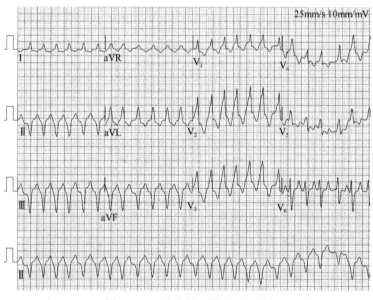

图 7-1-19　阵发性室性心动过速

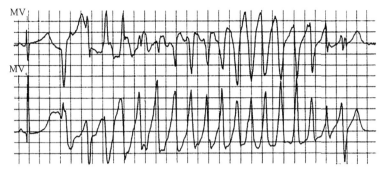

图 7-1-20　扭转型室性心动过速

（四）扑动与颤动

扑动与颤动可出现于心房或心室，主要的电生理基础为心肌的兴奋性增高，不应期缩短，同时伴有一定的传导障碍，形成环形激动及多发微折返。

1. 心房扑动（atrial flutter，AFL）　心电图特征：①P 波消失，代之以连续的锯齿样的扑动波（F 波），F 波波幅一致、间隔规则，频率为 250～350 次／分，在Ⅱ、Ⅲ、aVF、V₁ 导联最清楚；②QRS 波群呈室上性形态；③心室率随不同的房室比例而定，可规则也可不规则，房室传导比例为 2∶1、3∶1、4∶1、5∶1 等。

如规则的 F 波中夹有 f 波，频率为 350～450 次／分，为不纯性心房扑动（图 7-1-21）。

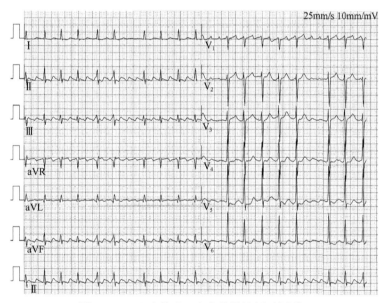

图 7-1-21　心房扑动（房室传导比例不规则）

2. 心房颤动（atrial fibrillation，AF）　心电图特征：①P 波消失，代之以大小不同、形态各异、间隔不等的 f 波，频率为 350～600 次／分，在 V₁ 导联最清楚；②QRS 波群呈室上性形态；③R—R 间期绝对不等。

心房颤动可伴有室内差异性传导，这是由于心房激动到达心室时，室内传导系统尚未完全脱离相对不应期所致。此时 QRS 波群宽大、畸形，需与心房颤动伴室性期前收缩鉴别。两者的鉴别具有重要意义，因为前者常为洋地黄不足的表现，而后者往往提示洋地黄过量。鉴别要点：前者增宽畸形的 QRS 波群大多发生在长间歇之后，畸形的 QRS 波群大多呈右束支阻滞图形，心室率偏快。

持续性心房颤动患者如果心电图上出现 R—R 间期绝对规则且心室率缓慢，常提示发生完全性房室传导阻滞。

心房扑动与心房颤动主要见于器质性心脏病，多见于风湿性心脏病、冠状动脉粥样硬化性心脏病、甲状腺功能亢进等，亦可见于慢性缩窄性心包炎、心肌病和预激综合征等。也有很少数心房颤动找不到任何原因（图 7-1-22）。

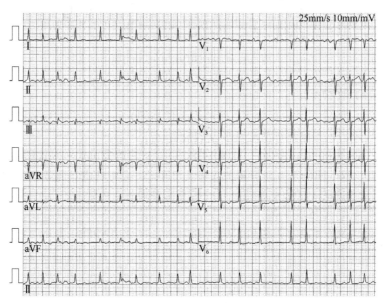

图 7-1-22　心房颤动

3. 心室扑动与心室颤动　心室扑动（ventricular flutter）与心室颤动（ventricular fibrillation）是一种极严重的致死性心律失常。从血流动力学来看，它和心室停搏没有明显差别。

心室扑动的心电图表现：规则、快速、大振幅的连续搏动，不能分辨出 QRS 波群和 T 波，频率为 200 ～ 250 次 / 分，通常持续时间很短暂，瞬间转变为心室颤动（图 7-1-23）。

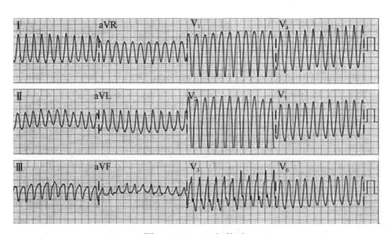

图 7-1-23　心室扑动

心室颤动的心电图表现：QRS 波群和 T 波完全消失，代之以大小不同、形态各异、极不规则的颤动波，频率为 200 ～ 500 次 / 分。发生心室颤动时，最初振幅较大，以后逐渐变小，最终变为等电位线，说明心电活动停止（图 7-1-24）。

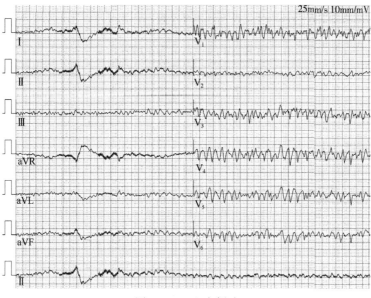

图 7-1-24 心室颤动

（五）传导阻滞

心脏任一部位不应期发生病理性延长，使激动发生延缓或中断，称为心脏传导阻滞。其阻滞部位可发生在窦房结、心房、房室结或心室，其中以房室传导阻滞和室内阻滞最为常见。

1. 房室传导阻滞（atrioventricular block，AVB） 房室传导阻滞常见于各种原因引起的心肌炎和心肌病、冠心病、洋地黄过量以及迷走神经兴奋性增高等。按阻滞程度分为一度（传导时间延长）、二度（部分激动不能下传）和三度（传导完全中断）。

（1）一度房室传导阻滞：房室传导时间延长，但心房的每次激动都能传入心室。

心电图特征：①P—R 间期延长≥0.21 秒；②P—R 间期>正常最高值（视心率而定）；③P—R 间期虽然正常，但较过去延长 0.04 秒（在心率相同的情况下）（图 7-1-25）。

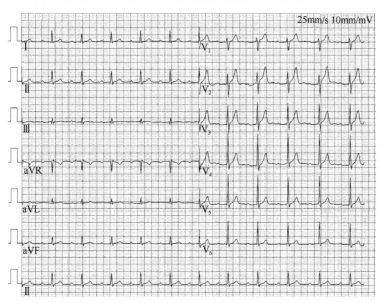

图 7-1-25 一度房室传导阻滞

（2）二度房室传导阻滞：一部分心房激动不能下传心室，分为两种类型。

1）二度Ⅰ型房室传导阻滞：亦称文氏现象或莫氏Ⅰ型。

心电图特征：① P—R 间期逐渐延长，直至一个 P 波后 QRS 波脱落，周而复始；② R—R 间期逐渐缩短，长 R—R 间期短于两倍短 R—R 间期（图 7-1-26）。

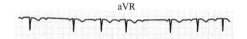

图 7-1-26　二度Ⅰ型房室传导阻滞（文氏现象）

2）二度Ⅱ型房室传导阻滞：亦称莫氏Ⅱ型。

心电图特征：① P—R 间期固定，可正常可延长；② QRS 波有规律的或不定时的脱落，长 R—R 间期等于两倍短 R—R 间期；③房室传导比例 2 ∶ 1、3 ∶ 2、4 ∶ 3 等（图 7-1-27）。

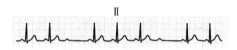

图 7-1-27　二度Ⅱ型房室传导阻滞（2 ∶ 1 传导）

Ⅰ型和Ⅱ型的临床意义是不同的，前者多为功能性，预后较好。后者多属器质性损害，病变大多位于希氏束的远端或束支部位，易发展为完全性房室传导阻滞，预后较差。

（3）三度房室传导阻滞：又称完全性房室传导阻滞，心房的激动完全不能下传心室。

心电图特征：①心房与心室完全无关联，即 P 波与 QRS 波群完全无关，各自按固有的频率出现；②心房率快于心室率；③ QRS 波群形态可呈室上性也可呈室性，这主要取决于心室起搏点的位置，如起搏点位于房室束分支以上，则 QRS 波群呈室上性形态，若起搏点位于房室束分支以下，则 QRS 波群增宽、畸形，呈室性形态，频率常在 40 次 / 分以下。通常起搏点的位置越低，心室率越慢，且不稳定，发生心室颤动和心搏骤停的机会也越多（图 7-1-28）。

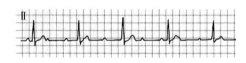

图 7-1-28　三度房室传导阻滞

2. 室内传导阻滞　是指室上性的激动在心室内（希氏束分叉以下）传导过程中发生异常，从而导致 QRS 波群时限延长及形态发生改变。这种心室内传导异常可以长期恒定不变、可以为暂时性，亦可呈频率依赖性。

（1）完全性右束支阻滞（right bundle branch block，RBBB）：右束支细长，由左前降支冠状动脉供血，其不应期一般比左束支长，较容易发生传导阻滞。右束支阻滞可见于各种心脏病患者，亦可见于健康人。

心电图特征：① QRS 时限 ≥ 0.12 秒；② V_1 或 V_2 导联呈 rsR' 型，或呈宽大并有切迹 R 型，各 QRS 终末电势增宽，V_5、V_6、Ⅰ 导联明显，时限 ≥ 0.04 秒；③继发 ST—T 改变（图 7-1-29）。

（2）完全性左束支阻滞（left bundle branch block，LBBB）：左束支粗而短，由双侧冠状动脉供血，不容易发生阻滞，如发生阻滞，大多与器质性病变相关。

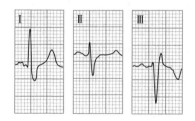
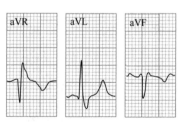

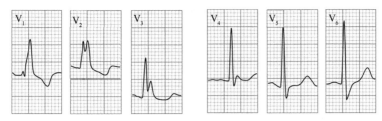

图 7-1-29　完全性右束支阻滞

心电图特征：① QRS 时限≥ 0.12 秒；② V_5、V_6、Ⅰ、aVL 导联呈宽阔、粗钝 R 型，R 波有切迹，V_1、V_2 导联可见深而宽的 S 波或 QS 波；③ ST—T 改变（图 7-1-30）。

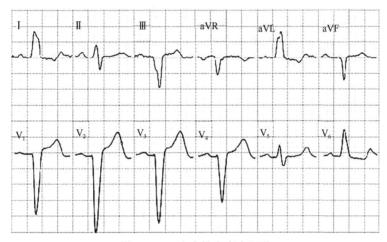

图 7-1-30　完全性左束支阻滞

七、病例分析

1. 患者，男性，59 岁，风湿性心脏病、二尖瓣狭窄并关闭不全 30 年，自觉胸闷不适 1 小时。行心电图检查（图 7-1-31）。

根据心电图检查，诊断该患者心律失常的类型，并说明诊断依据。

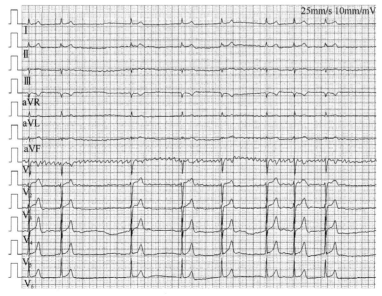

图 7-1-31

2. 患者，男性，77 岁，冠心病 26 年，反复头晕、黑矇，行心电图检查（图 7-1-32）。根据心电图检查，诊断该患者心律失常的类型，并说明诊断依据。

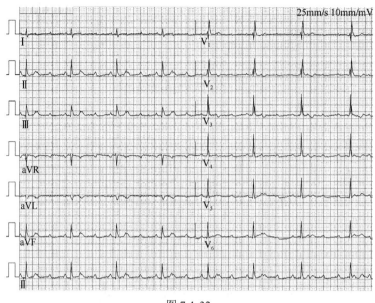

图 7-1-32

八、练 习 题

主观题

1. 简述心肌梗死的分期及各期心电图特征。

2. 简述完全性左束支阻滞心电图特征。

（曾春芳）

第二节 医学影像检查

一、肝硬化超声检查

超声检查技术是各种肝病的首选检查方法。二维超声主要用于观察肝脏形态、实质的变化，彩色多普勒超声用于肝脏血管病变与血流动力学检查。超声检查显示正常或病变肝脏的超声解剖结构图像，属于声学物理的性质变化。同一病变，病程发展的不同阶段，超声图像表现可不同；而不同病变，其声学物理性质相似，超声图像表现可能相似。即同病异像、异病同像。在难以区别病变性质时，特别是鉴别肝硬化结节，可行肝脏超声造影检查。

（一）肝硬化超声检查目的

熟悉肝硬化二维超声及彩色多普勒超声表现。

（二）适应证与禁忌证

1. 适应证

（1）肝炎（主要为乙型肝炎）、血吸虫肝病、酒精性肝病、脂肪肝病史。

（2）肝大、肝功能减退、黄疸、腹水。

（3）脾大、脾功能亢进、食管-胃底静脉曲张、呕血、便血及腹水。

（4）门静脉高压分流术、经颈静脉肝内门体静脉腔内支架分流术内引流后疗效观察。

（5）代谢性疾病所致肝脏病变。

2. 禁忌证

（1）外伤、术后伤口敷料。

（2）余无特殊禁忌证。

（三）准备工作

1. 仪器准备　使用常规检查实时彩色多普勒超声仪，凸阵探头，频率 3.5～5.0MHz；高频线阵探头，频率 7.5～10MHz，耦合剂和图文工作站。

2. 受检查者　空腹 6～8 小时，余无需特殊准备，腹部胀气较多者，准备 300ml 矿泉水，可饮水后检查。

（四）方法

1. 被检者常取平卧位，根据需要亦可取左、右侧卧位或坐位。平静均匀呼吸，但测量肝肋下斜径与左叶的长度和厚度时，深呼吸后屏气（图 7-2-1）。

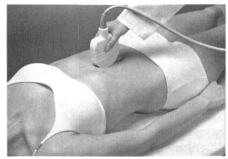

图 7-2-1　平卧位检查

2. 检测肝脏大小、位置，常规观察以下 4 组切面

（1）自右侧第 5 肋间隙开始，测量肝上界，沿肋间隙自右锁骨中线至腋中线依次向下至肝下缘，显示肝脏、胆囊、门静脉主干至门静脉右干和分支的长轴与下腔静脉（图 7-2-2）。

（2）肝右下缘至横膈间的肝区探测右肝静脉长轴，测量肝右叶最大斜径；腹部正中线两侧与其平行的矢状切面或斜切面，显示尾状叶、肝段下腔静脉，胆囊长轴、胆总管。

（3）剑突下腹主动脉矢状切面，测量肝左叶长度和厚度；探头置于左肋缘下，声束朝向左肩、左季肋部方向，显示左外叶。

（4）剑突下横或半横位切面，探头前后转动显示第一肝门，门静脉及其左干分支，肝圆韧带，静脉韧带，三支肝静脉，第二肝门与部分下腔静脉。肝脾可疑反位时，左侧肋间隙检测并与右侧比较，观察胆囊的位置，门静脉、胆总管与其分支肝内走向及肝圆韧带，确认肝、脾的位置（图 7-2-3）。

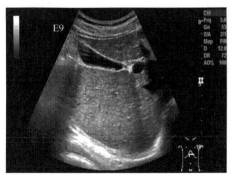

图 7-2-2　右肝-胆囊纵切面

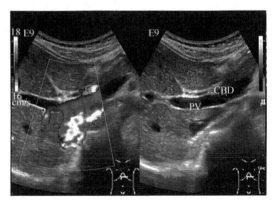

图 7-2-3　第一肝门

3. 显示肝内各类血管　门静脉系统与肝动脉并行，由第一肝门进入肝实质，其主要分支在肝内走行；三支肝静脉在第二肝门处进入下腔静脉（图 7-2-4）。

4. 检测门静脉系统、肝静脉及肝段下腔静脉血流的方向、速度以及病灶部位的血管分布和血流速度。

5. 显示肝内外胆管系统，一般胆管与门静脉平行，多走行于门静脉之前。

6. 对肝内异常病灶，声束需从多个角度确认，以排除伪像干扰。根据肝内分段法（肝脏5叶8段法）标记病变在肝脏的具体部位（图7-2-5）。

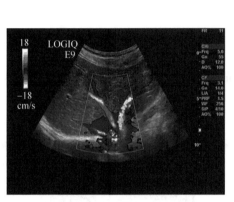

图7-2-4　第二肝门

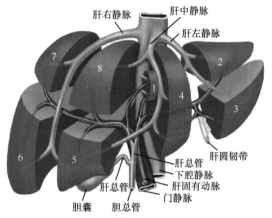

图7-2-5　肝脏5叶8段示意图

附：肝脏的解剖分段

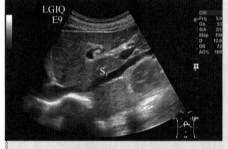

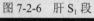

图7-2-6　肝 S_1 段

肝脏的解剖分段分为左右半肝、5叶8段。S_1 为尾状叶（图7-2-6），S_2 为左外叶上段，S_3 为左外叶下段（图7-2-7），S_4 为左内叶，S_5 为右前叶下段，S_6 右后叶下段，S_7 右后叶上段，S_8 为右前叶上段（图7-2-8）。

原则上，肝静脉系统分叶，门静脉系统分段。

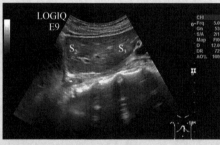

图7-2-7　肝 S_2、S_3 段

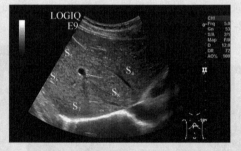

图7-2-8　肝 S_4、S_5、S_6、S_7、S_8 段

7. 观察与肝脏毗邻脏器、周围组织。

（五）检查内容

1. 观察肝脏的位置、形态、大小、边缘、包膜。中晚期肝硬化时，肝脏体积往往缩小，右肝上下径变短，厚度变薄；左叶增大。肝脏表面凹凸不平，呈小波浪状，锯齿状，小结节状或粗结节状，边缘角变钝或不规则。

2. 观察肝脏实质内回声的均匀程度，有无局灶性或弥漫性的增强、衰减、透声性增强或降低。

肝硬化时肝脏实质回声呈弥漫性、粗颗粒样增强，伴纤维条索与结节，呈地图样回声。

3. 肝脏实质内异常病灶的形态（斑点、条索、结节、团块）、部位、大小、数量，回声性质、有无包膜、内部液化、声晕、侧壁失落效应及后方增强或衰减。

4. 肝脏内血管、胆管分布和走向；有无局限性或整体的增粗、扩张、扭曲、狭窄、移位、闭塞或消失；病灶内外的血流分布情况；血管内有无栓子。中晚期肝硬化时肝静脉变细，管腔内径不均匀、扭曲，甚至闭塞。门静脉血流淤滞，肝内、外门静脉系统血管增粗。进肝血流减少，肝动脉代偿性增粗。门静脉高压可见门静脉增粗，有双向血流；脐静脉重新开放；腹、胸壁曲张静脉；肝门区门静脉侧支开放及胃左、右、肠系膜上静脉增粗等；需注意检查有无门静脉、脾静脉血栓或癌栓。

5. 观察肝脏表面是否光滑、包膜与周围组织有无粘连、体位改变或深呼吸时肝脏活动是否正常，有无局部向外凸出或被邻近脏器挤压、移位。

6. 观察毗邻脏器，中晚期肝硬化时脾脏增大。脾静脉扩张，由脾门伸入实质，呈树枝状分布，血管增多。胆囊囊壁增厚，呈双层或多层状。

7. 肝门部及腹腔有无肿大淋巴结，有无腹水。门静脉高压或低蛋白血症时，腹水明显。大量腹水在缩小的肝脏周围，衬托出肝表面高低不平的各种结节。

（六）注意事项

1. 肝脏检查应连续进行观察，不应点状跳跃式探测。在每一探测切面进行观察时，应将探头进行最大范围的弧形转动，可连续广泛地对肝内结构和病灶进行观察。应让患者做缓慢的深呼吸运动，以观察到大部分肝脏，减少盲区，尤其是勿遗漏近膈顶部肝脏小病灶。深呼气比深吸气观察到的肝范围要广泛。

2. 肝脏检查时要同时观察脾脏的变化。很多肝脏疾病常有脾肿大，探测脾脏有助于鉴别诊断。

3. 肝硬化合并肝内占位病变时，需记录肿块大小、数量、位置、与第一、第二肝门的关系、有无血管内癌栓等对诊疗方案的制定有重要意义。

4. 肝脏膈顶部占位病变时，要同时记录有无胸腔积液。因为肿块易刺激膈肌产生反应性胸膜炎，而致胸腔积液。

5. 肝硬化再生结节与小肝癌有时不易区分，可行超声造影评估结节情况，必要时可行超声引导下穿刺结节取材送病理检查。

（七）肝硬化超声诊断

1. 肝硬化病因 肝硬化是多种慢性进行性肝疾病（如病毒性肝炎、药物性肝损害、代谢性疾病、免疫性疾病等）发展的结果。

2. 肝硬化病理 主要是肝细胞变性坏死、间质结缔组织增生及肝细胞结节状再生、肝实质广泛纤维化、假小叶及再生结节形成。

3. 病史 乙肝小三阳、大三阳、丙肝、慢性血吸虫肝病、酒精性肝病等。

4. 临床表现 巩膜、皮肤黄染、肝掌、食欲缺乏、腹胀、腹水等。

5. 肝硬化超声声像图特点

（1）肝形态失常，肝缘角变钝和肝叶比例失调。早期肝大，中后期右叶缩小，左叶代偿性增大，终末期全肝缩小（图7-2-9）。

（2）肝表面不平滑，呈波浪状或锯齿状（图7-2-10）。

（3）慢性乙型肝炎所致肝硬化，主要表现为肝实质回声弥漫性增强、增粗，可见大小不等硬化结节。肝内血管显示不清（图7-2-11）。

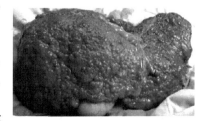

图7-2-9 肝硬化大体标本

（4）对于肝脏实性增生结节是否恶变，二维超声及彩色多普勒超声诊断特异性不高。超声造影检查是可靠方法。恶性结节超声造影表现为"快进快出"模式；而增生结节表现为三期"等增强"。

（5）门静脉高压表现：脾大，脾、门静脉主干增宽（图7-2-12），侧支循环形成（如脐静脉开放，食管-胃底静脉曲张）。CDFI显示门静脉血流速度减慢、频谱低平，严重时出现离肝血流。胆囊壁水肿增厚（图7-2-13）。

（6）失代偿期低蛋白血症：腹水，胸腔积液，下肢水肿（图7-2-14，大量腹水）。

（7）慢性血吸虫肝病所致肝硬化主要表现为肝实质网格样改变（图7-2-15）。

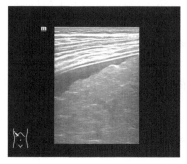
图7-2-10 肝硬化肝表面凹凸不平，呈波浪状

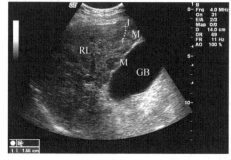
图7-2-11 肝硬化结节

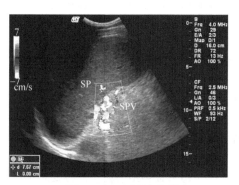
图7-2-12 肝硬化脾肿大

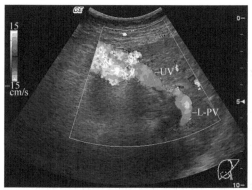
图7-2-13 肝硬化脐静脉开放

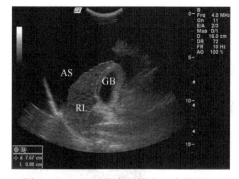
图7-2-14 肝硬化全肝缩小，大量腹水

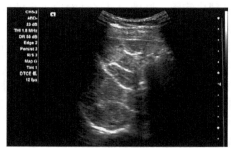
图7-2-15 慢性血吸虫肝病致肝硬化，网格样改变

（八）病例分析

1. 李某，男性，43岁，乙型肝炎病毒携带20年，无不适，体检超声图示见图7-2-16～图7-2-19。

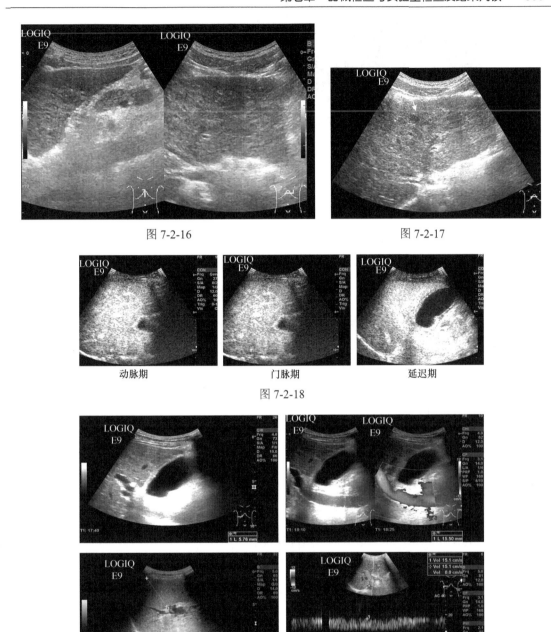

图 7-2-16　　　　　　　　　　　　　　　　　图 7-2-17

动脉期　　　　　　　　　门脉期　　　　　　　　　延迟期

图 7-2-18

图 7-2-19

（1）本例超声诊断及其诊断依据是什么？

（2）肝硬化的主要病理改变是什么？

（3）肝硬化胆囊壁水肿增厚的病因是什么？

2. 杨某，男性，66 岁，慢性乙型肝炎 22 年，无明显不适。AFP 正常值。

本例二维超声及彩色多普勒超声（图 7-2-20、图 7-2-21）诊断是什么？需要鉴别诊断有哪些？

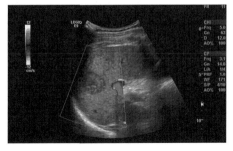

图 7-2-20

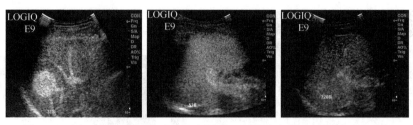

图 7-2-21 超声造影提示肝动脉期高增强，门脉期低增强，持续至延时期

（九）练习题

客观题

A 型题

肝硬化门静脉高压时，门脉主干内径为（　　　　）

A. 9 ～ 10mm   B. 10 ～ 11mm   C. 11 ～ 12mm   D. 12mm

二、胆囊结石超声检查

超声检查无放射性辐射，无需静脉注射超声造影剂，能够实时地清晰显示胆囊和胆道系统，显示胆系结石、炎症和肿瘤等病变，还能进行胆囊收缩功能检查（脂餐试验）。

（一）适应证

1. 胆囊结石。

2. 肝内外胆管结石。

3. 胆管结石、肿瘤所致胆道系统梗阻。

（二）准备工作

仪器准备。使用常规检查实时彩色多普勒超声仪，凸阵探头，探头频率 3.5 ～ 5.0MHZ；图文工作站和耦合剂。

患者准备

1. 患者须禁食 8h 以上，早晨空腹检查较为适宜。

2. 必要时饮水 300 ～ 500ml，有利于肝外胆管显示。

3. 胃肠道气体干扰明显者，择期检查。

（三）检查方法

1. 患者体位

（1）平卧位：为常规探测体位。检查方便，患者舒适，但肠气体干扰多。

（2）左侧卧位：是常用的体位。此体位可使肝和胆囊向左下移位，同时胃肠气体干扰减少，可提高胆囊颈部及肝外胆管的显示率。

（3）坐位或站立位：可使肝、胆囊轻度下移，有利于观察胆囊结石移动和胆囊底部病变，同时可提高胆总管下段的显示率。

2. 扫查方法

（1）利用肝脏显示充盈的胆囊及肝外胆管，在患者深吸气屏气状态下，用探头加压推挤气体可提高胆管显示率。

（2）右上腹直肌外缘纵断切面，探头稍向左倾斜，显示胆囊纵轴断面。

（3）患者深吸气后屏气，探头从肋缘下向膈肌斜切面显示胆囊，移动探头可显示胆囊颈部、胆囊管、左右肝管及胆总管；胆总管检查时可在胃充盈下进行；胆总管扩张时，可观察胰头和胰管有无异常。

（4）正常胆囊纵切面呈梨形或长茄形，囊壁薄、光滑，囊腔内为无回声区，后壁和后方回声增强。

胆囊正常测值（参考）：长度≤90mm，前后径≤35mm，囊壁厚2～3mm；肝内胆管内径≤2mm；肝总管长30～40mm，内径4～5mm；胆总管长40～80mm，内径6～8mm。（图7-2-22）。

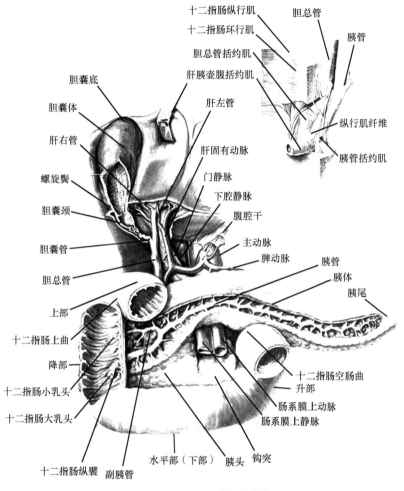

图7-2-22　胆道系统及胰腺

（5）需要观察胆囊收缩功能时可行脂餐试验：油炸鸡蛋2个，进食前超声测量胆囊大小，进食后60分钟再测量胆囊大小。胆囊缩小率大于50%，为胆囊收缩功能良好。

（四）检查内容

1. 胆囊的形态、大小、胆囊壁的厚度、囊壁是否光滑。

2. 胆囊内有无胆泥、结石、占位性病变。

3. 结石的大小、数量。多发结石或伴胆囊炎时，难以准确判断结石大小和数量。

4. 结石是否随体位改变，沿重力方向移动。

5. 结石有无嵌顿在胆囊颈管部；肝内外胆管有无扩张、有无结石；合并胆总管扩张时应追踪观察胆总管有无结石；有无并发胰管梗阻、胰腺炎。

（五）注意事项

1. 探查胆囊颈部结石时，应注意采用左侧卧位，有利于结石移动至体部。由于囊壁和结石紧密接触，其强光团变得不明显而仅表现为胆囊肿大或颈部有声影，可借助脂餐试验，了解颈部是否阻塞。

2. 检查时患者饮水 300 ～ 500ml，把胃肠腔气体推开，利于显示胆总管及胰头，可较快发现病变。

3. 充满结石的胆囊轮廓不清晰，仅见胆囊前壁的弧形高回声，伴宽大声影，看不到结石轮廓，呈典型的囊壁 - 结石 - 声影三合征（WES 征）。胆囊过小或先天缺如，肝门附近含气的胃肠道易误诊为胆囊结石。

4. 胆囊腔内炎性沉积物或陈旧的浓缩胆汁，易误诊为泥沙样结石；当结石不大或嵌顿于胆囊颈管时容易漏诊。

5.提高检出胆囊结石的方法

（1）如胆囊结石太小，可选用高频探头。

（2）尽量使声束垂直入射于体表和结石。

（3）选用合适深度的聚焦探头，使结石位于声束的聚焦带内。

（4）适当降低增益条件，尤其是结石后方的增益不宜过强。

（5）可反复改变体位，利于观察结石有无移动。

（六）胆囊结石超声诊断

病因：胆囊结石以胆固醇结石和混合性结石多见。混合性结石由胆红素、胆固醇、碳酸钙混合而成。胆结石和胆囊炎互为因果。炎症影响胆汁成分改变，促进胆囊结石形成，结石嵌顿诱发胆囊炎症改变。

胆囊结石超声表现：

1.典型表现 胆囊腔内 1 个或多个强回声团，后方伴有声影（acoustical shadow），可随体位改变而移动（图 7-2-23 和图 7-2-24）。

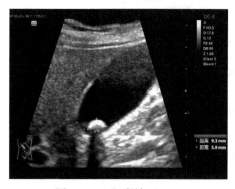 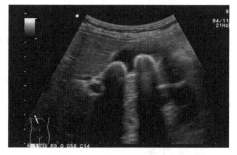

图 7-2-23　胆囊结石　　　　　　　图 7-2-24　胆囊多发结石

2.填满型 胆囊无回声区消失，前半部呈弧带状强回声，后方伴有声影。出现囊壁 - 结石 - 声影三合征（WES 征）（图 7-2-25）。

3.泥沙型 胆囊腔底层细小点状强回声淤积，可随体位改变而移动。特殊者呈现胆泥团（图 7-2-26）。

4.囊壁间结石 胆囊壁斑点状强回声，后方伴有彗星尾征或声影。

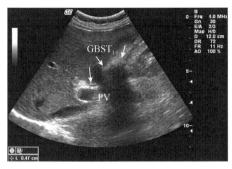

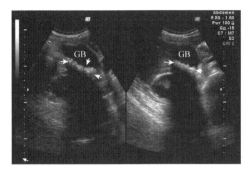

图 7-2-25　胆囊填满型结石　　　　　　　　　图 7-2-26　胆囊泥沙型结石

（七）肝胆管结石超声诊断

1. 肝内外胆管内见团状、斑点状或串珠状强回声，一般后方伴有声影。

2. 结石部位以上的胆管扩张（图 7-2-27 和图 7-2-28）。

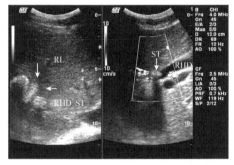

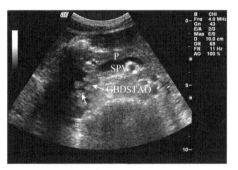

图 7-2-27　肝内胆管多发结石并扩张　　　　　图 7-2-28　胆总管下段结石并扩张

（八）病例分析

张某，男性，39 岁，右上腹隐痛伴发热 2 天。平时体健（图 7-2-29）。

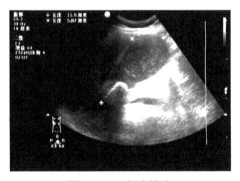

图 7-2-29　超声检查

本例超声诊断是什么？诊断依据是什么？

（九）练习题

客观题

A 型题

关于胆囊结石的典型声像图表现，不正确的是（　　　）

A. 胆囊腔内形态稳定的强回声团　　　　　B. 后方伴声影　　　　　C. 胆囊壁呈双层结构

D. 多呈椭圆形或弧形　　　　　　　　　　E. 强回声团随体位改变而移动

三、急性胆囊炎超声检查

（一）适应证

1. 急性胆囊炎、慢性胆囊炎。

2. 肝内外胆管炎并扩张。

3. 胆道系统炎症所致胰腺炎。

（二）准备工作及检查方法同胆囊结石

（三）检查内容

1. 胆囊的形态、大小、囊壁的厚度。测量胆囊各径线是否增大，胆囊壁是否增厚，是否呈双层或多层状。

2. 胆囊内有无结石、蛔虫，有无絮状物漂浮，细点状沉淀物是否随体位变化，囊腔内异物后方有无声影。

3. 胆囊区有无加压痛的反应；疑有胆囊炎或胆囊颈部梗阻者，必要时可行脂餐试验观察胆囊收缩功能。

4. 胆囊有无穿孔征象。观察胆囊壁是否缺损，胆囊周围有无积液，有无与周边肠管、网膜粘连，胆囊三角是否显示清晰。

（四）注意事项

1. 胆囊壁增厚呈双层状，不是急性胆囊炎特有的表现，肝硬化合并低蛋白血症和腹水、急性重症肝炎时都可出现。

2. 早期单纯性胆囊炎超声表现不典型，可出现胆囊稍增大，囊壁轻度增厚。

3. 化脓性胆管炎合并胆囊炎时，胆囊不大，仅显示囊壁增厚、模糊，内有沉积物。

4. 胆囊壁外肝组织有低回声带，可能为严重胆囊炎的炎性渗出。

5. 糖尿病患者可发生胆囊气性坏疽，胆囊增大，囊壁显著增厚，囊内含有气体，后方显示不清。

6. 长期禁食或胃切除术后，常见胆囊增大伴沉积物回声，但囊壁不增厚无压痛，有助于鉴别。

（五）急性胆囊炎超声诊断

1. 急性胆囊炎病因　急性胆囊炎是常见急腹症。最常见病因有胆囊内结石刺激，胆囊管结石梗阻，胆道感染，胆道蛔虫等。

2. 急性胆囊炎病理分型

（1）单纯性胆囊炎：胆囊稍大，壁轻度增厚，黏膜充血水肿，胆汁正常或略显混浊。

（2）化脓性胆囊炎：胆囊肿大明显，壁明显充血水肿，胆汁混浊或脓性。

（3）坏疽性胆囊炎：胆囊轻度肿大，壁坏死穿孔，胆汁外流形成腹腔脓肿。

3. 超声声像图特点

（1）胆囊增大（长＞90mm，宽＞35mm）。

（2）囊壁回声降低，壁增厚（＞3mm），可见"双边征"（double sign）。

（3）胆囊内出现稀疏或密集的点状回声，后方无声影。多可见结石强回声，后方伴有声影，往往为嵌顿性结石（改变体位未见移动），见图7-2-30～图7-2-32。

（4）严重者胆囊穿孔，腹水（图7-2-33）。

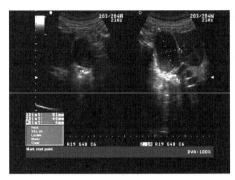

图 7-2-30　单纯性胆囊炎

胆囊轻度肿大，腔内透声欠佳

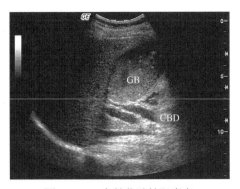

图 7-2-31　急性化脓性胆囊炎

胆囊肿大，腔内密集的点状回声（脓点）

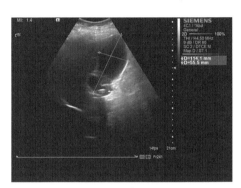

图 7-2-32　结石性胆囊炎，胆囊颈部结石

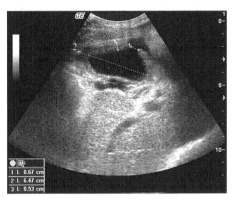

图 7-2-33　急性坏疽性胆囊炎并胆囊穿孔

（六）病例分析

王某，女性，65 岁，发热 1 周。右上腹部轻度压痛（图 7-2-34）。

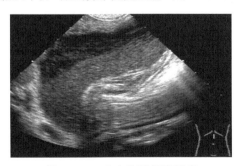

图 7-2-34　右上腹部轻度压痛

本例超声诊断是什么？诊断依据是什么？

（七）练习题

客观题

A 型题

关于化脓性胆管炎的声像图特点，不正确的是（　　　）

A. 肝内、外胆管扩张　　　　　　　　　B. 管壁回声增强、增厚

C. 肝脏一般未见肿大，实质回声均匀　　D. 浓稠的胆汁可干扰对胆管结石的检查

E. 胆管内可见细弱光点或脓性胆汁的斑点状回声

四、肾结石超声检查

肾结石是临床常见疾病。超声检查具有简单方便、准确率高等优点，是肾结石的首选检查。肾结石超声表现为团状强回声，后方伴有声影。结石较小时，仅表现为点状高回声，后方声影不明显。肾结石需与肾脏钙化灶鉴别，两者都表现为强回声。但肾结石一般位于肾脏集合系统如肾盏肾盂内；肾脏钙化一般位于实质内。

（一）适应证

1. 有泌尿系结石病史者。

2. 有腰痛、血尿病史者。

（二）准备工作

1. 仪器准备。使用常规检查实时彩色多普勒超声仪，凸阵探头，探头频率 3.5～5.0MHz，图文工作站和耦合剂。

2. 患者准备

（1）患者膀胱适当充盈。

（2）必要时饮水 300～500ml 后 30 分钟检查。

（三）检查方法

1. 患者体位

（1）侧卧位：为最常用检查体位，检查侧患者手举过头部，增宽肋间隙，利于观察肾脏结构，可获取较满意图像。

（2）俯卧位：此法也常用，腹侧可适当垫高。

（3）仰卧位：多作为补充检查用，或用于显示肾内血管情况。

2. 探查方法

（1）冠状切面：将超声探头置于腋后线，纵向扫查，使声束指向内前方。以肝脏和脾脏为声窗，可分别获得右肾和左肾的最大冠状切面声像图，可测量肾脏长径。一般肾脏上极偏后，下极略偏前，标准肾脏冠状切面呈外凸内凹的蚕豆形，此切面应显示肾门结构。

（2）矢状切面：患者仰卧位或侧卧位，探头置于腰背部或季肋角部纵向扫查，并使声束向上倾斜，获得肾脏矢状切面图。如患者体型肥胖，超声图像不如侧腰部清晰。由于肾位于背部肌层深处，上极靠内侧，下极偏外侧，虽易显示肾的形态，但难以显示肾门，同时因上极受肺的遮盖，故需通过呼吸活动的调节。

（3）横切面：在冠状扫查的位置，旋转探头 90°，可获得肾脏的横切面声像图，可测量肾脏宽径。标准肾门部横切面似马蹄形。此切面应可显示肾门结构，肾脏前后径（厚度）和左右径（宽度）最小（图 7-2-35）。

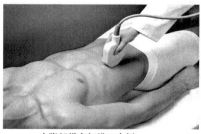
上腹部纵向扫描，右侧

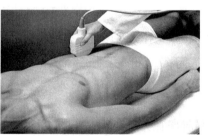
上腹部纵向扫描，左侧

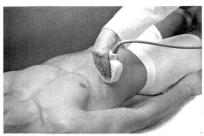
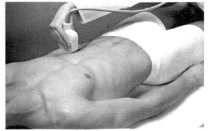

上腹部横向扫描，右侧　　　　　　　　　　上腹部横向扫描，左侧

图 7-2-35　肾脏扫查方法

（四）检查内容

重点观察结石的部位、大小、形态、有无声影、数目，是否合并肾盏、肾积水和积水的程度（图 7-2-36、图 7-2-37）。

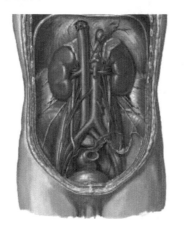
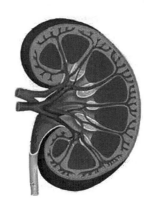

图 7-2-36　肾脏位置及结构

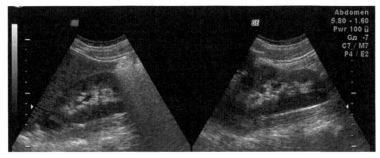

图 7-2-37　正常肾脏声像图

（五）注意事项

1. 较小肾结石仅显示点状强回声，后方无声影。此类结石多积聚于肾小盏的后部，若不伴有积水，容易被肾窦回声掩盖。

2. 应注意同肾内钙化灶相鉴别。

3. 超声诊断肾结石的敏感性较高，但对判断结石空间位置不够精确。对于数目很多且较大的结石、鹿角状结石，超声往往不能显示整体。临床应用存在一定局限性。

4. 膀胱过度充盈时，肾脏集合系统可积液，常对称出现，积液导致的集合系统分离一般多在 1cm 内。

5. 超声检查泌尿系统，可按顺序检查双侧肾、输尿管、膀胱，特别是输尿管盆腔段结石受气体干扰，有时难以显示。

（六）泌尿系统结石超声诊断

1. 肾结石超声表现

（1）肾盂、肾盏内见单个或多个点状或团状强回声伴声影（图 7-2-38）。

（2）局部肾盂、肾盏扩张积液（图 7-2-39）。

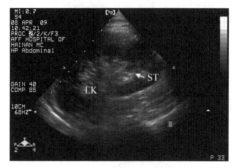
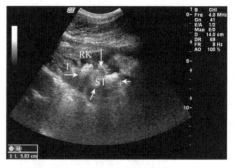

图 7-2-38　左肾结石　　　　　图 7-2-39　右肾铸型结石并肾盂积液

2. 输尿管结石表现

（1）一侧输尿管扩张，管腔内见单个或多个点状或团状强回声伴声影。

（2）输尿管结石常见位于同侧肾盂 - 输尿管移行处，第二狭窄处（髂血管前方输尿管），第三狭窄处（输尿管膀胱壁段）（图 7-2-40）。

3. 膀胱结石　膀胱内见点状或团状强回声伴声影，改变体位可移动。

（七）病例分析

李某，男性，46 岁，右侧腰痛 6 小时，伴血尿（图 7-2-41）。

本例超声诊断是什么？

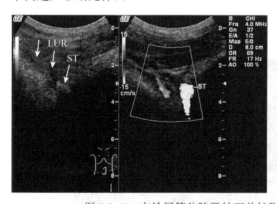
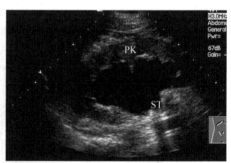

图 7-2-40　左输尿管盆腔段结石并扩张　　图 7-2-41　右侧腰痛伴血尿

（八）练习题

客观题

A 型题

患者，男性，68 岁，尿频、尿急、尿痛、血尿 1 个月。超声特征：充盈的膀胱内可见一强回声光团，后方伴声影，随体位移动而改变位置。本病应诊断为（　　　）

A. 膀胱结石　　　B. 膀胱肿瘤　　　C. 膀胱结核　　　D. 膀胱壁钙化灶　　　E. 伪像

（黄　利）

五、骨与关节创伤的 X 线检查

骨与关节创伤（trauma）是常见病和多发病。尽管目前 CT 和 MRI 都能显示骨关节创伤，但 X 线仍是临床诊断和观察疗效的主要手段。本章介绍国家执业医师资格考试要求掌握的四肢骨折的定义、相关病理基础及 X 线诊断知识。骨折的临床表现及其外科处理等内容不再赘述。

（一）四肢骨折

骨折（fracture）是指骨的连续性中断，包括骨小梁、骨皮质和关节软骨的断裂。创伤性骨折（traumatic fracture）即直接或间接暴力引起正常骨的骨折，是临床上最最常见的骨折类型。本病都有明确外伤史。直接暴力为撞击、坠落、受重压、砸伤等作用于骨；间接暴力则指外力传导、肌肉强烈收缩牵拉骨。前者是主要原因。

1. 临床与病理 骨折后，骨膜下、断端之间、骨髓腔内及附近软组织间隙形成血肿（hematoma）。在骨折后 2～3 天，新生毛细血管侵入血肿，形成成骨性肉芽组织，使血肿机化，称为纤维骨痂。在纤维骨痂的基础上，由成骨细胞活动而生成大量骨样组织，约在 1 周后逐渐转成骨样骨痂。纤维骨痂和骨样骨痂在 X 线片中均不能显示，所以骨折线仍存在。2～3 周后，骨样骨痂以膜内化骨方式形成骨性骨痂。随着骨性骨痂不断增多，骨折连接逐渐稳固。约 3 个月后骨折线消失，达到临床愈合。此后骨折部位还需 1～2 年的改建塑形期，恢复骨组织的结构和强度。

骨折愈合的过程受众多因素影响。年龄大、血供差、感染、软组织损伤、营养状况差及外科处理不当等都是骨折愈合的不利因素，可能造成骨折愈合不良或骨折不愈合。

2. 骨折的分类

（1）根据骨折的原因分为创伤性骨折和疲劳性骨折。

（2）根据骨折的程度分为完全骨折和不完全骨折。

（3）根据骨折线的形态又可分为横行骨折、斜行骨折、螺旋形骨折和粉碎性骨折。肌腱、韧带牵拉造成其与骨的附着点发生骨的撕裂，称为撕脱骨折。

（4）青枝骨折和骨骺损伤，均为儿童骨折的特点。青枝骨折常见于四肢长骨骨干，由于儿童骨内钙盐沉积较少而柔韧性较大，骨折处表现为骨皮质发生皱褶、凹陷或隆起而不见骨折线，属于不完全骨折（图 7-2-42）。骨骺损伤为骺板软骨发生的损伤，也称骨骺分离。部分骨骺损伤继发肢体短缩或成角畸形等后遗症。

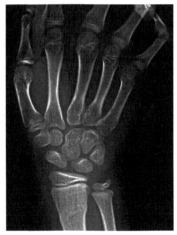

图 7-2-42 青枝骨折

3. 长骨骨折的 X 线表现

（1）骨折的基本 X 线表现：骨折的断端多为不整齐的断面，X 线片上呈不规则的透亮线，称为骨折线。在骨皮质部位显示清楚整齐；在骨松质部位则表现为骨小梁中断、扭曲和错位。

（2）骨折的影像学描述：骨折远侧段向侧方或前后方移位，称为对位不良；骨折远侧段向某一方向倾斜，两段骨骼中轴线交叉成角称为对线不良；骨折两断端相互嵌入，称为嵌入性骨折；骨折远侧段围绕骨纵轴向内或向外旋转，称为旋转移位。

影像学诊断时首先要判断有无骨折，应熟悉各部位正常 X 线表现、先天变异及骨骺闭合之前的 X 线表现；其次要判断骨折移位情况，以骨折近侧段为标准描述远侧段的移位方向；还要观察骨折两段的成角，骨折两段夹角的尖端所指方向即为成角的方向。

4. 诊断与鉴别诊断 根据外伤病史和 X 线片可以诊断出绝大多数骨折，但复杂部位骨折无移位时，平片可能显示不出骨折线而漏诊，此时需借助 CT 或 MRI。籽骨、骨血管沟、骨骺发育异常等解剖因素可能被误诊为骨折，需特别注意。

5. 骨折的合并症和后遗症

（1）延迟愈合或不愈合：骨折经治疗后，若超过一般愈合所需的时间仍未愈合，称为骨折延迟愈合。骨折已半年以上，骨折端仍有异常活动，断端髓腔已被浓密的硬化骨质封闭、变光滑，即为骨折不愈合。

（2）畸形愈合：是指骨折端没有合理复位即发生愈合。

（3）外伤后骨质疏松：疼痛长期不活动可引起失用性骨质疏松，延缓愈合。

（4）骨缺血性坏死：由于创伤时骨折附近的血管断裂，引起骨的缺血性坏死。

（5）创伤性骨关节病：关节软骨损伤后引起关节软骨和软骨下骨质的进一步退行性改变和破坏。

（6）骨化性肌炎：骨折后周围软组织内的血肿处理不当就可经机化而骨化。

（7）感染。

（8）神经、血管损伤。

6. 常见四肢骨折的 X 线表现

（1）肱骨骨折

1）肱骨外科颈骨折：骨折部位发生在解剖颈下 2 ～ 3cm，多见于成人，可分为裂隙样骨折、外展骨折和内收骨折三型，常合并大结节撕脱骨折。

2）肱骨髁上骨折：肱骨髁上较薄弱，易骨折，最常见于 3 ～ 10 岁的儿童。骨折分为两型。①伸直型：远侧段向背侧倾斜，致骨折向掌侧成角，此型多见（图 7-2-43）。②屈曲型：此型较少见，远侧段向掌侧倾斜，致骨折向背侧成角。肱骨髁上骨折经常有旋转移位。

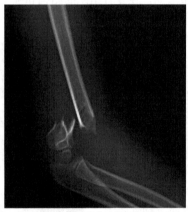 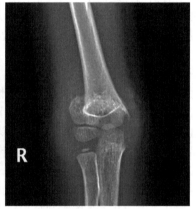

A. 骨折远段向背侧移位；骨折部掌侧成角 B. 骨折远段和近段重叠

图 7-2-43　右肱骨髁上骨折伸直型

（2）前臂骨折

1）柯莱斯骨折（Colles fracture）为最常见的骨折，是指桡骨远端距离关节面 2.5cm 以内的骨折。受伤机制是摔倒时手掌侧保护性触地所致，常伴远侧断端向桡侧、背侧移位和向掌侧成角，使手呈银叉状畸形。骨折线常为横行，有时为粉碎性骨折，并累及关节面（图 7-2-44）。这种骨折常合并尺骨茎突撕脱骨折和尺桡远侧关节脱位。桡骨远端骨骺未闭合前，常发生桡骨远端骨骺损伤。

2）蒙泰贾骨折（Monteggia fracture）系尺骨上 1/3 骨折合并桡骨小头脱位。

3）加莱亚齐骨折（Galeazzi fracture）为桡骨下段（几乎均于中下 1/3）骨折合并尺桡远侧关节脱位。

（3）股骨颈骨折：按骨折是否稳定，股骨颈骨折分为无错位嵌入型骨折和错位型骨折，错位型股骨颈骨折多见

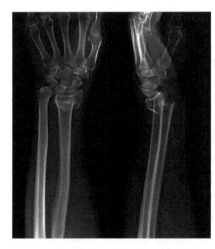

图 7-2-44　左腕柯莱斯骨折

（图 7-2-45）。嵌入型股骨颈骨折比较稳定，但 X 线上不易显示骨折线而容易漏诊。

（4）胫腓骨骨折：胫腓骨以双骨折最多，胫骨单骨折次之，腓骨单骨折少见。胫骨中下 1/3 处骨折，远侧段的滋养动脉中断，骨干骨膜血供不充足，容易延迟愈合，甚至不愈合。

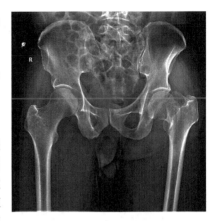

图 7-2-45 左股骨颈骨折

（二）关节创伤

关节创伤包括关节脱位、关节韧带与肌腱损伤和累及关节面的关节内骨折。关节脱位和关节内骨折都有关节软组织的损伤。关节内微小骨折和复杂骨折需借助 CT 显示。关节软骨、肌腱韧带及增厚的滑膜需借助 MRI 显示。关节创伤的 X 线片主要显示关节脱位及同时发生的骨折。本节重点介绍关节脱位的 X 线片诊断。

1. 临床与病理 关节脱位（dislocation of joint）为关节组成骨失去正常对应关系。关节脱位后，关节囊和相关韧带发生挫裂伤，可伴有血管或神经损伤。受累关节常肿胀并出现明显畸形，肢体可缩短或延长。如果脱位时关节内血管断裂，可能发生骨质缺血坏死。陈旧性关节脱位常出现纤维愈合、功能丧失、关节周围骨质增生、韧带骨化等。

2. 关节脱位的类型 根据脱位的程度，可分为脱位（dislocation）或半脱位（subluxation）。

3. 关节脱位的 X 线表现 关节完全脱位 X 线表现为关节组成诸骨的关节面对应关系完全脱离或分离。半脱位 X 线表现为关节间隙失去正常均匀的弧度，分离移位且宽窄不均。关节脱位常合并邻近肌腱附着部的撕脱骨折。球窝关节脱位还常引起关节窝的骨折。X 线片软组织分辨率低，但软组织肿胀、肌肉间脂肪间隙浑浊消失是可以显示的。关节腔内积液和出血后，X 线片中关节间隙密度增高。

4. 常见关节脱位的 X 线表现

（1）肩关节脱位：肩关节是全身活动范围最大、最灵活的关节。但关节盂较浅，关节囊和韧带薄弱松弛，易因外伤而脱位。根据肩关节损伤机制可分为前脱位和后脱位。关节囊前下部缺少韧带和肌腱，故肱骨头前脱位时常同时向下移位，位于关节盂的下方，称为盂下脱位（图 7-2-46）。肩关节脱位常合并肱骨大结节或肱骨外科颈骨折。肱骨头也可以发生上脱位和后脱位。

（2）肘关节脱位：较常见。多因肘关节过伸引起，常为后脱位（图 7-2-47），尺骨与桡骨端同时向肱骨后方脱位，尺骨鹰嘴半脱位脱离肱骨滑车。少数可为侧方脱位和前脱位。肘关节脱位常合并骨折。

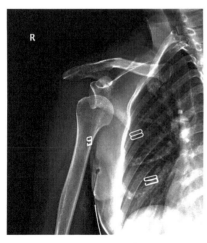

图 7-2-46 右肩关节脱位

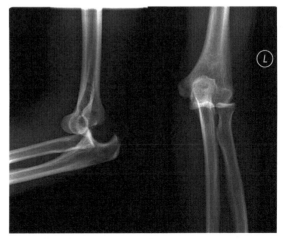

图 7-2-47 左肘关节脱位

六、呼吸系统疾病的 X 线检查

（一）正常胸部X线表现

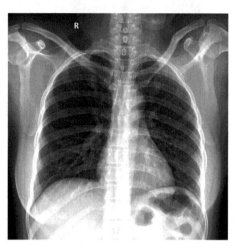

图 7-2-48　正常胸片（女性）

胸部 X 线是呼吸系统疾病诊断的基本检查手段。尽管 CT 检查有着平片无法比拟的优势，但是基于 X 线方便快捷，征象可靠，诊断经验丰富，目前仍然是临床常用的影像学检查项目，也是临床医师应该掌握的基本技能。

正常胸部 X 线影像是胸腔内、外各种组织和器官的重叠影像，熟悉各种影像的正常及变异的 X 线表现是胸部影像诊断的基础（图 7-2-48）。

1. 胸廓

（1）软组织

1）锁骨上皮肤皱褶：与锁骨上缘平行的薄层软组织阴影，厚 3 ～ 5mm，为锁骨上缘皮肤与皮下软组织的投影。

2）胸大肌：在肌肉发达的男性，在两肺中部的外侧形成扇形均匀致密影，下缘呈斜行曲线，由肺野伸向腋部，一般右侧明显。

3）女性乳房和乳头：女性乳房在两肺下野形成半圆形高密度阴影并向外上方伸至腋部。乳头可形成两侧下肺野对称的小圆形致密阴影。

4）伴随阴影：为胸膜在肺尖部的反折处及胸膜外肋骨下的软组织形成，宽 1 ～ 2mm，呈弧形细带状软组织阴影，不可将此阴影误认为胸膜增厚。

（2）骨骼

1）肋骨：起自胸椎两侧。肋骨前端为肋软骨，肋软骨钙化后形成斑点及斑片状的高密度阴影。肋骨可见先天变异，如颈肋、叉状肋和肋骨联合。

2）锁骨：位于两肺上部。锁骨内侧下缘在菱形韧带附着处有一凹陷，称菱形窝，不可误认为骨破坏。

3）胸骨：大部分胸骨与纵隔影重叠，仅有胸骨柄两侧可突出于纵隔阴影之外。容易误诊为淋巴结或肺内病变。

4）胸椎：第 1 ～ 4 胸椎因与气管的透亮阴影重叠故可显示。突出于纵隔阴影之外的胸椎横突易误认为增大的淋巴结。

2. 气管和支气管

（1）气管：位于上纵隔中部，可轻度右偏。

（2）支气管及其分支：两侧主支气管可以显示，但主支气管以下的分支在胸部平片上不能显示。

3. 肺

（1）肺野：为在胸部平片上两侧肺部表现为透明的区域。将一侧肺野纵向分成三等份，分别称为内、中、外带。从第 2、4 肋骨的前端下缘作两条水平线，将肺部分为上、中、下野三部分。

（2）肺门与肺纹理：肺门阴影由肺动脉、肺静脉、支气管和淋巴组织的投影构成，主要成分为肺动脉和肺静脉。左肺门比右肺门通常高 1 ～ 2cm。肺纹理自肺门向外呈放射状分布，逐渐变细。肺纹理由肺动脉、肺静脉组成，主要是肺动脉投影。支气管、淋巴管及少量结缔组织也参与肺纹理的形成。

4. 胸膜　正常胸膜一般不显影。但在胸膜返折处或者叶间裂走行与 X 线行时，胸膜可以显影。叶间胸膜投影分为斜裂和水平裂，呈光滑线状影。

斜裂分隔上、下肺叶,在侧位片上显示。右侧斜裂起自第 5 胸椎水平,左侧斜裂约起自第 3 ~ 4 胸椎平面。斜裂自后上向前下方走行终止于膈面前部。

水平裂位于右肺,分隔右肺上叶和中叶。在正位片上,水平裂在第 4 前肋或第 5 前肋间水平,由肺门向外侧接近水平走行。侧位片上水平裂后端起自斜裂中部,向前且稍向下走行至肺的前缘。

5. 纵隔　一般将纵隔分为前、中、后部及上、中、下部,从而把纵隔分为九个区。中纵隔相当于气管、主动脉弓和心脏的区域,其前方为前纵隔。食管为中后纵隔的分界线。自胸骨柄下缘至第 4 胸椎椎体下缘做一连线,肺门下缘做一水平连线,两线之间为中纵隔,上方为上纵隔,下方为下纵隔。

6. 膈肌　在正位片上,膈肌呈圆顶状。膈与侧胸壁间形成尖锐的肋膈角,其中后肋膈角的位置低而深。通常右膈较左膈高 1 ~ 2cm。平静呼吸时,膈肌运动幅度为 1 ~ 2.5cm,深呼吸时达 3 ~ 5cm,两侧膈肌运动大致对称。

(二)肺部炎症

肺炎(pneumonia)呼吸系统的常见病。X 线检查可为发现病变、确定病变部位和范围、观察病变动态变化提供依据,因而在肺炎的诊断和鉴别诊断中占重要地位。根据肺炎所在部位不同可分为实质性肺炎和间质性肺炎。实质性肺炎可分大叶性肺炎和小叶性肺炎。根据炎症类型又可分为渗出性炎症和化脓性炎症。对于临床有价值的分类法是按病原菌做出病因分类,但病因分类比较困难。

1. 大叶性肺炎(lobar pneumonia)　为细菌引起的急性肺部炎症,主要致病菌为肺炎球菌。本病多见于青壮年,由于医疗条件的改善和抗生素的使用,现在典型的大叶性肺炎较少见。

(1)临床与病理:临床上起病急,以突然高热、恶寒、胸痛、咳嗽、咳铁锈色痰为临床特征。实验室检查示白细胞总数及中性粒细胞计数明显增高。

炎性渗出主要在肺泡,而支气管及间质很少有改变。其病理改变可分为 4 期。①充血期:肺泡壁毛细血管扩张、充血,肺泡腔内有浆液性渗出液。炎性渗液及细菌经细支气管及肺泡壁上的肺泡孔扩展到邻近肺泡而使炎症区扩大;②红色肝样变期:肺泡腔内有大量纤维蛋白及许多红细胞渗出物,使肺组织实变,切面呈红色肝样;③灰色肝样变期:肺泡腔内红细胞减少而代之以大量的白细胞,肺组织切面呈灰色肝样;④消散期:在发病 1 周后肺泡内的炎性渗出物被吸收,肺泡腔重新充气。

(2)X 线表现

1)充血期:由于很多肺泡尚充气,往往未明显异常征象或仅见局部肺野透亮度减低。

2)红色肝样变期及灰色肝样变期:表现为大片状均匀致密阴影,形态与肺叶的轮廓相符合。由于实变肺组织与含气的支气管相衬托,其内有时可见透亮的支气管影,称空气支气管征或支气管气相。病变可局限在肺叶的一部分或某一肺段(图 7-2-49)。

3)消散期:表现为实变阴影的密度逐渐降低,病变呈散在的、大小不一和分布不规则的斑片状阴影。进一步吸收后病变区出现条索状阴影,其后仅见增粗的肺纹理,逐渐恢复正常。

(3)鉴别诊断:对多数不典型的大叶性肺炎,X 线片上需要鉴别下列疾病:

1)浸润型肺结核:患者有结核中毒症状,病程较长,变化慢。病变多见于上肺,病灶内常可见处于不同病理时期的基本病变(渗出性病变、增殖性病变、纤维化、钙化和空洞等)以及肺结核沿支气管在其他肺组织播散的征象。

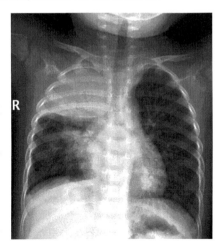

图 7-2-49　右肺上叶大叶性肺炎

2）阻塞性肺不张：缺乏急性炎症中毒症状。肺门增大，可见肿块影。支气管含气征象消失。鉴别困难时可借助 CT 显示支气管阻塞原因。

2. 支气管肺炎（bronchopneumonia） 又称小叶性肺炎。病原体可为细菌性，亦可为病毒性，以细菌性比较常见。多见于婴幼儿、老年人及极度衰弱的患者，或为手术后并发症。

（1）临床与病理：临床上有发热、咳嗽、呼吸困难及胸痛等症状；胸部听诊有中、小水泡音。发生于极度衰竭的老年人时，体温可不升高，血白细胞计数也可不增多。

炎症起自支气管和细支气管。炎症以小叶支气管为中心，经过终末细支气管延及肺泡。细支气管炎易导致不同程度的阻塞，引起小叶性肺气肿或肺不张。

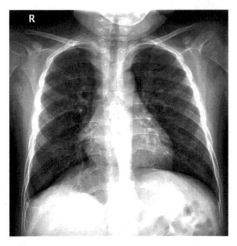

图 7-2-50　双侧支气管肺炎

（2）X 线表现

1）肺纹理增强，边缘模糊。

2）斑片状阴影：病灶沿支气管分布，呈斑点状或斑片状密度增高阴影，边缘较淡且模糊不清，小斑片状阴影或融合成片状甚或大片状（图 7-2-50）。

3）肺气肿：支气管炎性阻塞时，可引起代偿性肺气肿，表现为肺野透亮度增高。

4）空洞：炎症液化坏死可形成空洞，表现为斑片状阴影中可见环形透亮影。

（3）鉴别诊断

1）不同病原菌引起的支气管肺炎：仅根据 X 线等影像学表现，难于鉴别支气管肺炎的病原性质。

2）浸润型肺结核：病灶多见于上肺，病灶内常可见处于不同病理时期的基本病变（渗出性病变、增殖性病变、纤维化、钙化和空洞等）是鉴别要点。

3. 间质性肺炎（interstitial pneumonia） 系肺间质的炎症，可由细菌或病毒感染所致，以病毒感染所致者较多见。小儿较成人多见。

（1）临床与病理：间质性肺炎的临床表现有发热、咳嗽、气急发绀等，而呼吸系统体征较少。

炎症主要累及支气管周围和肺泡间隔等肺间质，而肺泡则很少或不被累及。肺间质内有水肿和淋巴细胞的浸润。病变常广泛累及两肺各叶。

（2）X 线表现

1）肺纹理增重，纹理边缘模糊，以两肺下野明显。

2）网状及小点状阴影：网状阴影是肺间质性炎症的重叠影像，此征象可与肺纹理增重模糊并存，病变多分布于两肺下野及肺门周围。

3）肺气肿：由于细小支气管炎症性梗阻而发生两肺弥漫性肺气肿。可见两肺野透过度增高，两膈肌低平，活动度减弱。

（3）鉴别诊断：间质性肺炎通常比肺泡渗出为主的肺炎诊断困难。X 线片中与其他间质性病变（如结缔组织疾病、尘肺、朗格汉斯细胞组织细胞增生症和结节病等）可有相似征象。需结合病史、借助实验室检查和高分辨率 CT 鉴别诊断。

4. 肺脓肿（lung abscess） 是化脓性细菌所引起的破坏性炎症。液化、坏死和排出坏死物后形成空洞为其特点。

（1）临床与病理：急性肺脓肿起病急，有高热、寒战、咳嗽、胸痛等症状。发病后 1 周左右可有大量脓臭痰咳出，全身中毒症状明显。慢性肺脓肿以咳嗽、脓痰或脓血痰及胸痛为主要表现，白细胞总数可无明显变化。

化脓性炎症引起肺组织坏死，坏死物液化可排出，有空气进入其内形成空洞。急性肺脓肿的空洞周围有较厚的炎性浸润。靠近胸膜的肺脓肿可刺激胸膜使其增厚或产生胸腔积液。若急性期治疗有效，脓液顺利排出，空洞逐渐缩小而闭塞，周围炎症吸收消退；若肺脓肿迁延不愈，大量肉芽组织和纤维组织增生，使洞壁纤维化性增厚而形成慢性肺脓肿。

（2）X线表现

1）化脓性炎症早期，呈大片状致密阴影，密度较均匀，边缘模糊。

2）坏死物排除后形成空洞，空洞内壁光滑或高低不平，洞内可见液平面。

3）急性肺脓肿可伴有胸腔积液或胸膜增厚，也可破入胸腔而引起脓胸或脓气胸。

4）急性肺脓肿向慢性过渡时，外围炎症逐渐吸收，脓肿外缘和内壁逐渐变清楚。

5）病变好转时肺脓肿空洞内容物及液平面逐渐减少、消失（图7-2-51）。

（3）鉴别诊断

1）在肺脓肿形成空洞之前，需与大叶性肺炎进行鉴别。大叶性肺炎按肺叶分布，肺脓肿则可跨叶分布。CT增强检查显示中央相对低密度和强化明显的脓肿壁。

2）慢性肺脓肿空洞与肺结核空洞鉴别。结核空洞内多无气液平面，周围常有结核播散灶。

3）慢性肺脓肿空洞与肺癌空洞鉴别。肺癌空洞壁厚薄不均，内壁呈结节状凹凸不平，外缘可见分叶征和毛刺征等肿瘤征象。

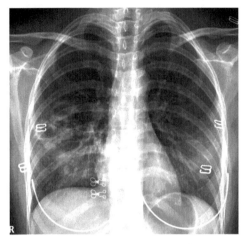

图7-2-51 右肺多发性脓肿

（三）肺结核

肺结核（pulmonary tuberculosis）是由结核杆菌在肺内所引起的慢性传染性疾病，是呼吸系统常见病。肺结核的诊断主要以临床症状、体征、痰培养及胸部影像学检查为依据。本章将重点介绍浸润性肺结核的X线诊断。

1. 临床与病理 肺结核的临床表现有咳嗽、咯血及胸痛。此外尚有低热、盗汗、乏力、食欲减退和明显消瘦等全身中毒症状。痰检找到结核菌或痰培养阳性及纤维支气管镜检查发现结核性病变是诊断肺结核的可靠根据。结核菌素试验阳性有助于小儿肺结核的诊断。肺结核可伴有颈淋巴结结核、骨与关节结核等肺外结核。

肺内基本病变：①渗出性病变，系由炎症细胞和渗出液充盈肺泡和细支气管所造成；②增殖性病变，渗出性病灶如不吸收，则形成结核性肉芽组织，成为增殖性病灶。增殖性病灶须经纤维化才能愈合；③变质性病变，渗出性病灶如迅速发展或相互融合而干酪化即形成干酪性病变。干酪性病变易产生液化，形成空洞，并沿着支气管播散。渗出性病变、增殖性病变及变质性病变常同时存在于同一个病灶内，而以其中某一种为主，此为继发型肺结核的影像学特点。

目前结核病分为以下五类：

Ⅰ型：原发型肺结核，为初次结核感染所致的临床病症，包括原发综合征和胸内淋巴结结核。

Ⅱ型：血行播散型肺结核，包括急性粟粒型肺结核和亚急性或慢性血行播散型肺结核。

Ⅲ型：继发型肺结核，为肺结核中的一个主要类型，包括渗出浸润为主型、干酪为主型和空洞为主型肺结核。

Ⅳ型：结核性胸膜炎，为临床上已排除其他原因引起的胸膜炎，包括结核性干性胸膜炎、结核性渗出性胸膜炎和结核性脓胸。

Ⅴ型：其他肺外结核，按部位及脏器命名，如骨结核、肾结核、肠结核及结核性脑膜炎等。

2. 原发型肺结核（ primary pulmonary tuberculosis ） 为初次感染结核，常见于儿童或青年。

（1）原发综合征：肺部原发灶、局部淋巴管炎和所属肺门淋巴结炎三者合称为原发综合征。

（2）胸内淋巴结结核：原发综合征的肺内病灶减少或吸收后，仅见肺门或纵隔淋巴结增大。

　　原发病灶在 X 线表现为斑片状或大片状影，边缘模糊。肺门淋巴结肿大为结核性淋巴结炎。在两者之间可见条索状阴影，即为淋巴管炎。三者形成"哑铃状"（图 7-2-52）。

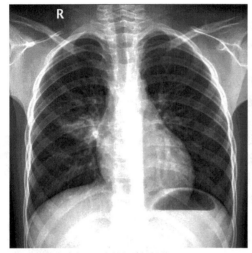
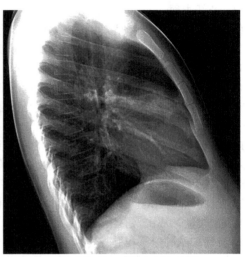

右肺中叶原发灶与肺门重叠　　　　　　　　　　中叶原发灶与肺门之间的条索显示清楚

图 7-2-52　　右肺上叶原发型肺结核

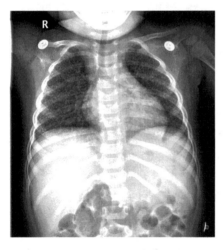

图 7-2-53　急性粟粒型肺结核

　　3. 血行播散型肺结核　结核杆菌进入血液循环则可引起血行播散型肺结核（hematogenous pulmonary tuberculosis），可分为急性粟粒型肺结核和亚急性或慢性血行播散型肺结核。

　　（1）急性粟粒型肺结核（acute miliary pulmonary tuberculosis）：X线表现为两肺弥漫分布的粟粒样大小的结节状阴影。其特点为病灶分布均匀、大小均匀和密度均匀，即所谓"三均匀"（图 7-2-53）。

　　（2）亚急性或慢性血行播散型肺结核（subacute or chronic hematogenous disseminated pulmonary tuberculosis）：X线表现为多发粟粒样阴影，分布不均匀、大小不均匀、密度不均匀，即所谓"三不均匀"。

　　4. 继发型肺结核（secondary pulmonary tuberculosis）是肺结核中最常见的类型，大多见于成人，包括浸润型肺结核、干酪样肺炎及慢性纤维空洞型肺结核。

　　（1）浸润型肺结核（infiltrative pulmonary tuberculosis）：为成人最常见的继发型肺结核。由于机体的抵抗力降低，使得体内潜伏在病灶的结核菌再度活动，或外源性结核菌再感染形成浸润型肺结核。常见病理改变为肺内的炎性浸润。病变的外周部为渗出性炎症；中央部位可有干酪样坏死。当纵隔或肺门淋巴结结核破溃，大量的结核菌及干酪样物质经支气管进入肺内形成肺叶、肺段或小叶范围的干酪样肺炎。X 线或 CT 影像表现可初步判断结核是否具有活动性（图 7-2-54）。

　　X 线表现：①病变好发于上叶尖段、后段及下叶背段，尤其是上叶尖后段多见；②可单发或多发，局限于一侧或两侧肺尖和锁骨下区；③X 线片中病灶多呈斑片状或云絮状阴影，边缘模糊。病灶密度不均匀，既可见密度减低区，为病灶溶解、空洞形成，也可见密度较高的硬结及钙化灶；④病灶中还可见斑点状、空洞及条索状等多种形态的阴影。小结节阴影直径为几毫米至 1 cm 大小，边缘比较清楚；空洞表现为斑片阴影中的低密度区，或为边缘清楚的薄壁或厚壁空洞，以薄壁空洞多见。空洞周围有结节及条索状的卫星灶；⑤病灶可沿支气管播散到其他肺野，呈大小不等的斑点状或斑片状影。

（2）干酪性肺炎（caseous pneumonia）和结核球（tuberculoma）：干酪性肺炎实为肺组织的干酪样坏死性肺炎。X线表现为肺叶实变，轮廓较模糊，与大叶性肺炎相似，以上叶多见，可经支气管播散至下肺。结核球是干酪性病变被纤维组织包围而成的球形病灶。好发于上叶尖后段与下叶背段。X线表现：呈圆形或椭圆形，轮廓光滑，大小多为2～3cm，单发多见。少数者可略呈切迹很浅的分叶状，密度较高且较均匀，但其内的干酪样物质可液化并经支气管排出后形成空洞。空洞形态不一，以厚壁多见。

（3）慢性纤维空洞型肺结核（chronic fibro cavernous pulmonary tuberculosis）：由浸润型肺结核迁延不愈发展而来。肺内存在多种病理改变。X线表现包括渗出、增殖、干酪样坏死、空洞、纤维化和钙化等。由于广泛的纤维收缩，常使患侧肺门上提，肺纹理垂直向下呈垂柳状。

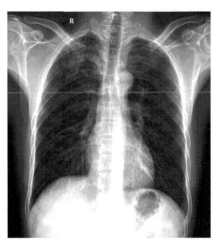

图7-2-54　右肺上叶浸润型肺结核

5. 结核性胸膜炎（tuberculosis pleuritis）　分为原发型或继发型结核。前者多系邻近胸膜的肺内结核灶直接蔓延所致，后者也可以是弥散至胸膜的结核菌体蛋白引起的过敏反应。临床上分为干性及渗出性结核性胸膜炎。X线片中干性胸膜炎显示肋膈角变钝，膈肌活动受限，也可无异常发现。渗出性结核性胸膜炎显示为游离性胸腔积液。

（四）肺癌

肺癌（lung cancer）是最常见的恶性肿瘤之一。影像学检查的目的在于疾病诊断、制订治疗计划及观察治疗效果。X线是肺癌最重要的影像学检查手段之一。CT检查用于肺癌的鉴别诊断及分期，也是早期发现和确诊的重要方法。本章重点介绍肺癌的X线诊断。

肺癌的主要临床表现为咯血、刺激性咳嗽和胸痛。间断性痰中带有少量血丝是本病的重要临床表现。中央型肺癌的临床症状较周围型肺癌出现早而明显。

根据肿瘤的发生部位，肺癌分为中央型、周围型和弥漫型。

1. 中央型肺癌　中央型肺癌是指发生于肺段或肺段以上支气管的肺癌，主要为鳞状上皮癌、小细胞癌、大细胞癌及类癌。中央型肺癌形成支气管内部和周围肿块，引起支气管狭窄或梗阻，发生阻塞性肺气肿、阻塞性肺炎及阻塞性支气管扩张。支气管阻塞可因肺内气体完全吸收而发生阻塞性肺不张。

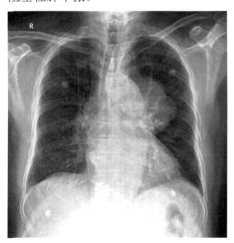

图7-2-55　左肺中央型肺癌

（1）中央型肺癌的X线表现

1）早期中央型肺癌：①可能没有任何异常表现；②阻塞性肺炎：出现斑片及条索状阴影；③阻塞性肺不张：出现肺叶或肺段的肺不张阴影。

2）进展期肺癌

A.直接征象：即肿瘤瘤体征象。肺门肿块阴影常位于一侧肺门，突向肺野，边缘清楚（图7-2-55）。如果与邻近阻塞性肺炎或阻塞性肺不张阴影分界不清或重叠，则肺门区肿块阴影边缘模糊不清，难以识别（图7-2-56）。

B.间接征象：即支气管阻塞征象。

a.阻塞性肺炎：表现为局限性斑片状阴影或肺段、肺叶实变阴影（图7-2-56）。

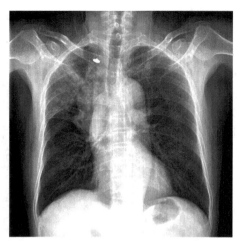

图 7-2-56 右肺中央型肺癌

b. 阻塞性肺气肿：表现为肺叶体积增大，透明度增加，肺纹理稀疏。

c. 阻塞性支气管扩张：表现为肺叶或肺段范围内的带状及条状阴影。

d. 阻塞性肺不张：提示发生支气管完全阻塞。可发生于一个肺段、肺叶或一侧肺。右上叶肺不张时，肺叶体积缩小并向上移位，其凹面向下的下缘与肺门肿块向下隆起的下缘相连，形成反置的或横置的 S 状，称为反 S 或横 S 征。

（2）中央型肺癌转移表现

1）中央型肺癌转移到邻近的肺门淋巴结引起肺门阴影增大。

2）纵隔淋巴结转移引起纵隔阴影增宽。

3）胸腔积液、肋骨破坏及心包积液等。

（3）中央型肺癌的鉴别诊断

1）肺炎或浸润型肺结核与中央型肺癌阻塞性肺炎：前者支气管无狭窄，CT 有助于显示。后者常伴有肺门纵隔淋巴结增大。

2）炎性或结核性肺不张与中央型肺癌阻塞性肺不张：炎症和结核导致的肺不张无肺门肿块。结核性肺不张可见含气支气管，常见支气管扩张和钙化。中央型肺癌常伴有肺门纵隔淋巴结增大。

2. 周围型肺癌

周围型肺癌是指肿瘤发生于肺段以下支气管的肺癌。组织学类型主要为肺腺癌。

（1）周围型肺癌的 X 线表现

1）早期肺癌：①肺内 2 cm 以下的结节阴影，有分叶，边缘模糊；②磨玻璃密度小片状阴影。

2）进展期肺癌：①肿瘤多在 3cm 以上。小泡征为肿瘤内残留少量正常肺组织导致的小点状低密度区；②肿瘤密度一般比较均匀（图 7-2-57）。较大的肿瘤可形成空洞。癌性空洞的特点为偏心性厚壁空洞，内缘凹凸不平；③多数肿瘤的边缘毛糙，显示分叶征；④肿瘤侵犯支气管引起阻塞性肺炎，表现为肿瘤周围的斑片状阴影；⑤胸膜改变 瘤体内的瘢痕组织牵拉邻近的脏层胸膜引起胸膜凹陷征，表现为肿瘤与胸膜间的线形或幕状阴影。

（2）周围型肺癌转移表现

1）肺内多发结节影。

2）肺门和纵隔淋巴结肿大。

3）胸腔或心包积液、胸膜结节及胸椎及肋骨骨质破坏等。

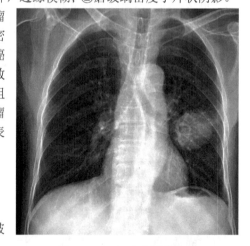

图 7-2-57 左肺周围型肺癌

（3）周围型肺癌的鉴别诊断

1）结核球：特点为边缘光滑清楚，无分叶或分叶较浅，可有点状或斑片状钙化及卫星灶；而周围型肺癌的特点是有空泡征，边缘毛糙，有分叶征和胸膜凹陷等。CT 诊断正确率要显著高于 X 线片。

2）错构瘤：良性病变，边缘光滑清楚，有浅分叶或无分叶，病变内有脂肪及钙化。CT 诊断正确率要显著高于 X 线片。

3. 弥漫型肺癌 弥漫型肺癌是指肿瘤在肺内弥漫性分布。肿瘤可为多发结节型，表现为沿淋巴管蔓延的粟粒大小的结节。也可表现为肺炎型，即癌组织导致一叶或多叶肺实变，大体病理形态类似大叶性肺炎。

（1）弥漫型肺癌的 X 线表现

1）两肺多发弥漫结节，呈粟粒大小至 1 cm 不等。

2）两肺多发斑片状阴影。

3）肺叶、段的实变影像。

（2）弥漫型肺癌的鉴别诊断：该型肺癌与肺炎鉴别困难。病变经抗感染治疗不吸收，有淋巴结肿大，均有助于与肺炎鉴别。

（五）肺转移瘤

肺是转移瘤的好发部位。头颈部、乳腺、消化系统、肾、睾丸、骨等部位的恶性肿瘤均易转移到肺部。

肺转移瘤的转移途径主要有血行和淋巴道转移。血行转移最为常见，到达肺小动脉及毛细血管的瘤栓浸润并穿过血管壁，在周围间质及肺泡内生长，形成转移瘤灶。淋巴道转移肿瘤细胞穿过血管壁侵入周围淋巴管，在淋巴管内形成多发的小结节病灶，并通过淋巴管向肺部播散。

临床上患者一般先有原发肿瘤的临床表现，也有些患者在临床上无特殊表现。较大及较广泛的病变可引起咳嗽、呼吸困难、胸闷、咯血和胸痛等。

1.X 线表现

（1）两肺多发结节及肿块阴影，以两肺中下肺野常见。

（2）瘤体伴出血可出现"晕圈征"。

（3）淋巴道转移表现为网状及多发细小结节阴影。

（4）纵隔、胸膜、胸壁向肺内直接侵犯表现为原发肿瘤邻近的肺内肿块。

2.鉴别诊断　同时具有原发肿瘤和肺内结节时诊断不难。有时需要与肺结核、肺真菌病、结节病等鉴别。

（六）气胸

气胸（pneumothorax）是指空气进入胸膜腔，改变了胸膜腔的负压状态，肺可部分或完全被压缩。空气进入胸膜腔的途径是壁层胸膜或脏层胸膜破裂。

1. 临床与病理　气胸产生的机制主要为两个方面，一是肺组织本身存在病变，如肺气肿、肺结核等，导致肺表面的脏层胸膜破裂。无明显的肺或支气管病史，在突然用力时使胸膜腔内压突然升高，致肺泡及脏层胸膜破裂形成气胸，称为自发性气胸。二是胸壁外伤或医疗行为使气体通过壁层胸膜进入胸膜腔。

若胸膜裂口呈活瓣样，气体只进不出或易进难出，称为张力性气胸。如果胸膜腔内气体与液体并存则称为液气胸。

气胸及液气胸的主要临床表现为突发的呼吸困难及胸痛。

2.X 线表现

（1）进入胸膜腔的气体呈低密度，内部完全没有肺纹理阴影，与压缩的肺组织和胸壁对比明显。如果胸膜腔没有胸膜粘连，站立位时游离的气体位于胸膜腔顶部或胸膜腔上部。肺尖部少量游离气体容易漏诊。

（2）肺组织受压萎缩。内部透光度减低，密度较高的肺组织与胸膜腔内气体之间可见边缘光滑的肺缘，是诊断气胸的可靠征象（图 7-2-58）。

（3）胸膜腔内游离气体量不同，肺组织压缩程度不同。肺收缩的方向朝向肺门。大量气胸时单侧肺叶可完全收缩于肺门，呈边缘清晰的肿块样外观。

（4）患侧胸腔扩张，肋间隙增宽，横膈受压下移，纵隔

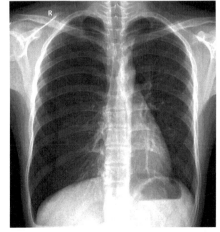

图 7-2-58　右侧气胸

向健侧移位。

3. 诊断与鉴别诊断 气胸主要需与肺大疱鉴别。肺表面肺大疱虽也可类似张力性气胸，体积可逐渐增大，但增大的速度很慢，只能在随访中发现。肺大疱位置固定，一般不随体位变化而变化。CT 有助于鉴别诊断。

（七）胸腔积液

多种疾病可累及胸膜产生胸腔积液（pleural effusion），病因不同，液体的性质也不同。X 线检查能明确积液的存在，但难以区别液体的性质。胸腔积液因液量多少和所在部位的不同，而有不同的 X 线表现。

胸腔积液按照积液位置及周围胸膜情况分为游离性胸腔积液、包裹性胸腔积液、叶间积液和肺底积液。本节重点介绍游离性胸腔积液。

游离性胸腔积液指患侧肺与侧胸壁之间的脏、壁层胸膜之间没有粘连，液体自由地积聚在胸膜腔。

1. X 线表现

（1）少量积液：液体首先聚积于后肋膈角，故站立后前位检查难以发现，需使患者向一侧倾斜达 60°或取患侧在下的水平投照，才能发现液体沿胸壁内缘形成窄带状均匀致密影。液体量在 300ml 以上时，侧肋膈角变平变钝。

（2）中量积液：液体量较多时，由于液体的重力作用而积聚于胸腔下部的肺周围，表现下肺野均匀致密，肋膈角完全消失，膈面不清。由液体形成的致密影的上缘呈外高内低的斜行弧线，此弧线是由于胸腔内负压状态，液体的重力、肺组织的弹性、液体的表面张力等作用所致。实际上液体的上缘是等高的，但液体的厚度是上薄下厚，液体包绕肺的周围，当摄影时，胸腔外侧处于切线位，该部液体厚度最大，因而形成外侧和下部密度高，内侧和上部密度低（图 7-2-59）。

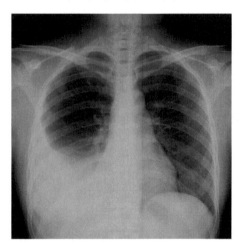

图 7-2-59　右侧胸腔中量积液

（3）大量积液：患侧肺野均匀致密。有时仅见肺尖部透明，纵隔向健侧移位，肋间隙增宽。

2. 诊断与鉴别诊断

（1）一侧肺不张：患侧肺野致密，同侧胸廓和肋间隙变窄，膈面升高，纵隔向患侧移位。

（2）一侧毁损肺：患侧肺野致密，由于存在基础病，内部密度可能不均匀。

（3）一侧肺实变：患侧肺野致密，由于肺容积无明显改变，患侧胸廓和肋间隙无明显变化，纵隔无明显移位。

七、循环系统疾病的 X 线检查

当代影像设备在循环系统疾病检查中发挥着极为重要的作用。超声技术成为心脏疾病首选的检查手段，但是胸部平片作为心脏大血管疾病的一项成熟检查技术，能够较好地反映心脏解剖结构的改变和血流动力学特点，是认识循环系统疾病影像学表现的基础。

（一）心脏大血管的正常X线表现

在胸部平片上，心脏和大血管只能借助含气肺组织的对比才能显示出来。心脏有左、右心房及左、右心室四个心腔。右心偏前，左心偏后。心房位于心室的后上方。心脏和大血管在平片上的投影彼此重叠，仅能显示各房室和大血管的轮廓，不能见到其内部结构和分界。为了尽可能立体地辨认心脏和大血管的形态、位置和大小，通常选用不同投照体位进行观察。各种体位的正常心脏大血管X线表现如下：

1. 后前位 心脏右缘上段为上腔静脉与升主动脉的复合投影；下段为右心房，右心房构成心脏大血管右缘的下1/2。左心缘上段为向外突起的主动脉结；中段平直或轻度凹陷，为肺动脉段，又称心腰，由肺动脉干外缘或部分左肺动脉构成；下段最长且明显向左隆突，由左心室构成。左心缘下端为心尖部，成锐角或垂直与膈面相接（图7-2-60）。

2. 右前斜位 心影前方为右心室构成的心缘，向上与肺动脉段相接；心影的后方左、右心房上下排列，难以分清其界线，最下端有时可见下腔静脉影。食管吞钡时受主动脉、左主支气管及左心房压迫形成三个压迹。心前缘与胸壁之间有三角形透明区，称心前间隙或胸骨后区。右前斜位主要用于观察左心房、肺动脉主干和右心室漏斗部。

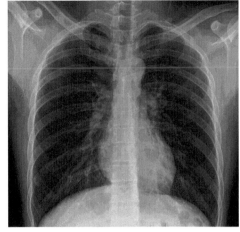

图7-2-60　正常斜位心

3. 左前斜位 该位置X线束与室间隔接近平行，两心室前后分布，几无重叠。前方的心缘为右心室，向上为肺动脉主干与主动脉；心后缘上段为左心房，下段为左心室。此位置也可见心前间隙。该位置主要观察左右心室、右心房和全部胸主动脉。对于显示左肺动脉、左心房及其与左主支气管的关系也有重要价值。

4. 左侧位 心影的前缘下段为右心室；上段为右心室流出道与肺动脉主干，然后与主动脉重叠。心影的后缘上段为左心房，下段为左心室。在胸骨后右心室前有一倒三角形透亮影，即心前间隙。

（二）心脏各房室增大的X线表现

判定心脏增大的最简单的方法为心胸比率法。心胸比率是正常吸气状态下心影最大横径与胸廓肋骨内缘之间最大横径之比。正常成人心胸比率为0.5。轻度、中度、重度心脏增大的心胸比率分别为0.51～0.55、0.56～0.60和70.6。心胸比率易受其他因素影响，如呼吸、肥胖等。

1. 左心室增大 常见于心肌病变、主动脉瓣关闭不全或狭窄、二尖瓣关闭不全及部分先天性心脏病如室间隔缺损、动脉导管未闭等。

（1）后前位左心室段延长，心尖向下向左延伸。

（2）左前斜位左心室段向后向下突出，与脊柱重叠，即使旋转60°时，仍不能分离。

（3）侧位食管和左心室段之间的正常三角形间隙消失，心后间隙变窄。

2. 右心室增大 常见原因为肺动脉狭窄、肺动脉高压、房间隔缺损和法洛四联症等。

（1）后前位心脏横径增大，心室膈面增宽、心尖圆凸。

（2）右前斜位肺动脉段和漏斗部隆起；右心室段前缘呈弧形前突，心前间隙变窄。

（3）左前斜位心前缘下段向前膨隆，心前间隙下部变窄。

（4）侧位心前缘与前胸壁的接触面增大。

3. 左心房增大 主要原因为二尖瓣病变、心肌病变等。左心房增大时，除向左右两侧突出外，向上还可压迫气管和支气管，向后推压食管。

（1）后前位左心房增大时，位于肺动脉段与左室段之间左心房耳部膨凸。一般情况下，左心房扩大主要向右侧膨凸，在心底部形成双重密度或突出右心缘形成双重边缘即所谓的"双房影"；向上则使气管隆嵴角度开大。

（2）右前斜位食管中段受压、移位。

（3）左侧位（吞钡）食管中段受压、移位，为临床上常用的体位。

（4）左前斜位气管隆嵴角度开大，严重者左主支气管抬高，甚至呈水平位。

4. 右心房增大　可见于房间隔缺损等，但多为继发性改变如右心衰竭、三尖瓣关闭不全等。

（1）后前位心右缘下段向右膨隆；明显增大时，常伴上腔静脉增宽。

（2）左前斜位心前缘上段膨隆，超过心前缘长度一半。

（三）心影增大及其外形的变化

部分心腔的增大，分别称为单发性和多发性心腔增大。四个心腔都有增大称全心或普遍增大。由于不同心腔的增大，心脏位置的异常和大血管的病变或继发改变，使心脏阴影呈现不同的外形。在 X 线诊断中，识别心脏大血管外形很重要。

1. 二尖瓣型心脏　又称梨形心。通常反映右心负荷增重或以其为主的心腔变化。右和（或）左心缘不同程度扩大，心尖上翘。因右心室增大向左后方推移左心室，致肺动脉段凸出，心腰丰满或弧形突出。同时主动脉弓近乎轴位前后重叠，使主动脉结影缩小（图 7-2-61）。此型常见于二尖瓣狭窄、房间隔缺损及各种病因所致的肺动脉高压等。

2. 主动脉型心脏　通常反映左心负荷增重或以其为主的心腔变化，左室段延长，心尖下移。因左心室增大并向右推移右心室，致主动脉弓开大，升主动脉右凸，主动脉结影增宽。同时肺动脉段及圆锥部向右转入纵隔影内，心腰凹陷（图 7-2-62）。此型常见于主动脉瓣疾病、高血压性心脏病或扩张型心肌病等。

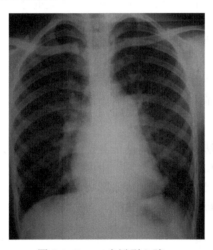

图 7-2-61　二尖瓣型心脏

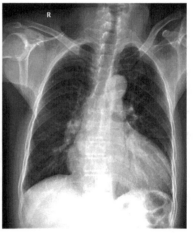

图 7-2-62　主动脉型心脏

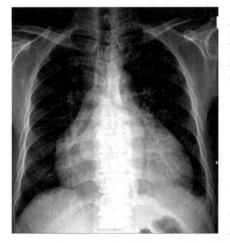

图 7-2-63　普大型心脏

3. 普大型心脏　心影比较对称地向两侧增大，肺动脉段平直，主动脉结多属正常（图 7-2-63）。为左、右心负荷均增加的心腔变化，或为心包积液、纵隔肿物等心外因素所致。常见于累及全心的心肌损害、大量心包积液或风湿性多瓣膜损害等。

八、消化系统疾病的影像学检查

（一）正常腹部平片

腹部 X 线片应包括整个腹部。上界可见双侧膈顶部，下界包括耻骨联合，侧缘包括两侧侧腹壁。腹部脏器密度差小，平片难以清晰分辨，但由于部分脏器有脂肪包绕，所以在平片上有时可以显影。需强调的是要获得高质量的腹部平片需首先清洁肠道，否则大量肠内容物将明显影响腹部脏器的显示（图7-2-64）。

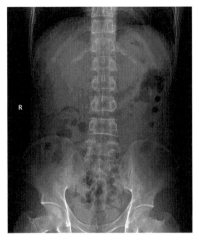

图7-2-64　正常腹部平片

肝脏位于右上腹部，呈均等致密阴影。肝左叶可达剑突下，有时可越过腹中线达胃底小弯侧，有时含气的胃底可以显示肝左叶边缘。肝脏的右外侧缘紧靠右胸壁。下缘可达右肋腹部，略靠前肋弓下方。肝脏上缘与右膈面相靠近，二者影像不可分开。偶尔可见膈下脂肪层形成一透明带，使肝脏顶部与膈分开。肝脏下缘周围有一透明间隙，因局部脂肪丰富，可使右肝叶下缘即肝三角清晰显示。系结肠肠腔有时位于横膈与肝脏之间，则称为间位结肠。

脾位于左膈下，靠近左外侧胸壁，长12～14cm。下极位于第12肋骨下方。脾周围脂肪较多时，一般较易显示其内侧及下方的轮廓。脾下缘在正常情况下清晰可见。

胰腺位置较深，在腹部平片上不能显示。肾脏位于第12胸椎至第3腰椎水平之间，呈"八"字形位于脊柱两侧。在肾周脂肪较多时，可见肾脏轮廓。正常肾脏密度均匀，外缘光整，内缘中部稍内凹，为肾门所在。

胃肠道显示与含气情况有关：①胃内气体在仰卧位时均匀地分布在胃体及胃窦部，立位时充盈在胃底部，凭借气体，大致可显示胃的轮廓；②十二指肠球部在立位时，有时可见一小液面；③在正常情况下，小肠很少有气体停留，一般气体经胃、十二指肠、小肠到达结肠的时间在20～30分钟。因此在检查的过程中可能有一小段小肠充以气体，但小肠内径正常，多小于3～4cm。在立位观察时，有时可见小液面形成，短时间可消失，应认为是正常现象。空肠位于左上腹，空肠上段有较密集的弹簧状皱襞，越往下皱襞越稀疏。回肠位于下腹中部和右侧部，肠径窄，环状皱襞少；④结肠具特有征象，内径宽，可有气体及粪便。盲肠及升结肠位置较固定，靠近右侧腹壁，易观察。横结肠及乙状结肠肠系膜较长，移动性较大。结肠和小肠在X线片上的区分很重要。结肠袋的特点是每一结肠袋之间距离较宽，形状呈长方形，两个结肠袋之间有肠壁浆膜层切迹。

条件良好的平片，两侧胁腹部脂肪能清晰显示。正常可见四条透明线，在一般情况下也可见到两层，一是皮下脂肪层，二是腹膜外脂肪层，这两层脂肪较厚，易观察。腹膜外脂肪层向上可达到肝脏下方，向下可达到髂窝。腹膜炎腹水时腹膜外脂肪线显示不清。

（二）消化道钡剂造影方法

由于缺乏对比，普通X线检查对胃肠道疾病的诊断价值有限。消化道钡剂造影是常用而有效的检查，尤其对于内镜无法到达的小肠。胃肠道造影所用的造影剂是硫酸钡。钡的原子量高，不易被X线穿透，在胃肠道内与周围组织形成鲜明对比。硫酸钡为白色粉末，不溶于水，不被胃肠道吸收，不引起中毒或过敏反应。但有胃肠道穿孔时禁用。

胃肠道钡剂造影应注意以下三点：①透视与摄片结合，透视可从各个角度观察胃肠道影像，摄片除用于记录透视所见外，更有利于微小病变的显示；②形态与功能并重，形态变化为诊断的主要依据，但功能变化也具有重要参考意义；③触诊的使用，按摩及加压可造成胃肠道的不同充盈状态，触知胃肠道管壁是否柔软或僵硬，有无肿块、压痛及移动性。

按检查范围，消化道钡剂造影可分为：①上消化道造影，包括食管、胃、十二指肠；②小肠造影，包括空、回肠及回盲部的检查；③下消化道造影（结肠造影）：包括全段结肠（含回盲部）和直肠。按给药方式，消化道钡剂造影可分为钡剂灌肠造影法和钡剂口服造影法，前者为检查结肠的基本方法。

按造影方法可分为传统的钡剂造影法和气钡双对比造影法。传统的钡剂造影法包括：①黏膜法，应用少量钡剂以显示黏膜皱襞形态、结构，为黏膜相；②充盈法，应用较多钡剂使受检部位完全充盈，显示其轮廓、形状和蠕动等，为充盈相；③加压法，适当压迫受检部位，推开较多的钡剂以显示病变的某些特征，为加压相。气钡双对比造影法：是先后引入气体与钡剂，使受检部位黏膜面均匀涂布一层钡剂，气体使管腔膨胀，充分延展肠壁，以显示黏膜面的细微结构及微小异常。由于在充分扩张的背景下能够显示消化道内壁的细微影像，气钡双对比造影成为消化道 X 线检查的主要方法。

为了检查小肠，还可用小肠灌钡造影。将十二指肠导管置于十二指肠远端，在透视下于 5 ～ 6 分钟内灌注低浓度钡剂 500 ～ 600ml，观察小肠情况，一般 20 ～ 30 分钟可到达回盲部。

必须指出的是，行消化道检查前需做充分的消化道准备，包括禁食和清洁肠道。否则肠内容会严重干扰造影剂在黏膜面的涂布。

（三）食管癌

食管癌（esophageal carcinoma）是我国最常见的恶性肿瘤之一，也是食管最常见的疾病。食管癌较简便、实用有效的 X 线检查方法是双对比造影。它既能静态显示病变的形态、部位、大小、与周围器官的关系，又能动态显示食管的功能情况，具有 CT 等其他影像技术无可比拟的优势。

1. 临床与病理　病理学上食管癌以鳞状上皮癌多见，腺癌或未分化癌少见。

早期食管癌是指癌仅浸润至食管黏膜和黏膜下层，不论有无淋巴结转移统称为浅表食管癌，其中无淋巴结转移者为早期食管癌。

中晚期食管癌是指癌肿已累及肌层或达外膜或外膜以外，有局部或远处淋巴结转移，分为以下四型。①髓质型：肿瘤向腔内外生长，管壁明显增厚，多累及周径大部或全部；②蕈伞型：肿瘤似蕈伞状或菜花状，呈卵圆形突入腔内，管壁周径或大部分受累；③溃疡型：肿瘤呈累及肌层或穿透肌层的深大而不规则的溃疡；④硬化型：癌肿浸润食管全周，管腔呈环形狭窄。

2. 食管癌 X 线表现

（1）早期食管癌 X 线表现

1）平坦型：食管边缘略显不规则，扩张性略差。异常黏膜相显示为黏膜面粗糙，呈细微颗粒状，不规则粗大颗粒或网状形态。扭曲的皱襞呈中断的虚线样改变。

2）隆起型：病变呈不规则斑片状扁平隆起，分叶状或花边状边缘，表面可为颗粒状或小结节状。

3）凹陷型：病变切线位呈食管边缘轻微不规则，正面为一个或多个大小不一的不规则形浅钡斑，周围可见多个小颗粒样隆起。也可有黏膜皱襞集中征象。

（2）中、晚期食管癌 X 线表现

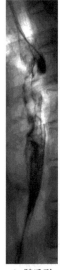
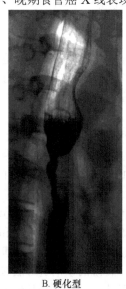

1）髓质型：食管有较长的不规则充盈缺损，病变表面有大小不等的龛影，管腔狭窄。病变上下缘与正常食管移行（图 7-2-65A）。

2）蕈伞型：食管腔内偏心性的充盈缺损，形如菜花或蘑菇状，边缘锐利，表面黏膜破坏，有浅溃疡，病变与正常食管分界清楚。病变近端食管呈轻度或中度扩张，严重时钡柱在梗阻端呈"杯口状"。

3）溃疡型：食管腔内见较大的癌性龛影，溃疡边缘隆起呈火山口状，切线位呈半月征。龛影位于食管轮廓内，周围食管壁僵直，食管腔可有轻度或中度狭窄，钡剂部分受阻。

4）硬化型：食管腔呈向心性狭窄，长度 3 ～ 5cm。病变表面光滑、僵硬，与正常食管分界较清。狭窄上端食管扩张较明显（图 7-2-65B）。

各型病变均可发展为混合型，此时 X 线诊断主要显示病变形态、大小、侵犯范围、食管壁黏膜皱襞及食管腔的狭窄扩张程度等。

A. 髓质型　　B. 硬化型

图 7-2-65　中段食管癌

（四）胃溃疡

1. 临床与病理　胃溃疡（ulcer of the stomach）常单发，多在小弯与胃角附近，其次为胃窦部。病理改变主要为胃壁溃烂缺损，形成壁龛。溃疡先从黏膜开始并逐渐侵及黏膜下层，常深达肌层。溃疡多呈圆形或椭圆形，直径多为 5 ～ 20mm，深为 5 ～ 10mm。溃疡口部周围呈炎性水肿。

临床表现主要是上腹部疼痛，具有反复性、周期性与节律性的特点，此外尚有恶心、呕吐、嗳气与反酸等症状，若有出血则有呕血或黑便，严重者可有幽门梗阻。胃溃疡也可恶变。

2. 胃溃疡的 X 线造影表现

（1）直接征象：钡剂充填胃壁缺损处的直接投影，称为龛影，多见于胃小弯侧。龛影周围黏膜改变有如下表现。

1）黏膜线：为龛影口部一条宽 1 ～ 2mm 的光滑整齐的透明线。

2）项圈征：为龛影口部的透明带，宽 0.5 ～ 1 cm，犹如一项圈。

3）狭颈征：龛影口部明显狭小，使龛影犹如具有一个狭长的颈。

4）溃疡周围黏膜皱襞呈车轮状向龛影口集中且达口部边缘并逐渐变窄。

（2）间接征象

1）痉挛性改变：溃疡对侧胃壁的痉挛凹陷，也称切迹，呈指压征。

2）空腹胃液分泌增多。

3）胃蠕动的变化：蠕动增强或减弱，张力增高或减低，排空加速或延缓。

（五）胃癌

胃癌（gastric carcinoma）是胃肠道最常见的肿瘤，以胃窦、小弯和贲门区常见。

1. 临床与病理　按胃癌的大体形态常将胃癌分为三型。①蕈伞型（息肉型、肿块型、增生型）：癌肿向胃腔内生长，表面大多高低不平，如菜花样，常有糜烂，与周围胃壁有明确的分界；②浸润型（硬癌）：癌肿沿胃壁浸润生长，常侵犯胃壁各层，使胃壁增厚、僵硬，弹性消失。黏膜表面平坦而粗糙，与正常区分界不清，病变可只侵犯胃的一部，但也可侵及胃的全部，形成"革袋状胃"；③溃疡型：癌肿常深达肌层，形成大而浅的盘状溃疡，其边缘有一圈堤状隆起称环堤。溃疡型癌又称恶性溃疡。

早期胃癌是指癌肿局限于黏膜或黏膜下层，而不论其大小或有无转移。

临床表现主要是上腹部疼痛，不易缓解，吐咖啡样血液或有柏油便，可以摸到肿块或发生梗阻症状。

2. 胃癌的 X 线造影表现

（1）早期胃癌：低张双对比造影表现为胃小区黏膜结构紊乱、中断、破坏或消失；切线位上可见刺突样小龛影，可见颗粒状、小圆形充盈缺损，表面毛糙不平。

（2）进展期胃癌

1）充盈缺损：缺损边缘轮廓不光整，形态不规则或呈分叶状，表面不光滑，可形成小的溃疡龛影。

2）腔内龛影：龛影大而浅，多位于胃轮廓之内，形态不规则，多呈半月形，外缘平直，内缘不整。龛影周围绕以较宽的透亮带，称"环堤征"，环堤内常见结节状、指压状充盈缺损，上述征象称"半月综合征"。

3）黏膜改变：胃黏膜皱襞局限性破坏、中断，周围黏膜粗大、僵直。

4）胃轮廓改变：胃腔变形，边缘不整齐；胃壁僵硬。病变部位蠕动减弱或消失。

（六）结肠和直肠癌

结肠、直肠癌（colon and rectum carcinoma）发病率在消化管肿瘤中仅次于胃癌和食管癌。结肠癌多发生在乙状结肠，与直肠癌共占约 70%。男性多见，以 40 ～ 50 岁最好发。

1.临床与病理 病理上分为三型：增生型、溃疡型和浸润型。组织学以腺癌多见，亦可为腺鳞癌。临床症状有便血、腹痛、梗阻及腹部肿块等。结肠肿瘤的临床表现因发生部位不同而不同，直肠肿瘤表现为环行狭窄，并出现便血、排便习惯改变及梗阻症状；乙状结肠和盲肠肿瘤可以很大而不阻塞肠管，因此临床表现以贫血和体重减轻为主，可有右下腹部肿块。

2. 结肠和直肠癌的 X 线造影表现

（1）肠腔内出现充盈缺损，轮廓不规则，黏膜皱襞破坏消失。

（2）龛影形状多不规则，边缘多不整齐。

（3）肠管狭窄：狭窄可偏于一侧或环绕整个肠壁，形成环状狭窄。

（4）该处肠壁僵硬平直、结肠袋消失，蠕动消失。

（七）肝癌

肝癌通常亦称为原发性肝癌或肝细胞癌，是成人最常见的肝脏原发性恶性肿瘤，以男性多见。发病与乙型肝炎和肝硬化密切相关。

1.临床与病理 临床症状多种多样，与肿瘤大小、部位、生长速度、转移情况和有无并发症有关。进展后常见症状有肝区疼痛，消瘦乏力，腹部包块。60% ～ 90%肝癌的甲胎蛋白呈阳性。晚期出现黄疸。

病理学上分三型：巨块型，≥5cm，最多见；结节型，每个癌结节＜ 5cm；弥漫型，弥漫小结节分布全肝。小于 3cm 的单发结节或 2 个结节直径之和不超过 3cm 的肝癌称为小肝癌。肝癌主要由肝动脉供血。肝癌容易侵犯门静脉和肝静脉而引起血管内癌栓或肝内外血行转移；侵犯胆道引起阻塞性黄疸；淋巴转移可引起肝门及腹主动脉或腔静脉旁等处淋巴结增大；晚期可发生肺、骨骼、肾上腺和肾等远处转移。

2.CT 表现

（1）巨块型和结节型平扫表现为单发或多发、圆形或类圆形肿块，呈膨胀性生长，边缘有假包膜，肿块边缘清晰光滑，这是肝癌 CT 诊断的重要征象（图 7-2-66、图 7-2-67）。

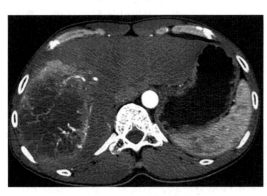 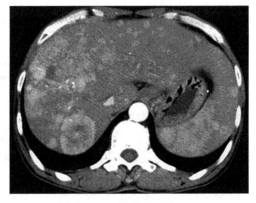

图 7-2-66　巨块型肝癌　　　　　　　图 7-2-67　结节型肝癌

（2）巨块型肝癌可发生中央坏死而出现更低密度区（图 7-2-66），合并出血或发生钙化则肿块内表现为高密度灶。有时肿块周围出现小的结节灶，称为子灶。

（3）弥漫型肝癌结节分布广泛，境界不清。肿块多数为低密度，少数表现等密度或高密度（图 7-2-68）。

（4）动态增强扫描：动脉期肝癌出现明显的斑片状、结节状早期强化（图 7-2-67）；门静脉期肿瘤强化迅速下降；延迟期肿瘤强化则继续降低。全部增强过程表现为"快进快出"现象。

（5）其他 CT 征象：如门静脉、肝静脉及下腔静脉侵犯或癌栓形成；胆道系统侵犯，引起胆道扩张；肝门部或腹膜后淋巴结转移；远隔器官转移瘤。

3. 诊断与鉴别诊断　　肝实质软组织肿块，肿瘤边缘有假包膜。CT 多期增强扫描呈"快进快出"特点。同时发现门、肝等静脉内癌栓，上腹部淋巴结肿大及远处器官转移征象则肝癌的影像学诊断可以成立。经常需要鉴别的疾病有：

（1）血管瘤：动态增强扫描显示渐进性强化特点，具有特征性。

（2）肝硬化结节：无肝动脉供血，增强扫描无明显强化表现。

（3）转移性肝癌：一般为多发性病灶，肿块边缘增强，中央多为无强化的坏死区或弱强化区，形成典型的"牛眼征"。

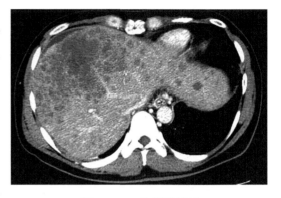

图 7-2-68　弥漫型肝癌

（4）肝腺瘤：多见于口服避孕药女性，边缘光滑，密度均匀，肿瘤周围常有低密度环。

（5）局灶结节性增生（FNH）：典型表现中央有瘢痕组织，CT 增强早期为无强化的低密度区，延迟期强化。

（6）炎性假瘤：多表现为境界不清，CT 对比增强无"快进快出"强化现象。

（八）肝硬化

见第七章第二节肝硬化部分。

（九）胆囊结石症

在胆汁淤滞和胆道感染等因素的影响下，胆汁中胆色素、胆固醇、黏液物质和钙盐析出、凝集而形成胆结石。发生在胆囊内的称胆囊结石（cholecystolithiasis）。我国的胆结石以胆色素类结石常见，但近年胆固醇类结石发病率有上升的趋势。目前超声成为本病临床主要检查手段。

1. 临床与病理　　主要临床症状为反复、突然发作的右上腹部绞痛，疼痛为持续性，3～4 小时后缓解，并放射至后背和右肩脚下部，同时出现呕吐。如合并胆囊炎则疼痛不缓解。检查右上腹压痛，有时可扪及肿大的胆囊。

根据化学成分不同，胆结石分为胆固醇性、色素性和混合性胆结石。胆固醇结石的胆固醇含量达 70% 以上，结石一般较大，常单发，圆形或类圆形，大小可达数厘米，表面光滑，剖面呈放射状，质轻软。色素性胆结石主要成分为胆红素钙，胆固醇含量低于 25%，呈泥沙样或颗粒状，剖面见分层状，结石多发。混合性胆结石包含以上两种成分，大小、数目不等，常呈多面体形，切面成层，形似树干年轮或呈放射状。胆结石在胆囊或胆管内引起胆汁淤滞，易继发胆囊、胆道梗阻和感染，反之又促进结石形成和发展。

2. 影像学表现

（1）超声表现：见第七章第二节胆囊结石部分。

（2）CT 表现：胆结石分为高密度（CT 值＞ 25HU）、等密度（CT 值为 0～25HU）和低密度（CT 值＜ 0HU）三种类型。高密度结石 CT 平扫容易显示，表现为单发或多发，圆形、多边形或泥沙状的高密度影；等密度结石在胆囊造影 CT 不易显示；低密度结石密度低于胆汁。

（3）诊断与鉴别诊断：超声简便易行，可靠性高，为胆囊结石的首选检查方法，胆囊结石影像学诊断一般不难，声像图出现结石的三大特征即可诊断。

（十）急性胆囊炎

见第七章第二节胆囊炎部分。

（十一）急性胰腺炎

急性胰腺炎（acute pancreatitis）为最常见的胰腺疾病，常见急腹症之一。常见病因有胆系疾病和饮酒。胰管和胆道疾病等导致胰腺消化酶溢出胰管，引起腺体自身消化。

1. 临床与病理　主要病理改变：①急性间质性胰腺炎（水肿性胰腺炎），是胰腺炎中最常见和最轻的类型，表现为胰腺水肿、细胞浸润，胰腺体积增大，胰腺内散在少数小的局灶性坏死，胰腺周围脂肪组织轻度皂化；②坏死性胰腺炎，是胰腺炎较重的类型，胰腺实质和胰腺邻近组织发生广泛的坏死、出血、液化，肾筋膜增厚。

临床症状为急性腹痛、发热、恶心呕吐、黄疸。坏死性胰腺炎症状重，常出现中毒性休克。实验室检查：血尿淀粉酶升高。

2. CT 表现

（1）急性间质性胰腺炎

1）少数轻型患者，CT 可无阳性表现。

2）不同程度的胰腺体积弥漫性增大。

3）胰腺密度均匀或不均匀，后者系胰腺间质水肿所致。

4）胰腺轮廓清楚或模糊，可有胰周积液。

5）增强 CT 扫描，胰腺均匀增强，无坏死区域。

（2）坏死性胰腺炎

1）胰腺体积：常有明显增大，且为弥漫性。

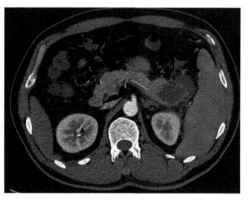

图 7-2-69　急性坏死性胰腺炎

2）胰腺密度：胰腺水肿和坏死区呈低密度区（图 7-2-69），出血呈稍高密度区。胰腺密度很不均匀。增强扫描可使胰腺正常组织与坏死区对比更明显。

3）胰腺边缘：胰腺脂肪间隙消失，胰腺边界由于炎性渗出而变得模糊不清。

4）胰周间隙：可见炎症、渗出、积液和脂肪坏死征象。

5）严重坏死性胰腺炎：胰腺外形模糊，与周围低密度软组织影融合成片。

6）胰腺脓肿：低密度区散在小气泡，增强后有不规则低密度区。

7）假性囊肿：大小不一的圆形或卵圆形囊性肿块，囊内为液体密度。

（十二）腹部外伤

腹部所占体表面积大，无骨架保护，腹部损伤较为常见。开放性腹部损伤多为利器所伤，伤口明显，易于诊断，预后较好。但闭合性腹部损伤体表无伤口，内脏损伤易漏诊。由于腹部脏器之间软组织密度差小，X 线片价值有限。临床上主要由 CT 诊断。

1. 肝脏损伤（liver injury）　仅次于脾损伤，是常见的腹部实质性脏器创伤。肝脏在上腹部相对固定，移动性和弹性较小，来自前向后的外力易造成损伤，肝右叶多于左叶。可造成血肿、破裂、坏死、胆汁性假囊肿、假性动脉瘤、动静脉或动脉门静脉瘘及腹腔内出血。

患者自觉右上腹或全腹痛。压迫胸骨时右肋弓和右肩部有痛感。腹腔内出血可有腹膜刺激症状。血清谷丙转氨酶升高自伤后 30 分即可出现，24 小时可达到高峰。

（1）CT 表现

1）肝包膜下血肿：呈新月形或双凸形，为磨玻璃样低密度或等密度区，其边缘清楚。新鲜血肿 CT 值可略高或近似肝实质。血肿密度随时间推移而减低。增强扫描血肿无强化。

2）肝实质内血肿：呈圆形或椭圆形，偶尔呈星状病灶，为稍高或等密度区，增强扫描血肿无强化（图 7-2-70），血肿密度随时间推移而减低并缩小。

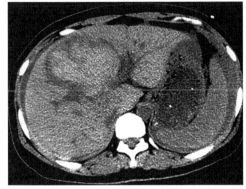

肝内血肿CT平扫呈稍高密度

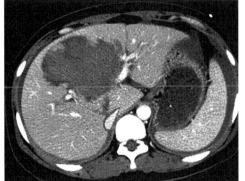

肝内血肿CT增强扫描无强化

图 7-2-70　肝实质撕裂并肝内血肿

3）肝单一撕裂：可见不规则线样的低密度区，其边缘模糊（图 7-2-71），随时间推移变清楚。

4）肝多发性撕裂（粉碎性肝破裂）：呈多发性不规则低密度影。但应注意必须做增强扫描检查。如果病变区有强化，说明血供良好的，可以存活。如果病灶区无强化，说明血供不良，有动脉断裂或栓塞，此征象易出现肝坏死。

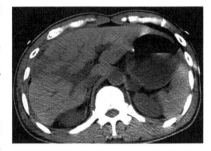

图 7-2-71　肝撕裂

（2）诊断与鉴别诊断：CT 检查能确认肝损伤的存在，同时还可以了解肝损伤的范围及类型，具有很高的敏感性和特异性。临床疑有肝损伤时应首选 CT 扫描，依上述征象迅速做出诊断。对于存在肝周围血肿及腹腔积血而肝内损伤征象不明显的患者和单一撕裂者，必须行 CT 增强扫描，避免漏诊。

2. 脾破裂（rupture of spleen）　多为暴力直接损伤所致。左侧下胸部或左上腹部外伤可发生脾破裂。根据破裂程度可分为完全性破裂、中央破裂和包膜下破裂。

临床表现为左上腹部或全腹部疼痛。体征：有血液外溢后腹膜刺激征象，血红蛋白下降迅速等。

（1）CT 表现

1）局限性包膜下积血：①呈新月形或半月形病变，位于脾缘处；②相邻脾受压变平或呈内凹状；③新鲜血液的 CT 值略高或相近于脾的密度，其后逐渐降低而低于脾 CT 值；④对比增强扫描，脾实质强化而血肿不强化。

2）脾内血肿：①依据出血时间，呈圆形或椭圆形略高密度、等密度或低密度影；②CT 对比增强扫描，脾实质强化，血肿不强化（图 7-2-72）；③如果脾包膜破裂，则形成腹腔积血征象。

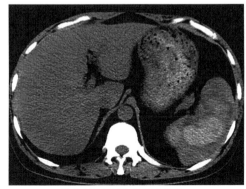

脾内血肿CT平扫呈稍高密度

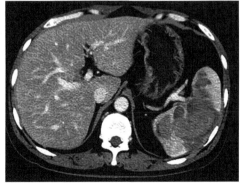

脾内血肿CT增强扫描无强化

图 7-2-72　脾实质撕裂并脾内血肿

3）单一脾撕裂：需行 CT 对比增强扫描，在脾实质内可见线样低密度影，在急性期边缘不清；当破裂后期或治愈时，可形成边缘清楚的裂隙，与正常的脾切迹相似。

4）多发性脾撕裂（粉碎性脾破裂）：呈多发性不规则低密度影，CT 增强扫描后显示更清楚，一般波及脾包膜并有腹腔积血征象。

5）脾周血肿：也是脾损伤的常见伴发征象，在 CT 图像上即使未能显示脾撕裂的征象，如遇见腹腔积血和脾周血肿，必须快速查明脾损伤。

6）左季肋部肋骨骨折：此时需仔细检查脾脏，若 CT 平扫无明显异常征象，有必要加做 CT 增强扫描。

（2）诊断与鉴别诊断：CT 检查能确认脾损伤的存在，同时还可以了解损伤的范围和类型，并具有很高的敏感性和特异性。因此，临床疑有脾损伤时应首选 CT 扫描。依上述征象迅速做出诊断。对单一撕裂或脾周血肿、腹腔积血的患者，CT 平扫脾损伤征象可不明显，必须行 CT 增强扫描，避免漏诊。

（十三）胃肠道穿孔

胃肠道穿孔是常见的急腹症。穿孔最常见的原因是胃及十二指肠溃疡。创伤破裂多发生于肠道闭合性损伤后。正常腹部脏、壁层腹膜之间无气体存留。一旦发现肠管外气体，常能诊断胃肠穿孔，但不能定位。X 线检查方便快捷，征象可靠，对其诊断有重要作用。

1. 临床与病理　胃及十二指肠溃疡穿孔多发生在前壁，穿孔直径一般为 0.5cm。穿孔的同时胃及十二指肠内的气体和内容物流入腹腔，造成气腹和急性腹膜炎。慢性穿孔多发生在后壁，由于附近组织器官粘连明显，小肠内容物流出很少，也很少造成气腹。结肠气体量较多，穿孔后肠内容物随大量气体流入腹腔，导致气腹和局限性或全腹腹膜炎。

临床表现是起病骤然，持续性上腹剧痛，不久后可延及全腹。

2. X 线表现

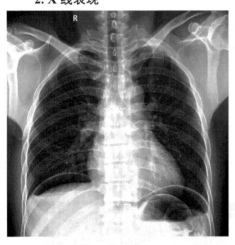

图 7-2-73　膈下游离气体

（1）膈下游离气体：若腹内积气且随体位改变而游动，称为游离气腹。立位摄片气体位于膈面与肝或胃之间（图 7-2-73）。

（2）局限性气腹时气体局限于某处，不随体位改变而改变。

（3）腹液、腹脂线异常和麻痹性肠胀气等征象。

3. 鉴别　胃肠道穿孔的 X 线诊断中应注意与以下几种情况鉴别。

（1）胃、十二指肠及结肠，正常时可有气体，穿孔后大都有游离气腹征象。

（2）小肠及阑尾，正常时一般无气体，穿孔后很少有游离气腹征象。

（3）胃后壁溃疡穿孔，胃内气体可进入小网膜囊，如网膜孔不通畅，气体则局限在网膜囊内，并不进入腹腔。

（4）腹膜间位或腹膜后空腔器官向腹膜后间隙穿孔，气体进入腹膜后间隙，出现腹膜后间隙充气征象，并无膈下游离气体。

（十四）肠梗阻

肠梗阻（intestinal obstruction）一般分为机械性、动力性和血运性三类，以机械性肠梗阻最为常见。

机械性肠梗阻分为单纯性和绞窄性两种，前者只有肠道通畅障碍，而无血运障碍，后者则既有肠道通畅障碍，同时也伴有血运障碍。动力性肠梗阻分为麻痹性肠梗阻与痉挛性肠梗阻，肠道本身并无器质性病变。血运性肠梗阻见于肠系膜动脉或静脉血栓形成或栓塞,表现为血液循环障碍和肠肌运动功能失调。

1. X 线检查的目的

(1)确定有无肠梗阻:除早期血运性肠梗阻缺乏明显影像学征象外,多数肠梗阻具有肠管改变。

(2)确定肠梗阻的部位:主要依据异常肠管的分布情况判断。

(3)确定肠梗阻的程度:是完全性还是不完全性肠梗阻。

(4)确定肠梗阻的原因:需结合病史、临床症状和体征综合判断。

2. 单纯性小肠梗阻(simple small intestinal obstruction)　是小肠梗阻最常见的一种。发病的原因很多,如各种原因引起的肠粘连、小肠炎症狭窄、肠腔内肿瘤等,其中肠粘连引起者最为常见。

在病理上,小肠肠腔阻塞后,小肠梗阻近端肠腔扩张,充满气体和液体,梗阻以下肠曲空虚、萎缩。由于肠壁吸收气体和液体的功能障碍,加之肠腔内细菌分解食物,增加了肠腔内的气体和液体量。随着梗阻时间延长,梗阻以上肠腔内压力增高明显,肠腔扩大加重,肠壁血运发生障碍,从而导致肠壁坏死和穿孔,引起腹水及腹膜炎。

临床表现主要是腹痛、恶心、呕吐、停止排气排便及腹胀等症状。体征主要有腹部膨隆、压痛,可见肠形。听诊肠鸣音增强,有气过水声等。

(1)X 线表现

1)小肠扩张积气:小肠内径多超过 3cm。卧位平片易于显示扩张肠管全貌,依据肠管解剖特点间接判断梗阻部位。

2)肠腔内积液:立位平片见多个液平面,阶梯状排列,此征象为单纯性小肠梗阻特征性表现(图 7-2-74)。梗阻早期液面较短,透视下可见液平面随肠蠕动而上下运动。梗阻后期液面变宽,提示肠壁张力减低,且蠕动明显减弱。

3)结肠内气体:有助于判断梗阻程度。小肠梗阻早期结肠内气体较多。小肠完全性梗阻后,结肠内气体消失。

4)梗阻原因的判断:多发性梗阻点,提示为肠粘连所致;肠腔内见有扭结成团的蛔虫阴影,说明是蛔虫阻塞梗阻;腹内有病理性钙化,应考虑结核性腹膜炎。

(2)诊断与鉴别诊断:及时诊断小肠梗阻很重要,部分典型病例可根据小肠的扩张、积气、积液,而结肠无气体的征象进行诊断。但在实际工作中如何辨认扩张的肠腔为小肠还

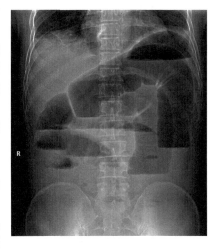

图 7-2-74　单纯性小肠梗阻

是结肠,往往需要反复检查才能确认,此时立、卧位平片及透视观察相结合对诊断很重要。CT 扫描有助于肠梗阻的定位诊断。对于暂时无法诊断的病例,要短时间内复查,动态观察病变的进展。

3. 绞窄性肠梗阻(strangulated intestinal obstruction)　是由于肠系膜血管发生狭窄,致使血液循环发生障碍,引起小肠坏死。绞窄性肠梗阻,常见的原因是小肠扭转、粘连带压迫和内疝等。

病理改变有①血液的丢失:由于小肠发生绞窄后静脉回流障碍,黏膜充血和淤血,小血管破裂,产生出血性梗死。此时血液大量渗入肠腔和腹腔内;②毒血症:绞窄性肠梗阻肠腔内可产生大量细菌进入血液;③水电解质紊乱:尤其高位梗阻者,失水迅速等加重病情。

(1)X 线表现

1)小肠扩张、积气和积液的基本征象。

2)假肿瘤征:见于完全性绞窄性肠梗阻,是闭袢肠曲完全为液体充满所造成。

3)咖啡豆征:见于不完全性绞窄性肠梗阻。近端肠管内的大量气体和液体进入闭袢肠曲,致使闭袢肠曲不断扩大显示为椭圆形、边缘光滑、中央有一条分隔带的透亮影,形如咖啡豆,故称为

咖啡豆征。

4）多个小跨度卷曲肠袢：当肠系膜绞窄时，系膜挛缩变短，以肠系膜为轴心牵拉闭袢梗阻肠曲的两端使之纠集变位，产生"C"形、"8"形、花瓣形等特殊排列状态。

5）长液面征：在立位腹部平片上，扩大的小肠内可见几个长的液平面。

6）空、回肠换位征：此征的出现为小肠扭转的可靠征象。

（2）诊断与鉴别诊断：绞窄性肠梗阻的诊断与鉴别诊断更为重要。因为明确绞窄性肠梗阻诊断后，外科需立刻急诊手术治疗，否则死亡率极高。因此，当确认为小肠梗阻时，必须检查分析是否有绞窄性肠梗阻可能。如果发现小跨度卷曲肠袢、假肿瘤征或咖啡豆征、空回肠换位及腹腔内大量腹水这些绞窄性肠梗阻征象，结合临床症状、体征和发病过程，再排除与其相似疾病，可做出初步诊断。

4. 麻痹性肠梗阻（paralytic intestinal obstruction） 常见于腹部手术后、腹部炎症、胸腹部外伤及感染等。

临床表现及体征：疼痛、呕吐、腹胀和停止排气排便，但腹部柔软，肠鸣音减弱或消失。

X 线表现

1）胃、小肠和结肠均扩张积气，以结肠积气显著。多次复查肠管形态改变不明显。

2）立位可见液平面，但液面少于机械性小肠梗阻。

3）扩张的肠曲互相靠近，肠间隙正常。

4）如果肠间隙增宽，腹脂线模糊，提示合并腹腔感染。

5. 血运性肠梗阻 是由肠系膜血管阻塞所致。肠系膜血管阻塞可因血栓形成、栓塞和损伤引起。多发生于肠系膜上动脉或静脉的主干或其分支。肠系膜静脉血栓形成多继发腹腔感染所造成的血栓性静脉炎及静脉回流受阻等疾病。肠系膜动脉栓塞（embolism of mesenteric artery）多发生于心脏病、动脉粥样硬化斑块脱落等。

肠系膜血管阻塞后，肠壁缺血缺氧，引起痉挛，而后产生充血、水肿、出血和坏死及肠壁穿孔。肠腔内有气体和液体积留。

临床上病人多主诉腹痛，体征多不明显，病情继续发展可出现持续性腹痛、呕吐血性物、腹泻及血便，还可引起休克症状和体征。

1. X 线表现

（1）发病开始往往缺少明显影像学征象。

（2）肠曲充气扩张：肠曲扩张的范围与肠系膜上动脉的分布相一致。

（3）脾曲截断征：肠管积气积液征象以结肠脾曲为界，此处为肠系膜上动脉和下动脉供血区分界点。

（4）肠管改变：管壁增厚、僵直，管腔变小、黏膜皱襞增粗。

（5）假肿瘤征：由于扩张的小肠肠曲充满大量液体，形如软组织肿块阴影。

（6）肠壁坏死征象和门静脉积气：肠坏死后黏膜层破溃，气体通过破口进入肠壁，并可进入血管顺流至门静脉内。肠壁积气在腹部平片上为小肠肠腔之外沿肠道分布的弧形线状透明影；门静脉积气只有在气体进入肝脏之后才易于显示。

（7）腹水。

2. 诊断与鉴别诊断 在上述平片表现基础上，密切结合临床才有可能做出诊断。如有急性腹痛及血便，又有影像学征象和风湿性心脏病者，应考虑本病可能。

本病应与相似的绞窄性小肠梗阻相鉴别。小肠梗阻是以小肠扩张、积气和积液为主要征象，而右侧结肠则不应有积气和扩张，这是二者之间的主要鉴别点。

CTA 检查，可直接显示肠系膜上动脉或静脉主干和较大分支内的血栓或栓塞，是本病诊断和鉴别诊断的可靠依据。

九、泌尿系统疾病的影像学检查

泌尿系统结石

泌尿系统结石（calculus of urinary system）是泌尿系统常见病，可发生在尿路的任何部位，多见于青壮年。泌尿系统结石依其发生部位，分为肾结石、输尿管结石、膀胱结石和尿道结石。临床疑为泌尿系统结石时，对于各部位均以腹部平片和（或）超声作为初查方法，当检查难以确诊或未发现结石者，需行尿路造影或 CT 检查。本节主要论述泌尿系统结石的 X 线诊断。

腹平片检查时，能够显影的尿路结石称为阳性结石，不能显示的称为阴性结石。X 线检查中的阴性结石可以通过超声和 CT 检查显示。

泌尿系统结石往往由多种成分组成：①草酸盐为主的结石最常见，占全部结石的 70%～80%。密度高，常不太大，多为类圆形、椭圆形或星状。如果结石表面常不光滑，则可以显示为此类结石的典型形状——桑葚状；②磷酸盐为主的结石也是常见类型，常较大，密度高。较小时呈类圆形，逐渐增大后往往充满肾盏肾盂，显示为此类结石的典型形状——鹿角形或珊瑚状；③碳酸盐结石密度很高，有时呈分层状；④尿酸盐为主的结石常较小，密度较低。纯尿酸结石完全不显影；⑤胱氨酸为主的结石少见，密度低，X 线片上不易显影。

1. 肾结石

（1）临床与病理：肾结石（renal calculus）多位于肾盂内，其次在下部肾盏。在结石较小时，常可排至输尿管甚至膀胱，成为该部位结石的一个来源。大多数为单侧性，右侧略多于左侧，仅 6%～15% 为双侧性，接近 40% 为多发结石。男性多于女性。发病年龄以 35～50 岁多见。

临床上肾结石典型症状为疼痛、血尿。其疼痛可为肾绞痛或钝痛，常向下腹部和会阴部放射。血尿多为镜下血尿，少数发生肉眼血尿。如并有感染，则出现尿频、尿急、尿痛和脓尿。

（2）影像学表现

1）X 线表现：用于检查肾结石的平片需避免呼吸、活动、粪便等不良因素干扰。阳性结石在优质片上都能显影，从其位置、形态大致可以确认，若有疑问可加摄腹部侧位片核实。在侧位片上肾结石通常与脊柱影重叠，若伴有肾盂积水则结石影可以移向椎体前缘或其稍前方。

阳性结石的大小形态可以多种多样，按其主要成分的差别可表现为典型的桑葚状、分层状、珊瑚状或鹿角形（图 7-2-75），可以充满肾盂肾盏形成铸型结石而酷似造影表现。也可表现为并无特征性的块状、结节状或点状影。结石的边缘可以光滑或毛糙。结石可以单发或多发，有的多发结石经过一段时间会逐渐融合。

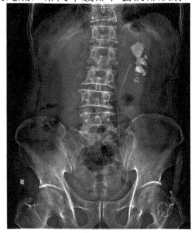

图 7-2-75　左肾结石

2）静脉肾盂造影（intravenous pyelography，IVP）：主要用于检查阴性肾结石，也可以进一步核实是否位于肾盂肾盏内、是否伴有肾盂肾盏积水。结石表现为肾盂肾盏内充盈缺损。阴性肾结石所致的充盈缺损应与肾盂肿瘤、血块或气泡鉴别。

3）超声表现：见第七章第二节肾结石部分。

4）CT 表现：能确切发现位于肾盏、肾盂内的高密度结石影，一些阴性结石也可在 CT 检查中得以显示。

（3）鉴别诊断

1）胆囊症：胆囊结石容易与右肾结石鉴别。胆囊结石呈石榴子样，为集聚或镶嵌在一起的、大小相似、周边致密中央透亮的多发性多面体。鉴别困难时可加摄腹部侧位片：胆系阳性结石位置偏前，右肾阳性结石位置偏后且与脊柱重叠。

2）肾结核钙化：肾自截时的钙化多较广泛，可呈点状钙化影组成的多环状，云朵状或播散于全肾或肾脏大部的斑点状，与肾结石容易鉴别。肾结核时较局限的钙化因接近皮质而位于肾脏外围且相应的肾盏常有破坏，与位于肾盂肾盏内的结石影差别较明显。

3）淋巴结钙化：多数肠系膜淋巴结较肾脏的位置低，侧位相上位置偏前。淋巴结活动范围较大，没有固定的位置，很少与肾结石混淆，必要时可通过IVP鉴别。

4）髓质海绵肾（双侧肾集合管扩张并细小钙化）和肾钙质沉着症（双侧性，见于高血钙症和肾小管酸中毒）：两者钙化均位于肾锥体处，且为双侧多发性。IVP、CT或超声检查均可显示这些特征，通常鉴别不难。

2. 输尿管结石（ureteral calculus）

（1）临床与病理：绝大多数输尿管结石系由肾结石落入输尿管，受阻于输尿管的解剖生理狭窄处，即输尿管与肾盂连接部、输尿管与髂血管交叉部（骨盆缘处）及输尿管的膀胱入口处所形成。

输尿管结石的成分及好发年龄与肾结石大致相似。男性多于女性。单侧多发。输尿管结石与肾结石同时发病者约占10%，与膀胱结石同时发病者约占0.8%。

结石阻塞于输尿管狭窄处，受上方尿液推动具有逐步向下移动的趋势，多出现阻塞与损伤所引起的相应症状。主要表现为疼痛与血尿，且疼痛常急性发作，最常产生急腹症症状。

（2）影像学表现

1）X线表现：阳性结石显影后多位于输尿管的解剖生理狭窄处上方。受阻于输尿管与髂血管交叉部及输尿管的膀胱入口处的结石分别为盆腔段输尿管结石与膀胱壁内段结石，统称为下段输尿管结石，在就诊时结石位于此段者可达1/2～3/4，其中盆腔段结石尤为多见。

落入输尿管不久的结石多为类圆形块状，也可呈桑葚状或点状，小的结石因密度低而容易被肠内及骨骼影掩盖（图7-2-76）。结石在输尿管内存留较久后，因位于细管腔内不断沉淀逐渐变长，又因不断被尿液冲刷而上下变尖，最后形成典型的、长轴与管腔走行方向一致的梭状或枣核状输尿管结石。在盆腔段久留的输尿管结石有时也可形成与管腔弯曲度一致的长条状弯曲结石。若输尿管与肾盂皆显著积水扩张，位于扩张段内的结石可保持类圆形块状，在变换体位时，有的结石甚至可在输尿管与肾盂内上下自由活动。

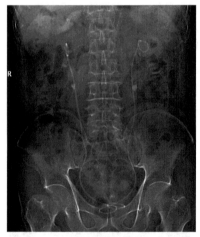

图7-2-76 两侧输尿管结石

2）IVP表现：除非临床治疗需要，平片明确诊断阳性结石者一般不必做造影检查。IVP的价值在于：可进一步证实平片结石影位于输尿管内；能显示阴性结石为输尿管内充盈缺损；同时可发现结石上方输尿管及肾盂肾盏有不同程度扩张、积水。

3）超声表现：见第七章第二节肾结石部分。

4）CT表现：平扫即可发现输尿管走行区内的高密度影。上方的输尿管常有不同程度扩张，并于高密度影处突然截断。

（3）诊断与鉴别诊断

1）盆腔内的静脉石通常较小，呈圆形，边缘光滑，常边缘密度高中央密度低，往往多发、双侧，位置偏外，且多沿两侧坐骨棘附近分布。

2）钙化淋巴结位置常可变化，侧位相多位于前腹部，而输尿管结石位于后腹部。

3）动脉壁钙化多呈平行条状影。

3. 膀胱结石

（1）临床与病理：膀胱结石（bladder calculus）较少，主要见于男性。结石分原发和继发两种，前者形成于膀胱，后者由肾结石或输尿管结石下降而成。当结石梗阻膀胱出口时，可致上方尿路扩张、积水，膀胱壁增厚形成小梁，也可发生假性憩室。

主要临床症状为排尿疼痛、排尿困难及尿频、尿急、尿流中断、血尿、尿液混浊等。

（2）影像学表现

1）X线表现：膀胱结石多为阳性结石，平片即可显示，表现为耻骨联合上方圆形、横置椭圆或星状致密影，单发或多发，大小不等，边缘光滑或毛糙，密度均匀、不均或分层（图7-2-77）。结石常随体位改变，而膀胱憩室内结石偏于一侧且位置固定。

2）超声表现：见第七章第二节肾结石部分。

3）CT表现：表现为膀胱腔内致密影，即使阴性结石，密度也显著高于其他病变。

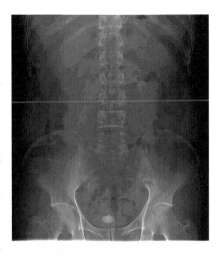

图7-2-77　膀胱结石

4. 肾脏损伤　以肾外伤（renal injuries）较常见。肾脏在泌尿系统中是最易发生损伤的脏器。由于肾脏具有极其丰富的血供，故损伤后易发生出血。肾外伤可分为不同类型，常见者包括肾被膜下血肿、肾周血肿、肾实质挫伤及肾撕裂伤。

临床上，肾外伤表现视损伤程度而异，主要表现为疼痛、血尿、伤侧腹壁强直和腰部肿胀，严重者可发生休克。

影像学检查可确定肾脏有无损伤、损伤的类型和程度。当前，很少应用平片和泌尿系造影方法来检查肾脏损伤，主要检查方法是CT和超声，而MRI检查较少应用。

（1）CT表现

1）肾被膜下血肿（renal subcapsular hematoma）：早期表现为紧邻肾实质边缘的新月形或双突状高密度区，常致邻近肾实质受压变形。增强检查，病变无强化（图7-2-78）。血肿密度逐渐减低并缩小。

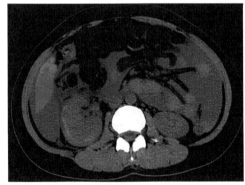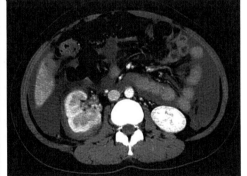

肾被膜下血肿CT平扫呈稍高密度　　　　　　　　肾被膜下血肿CT增强扫描无强化

图7-2-78　右肾被膜下血肿

2）肾周血肿（perinephric hematoma）：早期表现为肾脏周围的新月形高密度病变，范围较广，但限于肾筋膜囊内。常伴有肾包膜下血肿。

3）肾实质挫伤（renal contusion）：依据出血量及肾组织水肿及尿液外溢情况，可呈肾实质内高密度、混杂密度或低密度灶。增强扫描病灶多无强化。

4）肾撕裂伤：肾实质不连续，其间有血液或尿液而呈不规则带状高密度或低密度影。增强扫描后撕裂的肾组织发生强化，但如撕裂的肾组织完全离断时则不再有强化。

（2）诊断与鉴别诊断：肾区外伤后，应以CT作为首选检查方法。检查可确定有否肾脏损伤。

除应观察肾脏损伤外，还应注意有无并存的其他脏器如肝、脾和胰的损伤。

十、神经系统疾病的 CT 检查

（一）颅骨骨折

颅骨骨折占颅脑损伤的 15% ～ 20%，可发生于颅骨任何部位，以顶骨最多，额骨次之，颞骨和枕骨再次之。按骨折形状分类，其可分为线形骨折、凹陷骨折、粉碎骨折、儿童生长性骨折。凹陷或粉碎骨折的骨折片既可损伤脑膜及脑，又可损伤脑血管和脑神经。一般骨折线不跨过颅缝，如暴力过大，亦可波及邻骨。由于骨折形态不同，其治疗及预后亦各不相同。骨折所造成的继发性损伤比骨折本身严重得多。要警惕并及时发现颅内血肿。若骨折片插入脑内或压迫功能区，引起癫痫发作，应及早手术。

CT 表现

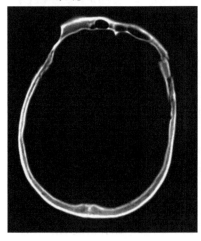

图 7-2-79 左额骨骨折

（1）直接征象

1）骨折线呈边缘清晰锐利的透亮影。

2）骨折部位呈一个或多个大小不等的骨片（图 7-2-79）。

3）不完全骨折显示为骨皮质皱褶、凹陷。

4）骨缝增宽：颅缝间隙大于 2mm，双侧不对称。多见于人字缝。

（2）间接征象

1）头皮内或颅内出血 / 血肿。

2）颅内气体、鼻旁窦或乳突积液。

（二）颅内血肿

颅脑损伤后引起颅内继发性出血，血液积聚在颅腔内达到一定体积（通常幕上出血 ≥ 20ml，幕下出血 ≥ 10ml），形成局限性占位性病变，产生脑受压和颅内压增高症状，称为颅内血肿（intracranial hematoma）。按血肿形成的部位不同，其可分为硬膜外血肿和硬膜下血肿等。

1.硬膜外血肿 颅内出血积聚于颅骨与硬膜之间，称为硬膜外血肿（epidural hematoma），占颅脑损伤的 2% ～ 3%，占全部颅内血肿的 25% ～ 30%，仅次于硬膜下血肿。

（1）解剖与发病机制：依解剖层次，颅内脑外间隙区域有以下血管：颅骨板障血管、硬脑膜动静脉、静脉窦、桥血管等。外伤后均可能破裂出血。硬脑膜与颅骨内板之间为潜在间隙，但在骨缝处硬脑膜与骨缘连接紧密，不易分离。头部外伤后，脑膜中动脉破裂出血，血液聚集于硬膜外间隙，由于硬脑膜与颅骨连接较紧密，血液扩散阻力较大，故血肿显示凸透镜外形，血肿边缘不越过骨缝。

硬膜外血肿多发生于头颅直接损伤部位，常为加速性头颅伤所致，损伤局部多有骨折（占 90%），骨折线常越过硬脑膜中动脉或其分支，其血源以动脉性出血为主。血肿常见于颞部、额顶和颞顶部，也可发生于颅后窝与纵裂等部位。该型出血多不伴有脑实质损伤。外伤后昏迷时间较短，再度昏迷前可有中间清醒期，可有脑受压症状和体征。严重者出现脑疝。

（2）CT 表现

1）颅骨内板下双凸形高密度区，边界锐利，血肿范围一般不超过颅缝（图 7-2-80）。

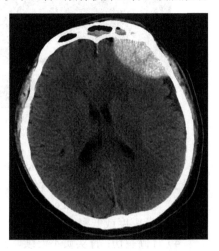

图 7-2-80 左额部硬膜外血肿

2）血肿密度多均匀。如果血清、脑脊液或气体进入，则血肿可能呈混杂密度或低密度。

3）血肿可导致占位效应。明显者中线结构移位，侧脑室受压、变形和移位。

4）常伴有骨折。

5）脑实质局部水肿或梗死，多为脑血管受压导致。脑挫裂伤较少。

（3）诊断与鉴别诊断：CT 显示颅骨下双凸形高密度区，边界非常清楚，一般不超过颅缝，可有骨折。征象典型，诊断一般不难。

2. 硬膜下血肿（subdural hematoma）　为颅内出血积聚于硬脑膜与蛛网膜之间。占颅脑损伤的 5% ～ 6%，占全部颅内血肿的 50% ～ 60%。

（1）解剖与发病机制：硬脑膜与蛛网膜之间的间隙较疏松。其间血液扩散阻力较小，故血肿常显示为新月形或半月形，血肿范围较广，可掩盖整个大脑半球。

硬膜下血肿好发于额、额顶部。常为减速性头外伤所致。常无颅骨骨折，或骨折仅位于暴力部位。其血源多为脑对冲伤处的静脉、小动脉或由大脑向上矢状窦汇入的桥静脉撕裂出血。硬膜下血肿常与脑挫裂伤同时存在。

临床上，急性硬膜下血肿的病程短、症状重且恶化迅速，多数为持续性昏迷，且进行性加重，很少有中间清醒期，局灶性体征和颅内压增高症状出现早，生命体征变化明显，较早出现脑疝与去大脑强直。

（2）CT 表现

1）急性硬膜下血肿表现为颅板下方新月形高密度影（图 7-2-81）。

2）部分血肿密度为等密度或低密度，可见于贫血患者、脑脊液进入或为亚急性和慢性硬膜下血肿。

3）血肿范围广泛，不受颅缝限制。

4）常合并明显的脑挫裂伤，故占位效应显著。

5）增强扫描后远离颅骨内板的皮层和静脉强化。亦可看到连续或断续的线状强化的血肿包膜（由纤维组织及毛细血管构成）。对于等密度硬膜下血肿的诊断有帮助。

（3）诊断与鉴别诊断：CT 征象典型，诊断一般不难。慢性硬膜下血肿，有时 CT 显示为等密度，易漏诊。

（三）脑梗死

脑梗死（cerebral infarction）是一种缺血性脑血管疾病，其发病率在脑血管病中占首位，可分为脑大、中动脉闭塞性脑梗死和腔隙性脑梗死。

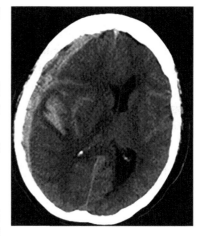

图 7-2-81　右额顶部硬膜下血肿

1. 脑大、中动脉闭塞性脑梗死　主要病因是脑的大或中等管径的动脉粥样硬化，继发血栓形成，导致管腔狭窄、闭塞。以大脑中动脉闭塞最多见，其次为大脑后动脉、大脑前动脉及小脑的主要动脉闭塞，引起病变血管供应区脑组织坏死。常于休息或睡眠时起病。

（1）临床与病理：常见临床症状和体征包括偏瘫和偏身感觉障碍、偏盲、失语等。小脑或脑干梗死时常有共济失调、吞咽困难、呛咳等症状。脑梗死急性期脑脊液检查可能正常。

梗死发生后 4 ～ 6 小时脑组织发生缺血与水肿，继而脑组织出现坏死。1 ～ 2 周后脑水肿逐渐减轻，坏死脑组织液化，梗死区出现吞噬细胞浸润，清除坏死组织，同时有胶质细胞增生和肉芽组织形成，8 ～ 10 周后形成含液体的囊腔即软化灶。

（2）CT 表现

1）平扫

A. 脑组织内的低密度区

a. 脑梗死在 24 小时内，CT 检查可无阳性发现，或仅显示模糊的低密度区。

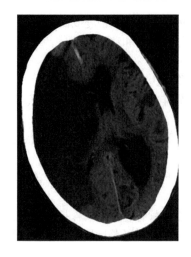

图 7-2-82　右额顶枕叶大面积脑梗死

b.24 小时后可显示清楚的低密度区，其特点是低密度区的范围与闭塞血管供血区相一致，同时累及皮质和髓质（图 7-2-82）。

c.脑梗死 2～3 周，CT 扫描可出现模糊效应，即 CT 平扫呈等密度，分辨困难。这是因为脑水肿消失而吞噬细胞浸润，使病变区组织密度增加导致。

d.脑梗死后期，坏死组织清除，可形成囊腔，CT 显示密度更低。

B.占位效应：脑梗死后 2～15 天为脑水肿高峰期，此时可有占位效应。小的梗死，一般没有明显占位征象。

C.脑萎缩：脑梗死后期相邻的脑室、脑池或脑沟扩大。小梗死病灶上述变化不明显。

2）增强扫描：脑梗死后可出现强化，大多数为不均匀强化，表现为脑回状、条状、环状或结节状强化，偶尔为均匀强化。梗死区强化是由于血脑屏障破坏、新生毛细血管和血液灌注过度所致。

（3）诊断与鉴别诊断：梗死区在 CT 上呈低密度，呈楔形或扇形，同时累及皮、髓质，增强扫描呈脑回状强化，为脑梗死的典型表现。临床上需与以下疾病鉴别。

1）脑肿瘤：占位表现常较脑梗死更显著，胶质瘤多呈不规则强化，转移瘤常呈均匀或环形强化。

2）脑脓肿：常呈规则的环形强化。

3）脑脱髓鞘疾病：病灶形态常更不规则，多位于侧脑室周围，呈不规则形斑片状强化或无强化。

2. 腔隙性脑梗死（lacunar infarction）　是脑穿支小动脉闭塞引起的深部脑组织较小面积的缺血性坏死。主要病因是高血压和脑动脉硬化，好发部位是基底核区和丘脑区。

（1）临床与病理：病理改变为局部脑组织缺血、坏死，1 个月左右形成软化灶，直径 5～15mm。临床表现可有轻偏瘫，偏身感觉异常或障碍等局限性症状。梗死部位不同，临床表现各异。总体认为症状轻而且局限，预后也好。

（2）CT 表现

1）平扫类圆形低密度灶，边界清楚，直径在 10～15mm。单发或多发。

2）无明显占位效应。

3）1 个月左右形成脑脊液样低密度软化灶。

4）梗死 3 天到 1 个月内，增强扫描可发生均一或不规则形斑片状强化，第 2～3 周最明显。形成软化灶后不再强化，并难与其他原因所致的软化灶相鉴别。

（四）颅内出血

颅内出血（intracranial hemorrhage）主要包括高血压性脑出血、动脉瘤破裂出血、脑血管畸形出血和脑梗死或脑栓塞后再灌注所致的出血性脑梗死等。依疾病不同，出血可发生于脑实质内、脑室内和蛛网膜下腔。年龄较大的儿童和青壮年以脑血管畸形出血多见，中年以上动脉瘤破裂出血多见，而老年人则以高血压性脑出血最常见。

颅内出血多起病急、病情重，仅根据临床表现常需与缺血性脑血管病相鉴别。腰穿脑脊液检查虽然能证实蛛网膜下腔出血，但对脑实质、脑室内出血的定位、定量诊断无实际帮助。脑出血急诊患者宜行 CT 检查。

1. 高血压性脑出血（hypertensive intracerebral hemorrhage）　病因主要是高血压和动脉硬化。其发病率在脑血管疾病中仅次于脑梗死，占第 2 位。但死亡率却占脑血管病的首位。

（1）临床与病理：

持续性高血压导致脑小动脉发生微型动脉瘤或玻璃样变。任何使血压进一步升高的原因，均可导致脑出血。出血部位常见于壳核、外囊、丘脑、内囊、脑桥、大脑半球等白质内（图 7-2-83）。出血量多少不一，可为浸润性出血，也可形成局限性血肿。血肿在不同时期的病理改变如下。

1）急性期血肿内含新鲜血液或血块。

2）吸收期血肿内红细胞破坏，血块液化。血肿周围出现吞噬细胞，并逐渐形成含有丰富毛细血管的肉芽组织。

3）囊变期坏死组织被清除，缺损部分由胶质细胞及胶原纤维形成瘢痕。血肿小者可由此类组织所填充，血肿大时则遗留囊腔。

临床上起病急骤，常有剧烈头痛、频繁呕吐，病情迅速恶化。当脑出血量较大，破入脑室或蛛网膜下腔，腰穿可发现血性脑脊液。但如出血部位远离脑室或出血量少，未破入脑室系统或蛛网膜下腔，脑脊液检查可为正常。

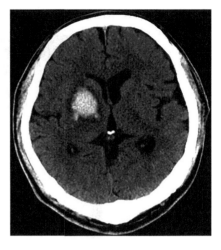

图 7-2-83　右侧基底节区脑出血

（2）CT 表现

1）出血部位：内侧型（血肿居内囊内侧）、外侧型（血肿居内囊外侧）、混合型、皮质下型、小脑型、脑干型。

2）血肿在不同时期的 CT 表现

急性期（1 周内）：均匀高密度，肾形、圆形或类圆形。

吸收期（2 周～2 个月）：血肿向心性缩小，密度逐渐变低。

囊变期（≥2 个月）：较小血肿由胶质愈合；大者残留囊腔。

3）增强扫描：吸收期呈环形强化；囊变期无强化。

4）其他表现：①血液进入脑室，脑室内显示高密度影。②血液进入蛛网膜下腔，脑池（沟）表现为等密度或高密度。③脑积水：梗阻性脑积水或交通性脑积水。

5）占位效应：脑室受压，中线结构移位，严重时形成疝。

2. 蛛网膜下腔出血（subarachnoid hemorrhage） 是由于颅内血管破裂，血液进入蛛网膜下腔所致。临床表现特点为剧烈头痛、脑膜刺激征、血性脑脊液三联征。

（1）CT 表现

直接征象：表现为脑沟、脑池密度增高，出血量大时呈铸型（图 7-2-84）。

大脑前动脉破裂，血液多积聚于视交叉池和纵裂池前部；大脑中动脉破裂，血液多积聚于一侧的外侧裂附近；颈内动脉破裂，血液也以大脑外侧裂为多；椎基底动脉破裂血液主要积于脚间池和环池。

（2）间接征象：脑积水、脑水肿、脑梗死、脑内血肿、脑室内出血、脑疝等。

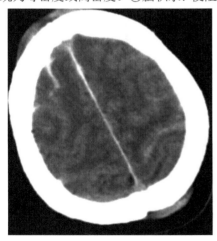

图 7-2-84　两侧额顶部蛛网膜下腔出血

十一、病 例 分 析

1. 患者，男性，10 岁。发热、咳嗽 10 余天。胸部可闻及湿啰音和少量干啰音。

请描述影像学征象并做出影像诊断图 7-2-85。

2. 患者，女性，44 岁。咳嗽咳痰半个月，午后有低热。

请描述影像学征象并做出影像诊断图 7-2-86。

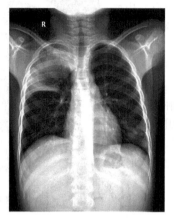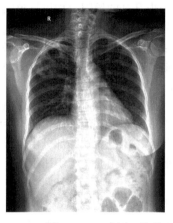

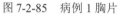

图 7-2-85　病例 1 胸片　　　　　　图 7-2-86　病例 2 胸片

3. 患者，男性，18 岁。运动后突感胸痛、胸闷 5 小时。无发热，无咳嗽咳痰等症状。
请描述影像学征象并做出影像诊断图 7-2-87。

4. 患者，男性，74 岁。咳嗽咳痰 2 个月。偶有血丝痰。近 1 个月来食欲差。
请描述影像学征象并做出影像诊断（图 7-2-88）。

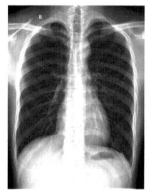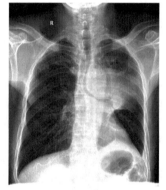

图 7-2-87　病例 3 胸片　　　　图 7-2-88　病例 4 胸片

5. 患者，男性，18 岁。心悸、气促伴咳嗽咳痰 2 个月。
请描述影像学征象并做出影像诊断（图 7-2-89）。

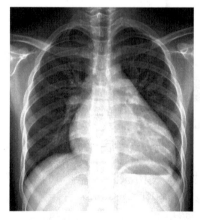

图 7-2-89　病例 5 胸片

6. 患者，男性，54 岁。呕血 48 小时。乙肝病史 10 年。

请描述影像学征象并做出影像诊断（图 7-2-90）。

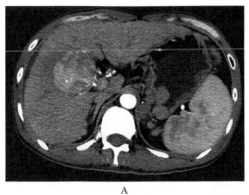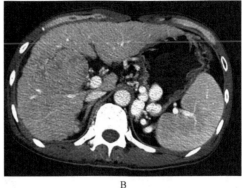

图 7-2-90　病例 6 CT

7. 患者，男性，76 岁。右上腹阵发性腹痛 11 小时。既往因胆囊结石行胆囊切除术。查体皮肤黄染。

请描述影像学征象并做出影像诊断（图 7-2-91）。

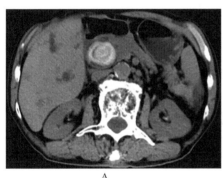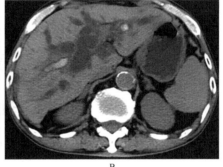

图 7-2-91　病例 7 CT

8. 患者，男性，54 岁。上腹痛 1 天，查体腹肌紧张，上腹部有压痛和反跳痛。

请描述影像学征象并做出影像诊断（图 7-2-92）。

9. 患者，女性，46 岁。突发昏迷 6 小时。既往有高血压病史。

请描述影像学征象并做出影像诊断（图 7-2-93）。

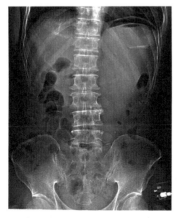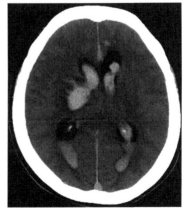

图 7-2-92　病例 8 腹部平片　　　图 7-2-93　病例 9 脑 CT

10. 患者，女性，75 岁。不慎滑倒后感头晕头痛 3 小时。

请描述影像学征象并做出影像诊断（图 7-2-94）。

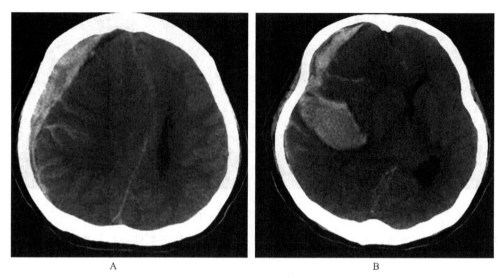

图 7-2-94　病例 10 脑 CT

（施玉森　黄　利）

第三节　实验室检查

一、临床血液学检查

临床血液学检查的研究对象是血液，是临床上最常用最基础的化验检查之一。包括红细胞、血红蛋白、白细胞和血小板数量和止凝血功能检查等。血液标本取材较容易，检测方便，是临床最常用的初筛检测项目。

（一）血液分析

血液分析是临床上最常用最基础的化验检查之一。包括红细胞、血红蛋白、白细胞和血小板数量等。目前各级医院广泛应用血液分析仪进行检测，目的是为全身性疾病的早期发现、贫血类型及程度判定、骨髓造血功能的监测提供依据。血液分析仪提供的常用参数如表 7-3-1 所示。

表 7-3-1　血液分析仪常用参数及参考区间

参数中文名	参数英文名	参考区间	报告方式
白细胞计数	WBC	$4.0 \sim 10.0$	$\times 10^9/L$
红细胞计数	RBC	男：$4.0 \sim 5.5$ 女：$3.5 \sim 5.0$	$\times 10^{12}/L$
血红蛋白	HGB	男：$120 \sim 160$ 女：$110 \sim 150$	g/L
血细胞比容	HCT	男：$0.40 \sim 0.5$ 女：$0.39 \sim 0.48$	L/L
平均红细胞体积	MCV	$82.0 \sim 95.0$	fL
平均血红蛋白含量	MCH	$27.0 \sim 31.0$	pg
平均血红蛋白浓度	MCHC	$320 \sim 360$	g/L
血小板	PLT	$100 \sim 300$	$\times 10^9/L$

续表

参数中文名	参数英文名	参考区间	报告方式
血小板压积	PCT	0.16 ~ 0.4	L/L
平均血小板体积	MPV	7.6 ~ 13.2	fL
血小板体积分布宽度	PDW	15.0 ~ 19.5	%
淋巴细胞百分比	Lymph%	20.0 ~ 40.0	%
淋巴细胞绝对值	Lymph#	1.3 ~ 3.5	$\times 10^9$/L
嗜酸性粒细胞百分比	EO%	0.5 ~ 5.0	%
嗜碱性粒细胞百分比	BA%	0 ~ 1	%
中性粒细胞百分比	NE%	50.0 ~ 70.0	%
中性粒细胞绝对值	NE#	2.0 ~ 7.0	$\times 10^9$/L
红细胞体积分布宽度	RDW	11.5 ~ 15	%
单核细胞百分比	MON%	3 ~ 8	%
单核细胞绝对值	MON#	0.12 ~ 0.8	$\times 10^9$/L

1. 红细胞及血红蛋白的临床应用　红细胞（red blood cell，RBC）及血红蛋白（hemoglobin，Hb）对于贫血的诊断和鉴别诊断有重要意义，但血红蛋白对于贫血程度的判定优于红细胞。

【参考区间】成年男性：（4.0 ~ 5.5）×10^{12}/L，成年女性：（3.5 ~ 5.0）×10^{12}/L，新生儿：（6.0 ~ 7.0）×10^{12}/L。

【临床意义】

（1）生理性变化：红细胞和血红蛋白受许多生理因素的影响，呈规律性变化：一日之中上午7时最高，新生儿高于成年人、成年人高于老年人，男性高于女性（雄激素增多）；居住于高原的居民高于平原地带的居民、运动或情绪激动时高于安静状态等；服用肾上腺素、糖皮质激素、毛果芸香碱等药物时也可升高；妊娠中晚期，红细胞和血红蛋白由于血液被稀释常降低。

（2）病理性升高：分为相对性增多和绝对性增多两类。①相对性增多见于大量出汗、严重呕吐、腹泻、大面积烧伤、慢性肾上腺皮质功能减退、尿崩症、甲状腺功能亢进危象、糖尿病酮症酸中毒。②绝对性增多又分为继发性和原发性：继发性增多见于慢性心、肺部疾病（慢性阻塞性肺气肿、肺源性心脏病、先天性心脏病）、异常血红蛋白病、肾上腺皮质功能亢进等。原发性增多见于真性红细胞增多症。

（3）病理性减低：见于各种贫血。根据贫血产生的病因和发病机制不同，可将贫血分为红细胞生成减少、红细胞破坏增多、红细胞丢失过多。①红细胞生成减少见于生成障碍如再生障碍性贫血、急性造血功能停滞等。造血物质缺乏或利用障碍见于缺铁性贫血、巨幼细胞贫血、铁粒幼细胞贫血等。②红细胞破坏增多见于溶血性贫血、脾功能亢进、血型不合输血后溶血病等。③红细胞丢失过多见于急、慢性失血如肝破裂、脾破裂、异位妊娠、胃溃疡等。

2. 白细胞的临床应用　白细胞（leukocyte）是人体血液中非常重要的一类血细胞。白细胞在人体中担负许多重要功能。外周血液白细胞起源于骨髓的造血干细胞（hematopoietic stem cell，HSC），在骨髓多种造血生长因子的调控下，最终分化、发育、成熟并释放到外周血液。白细胞包括中性粒细胞（neutrophil，N）、嗜酸性粒细胞（eosinophil，E）、嗜碱性粒细胞（basophil，B）、淋巴细胞（lymphocyte，L）和单核细胞（monocyte，M）。而中性粒细胞因胞核的分叶情况不同又分为中性分叶核粒细胞（neutrophilic segmented granulocyte，Nsg）和中性杆状核粒细胞（neutrophilic stab granulocyte，Nst）。5种白细胞正常百分数和绝对值见表7-3-2。

表 7-3-2 5 种白细胞正常百分数和绝对值

细胞类型	百分数 /%	绝对值 / （×10^9/L）
中性粒细胞（N）		
杆状核（st）	0～5	0.04～0.05
分叶核（sg）	50～70	2～7
嗜酸性粒细胞（E）	0.5～5	0.05～0.5
嗜碱性粒细胞（B）	0～1	0～0.1
淋巴细胞（L）	20～40	0.8～4
单核细胞（M）	3～8	0.12～0.8

（1）中性粒细胞

【参考区间】（2～7）×10^9/L，占白细胞总数的 50%～70%。

【临床意义】

1）生理性变化：外周血白细胞及中性粒细胞一天内存在着变化，下午较早晨为高。妊娠后期及分娩时、剧烈运动或劳动后、饱餐或淋浴后、高温或严寒等均可使其暂时性升高。

2）病理性增多：见于①急性感染：为临床最常见的原因。但在某些极重度感染时，白细胞总数不但不高，反而减低；②严重组织损伤：严重外伤，较大手术后，大面积烧伤，急性心肌梗死等，白细胞总数及中性粒细胞可增多；③急性溶血或大出血：严重的血管内溶血、急性大出血，白细胞数及中性粒细胞明显增多，特别是内出血时，白细胞可高达 20×10^9/L；④急性中毒：急性化学药物中毒，如急性铅、汞中毒等；生物性中毒如昆虫毒、蛇毒、毒蕈中毒等；代谢性中毒，如糖尿病酮症酸中毒、尿毒症等，白细胞及中性粒细胞均可增多；⑤血液病及恶性肿瘤：白血病患者外周血中白细胞数量可呈不同程度的增多，并伴外周血中细胞质量改变。各类恶性肿瘤，如肝癌、胃癌等可引起白细胞及中性粒细胞增多。

3）中性粒细胞减少：白细胞总数低于 4×10^9/L 称白细胞减少（leukopenia）。当中性粒细胞绝对值低于 1.5×10^9/L，称为粒细胞减少症，低于 0.5×10^9/L 时称为粒细胞缺乏症。中性粒细胞减少的原因：①感染：特别是革兰氏阴性杆菌或病毒感染，白细胞常减低；②血液病：再生障碍性贫血、低增生性白血病、恶性组织细胞病、骨髓转移癌、脾功能亢进等，白细胞减少同时常伴血小板及红细胞减少；③理化损伤：X 线、γ 射线、放射性核素等，化学物质如铅、汞、苯等；④应用某些药物如氯霉素、磺胺类药、抗肿瘤药及抗甲状腺药物等均可引起白细胞及中性粒细胞减少；⑤自身免疫性疾病：如系统性红斑狼疮等，产生自身抗体导致白细胞减少。

（2）嗜酸性粒细胞

【参考区间】（0.05～0.5）×10^9/L，占白细胞总数的 0.5%～5.0%。

【临床意义】

1）嗜酸性粒细胞增多：见于①过敏性疾病，如支气管哮喘、药物过敏、荨麻疹、血管神经性水肿、食物过敏、血清病等；②寄生虫病，如血吸虫病、钩虫病、蛔虫病等；③皮肤病，如湿疹、天疱疮、剥脱性皮炎、银屑病；④血液病，如嗜酸性粒细胞白血病、慢性粒细胞白血病、嗜酸性粒细胞肉芽肿、肺癌、淋巴瘤、多发性骨髓瘤等；⑤某些传染病，如猩红热；⑥其他，如风湿性疾病、肾上腺皮质功能减低症、腺垂体功能减低症、过敏性间质性肾炎等。

2）嗜酸性粒细胞减少：常见于伤寒、副伤寒初期、手术、烧伤或长期应用肾上腺皮质激素。

（3）嗜碱性粒细胞

【参考区间】（0～0.1）×10^9/L，占白细胞总数的 0%～1%。

【临床意义】

1）嗜碱性粒细胞增多：见于①过敏性疾病，如过敏性结肠炎、吸入物超敏反应及类风湿关节炎等；②血液病，如嗜碱性粒细胞白血病、慢性粒细胞白血病及骨髓纤维化等；③恶性肿瘤特别是转移癌时；④其他，如糖尿病、水痘、流感、天花、结核等。

2）嗜碱性粒细胞减少：无特殊临床意义。

（4）淋巴细胞

【参考区间】（0.8～4.0）×10^9/L，占白细胞总数的20%～40%。

【临床意义】

淋巴细胞受生理因素的影响，呈规律性变化。新生儿较低，4～6天后淋巴细胞可达50%，以后逐渐升高，4～6岁时，淋巴细胞比例逐渐减低，粒细胞比例增加，逐渐达正常成人水平。

1）淋巴细胞病理性增多：见于①感染性疾病，主要为病毒感染，也可见于百日咳杆菌、梅毒螺旋体、弓形虫、结核分枝杆菌、布氏杆菌等的感染；②肿瘤性疾病：急性和慢性淋巴细胞白血病、淋巴瘤；③急性传染病的恢复期；④移植排斥反应；⑤再生障碍性贫血、粒细胞减少症和粒细胞缺乏症时，淋巴细胞比例相对增高。

2）淋巴细胞减少：见于放射线损伤、免疫缺陷性疾病、丙种球蛋白缺乏症及应用肾上腺皮质激素、抗淋巴细胞球蛋白、烷化剂等。

（5）单核细胞

【参考区间】（0.12～0.8）×10^9/L，占白细胞总数的3%～8%。

【临床意义】

1）生理性增多：见于新生儿、婴幼儿及儿童单核细胞的增多，属生理性增多。

2）病理性增多：见于①某些感染，如感染性心内膜炎、疟疾、黑热病、活动性肺结核、感染的恢复期等；②血液病，如单核细胞白血病、恶性组织细胞病、粒细胞缺乏症恢复期等也可见单核细胞增多。

3）单核细胞减少无临床意义。

3. 血小板　血小板（platelet，PLT）由骨髓中巨核细胞产生，是体内最小的血细胞。具有维护毛细血管壁完整性以及黏附、聚集、释放和血块收缩的功能。

【参考区间】（100～300）×10^9/L。

【临床意义】

（1）血小板增多：可分为原发性增多和反应性增多。①原发性增多见于骨髓增殖性疾病，如真性红细胞增多症、原发性血小板增多症、骨髓纤维化早期及慢性粒细胞白血病等；②反应性增多见于急性感染、急性溶血、某些癌症患者，这种增多是轻度的，多在$500×10^9$/L以下。

（2）血小板减少：可分为血小板的生成障碍、血小板破坏或消耗增多和血小板分布异常。①血小板的生成障碍见于再生障碍性贫血、急性白血病、巨幼细胞贫血、放射性损伤、骨髓纤维化晚期等；②血小板破坏或消耗增多见于特发性血小板减少性紫癜、系统性红斑狼疮、恶性淋巴瘤、风疹、上呼吸道感染、新生儿血小板减少症、弥散性血管内凝血（disseminated intravascular coagulation，DIC）、血栓性血小板减少性紫癜（thrombotic thrombocytopenic purpura，TTP）；③血小板分布异常：见于脾大（肝硬化、Banti综合征）、血液稀释（输入大量库存血或大量血浆）等。

（二）血栓与止凝血常规检查

1. 凝血酶原时间　凝血酶原时间（prothrombin time，PT），是指在缺乏血小板的血浆中加入过量的组织因子（兔脑渗出液）后，凝血酶原转化为凝血酶，导致血浆凝固所需的时间。主要反映外源性凝血是否正常。

【参考区间】12～14秒，超过正常对照3秒为异常。

【临床意义】

（1）延长：见于先天性凝血因子Ⅰ（纤维蛋白原）、Ⅱ（凝血酶原）、Ⅴ、Ⅹ及钙离子缺乏；获得性凝血因子缺乏，如严重肝病、维生素K缺乏、纤溶亢进（hypedibrinolysis）、DIC、使用抗凝药物

（如口服抗凝剂）等。

（2）缩短：见于先天性因子Ⅴ增多症、长期口服避孕药、血栓前状态和血栓性疾病等。

（3）口服抗凝剂的监测：目前国家卫生健康委员会规定和国际上认定 PT 国际标准化比值（international normalization ratio，INR）是监测口服抗凝剂用量的首选指标，一般认为以维持 PT 值在正常对照的 2 倍左右，INR 为 2.0 ～ 2.5 为宜，一般不要 > 3。

2. 活化部分凝血活酶时间 活化部分凝血活酶时间（activated partial thromboplastin time，APTT）是指在 37℃ 下加入足量白陶土和脑磷脂（部分凝血活酶），在 Ca^{2+} 参与下，测定乏血小板血浆凝固所需时间，即活化部分凝血活酶时间。该试验是内源性凝血系统较敏感和常用的筛检试验。

【参考区间】25 ～ 36 秒，超过正常对照 10 秒以上有临床意义。

【临床意义】

（1）APTT 延长：见于①内源性凝血因子缺乏，如因子Ⅷ、Ⅸ、Ⅺ缺乏；②凝血酶原、纤维蛋白原及因子Ⅴ、Ⅹ缺乏时也可延长；③当血液中抗凝物质增高时，如肝素、华法林、凝血因子抑制物等，APTT 延长；④其他，如严重肝病、DIC、大量输入库存血等，APTT 可延长。

（2）APTT 缩短：见于血栓前状态及血栓形成性疾病（如 DIC）。

（3）肝素治疗监测：APTT 对血浆中肝素的浓度非常敏感。在肝素治疗期间，APTT 维持在正常对照的 1.5 ～ 3.0 倍为宜。

3. 纤维蛋白原含量测定 纤维蛋白原（fibrinogen，Fg）含量测定是指在离体血浆中加入凝血酶，纤维蛋白原在凝血酶作用下，可以形成不溶性纤维蛋白，使血浆凝固，血浆凝固时间与血浆中纤维蛋白原的含量呈负相关。以国际标准化的参比血浆制作标准曲线，测定被检血浆的凝固时间，从标准曲线上，即可查得被检血浆的纤维蛋白原含量。

【参考区间】2.0 ～ 4.0g/L。

【临床意义】

（1）增高：见于月经期及妊娠期、糖尿病、动脉硬化、结缔组织病、手术后、休克、恶性肿瘤、骨髓瘤、放射治疗后、血栓前状态及血栓栓塞病等。有报道认为，血浆纤维蛋白原 > 5.0g/L 是发生心脑梗死的高危信号。

（2）减少：见于严重肝脏疾病、原发性纤维蛋白溶解、DIC、异常纤维蛋白原血症、新生儿及早产儿、先天性低（无）纤维蛋白原血症、某些产科意外、恶性肿瘤等。

4. 凝血酶时间 凝血酶时间（thrombin test，TT）是指在血浆中加入标准化的凝血酶原后血液凝固的时间，是检测凝血、抗凝及纤维蛋白溶解系统功能的一个简便试验。

【参考区间】16 ～ 18 秒，超过正常对照 3 秒以上为异常。

【临床意义】

延长：见于血浆纤维蛋白原减低或结构异常，临床应用肝素，或在肝病、肾病及系统性红斑狼疮时，肝素样抗凝物质增多；此外，纤维蛋白溶解系统功能亢进时的纤维蛋白（原）降解产物增多也会使血浆凝血酶时间延长。

5. 纤维蛋白（原）降解产物 纤维蛋白（原）降解产物（fibrinogen degradation products，FDP）是测定纤维蛋白溶解系统功能的一个试验。通过对纤维蛋白（原）降解产物的测定，可以了解该系统作用是否正常。

【参考区间】定性：阴性；定量：1 ～ 5mg/L。

【临床意义】

纤维蛋白（原）降解产物主要反映纤维蛋白溶解功能。原发性纤维蛋白溶解功能亢进或因高凝状态、弥散性血管内凝血、肾脏疾病、器官移植排斥反应、溶栓治疗等情况造成的继发性纤维蛋白溶解功能亢进时，均会引起纤维蛋白（原）降解产物增高。

6. D- 二聚体 D- 二聚体（D-Dimer，D-D）是纤维蛋白单体经活化因子ⅩⅢ交联后，再经纤溶酶水解所产生的一种特异性降解产物，是一个特异性的纤溶过程标记物。D- 二聚体来源于纤溶酶溶解的交联纤维蛋白凝块。血浆 D- 二聚体测定是了解继发性纤维蛋白溶解功能的一个试验。本试验的影响因素很多，结果判断时须加以考虑。一般认为，若 D- 二聚体检测结果阴性，一般可以排除急性血栓性疾病；反之，应排除因各种原因造成的 D- 二聚体阳性结果，才能对血栓性疾病作出诊断。

【参考区间】定性：阴性；定量：小于 200μg/L。

【临床意义】

增高或阳性见于继发性纤维蛋白溶解功能亢进，如高凝状态、弥散性血管内凝血（DIC）、肾脏疾病、器官移植排斥反应、溶栓治疗等。原发性纤维蛋白溶解亢进时，血浆 D- 二聚体没有显著变化。只要机体血管内有活化的血栓形成及纤维溶解活动，D- 二聚体就会升高。心肌梗死、脑梗死、肺栓塞、静脉血栓形成、手术、肿瘤、弥散性血管内凝血、感染及组织坏死等均可导致 D- 二聚体升高。特别对老年人及住院患者，因患菌血症等易引起凝血异常而导致 D- 二聚体升高。D- 二聚体升高表明体内存在着频繁的纤维蛋白降解过程。因此，纤维 D- 二聚体是深静脉血栓、肺栓塞、弥散性血管内凝血的关键指标。

二、排泄物、分泌物及体液检查

（一）尿液分析

尿液是血液经过肾小球滤过、肾小管和集合管重吸收和排泌所产生的终末代谢产物，尿液的组成和性状可反映机体的代谢状况，并受机体各系统功能状态的影响。

1. 一般性状检查

（1）尿量（urine volume）：是指 24 小时内排出体外的总尿量，正常尿量为 1 ～ 2L。尿量反映了肾脏生成尿液的能力和肾脏稀释与浓缩的功能。24 小时尿量超过 2500ml，称为多尿。成人尿量低于 400ml/24h 或 17ml/h，为少尿。

1）尿量增多：常见于①生理性多尿，如水摄入过多、应用利尿剂和某些药物等；②内分泌疾病，如糖尿病、尿崩症；③肾脏疾病，如急性肾衰竭多尿期、慢性肾盂肾炎、慢性肾衰竭早期、慢性肾间质肾炎等。

2）尿量减少：低于 100ml/24h，为无尿。常见于①肾前性少尿：心力衰竭、休克、脱水及其他引起血容量减少而导致肾小球滤过不足而出现少尿；②肾性少尿由各种肾脏实质性改变而导致的少尿。③肾后性少尿：因结石、尿路狭窄、尿路梗阻或排尿功能障碍所致。

（2）尿液外观：正常新鲜尿液清澈透明，呈淡黄色至深黄色。尿液颜色受食物、尿色素、药物等影响。病理性尿液外观可见下列情况：

1）血尿（hematuria）：若每升尿液中含血量超过 1ml，尿液呈现淡红色，称为肉眼血尿。如尿液外观变化不明显，离心沉淀后，镜检时每高倍镜视野红细胞平均大于 3 个，称为镜下血尿。血尿多见于泌尿系统炎症、结石、结核、肿瘤、外伤等，也可见于血液系统疾病，如血小板减少性紫癜、血友病等。

2）血红蛋白尿（hemoglobinuria）及肌红蛋白尿（myoglobinuria）：当血红蛋白和肌红蛋白出现于尿中，可使尿液呈浓茶色、酱油色或红葡萄酒色。血红蛋白尿主要见于血管内溶血，如溶血性贫血、阵发性睡眠性血红蛋白尿、血型不合的输血反应等。肌红蛋白尿常见于挤压综合征、缺血性肌坏死等。正常人剧烈运动后，也可偶见肌红蛋白尿，如行军性血红蛋白尿。

3）胆红素尿（bilirubinuria）：尿内含有大量的结合胆红素，振荡后出现黄色泡沫且不易消失，常见于阻塞性黄疸和肝细胞性黄疸。

4）脓尿（pyuria）和菌尿（bacteriuria）：当尿内含有大量的脓细胞、炎性渗出物或细菌时，呈白色混浊（脓尿）或云雾状（菌尿）。加热或加酸均不能使混浊消失。脓尿和菌尿见于泌尿系统感染，如急、慢肾盂肾炎、膀胱炎等。

5）乳糜尿（chyluria）和脂肪尿（lipiduria）：尿中混入淋巴液而呈乳白色称为乳糜尿，若同时混有血液，称为乳糜血尿（hematochyluria）。尿中出现脂肪小滴则称为脂肪尿。乳糜尿和乳糜血尿，见于丝虫病、肾结核及肾周围淋巴管梗阻。脂肪尿见于脂肪挤压损伤、骨折和肾病综合征等。

（3）气味：正常新鲜尿液具有芳香气味，久置后，尿素分解可出现氨臭味。若新鲜尿液即有氨味，见于慢性膀胱炎及尿潴留等。尿带蒜臭味常见于有机磷中毒者，糖尿病酮症酸中毒时尿呈烂苹果味，苯丙酮尿症者尿有鼠臭味。

2. 化学检查　临床常用尿液分析参数见表7-3-3。

表7-3-3　临床常用尿液分析参数的参考区间及临床应用

项目及代码	参考区间	临床应用
酸碱度（pH）	5～7	降低见于酸中毒、高热、痛风、糖尿病；增高见于碱中毒、肾小管性酸中毒、尿潴留、膀胱炎、应用利尿剂等
蛋白（PRO）	阴性（<0.1g/L）	肾小球性蛋白尿、肾小管性蛋白尿、混合性蛋白尿、溢出性蛋白尿、组织性蛋白尿、假性蛋白尿
葡萄糖（GLU）	阴性	增高见于糖尿病、库欣综合征、甲状腺功能亢进、嗜铬细胞瘤、慢性肾炎、肾病综合征、间质性肾炎等，摄入过多糖类也可引起增高
酮体（KET）	阴性（<2mmol/L）	阳性见于糖尿病酮症酸中毒、高热、严重呕吐、腹泻、长期饥饿、禁食
隐血（BLD）	阴性（<10个红细胞/μl）	血管内溶血、血型不合输血后、肾小球肾炎、膀胱炎等
胆红素（BIL）	阴性（<2mg/L）	增高见于肝细胞性黄疸、阻塞性黄疸、先天性高胆红素血症等
尿胆原（UBG）	阴性或弱阳性	增高见于溶血性黄疸、肝细胞性黄疸；减少见于阻塞性黄疸
亚硝酸盐（NIT）	阴性（<2mmol/L）	用于泌尿系统感染的快速筛检
白细胞（LEU）	阴性（<15个白细胞/μl）	见于尿路感染性疾病
比重（SG）	1.015～1.025	增高见于急性肾炎、糖尿病、肝脏疾病等；降低见于尿崩症、急性肾衰多尿期
维生素C（VC）	阴性（<10mg/L）	增高可造成隐血/血红蛋白、胆红素、葡萄糖、亚硝酸盐试带法假阴性

3. 尿沉渣检查

（1）红细胞：分为非均一性红细胞和均一性红细胞。非均一性红细胞：常见于急性肾小球肾炎、急进性肾炎、慢性肾炎、狼疮性肾炎、肾炎等。均一性红细胞：见于肾结石、泌尿系统肿瘤、肾盂肾炎、多囊肾、急性膀胱炎、肾结核等。

（2）白细胞和脓细胞：见于泌尿系统感染如肾盂肾炎、膀胱炎、尿道炎或肾结核。女性生殖系统炎症时，常有阴道分泌物混入尿内，除有脓细胞团外，并伴有多量扁平上皮细胞。

（3）上皮细胞：尿液中上皮细胞来自肾至尿道，包括肾小管上皮细胞（renal tubular epithelium）亦称肾细胞、移行上皮细胞（transtitional epithelium）和复层扁平上皮细胞（stratified squamous epithelium）。肾小管上皮细胞来自远曲和近曲肾小管，在尿中出现，提示肾小管病变。移行上皮细胞主要来自肾盂、膀胱、输尿管，正常尿中无或偶见移行上皮细胞，在输尿管、膀胱、尿道有炎症时出现。大量出现应警惕移行上皮细胞癌。复层扁平上皮细胞亦称鳞状上皮细胞，呈大而扁平的多角形，胞核小，圆形或椭圆形，来自尿道前段。女性尿道有时混有来自阴道的复层扁平上皮细胞。尿中大量出现或片状脱落且伴有白细胞、脓细胞，见于尿道炎。

（4）管型（cast）：管型是蛋白质、细胞及其崩解碎片在肾小管和集合管内形成的圆柱形蛋白聚集物，是肾实质损伤的标志物。管型的类型有：

1）透明管型（hyaline cast）：由T-H糖蛋白、白蛋白和氯化物构成的无色透明、内部结构均匀的圆柱状体。正常人不见或偶见。在运动、重体力劳动、麻醉、用利尿剂、发热时可出现一过性增多。在肾病综合征、慢性肾炎、恶性高血压和心力衰竭时可见增多。有时透明管型内含有少量红细胞、白细胞和上皮细胞，又称透明细胞管型。

2）颗粒管型（granular cast）：管型内颗粒总量超过管型面积的1/3，可分为粗颗粒管型和细颗粒管型。①粗颗粒管型见于慢性肾炎、肾盂肾炎。肾炎或某些（药物中毒等）原因引起的肾小管损伤。②细颗粒管型见于慢性肾炎或急性肾小球肾炎后期。

3）细胞管型（cellular cast）：①肾小管上皮细胞管型（renal tubular epithelium cast），见于各种原因所致的肾小管损伤时出现；②红细胞管型（erythrocyte cast），常与肾小球性血尿同时存在，临床意义与血尿相似；③白细胞管型（leucocyte cast），常见于肾盂肾炎、间质性肾炎等；④混合管型（mixed cast），同时含有各种细胞和颗粒物质的管型，可见于各种肾小球疾病。

4）蜡样管型（waxy cast）：由颗粒管型、细胞管型在肾小管内停留变性或上皮细胞淀粉样变性溶解后形成。提示有严重的肾小管变性坏死，预后不良。

5）脂肪管型（fatty cast）：脂肪球沉积在管型内形成，常见于肾病综合征、慢性肾小球肾炎急性发作及其他肾小管损伤性疾病。

6）宽幅管型（broad cast）：由蛋白质及坏死脱落的上皮细胞碎片构成，宽大不规则，易折断。常见于慢性肾衰竭少尿期，提示预后不良。

7）细菌管型（bacterial cast）：管型内含有大量的细菌、真菌，见于感染性疾病。

（二）粪便检查

粪便（stool）是由已消化和未消化的食物残渣、食物的分解产物、消化液、胃肠道脱落的上皮细胞和白细胞、肠道正常菌群等组成。粪便检查主要用于：①了解消化道有无感染、出血、恶性肿瘤等；②根据粪便的性状与组成，了解胃肠道的消化吸收功能和肝胆系统的功能状况；③检查肠道致病菌，协助诊断肠道传染病；④粪便隐血试验对消化道出血的诊断有重要意义，可作为消化道恶性肿瘤的筛选试验；⑤根据粪便的颜色、粪胆素的检查，有助于鉴别黄疸的类型。

1. 一般性状检查　正常成人的粪便为成形软便，呈黄褐色，有少量黏液，有粪臭。婴幼儿粪便可为黄色或金黄色糊状。粪便的一般性状受食物的种类、性质、量的影响较大，也受某些药物的影响。在病理情况下，粪便的一般性状检查有助于腹泻、吸收不良综合征、痢疾、阻塞性黄疸、胃肠道出血和寄生虫感染的诊断。

（1）量：正常成人每天一般排便1次，为100～300g。粪便量常随食物的种类、饮食量以及消化功能状态而变化。细粮和肉食者粪便量较少；粗粮和蔬菜为主者粪便量较多。当胃肠道、胰腺有炎症或功能紊乱时，因炎症渗出、肠蠕动加快及消化吸收功能不良，可使排便次数和排便量有不同程度的增加。如果排便次数少，但排便量增多，多见肠道上段病变；排便次数增多，但每次排便量减少，多为肠道下段病变。

（2）颜色与性状：正常成人粪便呈黄褐色成形软便，婴幼儿为黄色或金黄色稀糊状便。粪便常见的颜色与性状改变有：

1）稀糊状便或水样便：常因肠蠕动亢进或肠黏膜分泌过多黏液所致。见于各种感染性和非感染性腹泻，常见于急性胃肠炎、服用泻药及甲状腺功能亢进等。小儿肠炎时可见绿色稀汁样便。假膜性肠炎可见黄绿色稀汁样便，并含有膜状物。艾滋病伴发肠道隐孢子虫感染可见大量稀水样便。副溶血性弧菌食物中毒时可见洗肉水样便。出血性肠炎可见红豆汤样便。

2）黏液便：正常粪便中有少量黏液，与粪便混合难以检出。肠道炎症或受刺激、肿瘤或便秘、痢疾等疾病，可使黏液分泌增多。小肠病变，黏液混于粪便中，大肠病变黏液附着在粪便表面。单纯黏液无色透明，炎症时的脓性黏液呈黄白色不透明，常见于肠炎、痢疾、急性血吸虫病等。

3）脓便及脓血便：脓样、脓血样、黏液血样、黏液脓血样，常见于细菌性痢疾、阿米巴痢疾、结肠癌、肠结核、溃疡性结肠炎。细菌性痢疾为黏液脓血便、无臭，阿米巴痢疾为暗红色果酱样、有腐臭。

4）溏便：粥样、内容粗糙，见于消化不良、慢性胃炎、胃窦潴留。

5）陈状便：黏胨状、膜状或纽带状物，见于肠易激综合征、慢性细菌性痢疾。

6）鲜血便：鲜红色，滴落于排便之后或附在粪便表面，见于直肠癌、直肠息肉、肛裂或痔疮。痔疮时常在排便后有鲜血滴落，而其他疾病则鲜血附着于粪便表面。

7）柏油样便：褐色或黑色，黏稠富有光泽，形似柏油，见于上消化道出血，红细胞被胃肠液破坏后形成正铁血红素、卟啉及硫化铁，硫化铁进一步刺激小肠分泌过多的黏液所致。

8）白陶土样便：灰白色，见于各种原因引起的胆道阻塞，使进入肠道的胆红素减少或缺如，以致粪胆素相应减少或缺如所致。

9）米泔样便：白色淘米水样，含有黏液片块，见于霍乱、副霍乱。

10）变形便：球形硬便见于习惯性便秘、老年人排便无力。细条、扁片状便见于肠痉挛、直肠或肛门狭窄。细铅笔状见于肠痉挛、肛裂、痔疮、直肠癌。

11）凝块样便：黄白色乳凝块或蛋花样，见于婴儿消化不良、婴儿腹泻。

（3）气味：正常粪便由于蛋白质的分解产物如吲哚、粪臭素、硫醇、硫化氢、氨、靛基质等而产生臭味，粪便的气味与进食的种类、疾病等有关。素食者臭味轻，肉食者臭味重。慢性肠炎、胰腺疾病、消化道大出血、结肠或直肠癌溃烂时呈恶臭味，阿米巴肠炎呈腥臭味，脂肪、糖类消化或吸收不良呈酸臭味。

2. 显微镜检查 显微镜检查可以观察粪便中有无细胞、寄生虫卵、原虫等病理成分，同时可以观察各种食物残渣的种类及数量，有助于消化道疾病的诊断和疗效观察。

（1）显微镜常见的细胞类型

1）白细胞：常为中性粒细胞，正常粪便中无或偶见白细胞。肠炎、细菌性痢疾、溃疡性结肠炎时，白细胞可大量增多，并可见成堆的脓细胞，同时也可见到吞噬细胞。

2）红细胞：正常粪便中无红细胞。出现红细胞多见于下段肠道的病变。阿米巴痢疾可见大量堆积、变性的红细胞，且红细胞多于白细胞；细菌性痢疾红细胞少于白细胞，且分散存在，形态多正常。

3）吞噬细胞：为吞噬较大异物的单核细胞。正常粪便中无吞噬细胞，急性细菌性痢疾、急性出血性肠炎、溃疡性结肠炎时可见吞噬细胞，且粪便中发现吞噬细胞是诊断急性细菌性痢疾的主要依据之一。

4）肠黏膜上皮细胞：生理情况下，粪便中可有少量肠柱状上皮细胞。柱状上皮细胞大量增多或成片存在时，多见于结肠炎、假膜性肠炎。

5）肿瘤细胞：正常粪便中无肿瘤细胞。粪便中出现成堆的具有异形性的肿瘤细胞多见于结肠癌、直肠癌。

（2）食物残渣：正常粪便中的食物残渣为已消化的无定型细小颗粒，偶见少量未被充分消化的食物残渣，常见的食物残渣有：

1）淀粉颗粒：一般为具有同心性线纹或不规则放射纹的大小不等的圆形、椭圆形或多角状颗粒，无色，具有一定的折光性。正常粪便偶见淀粉颗粒，当淀粉颗粒大量增多时，主要见于消化功能不良、腹泻、慢性胰腺炎、胰腺功能不全。

2）脂肪：粪便中的脂肪有中性脂肪和脂肪酸。中性脂肪即脂肪小滴，为大小不一、圆形、折光性强的小球体。正常食物的脂肪经胰脂肪酶消化后，大多被吸收，正常人粪便偶见脂肪小滴。如果脂肪小滴大于 6 个/HPF，为脂肪排泄增多，如果大量出现称为脂肪泻，见于急性和慢性胰腺炎、胰头癌、吸收不良综合征、阻塞性黄疸等。粪便量多、呈泡沫状、灰白色、有光泽、恶臭，具有较多脂肪小滴是慢性胰腺炎的粪便特征。

3）其他：①肌肉纤维：正常粪便中有少量肌肉纤维（每张涂片小于 10 个），其增多主要见于肠蠕动亢进、胰蛋白酶缺乏、腹泻等。如果肌肉纤维增多，且伴有肌细胞核，见于严重的胰腺功能不全；②结缔组织和弹力纤维：正常粪便中可有少量结缔组织和弹力纤维，其增多见于胃蛋白酶缺乏症和腹泻；③植物细胞和植物纤维：正常粪便中可见少量形态多样的植物细胞和植物纤维，其增多主要见于胃蛋白酶缺乏症、肠蠕动亢进和腹泻等。

（3）结晶：正常粪便中可见少量无临床意义的结晶，如磷酸盐、草酸钙、碳酸钙结晶。病理性结晶主要有：① Charcot-Leyden 结晶：见于阿米巴痢疾、钩虫病和过敏性肠炎等。②血晶：为棕黄色斜方形结晶，主要见于胃肠道出血。

3. 细菌和寄生虫检查

（1）细菌：粪便中的细菌较多，约占粪便干重的 1/3，大部分为正常菌群，正常粪便中球菌与杆菌的比例大致为 1∶10。正常粪便中的菌量和菌谱处于相对稳定状态，保持着与宿主间的生态平衡。若正常菌群消失或比例失调，称为肠道菌群失调症。可通过粪便涂片染色检查、细菌培养鉴定确定致病菌。①球菌增多、杆菌减少（球菌/杆菌值增高）常提示肠道菌群失调，常见于长期应用广谱抗生素、免疫抑制剂和各种慢性消耗性疾病等；②霍乱、副霍乱患者的米泔样粪便中可发现呈鱼群穿梭样活泼运动的弧菌；③肠结核、小儿肺结核不能自行咳痰者，可行粪便抗酸染色检查分枝杆菌。

（2）真菌：正常粪便可有人体酵母菌，极少见假丝酵母菌，且多为外源性污染所致。病理情况下，粪便中以白色假丝酵母菌为多见，常见于长期应用广谱抗生素、激素、免疫抑制剂和放射治疗、化学治疗以及各种慢性消耗性疾病等。

（3）寄生虫及虫卵：粪便检查是诊断肠道寄生虫感染的最直接和最可靠的方法，可用肉眼观察粪便中寄生虫虫体和显微镜检查寄生虫虫卵和包囊体。另外，也可采用单克隆抗体检测寄生虫虫卵的抗原，对虫卵形态不典型或高度怀疑寄生虫感染而未能检出虫卵的患者进行确诊。

4. 隐血试验　隐血试验常作为消化道恶性肿瘤的筛选试验。凡是能引起消化道出血的疾病或损伤都可使隐血试验（occult blood test，OBT）呈阳性反应，如消化性溃疡、胃黏膜损伤、肠结核、溃疡性结肠炎、结肠息肉、钩虫病、胃癌、结肠癌等。OBT 对消化性溃疡诊断的阳性率为 40%～70%，且呈间断阳性；OBT 对消化道恶性肿瘤诊断的阳率达 95%，且呈持续阳性。临床上，对 50 岁以上的无症状的中老年人，每年做 1 次 OBT，对早期发现消化道恶性肿瘤具有重要价值。

5. 粪便检查的临床应用

（1）诊断肠道感染性疾病：肠道细菌、病毒、寄生虫感染后所致的腹泻是临床常见的疾病，而粪便检查是诊断肠道感染性疾病的常规检查项目。

（2）诊断肠道寄生虫病：如果怀疑为寄生虫感染时，粪便涂片发现相应的寄生虫卵或包囊体、滋养体，即可确诊为相应的寄生虫病。如果对虫卵形态不典型或高度怀疑寄生虫感染而未能检出相应虫卵时，可采用单克隆抗体检查特异寄生虫虫卵抗原，以明确诊断。

（3）检查腹泻的病因：粪便检查是急性、慢性腹泻病因诊断的最重要检查项目。慢性胰腺炎等胰腺外分泌功能不全时，粪便中会有较多的淀粉颗粒、脂肪小滴或肌内纤维等。直肠或（和）乙状结肠炎患者多有便意频繁和里急后重，每次排粪便量少，有时只排少量气体和黏液，粪便颜色较深，多呈胶冻状，可混有血液；小肠病变的腹泻无里急后重，粪便呈水样、色较淡、恶臭；无肉眼脓血便。

（4）筛检消化道恶性肿瘤：OBT 常作为消化道恶性肿瘤的筛选检查项目，阳性检出率可达 95%，持续阳性常提示消化道有恶性病变。OBT 间断阳性常提示消化道有良性病变，如消化性溃疡，但要排除 OBT（化学法）的影响因素，并结合其他临床资料综合分析。粪便涂片发现肿瘤细胞，可确诊为消化道恶性肿瘤。

（5）鉴别黄疸的类型：黄疸的鉴别应结合病史、症状、体征、实验室及其他检查结果，进行综合分析和判断，才能做出正确的诊断。粪便检查可作为鉴别黄疸的常规项目。阻塞性黄疸，粪便为白陶土样、粪胆素定性为阴性、粪胆原定量低于参考范围的下限；溶血性黄疸，粪便为深黄色、粪胆素定性为阳性、粪胆原定量高于参考范围的上限。

（三）脑脊液检查

脑脊液（cerebrospinal fluid，CSF）是存在于脑室和蛛网膜下隙内及脊髓中央管的一种无色透明的液体，70% 来自脑室脉络丛主动脉分泌和超滤所形成的液体，30% 由大脑和脊髓细胞间隙所产生，通过蛛网膜绒毛回吸收入静脉。脑脊液充满脑室及蛛网膜下隙，包绕于脑和脊髓周围。生理情况下，人体每天分泌的脑脊液为 400～500ml，并能在 4～8 小时更新 1 次。

脑脊液具有重要的生理作用：①作为缓冲液保护脑和脊髓，减轻或消除外力的损伤；②调节颅内压；③供给中枢神经系统营养物质，并运走代谢产物；④调节神经系统碱贮量，维持脑脊液酸碱平衡；⑤通过转运生物胺类物质，参与神经内分泌调节。

脑脊液穿刺的适应证：①有脑膜刺激征者；②可疑颅内出血者；③可疑脑膜白血病者；④原因不明的剧烈头痛、昏迷、抽搐或瘫痪者；⑤可疑肿瘤颅内转移者；⑥脱髓鞘疾病者；⑦中枢神经系统疾病需要椎管内给药治疗、麻醉和椎管造影者。

脑脊液穿刺的禁忌证：①颅内高压者；②颅后窝占位性病变者；③处于休克、全身衰竭状态者；④穿刺局部有化脓性感染者。

1. 标本采集　脑脊液标本采集一般需要进行腰椎穿刺，特殊情况下进行小脑延髓池穿刺、脑室穿刺获取。穿刺成功后立即测定脑脊液压力。正常脑脊液压力（卧位）为：①腰椎穿刺：80～180mmH$_2$O；②小脑延髓池穿刺：80～120mmH$_2$O；③脑室穿刺：70～120mmH$_2$O。测定脑脊液压力后，留取脑脊液标本于 3 个无菌小试管中，每管 1～2ml。第一管做细菌学检查，第二管做化学和免疫学检查，第三管做一般性状和显微镜检查。标本采集后 1 小时内应送检，放置过久，可影响检查结果。

2. 一般性状检查

（1）颜色：正常脑脊液无色透明。新生儿由于胆红素移行，脑脊液可呈黄色。当中枢神经系统有炎症、损伤、肿瘤或梗阻时，破坏了血 - 脑屏障，使脑脊液成分发生改变，而导致其颜色发生变化，脑脊液常见的颜色变化有：

1）红色：见于穿刺损伤出血、蛛网膜下腔或脑室出血。新鲜出血，混浊，易凝固；陈旧性出血，透明，不凝。

2）黄色又称黄变症（xanthochromia）：多由血红蛋白变性，胆红素或蛋白含量增高所致，常见于出血、黄疸、脑脊液淤滞和椎管梗阻。

3）白色：系白细胞增高所致，见于脑膜炎球菌、肺炎球菌、溶血性链球菌引起的化脓性脑膜炎。

4）绿色：见于铜绿假单胞菌性脑膜炎、急性肺炎球菌性脑膜炎。

5）褐色：见于脑膜黑色素肉瘤、黑色素瘤。

6）其他疾病：如病毒性脑炎、轻型结核性脑膜炎、脊髓灰质炎、神经梅毒，脑脊液可呈无色。

（2）透明度：正常脑脊液清晰透明。脑脊液的混浊度与其所含的细胞和细菌数量有关，当脑脊液中的白细胞超过 300×10^6/L 时，可呈混浊；脑脊液中蛋白质明显增高或含有大量细菌、真菌时，也可使脑脊液混浊。化脓性脑膜炎的脑脊液呈脓性或块样混浊，结核性脑膜炎的脑脊液可呈毛玻璃样的混浊，穿刺损伤时的脑脊液可呈轻微的红色混浊。

（3）薄膜与凝块：正常脑脊液室温放置 12～24 小时后不会形成薄膜、凝块或沉淀。脑脊液凝块、薄膜的形成与其所含的蛋白质，特别是纤维蛋白原的含量有关，当脑脊液中的蛋白质含量超过 10g/L 时，可出现薄膜、凝块或沉淀。化脓性脑膜炎的脑脊液在 1～2 小时内呈块状凝固；结核性脑膜炎的脑脊液在 12～24 小时内呈薄膜或纤细的凝块，如倒挂的漏斗状；神经梅毒的脑脊液可有小絮状凝块；蛛网膜下腔梗阻的脑脊液呈黄色胶样凝固。

（4）比重

【参考区间】腰椎穿刺：1.006～1.008，脑室穿刺为 1.002～1.004，小脑延髓池穿刺为 1.004～1.008。

【临床意义】凡是脑脊液中的细胞数量增加和蛋白质含量增高的疾病，其比重均可增高。常见于中枢神经系统感染、神经系统寄生虫病、脑血管病、脑肿瘤、脑出血、脑退行性变和神经梅毒等。

3. 化学检查

（1）蛋白质

【参考区间】①定性：阴性。②定量：腰椎穿刺：0.20～0.40g/L，小脑延髓池穿刺：0.10～0.25g/L，脑室穿刺：0.05～0.15g/L。③蛋白商（球蛋白与白蛋白比值）为0.4～0.8。

【临床意义】脑脊液蛋白质含量增高是血-脑屏障功能障碍的标志，其增高可见于中枢神经系统的感染、梗阻和出血等多种疾病。

1）神经系统感染、出血及神经根病变，引起的血-脑屏障通透性增加。感染以化脓性脑膜炎蛋白增高最显著，结核性脑膜炎中度增高，病毒性脑膜炎则轻度增高。出血如脑血管畸形、高血压、脑动脉硬化症以及全身出血性疾病等。神经根病变常见于急性感染性多发性神经根神经炎，蛋白质增高，但细胞数正常，即蛋白质-细胞分离的现象。

2）梗阻引起的脑脊液循环障碍，如脊髓肿瘤、肉芽肿、硬膜外脓肿造成的椎管部分或完全梗阻，可有脑脊液自凝现象。

3）其他如损伤性腰椎穿刺、肺炎、尿毒症等出现中枢神经系统症状时，脑脊液蛋白质含量也可增高。

4）蛋白商反映了脑脊液球蛋白与白蛋白的比例变化。①蛋白商增高：提示脑脊液中球蛋白含量增高，见于多发性硬化症、神经梅毒、脑脊髓膜炎、亚急性硬化性全脑炎等；②蛋白商减低：提示脑脊液白蛋白含量增高，见于化脓性脑膜炎急性期、脑肿瘤、脊髓压迫症等。

（2）葡萄糖

【参考区间】①腰椎穿刺：2.5～4.4mmol/L；②小脑延髓池穿刺：2.8～4.2mmol/L；③脑室穿刺：3.0～4.4mmol/L。

【临床意义】

1）葡萄糖减低：常见于①由于感染的病原体或被破坏的细胞均能释放出分解葡萄糖的酶，使无氧酵解增强，而使脑脊液中的葡萄糖消耗减低。细菌性脑膜炎和真菌性脑膜炎，以化脓性脑膜炎早期减低最明显。脑囊虫病、锥虫病、血吸虫病、肺吸虫病、弓形虫病及神经梅毒等也可引起脑脊液葡萄糖减低；②脑肿瘤可影响血-脑屏障，干扰葡萄糖的转运，以及肿瘤细胞分解葡萄糖或干扰糖代谢等，均可使脑脊液葡萄糖减低；③低血糖昏迷、胰岛素过量所致的低血糖状态。

2）葡萄糖增高：常见于急性颅脑外伤、中毒、缺氧、脑出血、病毒性脑膜炎或脑炎以及新生儿、早产儿、糖尿病或静脉注射葡萄糖等。

（3）氯化物

【参考区间】①成人：120～130mmol/L。②婴儿：110～130mmol/L。

【临床意义】

1）氯化物减低：见于①细菌或真菌感染，特别是化脓性脑膜炎、结核性脑膜炎和隐球菌性脑膜炎的急性期、慢性感染的急性发作期，且氯化物减低与葡萄糖的减低同时出现，其中以结核性脑膜炎减低最明显，可降至102mmol/L以下；②在细菌性脑膜炎的后期，由于脑膜有明显的炎症浸润或粘连，局部有氯化物附着，使脑脊液氯化物减低，并与蛋白质明显增高相伴随；③呕吐、肾上腺皮质功能减退时，由于血氯减低，使脑脊液氯化物含量亦减低。

2）氯化物增高：主要见于尿毒症、肾炎、心力衰竭、病毒性脑膜炎或脑炎。

4. 显微镜检查

（1）细胞计数

【参考区间】正常脑脊液无红细胞，白细胞极少，成人：$(0～8)×10^6$/L，儿童：$(1～15)×10^6$/L，主要为单个核细胞，淋巴细胞与单核细胞之比为7：3。

【临床意义】脑脊液白细胞达$(10～50)×10^6$/L为轻度增高，$(50～100)×10^6$/L为中度增高，大于$200×10^6$/L为显著增高。

1）中枢神经系统感染：显著增高见于化脓性脑膜炎，以中性粒细胞增高为主；轻度或中度增高见于结核性脑膜炎，发病初期以中性粒细胞为主，后期以淋巴细胞为主，且有中性粒细胞、淋巴细胞、浆细胞同时存在的现象；正常或轻度增高见于浆液性脑膜炎、病毒性脑膜炎、脑水肿，且以淋巴细胞为主。

2）中枢神经系统肿瘤：细胞学正常或轻度增高，以淋巴细胞为主，如在脑脊液中找到白血病细胞，可诊断为脑膜白血病。

3）脑寄生虫感染：细胞数可增高，以嗜酸性粒细胞为主，在脑脊液沉淀物中可找到血吸虫卵、阿米巴原虫、旋毛虫幼虫及弓形虫等。

4）蛛网膜下隙出血或脑室出血：除红细胞显著增高外，还可见到白细胞的增多，以中性粒细胞为主。

（2）细菌学检查

1）显微镜检查：脑脊液涂片革兰氏染色或碱性亚甲蓝染色检查致病菌。革兰氏染色用于检查肺炎球菌、流感嗜血杆菌、葡萄球菌、铜绿假单胞菌、链球菌、大肠埃希菌等；碱性亚甲蓝染色用于检查脑膜炎球菌。显微镜检查对化脓性脑膜炎诊断的阳性率为 60%～90%。如果怀疑为结核性脑膜炎，可采用抗酸染色，油镜下寻找抗酸杆菌。新生隐球菌检查常采用印度墨汁染色法，若呈假阳性，可采用苯胺墨染色法。

2）细菌培养：主要适用于脑膜炎奈瑟菌、链球菌、葡萄球菌、大肠埃希菌、流感嗜血杆菌等。同时，也要注意厌氧菌、真菌的培养。

（3）免疫学检查

1）免疫球蛋白检查：

【参考区间】IgG 0.01～0.04g/L，IgA 0.01～0.06g/L。

【临床意义】①IgG 增高见于多发性硬化、亚急性全脑炎、梅毒性和结核性脑膜炎等；②IgA 增高见于各种脑膜炎和脑血管疾病；③如在脑脊液中检测出 IgM 即为异常，提示中枢神经系统近期有感染（如急性化脓性及急性病毒性脑膜炎）、脑肿瘤及多发性硬化症。

2）ELISA 检测结核杆菌抗体：结核杆菌感染时，可产生特异性的抗结核抗体 IgG，可采用 ELISA 法检测此抗体。如果脑脊液中抗结核抗体 IgG 水平高于血清，这对结核性脑膜炎的诊断及鉴别诊断具有特殊价值。用聚合酶链反应（PCR）可检测出脑脊液中的结核杆菌的 DNA，是目前检测结核杆菌最敏感的方法，但易出现假阳性。

3）脑囊虫补体结合试验诊断脑囊虫的阳性率可达 88%；致敏乳胶颗粒玻片凝集试验诊断脑囊虫的符合率为 90%；ELISA 法对诊断脑囊虫病具有高度的特异性。

4）神经梅毒的诊断首选灵敏度、特异性均很高的螺旋体荧光抗体吸收试验（FTA-ABS），其次选用性病研究实验室玻片试验（VDRL），其灵敏度为 50%～60%，特异性为 90%。

5）荧光素标记的特异性抗体检测细胞内的流行性乙型脑炎病毒抗原，用于乙型脑炎的早期诊断，但阳性率不高。

6）单克隆抗体技术检测脑脊液中的癌细胞，用于癌性脑病的早期诊断，还可鉴别恶性细胞的组织来源。

5. 脑脊液检查的临床应用　由于医学影像诊断学快速发展，特别是 CT、磁共振成像技术的应用，对颅内出血、梗阻、占位性病变的检出率越来越高，脑脊液检查在临床并非首选检查项目，但其对中枢神经系统感染性疾病的诊断则有重要价值。只有结合临床表现及影像学检查，才能对中枢神经系统疾病做出准确诊断。

【临床意义】

（1）中枢神经系统感染性疾病的诊断与鉴别诊断：对于临床拟诊为脑膜炎或脑炎的患者，通过检查脑脊液压力、颜色，并对脑脊液进行化学和免疫学检查、显微镜检查和病原体检查，不仅可以确立诊断，而且对鉴别诊断也有极大的帮助。

（2）脑血管疾病的诊断与鉴别诊断：头痛、昏迷或偏瘫的患者，其脑脊液为血性，首先要鉴别是穿刺损伤出血还是脑出血、蛛网膜下腔出血。若穿刺的三管脑脊液全为均匀一致的红色,则为脑出血、蛛网膜下腔出血;若仅第一管脑脊液为红色,以后逐渐变清,则多为穿刺损伤出血。若脑脊液为无色透明,则多为缺血性脑病。

(3)脑肿瘤的辅助诊断:大多数恶性肿瘤可转移至中枢神经系统,此时的脑脊液中蛋白质增高,但细胞数正常,即出现蛋白质-细胞分离的现象。因此,脑脊液细胞计数和蛋白质正常,可排除肿瘤的脑膜转移。脑脊液涂片或免疫学方法检测到肿瘤细胞,有助于脑部肿瘤的诊断。若白血病患者脑脊液发现白血病细胞,则可诊断为脑膜白血病。

(4)中枢神经系统疾病的疗效观察:对于腰椎注射药物,以达到治疗目的的患者,可通过观察脑脊液的指标变化观察疗效。如隐球菌性脑膜炎要通过腰椎穿刺注射二性霉素 B,脑膜白血病要经过鞘内注射化疗药物等。

(四)浆膜腔积液检查

正常情况下,人体的胸腔、腹腔和心包腔统称为浆膜腔。浆膜腔内仅含有少量起润滑作用的液体,如胸腔液< 20ml,腹腔液< 50ml,心包腔液为 10 ~ 50ml。病理情况下,浆膜腔内有大量液体潴留而形成浆膜腔积液。因积液部位不同而分为胸腔积液、腹水、心包腔积液。

1. 浆膜腔积液的分类和产生机制 根据产生的原因及性质不同,将浆膜腔积液分为漏出液(transudate)和渗出液(exudate)。漏出液是通过毛细血管滤出并在组织间隙或浆膜腔内积聚的非炎症性组织液,多为双侧性,其形成原因有:①毛细血管流体静压增高,常见于静脉回流受阻、充血性心力衰竭和晚期肝硬化;②血浆胶体渗透压减低,常见于血浆白蛋白浓度明显减低的各种疾病;③淋巴回流受阻,常见于丝虫病、肿瘤等;④钠水潴留,常见于充血性心力衰竭、肝硬化和肾病综合征。渗出液多为炎性积液,且多为单侧性。其形成原因有:①微生物的毒素、缺氧以及炎性介质,常见于结核性、细菌性感染;②血管活性物质增高、癌细胞浸润,常见于转移性肺癌、乳腺癌、淋巴瘤、卵巢癌;③外伤、化学物质(血液、胆汁、胰液和胃液等)刺激等。

2. 标本采集 浆膜腔积液标本采集需要进行胸腔穿刺术、腹腔穿刺术和心包腔穿刺术采集。浆膜腔穿刺具有一定的创伤性,所以在采集标本时必须掌握好适应证。胸腔穿刺术适用于原因不明的积液或伴有积液症状、需进行诊断性或治疗性穿刺的患者。腹腔穿刺术适用于新发生的腹水、有腹水且有突然增多或伴有发热的患者、需进行诊断或治疗性穿刺的患者。心包腔穿刺术适用于原因不明的大量心包积液、有心脏压塞症状、需进行诊断性或治疗性穿刺的患者。

穿刺成功后,留取中段液体于无菌的容器内。一般性状检查、细胞学检查和化学检查各留取 2ml,厌氧菌培养留取 1ml,结核杆菌检查留取 10ml。由于积液极易出现凝块、细胞变性、细菌破坏和自溶等,所以留取标本后应及时送检,不能及时送检的标本可加入适量乙醇以固定细胞成分。一般性状检查和细胞学检查宜采用 EDTA-Na$_2$ 抗凝,化学检查宜采用肝素抗凝。另外,还要留取 1份不加任何抗凝剂,用于检查积液的凝固性。

3. 一般性状检查

(1)颜色:渗出液颜色呈深黄色,漏出液颜色为浅黄色。因病因不同,积液可呈不同颜色。淡红色、暗红色或鲜红色,见于穿刺损伤、结核、肿瘤、内脏损伤、出血性疾病;脓性或乳白色见于化脓性感染、真性乳糜液(胸导管或淋巴管阻塞)、假性乳糜液(积液中乳糜微粒增加或含有大量脂肪变性细胞);淡绿色、墨绿色见于铜绿假单胞菌感染;黑色、灰黑色见于曲霉菌感染。

(2)透明度:积液的透明度常与其所含的细胞、细菌、蛋白质等程度有关。渗出液因含有大量细菌、细胞而呈不同程度的混浊,乳糜液含有大量脂肪也呈混浊;而漏出液因其所含细胞、蛋白质少,且无细菌而清晰透明。

(3)凝固性:漏出液一般不易凝固或出现凝块。渗出液由于含有较多的纤维蛋白原和细菌、细胞破坏后释放的凝血活酶,可有凝块形成。另外,黏稠样积液多见于恶性间皮瘤,含有碎屑样物的积液多见于类风湿性病变。

（4）比重：积液比重的高低与其所含溶质的多少有关。漏出液因其含有的细胞、蛋白质等成分少，其比重常小于 1.015，而渗出液由于含有较多的蛋白质、细胞等成分，其比重常大于 1.018。

4. 化学检查

（1）黏蛋白定性试验（Rivalta's test）：黏蛋白是浆膜受到炎症刺激后分泌的一种酸性糖蛋白，在稀乙酸（pH 3 ~ 5）溶液中产生白色云雾状沉淀。黏蛋白定性试验阴性提示积液多为漏出液，阳性提示多为渗出液。但该试验敏感度及特异性都很差。

（2）蛋白质定量：漏出液蛋白定量常 < 25g/L，而渗出液常 > 30g/L。当蛋白质定量为 25 ~ 30 g/L，则难以判断积液的性质，可通过蛋白电泳进行鉴别。渗出液蛋白电泳图谱与血清蛋白电泳类似，α_2- 球蛋白、γ 球蛋白等大分子蛋白显著高于漏出液，而漏出液的大分子蛋白比例低于血清，但白蛋白相对较高。

（3）葡萄糖测定：漏出液中葡萄糖含量与血糖相似，渗出液中葡萄糖含量明显减低是由于细菌和炎症细胞对葡萄糖的酵解作用增强、肿瘤细胞利用葡萄糖增多和葡萄糖从血浆转移到浆膜腔减低等所致。炎性渗出液葡萄糖减低最明显，主要见于化脓性积液，其次是结核性积液。胸腔积液葡萄糖含量低于 3.33mmol/L，或胸腔积液与血清葡萄糖比值小于 0.5，多见于类风湿性积液、恶性积液、非化脓性感染性积液、食管破裂所致的积液等。恶性积液中葡萄糖含量减低提示肿瘤有广泛转移、浸润、预后不良。

（4）酶活性测定

1）乳酸脱氢酶（LDH）：浆膜腔积液中 LDH 活性测定有助于鉴别积液的性质。LDH > 200U/L，积液 LDH/ 血清 LDH > 0.6，则为渗出液，反之为漏出液；积液 LDH/ 血清 LDH > 1.0，则为恶性积液。各种渗出液 LDH 活性增高程度为：化脓性＞肿瘤性＞结核性。

2）腺苷脱氨酶（ADA）：ADA 是核酸代谢中的一种重要酶，红细胞和 T 淋巴细胞中含量最丰富。常用于诊断结核性积液和观察疗效：结核性积液 ADA 活性常 > 40U/L，诊断的阳性率可达 99%。同时对积液进行鉴别诊断：结核性、风湿性积液 ADA 活性明显增高，其次为恶性积液、狼疮性积液，漏出液最低。

3）溶菌酶（LZM）：LZM 为中性粒细胞和巨噬细胞所分泌，结核性积液 LZM 含量 > 30mg/L，与血清中 LZM 比值 > 1.0，恶性积液和风湿性积液 LZM/ 血清 LZM < 1.0。

4）淀粉酶（AMY）：胰腺疾病、胃肠穿孔等所致的腹水 AMY 增高，可达正常血清 AMY 的 3 倍。食管穿孔及胰腺外伤合并胸腔积液中 AMY 也增高，对食管穿孔的早期诊断具有重要价值。

5）碱性磷酸酶（ALP）：恶性积液 ALP ＞良性积液 ALP，肿瘤性积液 ALP 与血清比值 > 1.0，良性积液 ALP 与血清比值 < 1.0。腹水与血清 ALP 比值 > 2.0，对小肠狭窄、穿孔诊断具有重要价值。

（5）癌胚抗原（CEA）测定：癌性胸、腹水时常 > 5μg/L，良性积液时常 < 5μg/L。

5. 显微镜检查

（1）细胞计数：渗出液细胞数较多，常 > 500×10⁶/L；漏出液细胞较少，常 < 100×10⁶/L。

（2）有核细胞分类：漏出液中细胞较少，以淋巴细胞和间皮细胞为主，渗出液中细胞种类较多，其临床意义也不同。化脓性渗出液、结核性积液早期、肺梗死、膈下脓肿，以中性粒细胞为主，且以化脓性最明显。结核、病毒、肿瘤或结缔组织病等所致的渗出液，以淋巴细胞为主。血胸和气胸、肺梗死、寄生虫或真菌感染，慢性腹膜透析、充血性心力衰竭，以嗜酸性粒细胞为主。多发性骨髓瘤浸润浆膜引起的积液、充血性心力衰竭、恶性肿瘤，可出现浆细胞。浆膜受刺激或浆膜损伤时，间皮细胞常见。

（3）脱落细胞检查：在浆膜腔积液中检出恶性肿瘤细胞是诊断原发性或继发性恶性肿瘤的重要依据。

（4）病原体检查

1）寄生虫及虫卵：在乳糜样积液中可查到微丝蚴，包虫病所致积液中可查到棘球蚴的头节和小钩，阿米巴病的积液中可查到阿米巴滋养体。

2）细菌：如怀疑是渗出液，则应进行涂片染色检查及细菌培养，感染性积液可同时由多种细菌感染引起，常见的细菌有脆弱类杆菌属、大肠埃希菌、粪肠球菌、铜绿假单胞菌、结核杆菌等。

6. 临床应用　浆膜腔积液检查的目的在于鉴别积液的性质和明确病因。通过积液的外观、病原生物学、细胞学或肿瘤标志物检查，有助于积液的病因诊断。通过常规检查和细胞计数来鉴别漏出液和渗出液的符合率仅为 60%，远远不能满足临床诊断与治疗的需要。因此，分析浆膜腔积液的性质时一定要结合临床其他检查结果，综合分析以明确诊断。

7. 渗出液与漏出液的鉴别　渗出液与漏出液的鉴别项目虽然很多，但仍有许多交叉，分析时应特别注意。漏出液与渗出液的鉴别见表 7-3-4。

表 7-3-4　漏出液与渗出液的鉴别

项目	漏出液	渗出液
病因	非炎症性	炎症性或肿瘤、化学或物理性刺激
颜色	淡黄色、浆液性	黄色、血性、脓性或乳糜性
透明度	清晰透明或微混	混浊
比重	＜ 1.015	＞ 1.018
凝固性	不易凝固	易凝固
pH	＞ 7.4	＜ 6.8
蛋白质定量 /（g/L）	＜ 25	＞ 30
积液 / 血白蛋白比值	＜ 0.5	＞ 0.5
葡萄糖 /（mmol/L）	与血糖相近	低于血糖水平
LD/（U/L）	＜ 200	＞ 200
积液 / 血清 LDH 比值	＜ 0.6	＞ 0.6
细胞总数 /（×10^6/L）	＜ 100	＞ 500
有核细胞分类	以淋巴细胞为主，偶见间皮细胞，单个核细胞＞ 50%	炎症早期以中性粒细胞为主，慢性期以淋巴细胞为主；恶性积液以淋巴细胞为主
肿瘤细胞	无	可有
细菌	无	可有

（五）精液检查

精液（semen）是男性生殖系统的分泌物，由精子（sperm）（5%）和精浆（seminal plasma）（95%）组成。生精细胞在促性腺激素的作用下，经精原细胞、初级精母细胞、次级精母细胞及精子细胞的分化演变，最后发育成为成熟的精子。精浆是精子生存的介质和能量来源，对精子的存活和生理运动功能有重要作用。精浆主要由精囊液（50% ～ 80%）、前列腺液（15% ～ 30%）、尿道球腺液（2% ～ 3%）和尿道旁腺液（2% ～ 3%）组成。其中精囊液含有蛋白质、果糖、凝固酶，供给精子能量，使精液呈胶冻状；前列腺液含有酸性磷酸酶、纤溶酶，其中纤溶酶能使精液液化；尿道球腺液及尿道旁腺液起润滑和清洁尿道的作用。

精液检查的目的：①评价男性生殖力，检查男性不育症的原因及其疗效观察；②观察输精管结扎术后的效果；③辅助诊断男性生殖系统炎症、结核、肿瘤等疾病；④法医学鉴定；⑤婚前检查。⑥为人类精子库和人工授精筛选优质精子。

1. 标本采集　被检者应在采集标本前禁欲 3 ～ 7 天。采用手淫法或体外射精法将射出的全部精液收集于干燥清洁的容器中，禁用避孕套采集精液，因其含有杀死精子或抑制精子活力的物质，影响精子检验结果。精液检查结果的准确性与标本采集有密切关系，采集后立即送检，并注明采集时间。30～60分钟内的检查结果最理想。气温低于20℃或高于40℃时，将影响精子的活动，故应注意保温。精子生成的日间变化较大，不能单凭1次检查结果作出诊断。出现1次异常结果，应间隔7日后再复查，连续检查2～3次才能获得较正确的判断。

2. 一般性状检查

（1）量：正常人一次排精量为2～6ml。已数天未射精而精液量少于1.5ml者，称为精液减少。精液减少时，即使精子计数和精子活动力均正常，也难致孕，但不能肯定为男性不育症的原因。精液量减少至1～2滴，甚至排不出，称为无精液症。常见于生殖系统感染，如结核、淋病和非特异性炎症等。1次射精的精液量超过8ml，称为精液过多。常由于垂体促性腺激素分泌功能亢进，雄性激素水平增高所致，也可见于长时间禁欲者。精液过多可导致精子密度相对减低，也有碍生育。

（2）颜色和透明度：正常人刚射出的精液为灰白色或乳白色，久未射精者可呈淡黄色，液化后为半透明样。精液呈鲜红色、淡红色、暗红色或酱油色，并含有大量红细胞者，称为血性精液。常见于前列腺和精囊的非特异性炎症、生殖系统结核、肿瘤、结石，也可见于生殖系统损伤等。黄色脓性精液常见于精囊炎、前列腺炎等。

（3）黏稠度和液化时间：刚射出的精液因含有凝固酶而具有高度的黏稠性，呈胶冻样。离体后由于纤溶酶的作用，80%的精液可在30分钟后自行液化。精液由胶冻状态转变为流动状态所需要的时间称为精液液化时间。刚射出的精液黏稠度极低，似米汤，可能为先天性精囊缺如、精囊液流出受阻所致，也可见于精子数量减少或无精子症。新采集的精液标本在室温下超过60分钟仍不液化，称为精液延迟液化症（semen delayed liquefaction），常见于前列腺炎时纤溶酶减少，这是男性不育症的原因之一。

（4）酸碱度：正常精液呈弱碱性，pH 7.2～8.6，平均7.8。pH升高常见于前列腺、精囊腺、尿道球腺和附睾的急性炎症。pH下降可使精子活动力和代谢降低而影响生育，常见于输精管阻塞、先天性精囊缺如、慢性附睾炎等。

3. 显微镜检查 精液液化后，于显微镜下观察有无精子。若无精子，将精液离心后再检查，若仍无精子，则称为无精子症（azoospermia）；若仅见少量精子，称为精子缺乏（spermacrasia）。无精子症和精子缺乏是男性不育的主要原因。常见于睾丸结核、淋病、先天性睾丸下降不全、先天性输精管发育不全、先天性睾丸附睾分离、睾丸炎后遗症等，也可见于输精管结扎术6周后。

（1）精子活动率和活动力

1）精子活动率（sperm activate rate）：是活动精子占精子总数的百分率。观察100个精子，计数活动精子的数量，计算出精子活动率。如果不活动精子大于50%，应进行伊红体外活体染色检查，以鉴别其死活。

2）精子活动力（sperm motility）：是精子向前运动的能力，即活动精子的质量。WHO将精子活动力分为4级，其分级标准见表7-3-5。

表7-3-5　精子活动力分级标准

分级	活动质量	活动状态
a级	活动力良好	精子呈直线前向运动
b级	活动力较好	精子呈缓慢或呆滞的前向运动，但有时略有回旋
c级	活动力不良	精子运动迟缓，在原地打转或抖动
d级	无活动	精子完全无活动力，加温后仍不活动，即死精子

正常人射精30～60分钟内精子活动率为80%～90%，至少＞60%，活动率＞75%，射精60分钟内（a+b）级＞50%，a级≥25%。精子活动率和精子活动力与受精有密切关系。精子活动率小于40%，且以c级为主，则为男性不育症的主要原因之一。活动力下降常见于：①精索静脉曲

张，由于静脉曲张，血流不畅，导致阴囊温度升高及睾丸组织缺 O_2 和 CO_2 蓄积，使精子活动力降低。②生殖系统非特异性感染，如化脓性睾丸炎、腮腺炎性睾丸炎等。③使用抗代谢药物、抗疟药、雌激素、氧氮芥等。

（2）精子计数：或称精子密度，正常人精子数为 $(60 \sim 150) \times 10^9/L$，一次排出精子总数 4 亿～ 6 亿。正常人的精子数量存在着明显的个体差异，即使同一个体在不同的时间内，其精子数量也有较大的变化。致孕的最低限精子计数为 $20 \times 10^9/L$，如果连续 3 次精子计数的结果均低于 $20 \times 10^9/L$ 称为少精子症（oligozoospermia），常见于：①精索静脉曲张；②先天性或后天性睾丸疾病，如睾丸畸形、萎缩、结核、炎症、肿瘤等；③输精管、精囊缺陷；④理化因素损伤，如使用抗癌药，接触重金属、乙醇、放射线及长期食用棉酚等；⑤ 50 岁以上的老年人。

（3）精子形态：正常精子由头部、体部和尾部组成，长 $50 \sim 60\mu m$，外形似蝌蚪。精子形态异常（畸形）：①头部异常：大头、小头、锥形头、梨形头、无定型头、空泡样头、双头等；②体部异常：分支、双体、体部肿胀或消失等；③尾部异常：双尾、短尾、尾部弯曲、尾部消失等。

正常精液中畸形精子 $< 20\%$，如果畸形精子大于 50%，称为畸形精子症（teratospermia）。畸形精子增多常见于：①精索静脉曲张；②睾丸、附睾功能异常；③生殖系统感染；④应用某些化学药物，如卤素、乙二醇、重金属、雌激素等；⑤放射线损伤等。

（4）细胞学检验：正常精液中可见到少量的白细胞和上皮细胞，偶见红细胞。白细胞大于 5 个 / HPF 时为异常，当白细胞计数大于 $1 \times 10^9/L$，称为脓精症或白细胞精子症（leukocytospermia），常见于前列腺炎、精囊炎和附睾炎等。白细胞通过直接吞噬作用或释放和分泌细胞因子、蛋白酶以及自由基等破坏精子，引起精子的活动率和活动力降低，导致男性不育。红细胞增多常见于睾丸肿瘤、前列腺癌等，此时精液中还可出现肿瘤细胞。当睾丸曲细精管受到某些药物或其他因素影响或损害时，精液中可出现较多的未成熟生殖细胞。正常人未成熟生殖细胞小于 1%。

4. 男性生殖功能评价与男性不育症的诊断　评价男性生殖功能的实验室检查包括睾丸活检、激素检查和精液检查，其中精液常规检查可为评价男性生育能力提供较标准、客观和简便的指标。判断生殖力的指标见表 7-3-6。男性不育症的原因有：①精子生成障碍及精液异常。②输精管道阻塞。③精液不能进入阴道。通过精液检查可以发现精子是否异常及输精管是否阻塞，为男性不育症的诊断和疗效观察提供依据。

表 7-3-6　判断生殖力的指标

指标	正常	可疑	异常	备注
精液量 /ml	$2 \sim 6$	$1 \sim 1.5$	< 1	主要指标
液化时间 /min	< 30	$30 \sim 60$	> 60	主要指标
精子计数 /（$\times 10^9/L$）	$60 \sim 150$	$20 \sim 60$	< 20	主要指标
精子活动力	良好	较好	差	主要指标
精子活动率 /%	$80 \sim 90$	$60 \sim 80$	< 60	主要指标
精子形态 /%	> 50	$0 \sim 50$	< 20	主要指标
精子总数 /（$\times 10^6$）	> 40	$20 \sim 40$	< 20	辅助指标

5. 计算机辅助精子分析及精子质量检测仪

（1）计算机辅助精子分析（computer assisted semen analysis，CASA）：是应用计算机视屏技术，通过一台与显微镜连接的录像机，确定与追踪个体精子的活动并统计精子活动情况的一系列"运动学"参数。CASA 检测指标主要有精子密度、精子活动率、精子头运动轨迹图及其力度参数等。CASA 的引入，既能提高精液检查的速度和客观的结果，又能提供手工操作不能测定的一些参数，得于室间质量控制。但是，由于实验条件和操作的规范化要求，CASA 系统的精密度和准确性有待进一步提高，因此，目前 CASA 仍然没有广泛地应用于临床。

（2）精子质量分析仪：全自动精子质量分析仪能在短时间内测出精液参数（精子密度、活动率、活动力及正常形态精子的百分率等）并对精液质量进行全面量化的评估。全自动精子质量分析仪是集光电技术、计算机技术和显微镜视像技术于一体的先进仪器，能快速、准确、精确自动地分析精液样本，是当今手工方法不可能达到的。

由于精子的个体异质性，无法建立自动化的检测标准，专业受训检验人员手工检测的方法仍为当今精液检验的"标准方法"。

6. 精液生化检查

（1）精浆果糖测定：精囊分泌的果糖是精子运动的主要能量来源，其含量的多少直接影响精子活动能力。正常精液，精浆果糖含量＞ 13mmol/ 一次射精，或＞ 8.3mmol/L（间苯二酚比色法）。精囊炎、精囊发育不全者，精浆果糖含量降低。精囊果糖的分泌受睾酮水平的影响，精浆果糖含量能间接反映睾丸间质细胞分泌睾酮的水平。精浆果糖含量是诊断男性不育、评价附属性腺功能及睾丸内分泌功能的指标之一。

（2）乳酸脱氢酶同工酶 X（LDH-X）活性测定：LDH-X 主要存在于精子中，占 LDH 总量的 80%～ 90%，其次为生精细胞及精液。LDH-X 是精子获得能量的关键酶，为精子的运动提供能量。与精子的生成、代谢、获能及受精密切相关。精液中有 LDH1、LDH2、LDH3、LDH4、LDH5、LDH-X 六种同工酶，正常精液中，LDH-X 相对活性≥ 40%，绝对活性（2.62±1.34）U/L。LDH-X 活性与精子密度、精子活动能力呈正相关，精子生成缺陷、睾丸萎缩、精子密度低或无精子症患者，LDH-X 活性降低或消失，因此，LDH-X 是评价睾丸生精功能的良好指标。

（3）精浆酸性磷酸酶（ACP）测定：ACP 分布于机体所有组织细胞中，前列腺中含量最高，在精浆中含量高于任何其他组织和体液。正常精液，精浆中 ACP 的含量为 80 ～ 1000U/L。前列腺炎时，前列腺功能低下，精浆 ACP 含量降低。前列腺肥大、前列腺癌早期，其含量增高。精浆 ACP 检测有助于前列腺疾病的诊断，辅助诊断男性不育，也是法医学鉴定精液的最敏感指标。

（4）精液顶体酶活性测定：顶体酶是一种蛋白水解酶，能水解卵细胞的透明带糖蛋白，使精子能与卵细胞结合，在受精过程中起重要作用。这种酶可以间接影响精子活力和促进精子运动。正常精液顶体酶活性为（36.72±21.43）U/L（苯甲酰精氨酸 - 乙醇脱氢酶法）。男性不育组精子顶体酶活性明显低于生育组，精液顶体酶活性可评估精子活动和受精能力，判断男性生育能力。

7. 精液免疫学检查

（1）抗精子抗体（anti-sperm antibody，AsAb）：精子对于妇女来说是一种异体蛋白。正常情况下妇女不会产生抗精子抗体，但是在女性生殖道的炎症和损伤时，在血清和宫颈黏液中会产生抗体，阻碍精子穿透宫颈黏液和受精。抗精子抗体也可存在于男性精浆和血清中，特别是接受过输精管结扎的男性，由于手术炎症引起精子输送管道的阻塞，导致精子在体内死亡、分解并释放出一些特殊蛋白质，使体内的免疫系统对之发生反应而产生抗精子抗体。抗精子抗体可导致精子生成功能障碍，抑制精子的顶体反应，降低精子与卵子透明带的结合能力进而引起受精障碍。用抗人球蛋白和免疫珠试验等检测抗精子抗体，可为临床不育夫妇的病因诊断、治疗及预后判断提供有价值的指标。

（2）精浆免疫球蛋白测定：正常男性精浆 IgA、IgG、IgM 含量分别为（90.3±57.7）mg/L、（28.6±16.7）mg/L、（2.3±1.9）mg/L。生殖系炎症者 IgA 增高，在感染早期及抗精子抗体阳性者 IgM 增高。

（六）前列腺液检查

前列腺液（prostatic fluid）是由前列腺分泌的半透明乳白色液体，是精液的重要组成部分，占精浆量的 15%～ 30%。主要成分有蛋白质、葡萄糖、多种酶、果糖、维生素 C、无机盐等，有少量白细胞及上皮细胞。前列腺液检查主要用于辅助诊断前列腺炎、结石、结核病肿瘤等疾病。

1. 标本采集　标本通过临床医师行前列腺按摩术获得，按摩前列腺时首先将第 1 滴前列腺液弃去，然后再收集标本。前列腺液量少时可直接将标本滴在载玻片上，量多时可将标本收集于洁净的试管内。按摩后收集不到标本，可以采集按摩后的尿液进行检查。采集细菌培养标本时，应无菌操作，并将标本收集在无菌容器内。采集标本时应注意：① 1 次采集标本失败或检查结果阴性，而又有临床指征时，可间隔 3 ～ 5 天后重新采集标本或复查。②疑有前列腺结核、急性炎症而有明显的压痛、脓肿或肿瘤时，应慎重进行前列腺按摩。③检查前 3 天应禁止性生活，因为性兴奋后前列腺液内的白细胞常增加。

2. 一般性状检查

（1）量：正常成人经 1 次前列腺按摩可采集的前列腺液为数滴至 2ml，前列腺炎时前列腺液减少。

（2）颜色和透明度：前列腺按摩时常将精囊液挤出，使正常前列腺液中含有一定量的精囊液，故前列腺液呈淡乳白色、不透明的稀薄液体。黄色脓性或混浊黏稠样见于前列腺炎；血性见于精囊炎、前列腺炎、前列腺结核、结石和肿瘤等，也可为按摩前列腺用力过重所致。

（3）酸碱度：正常前列腺液呈弱酸性，pH 为 6.3 ～ 6.5，70 岁以上者 pH 稍高。pH 增高也可见于前列腺液中混有较多精囊腺液时。

3. 显微镜检查

（1）卵磷脂小体：正常前列腺液中有大量卵磷脂小体，镜下满视野圆形或卵圆形、大小不等折光性小体。前列腺炎的卵磷脂小体减少或消失，且分布不均，并有成堆现象。

（2）血细胞：正常前列腺液中红细胞＜ 5 个 /HPF，前列腺炎或肿瘤、结核、精囊炎、前列腺按摩过重时增多；白细胞＜ 10 个 /HPF，增多且成堆出现见于前列腺炎、前列腺脓肿。

（3）前列腺颗粒细胞：体积较大，颗粒较粗的细胞，是发生脂肪变性的上皮细胞或吞噬细胞，在胞质内有大量卵磷脂小体样颗粒。正常时＜ 1 个 /HPF，前列腺炎时增多伴有大量白细胞，也可见于正常老年人。

（4）肿瘤细胞：在前列腺液中如发现成堆出现，体积较大且畸形的细胞，应做巴氏染色或 HE 染色鉴别是否是肿瘤细胞，发现肿瘤细胞对诊断前列腺癌有重要价值。

（5）淀粉样小体：为圆形或卵圆形，微黄或褐色，同形圆层状结构，中央含有核样小粒。淀粉样小体体积较大，约为白细胞的 10 倍大小，多为磷酸钙沉淀后形成，与胆固醇结合可形成前列腺结石，常随年龄增长而增加，无临床意义。

（6）其他：按摩前列腺时因精囊受挤压而排出精子，无临床意义。滴虫性前列腺炎可见滴虫。

4. 病原体检查　直接涂片染色检查的阳性率低，必要时可做细菌培养。前列腺液涂片进行革兰氏染色、抗酸染色，以检查病原体。前列腺、精囊腺感染时，革兰氏染色可检查出大量致病菌，以葡萄球菌最常见，其次是链球菌、革兰氏阴性杆菌和淋病奈瑟菌。抗酸染色有助于鉴别慢性前列腺炎和前列腺结核。

（七）阴道分泌物检查

阴道分泌物（vaginal discharge）主要是由宫颈腺体和前庭大腺的分泌物组成，也有来自子宫内膜和阴道黏膜的分泌物，俗称"白带"。其成分有阴道杆菌、少量白细胞、宫颈及阴道黏膜脱落的上皮细胞等，其检查主要用于诊断女性生殖系统炎症、肿瘤及判断雌激素水平等。

1. 标本采集　采集标本前 24 小时内应无性交、盆浴、阴道检查、阴道灌洗和局部用药等。根据不同的检查目的，自不同的部位采集标本。一般采用生理盐水棉拭子，自阴道深部或后穹隆、宫颈管口等处采集，然后制备成生理盐水分泌物涂片，也可以制备成薄涂片以 95% 乙醇固定后，经巴氏染色、吉姆萨染色或革兰氏染色，以检查阴道清洁度、病原体和肿瘤细胞等。

2. 一般性状检查

（1）一般性状检验：正常阴道分泌物为白色稀糊状，无味，其多少与雌激素水平高低和生殖器官充血程度有关。不同的生理周期，白带的性状也不同，排卵期阴道分泌物量增多，稀薄似鸡蛋清、清澈透明；随后减少，行经前又增多；妊娠期分泌物的量也较多。病理情况下，白带可出现颜色、性状以及量的变化。

1）黏稠透明样白带：大量无色、透明白带，见于卵巢颗粒细胞癌和应用雌激素等药物治疗后。

2）脓性白带多为黄色、黄绿色，有臭味。其中滴虫性阴道炎有泡沫样表现，其他脓性白带见于化脓性细菌感染引起的慢性宫颈炎、老年性阴道炎、子宫内膜炎，以及阴道异物等。

3）血性白带：红色，有特殊臭味，见于宫颈癌、宫体癌，宫颈息肉、子宫黏膜下肌瘤、老年性阴道炎、重度慢性宫颈炎及宫内节育器损伤等。

4）豆腐渣样白带：豆腐渣样或凝乳状小块，见于假丝酵母样真菌性阴道炎。

5）黄色水样白带：病变组织变性、坏死，见于子宫黏膜下肌瘤、宫颈癌、宫体癌、输卵管癌。

（2）酸碱度：正常阴道分泌物呈酸性，阴道具有自净作用。女性青春期后，由于受卵巢功能影响而周期性脱落的阴道上皮细胞破坏并释放出糖原，阴道杆菌将糖原转化为大量乳酸，使阴道分泌物呈酸性，pH 4.0 ～ 4.5，此时只有阴道杆菌得以生存，抑制其他杂菌的生长。pH 增高主要见于各种阴道炎、幼女和绝经后妇女。

3. 显微镜检查

（1）阴道清洁度检查：阴道清洁度（vaginal cleaning-degree）是根据阴道分泌物中白细胞（脓细胞）、上皮细胞、阴道杆菌和杂菌的多少来划分的，是判断阴道炎症和生育期妇女性激素分泌功能的指标。其结果判断和分度标准见表 7-3-7。

表 7-3-7　阴道分泌物清洁度分度标准

清洁度	杆菌	球菌	上皮细胞	白细胞（或脓细胞）/（个 /HPF）
I	++++	无	满视野 或 ++++	0 ～ 5
II	++	少量或无	1/2 视野 ++	5 ～ 15
III	极少 – –	多量 ++	少量 –	15 ～ 30
IV	无	大量 ++++	无	> 30

清洁度 I ～ II 度为正常。当阴道分泌物清洁度为 III、IV 度，且有大量的细菌、真菌或寄生虫时，见于各种原因的阴道炎。卵巢功能低下，雌激素水平降低时，阴道上皮细胞增生较差，阴道分泌物中的阴道杆菌减少，易感染细菌，使阴道清洁度下降。

（2）脱落细胞学检查：阴道脱落细胞绝大多数是子宫颈及阴道上皮，较少见的是子宫内膜细胞。阴道脱落细胞学（gynecologic cytology）检查方法简单易行，取材范围较广泛，不易漏诊，对于生殖道肿瘤的早期防治有着重要的意义。

阴道脱落细胞绝大多数来自于子宫颈及阴道上皮细胞。阴道分泌物涂片常用 H-E 和巴氏染色，采用 TCT 技术，不仅改善了涂片质量，并且提高了标本的收集率，采集的细胞量相对较多，涂片细胞单层平铺排列，黏液丝和红细胞少，涂片均匀，有利于提高宫颈病变细胞的检出率。与传统的细胞涂片相比较，TCT 不仅提供了足够量的标本，而且还改善了涂片的质量，异常的上皮细胞更易被辨认，尤其对于细胞数量少，体积小的鳞状上皮细胞高度病变，更易辨认，极大地提高了阳性检出率。尽管 TCT 的费用较高，但在一定程度弥补了传统涂片在筛查宫颈癌及癌前病变上的不足，进而受到了广大妇女及妇科医师的青睐。

1988 年，美国国家癌症研究所（National Cancer Institute，NCI）发布了《Bethesda 系统：国家癌症研究所宫颈 / 阴道细胞学术语和分类》（the Bethes da system：the NCI terminology and classification of cervical/vaginal cytology，TBS），1991 年和 2001 年做了 2 次修订，细胞学分为五级，其报告方式更完善，操作性更强，成为各国推广运用的方法。

Ⅰ级：基本正常，细胞形态正常或基本正常。

Ⅱ级：有轻至中度核异质细胞，但属良性病变范围。细胞核增大，核染色呈粗颗粒状，染色变深，但分布均匀，核与胞质比例增大，但不属正常范围。

Ⅲ级：有可疑癌细胞。细胞形态异形明显，胞核中度或重度增大和畸形，染色质呈粗颗粒状，分布略不均匀，胞核具有某些恶性特征，但不典型，难以肯定其良恶性，需复查。

Ⅳ级：有癌细胞，但不够典型。或有极少数典型癌细胞，需进一步证实。

Ⅴ级：有癌细胞，癌细胞的恶性特征明确且数量较多。

（3）病原体检查：阴道炎患者的阴道分泌物中可找到相应的病原体，引起阴道感染的细菌、病毒和寄生虫等。引起细菌性阴道炎的细菌有加德纳菌、淋病奈瑟菌、类白喉杆菌、葡萄球菌、链球菌、大肠埃希菌，如能查到线索细胞（阴道上皮细胞上附着大量加德纳菌）对加德纳菌性阴道炎诊断具有重要价值。白色念珠菌、纤毛菌可引起真菌性阴道炎。阴道毛滴虫、溶组织阿米巴引起滴虫性阴道炎。单纯疱疹病毒、人巨细胞病毒、人乳头状病毒可引起性传播性疾病。

三、肝功能检查

肝脏具有独特的形态结构、丰富的血液供应和重要的生理、生化及免疫功能。肝细胞构成肝脏的主要成分，在肝脏的代谢功能中具有重要作用。当肝脏发生病变时，肝脏的各种功能也可能随之发生变化。通过对肝脏的代谢功能、生物转化和解毒功能以及分泌与排泄功能等实验室检查，有助于帮助了解患者是否有肝脏病变、病变的严重程度以及肝脏的功能状态。临床上常将有助于评估肝脏功能状态和肝脏损伤程度的试验称为肝功能试验。这些试验对肝脏以及肝脏相关疾病的预防性检查、诊断、治疗、疗效监测和预后判断有着重要的作用。

1. 丙氨酸氨基转移酶　丙氨酸氨基转移酶（alanine aminotransferase，ALT）也称谷丙转氨酶（GPT）。丙氨酸氨基转移酶主要存在于肝细胞的胞质中，在心肌、骨骼肌及其他组织中的含量较低，也存在于体液，如血浆（清）、脑脊液、唾液及胆汁中。

【参考区间】比色法：0～35U/L。连续监测法：6～24U/L。

【临床意义】

增高见于肝脏疾病（传染性肝炎、肝癌、肝硬化活动期、中毒性肝炎、药物中毒性肝炎、脂肪肝、阻塞性黄疸）、胆道疾病（胆管炎、胆囊炎）、心血管疾病（心肌梗死、心力衰竭时的肝淤血）、内分泌疾病、胰腺疾病、重症糖尿病、甲状腺功能亢进、传染性单核细胞增多症、疟疾、流行性感冒、外伤、严重烧伤、休克、药物中毒，以及早期妊娠和剧烈运动。一些药物和毒物，如氯丙嗪、异烟肼、奎宁、水杨酸制剂、乙醇、铅、汞、四氯化碳或有机磷等，也可引起丙氨酸氨基转移酶活性增高。正常新生儿的丙氨酸氨基转移酶比成年约高2倍，出生后3个月降至成人水平。

2. 天冬氨酸氨基转移酶　天冬氨酸氨基转移酶（aspartate aminotransferase，AST）也称谷草转氨酶（GOT）。AST主要存在于心肌细胞、肝脏细胞、骨骼肌细胞、肾脏细胞、胰腺细胞、脾细胞、肺细胞、红细胞等中，也存在于体液，如血浆（清）、脑脊液、唾液及胆汁中。测定该酶对心肌梗死、肝病及肌营养不良有很大的临床价值。

【参考区间】比色法：8～28U/L。连续监测法：8～20U/L。

【临床意义】

（1）增高：见于心肌梗死、肝脏疾病（肝癌、肝硬化、慢性肝炎、中毒性肝炎、肝细胞坏死）、胆道疾病、内分泌疾病、急性胰腺炎、肺梗死、溶血性疾病、药物中毒、白血病。

（2）减低：见于中枢神经系统疾病等。

3. 碱性磷酸酶测定（ALP）　碱性磷酸酶（alkaline phosphatase，ALP）主要存在于小肠上皮细胞、肾小管、肾、肝和胎盘中。不同年龄、性别的ALP活力有差异。

【参考区间】成人：32～92U/L；儿童：36～213U/L。

【临床意义】

（1）增高：常见于肝胆疾病（阻塞性黄疸、急性或慢性黄疸性肝炎、肝癌）、变形性骨炎、成骨细胞癌、佝偻病、骨软化、甲状腺及甲状旁腺功能亢进、肾小管性酸中毒、遗传性磷酸酶增多症，以及妊娠、生长期儿童。

（2）减低：常见于重症慢性肾炎、乳糜泻、贫血、恶病质、儿童甲状腺功能不全或减退、维生素 C 缺乏症、营养不良、呆小症、遗传性低磷酸酶血症。

4. 血清总胆红素（total bilirubin，TBIL） 是各种血红素蛋白中血红素的分解产物。其中约 85% 来源于衰老红细胞被破坏后释放出的血红蛋白；其余来源于骨髓中破坏的幼稚红细胞及全身组织中相似蛋白质（如肌红蛋白、过氧化物酶、细胞色素等）的转换。

【参考区间】3.4 ～ 17.1μmol/L。

【临床意义】血清总胆红素测定能正确反映黄疸的程度。增高见于中毒性或病毒性肝炎、溶血性黄疸、恶性贫血、阵发性血红蛋白尿症、红细胞增多症、新生儿黄疸、内出血、输血后溶血性黄疸、急性黄色肝萎缩、先天性胆红素代谢异常（Crigler-Najjar 综合征、Gilbert 综合征、Dubin-Johnson 综合征）等，以及摄入水杨酸类、红霉素、利福平、孕激素等药物。

5. 直接胆红素（direct bilirubin，DBIL） 直接胆红素又称结合胆红素，是由间接胆红素进入肝后受肝内葡萄糖醛酸基转移酶的作用与葡萄糖醛酸结合生成的。直接胆红素溶于水，与偶氮试剂呈直接反应，能通过肾随尿排出体外。

【参考区间】＜ 3.4μmol/L。

【临床意义】直接胆红素的增高，说明经肝细胞处理和处理后胆红素从胆道的排泄发生障碍。增高见于肝细胞性黄疸、阻塞性黄疸、新生儿高胆红素血症、Dubin-Johnson 综合征、Rotor 综合征。

6. 间接胆红素（indirect bilirubin，IBIL） 间接胆红素又称非结合胆红素，即不与葡萄糖醛酸结合的胆红素。由间接胆红素和直接胆红素组成总胆红素。

【参考区间】＜ 19μmol/L。

【临床意义】增高见于严重烫伤、败血症、疟疾、血型不合输血、脾功能亢进、恶性贫血、珠蛋白生成障碍性贫血、铅中毒、新生儿生理性黄疸、药物性黄疸、体质性黄疸、哺乳性黄疸等。

7. 直接胆红素 / 总胆红素比值（DBIL/TBIL）

【参考区间】① DBIL/TBIL ＜ 20% 提示为溶血性黄疸；② DBIL/TBIL 在 20% ～ 50% 之间为肝细胞性黄疸；③ DBIL/TBIL ＞ 50% 为胆汁淤积性黄疸。

【临床意义】根据直接胆红素与总胆红素比值可协助鉴别黄疸类型。

8. 血清总蛋白（TP） 血清总蛋白（serum total protein，TP）是指血清中蛋白质的总称。血清蛋白质是血清有机成分中含量最多的一类物质。其具有维持血液正常胶体渗透压和 pH、运输多种代谢物、调节被运输物质的生理作用等多种功能。

【参考区间】成人：60 ～ 80g/L。

【临床意义】

（1）增高：见于脱水（呕吐、腹泻、高热、休克）、外伤性休克、慢性肾上腺皮质功能不全、多发性骨髓瘤。

（2）减低：见于水钠潴留致血浆稀释、营养不良、吸收不良、消耗性疾病（严重结核、甲状腺功能亢进、恶性肿瘤）、合成障碍（肝功能受损）、蛋白质丢失增多（急性大出血、严重烧伤、肾病综合征、蛋白漏出性胃肠炎）。

9. 血清白蛋白（ALB） 血清白蛋白（serum albumin，ALB）由肝脏合成，是正常人体血清总蛋白中的主要成分。白蛋白在维持血液胶体渗透压、体内代谢物质运输、营养等方面均起着重要作用。

【参考区间】新生儿：28 ～ 44g/L；14 岁后：38 ～ 54g/L；成人：35 ～ 50g/L；60 岁后：34 ～ 48g/L。

【临床意义】血清白蛋白浓度增高和减低的意义基本同血清总蛋白测定，但其减少也可发生于罕见的先天性白蛋白缺乏症。

10. 血清球蛋白（GLB） 血清球蛋白（serum globulin，GLB）由人体单核巨噬细胞系统合成，球蛋白中以 γ- 球蛋白为主（占血清蛋白 9% ～ 18%）。

【参考区间】20 ～ 30g/L。

【临床意义】

（1）增高：见于结核病、疟疾、黑热病、麻风病及吸虫病、系统性红斑狼疮、风湿热、风湿关节炎、肝硬化、骨髓瘤、巨球蛋白血症和淋巴瘤等。

（2）减低：见于生理性减少、肾上腺皮质激素过多或应用免疫抑制剂、低 γ- 球蛋白血症等。

11. 白蛋白 / 球蛋白比值（A/G）

【参考区间】A/G 为 1.5 ～ 2.5 ：1（A/G < 1 为倒置）。

【临床意义】A/G < 1 提示有肝实质损害、肾病综合征等；A/G 持续倒置表示预后不良。

12. γ- 谷氨酰转肽酶（γ-GT） γ- 谷氨酰转肽酶（γ-glutamyl transpeptidase，γ-GT）广泛分布于肝、肾、胰、肠黏膜以及某些上皮细胞和淋巴细胞中，主要来源于肝胆系统，胚胎和肿瘤组织中亦有较高的含量。正常血清中 γ-GT 活力很低。

【参考区间】男 < 50U/L；女 < 30U/L。

【临床意义】

（1）肝脏疾病：胆汁性肝硬化血清 γ-GT 明显升高，慢性肝炎和肝硬化在活动期和非代偿期可有中等程度升高，代偿期肝硬化和非活动性肝炎血清 γ-GT 无明显变化。肝癌时 γ-GT 可显著增高，切除后可降至正常，复发或转移重新升高，有助于肝癌的诊断和疗效观察。血清 γ-GT 对急性肝炎的诊断意义不太大。

（2）胆道疾病：胆囊炎、胆石症及阻塞性黄疸，血清 γ-GT 升高，其升高程度与黄疸指数相平行，升高幅度常超过 400U/L。

（3）胰腺疾病：胰腺癌时 γ-GT 升高，尤其胰头癌所致恶性胆道阻塞时升高幅度很大，而体部和尾部癌肿仅轻度升高。在急性、慢性胰腺炎患者血清 γ-GT 大多正常。

（4）急性心肌梗死：急性期血清 γ-GT 可有升高，以后逐渐下降。

（5）药物：解痉药、抗焦虑药，如苯巴比妥、地西泮、氯氮䓬、苯妥英钠等亦可引起 γ-GT 中等程度升高。

（6）其他：如白血病、霍奇金病、肺癌等亦可能有不同程度的升高。

13. 单胺氧化酶 单胺氧化酶（monoamine oxidase，MAO），为催化单胺氧化脱氨反应的酶，作用于一级胺及其甲基化的二、三级胺，也作用于长链的二胺。对所谓生物胺，即酪胺、儿茶酚胺、5- 羟色胺、去甲肾上腺素、肾上腺素等也有作用。此酶多见于脊椎动物的各种器官，特别是分泌腺、脑、肝脏，但在无脊椎动物、豆类的芽等植物中也存在。在细胞内存在于线粒体外膜上，是不溶性酶，含 FAD。1- 异烟酰 -2- 异丙基肼（iproniazid）、β- 苯基异丙基肼（pheniprazine）等药物对此酶有强烈的竞争性的阻抑作用，称为 MAO 抑制剂，但如果给动物，则可提高脑中去甲肾上腺素和 5- 羟色胺等单胺的浓度，造成行动的刺激。所以认为单胺氧化酶具有调节生物体内胺浓度的功能。MAO 有 MAO- Ⅰ、MAO-Ⅱ 及 MAO-Ⅲ 三型，血清 MAO- Ⅰ 活性升高常见于器官纤维化特别是肝硬化和肢端肥大症；血清 MAO-Ⅱ 活性升高常见于大面积肝坏死，是诊断肝硬化的重要指标。

【参考区间】12 ～ 40U/ml。

【临床意义】

（1）MAO 活性升高：可见于下列疾病。①肝硬化：MAO 活性的高低能反映肝脏纤维化的程度，是诊断肝硬化的重要指标。肝硬化患者血清 MAO 活性升高的阳性率可达 80% 以上；②各型肝炎：各型肝炎急性期患者的血清 MAO 活性多不升高，但急性重型肝炎时，因肝细胞坏死，线粒体释放大量 MAO，可导致血清 MAO 活性升高。急性肝炎病程超过 3 个月者，血清 MAO 活性亦升高，活动性慢性肝炎约半数患者血清 MAO 活性升高。③糖尿病可因合并脂肪肝、充血性心力衰竭，或因肝淤血而继发肝硬化时，血清 MAO 活性可升高。④甲状腺功能亢进可因纤维组织分解与合成旺盛、肢端肥大可因纤维组织过度合成等原因，而导致血清 MAO 活性不同程度升高。在儿童生长发育时血清 MAO 偏高。

（2）MAO 活性降低：可见于服用避孕药、肾上腺皮质激素、左旋多巴等药物引起。

14. 胆碱酯酶　胆碱酯酶（cholinesterase，ChE）是肝合成而分泌入血的，它们和血浆白蛋白一样，是肝合成蛋白质功能的指标。人和动物的 ChE 有两类。一类是真胆碱酯酶（AChE），分布于红细胞及脑灰质中。另一类是拟胆碱酯酶（PChE），分布于肝、脑白质及血清中。ChE 的主要功能为催化乙酰胆碱的水解。常用比色法与连续监测法测定。

【**参考区间**】130 ～ 310U/L。

【**临床意义**】在临床中，测定血清胆碱酯酶活性是协助诊断有机磷中毒和评估肝实质细胞损害的重要手段。

（1）增高：见于神经系统疾病、甲状腺功能亢进、糖尿病、高血压、支气管哮喘、IV 型高脂蛋白血症、肾衰竭等。

（2）减低：见于有机磷中毒、肝炎、肝硬化、营养不良、恶性贫血、急性感染、心肌梗死、肺梗死、肌肉损伤、慢性肾炎、皮炎、妊娠晚期等，以及摄入雌激素、皮质醇、奎宁、吗啡、可待因、可可碱、氨茶碱、巴比妥等药物。

15. 腺苷脱氨酶　腺苷脱氨酶（adenosine deaminase，ADA）是嘌呤核苷代谢中重要的酶类，属于巯基酶，每分子至少含 2 个活性巯基，其活性能被氯汞甲酸完全抑制。ADA 能催化腺嘌呤核苷转变为肌苷，再经核苷磷酸化酶作用生成次黄嘌呤，其代谢缓和终产物为尿酸。ADA 活性是反映肝损伤的敏感指标，可作为肝功能常规检查项目之一，与 ALT 或谷氨酰转肽酶（GGT）等组成肝酶谱，能较全面地反映肝脏疾病的酶学改变。

【**参考区间**】0 ～ 15U/L。

【**临床意义**】

（1）肝损伤：急性肝炎（AH）时 ALT 几乎明显升高，ADA 仅轻、中度升高，且阳性率明显低于 AST 和 ALT。因此，ADA 在诊断急性肝损伤时有一定价值，但并不优于 ALT。重症肝炎发生酶胆分离时，尽管 ALT 不高，而 ADA 明显升高。AH 后期，ADA 升高率高于 ALT，其恢复正常时间也较后者为迟，并与组织学恢复一致。因此，ADA 较 ALT、GGT 更能反映急性肝损伤，并有助于探测 AH 的残留病变和肝脏病进展。ALT 恢复正常而 ADA 持续升高者，常易复发或易迁延为慢性肝炎。

（2）慢性肝病：在反映慢性肝损伤时 ADA 较 ALT 为优。慢性肝炎（CH）、肝硬化和肝细胞癌患者血清 ADA 活性显著升高。其阳性率达 85% ～ 90%，而肝硬化时 ALT 多正常或轻度升高，故 ADA 活性测定可作为慢性肝病的筛选指标。失代偿期肝硬化 ADA 活性明显高于代偿期肝硬化，因而可判断慢性肝病的程度。另外，慢性活动性肝炎 ADA 活性明显高于慢性迁延性肝炎，故可用于二者的鉴别诊断。

（3）肝纤维：肝硬化患者血清 ADA 活性明显高于急性黄疸型肝炎、慢性迁延性肝炎、先天性肾上腺皮质增生症、原发性肝癌、阻塞性黄疸及对照组，慢性活动性肝炎者也明显高于 CPH 者及对照组，表明 ADA 活性差异关键在于肝纤维化程度，而与肝细胞损害关系不大。

四、肾功能检查

肾脏是一个重要的生命器官，其主要功能是生成尿液，调节体内水、电解质、蛋白质和酸碱等代谢平衡，同时也兼有内分泌功能，如产生肾素、红细胞生成素、活性维生素 D 等，调节血压、钙磷代谢和红细胞生成。

肾功能（renal function tests）检查是研究肾脏功能的实验室检查方法，包括肌酐、尿素氮、尿酸、内生肌酐清除率等。

1. 血肌酐　肌酐（creatinine，Cr）是肌酸代谢的最终产物，主要由肌肉组织代谢产生。其由肾小球滤过，而不被肾小管重吸收，每天生成量相对稳定。

【参考区间】血 Cr：男性，53 ～ 106μmol/L，女性，44 ～ 97μmol/L。

【临床意义】

（1）血 Cr 测定是了解肾小球滤过功能受损情况的重要指标。增高：见于急、慢性肾小球肾炎、急性或慢性肾衰竭、重度充血性心力衰竭、心肌炎、肌肉损伤等。

（2）预后判断，慢性肾病患者，Cr 越高，预后越差。

（3）老年人、肌肉消瘦者，血 Cr 一旦上升，要警惕肾功能减退，应进一步做内生肌酐清除率检测。

（4）进行性肌肉萎缩、白血病、贫血、肝功能障碍及妊娠等，可见血 Cr 减低。

2. 血尿素氮　血尿素氮（blood urea nitrogen，BUN）是人体蛋白质代谢的主要终末产物，是肾功能的主要指标之一。

【参考区间】成人：3.2 ～ 7.1mmol/L；婴儿、儿童：1.8 ～ 6.5mmol/L。

【临床意义】血中尿素氮增高见于：

（1）肾实质损害：见于急、慢性肾小球肾炎、严重肾盂肾炎、间质性肾炎、中毒性肾炎及肾肿瘤、多囊肾等所致的慢性肾衰竭。

（2）肾损伤程度判断：血 BUN 测定不能作为早期肾功能指标。急性肾衰竭肾功能轻度受损时，BUN 升高落后于肾小球滤过率（glomerular filtration rate，GFR），在 GFR 下降至 50% 以下，BUN 才能升高。但对慢性肾衰竭，尤其是尿毒症，BUN 增高的程度一般与病情严重程度一致：肾衰竭代偿期 GFR 下降至 50ml/min，血 BUN < 9mmol/L；肾衰竭失代偿期，血 BUN > 9mmol/L；肾衰竭期，血 BUN > 20mmol/L。

（3）肾前性增高：见于严重脱水、失血、大量腹水、心力衰竭、肝肾综合征、休克等。此时 BUN 升高，但肌酐升高不明显。

（4）蛋白质分解或摄入过多：如急性传染病、高热、上消化道大出血、大面积烧伤、严重创伤、大手术后和甲状腺功能亢进、高蛋白饮食等，但血肌酐一般不升高。

3. 血尿酸　尿酸（uric acid，UA）是体内嘌呤代谢的最终产物，是血浆非蛋白氮的成分之一，其浓度受肾小球滤过功能和肾小管重吸收功能的影响。血清尿酸测定对痛风的诊断最有帮助。

【参考区间】男性：149 ～ 416μmol/L；女性：89 ～ 357μmol/L。

【临床意义】

（1）增高：见于痛风、急性或慢性肾小球肾炎、肾结核、肾积水、子痫、慢性白血病、红细胞增多症、摄入过多含嘌呤丰富食物、尿毒症肾炎、肝脏疾病、氯仿和铅中毒、甲状腺功能减低、多发性骨髓瘤、白血病、妊娠反应、红细胞增多症等。

（2）减低：见于 Fanconi 综合征、暴发性肝衰竭、使用大剂量糖皮质激素、先天性黄嘌呤氧化酶和嘌呤核苷磷酸化酶缺乏等。

4. 内生肌酐清除率　内生肌酐清除率（endogenous creatinine clearance rate，Ccr）就是测定单位时间内肾脏将若干毫升血中的内生肌酐全部清除出去的情况。内生肌酐清除率试验，可反映肾小球滤过功能和粗略估计有效肾单位的数量，为测定肾损害的定量试验。

【参考区间】80 ～ 120ml/min。

【临床意义】

（1）肾小球损害的敏感指标：当 GFR 降低到正常值的 50%，Ccr 测定值可低至 50ml/min，但血肌酐、尿素氮测定仍可在正常范围，因肾有强大的储备能力，故 Ccr 是较早反映 GFR 的敏感指标。

（2）肾小球损害程度的评估指标：内生肌酐清除率低于参考区间的 80% 以下者，则表示肾小球滤过功能减退；若至 51 ～ 70ml/min，为肾功能轻微损害；31 ～ 50ml/min，为中度损害；30ml/min 以下，为重度损害；低至 11 ～ 20ml/min，为早期肾功能不全；6 ～ 10ml/min，为晚期肾功能不全；低于 5ml/min，为肾功能不全终末期。

（3）指导治疗：慢性肾衰竭 Ccr 小于 30 ～ 40ml/min，应开始限制蛋白质摄入；Ccr 小于 30ml/min，用氢氯噻嗪等利尿治疗常无效，不宜应用；小于 10ml/min，应结合临床进行肾替代治疗，对袢利尿剂（如呋塞米、依他尼酸）的反应也已极差。此外，肾衰竭时，凡由肾代谢或经肾排出的药物也可根据 Ccr 降低的程度来调节用药剂量和决定用药的时间间隔。

5. β_2- 微球蛋白　血清 β_2- 微球蛋白（β_2-microglobulin，β_2-MG）是由淋巴细胞、血小板、多形核白细胞产生的一种小分子球蛋白。血清 β_2- 微球蛋白不但在肾衰竭、多种血液系统疾病及炎症时可增高，而且还可作为某些恶性肿瘤的辅助指标，也是某些癌细胞膜上的肿瘤相关抗原。

【参考区间】血清 2.14 ～ 4.06mg/L；尿 0 ～ 0.65mg/L；脑脊液 1.16 ～ 1.38mg/L。

【临床意义】血、尿 β_2-MG 增高：见于近端肾小管损害、自身免疫性疾病、恶性肿瘤、肝病、糖尿病肾病、系统性红斑狼疮累及肾病变、肾盂肾炎，以及肾移植后急性排斥反应早期。重金属中毒，应用庆大霉素、硝苯地平、妥布霉素等药物，也可引起 β_2-MG 升高。由于肾小管重吸收 β_2-MG 的阈值为 5mg/L，超过阈值时，出现非重吸收功能受损的大量尿 β_2-MG 排泄。因此，只有血 β_2-MG ＜ 5mg/L 时，尿 β_2-MG 升高才反映肾小管损伤。

五、血糖及血脂检查

（一）血糖检查

1. 血葡萄糖测定　血葡萄糖（blood glucose，GLU）测定指测定血液中的葡萄糖浓度。一般禁食 8 ～ 12 小时后空腹抽取静脉血，标本在 1 小时内送检，离心，取血清或血浆加以测定。

【参考区间】空腹血浆 3.9 ～ 6.1mmol/L。

【临床意义】血葡萄糖测定是诊断糖尿病的最主要的实验室检查项目之一，糖尿病患者均有不同程度的葡萄糖增高。餐后 1 ～ 2 小时和情绪紧张时也可出现生理性血糖增高。

（1）增高：见于高糖饮食或情绪激动的正常人，一般不应超过 10mmol/L；病理性增高见于糖尿病、甲状腺功能亢进、嗜铬细胞瘤、肾上腺皮质功能及髓质功能亢进等。

（2）减低：见于饥饿或剧烈运动状态的正常人、正常孕妇；病理性减低见于各种原因引起的胰岛素分泌过多或对抗胰岛素的激素分泌不足、胰岛 B 细胞瘤、甲状腺功能不全、肾上腺功能不全、脑垂体恶病质、急性进行性肝脏疾病（急性黄色肝萎缩、急性肝炎、肝癌、磷及砷中毒等）、降血糖药物用量过多。摄入谷胱甘肽、左旋多巴、大量维生素 C 等药物会使结果偏低。

2. 葡萄糖耐量试验　口服葡萄糖耐量试验（oral glucose tolerance test，OGTT）是指给患者口服 75g 葡萄糖（儿童按每千克体重 1.75g 计算），然后检测 0.5 小时、1 小时、2 小时和 3 小时血、尿中葡萄糖浓度变化，观察患者适应葡萄糖的能力。

【参考区间】空腹：3.9 ～ 6.1mmol/L；0.5 ～ 1 小时，血糖达峰（7.8 ～ 9.0mmol/L）峰值＜ 11.1mol/L；2 小时：＜ 7.8mmol/L；3 小时：3.9 ～ 6.7mmol/L，各检测时间尿糖均为阴性。

【临床意义】

（1）内分泌疾病，如肾上腺皮质功能亢进疾病（如库欣综合征）有 70% ～ 80% 患者有糖耐量降低；反之，肾上腺皮质功能减退、垂体前叶功能不全等，都可呈现低平糖耐量曲线。

（2）慢性胰腺炎患者常呈现糖尿病曲线。

（3）慢性肝炎患者可出现糖耐量降低。

（4）心肌梗死的急性期可能出现糖耐量降低，可能与患者处于应激状态有关。

（5）肥胖症可出现糖耐量曲线异常。由于脂肪细胞对胰岛素不敏感，糖量常可降低。单纯性肥胖糖耐量亦可正常或呈低平曲线。

（6）急性肝炎患者服用葡萄糖后在 0.5～1.5 小时之间血糖急剧增高，可超过正常。

另外，空腹血糖已明显增高的严重糖尿病患者和已确诊的糖尿病患者不必再做此试验，以免一次摄入大量葡萄糖而加重患者的症状。

3. 糖化血红蛋白　糖化血红蛋白（glycosylated hemoglobin，GHb）是人体血液中红细胞内的血红蛋白与血中葡萄糖结合的产物。检测结果以 GHb 与血红蛋白的百分数（%）表示。

【参考区间】4.8%～6.0%。

【临床意义】

（1）作为糖尿病患者长期血糖控制的评价指标。GHb 的测定目的在于消除波动的血糖对病情的控制观察的影响。GHb 是逐渐生成的，短暂的血糖升高与降低不会引起 GHb 的变化。因而，对血糖波动较大的 1 型糖尿病患者，测定 GHb 是一个有价值的血糖控制指标。对于 2 型糖尿病患者，血糖和尿糖测定较简单和经济，且能较可靠地反映病情的控制，故测定 GHb 的意义低于 1 型患者，但可作为辅助检查，用于判定口服药是否失效而须用胰岛素治疗。

（2）有助于对糖尿病慢性并发症的认识。血糖测定只代表即刻的血糖水平，提示患者当时的身体状况，不能作为评价疾病控制程度的指标。糖化血红蛋白相当稳定，一旦生成不易分解，所以能很好地反映较长时间的血糖控制程度，糖化血红蛋白能反映采血前 2 个月之内的平均血糖水平。

（3）用于糖尿病的诊断。健康人 GHb 为 4.0%～7.7%[（6.5±1.5）%]，未控制的糖尿病患者 GHb 可高达 10%～20%；随机检测 GHb，若 < 8%，多不考虑糖尿病。GHb > 9%，发生糖尿病的可能性较大。

（4）GHb 的测定可协助判断糖尿病合并视网膜病患者预后。其 GHb 为 8%～10%，表示病变中等程度，可用激光进行治疗；若大于 10% 则为严重病损，预后差。对妊娠性糖尿病，判断是否致畸、死胎和子痫前期则更有意义，故测定 GHb 是妊娠糖尿病控制的重要参数。

4. 糖化血清蛋白　血液中的葡萄糖与白蛋白和其他蛋白分子发生反应，形成糖化血清蛋白（glycosylated serum protein，GSP）。

【参考区间】酮胺氧化酶法：122～236μmol/L。

【临床意义】

GSP 的浓度与血糖水平呈正相关，并相对保持稳定，日间变异小。它的测定不受进食、运动、机体状况、即时血糖的影响。由于血浆蛋白的半衰期为 17～20 天，故 GSP 可以反映糖尿病患者检测前 1～3 周内的平均血糖水平，从一定程度上弥补了糖化血红蛋白，不能反映较短时期内血糖浓度变化的不足。另外，GSP 检测有利于区分应激性高血糖和糖尿病高血糖；有利于发现无症状低血糖，对于糖尿病病情监测有重要意义。

5. 血清胰高血糖素　胰高血糖素（glucagon）是胰岛 A 细胞合成和分泌的多肽激素，可反映胰岛 A 细胞的功能。血糖减低时，胰高血糖素分泌增加；高糖饮食后，其分泌减少。

【参考区间】20～100ng/L。

【临床意义】

（1）增高：见于胰高血糖素瘤（胰岛 A 细胞瘤）、急性胰腺炎、急性心肌梗死伴心源性休克及对胰岛素不敏感的糖尿病。

（2）减低：见于先天性胰岛 A 细胞缺乏症。

6. 血清胰岛素　胰岛素（insulin）是由胰岛 B 细胞分泌的蛋白激素。血中葡萄糖或氨基酸浓度高时，可促进胰岛素的分泌，是机体内唯一降低血糖的激素，也是唯一同时促进糖原、脂肪、蛋白质合成的激素。

【参考区间】29～172pmol/L。

【临床意义】胰岛素测定是诊断糖尿病和糖尿病分类的最可靠方法，也是反映胰岛素细胞贮备和分泌功能的重要指标。

（1）增高：见于肝硬化、2 型糖尿病、胰岛素瘤、甲状腺功能亢进、肢端肥大症、营养不良型肌强直、胰腺增生导致的低血糖症；部分氨基酸、胰高血糖素、生长激素及避孕药也可使血中胰岛素增高。

（2）减低：见于 1 型糖尿病、部分 2 型糖尿病、垂体功能低下症、肾上腺皮质功能低下、继发性胰腺损伤和慢性胰腺炎；儿茶酚胺、α 受体阻滞药及利尿剂可使胰岛素水平减低。

7. C 肽 C 肽（connective-peptide）是胰岛 B 细胞内产生的前体胰岛素。前体胰岛素有 C 肽和胰岛素连接而成。胰岛素和 C 肽是等分子量结合。C 肽的水平可反映胰岛素的分泌量。故 C 肽测定对糖尿病的诊断有一定价值。

【参考区间】空腹 0.27 ～ 1.3nmol/L。

【临床意义】C 肽测定的临床意义同胰岛素。

（1）反映机体胰岛 B 细胞的分泌功能。胰岛素和 C 肽是等分子量结合，由胰岛的 B 细胞分泌。C 肽在外周血液循环时，肝脏对其摄入量较胰岛素低得多，因此，C 肽能更好地反映胰岛 B 细胞的分泌功能。

（2）C 肽测定对糖尿病患者的分型和低血糖症的鉴别有指导意义。2 型糖尿病患者较 1 型糖尿病患者 C 肽高。

（3）测定 C 肽浓度可作为鉴定胰腺手术后的疗效和残存 B 细胞分泌功能的一项定量指标，以确定是否给予胰岛素。在随访中多次测定 C 肽浓度，也有利于判定肿瘤有无复发或转移。

（二）血脂检查

1. 总胆固醇 总胆固醇（total cholesterol，TC）是指血液中所有脂蛋白所含胆固醇的总和，包括游离胆固醇和胆固醇酯。

【参考区间】3.5 ～ 6.1mmol/L。

【临床意义】

（1）增多：见于长期高胆固醇饮食、原发性高胆固醇血症、高脂血症、动脉粥样硬化、糖尿病、肾病综合征、甲状腺功能减退、胆总管阻塞、部分高血压患者，以及摄入维生素 A、维生素 D、口服避孕药等药物。

（2）减少：见于低脂蛋白血症、贫血、败血症、甲状腺功能亢进、肝病、严重感染、营养不良、肺结核和晚期癌症等。

2. 甘油三酯 甘油三酯（triglyceride，TG）是由甘油和 3 个脂肪酸所构成的酯。甘油三酯是血脂主要成分之一，主要功能是为生物细胞提供能量。血清甘油三酯主要存在于乳糜微粒和 β 脂蛋白中。

【参考区间】0.56 ～ 1.7mmol/L。

【临床意义】

（1）增高：常见于糖尿病、糖原贮积症、动脉粥样硬化、肥胖症、高脂血症、心肌硬化、肾病综合征、甲状腺功能减退、阻塞性黄疸、胆道梗阻和原发性甘油三酯血症等。

（2）减低：见于原发性 β 脂蛋白缺乏症、肝功能严重损害、甲状旁腺功能亢进、甲状腺功能亢进、肾上腺皮质功能减退、营养不良和吸收不良患者等。

3. 高密度脂蛋白胆固醇 高密度脂蛋白胆固醇（high density lipoprotein cholesterol，HDL-C）主要由肝脏合成，由载脂蛋白、磷脂、胆固醇和少量脂肪酸组成，是一种抗动脉粥样硬化的脂蛋白，可将胆固醇从组织、细胞中移除，转运到肝脏进行代谢，并以胆汁形式排出体外。

【参考区间】男性：0.78 ～ 1.55mmol/L；女性：0.85 ～ 2.00mmol/L。

【临床意义】

高密度脂蛋白在限制动脉壁胆固醇的积贮速度和促进胆固醇的清除上起着一定的积极作用，高密度脂蛋白胆固醇（HDL-C）降低是冠心病的先兆，其血清浓度与心血管疾病的发病率和病变程度呈负相关。

（1）HDL-C 降低：见于冠心病、动脉粥样硬化、脑血管病、高脂蛋白血症、肝功能损害、糖尿病、肾病综合征、慢性肾功能不全、尿毒症等。此外，吸烟、肥胖者、严重营养不良以及应激反应后，也会发生 HDL-C 降低。

（2）HDL-C 增高：见于家族性高 α 脂蛋白血症，服用雌激素、烟酸、维生素 E 等。

4. 低密度脂蛋白胆固醇　低密度脂蛋白胆固醇（low density lipoprotein cholesterol，LDL-C）是血浆中主要的脂蛋白之一。其生理功能是把胆固醇从肝脏运送到全身组织，是动脉粥样硬化的独立危险因素。

【参考区间】1.68 ～ 4.53mmol/L。

【临床意义】

（1）增高：见于高脂蛋白血症、冠心病、动脉硬化、肾病综合征、慢性肾衰竭、糖尿病和肝病等。

（2）减低：见于慢性贫血、骨髓瘤、严重肝病、营养不良等。

5. 脂蛋白（a）　脂蛋白（a）[Lp（a）]是血液中脂蛋白的成分之一，由肝脏合成，是一种与血纤维蛋白溶酶原有相同性质的糖蛋白。脂蛋白（a）增高可能引起血栓形成。

【参考区间】< 0.3g/L。

【临床意义】

（1）增高：可见于家族性高胆固醇血症、缺血性心脑血管疾病、心肌梗死、糖尿病、外科手术、急性创伤和炎症、肾病综合征和尿毒症、除肝癌外的恶性肿瘤等。

（2）减低：可见于肝脏疾病、酗酒、摄入新霉素等药物后。

6. 磷脂　血内磷脂（phospholipids，PL）包括磷酸甘油酯（又称甘油磷酸酯）和鞘磷脂两类，是构成细胞膜的必要成分，也是神经组织的重要原料之一，具有乳化、增殖、活化细胞的作用。

【参考区间】成人血清磷脂 41.98 ～ 71.04mmol/L。

【临床意义】

（1）增高：见于高脂血症、原发性高血压、糖尿病、肝硬化、甲状腺功能减退、肾病综合征、慢性出血性贫血等。

（2）减低：见于重症肝炎、急性感染发热、低色素性贫血、溶血性贫血、恶性贫血恢复期。

7. 游离脂肪酸　游离脂肪酸（free fatty acids，FFA）是中性脂肪分解成的物质。正常情况下，在血中含量极微，而且易受各种生理和病理变化的影响。因此，不能凭一次检测结果来评判，要做连续的动态观测。

【参考区间】0.4 ～ 0.9mmol/L。

【临床意义】

（1）增高：见于糖尿病、糖原贮积症、甲状腺功能亢进、肢端肥大症、库欣综合征、急性心肌梗死、肥胖、重症肝病、急性胰腺炎、酒精中毒等。

（2）减低：见于甲状腺功能低下、胰岛素瘤、脑垂体功能减低、Addison 病等。

8. 载脂蛋白　载脂蛋白（apolipoprotein，Apo）是血浆脂蛋白的蛋白质部分，主要分 A、B、C、E 和 Apo（a）五类，主要在肝（部分在小肠）合成。在血浆脂蛋白代谢中起重要作用：①促进脂类运输；②调节酶活性；③引导血浆脂蛋白同细胞表面受体结合。载脂蛋白是功能上极其活跃的一组血浆蛋白质。临床上使用最多的有 ApoA Ⅰ 和 ApoB 两种。

【参考区间】ApoA Ⅰ：1.0 ～ 1.6g/L；ApoB：1.0 ～ 1.1g/L；ApoA Ⅰ /ApoB：1.0 ～ 2.5。

【临床意义】

血清 ApoA Ⅰ 是高密度脂蛋白的载体成分，故与 HDL-C 有相似的临床意义。降低见于冠心病、肾病综合征、脑血管病、肝实质损害等；增高见于酒精性肝炎、高 α 脂蛋白血症等。ApoB 主要代表 LDL 水平，与 LDL 具有相似意义，高 ApoB 是冠心病的危险因素。

六、心肌损伤标志物检查

心肌损伤标志物是指心肌损伤时释放到外周血中并被检测到的蛋白质类和（或）酶类物质。通过对该类物质的检测可对急性心肌梗死及其他伴有心肌损伤的疾病的临床诊断、病情监测及危险分层等有提示作用。理想的心肌损伤标志物除具有高敏感性和高特异性外，还应具有以下特性：①主要或仅存在于心肌组织，在心肌中有较高的含量，可反映小范围的损伤；②能检测早期心肌损伤，且窗口期长；③能估计梗死范围大小，判断预后；④能评估溶栓效果。

1. 肌钙蛋白　心肌肌钙蛋白（cardiac troponin，cTn）又称肌原蛋白，是心肌组织的特有的一种调节蛋白，由肌钙蛋白 T（TnT）、肌钙蛋白 I（TnI）及肌钙蛋白 C（TnC）三种亚单位组成。严重心肌缺损时释放入血，是反映心肌损伤的特异性血清标志物。

【参考区间】TnT：$0 \sim 0.1\mu g/L$；TnI：$0 \sim 0.6\mu g/L$。

【临床意义】

（1）心肌早期损伤标志物：心肌缺血损伤时，心肌细胞内的肌钙蛋白会释放到血中，见于心肌梗死、急性心绞痛、不稳定型心绞痛（unstable angina pectoris，UAP）或心脏手术等。一般血中 TnT 在 $2 \sim 4$ 小时后增高，$10 \sim 24$ 小时达峰，TnI 在 $3 \sim 6$ 小时增高，$14 \sim 20$ 小时达高峰；持续时间长，TnT 为 14 天以上，TnI 为 $5 \sim 8$ 天。因此，TnT 或 TnI 是判断心肌损伤程度的一个特异、灵敏的指标。

（2）不稳定型心绞痛患者预后的判断：UAP 患者 cTn 升高，但升高幅度较小，经治疗后约 2/3 以上转阴，说明心肌细胞为一过性损伤或微小坏死；急性心肌梗死（AMI）患者 cTn 显著升高。无论是不稳定型心绞痛还是心肌梗死，最初 24 小时的 cTnT 最具预后价值。对不稳定型冠状动脉疾病患者的随访发现，cTnT 和运动试验两项都正常者，死亡或 AMI 仅 1%；若异常，死亡或 AMI 可达 50%。

（3）估计梗死面积和心功能：cTn 峰值与梗死面积呈正相关，可反映心肌细胞坏死的数量；cTn 累积释放量与心功能受损程度成正比。

（4）AMI 后溶栓治疗的指示物：在急性心肌梗死后第 1 天和第 4 天，血清中心肌肌钙蛋白 T 浓度之比大于 1，可作为溶栓成功的指标之一。

2. 肌红蛋白　肌红蛋白（myoglobin，MYO，Mb）是肌肉组织特有的一种储氧蛋白质，血中含量随年龄增大而略有增加。肌红蛋白具有携氧能力，能增进氧在肌肉组织中的扩散，并可将氧从细胞膜运输到线粒体。

【参考区间】男性 $20 \sim 80\mu g/L$；女性 $10 \sim 70\mu g/L$。

【临床意义】

（1）早期心肌损伤的标志物：Mb 在心肌梗死后 1.5 小时即可增高，$1 \sim 2$ 天内即恢复正常，是心肌梗死诊断的最早期标志物。但 Mb 阳性不能确诊 AMI，骨骼肌损伤、创伤、肾衰竭等疾病，都可导致其升高；但 Mb 阴性，则基本可排除心肌梗死，还可用于再梗死的诊断，结合临床，如 Mb 重新升高，应考虑为再梗死或者梗死范围延展。

（2）Mb 升高还可见于急性肌损伤、肌营养不良、肌萎缩、多发性肌炎、急性或慢性肾衰竭、进行性肌营养不良、多发性肌炎、重症肌无力、甲状腺功能减低症、高醛固酮血症、肾功能不全、恶性高热以及剧烈运动后等。

3. 肌酸激酶　肌酸激酶（creatine kinase，CK）主要存在于动物的心脏、肌肉以及脑等组织的细胞质和线粒体中，是一个与细胞内能量运转、肌肉收缩、ATP 再生有直接关系的重要激酶，它可逆地催化肌酸与 ATP 之间的转磷酰基反应。

【参考区间】男性 38 ～ 174U/L；女性 26 ～ 140U/L。

【临床意义】

（1）急性心肌梗死的早期诊断，尤其对心肌缺血的诊断。急性发病时 3 ～ 8 小时开始上升，10 ～ 36 小时达高峰，3 ～ 4 天恢复正常，且增高程度与心肌受损程度基本一致。[若治疗过程中 CK 再次升高，提示心肌再次梗死]。

（2）心肌炎和各种肌肉疾病：心肌炎如病毒性心肌炎，肌肉疾病如进行性肌营养不良发作期、多发性肌炎、严重肌肉损伤，血清 CK 的水平增高。

（3）溶栓监测：心肌梗死溶栓治疗使梗死的血管恢复血流后，CK 达高峰时间提前，故动态监测 CK 变化有助于病情观察和预后估计。

（4）心导管、冠状动脉造影、运动试验、反复肌内注射、剧烈运动，CK 可一过性增高。

（5）肌内注射某些药物，如青霉素、氯丙嗪等，以及电复律等，也可引起肌酸激酶增高。

4. 乳酸脱氢酶　乳酸脱氢酶（lactate dehydrogenase，LDH）是一种糖酵解酶。乳酸脱氢酶存在于机体所有组织细胞的胞质内，各组织中含量高低依次为骨骼肌、肝脏、心、肾、红细胞等。

【参考区间】血清 100 ～ 300U/L；尿 560 ～ 2050U/L；脑脊液含量为血清的 1/10。

【临床意义】

（1）心脏疾病的诊断：急性心肌梗死时，8 ～ 18 小时开始增高，24 ～ 72 小时达高峰，一般持续 6 ～ 10 天。

（2）肝脏疾病：增高见于肝炎、肝硬化、肝癌，慢性活动性肝炎等。

（3）恶性肿瘤的辅助诊断：白血病、恶性淋巴瘤、肺癌、胃癌等。

（4）其他：贫血、骨骼肌损伤、进行性肌营养不良、妊娠等。

5. α- 羟基丁酸脱氢酶　α- 羟基丁酸脱氢酶（α-hydroxybutyrate dehydrogenase，α-HBDH）是心肌酶谱中的一种酶，在哺乳动物体内普遍存在，主要分布于心肌红细胞、白细胞及肾脏等。α-HBDH 活性升高常见于急性心肌梗死、骨骼肌损伤、急性肝炎、白血病及恶性肿瘤等。LDH/α-HBDH 值可以帮助诊断肝病或心脏病。

【参考区间】80 ～ 200U/L。

【临床意义】

（1）急性心肌梗死的诊断：急性心肌梗死时 α-HBDH 升高，常持续 2 周或更长时间。

（2）其他：心肌炎、骨骼肌损伤、肌营养不良、急性肝炎、白血病及恶性肿瘤等，α-HBDH 也升高。但心包炎、胆囊炎时，α-HBDH 不升高。

七、电解质检查

1. 血清钠　正常成人体内含钠（Na）约 90g，是维持体内渗透压与酸碱平衡的重要物质之一。人体每日氯化钠（食盐）的需要量：婴儿为 1g，儿童约为 3g，成人约为 6g。血清钠检测是测定血清中钠的含量。

【参考区间】135 ～ 145mmol/L。

【临床意义】

（1）增高：脱水，如呕吐、腹泻、多尿、饮水困难等引起的水分不足；肾上腺皮质功能亢进，如库欣综合征；内分泌疾病，如原发性和继发性醛固酮增多症；摄入食盐过多等，可出现血清钠升高。

（2）降低：肾功能障碍、尿毒症、应用呋塞米等利尿剂、大量出汗、肾上腺皮质功能不全、21-羟化酶缺乏症、肺结核、心功能不全、失代偿性肝硬化等。

2. 血清钾　人体内的钾（K）主要来源于食物，食物中的钾 90% 以上在肠道被吸收，吸收入血液的钾在 4 小时内即有 90% 从肾排出体外。K^+ 大部分存在于细胞内，少量存在于细胞外液，且浓度恒定。K^+ 是细胞内的主要阳离子，在保持机体的正常渗透压及酸碱平衡、参与糖及蛋白代谢、保证神经肌肉的正常功能等方面具有重要作用。

【参考区间】3.5 ～ 5.5mmol/L。

【临床意义】

（1）增高：见于慢性肾上腺皮质功能减退症、肾动脉狭窄性高血压、肾小管泌钾障碍、心力衰竭、血管内溶血、弥散性血管内凝血、休克、缺氧、尿毒症等以及挤压综合征、大面积烧伤、补钾过多等。

（2）降低：见于肾上腺皮质功能亢进症、长期使用肾上腺皮质激素、肾小管酸中毒、醛固酮增多症；严重呕吐、腹泻，不能进食而又未能及时足量补充钾，长期使用利尿药等造成钾丢失过多时；静脉输入大量葡萄糖及胰岛素；家族性周期性麻痹发作期、碱中毒时等。

3. 血清氯化物 血清氯（Cl）指血清中氯离子浓度。氯是人体细胞外液中主要的阴离子，在调节人体酸碱平衡、渗透压和水分布方面起重要作用。

【参考区间】95 ～ 105mmol/L。

【临床意义】

（1）增高：急或慢性肾衰竭少尿期、尿路梗阻、肾炎少尿、心功能不全、肾上腺皮质功能亢进症、呼吸性碱中毒及摄入氯化物过多等。

（2）降低：饥饿、营养不良、低盐治疗、肾功能障碍、尿毒症、应用呋塞米等利尿剂、肾上腺皮质功能不全、21-羟化酶缺乏症、心功能不全、呼吸性酸中毒、失代偿性肝硬化、严重呕吐、腹泻以及胰液、胆汁等消化道液体大量丢失时；多尿症、糖尿病以及慢性肾上腺皮质功能减退症等。

4. 血清钙 钙离子（Ca^{2+}）是人体内含量最多的阳离子，99% 以上存在于骨骼及牙齿，血液中的钙不及 1%。

【参考区间】总钙：2.25 ～ 2.58mmol/L。离子钙：1.10 ～ 1.34mmol/L。

【临床意义】

（1）增高：甲状旁腺功能亢进、骨肿瘤、多发性骨髓瘤、肾癌、肺癌、应用维生素 D 过量等。

（2）降低：手足搐搦症、甲状旁腺功能减退、维生素 D 缺乏症、骨质软化症、佝偻病、慢性腹泻、阻塞性黄疸、肾病综合征、肾小管酸中毒、急性出血性胰腺炎及低钙饮食等。

5. 血清磷 磷（P）是构成人体细胞多种重要成分的原料，也是构成骨骼和牙齿的主要成分之一。血清磷通常指血清中的无机磷。

【参考区间】0.97 ～ 1.61mmol/L。

【临床意义】

（1）增高：甲状旁腺功能减退、肾功能不全、肿瘤骨转移、肢端肥大症、维生素 D 中毒、矢用性骨萎缩、多发性骨髓瘤等。

（2）降低：饥饿、恶病质、甲状旁腺功能亢进、维生素 D 抵抗性佝偻病、吸收不良综合征、肾小管功能不全、Fanconi 综合征、大量呕吐、腹泻、肾小管酸中毒等。服用含铝抗酸药物、合成雌激素、避孕药及苯巴比妥等药物时，血磷也会减低。

6. 血清镁 镁离子（Mg^{2+}）是人体内含量较多的阳离子之一。对神经-肌肉的兴奋性有镇静作用，与体内重要的生物大分子蛋白质、核酸、酶的结构、代谢与功能都有密切关系。

【参考区间】0.67 ～ 1.04mmol/L。

【临床意义】

（1）增高：见于甲状腺或甲状旁腺功能减退、尿毒症、急性或慢性肾衰竭、慢性肾小球肾炎、内分泌疾病、多发性骨髓瘤、系统性红斑狼疮、Addison 病、输入硫酸镁等。

（2）减低：见于甲状旁腺功能亢进、长期吸收不良或消化液丢失、原发性醛固酮增多症、慢性肾炎多尿期、慢性腹泻、呕吐、酒精中毒、长期禁食和长期使用利尿剂等。

八、血清铁及其代谢物检查

1. 血清铁　血清铁指与轻铁蛋白结合的铁含量。铁是人体内不可缺少的微量元素，具有重要的生理功能。血清铁受生理影响较大，故采集血标本最好固定时间。

【参考区间】男性：$11 \sim 30\mu mol/L$；女性：$9 \sim 27\mu mol/L$。

【临床意义】

（1）增高：见于溶血性贫血、再生障碍性贫血、铁粒幼细胞贫血、肝癌。

（2）减低：见于缺铁性贫血、感染或炎症、恶性肿瘤，以及月经期、妊娠。

2. 总铁结合力　总铁结合力（total iron binding capacity，TIBC）指测定血清中的转铁蛋白所能结合铁的最大能力，间接反映血清转铁蛋白含量的试验。用比色法测定。一般和血清铁同时检测，以判断体内铁变化的情况。

【参考区间】男性：$50 \sim 77\mu mol/L$；女性：$54 \sim 77\mu mol/L$。

【临床意义】本测定主要用于小细胞低色素性贫血的检验。①增高：见于缺铁性贫血、铁摄入不足或需要增加、口服避孕药后、急性肝炎。②减低：见于先天性转铁蛋白缺乏症、慢性感染、病毒性肝炎、肝硬化、肾病综合征等。

3. 血清转铁蛋白　血清转铁蛋白（serum transferrin）是正常血清中的一种蛋白成分，为 β 球蛋白中能和铁结合的一种糖蛋白，主要功能是转运铁，调节铁的吸收，防止铁中毒，并有抗细菌和抗病毒的功能。

【参考区间】$28.6 \sim 51.9\mu mol/L$。

【临床意义】血清转铁蛋白测定可反映缺铁性贫血等多种疾病。

（1）增高：见于缺铁性贫血、急性肝炎、急性炎症、口服避孕药、妊娠后期。

（2）减低：见于急慢性感染、肾病综合征、肝硬化、恶性肿瘤、溶血性贫血、营养不良时。

4. 血清铁蛋白　血清铁蛋白（serum ferritin，SF）是铁储存于人体的主要形式之一，是去铁蛋白和铁核心 Fe^{3+} 形成的复合物。

【参考区间】男性：$15 \sim 200\mu g/L$；女性：$12 \sim 150\mu g/L$。

【临床意义】

（1）增高：体内储存铁增加，见于原发性血色病、继发性铁负荷过大；铁蛋白合成增加，见于炎症、肿瘤、白血病、甲状腺功能亢进等；贫血，见于溶血性贫血、再生障碍性贫血、恶性贫血；组织释放增加，见于肝坏死、慢性肝病等。

（2）减低：SF 减低常见于缺铁性贫血、大量失血、长期腹泻、营养不良等。若 $SF < 15\mu g/L$ 时即可诊断铁缺乏。也可以作为营养不良的流行病学调查指标。如果 $SF > 100\mu g/L$，即可排除缺铁。

5. 转铁蛋白饱和度　转铁蛋白饱和度（transferrin saturation，TFS）指血清铁与转铁蛋白结合能力的比值，即血清铁与总铁结合力的百分比。又称为血清铁饱和度。

【参考区间】$33\% \sim 55\%$。

【临床意义】转铁蛋白饱和度生理波动大，正常波动低谷与病理情况重叠。

（1）增多：可见于再生障碍性贫血、溶血性贫血、巨幼细胞贫血等。

（2）减少：可见于缺铁性贫血、红细胞增多症和炎症等。

九、甲状腺功能检查

1. 甲状腺素和游离甲状腺素　甲状腺素（thyroxine，T_4）是甲状腺滤泡细胞合成及分泌的激素，其合成及分泌受垂体促甲状腺素（TSH）的促进，而 TSH 的分泌又受下丘脑促甲状腺激素释放激素（TRH）的控制。甲状腺素以游离形式（free thyroxine，FT_4）释放入血液循环中，并迅速与血浆甲状腺结合球蛋白（TBG）、白蛋白、甲状腺结合前白蛋白相结合，仅 0.03% 呈游离状态。TBG 浓度及其结合力改变（如妊娠、哺乳、肝硬化、肾病综合征等），可使游离甲状腺素浓度发生变化。

【参考区间】甲状腺素：成人 65 ～ 155nmol/L；儿童 129 ～ 270nmol/L；游离甲状腺素：10 ～ 31pmol/L。

【临床意义】

（1）血清甲状腺素测定：是甲状腺功能的基本筛选试验，在 TBG 浓度正常情况下对健康人、甲状腺功能亢进未治疗者及甲状腺功能减退患者的诊断符合率在 96% 以上。增高见于甲状腺功能亢进。减低：见于甲状腺功能减退、肾衰竭等。

（2）血清游离甲状腺素：是甲状腺功能体外试验的灵敏指标，即使在生理及病理情况下引起 TBG 结合力和浓度改变时，也能较准确地反映甲状腺的功能。增高见于甲状腺功能亢进危象等疾病，肝素也可使游离甲状腺素水平增高。减低见于甲状腺功能减退、使用锂盐等。

2. 三碘甲状腺原氨酸和游离三碘甲状腺原氨酸

三碘甲状腺原氨酸（triiodothyronine，T_3）是由甲状腺滤泡细胞合成及分泌的激素。三碘甲状腺原氨酸除在甲状腺内合成外，主要是由外周组织中的甲状腺素转换而来。血清三碘甲状腺原氨酸浓度较甲状腺素低得多，但它的生理作用却比甲状腺素强数倍，具有生物活性的游离三碘甲状腺原氨酸（free triiodothyronine，FT_3）约占三碘甲状腺原氨酸量的 0.3%。游离三碘甲状腺原氨酸能透过细胞膜进入组织细胞，发挥生理效应，其浓度与组织中三碘甲状腺原氨酸浓度一致，也与机体的代谢状态一致。

【参考区间】T_3：0.62 ～ 3.14mmol/L。FT_3：3.5 ～ 10.1pmol/L。

【临床意义】

（1）三碘甲状腺原氨酸：是诊断甲状腺功能亢进的灵敏指标，T_3 型甲亢特异指标。增高见于甲状腺功能亢进、三碘甲状腺原氨酸型甲状腺功能亢进危象早期、缺碘性甲状腺肿、高甲状腺结合球蛋白血症。减低见于甲状腺功能减退、低甲状腺素结合球蛋白血症等。

（2）游离三碘甲状腺原氨酸：对非甲状腺疾病也有诊断价值。增高见于甲状腺功能亢进、三碘甲状腺原氨酸型甲状腺功能亢进。减低见于低 T_3 综合征时。

3. 反三碘甲状腺原氨酸 反三碘甲状腺原氨酸（reverse triiodothyronine，rT_3）为甲状腺素在外周组织脱碘的产物，虽然生物活性很低，但其代谢慢，血清浓度无性别差异。临床常用以检测甲状腺功能。

【参考区间】0.15 ～ 0.43nmol/L。

【临床意义】

（1）增高：①甲状腺功能亢进症；②非甲状腺疾病：急性心肌梗死、肝硬化、糖尿病、脑血管病、胃癌等。此类疾病还可出现 T_3 下降，故 T_3/rT_3 值降低；③替代治疗的观察：甲状腺功能减退症服用甲状腺素替代治疗，rT_3、T_3 均升高提示用量过大，故 rT_3 测定可用于监测用药；④药物引起的高 rT_3 现象：使用胺碘酮、糖皮质激素、丙硫氧嘧啶、普萘洛尔（心得安）等可出现高 rT_3 现象。

（2）降低：①甲状腺功能减退症，特别是轻度或亚临床型；②药物性甲状腺功能减退。

4. 降钙素 降钙素（calcitonin，CT）由甲状腺滤泡旁细胞合成和分泌的肽类激素，可降低血浆中钙、磷浓度，抑制钙、磷的吸收，是甲状旁腺激素的拮抗物。其生物活性主要作用的靶器官为骨、肾。

【参考区间】＜ 100ng/L。

【临床意义】降钙素是调节血钙浓度的激素。

（1）增高：见于甲状腺细胞良性腺瘤、甲状腺癌、恶性贫血、急性或慢性肾衰竭、甲状腺功能亢进，也可见于小细胞肺癌、胰腺癌、子宫癌、乳腺癌、前列腺癌等。

（2）减低：见于重度甲状腺功能亢进、甲状腺发育不全等。

5. 甲状旁腺激素　甲状旁腺激素（parathyroid hormone，PTH）由甲状旁腺合成，受血清钙、降钙素和 1,25- 二羟胆骨化醇 [1,25-(OH)$_2$D$_3$] 调节。主要靶器官是骨、肾。主要作用是使破骨细胞活性和数目增加，增高血钙；抑制肾小管对磷的吸收，促进肠钙、磷的吸收。

【参考区间】430 ～ 1860ng/L。

【临床意义】

甲状旁腺激素调节血钙，维持其在正常水平。

（1）增高：原发性甲状旁腺功能亢进、异位性甲状旁腺功能亢进、继发于肾病的甲状旁腺功能亢进、假性甲状旁腺功能减退。

（2）减低：甲状腺手术切除所致的甲状旁腺功能减退、肾衰竭和甲状腺功能亢进所致的非甲状旁腺性高血钙症。

6. 促甲状腺激素　促甲状腺激素（thyroid stimulating hormone，TSH）是垂体前叶分泌的一种糖蛋白激素，具有促进甲状腺滤泡上皮细胞增生、甲状腺激素合成和释放的作用。在体内受三碘甲状腺原氨酸、甲状腺素和中枢神经系统的调节，呈昼夜节律性变化，清晨 2 ～ 4 时最高，下午 6 ～ 8 时最低。

【参考区间】0.4 ～ 8.9mU/L。

【临床意义】促甲状腺激素单独或配合甲状腺激素测定及动态功能试验，对甲状腺功能紊乱及病变部位诊断有很大的价值。

（1）增高：见于原发性甲状腺功能减退、伴有甲状腺功能低下的桥本病、外源性促甲状腺激素分泌肿瘤（肺、乳腺）、亚急性甲状腺炎恢复期。摄入金属锂、碘化钾、促甲状腺激素释放激素可使促甲状腺激素增高。

（2）减低：见于垂体性甲状腺功能低下、非促甲状腺激素瘤所致的甲状腺功能亢进，以及摄入阿司匹林、皮质激素及静脉使用肝素。

7. 促甲状腺激素受体抗体　促甲状腺激素受体抗体（thyrotropin receptor antibody，TRAb）又称甲状腺刺激性抗体（TSAb），是一种甲状腺的自身抗体，是在毒性弥漫性甲状腺肿自身免疫过程中产生的，可以刺激甲状腺产生甲状腺激素，测定 TRAb 有利于对弥漫性毒性甲状腺肿的病因学诊断和治疗。

【参考区间】< 1.75U/L。

【临床意义】促甲状腺激素受体抗体主要在毒性弥漫性甲状腺肿（Graves 病）患者体内产生，其他类型甲状腺功能亢进患者很少被检测到，因此，该抗体对于鉴别甲状腺功能亢进的类型有重要意义。其滴度水平可判断抗甲状腺药物的疗效，预示抗甲状腺药物治疗后甲状腺功能亢进型 Graves 病的复发，[131]I 治疗后，抗体滴度增高可达数月。

十、临床常用激素检查

1. 孕酮　孕酮（progesterone，prog）由卵巢、黄体分泌的一种甾体类激素，为类固酮激素合成的中间代谢产物，血液中的孕酮几乎都是由黄体或胎盘所分泌。孕酮主要用于了解黄体的功能及有无排卵，应当在月经的不同时期采血才有意义。

【参考区间】男性：0.15 ～ 0.48ng/ml；女性卵泡前期：0.15 ～ 1.10ng/ml，女性卵泡后期：0.15 ～ 4.2ng/ml；黄体前期：7.9 ～ 20.6ng/ml；黄体后期：1.0 ～ 17.9ng/ml。

【临床意义】

（1）增高：妊娠期显著增高，可达正常人的 10 ～ 100 倍，双胎较单胎为高。先天性肾上腺性变态综合征、脂质性卵巢瘤、黄体囊肿、葡萄胎及绒毛膜上皮细胞癌患者均见孕酮增高。部分药物如氯米芬可使孕酮增高。孕三烯酮及其他孕激素与孕酮有交叉免疫反应。

（2）减低：见于先兆流产、溢乳性闭经综合征。氨苄西林、口服避孕药可使孕酮水平减低。妊娠期若孕酮持续减低，有可能为先兆流产或早产。

2. 睾酮 睾酮（testosterone，testo）主要由男性睾丸间质细胞生成，少量由卵巢和肾上腺分泌。其具有维持肌肉强度及质量、维持骨质密度及强度、提神及提升体能等作用。

【参考区间】男性：2.25～9.72ng/ml；女性：0.05～0.62ng/ml。

【临床意义】睾酮是反映雄激素的主要指标。

（1）增高：见于性早熟、肾上腺皮质功能亢进、肾上腺皮质肿瘤、睾丸肿瘤、多囊卵巢综合征、卵巢雄性化肿瘤、松果体瘤、多毛症、甲减、雄激素、人绒毛膜促性腺激素（hCG）和雌激素治疗中等。

（2）降低：见于尿毒症、肌强直营养不良征、肝功能不全、21-三体综合征、原发性或继发性性腺功能减退症（Klinefelter 综合征、Kallman 综合征等）、雄激素治疗停药后等。

3. 雌二醇 雌二醇（estradial，E_2）主要由卵巢成熟滤泡、黄体及胎盘分泌，是最具有活性的内源性雌激素，少量由睾丸或睾酮分解代谢产生。

【参考区间】男性：20～77ng/ml；女性：卵泡期39～189ng/ml，黄体期48～309ng/ml，排卵期94～508ng/ml，绝经期20～40ng/ml。

【临床意义】

（1）增加：见于卵巢疾病（卵巢颗粒层细胞瘤、卵巢胚瘤、卵巢脂肪样细胞瘤、性激素生成瘤）、妇女妊娠期、心脏疾病（急性心肌梗死、不稳定型心绞痛）、肾上腺皮质瘤、性早熟、男子乳房发育症等。

（2）减少：见于经前期黄体功能不全、卵巢发育不全、垂体性矮小症、垂体前叶功能减退症和绝经期综合征等。

4. 雌三醇 雌三醇（estriol，E_3）是雌二醇和雌酮的代谢产物，主要由肝脏合成。非妊娠期含量较低，妊娠期合成增加。E_3 对胎儿宫内发育的调节起重要作用，并能影响妊娠子宫对催产素的敏感性。

【参考区间】妊娠前期：0～300ng/ml；妊娠中期：1000～8000ng/ml；妊娠后期：5000～27 000ng/ml。

【临床意义】

（1）妊娠期增高，其含量随妊娠期进展不断增加，分娩前才稍降。

（2）连续监测雌三醇，有利于高危妊娠的监护。若雌三醇含量持续下降，提示胎盘功能不良，常为宫内胎儿生长迟缓、先兆子痫、胎儿先天畸形、葡萄胎、死胎等。

（3）雌三醇升高，还可见于多胎妊娠、糖尿病合并妊娠及胎儿先天性肾上腺皮质功能亢进等。

5. 人绒毛膜促性腺激素 人绒毛膜促性腺激素（human chorionic gonadotropin，hCG）是由胎盘的滋养层细胞分泌的一种糖蛋白，它是由 α 和 β 二聚体的糖蛋白组成。其中 β-hCG 是人绒毛膜促性腺激素的特异链。

【参考区间】β-hCG：男性：0.50～2.67U/L。女性（非孕妇）：0～20U/L；妊娠1～2周：50～500U/L；2～3周：100～5000U/L；3～4周：500～10 000U/L；4～5周：1000～50 000U/L；5～6周：10 000～100 000U/L；6～8周：5000～200 000U/L；8～12周：10 000～320 000U/L。

【临床意义】

（1）＞5U/L 就可以考虑受孕，＞10U/L 基本可以确定怀孕。孕后35～50天可升至大于2500U/L。多胎妊娠者 β-hCG 含量高于单胎妊娠者。产后9天或人工流产术后25天，血清 β-hCG 应恢复正常，否则应考虑有异常可能。

（2）用于异位妊娠的早期诊断。受孕后若连续2天增加的量＞65%，可以诊断为宫内妊娠；＜66%，则异位妊娠或宫内孕发育不良的可能性很大。

（3）如果 hCG 值持续而明显地下降，即便 B 超测到胎心，也要严密监视，此时胎儿有可能已经脑死亡。

6. 17-α- 羟孕酮 17-α- 羟孕酮（17-α-hydroxy progesterone，17-α-OHP）可由肾上腺皮质、睾丸、黄体和胎盘合成和分泌。成年育龄妇女 17-α-OHP 浓度随月经周期而变化，黄体期较高。妊娠时胎儿、胎盘及肾上腺可产生大量 17-α-OHP。妊娠 32 周后，17-α-OHP 浓度急剧升高直到分娩。17-α-OHP 也存在于新生儿的脐带血中。

【参考区间】男性：青春期 0.3 ～ 0.9nmol/L；成人 0.6 ～ 5.4nmol/L。女性·青春期 0.6 ～ 1.5nmol/L；卵泡期 0.6 ～ 2.4nmol/L；黄体期 2.4 ～ 9.0nmol/L；绝经期 0.1 ～ 1.5nmol/L。

【临床意义】

（1）增高：见于先天性肾上腺皮质增生（21β- 羟化酶缺乏，11β- 羟化酶缺乏）、部分肾上腺或卵巢肿瘤患者。

（2）用于普通痤疮、男性秃顶及一些原因不明不育症的分析。

7. 生长激素 生长激素（growth hormone，GH）是腺垂体分泌的、调节物质代谢的重要激素。生长激素的分泌主要在夜间熟睡时。其主要生理作用是促进成年前长骨生长。

【参考区间】男性：< 4μg/L；女性：< 18μg/L。

【临床意义】

（1）增高：见于肢端肥大症、脑垂体性巨人症、糖尿病、部分肝病、肾功能不全、胰腺癌等。

（2）降低：见于垂体性侏儒症、垂体前叶功能减低症、肝硬化、垂体附近的脑肿瘤等。

8. 抗利尿激素 抗利尿激素（antidiuretic hormone，ADH）又称血管加压素（arginine vasopressin，AVP），在下丘脑的视上核和室旁核生成，由神经垂体分泌。主要作用是增加肾远曲小管及集合管对水的重吸收作用，对肾脏浓缩功能有很大的影响。血容量和血压等因素的改变，都可影响抗利尿激素的分泌。

【参考区间】血液渗透压为 270 ～ 280mmol/L 时，血清抗利尿激素小于 1.4pmol/L；血液渗透压为 280 ～ 285mmol/L 时，血清抗利尿激素小于 2.3pmol/L；血液渗透压为 285 ～ 300mmol/L 时，血清抗利尿激素为 0.9 ～ 11.1pmol/L。

【临床意义】

（1）增高：见于抗利尿激素分泌异常、甲状腺激素、糖皮质激素及胰岛素缺乏、肺结核、脑外伤、充血性心力衰竭。摄入镇静剂、降糖药也可使血抗利尿激素水平增高。

（2）减低：见于尿崩症、肾病综合征等。

9. 促肾上腺皮质激素 促肾上腺皮质激素（adrendor ticotropic hormone，ACTH）为腺垂体分泌的多肽激素，作用于肾上腺皮质束状带，刺激糖皮质激素的分泌，具有刺激肾上腺皮质发育和功能的作用。

【参考区间】< 26pmol/L。

【临床意义】

（1）增高：见于烧伤、中毒等应激状态、原发性肾上腺功能不全、库欣综合征、Nelson 综合征、先天性肾上腺增生、垂体促肾上腺皮质激素细胞瘤。

（2）减低：见于垂体功能减退、肾上腺皮质肿瘤、垂体瘤、垂体前叶受损。

10. 泌乳素 泌乳素，也称催乳素（prolactin，PRL），是一种由垂体前叶泌乳素细胞所合成和分泌的蛋白激素。主要促进乳腺生长发育和乳汁的生成，并可抑制促性腺激素的分泌。儿童时期，男性和女性血中的泌乳素相近；成年后逐渐下降，女性尤为显著。

【参考区间】男性：3.0 ～ 14.7μg/L；女性：3.8 ～ 23.2μg/L，妊娠后期：95 ～ 473μg/L。

【临床意义】

（1）增高：①生理性增高：见于性交、妊娠、产后、吮乳、夜间睡眠、应激状态及月经周期中的分泌期；②病理性增高：垂体肿瘤、乳腺肿瘤、各种下丘脑疾病、库欣综合征、原发性甲状腺功能低下、肾衰竭、多囊卵巢综合征、外源性泌乳素分泌增多症、原发性甲状腺功能减退合并促甲状腺激素释放激素增加；③药物性增高：见于使用氯丙嗪及其他吩噻嗪类药物、氟哌啶醇、利血平、大剂量的雌激素、某些抗组胺药物、α- 甲基多巴、促甲状腺激素释放激素、精氨酸及胰岛素诱导的低血糖时。

（2）减低：见于垂体前叶功能减退及接受左旋多巴等治疗。

11. 促卵泡素 促卵泡素（follicle-stimulating hormone，FSH）是垂体前叶分泌的，可以刺激精子生成和卵子成熟的一种糖蛋白，与黄体生成素统称促性腺激素。具有促进卵泡发育成熟的作用，与黄体生成素一起促进雌激素分泌，引起排卵；协调睾酮促进睾丸精曲小管的生成及精子形成。促卵泡激素呈脉冲式分泌，女性随月经周期而改变。

【参考区间】男性：1 ～ 8U/L；成年女性：卵泡期 3.5 ～ 12.5U/L，排卵期 4.7 ～ 22U/L，黄体期 1.7 ～ 7U/L，绝经期 26 ～ 130U/L。

【临床意义】血清促卵泡激素测定有助于了解下丘脑 - 垂体 - 性腺功能状态。增高说明女性卵巢功能低下；减低说明垂体功能障碍。

（1）增高：见于原发性闭经、原发性性功能减退、早期垂体前叶功能亢进、睾丸精原细胞瘤、特纳综合征、先天性无卵巢或卵巢发育不全及睾丸精原细胞瘤等。

（2）减低：见于单纯性黄体生成素缺乏综合征、单纯性促卵泡素缺乏综合征、席汉综合征、库欣综合征、肢端肥大症、原发性垂体促性腺功能低下等。

12. 黄体生成素 黄体生成素（luteinizing hormone，LH），为垂体前叶嗜碱性细胞所分泌的糖蛋白。黄体生成素参与促卵泡激素的促排卵，促进雌激素、孕激素的形成和分泌，促进睾丸合成、分泌雄激素。

【参考区间】男性：1.2 ～ 7.8U/L；女性：卵泡期 2.4 ～ 12.6U/L，黄体期 1 ～ 12U/L，排卵期 21.9 ～ 56.6U/L，绝经期 14.2 ～ 52.3U/L。

【临床意义】测定血清中黄体生成素的含量，有助于判断下丘脑 - 垂体 - 性腺轴功能状态。

（1）增高：见于多发性骨质纤维性发育异常、原发性性腺功能低下、多囊卵巢综合征、功能失调性子宫出血以及摄入氯米芬、螺内酯等药物。

（2）减低：见于溢乳闭经综合征、垂体或下丘脑功能低下、Kallman 综合征，以及摄入地高辛、孕酮、避孕药等药物。

十一、肿瘤标志物检查

1. 甲胎蛋白 甲胎蛋白（alphafetoprotein，AFP）指胎儿发育早期，由肝脏和卵黄囊合成的一种血清糖蛋白，正常情况下，胎儿出生不久即逐渐消失。

【参考区间】1.09 ～ 20.0ng/ml。

【临床意义】血清 AFP 是临床上诊断肝癌重要指标，常用于原发性肝癌的普查和早期诊断。急性肝炎、肝硬化一般＜ 300ng/ml；＞ 400ng/ml，且持续 8 周以上，则支持原发性肝癌的诊断。肝癌手术后 AFP 可降至正常范围，但有 15% ～ 20% 肝癌患者的 AFP 可在正常范围外。其他，如胃癌、胚胎细胞瘤（如恶性畸胎瘤、卵巢胚胎性肿瘤）、肝硬化，以及妊娠 3 个月后的妇女 AFP 均可增高。孕妇血清 AFP 异常增高可能是胎儿神经管缺损畸形。

2. 癌胚抗原 癌胚抗原（carcinoembryonic antigen，CEA）是一种具有人胚胎抗原决定簇的酸性糖蛋白，最早是在结肠癌及胎儿肠组织中发现的。胎儿出生后组织内含量很低，一些肿瘤及非肿瘤性疾病患者血清中癌胚抗原都可见增高，正常人群中部分严重吸烟者亦可见轻度增高。

【参考区间】化学发光法：0.50 ～ 9.70ng/ml。

【临床意义】

癌胚抗原是一种广谱肿瘤标志物，其血清浓度与多种肿瘤，特别是消化道肿瘤相关，增高见于结肠癌、直肠癌、胃癌、胰腺癌、胆管癌、肺癌、乳腺癌及泌尿生殖系统恶性肿瘤等。一般情况下，病情好转时，血清癌胚抗原浓度下降，恶化时浓度增高。

3. 癌抗原125 癌抗原125（cancer antigen 125，CA125）指与卵巢癌等恶性肿瘤相关的抗原。CA125存在于患者上皮性卵巢癌组织和血清中。

【参考区间】 0.0 ～ 35U/ml。

【临床意义】 CA125主要用于辅助诊断恶性浆液性卵巢癌、卵巢上皮癌，同时也是疗效考核、判断有无复发的良好指标。增高：见于卵巢癌、乳腺癌、胰腺癌、胃癌等；非恶性肿瘤，如子宫内膜异位症、盆腔炎、卵巢囊肿等也增高；另外，良性和恶性胸腔积液、腹水中可见CA125增高，妊娠前3个月内也有CA125增高的可能。

4. 癌抗原15-3 癌抗原15-3（cancer antigen 15-3，CA15-3）是一种与乳腺癌等恶性肿瘤相关的抗原。

【参考区间】 0.0 ～ 31.3U/ml。

【临床意义】 主要用于乳腺癌的辅助诊断。大于50U/ml提示预后不好。术后复发者，较早出现升高；CA15-3也是术后随访、监测肿瘤复发、转移的指标，其他可见于肺癌、结肠癌、宫颈癌等。

5. 糖链抗原19-9 糖链抗原19-9（carbohydrate antigen 19-9，CA19-9）指一种与胰腺癌、胆囊癌、结肠癌和胃癌等相关的肿瘤标志物，又称胃肠道相关抗原。胚胎期胎儿的胰腺、胆囊、肝、肠等组织存在这种抗原；正常人体组织含量很低；消化道恶性肿瘤，尤其是胰腺癌、胆囊癌患者血清中，CA19-9含量明显增高。

【参考区间】 化学发光法：2.0 ～ 37U/ml。

【临床意义】 血清CA19-9可作为胰腺癌、胆囊癌等恶性肿瘤的辅助诊断指标。胚胎期胎儿的胰腺、胆囊、肝、肠等组织存在这种抗原；正常人体组织中含量很低；在消化道恶性肿瘤，尤其是胰腺癌、胆囊癌患者血清中，CA19-9含量明显增高，但早期诊断价值不大，主要作为病情监测和预示复发的指标。此外，对消化道疾病鉴别诊断（如胰腺癌与胰腺炎、胃癌与胃溃疡）亦有一定价值。增高：见于胰腺癌、胆囊癌、胃癌、结肠癌、肝癌等；急性胰腺炎、胆囊炎、肝炎等也有不同程度的升高。

6. 癌抗原50 癌抗原50（cancer antigen 50，CA50）是一种以唾液酸酯和唾液酸糖蛋白为主的肿瘤标志物。正常组织中一般不存在，当细胞恶变时，糖基化酶被激活，造成细胞表面糖基结构改变而成为CA50标志物。

【参考区间】 < 23U/ml。

【临床意义】 CA50是一种非特异性的广谱肿瘤标志物，与CA19-9有一定的交叉抗原性，主要用于胰腺癌、胆囊（道）癌、结直肠癌、胃癌的辅助诊断，其中胰腺癌患者增高最明显。增高：见于胰腺癌（阳性率可达87%）、结直肠癌、胃癌、肺癌、肝癌、卵巢癌、乳腺癌等恶性肿瘤；溃疡性结肠炎、肝硬化、黑色素瘤、淋巴瘤、自身免疫性疾病等也增高。

7. 糖链抗原72-4 糖链抗原72-4，又称糖类抗原72-4、癌抗原72-4，其是一种高分子糖蛋白类癌胚抗原，糖链抗原72-4是胃肠道肿瘤和卵巢癌的标志物，对诊断胃癌的特异性优于糖链抗原19-9和癌胚抗原。

【参考区间】 CA72-4：0.1 ～ 7U/ml。

【临床意义】 CA72-4是诊断胃癌的首选标志物之一，有较高的特异性与敏感性。CA72-4的测定对胃癌的生长期和治疗效果有重要价值。

（1）主要见于胃肠道、卵巢肿瘤，对胃癌、卵巢癌和非小细胞肺癌敏感度较高，对胆道肿瘤、结直肠癌、胰腺癌等亦有一定的敏感性。

（2）也可见于炎症、妊娠等良性病变。

8. 前列腺特异性抗原 前列腺特异性抗原（prostate specific antigen，PSA）是由前列腺腺泡和导管的上皮细胞分泌的一种单链糖蛋白，在功能上属于类激肽释放酶的一种丝氨酸蛋白酶，参与精液的液化过程，是临床常规用于前列腺良性与恶性疾病的诊断和鉴别诊断及前列腺癌患者术后随访的重要指标。正常情况下其被分泌入前列腺液或精液中，以有活性的游离形式（f-PSA）存在，血清中的 PSA 主要以结合形式存在，通常以 f-PSA 与结合 PSA 的和，即总 PSA（t-PSA）代表血清总的 PSA 水平。PSA 是前列腺特异性抗原，但不是前列腺癌的特异性抗原。正常及良性前列腺增生的前列腺上皮均可分泌 PSA，因此临床上对 PSA 升高应谨慎决策区别对待。

【参考区间】≤ 4.0ng/ml。

【临床意义】

（1）前列腺癌血清 PSA 升高，阳性率在 50% ～ 80%。前列腺癌根治性切除术后 2 ～ 3 周，血清 PSA 应降至很低的水平（应低于 0.1 ～ 0.2ng/ml）；若术后 PSA 持续高于 0.2ng/ml，提示肿瘤切除不彻底；术后 PSA 无明显降低，提示有肿瘤转移；术后 PSA 降至较低水平，以后又再次升高，提示肿瘤复发或出现转移灶。前列腺癌复发时，血清 PSA 升高常发生于临床肿瘤复发征象出现半年以前。前列腺癌内分泌治疗及放射治疗后，血清 PSA 也有类似变化，即治疗后血清 PSA 明显降低，提示治疗效果好或肿瘤对治疗敏感。根治性放射治疗后，血清 PSA 水平通常不会像根治前列腺切除术一样降至 0.1ng/ml 以下，但放疗后若血清 PSA 连续 3 次持续升高，提示根治性放疗失败。

（2）前列腺增生、前列腺炎、肾脏和泌尿生殖系统的疾病也可见血清 PSA 升高。

（3）PSA 水平随年龄的增加而增加，一般以每年 0.04ng/ml 的速度递增。

（4）PSA 水平与前列腺的体积有关，但两者并不具有相关性。

（5）有关前列腺损伤的各项检查，均可引起 PSA 的明显升高。

9. 前列腺酸性磷酸酶　前列腺酸性磷酸酶（prostatic acid phosphatase，PAP）是一种含约 40 个氨基酸残基的糖蛋白，以二聚体形式存在，是前列腺分泌的唯一酶类。在血浆中无生理活性，正常情况下血浆浓度很低。

【参考区间】< 2.0μg/L。

【临床意义】前列腺酸性磷酸酶和前列腺特异性抗原一样，主要作为前列腺癌的诊断、监测及疗效考核的辅助指标。因前列腺酸性磷酸酶敏感性较前列腺特异性抗原低，故其诊断前列腺癌现多为前列腺特异性抗原替代，然而两者联合检测可提高前列腺癌的诊断率。增高：见于前列腺癌、前列腺肥大、前列腺炎、泌尿生殖系统疾病等。

10. 鳞状上皮细胞癌抗原　鳞状上皮细胞癌抗原（squamous cell carcinoma，SCC）是从子宫颈鳞状上皮细胞癌（简称鳞癌）组织中分离出的糖蛋白，是一种特异性很好的鳞癌肿瘤标志物。

【参考区间】< 1.5μg/L。

【临床意义】鳞状上皮细胞癌抗原最早用于诊断鳞癌。宫颈癌、肺癌、头颈部癌时，血清鳞状上皮细胞癌抗原增高，其浓度随病情加重而增高。测定鳞状上皮细胞癌抗原，可监测这些肿瘤的疗效、复发、转移及评价预后。增高：见于鳞癌，如宫颈癌、肺癌、头颈部癌；肝炎、肝硬化、肺炎、结核病等也增高。

11. 神经元特异性烯醇化酶　神经元特异性烯醇化酶（neuron-specific enolase，NSE）是参与糖酵解途径的烯醇化酶中的一种，存在于神经组织和神经内分泌组织中。NSE 在脑组织细胞的活性最高，外周神经和神经分泌组织的活性水平居中，最低值见于非神经组织、血清和脊髓液。

【参考区间】< 12.5μg/L。

【临床意义】神经元特异性烯醇化酶是小细胞肺癌和神经母细胞瘤的肿瘤标志物，可用于鉴别诊断、病情监测、疗效评价和复发预报。用神经元特异性烯醇化酶监测小细胞肺癌的复发，比临床确定复发要早 4 ～ 12 周。神经元特异性烯醇化酶还可用于神经母细胞瘤和肾母细胞瘤的鉴别诊断，前者神经元特异性烯醇化酶异常增高，而后者增高不明显。增高：见于小细胞肺癌、神经母细胞瘤、神经内分泌细胞肿瘤（如嗜铬细胞瘤、胰岛细胞黑色素瘤）等。

十二、感染性标志物检查

1. 超敏 C 反应蛋白（hypersensitive C-reactive protein，hs-CRP） CRP 是一种急性时相反应蛋白，机体受微生物入侵或组织损伤等炎症性刺激后几小时内产生，由肝细胞合成，分子量为 115-140kD、半衰期为 19 天的血清 β 球蛋白；在人的血清、脑脊液、胸腹水等多种体液中均可测出。hs-CRP 并不是一种新的 CRP，其实是根据测定方法更敏感而命名。

【参考区间】0～2mg/L。

【临床意义】

（1）感染的诊断和鉴别：CRP 在感染发生后 6～8 小时即开始升高，24～48 小时达到高峰，高峰值可达正常的数百倍，在感染消除后其含量急骤下降，一周内可恢复正常。而 CRP 在病毒感染时无显著升高，这为疾病早期感染类型的鉴别提供了极其重要的依据。

（2）病情的监测：hs-CRP 在疾病发作 6 小时后含量即迅速升高，持续时间与病程相当，一旦疾病恢复，hs-CRP 含量迅速下降，对临床有一个先驱的预报作用。若 hs-CRP 持续升高或再度回升，提示必须予以重视。为此，在病程中作一系列的 hs-CRP 测定，对观察病情是否加重、及早发现并发症及治疗监控等提供了有价值的信息。

（3）新生儿疾病的早期诊断和监测：有研究显示 hs-CRP 在早期新生儿，尤其有异常分娩史者进行常规检测，并观察其动态变化，对新生儿疾病的早期诊断、判定疗效有重要意义。早产儿与足月儿的 CRP 升高与感染明显相关。一般新生儿血清 CRP 水平＜2mg/L，当新生儿细菌性感染时，大于此值即与细菌感染的严重程度有关。

（4）hs-CRP 与心血管疾病的发生有着密切的关系，是心血管炎症病变的生物标志物：hs-CRP 可能是比低密度脂蛋白、胆固醇更有效的独立的心血管疾病预测指标，可以增加血脂检查、代谢综合征和 Framingham 危险评分的预后价值。用于心血管疾病危险性评估时：一般认为，hs-CRP＜1.0mg/L 为低危险性；1～3mg/L 为中度危险性；hs-CRP＞3mg/L 为高度危险性。高水平的 hs-CRP 使心肌梗死的危险性增加 3 倍；hs-CRP 水平最高的妇女与 hs-CRP 水平最低的相比，发生心血管疾病的危险性增加 5 倍，发生心肌梗死的危险性增加 7 倍。hs-CRP 浓度的上升与血清肌钙蛋白 I 的浓度升高同样，可使急性心肌梗死后患者或不稳定型心绞痛患者发生心血管意外的短期危险性增加。

2. 降钙素原 降钙素原（procalcitonin，PCT）是一种蛋白质，当严重细菌、真菌、寄生虫感染以及脓毒症和多脏器功能衰竭时，它在血浆中的水平升高。自身免疫、过敏和病毒感染时 PCT 不会升高。局部有限的细菌感染、轻微的感染和慢性炎症不会导致其升高。细菌内毒素在诱导 PCT 的生成过程中担任了至关重要的作用。

【参考区间】＜0.5ng/ml。

【临床意义】PCT 是诊断和监测细菌炎性疾病感染的一个参数，评价严重炎症性疾病临床进程及预后。

3. 血清淀粉样蛋白 A 血清淀粉样蛋白 A（serum amyloid protein，SAA）是一种急性时相蛋白，并与血浆高密度脂蛋白结合。现在，临床研究把目光集中在炎性疾病急性反应期间的 SAA 类型。与已被充分证实的急性时相蛋白 CRP 比较，SAA 被用来检验其在急性炎性疾病的诊断中是否有优点，仍有待确定。

【参考区间】＜10mg/L。

【临床意义】与 CRP 相仿，用以评估急性时相反应进程。SAA 是个灵敏的参数，它在炎性反应大约 8 小时后开始升高，且超过参考范围上限时间早于 CRP，然而 CRP 在正常人中的中位数值与参考范围上限的差距，大约有 10 倍，在 SAA 中仅有 5 倍。轻微感染，如许多病毒感染，SAA 升高要比 CRP 更为常见。在感染性疾病中，SAA 的绝对上升要高于 CRP，因此 SAA 测定，尤其对"正常"与微小急性相反应可提供更好的鉴别。通常约 2/3 感冒患者 SAA 升高，但少于 1/2 的患者相同表现 CRP 升高。在病毒感染病例中，SAA 和 CRP 浓度升高见于腺病毒感染者。

SAA 和 CRP 的反应形式在急性感染的恢复阶段是平行的，这同时适用于细菌和病毒感染。红斑狼疮和溃疡性结肠炎 SAA 并不升高。恶性肿瘤转移阶段 SAA 升高通常比肿瘤局限于器官阶段显示较高的数值。对于移植排异，SAA 检测是一个相当灵敏的指标。在对一项肾移植受者的研究中，97% 的发生排异的检查是依据 SAA 的升高。在不可逆转的移植排异检测中，其平均浓度达 $690 \pm 29mg/L$，而可逆排异发作病例的相关水平为 $271 \pm 31mg/L$。类风湿关节炎、结核病或麻风病患者 SAA 浓度的慢性升高，是合成 AA- 淀粉纤维的先决条件，这也被用来诊断继发性淀粉样变性病变。

十三、血气分析

血气分析（blood gas analysis）是在血气分析仪上进行的一套血液的分析，仪器在血液测定时显示三个参数：pH、$PaCO_2$ 和 PaO_2。从 pH 和 $PaCO_2$，仪器可自动计算出实际 HCO_3^-（AB）、标准 HCO_3^-（SB）、CO_2 总量（TCO_2）、缓冲碱（BB）、剩余碱（BE）或碱不足（BD）。从 pH、PaO_2、Hb 可计算出血氧含量（$C-O_2$）、血氧饱和度（SaO_2），血氧解离曲线及血氧饱和度为 50% 时的 PaO_2 值（P_{50}）pH，还可以计算出氢离子浓度 [H^+]。血气分析的标本应以动脉血为宜。采血有特殊要求：血液以中性肝素液抗凝，血液应与空气完全隔绝，立即送验，切勿耽误。血气分析常作为急诊检验，为抢救危重患者的重要依据，必须认真小心。

1. 血液酸碱度　血液酸碱度（pH）即血液内氢离子浓度的负对数值。凡细胞内的生化改变均受到血液 pH 的影响。血液 pH 低于 6.9 或高于 7.7 时，就会发生生命危险。通常取动脉血在不接触空气的条件下进行检测。

【参考区间】$7.35 \sim 7.45$。

【临床意义】

人的血液处于恒定的弱碱性状态，$pH < 7.35$ 表示酸血症，$pH > 7.45$ 表示碱血症，可由代谢性和呼吸性疾病引起，pH 正常并不能排除酸碱失衡。

2. 动脉血氧分压（PaO_2）

动脉血氧分压（PaO_2）是表示物理溶解在血中的氧分子所产生的分压。氧分压与细胞利用氧的情况有关。

【参考区间】新生儿 $8.0 \sim 12.0kPa$（$60 \sim 90mmHg$）；成人 $10.6 \sim 13.3kPa$（$80 \sim 100mmHg$）。

【临床意义】

（1）PaO_2 降低见于各种肺部疾病，如慢性阻塞性肺疾病、肺心病等。

（2）$PaO_2 < 7.98kPa$（$60mmHg$）为缺氧；$PaO_2 < 6.65kPa$（$50mmHg$）为呼吸衰竭，严重影响生理及代谢功能；$PaO_2 < 3.9kPa$（$30mmHg$）将危及生命。

3. 动脉血氧饱和度（SaO_2）　动脉血氧饱和度（SaO_2）是氧含量（血中实际所含溶解氧与化合氧之和）/ 氧容量（空气与血充分接触使血氧饱和后其所能溶解与化合的氧之和）。

【参考区间】$92\% \sim 99\%$。

【临床意义】SaO_2 反映 Hb 结合氧的能力，主要取决于氧分压，故间接反映 PaO_2 的大小。$SaO_2 < 90\%$ 表示呼吸衰竭，$< 80\%$ 表示严重缺氧。贫血时 SaO_2 正常并不表示不缺氧，应予以注意。

4. 动脉血半饱和氧分压（P_{50}）　P_{50} 为血红蛋白 50% 氧饱和度时氧分压，反映血红蛋白的氧亲和力，受 PO_2、PCO_2、红细胞内 2,3- 二磷酸甘油酸（2,3-DPG）、体温等影响。

【参考区间】$3.3 \sim 3.7kPa$（$24.7 \sim 27.8mmHg$）。

【临床意义】P_{50} 增加，氧与血红蛋白亲和力降低，血红蛋白易释放氧；P_{50} 降低，氧与血红蛋白亲和力增加，易结合氧，因此 P_{50} 降低时，尽管 SaO_2 较高，而组织实际仍缺氧。

5. 动脉血氧含量（oxygen content，$C-O_2$）　动脉血液中含氧总量，包括物理溶解和与血红蛋白结合氧的总量。

【参考区间】95 ～ 100mmHg（12.6 ～ 13.3kPa）。

【临床意义】用于判断有无缺氧和缺氧的程度，造成低氧血症的原因有肺泡通气不足、通气血流比例失调、分流及弥散功能障碍。

根据程度轻重来判断：轻度 80 ～ 60mmHg（10.7 ～ 8.0kPa）；中度 60 ～ 40mmHg（8.0 ～ 5.3kPa）；重度＜ 40mmHg（5.3kPa）。动脉血氧指标能判定有无呼吸衰竭。

6. 二氧化碳分压（partial pressure of carbon dioxide，$PaCO_2$） 是指溶解在血液中的二氧化碳分子产生的压力。血中物理溶解的二氧化碳约占血中二氧化碳总量的 5%，且多水化成碳酸，和碳酸的浓度保持动态平衡。二氧化碳分压的高低值接受呼吸作用的调节，其值的大小则影响血液的 pH，因此测定二氧化碳分压可反应呼吸功能对酸碱平衡的调节能力。

【参考区间】婴儿：3.5 ～ 5.5kPa（27 ～ 41mmHg），成人：4.65 ～ 5.98kPa（35 ～ 45mmHg）。

【临床意义】

（1）增高：常见于慢性阻塞性肺疾病、肺源性心脏病等，肺通气量减少，常造成呼吸性酸中毒。$PaCO_2 >$ 6.65kPa（50mmHg）为呼吸衰竭，9.31 ～ 10.64kPa（70 ～ 80mmHg）引起肺性脑病。

（2）降低：常见于哮喘，代谢性酸中毒所致通气过度产生的呼吸性碱中毒。

7. 血浆实际碳酸氢盐和标准碳酸氢盐

（1）实际碳酸氢盐（actual bicarbonate，AB）又称真实重碳酸盐，是指隔绝空气的血标本在实际条件下测得的碳酸氢盐含量。

（2）标准碳酸氢盐（standard bicarbonate，SB）指动脉血液标本在温度 37℃和血红蛋白完全氧合（SaO_2 达 100%）的条件下，用 PCO_2 为 5.33kPa 的气体平衡后所测得的血浆碳酸氢根（HCO_3^-）浓度。

【参考区间】AB：儿童 21 ～ 25 mmol/L；成人 22 ～ 28mmol/L。SB：儿童 20 ～ 24 mmol/L；成人 21 ～ 25 mmol/L。

【临床意义】AB 是实际血浆中 HCO_3^- 含量，SB 是在温度 37℃，PCO_2 为 5.3kPa（40mmHg），$SaO_2$100% 条件下所测得的 HCO_3^- 含量，即排除了呼吸因素改变的影响，故 SB 能更准确地反映代谢性酸碱平衡状态。正常人 SB=AB。患者 SB 正常，而 AB ＞ SB 时有呼吸性酸中毒存在，AB ＜ SB 有呼吸性碱中毒存在。如患者 AB=SB，同时又都低于参考区间下限，为失代偿性代谢性酸中毒；如二者同时高于参考区间上限，则为失代偿性代谢性碱中毒。

8. 二氧化碳总量 二氧化碳总量（total carbon dioxide，TCO_2）是指血浆中所有以各种形式存在的二氧化碳（CO_2）的总含量，其中大部分是结合形式的。

【参考区间】新生儿 13 ～ 22mmol/L；儿童 20 ～ 28mmol/L；成人 22 ～ 32 mmol/L。

【临床意义】

（1）增高：常见于呼吸性酸中毒、代谢性碱中毒。

（2）降低：常见于代谢性酸中毒、呼吸性碱中毒。

9. 二氧化碳结合力 二氧化碳结合力（carbon dioxide combining power，CO_2CP）是在无氧条件下取静脉血分离血浆，再与正常人的肺泡气（$PaCO_2$ 5.32kPa，PaO_2 13.3kPa）平衡后的血浆 CO_2 含量。

【参考区间】成人 20 ～ 30mmol/L；儿童 18 ～ 27mmol/L 。

【临床意义】CO_2CP 是在温度 25℃，$PaCO_2$ 5.32kPa 的条件下，100ml 血浆中以 H^+ 形式存在的 CO_2 量。CO_2CP 降低，见于代谢性酸中毒或呼吸性碱中毒的代偿；CO_2CP 增高，见于代谢性碱中毒和呼吸性酸中毒的代偿。

10. 缓冲碱（buffer base，BB） 缓冲碱是血液中具有缓冲作用的碱的总和，包括 HCO_3^-、HPO_4、血红蛋白、血浆蛋白。BB 能反映机体对酸碱平衡紊乱时总的缓冲能力，它不受呼吸因素和二氧化碳改变的影响。

【参考区间】42 ～ 54mmol/L。

【临床意义】BB 是指血液中能中和酸性物质（H^+）的负离子总量，主要为 HCO_3^-、蛋白质阴离子和 Hb。BB 增高常为代谢性碱中毒；BB 降低常为代谢性酸中毒。如 AB 正常而 BB 降低，则表示血浆蛋白降低或贫血、失血。

11. 剩余碱 剩余碱（base excess，BE）是在 38℃，$PaCO_2$ 为 5.3kPa，氧分压为 100% 的条件下，将血液标本滴定至 pH7.40 时所消耗的酸或碱的量，表示全血或血浆中碱储备增加或减少的情况。

【参考区间】新生儿：–10 ～ –2mmol/L；婴儿：–7 ～ –1mmol/L；儿童：–4 ～ +2mmol/L；成人：–3 ～ +3mmol/L

【临床意义】剩余碱是在 38℃，$PaCO_2$ 为 5.3kPa，氧分压为 100% 的条件下，将血液标本滴定至 pH7.4 时所消耗的酸或碱的量，表示全血或血浆中碱储备增加或减少的情况。加酸者表示血中有多余的碱，BE 为正值；相反，加碱者表明血中碱缺失，BE 为负值。

（1）增多：代谢性酸中毒 BE 负值增大，代谢性碱中毒 BE 正值增大，呼吸性酸中毒代偿时 BE 正值略增加。

（2）减少：BE 负值增大，提示血液中碱性物质不足，见于代谢性酸中毒或代偿后的慢性呼吸性碱中毒。

12. 阴离子隙 阴离子隙（anion gap，AG），也称阴离子间隙（AG）：指血浆中未测定的阴离子（UA）与未测定的阳离子（UC）浓度间的差值，即 AG=UA–UC。

【参考区间】8 ～ 16mmol/L。

【临床意义】

（1）增高：见于代谢性酸中毒、糖尿病酮症酸中毒、尿毒症等。大量使用羧苄西林或其他阴离子药物，AG 也会增加，但无酸中毒。高血氯性代谢性酸中毒 AG 可正常。

（2）减低：见于代谢性碱中毒、低蛋白血症、多发性骨髓瘤、高镁血症、高钙血症和锂中毒等。

13. 注意事项

（1）采血人员的要求：要选择责任心强、工作认真、经验丰富，已掌握动脉血气标本采集方法的医务人员。

（2）患者的生理状态：采血时患者应处于安静、呼吸稳定状态，患者大声喧哗、激动等均可导致换气过度使 $PaCO_2$ 下降；采血时间宜选在清晨空腹或饭后 2 小时后，因为饭后迷走神经兴奋，胃黏膜碳酸酐酶作用加强，胃壁细胞向胃液中分泌 H^+，同时大量的 HCO_3^- 进入血液，此现象为碱潮，如果此刻采血，则影响检测结果。患者的体温及血红蛋白浓度对结果也有一定影响，故采血前应预先测定患者的体温及血红蛋白的浓度。

（3）采血部位：要选择浅表、易于触及、体表侧支循环较多的动脉，如桡动脉、肱动脉、股动脉等。采血时禁止使用加压绷带，否则将影响结果的准确性。

（4）采血器材：由于一次性注射器筒与栓之间可通过空气且摩擦力较大，采血时血液不能自行进入针筒，因此应选用高压灭菌玻璃注射器或专用配套血气采血管。

（5）采血过程：抗凝剂以肝素锂为好，待肝素充分浸润针筒内壁后，将空气和多余肝素排掉，采血量以 2 ～ 3ml 为宜。血液中肝素的稀释比例应＜ 5，否则会造成 pH 和 $PaCO_2$ 偏低、PaO_2 偏高，其中的 $PaCO_2$ 下降最为明显。采血完成后应立即将针头刺入橡皮塞中封闭针头，否则，气体的进入可使 pH 偏高、$PaCO_2$ 偏低、PaO_2 偏高。

（6）血标本的储存：采血后应立即送检，在尽可能短的时间内进行测定，测定时要充分混匀，如需存放，应置于 4℃冰箱内，放置时间不超过 1 小时。

（7）注意防止血标本与空气接触，应处于隔绝空气的状态。

十四、病 例 分 析

1. 患某，女，56 岁，因面黄、乏力入院治疗。血液分析结果如下：WBC 15.6×10^9/L，N% 79%，Hb 85g/L，MCV 89fl，MCH 35pg，MCHC 330g/L，Ret 7%，PLT 56×10^9/L。外周血涂片及网织红细胞涂片如图 7-3-1，图 7-3-2 所示。

试述其诊断并分析。

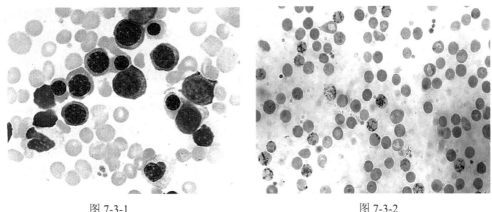

图 7-3-1　　　　　　　　　　　　　　　　图 7-3-2

2. 患者，男，65 岁，慢性支管炎 35 年，近半月来，反复咳嗽，咳白色浆液泡沫性痰，下肢水肿 10 天入院。查：呼吸 24 次／分，唇甲发绀，杵状指，双肺满布哮鸣音及湿啰音，呼气延长，叩诊过清音，双侧颈静脉充盈，肝颈静脉回流征（+），双下肢凹陷性水肿。ECG 示：右室肥厚，心肌缺血。血气分析：pH 7.29，$PaCO_2$ 10.23kPa，PaO_2 7.46kPa。BE 10.9mmol/L，HCO_3^- 37.7mmol/L。

试述其诊断并分析。

十五、练 习 题

（一）主观题

1. 脑脊液黄变症的原因是什么？

2. 漏出液与渗出液的鉴别要点是什么？

3. 阴道清洁度分度标准是什么？

（二）客观题

1. 外周血涂片中嗜多色性红细胞增多，常提示下列哪种细胞数量增多（　　）

A. 网织红细胞　　　　　　　　B. Heinz 小体细胞　　　　　　　C. 含染色质小体细胞

D. 嗜碱性点彩细胞　　　　　　E. 靶形红细胞

2. 男，30 岁，贫血貌，MCV 65fl，MCH 29pg，MCHC 285g/L，其贫血属于（　　）

A. 大细胞性贫血　　　　　　　B. 小细胞低色素性贫血　　　　　C. 正常细胞性贫血

D. 单纯小细胞性贫血　　　　　E. 肾性贫血

3. 女，28 岁，妊娠 28 周，近 2 个月来头晕，乏力，心悸为主诉来诊。医师检查后，为了明确是否有贫血等，选用下列哪组实验室检查最有价值（　　）

A. Hb　MCV　MCH　　　　　　　　B. RBC　HCT　MCV　Ret

C. MCV　MCHC　RBC　　　　　　　D. MCV　MCHC　HCT　RBC

E. RBC　Hb　HCT　MCV　MCH　MCHC

（桑圣刚）

第四节 内镜检查

一、内镜技术简介

内镜（endoscopy）检查临床应用日益广泛，内镜技术发展日新月异，自从19世纪第一台内镜问世，在近200多年的发展过程中内镜结构发生了4次大改进，从最初的硬管式内镜、半曲式内镜到纤维内镜，又到如今的电子内镜。内镜的性能逐步得到完善：管径越来越细，镜身越来越柔软，视野越来越明亮，图像越来越清晰等。医用内镜在临床上的应用越来越普及，它正在向着小型化、多功能、高像质发展。近年来，各种新式内镜的发明与应用，在不同程度上优化了手术方式，减少了患者的痛苦，提高了活检的准确性，降低早期癌和癌前病变的死亡率。以消化内镜为例，随着超声内镜、胶囊内镜、胆胰管镜、放大内镜、窄带光谱成像、共聚焦扫描等技术的问世，消化内镜的功能不断得到拓展和完善，从单一的辅助检查技术到诊断治疗一体化，从消化道腔内病变到多脏器（肝胆胰肺等）的应用，从宏观探视到实时在体分子成像等，消化内镜的发展体现出内镜发展的巨大潜力、临床和科研价值。简便、快速、安全、创伤小、恢复快，内镜技术的发展越来越受到人们关注。电子内镜与各种先进的诊疗技术相结合，进一步拓宽了内镜诊治的领域，因而形成了一个新的诊治领域，称为内镜学。

目前应用于临床的内镜包括上消化道内镜（图7-4-1）、下消化道内镜（图7-4-1）、胶囊内镜（图7-4-1）、超声内镜、胆道镜、纤维支气管镜、鼻内镜、膀胱镜、精道内镜、胸腹腔镜及神经内镜等，涵盖了消化系统、呼吸系统、泌尿生殖系统、胸腹腔及神经系统病变的诊疗。本节主要介绍上、下消化道内镜检查、超声内镜检查及纤维支气管镜检查。

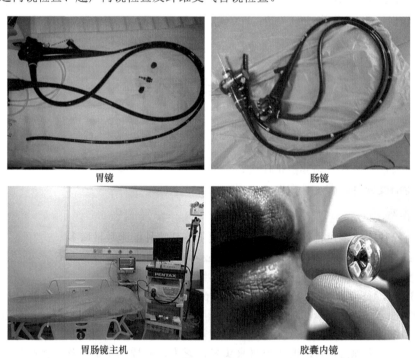

胃镜　　　　　　　　　　　　　　肠镜

胃肠镜主机　　　　　　　　　　　胶囊内镜

图 7-4-1　胃肠镜检查系统及胶囊内镜

二、上消化道内镜检查

上消化道内镜检查亦称胃镜检查，能清晰地观察到食管、胃、十二指肠球部至降部的腔内状态，如发现病变可作活体组织病理学和细胞学检查以确定诊断，是消化道系统疾病重要的检查方法。以胃部检查为例,在胃镜检查过程中能够直观检查胃黏膜病变部位,并且可进行活检和幽门螺杆菌检测,辨别疾病的发展过程和类型。另外,胃镜还能及时筛查胃癌早期患者,对于上消化道出血患者还能准确辨别出血的原因,必要时在胃镜帮助下开展止血治疗,是临床中诊断率较高的检查法。

(一)目的

胃镜检查的目的是观察食管、胃、十二指肠球部至降部病变,并通过活检进一步明确诊断或行胃镜下治疗。

(二)适应证

凡怀疑上消化道(食管、胃、十二指肠)疾病而诊断不明者,均可行此项检查。主要适应证如下:

1. 有上消化道症状,包括上腹不适、饱胀、疼痛、胃灼热及反酸、吞咽困难、嗳气、呃逆及不明原因食欲不振、体重下降、贫血等。

2. X线钡剂检查不能确诊或不能解释的上消化道病变。特别是黏膜病变和疑有肿瘤者。

3. 原因不明的急(慢)性上消化道出血,胃镜检查不仅可以明确出血病因,尚可同时进行内镜下止血治疗。

4. 需随访观察的病变,如溃疡、萎缩性胃炎、癌前病变等。

5. 药物治疗前后对比观察或手术后的随访。

6. 需做内镜治疗的患者,如摘取异物、止血及食管静脉曲张的硬化剂注射与套扎、上消化道局部狭窄的扩张与内支架放置治疗、上消化道息肉切除、内镜下黏膜切除术(endoscopic mucosal resection,EMR)、内镜黏膜下剥离术(endoscopic submucosal dissection,ESD)等。

7. 高危人群(食管癌、胃癌高发区)的筛查。

(三)禁忌证

随着器械的改良和技术的进步,禁忌证较过去明显减少,轻症心肺功能不全不属禁忌,可酌情在监护条件下完成胃镜检查,下列情况属禁忌证:

1. 严重心、肺、肾、脑功能不全及多器官功能衰竭者。

2. 休克、昏迷等危重状态,生命体征不稳定者。

3. 精神病及意识障碍,不能合作或拒绝检查者。

4. 危及生命的肺部疾病:哮喘发作、呼吸衰竭不能平卧者。

5. 食管、胃、十二指肠穿孔急性期。

6. 严重口腔或咽喉部疾病致使胃镜无法插入者。

7. 腐蚀性食管炎和胃炎、巨大食管憩室、主动脉瘤及严重颈胸段脊柱畸形及纵隔疾病者。

(四)检查前准备

1. 知情同意　在进行胃镜检查前,有必要对被检者说明内镜检查的必要性、方法、并发症的可能性,并取得同意,需让患者签署知情同意书。

2. 术前评估　注意询问患者有无内镜检查的危险性疾病(严重心肺病、高血压、脑血管病等);有无作为解痉药使用的副交感神经阻滞药的禁忌疾病(前列腺增生、青光眼、心脏病等);有无服用造成活检后出血危险的抗血小板药物(氯咖格雷、阿司匹林等);有无拔牙或受伤后出血不止史;有无食物、药物过敏史;有无颈部及脊椎的高度变形而阻碍内镜插入;有无妊娠。对于老年患者,要进行心电图等检查。

3. 检查前准备

(1)检查前禁食8小时,禁饮4小时。静脉麻醉检查前应禁食12小时,禁饮4小时。常规服用药物如降压药物等无须停止,但是预定活检时,抗凝药、抗血小板药等应提前一定时间中止服用。

(2)麻醉:普通胃镜检查者于检查前5～10分钟给予咽部麻醉剂如2%利多卡因喷雾咽部2～

3 次或吞服利多卡因凝胶（10ml），后者兼具麻醉及润滑作用。无痛胃镜检查由麻醉科医师为患者静脉推注丙泊酚，在对心率、末梢血氧饱和度的监控下进行胃镜检查。有麻醉药过敏史者可不用麻醉。

（3）镇静剂、解痉剂：不必常规应用，对个别精神紧张或胃肠蠕动强者可在检查前 10 分钟肌内注射阿托品 0.5mg 或山莨菪碱 10mg。

（4）去泡剂：去除胃、十二指肠黏膜表面泡沫，使视野更加清晰，尤其是进行色素内镜检查时，常用如二甲硅油（二甲基硅烷聚合物）。去泡剂建议常规使用。

（5）若患者有活动的义齿需取出，以免误入食管或气管。

（五）检查方法要点

1. 患者取左侧卧位，颈部垫枕，头稍后仰，双腿屈曲。松开衣领及腰带，取下活动性义齿，嘱患者咬住牙垫。

2. 医师左手持胃镜操作部，右手以握式或执笔式持镜身，手持部位距镜端约 25cm。

3. 将镜端自牙垫中插入口腔，通过梨状隐窝进入食管上口，由食管上端开始循腔进镜，通过贲门进入胃底，进入胃体后，向幽门方向推送镜身，当镜端抵近幽门孔时继续向前推送，即可进入十二指肠球腔，并通过十二指肠上角进入降段。

4. 退镜观察顺序依次为十二指肠降部及球部、幽门、胃窦、胃角切迹、胃体、胃底、贲门及食管。

5. 观察过程中对病变部位摄像，并可予染色、放大、活检等进一步明确病变性质。

（六）常见上消化道疾病的内镜表现

胃镜下常见的上消化道疾病有炎症、溃疡和肿瘤，其他还有息肉、憩室、食管 - 胃底静脉曲张、食管贲门黏膜撕裂、异物和胃石等。

1. 慢性胃炎

（1）慢性非萎缩性胃炎：是指不伴有胃黏膜萎缩性改变，胃黏膜层以淋巴细胞和浆细胞为主的慢性炎症细胞浸润。内镜下主要表现为黏膜红斑呈点状、片状、条状，黏膜有出血点或斑块，黏膜粗糙伴或不伴水肿、充血渗出等，有的可伴平坦或隆起糜烂。

（2）慢性萎缩性胃炎：指黏膜发生了萎缩性改变，黏膜红白相间，以白色为主，由于腺体萎缩、黏膜变薄，黏膜下血管显露，色泽灰暗，皱襞变平甚至消失（图 7-4-2）。内镜下萎缩性胃炎有两种类型：①单纯萎缩性胃炎主要表现为黏膜红白相间，以白色为主，皱襞变平甚至消失，血管显露。②萎缩性胃炎伴增生主要表现为黏膜呈颗粒或结节状，即所谓"过形成"，系胃小凹上皮增生所致。

（3）特殊性胃炎：包括感染性胃炎、化学性胃炎、嗜酸细胞性胃炎等。

2. 溃疡 可位于食管、胃、十二指肠（图 7-4-2）等部位。内镜下分为活动期（A1、A2）、愈合期（H1、H2）和瘢痕期（S1、S2）。

A1 期：溃疡底覆有厚苔，周围黏膜水肿，无再生上皮，无黏膜皱襞集中，溃疡面有出血或显露血管。

A2 期：溃疡周围水肿减轻，溃疡边缘变明显，边缘有炎症引起的红晕。

H1 期：溃疡稍缩小，白苔变薄，溃疡缘出现再生上皮，有轻度黏膜皱襞集中征。

H2 期：溃疡缩小，可见再生上皮呈栅状发红，伴明显皱襞集中征。

S1 期：溃疡愈合，完全被再生上皮覆盖，白苔消失，残存发红的胃小区，又称红色瘢痕期。

S2 期：溃疡完全修复，发红消退，黏膜皱襞集中征减轻，也称白色瘢痕期。

3. 肿瘤 以食管癌、胃癌多见，胃癌是上皮性恶性肿瘤，根据癌的浸润深度，可将胃癌分为早期胃癌和进展期胃癌。

（1）早期胃癌（0 型）分型：0-Ⅰ型：隆起型，可见明显的瘤状隆起。0-Ⅱ型：表浅型，未见明显的隆起和凹陷，又可细分为 0-Ⅱa 型（表浅隆起型）：病变表浅，有低的隆起，隆起高度不超过正常黏膜的 2 倍；0-Ⅱb 型（平坦型）：见超过正常黏膜的隆起或凹陷病变，仅有色泽变化；0-Ⅱc 型（表浅凹陷型）：仅见糜烂或黏膜浅凹。0-Ⅲ型：凹陷型，可见明显的凹陷性病变。

（2）进展期胃癌的 Borrmann 分型：Ⅰ型（隆起型）：病变显示明显的隆起，与周围黏膜境界清楚。Ⅱ型（溃疡型）：形成溃疡，周边有堤包围，堤与周围黏膜分界较清楚（图 7-4-2）。Ⅲ型（溃疡浸润型）：形成溃疡，包围溃疡的堤与周围黏膜分界不清。Ⅳ型（弥漫浸润型）：形成或未形成明显的溃疡，无周堤，病灶与周围黏膜分界不清，胃壁肥厚、硬化。将进展期胃癌不能归入上述 4 型者定为Ⅴ型。

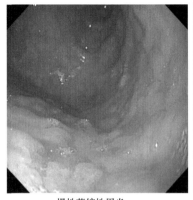
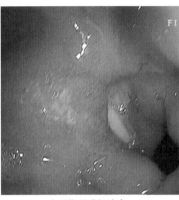
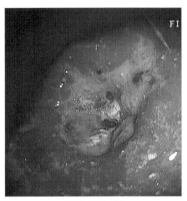

慢性萎缩性胃炎　　　　　　　　十二指肠球部溃疡　　　　　　　　胃癌（进展期）

图 7-4-2　上消化道疾病的内镜诊断

（七）常见并发症

1.出血 因黏膜损伤或活检时取组织太深、撕拉过度所致。出血量不多时，多能自行停止，如出血过多，应内镜下止血。

2.食管、胃肠穿孔 多由于操作粗暴，盲目插镜所致，X 线摄片或 CT 检查可确诊。如发生食管穿孔，尤其并发纵隔炎者，须抗生素治疗、手术缝合或引流治疗。

3.心血管意外 可因咽喉迷走神经反射引起心律失常或心搏骤停。根据当时心脏情况，应予以相应的处理，包括吸氧、抗心律失常、心肺复苏等。

4.食管贲门黏膜撕裂 内镜检查中引起反射性剧烈呃逆或呕吐可导致食管贲门黏膜撕裂。在撕裂处通常有出血，常须内镜下止血。

5.颞下颌关节脱位 患者因用力咬牙垫而恶心时，易发生颞下颌关节异常运动引起脱位，可采用手法复位。

6.低氧血症 是由于内镜压迫呼吸道引起通气障碍或因患者紧张憋气所致。停止检查，吸氧一般都能好转。

7.咽部感染 可因咽部损伤继发感染，甚至发生咽部蜂窝织炎或咽后壁脓肿。应予休息及抗生素治疗。

三、下消化道内镜检查

下消化道内镜检查包括肛门直肠镜、结肠镜及小肠镜检查，以结肠镜应用较多。结肠镜检查是诊断和治疗大肠疾病的安全、有效、可靠、简便的方法之一。不但可明确钡剂灌肠 X 线检查未能明确的病变，而且能取活检做病理检查，并对某些大肠疾病进行治疗。广泛开展此项检查，可提高早期大肠癌的检出率，还能对大肠早期癌和大肠息肉进行及时治疗。

（一）目的

肠镜检查的目的是观察结直肠至回肠末端的病变，并通过活检进一步明确诊断或行肠镜下治疗。

（二）适应证

1. 原因不明的下消化道出血、大便习惯改变、消瘦或贫血。

2. 原因不明的慢性腹泻、便秘、腹痛、腹胀、低位性肠梗阻。

3. X 线钡剂灌肠怀疑有结肠病变，需进一步确诊者。

4. 炎症性肠病须做鉴别和确定累及范围和程度。

5. 腹部肿物，特别是下腹部肿物需要进一步明确诊断者。

6. 行结肠镜下治疗（如止血、息肉切除等）。

7. 大肠某些疾病药物治疗的随访。

8. 结、直肠癌手术后、大肠息肉摘除后随访。

9. 大肠肿瘤的筛查。

（三）禁忌证

1. 严重心肺功能衰竭，精神失常及昏迷患者。

2. 疑有大肠穿孔、腹膜炎者。

3. 多次开腹手术或有肠粘连者，应慎行结肠镜检查。

4. 妊娠期。

5. 大肠炎症性疾病急性活动期为相对禁忌证。

6. 高热、衰弱、严重腹痛、低血压者，待病情稳定后再行结肠镜检查。

7. 不合作者及肠道准备不充分者为相对禁忌证。

8. 直肠、肛管、肛门周围的急性炎症病变或严重狭窄者。

（四）检查前准备

1. 签署知情同意书。

2. 检查前评估　阅读结肠镜检查申请单，并注意询问患者有无内镜检查的危险性疾病（严重心肺病、高血压、脑血管病等）；做好解释工作，消除患者恐惧心理。

3. 肠道准备　肠道的清洁程度，是结肠镜检查成功与否的关键因素之一。清洁肠道的标准是肠腔内无固态粪质残留，方法包括饮食准备与清肠药物准备。

（1）饮食准备：要求患者检查前 3 天低渣饮食，检查前 1 天流质饮食，检查前当天上午禁食。

（2）药物准备：清肠常用的口服泻药包括硫酸镁、聚乙二醇电解质溶液等。一般主张在检查前 3 ～ 5 小时服入导泻药，饮水量达 2000 ～ 3000ml，在检查前 1 小时不再大量饮水，以达到肠腔内既无粪质残留，亦无较多粪水，便于结肠镜观察的清洁状态。也可用 20% 甘露醇 500ml 和 5% 葡萄糖生理盐水 1000ml 混合液于检查前 1 天傍晚口服，导致渗透性腹泻，但应注意甘露醇可在大肠内被细菌分解产生可燃性气体"氢"，如行高频电凝术有引起爆炸的危险。

4. 麻醉药　如今越来越多的人选择在麻醉下接受结肠镜检查。目前国内医院大多选用作用较强的丙泊酚。注意丙泊酚必须在麻醉科医师监控下进行。

（五）检查方法要点

1. 患者体位　检查时的体位包括左侧卧位、仰卧位、右侧卧位、俯卧位。

2. 检查医师的检查姿势及握镜法　肠镜检查可采用双人操作或单人操作，目前单人操作应用更为广泛。检查医师左手握住结肠镜手柄，右手握住离肛门口 20 ～ 30cm 处的镜身。从肛门口的前端开始，逐渐轻轻地向肛门内滑入并进入直肠。

3. 进入直肠后，遵照循腔进镜的原则，少量注气，通过适当拉钩，取弯取直、防襻解襻等方法，配合患者体位进镜，必要时助手协助按压腹部以减少结襻，使镜身分别通过乙状结肠、降结肠、脾曲、横结肠、肝曲及升结肠，到达回盲部，并通过回盲瓣进入回肠末端。

4. 退镜观察 退镜观察时采用左右上下，顺时针或逆时针的方法旋转镜身，尽可能观察皱襞的四周和前后，对有价值的部位摄像、染色、放大及取活检等以协助诊断。

（六）注意事项

1. 进镜一定要在直视下进行，遵照循腔进镜的原则，少注气。

2. 退镜时要慢，边退镜边应仔细地观看上、下、左、右四壁，发现问题应该记下病变部位、范围及形态特征。可先摄影，然后取活体组织标本检查，在完成活检和涂片检查后，应仔细观察病灶，确认无出血时再认真观察、缓慢退镜。

3. 检查结束后观察患者有无腹痛、腹胀、腹部压痛。若有腹痛、腹胀、肝浊音界消失，应立即行腹部立位 X 线片检查，发现膈下游离气体即可诊断为消化道穿孔，应立即行外科手术。

（七）常见结肠疾病的内镜诊断

1. 肠结核 以回盲部病变最为常见，其次为升结肠。主要病变有溃疡、增生结节及肠管变形，假憩室形成，肠腔狭窄等。溃疡多为横行，呈环状甚至围绕肠腔一周，溃疡边缘隆起、界线不清。

2. 溃疡性结肠炎 病变多起始于直肠，以左半结肠受累多见，呈连续性。镜下表现为黏膜广泛充血、水肿、糜烂或浅表溃疡，表面有脓苔和渗出物，形态多样，并伴炎性息肉形成（图 7-4-3）。

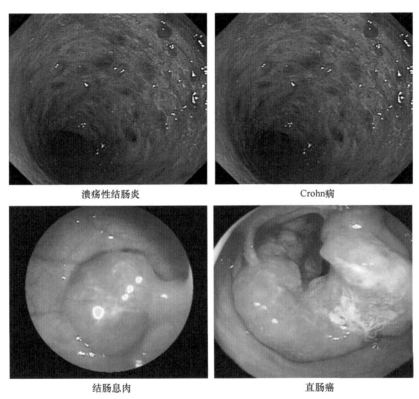

溃疡性结肠炎　　　　　　　　　Crohn病

结肠息肉　　　　　　　　　直肠癌

图 7-4-3 下消化道疾病的内镜诊断

3. Crohn 病 常好发于回肠末端，可累及从口腔至肛门的消化道任何部位。镜下表现为跳跃性或节段性分布的纵行溃疡，常伴有多发大小不等的炎性息肉，周围黏膜正常或卵石样增生，病变晚期肠壁明显增厚，肠腔明显狭窄（图 7-4-3）。

4. 大肠肿瘤 包括良性肿瘤及恶性肿瘤。良性肿瘤有息肉、脂肪瘤、平滑肌瘤、血管瘤等，其中息肉最多见。

大肠息肉（图 7-4-3）是指大肠黏膜面向肠腔内形成的隆起性病变，组织学分类可分为腺瘤、炎性息肉及增生性息肉，镜下观察其大小、形态、有无蒂，有助于判断类型及预后。大肠癌为常见恶性肿瘤，好发于直肠（图 7-4-3）、乙状结肠。早期大肠癌分型借用早期胃癌分类法，以息肉隆起型多见，可有蒂、无蒂和亚蒂，表面发红，凹凸不平，多有糜烂或溃疡。进展期大肠癌可分为隆起型癌、溃疡型癌、浸润型癌和胶样型癌，可累及部分肠壁或肠壁全周，可伴有肠腔狭窄内镜难以通过。内镜下病理活检是诊断大肠癌的必需手段。

（八）并发症及处理

1. 穿孔 最常见为乙状结肠穿孔，结肠穿孔一旦确诊应立即手术。

2. 肠出血 由于插镜损伤，活检过深，电凝止血不足引起，大部分经镜下止血和保守治疗可痊愈。

3. 肠绞痛 一般为检查刺激所致，无特殊意义，能自行缓解。

4. 肠系膜裂伤 罕见，多由于操作粗暴，如有腹腔内粘连时易造成肠系膜裂伤。少量出血可非手术治疗；大量出血至血压下降时，应剖腹探查，并做相应处理。

5. 心脑血管意外 由于检查时过度牵拉刺激了迷走神经引起反射性心律失常，甚至心搏骤停。高血压患者检查时紧张可加重高血压，引起脑血管意外，应立即拔镜，进行抢救。

6. 呼吸抑制 大部分与术前应用镇静或麻醉剂有关，一旦发生应立即复苏治疗。

四、超声内镜检查

超声内镜检查（endoscopic ultrasonography，EUS）是通过安装在内镜前端或经由内镜插入的超声探头进行实时扫描，可以在内镜观察消化道的腔内形态的同时获得消化道管壁层次以及周围邻近器官的声学特征。目前广泛应用于消化道及胆胰疾病、纵隔与盆腔疾病的诊断及治疗。

目前常用的超声内镜有超声胃镜、超声十二指肠镜、超声结肠镜，以及可从一般内镜活检孔插入的超声小探头，可用于消化道壁微小病变或黏膜下病变的诊断，也可通过十二指肠乳头进行胰胆管内超声检查，还有专用于在内镜超声引导下穿刺，进行细胞学及组织学检查的超声内镜。

超声内镜分类如下：

1. 专用超声内镜 这种超声内镜指内镜前端部安装有微型超声探头的特殊内镜，它既能清楚观察消化道黏膜，又能显示毗邻消化管的结构。此类内镜的超声探头固定于内镜前端部，不可拆卸。

2. 经内镜微超声探头 直径仅有 2mm 左右，可以将超声探头通过活检孔送入胃镜前端或更远处。细小探头还可插入狭窄的胃肠道，甚至可经十二指肠乳头到达胰管、胆管内，或经 PICD 扫描。

3. 穿刺超声内镜 主要对消化道、肝脏和胰腺病灶行超声内镜引导下细针穿刺活检术（EUS guided fine needle aspiration，EUS-FNA）以及穿刺抽液、注药、置管引流术等。

（一）超声胃镜检查

食管、贲门、胃或十二指肠球部和十二指肠降部的病变，包括炎症、溃疡、肿瘤、静脉曲张等均可以通过胃镜检查确定。胃镜结合病理组织学检查可以确定炎症的程度，包括是否存在萎缩、异形增生以及癌变；是否是恶性肿瘤，肿瘤的病理类型、分化程度。然而，对表面黏膜光整的胃内隆起性病变，常规胃镜检查很难确定其来源，对糜烂、溃疡病灶是否是早期肿瘤以及恶性肿瘤的浸润深度与肿瘤 TNM 分期同样也无法确定。超声胃镜检查技术弥补了常规胃镜检查的不足，同时在胰腺胆管疾病的诊断中也发挥了重要的作用。内镜超声引导下穿刺及各种治疗已广泛应用于临床。

1. 目的 通过超声胃镜检查显示上消化道壁及周围脏器，判断肿瘤来源及浸润深度，用于对食管、胃和胆胰系统的良恶性病变的定位、定性诊断和介入治疗。

2. 适应证

（1）食管、胃及十二指肠隆起性病变的诊断及鉴别诊断。

（2）食管癌、胃癌、结肠癌侵犯深度及周围淋巴结转移情况的判断，进行术前 TNM 分期或可切除性判断。

（3）食管-胃底静脉曲张及孤立性静脉瘤的诊断，以及静脉曲张内镜治疗的疗效判断。

（4）上消化道腔外压迫的起源和性质。

（5）胃溃疡的良恶性鉴别。

（6）贲门失弛症的诊断和鉴别诊断。

（7）胃壁僵硬者进行病因诊断。

（8）纵隔、盆腔占位性病变的诊断与鉴别诊断。

（9）胰腺占位的诊断、术前分期和鉴别诊断。

（10）胰腺神经内分泌瘤的定位诊断。

（11）慢性胰腺炎的诊断。

（12）胆管结石的诊断。

（13）胆囊、胆管占位、胆管狭窄的病因诊断。

（14）十二指肠壶腹部肿瘤的诊断与鉴别诊断。

（15）腹腔、腹膜后不明原因包块的诊断与鉴别诊断。

3. 禁忌证

（1）绝对禁忌证：①严重心肺疾病，无法耐受内镜检查；②上消化道大出血处于休克等危重状态者；③怀疑消化道穿孔患者；④明显的胸腹主动脉瘤患者；⑤脑卒中急性期患者。

（2）相对禁忌证：①心肺功能不全；②高血压患者，血压未控制；③凝血机制障碍及出血倾向患者；④高度脊柱畸形；⑤腐蚀性食管炎、胃炎急性期患者；⑥巨大食管憩室、重度食管静脉曲张者；⑦精神病患者或严重智力障碍而不能配合内镜检查者。

4. 准备工作　超声胃镜检查与常规胃镜检查有很多相似之处，如需要患者空腹，需要术前了解检查目的，需要采用局部麻醉或者全身麻醉，需要操作者、助手、患者的相互配合等。但超声胃镜检查更有一些特殊的需要，操作者更需要接受胃镜检查与超声检查的培训，同时掌握胃镜与超声检查和读图技术。

（1）器械准备

1）检查床最好能使用手术床，通过检查床改变患者体位，如头低位或者足低位等。

2）超声胃镜检查可根据病灶情况选择小探头超声内镜或环形标准超声内镜。一般大病灶或需要观察胃壁外脏器、病灶周围淋巴结等通常选择标准超声胃镜探头；小病灶，尤其 1cm 以下的病灶选择小探头超声内镜容易查找病灶。根据治疗患者需要选择扇形超声内镜。

3）超声胃镜检查探头频率可从 5～20MHz 不等。对大病灶、胃壁外脏器探查，病灶周围淋巴结扫查最好选择低率超声探头，而要看清胃壁黏膜层小病灶，高频率超声探头则更清晰。目前很多超声胃镜检查装置都可通过改变探头频率的方法来获得需要的图像，并得出准确的检查结果。

4）术前需要检查脱气水是否准备充分，并能随时通过内镜孔道灌入患者胃腔；内镜注气、注水、吸引是否处于工作状态；内镜与超声图像切换是否正常；探头前端水囊是否完好，保证灌水顺利且不留气泡。

（2）患者准备

1）签署知情同意书。

2）禁食 6～8 小时，对老年患者或怀疑有胃排空障碍或幽门不全梗阻患者禁食时间需延长。

3）无论采用咽部局部麻醉或全身麻醉，术前均须口服去泡剂。

4）采用局部麻醉者术前也可肌内注射地西泮等药物；为减少检查中的胃蠕动，术前也可根据临床需要适量注射 654-2、阿托品等药物。

5）穿刺活检的患者，术前应进行血常规及凝血功能检查，如口服阿司匹林等抗血小板聚集药物的患者，宜停药 1 周。

6）部分患者使用异丙酚静脉麻醉，需在心电监护及麻醉医师的配合下进行，患者通常取左侧卧位，因检查需要也可改变为平卧位或者俯卧位。

（3）检查前准备：检查前要仔细了解患者的病史、实验室检查结果及内镜或其他影像学资料，然后判断患者是否有检查指征，排除超声内镜检查禁忌证，根据病灶的具体情况选用各种不同类型的超声内镜，以取得最好的结果。

5. 检查方法要点

（1）超声探查方式：主要应用直接接触法、水囊法、浸泡法或水囊法加浸泡法对病变部位进行扫查。对进展期胃癌的扫查同时需要扫查病灶周围组织、引流淋巴区域以及腹膜后淋巴结等部位。

（2）胰腺胆道系统疾病的检查方法：观察消化道邻近脏器时可将探头置于下述部位进行显示。

1）胰腺：胰头部（十二指肠降部）、胰体和尾部（胃窦、胃体后壁）。

2）胆道：下段（十二指肠降部）和中段（胃窦部）。

3）胆囊：十二指肠球部或胃窦近幽门处。

4）肝脏：肝右叶（十二指肠、胃窦部）、肝左叶（贲门部、胃体上部）。

5）脾脏：胃体上部。

不断改变探头的位置与方向可以获得不同切面的超声图像。常用方法：①通过调节内镜角度旋钮改变探头方向；②通过插镜或拔镜调节探头位置；③通过旋转镜身寻找病灶进行超声扫描；④改变患者体位。胃底和胃体部还可用内镜镜头倒转手法。

（3）操作技巧：食管、胃内病灶的检查具体如下：

1）超声胃镜需要水作为介质，根据检查需要和病灶情况注入适量水并吸尽胃内残余气体。

2）在进行无痛超声内镜检查时需要注意注水太多或头低足高位时会出现水误吸入肺的情况。

3）根据病灶所在的位置选择患者的体位：如病灶位于胃体上部或者胃底时，可采用头低足高位；如病灶位于胃体下部、胃窦时，采用头高足低位更容易显示病灶。左侧卧位对大弯侧储水和显示病灶非常有利，但对小弯侧病灶显示常有一定困难，有时需要注入较多水或者通过其他途径达到检查目的。

4）检查结束后吸出胃腔内的水是超声胃镜操作者需要注意的。

6. 超声胃镜在上消化道疾病中的应用　EUS 可以清楚地显示消化管壁三强两弱的回声结构，可以鉴别病变是来源于黏膜层、黏膜下层还是壁外生理性或病理性压迫；另外 EUS 与细针穿刺活检术（FNA）的联合应用，使鉴别肿瘤良、恶性的准确率大大提高，并且使肿瘤术前 TNM 分期成为可能。

（1）消化道肿瘤：消化道肿瘤在常规内镜下一般均可诊断明确，但无法了解肿瘤的浸润深度及有无区域淋巴结转移。超声内镜在消化道肿瘤中的应用主要是用于消化道癌肿的 TNM 分期，从而指导治疗方案的选择。

1）食管癌：EUS 对食管癌的术前局部分期具有很高的准确性（＞80%），对于原发肿瘤浸润深度的判断优于 CT、MRI 等其他检查。EUS 可以帮助判断肿瘤的分期和纵隔淋巴结转移，以指导治疗。对于早期食管癌，EUS 可分辨病灶是否局限于黏膜层或已浸润至黏膜下或肌层，为后续治疗方案的选择提供依据。若病灶仅局限于黏膜层，无区域淋巴结转移，可选择内镜下治疗，包括内镜下黏膜切除术（EMR）或内镜黏膜下剥离术（ESD）。

2）胃癌：随着内镜技术的发展，越来越多的局限于黏膜层内无淋巴结转移的胃早期癌患者接受内镜下治疗。长期的随访资料提示内镜治疗可取得与开放手术相同的疗效，且并发症更少。因此，内镜治疗前准确的诊断极为重要。超声内镜可协助区分肿瘤是局限于黏膜内还是已侵犯到黏膜下层。EUS 可以帮助进展期胃癌术前进行分期，无论是肿瘤对胃壁的侵犯深度，还是受累的胃周围淋巴结以及对周围脏器的直接浸润。

（2）消化道黏膜下肿物的诊断：EUS 可以准确地判断黏膜下肿物的大小，还可以准确判断肿物的位置与管壁的起源层次。根据起源层次及超声影像学特点，EUS 在一定程度上可以明确对黏膜下肿物进行诊断。来自黏膜肌层或固有肌层的低回声主要为间质瘤；来自黏膜下层的主要有囊肿、异位胰腺、脂肪瘤，而类癌、嗜酸性肉芽肿、肌胚细胞瘤及肉瘤等则较少见。脂肪瘤为强回声影，而囊肿则表现为边界清楚的无回声影，异位胰腺的回声则介于强回声和低回声之间，并呈颗粒状，有时异位胰腺还可透壁生长。但 EUS 对黏膜下肿瘤（submucosal tumor，SMT）的良恶性鉴别较为困难。EUS 引导下的穿刺诊断，并对穿刺的组织行免疫组化检查能提高 EUS 对 SMT 良恶性的鉴别。

EUS 可以精确地鉴别黏膜下肿物与消化道壁外的生理性压迫（主动脉、肝、脾、胆囊等）及病理性压迫（肿瘤、囊肿），可辨认黏膜下肿瘤中的血管结构及血管源性的黏膜下肿物；根据黏膜下肿瘤与消化道壁的层次关系，EUS 可判断黏膜下肿瘤来源的层次，这对于决定选择内镜下治疗或是开放手术治疗十分重要。

（3）胆胰系统

1）胰腺：EUS 可以清楚地显示十二指肠处肠壁的五层结构，发现壶腹周围的肿块。在 EUS 检查中，肿瘤呈低回声或混合回声结构，可向十二指肠壁、胆管末端、胰头及周围血管等浸润。由于常在十二指肠壁内呈息肉样生长，加之处于扩张的胆总管末端，所以 EUS 能非常清晰地显示病变。

超过 80% 的胰腺癌，在 EUS 下表现为低回声占位，常伴有无回声区，由局部坏死所致。EUS 对 < 2cm 的胰腺肿瘤比其他影像学检查更敏感，评估胰腺实质肿瘤，EUS 进行肿块定位后，进行细针穿刺，诊断率较高。

胰腺内分泌肿瘤可以是单发的，也可以多发，一般具有特别的生物学行为，最常见的就是胰岛细胞瘤和胃泌素瘤。胰腺内分泌肿瘤通常很小即可被发现，超过 90% 的胰腺内分泌肿瘤直径都小于 2cm，EUS 下呈低回声结构，边界清晰。

EUS 对慢性胰腺炎诊断的准确率较高，EUS 下可发现胰腺结石、胰管扩张，可伴有胰腺缩小或局部肿大以及假胰腺囊肿形成。

2）胆道系统疾病：体表超声对胆道系统的扫描因受腹壁脂肪及胃肠道气体的干扰，成像质量较差，特别是胆总管下段受肠道内气体的影响常显示不清，而内镜超声的探头与胆道系统仅隔一层消化道壁，图像更为清晰。

胆管癌通常表现为低回声团块，沿胆管壁向腔内生长，也可向外浸润。EUS 对胆道系统微小肿瘤有相当高的准确性，可判断肿瘤的浸润深度，同时超声内镜对其周围淋巴结的检出率均很高，合并应用超声内镜引导下的穿刺细胞学检查等可提高诊断的准确率。在胆管癌的探查中还应特别注意观察门静脉、肝动脉、胰头、十二指肠壁等是否受侵，以利于术前分期。超声小探头可经十二指肠镜活检孔道，通过乳头进入胆管或经 PTCD 路径进入胆管，胆总管及肝门部肿瘤应用小探头可较清晰地显示肿瘤的界线及周围淋巴结情况。

对胆囊癌浸润深度判断最准确的诊断方法就是 EUS。体表超声扫描胆囊壁显示为均质薄约 2mm 的一层结构，超声内镜在十二指肠球部扫描时胆囊显示为三层结构。胆囊壁的恶性病变多伴有这三层结构的中断或破坏，根据三层结构中所破坏的状况可判断恶性病变的浸润深度及是否侵及肝脏。

7. 并发症　超声胃镜检查并发症与普通胃镜检查相同，检查中由于需要向胃内注水及变动患者体位，有发生窒息及吸入性肺炎的风险。检查时，注水尽量 ≤ 500ml，术中变动体位前抽尽胃内注入水。一旦发生误吸，应及时用吸痰管吸出误入气管的液体，必要时面罩吸氧，甚至行气管插管。

（二）超声肠镜检查

近年来，应用硬性超声探头对直肠腔内行超声检查的技术已得到广泛推广。超声肠镜的应用，使得针对全结肠的内镜及同步的腔内超声探查成为现实。目前，临床常用的超声肠镜为可曲的前视大肠镜，其插入先端部安装有硬性的超声转换器，能做扇形或旋转形扫描，探头频率为7.5MHz、12MHz。随着计算机技术的发展，通过三维重建影像的三维立体超声肠镜也已在临床上开始应用。内镜用微探头同时完成的线性和旋转性运动分别得到的二维图像，经过计算机重组可以得到三维立体的超声影像，除了能了解病变的深度外，还能了解病变的广度，同时可以清楚地呈现病灶与周围器官的相互关系，从而为诊断和治疗提供可靠依据。

1. 目的 通过超声肠镜检查显示下消化道壁及周围脏器，判断肿瘤来源及浸润深度及广度，用于肠道的良恶性病变的定位、定性诊断和介入治疗。

2. 适应证

（1）结、直肠癌术前分期。

（2）结、直肠黏膜下肿瘤来源的判别。

（3）淋巴结活检。

（4）盆腔和直肠周围疾病的判断。

3. 禁忌证

（1）绝对禁忌证：①患者不合作；②确诊或者怀疑内脏穿孔者；③急性憩室炎者；④重度结肠炎急性期者。

（2）相对禁忌证：①高度肠腔狭窄者；②心肺状况不稳定者；③妊娠及月经期者；④高血压未控制者。

4. 准备工作及检查方法

（1）准备工作

1）签署超声肠镜检查知情同意书。

2）进行检查前一日晚餐不宜过饱，忌食产气食品，后禁食、禁水，可服用缓泻剂。当日排便后常规清洁灌肠。

3）用药：精神紧张者可肌肉注射或缓慢静推地西泮5～10mg。

4）体位：患者通常采取仰卧位，也可采取左侧卧位。根据检查需要选择合适体位。

（2）检查方法：超声肠镜操作方法基本同上消化道的超声内镜检查，扫描方式分为直接接触法、水囊法和浸泡法，具体检查方法与常规肠镜检查相似。

5. 超声肠镜在下消化道肿瘤中的应用

（1）结、直肠癌：结、直肠癌是常见的恶性肿瘤。目前，结、直肠癌术前评估常用直肠指检、肠镜、CT、MRI 等，但这些方法对直肠局部情况的评估有一定的局限性，EUS 的应用，能够对局部情况作出准确的评估，有利于制订合理的治疗方案和判断预后，实现患者的个体化治疗。结、直肠癌治疗后的 EUS 随访，则有利于早期发现局部复发病灶，提高补救性手术切除率，进而改善预后。

EUS 可根据结、直肠壁各层的完整性来判断肿瘤生长的浸润深度。自内镜黏膜下剥离术应用于结、直肠平坦病变或早期癌后，EUS 对结、直肠癌的诊断和分期的应用日渐增多，对于较低位的直肠癌，术前 EUS 检查可明确癌肿浸润深度和有无侵犯周围脏器，为能否切除肿瘤及是否保留肛门提供一定的临床依据。

EUS 用于 T 分期的准确性较高，但超声内镜不能探测到远处淋巴结和远处脏器的转移，因此结合 CT 对结、直肠癌进行 TNM 分期，准确性进一步提高。

（2）结、直肠腺瘤和黏膜下肿瘤：超声肠镜对结、直肠腺瘤的诊断率可达 96%。结肠腺瘤多表现为均匀高回声病灶，且有时可在其内部呈现腺管样结构；结肠平滑肌瘤表现为起源于肌层的均匀低回声区域；脂肪瘤则为分布于第 2 层至第 3 层的均匀高回声区域。

近年来，研究报道了 EUS 引导下切除结、直肠黏膜下肿瘤的可行性和临床意义。首先，EUS 可判断肿瘤生长深度，指导内镜下切除；其次，EUS 还可以判断肿瘤切除是否彻底，并可避免穿孔等并发症。

五、支气管镜检查与治疗

近年来，纤维支气管镜（纤支镜）由于其直视下操作性强、安全等特点，已经广泛应用于临床，成为诊断与治疗呼吸系统疾病的重要工具，且随着不断设计改进纤维支气管镜，以及更新配件，其在疾病中不断拓宽应用范围。

（一）目的

通过支气管镜检查明确支气管及肺部疾病的诊断，并可进行支气管镜下相关治疗。

（二）适应证

1. 原因不明的咯血，需确定出血部位和咯血原因；原因和部位明确，但经内科治疗无效；反复大咯血而又不能进行急诊手术，且需局部止血治疗者。

2. 难以解释的持续性咳嗽或局限性哮鸣音。

3. 性质不明的弥漫性肺疾病、肺内孤立结节或肿块、需做肺组织活检或支气管肺泡灌洗者。

4. 疑为支气管腔内阻塞性病变者，如肺不张、阻塞性肺炎或局限性肺气肿。

5. 原因不明的喉返神经麻痹、膈神经麻痹或上腔静脉梗阻者。

6. X 线未见异常而痰中找到癌细胞者；不明原因的胸腔积液。

7. 胸部外伤、肺部感染性疾病及各种原因所致的呼吸道灼伤、气管 - 胸膜瘘。

8. 作为选择性支气管造影、肺组织活检及支气管肺泡灌洗等的辅助操作。

9. 经纤支镜应用药物、激光或高频电刀治疗呼吸系统肿瘤，钳取异物，解除气道狭窄及其他病变。

（三）禁忌证

1. 全身状况极度衰弱者或其他脏器严重衰竭者。

2. 肺功能严重减退不能耐受检查者。

3. 严重冠状动脉供血不足，心功能不全或严重心律失常者。

4. 有主动脉瘤和严重高血压未控制者。

5. 严重呼吸道感染伴有高热者。

6. 出、凝血机制严重障碍者。

7. 近期有哮喘发作及大量咯血者，需待症状控制后再考虑支气管镜检查。

8. 麻醉药过敏者以及不能配合检查者。

（四）准备工作

1. 了解病史，仔细阅读胸部 CT，向患者说明注意事项以取得配合，并签署知情同意书。

2. 行血常规、凝血功能、心电图、乙肝和 HIV 相关检测。

3. 术前禁食 4 ～ 6 小时。

4. 术前检测血压、脉搏等基础生命体征。

5. 术前嘱患者尽可能清除鼻腔及呼吸道分泌物。

（五）检查方法及要点

患者一般取仰卧位，不能平卧者可取坐位。术者用左手或右手持纤维支气管镜的操纵部，拨动角度调节环和调节钮，左手持镜经鼻或口腔插入，进入 15cm 左右找到会厌与声门，观察声门活动情况。当声门张开时，将镜迅速送入气管，在直视下边向前推进边观察气管内腔，达到隆嵴后观察隆嵴形态。见到两侧主支气管开口后，先进入健侧再进入患侧，依据各支气管的位置，拨动操纵部调节钮，依次插入各段支气管，分别观察支气管黏膜是否光滑、色泽是否正常，有无充血水肿、渗出、出血、糜烂、溃疡、增生、结节与新生物以及间嵴是否增宽、管壁有无受压、管腔有无狭窄等，并及时吸出呼吸道分泌物。对可见病变取活检，或用细胞刷刷取分泌物及脱落细胞，制成薄片，立即送检。也可向病变肺段注入灭菌生理盐水 10ml 进行支气管灌洗做细胞学或病原学检查。对某些肺部疾病尚需行支气管肺泡灌洗。

（六）镜检术注意事项

1. 被检者有呼吸困难、低氧表现时，镜检时给予吸氧。

2. 必须在直视下循腔插入，动作必须轻柔，避免过强刺激或损伤，若发现明显发绀、呼吸不规则或声门紧闭、心律失常或心率过快，应立即退出纤支镜，停止检查。

3. 术毕应禁食水 2 小时，待麻醉作用消失后方可进食，以免发生误吸。

4. 术后 24 小时观察体温和肺部啰音情况，对有肺部感染者应常规给予抗生素数日。

（七）常见呼吸系统疾病的内镜诊断

1. 肺癌的诊断　纤支镜检查可明显提高肺癌的确诊率，尤其是对于管内增殖型及管壁浸润型。主要通过钳检技术获取诊断。为提高诊断阳性率可通过多种方法采样，如针吸、钳检、刷检和冲洗。

2. 肺不张的诊断　肺不张常见的原因包括肿瘤、炎症和结核以及某些特殊病因如血块、异物、外伤和胸腹手术后，纤支镜检查对于肺不张病因的鉴别有非常重要的意义。

3. 咯血患者的诊断　对于胸片正常的咯血患者，通过纤支镜检查可判断有无肺癌（如在支气管可见范围内有无黏膜改变、管腔狭窄或小新生物），同时可以清除血块、局部止血。

4. 肺部感染性疾病的诊断　通过纤支镜冲洗液可行细菌、结核的培养，为肺部感染性疾病提高病原学诊断，尤其是不典型肺结核和支气管结核的诊断。

5. 弥漫性肺部间质性疾病的诊断　可通过经纤支镜肺活检或肺泡灌洗液来进行诊断。

6. 胸膜疾病的诊断　对于原因不明的胸腔积液的诊断通过纤支镜检查可提高诊断率，对于伴有咯血或肺部病变者纤支镜的检查优于胸膜活检。

（八）并发症及处理

纤支镜检查主要并发症有气胸、喉痉挛、出血、低氧血症、发热以及由于麻醉药过量或对麻醉药过敏而发生的呼吸抑制，偶见心搏骤停。出现并发症时，要及时做相应的处理。

1. 气胸　通常由取材过程中脏层胸膜受损所致。需保持患者情绪稳定，停止相关操作后令其取坐位或半卧位，吸氧保障血氧正常，并严密观察病情缓解情况，对严重者需及时采取胸腔闭式引流术以维护其生命安全。

2. 喉痉挛（气管痉挛）　可能因麻醉不充分、精神紧张及操作不慎而过度刺激所致，常表现为持续哮喘与呼吸困难，应在机械通气基础上结合静脉麻醉与抗痉挛药物冲洗治疗。

3. 出血　少量出血通常可自行止血或通过给药获得缓解，大出血时可造成气道阻塞引发窒息，病情凶险程度较高，除经纤维支气管镜及时负压吸引外，还需局部注入稀释的肾上腺素或稀释的凝血酶，不易经纤维支气管镜吸出时应及时换气管插管或金属硬质直管支气管镜吸引，并及时采取全身的止血药物治疗。

4. 低氧血症　通常因术中器械占据气道空间所致，术后出现则是由于气道反应性异常升高引起，是多种肺部并发症的共同表现。

六、病 例 分 析

1. 患者王某，男性，28 岁。

主诉：反复上腹痛 1 年，再发 1 周。

现病史：患者于 1 年前开始无明显诱因出现上腹部疼痛，主要位于剑突下，呈阵发性疼痛，进食后疼痛明显，无放射痛，时有反酸、嗳气，多次在当地医院门诊就诊，经抑酸药物治疗症状可好转，但反复发作。1周前无明显诱因症状再发，无腹胀、腹泻，无恶心、呕吐，无发热，无黄疸。

既往史：否认高血压、肝炎、糖尿病等病史，否认药物、食物过敏史。

体格检查：神志清，对答切题，巩膜无黄染，皮肤无出血点及皮疹，浅表淋巴结无肿大，心肺无异常，腹平软，剑突下压痛，无反跳痛，余腹部无压痛及反跳痛，未及包块，肝脾肋下未触及，肝肾无叩痛，移动性浊音阴性，双下肢无水肿。

胃镜检查结果见图7-4-4。

试述其诊断并分析。

2. 患者李某，女，29岁。

主诉：腹痛、腹泻1年，再发加重1周。

现病史：患者于1年前开始无明显诱因出现右下腹部疼痛，呈阵发性钝痛，进食后加重，伴解糊状大便，未见黏液及脓血，无里急后重感，便后疼痛可缓解。1周前无明显诱因症状再发，伴有低热、消瘦、周身乏力。

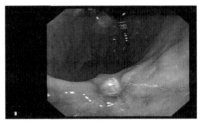

图7-4-4　胃镜检查结果

既往史：肺结核病史3年；否认高血压、肝炎、糖尿病等病史；否认药物、食物过敏史。

体检：神志清，贫血貌，巩膜无黄染，皮肤无出血点及皮疹，浅表淋巴结无肿大，心肺无异常，腹平软，右下腹压痛，无反跳痛，余腹部无压痛及反跳痛，右下腹可及包块，肝脾肋下未触及，肝肾区无叩痛，移动性浊音阴性，双下肢无水肿。

试述其诊断并分析。

七、练　习　题

（一）主观题

1. 简述胃镜检查的目的。

2. 胃镜检查可能的并发症有哪些？

3. Crohn病及肠结核在内镜检查下如何鉴别？

4. 简述EUS对消化道黏膜下肿物的诊断及鉴别。

5. 简述EUS对胰腺癌的诊断意义。

（二）客观题

1. A型题

（1）消化道出血患者首选哪项检查以明确诊断（　　　）

A. CT　　　　　　　B. X线　　　　　　　C. 胃镜　　　　　　　D. B超　　　　　　　E. MRI

（2）下列哪种患者不能行胃镜检查（　　　）

A. 反复上腹痛患者　　　　　　　B. 上消化道出血患者

C. 贫血患者　　　　　　　D. 急性心肌梗死患者　　　　　　　E. 呕血患者

（3）Crohn病最常累及的部位（　　　）

A. 空肠　　　　　　　B. 回肠末段　　　　　　　C. 升结肠　　　　　　　D. 降结肠　　　　　　　E. 直肠

（4）溃疡性结肠炎的主要病理特点为（　　　）

A. 结肠壁全层性炎症　　　　　　　B. 病变是节段性分布

C. 病变主要限于大肠黏膜　　　　　　　D. 病变主要限于大肠黏膜与黏膜下层

E. 非干酪样肉芽肿　　　　　　　F. 病变先发生于盲肠，后向下侵犯远端结肠

（5）EUS正常可以显示消化管壁（　　　）层回声结构，其中固有肌层位于第（　　　）层。

A. 4　4　　　　　　　B. 4　3　　　　　　　C. 5　3　　　　　　　D. 5　4　　　　　　　E. 5　2

（6）下列哪种患者不能行超声胃镜检查（　　　）

A. 怀疑消化道穿孔患者　　　　　　　B. 胃溃疡患者

C. 胆管结石患者　　　　　　　　　　D. 慢性胰腺炎患者　　　　　E. 胰腺癌

（7）EUS 下正常消化管壁结构中浆膜层位于第（　　　）层，为（　　　）回声结构。

A. 4　低　　　　　B. 4　高　　　　　C. 5　低　　　　　D. 5　高　　　　　E. 3　高

2. X 型题

（1）通过胃镜可完成以下哪些操作（　　　）

A. 取病理组织活检　　　　　　　　　B. 上消化道出血的止血

C. 取异物　　　　　　　　　　　　　D. 胃息肉切除

E. 胃溃疡穿孔治疗

（2）下列哪些情况不能行胃镜检查（　　　）

A. 急性胃穿孔　　　　　　　　　　　B. 急性上消化道出血

C. 哮喘急性发作　　　　　　　　　　D. 急性左心衰　　　　　　　E. 胃息肉

（3）可用于 Crohn 病治疗的药物包括（　　　）

A. 糖皮质激素　　　　　　　　　B. 氨基水杨酸制剂　　　　　　　C. 利妥昔单抗

D. 抗生素　　　　　　　　　　　E. 阿司匹林

（4）溃疡性结肠炎并发症包括（　　　）

A. 中毒性巨结肠　　　　　　　　B. 直肠结肠癌变　　　　　　　　C. 肠大出血

D. 肠穿孔　　　　　　　　　　　E. 肠梗阻

（5）超声内镜的扫描方式有（　　　）

A. 直接接触法　　　　　　　　　B. 水囊法　　　　　　　　　　　C. 浸泡法

D. 水囊法加浸泡法　　　　　　　E. 以上都是

（蔡笃雄）

第八章　疾病的诊治思维

疾病的诊治包含对疾病的诊断和治疗，临床医师只有在正确诊断的前提下才能采取合适的治疗措施，同时要具备鉴别诊断的思维。对临床医师而言，科学的临床思维是行医路上的基石，也是必备的技能。临床思维包括临床诊断思维和治疗决策，实质上是各种思维形式和思维方法的综合运用。循证医学是 21 世纪临床医学的新思维模式，循证医学的思想与方法将引起临床医学模式的深刻变革。一个好的临床医师应具备良好的诊断及治疗能力，包括三点：①良好的物理诊断基本功；②较高求证取材的能力（技巧与态度）；③熟练应用实验室和辅助检查结果进行分析的能力。

第一节　疾病的诊断依据

诊断（diagnosis）一词来源于希腊语，意指识别（identification）和判断（discernment），临床诊断是把问诊的病史资料、体格检查、辅助检查结果进行分析、综合、推理、判断，得出合乎实际结论的过程。疾病的诊断依据涵盖三大方面：病史资料、体格检查、辅助检查。实际上，从医师接触患者获得最初的感性材料开始，就是一个在临床印象即诊断假说引导下，进行搜集、整理概括、分析对照并提出初步临床判断的思维和认识过程。

一、病史资料的采集与理论分析

采集病史资料是诊断的第一步，也是最重要的环节。病史是临床思维的起点和打开诊断之门的钥匙，没有临床资料便不能提供临床思维活动的客观基础，全面而真实的病史能提供临床诊断的依据并引导进一步检查的方向。

（一）采集病史资料的一般要求

病史是医务人员对患者患病经过和治疗情况所作的文字记录，亦称病案。病史在临床诊断中占有重要地位，具有不可替代的作用。询问病史应注意以下几个方面：

1. 病史采集。患者以自己的语言来叙述其症状或发现的问题。医师应以真诚的关心，创造和谐的气氛，使患者平静地陈述病史。医师应不失时机地亲切插话，使患者的陈述有利于诊断资料的搜集。同时，要不断权衡病史的价值或轻重主次，对有些疾病还应注意抓住重点进行问诊，如起病（诱因、时间、主要症状）和本次就诊的原因等。

2. 记录病史要有顺序和主次，不能杂乱无章，将主要临床问题放在首位，按时间顺序记录。

3. 医师应注意不要暗示患者回答所提出的问题，要耐心地听取患者所叙述的全部症状表现。

4. 采集病史资料时注意运用比较分析等方法形成疾病假说，对可能性较大的假说再详细询问。当医师接触患者后，便产生对患者一般情况的印象。在听取患者陈述其主要症状及病情时，医师就开始分析产生这些症状的病理生理基础，根据自己的医学知识和临床经验，并比较已知疾病的临床表现，提出几种可能的假说。对可能性较大的假说进行验证，形成初步的临床印象。

5. 全面系统地调查病史，避免遗漏疾病的主要线索而导致误诊。

在病史采集过程中，要注意所收集资料的真实性、系统性、全面性。真实性是指医师收集并记录在案的病历资料必须真实可靠，某些情况下，患者或家属可能存在隐瞒病史的情况，尤其是冶游史，这就需要临床医师耐心求证。系统性是疾病发展的一条纵线，主要指所就诊疾病的起因、发生发展、演变以及诊治经过，在慢性疾病中尤为重要。全面性是指除了本次就诊疾病外，其他一些疾病的诊断线索也不能遗漏。

病史搜集过程中病史资料应力求详细，应涉及主要诊断的阳性及阴性症状，以及鉴别诊断的相关症状。患者的诊疗经过、诊治效果都有助于疾病的判断。在进行初步诊断时，患者的起病年龄、主要的症状特点、诊疗过程中的重要检查结果、相关的既往史、个人史、家族史、流行病学史，都是重要的诊断依据。

（二）病史资料的分析

病史资料的分析包含病因、病征、病程、病情等内容。具体如下：

1. 病因分析　病因是指发生疾病的原因或引起人体致病的原因。某些疾病的发生会有一定的原因，包括内因（即患者本人因素）和外因（即外部环境因素），要注意区分。诊断疾病的第一步就是寻找导致疾病的各种原因。

（1）了解患者是否暴露于危险因素；危险因素是能使疾病发生的可能性增加的因素，如吸烟是引起慢性支气管炎、肺癌的危险因素，久坐的生活方式、饮食不当是引起肥胖的危险因素。先从患者身上得到危险因素的信息，然后采取寻找病因的证据。如人体免疫缺陷病毒感染是艾滋病的病因，同性恋、性接触、血液传播就是艾滋病的危险因素，如果问病史时知道患者存在上述危险因素，就会进一步寻找是否有 HIV 的证据。在很多情况下，危险因素与病因难以严格区分，如肝炎对肝癌既是危险因素又有因果联系，吸烟是肺癌的危险因素也包含了病因信息。

（2）病因的多样性分析；包括分析机体防御功能情况和外部致病因素，分析直接致病因素和间接诱发因素，分析自然生物因素和心理社会因素。

（3）因果转化链条分析；疾病的原因和结果常常相互转化，某种原因引起某种疾病，该疾病又成为另一种疾病的原因，形成一串互为因果、不断转化的链条。如肺炎球菌可使免疫功能低下的人感染肺炎，肺炎球菌毒力强的可导致中毒性休克；休克如不能尽快纠正，又会损害肝、肾，引起弥散性血管内凝血，使病情逐渐加重。因此，必须注意分析病因因果转化的特殊发展进程。

2. 病征分析　病征是疾病的征象，是疾病的表现形式，主要是症状的演变史。症状分析包括：分析症状的真实与虚假，主要症状与次要症状，症状的演变过程，不同阶段症状的联系等。

3. 病程分析　病程指患某种疾病的整个过程。病程分析包括：分析病程的连续性和阶段性，分析既往史和现病史之间的关系。完整的病程资料对诊断和鉴别诊断起关键作用。如患者既往有产后大出血史，现在出现食欲缺乏、乏力、怕冷等表现，需联想到席汉综合征。疾病和一切其他事物一样，有一个自身发展演变的过程。

（1）疾病发展演变的形式有综合征演进和分期演进，前者如门脉性肝硬化，当病情发展到脾大、贫血，脾功能亢进表现明显时，可冠以斑替综合征（Banti syndrome）；此后又出现了门静脉高压和脐静脉开放并伴有血管杂音，构成克 - 鲍综合征；待到晚期发生了肾衰竭，又出现肝肾综合征；如出现肝昏迷，就陷入肝 - 脑综合征等。后者如流行性出血热，临床上可分为发热期、低血压期、少尿期、多尿期、恢复期等 5 期（但可交叉重叠）。

（2）从疾病病理演进的特征来说，一般有下列几种情况：①周期性变化，如周期性中性粒细胞减少症，表现为中性粒细胞减少呈周期性发作，一般间歇为 3 周（15～35 天），发作期持续 3～10 天，出现血液学及临床症状的一系列改变，而进入间歇期则恢复正常。部分患儿发作情况随时间推移而逐渐减轻；②反复性变化，包括受症状、季节和条件影响的各种反复现象。如支气管哮喘，多受季节的影响，以秋冬季发作多见，而至春夏季缓解进行性变化；③根据临床发病急缓，可分为急进性与慢性进行性，前者如急进性肾小球肾炎，后者如局灶硬化性肾炎；④迁延性变化，症状隐伏连绵，在一定诱因下又复发加重，如慢性肝炎。

疾病的各个阶段都有其自身特点。诊断思维就是使主观认识符合不断变化着的客观情况，用疾病发展的阶段性与连续性相统一的观点，来认识和处理医师所观察到的临床现象。在实际工作中，家庭和社区医疗的医师对患者病前的一般健康状况及病后康复情况了解比较清楚；综合医院医师对患者危重抢救及住院期间的情况了解比较清楚；专科医师对自己专科范围内的疾病认识比较清楚，而对所管患者同时并存的专科外疾病却了解较少;下级医院医师由于受设备条件的限制,对一些少见病和疾病的非典型性表现常不熟悉。即使是对一个住院患者,也往往由于工作交接班,一位医师对患者的前段情况熟悉,而另一位医师对患者的后段变化比较了解。以上说明,医师对某一患者病情的了解受就诊接触的时间、方式所限制,具有一定的片断性和局限性。因此,诊断思维必须对各次就诊情况、各种检查结果、各院所下结论有一个统一的分析和判断,尤其是对某些相互矛盾的资料要做出客观正确的解释和评价,所有这些都离不开对病程演进的阶段性与连续性的正确理解与认识。

4. 病情分析 病情是指疾病变化的情况,病情分析一般包括分析发病的缓急、病情的轻重、典型症状的有无、资料的阳性与阴性等。病情分析要坚持具体病情具体分析的思维原则。如典型的甲状腺功能亢进症状多数表现为怕热、多汗、消瘦、多食易饥等,这种典型症状能提供比较充分的确诊依据,但有些甲状腺功能亢进患者仅表现为食欲减退、精神思维活动迟钝等非典型症状。

二、临床思维与体征资料的搜集

体格检查一方面是为了验证患者的病史,另一方面也是相对客观的诊断依据。系统的查体是搜集病史资料的延续,是全面获取病史资料的过程,也是扩展思维视野的过程。

(一)查体的作用和局限性

查体的重要作用表现在:①查体是获得体征资料的基本方法,可避免先入之见,有时可获得意外发现;②查体是医师获得早期客观诊断依据的重要途径,可以弥补患者主诉的不足;③查体具有核实病史资料的意义。但是,查体也有一定的局限性,因体征资料只能反映患者局部的、静止的征象,不能反映疾病的过程及其来源。要克服这种局限性必须将各种局部体征联系起来进行全面系统的考查,必要时有选择性地进行实验室检查或其他特异性检查。

再详细的体检资料反映的也只能是患者局部的静止征象。环境因素亦能影响体检结果,如光线色调的明暗、是否安静等。如在黄色灯光下无法正确判断黄疸;患者的因素如异病同征和同病异征,或体位不当,亦能影响诊查的效果。

(二)查体要在临床思维引导下进行

查体本身是一种技术操作,需要临床思维的引导。查体始终是和临床思维结合在一起的,是一个边查边想、边想边查的过程。医师从病史调查中形成初步临床印象后,便在这种印象的引导下有的放矢地进行查体,以验证自己的临床印象或补充、修改最初的临床印象。在临床思维引导下正确查体一般要注意以下几点:

1. 贯彻全面查体和重点查体相结合的原则 在全面查体的前提下,突出与病情有关的部位和项目进行重点查体,能使医师在短时间内获取有价值的信息,有助于迅速作出正确判断和及时处理,特别是急重症患者。如患者病情危重,不允许做详细的检查时,则应根据主诉做重点检查,明确诊断方向,立即进行抢救,待病情稳定后,再进行全面检查。

2. 发掘主要体征和伴随的相关体征 主要体征能提示诊断思维的方向,而结合相关体征进行分析,则能起到排除或肯定某种疾病的作用。

3. 发掘阳性体征和阴性体征 阳性体征是诊断的正面依据,阴性体征是进行鉴别的重要资料。由于每个人的心理感受不同,因而有的人局部病变不是十分严重,但全身症状却十分明显,或者相反,局部病变很严重,而全身表现却不显著。要注意身体各个解剖部位间的辩证关系,仔细查找疾病是局部病变引起的全身表现,还是全身性疾病引起的局部表现。

4. 注意搜索隐性体征 明显的体征容易发现,而隐性体征容易被忽略,而有时恰恰是隐性体征起着关键性的作用。如患者表现为反复低磷血症、骨软化,但病因查不清楚,后来在腘窝位置查体发现一软组织占位,才找到病因,原来是软组织肿瘤引起的瘤源性低磷性骨软化症。

体格检查分一般体格检查和专科体格检查，一般检查的内容有性别、年龄、生命征、发育与体型、营养、意识状态、语调与语态、面容与表情、体位、姿势、步态、皮肤与淋巴结等。一般检查对于了解患者的全身状况、评价病情的严重程度、提供诊断线索及正确诊断疾病具有重要意义。如发热待查的患者体温的变化特点有助于寻找病因，营养不良的患者从体重指数（BMI）、皮肤、皮下脂肪及肌肉的变化可以反映其严重程度。性别的判断大部分都较容易，但在某些内分泌疾病中，会存在第二性征和生殖器异常。因此，在涉及性发育疾病时，要结合患者的身高、体重、指尖距、身体上下部量的比例、年龄等综合判定。某些疾病药物也可对性征造成影响，如肾上腺皮质腺癌的患者可表现女性男性化，长期服用螺内酯导致男性乳房发育等。某些疾病的发生率与性别密切相关，如甲状腺疾病和系统性红斑狼疮好发于女性，痛风、甲型血友病多发于男性。年龄与疾病的发生和预后判断密切相关，如佝偻病多见于幼儿及儿童，1 型糖尿病、风湿热多见于少年与青年，2 型糖尿病多见于中老年人，冠状动脉疾病、脑血管疾病多见于老年人。有些特征性的面容可以提示一些疾病，如满月脸、皮肤发红、痤疮、唇有小须提示库欣综合征、长期应用糖皮质激素；黏液水肿面容见于甲状腺功能减退症；眼裂增宽、眼球突出、目光炯炯提示甲状腺功能亢进症；面色灰褐、面部有褐色色素沉着常提示慢性肝病，慢性病容常见于慢性消耗性疾病如结核、肿瘤等。某些特殊的皮疹也是诊断疾病的重要依据，如玫瑰疹是伤寒和副伤寒的特征性皮疹，带状疱疹提示带状疱疹病毒感染。蜘蛛痣与肝掌往往提示肝硬化、慢性肝炎。胫前黏液性水肿往往提示甲状腺功能减退症。腋窝下淋巴结肿大、固定往往提示乳腺肿瘤转移。口腔、牙龈、唇舌及皮肤皱褶部位等出现皮肤色素沉着往往提示肾上腺皮质功能减退症。

不同的疾病各有侧重，要结合患者的病史特点进行相应部位的体检。例如，慢性阻塞性肺疾病的患者要注重呼吸频率、皮肤黏膜及肺部的体格检查，高血压的患者要注重血压、脉搏及心脏的体格检查，怀疑脑血管意外的患者要注重意识状态、面容、步态及神经系统的体格检查。

专科体格检查突出了不同专科疾病关注的体征，有助于筛查专科疾病，如内分泌科会侧重腰围、臀围、BMI、性发育特征、甲状腺查体；消化内科会关注皮肤、巩膜、腹部体征；呼吸内科会侧重肢端皮肤及胸部体格检查；心内科会侧重心脏查体及周围血管体征等。

三、辅助检查的选择和评价

辅助检查包括实验室检查、电生理检查如心电图、脑电图、肌电图等、影像学检查如 X 线检查、CT、MRI、超声检查肺功能、内镜检查、核素检查、病理检查等其他辅助检查。各种辅助检查提供的信息会为临床诊断和鉴别诊断提供重要依据，有时还能对组织脏器功能作出判断，并在检查同时开展治疗。临床医师重点应掌握各类常用辅助检查的应用指征和检测结果的意义。在选择辅助检查时应遵循一些原则，从难易度、成本 - 效果及风险 - 效益去考虑，优选技术难度不大、经济负担少、无创的检查。

（一）辅助检查的作用和局限性

随着现代医学科学理论的发展和新技术革命成果的产生，新型的医学诊断仪器、设备提高了诊断技术水平，诊断定位与定量日益精确，为评估病情、观察疗效提供了更多的客观依据，提高医师对疾病的认识。现代医院中，自动化、微量化、数字化和智能化的辅助检查技术与方法的发展和应用，对推动临床医学的发展具有重要作用。

1. 辅助检查的作用　辅助检查是辅助诊断的重要手段，能够深化医师对疾病的认识；辅助检查能提供更多有价值的临床资料，补充病史和查体的不足；辅助检查能帮助医师确定疾病的性质、程度和进行鉴别诊断。

2. 辅助检查的局限性　辅助检查提供的是诊断的参考。医师应该用辩证的思维方法去看待，不能将辅助检查的客观性和精确性绝对化，盲目滥用或片面依赖辅助检查，而忽视临床思维过程中的其他环节。

（二）选择辅助检查方法的思想原则

1. 目的性原则　即要从诊断的实际出发，有目的、有针对性地选择检查项目。如检验临床印象（假说）或探求临床思维的新线索等。

2. 程序性原则　即按照一定的程序选择检查项目，应循序渐进选择辅助检查，遵循从简易到复杂，从无创到有创、从较低层次到较高层次、从特异性强的到特异性不强的检查这一循序渐进的原则。在能获取患者疾病的正确诊断的前提下，尽量选用适宜的、简便的、无害的检查仪器设备，以获得优化的诊断效果。应根据患者的诊断指征，有的放矢地选择适宜的辅助检查项目。切忌盲目追求高尖精技术检查。应根据实际需要，选择适宜的、经济的辅助检查手段，在基本不影响检查结果的前提下，遵循费用少的检查先于费用高的检查这一经济性原则。

（三）正确看待辅助检查结果

任何精细的辅助检查都不能避免假阴性或假阳性，医师切不可用辅助检查代替临床思维，对检查结果轻率地做出判断。要注意以下几点：

1. 正确看待检查结果的正常和异常　实验室检查反映了患者体内某些形态、生理和生化等方面的改变，是医师诊断疾病的重要依据。有些检查可以肯定或排除某种疾病。但由于实验室检查有一定的局限性，因此，必须依靠医师正确的临床思维来把握。

（1）将检查结果与病史和查体进行综合分析，对任何检查结果要有分析地看待，因其受到检查部位、标本采集、试剂配制、仪器精度和灵敏度、方法的特异性、操作程序和规范、人为因素等多种因素的干扰和影响。医师绝不能依赖实验室资料的堆积来解决问题，而忽视细心观察和临床思维的价值。

同一种仪器检查的结果可以是多种疾病所共有的表现，如肝囊肿和肝脓肿在超声检查或同位素造影中有时不易区分，检查结果往往相同。因此，需要通过结合临床表现来鉴别，如以是否发热等临床症状来区别或通过穿刺来证实。

同一种疾病的不同患者用同一种仪器检查，也可以得到不同的检查资料，如肺结核的 X 线检查结果在不同患者身上各有差异，可表现为阴影、空洞、钙化点等，需要结合临床是否有午后低热、乏力、接触史等表现及菌检、结核菌素试验等手段来与其他疾病区分。

（2）当检查结果与临床所见不一致时，要做必要的重复检查，并比较其结果有无变化。总之，对检查结果的正常与否，必须具体情况具体分析。

2. 要根据疾病的发展变化来分析辅助检查结果　一是要处理好疾病发展的动态和检查结果静态之间的矛盾，必要时重复有意义的检查。二是要结合病史和查体进行动态分析。例如，伤寒病患者自发病第二周后，血清凝集试验的阳性率才显著升高，对伤寒病这一规律性的动态变化，须注意用动态的观点去分析。

（四）辅助检查结果的评价

1. 辅助检查结果的正常和异常是有条件的　某项检查结果是一定条件下的结果。例如，机体的不同的反应性、生理病理情况的复杂性、检查方法的灵敏度和特异性的有限性、不同的病症有时可以得出相同结果的类同性。无条件的检查结果是不存在的。

2. 辅助检查结果的正常与异常是相对的而不是绝对的　以数字为报告形式的各种检查结果的正常值，是经过统计处理的一个大致的范围，没有绝对分明的正常和异常的界限。以阴性和阳性为报告形式的检查结果，虽然界限分明，阴性结果却不能完全提示无病。同样，阳性结果也不能完全肯定存在某病。

3. 实验室检查结果的正常与否具有时间性　一般的辅助检查只能反映机体一瞬间的状态，且多数偏重于局部，不能反映机体的变化过程。无论何种辅助检查都不能代替问病史和查体，对辅助检查的结果必须结合病史和体征资料进行综合分析。熟练地掌握问诊和查体的艺术与方法，不断提高临床思维能力，是临床医师需要不断践行的。

各类辅助检查有其不同的诊断价值，常用的生化检查如血常规里的三大项目，白细胞、血红蛋白、血小板，能反映感染、贫血及血液系统异常等情况，生化指标中电解质、肝肾功能等可以为很多疾病提供线索，病原学检查如各类微生物抗体检测、细菌学检查能够明确病因。在诊断心脏病时，心电图、心肌酶学、心脏彩超等能够提供重要依据，诊断消化系统疾病时，内镜检查尤其重要。在运用辅助检查进行诊断时，需要了解各类疾病的不同特征，尤其是影像学特点。

临床上辅助检查会受到标本采集、检查环境、化学试剂纯度、仪器精密度和操作技术的掌握程度等因素的制约，可能会出现误差。若过分依赖仪器辅助检查，有可能会出现误诊或漏诊。因此，医师在利用仪器进行辅助检查时，要发挥自己的主观能动性，通过综合分析对检查结果做出正确评价。由于疾病表现的复杂性、多样性、个体的差异性及仪器检查的局限性，临床医师面对仪器辅助检查的诊断结果，必须结合临床症状、体征、病史等要素对仪器检查结果进行综合分析，处理好疾病发展的动态和检查结果的静态之间的关系。当检查结果与临床所见不一致时，可做必要的重复检查，并比较其结果有无变化。

总之，诊断疾病有一定的步骤，首先是采集资料，包括临床病史、体格检查、实验室检查及其他检查；其次是分析资料，判断所采集资料的价值，将可靠的阳性发现按其重要性的顺序罗列，选择一个最能解释全部临床表现的疾病，形成诊断假设，若无法确定，可保留几种疾病进行进一步考虑；最后进行验证和修正诊断，需要对全部资料，包括阳性和阴性的资料进行复查，合理开展必要的化验与辅助检查，同时观察疾病过程。

四、临床诊断的种类、内容和格式

（一）临床诊断的种类

临床上根据疾病的难易程度和直观与否分为以下几种诊断方法：

1.直接诊断　根据病史体征，无需化验和特殊检查即能作出的诊断，如过敏性皮炎、外伤性血肿、急性上呼吸道感染等。

2.排除诊断　某些疾病临床症状、体征不具有特异性，有多种疾病可能性，经深入检查和综合分析，容易发现不符之处予以摒除，留下 1～2 个可能的诊断进一步验证。

3.鉴别诊断　同一症状或体征可以是各种不同疾病的表现，因此需要比较各种资料予以鉴别。若新的资料不支持原有的诊断，应将原有的可能性剔除，或提出新的诊断。

（二）临床诊断的内容和格式

临床诊断是医师制定治疗方案的重要依据，要做到全面和重点突出、主次分明，其包括的内容有：

1.病因诊断　根据临床的典型表现，明确提出致病原因和本质，如金黄色葡萄球菌肺炎、病毒性脑炎、痛风性关节炎等。病因诊断对疾病的发展、转归、治疗和预防都有指导意义，因此是最重要、最理想的临床诊断。

2.病理解剖诊断　指病变的部位、性质、细微的结构变化，如室间隔缺损、肝硬化、慢性肾小球肾炎等，其中有部分需要组织学检查，部分也可由临床表现联系病理学知识推断而提出。

3.病理生理诊断　指疾病引起的机体功能变化，如心功能不全、肾功能不全、弥散性血管内凝血等。

4.疾病的分型与分期　不少疾病有不同的型别与分期，其治疗及预后意义各不相同，如病毒性肝炎分甲、乙、丙、戊等多种类型；糖尿病有 1 型、2 型、特殊类型、妊娠期四种分型；肝硬化有肝功能代偿期和失代偿期；支气管哮喘有急性发作期、临床缓解期。对疾病进行分型、分期对治疗选择有指导作用。

5.并发症的诊断　并发症是指随着原发疾病的发展，导致机体、脏器的进一步损害，如 2 型糖尿病并发周围神经病变、周围血管病变、视网膜病变等，肝硬化并发肝性脑病、慢性阻塞性肺疾病并发呼吸衰竭等。

6. 伴发疾病诊断 是指同时存在的、与主要诊断的疾病不相关的疾病，如 2 型糖尿病患者同时患有高血压、冠状动脉粥样硬化性心脏病、高脂血症等。

某些疾病若一时难以明确诊断，临床上常以其突出的症状或体征为主题的"待查"来处理，如低钾血症待查、血尿待查、贫血待查等，但可提出一些诊断的可能性，按可能性大小排序，反映诊断的倾向性。如黄疸待查：药物性肝内胆汁瘀滞性黄疸？毛细胆管性肝炎待排。

临床诊断应按重要性排列，主要诊断放第一，次要诊断及并发症、伴发疾病列在后，记录在病历末页的右下角，具体的格式举例如下：

诊断：

1. 2 型糖尿病

糖尿病周围神经病变

糖尿病周围血管病变

糖尿病视网膜病变（非增殖期）

2. 高血压 3 级（极高危）

3. 冠状动脉粥样硬化性心脏病

不稳定型心绞痛

心功能 Ⅱ 级

4. 脂肪肝

五、病 例 分 析

1. 患者曾某，女性，42 岁，主诉"反复怕热、多汗 1 年，发现肝功能异常 1 月"。患者 1 年前无明显诱因出现怕热、多汗，有多食、易饥，伴消瘦、吞咽困难、月经稀少，无大便次数增多，无口干、多饮、多尿，在当地医院查甲状腺功能提示甲状腺功能亢进，予甲巯咪唑 10mg tid 治疗，吞咽困难、怕热等症状逐渐改善。后出现全身瘙痒不适，考虑为甲巯咪唑过敏，曾停药，停药后全身瘙痒症状稍缓解，后吞咽困难不适再发，伴四肢细颤、心悸、气促，复又服用甲巯咪唑 10mg qd 治疗，瘙痒再发，伴皮肤及巩膜黄染，无厌油、恶心、腹胀。1 个月前曾在我院肝胆外科住院，期间查肝功能提示胆红素、总胆汁酸明显升高，转氨酶正常，肝脏增强 CT 提示：①肝右叶前上段小囊性灶，囊肿可能。②胆囊结石。予停用甲巯咪唑，加用药物护肝治疗后好转出院，院外规律口服药物护肝治疗。1 天前在当地医院复诊查甲状腺功能仍提示甲状腺功能亢进；肝功能：ALT 404U/L，AST 168U/L，TBIL 32.4μmol/L；DBIL 16.1μmol/L；IBIL 16.3μmol/L，为求进一步诊治前来院。病程中精神、食欲尚可，脾气较前稍急躁，睡眠欠佳，二便正常，体重减轻约 4kg。既往无慢性肝炎、糖尿病、自身免疫性疾病史，有甲巯咪唑过敏史。母亲、哥哥有甲亢病史。查体：T 36.5℃，P 88 次 / 分，R 20 次 / 分，BP 112/77mmHg，BMI 19.72kg/m² 神清，精神可，体型中等，慢性病容，皮肤及巩膜无黄染，眼球无突出，眼裂无增宽，眼球各向运动正常。气管居中，双侧甲状腺Ⅰ度肿大，质软，无压痛，活动度一般，未扪及结节，无震颤，未闻及血管杂音。肺部查体无特殊，心界不大，心率 88 次 / 分，律齐，各瓣膜听诊区未闻及杂音。腹软，无压痛，肝脾肋下未触及，双手无细颤，双下肢无水肿，生理反射存在，病理反射未引出。辅助检查：生化示白蛋白 39.6g/L，肌酐 38μmol/L，ALT 250U/L，AST 94U/L，总蛋白 63.3g/L，球蛋白 23.7g/L，胆红素、血糖、血脂、电解质等未见异常；甲状腺功能：T_3 2.62ng/ml，FT_3 6.23pg/ml，FT_4 28.82pg/ml，TSH ＜ 0.01μU/ml，T_4 未见异常；甲状腺自身抗体：TGAb 741.20U/ml，TPOAb 294.70U/ml，TRAb 未见异常；血常规、尿常规未见异常；乙肝两对半，甲型、丙型、戊型肝炎抗体，抗血细胞抗体系列，自身免疫性肝病相关抗体均阴性；上腹部 CT：①肝右叶前上段小囊性灶，囊肿可能。②胆囊结石；

心电图、胸片未见明显异常；甲状腺彩超提示甲状腺弥漫性肿大及甲状腺血流明显增多，结合病史，考虑甲状腺功能亢进，甲状腺双侧叶低回声团，符合 TI-RADS 3 类；腹部彩超提示胆囊结石；心脏彩超提示二尖瓣、三尖瓣、主动脉瓣少量反流，心功能未见异常。请提出该患者的初步诊断和诊断依据。

2. 患者张某，男性，33 岁，主诉"发作性双下肢乏力 2 天"。患者 2 天因皮肤过敏在当地诊所就诊诊断为湿疹，予 10% 葡萄糖酸钙静脉滴注，于当日下午站立时出现双下肢乏力，伴双侧大腿酸痛，持续约十余分钟，无头晕、头痛，无恶心、呕吐，无眩晕、黑矇，自行擦拭红花油约半小时后症状缓解。1 天前患者再次静滴葡萄糖酸钙，2 小时后上述症状再发，遂来我院急诊科，查血钾 2.27mmol/L，氯 114.4mmol/L，予补钾治疗后症状好转。今为进一步明确低钾原因，来院门诊就诊，以"低钾原因待查"收入院。患者自发病以来，精神、食欲可，睡眠佳，二便正常。近 2 年来体重减轻约 5kg。既往体健，否认高血压、冠心病、糖尿病史，无服用利尿剂史，否认吸烟、饮酒史，家族中无类似疾病史。查体：T 36.0℃，P 88 次 / 分，R 18 次 / 分，BP 110/60mmHg。神清，精神可，体型中等，前胸部可见暗红色皮疹，呈片状分布。甲状腺未扪及肿大，肺部查体无特殊，心界不大，心率 88 次 / 分，律齐，各瓣膜听诊区未闻及杂音。腹软，无压痛，肝脾肋下未触及，双下肢无水肿，四肢肌力、肌张力正常。生理反射存在，病理反射未引出。辅助检查：血、尿、便常规未见异常；血生化：钾 4.5mmol/L，钠 146mmol/L，氯 111mmol/L，钙 2.36mmol/L，肝肾功能等未见异常；血气分析正常；24 小时尿电解质：钾 112.4mmol/24h（参考范围 51 ~ 102mmol/24h），钠 386.6 mmol/24h（参考范围 130 ~ 260mmol/24h），钙 2.99mmol/24h（参考范围 2.5 ~ 7.5mmol/24h）；再次复查 24 小时尿电解质均在正常范围；免疫球蛋白、补体、ANA 等免疫学指标均正常；甲状腺功能：T_3 2.63ng/L，T_4 152.21ng/L，TSH 0.019mU/L；ACTH、皮质醇节律未见异常；肾素、醛固酮水平正常，血管紧张素 II 水平稍高；甲状腺彩超提示甲状腺大小形态正常，被膜光整，腺体回声不均匀，可见片状低回声区，未见占位病变，双侧颈部未见异常肿大淋巴结；心电图未见明显异常；肾上腺 CT 未见异常。请提出该患者的初步诊断和诊断依据。

六、练 习 题

（一）主观题

1. 病史采集过程中应当注意的原则有哪些？

2. 如何在临床思维引导下进行体格检查？

（二）客观题

1. A 型题

（1）患者，55 岁，男性，慢性咳嗽、咳痰二十余年，每年冬季常有症状加重及发热、黄痰，最可能的诊断是：（ ）

A. 单纯性支气管炎   B. 支气管哮喘   C. 慢性支气管炎喘息型

D. 支气管扩张症   E. 肺结核

（2）女性，22 岁，昏迷急症入院，病史不详。查体：血压正常，瞳孔如针尖，口中蒜样臭味，胸部肌肉震颤，多汗，两肺满布湿啰音。血尿常规正常，下列哪项应首先考虑（ ）

A. 糖尿病昏迷   B. 肝性昏迷   C. 尿毒症昏迷

D. 有机磷中毒   E. 低血糖昏迷

2. B 型题

（1）~（2）题共用备选答案

A. 患侧肺部呼吸运动减弱   B. 胸廓患侧饱满   C. 胸廓塌陷，肋间隙变窄

D. 双侧肋间隙饱满   E. 胸膜粘连肥厚

（1）结核性干性胸膜炎（ ）

（2）结核性脓胸（ ）

3. C 型题

（1）～（3）题共用题干

患者，男性，60 岁，进食后饱胀 2 个月余，血便。超声检查肝右叶可见 34mm×36mm 边界清楚的强回声实质性肿块，外周绕以较宽的声晕，中心部可见不规则无回声区，呈"同心圆"征，其余肝组织回声稍粗糙。升结肠可见假肾状实性肿块。问：

（1）关于肝脏实性肿块，最可能的诊断是（ ）

A. 肝转移癌   B. 原发性肝癌   C. 结节型肝癌

D. 肝腺瘤合并中心坏死液化   E. 肝棘球蚴囊肿实变型

（2）可能的原发癌为（ ）

A. 肺癌   B. 乳腺癌   C. 肝癌

D. 甲状腺癌   E. 结肠癌

（3）"同心圆"征是下列哪种疾病的特征性图像（ ）

A. 结节型肝癌   B. 肝血管内皮细胞肉瘤   C. 肝转移癌

D. 肝腺瘤合并中心坏死液化   E. 肝棘球蚴囊肿实变型

4. X 型题

甲亢危象的诊断依据是（ ）

A. 长期为治疗的甲亢、突然高热   B. 心率＞ 120 次 / 分   C. 腹泻、大汗

D. 烦躁、谵妄、昏迷   E. T_4 减少

（陈显英 李娟）

第二节 疾病的治疗依据

一、诊断和治疗的关系

正确的诊断是合理治疗的基础，正确的治疗是以对疾病的原因、性质及其发展有了正确的了解并作出合乎实际的诊断为基础的。只有在正确诊断的基础上，才能提出合理的治疗决策并形成切实有效的治疗方案。治疗过程也有其特殊的规律性，并受各种因素和条件的影响，必须具体情况具体分析。有时一些病例虽然诊断不够明确，但是通过支持疗法增强机体自身的免疫能力和修复能力也能痊愈；有时尽管诊断正确，但因治疗方案欠妥或没有特效疗法，也会使治疗效果不好。

有一类疾病要明确诊断很费周折，待诊断明确后又没有特效的治疗办法，如某些代谢性、免疫性、遗传性的疑难杂症和某些神经系统的疾病。还有一类疾病，能否确诊并不妨碍治疗，对症治疗也有效，如不明原因的发热等。西医与中医在方法论上的一个区别就是辨病和辨证的不同。因此，在临床治疗中要避免两种倾向，一是过分要求确诊，诊断不清就不进行治疗，造成患者在各科室之间的来回推诿，使患者症状加重，失去最佳治疗时机。其实试验性的治疗也可以帮助诊断，必要的对症处理可以减轻患者的症状，在治疗的过程中同样可以弄清诊断，提高对疑难疾病的认识。二是不求甚解，仅对症处理，不彻底找出病因，造成治标不治本，治疗效果差。

正确的治疗决策，必须充分了解治疗过程中的特殊性，全面分析各有关因素和条件，做到以下几点：①对具体患者的性别、年龄、体质及社会心理状况进行具体分析对待；②正确处理好原发与继发、主病与次病、局部与全身的关系；③对疾病所涉及的各器官之间的关系及病情变化进行全面分析；④对各种治疗手段的取舍和各类药物的选择要主次分明、轻重适当。

在治疗过程中病情是不断变化的，要注意观察治疗中病情的变化，根据治疗反应，进行修正诊断或补充诊断。事实上治疗过程是对初步诊断进行验证、补充修改甚至推翻的过程。医师切忌固执己见，将初步诊断绝对化。

二、临床治疗的基本原则

临床治疗需要遵循以下的基本原则：

（一）治疗的个体化原则

疾病的表现是个体化的，以致在患同一类疾病时，由于个体不同，对治疗的反应也不同。因此，必须贯彻治疗的个体化原则，做到因病情、因人、因时因地而异。

1. 因病情而异 要注意分析不同病变中起主导作用的关键因素，根据疾病发展的不同阶段和病情中的主次关系制定治疗方案。

2. 因人而异 一是要因儿童、妇女、老人不同的生理功能特点而异。二是要注意性别的差异及疾病个体的差异，在治疗手段、药物剂量、方案、途径、方法、疗程等方面均应个体化。三是要防止疗程过度造成医源性疾病。

3. 因时因地而异 在治疗中要及时把握时机，根据疾病的时间性变化适时调整用药，还要注意同一疾病在不同地区发病率的不同和治疗方法的差异。使具有个体差异的每一个患者的疗效最佳、副作用最小。

药物治疗的标准剂量只是概率统计的结果，在临床治疗中，不同个体和不同病情对药物治疗的反应千差万别。临床医师在治病过程中应根据实际情况和临床经验来具体操作，做到因人而异，科学治疗。不仅要考虑不同人群的生理功能特点，还要考虑个体对治疗耐受力的差异。

（二）治疗的整体目标原则

该原则是指临床医师在治疗过程中，应树立人体是一个有机统一体的观念。这条原则的根据是任何治疗方案的实施，都是对整个机体的"干扰"，因此，治疗决策等必须着眼于整体，使治疗对人体的损伤最小、整体效果最佳。在治疗疾病时，应在整体观念和全局观念的指导下，正确处理好整体与局部的关系。局部治疗应当服从于整体治疗，整体治疗也应兼顾局部治疗，使治疗科学化、系统化。

整体治疗亦称为全身治疗，是指通过治疗，改善全身各种器官的功能和代谢，或增强整体的抗病能力，或是通过改善某器官功能，进而改善全身的代谢状态。如注射抗生素、合理补液、纠正水和电解质紊乱、静脉营养等都属于全身治疗措施。一般情况下，整体治疗是主要的。在某些情况下，局部治疗有时也会对整体产生明显的促进作用，如对局部疖肿的切开引流可避免引发全身性菌血症或脓毒血症。应正确处理整体与局部的关系，既要看到整体的主导作用、整体对局部的制约作用，又要看到局部对整体的影响，把整体治疗与局部治疗有机地结合起来，以改善和增强治疗效果。

这条原则要求临床医师把握以下几点：①局部治疗与全身治疗。疾病过程中，局部和全身是紧密联系的，局部疾病往往以全身代谢状态的改变为前提，而且还会影响到其他的局部以至全身；②对因治疗与对症治疗。一般情况下病因明确，有特效疗法，应以对因治疗为主，无特效疗法，虽病因明确则以对症治疗为主。原则上应根据疾病的具体情况有所侧重或兼顾；③对抗治疗与调动治疗。原则上应将抑制致病因素的侵袭、控制疾病的发展、改善临床症状同增强机体自身的抗病能力这两种方法结合起来整体考虑。

不同的疾病有其相应的治疗原则，但是相同的疾病治疗也可能不同，主要依据发病的时间、地域、疾病的阶段和疾病的类型、患者年龄不同而有所调整。举例来说，慢性阻塞性肺疾病的急性发作期以抗感染、去除诱因为主，而临床缓解期以扩张支气管治疗为主；而痛风性关节炎急性发作期以消炎止痛为主，而临床缓解期以降尿酸为主。2 型糖尿病的血糖控制方案和目标因患者饮食特点、年龄、病程不同而呈现差异；垂体危象有不同的临床类型，如低血糖型、低血压型、高热型等，不同的类型处理起来各有侧重。

三、制定治疗方案的基本要求

治疗措施的预期效果包括消除病因（对因治疗）、缓解症状（对症治疗）、改善一般状况（支持疗法）。医师在制定治疗方案时必须考虑诊断和治疗的关系，贯彻治疗的基本原则，全面考虑患者各方面的情况，如病因、病理变化，患者的身体状况、生活质量、社会心理状况等。在此基础上产生的治疗方案的基本要求是：一是高效，即治疗效果好、远期效果好；二是安全，即防止和避免医疗差错；三是及时，即适时地把握时机；四是合理，其治疗措施符合生理、病理要求。

医师根据所掌握的各种疗法的疗效及副作用的知识，结合患者个体差异性的考虑，分析、比较各种治疗措施的优缺点，制定所有可供选择的、重要的治疗措施或方案。但治疗方案并非一成不变，随着各项辅助检查结果的呈现，应及时进行调整，以适应患者病情的变化。

四、病例分析

1. 患者朱某，女性，37 岁，主诉"发现血压升高 7 个月"。患者于 7 个月前无明显诱因出现头晕、心慌、乏力，无头痛、大汗，无易饥、多食，无夜尿增多、肢体瘫痪，无血尿、泡沫尿，无发热、关节痛，后至当地医院就诊，测血压 140/100mmHg，查腹部彩超提示右侧肾上腺肿物，未予诊治。此后患者监测血压波动在 140～160/100～110mmHg，自觉面部逐渐变圆，前额和双鬓毛增多，腹部膨隆。3 个月前出现月经量减少。1 个月前患者来本院就诊，查血皮质醇 26.5μg/ml，ACTH 35.7ng/L，为进一步诊治收入院。自发病以来，患者精神、食欲、睡眠可，大小便正常，体重增加约 5kg。既往体健，无特殊用药史，否认高血压家族史。体检：T 36.2℃，P 74 次/分，R 20 次/分，BP 160/110mmHg，BMI 24.1kg/m² 神清，发育正常，面容正常。全身皮肤黏膜无皮疹，双上臂可见散在出血点。腋下和腹股沟可见紫纹。全身浅表淋巴结未触及肿大。面部较圆，前额和双鬓毛增多，无水牛背，颈部和腋窝无黑棘皮。眼球无突出。甲状腺无肿大。双肺呼吸音清，未闻及干湿啰音。心界不大，心率74 次/分，律齐，各瓣膜听诊区未闻及杂音。腹部稍膨隆，腹软，无压痛，肝脾肋下未触及。双下肢无水肿。生理反射存在，病理反射未引出。辅助检查：血常规：WBC 11.1×10⁹/L，N 80.0%；肝、肾功能均正常；电解质：血钠 140 mmol/L，血钾 3.55 mmol/L，血氯 103 mmol/L；24 小时尿钾 62.0mmol/24h，钙 396.8 mmol/24h；血气分析：pH 7.462，BE 4.4 mmol/L；24 小时尿皮质醇 460.0μg；大、小地塞米松抑制试验均未能抑制尿皮质醇；甲状腺功能、性激素系列均正常；红细胞沉降率、风湿免疫检查均正常；卧位肾醛三项：PRA 0.16ng/（ml·h），AT Ⅱ 76.59pg/ml，ALD 4.92ng/dl；肾上腺 CT 平扫：右侧肾上腺可见一椭圆形稍低密度结节，边界清楚，最大界面约为 29.5mm×23.6mm，左侧肾上腺分支部饱满，左肾窦内点状高密度影，考虑结石或钙化；腹部增强 CT：考虑右肾上腺腺瘤，左侧肾上腺略显饱满，左肾窦区钙化或结石；垂体 MRI 未见异常；骨密度正常；口服葡萄糖耐量试验如下表 8-2-1。请提出该患者的初步诊断和诊断依据。

表 8-2-1　口服葡萄糖耐量试验

指标	空腹	30 分	60 分	120 分	180 分
胰岛素/（mmol/L）	4.92	9.36	10.01	7.41	4.20
胰高血糖素/（mU/L）	14.00	240.82	222.42	105.17	21.12

2. 患者王某，男性，55 岁，因胸骨后持续性疼痛 3 小时急诊入院。患者于 3 小时前生气后突

然感到胸骨后疼痛，压榨性，向左肩部放射，有濒死感，休息与口含硝酸甘油均不能缓解，伴大汗，无心悸、气短，二便正常。既往无高血压和心绞痛病史，无药物过敏史。吸烟 20 余年，每天 1 包，不嗜酒。查体：T 36.8℃，P 100 次 / 分，R 18 次 / 分，BP 130/70mmHg。急性痛苦病容，平卧位，无皮疹和发绀，浅表淋巴结未触及，巩膜无黄染，颈静脉无怒张，叩诊心界不大，心率 100 次 / 分，有期前收缩 5～6 次 / 分，心尖部有 S_4，未闻及杂音和心包摩擦音，肺清无啰音，腹平软，肝脾肋下未触及，双下肢无水肿。心电图：ST 段在 Ⅱ、Ⅲ、aVF 升高呈弓背向上型，QRS 波在 Ⅱ、Ⅲ、aVF 呈 Qr 型，T 波倒置和室性期前收缩。请提出该患者的初步诊断和诊断依据。

五、练 习 题

（一）主观题

1. 简述临床治疗的基本原则。

2. 临床上制定治疗方案有哪些基本要求？

（二）客观题

1. A 型题

（1）一右下肺脓肿患者，经住院治疗 4 月余仍有大量咯血，反复发热，最佳的治疗方法是（　　）

A. 祛痰及体位引流　　　　　　　　B. 根据痰培养及药敏结果选用抗生素

C. 超声雾化吸入　　　　　　　　　D. 加大抗生素量并用小量糖皮质激素

E. 手术切除病肺叶

（2）患者，男性，56 岁，因高血压性心脏病急性左心衰入院，下列哪项处理不正确（　　）

A. 端坐位、两腿下垂　　　　　　B. 皮下注射吗啡　　　　　　C. 呋塞米静脉注射

D. 去乙酰毛花苷静脉注射　　　　E. 甘露醇静脉注射

2. B 型题

（1）～（3）题共用备选答案

A. 作 AFP 动态观察　　　　　　B. 剖腹探查　　　　　　C. 作为早期肝癌筛选对象

D. 应作肝动脉结扎　　　　　　E. 化学治疗

（1）男性，48 岁，曾有乙型肝炎病史，近年来肝区疼痛，胃纳差，消瘦，肝大，应如何处理为好（　　）

（2）患者，男性，51 岁，有肝炎病史 5 年以上，HBsAg 阳性，应作（　　）

（3）肝进行性肿大，伴剧烈疼痛和腹膜刺激征，AFP 450μg/L，血压下降者如何处理（　　）

3. C 型题

（1）～（3）题共用题干

男性，28 岁。既往健康，胸片示右上肺结核，痰菌（+），应用常规量异烟肼、利福平、乙胺丁醇口服，链霉素肌注，2 周后患者仍有低热、盗汗。

（1）应考虑以下情况中的（　　）

A. 诊断无误　　　　　　　　　B. 合并肺外结核　　　　　　C. 肺内可能合并感染

D. 抗结核药量相对不足　　　　E. 同时患有其他发热性疾病

（2）该患者需要进行下列处置中的（　　）

A. 加大抗结核药物剂量　　　　B. 加用糖皮质激素　　　　　C. 继续目前治疗不变

D. 安宫牛黄丸每日一次口服　　E. 进行其他疾病相关检查

（3）该患者治疗 20 天后，感觉眩晕，你认为应该进行下列处置中的（　　）

A. 暂停异烟肼、利福平　　　　B. 停用链霉素　　　　　　　C. 停用乙胺丁醇

D. 停用异烟肼　　　　　　　　E. 卧床休息，对症治疗

4. X 型题

下列关于重症患者血糖控制中正确的说法是（　　　　）

A. 解除应激因素

B. 合理输注葡萄糖

C. 静脉使用胰岛素

D. 根据血糖监测情况调整胰岛素用量

E. 一旦出现低血糖，静脉给予 50% 葡萄糖输入

（陈显英　李娟）

第三节　疾病诊治计划

　　诊治计划是临床工作中最重要的内容，临床诊治计划包括检查计划和治疗计划，具体包括适宜的临床检查，规范的药物使用。检查主要围绕诊断和鉴别诊断进行，而治疗一般分对症治疗和病因治疗。在制定诊治计划时，应注意以下几点：①全面考虑患者的病情；②明确诊治计划每一项内容的目的和意义；③明确诊治计划实施步骤及完成时间；④有国家卫健委诊疗流程的病种，以其为诊疗计划模板；⑤制定好的诊疗计划应根据病情的发展和变化及时调整；⑥上级医师应对下级医师制定的诊治计划及时检查落实情况，追踪、分析各种辅助检查结果，更正或制定新的检查、诊疗计划；⑦诊疗计划应具体、可行。

　　在制定诊治计划之前，必须要了解诊断该疾病需要进行的评估，以及要做何鉴别诊断。如一个昏迷的老年患者急诊入院，先了解其既往病史，再评估本次发病的情况，并寻找可能的原因，基础检查围绕脑血管意外、高渗性昏迷、低血糖昏迷展开，病因不清楚之前先监测生命体征、意识状态及对症处理，若行头颅 CT 提示脑出血，那下一步再按脑出血的治疗原则进行处理。在诊治过程中，还应根据治疗反应不断调整，有些疾病在没有确诊之前，往往要多次进行诊疗的调整，对必要的辅助检查进行动态复查。

一、诊查计划制定的临床思维

　　在疾病的诊治过程中，离不开检查项目的部署和选择，在进一步检查之前，需要考虑以下问题：

　　1. 有利于诊断及鉴别诊断的项目　如一个肝功能异常的患者来就诊，需要考虑的原因有病毒性肝炎、酒精性肝炎、药物性肝损、疾病因素如自身免疫性肝炎、甲亢性肝损害、感染性肝损害，下一步检查应选择肝炎标志物，包括甲、乙、丙、戊肝，自身免疫标志物、炎症指标、甲状腺功能、腹部彩超来进行鉴别。

　　2. 检查的敏感性、特异性、准确性　体检的时候一般选用敏感性高的检查，以便筛查出更多阳性患者，对筛查阳性的人再做特异性高的检查，以排除假阳性患者。如诊断原发性醛固酮增多症时，若采用血钾、醛固酮进行筛查，其敏感性就差，而采用肾素进行筛查，其特异性就差，因此推荐采用血浆醛固酮（ng/dl）/ 肾素 [ng/（ml·h）]，即 ARR 进行筛查，如果 ARR > 30，可进行下一步的确诊试验。对于一些预后差，漏诊后果严重，早期诊断则效果很好的疾病，可以把灵敏度定高一点，避免漏诊患者。对于一些治疗效果不好，确诊和治疗费用高，或者预后不太严重，或误诊时对患者心理生理和经济上有严重影响的疾病，可以把特异度定高一点，避免误诊。

　　3. 各种疾病检查中检查结果的频率分布　相同疾病采用不同检查手段得到阳性率的比例是有差别的，如采用超声筛查肾上腺瘤的检出率就低于 CT，判断一个肾上腺瘤是否有功能，还需要结合激素水平测定。评估脑出血时，采用头颅 CT 优于头颅 MRI，而评估急性脑梗死，则头颅 MRI 优于头颅 CT。对甲状腺结节性质的判定，甲状腺彩超优于 CT，但若最终明确其良恶性还需依赖

病理学检查。

4. 确定诊断的概率 不同检查手段对疾病进行确诊的概率不同，如痰找结核菌阳性，可以百分百肯定肺结核，但血结核抗体阳性，却不能百分百确诊肺结核。还有肿瘤标志物对某些肿瘤的预测，甲胎蛋白（AFP）与原发性肝癌密切相关，若其血清测定值持续 ≥ 400mg/L，且能排除妊娠、活动性肝病、生殖腺胚胎源性肿瘤等，可考虑肝癌，但 AFP 阴性也不能排除肝癌可能，因为有约 30% 的肝癌患者 AFP 为阴性。

5. 该检查对患者的利弊及安全性 如一个上消化道出血的患者来就诊，其中一项重要的检查就是胃镜检查，除了能够明确具体的出血部位，还可以进行内镜下止血治疗，但如果患者合并低血压休克，此时就需要评估检查过程中可能面临的风险，总之，利大于弊、相对安全就可进行。

6. 成本 / 效果分析 在尽量减少经济负担的前提下，选择对诊断提高有意义的信息和依据的项目。有时检查项目的选择需要结合实际医疗条件及患者接受度，检查要有针对性。

上述思维举例而言，当一个发热伴咳嗽的患者就诊时，第一考虑应该是肺部感染，那如何进行确认？肺部感染一般以普通细菌感染为多见，而鉴别诊断除了考虑肺结核、肺部肿瘤等常见病因外，还应考虑真菌感染、其他自身免疫疾病累及肺部等少见病因，下一步检查就该查血常规、C 反应蛋白、红细胞沉降率、结核抗体、痰找结核菌、PPD 试验、肿瘤标志物、痰培养、G+L、胸部影像学检查（X 线或 CT），在上述检查当中，痰培养对确诊何种病原菌感染至关重要，而肿瘤标志物有助于肿瘤的筛查，结核抗体、痰找结核菌及 PPD 试验有助于排除肺结核。从成本 - 效果的角度，胸片适合于筛查，而从提高确诊率的角度，胸部 CT 优于 X 线。

二、治疗计划制定的临床思维

医师在制定治疗计划时应注意以下几点：

1. 注意轻重缓急 一般而言，先诊断，再治疗。但危重症应该抢救在先，不因诊断检查而耽误了抢救时机。一时难以作出明确诊断的病例，在可能情况下，要抓住良性和可治性疾病的治疗机会。急则治标，缓则治本，尽量做到标本兼治。

2. 治疗计划中需重视药物的毒副作用和交互作用，用药应尽可能简单，避免联用同类药物以及可能产生相互作用的药物。

3. 对于可治性疾病，应抓紧时间治疗 如感染性疾病，临床高度怀疑就可开始抗生素治疗。病理学诊断对于确诊最为可靠，但有时可用试验性治疗来进一步验证临床诊断。

4. 在制订治疗计划时遵照循证医学的原则。

5. 重视医学模式的转变 从生物 - 心理 - 社会医学模式入手，重视循证医学的应用。

6. 临床经济学观点 医疗费用不断上涨和资源不断紧缩，有必要作经济分析以求用最小的花费取得最大健康效果。

7. 注意药物的毒副作用、交互作用和医源性疾病 在医疗活动中，可能由于院内交叉感染而造成血源性疾病、流行病的传播；有时医务人员的言语不慎亦可导致患者的心理障碍和精神异常。这些情况均是可防可治的，必须引起临床医师的高度注意。

疾病治疗过程遵循一定的原则，"急则治标，缓则治本"，尽量做到"标本兼治"，如急性上消化道出血的患者出现休克症状时首先应抗休克治疗，生命体征稳定后再进行止血处理，有些发热患者找不到病因时可暂时对症处理，明确发热原因后再进行病因治疗。对于某些疑难病例，遵循临床各科长期实践中产生的诊治指南（guideline）行事，或进行试验性治疗（experimental treatment）也是可行的，但试验性治疗必须是针对性强、疗效可靠、治疗终点和观察评价指标明确的疗法，不可随意使用。

三、病 例 分 析

1. 患者张某，男性，50 岁，主诉"骤发剧烈上腹痛，伴腹胀、恶心、呕吐 1 天"。患者于发病当天无明显诱因突然发作剧烈腹痛，初起时觉剑突下偏右呈发作性胀痛，腹痛迅速波及全腹部转成持续性，刀割样剧烈疼痛，并向后背放射，伴恶心、呕吐，吐出胃内容物。发病以来未曾排便及排气，并且不敢翻身也不敢深呼吸，更不敢使腹部受压。12 小时前腹痛加重并出现烦躁不安，憋气，伴体温升高遂来急诊。3 年前体检发现胆囊结石，从无症状，未予治疗。既往无类似腹痛，无溃疡病史。查体：T 38.9℃，BP 110/80mmHg，P 110 次 / 分，R 32 次 / 分。急性病容，右侧卧位，全身皮肤及巩膜可疑黄染，头颈心肺（−），全腹膨隆，伴明显肌紧张及广泛压痛，反跳痛。肝脾触诊不满意，肝浊音界在右第 6 肋间，移动性浊音（±），肠鸣音弱。辅助检查：血常规：Hb 96.1g/L，WBC 18.9×10⁹/L；生化：AST 211m/L，BUN 9.9mmol/L，TBIL 30mmol/L，DBIL 12mmol/L，血钙 1.75mmol/L；卧位腹平片示肠管充气扩张，肠间隙增宽；腹部 B 超：肝回声均匀，未发现异常病灶，胆囊 7cm×3cm×2cm 大小，壁厚 0.4cm，内有多发强光团，回声后有声影，胆总管直径 0.9cm，胰腺形态失常，明显肿大，尤其以胰头、胰体明显，胰周多量液性暗区，胰管增粗。

该患者诊断、诊断依据及鉴别诊断是什么？下一步诊疗计划是什么？

2. 患者吴某，女性，59 岁，主诉"间断咳嗽、咳痰 5 年，加重伴咯血 2 个月"。患者 5 年前受凉后低热、咳嗽、咳白色黏痰，给予抗生素及祛痰治疗，1 个月后症状不见好转，体重逐渐下降，后拍胸片诊为"浸润型肺结核"，肌内注射链霉素 1 个月，口服利福平、异烟肼 3 个月，症状逐渐减轻，遂自行停药，此后一直咳嗽，少量白痰，未再复查胸片。2 个月前劳累后咳嗽加重，少量咯血伴低热、盗汗、胸闷、乏力又来诊。病后进食少，二便正常，睡眠稍差。既往 6 年前查出血糖高，间断用过降糖药，未监测血糖，无药物过敏史。查体：T 37.4℃，P 94 次 / 分，R 22 次 / 分，BP 130/80mmHg，精神疲倦，慢性病容，体型偏瘦，无皮疹，浅表淋巴结未触及，巩膜不黄，气管居中，两上肺呼吸音稍减低，并闻及少量湿啰音，心叩不大，心率 94 次 / 分，律齐，无杂音，腹部平软，肝脾未触及，双下肢不肿。辅助检查：血常规：Hb 110g/L，WBC 4.5×10⁹/L，N% 53%，L% 47%，PLT 210×10⁹/L，ESR 35mm/h，空腹血糖 9.6mmol/L，尿蛋白（−），尿糖（++）。

该患者的诊断、诊断依据及鉴别诊断是什么？

四、练　习　题

（一）主观题

1. 简述诊查项目选择的原则。

2. 简述治疗计划制定的临床思维。

（二）客观题

1. A 型题

（1）女性，22 岁，月经量增多伴反复下肢紫癜 2 年，肝脾未触及。血常规提示：血小板 14×10⁹/L，血红蛋白 88g/L，白细胞正常；网织红细胞 3%，骨髓有核细胞增生活跃，巨核细胞 180 个 / 片，细胞产板型巨核细胞减少。下一步应做检查协助诊断的是（　　）

　　A. 凝血象　　　　　　　　　　B. 酸化血清溶血试验　　　C. 凝血酶原时间

　　D. 血小板抗体（PAIgG）　　　E. 血小板凝聚试验

（2）患者，男性，93 岁，于夜间 3 点左右突发腹痛，伴恶心、呕吐，急来就诊。既往有慢支炎、肺气肿、冠心病病史。1 个月前曾住院治疗。查体：生命体征平稳，中上腹压痛，局限性肌紧张，轻度反跳痛，中腹部及下腹部软，无压痛。腹部 X 线片可见膈下游离气体。根据患者情况，目前处理宜采取（　　）

　　A. 急诊胃镜检查　　　　　　　　B. 急诊剖腹探查

　　C. 禁食，胃肠减压，严密观察病情变化　　D. 诊断性腹腔穿刺

　　E. 采用腹腔镜微创治疗

2. B 型题

（1）～（3）题共用备选答案

A. 结核菌素试验　　　　　　　　B. 痰细胞学检查　　　　　　　　C. 支气管镜检查

D. 支气管碘油造影　　　　　　　E. 经胸壁穿刺活组织检查

（1）低热、乏力、咳嗽、咳痰及痰中带血丝。X 线胸片：双肺片状阴影，轮廓模糊，应进一步做的检查是（　　　）

（2）反复低热、咳嗽、咳脓痰，偶伴小量咯血。应进一步做的检查是（　　　）

（3）刺激性咳嗽伴痰中带血。多年吸烟史。X 线胸片：右肺门处阴影，纵隔增宽，上叶不张。应进一步做的检查是（　　　）

3. C 型题

（1）～（4）题共用题干

女性，21 岁，反复尿频、尿急、尿痛 2 年，加重伴肉眼血尿、发热 2 天。

(1)最可能的诊断是（　　　）

A. 肾结核　　　　　　　　　　　B. 急性膀胱炎　　　　　　　　　C. 急性肾盂肾炎

D. 急性间质性肾炎　　　　　　　E. 急性肾小球肾炎

（2）以下检查不提示上尿路感染的是（　　　）

A. 尿细菌培养阳性　　　　　　　B. 尿抗体包裹细菌　　　　　　　C. 尿 NAG 酶升高

D. 尿液视黄醇结合蛋白　　　　　E. Tamm-Horsfall 蛋白

（3）考虑不除外复杂性尿路感染，目前患者最不宜行的检查是（　　　）

A. 彩超　　　　　　　　　　　　B. 逆行肾盂造影　　　　　　　　C. CT

D. 腹部平片　　　　　　　　　　E. MRI

（4）治疗措施错误的是（　　　）

A. 积极寻找易患因素

B. 首选针对革兰氏阴性菌的抗生素

C. 抗感染治疗有效可以不根据尿细菌培养结果调整抗生素

D. 积极抗感染治疗无效的应注意除外泌尿系结核

E. 临床症状消失、尿白细胞和细菌检查阴性可视为临床治愈

4. X 型题

男性，40 岁，寒战，高热，咳嗽、气促 4 天。既往体健。查体：T 39.5℃，P 110 次 / 分，R 28 次 / 分，BP 75/45mmHg，急性热病容，模糊，烦躁，不能正确回答问题，皮肤黏膜未见出血点，巩膜无黄染，口唇发绀，右上肺浊音，语颤增强，可闻及支气管呼吸音，心界不大，心率 110 次 / 分，律齐，心脏各听诊区未闻及杂音，肢端冰凉，发绀。胸片示右上肺大片状致密影。血 WBC 19×10^9/L，N% 90%。下一步应进行的检查是（　　　）

A. 痰培养 + 药敏　　　　　　　　B. 痰涂片革兰氏染色　　　　　　C. 痰找结核菌

D. 血培养 + 药敏　　　　　　　　E. 血气分析

（陈显英）

第四节　疾病的临床思维方法与科学研究

临床思维方法是指对疾病现象进行调查研究、分析综合、判断推理等过程中的一系列思维活动，由此认识疾病、鉴别诊断，做出决策的一种逻辑方法。它不仅是一种诊断过程中的基本方法，也是随访观察、治疗决策及预后判断等临床活动中不可缺失的逻辑思维方法。优秀的临床医师需要具备科学的临床思维方法，临床思维有两大要素：一是临床实践（clinical practice），二是科学思维（scientific thinking）。临床实践是指接触患者，通过各种临床实践活动，如病史采集、体格检查，密切观察病情变化和诊疗操作等，发现问题、分析问题、解决问题，所谓实践出真知。科学思维是指将疾病的一般规律运用于判断特定的个体所患疾病的思维过程，是对实践材料整理加工、分析综合的过程，是对具体的临床问题进行综合比较、逻辑联系、判断推理的过程，在此基础上进行疾病的诊断。

一、形成诊断假说的方法

常见的形成诊断假说的方法有以下几种：

1. 推理　获得诊断信息，进一步推理，得出初步诊断，包括：

（1）演绎推理：是从共性和普遍性原理出发，来推论个别事物的认识并导出结论，即提出假说，进行演绎推理，再通过实验验证演绎推理的结论，比较患者临床表现是否符合诊断标准。

演绎诊断法是医师以某一疾病理论的诊断标准为大前提，以新病例的临床征象为小前提，进行逻辑推理而得出诊断结论的方法。若新病例的征象与大前提（诊断标准）基本相符，便可推论出该患者的诊断结论。例如，风湿病的 Jones（琼斯）诊断标准有五项主要条件及若干项次要条件，这些均可作为大前提。这些诊断标准是依据医师在长期临床实践中积累的丰富经验，并运用由个别到一般的归纳法得到的。假如患者临床表现基本符合风湿病的诊断标准，诊断即可成立。

演绎诊断法建立在归纳法基础之上，因此，由归纳而建立的诊断标准必须反映疾病的本质和特征。人们对疾病本质的认识受医学知识、科学技术水平等主客观因素的影响和制约，所以，不可能对每个疾病都提出完整、准确的诊断标准，因此演绎诊断法必须与归纳法结合起来运用。演绎诊断法在临床上最常见的具体应用是假设诊断，即根据已知的理论和事实，对未知的现象及其规律作出的一种假定性说明。假设诊断，即通常所说的推测性诊断。当遇一患者其临床资料尚不充足时，一般先形成假设诊断，然后再有目的地在观察病情中作有关的资料补充（包括辅助检查），最后达到确诊，这一过程就是假设诊断法的运用。例如，患者发热、出汗、双膝关节肿痛、白细胞增多、红细胞沉降率增快，医师结合已有的医学理论，先作出"风湿病"的假设，然后再进一步观察患者的病情演变，是否有皮下小结节及环形红斑出现，再通过化验检查抗"O"、C 反应蛋白等来最后证实诊断。

假设诊断不是确定诊断，但它可以为医师指明诊断方向，加速判断推理过程，使之尽快确诊。进行假设诊断，必须掌握"择优原则"，这是诊断决策的基本思维操作。即在多个假设中，优先选择具有可检性高的假设（科学性高的假设）、时空概率高的假设（不同疾病在特定的地区、季节发病率高）、人群概率高的假设（同一疾病在不同种族、性别、年龄的人群中发病率不同）、危险概率高的假设（长期暴露在某些危险因素下容易患病）和解释力强的假设，用一种诊断统一解释患者全部或主要临床表现。

（2）归纳推理：从个别和特殊的临床表现推导出一般性或普遍性结论的推理方法，如红棕色胶冻样痰提示肺炎克雷伯菌肺炎，小细胞低色素贫血提示缺铁性贫血。

在归纳法中，排除（剩余）法在临床诊断中具有重要作用，属于不完全归纳法。当疾病处于发病初期或复杂的疾病、不典型的病例无法找到可确诊的"特殊病症"时，就可根据现有的资料，抓住一个主要症状，或先将几个重要症症组成一个综合征，提出一组临床表现相似的疾病，然后在分析、比较中依次排除其他疾病，间接地肯定某一种疾病的存在。例如，患者以感染性心包炎征象就诊，在诊断中就应考虑结核性、风湿性、化脓性、寄生虫性心包炎等多种可能，然后依据年龄、病情演变、病程、心包积液量及性质、治疗效果等依次排除某几种疾病，最后留下的是可能性最大的疾病诊断。这种推理形式要求医师具备丰富的医学知识，并掌握逻辑思维的基本原则。

（3）类比推理：把新接触到的病例与既往诊治过的病例相比较，找出它们的相似之处，从而对新病例作出诊断。例如，医师在长期临床实践中，对风湿性心瓣膜病、冠心病患者典型的症状、体征、X 线、心电图、超声心动图等均已十分熟悉，当再遇到新病例时，就会找出彼此间的相似之处，推导出对新病例的诊断。

类比诊断法具有直接、简捷的优点，对常见病、多发病、地方病、症状和体征典型的疾病诊断时常用此法，尤其对危重急症的诊断更具有重要意义。但该法只注意到事物之间的相似性，忽视了差异性，而相似未必就是本质的相同。临床上经常会遇到"同病异症""异病同症"的情况。类比诊断法作出的结论是或然的。运用该方法诊断时要注意：应选择典型病例作类比对象；要注意寻找事物间的差异性；两个类比的属性必须是反映必然联系的本质属性，而不是表面现象的类比。

2. 求证　获得诊断信息，得出临床印象，根据所发现的线索和信息寻找更多的诊断依据，证实诊断。

3. 对照　根据患者的临床表现，对照疾病的诊断标准和条件，形成诊断。

4. 一证定论　获得特异性诊断信息，进而肯定或排除某个诊断。

5. 经验再现　获得诊断信息，根据既往的经验再现，形成诊断。在运用上述方法的过程中，要能透过现象看到疾病的本质，在纷繁复杂的事物中分清主次，抓住主要矛盾和关键问题，掌握一般规律和特殊规律的运用，注意患者表现的典型与不典型是相对的，另外强调全面地看问题，避免片面性和主观性。

二、诊断的辩证思维

由于疾病的复杂性，在诊断疾病过程中，医师要从纷繁复杂的疾病征象中，把众多的疾病互相区别开来，不仅离不开逻辑思维和非逻辑思维形式，规则和方法的运用，还需要应用辩证逻辑的思维形式和关系范畴等来反映疾病矛盾的特殊本质。

疾病征象的辩证分析

1. 一般病症与特殊病症

（1）特殊病症的含义和特点：特殊病症是指在某疾病中发生率高，而在其他疾病中发生率较低，症状稳定性较强的疾病现象。其特点是异病异症，有利于从疾病的特殊本质上区分疾病。例如，急性肺水肿咳粉红色泡沫痰，大叶性肺炎咳铁锈色痰，心包炎中的心包摩擦音等。

（2）一般病症的含义和特点：一般病症是指对某一疾病没有多大特异性，且变异性较大的疾病现象，如头昏、乏力、恶心、呕吐等。其特点是在一些场合表现为异病同症，在另一些场合则表现为同病异症，因此需要进行鉴别诊断。

（3）正确把握一般病症和特殊病症的关系：大多数疾病都有特殊病症和一般病症两个方面的表现，二者的区别是相对的。例如，结核性脑膜炎，脑脊液蛋白增高、糖与氧化物减低是它的特殊病症，但又有脑膜刺激征等一般病症。而对于脑膜炎来说，脑膜刺激征则是它的特殊病症。

特殊病症表现为异病异症，它是一疾病区别于其他疾病的特殊本质所在；而一般病症则往往在一些场合表现为异病同症，在另一些场合则表现为同病异症。异病同症，表现为机体内的联系与外露信息的共同性，即矛盾的共性与普遍性；而同病异症是疾病的个性、非典型性与偶然性。

若要在诊断思维中恰当地把握一般病症与特殊病症的矛盾，就要注意以下几点：①要重视抓特殊病症，因为抓住特殊病症可使诊断思路简化，易于把握疾病的本质；②在抓特殊病症的同时，不能忽略一般病症，因为有了一般病症，才能增强特殊病症的可靠性；因此要注意通过一般病症去抓特殊病症；③注意特殊病症与一般病症的联系与关系，不可拘泥于其中一方，而忽略另一方。由于各种疾病存在着共同的规律，个性中有共性，临床诊断中应当首先认识异病同症（抓共性），从异中发现同。从个别到一般，即从主要症状体征出发，提出可能的疾病，进而讨论建立诊断的步骤和依据（粗综合征），再以疾病的共同规律为指导，去深入探究疾病的个性（细综合征），即从一般到个别，具有更重要的意义。事实上，一个有经验的医师，常先把某一患者的临床表现清楚地归纳为一个概念明确的临床综合征，然后，紧密结合临床实践，经过反复思考，不断验证，从而通过一条比较简化的诊断思路获得正确诊断。

怎样恰当地把握二者的关系？一是要通过一般病症去抓特殊病症。重视特殊病症可以简化诊断思路，易于把握疾病的本质；二是抓特殊病症时应结合一般病症进行鉴别。例如，当患者存在脑膜刺激征即脑膜炎的特殊病症时，尚不能肯定是何种脑膜炎，而一旦结合患者全身结核病所表现的一般病症，则可增强特殊病症对诊断结核性脑膜炎的可靠性；三是可以把特殊病症和一般病症归纳为一个综合征，结合临床实践进行思考。

2. 典型征象与非典型征象

（1）典型和非典型征象的含义：典型征象是具有一定的确定性和特异性的疾病现象。它是从多种现实原型中概括出来的标准模式，一般在起病及发作方式、病变部位、病象组合及特征、持续时间及演变趋势等方面具有一定的特征性。非典型征象是不那么确定的、缺乏特异性的疾病现象。

（2）掌握典型征象的意义：典型征象是从纷繁复杂的疾病表现中概括出来的共性特征，以这种共性特征为指导进一步认识个性特征，这是用归纳法中的求同法来认识疾病，其意义就在于：第一，有利于抓住疾病的主要特征，将不同的疾病区别开来。诊断学中各种疾病的诊断标准，就是以疾病的典型症状为基础制定的，目的就是便于区分疾病。第二，有利于较早、较迅速、较准确地诊断疾病。

（3）确认非典型征象的意义：确认非典型征象是用归纳法中的求异法来认识疾病。具有非典型性、个体性、变异性的征象是不同个体疾病的本质表现，是鉴别诊断的基础。由于诊断的对象始终是具有个体差异性的具体患者，而早期疾病表现往往不典型，因而确认非典型征象的意义更为重要。

（4）典型与非典型征象的关系：其一，典型征象与非典型征象的区别具有相对性。一是典型之中包含有不典型，它是一个不完全归纳的统计结果。例如，某征象在某疾病表现中占83.3%，这就不包括全部的个体，因此，缺乏某一典型征象，不能排除某一疾病的存在；二是同一疾病中既存在典型征象又存在非典型征象，二者不能偏废。其二，典型与非典型征象是可以变异的。例如，大叶性肺炎的基本病变，是肺大叶的急性渗出性炎症。因此，临床上以急剧发病、寒战高热、胸痛咳嗽、咳铁锈色痰、肺大叶实变体征、X线检查呈大片致密阴影为典型表现。但是，近些年来，由于抗生素的大量应用，使病变局限于较小的范围，侵犯整个肺大叶的极为少见。较多地表现为局灶性肺实变体征和X线检查呈小片状阴影。这在过去被认为是非典型表现，而现在已成为大叶性肺炎的典型表现了。

具体应用时，可将临床诊断思维概括为以下三个步骤：

1. 运用基本知识进行对比、演绎 特别是过去的经验所形成的临床诊断模板，它既涵盖了书本上疾病的典型描述，也包含个人经验的概括，但应认识到具体病例与典型临床表现是有差异的，需要长期临床实践和经验积累才容易识别这些差异。

2. 推理、整合 由临床经验和典型表现来对比患者的临床表现，对各种主要表现的概率予以权衡，进行联系和整合，最后能深入其病理本质，对疾病的诊断提出各种假设。

3. 检验诊断 挑选具有诊断意义的主要问题予以复验、比较、核实，这个过程可能需要反复询问病史、重复体检或进行特殊检查，以获取进一步的资料来佐证，进而得出可能性最大的、接近疾病本质的诊断。

需要强调的是，在诊断过程中，要有整体观和辩证思维，虽然疾病被人为地做了系统分割，但患者是一个完整的有机体，很多疾病往往是相互联系的，不能只看到某种疾病，而看不到疾病背后的内在联系。辩证思维需要我们在面对患者病史、临床表现与辅助检查结果不一致时，该如何看待这些不一致。另外，需要重视横向思维与纵向思维的培养，横向思维是横向地向空间发展、向四面八方扩散的思维，举一反三，对问题本身不断地提出问题，重构问题，不断探究、观察事物的不同方面；纵向思维对现象采取最理智的态度，从假设开始，依靠逻辑认知接近，纵深突破，直至获得问题的答案。

临床思维活动是一个复杂的过程，既不固定，也不死板，但仍有章可循，对于具体的临床病例，初学者可以遵循以下十个步骤来分析：①从解剖来看有何结构异常；②从生理来看有何功能改变；③从病理生理上看存在哪些病理变化，涉及哪些发病机制；④可能的致病原因有哪些；⑤衡量病情的轻重，评估预后；⑥提出 1 ~ 2 个特殊的假说；⑦检验该假说的真伪，寻找支持与不支持的证据；⑧寻找特殊的症状、体征，进行鉴别诊断；⑨缩小诊断范围，考虑诊断的最大可能性；⑩提出进一步检查及处理措施。

三、临床诊断思维的基本原则

在疾病诊断过程中需要遵循一些基本的临床思维原则。

（一）一元病论原则

即尽可能用一种疾病解释多种临床表现。如患者既有高血糖、高血压、骨质疏松，又有皮肤感染，不应并列糖尿病、高血压、骨质疏松症，而应考虑库欣综合征为主诊断。相对于一元病论而言的多元病论，是指用多种疾病来解释不同的临床现象。在多数情况下，一个患者某一特定时期总是患一种病或一个疾病系列的可能性大，而同时患两种疾病或疾病系列的可能性小，这是诊断概率在具体患者身上的体现。但是，在临床实践中也有多种疾病共存的、需要用多元病论才能解释的疾病事实。

然而，近年来的临床实践与病理解剖资料对单纯用一元病论的思维方式提出了挑战，并证明了在不少情况下还必须用多元病论来解释患者的征象。突出的证据是，病理尸检证明，临床诊断偏少，而病理诊断偏多，即临床误诊率和漏诊率较高。如何理解和解释这一矛盾？基本的原因是：①临床诊断只抓住了就诊期的主要疾病，就诊科室内的疾病，而对患者一生的疾病与他科疾病未予充分诊断；②患者存在多种疾病时，往往出现主要症状掩盖次要症状，而出现漏诊，这是医师缺乏对患者的系统分析，片面理解一元病论，认为一元病论就是一种病，而未能将所患疾病依原发、继发与伴发的关系而有机地联系成一个疾病系列，从而未能做出完整的诊断。

而在以下几种情况，更不能满足一元病论的解释：①对复合病因的征象，不能满足一元病论的解释，如对上消化道出血患者进行病因诊断时，就不能以找到一个出血部位的病灶为满足，还要仔细检查是否同时有多部位的出血灶，才可避免漏诊；②对老年人的疾病要注意用多元病论解释，因为他们往往有同时并存两种甚至多种疾病的可能；③对复杂不典型的疾病诊断，要注意用多元病论观察和解释；④对病程长、演变复杂的病例诊断，应注意用多元病论解释，特别是患者已经有肯定的慢性疾病存在时，要注意鉴别是旧病复发还是新发疾病？不可以维持原诊断为满足，以防漏诊新发疾病。因此，必须运用辩证思维处理好二者之间的关系。

一方面，要尽可能用一种疾病来统一解释临床所见，不能孤立地根据多种症状提出多个疾病的诊断，否则难以指导治疗。因为一种疾病可以影响到人体功能的多个方面，医师必须用整体联系的观点来分析病情。即使同时有多种疾病存在医师诊断思维的主要方向也应指向一种主要疾病，抓主要矛盾。另一方面，要从实际病情出发，是几种疾病就应该诊断为几种疾病，在治疗时主次兼顾，而不能把单一诊断绝对化影响整个治疗效果。

（二）用发病率和疾病谱观点优选诊断原则

即优先考虑常见病与多发病，再考虑罕见病，优先考虑当地流行和发生的传染病与地方病，这种选择原则符合概率分布的基本原理，可以大大减少误诊率。如甲状腺功能亢进的患者首先考虑Graves 病，而不是高功能腺瘤。按诊断概率的大小，临床上经常遇到的是常见病、多发病，但疾病的概率并没有排除少见或罕见病的存在。因此，在临床诊断思维中必须处理好这对范畴的关系。既要首先考虑常见病、多发病，又要适当考虑罕见病。

疾病的发病率可受多种因素的影响，疾病谱随不同年代、不同地区而变化。对主要症状或体征进行分析做出诊断时，首先应考虑产生该症状或体征的常见病或多发病，同时必须结合患者的性别、年龄、职业、发病季节与地域等具体分析。临床上诊断常见病和罕见病容易出现的问题：一是不太注意考虑常见病里面的特殊情况；二是对罕见病常常缺乏有关知识和实践。

（三）器质性疾病原则

即首先考虑器质性疾病，然后考虑功能性疾病，以免错失器质性疾病的治疗良机。器质性疾病是指多种原因引起的机体某一器官或某一组织系统发生结构上的变化，而造成该器官或组织系统永久性损害；其特点为：肉眼或显微镜下看到器官、组织结构发生了病理性改变；受累器官功能减退或丧失；病情严重，病程迁延，不易治愈；病灶逐渐扩大，严重者可引起死亡。功能性疾病是与器质性疾病相对而言的，主要是指由于大脑皮质功能失调，导致自主神经功能紊乱而产生的一系列临床症状。由于人体自主神经分布广泛，当其功能紊乱时产生的临床症状往往呈现多样性，且与器质性疾病的症状相似，易被误诊为器质性疾病，造成治疗效果不佳。如反复胸闷的中年女性患者，首先考虑冠心病，而不是当作焦虑症或更年期综合征对待，否则容易耽误病情。需要注意的是器质性疾病也可能存在功能性的症状，甚至与功能性疾病并存，此时也要重点考虑器质性疾病。

功能性疾病在各年龄均可发生，一般在青春期、更年期更易发生，女性略多于男性。近年来随着生活节奏的加快，学习与工作压力增加，功能性疾病的发生似有增高的趋势。由于其症状多样性，有时表现较为严重，常与器质性疾病难以鉴别。因此，要仔细分析病史，通过检查，排除器质性疾病，确定有自主神经功能紊乱的表现，功能性疾病诊断也就能确定。功能性疾病诊断一旦确定，可通过药物对大脑皮层功能，特别是对自主神经功能的调节，并辅以适当的对症处理，一般均能取得较为满意的治疗效果。

有时功能性疾病和器质性疾病可以合并存在，由于症状相互掩盖而导致误诊。因此，在处理这一对矛盾时，相对于功能性疾病应优先考虑器质性疾病；在没有充分根据排除器质性疾病以前，不轻易下功能性疾病的诊断，除非确实能排除器质性疾病。

（四）可治性疾病原则

先考虑可治性疾病，以便及时早期给予处理。如一咯血的患者，胸片提示左上肺阴影诊断不清时，应首先考虑肺结核，再考虑肺癌。

（五）实事求是原则

医师要尽量掌握第一手资料，全面综合、实事求是对待客观临床资料，避免主观臆断、局部任意取舍。

（六）简化思维程序原则

疾病现象被医师感知后，在头脑中形成各种联系或"网络"，此时参照疾病的多种表现逐一对照、逐一排除，抓住关键和特征，把各类诊断假设归纳到一个最小范围中去选择最大可能的诊断。这种思维方式是经验丰富的医师通用的诊断思维原则，在急诊重症病例，按此原则能迅速建立诊断假设，及时决定进一步的诊疗方向。

在发病因素分析中，应警惕见病不见人的弊端，不同的疾病表现各有独特的规律，同样的疾病在不同的人身上表现有时差别很大，故分析时要综合考虑患者的年龄、性别、体质、生活环境、心理状态、文化程度等进行考量。避免陷入以往单一的生物医学模式，应采用生物 - 心理 - 社会医学模式进行临床诊断分析。

缩小诊断范围合理的手段是：准确地描述症状；全面正确地归纳体征；选择适合的检验项目以了解脏器系统的功能；综合有关资料以阐明所属症候群类型；掌握有关病因和发病机制方面的资料，结合理论知识和临床经验进行初步诊断，在观察疾病的过程中进行信息补充，然后修正、确立诊断（图8-4-1）。

在临床思维活动中，医师的临床经验积累很重要，除了个人直接经验的积累，也要注重间接经验的扩展，做到举一反三。间接经验主要包括他人的、书本的知识，需要不断学习、借鉴。当前强调应用循证医学（evidence-based medicine）的基本原理,对各种相关资料（包括诊断方法）进行系统性评价和可靠性分析,筛选出符合质量标准的、可信度高的证据有助于更客观、更科学的临床决策,提高诊断水平。好的临床思维不是一朝一夕能够形成的,而是在临床实践过程中,不断总结、优化,不断学习、借鉴,方能不断进步。

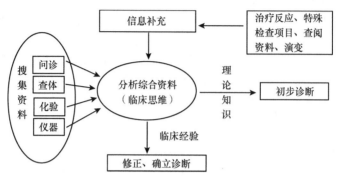

图 8-4-1　缩小诊断范围合理的手段

四、临床思维的常见误区

临床思维需要培养,在这过程中,初学者难免存在一些错误,导致误诊、漏诊,以下列出一些常见的导致误诊、漏诊的原因:

（一）病史采集不完整、不准确

详细的病史资料往往能够为诊断及鉴别诊断提供大部分信息,尤其是有意义的阳性和阴性症状,若是采集的病史资料不完整、不确切,就无法反映疾病的进程和个体的特征,因而难以作为诊断的依据,有时甚至容易引起误导。

（二）观察、体检不细致

临床观察和体检时遗漏关键征象,导致重要的信息被遗漏,如患者描述的症状和实际发生的情况有出入,某些隐蔽部位的软组织肿块、生殖器部位的病变都容易被忽略,因此在诊断过程中都要特别留意。

（三）过分依赖实验室检查

随着检验技术的不断发展,实验室检查的灵敏度越来越高,在辅助诊断中也越来越受到重视,但作为临床医师不能不加分析的依赖检验结果,或者对检验结果进行错误的解释,如有些肿瘤标志物偏高就考虑肿瘤,血钙稍有异常就考虑甲状旁腺有问题,需要结合患者的临床表现、所处状况来综合判断。

（四）先入为主、主观臆断

某些个案的经验或错误的印象占据了思维的主导地位,妨碍了客观而全面地考虑问题,导致判断偏离了疾病的本质。如患者有肝功能不全,既往有饮酒史、脂肪肝,就考虑酒精性肝炎,实际上患者有服用中草药史,也有可能是药物性肝功能损害。

（五）医学知识、临床经验不足

因为医学知识不足、缺乏临床经验,对一些病因复杂、临床罕见疾病的知识匮乏,经验不足,又不能及时有效的学习各种知识,是导致误诊的常见原因,在基层医院相对常见,需要不断学习、进修来弥补。

（六）症状、体征不明显

某些疾病的发生并无明显的症状和体征，如脂肪肝、高脂血症、早期 2 型糖尿病，故只凭病史、查体难以诊断。

（七）伪病

有些疾病属于精神性或心因性疾病，如烦渴、多饮、多尿，症状上需考虑尿崩症或糖尿病，但实际上患者只是精神性多饮。甚至有极少患者因个人原因装病的，都需要注意。

要培养和建立科学的临床思维，需要从以下几个方面入手：①拓宽知识面；②牢固掌握基础医学知识；③收集病史要有技巧；④查体要认真而有明确目的；⑤要能全面理解和合理解释各种检查；⑥与医技人员配合提高对各种检查的综合分析能力。

总之，临床思维也跟临床技能一样，需要在实践中不断锤炼、提高，出现疏漏和错误，也不要失望和气馁，应当不断总结、反思。医学本身是一门不确定的科学，疾病的表现可以是"同病异症"，也可以是"异病同症"，有复杂性，也有一定挑战性，临床医师就像侦探办案一样，在诊断过程中需要寻找蛛丝马迹、抽丝剥茧，寻找证据，揪出"元凶"，即接近疾病真相的诊断，这个过程既有趣又充满挑战。在临床实践中，按照上述诊断方法、原则认真实践，并警惕陷入临床思维的误区，这样就能不断积累经验，提高诊断准确率，减少漏诊和误诊。

从认识到治疗疾病的全部过程，都贯穿着医师的思维活动，如何使我们的主观思维符合客观实际，这是一个从学习临床诊断学开始，毕生努力的漫长过程，也是每一位临床医师必须倾毕生精力去追求、探索的最高境界。临床思维是一多学科综合性的学问，人们在医疗实践中常自觉不自觉地总结经验，摸索、体验正确的思维方法，到目前为止，没有、也不可能有一套现成的、固定的思维模式适应所有的临床医师、所有的患者、所有的疾病。

五、循证医学思维模式

循证医学（evidence-based medicine，EBM）是医学领域 20 世纪 80 年代萌发，90 年代形成的一门新兴学科，现已逐渐发展成为一种临床医学实践的新模式和医疗决策的新思维，被认为临床医学实践开始了由传统的经验医学向循证医学时代的转变。

（一）循证医学的概念、基本特征及其与传统模式的区别

1. 循证医学的概念　循证医学是有意识的、明确地、审慎地利用最好的证据制定关于个体患者的诊治方案，实施循证医学意味着医师要参酌最好的证据、临床经验和患者意见，进行临床决策。

按照循证医学的定义，临床医疗决策应建立在科学证据的基础上，而最新的，经过严格设计的科学研究的证据包括病因、诊断、预防、治疗、康复、预后等。

2. 循证医学的基本特征

（1）循证医学对治疗方式的有效性和安全性的评价，是以患者的预后为终点指标。循证医学评价各种治疗措施对预后的影响，包括了有效寿命、总死亡率、疾病重要事件、生活质量及成本 - 效益比等多方面的指标。而以经验为基础的医疗模式评价治疗方式的疗效如何，即治疗对患者预后的影响，观察的主要终点指标为不满意指标，如死亡率等。循证医学评价的是患者使用该治疗对生存与死亡及其他重要事件影响，评价的终点指标不同。

（2）循证医学对临床药物的评价研究是大规模随机对照试验（randomized controlled trial，RCT）。这种 RCT 需要对成千上万的患者进行长达 3 ～ 5 甚至更长时间的追踪观察，几十甚至上百家医院参加研究。通过 RCT 设计方案得到的研究结论更可靠、更具有说服力，使临床医师有证可循。而以经验为基础的医学模式对药物疗效的评价研究，常常是由一个或少数医院完成，观察的病例样本数往往有限。

（3）循证医学实质上是一门方法学，是临床实践的新思维模式。从学科内容上看，主要包括制定临床医学决策的方法，获取临床医学信息的方法和临床信息可靠性评价的方法。从循证医学的实践结构来看，主要由用循证医学思想指导临床实践的医师、最佳的研究证据和体现患者自身价值和愿望的治疗方案构成。在循证医学实践中，医师既是证据的提供者，又是证据的使用者。这两个角色都要求医师必须掌握临床科研方法学。这样才能恰当地评价别人的研究成果，也才能为别人提供可靠的证据。所以，循证医学是以方法学为基础的临床实践新模式。充分考虑患者的期望和选择是实践循证医学的关键因素。

3. 循证医学与传统模式的区别　循证医学的兴起和发展固然是由它优于传统模式的特点决定的。但它的出现绝不意味着取代传统医学模式，而是两种模式互相依存、互相补充，共同发展。它们之间的区别主要表现在：

（1）对临床医师的要求不同：医师是临床实践的主体，不同的临床实践模式对主体的要求有别。传统模式主要是以医师的医学理论知识、技能和临床经验积累为临床实践基础的。循证医学除了这些要求以外，还强调掌握临床科学研究方法，强调利用现代化信息技术手段不断地学习和掌握医学证据，利用科学方法正确评价和使用证据。

在循证医学实践中，医师既是证据的提供者，又是证据的使用者，这两个角色都要求医师必须掌握临床科研方法学，掌握获取和评价临床医学信息的方法，既要恰当地评价别人的研究成果，也要为别人提供可靠的证据，以得到更敏感、更可靠的诊断方法，更有效、更安全的治疗方案。同时，循证医学还要求将最佳临床证据、熟练的临床经验和患者的具体情况这三大要素紧密结合在一起。要求熟练地掌握临床经验，旨在能够识别和采用最好的证据，以迅速对患者状况作出准确和恰当的分析评价。同时也要考虑患者的具体情况，根据患者对疾病的担忧、对治疗方法的期望，设身处地为患者着想，真诚地尊重患者自己的选择，与患者取得共识，相互理解、相互信任，以取得最佳治疗效果。传统经验医学模式主要是以医师掌握的医学理论知识、技能和积累的临床经验为临床实践基础，强调详细地询问病史、系统体格检查和各种实验室、影像设备检查，试验性地应用治疗药物，观察治疗反应和病情的变化，从而获取评价治疗方法是否有效、是否可行的证据，再利用这些证据评估自己的处理是否恰当。如果效果不理想，则不断修正自己的处理方案，如此通过正反两方面的经历逐渐积累起临床经验，形成临床处理各种情况的方法和能力。显然，循证医学固然有它优于传统医学模式的地方，但它的出现绝不意味可以取代传统医学模式，而是对传统医学模式的保留和发扬。

（2）对临床经验的评价不同：传统模式以个人经验为主，医师根据自己的实践经验、高年资医师的指导教科书和医学期刊上零散的研究报告来处理患者。而循证医学实践既重视临床经验，又特别强调要利用现有的、最好的临床研究证据。认为"有权威的医学"是专业知识、临床经验和最佳证据的结合。

（3）临床证据的来源不同：传统模式用以动物实验为主要研究手段的病理生理学研究成果解释疾病的发病机制、血压、生化指标、血流动力学参数等，并用这些指标评估临床疗效或指导临床实践。对药物疗效的评价研究往往规模小，样本例数有限。循证医学认为掌握疾病的发病机制和观察各种临床指标的变化是必要的，但更强调来自 RCT 及荟萃分析（Meta 分析）的最佳证据。

循证医学认为掌握疾病的发病机制和观察各种临床指标的变化是必要的，但更重视确凿的临床证据。循证医学所要求的临床证据有三个主要来源：大样本的 RCT、系统评价（systematic review）、Meta 分析。这些证据根据临床上用的价值又可分为不同的等级，其中Ⅰ级和Ⅱ级为最佳证据，均来自大样本的 RCT，是评价临床治疗效果的金标准，也是临床决策的可靠依据。传统经验医学模式并非不重视证据，更不是反对寻找证据。相反，传统经验医学模式十分强调以动物实验为主要研究手段的病理生理学研究成果所解释的疾病的发病机制、血压、生化指标、血流动力学参数等，并以此作为临床评估指标；强调触、叩、听、查等临床实践，力求从中找到有用的证据。这种实践仍然应该重视、鼓励和发扬。但仅靠这些实践已不可能满足现在临床活动的需求，因为它所反映的往往只是个人或少数人的临床经验,容易以偏概全。一些新的药物或治疗方法由于不为人知而得不到应用;一些无效或有害的治疗方法,由于长期应用已成习惯,或从动物实验结果和理论上推断可能有效而继续被采用。

(4)评价结果的指标不同:传统模式以不满意终点为指标,即以症状的改善、实验室结果等指标的变化来评价治疗效果。循证医学以满意的终点为指标,即以重要临床事件的发生率、病死率、致残率、生存质量等为指标,这些指标是医师和患者最关心的治疗结果。

(5)卫生资源配置和利用的不同:传统模式很少考虑成本-效益问题,循证医学则将成本-效益分析作为临床决策的一个重要证据。

循证医学是唯物主义思想在医学领域的体现。传统的临床实践虽然也在"循证",但从来没有像现在这样,研究如何快速地从全世界范围内获取最新最佳的临床宏观证据。这种循证医学的思维方法,为临床医师提供了更有力、更准确、更有效、更安全的诊断治疗方法,并可作为制定临床诊断原则的理论依据。

(二)循证医学思想与方法

1. 循证医学的主要思想观点

(1)核心思想:相对于经验医学而言,循证医学是一种思维方法,是一种临床医学模式,其核心思想是:对患者的医疗保健措施的决策要诚实、尽责、明确、明智、果断地利用当前的最佳证据。促使以经验为基础的传统模式向以科学为依据的、有据可循的现代医学发展。

(2)主要思想观点

1)任何医疗决策的确定,都要基于临床科研所取得的最佳证据,即临床医师确定治疗方案和专家确定治疗指南,都应依据现有的最佳证据来进行。

2)证据是循证医学的基石,其主要来源是医学期刊的研究报告,特别是 RCT 等设计合理、方法科学严谨可靠的临床科研成果,以及对这些研究的 Meta 分析。

3)运用循证医学思想指导临床实践,最关键的内容是根据临床所面临的问题进行系统的文献检索,了解相关问题研究的进展,对研究结果进行科学评价以获得最佳证据。

2. 循证医学的基本方法

(1)判定临床医学决策的方法

1)发现临床所面临的问题和了解解决问题所需要的信息:按照循证医学模式,临床医师既作为研究者去提供证据,又作为应用者去应用证据。无论是提供证据的过程还是使用证据的过程,首先都要提出需要回答的问题,这是实践循证医学的第一步。提出一个好的问题,用可靠的方法来回答这个问题,是临床研究的关键所在,它关系到课题研究的质量和是否有重要的临床意义。提出一个好的问题可以帮助临床医师把精力集中在与自己临床实践和患者需要直接有关的证据上,可以帮助制定高效的收集策略,形成一种回答问题的模式。

用可靠的方法回答问题,如系统评价作为循证医学研究的基础,可以解决诸如病因学和危险因素研究,治疗手段的有效性研究、诊断方法评价、预后估计、患者费用和效益分析等问题。系统评价的结果就是循证医学的所谓证据。但系统评价的焦点是选题,提出和形成一个建构良好的问题,以后就是查询证据。如果已有的证据能够回答自己的问题,就可以直接应用证据解决临床问题;如果已有证据不能回答自己的问题,就要针对问题进行临床研究以提供问题的答案。

2)临床决策分析评价:临床决策分析(clinical decision analysis, CDA)是根据国内外医学科研的最新进展,将提出的新方案与传统方案进行全面比较和系统评价,通过定量分析取其最优者进行实践的过程。它是减少临床不确定性的重要方法。

各类临床决策的基本程序是:提出决策的目标、收集和筛选临床信息资料、拟定决策备选方案、评估备选方案、通过充分评价不同方案的风险及利益后选择较满意的临床决策方案、拟定实施步骤予以实施、通过信息反馈进行必要的调整。

　　制定和选择临床决策应遵循以下三条原则：一是制定决策方案的依据必须是经科学试验验证的；二是决策的全过程必须是在尽可能收集和严格评价国内外证据的基础上进行；三是决策过程中应坚持优选劣汰的原则。

　　在决策方案用于临床实践之前，还必须再进行严格的评价。要重点回答以下三个问题：一是临床决策分析优选推荐的方案是否真正优于另外的方案，所使用的方法是否正确；二是决策分析结果的重要性如何；三是这个结果是否符合患者的实际情况并适用于该患者。

　　3）成本-效益分析：指分析成本消耗后得到的效益。成本一般是以通用货币单位表示，效果是指某种医疗措施产生的具体结果，如延长患者生命的具体时间，避免发病或死亡的数字等，一般用成本-效益比和增量比两种方法表示。通过分析达到以尽可能少地投入来满足患者对医疗保健的需求，使有限的卫生资源得到合理的配置和利用。

　　（2）获取医学信息的方法：临床医师只要较好地掌握了计算机检索方法，就可以较方便地从互联网在线数据库、公开发行的 CD、已有数据库和 Cochrane 图书馆等获得所需信息。当然，循证医学的信息或研究证据的来源还包括杂志、指南和学术专著等。这些都是循证医学获取证据的基础。

　　（3）临床研究证据的评价方法：临床研究证据的严格评价，是指将收集到的文献应用临床流行病学方法及循证医学的质量评价标准，对临床研究证据的质量进行科学的鉴别，分析其真实性程度，以判断是否真实可靠。如果其真实性得到了肯定，则进一步评价对临床实践是否有重要价值。如果其真实性和临床价值得到了肯定，还要再进行实用性评价，以确定能否应用于解决患者的实际问题。如果收集到的合格的文献有多篇，则可以作系统评价或 Meta 分析。临床研究证据包括病因学及危险因素研究证据、诊断性试验证据、治疗性研究证据、药物不良反应研究证据、疾病预后研究证据及临床经济学研究证据等，都涉及应用临床流行病学基本理论和方法进行真实性和价值的评价。

　　1）证据真实性的严格评价：在临床实践中，如果证据缺乏真实性就会造成不良后果。影响证据真实性的主要因素包括研究设计方案的因素、研究对象的因素、观测结果的因素、资料收集与整理的因素及统计分析因素等，这些都需要进行严格的分析评价。

　　2）研究证据的临床价值的严格评价：证据是否对临床实践有重要意义，需要应用一系列效果指标进行考核，包括事件发生率如病死率等、绝对危险降低率、相对危险降低率等 10 多项指标。

　　3）应用研究结果的评价：当收集到的证据通过评价其真实性和临床意义得到肯定后，就要考虑该结果是否可以用于某个具体患者，应用时还要将证据、临床经验及患者的价值观结合起来考虑：①该患者是否与研究证据中纳入的患者有差异，其差异是否影响到研究结果的使用；②研究中的干预措施可行性如何；③治疗措施是否对患者利大于弊；④患者的价值观及对疗效的期望如何；在做出临床决策时这些问题必须得以明确回答。

　　4）Meta 分析的评价：Meta 分析也称汇总/荟萃分析，是对具有共同研究目的相互独立的多个研究结果给予定量分析，合并分析，剖析研究间差异特征，综合评价研究结果。Meta 分析具有增大统计功效、解决临床分歧意见、增强疗效的可靠性和客观性、引出新见解等许多重要作用。

　　Meta 分析的结论是否客观公正、可靠，其评价指标包括：①是否事先有研究方案；②是否报告了临床试验的收集策略、是否有纳入及排除标准、是否有直观的图示和一致性检验；③是否经过统计学处理和灵敏性分析，是否做出了有效、不肯定或有害的结论等。

（三）循证医学的实践结构

1. 循证医学实践内容结构的三个基本要素

　　（1）最佳的临床研究证据：循证医学的本质就是遵循客观证据。最佳证据是指应用临床流行病学原则和方法及有关质量评价标准，对临床研究的文献进行分析评价所获得的具有真实性和临床应用价值的研究成果。最有说服力的临床研究证据主要来自国际公认的、大样本 RCT 以及系统评价和 Meta 分析。

任何医疗决策，都要基于临床科研所取得的最佳证据。证据是循证医学的基石，它主要来源于医学期刊的研究报告，特别是来自国际公认的多中心 RCT，以及按照严格的方法学原则对这些研究结果进行系统评价或 Meta 分析。运用循证医学思想指导临床实践，最关键的内容是根据临床所面临的问题进行系统的文献检索，了解相关问题研究的进展，对研究结果进行科学评价以获得最佳证据。即医师需要得到的最佳证据并非所有查阅到的文献的罗列，也不能满足于将作者认为正确的东西加在一起。而是需要通过科学的评价和统计学方法，对资料综合分析得出定量的结果，这才是最佳证据。

（2）作为循证医学实践主体的临床医师：循证医学实践对医师提出了更高的要求，除了通常需要的医学知识、临床经验、业务技能和临床判断能力外，还要具备应用现代信息技术进行文献检索的能力；应用各种评价方法对临床研究结果进行评价的能力；临床决策中从患者实际需要和利益出发，采用利大于弊的医疗措施的决策能力等。因此，医师的水平，包括医学理论知识以及临床经验特别重要，而且还必须不断更新和丰富自己的新理论和新方法。此外，还必须具备崇高的医德和全心全意为患者服务的精神，这些都是临床医师实践循证医学的必备条件。

临床流行病学的基本方法和知识：要想筛选最佳的证据，必然要看其研究的设计是否科学合理；要严格地评价文献的质量，务必要掌握严格评价的学术标准；要分析医学文献所报道的研究结果的真实性，就务必要分析在研究中和文献里是否存在有关偏倚（bias）和混杂因素（confounder）的影响及其可被接受的程度；要想评价医学文献的临床重要意义，也必然会涉及其终点指标的意义。定量测试指标的准确程度及其临床价值和相应的统计学分析与评价。此外，还会涉及研究的证据卫生经济学的分析与评价，以及被采用或推广的适用意义。上述诸方面因素是临床流行病学所研究的核心内容，自然也是循证医学所必备的基本理论、基本知识和基本的方法。否则，实践循证医学会遇到某些障碍。因此，掌握和应用临床流行病学研究的方法学是卓有成效地实践循证医学的关键之一。

（3）尊重患者的权益与患者参与：尊重患者的自身价值和愿望是循证医学的基本要求。医师在循证医学的治疗实践过程中，要充分体现患者的自身价值和愿望，始终把患者放在医疗活动的中心位置，真正地体现以人为本。

医师的任何诊治决策的实施，都必须通过患者的接受和合作，才会取得相应的效果，于是医患间平等友好的合作关系和医师诊治决策的正确与否，是成功实践循证医学的又一关键因素。循证医学的实施要求医师充分地关心与爱护患者，尊重患者的人权和正当的权益，与患者友好合作，这样才可能保证有效的诊治措施，取得患者的高度依从性（compliance），从而产生最佳效果。

上述三大因素为循证医学实践的基础，它们是有机结合的循证医学的整体框架。

2. 循证医学实践方法的五个步骤

（1）确定临床实践中的问题：在临床实践中，有时会遇到传统理论知识和经验不易解决的问题，却又应该弄清楚，否则有碍于对患者正确处理。这里，强调的是临床医师必须准确地采集病史、查体及收集有关实验结果，占有可靠的一手资料，经过仔细分析论证后，方可准确地找出临床存在而需解决的疑难问题。这种问题的解决，除了有利于患者诊治决策外，而且有利于医师本人和其专业水平的提高。

（2）针对临床问题检索有关文献：根据第一步提出的临床问题，确定有关"关键词"应用电子检索系统和期刊检索系统，检索相关文献，从这些文献中找出与拟弄清的临床问题关系密切的资料，作为分析评价之用。

（3）对收集到的文献进行严格评价：将收集的有关文献，应用临床流行病学及循证医学质量评价的标准，从证据的真实性、可靠性、临床价值及其适用性作出具体的评价，并得出确切的结论以指导临床决策。如果收集的合格文献有多篇，则可以作系统评价和基本分析。这样的评价结论则更为可靠。

（4）最佳证据应用于临床决策：将从经过严格评价的文献中获得的真实可靠并有临床应用价值

的最佳证据，用于指导临床决策，服务于临床。反之，对于经严格评价认为无效甚至有害的治疗措施则应被否定；对于尚难定论并有期望的治疗措施，则可为进一步研究提供信息。

（5）通过循证医学的实践提高医师自己的临床学术水平和医疗质量，达到高质量地解决临床问题和更好地为患者服务的目的。通过第四步对患者的实践，必有成功或不成功的经验和教训，临床医师应进行具体的分析和评价，从中获益，达到提高认识、学术水平和医疗质量的目的。

循证医学的证据不是恒定不变的，它必须回到临床中，接受实践的检验，在实践中可能又会产生新的证据。也就是说，循证医学中的证据是一个动态的概念，评价它正确与否的标准只能是临床实践。所以，实践循证医学绝不意味着可以忽视临床经验和直觉，也不意味着不需要基础研究和病理生理学知识，更不意味着可以忽视临床技能的培训。恰恰相反，它更强调医学理论的牢固掌握和临床经验的积累。

六、病 例 分 析

1. 患者李某，女性，68 岁，主诉"消瘦、乏力伴咳嗽、发热 1 月余"。患者 1 月前出现食欲缺乏、体重下降、双下肢乏力，伴咳嗽、咳白色黏液痰，低热，多于午后发生，体温最高 38.0℃，无畏寒、寒战及盗汗，无尿频、尿急、尿痛，无怕热、多汗，无大便次数增多，无畏光、流泪、眼内异物感，无血尿、泡沫尿。曾就诊于外院查肿瘤标志物 AFP、CEA、CA199 均阴性，血电解质：钠 133～134mmol/L，钙 1.95～1.99mmol/L，钾 3.4～4.08mmol/L；胃镜提示胃溃疡；腰椎正侧位提示第 12 胸椎压缩性骨折；甲状腺功能提示存在甲状腺功能亢进，予对症处理（具体不详）症状不见好转，为进一步诊治收入院。自发病以来，患者精神、食欲、睡眠差，小便正常，大便 2～3 天 1 次，体重减轻约 15kg。既往有类风湿关节炎 20 余年，未规律治疗，于关节疼痛发作时间断口服解热镇痛药或少量泼尼松。既往月经规律，曾有产后大出血，未输血，约 49 岁绝经。查体：T 38.4℃，P 104 次 / 分，R 20 次 / 分，BP 110/70mmHg，BMI 17.7kg/m^2，神清，精神疲倦，体型消瘦，慢性病容，表情痛苦。全身皮肤无黄染、出血点及皮疹。眉毛稀疏，眼睑无水肿，眼球无突出。牙列整齐，为义齿，多发龋齿。气管居中，双侧甲状腺 Ⅱ 度肿大，可触及结节，质韧，无压痛，活动度一般，未闻及血管杂音。胸廓对称，肋骨无压痛。双肺呼吸音粗，右肺呼吸音低，未闻及干湿啰音。心界不大，心率 104 次 / 分，律齐，各瓣膜听诊区未闻及杂音。腹软，无压痛，肝脾肋下未触及。脊柱后凸畸形，各棘突无压痛。双手尺侧偏斜，双腕活动受限，双肘不能伸直，无压痛。双下肢呈膝内翻畸形，无水肿。阴毛、腋毛脱落。生理反射存在，病理反射未引出。辅助检查：血常规示 WBC 4.29×10^9/L，N% 69.5%，Hb 83g/L，RBC 3.37×10^{12}/L；尿常规、大便常规均未见异常；生化：球蛋白 49g/L，转氨酶、肾功能、血脂均正常；结核抗体阴性；RF 438U/ml，IgG 3310mg/dl，IgA 726mg/dl，C3 54.9mg/dl，ESR 51mm/h，CRP 6.87mg/dl，循环免疫复合物 CIC 28.2U/ml，ANA 1∶400 斑点型、核仁型，抗 SSA 抗体、抗 SSB 抗体及抗 Ro-52 抗体阳性；肿瘤标志物均阴性；甲状腺功能：FT$_3$ 10.79pmol/L，FT$_4$ 65.52 pmol/L，TSH 0.016mU/L；甲状腺自身抗体：TPOAB 205.5U/ml，TRAB 23.52U/L，TGAB 未见异常；ACTH、皮质醇节律及性激素系列未见异常；血钙 1.96mmol/L，血磷 1.56mmol/L，ALP 136U/L，PTH 3.5pmol/L，血钠 126mmol/L，血钾 4.6mmol/L，血氯 126mmol/L，CO$_2$CP 25mmol/L；尿钙 54g/24h，24h 尿蛋白 217mg；尿酸化功能正常；血气分析正常；25-(OH)D$_3$ 38.43nmol/L；胸部 CT 提示右肺尖、左下叶小结节，性质待定，双肺间质纹理增多，纵隔内多发淋巴结；腹部彩超未见明显异常；泌尿系彩超提示左肾上极囊肿，余未见异常；甲状腺彩超提示甲状腺多发结节，甲状腺右叶实性肿物（内伴多发钙化）；骨密度提示 L$_2$～L$_4$ T 值 –0.9，股骨颈 T 值 –2.6，全身 T 值 –2.5；垂体 MRI 未见明显异常；Schirmer 试验（＋）；PPD 试验（－）。患者的诊断、诊断依据是什么？

2. 患者王某，女性，45 岁，因劳累后心悸伴胸闷气短 3 年，发热 7 天，突发昏迷 2 小时，急诊入院。患者 3 年前始劳累后出现心悸、呼吸困难，有时伴有咳嗽、咳血丝痰，休息后好转，未诊治。

1 年前上述症状逐渐加重，静息下乏力明显。7 天前受凉后出现寒战、高热，呼吸困难加重，咳粉红色泡沫痰。2 小时前突然剧烈头痛，烦躁不安，右侧肢体活动障碍，继之神志不清，呼之不应，呼吸急促，牙关紧闭，无大小便失禁，急诊入院。查体：T 39.5℃，P 88 次 / 分，R 32 次 / 分，BP 150/80mmHg，脉搏节律不齐，脉搏短绌。神志不清，被动体位，颜面潮红，右侧鼻唇沟变浅，左眼球结膜有 2 个约针尖大的出血点。颈静脉充盈明显。两肺底闻及湿啰音。心前区无隆起，可扪及舒张期震颤，心浊音界向左扩大。听诊心率 138 次 / 分，律不齐，心音强弱不等，$P_2 > A_2$，P_2亢进，吸气时更明显。心尖部可闻及舒张期隆隆样杂音及海鸥鸣样收缩期杂音Ⅲ级，不传导，无心包摩擦音。腹软，肝肋下 4cm，质软有压痛，肝颈静脉回流征阳性，脾肋下 3cm，无压痛。右侧肢体肌力 0 级，肌张力减弱，Babinski 征阴性。

该患者的诊断有哪些，并写出相应的诊断依据。

七、练 习 题

（一）主观题

1. 常见的临床思维方法有哪几种？

2. 简述临床思维的基本原则。

（二）客观题

1. A 型题

（1）在诊断过程中，诊断思维正确的是（　　　）

A. 在选择第一诊断时首先应选择少见病

B. 尽可能以不同疾病去解释多种临床表现

C. 在器质性疾病与功能性疾病鉴别有困难时，首先要考虑功能性疾病的诊断

D. 当诊断有两种，一种可治且疗效好，而另一种目前无有效治疗且预后甚差，若无法确诊时，诊断上首先考虑前者

E. 可以根据自己的知识范围和临床经验对客观信息任意取舍

（2）临床上，在部署检查时，考虑不正确的是（　　　）

A. 检查的意义及正常值　　　　　　　B. 检查的时机

C. 检查的敏感性、特异性和准确性　　D. 检查对患者的利弊及安全性

E. 为了诊断正确，可进行"拉网式"检查

2. B 型题

（1）～（2）题共用备选答案

A. 功能性消化不良　　　　　　B. 胃食管反流病　　　　C. 十二指肠球部溃疡

D. 胃癌　　　　　　　　　　　E. 肠易激综合征

（1）男性，20 岁，反复上腹疼痛 2 年。秋冬季好发，饥饿痛，进食可缓解，有午夜痛。查体腹部无明显体征。患者最可能的诊断为（　　　）

（2）女性，35 岁，胸骨后烧灼不适伴反酸半年。有咽部异物感，无吞咽困难及明显腹痛，食欲正常。查体腹部无明显体征。患者最可能的诊断为（　　　）

3. C 型题

（1）～（3）题共用题干

患者，男性，25 岁，在京务工。因发热、咳嗽、咳痰 4 天来院，在家未用任何药物。查体见右下肺实变体征，胸部 X 线示右肺大片浸润影，血气分析 pH 7.36，PaO_2 64mmHg，$PaCO_2$ 35 mmHg。

（1）为取得病原菌，下列哪些不正确（　　　）

A. 清晨用清水漱口

B. 清晨用药前留取

C. 痰液在 1 小时内送检

D. 咳痰困难者可雾化蒸汽吸入诱导排痰

E. 若做结核分枝杆菌培养，可留 12 ～ 24 小时痰

（2）为明确诊断，下列检查有意义的是（　　　）

A. 血培养　　　　　　　　　　　B. 痰培养＋药敏试验　　　　　　C. 痰涂片

D. 胸部 CT　　　　　　　　　　 E. 纤维支气管镜检查

（3）如经验性抗菌治疗无效，则下列措施中应首选（　　　）

A. 确定病原体，根据药物敏感试验调整抗菌药物并改善引流

B. 改用碳氢霉烯类抗生素

C. 加用抗真菌治疗

D. 呼吸道局部应用抗生素

E. 加用万古霉素

4. X 型题

常见的误诊、漏诊原因包括下面哪几种（　　　）

A. 病史资料不完整、不确切　　　　　　　B. 观察不细致或检验结果误差

C. 先入为主、主观臆断　　　　　　　　　D. 医学知识不足、缺乏临床经验

E. 疾病的临床表现不同

（陈显英）

第九章　医疗文书书写规范

医疗文书书写规范，是对各医疗机构的病历书写行为进行详细规范，以提高病历质量，保障医疗质量和医疗安全。其中对医患双方易发生误解、争执的环节，提出了明确要求。

第一节　病历书写的基本要求

1. 病历是指医务人员在医疗活动过程中形成的文字、符号、图表、影像、切片等资料的总和，包括门（急）诊病历和住院病历。

2. 病历书写是指医务人员通过问诊、查体、辅助检查、诊断、治疗、护理等医疗活动获得有关资料，并进行归纳、分析、整理形成医疗活动记录的行为。

3. 病历书写内容应客观、真实、准确、及时、完整、规范，重点突出、层次分明，表述准确、语句简练、通顺，书写工整、清楚、不超过格线。

4. 病历书写应使用蓝黑墨水、碳素墨水，需复写的病历资料可以使用蓝色或黑色油水的圆珠笔。打印病历应符合病历保存的要求。

5. 病历书写应使用中文，通用的外文缩写和无正式中文译名的症状、体征、疾病名称等可以使用外文。

6. 病历书写应规范使用医学术语，文字工整、字迹清晰、表述准确、语句通顺、标点正确。

7. 病历书写过程中，出现错字时，应用双线划在错字上，保留原记录清晰可辨，并注明修改时间、修改人签名。不得用刀刮、胶粘、涂黑、剪贴等方法掩盖或去除原来的字迹。上级医务人员有审查修改下级医务人员书写的病历的责任。

8. 各种检查报告单应分门别类按日期顺序呈叠瓦状粘贴整齐。

9. 病历应按照规定的内容书写，并由相应医务人员签名。实习医务人员、试用期医务人员书写的病历，应经过本医疗机构注册的医务人员审阅、修改并签名。进修医务人员由医疗机构根据其胜任本专业工作实际情况认定后书写病历。

10. 门诊病历需要即时书写。急诊病历，在接诊同时或处置完成后及时书写。

11. 住院病历、入院记录应于次日上级医师查房前完成，最迟应于患者入院后 24 小时内完成。

12. 危急患者的病历应及时完成，因抢救危急患者未能及时书写病历的，应在抢救结束后 6 小时内据实补充完成，并注明抢救完成时间和补记时间，详细记录患者初始生命状态和抢救过程及向患者及其亲属告知的重要事项等有关资料。

13. 病历书写一律使用阿拉伯数字书写日期和时间，采用 24 小时制记录。

14. 对需取得患者书面同意方可进行的医疗活动，应由患者本人签署知情同意书。患者不具备完全民事行为能力时，应由其法定代理人签字；患者因病无法签字时，应由其授权的人员签字；为抢救患者，在法定代理人或被授权人无法及时签字的情况下，可由医疗机构负责人或者授权的负责人签字。

15. 因实施保护性医疗措施不宜向患者说明情况的，应将有关情况告知患者近亲属，由患者近亲属签署知情同意书，并及时记录。患者无近亲属或患者近亲属无法签署知情同意书时，由患者的法定代理人或者关系人签署知情同意书。

（张　填）

第二节 门（急）诊病历书写内容及要求

门（急）诊病历内容包括：门（急）诊病历首页（封面）、病历记录、辅助检查资料等。

一、门（急）诊病历首页（封面）

1. 门（急）诊病历首页（封面）内容包括姓名、性别、出生年月、民族、婚姻、职业、家庭住址、工作单位、药物过敏史、门诊病历号、联系电话等项目，就诊时患者要认真填写完整。

2. 特殊患者，如儿童、意识障碍、创伤及精神病患者，就诊时须写明陪伴者姓名、与患者关系，必要时写明陪伴者工作单位、家庭住址和联系电话。

二、门（急）诊病历记录

（一）初诊病历书写内容

1. 就诊时间、就诊科室。急诊病历就诊时间应精确到分钟。

2. 主诉。患者的主要症状及持续时间。

3. 现病史。全面记录患者此次就诊的主要病史，要重点突出，包括诱因、起病时间、主要症状及演变、伴随症状、发病以来在外院的诊治情况及疗效等。

4. 既往史、个人史、家族史。

5. 体格检查。一般情况，重点记录阳性体征及有助于鉴别诊断的阴性体征。急、危重症患者，必须记录体温、脉搏、呼吸、血压、意识等情况。

6. 实验室检查、影像学检查及特殊检查项目。就诊前已做的检查项目，应注明检查医院及时间。

7. 初步诊断。

（1）已明确诊断，要写出中文诊断全称，已明确的临床病理分型也要写出具体内容。

（2）暂不能明确诊断，应在初步诊断后加"？"。

8. 处理意见。

（1）记录所采取的各种治疗措施。

（2）处方应有药物名称、剂量、用法及频率。

（3）进一步检查措施或建议。

（4）休息方式及期限。

（5）出具诊断证明书等其他医疗证明书时，要将其内容复写记录在病历里。

（6）记录向患者交代的重要注意事项。

（7）如病情需要请求及时会诊时，会诊的科室医师要将会诊后的检查情况及处理意见写在病历上。

9. 如诊断疾病属法定传染病，应注明传染病上报情况。

10. 要求医师签全名，清晰可辨。

（二）复诊病历书写内容

1. 就诊时间、就诊科室。

2. 上次诊治后的病情变化和治疗反应 不可用"病情同前"字样。

3. 现病史。重点记录经过治疗后的效果及病情变化情况。

4. 体格检查。着重记录原来阳性体征的变化和新的阳性发现。

5. 辅助检查。需补充的实验室或器械检查项目。

6. 临床诊断。对上次已确诊的患者，如诊断无变更，可以不再写诊断。对于3次不能确诊的患者，接诊医师应请上级医师会诊，上级医师应写明会诊意见、会诊日期及时间，并签名。

7. 处理意见。同初诊。

8. 持通用门诊病历变更就诊医院、就诊科别或与前次不同病种的复诊患者，应视作初诊患者并按初诊病历要求书写病历。

9. 医师签全名，清晰可辨。

（张　填）

第三节　住院病历书写内容及要求

住院病历是关于患者疾病发生、发展、诊断、治疗情况的系统记录，是临床医师根据问诊、查体、辅助检查以及对病情的详细观察所获得的资料，是经过归纳、分析、整理书写而成的医疗档案资料。广义的住院病历包括：住院病案首页、完整病例（即狭义的住院病历或表格式住院病历）和入院记录、病程记录、会诊记录、转科记录、手术记录、出院记录、死亡记录、医患沟通记录、手术知情同意书、麻醉知情同意书、输血治疗知情同意书、特殊检查（特殊治疗）同意书、病危（重）通知书、化验报告单、医学影像检查资料、病理资料、医嘱单、体温单、护理记录单等。

一、住院病历

住院病历是最完整的病历模式，一般由实习生或住院医师书写，要求于患者入院后 24 小时内完成。住院病历书写时应实事求是，避免主观臆测和先入为主。

（一）住院病历书写内容及格式

1. 一般项目（general data）　包括姓名、性别、年龄、婚姻、民族、职业、出生地、现住址、工作单位、入院时间、记录时间、病史叙述者（注明与患者的关系）、可靠程度，逐项填写，不可空缺。

填写要求：①年龄：要写明"岁"，婴幼儿应写"月"或"天"。②职业：应写明具体工作类别，如车工、待业、教师、工会干部等，不能笼统地写为工人、干部。③地址：农村要写到乡、村，城市要写到街道门牌号码；工厂写到车间、班组；机关写明科室。④入院时间、记录时间要具体到分钟。⑤病史叙述者：成年患者由本人叙述，小儿或神志不清者要写明代诉人姓名及与患者的关系等。

2. 主诉（chief complaints）　是指患者入院就诊的主要原因，包括主要症状、体征及持续时间。根据主诉能产生第一诊断。主诉语言要简洁明了，一般以不超过 20 字为宜。主诉多于一项时，可按主次或发生时间的先后次序分别列出，并记录每个症状的持续时间。在某些特殊情况下，疾病已明确诊断，住院目的是为进行某项特殊治疗（手术、化疗等）者可用病名，如"白血病入院定期化疗"。一些无症状（体征）的实验室检查异常也可直接描述，如"发现血糖升高 1 个月"。

3. 现病史（history of present illness）　是病史中的主体部分。围绕主诉按症状出现的先后，详细记录从起病到就诊时疾病的发生、发展及其变化的经过和诊疗情况，内容主要包括：

（1）起病情况：起病时间、缓急，可能的病因和诱因（必要时包括起病前的一些情况）。

（2）主要症状（或体征）：出现的时间、部位、性质、程度及加重或缓解的因素，主要症状的变化以及新近出现的症状。注意层次清晰，尽可能反映疾病的发展演变，其内容要与主诉保持一致。凡与现病史直接有关的病史，尽管年代久远也应包括在内。

（3）伴随症状：出现时间、特点及变化情况，各种伴随症状之间，特别是与主要症状之间的相互关系。

（4）对患有与本病有关的慢性病者或旧病复发者，应着重了解其初发时的情况和重大变化，以及最近复发的情况。

（5）诊疗经过：发病以来曾在何时、何地、做过何种诊疗（包括诊疗日期、检查结果、用药名称及用法、手术方式、疗效等）。

（6）记载与鉴别诊断有关的阴性资料。

（7）一般情况：发病以来的精神、食欲、食量、睡眠、大小便、体力和体重的变化等。

（8）若患者存在两个以上不相关的未愈疾病时，可分段叙述。凡意外事件或可能涉及法律责任的伤害事故，应详细客观记录，不得主观臆测。

4. 既往史（history of past illness） 是指患者本次发病以前的健康及疾病情况，特别是与现病有密切关系的疾病，按时间先后记录，内容主要包括：

（1）过去一般健康状况及疾病的系统回顾。

（2）有无患过传染病、地方病和其他疾病，发病日期及诊疗情况。对患者以前所患的疾病，诊断肯定者可用病名，但应加引号；对诊断不肯定者，简述其症状。

（3）有无预防接种、外伤、手术及输血史。

（4）药物、食物和其他接触物过敏史。

5. 系统回顾（review of systems） 按身体的各系统详细询问可能发生的疾病，可以帮助医师在短时间内扼要地了解患者某个系统是否发生目前尚存在或已痊愈的疾病，以及这些疾病与本次疾病之间是否存在着因果关系。

（1）呼吸系统：有无咳嗽、咳痰、咯血、呼吸困难、胸痛、气喘、发热、盗汗、与肺结核患者密切接触史等。

（2）循环系统：有无心悸、气促、咯血、发绀、水肿、胸骨后疼痛、晕厥、高血压、动脉硬化、心脏疾病、风湿热病史等。

（3）消化系统：有无食欲改变、腹胀、腹痛、反酸、嗳气、腹泻、便秘、呕血、黑便、黄疸史等。

（4）泌尿生殖系统：有无尿频、尿急、尿痛、排尿困难、腰痛、血尿、水肿，肾毒性药物应用史，铅、汞化学毒物接触或中毒史，下疳、淋病、梅毒等性传播疾病感染史。

（5）造血系统：有无头晕、乏力、皮肤或黏膜出血点、紫癜、血肿，反复鼻出血、牙龈出血、骨骼痛，化学药品、工业毒物、放射性物质接触史等。

（6）内分泌系统及代谢：有无畏寒、怕热、多汗、食欲异常、消瘦、口干、多饮、多尿，有无视力障碍、肌肉震颤，有无性格、体重、毛发和第二性征改变等。

（7）神经精神系统：有无头痛、眩晕、失眠、视力障碍、意识障碍、抽搐、瘫痪、感觉异常，有无性格改变、记忆力和智力减退等。

（8）肌肉骨骼系统：有无肢体麻木、痉挛、萎缩、瘫痪史，有无关节肿痛、运动障碍、外伤、骨折史等。

6. 个人史（personal history）

（1）出生、成长及居留地：有无血吸虫病、疫水接触史，是否到过疫源地或地方病流行区及其接触情况，受教育程度和业余爱好等。

（2）生活习惯及嗜好：起居习惯、卫生习惯、饮食规律，烟、酒嗜好及其摄入量，有无其他异嗜物、常用药物和麻醉毒品摄入史，有无重大精神创伤史。

（3）职业和工作条件：过去及目前职业，劳动保护情况及工作环境等。重点了解患者有无与工业毒物、粉尘、放射性物质接触史，并应注明接触时间和程度等。

（4）冶游史：有无婚外性行为等。

（5）对儿童患者，除需了解出生前母亲怀孕及生产过程（顺产、难产）外，还要了解喂养史、生长发育史。

7. 婚姻、月经及生育史

（1）婚姻史：记录结婚与否、结婚年龄、配偶健康情况及性生活情况。若配偶死亡，应写明死亡原因及时间。

（2）月经史：初潮年龄、月经周期、行经天数、末次月经日期、闭经日期或绝经年龄，月经量、颜色、有无痛经、白带情况（多少及性状）等。

记录格式如下：

$$初潮年龄 \ \frac{行经期（天）}{月经周期（天）} \ 末次月经时间（LMP）或绝经年龄$$

（3）生育史：女性妊娠胎次、分娩次数，有无流产、早产、死产、手术产、产褥热史及计划生育情况等。男性患者有无生殖系统疾病。生育情况按下列顺序写明：足月分娩数 - 早产数 - 流产或人流数 - 存活数。并记录计划生育措施。

8. 家族史

（1）父母、兄弟、姐妹及子女的健康情况，是否患有与患者同样的疾病，死亡者应注明死因及时间。

（2）家族中有无结核、肝炎、性病等传染性疾病患者。

（3）有无家族性遗传性疾病，如血友病、糖尿病。对家族性遗传性疾病需问明两系三级亲属的健康和疾病情况。

9. 体格检查

具体记录内容及格式见下。

体温　　℃　　脉率　　次/分　　呼吸　　次/分　　血压　　/　　mmHg

一般情况：

发育（正常、异常），营养（良好、中等、不良、肥胖），神志（清楚、嗜睡、昏睡、昏迷、淡漠、模糊、谵妄），体位（自主、被动、强迫），步态，面容与表情（安静、痛苦、忧虑、恐惧、急性或慢性病容、特殊面容），查体能否合作。

皮肤及黏膜：

颜色（正常、潮红、发绀、苍白、黄染、色素沉着），温度，湿度，弹性，有无水肿、皮疹、瘀点、紫癜、瘀斑、皮下结节或肿块、蜘蛛痣、肝掌、溃疡及瘢痕，毛发生长及分布情况，如有，应记述部位，范围（大小）及形态等。

淋巴结：

全身或局部浅表淋巴结有无肿大（部位、大小、数目、压痛、硬度、移动性或粘连情况，局部皮肤有无红肿、波动感、瘘管、瘢痕等）。

头部及其器官：

头颅：大小，形态，有无压痛、包块，头发（量、色泽、分布情况）。婴儿需记录前囟门大小、饱满或凹陷。

眼：视力（必要时检查），眉毛（脱落、稀疏），睫毛（倒睫），眼睑（水肿、运动、下垂），眼球（凸出、凹陷、运动、斜视、震颤），结膜（充血、出血、苍白、水肿、滤泡），巩膜（黄染），角膜（透明、云翳、白斑、瘢痕、软化、溃疡、反射、色素环），瞳孔（大小、形状、是否对称、对光反射、调节与辐辏反应）。

耳：听力，有无畸形、分泌物、乳突压痛。

鼻：有无畸形、鼻翼扇动、分泌物、出血、阻塞、鼻旁窦区压痛，鼻中隔有无偏曲或穿孔。

口：口腔气味，唾液分泌，唇（畸形、颜色、疱疹、皲裂、溃疡、色素沉着），牙齿（龋齿、缺齿、义齿、残根、斑釉齿），牙龈（色泽、肿胀、溢脓、溃疡、出血、铅线），舌（形态、舌质、舌苔、溃疡、运动、震颤、偏斜），颊黏膜（发疹、溃疡、出血、色素沉着），扁桃体（大小，充血、分泌物、假膜），咽（色泽、分泌物、反射、悬雍垂是否居中、有无偏斜），喉（发音清晰、嘶哑、喘鸣、失音）。

颈部：

是否对称，有无强直、颈静脉怒张、肝颈静脉回流征、颈动脉异常搏动、肿块，气管位置，甲状腺（大小、硬度、压痛、结节、震颤、血管杂音、随吞咽上下活动度）。

胸部：

胸廓（对称、畸形、局部隆起或塌陷、压痛），呼吸（频率、节律、深度），胸壁有无静脉曲张、皮下气肿等，乳房（大小、乳头，有无红肿、压痛、肿块或分泌物）。

肺：

视诊：呼吸运动（两侧对比）、呼吸类型，有无肋间隙增宽或变窄。

触诊：呼吸活动度，语颤（两侧对比），有无胸膜摩擦感、皮下捻发感。

叩诊：叩诊音（清音、浊音、实音、过清音或鼓音及其部位），肺下界、肺下界移动度。

听诊：呼吸音（性质、强弱、异常呼吸音及其部位），有无干湿啰音及胸膜摩擦音，语音传导（增强、减弱、消失，注意对称部位）等。

心：

视诊：心尖搏动（位置、范围、强度），心前区有无隆起。

触诊：心尖搏动（性质、位置、范围、强度），有无震颤（部位、时期）和心包摩擦感。

叩诊：心脏左、右浊音界（相对浊音界）用各肋间距正中线的距离（cm）表示，并注明左锁骨中线到前正中线的距离（cm）。

听诊：心率，心律，心音（强度、分裂、P_2与A_2的比较、额外心音、奔马律），有无杂音（部位、性质、时期、强度、传导方向，以及与运动、体位和呼吸的关系，收缩期杂音强度用6级分法，如描述3级收缩期杂音，应写作"3/6级收缩期杂音"，舒张期杂音分为轻、中、重三度）和心包摩擦音。

血管检查：

桡动脉：脉搏频率，节律（规则或不规则、脉搏短绌），有无奇脉、交替脉，左、右桡动脉搏动强度的比较，动脉壁弹性、紧张度。

周围血管征：有无毛细血管搏动、枪击音、水冲脉和动脉异常搏动。

腹部：腹围（有腹水或腹部包块时测量）

视诊：外形（对称、平坦、膨隆、凹陷），呼吸运动，胃肠蠕动波，有无皮疹、条纹、色素、瘢痕、包块，脐，腹壁静脉曲张（血流方向），疝和局部隆起（器官或包块）的部位、大小、轮廓，腹部体毛。

触诊：

腹壁：腹壁紧张度，有无压痛、反跳痛、液波震颤、包块（部位、大小、形态、硬度、压痛、搏动、移动度、表面情况）。

肝脏：大小（右叶以右锁骨中线从肋缘至肝下缘、左叶以前正中线剑突下至肝下缘多少厘米表示）、质地（Ⅰ度：软，Ⅱ度：韧，Ⅲ度：硬）、表面、边缘、有无结节、压痛和搏动。

胆囊：有无压痛、Murphy征。

脾脏：大小、质地、表面、边缘、移动度、有无压痛、摩擦感。脾脏明显肿大时以三线测量法表示。

肾脏：大小、形状、硬度、移动度。

膀胱：膨胀、肾区及输尿管压痛点有无压痛。

叩诊：肝上界、肝浊音界（缩小、消失）、有无肝区叩击痛、移动性浊音、高度鼓音，肾区叩击痛。

听诊：肠鸣音（正常、增强、减弱、消失或金属音），有无振水音、血管杂音。

肛门及直肠：有无肿块、痔、肛裂、脱肛、肛瘘、裂隙、创面。直肠指检（肛门括约肌紧张度、有无狭窄、肿块、触痛，前列腺大小、硬度，有无结节及压痛）；特别注意有无触及肿块（大小、位置、硬度、移动度等)。指检退出时应注意指套便染的颜色。

外生殖器:根据病情需要做相应检查。

男性:阴毛分布,阴茎瘢痕、尿道分泌物,包皮、阴囊、睾丸、附睾、精索,有无发育畸形、鞘膜积液。

女性:检查时必须有女医护人员在场,必要时请妇科医师检查。外生殖器(阴毛、大小阴唇、阴蒂、阴阜)、内生殖器(阴道、子宫、输卵管、卵巢)。

脊柱及四肢:

脊柱:有无畸形(侧凸、前凸、后凸)、压痛、叩击痛、活动度。

四肢:有无畸形、杵状指(趾)、静脉曲张、骨折、关节(红肿、压痛、积液、脱臼、活动度受限、强直)、水肿、肌肉萎缩、肢体瘫痪或肌张力改变等,记录肌力。

神经系统:

生理反射:浅反射(角膜反射、腹壁反射、提睾反射)、深反射(肱二头肌、肱三头肌及膝腱、跟腱反射)。

病理反射:Babinski 征、Oppenheim 征、Chaddock 征、Gordon 征、Hoffmann 征等。

脑膜刺激征:颈项强直、Brudzinski 征、Kernig 征。

必要时做运动、感觉及神经系统其他检查。

专科情况:

记录专科疾病的特殊情况,如外科、妇产科、眼科、耳鼻咽喉科、神经精神科等,需写"外科情况""妇科检查""神经系统检查"等,记录与本专科有关的体征,前面体格检查中的相应项目不必重复书写,只写"见××科情况"。

10. 实验室及影像检查

记录与诊断有关的实验室及影像检查结果及检查日期。包括患者入院后 24 小时内应完成的检查结果,如血、尿、大便常规及其他有关实验室检查,X 线、心电图、超声及影像学检查等。

如系入院前所做的检查,应注明检查地点及日期。

11. 病历摘要

将病史、体格检查、实验室检查及器械检查等主要资料摘要综合,重点突出阳性发现和具有重要意义的阴性结果,以提示诊断的根据。字数以不超过 300 字为宜。

初步诊断:

写在住院病历或入院记录末页的右半侧,按疾病的主次列出,与主诉有关或对生命有威胁的疾病排列在前,次要疾病排列在后,并发症列于有关主病之后,伴发病排列在最后。诊断除疾病全称外,还应尽可能包括病因、疾病解剖部位和功能的诊断。

入院诊断:

由主治医师在患者入院后 48 小时内作出。入院诊断写在初步诊断的下方左侧,并注明日期。如住院病历或入院记录由主治医师书写,则可直接写"入院诊断",而不写"初步诊断"。入院诊断与初步诊断相同时,上级医师只需在病历上签名,则初步诊断即被视为入院诊断,不许重复书写入院诊断。

修正诊断(包含入院时遗漏的补充诊断):

写在住院病历或入院记录末页中线左侧,并注明日期,修正医师签名。凡以症状待诊的诊断以及初步诊断、入院诊断不完善或与病情不符合,上级医师应作出"修正诊断"。而住院过程中增加新诊断或转入科对转出科原诊断的修正,不写修正诊断,直接在转入记录、出院记录、病案首页上书写,同时于病程记录中写明诊断依据。

记录、审阅者签名:

签名应写在初步诊断的右下方签全名。上级医师审阅、修改后签名应在署名医师的左侧,并以斜线相隔。

（二）表格式住院病历书写内容及格式（附1）

表格式住院病历主要对主诉和现病史以外的内容进行表格化书写。应报省卫生行政部门备案，经省辖市卫生行政部门审批后使用。采用表格式记录简便、省事，利于储存和管理。

附1

表格式住院病历书写内容及格式

门诊号 _____
住院号 _____

姓名：	性别：	年龄：	职业：	民族：	婚姻：
出生地：	工作单位：		现住址：		电话：
入院日期： 年 月 日	记录日期： 年 月 日		病史叙述者：		可靠程度

病　史

主诉：

现病史：

既往史　平素健康状况：良好　一般　较差
　　　　曾患疾病和传染病史
　　　　预防接种史
　　　　过敏史：无　有　过敏原：　临床表现：
　　　　外伤史
　　　　手术史

系统回顾（有打"√"，无打"○"。阳性病史应在下面空间内填写发病时间及扼要诊疗经过）
　　　　呼吸系统　反复咽痛　咳嗽　咳痰　咯血　喘息　胸痛　呼吸困难
　　　　循环系统　心悸　活动后气促　下肢水肿　心前区痛　血压升高　晕厥
　　　　消化系统　食欲减退　反酸　嗳气　恶心　呕吐　腹胀　腹痛　便秘　腹泻　呕血
　　　　　　　　　黑便　便血　黄疸
　　　　泌尿生殖系统　腰痛　尿频　尿急　尿痛　排尿困难　血尿　尿量异常　夜尿增多
　　　　　　　　　颜面部水肿　阴部瘙痒　阴部糜烂
　　　　造血系统　乏力　头昏　眼花　牙龈出血　鼻出血　皮下出血　骨痛
　　　　代谢及内分泌系统　食欲亢进　食欲减退　怕热　多汗　畏寒　多饮　多尿　双手震颤
　　　　　　　　　性格改变　显著肥胖　明显消瘦　毛发增多　毛发脱落　色素沉着
　　　　　　　　　性功能改变　闭经
　　　　肌肉骨骼系统　关节痛　关节红肿　关节变形　肌肉痛　肌肉萎缩
　　　　神经系统　头痛　眩晕　晕厥　记忆力减退　视力障碍　失眠　意识障碍　颤动
　　　　　　　　　抽搐　瘫痪　感觉异常
　　　　个人史　出生地　从事何种工作　地方病地区居住情况　冶游史
　　　　　　　　嗜烟（无　有）约 _____ 年，平均 _____ 支/日，戒烟（未　已）约 _____ 年。
　　　　　　　　嗜酒（无　偶有　经常）约 _____ 年，平均 _____ 克/日，戒烟（未　已）约 _____ 年。
　　　　　　　　其他：
　　　　婚姻史　结婚年龄　配偶情况

月经史和生育史

初潮 ＿＿＿ 岁，每次持续 ＿＿＿ 天，末次月经日期： 绝经年龄 ＿＿＿ 岁，周期 ＿＿＿ 天，经量（少　一般　多），痛经（无　有），经期（规则　不规则）。妊娠 ＿＿＿ 次，顺产 ＿＿＿ 胎，流产 ＿＿＿ 胎，早产 ＿＿＿ 胎，死产 ＿＿＿ 胎，难产及病情：（有　无），子 ＿＿＿ 个，女 ＿＿＿ 个。

家族史（注意与患者现病有关的遗传病及传染性疾病）

父：健在　患病　已故　死因：

母：健在　患病　已故　死因：

兄弟姐妹：　　　　子女及其他：

体格检查

生命体征　体温　℃　脉率　次/分　呼吸　次/分　血压　/　mmHg　体重　　kg

一般情况　发育：正常　不良　超常　营养：良好　中等　不良　恶病质

面容：无病容　急性　慢性病容　其他特殊面容：

表情：自如　痛苦　忧虑　恐惧　淡漠　兴奋

体位：自主　被动　强迫（　　　）

步态：正常　不正常（　　　）

神志：清楚　嗜睡　模糊　昏睡　昏迷　淡漠　谵妄

配合检查情况：合作　不合作

皮肤黏膜　色泽：正常　潮红　发绀　苍白　黄染　色素沉着

皮疹：无　有（类型及分布：　　　）

皮下出血：无　有（类型及分布：　　　）

毛发分布：正常　多毛　稀疏　脱落（部位：　　　）

温度与湿度：正常　冷　干　湿

弹性：正常　减退

水肿：无　有（部位及程度：　　　）

肝掌：无　有

蜘蛛痣：无　有（部位：　数目：　）

其他情况：

淋巴结　全身表浅淋巴结：无肿大　肿大（部位及特征：　　　）。

头部　头颅大小：正常　大　小　畸形：无　有（尖颅　方颅　变形颅）

其他：压痛　包块　凹陷（部位　　　）

婴儿需记录前囟门大小、饱满或凹陷。

眼　眉毛：正常　稀疏（无　有）脱落（无　有）倒睫（无　有）

眼睑：正常　水肿　下垂　挛缩

结膜：正常　充血　水肿

眼球：正常　凸出　凹陷　震颤　斜视　运动障碍（左　右）

巩膜：无黄染　有黄染

角膜：正常　异常（左　右　表现：　　　）

瞳孔：等圆　等大　不等　左＿＿＿mm，右＿＿＿mm

对光反射　正常　迟钝（左　右）消失（左　右）

近视力：视力表　阅读视力（左　右）

其他情况：

耳　耳廓：正常　畸形　耳前瘘管（左　右）其他：

外耳道分泌物：无　有（左　右　性质　　）

乳突压痛：无　有（左　右　）

听力粗测障碍：无　有（左　右　）

鼻　外形：正常　异常（　　）

其他异常：无　有（鼻翼扇动　分泌物）

鼻窦压痛：无　有（部位及程度　　）

口腔口唇：红润　发绀　苍白　出血点　疱疹　皲裂　溃疡　色素沉着

腮腺导管开口：正常　异常（肿胀　分泌物　　）

舌：正常　异常（舌质　舌苔　伸舌震颤　向左、右偏斜）

齿龈：正常　肿胀　溢脓　溃疡　出血　色素沉着　铅线

齿列：齐　缺齿　龋齿　义齿

扁桃体：无肿大　肿大（左　Ⅰ Ⅱ Ⅲ度；右Ⅰ Ⅱ Ⅲ度；脓性分泌物　）

咽：无充血　充血　淋巴滤泡增生

声音：正常　嘶哑

颈部　抵抗感：无　有

气管：居中　偏移（向左　向右）

颈静脉：正常　充盈　怒张

肝颈静脉回流征：阴性　阳性

颈动脉搏动：正常　增强（左　右）减弱（左　右）

甲状腺：正常　肿大（左　度；右　度）

质软　质硬　压痛　结节　震颤　血管杂音

胸部　胸廓：正常　桶状胸　扁平胸　鸡胸　漏斗胸

隆起或凹陷（左　右）胸骨叩击痛

乳房：正常对称　异常：左　右（男乳女化　包块　压痛　乳头分泌物）

肺　视诊：呼吸运动　正常　异常：左　右（增强　减弱）

肋间隙　正常　增宽　变窄（部位：　）

触诊：语颤　正常　异常：左　右（增强　减弱）

胸膜摩擦感　无　有（部位：　）

皮下捻发感　无　有（部位：　）

叩诊：叩诊音　正常清音　异常叩诊音　浊音　实音　过清音　鼓音（部位：　）

肺下界　肩胛线　右＿＿＿肋间，左＿＿＿肋间

锁骨中线　右＿＿＿肋间，左＿＿＿肋间

腋中线　右＿＿＿肋间，左＿＿＿肋间

移动度　右＿＿＿cm，左＿＿＿cm

听诊：呼吸　规整　不规整（性质：　）

呼吸音　正常　异常（性质及其部位：　）

啰音　无　有（性质及其部位：　）

语音传导　正常　异常：增强　减弱（部位：　）

胸膜摩擦音　无　有（部位：　）

心　视诊：心前区隆起　无　有

心尖冲动位置　正常　移位（距左锁骨中线内　外　＿cm）

心前区异常搏动：无　有（部位：　）

　　　　　触诊：心尖冲动　正常　增强　抬举感　触不清

　　　　　　　　震颤　无　有(部位及时期：　　)

　　　　　　　　心包摩擦感：无　有

　　　　　叩诊：相对浊音界　正常　缩小　扩大(右　左　实测数据见下表)

心脏相对浊音界

右侧/cm	肋间	左侧（cm）
	II	
	III	
	IV	
	V	

左锁骨中线距前正中线　　　cm

　　　　　听诊：心率____次/分　心律(齐　不齐　绝对不齐)

　　　　　　　　心音　S_1 正常　增强　减弱　分裂

　　　　　　　　　　　S_2 正常　增强　减弱　分裂

　　　　　　　　　　　S_3 无　有

　　　　　　　　　　　S_4 无　有

　　　　　　　　　　　A_2　P_2

　　　　　　　　额外心音　无　奔马律(舒张期　收缩期前　重叠)开瓣音　其他：

　　　　　　　　杂音　无　有(部位　性质　时期　强度　传导　)

　　　　　　　　心包摩擦音　无　有

　　　周围血管　无异常血管征　枪击音　杜氏双重音　水冲脉　毛细血管搏动

　　　　　　　　脉搏短绌　奇脉　交替脉　其他：

　　　腹部　视诊：外形　正常　膨隆　蛙腹(腹围　cm)舟状腹　尖腹

　　　　　　　　胃型　无　有；肠型　无　有；蠕动波　无　有

　　　　　　　　腹式呼吸　存在　减弱　消失

　　　　　　　　脐　正常　凸出　分泌物

　　　　　　　　腹壁静脉　正常　显露　曲张(血流方向：　)

　　　　　　　　腹纹　无　有(部位：　)

　　　　　　　　手术瘢痕　无　有(部位：　)

　　　　　　　　疝　无　有(部位：　)

　　　　　　　　其他：

　　　　　触诊：腹壁　柔软　腹壁紧张(部位：　)

　　　　　　　　压痛　无　有(部位：　)

　　　　　　　　反跳痛　无　有(部位：　)

　　　　　　　　液波震颤　无　有

　　　　　　　　腹部包块　无　有(部位及大小：　)

　　　　　　　　　特征描述：

　　　　　　　　肝脏　未触及　可触及(大小：肋下____cm；剑突下____cm)

　　　　　　　　　特征描述：

　　　　　　　　胆囊　未触及　可触及(大小：____cm)

　　　　　　　　　压痛　无　有

Murphy 征　阴性　阳性

脾脏　未触及　可触及（大小：　　）

特征描述：

肾脏　未触及　可触及（大小：　　）

特征描述：

输尿管压痛点压痛　无　有（部位：　　）

叩诊：肝上界位于右锁骨中线第____肋间

肝浊音界　正常　缩小　消失

肝区叩击痛　无　有

移动性浊音　阴性　阳性

肾区叩击痛　无　有（左　右）

听诊：肠鸣音　正常　活跃　亢进　减弱　消失

气过水声　无　有

振水音　无　有

血管杂音　无　有（部位：　　）

肛门直肠　正常　异常：

生殖器　正常　异常：

脊柱及四肢　脊柱　正常　畸形（侧凸　前凸　后凸）

棘突压痛　无　有

叩击痛　无　有

活动度　正常　受限

四肢　正常　异常　畸形：

关节　正常　红肿　强直

肌肉　正常　萎缩

Laseque 征　阴性　阳性（左　右）

下肢静脉曲张　无　有

杵状指　无　有（部位及体征：　　）

神经系统　腹壁反射　正常　减弱　消失

肱二头肌反射　左（正常　减弱　消失　亢进）；右（正常　减弱　消失　亢进）

膝腱反射　左（正常　减弱　消失　亢进）；右（正常　减弱　消失　亢进）

跟腱反射　左（正常　减弱　消失　亢进）；右（正常　减弱　消失　亢进）

肌张力　正常　增高　下降（部位：　　）

肌力____级，肢体瘫痪　无　有（左　右　上　下）

Babinski 征　阴性　阳性（左　右）

Oppenheim 征　阴性　阳性（左　右）

Chaddock 征　阴性　阳性（左　右）

Gordon 征　阴性　阳性（左　右）

Hoffmann 征　阴性　阳性（左　右）

Brudzinski 征　阴性　阳性（左　右）

Kernig 征　阴性　阳性（左　右）

专科情况

实验室及影像检查结果

（重要的化验、X 线、心电图及其他有关检查）

病历摘要

初步诊断：1.
　　　　　2.
病史记录者：
病史审阅者：
记录日期：

二、住院期间常用医疗文件

（一）入院记录

入院记录是指患者入院后，由住院医师（经治医师）通过问诊、查体、辅助检查等获得有关资料，归纳、分析后书写而成的记录，要求必须 24 小时内完成，危重患者 6 小时内完成。入院记录应简明扼要，突出重点，主诉、现病史应与住院病历相同，其他病史（包括既往史、个人史、婚育史、月经史、家族史）和体格检查可扼要记录，省略系统回顾、病历摘要等。

（二）再次住院记录

再次住院记录，是指患者因同一种疾病再次或多次住入同一医疗机构时书写的记录。要求及内容基本同入院记录，应在病历上注明为第几次住院，并要求记录以下内容：

1. 因疾病复发再次入院，重点描述本次发病情况，但要求将既往病历摘要及上次出院后至本次发病前的病情、诊治经过详细记录在现病史中。

2. 因新发疾病再次入院，按住院病历或入院记录要求书写，并将在既往史中记录过去住院诊断及治疗情况。

3. 既往史、个人史、婚育史、家族史可以从简，但要注明"参阅前次病历（注明住院号）"。

（三）24小时内入、出院记录或24小时内入院死亡记录

1. 24 小时内入、出院记录　患者入院不足 24 小时出院的，可以书写 24 小时内入、出院记录，内容包括：患者姓名、性别、年龄、婚姻、出生地、职业、工作单位、家庭住址、病史提供者（注明与患者关系）、入院时间、记录时间、主诉、入院情况（简要病史、体格检查、辅助检查情况）、入院诊断、诊疗经过、出院时间、出院情况、出院诊断、出院医嘱，医师签全名等。

2. 24 小时内入院死亡记录　患者入院不足 24 小时死亡的，可以书写 24 小时内入院死亡记录，内容包括：患者姓名、性别、年龄、婚姻、出生地、职业、工作单位、家庭住址、病史提供者（注明与患者关系）、入院时间、记录时间、主诉、入院情况（简要病史、体格检查、辅助检查情况）、入院诊断、诊疗经过（抢救经过）、死亡原因、死亡诊断，医师签全名等。

（四）病程记录

病程记录是指继入院记录之后，对患者病情和诊疗过程所进行的连续性记录。主要内容包括患者的病情变化情况、重要辅助检查结果及其临床意义、上级医师查房意见、科室会诊意见、医师分析讨论意见、所采取的诊疗措施及疗效、医嘱更改理由、向患者及其近亲属告知的重要事项（医患沟通）等。病程记录书写要求真实、及时，要有分析判断、计划总结，要全面系统、有理有据、突出重点、前后连贯。病程记录质量可在一定程度上反映医疗水平高低。

书写病程记录应另起一页，首先标明记录日期，并在同一行居中位置标明"病程记录"，另起一行记录具体内容，记录结束后另起一行签全名。病程记录原则上由经治医师书写为主，上级医师

必须及时检查、修改、补充并签字，注明修改日期。入院 3 天内每日记录一次，包括首次病程记录；病重患者至少 2 天记录一次，病情变化随时记；病情稳定患者至少 3 天记录一次；对病情稳定的慢性疾病患者至少 5 天记录一次病程记录；手术后或特殊治疗后患者应连续记录 3 天病程记录，以后再根据病情要求进行记录。

根据记录内容，病程记录可分为一般病程记录和特殊病程记录，具体如下：

1. 一般病程记录

（1）一般状况：患者自觉症状、情绪、饮食、睡眠、大小便情况等，根据患者病情有针对性记录。

（2）病情变化：患者症状、体征变化，辅助检查结果，以及对病情变化的分析、判断和评价。

（3）诊疗操作：如胸腔穿刺、腹腔穿刺、骨髓穿刺、腰椎穿刺、内镜检查及诊疗（镜下止血、ERCP 取石等）、心导管检查及治疗（支架置入、起搏器安置等）、各种造影检查等，应当在操作完成后即刻书写。内容包括操作名称、操作时间、操作步骤、结果及患者一般情况，记录过程是否顺利、有无不良反应，术后注意事项及是否向患者说明，操作医师签名。

（4）补充或修改诊断：记录补充或修改临床诊断及其诊断依据。

（5）治疗情况：医嘱变更情况及理由、辅助检查依据、用药依据及反应。

（6）家属及相关人员希望、意见，医师向患者和（或）家属及相关人员交代病情（医患沟通情况）。

（7）记录时间及医师签全名。

2. 特殊病程记录 诊疗过程中有部分病程记录内容需要单独书写，不能与其他内容相混，称为特殊病程记录，包括：

（1）首次病程记录：是指患者入院后由经治医师或值班医师书写的第一次病程记录，应当在患者入院 8 小时内完成，注明记录时间。首次病程记录的内容包括：摘要描述和分析病例特点、提出诊断及诊断依据、制定诊查计划及治疗措施。对于诊断不明确的病例应作出诊断讨论，列出初步诊断、鉴别诊断及依据，并对下一步诊治措施进行分析。

（2）上级医师查房记录：是指上级医师查房时对患者病情、诊断、鉴别诊断、当前治疗措施疗效的分析及下一步诊疗意见等的记录，是病程记录的重要内容，代表上级医师及本医院的医疗水平。我国原卫生部规定三级查房记录（主任医师、主治医师、住院医师）为病程记录中必需项目，要求明确标记，由下级医师在查房后及时完成，并注意以下几点：①书写上级医师查房记录，在记录日期后应注明上级医师姓名及专业职称；②如实记录上级医师查房意见，包括对病史及体征的补充、诊断及诊断依据、鉴别诊断、下一步治疗计划等，应尽量避免“同意目前诊断、治疗”等无实质内容的记录；③主治医师首次查房记录应当于患者入院 48 小时内完成；主治医师日常查房记录间隔时间视病情和诊疗情况确定；疑难、危重抢救病例必须有科主任或具有副主任医师以上专业技术职务任职资格医师查房的记录。查房记录内容包括：查房医师的姓名、专业技术职务、补充的病史和体征、诊断依据与鉴别诊断的分析及诊疗计划等；④上级医师查房记录必须有查房医师本人及时审阅、修改并签全名。

（3）疑难病例讨论记录：是指由科主任或具有副主任医师以上专业技术任职资格的医师主持、召集有关医务人员对确诊困难或疗效不确切病例讨论的记录。内容包括：讨论日期、主持人、参加人员姓名及专业技术职务、具体讨论意见及主持人小结意见等。

（4）会诊记录：指住院期间患者需要他科（院）医师协助诊断及治疗时，分别由申请医师和会诊医师书写的记录，可书写于专用的会诊单内。书写会诊记录时应注意：①申请会诊记录由经治医师书写，包括简要病史、体征、重要辅助检查资料、拟疾病诊断、申请会诊理由及目的，主治医师以上专业技术任职资格医师审签，院外会诊申请需要科主任或主任医师审签；②会诊记录内容由会诊医师书写，包括会诊时间、对病史及体征的补充、病情分析、诊断意见、诊疗建议、会诊医师签名。常规会诊意见记录应当由会诊医师在会诊申请发出后 48 小时内完成，急会诊时会诊医师应当在会诊申请发出后 10 分钟内到场，并在会诊结束后即刻完成会诊记录；③重要会诊记录应在病程记录页内简要记录，在所在横行列出"××科会诊记录"标题。会诊记录内容包括：会诊意见、会诊医师所在的科别或者医疗机构名称等。申请会诊医师应在病程记录中记录会诊意见执行情况；④多科室或多人员会诊记录由经治医师整理，在病程记录中如实记录，并注明参加会诊人员姓名、职称及单位，由主持人审核并签名。

（5）转科记录：指住院期间患者因病情需要转科时，经转入科室医师会诊并同意接收后，由转出科室和转入科室医师分别书写的记录，包括转出记录和转入记录。①转出记录：由转出科室医师在患者转出科室前书写完成（紧急情况除外），内容包括：入院日期、患者姓名、性别、年龄、病史摘要、入院诊断、诊疗经过、目前情况、目前诊断、转科目的，以及提请接收科室需要注意事项等。转科记录紧接病程记录，不需另立专页，在横行适中位置注明"转出记录"，住院医师签名时，需上级医师审签；②转入记录：由转入科室医师于患者转入后 24 小时内完成，内容包括：入院日期，转入日期，患者姓名、性别、年龄，转入前情况，转入原因，转入后的问诊、体检及重要辅助检查结果，转入后诊断及转入诊疗计划等。转科记录需另立专页，在横行适中位置注明"转入记录"，住院医师签名时，应由上级医师审签。

（6）交（接）班记录：是指患者经治医师发生变更之际，交班医师和接班医师分别对患者病情及诊疗情况进行简要总结的记录。交（接）班记录的内容包括：入院日期、交班或接班日期、患者姓名、性别、年龄、主诉、入院情况、入院诊断、诊疗经过、目前情况、目前诊断、交班注意事项或接班诊疗计划、医师签名等。交班记录应当在交班前由交班医师书写完成；接班记录应当由接班医师于接班后 24 小时内完成。

（7）阶段小结：是指患者病情有重大转折或住院时间超过 1 个月以上，经治医师每月对患者病情及诊疗情况进行总结记录。阶段小结的内容包括：入院日期、小结日期，患者姓名、性别、年龄、主诉、入院情况、入院诊断、诊疗经过、目前情况、目前诊断、诊疗计划、医师签名等。交（接）班记录、转科记录可代替阶段小结。

（8）抢救记录：患者病情危重行抢救治疗措施，抢救过程需要记录，由参与抢救的医师在抢救结束后 6 小时内据实补记完成。内容包括：病情变化情况、抢救时间及措施、参加抢救的医护人员姓名及专业技术职称等。记录抢救时间应当具体到分钟。

（9）术前讨论记录：是指因患者病情较重或手术难度较大，手术前在上级医师主持下，对拟实施手术方式和术中可能出现的问题及应对措施所作的讨论。①甲、乙类手术及特殊手术必须进行术前讨论并记录；②术前讨论由科主任或具有副主任医师以上专业技术职务任职资格的医师主持进行；③讨论记录内容包括：术前准备情况、手术指征、手术方案、可能出现的意外及防范措施、参加讨论者的姓名及专业技术职务、具体讨论意见及主持人小结意见、讨论日期等；④术前讨论记录应由参与讨论医师及时、如实记录并签名，主持人审签。

（10）术前小结：是指在患者手术前，由经治医师对患者病情所作的总结记录。内容包括：患者一般资料（姓名、性别、年龄、婚姻、床位号、住院号等），术前病情，术前诊断及依据，手术指征，拟施手术名称、方式及日期，拟施麻醉方式，注意事项，并记录手术者术前查看患者相关情况等。如术前小结为专用打印表格形式，应按表格项目要求认真、如实填写。

（11）麻醉术前访视记录：是指在麻醉实施前，由麻醉医师对患者拟施麻醉进行风险评估的记录。麻醉术前访视可另立单页，也可在病程中记录。内容包括：患者一般资料（姓名、性别、年龄、婚姻、床位号、住院号等）、一般情况、简要病史、与麻醉相关的辅助检查结果、拟行手术方式、拟行麻醉方式、麻醉适应证及麻醉中需注意的问题、术前麻醉医嘱、麻醉医师签字并填写日期。

（12）麻醉记录：是指麻醉医师在麻醉实施中书写的麻醉经过及处理措施的记录。麻醉记录应当另页书写，内容包括患者一般情况、术前特殊情况、麻醉前用药、术前诊断、术中诊断、手术方式及日期、麻醉方式、麻醉诱导及各项操作开始及结束时间、麻醉期间用药名称、方式及剂量、麻醉期间特殊或突发情况及处理、手术起止时间、麻醉效果、麻醉医师签名等。

（13）手术记录：是指手术者书写的反映手术一般情况、手术经过、术中发现及处理等情况的特殊记录，应当在术后 24 小时内（当日、当班）完成。特殊情况下可由第一助手书写，但应有手术者审核并签名。手术记录应当另页书写，内容包括：一般项目（患者姓名、性别、科别、病房、床位号、住院号）、手术日期、术前诊断、术中诊断、手术名称、手术者及助手姓名、麻醉医师、麻醉方法、手术经过、术中出现的情况及处理等。①手术时患者体位、消毒方法、消毒巾的铺盖、手术切口情况（部位、方向、长度）、解剖层次及止血方式；②手术探查情况及主要病变情况（包括病变部位、大小、与附近组织器官的关系等）；肿瘤病变应记录有无转移、淋巴结肿大等情况；如术中发现病变情况与术前临床诊断不符合时，更应详细记录；③手术的适应证、方式及步骤中应包括：离断、切除病变组织或脏器的名称及范围；修补、重建组织或器官的名称；吻合口的大小及缝合方法；缝线名称、粗细号数；引流材料的名称、数目及放置部位；引流物的性质、数量。必要时手术方式及步骤可绘图加以说明记录；④术中麻醉情况，效果是否满意；⑤手中患者耐受情况、出血量、输血量、用药、特殊处理及抢救情况；⑥标本送检化验：培养、病理标本名称及病理标本肉眼所见情况；⑦术后器械、敷料清点情况记录。

（14）术后病程记录：术后病程记录应连续记 3 天，以后按病程记录规定要求并根据患者病情需要记录。术后首次病程记录是指在患者术后即时完成的病程记录，由手术者或第一助手于术后及时书写。内容包括：手术时间、术中诊断、麻醉方式、手术方式、手术简要经过、术后处理措施、术后应当特别注意观察的事项等。

（15）出（转）院记录：是指经治医师对患者此次住院期间诊疗情况的总结，应当在患者出（转）院后 24 小时内完成，由主治医师审签。内容主要包括：患者一般项目（姓名、性别、职业、婚姻、民族、工作单位、家庭住址）、入院日期、出（转）院日期、入院情况、入院诊断、诊疗经过、出（转）院诊断、住院天数、出院情况、出院医嘱、门诊随访要求、医师签名等。出（转）院记录应另立专页，横行适中位置注明"出（转）院记录"，一式两份，正页病案存档，附页交患者或家属。如为表格式出（转）院记录，按表格项目填写。

（16）死亡记录：是指经治医师对死亡患者住院期间诊疗和抢救经过的记录，应当在患者死亡后 24 小时内完成。死亡记录应另立专页，横行适中位置注明"死亡记录"，由经治医师书写，内容包括：①患者一般项目（姓名、性别、职业、婚姻、民族、工作单位、家庭住址）、入院日期、入院诊断、死亡日期及时间、住院天数；②入院情况：主要症状、体征、重要辅助检查结果情况；③诊疗经过：入院后诊治情况，重点记录死亡前病情演变、抢救经过、死亡原因、死亡时间（精确到分钟）、死亡诊断；④与患者近亲属或代理人商谈尸检情况，同意或不同意尸检均需明确表态，并在病历中明确记录，由患者近亲属或代理人签字；⑤科主任或具有副主任医师以上专业技术职务任职资格的医师审签。

（17）死亡病例讨论记录：是指在患者死亡 1 周内（特殊病例应及时讨论），由科主任或具有副主任医师以上专业技术职务任职资格的医师主持，对死亡病例进行讨论、分析的记录。死亡病例讨论记录不需另立专页，横行适中位置注明"死亡病例讨论记录"，由经治医师书写。内容包括：①讨论日期及地点，主持人及参加人员姓名、专业技术职务，患者一般项目（姓名、性别、职业、婚姻、民族、工作单位、家庭住址），入院日期，死亡日期及时间，诊疗经过（重点记录病情演变、抢救经过）、死亡原因、死亡诊断（包括尸检和病理诊断）；②参加者具体讨论意见，重点记录诊断意见、死亡原因分析、抢救措施意见及建议、经验教训及国内外本病诊治研究进展情况等；③主持人小结意见、记录者签名、主持人审签。

（五）知情同意书

根据《中华人民共和国执业医师法》《医疗机构管理条例》《医疗事故处理条例》和《医疗美容服务管理办法》，临床诊疗过程中，需行手术治疗、特殊检查、特殊治疗、实验性临床医疗和医疗美容的患者，医护人员应对其履行告知义务，并详实填写知情同意书。

1. 经治医师或主要实施者必须亲自使用通俗易懂语言向患者本人或近亲属、法定代理人、关系人告知患者的目前病情，以及拟行医疗措施的目的、名称、可能出现的并发症及医疗风险等，并及时解答其相关咨询。

2. 手术同意书应包括术前诊断、手术名称、术中或术后可能出现的并发症、手术风险等。

3. 麻醉同意书包括术前诊断、拟行手术方式、拟行麻醉方式，患者基础疾病及可能对麻醉产生影响的特殊情况，麻醉中拟行的有创操作和监测，麻醉风险、可能发生的并发症及意外情况等。

4. 特殊检查、特殊治疗知情同意书应包括检查、治疗的项目、目的、风险、可能出现的并发症等。

5. 输血治疗知情同意书包括输血指征、拟输血成分、输血前有关检查结果、输血风险及可能产生的不良后果等。

6. 医疗美容必须向就医本人及其近亲属告知治疗的适应证、禁忌证、医疗风险及注意事项。

7. 知情同意书必须经患者本人或近亲属、法定代理人、关系人签字认可，医师签全名。由患者近家属或法定代理人、关系人签字的，应提供授权人的授权委托书、身份证明及被委托人身份证明，并提供身份证明复印件。授权委托书及身份证明复印件同知情同意书一并存档。

8. 知情同意书一式两份，医患双方各执一份。住院患者医疗机构将知情同意书存入病历保存，门诊患者的相关同意书交病案室存档。

9. 新技术、实验性临床医疗等项目应严格按照国家有关规定办理相关手续，并如实告知患者及其近亲属。

（张　填）

第四节　专科病历书写内容及要求

目前，国内大多数医院临床专科采用表格式的电子病历，与完全住院病历相比，免去系统回顾和病例摘要，其他的要求相同。临床医学是一门既需要理论又需要实践的学科，临床医师只有通过大量的临床实践、积累一定的临床知识，才能从患者的主诉和复杂的临床表现中去粗取精、去伪存真，在专科病历记录中，既有阳性症状和体征，又有帮助鉴别的阴性症状和体征，抓住主要问题所在，得出初步诊断并制定诊疗计划。临床学生在完成完全住院病历书写任务后，需按照住院医师规范化培训即按照专科医师培训的标准让临床医学毕业生熟悉各专业疾病特点，提高临床技能。以风湿病和妇产科病历为例阐明各专科病历的书写特点与要求。

一、内科病历的书写

【病历一】

姓名：周某某　　　　　　　　　　出生地：某省某市

年龄：30 岁　　　　　　　　　　　现住址：某省某市某街某号

性别：女　　　　　　　　　　　　工作单位：无

婚姻：已婚　　　　　　　　　　　入院时间：2020 年 12 月 10 日（具体到分钟）

民族：汉族　　　　　　　　　　　记录时间：2020 年 12 月 10 日（具体到分钟）

职业：无　　　　　　　　　　　　病史陈述者：患者本人及家属

主诉：多关节肿痛 5 个月，加重 1 周。

现病史：患者 5 个月前无明显诱因出现多关节肿痛，累及双手第 2、3 近端指间关节、双腕关节、双膝关节，伴晨僵，持续约 1 小时，无发热、皮疹、口腔溃疡、口眼干等，自行服用"双氯芬酸钠缓释片"，症状可缓解。近 1 周多关节肿痛加重，伴低热，体温最高约 38℃，可自行降至正常，无畏寒、寒战，无咳嗽、咳痰，无腹痛、腹泻，无尿频、尿急、尿痛等，就诊于医院门诊，化验类风湿因子阳性、抗环瓜氨酸肽抗体阳性。现为求进一步诊治收入科室。自发病以来精神、食欲、睡眠良好，大小便正常，体重无明显变化。

既往史：否认肝炎、结核等传染病史，否认高血压、糖尿病等慢性病史，无手术、外伤、输血史，按序预防接种，无药物、食物过敏史。

个人史：生于原籍，未到过疫区，无新型冠状病毒肺炎接触史，无工业毒物、粉尘、放射线物质、化学性物质接触史，无不良嗜好，否认冶游史，否认性病史。

婚育史：25 岁结婚，育有 1 女，孩子及丈夫均体健。

月经史：初潮年龄 12 岁，$\dfrac{经期\ 5 \sim 7\ 天}{周期\ 28 \sim 30\ 天}$，末次月经 2020-11-01，平素月经规律，量正常，颜色正常，无血块、痛经等。

家族史：否认家族性遗传病及类似病史。

体 格 检 查

生命体征：T 37.6℃，P 94 次 / 分，R 20 次 / 分，BP 93/61mmHg。

一般情况：发育正常，营养良好，自主体位，神清语利，查体合作。

皮肤黏膜：全身皮肤无黄染、皮疹及出血点，无肝掌及蜘蛛痣。

淋巴结：全身浅表淋巴结未触及。

头颅五官：头颅大小正常，双眼睑无水肿，结膜无苍白，巩膜无黄染，双侧瞳孔等大等圆，对光反射灵敏。耳廓无畸形，外耳道无异常分泌物，乳突区无压痛，听力粗测正常。鼻无畸形，鼻翼无扇动，各鼻旁窦无压痛。唇红，口腔黏膜未见异常，牙龈无出血。齿列整齐，咽部黏膜无充血，双侧扁桃体无肿大。

颈部：颈两侧对称，颈部无抵抗，气管居中，颈静脉无怒张，颈动脉搏动正常，甲状腺不大，无压痛，震颤未触及，未闻及血管杂音。

胸部：胸廓无畸形，双侧对称，双侧呼吸动度一致，乳房未见明显异常。

肺：胸部无压痛，双侧语颤均等，未触及胸膜摩擦感，未触及皮下捻发感。双肺叩诊清音，肺肝浊音界位于右侧锁骨中线第 5 肋间。双肺听诊呼吸音清、无啰音，无胸膜摩擦音。

心脏：心前区无隆起，心尖搏动不明显，未触及震颤，无心包摩擦感，心界不大，心率 94 次 / 分，心律齐，未闻及杂音，无心包摩擦音。

周围血管征：无。

腹部：腹部平坦，未见腹壁静脉曲张，无胃肠型及蠕动波。腹柔软，未触及包块，无压痛及反跳痛，肝脾肋下未触及，Murphy 征阴性，腹部叩诊鼓音，移动性浊音阴性，肠鸣音正常，未闻及高调肠鸣气过水声。

肛门直肠、生殖器：肛门、直肠未见明显异常。

脊柱四肢：脊柱无畸形，活动无障碍，双下肢无水肿。余见专科检查。

神经系统：生理反射存在，病理反射未引出。

专 科 检 查

右手第 2、3、5 指间关节、右手第 2、4 掌指关节、左手第 2、3、4 指间关节、双腕关节、双膝关节压痛阳性，双手第 3 指间关节、双腕关节、左膝关节肿胀。左膝关节浮髌试验阳性。

辅 助 检 查

（2020-12-08）检查：血常规正常。超敏 C 反应蛋白 3.20mg/L、血细胞沉降率 138.0mm/h。类风湿因子（IgM）阳性、抗环瓜氨酸肽抗体阳性。

初步诊断：

类风湿关节炎

上级医师签名：王某某　　　　　医师签名：李某某

日期：2020 年 12 月 10 日

内科病历书写特点与要求：

1. 内科患者中慢性病、并发症、伴发症都较多，致使病历书写难度大，因此必须紧扣主要症状和体征，根据疾病代偿与失代偿，发作期与缓解期及有无并发症等进行阶段性叙述，使层次清楚。

2. 避免烦琐，正确取舍临床资料，不必过多罗列无意义的阴性病史。

3. 正确书写诊断，如心脏病需有病因、解剖、功能诊断及并发症等。病因待查和拟诊不宜过多，住院病例的拟诊一般不应超过 2 个。

二、妇产科病历书写

【病历二】

姓名：张某某	出生地：某省某市
年龄：27 岁	现住址：某省某市某街某号
性别：女	工作单位：无
婚姻：未婚	入院时间：2020 年 5 月 20 日（具体到分钟）
民族：汉族	记录时间：2020 年 5 月 20 日（具体到分钟）
职业：无	病史陈述者：患者本人及家属

主诉：经量增多 2 年，发现盆腔包块 6 月

现病史：患者平素月经规律，周期 30～35 天，经期 5～7 天，量中，一周期用卫生巾约 20 片，无血块，无痛经。2018 年患者无诱因出现经量增多，约为原来的两倍多，偶尔经期延长 10～15 天，周期无明显变化。患者于 2019 年 11 月至医院门诊体检，行经阴道彩超示："子宫壁实性团块（45mm×35mm），考虑子宫肌瘤，双侧卵巢未见明显异常"，因患者暂无生育需求，要求暂不处理子宫肌瘤。近 2 月月经量较前增多，每周期约用卫生巾 4 包，复查盆腔彩超：子宫肌瘤约 80mm×65mm，患者要求入院手术治疗，遂以"子宫肌瘤"收入科室。近期患者精神状态良好，食欲良好，睡眠良好，无头晕、眼花，无畏寒、发热，无咳嗽、咳痰，无腹胀、腹痛，无异常阴道流液，无肛门坠胀感等不适，大小便正常，体重无明显变化。

既往史：无肝炎、结核等传染病史，无高血压、冠心病、糖尿病等病史，无手术、外伤史，无输血史，预防接种史不详，无药物、食物过敏史。

个人史：生于海南省儋州市，久居本地，无疫水、疫源接触史，无工业毒物、粉尘、放射线物质、化学性物质接触史，无嗜酒史，无吸烟史，否认麻醉毒品等嗜好，否认冶游史，否认性病史。

婚育史：未婚，有性生活史，0-0-0-0。

月经史：月经初潮 13 岁，平素月经规律，$\dfrac{\text{经期 } 5～7 \text{ 天}}{\text{周期 } 30～35 \text{ 天}}$，量中，一周期用卫生巾约 1 包，无血块，无痛经。2 年前患者无诱因出现经量增多，约为原来的一倍多，偶尔经期延长 10～15 天，周期无明显变化。近 2 个月月经量较前增多，每周期约用卫生巾 4 包，末次月经：2020-04-15。

家族史：否认家族性遗传病史、传染病史、肿瘤病史、精神病史。

体 格 检 查

生命体征：T 36.8℃，P 98 次/分，R 20 次/分，BP 110/66mmHg。

一般情况：发育正常，营养良好，表情自如，自主体位，神志清楚，查体合作。

皮肤黏膜：全身皮肤无黄染、出血点、瘀点、瘀斑、肝掌、蜘蛛痣。

淋巴结：周身浅表淋巴结未触及。

头颅五官：头颅大小正常，眼睑无水肿，结膜无苍白、充血、水肿、出血、结膜下出血，巩膜无黄染，双侧瞳孔等大等圆，对光反射灵敏。耳廓无畸形，外耳道无异常分泌物，无乳突压痛，听力粗测正常。鼻无畸形，无鼻翼扇动，鼻旁窦未触及明显压痛。口唇红润，口腔黏膜未见明显异常，舌未见明显异常，齿龈无出血。齿列整齐，咽部黏膜未见明显异常，声音正常，双侧扁桃体无肿大、无充血、表面无分泌物。

颈部：颈两侧对称，颈部无抵抗，气管居中，颈静脉无怒张，肝颈静脉回流征阴性，颈动脉双侧搏动正常，甲状腺不大，无压痛，震颤未触及，未闻及血管杂音。

胸部：胸廓无畸形，双侧对称，呼吸动度双侧一致，乳房未见明显异常。

肺：胸部无压痛，语颤双侧均等，胸膜摩擦感未触及，未触及皮下捻发感。双肺叩诊清音，肺肝浊音界位于右侧锁骨中线第 5 肋间。双肺听诊，呼吸音清晰、无啰音，无胸膜摩擦音。

心脏：心前区无隆起，心尖搏动不明显，震颤未触及，无心包摩擦感，心界不大，心率 98 次/分，心律整齐，未闻及杂音，无心包摩擦音。

周围血管征：无。

腹部：腹部平坦，未见腹壁静脉曲张，未见胃肠型及蠕动波。腹肌柔软，腹部包块未触及，腹部无压痛，肝脾肋下未触及，Murphy 征阴性，无明显肾区叩击痛，腹部叩鼓音，移动性浊音阴性，肠鸣音正常，未闻及高调肠鸣气过水声。

肛门直肠、生殖器：肛门、直肠未见明显异常，余详见专科检查。

脊柱四肢：脊柱四肢无畸形，活动无障碍，双下肢无凹陷性水肿。

神经系统：生理反射存在，病理反射未引出。

妇 科 检 查

外阴：发育正常，阴毛呈女性分布，已婚已产型。

阴道：通畅，壁光滑，内见少许白色分泌物，无异味。

宫颈：正常大小，Ⅰ型转化区，无触血，无举痛。

子宫：前位，增大如孕 2^+ 个月大小，质中，活动可，无压痛。

附件：双侧附件区未触及包块，无压痛。

辅 助 检 查

（2019-11-02）经阴道超声检查：子宫壁实性团块（大小约 45mm×35mm），考虑子宫肌瘤，子宫腔受压向后移位，双侧卵巢未见明显异常。

初步诊断：
子宫肌瘤

上级医师签名：赵某某　　　　　　　医师签名：王某某
　　　　　　　　　　　　　　　　　日期：2020 年 5 月 20 日

妇产科病历书写特点与要求：

1. 婚育史及月经史需重点询问及描记。

2. 系统询问妇科疾病的四大症状

（1）阴道出血或月经失调：重点询问阴道出血与月经的关系，有无排出物及月经失调的可能诱因。有无并发症状。

（2）白带异常：应注意白带的量、气味及性状，有无血性，并记录发病时间。

（3）腹部肿块：注意肿块发生的时间、部位、大小、硬度、活动度、压痛及其他伴随症状。

（4）急性下腹痛：注意部位、性质、程度、发作与持续时间，与月经关系等。

3. 询问病史时，要注意青年女性怕羞的特点，耐心引导，掌握患者求治的主要目的。

三、其他专科病历的书写特点与要求

（一）外科病历

1. 除按一般病历书写要求外，需写"外科情况"，即外科疾病所在部位及其附近组织器官的检查结果。在病历书写中，应将外科情况另列一段进行描述，以突出重点。

2. 外伤体格检查时应注意有无复合伤，如颅脑损伤合并胸部伤、腹部伤合并骨折，脾破裂伴肾挫伤等。

3. 应注意患者或伤员有无失水、高热、休克、急性出血、呼吸困难等需紧急处理的情况。

4. 术前讨论、手术记录均需按规范书写，上级医师应及时修改补充。

（二）儿科病历

1. 医师问病史必须耐心引导，帮助回忆，才能获得较为可靠的病史。

2. 不同年龄期的病史特点

（1）新生儿期：易患败血症、脐炎、溶血症、窒息、颅内出血、低钙抽搐等。

（2）婴儿期：易患呼吸道感染、急性传染病（如麻疹、水痘）、营养缺乏性疾病等。

（3）幼儿期：易患急性呼吸道疾病、肠蛔虫病、急性胃肠炎、菌痢等。

（4）学龄前及学龄期：易患急性扁桃体炎、风湿热、急性胃肠炎、流行性脑炎、结核病等。

3. 儿科特殊病史　每份病历必须记载生产史、喂养史、生长发育史、预防接种史以及生活史，3 岁以下则应重点写。

（三）传染科病历

1. 传染病潜伏期的询问，对诊断和防止传染病的流行，以及检疫时间的确定有重要意义。

2. 仔细询问流行病学史是诊断传染病的重要条件之一。

3. 皮疹是传染病诊断的重要体征之一。

4. 注意询问各种病因的特效治疗，包括药名、用量、疗程及反应等，均宜扼要记录。

（李　娟）

第五节　电子病历

一、总　　则

第一条　为规范医疗机构电子病历（含中医电子病历，下同）应用管理，满足临床工作需要，保障医疗质量和医疗安全，保证医患双方合法权益，根据《中华人民共和国执业医师法》《中华人民共和国电子签名法》《医疗机构管理条例》等法律法规，制定本规范。

第二条　实施电子病历的医疗机构，其电子病历的建立、记录、修改、使用、保存和管理等适用本规范。

第三条　电子病历是指医务人员在医疗活动过程中，使用信息系统生成的文字、符号、图表、图形、数字、影像等数字化信息，并能实现存储、管理、传输和重现的医疗记录，是病历的一种记录形式，包括门（急）诊病历和住院病历。

第四条　电子病历系统是指医疗机构内部支持电子病历信息的采集、存储、访问和在线帮助，并围绕提高医疗质量、保障医疗安全、提高医疗效率而提供信息处理和智能化服务功能的计算机信息系统。

第五条　国家卫生计生委和国家中医药管理局负责指导全国电子病历应用管理工作。地方各级卫生计生行政部门（含中医药管理部门）负责本行政区域内的电子病历应用监督管理工作。

二、电子病历的基本要求

第六条　医疗机构应用电子病历应当具备以下条件：

（一）具有专门的技术支持部门和人员，负责电子病历相关信息系统建设、运行和维护等工作；具有专门的管理部门和人员，负责电子病历的业务监管等工作；

（二）建立、健全电子病历使用的相关制度和规程；

（三）具备电子病历的安全管理体系和安全保障机制；

（四）具备对电子病历创建、修改、归档等操作的追溯能力；

（五）其他有关法律、法规、规范性文件及省级卫生计生行政部门规定的条件。

第七条 《医疗机构病历管理规定（2013 年版）》、《病历书写基本规范》、《中医病历书写基本规范》适用于电子病历管理。

第八条 电子病历使用的术语、编码、模板和数据应当符合相关行业标准和规范的要求，在保障信息安全的前提下，促进电子病历信息有效共享。

第九条 电子病历系统应当为操作人员提供专有的身份标识和识别手段，并设置相应权限。操作人员对本人身份标识的使用负责。

第十条 有条件的医疗机构电子病历系统可以使用电子签名进行身份认证，可靠的电子签名与手写签名或盖章具有同等的法律效力。

第十一条 电子病历系统应当采用权威可靠时间源。

三、电子病历的书写与存储

第十二条 医疗机构使用电子病历系统进行病历书写，应当遵循客观、真实、准确、及时、完整、规范的原则。

门（急）诊病历书写内容包括门（急）诊病历首页、病历记录、化验报告、医学影像检查资料等。

住院病历书写内容包括住院病案首页、入院记录、病程记录、手术同意书、麻醉同意书、输血治疗知情同意书、特殊检查（特殊治疗）同意书、病危（重）通知单、医嘱单、辅助检查报告单、体温单、医学影像检查报告、病理报告单等。

第十三条 医疗机构应当为患者电子病历赋予唯一患者身份标识，以确保患者基本信息及其医疗记录的真实性、一致性、连续性、完整性。

第十四条 电子病历系统应当对操作人员进行身份识别，并保存历次操作印痕，标记操作时间和操作人员信息，并保证历次操作印痕、标记操作时间和操作人员信息可查询、可追溯。

第十五条 医务人员采用身份标识登录电子病历系统完成书写、审阅、修改等操作并予以确认后，系统应当显示医务人员姓名及完成时间。

第十六条 电子病历系统应当设置医务人员书写、审阅、修改的权限和时限。实习医务人员、试用期医务人员记录的病历，应当由具有本医疗机构执业资格的上级医务人员审阅、修改并予确认。上级医务人员审阅、修改、确认电子病历内容时，电子病历系统应当进行身份识别、保存历次操作痕迹、标记准确的操作时间和操作人信息。

第十七条 电子病历应当设置归档状态，医疗机构应当按照病历管理相关规定，在患者门（急）诊就诊结束或出院后，适时将电子病历转为归档状态。电子病历归档后原则上不得修改，特殊情况下确需修改的，经医疗机构医务部门批准后进行修改并保留修改痕迹。

第十八条 医疗机构因存档等需要可以将电子病历打印后与非电子化的资料合并形成病案保存。具备条件的医疗机构可以对知情同意书、植入材料条形码等非电子化的资料进行数字化采集后纳入电子病历系统管理，原件另行妥善保存。

第十九条 门（急）诊电子病历由医疗机构保管的，保存时间自患者最后一次就诊之日起不少于 15 年；住院电子病历保存时间自患者最后一次出院之日起不少于 30 年。

四、电子病历的使用

第二十条 电子病历系统应当设置病历查阅权限，并保证医务人员查阅病历的需要，能够及时提供并完整呈现该患者的电子病历资料。呈现的电子病历应当显示患者个人信息、诊疗记录、记录时间及记录人员、上级审核人员的姓名等。

第二十一条 医疗机构应当为申请人提供电子病历的复制服务。医疗机构可以提供电子版或打印版病历。复制的电子病历文档应当可供独立读取,打印的电子病历纸质版应当加盖医疗机构病历管理专用章。

第二十二条 有条件的医疗机构可以为患者提供医学影像检查图像、手术录像、介入操作录像等电子资料复制服务。

五、电子病历的封存

第二十三条 依法需要封存电子病历时,应当在医疗机构或者其委托代理人、患者或者其代理人双方共同在场的情况下,对电子病历共同进行确认,并进行复制后封存。封存的电子病历复制件可以是电子版;也可以对打印的纸质版进行复印,并加盖病案管理章后进行封存。

第二十四条 封存的电子病历复制件应当满足以下技术条件及要求:

(一)储存于独立可靠的存储介质,并由医患双方或双方代理人共同签封;

(二)可在原系统内读取,但不可修改;

(三)操作痕迹、操作时间、操作人员信息可查询、可追溯;

(四)其他有关法律、法规、规范性文件和省级卫生计生行政部门规定的条件及要求。

第二十五条 封存后电子病历的原件可以继续使用。电子病历尚未完成,需要封存时,可以对已完成的电子病历先行封存,当医务人员按照规定完成后,再对新完成部分进行封存。

六、附   则

第二十六条 本规范所称的电子签名,是指《电子签名法》第二条规定的数据电文中以电子形式所含、所附用于识别签名人身份并表明签名人认可其中内容的数据。"可靠的电子签名"是指符合《电子签名法》第十三条有关条件的电子签名。

第二十七条 本规范所称电子病历操作人员包括使用电子病历系统的医务人员,维护、管理电子病历信息系统的技术人员和实施电子病历质量监管的行政管理人员。

第二十八条 本规范所称电子病历书写是指医务人员使用电子病历系统,对通过问诊、查体、辅助检查、诊断、治疗、护理等医疗活动获得的有关资料进行归纳、分析、整理形成医疗活动记录的行为。

第二十九条 省级卫生计生行政部门可根据本规范制定实施细则。

第三十条 《电子病历基本规范(试行)》(卫医政发〔2010〕24号)、《中医电子病历基本规范(试行)》(国中医药发〔2010〕18号)同时废止。

第三十一条 本规范自2017年4月1日起施行。

七、练 习 题

主观题

1. 什么叫电子病历?

2. 什么叫电子病历系统?

(刘立柱)

参 考 文 献

白人驹, 马大庆, 张雪林, 等 . 2005. 医学影像诊断学 . 3 版 . 北京 : 人民卫生出版社 .

陈灏珠, 钟南山, 陆再英 . 2013. 内科学 . 8 版 . 北京 : 人民卫生出版社 .

陈灏珠, 钟南山, 陆再英 . 2018. 内科学 . 9 版 . 北京 : 人民卫生出版社 .

陈红 . 2014. 中国医学生临床技能操作指南 . 2 版 . 北京 : 人民卫生出版社 .

陈红 . 2016. 中国医学生临床技能操作指南 . 2 版 . 北京 : 人民卫生出版社 .

陈路, 郝新宝, 孙早喜 . 2013. 临床技能学 . 杭州 : 浙江大学出版社 .

陈文彬, 潘祥林 . 2004. 诊断学 . 北京 : 人民卫生出版社 .

陈翔, 吴静 . 2019. 湘雅临床技能培训教程 . 2 版 . 北京 : 高等教育出版社 .

陈孝平, 汪建平, 2018. 外科学 . 北京 : 人民卫生出版社 .

陈孝平, 汪建平, 赵继宗 . 2018. 外科学 . 9 版 . 北京 : 人民卫生出版社 .

陈星 . 2015. 结肠镜单人操作与技巧 . 上海 : 上海科学技术出版社 .

程里礼, 唐超峰, 赵继航, 等 . 2019. 消化内镜技术在胆胰领域的应用现状 . 临床肝胆病杂志 , 35(1): 222-225.

冯显威 . 2002. 医学科学技术哲学 . 北京 : 人民卫生出版社 .

葛均波 . 2018. 内科学 . 9 版 . 北京 : 人民卫生出版社 .

龚均, 董蕾, 王进海 . 2017. 实用胃镜学 . 3 版 . 西安 : 世界图书出版公司 .

胡品津, 谢灿茂 . 2014. 内科疾病鉴别诊断学 . 6 版 . 北京 : 人民卫生出版社 .

贾建平, 陈生弟 . 2018. 神经病学 . 8 版 . 北京 : 人民卫生出版社 .

江开达 . 2010. 精神病学 . 2 版 . 北京 : 人民卫生出版社 .

林果为, 王吉耀, 葛均波 . 2017. 实用内科学 . 15 版 . 北京 : 人民卫生出版社 .

刘凤奎, 罗意帆, 王国兴 . 2017. 消瘦的临床诊断思路 . 中国临床医师杂志 , 45(12): 14-15.

欧阳钦, 吕卓人 . 2005. 临床诊断学 . 北京 : 人民卫生出版社 .

钱蕴秋 . 2008. 超声诊断学 . 2 版 , 西安 : 第四军医大学出版社 .

邱明才 . 2013. 内分泌疾病临床诊疗思维 . 2 版 . 北京 : 人民卫生出版社 .

石平, 史兆荣 . 2014. 临床医师 "三基" 技能训练图解—内科分册 . 北京 : 人民军医出版社 .

谭德明 . 2007. 传染科医师处方手册 . 长沙 : 湖南科学技术出版社 .

田伟 . 2016. 实用骨科学 . 2 版 . 北京 : 人民卫生出版社 .

万学红, 陈红 . 2015. 临床诊断学 . 3 版 . 北京 : 人民卫生出版社 .

万学红, 2018. 诊断学 . 9 版 . 北京 : 人民卫生出版社 .

万学红, 卢雪峰 . 2018. 诊断学 . 9 版 . 北京 : 人民卫生出版社 .

王婷婷, 朱生樑 . 2019. 浅谈消化内镜的种类与应用 . 世界最新医学信息文摘 , 19(6): 114-115, 117.

王维治 . 2013. 神经病学 . 2 版 . 北京 : 人民卫生出版社 .

王卫平, 孙锟, 常立文 . 2019. 儿科学 . 9 版 . 北京 : 人民卫生出版社 .

王兴武, 夏瑞明, 赵汉英, 等 . 2010. 医学影像诊断学 . 2 版 . 北京 : 人民卫生出版社 .

魏武, 许有华 . 2014. 诊断学 . 7 版 . 北京 : 人民卫生出版社 .

魏武, 郑文芝 . 2013. 诊断学 . 南京 : 江苏科学技术出版社 .

吴阶平 . 2009. 吴阶平泌尿外科学 . 济南 : 山东科学技术出版社 .

谢幸, 孔北华, 段涛 . 2018. 9 版 . 北京 : 人民卫生出版社 .

叶任高, 李幼姬, 刘冠贤 . 2007. 临床肾脏病学 . 2 版 . 北京 : 人民卫生出版社 .

张雪林 . 2007. 医学影像学 . 北京 : 高等教育出版社 .

赵刚, 韩军良, 夏峰 . 2012. 眩晕和头晕实用入门手册 . 北京 : 华夏出版社 .

中华医学会, 中华医学会杂志社, 中华医学会全科医学分会, 等 . 2020. 肥胖症基层诊疗指南 (实践版 . 2019).
　　中华全科医师杂志 , 19(2): 102-107.

中华医学会 . 2020. 头晕 / 眩晕基层诊疗指南 (实践版 . 2019). 中华全科医师杂志 , 19(3): 212-221.

(美)Mark H. Swart. 2015. 诊断学 : 问诊与查体 . 范洪伟, 黄晓明, 李航, 等译 . 北京 : 中国协和医科大学出版社 .

Styne D M, Arslanian S A, Connor E L, et al. 2017. Pediatric Obesity-Assessment, Treatment, and Prevention:
　　AnEndocrine Society Clinical Practice Guideline. J Clin Endocrinol Metab, 102(3): 709-757.

中英文名词对照索引

持续性姿势 - 知觉性头晕　persistent postural-perceptual dizziness，PPPD

齿轮呼吸音　cogwheel breath sound

耻骨联合　pubic symphysis

冲击触诊法　ballottement

充血性心力衰竭　congestive heart failure

抽搐　tic

出口梗阻型便秘　outlet obstruction constipation，OOC

初级卫生保健　primary health care，PHC

初始脓尿　initial pyuria

初始血尿　initial hematuria

杵状指（趾）　acropachy

触觉　touch sensation

触觉震颤　tactile fremitus

触诊　palpation

垂体性侏儒症　pituitary dwarfism

磁共振　magnetic resonance，MR

磁共振成像　magnetic resonance Imagine，MRI/MR

磁共振弥散加权成像　diffusion Weighted Imaging，DWI

磁共振血管成像　magnetic resonance angiography，MRA

磁共振胰胆管造影　magnetic resonance cholangiopancreatography，MRCP

雌二醇　estradiol，E_2

雌三醇　estriol，E_3

粗湿啰音　coarse crackles

促甲状腺激素　thyroid stimulating hormone，TSH

促甲状腺激素释放激素　thyrotropin-releasinghormone，TRH

促甲状腺激素受体抗体　thyrotropin receptor antibody，TRAb

促卵泡激素　follicle-stimulating hormone，FSH

促卵泡素　follicle-stimulating hormone，FSH

促肾上腺皮质激素　adrenocorticotropic hormone，ACTH

催乳素　prolactin，PRL

Crohn 病　Crohn's disease

重叠型奔马律　summation gallop

D

D- 二聚体　D-dimer，D-D

大炮音　cannon sound

大叶性肺炎　lobar pneumonia

大阴唇　labium majus pudendi

呆小病　cretinism

单胺氧化酶　monoamine oxidase，MAO

单核细胞　monocyte，M

单核细胞趋化蛋白 -1　monocyte chemoattractant protein-1，MCP-1

胆红素　bilirubin，BIL

胆红素尿　bilirubinuria

胆碱酯酶　cholinesterase，CHE

蛋白　protein

低密度脂蛋白　low density lipoprotein，LDL

低密度脂蛋白胆固醇　low density lipoprotein cholesterol，LDL-C

低调干啰音　sonorous wheezes

滴血　blood dripping

迪厄拉富瓦病　Dieulafoy's disease

递减型杂音　decrescendo murmur

递增递减型杂音　crescendo-decrescendo murmur

递增型杂音　crescendo murmur

第二心音　second heart sound，S_2

第三心音　third heart sound，S_3

第四心音　fourth heart sound，S_4

第一心音　first heart sound，S_1

电子计算机断层扫描　computed tomography，CT

淀粉酶　amylase，AMY

动脉双重杂音　duroziez

动态血压监测　ambulatory blood pressure monitoring，ABPM

动眼神经　oculomotor nerve

窦性停搏　sinus arrest

窦性心动过缓　sinus bradycardia

窦性心动过速　sinus tachycardia

窦性心律　sinus rhythm

窦性心律不齐　sinus arrhythmia

窦周间隙　perisinusoidal space

杜宾 - 约翰逊综合征 Dubin-Johnson syndrome，DJS

杜加斯征　Dugas Sign

端坐呼吸　orthopnea

短暂性脑缺血发作　transient ischemic attack，TIA

对称性　symmetry

多尿　polyuria

E

额外心音　extra cardiac sound

恶病质　cachexia

恶心　nausea

耳语音　whispered

二尖瓣关闭不全　mitral regurgitation

二尖瓣面容　mitral facies

二尖瓣狭窄　mitral stenosis

二氧化碳结合力　carbon dioxide combining power，CO_2CP

二氧化碳总量　total carbon dioxide，TCO_2

F

发绀　cyanosis

发红　redness

发热　fever

发育　development
法洛四联症　tetralogy of Fallot，TOF
反常分裂　paradoxical splitting
反三碘甲状腺原氨酸　reverse triiodothyronine，rT$_3$
反跳痛　rebound tenderness
范可尼综合征　Fanconi syndrome
房室传导阻滞　atrioventricular block，AVB
房性期前收缩　premature atrial contraction
非典型肺炎病毒　severe acute respiratory syndrome coronavirus，SARS-cov
非感染性发热　noninfective fever
非接触眼压计　non-contacttonometer，NCT
非结合胆红素　unconjugated bilirubin，UCB
肥胖　obesity
肥胖生殖无能综合征　Laurence-Moon-Biedl syndrome
肺泡呼吸音　vesicular breath sound
分泌性腹泻　secretory diarrhea
芬克尔斯坦征　Finkelstein sign
弗雷明汉危险评分　Framingham risk score
弗罗利希综合征　Frolich syndrome
浮肋　free ribs
负性心尖搏动　inward impulse
附睾　epididymis
复层扁平上皮细胞　stratified squamous epithelium
副神经　spinal accessory nerve
腹壁反射　abdominal reflex
腹壁紧张度　abdominal wall tensity
腹部凹陷　abdominal concavity
腹部凹陷　abdominal retraction
腹部膨隆　abdominal distension
腹部疝　celiocele
腹部肿块　abdominal mass
腹股沟韧带　inguinal ligament
腹膜刺激征　peritoneal irritation sign
腹上角　epigastric angle
腹上角　upper abdominal angle
腹水　ascites
腹痛　abdominal pain
腹纹　ventral stripe
腹泻　diarrhea
腹直肌外缘　lateral border of rectus muscles
腹中线　midabdominal line

G

甘油三酯　triglyceride，TG
肝病面容　hepatic facies
肝硬化　liver cirrhosis
肝源性水肿　hepatic edema
肝掌　liver palm

肝震颤　liver thrill
感染性发热　infective fever
干啰音　wheezes，rhonchi
干扰素　interferon，IFN
肛管　anal canal
肛裂　anal fissure
肛门　anus
肛门反射　annal reflex
高倍视野　high power field，HPF
高胆红素血症　hyperbilirubinemia
高密度脂蛋白胆固醇　high density lipoprotein cholesterol，HDL-C
高调干啰音　sibilant wheezes
高铁血红素　hematin
睾酮　testosterone
睾丸　testis
戈德曼眼压计　Goldmann tonometer
戈登征　Gordon sign
格拉费斯病　Graves'disease，GD
格雷厄姆斯蒂尔杂音　Graham steel murmur
格雷特纳征　Grey-Turner sign
髂前上棘　anterior superior iliac spine
个人史　personal history
根斯伦征　Gaenslen sign
跟腱反射　achilles tendon reflex
跟膝胫试验　heel-knee-shin test
弓形足　clawfoot
肱二头肌反射　biceps tendon reflex
肱三头肌反射　triceps tendon reflex
共济失调　ataxia
共济失调步态　ataxic gait
共济运动　coordination
佝偻病串珠　rachitic rosary
佝偻病胸　rachitic chest
钩指触诊　hook technique
钩指触诊法　hook method
谷丙转氨酶　glutamate pyruvic transaminase，GPT
鼓音　tympany
固定分裂　fixed splitting
关节　articulation
关节痛　arthralgia
管型　cast
管样呼吸音　tubular breath sound
光密度　optical density，OD
光学相干断层扫描技术　optical coherence mography，OCT
国际标准化比值　international normalization ratio，INR
过清音　hyperresonance

H

哈 - 多深度计　Howord-Dolman depth meter
核黄疸　nuclear jaundice
核糖核酸　Ribonucleic Acid，RNA
赫伯登结节　heberden's nodes，HN
黑便　melena
黑皮素受体 4　melanocortin 4 receptor，MC4R
红细胞　red blood cell，RBC
红细胞管型　erythrocyte cast
后正中线　posterior midline
呼吸　respire，R
呼吸过缓　bradypnea
呼吸过速　tachypnea
呼吸困难　dyspnea
滑车神经　trochlear nerve
踝反射　ankle reflex
踝阵挛　ankle clonus
环磷酸腺苷　cyclic adenosine monophosphate，cAMP
缓冲碱　buffer base，BB
慌张步态　festinating gait
黄变症　xanthochromia
黄疸　jaundice
黄染　stained yellow
黄素腺嘌呤二核苷酸　flavin adenine dinucleotide，FAD
黄体生成素　luteinizing hormone，LH
回归热　recurrent fever
惠普尔三联征　Whipple sign
昏迷　coma
昏睡　stupor
婚姻史　marital history
混合管型　mixed cast
混杂因素　confounder
活动度　mobility
活化部分凝血活酶时间　activated partial thromboplastin time，APTT
霍夫曼征　Hoffmann's sign

J

肌酐　creatinine，Cr
肌红蛋白　myoglobin，MYO，Mb
肌红蛋白尿　myoglobinuria
肌力　muscle strength
肌酸激酶　creatine kinase，CK
肌酸激酶同工酶 MB　creatine kinase-MB，CK-MB
肌张力　muscular tension
鸡胸　pigeon chest
畸形精子症　teratospermia
稽留热　continued fever
吉尔伯特综合征　Gilbert syndrome
急性腹膜炎　acute peritonitis

急性肝炎　acute hepatitis，AH
急性冠脉综合征　acute coronary syndrome，ACS
急性阑尾炎　acute appendicitis
急性前庭综合征　acute vestibular syndrome，AVS
急性肾小管坏死　acute tubal necrosis，ATN
急性心肌梗死　acute myocardial infarction，AMI
挤压综合征　crush syndrome
脊柱侧凸　scoliosis
脊柱后凸　kyphosis
脊柱棘突　spinous process
脊柱前凸　lordosis
计算机辅助精子分析　computer assisted semen analysis，CASA
既往史　history of past illness
加兰三角区　Garland triangle
家族史　family history
甲胎蛋白　alphaxfetoprotein，AFP
甲状旁腺激素　parathyroid hormone，PTH
甲状腺　thyroid
甲状腺刺激性抗体　thyroid-stimulating antibody，TSAb
甲状腺过氧化物酶抗体　thyroid peroxidase antibody，TPOAb
甲状腺结合球蛋白　thyroxine-bindingglobulin，TBG
甲状腺素　thyroxine，T_4
假同色图　pseudoisochromatic plates
尖腹　apical belly
间接胆红素　indirect bilibubin，IBIL
间接叩诊法　indirect percussion
间接听诊法　indirect auscultation
间歇热　intermittent fever
间歇性跛行　intermittent claudication
肩胛骨　scapula
肩胛间区　interscapular region
肩胛上区　suprascapular region
肩胛下角　infrascapular angle
肩胛下区　infrascapular region
肩胛线　scapular line
检眼镜检查法　ophthalmoscopy
检影法　retinoscopy
剪刀步态　scissors gait
碱性磷酸酶　alkaline phosphatase，ALP
剑突　xiphoid process
降钙素　calcitonin，CT
降钙素原　procalcitonin，PCT
交界性期前收缩　premature junctional contraction
交替脉　pulsus alternans
角弓反张位　opisthotonos position
角膜反射　corneal reflex
角膜后色素　keratic precipitates，KP

角膜映光法　hirschberg test
杰克逊压头试验　Jackson indenter test
结肠充气征　Rovsing's sign
结合胆红素　conjugated bilirubin，CB
结核杆菌纯蛋白衍生物　purified protein derivative tuberculin，PPD
经颈静脉肝内门腔内支架分流术　transjugular intrahepatic portosystemic stent-shunt，TIPSS
经皮肝穿刺胆道引流　percutaneous transhepatic cholangial drainage，PTCD
经皮冠状动脉介入治疗　percutaneous coronary intervention，PCI
经皮经肝胆管造影术　percutaneous transhepatic cholangiography，PTC
经前期紧张综合征　premenstrual tension syndrome
惊厥　convulsion
精浆　seminal plasma
精囊　seminal vesicle
精索　spermatic cord
精液　semen
精液延迟液化症　semen delayed liquefaction
精子　sperm
精子活动力　sperm motility
精子活动率　sperm activate rate
精子缺乏　spermacrasia
痉挛　spasticity
静止性震颤　static tremor
镜下血尿　microscopic hematuria
巨人症　gigantism
聚合酶链式反应　polymerase chain reaction，PCR
菌尿　bacteriuria

K

卡尔曼综合征　Kallman syndrome，KS
开瓣音　opening snap
抗核抗体　anti-nuclear antibody，ANA
抗甲状腺球蛋白抗体　anti-thyroglobulinantibodies，TGAb
抗精子抗体　anti-sperm antibody，AsAb
抗可溶性抗原　extractable nuclear antigen，ENA
抗利尿激素　antidiuretic hormone，ADH
抗人球蛋白试验　antihumanglobulintest
科莱斯骨折　Colles' fracture
科学思维　scientific thinking
颗粒管型　granular cast
咳嗽　cough
咳痰　expectoration
克吕韦耶 - 鲍姆加滕综合征 Cruveilhier-Baumgarten syndrome
克勒尼希峡　Kronig Gorge

克里格勒 - 纳贾尔综合征　Crigler-Najjar syndrome，CNS
克罗科三角区　Crocco triangle
克氏综合征　Klinefelter syndrome
空瓮音　amphorophony
叩诊　percussion
叩诊音　percussion sound
苦笑面容　sardonic facies
库伦征　Cullen sign
库姆斯试验　Coombs experiment
库斯莫尔呼吸　Kussmaul breathing
库瓦西耶征　Courvoisier sign
库欣综合征　Cushing syndrome
跨阈步态　steppage gait
快速轮替动作　rapid alternating movements
宽幅管型　broad cast
髋关节承重功能试验　trendelenburg test
溃疡性结肠炎　ulcerative colitis，UC

L

拉塞格征　Lasegue sign
蜡样管型　waxy cast
肋膈窦　sinus phrenicocostalis
肋膈沟　harrison groove
肋弓下缘　costal margin
肋骨　rib
肋脊角　costover tebral angle
肋间隙　intercostal space
泪液分泌试验　Schirmer's test
类鼻疽性前列腺炎　prostatic melioidosis
类风湿因子　rheumatoid factor，RF
理想体重　ideal body weight，IBW
立体视觉　stereoscopic vision
连续型杂音　continuous murmur
良性阵发性位置性眩晕　benign paroxysmal positional vertigo，BPPV
两点辨别觉　two-point discrimination
两性霉素　B amphotericin B
林德尔征　Linde sign
临床决策分析　clinical decision analysis，CDA
临床实践　clinical practice
淋巴细胞　lymphocyte，L
磷脂　phospholipids，PL
鳞状上皮细胞癌抗原　squamous cell carcinoma，SCC
漏出液　transudate
漏斗胸　funnel chest
露西 - 德里斯科尔综合征　Lucey-Driscoll syndrome
卵巢　ovary
啰音　crackles，rales
螺旋体荧光抗体吸收试验　fluorescent treponemal

平均血红蛋白含量 mean corpuscular hemoglobin，MCH

平均血红蛋白浓度 mean corpuscular hemoglobin concentration，MCHC

平均血小板体积 mean platelet volume，MPV

平卧呼吸 platypnea

葡萄糖耐量试验 oral glucose tolerance test，OGTT

Q

期前收缩 premature beat

奇脉 paradoxical pulse

脐 umbilicus

脐部 umbilical region

气腹 pneumoperitoneum

气管 trachea

气管呼吸音 tracheal breath sound

气尿 pneumaturia

气胸 pneumothorax

气肿性膀胱炎 pneumatic cystitis

气肿性肾盂肾炎 pneumatic pyelitis

器质性侧凸 organic scoliosis

铅管样强直 lead-pipe rigidity

前促黑激素 proopiomelanocortin，POMC

前列腺 prostate

前列腺酸性磷酸酶 prostatic acid phosphatase，PAP

前列腺特异性抗原 prostate specific antigen，PSA

前列腺液 prostatic fluid

前列腺增生症 benign prostatic hyperplasia，BPH

前庭诱发肌电位 vestibular evoked myogenic potentials，VEMPs

前庭诱发肌源性电位 vestibular evoked myogenic Potential，VEMP

前正中线 anterior midline

浅部触诊法 light palpation

浅反射 superficial reflexes

枪击音 pistol shot sound

强迫蹲位 compulsive squatting

强迫体位 compulsive position

强迫停立位 forced standing position

清音 esonance

丘疹 papules

全程脓尿 total pyuria

全程血尿 total hematuria

醛固酮 aldosterone，ALD

缺铁性吞咽困难综合征 Plummer-Vinson syndrome

群体反应性抗体 panel reactive antibodies，PRA

R

桡骨膜反射 radioperiosteal reflex

热型 fever type

人绒毛膜促性腺激素 human choronic gonadotropin，hCG

人乳头瘤病毒 human papilloma virus，HPV

溶菌酶 lysozyme，LZM

柔韧感 dough kneading sensation

肉眼血尿 gross hematuria

蠕动波 peristalsis

乳房 breast

乳糜尿 chyluria

乳糜微粒 chylomicron，CM

乳糜血尿 hematochyluria

乳酸脱氢酶 lactate dehydrogenase，LDH/LD

乳酸脱氢酶同工 -X lactate dehydrogenase-X，LDH-X

乳头 nipple

乳头内陷 nipple inversion

乳晕 areola

S

三凹征 three depression sign

三叉神经 trigeminal nerve

三碘甲状腺原氨酸 triiodothyronine，T3

三音律 triple rhythm

搔刮试验 scratch test

色素 pigment

色素沉着 pigmentation

伤寒面容 typhoid facies

上腹部 epigastric region

少精子症 oligozoospermia

少尿 oliguria

舌下神经 hypoglossal nerve

舌咽神经 glossopharyngeal nerve

深部触诊法 deep palpation

深部滑行触诊法 deep slipping palpation

深度觉 depth perception

深压触诊法 deep press palpation

神经元特异性烯醇化酶 neuron-specific enolase，NSE

肾病面容 nephroticfacies

肾功能 renal function tests

肾绞痛 renal colic

肾小管上皮细胞 renal tubular epithelium

肾小管上皮细胞管型 renal tubular epithelium cast

肾小球滤过率 glomerular filtration rate，GFR

肾源性水肿 renal edema

渗出性腹泻 exudative diarrhea

渗出液 exudate

渗透性腹泻 osmotic diarrhea

生理性分裂 physiologic splitting

生命体征 vital sign

生长激素 growth hormone，GH

声影 acoustical shadow

剩余碱 base deficit，BD

剩余碱 base excess，BE

湿度　moisture
湿啰音　moist crackles
十二指肠溃疡　duodenal ulcer，DU
实际碳酸氢盐　actual bicarbonate，AB
实体觉　stereognosis
实音　flatness
食管贲门黏膜撕裂综合征　cardiac mucosal laceration syndrome
世界卫生组织　world health organization，WHO
试验性治疗　experimental treatment
视觉诱发电位　visual evoked potential，VEP
视盘直径　papilla disc，PD
视频头脉冲试验　video-head impulse test，v-HIT
视锐度　visual acuity
视神经　optic nerve
视网膜电流图　electroretinogram，ERG
视野　visual field
视诊　inspection
室性期前收缩　premature ventricular contraction
室性心动过速　ventricular tachycardia
嗜碱性粒细胞　basophil，B
嗜睡　somnolence
嗜酸性粒细胞　eosinophil，E
收缩期杂音　systolic murmurs
收缩早期喀喇音　early systolic click
收缩早期喷射音　early systolic ejection sound
收缩中、晚期喀喇音 mid and late systolic click
手足徐动　athetosis
舒张期杂音　diastolic murmurs
舒张晚期奔马律　late diastolic gallop
舒张早期奔马律　protodiastolic gallop
输卵管　oviduct
数字减影血管造影　digital subtraction angiography，DSA
双 J 管　double J stent
双边征　double sign
双侧心室肥厚　biventricular hypertrophy
双酚 A　bisphenol A，BPA
双能 X 线吸收测量法　dual energy x-ray absorptiometry，DEXA
双手触诊法　bimanual palpation
双心房肥大　biatrial enlargement
水冲脉　water hammer pulse
水坑征　puddle sign
水母头　caput medusae
水泡音　bubble sound
水平裂　horizontal fissure
水肿　edema
斯叩达鼓音　Skoda's tympany

斯塔加特黄斑变性　Stargardt macular degeneration
四音律　quadruple rhythm
四肢　Limbs
苏木精 - 伊红染色法　hematoxylin-eosin staining，HE staining
酸碱度　power of hydrogen，pH
酸性磷酸酶　acid phosphatase，ACP
随机对照试验　randomizedcontrolled trial，RCT
锁骨上窝　supraclavicular fossa
锁骨下窝　infraclavicular fossa
锁骨中线　midclavicular line

T

糖化血红蛋白　glycosylated hemoglobin，GHb
糖化血清蛋白　glycosylated serum protein，GSP
糖尿病　diabetes mellitus，DM
提睾反射　cremasteric reflex
体表图形觉　graphesthesia
体格检查　physical examination
体位　position
体温　temperature，T
体型　habitus
体重指数　body mass index，BMI
天冬氨酸氨基转移酶　aspartate aminotransferase，AST
调制传递函数　modulation transfer function，MTF
听诊　auscultation
通常分裂　general splitting
酮体　ketone bodies，KET
桶状胸　barrel chest
痛觉　pain sensation
痛性肥胖症　adiposis dolorosa
头痛　headache
透明管型　hyaline cast
吞咽困难　dysphagia
托马斯征　Thomas sign
脱落脉　dropped pulse
脱氧核糖核酸　deoxyribo nucleic Acid，DNA
驼背　gibbus
弹性　elasticity

W

蛙腹　frog belly
外形　contour
外源性致热原　exogenous pyrogen，EX-P
完全性右束支阻滞　right bundle branch block，RBBB
完全性左束支阻滞　left bundle branch block，LBBB
维克罗啰音　Velcro rales
维生素 A 缺乏症　vitamin A deficiency
维生素 C　vitamin C，VC
维生素 D　vitamin D，VD
未测定阳离子　undetermined cation，UC

位听神经 vestibulocochlear nerve
胃溃疡 gastric ulcer，GU
胃泡鼓音区 Traube space
胃型 gastral pattern
胃型或肠型 gastral or intestinal pattern
魏尔啸淋巴结 Virchow node
问诊 inquiry
无精子症 azoospermia
无力型（瘦长型） asthenic type
无脉 pulseless
舞蹈样运动 choreic movement

X

X 连锁遗传 X-linked adrenoleukodystrophy，ALD
吸收不良性腹泻 malabsorption diarrhea
膝反射 patellar tendon reflex
膝内翻 genu varum
膝外翻 genu valgum
席汉综合征 Sheehan syndrome
系统回顾 review of systems
系统评价 systematic review
系统性红斑狼疮 systemic lupus erythematosus，SLE
细菌管型 bacterial cast
细湿啰音 fine crackles
下腹部 hypogastric region
下疳 chancre
纤溶亢进 hypedibrinolysis
纤维蛋白（原）降解产物 fibrinogen degradation products，FDP
纤维蛋白原 fibrinogen，Fg
现病史 history of present illness
腺苷脱氨酶 adenosine deaminase，ADA
消化性溃疡 peptic ulcer
消瘦 emaciation
小脑下前动脉 anterior inferior cerebellar artery，AICA
小阴唇 labium minus pudendi
斜裂 oblique fissure
心包积液 pericardial effusion
心包叩击音 pericardia knock
心包摩擦音 pericardia friction sound
心电图 electrocardiogram，ECG
心房颤动 atrial fibrillation，AF
心房扑动 atrial flutter，AFL
心肺复苏 cardio-pulmonary resuscitation，CPR
心肌梗死 myocardial infarction
心肌梗死溶栓治疗 thrombolysis in myocardial infarction，TIMI
心肌肌钙蛋白 cardiac troponin，cTn
心肌缺血 myocardial ischemia
心悸 palpitation

心尖搏动 apical impulse
心力衰竭 heart failure
心律 cardiac rhythm
心率 heart rate
心室颤动 ventricular fibrillation
心室扑动 ventricular flutter
心音 heart sound
心音分裂 splitting of heart sounds
心源性水肿 cardiac edema
心源性哮喘 cardiac asthma
心脏杂音 cardiac murmurs
新柏氏液基细胞学检测 Thinprep cytologic test，TCT
性别 sex
性病研究实验室玻片试验 venereal disease research laboratory test，VDRL
胸壁 chest wall
胸部 chest
胸骨柄 manubrium sterni
胸骨角 sternal angle
胸骨旁线 parasternal line
胸骨上切迹 suprasternal notch
胸骨上窝 suprasternal fossa
胸骨下角 infrasternal angle
胸骨线 sternal line
胸廓 thorax
胸廓扩张度 thoracic expansion
胸膜 pleura
胸膜摩擦感 pleural friction fremitus
胸膜摩擦音 pleural friction rub
胸膜腔 pleural cavity
胸腔积液 pleural effusion
胸式呼吸 thoracic respiration
胸痛 chest paint
胸语音 pectoriloquy
嗅神经 olfactory nerve
嗅诊 olfaction
眩晕 vertigo
血管活性肠肽 vasoactive intestinal peptide，VIP
血管加压素 arginine vasopressin，AVP
血红蛋白 hemoglobin，HGB/HB
血红蛋白尿 hemoglobinuria
血尿 hematuria
血葡萄糖 blood glucose，GLU
血气分析 blood gas analysis
血清白蛋白 serum albumin，ALB
血清淀粉样蛋白 serum amyloid protein，SAA
血清球蛋白 serum globulin，GLB
血清铁蛋白 serum ferritin，SF
血清游离甲状腺素 free thyroxine，FT_4

血清转铁蛋白　serum transferrin
血清总蛋白　serum total protein，STP
血栓烷　thromboxane，TX
血栓性血小板减少性紫癜　thrombotic thrombocyto-
　penic purpura，TTP
血细胞比容　hematocrit，HCT
血小板　platelet，PLT
血小板病　thrombocytopathy
血小板分布宽度　platelet distribution width，PDW
血小板无力症　thrombasthenia
血压　blood pressure，BP
血氧含量　oxygen content，$C\text{-}O_2$
血肿　hematoma
荨麻疹　urticaria
循环免疫复合物　circulating immune complex，CIC
循证医学　evidence-based medicine，EBM

Y

压痛　tenderness
炎症性腹泻　inflammatory diarrhea
眼底黄色斑点症　Stargardt disease
眼底荧光血管造影法　fluorescence fundus angiography
眼电图　electrooculogram，EOG
眼压计测量法　tonometry
羊鸣音　egophony
腰 / 臀比　waist/hip ratio，WHR
腰背痛　lumbodorsalgia
腰大肌征　iliopsoas sign
腰围　waist circumference，WC
耶格视力表　Jager char
叶间隙　interlobar fissure
夜间阵发性呼吸困难　paroxysmal nocturnal dyspnea
液波震颤　fluid thrill
腋后线　posterior axillary line
腋前线　anterior axillary line
腋窝　axillary fossa
腋中线　midaxillary line
一般情况　general data
伊顿征　Eaton sign
医患沟通　doctor-patient communication
胰岛素　insulin
胰高血糖素　glucagon
移动性浊音　shifting dullness
移行上皮细胞　transitional epithelium
乙酰胆碱酯酶　acetyl cholinesterase，AChE
乙型肝炎病毒　hepatitis B，HBV
乙型肝炎病毒表面抗原　hepatitis B virus surface anti-
　gen，HBsAg
异丙嗪　iproniazid
异常呼吸音　abnormal breath sound

意识　consciousness
意识模糊　confusion
意识障碍　disturbance of consciousness
意向性震颤　intentional tremor
意指识别　identification
意志缺乏症　abulia
阴道　vagina
阴道分泌物　vaginal secretion
阴道前庭　vestibulum vaginae
阴道清洁度　vaginal cleaning-degree
阴道脱落细胞学　gynecologic cytology
阴蒂　clitoris
阴阜　mons veneris
阴茎　penis
阴茎头　glans penis
阴离子隙　anion gap，AG
阴囊　scrotum
吲哚美辛　indomethacin
隐血　occult blood，OB
隐血试验　occult blood test，OBT
营养不良性水肿　nutritional edema
营养状态　state of nutrition
硬度　consistency
游离三碘甲状腺原氨酸　free triiodothyronine，FT_3
游离脂肪酸　free fatty acids，FFA
右髂部　right iliac region
右季肋部　right hypochondriac region
右上腹部　right upper quadrant
右下腹部　right lower quadrant
右心房肥大　right atrial enlargement
右心室肥厚　right ventricular hypertrophy
右腰部　right lumbar region
瘀斑　ecchymosis
瘀点　petechia
语态　voice
语调　tone
语音共振　vocal resonance
语音震颤　vocal fremitus
原因不明发热　fever of unknown origin，FUO
月经史及生育史　menstrual history and childbearing history
晕厥　syncope
晕厥前期　presyncope
孕酮　progesterone

Z

载脂蛋白　apolipoprotein
脏层胸膜　visceral pleura
造血干细胞　hematopoietic stem cell，HSC
谵妄　delirium
展神经　abducens nerve

参 考 答 案

第一章　职业素养

第一节

练习题

医学人文关怀是高于民众心理、生理之上的精神层面上的关怀，是医务工作者必备的基本素养。强调的是对待他人的善行，如医学研究、临床治疗中的伦理价值，良好的医患沟通能力。

第二节

练习题

其中最为重要实用的是：①《中华人民共和国执业医师法》；②《中华人民共和国传染病防治法》；③《中华人民共和国侵权责任法》；④《处方管理条例》；⑤《医疗事故处理条例》；⑥《抗菌药物临床应用管理办法》、《中华人民共和国药品管理法》、《医疗机构病历管理规定》、《中华人民共和国母婴保健法》。

第三节

练习题

医患沟通（doctor-patient communication）是指医患双方在医疗活动中围绕患者的疾病与健康问题进行的信息交流。所交流的信息既包括与疾病诊治直接有关的内容，又包括医患双方的思想、情感愿望、要求等方面的表达，其方式有言语沟通和非言语沟通。沟通的核心问题是关于疾病、治疗、健康以及相关问题的观点和看法的互通，对疾病的解释、理解等认知方式的相近或相背，直接决定了医患双方信息沟通的效果，左右医患关系走向，最终影响诊疗结果。

第二章　主要症状问诊要点及鉴别点

第一节

病例分析

临床诊断：右上肺浸润性肺结核。

病例分析：患者有低热、咳嗽、咳痰，盗汗、消瘦等结核中毒表现，右上肺呼吸音粗。胸片：右上肺絮状影，边缘模糊。临床诊断考虑右上肺浸润性肺结核，可行 PPD 皮试、痰抗酸杆菌涂片及痰结核杆菌培养进一步明确。

练习题

（一）主观题：略

（二）客观题

1. A 型题　（1）～（2）C　D

2. B 型题 （1）～（5）A C A A C（6）B

3. X 型题 （1）～（2）ACDE　　BDE

第二节

练习题

A

第三节

病例分析

临床诊断：过敏性紫癜。

病例分析：患者有进食螃蟹、河虾等可能导致过敏的食物史，有典型的紫癜，对称性分布，双下肢为主，同时有腹部及肾脏的症状。尿常规：蛋白（+）。临床诊断考虑过敏性紫癜，可行束臂试验、过敏原检测等进一步明确。

练习题

（一）主观题：略

（二）客观题

1. A 型题 （1）～（2）C　C

2. B 型题 （1）～（5）C　B　D　A　C（6）～（7）F　E

3. X 型题 ABD

第四节

病例分析

临床诊断：咳嗽变异性哮喘

病例分析：患者咳嗽迁延不愈，病程达 4 周，考虑为亚急性咳嗽，影像学检查无明显异常，目前主要表现为咳嗽、咳少许白痰，夜间明显，发作时伴有鼻塞、打喷嚏，白天症状明显减轻，结合年幼时反复咳嗽、喘息以及过敏性鼻炎病史，需考虑咳嗽变异性哮喘（CVA）的可能。因此该患者需安排肺功能支气管激发试验或测定最大呼气流量（PEF）的变异率，根据其结果明确诊断。

练习题

（一）主观题：略

（二）客观题

1. A 型题 （1）～（2）D　B

2. B 型题 （1）～（4）C　E　A　B

3. X 型题 （1）～（2）BCD　　ABCDE

第五节

病例分析

诊断思路：患者病例特点为慢性、反复咳嗽、咳痰，病程中明确存在感染因素，提示肺部感染迁延不愈，结合影像学表现，应考虑诊断为支气管扩张伴感染。接诊该患者，还应根据病史、体征除外上呼吸道或呕血可能。咯血前常伴有胸闷、咳嗽等症状，血中可混有痰液，出血量减少后可有血丝痰。呕血前常有腹痛、腹胀、恶心等消化道症状，呕吐物多为暗红色或棕色，伴有食物残渣，可有黑便。本例患者咯血时伴有咳嗽，故考虑为咯血，另外需判断咯血量，当天出血量 200ml，为中等量，需注意预防出现咯血窒息。

练习题

（一）主观题：略

（二）客观题

1. A 型题 （1）～（4）B B C B

2. B 型题 （1）～（3）B C A

3. X 型题 ABCDE

第六节

病例分析

临床诊断：充血性心力衰竭 酒精性心肌病 心功能Ⅲ级（心源性呼吸困难）。

病例分析：患者既往有长期饮酒史，5 年劳累性呼吸困难，休息可以缓解，诊断为"酒精性心肌病"，反复发作，近 1 周加重，伴有食欲下降，腹胀、尿少，颈静脉怒张，双肺底闻及湿性啰音，心尖搏动弱并弥散，心界向左下扩大，肝 - 颈静脉回流征（+），肝大并肝区叩击痛（+），下肢重度凹陷性水肿，故考虑是酒精性心肌病引起的充血性心力衰竭（有左心衰竭、右心衰竭），可以建议患者行心脏超声检查，了解心脏结构及功能改变，检查胸部 X 线了解有无肺淤血，行利钠肽检查，判断心功能不全的严重程度。

练习题

（一）主观题

1. 夜间阵发性呼吸困难的发生机制 ①睡眠时迷走神经兴奋性增高。冠状动脉收缩、心肌供血减少，心肌缺血，心肌收缩力下降，心排血量减少；②小支气管收缩，肺泡通气量减少，仰卧位时膈肌上抬，肺活量减少；③夜间血液重新分配，下半身静脉回心血量增多，致肺淤血加重；④呼吸中枢敏感性降低，当淤血加重，缺氧明显时，才刺激呼吸中枢作出应答反应。

2. 呼吸困难的分类 肺源性、心源性、中毒性、血源性及神经精神性呼吸困难。

（二）客观题

1. A 型题 （1）～（3）B C D

2. B 型题 （1）～（4）C D E A

3. X 型题 （1）～（2）ACDE ABD

第七节

病例分析

临床诊断：亚硝酸盐中毒（异常血红蛋白衍生物引起的发绀）。

病例分析：患者既往体健，有进食过夜腌制蔬菜，餐后发作，皮肤黏膜青紫，头痛、乏力，出现反应迟钝，意识模糊，经吸氧发绀无改善，采静脉血发现其呈深棕色，用分光镜检查可见高铁血蛋白。亚硝酸盐具有强氧化剂，导致血红蛋白分子中 Fe^{2+} 被 Fe^{3+} 所取代，致使血红蛋白失去与氧结合的能力，生成高铁血红蛋白，当血中高铁血红蛋白量达总量 10% 皮肤黏膜时可出现发绀，

≥60% 出现反应迟钝、意识障碍。故诊断为亚硝酸盐中毒。

练习题

（一）主观题

1. 名词解释

发绀：指外周毛细血管内的还原血红蛋白增多，超过 50g/L（5g/dl）时（即血氧未饱和度超过 6.5vol/dl）皮肤黏膜可出现青紫色，临床上称为发绀，常发生在如口唇、甲床及指（趾）等皮肤色素少，皮肤较薄、毛细血管丰富的部位。

2. 简答题

（1）中心性发绀常见原因：①肺源性发绀，常见于各种严重的呼吸系统疾病，如喉、气管、支气管的阻塞、肺炎阻塞性肺气肿、弥漫性肺间质纤维化、肺淤血、肺水肿、急性呼吸窘迫综合征、肺栓塞、原发性肺动脉高压等导致呼吸功能不全、肺氧合作用不足所致；②心性混合性发绀，常见于紫绀型先天性心脏病，如法洛四联症、Eisenmenger 综合征等，由于血液经过异常通道使部分静脉血未通过肺进行氧合作用而入体循环动脉。发绀特点为全身性，除四肢及颜面外，也累及躯干和黏膜，受累部位的皮肤是温暖的。

（2）周围性发绀最常见于肢体末梢与下垂部位，如肢端、耳垂与鼻尖，因周围血流障碍，故这些部位皮肤温度低、发凉，按摩或加温使其温暖，发绀可消失。

（二）客观题

1. A 型题 （1）～（2）C　A

2. B 型题 （1）～（5）A　C　B　E　C

3. X 型题 CDE

第八节

病例分析

临床诊断：冠状动脉粥样硬化性心脏病

　　　　　劳力性心绞痛

　　　　　CCS Ⅰ级

病例分析：患者为老年男性，有吸烟危险因素，出现胸骨后疼痛，休息数分钟症状可缓解，心电图提示有 ST-T 改变，临床诊断考虑冠状动脉粥样硬化性心脏病、劳力型心绞痛。该患者劳动时出现胸痛，心绞痛严重程度根据加拿大心血管病学会分类考虑为 Ⅰ级。待进一步行运动平板、24小时动态心电图、心脏彩超协助诊断，必要时行冠脉 CTA 或造影明确诊断。

练习题

（一）主观题

1. 急性冠脉综合征、主动脉夹层、急性肺栓塞、张力性气胸。

2. ①发病年龄、起病缓急；②胸痛部位、性质、程度、持续时间、有无放射痛、诱发及加重与缓解因素、演变过程以及伴随症状；③基础疾病、职业及嗜好、家族史等。

（二）客观题

1. A 型题 （1）～（2）D　D

2. B 型题 （1）～（2）B　C

3. C 型题 （1）～（2）A　B

4. X 型题 AE

第九节

病例分析

临床诊断：室上性心动过速

病例分析：患者为青年女性，无发生心脏病的危险因素，情绪激动情况下出现心悸，心电图提示有室上性心动过速，Valsalva 动作数次后，心悸缓解，心电图恢复为窦性心律、正常心电图。临床诊断阵发性室上性心动过速。

练习题

（一）主观题

1. ①生理性见于剧烈运动或精神过度紧张以及饮酒、喝浓茶或咖啡等导致心脏收缩力增强。②病理性见于心律失常、结构性心脏病、系统性疾病、药物作用、心身疾病。

2. ①诱发、加重与缓解因素，时间、频率与病程，伴随症状；②既往史、嗜好、家族史等。

（二）客观题

1. A 型题 （1）～（2）A　C

2. B 型题 （1）～（2）A　B

3. C 型题 （1）～（2）D　B

4. X 型题 ABCDE

第十节

病例分析

临床诊断：消化性溃疡并穿孔。

病例分析：患者反复右上腹痛，有夜间痛，进食后缓解，突发腹部刀割样剧痛，查体肝浊音界消失，血常规白细胞升高，考虑临床诊断为消化性溃疡并穿孔，可行急诊腹部立位平片进一步明确。

练习题

（一）主观题

1. 内脏性腹痛的特点　①疼痛感觉较模糊，多为钝痛、绞痛（痉挛痛）、不适、灼痛；②疼痛部位不够明确，通常比较广泛或接近腹中线；③一般不伴有局部肌紧张或皮肤痛觉过敏；④常伴有恶心、呕吐、出汗等自主神经兴奋症状。

临床上，内脏性腹痛多见于胃肠道、胆道、胰管、输尿管痉挛或梗阻，消化性溃疡、早期阑尾炎或胆囊炎等。

2. 躯体性腹痛的特点　①疼痛程度剧烈且持续；②疼痛定位明确，与病变内脏所在部位相符；③常伴有压痛、反跳痛，甚至局部腹肌强直，提示腹膜受累；④疼痛因咳嗽、体位变化而加重。

临床上，躯体性腹痛多见于胃肠道穿孔、化脓性胆囊炎、阑尾炎并局部或弥漫性腹膜炎等。

（二）客观题

1. A 型题 （1）～（2）C　C

2. B 型题 （1）～（4）D　B　A　C　　（5）～（6）B　A

第十一节

病例分析

临床诊断：感染性腹泻（急性细菌性痢疾）。

病例分析：患者有不洁饮食，腹痛、腹泻，解黏液脓血便，里急后重，发热，最高体温 39.2℃，查体左下腹压痛，肠鸣音活跃。血常规白细胞升高，大便常规可见红、白细胞。考虑临床诊断为急性细菌性痢疾，可行大便培养进一步明确。

练习题

（一）主观题：略

（二）客观题

1. A 型题 （1）～（5）D E C A B （6）～（9）B C C D

2. B 型题 （1）～（5）B E D C A （6）～（9）A C D B

3. X 型题 （1）～（5）ADCDE ABCD ACD ABCE ABCDE

第十二节

病例分析

临床诊断：急性胃炎。

病例分析：患者为青年男性，急性起病，饮酒后出现恶心、呕吐胃内容物，呕吐后腹痛减轻，伴上腹痛，阵发性加剧，查体剑突下轻度压痛，无反跳痛，肠鸣音正常。血常规、血尿淀粉酶正常。临床诊断考虑急性胃炎，可进一步行胃镜检查明确。

练习题

（一）主观题：略

（二）客观题

1. A 型题 （1）～（5）E C D C C

2. B 型题 （1）～（3）E D B

3. X 型题 （1）～（2）ABCDE ABCDE

第十三节

病例分析

临床诊断：①上消化道出血：食管 - 胃底静脉曲张破裂出血；②乙型肝炎肝硬化失代偿期；③脾脏功能亢进；④中度贫血。

病例分析：青壮年，急性起病，以呕血、解黑便为主要表现；既往发现 HBV 感染，有乏力、腹胀、尿少症状，半年前胃镜提示有食管 - 胃底静脉曲张；查体：可见肝掌、蜘蛛痣、脾肿大、移动性浊音阳性、双下肢水肿等慢性肝病体征；血常规检查提示三系血细胞减少，肝脏 CT 提示有肝硬化、脾脏增大、门静脉高压特征性影像学改变，血液检查提示三系减少，血红蛋白下降。临床诊断考虑上消化道出血：食管 - 胃底静脉曲张破裂出血，可进一步行胃镜检查明确。

练习题

（一）主观题：略

（二）客观题

1.A 型题 （1）～（4）D A A C

2.B 型题 （1）～（4）A B A B

3.X 型题 （1）～（3）ABCE ABCD AB

第十四节

病例分析

临床诊断：便血：痔疮出血。

病例分析：中年男性，病程较长，以反复便中带血为主要表现，有时便后滴血或手纸上有新鲜血迹，大便时肛门脱出肿物，便后脱出物可回纳，肛门直肠检查：截石位，肛门 3、7、11 点处可见肿物脱出，肿物突出于黏膜，质软，呈暗红色，挤压可变形。直肠指检：肛门括约肌松弛，直肠黏膜光滑，未扪及异常，指套表面可见新鲜血迹。考虑临床诊断为便血，痔疮出血，有待于行结肠镜检查及肛肠科会诊，进一步明确诊断。

练习题

（一）主观题：略

（二）客观题

1.A 型题 （1）～（5）E B D C B

2.B 型题 （1）～（5）E D B C A

3.C 型题 （1）～（5）B A C C B（6）C

第十五节

病例分析

临床诊断：①便秘；②2 型糖尿病。

病例分析：患者老年女性，既往有糖尿病病史多年，1 个月来有排便减少、排便困难、食欲减退、腹胀等表现。查体肛检有粪块。临床诊断考虑为便秘，可行腹部 CT、结肠镜等检查进一步明确病因。

练习题

（一）主观题：略

（二）客观题

1.A 型题 （1）～（4）B A C D

2.X 型题 （1）～（4）ABCE ABCDE ABCDE ABCE

第十六节

病例分析

初步诊断：食管贲门癌

病例分析：患者症状为进行性吞咽困难，从不能进固体食物到进流食困难，临床表现与食管癌较为相符，胃部贲门癌常常容易侵犯食管下段，故有可能也是贲门癌引起，此病平时无表现，待发病时已达中晚期，体重减轻，Hb 102g/L 说明贫血，均为恶性肿瘤表现，故此患者平时无胃部疾病表现也属正常。主要与贲门失弛症、胃食管反流、胃癌相鉴别，必须做胃镜以明确诊断，可取样活检。因无明确诊断无法提供治疗原则，可先给予抑酸，保护胃黏膜及促胃动力药。

练习题

（一）主观题

1. 一般见于食管癌引起的纵隔浸润或主动脉瘤、纵隔淋巴结肿大，肿瘤压迫喉返神经所致。

2. 常见的有脑血管病变、帕金森病、脑干肿瘤、脊髓灰质炎、延髓麻痹、运动神经元疾病、重症肌无力、有机磷农药中毒。

（二）客观题

E

第十七节

病例分析

临床诊断：水肿；肾病综合征？

病例分析：患者双下肢水肿，有大量蛋白尿、低蛋白血症、血脂升高，临床诊断肾病综合征，可行双肾彩超，心脏彩超，胸部 CT 等检查以明确诊断、评估病情，必要时可行肾活检进一步明确病因。

练习题

（一）主观题：略

（二）客观题

1. A 型题 （1）～（5）E D B C E（6）～（10）E D E C A

2. B 型题 （1）～（5）E C B D C

3. C 型题 （1）～（5）B B B A B

第十八节

病例分析

临床诊断：肝细胞性黄疸：

1. HBeAg 阳性慢性乙型病毒性肝炎；

2. 甲状腺功能亢进症；

3. 药物性肝损伤？

病例分析：患者有皮肤巩膜黄染、乏力、纳差、尿黄等症状，有慢性乙型病毒性肝炎（自行停抗病毒药）、甲状腺功能亢进病史，1个月前曾口服甲巯咪唑，查体有双眼球突出、甲状腺肿大、皮肤黏膜及巩膜中度黄染、前胸可见蜘蛛痣；辅助检查结果提示乙肝病毒标志物阳性、HBV DNA，肝功能异常，酶学、胆红素明显升高，直接胆红素及间接胆红素双向升高，甲状腺功能异常，临床诊断考虑为肝细胞黄疸，主要病因为 HBeAg 阳性慢性乙型病毒性肝炎，同时存在甲状腺相关性肝损伤，不排除同时合并药物性肝损害，可行 RUCAM 评分以进一步明确。

练习题

（一）主观题：略

（二）客观题

1. A 型题 （1）～（5）C D B A E （6）～（10）D C C D D
2. B 型题 （1）～（5）C D B A E （6）～（10）B E C A C （11）～（12）D E

第十九节

病例分析

临床诊断：腰椎间盘突出症。

病例分析：患者为中年男性，有长期弯腰搬运重物史，此次在弯腰持重物过程中出现；有腰痛、坐骨神经痛，第 4～5 腰椎棘突间隙压痛阳性，直腿抬高试验阳性，右小腿外侧、足背触觉、痛觉减退表现；腰椎 CT 平扫提示第 4～5 腰椎间盘突出，诊断明确。

练习题

（一）主观题

1. 机械性腰背痛、特异性腰背痛、内脏疾病牵涉痛、其他腰背痛四大类。

2. ①发病年龄、性别、职业特点、起病缓急；②疼痛的部位、性质、程度、持续时间、诱发与缓解因素、演变过程以及伴随症状；③既往史、家族史等。

（二）客观题

1. A 型题 （1）～（2）E D
2. B 型题 （1）～（2）B A
3. C 型题 （1）～（2）B B
4. X 型题 ABCD

第二十节

病例分析

临床诊断：痛风性关节炎。

病例分析：①患者为中年男性，有肥胖危险因素；②反复右足第 1 跖趾关节肿痛 1 年，每次发作前均有进食海鲜和啤酒；③查体右足第 1 跖趾关节红肿，皮温高，触痛明显；④血尿酸高。诊断痛风性关节炎明确。

练习题

（一）主观题

1. 炎症、外伤、退行性关节病、肿瘤性疾病、先天性疾病、免疫性疾病、代谢性疾病以及血液系统疾病、药物因素、心因性疾病等其他疾病。

2. ①发病年龄、性别、起病缓急；②疼痛的部位,诱发、加重与缓解因素,持续时间以及伴随症状；③既往史与家族史等。

（二）客观题

1. A 型题 （1）～（2）E B
2. B 型题 （1）～（2）A D
3. C 型题 （1）～（2）C B
4. X 型题 ABCDE

第二十一节

病例分析

临床诊断：①膀胱肿瘤（膀胱癌？）；②前列腺增生；③膀胱结石。

诊断依据：（1）膀胱肿瘤的诊断依据：①间断性、无痛性、全程、肉眼血尿；②超声示：膀胱内有不随体位变化的、含有血流信号的占位性病变。

（2）前列腺增生的诊断依据：①老年患者；②尿等待和排尿时间延长；③超声示：前列腺增大。

（3）膀胱结石的诊断依据：①有前列腺增生,引起下尿路梗阻；②排尿间有中断；③超声示：膀胱内强回声团,随体位变化而变化。

练习题

（一）主观题

1. 尿三杯试验是一种用于通过尿液分段检查,粗略估计泌尿系统病变部位的实验室检查方法。连续排尿过程,根据患者每次尿量,将排尿过程分成前、中、后三段,第一个尿杯接前段尿液 10～20ml,第二个尿杯接中段尿液 30～40ml,排尿终末用第三个尿杯接尿液 5～10ml,分别检查尿液中红细胞或白细胞。一般用于粗略判定泌尿系出血的病变部位和泌尿系感染的类型。

2. 气尿是指有气体随尿液排出,提示泌尿道和肠道相通,或由产气细菌感染所致。

3. 乳糜尿是尿液中有乳糜,或乳糜液（富含乳糜微粒的淋巴液）混入尿液中,呈乳白色,或似泔水、豆浆。临床主要见于丝虫病和腹膜后肿瘤等疾病。

（二）客观题

1. A 型题 （1）～（5）C D A B C（6）～（10）C A C A B
2. X 型题 （1）～（5）ABC ABCD CD BCE CD
（6）～（10）ABC ABCE ABCDE AB AB

第二十二节

病例分析

诊断及诊断依据：

（1）前列腺增生

1）老年患者,无睾丸手术史。

2）进行性排尿困难 5 年。

3）超声示：前列腺增大（正常大小 40mm×30mm×20mm）。

（2）急性膀胱炎

1）糖尿病病史 8 年（易患因素）。

2）排尿困难史 5 年（尿路梗阻，易患因素）。

3）尿频、尿急、尿痛 1 周。

4）抗菌治疗有效。

5）尿常规：WBC 满视野。

（3）膀胱结石

1）进行性排尿困难提示下尿路梗阻，病史 5 年。

2）尿流中断史，终末尿痛。

3）超声示：膀胱内见到伴声影的强回声团，提示结石。

（4）膀胱过度活动症

1）老年患者，膀胱敏感性增高。

2）尿频、尿急、夜尿 8～12 次，单次尿量少于 200ml。

（5）2 型糖尿病

1）糖尿病史 8 年。

2）降糖治疗有效。

3）血糖升高。

练习题

客观题

1. A 型题 （1）～（5）C D C A B

2. X 型题 （1）～（5）ABD ABC AD ABCD ABC

第二十三节

病例分析

1. 临床诊断：肾病综合征。

临床分析：①患者为年轻男性，起病前无诱发因素可寻；②尿少、眼睑及下肢水肿、泡沫尿；③查体眼睑及双下肢凹陷性水肿；④辅助检查大量蛋白尿、低蛋白血症。临床诊断考虑：肾病综合征。可进一步行 24 小时尿蛋白定量、血脂、泌尿系彩超等检查进一步明确诊断。

2. 临床诊断：2 型糖尿病。

临床分析：①患者为中年女性，慢性病程；②典型的临床表现：乏力、多尿伴体重减轻；③实验室检查提示空腹及餐后血糖分别超过 7.0mmol/L，11.1mmol/L。临床诊断考虑：2 型糖尿病。进一步检查：尿糖和酮体、C 肽释放试验、口服葡萄糖耐量试验、糖化血红蛋白、尿微量蛋白及血脂检测等检查进一步明确诊断。

练习题

（一）主观题

肾前性少尿的常见病因：①有效血容量减少：多种原因引起的休克、重度失水、大出血、肾病综合征和肝肾综合征，大量水分渗入组织间隙和浆膜腔，血容量减少，肾血流减少；②心脏排血功能下降：各种原因所致的心功能不全，严重的心律失常，心肺复苏后体循环功能不稳定，血压下降所致肾血流减少；③肾血管病变：肾血管狭窄或炎症、肾病综合征、狼疮性肾炎、长期卧床不起所致的肾动脉栓塞或血栓形成；高血压危象、妊娠高血压综合征等引起肾动脉持续痉挛，肾缺血导致急性肾衰竭。

（二）客观题

1. **A 型题** （1）～（5）D D D D A （6）～（10）C B C A C
2. **X 型题** （1）～（5）AB CD AC BC ABC
　　　　　　（6）～（10）ABCD ABD ABC AB ABCDE

第二十四节

病例分析

临床诊断：急性肾盂肾炎。

病例分析：①患者为中年女性，有游泳诱发因素；②出现发热、尿频、尿急、尿痛等尿路刺激症状；③查体：体温升高，双侧肾区有叩击痛；④辅助检查尿常规可见白细胞、红细胞。血常规白细胞及中性粒细胞比例升高。可诊断急性肾盂肾炎。进一步行尿培养、泌尿系彩超等检查进一步明确诊断。

练习题

（一）主观题

尿失禁的病因可分为下列几项：①先天性疾病，如尿道上裂。②创伤，如妇女生产时的创伤、骨盆骨折等。③手术，成人为前列腺手术、尿道狭窄修补术等；儿童为后尿道瓣膜手术等。④各种原因引起的神经源性膀胱。

（二）客观题

A 型题 （1）～（4）E D E E

第二十五节

病例分析

临床诊断：前列腺增生。

病例分析：①患者为老年男性；②进行性排尿困难，伴有尿频、尿急、夜尿增多，偶有尿失禁；③查体肛门指检可触及增大的前列腺，表面光滑、质韧、有弹性、中间沟消失；④辅助检查超声提示前列腺增大，膀胱残余尿量 120ml。诊断前列腺增生明确。

练习题

（一）主观题

阻塞性排尿困难的常见病因：

（1）膀胱颈部病变：①膀胱颈部阻塞；②膀胱颈部受压；③膀胱颈部器质性狭窄。

（2）后尿道疾病：因前列腺肥大、前列腺癌、前列腺急性炎症、出血、积脓压迫尿道；后尿道本身炎症、水肿、结石、肿瘤、异物等。

（3）前尿道疾病：见于前尿道狭窄、结石、肿瘤、异物或先天性畸形如尿道外翻、阴茎包皮嵌顿、阴茎异常勃起等。

（二）客观题

1. **A 型题** （1）～（5）D B C A C
2. **C 型题** （1）～（5）B E C B E （6）～（7）A C

第二十六节

病例分析

临床诊断：①单纯性肥胖症；②血脂异常；③非酒精性脂肪肝性肝炎。

病例分析：患者标准体重 170–105=65kg，实际体重 89kg，体重高于标准体重：（89–65）/65×100% = 36.9%，且 BMI > 28kg/m²，腰围 > 90cm，不伴有水肿，肥胖明确。单纯性肥胖症诊断依据：①患者青年男性，自少年期开始体重明显增加，生长发育正常，无精神行为、体温异常，无多饮、多尿等尿崩症表现；②既往健康，无手术、外伤史，无长期使用糖皮质激素等药物，有肥胖家族史；③体检：均匀性肥胖，男性第二性征及外生殖器均正常，无颜面肢体水肿；④辅助检查：血糖、甲状腺功能、肾上腺皮质功能、性腺功能检查等内分泌检查均正常，均不支持下丘脑垂体疾病、库欣综合征、甲状腺功能减退、性腺功能减退、遗传性疾病或者药物所致肥胖，故诊断为单纯性肥胖症。单纯性肥胖症是排他性诊断，需进行详细的病史询问及进行体检、结合相关的实验室检查后才能诊断。

练习题

（一）主观题：略

（二）客观题

1. A 型题　（1）～（2）A　D

2. B 型题　（1）～（5）C　D　B　A　G（6）～（9）F　E　C　D

3. X 型题　（1）～（2）ACDE　ABCDE

第二十七节

病例分析

临床诊断：弥漫性毒性甲状腺肿（Graves disease，GD）。

病例分析：患者标准体重 160–105=55kg，实际体重 48kg，体重低于标准体重：（55–48）/55×100% =12.7%，消瘦明确。Graves 病诊断依据：①青年女性，起病缓，病程较长；②有甲状腺毒症表现：有消瘦伴怕热、多汗、易饥、多食、心悸、低热、腹泻、月经稀少等；③体检有突眼、弥漫性甲状腺肿，心率增快、心音亢进，双手有细颤，双膝腱反射亢进；④辅助检查：甲状腺功能检查提示：甲状腺激素水平、TRAb 明显升高，TSH 降低，彩超提示甲状腺弥漫性肿大，均支持甲状腺功能亢进；三大常规、肝肾功能、肿瘤标志物、TBspot、胸片、腹部彩超等检查均正常。

本例患者有食欲亢进、多食，不考虑摄入不足导致的消瘦；患者有怕热、低热、多汗等甲状腺毒症表现，增多的甲状腺激素促进机体对营养物质的利用、提高机体代谢率、促进产热，从而增加能量消耗导致消瘦。还需与其他导致消瘦的疾病相鉴别，①感染性疾病：患者消瘦伴发热、多汗、腹泻，无伴咳嗽、咳痰、畏寒等表现，血常规、粪常规、TBspot、胸片及腹部彩超检查正常可排除结核病、感染性腹泻等感染性疾病。②恶性肿瘤：患者消瘦伴低热，但查体浅表淋巴结未扪及肿大、未发现肿块，肿瘤标志物、胸片、腹部彩超均正常不支持，若甲状腺功能亢进病情好转后消瘦、发热无好转还需行相关检查协助诊断。③药物：患者消瘦伴腹泻，注意减重药物导致营养物质消化、吸收障碍，病史询问可排除本病。④糖尿病：患者消瘦伴口干、多饮、多食，且 Graves 病可合并糖尿病，查血糖正常可排除。⑤嗜铬细胞瘤：患者消瘦伴心悸、多汗，但无阵发性面色苍白、血压阵发性升高或高血压与低血压交替表现，可排除。⑥精神疾病：此类疾病患者常于精神创伤后出现食欲减退、摄食减少导致消瘦，本例患者消瘦伴食欲亢进、精神亢奋可排除此类疾病。

练习题

（一）主观题：略

（二）客观题

1. A 型题 （1）～（2）D　C

2. B 型题 （1）～（5）B　C　D　A　D（6）～（10）A　C　B　D　C

3. X 型题 ABCDE

第二十八节

病例分析

诊疗经过：患者的临床表现为发作性眩晕，与头位变化有关，历时不超过半分钟，除行走缓慢、略显宽基底步态外，神经系统查体及耳科听力等无明显异常。根据起病形式、发作频率分类为"反复发作性"，初诊为"孤立性眩晕"，从流行病学、临床特点，良性阵发性位置性眩晕、前庭阵发症可能性大。但诊断有以下疑点：BPPV 在保持头位不变、无加速度时应无症状，该患者缓慢行走时感头晕明显；BPPV 发作间歇期多无症状，该患者头部昏沉感持续存在；BPPV 为自限性疾病，多在数日内缓解，该病例持续 10 余天未见缓解；Dix-Hallpike test 及 Roll test（−）；略显宽基底步态。完善头部 MRI 平扫 +DWI+MRA：DWI 序列见右侧小脑半球一高信号灶，约 6mm×8mm 大小，ADC 序列上为低信号，考虑为亚急性脑梗死。MRA 提示基底动脉近端重度狭窄。基底动脉近端重度狭窄经 DSA 检查证实，予局部球囊扩张及支架植入术。术后即刻患者头部昏沉感明显缓解，眩晕减轻。诊断明确：急性小脑腔隙性脑梗死，基底动脉近端重度狭窄。

总结：由后循环急性脑梗死导致的眩晕占所有眩晕发病 0.48%～2.00%，部分急性后循环梗死仅表现出眩晕症状，造成了误诊的风险。一旦误诊，将延误急性脑梗死的治疗，存在较大的风险。临床工作中如何及时、准确识别此类患者具有重要的意义。除了积极寻找潜在的后循环症状、体征外，小脑梗死所致的孤立性眩晕具有以下临床特点：①早期可有头痛和剧烈呕吐，但其他自主神经症状相对不明显。②多数有脑血管病危险因素。③尽管眼球震颤阳性和肢体共济失调阳性率不足50%，但眩晕间隙期直线行走困难者对诊断有重要意义。④头部脉冲试验检查阴性通常提示前庭眼球反射正常，但 AICA 梗死可能出现异常。⑤早期的 DWI 成像具有较高的诊断价值，且 DWI 序列未见异常也不能排除急性脑梗死的诊断。

练习题

（一）主观题

1. 良性阵发性位置性眩晕（benign paroxysmal positional vertigo，BPPV）是发病率最高的一种前庭疾病，在眩晕 / 头晕疾病谱中占20%～30%，以50～70 岁的患者居多，女性是男性的 2～3 倍。其发病机制主要是椭圆囊斑中的碳酸钙颗粒脱落并进入半规管。后半规管、水平半规管和前半规管 BPPV 的发生率分别为80%～85%、10%～15% 和5% 以下。临床表现为短暂的视物旋转或不稳感，多发生在患者起卧床及翻身的过程中，有时出现在抬头和低头时；位置诱发试验可在 70% 以上的患者中发现与症状同步发生的眼球震颤，眼震的方向与受累半规管相对应的眼外肌的作用方向相一致。Dix-Hallpike 试验用于诊断垂直半规管耳石症，Roll 试验用于诊断水平半规管耳石症。治疗上首选手法复位。

2. 由后循环急性脑梗死导致的眩晕占所有眩晕发病 0.48%～2.00%，部分急性后循环梗死仅表现出眩晕症状，造成了误诊的风险。一旦误诊，将延误急性脑梗死的治疗，存在较大的风险。临床工作中如何及时、准确识别此类患者具有重要的意义。除了积极寻找潜在的后循环症状、体征外，小脑梗死所致的孤立性眩晕具有以下临床特点：①早期可有头痛和剧烈呕吐，但其他自主神经症状相对不明显。②多数有脑血管病危险因素。③尽管眼球震颤阳性和肢体共济失调阳性率不足 50%，但眩晕间隙期直线行走困难者对诊断有重要意义。④头部脉冲试验检查阴性通常提示前庭眼球反射正常，但 AICA 梗死可能出现异常。⑤早期的 DWI 成像具有较高的诊断价值，且 DWI 序列未见异常也不能排除急性脑梗死的诊断。

总之，需要临床医师建立正确的临床思维，掌握眩晕病史采集、体格检查、辅助检查的特点；同时能熟悉各种常见的眩晕疾病的特点，在诊治过程中能有的放矢。

（二）客观题

1. A 型题 （1）～（5）A C B B B

2. X 型题 （1）～（5）ABD ABCD AD ABCD ABCD

第二十九节

练习题

（一）主观题

主要分为血管收缩障碍、心源性晕厥、脑源性晕厥及血液成分异常所致晕厥。①血管收缩障碍：见于单纯性晕厥、直立性低血压、颈动脉窦综合征、排尿性晕厥、咳嗽性晕厥及疼痛性晕厥等。②心源性晕厥：见于严重心律失常、心脏排血受阻、心肌缺血及心力衰竭等，如阵发性心动过速、阵发性心房扑动、Q—T 间期延长综合征、病态窦房结综合征、高度房室传导阻滞、主动脉瓣狭窄、部分先天性心脏病、原发性肥厚型心肌病、左房黏液瘤、心绞痛与急性心肌梗死等，最严重的为阿 - 斯（Adams-Stokes）综合征。③脑源性晕厥：见于脑动脉粥样硬化、短暂性脑缺血发作、偏头痛、无脉症、慢性铅中毒性脑病等。④血液成分异常：见于低血糖、通气过度综合征，哭泣性晕厥、重症贫血及高原晕厥等。

（二）客观题

1～2. C D

第三十节

练习题

（一）主观题

抽搐分为全身性抽搐和局限性抽搐。

（1）全身性抽搐：以全身骨骼肌痉挛为主要表现，多伴有意识丧失。①癫痫大发作：表现为患者突然意识模糊或丧失，全身强直、呼吸暂停，继之四肢发生阵挛性抽搐，呼吸不规则，大小便失控，发绀，发作约半分钟自行停止，也可反复发作或呈持续状态。发作时可有瞳孔散大，对光反射消失或迟钝、病理反射阳性等。发作停止后不久意识恢复。如为肌阵挛性，一般只是意识障碍。由破伤风引起者为持续性强直性痉挛，伴肌肉剧烈的疼痛。②癔症性发作：发作前常有一定的诱因，如生气、情绪激动或各种不良刺激，发作样式不固定，时间较长，没有舌咬伤和大小便失禁。

（2）局限性抽搐：以身体某一局部连续性肌肉收缩为主要表现，大多见于口角、眼睑、手足等。而手足搐搦症则表现间歇性双侧强直性肌痉挛，以上肢手部最典型，呈"助产士手"表现。

（二）客观题

D 解析 抽搐与惊厥均属于不随意运动。抽搐是指全身或局部成群骨骼肌非自主的抽动或强烈收缩，常可引起关节运动和强直。当肌群收缩表现为强直性和阵挛性时，称为惊厥。惊厥表现的抽搐一般为全身性，对称性、伴有或不伴有意识丧失。

惊厥的概念与癫痫有相同点也有不相同点。癫痫大发作与惊厥概念相同，而癫痫小发作则不应称为惊厥。

第三十一节

病例分析

1. 临床诊断：颅脑损伤。

病例分析：患者有明确的外伤史，且枕部着地。患者伤后随即昏迷，考虑存在脑损伤。伴有频繁呕吐，考虑颅脑损伤引起较为严重的颅内压增高。体格检查发现意识状态为浅昏迷，GCS 评分为 8 分，双侧瞳孔直径在正常范围内，对光反射灵敏，提示尚未出现脑疝。临床诊断考虑颅脑损伤，可行头颅 CT 检查进一步明确。

2. 临床诊断：右侧基底节区脑出血。

病例分析：患者发病的诱因为打麻将时情绪激动。有左侧肢体偏瘫、意识障碍和头痛等表现。既往有高血压病史，且未规律服用降血压药物。体格检查发现血压升高，意识嗜睡，双侧额纹对称，左侧鼻唇沟变浅，示齿口角右偏。伸舌左偏。左侧肢体肌力 2 级，右侧肢体肌力 5 级。左侧病理征（+），右侧病理征（−）。定性诊断考虑脑出血。定位诊断考虑右侧基底节区。可行头颅 CT 检查进一步明确。

练习题

（一）主观题

1.（1）以觉醒度下降为主的意识障碍

1）嗜睡：程度最轻的意识障碍。患者表现为持续的睡眠状态，但能被叫醒，醒后能勉强配合检查及回答简单问题，停止刺激后患者又继续入睡。

2）昏睡：比嗜睡更严重的意识障碍。患者表现为持续的熟睡状态，正常的外界刺激不能使其觉醒，须经高声呼唤或其他较强烈的刺激（如压迫眶上神经、摇动患者身体等）才可唤醒。患者对言语的反应能力尚未完全丧失，但回答含糊或答非所问。停止刺激后又很快入睡。

3）昏迷：最严重的意识障碍。患者意识完全丧失，任何刺激都不能使其觉醒，无有目的的自主动作。按严重程度昏迷可分为三级：

浅昏迷：对声、光等刺激无反应。对疼痛刺激可出现痛苦的表情或肢体退缩等防御反应，但不能觉醒。有较少的无意识自发动作。吞咽反射、咳嗽反射、角膜反射以及瞳孔对光反射仍然存在。

中昏迷：对声、光等刺激无反应。对剧烈疼痛刺激才可出现防御反应。无意识自发动作很少。角膜反射和瞳孔对光反射减弱。

深昏迷：对外界任何刺激均无反应。全身肌肉松弛，无任何自发动作。眼球固定，瞳孔散大，各种反射消失。

（2）以意识内容变化为主的意识障碍

1）意识模糊：患者表现为对时间、地点、人物的定向力下降，注意力减退，情感反应淡漠，自主动作减少，语言缺乏连贯性，对外界刺激的反应低于正常水平。

2）谵妄：一种以兴奋性增高为主的急性脑高级功能障碍。患者表现为紧张、恐惧和兴奋不安，甚至可有冲动和攻击行为。患者出现认知、定向和语言功能障碍，睡眠觉醒周期紊乱，甚至出现错觉、幻觉等。病情通常持续数小时和数天，并可呈现波动性，常夜间加重，白天减轻。

2.（1）闭锁综合征（locked-in syndrome）：又称去传出状态，系脑桥基底部病变所致，累及双侧皮质脊髓束和皮质脑干束。患者意识清醒，因运动传出通路几乎完全受损而表现为眼球不能向两侧转动，不能张口，不能言语，四肢瘫痪，但患者对语言的理解无障碍，能以瞬目和眼球垂直运动示意与周围建立联系。

（2）意志缺乏症（abulia）：患者意识清醒，运动感觉功能存在，记忆功能尚好，但因对任何活动都缺乏动机和目的而不语少动，对刺激无反应、无欲望，呈严重淡漠状态。本症多由双侧额叶病变所致。

（3）木僵（stupor）：患者意识是清醒的，但动作和行为明显减少，且常常保持一种固定姿势。严重者表情刻板，身体保持一个固定姿势，僵住不动，不语不动，不食，对刺激缺乏反应，大小便潴留。木僵常见于精神分裂症，也可见于抑郁症、反应性精神障碍和脑器质性精神障碍等。

（二）客观题

1. A 型题　（1）～（2）B　D

2. B 型题　（1）～（5）D　B　C　E　B（6）～（9）D　C　E　A

3. C 型题　（1）～（2）E　D

4. X 型题　ACD

第五章　全身体格检查的顺序及项目

第七节

练习题

（一）主观题：略

（二）客观题

1. A 型题　（1）～（2）B　C

2. B 型题　（1）～（5）B　C　A　B　C（6）D

3. X 型题　ABCDE

第八节

练习题

主观题

1. 肌力的记录采用 0 ～ 5 级的六级分级法。0 级 完全瘫痪，测不到肌肉收缩。1 级 仅测到肌肉收缩，但不能产生动作。2 级 肢体在床面上能水平移动，但不能抵抗自身重力，即不能抬离床面。3 级 肢体能抬离床面，但不能抗阻力。4 级 能作抗阻力动作，但不完全。5 级 正常肌力。

2. 常见病理反射包括　Babinski 征、Oppenheim 征、Chaddock 征、Gordon 征等，病理征阳性代表锥体束受损。

第六章　专科体格检查

第二节

病例分析

　孕 34 周常规门诊产检，核对患者信息，询问孕妇最近饮食、睡眠、运动、大小便情况；询问孕妇有无异常情况出现，如有无头晕、头痛、眼花，心悸、气促，全身皮肤瘙痒，双下肢水肿情况，有无腹痛、阴道流血、流液，分泌物增多，胎动情况怎么样。产检时需要测量孕妇体重、血压，宫高、腹围，进行四步触诊，了解胎方位、胎产式及胎先露，衔接情况。胎心监护检查。血、尿常规，肝功能。

练习题

（一）主观题

1. 四步触诊检查

第1步手法：检查者两手置子宫底部，了解子宫外形并测得宫底高度，估计胎儿大小与孕周数是否相符。然后以两手指腹相对轻推，判断宫底部的胎儿部分，胎头硬而圆且有浮球感，胎臀软而宽且形状不规则。

第2步手法：检查者左右手分别置于腹部左右侧，一手固定，另一手轻轻深按检查，触及平坦饱满者为胎背，可变形的高低不平部分是胎儿肢体，有时可感到胎儿肢体活动。

第3步手法：检查者右手拇指与其余4指分开，置于耻骨联合上方握住胎先露部，进一步查清是胎头或胎臀，左右推动以确定是否衔接。若胎先露部仍浮动，表示尚未入盆。若已衔接，则胎先露部不能推动。

第4步手法：检查者左右手分别置于胎先露部的两侧，向骨盆入口方向向下深按，再次核对胎先露部的诊断是否正确，并确定胎先露部入盆的程度。

2. 妇科检查结束后，应将检查结果按解剖部位先后顺序记录：

外阴发育情况及婚产式（未婚、已婚未产或经产）。有异常发现时，应详加描述。

阴道是否通畅，黏膜情况，分泌物的量、色、性状及有无气味。

宫颈大小、硬度，有无糜烂样改变、撕裂、息肉、腺囊肿，有无接触性出血，举痛及摇摆痛等。

宫体位置、大小、硬度、活动度，表面是否平整、有无突起，有无压痛等。

附件有无块物、增厚或压痛。若扪及包块，记录其位置、大小、硬度，表面光滑与否，活动度，有无压痛及与子宫及盆壁关系。左右两侧情况分别记录。

实验室和特殊检查摘录已有的实验室和特殊检查结果，外院检查结果应注明医院名称和检查日期。

（二）客观题

1.A 型题　（1）～（2）C　E

2.B 型题　（1）～（2）D　B

3.C 型题　（1）～（2）B　A

4.X 型题　ABCD

第三节

练习题

（一）主观题

（1）头颅：①颅骨软化：多见于6月龄以下小儿。②方颅：多见于8～9月以上患儿。③前囟增大及闭合延迟。

（2）胸廓畸形：多见于1岁左右小儿。①肋骨串珠；②肋膈沟；③鸡胸或漏斗胸。

（3）脊柱、四肢及骨盆畸形：①腕踝畸形：多见于6月龄以下小儿，"手镯征"、"脚镯征"；②下肢畸形：膝内翻（"O"形腿）、膝外翻（"X"形腿）；③脊柱：偶见侧弯；④骨盆：扁平骨盆。

（二）客观题

1.A 型题　（1）～（5）C　B　E　A　E（6）C

2. X 型题 （1）～（3）ABCDE　ABC　ABCD

第四节

病例分析

1.（1）～（2）B　C

2. B

练习题

（一）主观题

发热可分为感染性发热和非感染性发热两大类。

感染性发热是由于各种病原体如细菌、病毒、肺炎支原体、立克次体、真菌、螺旋体及寄生虫等引起的急性、亚急性、慢性、局限性或全身性感染，均可引起发热。

非感染性发热常见的病因有：A. 无菌性组织损伤或坏死；常见于：①物理、化学或机械性损伤；②组织坏死及组织破坏。B. 变态反应。C. 内分泌代谢疾病。D. 体温调节中枢功能失常。E. 某些直接导致皮肤散热减少的疾病。F. 自主神经功能紊乱。

（二）客观题

1. A 型题 （1）～（5）B　A　D　C　C（6）～（8）C　D　D

2. X 型题 （1）～（2）ABCDE　AD

第五节

病例分析

1.（1）临床诊断：①视网膜中央动脉阻塞（右）；②老年性白内障（双）未成熟期；③高血压动脉硬化眼底改变（左）。

诊断依据：

1）视网膜中央动脉阻塞（主干型）（右）：老年男性，高血压病史 10 年，脑血栓病史 2 年右眼无痛性急剧视力下降 30 分钟 专科查体：VOD 光感 / 眼前，瞳孔中度散大，直接对光反射消失，间接对光反射灵敏，眼底：视盘色淡，境界模糊，后极部网灰白色水肿，黄斑"樱桃红"点；动脉明显变细，管径粗细不均，串珠状。

2）老年性白内障（双）未成熟期：老年男性，双眼晶状体不完全混浊。

3）高血压动脉硬化眼底改变（左）：老年男性，高血压病史 10 年，眼底：动脉细，反光增强，A：V 约 1：3。

（2）应分秒必争：因为视网膜缺血超过 90 分钟，光感受器死亡将不可逆转，视力难以恢复。

1）扩张血管：快速，应立即：①亚硝酸异戊酯 0.2ml 吸入；②三硝基甘油 0.5mg 舌下含服；③苯甲唑啉球后注射；④静脉滴注葛根素或其他扩血管剂。

2）吸氧：95% 氧气和 5% 二氧化碳的混合气体，10min/h。

3）降低眼压：前房穿刺，间歇性按摩眼球 10 ～ 15 秒，乙酰唑胺口服。

4）其他：疑有血管炎症者给予糖皮质激素。同时给予神经营养药物如维生素 B_1、维生素 B_{12}、能量合剂。

5）病因治疗：治疗全身病如高血压。

2.（1）为了作出初步诊断，还需做的检查：①散瞳详查眼底；②中心视野检查；③眼底荧光血管造影。

（2）本例患者中心暗点出现的原因：①右眼黄斑区视网膜神经上皮层脱离；②右眼黄斑区视网膜色素上皮层脱离；③右眼黄斑区视锥细胞功能损害。

（3）应与本病进行鉴别诊断的有：①老年黄斑变性；② Stargardt 黄斑变性；③黄斑囊样水肿。

（4）根据双眼荧光眼底血管造影所见，其荧光表现特征是：①右眼荧光素积存；②右眼荧光渗漏喷出型（烟囱现象）；③左眼窗样缺损。

（5）根据病史及初步检查，考虑双眼患有：①双眼远视；②右眼中心性浆液性视网膜脉络膜病变（中浆）；③左眼陈旧性中心性视网膜脉络膜病变。

3. （1）病史特点

1）女性，55 岁，单眼发作。

2）诱因：与人吵架后出现。

3）前期有酸胀、头痛、虹视等表现。

4）临床表现：急病面容，出现明显的眼痛、头痛伴恶心呕吐。

5）母亲有青光眼病史。无吸烟及饮酒史。无消化系统及神经系统疾病。

（2）临床诊断及依据

1）临床诊断：①右眼原发性闭角型青光眼（急性发作期）。②左眼原发性闭角型青光眼（临床前期）。

2）诊断依据：①老年女性，单眼发作。②与邻居吵架后出现，存在情绪波动诱因。③前期有酸胀、虹视，休息后缓解。④发作期：眼压急剧上升，出现明显的眼痛、头痛伴恶心、呕吐。视力急剧下降，结膜充血、角膜水肿，角膜后色素（KP），房水闪辉，瞳孔大，对光反射消失。晶状体可有青光眼斑，眼底不清等。

3）辅助检查：眼压 65mmHg，超声生物显微镜或前节光学相干断层扫描技术示浅前房、房角闭。

4）对侧眼眼压正常，存在前房浅、房角窄的解剖因素。

（3）鉴别诊断要点

1）急性虹膜睫状体炎：急性闭角型青光眼发作瞳孔常常扩大，前房浅，房角窄，另一眼也存在闭角型青光眼的解剖特征。急性虹膜睫状体炎瞳孔常是缩小的，前房深度和房角正常，对侧眼解剖结构正常。

2）青光眼睫状体眼炎综合征：主要见于青壮年，以非肉芽肿性睫状体炎伴明显眼压升高为特征，可有发作性视物模糊、虹视、雾视，起病急，单眼居多，与劳累等相关。急性发作有典型 KP，多为羊脂状 KP，有时为细小灰白色 KP，房角开放，瞳孔缩小，对侧眼解剖结构正常。

3）其他类型青光眼：恶性青光眼、慢性闭角型青光眼。

4）急性结膜炎。

5）偏头痛、急性肠胃炎等：内科治疗有效。

（4）治疗原则和具体措施

1）治疗原则：

目的是保护视功能，保护房角。全力抢救，短期内控制高眼压，减少视功能的损害，并防止房角形成永久性粘连。

2）具体措施：①保护房角：缩瞳、抗炎。局部频点缩瞳剂（毛果芸香碱），同时能够促进房水引流，眼压下降后逐步减少用药次数。局部、全身应用皮质类固醇，减轻炎症反应。②降眼压：促进房水引流，减少房水生成，高渗脱水联合应用。高渗脱水剂包括 20% 甘露醇，应注意老年患者的心肾功能等全身状况。房水生成抑制剂：全身用碳酸酐酶抑制剂：醋甲唑胺如尼目克司等，bid、局部有布林佐胺（派立明等，tid）。β 受体阻滞剂（马来酸噻吗洛尔、卡替洛尔等，bid）。

3）视神经保护药物。

4）如治疗 3 天眼压仍持续在 50 ～ 60mmhg，应考虑及时手术治疗。

5）针对全身情况支持治疗，对侧眼预防性治疗。

练习题

客观题

1. A 型题 （1）～（5）A D B D D （6）～（10）A B C C C
（11）～（15）A B B C D （16）～（20）B B E A A

2. B 型题 （1）～（5）C D B A E （6）～（10）B A C E D
（11）～（15）E C B D A （16）～（20）A E C D C
（21）～（25）B A E B A （26）～（30）D C E A B
（31）～（35）D C C B D （36）B

3. X 型题 （1）～（5）AB CDE ABCDE ABCDE ACD
（6）～（10）ABDE ABCDE BCD ABDE ABDE

第七章　器械检查与实验室检查及结果判读

第一节

病例分析

1. 临床诊断：心房颤动。

病例分析：心电图示各联 P 波消失，代之以大小不等、形态各异的 f 波，R—R 间隔绝对不等。

2. 临床诊断：三度房室传导阻滞，交界性逸搏心律。

病例分析：P 波与 QRS 完全无关；P 波频率＞ QRS 频率；QRS 呈室上性形态。

练习题

主观题

1. 11. 超急性期：①心电图出现 T 波高耸及 ST 段斜行抬高；②急性期：心电图呈现动态演变，即 T 波由高耸变为倒置、深倒，ST 段由上斜行抬高变为单向曲线再逐渐下降，Q 波越来越深甚至形成 QS 波；③亚急性期：抬高的 ST 段基本恢复至等电位线或低于等电位线，T 波倒置逐渐变浅，坏死性 Q 波持续存在；④陈旧性期：ST 段和 T 波不再发生变化，只留下坏死性 Q 波或 Q 波变小甚至消失。

2. 完全性左束支阻滞的心电图特征是　① QRS 时限≥ 0.12 秒；② V_5、V_6、Ⅰ、aVL 导联呈宽阔、粗钝"R"型，R 波有切迹，V_1、V_2 导联可见深而宽的 S 波或 QS 波；③继发 ST—T 改变。

第二节

病例分析

1.（1）肝硬化。诊断依据：肝表面不光滑,肝实质增粗,可见实性硬化结节,门静脉增宽,脾肿大,胆囊壁水肿增厚。

（2）肝假小叶形成。

（3）门静脉压力增高，低蛋白血症。

2. 肝 S7 段实性占位性病变，考虑肝癌可能性大。需要鉴别诊断有：①肝腺瘤；②局灶结节性增生（FNH）；③肝血管瘤；④肝硬化结节。

练习题

客观题

A 型题　D

病例分析

①急性胆囊炎；②胆囊颈部结石（嵌顿）。

诊断依据：胆囊肿大，图示胆囊大小 110mm×59mm，胆囊腔内充满絮点状弱回声（脓点），胆囊颈部可见结石强回声，改变体位，结石位置不移动。

练习题

客观题

A 型题　C

病例分析

急性化脓性胆囊炎。

诊断依据：胆囊肿大，轮廓线模糊，胆囊壁水肿，双边征，腔内胆汁透声差，可见胆泥沉积。

练习题

客观题

A 型题　C

病例分析

右肾盂 - 输尿管移行处结石并积水。

练习题

客观题

A 型题　A

病例分析

1. 胸片所见：右肺上叶实变，内部密度均匀增高，光滑清晰的下缘为叶间裂。其余肺野未见异常阴影。右肺门无增大。纵隔无增宽，无移位。右膈面无抬高。心脏和大血管影未见异常征象。两侧膈面光整，肋膈角锐利。

影像诊断：右肺上叶大叶性肺炎。

病例分析：右肺上叶实变，但依据叶间裂和右膈面的形态位置，提示右肺上叶体积无缩小。加之右肺门区未见肿块影，可以排除肺不张和中央型肺癌导致的阻塞性肺炎。结合患者年龄和临床症状，考虑为大叶性肺炎。

2. 胸片所见：右上肺野见斑片状、斑点状高密度影及纤维条索影，边缘模糊。右肺上野第 3 后肋间中外带可见较大空洞影，内无液平，边缘模糊。纵隔不宽，无移位，双肺门不大，心影大小形态正常。双侧膈面光滑，肋膈角锐利。

影像诊断：右肺上叶浸润性肺结核。

病例分析：右肺上叶不同性质基本病变同时存在。可见渗出性病变、纤维性病变、增殖性病变和空洞等。这是继发性肺结核的病理特点，具有鉴别诊断意义。大叶性肺炎和小叶性肺炎一般无此特点。

3. 胸片所见：双肺上野区域可见无肺纹理区，两侧第 4 后肋水平可见肺压缩边。其余肺野未见明显异常征象。纵隔不宽。肺门不大。心影大小形态正常。双侧膈面光滑，肋膈角锐利。

影像诊断：双侧气胸（少量）。

病例分析：肺野内可见无肺纹理区；胸廓内见肺组织压缩边。这是胸片诊断气胸的两个可靠征象，尤其是少量气胸。结合运动后突发病史，诊断双侧少量气胸。

4.胸片所见:左肺门增大增浓,无清晰边界。气管下段和左主支气管左壁可见明显的弧形压迹。左肺中野内中带呈大片阴影,下缘为清晰的叶间裂。心影未见异常。纵隔稍向左偏移,左膈面上移。右肺野清晰。右膈面光整。

影像诊断:左侧中央型肺癌、左肺上叶阻塞性肺不张和阻塞性肺炎。

病例分析:左肺门影增大增浓,气管和左肺上叶支气管受压,提示存在肺门肿块。左肺上叶大片阴影。需做如下分析:纵隔左移、左膈面抬高,提示左肺上叶肺不张。加之阴影边缘模糊,提示有渗出性病变。结合患者年龄和临床症状,考虑为左肺中央型肺癌伴阻塞性肺不张、阻塞性肺炎。

5.胸片所见:胸廓对称。两上肺静脉增粗。心脏各心缘增大,尤以左心缘扩大相对明显,心胸比例 >0.5。支气管夹角增大。肺门不大,纵隔不宽。两侧膈面光滑,肋膈角锐利。

影像诊断:普大型心脏,扩张型心肌病。

病例分析:普大型心可见于联合瓣膜病、心肌病及心包积液。心脏远达片显示各房室影均增大,心胸比例增大。支气管夹角增大提示左心房增大。影像学表现缺乏特征性,诊断时需紧密结合临床资料。

6.CT所见:肝脏包膜欠光整,局部呈锯齿状改变;肝右前叶下段见一直径约 40mm 的肿块,边界清楚,可见假包膜。邻近肝内血管受压移位。动态增强呈典型"快进快出"表现,内可见片状低密度坏死灶。脾静脉及胃底静脉明显增粗迂曲。肝内、外胆管无扩张。肝周见少量液体密度。脾脏外形增大,实质内未见异常密度。腹膜后未见明显增大淋巴结。

CT诊断:①肝硬化、门静脉高压。②结节型肝癌。

病例分析:肝脏包膜欠光整,局部呈锯齿状改变提示肝硬化。胃底静脉及脾静脉曲张,少量腹水、脾大均提示门静脉高压。肝右前叶富血供肿瘤,动态增强呈典型"快进快出"特点。结合肝硬化背景,多为原发性肝癌。肝血管瘤动态增强扫描呈周边向中间逐渐强化的"渐进性"特点,可以排除。转移瘤增强扫描呈"牛眼征",也可以排除。

7.CT所见:胆总管胰腺段见一类圆形高密度结石影,边界清楚,肝左外叶及肝右后叶肝内胆管内见条柱状及结节状高密度结石影,肝内外胆管继发明显扩张;胰腺平扫未见异常密度,胰腺轮廓光滑,胰头受压征象。

CT诊断:胆总管和肝内多发胆管结石,肝内外胆管扩张。

病例分析:肝内外胆管明显扩张,提示有梗阻。梗阻的原因是高密度结石。梗阻的部位为胆总管胰腺段及肝左右叶肝内胆管。多发结石导致胆汁引流障碍,继发肝内外胆管扩张。结合患者黄染病史及既往结石病史,考虑肝内外胆管结石,以胆总管胰腺段为主。

8.腹平片所见:左侧膈下可见新月形低密度影。胃泡内可见少量气体。胃内容物较多。双侧腹脂线尚清晰。未见肠管扩张和肠管内液平征象。

腹平片诊断:胃肠道穿孔。

病例分析:膈下新月形游离气体,提示气腹征。气腹征需与胃大泡及结肠脾曲的积气鉴别。少量腹腔游离气体可加摄卧位或侧卧位腹片,显示少量气体位于前腹壁下和侧腹壁下。该患者体征提示有腹膜炎,符合胃肠穿孔临床表现。

9.CT所见:右侧基底节区见类圆形高密度影。灶周可见水肿带。双侧侧脑室前、后角见高密度影及液平。部分脑沟密度增高。双侧侧脑室前后角增宽。中线结构稍向左偏移。颅骨未见异常。

CT诊断:1.右侧基底节区脑出血破入脑室和蛛网膜下腔。

2.交通性脑积水形成。

病例分析:高血压最常见的出血部位是基底节区。由于血肿位置关系,血液可能进入邻近脑室或蛛网膜下腔。结合高血压病史及突发昏迷病史,诊断高血压性脑出血不难。值得注意的是进入蛛网膜下腔的血液可能影响脑脊液循环,导致交通性脑积水,需要随访观察。

10.CT所见:右侧额颞顶部颅骨内板下可见半月形高密度影,边界清楚。邻近脑实质受压明显，右侧侧脑室受压变窄。右侧额顶叶交界区可见高密度血肿，邻近脑沟密度增高。中线结构左移 20mm。颅骨未见骨折征象。

CT 诊断：①右侧额顶部脑内血肿。②右侧额颞顶部硬膜下血肿。③蛛网膜下腔出血。④大脑镰下疝形成。

病例分析：颅脑外伤可能造成广泛的颅内出血。由于外伤机制的不同，硬膜下血肿常伴有明显的脑挫裂伤，本病例即可见明显的脑内血肿和蛛网膜下腔出血。患者右侧大脑半球内外广泛出血造成明显的占位效应，中线结构明显左移，形成大脑镰下疝。需紧急处理。

第三节

病例分析

1. 实验诊断：①溶血性贫血；② Evens 综合征不能排除。

病例分析：患者呈正色素性贫血，网织红细胞比值增高。外周血涂片查见一定数量的有核红细胞，此类情况多见于溶血性贫血，请结合患者的胆红素代谢情况综合考虑。另外，患者血小板减低，需完善自身抗体如血小板抗体检测，用来确诊或排除 Evens 综合征。

2. 临床诊断：Ⅱ型呼吸衰竭并呼吸性酸中毒。

病例分析：该患者长期患有慢性支气管炎导致阻塞性通气不足，外呼吸功能障碍，PaO_2 降低和氧合血红蛋白浓度降低，同时，由于 CO_2 潴留，引起 $PaCO_2$ 升高。由此判断患者为Ⅱ型呼衰并呼吸性酸中毒。

练习题

（一）主观题

1. 主要是胆红素增高而呈黄色，如出血性（红细胞破坏，血红蛋白分解，胆红素增加）、黄疸性（胆红素增高）及淤滞性（红细胞渗出，红细胞溶解，血红蛋白分解，胆红素增高），其次是蛋白质浓缩而呈黄色，如梗阻性（蛋白含量显著增高）。

2. 漏出液与渗出液的鉴别

项目	漏出液	渗出液
病因	非炎症性	炎症性或肿瘤、化学或物理性刺激
颜色	淡黄色、浆液性	黄色、血性、脓性或乳糜性
透明度	清晰透明或微混	混浊
比重	＜ 1.015	＞ 1.018
凝固性	不易凝固	易凝固
pH	＞ 7.4	＜ 6.8
蛋白质定量 /（g/L）	＜ 25	＞ 30
积液 / 血白蛋白比值	＜ 0.5	＞ 0.5
葡萄糖 /（mmol/L）	与血糖相近	低于血糖水平
LD/（U/L）	＜ 200	＞ 200
积液 / 血清 LD 比值	＜ 0.6	＞ 0.6
细胞总数 /（×10^6/L）	＜ 100	＞ 500
有核细胞分类	以淋巴细胞为主，偶见间皮细胞，单个核细胞＞ 50%	炎症早期以中性粒细胞为主，慢性期以淋巴细胞为主；恶性积液以淋巴细胞为主
肿瘤细胞	无	可有
细菌	无	可有

3. 阴道分泌物清洁度分度标准

清洁度	杆菌	球菌	上皮细胞	白细胞（或脓细胞）/（个/HPF）
I	多量	无	满视野	0～5
II	少量	少量	1/2 视野	5～15
III	极少	多量	少量	15～30
IV	无	大量	无	＞30

（二）客观题

1～3.A　B　E

第四节

病例分析

1. 临床诊断：胃溃疡。

病例分析：青年男性患者，反复上腹痛 1 年，再发 1 周，主要位于剑突下，餐后痛，经抑酸治疗后症状好转，但反复发作，体格检查提示剑突下压痛，无反跳痛，余腹部无压痛及反跳痛，应考虑胃溃疡可能，应行胃镜检查以明确诊断；如图 7-4-4 所示，根据胃镜检查可诊断为胃角溃疡，需行胃镜下取病理组织活检以进一步明确病变性质。

2. 临床诊断：肠结核。

病例分析：青年女性患者，因腹痛、腹泻 1 年，再发加重 1 周来诊，主要位于右下腹，进食后加重，伴解糊状大便，未见黏液及脓血，无里急后重感，便后疼痛可缓解，近 1 周伴有低热、消瘦，有贫血貌，既往肺结核病史 3 年；查体：右下腹压痛，无反跳痛，右下腹可触及包块，故可考虑诊断，可行肠镜检查进一步明确病变情况，必要时行肠镜下病理活检以明确病变性质。

练习题

（一）主观题

1. 胃镜检查的目的是观察食管、胃、十二指肠球部至降部病变，并通过活检进一步明确诊断或行胃镜下治疗。

2. 胃镜检查可能的并发症有出血、消化道穿孔、心脑血管意外、食管贲门黏膜撕裂、颞下颌关节脱位等。

3. 纵行裂隙状溃疡及卵石征为 Crohn 病内镜下特征性改变，而在肠结核中罕见；内镜下 Crohn 病变特征为节段性分布，而肠结核则表现为局限于一处，呈环状分布。

4. ①来自黏膜肌层或固有肌层的低回声主要为间质瘤。②来自黏膜下层的主要有囊肿、异位胰腺、脂肪瘤。③脂肪瘤为强回声影。④囊肿则表现为边界清楚的无回声影。⑤异位胰腺的回声则介于强回声和低回声之间，并呈颗粒状，有时异位胰腺还可透壁生长。

5. 胰腺癌在 EUS 下常表现为低回声占位，常伴有无回声区，由局部坏死所致。EUS 对＜2cm 的胰腺肿瘤比其他影像学检查更敏感，对于直径小于 1.0cm 的胰腺癌亦可诊断；对于评估胰腺实质肿瘤，EUS 进行肿块定位后，进行细针穿刺，诊断率较高。EUS 还能显示胰前方是否受累、周围淋巴结及肝十二指肠韧带淋巴结是否转移、门静脉是否受累征象。这些均为评价胰腺癌手术切除的可能性提供了重要的参考意见。

（二）客观题

1.A 型题　（1）～（5）C　D　B　D　D　（6）～（7）A　D

2.X 型题　（1）～（5）ABCD　ACD　ABCD　ABCDE　ABCDE

第八章 疾病的诊治思维

第一节

病例分析

1. 临床诊断：①甲状腺功能亢进（Graves 病）。②肝功能损害查因：药物性？甲亢性？③胆囊结石。

病例分析：该患者为中年女性，有甲状腺功能亢进（甲亢）家族史，病程中有怕热、多汗、多食、易饥、消瘦等高代谢症状，伴月经稀少、四肢细颤、心悸、气促、脾气急躁、睡眠不佳，在外院曾查甲状腺功能提示甲亢，服用抗甲亢药物后高代谢症状有所改善，故病史上支持甲亢诊断；体格检查提示双侧甲状腺Ⅰ度肿大，质软，未扪及结节，无震颤，未闻及血管杂音；辅助检查方面，甲状腺功能提示 T_3、FT_3、FT_4 升高，TSH 下降，甲状腺自身抗体中 TGAb、TPOAb 明显升高，甲状腺彩超提示甲状腺弥漫性肿大及甲状腺血流明显增多。综上，第一诊断考虑甲状腺功能亢进，病因为 Graves 病。此外患者服抗甲亢药物后出现皮肤及巩膜黄染，曾查肝功能提示胆红素、总胆汁酸明显升高，予停用抗甲亢药物及护肝对症治疗好转，但用抗甲亢药后近期复查肝功能提示转氨酶明显升高，胆红素基本正常，故患者肝功能不全诊断明确，首先考虑药物性肝损害，查体腹部未见阳性体征，入院查肝炎标志物均阴性，可排除慢性病毒性肝炎导致的肝损；自身免疫性肝病相关抗体均阴性，可排除自身免疫性肝病导致的肝损。值得注意的是，甲亢本身也可引起肝功能损害，该患者病程中甲亢未完全控制，且用甲亢药物之前未查肝功能，其既有胆红素升高，也有转氨酶升高，故甲亢性肝损不能完全排除，若甲功正常后仍有肝损害，则可排除。其上腹部 CT 及腹部彩超均提示胆囊结石，患者无腹痛症状，腹部无阳性体征，故根据辅助检查胆囊结石诊断明确。

2. 临床诊断：①低钾性周期性麻痹；②甲状腺功能亢进。

病例分析：该患者为青年男性，病程较短，表现为发作性双下肢乏力，诱因为输注葡萄糖溶液后出现双下肢乏力，曾查血钾为 2.27mmol/L，可自行缓解，补钾后症状可改善，低钾较容易纠正；体格检查血压正常，无明显阳性体征；辅助检查：入院后复查电解质正常，24 小时尿钾不高，血气分析无酸碱失衡、肾素不低、醛固酮不高、肾上腺无占位性病变，甲状腺功能提示甲亢，结合上述资料可以看出，患者低钾血症是周期性的，不存在肾脏漏钾，无酸碱失衡导致的细胞内外钾离子交换失衡，可除外 Bartter 综合征、原发性醛固酮增多症，目前考虑甲状腺功能亢进导致的低钾性周期性麻痹。

练习题

（一）主观题

1. 病史采集过程中需要注意所收集资料的真实性、系统性、全面性、特殊性和先进性。真实性是指医师收集并记录在案的病历资料必须真实可靠，系统性是疾病发展的一条纵线，主要指所就诊疾病的起因、发生发展、演变以及诊治经过，全面性是指除了本次就诊疾病外，其他一些重要的诊断线索也不能放过，特殊性是指临床上同一疾病不一定表现相同，不同疾病可能有相似的临床表现，应认真加以鉴别和区分，既掌握共性又须关注个体的特殊性，先进性是指检查项目选择得当往往能立即得出正确的诊断或有助于诊断的确立。

2. 在临床思维引导下正确查体一般要注意以下几点：第一，贯彻全面查体和重点查体相结合的原则。在全面查体的前提下，突出与病情有关的部位和项目进行重点查体，特别是急重症患者。第二，既注意发现主要体征，又注意伴随的相关体征。主要体征能提示诊断思维的方向，而结合相关体征进行分析，则能起到排除或肯定某种疾病的作用，将二者结合起来对诊断和鉴别诊断十分重要。第三，既要有意识地去发现阳性体征，也要注意阴性体征的意义。阳性体征是诊断的正面依据，阴性体征是进行鉴别的重要资料。第四，注意搜索隐性体征。明显的体征容易发现，而隐性体征容易被忽略，而有时恰恰是隐性体征起着关键性的作用。

（二）客观题

1. A 型题 （1）～（2）A　D

2. B 型题 （1）～（2）A　C

3. C 型题 （1）～（3）A　E　C

4. X 型题 ABCD

第二节

病例分析

1. 临床诊断：①库欣综合征；②右侧肾上腺皮质腺瘤。

病例分析：该患者为青年女性，病史较短，临床症状有血压升高、面部变圆、前额和双鬓毛增多，腹部变胖、月经量减少；查体：双上臂可见散在出血点，腋下和腹股沟可见紫纹；辅助检查提示：24 小时尿皮质醇升高，大、小地塞米松抑制试验均未能抑制尿皮质醇，肾上腺 CT 平扫示右侧肾上腺可见一椭圆形稍低密度结节，边界清楚，腹部增强 CT：考虑右肾上腺腺瘤，左侧肾上腺略显饱满，垂体 MRI 未见异常。综上，库欣综合征诊断明确，结合影像学检查考虑病因为肾上腺皮质腺瘤；该患者无典型的满月脸、水牛背、向心性肥胖和多血质面容，对侧肾上腺不萎缩，考虑可能为病程较短的原因。此外，患者白细胞总数偏高，中性粒细胞百分比增多，血钾偏低，血气 pH 偏碱、尿钙增高、高胰岛素血症均支持库欣综合征的诊断。可在腺瘤切除后复查血、尿皮质醇，如下降则证实是肾上腺皮质腺瘤，如不下降，则需进一步除外异位 ACTH 综合征。

该患者目前考虑肾上腺皮质腺瘤引起的库欣综合征，故治疗上首选手术，该患者后续转入泌尿外科行右侧肾上腺腺瘤切除术，术后病理报告提示（右）肾上腺皮质腺瘤，由于肾上腺腺瘤切除后，已萎缩的腺瘤外肾上腺组织不能立即恢复分泌皮质醇的功能，故需使用糖皮质激素替代治疗，手术后予泼尼松 10mg tid 替代，该患者术后第 9 天复查：血钠 138mmol/L，血钾 4.3mmol/L，血氯 101mmol/L；ACTH 75.3ng/L，皮质醇 3.2μg/ml，24 小时尿皮质醇 381μg，说明血电解质恢复正常，ACTH 升高，皮质醇降低，提示腺瘤切除成功，但 24 小时尿皮质醇升高，考虑可能与泼尼松替代治疗有关，故此时将泼尼松减量为 10mg bid。该病例的诊断思路与治疗方案，充分体现了在高效病因治疗的基础上，又兼顾了全身激素的替代治疗，最后使患者痊愈。

2. 临床诊断：冠心病，急性下壁心肌梗死，室性期前收缩，心功能 I 级。

病例分析：患者为中年男性，既往有长期吸烟史（危险因素），临床表现为典型心绞痛而持续 3 小时不缓解，休息与口含硝酸甘油均无效，查体有期前收缩，无心力衰竭表现，心电图示急性下壁心肌梗死，室性期前收缩，故首先考虑急性下壁心肌梗死，病因为冠状动脉粥样硬化性心脏病；鉴别诊断需考虑：①心绞痛：疼痛持续时间短，多在 15 分钟内，休息或口含硝酸甘油后会迅速缓解，心电图呈缺血表现；②主动脉夹层：疼痛放射至背、肋、腹、腰和下肢，超声心动图有助确诊；③急性心包炎：疼痛常与发热同时出现，早期即有心包摩擦音，心电图无异常 Q 波。进一步检查：①继续心电图检查，以观察其动态变化；②血清心肌酶和肌钙蛋白 T 测定；③化验血脂、血糖、肾功能和血电解质；④凝血功能检查，以备溶栓和抗凝治疗；⑤恢复期做运动核素心肌显像、心血池、动态心电图、超声心动图检查，找出高危患者，做冠状动脉造影与介入性治疗。根据以上诊断思路，下一步制定治疗方案：①监护和一般治疗：包括卧床休息、保持大便通畅，吸氧，持续心电监护；②解除疼痛：用哌替啶或吗啡，静滴硝酸甘油等；③溶栓治疗：发病在 6 小时内（本例 3 小时）若无出凝血障碍及溶栓禁忌证，可用尿激酶或链激酶静脉溶栓，或急诊冠脉造影与冠脉内溶栓；④消除心律失常：首选利多卡因；⑤抗凝治疗：溶栓后用肝素抗凝，口服阿司匹林、氯吡格雷。

该病例充分体现了诊断与治疗的及时性、有效性。患者入院后即刻行急诊冠脉造影加经皮冠状动脉介入治疗（PCI），术中发现右冠近段完全闭塞，成功行 PCI，血流恢复 TIMI 3 级，继续治疗 1 周后康复出院。

练习题

（一）主观题

1. 临床治疗需要遵循以下基本原则。①治疗的个体化原则：这条原则的根据是个体的差异性。疾病的表现是个体的，以致患同一类疾病，由于个体不同，对治疗的反应也不同，因此要做到因病情、因人、因时、因地而异；②治疗的整体目标原则：这条原则的根据是，任何治疗方案的实施，都是对整个机体的"干扰"，因此，治疗决策等必须着眼于整体，使治疗对人体的损伤最小、整体效果最佳，这条原则要求临床医师要把握好局部治疗与全身治疗、对因治疗与对症治疗、对抗治疗与调动治疗的关系。

2. 临床上制定治疗方案时的基本要求有：一是高效，即治疗效果好、远期后果好；二是安全，即防止和避免医疗差错；三是及时，即适时地把握时机；四是合理，其治疗措施符合生理、病理要求。

（二）客观题

1. A 型题 （1）～（2）E E

2. B 型题 （1）～（3）C C B

3. C 型题 （1）～（3）A C B

4. X 型题 ABCDE

第三节

病例分析

1. 临床诊断：①急性弥漫性腹膜炎：急性胰腺炎；②胆囊炎、胆石症。

病例分析：患者为中年男性，既往有胆囊结石病史，本次急性起病，以上腹胀痛为主，伴后背放射，伴恶心、呕吐、发热，后转为全腹部持续性，刀割样剧烈疼痛，不敢翻身也不敢深呼吸，更不敢使腹部受压，查体：全身皮肤及巩膜可疑黄染，全腹膨隆，伴明显肌紧张及广泛压痛，反跳痛，移动性浊音（±）；辅助检查提示白细胞升高，胆红素升高，血钙下降；腹部 B 超提示胰腺形态失常，明显肿大，尤其以胰头、胰体明显，胰周多量液性暗区，胰管增粗，卧位腹平片示肠管充气扩张，肠间隙增宽；结合以上证据，考虑胆囊结石、胆管梗阻、扩张引起的急性胰腺炎，继发弥漫性腹膜炎，鉴别诊断需考虑：①消化道穿孔：患者有腹痛、恶心、呕吐，需怀疑，但其既往无消化性溃疡史，腹部平片未提示膈下游离气体，故证据不足；②急性胆囊炎：患者既往有胆囊结石病史，平素无腹痛发作，B 超提示胆囊壁增厚，有腹痛、恶心、呕吐伴黄疸，需注意鉴别，但患者 B 超未提示胆囊水肿，证据不足；③急性肠梗阻：也可表现为腹痛、恶心、呕吐，患者发病以来未曾排便及排气，故需注意鉴别，其无腹胀，查卧位腹平片示肠管充气扩张，肠间隙增宽，未见典型气液平，故证据不足。下一步诊疗计划就要围绕上述诊断及鉴别诊断展开，完善血、尿淀粉酶测定、腹部 CT 明确胰腺炎，行腹腔穿刺，留取腹水常规及淀粉酶测定明确腹膜炎，该患者明显升高，故按急性胰腺炎处理，首先禁食及胃肠减压，同时适当应用抗生素及生长抑素类制剂，密切观察病情，有感染征象时，可手术探查。

2. 临床诊断：①继发性肺结核（浸润型？慢性纤维空洞型？）；② 2 型糖尿病。

病例分析：患者为中年女性，有糖尿病基础，5 年前开始出现反复咳嗽、咳痰、低热伴消瘦，曾明确诊断为"浸润型肺结核"，经抗结核治疗症状减轻，但用药不规范、疗程不足，2 个月前劳累后咳嗽加重，少量咯血伴低热、盗汗、胸闷、乏力；查体有低热，两上肺呼吸音稍减低，并闻及少量湿啰音；化验提示淋巴细胞比例偏高，红细胞沉降率增快。综上，继发性肺结核诊断明确，浸润型可能性最大，现出现咯血，也不排除慢性纤维空洞型；其既往6年前查出血糖高，间断用过降糖药，入院查空腹血糖9.6mmol/L，明显升高，尿糖（++），无自发酮症倾向，故考虑2型糖尿病。鉴别诊断需考虑：①支气管扩张：也可表现为慢性咳嗽、咳痰、严重者咯血，但往往抗感染祛痰及治疗效果较好，且胸片或胸部CT会提示支气管扩张改变，与该患者不符；②慢性肺脓肿：也有咳嗽、咳痰、咯血、发热表现，但咳嗽多有脓痰，伴胸痛、高热，胸部叩诊呈浊音，血常规往往提示白细胞及中性粒细胞升高，胸片提示肺野大片浓密炎性阴影中有脓腔及液平面，与该患者不符；③肺癌：也有咳嗽、咳痰伴咯血、消瘦、乏力表现，一般无盗汗，胸部CT会提示肺部占位，目前证据不足。围绕上述诊断及鉴别诊断，制定以下诊疗计划：①进一步检查X线胸片或胸部CT；②痰找结核菌，必要时经纤维支气管镜取分泌物找结核菌，支气管内膜活检，血清结核抗体检测、痰培养、肿瘤标志物测定；③检查胰岛功能：胰岛素释放试验，了解血糖控制情况：餐后2小时血糖，糖化血清蛋白、糖化血红蛋白测定。治疗原则：①糖尿病饮食，监测血糖；②正规抗结核治疗，坚持规则、适量、足疗程治疗，联合用药，注意肝功能；③积极治疗糖尿病：最好加用胰岛素；④做好疾病宣教，增加治疗依从性。

练习题

（一）主观题

1. 诊查项目选择时需要考虑以下的问题：①哪种项目最合适？最有利于诊断及鉴别诊断？②检查的敏感性、特异性、准确性如何？③各种疾病检查中检查结果的频率分布？④确定诊断的概率是多少？⑤该检查对患者的利弊及安全性如何？⑥成本-效益分析，力争在尽量减少经济负担的前提下能对诊断提高有意义的信息和依据的项目。检查项目的选择还需要结合实际医疗条件及患者接受度，检查要有针对性。

2. 治疗计划制定时，需注意以下几点：①应注意轻重缓急。危重症应该抢救在先，不因诊断检查而耽误了抢救时机。一时难以作出明确诊断的病例，在可能情况下，要抓住良性和可治性疾病的治疗机会；②治疗计划中需重视药物的毒副作用和交互作用，用药应尽可能简单，能用一个药治疗，就不要开两个药；③对于可治性疾病，应抓紧时间治疗；④在制定治疗计划时，应该遵照循证医学的原则；⑤重视医学模式的转变，从生物-心理-社会医学模式入手，重视循证医学的应用；⑥临床经济学观点：要作经济分析以求用最小的花费取得最大健康效果；⑦注意药物的毒副作用、交互作用和医源性疾病。

（二）客观题

1. A型题 （1）～（2）D C

2. B型题 （1）～（3）A D C

3. C型题 （1）～（4）C A B E

4. X型题 ABCDE

第四节

病例分析

1. 临床诊断：①类风湿关节炎；②继发性干燥综合征；③结节性甲状腺肿伴甲状腺功能亢进；④甲状腺右叶占位；⑤重度骨质疏松。

病例分析：该患者为老年女性，既往有类风湿关节炎多年，反复关节疼痛，未规律治疗。入院查体：双手关节、腕关节、肘关节、膝关节畸形，辅助检查提示存在中度贫血，类风湿因子、红细胞沉降率和CRP升高，提示存在活动性免疫系统疾病，结合病史考虑为类风湿关节炎；患者查体有多发龋齿，后追问病史存在口干、眼干，化验球蛋白增高，抗核抗体、抗 SSA 抗体、抗 SSB 抗体及抗 Ro-52 抗体均阳性，Schirmer 试验阳性，考虑存在干燥综合征，结合其有类风湿关节炎病史，考虑为继发性干燥综合征，查肾小管酸化功能和血气正常，血钾正常，可排除肾小管酸中毒；患者有咳嗽、咳痰、午后低热、乏力表现，需注意排除肺结核，但其结核抗体阴性，胸部 CT 提示肺内结节，双肺间质纹理增多，纵隔内多发淋巴结，PPD 试验阴性，目前结核证据不足，从一元论考虑，考虑为免疫疾病在肺部的表现；患者入院查甲状腺功能提示甲亢改变，但无高代谢症状，即临床表现不典型，查体提示双侧甲状腺Ⅱ度肿大，可触及结节，质韧，无压痛，活动度一般，未闻及血管杂音，甲状腺彩超提示结节性甲状腺肿伴实性肿物，故结节性甲状腺肿伴甲亢、甲状腺占位诊断成立，但其甲状腺自身抗体提示 TRAB、TPOAB 明显升高，甲亢的病因考虑 Graves 病；患者有产后大出血史，查体提示眉毛稀疏、阴毛、腋毛脱离，需警惕腺垂体功能异常，但患者查 ACTH、皮质醇节律及性激素系列未见异常，垂体 MRI 未见异常，目前不考虑席汉综合征。患者低钠血症考虑食欲差，摄取不足所致。患者既往间断服用糖皮质激素，查血钙偏低，血磷正常，ALP 和 PTH 正常，尿钙偏低，25-(OH)D$_3$ 水平降低，腰椎正侧位提示第 12 胸椎体压缩性骨折，骨密度提示骨质疏松改变，考虑为重度骨质疏松。

2. 临床诊断：①风湿性心脏病；二尖瓣狭窄；心房颤动；全心衰竭；②亚急性感染性心内膜炎；③脑梗死。

病例分析：该患者的特征性表现有心尖部舒张期隆隆样杂音及海鸥鸣样收缩期杂音Ⅲ级、脉搏短绌、咳粉红色泡沫痰、发热及球结膜出血点、右半身瘫痪。下一步思考与哪些疾病吻合：舒张期杂音提示二尖瓣狭窄、风湿性心脏病；脉搏短绌提示心房颤动；咳粉红色泡沫痰提示急性肺水肿；发热及球结膜出血点、海鸥鸣样收缩期杂音提示感染性心内膜炎；右半身瘫痪提示脑梗死。寻找与所诊断疾病相关性的证据：二尖瓣狭窄可用超声心动图或心脏彩色多普勒证实；心房颤动可用心电图证实；急性肺水肿可由双肺底湿啰音、X 线检查证实；亚急性感染性心内膜炎可用血细菌培养、心脏彩色多普勒证实；脑梗死可用脑 CT、脑血管造影证实。用所诊断的疾病解释所有的表现：进行性加重的劳力性呼吸困难、咳血丝痰提示肺动脉高压、肺淤血进行性加重；发热、咳粉红色泡沫痰提示感染诱发急性肺水肿；肝大、肝颈静脉回流征（+）提示右心功能不全；球结膜出血点、脾大提示细菌栓子脱落；突发头痛、偏瘫、意识障碍、右侧鼻唇沟变浅提示左心房附壁血栓或赘生物脱落引起脑栓塞，进一步导致脑梗死；右侧肢体肌力 0 级、肌张力减弱、Babinski 征阴性提示脑梗塞急性期。最终确定诊断：①风湿性心脏病 二尖瓣狭窄 心房颤动 全心衰竭；②亚急性感染性心内膜炎；③脑梗死。

练习题

（一）主观题

1. 常见的临床思维方法 ①推理：获得诊断信息，进一步推理，包括演绎推理、归纳推理、类比推理；②求证：获得诊断信息，得出临床印象，根据所发现的线索和信息寻找更多的诊断依据，证实诊断；③对照：根据患者的临床表现，对照疾病的诊断标准和条件，形成诊断；④一证定论：获得特异性诊断信息，进而肯定或排除某个诊断；⑤经验再现：获得诊断信息，根据既往的经验再现，形成诊断。

2. 临床思维的基本原则 ①一元论原则，即尽可能用一种疾病解释多种临床表现；②用发病率和疾病谱观点优选诊断原则，即优先考虑常见病与多发病，再考虑罕见病，优先考虑当地流行和发生的传染病与地方病；③器质性疾病原则，即首先考虑器质性疾病，然后考虑功能性疾病，以免错失器质性疾病的治疗良机；④可治性疾病原则，先考虑可治性疾病，以便及时早期给予处理；⑤实事求是原则，医师要尽量掌握第一手资料，全面综合、实事求是对待客观临床资料，避免主观臆断、局部任意取舍；⑥简化思维程序原则，即疾病现象被医师感知后，在头脑中形成各种联系或"网络"，此时参照疾病的多种表现逐一对照、逐一排除，抓住关键和特征，把多种多样的诊断假设归纳到一个最小范围中去选择最大可能的诊断。

（二）客观题

1. A 型题 （1）～（2）D　E

2. B 型题 （1）～（2）C　B

3. C 型题 （1）～（3）C　B　A

4. X 型题 ABCD

第九章　医疗文书书写规范

第五节

练习题

主观题

1. 电子病历是指医务人员在医疗活动过程中，使用信息系统生成的文字、符号、图表、图形、数字、影像等数字化信息，并能实现存储、管理、传输和重现的医疗记录，是病历的一种记录形式，包括门（急）诊病历和住院病历。

2. 电子病历系统是指医疗机构内部支持电子病历信息的采集、存储、访问和在线帮助，并围绕提高医疗质量、保障医疗安全、提高医疗效率而提供信息处理和智能化服务功能的计算机信息系统。

高等医药院校系列教材

临床技能国家级实验教学示范中心教材建设成果
供临床、预防、基础、口腔等相关专业使用

临床技能学

（技能操作）

荣誉主编　吕传柱
总　主　编　孙早喜　向　伟
总　主　审　张太平　郑　青
本册主编　孙早喜　欧阳艳红

科学出版社

北　京

内 容 简 介

本教材由临床思维、技能操作两个分册组成。临床思维由职业素养、主要症状问诊要点及鉴别点、体格检查、器械检查与实验室检查及结果判读、诊治思维、医疗文书书写规范等 9 章 67 节组成；技能操作由无菌术理念、手术基本操作技能、临床专科手术基本技能、骨髓穿刺等四大穿刺技能，动物实验、护理技能、急救操作技能等 13 章 79 节组成，并治有适量的多形式的练习题。本教材以图文及数字素材形式呈现。

本教材可供临床及预防等相关专业学生与规范化培训学员使用。

图书在版编目（CIP）数据

临床技能学：全 2 册/孙早喜，向伟主编．—北京：科学出版社，2022.2
高等医药院校系列教材
ISBN 978-7-03-071329-2

Ⅰ.①临… Ⅱ.①孙… ②向… Ⅲ.①临床医学－医学院校－教材

Ⅳ.① R4

中国版本图书馆 CIP 数据核字（2022）第 006422 号

责任编辑：胡治国　郭雨熙 / 责任校对：宁辉彩
责任印制：赵　博 / 封面设计：陈　敬

科 学 出 版 社 出版
北京东黄城根北街 16 号
邮政编码：100717
http://www.sciencep.com
北京市金木堂数码科技有限公司印刷
科学出版社发行　各地新华书店经销
*
2022 年 2 月第 一 版　开本：787×1092　1/16
2025 年 1 月第三次印刷　印张：66　插页：2
字数：1 900 000
定价：188.00 元（全二册）
（如有印装质量问题，我社负责调换）

分册编写委员会

主　　编　孙早喜　欧阳艳红

副 主 编　周治彦　喻　超　黄雄高　车宪平　陈小菊　沈　奇

编　　者　（按姓氏汉语拼音排序）

蔡奔驰（海南医学院临床学院）　　　　　蔡兴俊（海南医学院临床学院）

车宪平（海南医学院第二临床学院）　　　陈　喜（海南医学院临床技能

陈　勇（海南医学院第一临床学院）　　　　　国家级实验教学示范中心）

陈小菊（海南医学院临床学院）　　　　　邓　毅（海南医学院临床技能

冯　骞（海南医学院信息技术学院）　　　　　国家级实验教学示范中心）

符　德（海南医学院临床学院）　　　　　符红娜（海南医学院临床学院）

高凌一（海南医学院临床学院）　　　　　胡志高（海南医学院临床学院）

黄　怡（海南医学院临床学院）　　　　　黄雄高（海南医学院第一临床学院）

籍雪颖（海南医学院第一临床学院）　　　贾丹丹（海南医学院第一临床学院）

柯雅娟（海南医学院第二临床学院）　　　兰瑞红（海南医学院临床学院）

李书卫（海南医学院第一临床学院）　　　李永宁（贵州医科大学临床学院）

梁昌玖（海南医学院临床学院）　　　　　梁立秋（海南医学院临床学院）

廖传江（海南医学院临床技能　　　　　　林岷格（海南医学院第一临床学院）

　　　国家级实验教学示范中心）　　　林桃舅（海南医学院临床技能

林叶飞（海南医学院第一临床学院）　　　　　国家级实验教学示范中心）

刘立柱（海南医学院第二临床学院）　　　吕传柱（海南医学院急诊创伤学院）

蒙　晶（海南医学院第一临床学院）　　　欧阳艳红（海南医学院临床学院）

潘　琪（海南医学院第一临床学院）　　　乔燕燕（海南医学院临床技能

曲国欣（海南医学院第一临床学院）　　　　　国家级实验教学示范中心）

阮楚峻（海南医学院临床学院）　　　　　沈　奇（贵州医科大学临床医学院）

孙　龙（海南医学院第一临床学院）　　　孙早喜（海南医学院临床技能国家级实验

王　红（海南医学院临床学院）　　　　　　　教学示范中心）

王　健（海南医学院第一临床学院）　　　王　琳（海南医学院临床学院）

王声兴（海南医学院第一临床学院）　　　王晓凤（海南医学院第一临床学院）

向　伟（海南医学院附属儿童医院）　　　徐冬川（海南医学院临床学院）

颜萍萍（海南医学院临床技能　　　　　　喻　超（贵州医科大学临床医学院）

　　　国家级实验教学示范中心）　　　曾祥勇（海南医学院第二临床学院）

张　超（海南医学院临床学院）　　　　　张　娇（海南医学院第一临床学院）

张　胥（海南医学院临床学院）　　　　张瑞城（海南医学院第一临床学院）

张太平（北京协和医院）　　　　　　　郑　青（上海交通大学医学院附属仁济医院）

郑进方（海南医学院临床学院）　　　　周学军（海南医学院第一临床学院）

周治彦（海南医学院第一临床学院）　　朱玲琳（海南医学院第一临床学院）

邹　彦（海南医学院第一临床学院）　　邹永平（海南医学院临床学院）

左　琦（海南医学院第一临床学院）

秘　书　陈　喜　乔燕燕　颜萍萍　廖传江

序一

　　提升临床技能教学水平是保证医学教育质量的重要基础和必要手段，也是当前较为薄弱的环节之一。推进规范化实验教学内容改革，强化临床医学操作能力对于培养高质量医学人才来说至关重要。

　　在此背景下，由海南医学院牵头联合全国多家单位，在结合传统教学的基础上，努力探索、积极创新，借鉴全球临床医学人才培养标准和国家执业医师资格考试大纲有关内容，以"大学科、大专业"理念对当前临床技能学相关教材进行系统化、规范化梳理，融入虚拟仿真等现代数字化技术，编写了包含临床思维、技能操作两大系统的《临床技能学》教材。这部教材较好地传承了前人的优秀成果，凝聚了众多知名医学教授和专家团队的临床经验和集体智慧，内容严谨、科学、准确、新颖，对于医学生培养职业情操、规范临床技能操作具有一定的实用价值。

北京协和医院名誉院长

中国科学院院士

中国科协副主席

中华医学会常务副会长

2021 年 4 月

序二

面对疫情的新挑战、健康中国的新任务、世界医学发展的新要求，《国务院办公厅关于加快医学教育创新发展的指导意见》要求优化医学人才培养结构、提高培养质量、提升创新能力。

临床技能学作为桥梁课程，将基础医学与临床医学紧密联系，是一门非常重要的实践课程，在医学人才的培养体系中发挥着重要的作用。海南医学院等多所医学院校响应新时代发展需求，在传统教学基础上，编写包含临床思维、技能操作两大系统的《临床技能学》教材。

这本《临床技能学》教材紧扣教学实际，着重临床应用，紧密结合岗位胜任力的培养要求，既对当前相关教材的内容与结构进行系统化、规范化的改进，又根据医药科技发展成果及国家医药人才培养需求强化创新。本教材融入了传染病等专科临床思维及基本操作技能，腹腔镜微创技能，职业素养，医患沟通等新理念、新知识、新技能，强化了急救操作技能。此教材传承前人的优秀成果，凝集众多知名医学教授临床经验和智慧，内容丰富、新颖、科学，实用性强，是培养卓越医学人才的好教材。

海南医学院党委书记
中华医学会急诊医学分会第十届委员会主任委员
2021 年 4 月

前　　言

临床医学是一门实践于人体健康的科学，要求医学工作者，特别是临床医学工作者必须具备扎实的、系统的基本理论知识，兼备熟练的专业技能。为培养医德高尚、社会适应性强和具有创新思维的医学人才，海南医学院临床技能国家级实验教学示范中心与相关医学院校响应时代发展需求、遵循教育规律，在传统教学模式的基础上，努力探索，积极创新，并根据全球临床医学人才培养标准、我国"5+3"一体化医学人才培养和住院医师规范化培训要求、国家执业医师资格考试大纲内容要求编写《临床技能学（技能操作）》教材，旨在通过大量案例、图示及适量的学生专用视频培养临床医学生、初中级阶段临床医学工作者的职业情操、社会适应能力和无菌操作技能，使学习者操作行为科学化、规范化、系统化、标准化，培养学习者创新能力，使教学者能够有章可循、有据可依。

《临床技能学（技能操作）》由无菌术、手术基本操作、临床专科手术基本操作技能、急救操作技能、护理技能、微创与虚拟仿真基本技术、动物实验等 13 章 79 节组成。与目前相关教材或教程等比较，本教材的特点：①强调无菌术理念，将无菌术理念贯穿各种手术的全过程（手术前准备、手术中原则、手术后处理）；②强调传统的基本操作技能、基本知识及基本数据的正确理解与运用；③强调先理论后操作教育规律，将外科学无菌术理论、诊断学骨髓穿刺等无菌操作要求高的手术内容融入本教材中，体现出规范性和逻辑性；④突出现代医疗卫生环境下的手术管理技能；⑤突出创新，将当代发展迅猛的腹腔镜等微创技术，以及虚拟仿真技术理念引入本教材中。本教材以各种操作步骤的规范化为重点内容，以无菌操作为特点，内容全面，编排合理，便于掌握，利于培养实际操作能力，适应于临床医学专业及相关医学专业本科生、研究生、规范化培训医师的教育培训与考核，是一本较好的临床技能教学教材。

本教材包含了大量案例、主观题、客观题和插图，以帮助学习者更好更快地理解和掌握。同时，利用多媒体技术将重要的无菌术技能形成多媒体数字资源与纸质教材互相交融，为学生提供无时空限制的"实验室"学习内容，体现出国家倡导的自主学习要求。

本教材编写过程中，参考了大量的其他教材及相关专著，对其作者深表感谢。由于编者水平有限，难免存在不足之处，诚请教材使用者提出宝贵意见，以便此教材修订时得到进一步完善。

孙早喜　向　伟

2021 年 5 月

目　　录

数字资源

第一章 无 菌 术

第一节 无菌术的意义

无菌术是临床医学的一个基本操作。对外科而言，其意义尤为重要。在人体和周围环境中存在着各种微生物。在进行某些操作时，必须采取一系列严格措施，防止感染原（微生物）通过接触、空气或飞沫进入伤口或组织，否则就可能引起感染，而感染是外科最主要的危险之一。无菌术（asepsis）就是针对感染来源和途径所采取的一种有效的预防措施，由灭菌法、消毒法和一定的操作规则及管理制度组成，是决定诊疗效果及手术成败的关键。

一百多年前，伤口感染曾是外科医生所面临的难题之一。1864 年匈牙利的 Semmelweis 首先提出在检查产妇前用漂白粉溶液洗手，这是抗菌技术的开端。1867 年英国外科医生 Lister 奠定了抗菌技术的基本原则，被公认为抗菌外科创始人。1877 年德国 Bergmann 发明了高压蒸汽灭菌法，建立了现代外科学的无菌术。

作为临床医生，应明确并理解无菌术的意义，使其指导我们的临床实践工作。

练 习 题

试述无菌术的意义。

（刘立柱）

第二节 无菌术的基本内容

无菌术内容包括灭菌法、消毒法、操作规则和管理制度。其中灭菌法及消毒法为无菌术的基本内容。灭菌是指用物理或化学等方法，杀灭或除去所有致病和非致病微生物繁殖体和芽孢。消毒则是指杀灭病原微生物和其他有害微生物，但并不要求杀灭所有微生物（如芽孢等）。

以下简要归纳总结临床常用灭菌法和消毒法。

一、高压蒸汽灭菌法

1. 此方法最常用。

2. 适用于耐高温的物品，如金属器械、敷料、搪瓷、玻璃和橡胶制品等。

3. 高压蒸汽灭菌器分为预真空式和下排气式两类，以前者应用最普遍。

4. 当蒸汽压力达到 102.9kPa 时，温度可达 121℃，维持 30 分钟，即能杀灭包括细菌芽孢在内的一切微生物。

二、煮 沸 法

1. 需要使用专用的煮沸灭菌器。

2. 适用于金属器械、玻璃制品及橡胶类物品。

3. 在水中煮沸至 100℃，并持续 10 ～ 20 分钟，一般细菌即可被杀灭。带芽孢的细菌需要至少煮沸 1 小时。

三、火 烧 法

1. 紧急时方可使用。

2. 适用于金属器械的灭菌。

3. 可以使锐利的器械变钝并失去光泽，不宜常用。

四、药液浸泡法

1. 锐利器械、内镜等不适用于热力灭菌的器械，可用此法。

2. 常用的药液

（1）1 ： 1000 苯扎溴铵溶液，用于已消毒的持物钳的浸泡。

（2）75% 乙醇溶液，用途与苯扎溴铵溶液相同。

（3）10% 甲醛溶液，适用于输尿管导管、塑料类及有机玻璃的消毒。

（4）2% 戊二醛水溶液，用于刀片、剪刀、缝针及显微器械的消毒。

（5）1 ： 1000 氯己定溶液，用于已消毒的持物钳的浸泡。

五、化学气体灭菌法：如甲醛蒸汽熏蒸法

1. 熏蒸 1 小时可达到消毒目的，灭菌需要 6 ～ 12 小时。

2. 熏蒸的空间要密闭。

六、练 习 题

简述灭菌法和消毒法的常用方法。

（刘立柱）

第三节 无菌术的基本操作规范

无菌术的操作规范包括手术前的准备、手术中的无菌原则与管理规范，手术后处理原则。其中手术中的无菌原则为无菌术的基本操作规范。

一、手术人员无菌区的规定

手术人员肩部以下、腰带以上的身前区以及双侧手臂属于个人的无菌空间。手术台及器械推车铺设无菌单后，台面范围属于无菌区。

二、更 换 手 套

术中如手套破损或接触到有菌的地方，应更换手套。如无菌巾或布单已被浸湿，应加盖干的无菌布单。

三、器械的传递

不可在手术人员的背后传递器械或物品。

四、清点物品

手术开始前要清点敷料和器械。手术结束时，检查腹、胸腔等体腔，并核对器械和敷料数量，以免异物遗留体内，产生严重后果。

五、同侧手术人员的换位

一人应先退一步，背对背地转身到达另一位置，以防触及对方背部非无菌区。

六、参 观 人 员

参观手术的人员不超过 3 人，应与手术者和无菌器械台保持 30cm 以上的距离并尽量减少人员在手术间的走动。

七、练 习 题

简述手术人员无菌区。

（刘立柱）

第四节 穿、脱隔离衣

隔离衣是用于保护医务人员避免受到血液、体液和其他感染性物质污染，或用于保护患者避免感染的防护用品，分为一次性隔离衣和布制隔离衣。一次性隔离衣通常用无纺布制作，由帽子、上衣和裤子组成，可分为连身式和分身式两种。通常根据患者的病情、目前隔离种类和隔离措施，确定是否穿隔离衣，并选择型号。

一、目 的

保护医务人员避免受到血液、体液和其他感染性物质污染，或用于保护患者避免感染。

二、适 应 证

1. 接触经接触传播的感染性疾病患者，如传染病患者、多重耐药菌感染患者等时。
2. 对患者实行保护性隔离时，如大面积烧伤、骨髓移植等患者的诊疗、护理时。
3. 可能受到患者血液、体液、分泌物及排泄物喷溅时。

三、准 备 工 作

1. 环境准备 清洁、宽敞。
2. 护士准备 衣帽整洁；修剪指甲、取下手表；卷袖过肘、洗手、戴口罩。
3. 用物准备 隔离衣一件，挂衣架，手消毒用物。

四、操 作 步 骤

操作步骤见表 1-4-1。

表 1-4-1　穿、脱隔离衣的操作步骤

步骤	要点与说明
（一）穿隔离衣 1. 评估　患者的病情、治疗与护理、隔离的种类及措施，穿隔离衣的环境 2. 取衣　查对隔离衣，取衣后手持衣领，衣领两端向外折齐，对齐肩缝	●根据隔离种类确定是否穿隔离衣 ●选择隔离衣型号，应能遮住全部衣服和外露的皮肤；查对隔离衣是否干燥、完好，是否穿过 ●如隔离衣已被穿过，隔离衣的衣领和内面视为清洁面，外面视为污染面。取衣时手持衣领，使清洁面朝向自己，露出肩袖内口
3. 穿袖　一手持衣领，另一手伸入一侧袖内，持衣领的手向上拉衣领，将衣袖穿好（图 1-4-1）；换手持衣领，依上法穿好另一边袖（图 1-4-2）。	●系衣领时袖口不可触及衣领、面部和帽子 ●带松紧的袖口则不需系袖口
4. 系领　两手持衣领，由领子中央顺着边由前向后系好衣领（图 1-4-3）	●手不可触及隔离衣的内面
5. 系袖口　扣好袖口或系上袖带（图 1-4-4） 6. 系腰带　将隔离衣一边（约在腰下 5cm 处）渐向前拉，见到边缘捏住（图 1-4-5） 7. 同法捏住另一侧边缘（图 1-4-6、图 1-4-7） 8. 向一侧折叠，一手按住折叠处，另一手将腰带拉至背后折叠处（图 1-4-8） 9. 将腰带在背后交叉，回到前面将带子系好（图 1-4-9）	● 后侧边缘须对齐，折叠处不能松散 ● 如隔离衣被穿过，手不可触及隔离衣的内面 ●如隔离衣后侧下部边缘有衣扣，则扣上 ●穿好隔离衣后，双臂保持在腰部以上，视线范围内；不得进入清洁区，避免接触清洁物品 明确脱隔离衣的区域划分
（二）脱隔离衣 1. 解腰带　解开腰带，在前面打一活结（图 1-4-10） 2. 解袖口　解开袖带，塞入袖内，充分暴露双手，进行手消毒（图 1-4-11） 3. 消毒双手 4. 解衣领　解开颈后带子（图 1-4-12） 5. 脱衣袖　右手伸入左手腕部袖内，拉下袖子过手（图 1-4-13），用遮盖着的左手握住右隔离衣袖子的外面，拉下右侧袖子（图 1-4-14） 6. 双手转换逐渐从袖管中退出，脱下隔离衣（图 1-4-15） 7. 处理　不再使用时，将脱下的隔离衣，污染面向内，卷成包裹状，丢至医疗废物容器内或放入回收袋中（图 1-4-16）	●如隔离衣后侧下部边缘有衣扣，则先解开 ●不可使衣袖外侧塞入袖内 ●不能沾湿隔离衣 ●保持衣领清洁 ●衣袖不可污染手及手臂 ●双手不可触及隔离衣外面 ●左手握住领子，右手将隔离衣两边对齐，污染面向外悬挂污染区；如果悬挂污染区外，则污染面向里

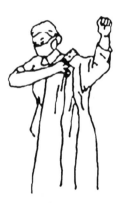
图 1-4-1　穿袖

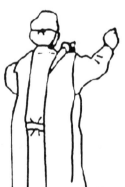
图 1-4-2　换手穿袖

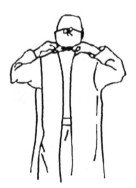
图 1-4-3　系领

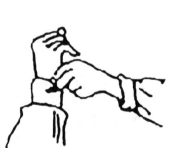
图 1-4-4　系袖口

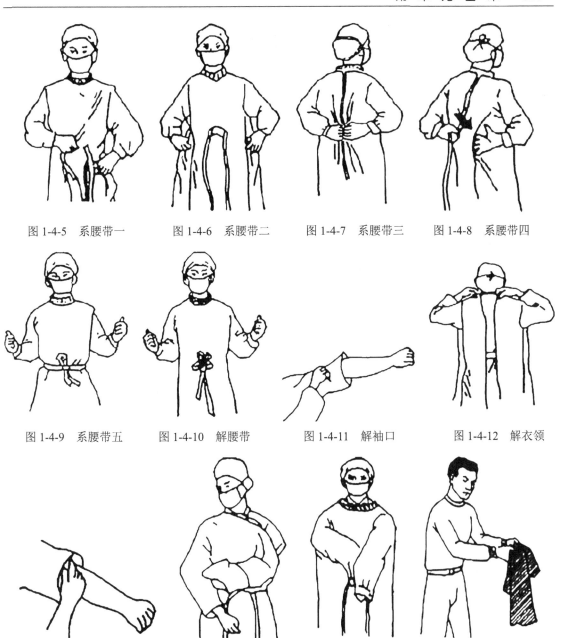

图 1-4-5　系腰带一　　　图 1-4-6　系腰带二　　　图 1-4-7　系腰带三　　　图 1-4-8　系腰带四

图 1-4-9　系腰带五　　　图 1-4-10　解腰带　　　图 1-4-11　解袖口　　　图 1-4-12　解衣领

图 1-4-13　脱袖子一　　　图 1-4-14　脱袖子二　　　图 1-4-15　脱袖子三　　　图 1-4-16　处理

五、注意事项

1. 隔离衣长短要合适，如有破洞应补好。穿隔离衣前，准备好工作中一切需用物品，避免穿着隔离衣到清洁区取物。

2. 穿隔离衣时，避免接触清洁物，系领子时，勿使衣袖触及面部、衣领及工作帽。穿着隔离衣，须将内面工作服完全遮盖。隔离衣内面及衣领为清洁区，穿脱时，要注意避免污染。

3. 穿隔离衣后，只限在规定区域内进行活动，不得进入清洁区。

4. 挂隔离衣时，不使衣袖露出或衣边污染面盖过清洁面。

5. 隔离衣应每天更换，如有超时或被污染，应立即更换。

视频 1-4　穿、脱隔离衣

六、病例分析

　　患者，女性，23 岁。诊断为"甲型肝炎"收入院。护士护理患者时要穿隔离衣，那么穿、脱隔离衣的注意事项有哪些？

七、练　习　题

（一）主观题

穿脱隔离衣的目的是什么？

（二）客观题

C 型题

（1）～（4）题共用题干

　　徐先生，24 岁，脚下不慎被铁锈钉刺破，继而发热、抽搐、牙关紧闭呈苦笑面容，诊断为破伤风，收入传染病区。

（1）对徐先生采取的隔离措施，正确的是（　　　）

A. 严密隔离　　　　B. 呼吸道隔离　　　　C. 消化道隔离　　　　D. 接触隔离　　　　E. 无需隔离

（2）护士在护理患者时，穿、脱隔离衣时要避免污染的部位是（　　　）

A. 腰带以上　　　　B. 袖口　　　　C. 胸前　　　　D. 衣领　　　　E. 背后

（3）隔离衣的更换周期为（　　　）

A. 每年　　　　B. 每天　　　　C. 每周　　　　D. 每季　　　　E. 每月

（4）穿脱隔离衣时除了下列哪项外均应注意（　　　）

A. 穿、脱隔离衣时需将内面工作服完全遮盖

B. 穿时避免接触清洁物品

C. 系领时勿使衣领触及工作服和工作帽

D. 在病区走廊挂隔离衣时，应注意污染面在外

E. 隔离衣应每天更换

（柯雅娟）

第五节　特殊感染操作规范

　　特殊感染指由朊病毒、厌氧梭状芽孢杆菌、新型冠状病毒以及突发不明原因病毒引起的传染病。朊病毒又称蛋白感染粒，其主要成分是一种蛋白酶抗性蛋白，至今未能查到任何核酸，对各种理化作用的抵抗力强。它具有传染性，潜伏期长，可在人和动物中引起以海绵状脑病为特征的致死性中枢神经系统的慢性退行性疾病。厌氧梭状芽孢杆菌，潜伏期短，一般仅为 8 ～ 48 小时，除产生多种毒素外，在体内形成的荚膜和繁殖周期短等，致使引起的疾病如气性坏疽发展迅速、病情险恶，如不及时治疗，常导致死亡。新型冠状病毒属于 β 属的冠状病毒，有包膜，颗粒呈圆形或椭圆形，常为多形性，直径为 60 ～ 140nm。其基因特征与 SARS-CoV 和 MERS-CoV 有明显区别。对紫外线和热敏感，56℃ 30 分钟，乙醚、75% 乙醇、含氯消毒剂、过氧乙酸等脂溶剂均可有效灭活病毒，氯己定不能有效灭活病毒。

一、目　　的

　　了解规范处理被朊病毒、厌氧梭状芽孢杆菌、新型冠状病毒以及突发不明原因病毒引起的传

染病污染的诊疗器械、物体表面、环境表面的消毒方法。

二、适 应 证

适用于被朊病毒、厌氧梭状芽孢杆菌、新型冠状病毒以及突发不明原因病毒引起的传染病污染的器械和物品的消毒。

三、准 备 工 作

根据《医院隔离技术规范》做好个人职业防护，备用消毒剂及相应物品。

四、方 　 法

（一）朊病毒感染的消毒方法

1. 感染朊病毒患者或疑似感染朊病毒患者宜选用一次性使用诊疗器械、器具和物品，使用后应进行双层密闭封装及焚烧处理。

2. 可重复使用的被感染朊病毒患者或疑似感染朊病毒患者的高度危险组织（大脑、硬脑膜、垂体、眼、脊髓等组织）污染的中度和高度危险性物品，可选以下方法之一进行消毒或灭菌，且灭菌的严格程度逐步递增。

（1）将使用后的物品浸泡于 1mol/L 氢氧化钠溶液内作用 60 分钟，然后按《医院消毒供应中心第二部分：清洗消毒及灭菌技术操作规范》中的方法进行清洗、消毒或灭菌。

（2）将使用后的物品采用清洗消毒机（宜选用具有杀朊病毒活性的清洗剂）或其他安全的方法去除可见污染物，然后浸泡于 1mol/L 氢氧化钠溶液内作用 60 分钟并高压蒸汽灭菌；然后清洗，并按照一般程序灭菌。

（3）将使用后的物品浸泡于 1mol/L 氢氧化钠溶液内作用 60 分钟，去除可见污染物，清水漂洗，置于下排气压力蒸汽灭菌器内灭菌 60 分钟，设定参数值为 121℃，压力值范围为 102.8～122.9kPa；或置于预真空脉动压力蒸汽灭菌器中灭菌 60 分钟，设定参数值为 134℃，压力值范围 129.3～201.7kPa。随后再进行清洗，并按照常规程序灭菌。

3. 被感染朊病毒患者或疑似感染朊病毒患者高度危险组织污染的低度危险物品和一般物体表面应用清洁剂清洗，根据待消毒物品的材质采用 10 000mg/L 的含氯消毒剂或 1mol/L 氢氧化钠溶液擦拭或浸泡消毒，至少作用 15 分钟，并确保所有污染表面均接触到消毒剂。

4. 被感染朊病毒患者或疑似感染朊病毒患者高度危险组织污染的环境表面应用清洁剂清洗，采用 10 000mg/L 的含氯消毒剂消毒，至少作用 15 分钟。为防止环境和一般物体表面污染，宜采用一次性塑料薄膜覆盖操作台，操作完成后按特殊医疗废物焚烧处理。

5. 被感染朊病毒患者或疑似感染朊病毒患者低度危险组织（脑脊液、肾、肝、脾、肺、淋巴结、胎盘等组织）污染的中度和高度危险物品，传播朊病毒的风险还不清楚，可参照上述措施处理。

6. 被感染朊病毒患者或疑似感染朊病毒患者低度危险组织污染的低度危险物品、一般物体表面和环境表面可只采取相应常规消毒方法处理。

7. 被感染朊病毒患者或疑似感染朊病毒患者其他无危险组织污染的中度和高度危险物品，采取以下措施处理。

（1）清洗并按常规高水平消毒和灭菌程序处理。

（2）除接触中枢神经系统的神经外科内镜外，其他内镜按照国家有关内镜清洗消毒技术规范处理。

（3）采用标准消毒方法处理低度危险性物品和环境表面，可采用 500～1000mg/L 的含氯消毒剂或相当剂量的其他消毒剂处理。

（二）厌氧梭状芽孢杆菌感染的消毒方法

1. 伤口的消毒 采用3%过氧化氢溶液冲洗，伤口周围皮肤可选择碘伏原液擦拭消毒。

2. 诊疗器械的消毒 原则应先消毒，后清洗，再进行灭菌。消毒可采用含氯消毒剂1000～2000mg/L浸泡消毒30～45分钟，有明显污染物时应采用含氯消毒剂5000～10 000mg/L浸泡消毒≥60分钟，然后按规定清洗，灭菌。

3. 物体表面的消毒 手术部（室）或换药室，每例感染患者之间应及时进行物体表面消毒，采用0.5%过氧乙酸或500mg/L含氯消毒剂擦拭。

4. 环境表面的消毒 手术部（室）、换药室、病房环境表面有明显污染时，随时消毒，采用0.5%过氧乙酸或1000mg/L含氯消毒剂擦拭。

5. 终末消毒 手术结束，患者出院、转院或死亡后应进行终末消毒。终末消毒可采用3%过氧化氢或过氧乙酸熏蒸，3%过氧化氢按照20ml/m³气溶胶喷雾，过氧乙酸按照1g/m³加热熏蒸，湿度为70%～90%，密闭24小时；5%过氧乙酸溶液按照2.5ml/m³气溶胶喷雾，湿度为20%～40%。

6. 织物消毒 患者用过的床单、被单、衣物等单独收集，需重复使用时应专包密封，标识清晰，压力蒸汽灭菌后再清洗。

（三）新型冠状病毒感染的消毒方法

1. 诊疗器械的消毒

（1）宜选用一次性使用诊疗器械、器具和物品，使用后应进行双层密闭封装并贴标签注明"新冠肺炎"焚烧处理。转运污物的保洁工人以及被服房的工人均需按要求做好防护。运送工具使用2000mg/L含氯消毒液擦拭消毒2次。

（2）复用的诊疗器械、器具和物品应当专人专用，使用后立即使用2000mg/L的含氯消毒液浸泡30分钟，采用双层专用袋逐层密闭包装，做好标识，密闭运送至消毒供应中心集中进行处理。灭菌方式同朊病毒感染后器械处理方式。

2. 织物消毒 布类及其他废弃物，双层医疗垃圾袋逐层密闭扎紧，用2000mg/L含氯消毒液喷洒其外面后，单独放置医疗废弃物运送箱内密闭封存（必要时外加捆扎）处理。术后医疗废液如吸引袋内液体、清创车内液体等应根据液体量配相应浓度含氯消毒液混合处理，禁止直接将粉剂倒入，防止粉剂飞扬。吸引器袋套2个黄色垃圾袋并单独装箱。

3. 病理性废弃物 术后无需送检的组织，则须用2000mg/L含氯消毒液直接喷洒其表面后，及时将其用双层黄色医疗垃圾袋包装，扎紧袋口。袋子外面用2000mg/L含氯消毒液喷洒，外加一个防渗漏容器再送出处理。

4. 物表消毒 保洁员穿防护服打扫卫生，使用后的拖把及抹布均应视为医疗垃圾处理。地面以及其他可能接触过的区域等手术间内外的物体表面，使用1000mg/L含氯消毒液擦拭，保持30分钟后再清水擦拭。清洁消毒顺序遵循清洁到污染的原则，即先消毒手术间外的区域，再到手术间内。

（四）突发不明原因传染病的病原体消毒方法

突发不明原因的传染病病原体污染的诊疗器械、器具与物品的处理应符合国家届时发布的规定要求。没有要求时，其消毒的原则为：在传播途径不明时，应按照多种传播途径，确定消毒的范围和物品；按病原体所属微生物类别中抵抗力最强的微生物，确定消毒的剂量（可按杀芽孢的剂量确定）；医务人员应做好职业防护。

五、注 意 事 项

（一）朊病毒消毒注意事项

1. 当确诊患者感染朊病毒时，应告知医院感染管理科及诊疗涉及的相关临床科室。培训相关人员朊病毒相关医院感染、消毒处理等知识。

2. 感染朊病毒患者或疑似感染朊病毒患者高度危险组织污染的中度和高度危险物品，使用后应立即处理，防止干燥；不应使用快速灭菌程序；没有按正确方法消毒灭菌处理的物品应召回重新按规定处理。

3. 感染朊病毒患者或疑似感染朊病毒患者高度危险组织污染的中度和高度危险物品，不能清洗和只能低温灭菌的，宜按特殊医疗废物处埋。

4. 使用的清洁剂、消毒剂应每次更换。

5. 每次处理工作结束后，应立即消毒清洗器具，更换个人防护用品，进行手的清洁与消毒。

（二）厌氧梭状芽孢杆菌消毒的注意事项

1. 患者宜使用一次性诊疗器械、器具和物品。

2. 医务人员应做好职业防护，防护和隔离应遵循《医院隔离技术规范》的要求；接触患者时应戴一次性手套，手卫生应遵循《医务人员手卫生规范》（WS/T313—2019）的要求。

3. 接触患者创口分泌物的纱布、纱垫等敷料，一次性医疗用品、切除的组织如坏死肢体等双层封装，按医疗废物处理。医疗废物应遵循《医疗废物管理条例》的要求进行处置。

（三）新型冠状病毒消毒的注意事项

1. 患者宜使用一次性诊疗器械、器具和物品。

2. 应告知医院感染管理科及诊疗涉及的相关临床科室。加强培训相关人员新型冠状病毒相关医院感染、消毒处理等知识。

3. 医务人员应当按照标准预防的原则，根据新型冠状病毒传播途径采取飞沫隔离、空气隔离和接触隔离的防护措施。应当采取三级防护。医用防护口罩、护目镜、隔离衣等防护用品被患者血液、体液、分泌物等污染时应当及时更换。

4. 疑似或确诊新冠肺炎患者高度危险组织污染的中度和高度危险物品，使用后应立即处理，防止干燥；不应使用快速灭菌程序；没有按正确方法消毒灭菌处理的物品应召回重新按规定处理。

5. 疑似或确诊新冠肺炎患者高度危险组织污染的中度和高度危险物品，不能清洗和只能低温灭菌的，宜按特殊医疗废物处理。

6. 处理所有的锐器时应当防止被刺伤。

7. 应当合理安排医务人员的工作，避免过度劳累，并及时对其健康情况进行监测，注意监测医务人员体温和呼吸系统症状。

六、病 例 分 析

患者，男性，45岁，左后肢刺伤疼痛、肿胀1天，临床诊断为左下肢气性坏疽，需行左下肢截肢术，按《医疗机构消毒技术规范》规定，该如何进行诊疗器械的消毒？

七、练 习 题

（一）主观题

1. 简述气性坏疽患者出院后，病房环境的终末消毒方法。

2. 简述《医护人员手卫生规范》洗手与手卫生应遵循的原则。

（二）客观题

1.A型题

（1）气体坏疽病原体污染后的诊疗器械消毒，应先消毒、后清洗，再灭菌。消毒可采用（　　）

A.含氯消毒剂 1000～2000mg/L 浸泡消毒 10～15 分钟

B.含氯消毒剂 5000～10 000mg/L 浸泡消毒 30～45 分钟

C. 含氯消毒剂 1000 ～ 2000mg/L 浸泡消毒 30 ～ 45 分钟

D. 含氯消毒剂 5000 ～ 10 000mg/L 浸泡消毒 30 ～ 45 分钟

E. 采用消毒剂 1000 ～ 2000mg/L 浸泡消毒 30 ～ 45 分钟

（2）感染朊病毒患者或疑似感染朊病毒患者高度危险组织污染的中度和高度危险物品，不能清洗和只能低温灭菌的，宜（　　　）

A. 按特殊医疗废物处理

B. 10 000mg/L 的含氯消毒剂或 1mol/L 氢氧化钠溶液擦拭或浸泡消毒，至少作用 15 分钟，并确保所有污染表面均接触到消毒剂

C. 被感染朊病毒患者或疑似感染朊病毒患者高度危险组织污染的环境表面应用清洁剂清洗，采用 10 000mg/L 的含氯消毒剂消毒，至少作用 15 分钟

D. 采用 1000mg/L 的含氯消毒剂或 1mol/L 氢氧化钠溶液浸泡消毒 10 分钟

E. 以上都不对

（3）新型冠状病毒病原体污染后的诊疗器械消毒，应先消毒、后清洗，再灭菌。消毒可采用（　　　）

A. 含氯消毒剂 2000mg/L 浸泡消毒 10 ～ 15 分钟

B. 含氯消毒剂 2000mg/L 浸泡消毒 10 ～ 15 分钟

C. 含氯消毒剂 5000mg/L 浸泡消毒 30 ～ 45 分钟

D. 含氯消毒剂 2000mg/L 浸泡消毒 30 ～ 45 分钟

E. 含氯消毒剂 5000mg/L 浸泡消毒 30 ～ 45 分钟

（4）针对新型冠状病毒，以下哪种条件可以杀灭病毒（　　　）

A. 在 56℃ 30 分钟条件下　　　　　　　　B. 在 26℃ 20 分钟条件下

C. 在 16℃ 10 分钟条件下　　　　　　　　D. 在 76℃ 20 分钟条件下

E. 以上都不对

2. B 型题

（1）～（2）题共用备选答案

A. 60 分钟　　　　B. 30 分钟　　　　C. 15 分钟　　　　D. 10 分钟　　　E. 20 分钟

（1）被感染朊病毒患者或疑似感染朊病毒患者高度危险组织污染的低度危险物品和一般物体表面应用清洁剂清洗，根据待消毒物品的材质采用 10 000mg/L 的含氯消毒剂或 1mol/L 氢氧化钠溶液擦拭或浸泡消毒，至少作用（　　　），并确保所有污染表面均接触到消毒剂。

（2）被感染朊病毒患者或疑似感染朊病毒患者高度危险组织污染的环境表面应用清洁剂清洗，采用 10 000mg/L 的含氯消毒剂消毒，至少作用（　　　）。

（3）～（4）题共用备选答案

A. 含氯消毒剂 1000mg/L 擦拭　　　　　　B. 含氯消毒剂 500mg/L 擦拭

C. 含氯消毒剂 1000 ～ 2000mg/L 擦拭　　　D. 含氯消毒剂 5000mg/L 擦拭

E. 含氯消毒剂 500 ～ 1000mg/L 擦拭

（3）气性坏疽病原体污染后的物体表面采用（　　　）。

（4）气性坏疽病原体污染后的环境表面有明显污染时，随时消毒，采用（　　　）。

3. X 型题

以下处理气性坏疽污染的器械、器具和物品的流程符合《消毒技术规范》规定的是（　　　）

A. 先采用含氯或含溴消毒剂 1000 ～ 2000mg/L 浸泡 30 ～ 45 分钟

B. 有明显污染物时应采用含氯消毒剂 2500 ～ 5000mg/L 浸泡至少 60 分钟。

C. 有明显污染物时应采用含氯消毒剂 5000 ～ 10 000mg/L 浸泡至少 60 分钟

D. 先采用含氯或含溴消毒剂 500 ～ 1000mg/L 浸泡 30 ～ 45 分钟。

E. 以上都不对

（柯雅娟）

第六节 血源性病原体职业接触防护

血源性病原体指存在于血液和某些体液中的能引起人体疾病的病原微生物,如乙型肝炎病毒(HBV)、丙型肝炎病毒(HCV)和艾滋病病毒(HIV)等。

血源性病原体职业接触防护是对劳动者职业接触血源性病原体所采用的预防控制措施和职业接触后的预防要求。

一、目 的

了解血源性病原体职业接触的个人防护用品的正确使用及职业接触后的预防。

二、适 应 证

适用于与血源性病原体职业接触的工作人员。

三、准 备 工 作

准备防护用品:手卫生用品、口罩、帽子、手套、隔离衣、防护服、防水围裙、护目镜和防护面罩。

四、防护用品的使用及方法

(一)口罩的使用

一般诊疗活动,可佩戴纱布口罩或外科口罩;手术室工作或护理免疫功能低下者、进行体腔穿刺等操作时应戴外科口罩,接触经空气传播或近距离接触经飞沫传播的呼吸道传染病患者时,应戴医用防护口罩。纱布口罩应保持清洁,每天更换、清洁与消毒,遇污染时及时更换。

1. 外科口罩的佩戴方法

(1)将口罩罩住鼻、口及下巴,口罩下方带系于颈后,上方带系于头顶中部(图1-6-1)。

(2)将双手指尖放在鼻夹上,从中间位置开始,用手指向内按压,并逐步向两侧移动,根据鼻梁形状塑造鼻夹。

(3)调整系带的松紧度。

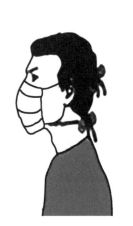

图1-6-1 外科口罩的佩戴方法

2. 医用防护口罩的佩戴方法

(1)一手托住防护口罩,有鼻夹的一面背向外(图1-6-2)。

(2)将防护口罩罩住鼻、口及下巴,鼻夹部位向上紧贴面部(图1-6-3)。

(3)用另一只手将下方系带拉过头顶,放在颈后双耳下(图1-6-4)。

(4)再将上方系带拉至头顶中部(图1-6-5)。

(5)将双手指尖放在金属鼻夹上,从中间位置开始,用手指向内按鼻夹,并分别向两侧移动和按压,根据鼻梁的形状塑造鼻夹(图1-6-6)。

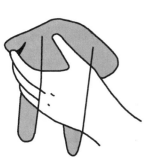

图1-6-2 一手托住防护口罩

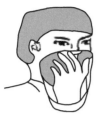
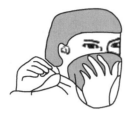
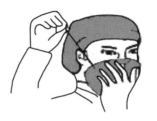
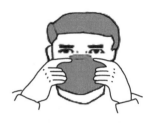

图 1-6-3　罩住口
鼻及下巴

图 1-6-4　将下方系带拉
过头顶

图 1-6-5　上方系带拉至
头顶中部

图 1-6-6　向双侧按压鼻夹

3. 摘口罩方法

（1）不要接触口罩前面（污染面）。

（2）先解开下面的系带，再解开上面的系带（图 1-6-7）。

（3）用手仅捏住口罩的系带丢至医疗废物容器内（图 1-6-8）。

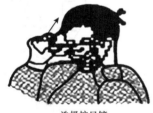
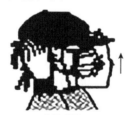

图 1-6-7　解开系带（先下后上）　　　图 1-6-8　丢至医疗废物容器

（二）护目镜、防护面罩的使用

在进行诊疗、护理操作，可能发生患者血液、体液、分泌物等喷溅时，应使用全面型防护面罩。

护目镜、防护面罩的戴摘方法

（1）戴上护目镜或防护面罩，调节舒适度（图 1-6-9）。

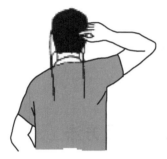
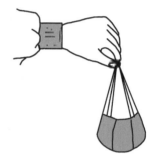
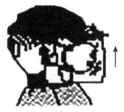

选择护目镜　　　　　　套松紧带　　　　　　调整

图 1-6-9　戴护目镜

（2）摘护目镜或面罩的方法：捏住靠近头部或耳朵的一边摘掉，放入回收或医疗废物容器内（图 1-6-10）。

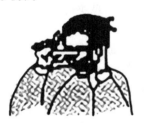
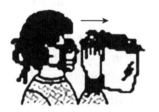
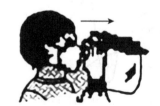

捏取镜框　　　　　　解开松紧带　　　　　　取出

图 1-6-10　摘护目镜

（三）手套的使用

接触患者的血液、体液、分泌物、排泄物、呕吐物及污染物品时，应戴清洁手套。进行手术等无菌操作及接触患者破损皮肤、黏膜时，应戴无菌手套。应正确戴脱无菌手套，一次性手套应一次性使用。

1. 戴无菌手套方法

（1）打开手套包，一手掀起口袋的开口处（图1-6-11）。

（2）另一手捏住手套翻折部分（手套内面）取出手套，对准五指戴上（图1-6-12）。

（3）掀起另一只袋口，以戴着无菌手套的手指插入另一只手套的翻边内面，将手套戴好。然后将手套的翻转处套在工作衣袖外面（图1-6-13、图1-6-14）。

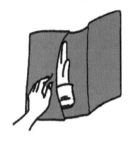 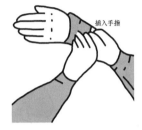 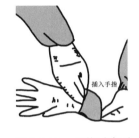 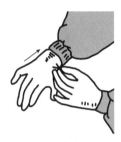

图1-6-11　打开手套包　　图1-6-12　捏取手套翻折部　　图1-6-13　已戴手套手　　图1-6-14　向上提拉翻

指插入翻折部　　　　折部包裹袖口

2. 脱手套的方法

（1）用戴着手套的手捏住另一只手套污染面的边缘将手套脱下（图1-6-15）。

（2）戴着手套的手握住脱下的手套，用脱下手套的手捏住另一只手套清洁面（内面）的边缘，将手套脱下（图1-6-16）。

（3）用手捏住手套的内面丢至医疗废物容器内（图1-6-17）。

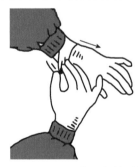 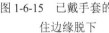 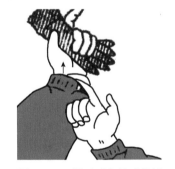 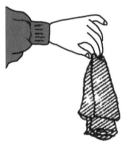

图1-6-15　已戴手套的手捏　　图1-6-16　脱下手套的手指插　　图1-6-17　捏住内面丢入

住边缘脱下　　　　　入内面脱下　　　　　医疗废物容器

（四）隔离衣与防护服的使用

可能受到患者血液、体液、分泌物、排泄物喷溅时，应穿隔离衣。接触经空气传播或飞沫传播的传染病患者，可能受到患者血液、体液、分泌物、排泄物喷溅时应穿防护服。

1. 穿隔离衣方法

（1）右手提衣领，左手伸入袖内，右手将衣领向上拉，露出左手（图1-6-18）。

（2）换左手持衣领，右手伸入袖内，露出右手，勿触及面部（图1-6-19）。

（3）两手持衣领，由领子中央顺着边缘向后系好颈带（图1-6-20）。

（4）扎好袖口（图1-6-21）。

（5）将隔离衣一边（约在腰下5cm处）渐向前拉，见到边缘时捏住（图1-6-22）。

（6）同法捏住另一侧边缘（图1-6-23）。

（7）双手在背后将衣边对齐（图1-6-24）。

（8）向一侧折叠，一手按住折叠处，另一手将腰带拉至背后折叠处（图1-6-25）。

（9）将腰带在背后交叉，回到前面将带子系好（图1-6-26）。

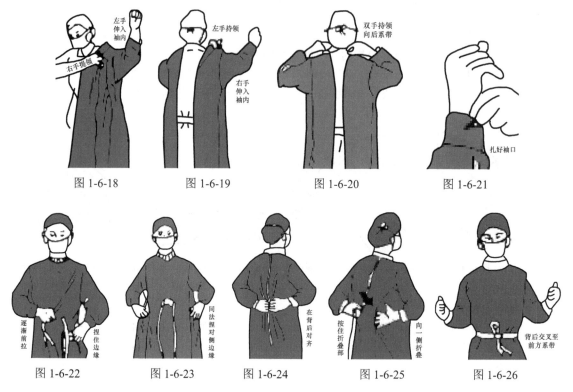

图1-6-18　　　　图1-6-19　　　　　图1-6-20　　　　　图1-6-21

图1-6-22　　　　图1-6-23　　　　图1-6-24　　　　图1-6-25　　　　图1-6-26

2. 脱隔离衣方法

（1）解开腰带，在前面打一活结（图1-6-27）。

（2）解开袖带，塞入袖袢内，充分暴露双手，进行手消毒（图1-6-28）。

（3）解开颈后带子（图1-6-29）。

（4）右手伸入左手腕部袖内，拉下袖子过手（图1-6-30）。

（5）用遮盖着的左手握住右手隔离衣袖子的外面，拉下右侧袖子（图1-6-31）。

（6）双手转换逐渐从袖管中退出，脱下隔离衣（图1-6-32）。

（7）左手握住领子，右手将隔离衣两边对齐，污染面向外悬挂污染区；如果悬挂污染区外，则污染面向里。

（8）不再使用时，将脱下的隔离衣，污染面向内，卷成包裹状，丢至医疗废物容器内或放入回收袋中（图1-6-33）。

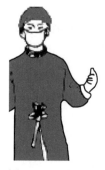 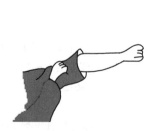 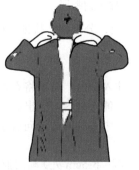 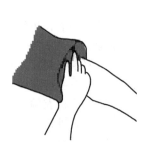

图1-6-27　解开腰　　图1-6-28　解开袖带，塞入　　图1-6-29　解开颈后系带　　图1-6-30　伸入袖内拉下
　　带前方打结　　　　　　袖内　　　　　　　　　　　　　　　　　　　　　　　袖子

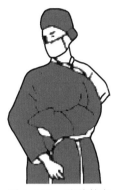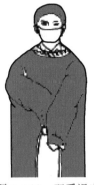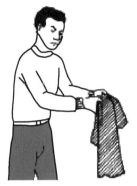

图 1-6-31 遮盖的左　图 1-6-32 双手退出　图 1-6-33 污染面向内卷成
手下拉衣袖　　　袖管脱下隔离衣　　包裹状，丢到医疗废物容器

3. 穿防护服　穿连体或分体防护服，应遵循先穿下衣、再穿上衣，然后戴好帽子，最后拉上拉链的顺序。

4. 脱防护服

（1）脱分体防护服

1）先将拉链拉开（图 1-6-34）。

2）向上提拉帽子，使帽子脱离头部（图 1-6-35）。

3）脱袖子、上衣，将污染面向里放入医疗垃圾袋（图 1-6-36）。

4）脱下衣，由上向下边脱边卷，污染面向里，脱下后置于医疗垃圾袋（图 1-6-37、图 1-6-38）。

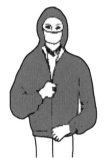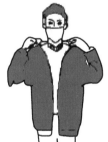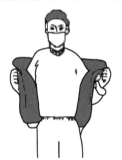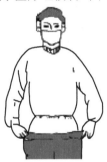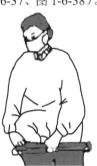

图 1-6-34 拉开　图 1-6-35 向上提帽，图 1-6-36 脱袖子、　图 1-6-37 由上向下　图 1-6-38 由上向
拉链　　　　脱离头部　　　　上衣　　　卷脱下衣　　　下卷脱下衣

（2）脱连体防护服

1）先将拉链拉到底（图 1-6-39）。

2）向上提拉帽子，使帽子脱离头部，脱袖子（图 1-6-40、图 1-6-41）。

3）由上至下边脱边卷（图 1-6-42）。

4）污染面向里直至全部脱下后放入医疗垃圾袋内（图 1-6-43）。

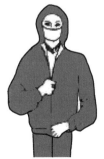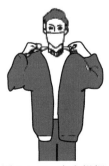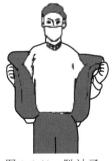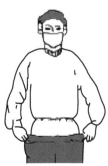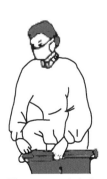

图 1-6-39 拉开　图 1-6-40 向上提帽，图 1-6-41 脱袖子、　图 1-6-42 由上向下　图 1-6-43 由上向
拉链　　　　脱离头部　　　　上衣　　　卷脱下衣　　　下卷脱下衣

（五）防水围裙的使用

受到患者血液、体液、分泌物及其他污染物质喷溅及进行复用医疗器械的清洗时，应穿防水围裙。重复使用的围裙，每班使用后应及时清洗与消毒。遇有破损或渗透时，应及时更换。一次性使用围裙应一次性使用，受到明显污染时应及时更换。

（六）帽子的使用

进入污染区和洁净环境前、进行无菌操作时等应戴帽子。被患者血液、体液污染时，应立即更换。帽子应保持清洁，每次或每天更换与清洁。一次性帽子应一次性使用。

五、注意事项

（一）口罩的使用注意事项

不应一只手捏鼻夹。医用外科口罩只能一次性使用。口罩潮湿后或受到患者血液、体液污染后，应及时更换。每次佩戴医用防护口罩进入工作区域之前，应进行密合性检查。检查方法：将双手完全盖住防护口罩，快速地呼气，若鼻夹附近有漏气应调整鼻夹，若漏气位于四周，应调整到不漏气为止。

（二）护目镜、防护面罩的使用注意事项

佩戴前应检查有无破损，佩戴装置有无松懈。每次使用后应清洁与消毒。

（三）戴手套的注意事项

诊疗护理不同的患者之间应更换手套。操作完成后脱去手套，应按规定程序与方法洗手，戴手套不能替代洗手，必要时进行手消毒。操作时发现手套破损时，应及时更换。戴无菌手套时，应防止手套污染。

（四）穿、脱隔离衣和防护服的注意事项

隔离衣和防护服只限在规定区域内穿脱。穿前应检查隔离衣和防护服有无破损，穿时勿使衣袖触及面部及衣领。发现有渗漏或破损应及时更换。脱时应注意避免污染。隔离衣每天更换、清洗与消毒，遇污染随时更换。

六、职业暴露后处理措施

对已知暴露源患者和接触者进行接触后被传染的风险评价和病原体监测后，再行应急处理和预防。

（一）血源性病原体

发生血源性病原体意外职业接触后应立即进行局部处理。

1. 用肥皂液和流动水清洗被污染的皮肤，用生理盐水冲洗被污染的黏膜。

2. 如有伤口，应当轻轻由近心端向远心端挤压，避免挤压伤口局部，尽可能挤出损伤处的血液，再用肥皂水和流动水进行冲洗。

3. 受伤部位的伤口冲洗后，应当用消毒液，如用75%乙醇溶液或者0.5%碘伏进行消毒，并包扎伤口；被接触的黏膜，应当反复用生理盐水冲洗干净。

4. 职业暴露后根据暴露源患者和接触者现有信息评价被传染的风险及免疫状况，采取接触后预防措施。用人单位应有接触后的随访与咨询。

（二）乙型肝炎病毒

1. 未接种疫苗者，应采取注射乙肝免疫球蛋白和接种乙肝疫苗的措施。

2. 以前接种过疫苗，已知有抗体者，无须处理。

3. 以前接种过疫苗，已知没有抗体者，应采取注射乙肝免疫球蛋白和接种乙肝疫苗的措施。

4. 抗体反应未知者进行抗原抗体检测，如检测结果不充分，应采取注射乙肝免疫球蛋白和接种乙肝疫苗的措施。

（三）艾滋病病毒

尽快采取接触后预防措施，预防性用药应当在发生艾滋病病毒职业接触后 4 小时内实施，最迟不得超过 24 小时。但即使超过 24 小时，也应实施预防性用药。对所有不知是否怀孕的育龄妇女进行妊娠检测。育龄妇女在预防性用药期间，应避免或终止妊娠。预防性用药应注意：

1. 如果存在用药指征，则应当在接触后尽快开始接触后预防。

2. 接触后 72 小时内应当考虑对接触者进行重新评估，尤其是获得了新的接触情况或暴露源患者资料时。

3. 在接触者可耐受的前提下，给予 4 周的接触后预防性用药。

4. 如果证实暴露源患者未感染血源性病原体，则应当立即中断接触后预防性用药。

七、病 例 分 析

手术医生在诊疗过程中被乙型肝炎病毒阳性患者使用过的针刺伤出血，应立即采取的处理措施是什么？

八、练 习 题

（一）主观题

1. 简述医护人员被乙型肝炎病毒职业接触采取的接触后预防措施。

2. 简述穿、脱隔离衣的注意事项。

（二）客观题

1. A 型题

（1）下列定义错误的是（ 　 ）

A. 血源性病原体是指能引起人体疾病的病原微生物，如乙型肝炎病毒（HBV）、丙型肝炎病毒（HCV）和艾滋病病毒（HIV）等

B. 职业接触指劳动者在从事职业活动中，通过眼、口、鼻及其他黏膜、破损皮肤或非胃肠道接触含血源性病原体的血液或其他潜在传染性物质的状态

C. 非胃肠道接触指劳动者在从事职业活动中，通过针刺、咬伤、擦伤和割伤等途径穿透皮肤或黏膜屏障接触血源性病原体的状态

D. 污染指作业环境、物体内或其表面存在含血源性病原体的血液或者其他潜在传染性物质的状态

E. 血源性病原体职业接触防护是对劳动者职业接触血源性病原体所采用的预防控制措施和职业接触后的预防要求

（2）口罩何时更换（ 　 ）

A. 每 2 小时　　　B. 潮湿或污染时　　　C. 每 24 小时　　　D. 一周 2 次　　　E. 每 6 小时

2. B 型题

（1）～（2）题共用备选答案

A. 外科口罩　　　B. 纱布口罩　　　C. 医用防护口罩　　　D. 普通医用口罩　　　E. 防尘口罩

（1）不同的操作要求选用不同的口罩，手术室工作或护理免疫功能低下患者、进行体腔穿刺等操作时应戴（ 　 ）

（2）接触经空气传播或近距离接触经飞沫传播的呼吸道传染病患者时，应戴（　　　）

3. C 型题

（1）～（2）题共用题干

某医院外科医生在诊疗过程中被艾滋病患者使用过的缝针刺伤，按《血源性病原体职业接触防护导则》尽快给予接触后预防用药。

（1）在接触者可耐受的前提下，给予（　　　）的接触后预防性用药。

A. 6 周　　　　　　B. 5 周　　　　　　C. 2 周　　　　　　D. 4 周　　　　　　E. 3 周

（2）预防性用药应当在发生艾滋病病毒职业暴露后多久应用最好（　　　）

A. 72 小时　　　　B. 12 小时　　　　C. 24 小时　　　　D. 4 小时内　　　　E. 8 小时内

4. X 型题

个人防护用品包括（　　　）

A. 口罩　　　　　　B. 帽子　　　　　　C. 隔离衣　　　　　　D. 护目镜　　　　　　E. 手套

（柯雅娟）

第二章 手术的研究进展

第一节 手术概论

手术是外科学的重要组成部分,在与疾病斗争的过程中,外科医生主要研究如何利用手术方法解除患者的病因,从而使患者得到治疗。手术和所有的临床医学一样,需要了解疾病的定义、病因、表现、诊断、分期、治疗、预后,而且更重视手术的适应证、术前的评估与照顾、手术的技巧与方法、术后的照顾、手术的并发症与预后等与外科手术相关的问题。

手术经历了漫长发展过程,在出土的古埃及木乃伊上,就可以发现头颅的手术痕迹。而我国医学史上手术的出现也很早,秦汉时代的医学名著《黄帝内经》已有"痈疽篇"的手术专章。汉代医学家华佗(145—208)(图 2-1-1)就有使用麻沸散为患者进行死骨剔除术、剖腹术的手术记载。现代外科手术始于 19 世纪 40 年代,先后解决了手术疼痛、伤口感染和止血、输血等问题,从死亡率极高到安全高效已经历 200 多年的历程,这 200 年的艰辛道路上充满了前人的辛勤探索和不断的总结。

手术疼痛曾是妨碍外科发展的重要因素之一。1846 年美国牙科医师 Morton 首先采用了乙醚作为全身麻醉剂,并协助 Warren 用乙醚麻醉施行了很多大手术。自此,乙醚麻醉就被普遍地应用于外科。1847 年苏格兰 Simpson 采用氯仿吸入麻醉。1892 年德国 Schleich 首先提倡用可卡因作局部浸润麻醉,但由于其毒性高,不久即由普鲁卡因所代替,至今普鲁卡因仍为安全有效的局部麻醉药。Bier 于 1896年采用腰椎麻醉成功,临床麻醉日趋完善。

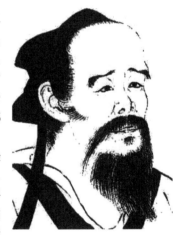

图 2-1-1 华佗

19 世纪以前人们认为伤口感染是愈合的正常过程,甚至称感染为医院病(hospitalism)。彼时,截肢后的死亡率竟高达 40% ~ 50%。1846 年匈牙利 Semmelweis 首先提出在检查产妇前用漂白粉水将手洗净,遂使他所治疗的产妇死亡率自 10% 降至 1%,这是抗菌技术的开端。1867 年英国 Lister 采用石炭酸溶液冲洗手术器械,并用石炭酸溶液浸湿的纱布覆盖伤口,他所施行的消毒止血使截肢手术的死亡率自 40% 降至 15%,从而奠定了抗菌术的基本原则。1877 年德国 Bergmann 采用蒸汽灭菌对 15例膝关节穿透性伤员,仅进行伤口周围的清洁和消毒即加以包扎,有 12 例痊愈并保全了下肢。他认为,不能将所有的伤口都视为感染的,在这个基础上他采用了蒸汽灭菌,并研究了布单、敷料、手术器械等的灭菌措施。1889 年德国 Furbringer 提出了手臂消毒法,1890 年美国 Halsted 倡议戴橡胶手套,这样就使无菌术臻于完善。

手术出血也曾是妨碍外科手术发展的另一重要因素。1872 年英国 Wells 提倡使用止血钳(图 2-1-2),1873 年德国 Esmarch 在截肢手术时使用止血带,他们是解决手术出血的先行者。瑞士 Kocher 用血管钳,成功而安全地施行甲状腺手术 4000 余例,死亡率由 50% 以上降至 1% 以下,为此获得 1909 年诺贝尔生理学或医学奖,这是第一次把该奖颁给外科医师。美国 Hastert 设计蚊式止血钳并采用细丝线结扎技术,成为现代手术止血的基本模式。1901 年美国 Landsteiner 发现血型,1930 年获诺贝尔生理学或医学奖。1906 年 Carrel 曾把献血者的动脉连接在受血者的静脉上,获得了成功,从此可用输血来补偿手术时的失血。Carrel 还是动物器官移植的开创者,为临床器官移植奠定了基础。1915 年德国 Lewisohn 提出了加入枸橼酸钠溶液使血不凝固的间接输血法,之后又有了血库的建立,使输血简便易行。

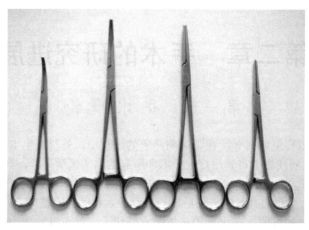

图 2-1-2　各种止血钳

1929 年英国 Fleming 发现了青霉素，1935 年德国 Domagk 发现了百浪多息（磺胺类药），此后各国研制出一系列抗菌药物，为外科学的发展开辟了一个新时代。再加以麻醉术及外科手术中使用的止血钳的不断改进，输血和补液日益受到重视，这样就进一步扩大了外科手术的范围，并增加了手术的安全性。

练 习 题

（一）主观题

青霉素是谁在哪一年发现的？

（二）客观题

A 型题

蒸汽灭菌法是（　　　）发明的

A. Morton　　　　B. Simpson　　　　C. Lister　　　　D. Bergmann　　　E. Fleming

（喻　超）

第二节　基本手术

手术是治疗疾病的一种有效而重要的方法。最简单的手术可能仅仅是在患者的皮肤上切一小口，如脓肿切开引流术；复杂的手术，如器官移植、脑部手术等，就需要众多的医师、很长的时间、复杂的技术才能完成。但是，不管是简单的手术还是复杂的手术，都是由手术基本操作技术组成的。各科的临床医师均需要掌握一些最基本的小手术，如小伤口的缝合，小脓肿的切开引流，拆线、更换敷料，静脉穿刺输液等。虽然复杂的手术是由专科医师来承担，但他们需要掌握的最基本技术，仍然是各种手术基本操作技术，并由此形成各种术式。手术基本操作技术主要包括切开、分离、止血、结扎、缝合、引流、换药等。

一、切 开 技 术

切开技术，包括切开皮肤、筋膜、骨膜、肌肉、血管、各个脏器等各种组织。其目的是显露手术区域或病变部位。掌握正确的切开技术可以最大限度地减少组织损伤，直接或间接地实现手术目标（图 2-2-1）。

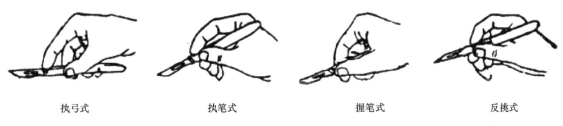

执弓式　　　　　　　执笔式　　　　　　　握笔式　　　　　　　反挑式

图 2-2-1　常用四种执刀方式

二、分离技术

分离是显露和切除病变组织的重要步骤。分离的关键是解剖层次清晰，只有解剖层次清晰，才能保证安全地进行手术，才能使手术损伤降到最低。包括：

1. 锐性分离法　用刀或剪直接将组织切开或剪开的分离方法。

2. 钝性分离法　用血管钳、手指或剥离子（钳夹小纱布团）沿组织间隙进行分离，有时亦可用刀柄进行分离。

三、止血技术

1. 压迫止血　适用于较广泛的创面渗血；较大血管出血一时无法找到和显露出血点时，可暂时压迫止血，在辨明出血的血管后，再进行结扎止血。

2. 钳夹止血　是手术过程中应用最多的止血方法。

3. 结扎止血　是用血管钳夹住出血部位的血管，再予结扎或缝扎的止血方法。此法在手术中最常用，也最有效。

4. 电凝止血　使用电刀止血，用于皮下组织的小血管止血和不易用血管钳钳夹结扎的渗血。

5. 止血带止血。

四、结扎技术

结扎是手术中常用的技术操作之一，止血、缝合均需进行结扎。结扎时方法要正确，结扎线不能松脱。打结主要包括方结、外科结、三重结三种。打结方法有以下几种。单手打结法：最常用，适用于大多数手术的结扎。一般用左手捏住缝合线的一端，右手捏住另一端，双手相互配合操作打结。双手打结法：左右手配合同时打结。持钳打结法：适用于浅部缝合的结扎和某些精细手术的结扎，一般用左手捏住缝合针线的一端，右手用持针钳打结。深部打结法：盆腔等深部组织常用，不论用手或止血钳，在第一道线结打好后，将一线拉紧，用另一手将线结推下，同样以相反方向结扎第二个结（图 2-2-2）。

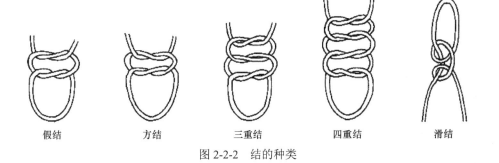

假结　　　　　　　方结　　　　　　　三重结　　　　　　　四重结　　　　　　　滑结

图 2-2-2　结的种类

五、缝合技术

缝合是将已切开或切断的组织用缝合针线对合靠拢。正确的缝合方法和良好的缝合技术能使组织顺利闭合和愈合，否则常可导致愈合不良，甚至导致手术失败。按缝线是否连续，其可分为间断缝合法和连续缝合法。按缝线走向，其可分为水平褥式缝合法和垂直褥式缝合法。另外还有特殊缝合法，如三角形创口缝合法等。

六、引流技术

引流是将创口或体腔中聚积的液体，如脓液、血液、分泌液等导流于体外的技术。其目的主要为：

1. 预防、治疗感染，将局部的感染物质排至体外。

2. 防止体内局部积液，避免继发感染或形成无效腔。

3. 降低体内局部积液的压力，有利于器官功能的恢复。

七、换 药 术

换药术又称交换敷料，包括检查伤口，清洁伤口，清除脓液、分泌物及坏死组织，覆盖敷料，对预防和控制伤口感染、促进伤口愈合起重要作用。目的是：

1. 观察伤口，了解愈合情况，并及时给予必要的处理。

2. 清洁伤口，清除伤口异物、坏死组织、分泌物，保持伤口引流通畅，防止或减少细菌繁殖、有害分解产物的吸收和分泌物的刺激。

3. 在伤口上敷某些药物，使炎症局限，促进肉芽组织及上皮生长，促使伤口愈合。

4. 包扎固定，保护伤口，防止伤口污染及附加损伤。

八、练 习 题

主观题

1. 常用执刀方法有哪几种？

2. 伤口换药的目的是什么？

（喻　超）

第三节　微创手术

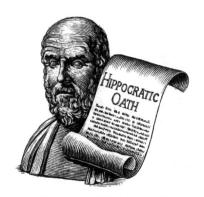

图 2-3-1　希波克拉底画像

希波克拉底（图 2-3-1）曾为后世医师留下警训："医学干预首先必须尽可能无创伤，否则，治疗效果可能比疾病的自然病程更差。"几千年后的今天，随着显微技术的进展、纤维光束内镜的出现、影像术的发展，外科手术水平大大提高，使得微创外科得以出现并迅猛发展。总的说来，微创外科不等于单纯的"小切口外科"，它能得到比现行的标准外科手术更小的创伤和疼痛、更佳的内环境稳态、更准确的手术结果、更短的住院医疗时间、更好的心理效应。

1804 年 Phlip Bozzini（德国）创制出世界上第一台能进入体腔进行观察的导光器，开始有了内镜的雏形，3 年后他研制出第一台金属管直肠镜。以后，Nitze、Dittel、Winter、Giiterbook、Schlaginweit 等又对内镜进行了多种改进，包括光源、灌流插管通道、观察方向、角度等，使内镜更加实用。随着 1901 年的腹腔镜问世（George Killing，德国），1918 年有了气腹针（Verhes，匈牙利），1940 年 Palmer（法国）制成气腹监测仪，在扩大手术视野的同时把气腹压力造成的危害降到最低限度，拓宽了内镜在外科领域的应用范围。

划时代的历史事件发生在 1987 年 3 月，法国里昂的 Philippe Mouret 在进行妇科手术的同时完成了首例腹腔镜胆囊切除术，成功带动了外科领域内镜手术的高速发展和手术的微创化，成为医学史上的一次革命性事件、内镜外科发展史上的里程碑。目前，以内镜外科为代表的微创外科已拓展到外科的各专业，如脑外科的颅腔镜、胸外科的胸腔镜、骨外科的关节镜、泌尿外科的膀胱镜、普外科的腹腔镜和胆道镜、妇科的腹腔镜和宫腔镜等。

腹腔镜技术的应用开创了手术微创化的时代，越来越多的腹腔镜手术取代传统手术，成为外科手术的"金标准"。但腹腔镜技术自身的局限性限制了微创技术向更复杂手术的拓展。进入 21 世纪，以达·芬奇外科手术系统（Da Vinci surgical system，DVSS）为代表的手术机器人成功开发并进入临床，以其全新的理念和技术优势，克服了腹腔镜技术的不足，在诸多外科领域得到了越来越广泛的应用，并取得了良好的效果。DVSS 广泛应用于泌尿外科、妇产科、普外科、心胸外科等领域，据统计，2015 年全球 DVSS 手术量 65 万例，累计已接近 200 万例。DVSS 的设计针对腹腔镜技术的不足，体现出明显的技术优势：①高分辨率的三维图像超越了人眼的极限，有利于术者清晰地进行组织辨认和操作；②系统末端手术器械上的仿真手腕具有多个活动自由度，比人手更加灵活，保证在狭小空间准确操作；③在术中可自动滤除人手的颤动，提高了手术的精度；④术者可采取坐姿进行系统操作，利于完成长时间复杂的手术。DVSS 的临床应用被认为是外科发展史上的又一次革命，有学者认为这预示着第三代外科手术时代的来临（图 2-3-2）。

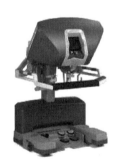
手术医生操作台

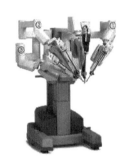
手术机械臂

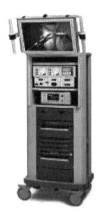
监视器及主机系统

图 2-3-2　达·芬奇外科手术系统

练　习　题

主观题

1. 气腹针是哪一年发明的？

2. 世界上第一台腹腔镜胆囊切除术是在哪一年完成的？

（喻　超）

第三章 手术管理技能

第一节 手术知情同意管理制度

随着我国医生及患者法律意识的增强，手术前取得患者及其家属的知情同意实属必要。这可保证医生能在术前与患者及其家属有一个关于手术过程及可能风险性的恰当谈话，以建立一个良好的医生与患者关系；另外，如果手术后出现并发症，知情同意书可作为相应的法律依据。患者对病情、诊疗方案、风险益处、费用开支等真实情况有了解与被告知的权利，在知情的情况下有选择接受或拒绝的权利。

一、手术知情同意书

手术操作过程较为复杂，有可能发生严重并发症及治疗后果难以准确判定，故必须履行书面告知程序——手术知情同意书。

二、手术知情同意制度

1. 知情 患者对病情、手术方案、手术适应证、手术并发症、备用手术方案、费用开支等真实情况的知情了解。同时也应了解不做手术所承担的风险。

2. 同意 患者在知情的情况下有选择接受或拒绝的权利。

三、知情同意的主要内容

医务人员须以简明易懂的方式和语言告知患者，如在书面文件的基础上综合运用口头解释、图表和照片等方法，一般应告知患者如下信息：

1. 手术的必要性、目的、方法、成功率、预期效果、术中可能出现的问题、潜在危险、直接实施该手术的人员等。

2. 术后康复过程中可能发生的问题。

3. 预计需要支付的费用。

4. 其他手术相关事宜。

四、对患方履行知情同意人员的要求

1. 由患者本人或监护人、委托代理人行使患者知情同意权，委托代理时需签署委托书并双方加盖手印。

2. 患者具有完全民事行为能力的，在不违反保护性医疗制度的前提下，应将告知内容直接告诉其本人，必须履行书面签字手续的由其本人签字并加盖手印。

3. 对于不能完全行使民事行为能力的昏迷、痴呆等患者及未成年人、残疾人，由符合相关法律规定的委托代理人代为行使知情同意权，并加盖手印。

4. 特殊情况下，由院方代为行使知情同意权。

5. 在下列情况下，可由患者的委托代理人代为行使知情同意权：

（1）患者虽具有完全民事行为能力，但如实告知病情、手术方案、手术风险后可能造成患者不安，进而影响医务人员开展诊疗工作的，由委托人代为行使知情同意权。

（2）患者虽具有完全民事行为能力，但不能理解或不愿了解手术措施，由委托代理人代为行使知情同意权。

（3）委托代理人由患者在法律法规所规定的代理人中选择，按照患者配偶、父母、成年子女、其他近亲属的先后顺序依次担任。

（4）患者以授权的方式指定委托代理人，并由双方（患者和委托代理人）按医院规定在授权书上签名并加盖手印。该委托代理人代表患者行使其在医院诊疗期间的知情同意权，签署各项医疗活动同意书。

五、履行手术知情同意的要求

在手术前，由术者或主要助手与患者及其家属详细交代病情、手术的必要性、目的、方法、成功率、预期效果、术中可能出现的问题、潜在危险、预计需要支付的费用等情况，经本人或其家属知情同意，医患双方签署同意书后，方可实施手术。

六、手术知情同意书签署

强化医师病历书写意识，与患者签订知情同意书时，一定要向患者及其家属交代清楚，让患者易于理解及接受，尤其是重大风险、疗效不确定的手术，必须有明确的记录，以免造成患者对可能产生的不良后果缺乏了解和知情而导致医患纠纷，使医患双方的合法权益受到伤害。

附：手术知情同意书模板（腹腔镜肾上腺肿瘤切除术）。

腹腔镜肾上腺肿瘤切除术知情同意书

患者姓名	性别	年龄	病历号

术前诊断：肾上腺肿瘤

拟行手术名称：腹腔镜肾上腺肿瘤切除术

手术目的：切除肾上腺肿瘤

其他可选择方法：肾上腺肿瘤切除术（开放式）

医生已告知我患有肾上腺肿瘤，需要在＿＿＿＿麻醉下进行腹腔镜肾上腺肿瘤切除术。

肾上腺是成对的腹膜后器官，位于肾脏的前上方和内侧面。在健康非应激状态的成人，该腺体每个重约 5g。肾上腺分为皮质和髓质，可产生具有不同功能的激素。因此，肾上腺肿瘤形成可能导致人体内激素产生异常。腹腔镜切除肾上腺肿瘤是主要的治疗方法。

手术潜在风险和对策：

医生告知我如下腹腔镜肾上腺肿瘤切除术可能发生的风险，有些不常见的风险可能没有在此列出，具体的手术术式根据不同患者的情况有所不同，医生告诉我可与我的医生讨论有关我手术的具体内容，如果我有特殊的问题可与我的医生讨论。

1. 我理解任何手术麻醉都存在风险。

2. 我理解任何所用药物都可能产生副作用，包括轻度的恶心、皮疹等症状到严重的过敏性休克，甚至危及生命。

3. 我理解此手术可能发生的风险

（1）术中大出血、失血性休克，可致死亡，需输血挽救生命，可致输血并发症。

（2）肿物侵犯周围脏器，联合脏器切除（肝脏、脾脏、胰腺、肾脏、血管等）。

（3）术中周围脏器损伤（脾脏、胰腺、肾脏、十二指肠损伤致胰瘘、肠瘘、腹膜炎、肝脏、膈肌损伤，气胸、纵隔气肿等）。

（4）根据术中情况改变术式（如不能切除肿物，仅行活检术或行开放肾上腺肿物切除术等）。

（5）切除肾上腺肿物后低血压休克，危及生命，术中出现肾上腺危象，危及生命。

（6）气腹相关并发症，心肺功能不全，气血栓等。

（7）术后出血，腹膜后血肿，腹腔出血，需二次手术。

（8）术后感染（腹腔内、泌尿系、肺部），电解质紊乱。

（9）器官储备功能下降，术后发生多器官功能衰竭（心、肺、肝、肾）、应激性溃疡、DIC 等严重并发症，危及生命，术后心脑血管意外（心肌梗死，脑梗死和重要器官栓塞），危及生命。

（10）术后深静脉血栓形成，致重要脏器栓塞（肺栓塞、脑梗死、心肌梗死等），危及生命。

（11）术后肾上腺危象，危及生命。

（12）术后胸腔积液、肺不张、膈下积液，继发脓肿。

（13）术后继发出血，需二次手术。

（14）术后粘连性肠梗阻，腹内疝形成，肠绞窄、坏死等。

（15）术后切口积液、脂肪液化、血肿、裂开、感染等导致愈合延迟，甚至不愈合；切口疝，伤口瘢痕形成，感觉异常，腹股沟疝。

（16）肾上腺功能不全，对侧肾上腺功能代偿不全，需长期补充激素，临床症状及内分泌系统紊乱表现不缓解。

（17）术后病理难以确诊，恶性肿瘤可能，恶性肿瘤复发、转移。

（18）肿物术后复发，转移。

（19）原发性醛固酮增高症、低钾血症、高血压不缓解。

（20）Cushing 综合征：术后长期补充激素、激素相关并发症、糖尿病、骨质疏松、无菌性骨坏死、继发感染等，嗜铬细胞瘤、高血压不缓解。

（21）使用一次性手术器械、自费药品，术后可能需要回监护病房，费用高。

4. 我理解如果我患有高血压、心脏病、糖尿病、肝肾功能不全、静脉血栓等疾病或者有吸烟史，以上这些风险可能会加大，或者在术中或术后出现相关的病情加重或心脑血管意外，甚至死亡。

5. 我理解术后如果我的体位不当或不遵医嘱，可能影响手术效果。

特殊风险或主要高危因素

我理解根据我个人的病情，我可能出现以下特殊并发症或风险：

_____

_____

_____

一旦发生上述风险和意外，医生会采取积极应对措施。

患者知情选择

（1）我的医生已经告知我将要进行的手术方式、此次手术及术后可能发生的并发症和风险、可能存在的其他治疗方法并且解答了我关于此次手术的相关问题。

（2）我同意在手术中医生可以根据我的病情对预定的手术方式作出调整。

（3）我理解我的手术需要多位医生共同参与。

（4）我并未得到手术百分之百成功的许诺。

（5）我授权医师对手术切除的病变器官、组织或标本进行处置，包括病理学检查、细胞学检查和医疗废物处理等。

患者签名＿＿＿＿＿＿＿　　　　　　签名日期＿＿＿年＿＿＿月＿＿＿日

如果患者无法签署知情同意书，请其授权的亲属在此签名：

患者授权亲属签名＿＿＿＿＿＿＿　　与患者关系＿＿＿　　签名日期＿＿＿年＿＿＿月＿＿＿日

医生陈述

我已经告知患者将要进行的手术方式、此次手术及术后可能发生的并发症和风险、可能存在的其他治疗方法并且解答了患者关于此次手术的相关问题。

医生签名＿＿＿＿＿＿＿　　　　签名日期＿＿＿年＿＿＿月＿＿＿日

（王声兴）

第二节　手术协议技能

手术协议的明确提出和阐释始于 1946 年的《纽伦堡法典》，而使它成为世界医学界共识的标志却是 1964 年的《赫尔辛基宣言》。手术协议原则的伦理学依据是：它是尊重患者自主权的集中体现；它是建立现代契约 - 合作型医患关系的必要条件。《医疗事故处理条例》第 11 条规定，医疗机构及其医务人员应当将患者的病情、医疗风险等如实告知患者；《医疗机构管理条例》中规定，医疗机构施行手术、特殊检查或特殊治疗时必须征得患者同意并取得其家属或关系人同意并签字。因此我们需要做到如下：

（一）家属签字时应注意知情同意书的完整性

知情同意书基本上都有患者、家属及医师三个签字栏目。在法律上，患者是知情同意权的主体，但在临床实践上表现出特殊性，强调由患者家属或单位（涉及医疗经费的负担）签字。《中华人民共和国执业医师法》和《病历书写基本规范》都规定：知情同意权的享有者包括患者本人和患者家属，医疗机构和医师在履行告知义务时，可以根据具体情况选择告知对象。

家属是指本人以外的家庭成员，应根据配偶、父母、成年子女、祖父母、外祖父母、成年的兄弟姐妹的排序决定近亲属或监护人行使知情同意权。委托代理人签字，应该有患者或近亲属书写的"授权委托书"。特别是在发生车祸等紧急情况下，如果近亲属不在场，无法及时签字，可由医疗机构负责人或授权的负责人签字或由医院委托他人（单位）签字；或经医院有关部门批准后先手术抢救患者。

（二）实事求是交代病情，强调手术的必要性

医务人员所面对的患者及其家属，其医疗知识的掌握情况、文化素质的高低，千差万别，实事求是交代病情才是唯一法宝。任何夸大病情或轻描淡写都是不可取的。

（三）谈话时要保持严肃性和文明礼貌，注意患者的情绪变化，要用通俗易懂的语言

让患者和家属感受到医护人员的诚实礼貌，介绍病情时也为自己留有余地，千万不能因措辞不当而引起误会，敢于承担责任和风险不仅是对患者的尊重，也是对医生的职业道德要求，诚信守诺本身就是一种礼仪道德的体现。医务人员应当信守职业道德，具有宽广的胸怀，强烈的责任感、

使命感，勇于承担属于自己的工作责任。不能把患者及其家属的签字作为推卸责任的凭据，不能认为有了签字就可以不承担风险、不承担手术的任何责任。

（四）全面分析各种情况，认识手术的复杂性

人是一个复杂的整体，疾病更是千变万化，多种多样，手术也可能出现各种意外。因此，即便是"小病""小手术"，也没有医生会"包治"。所以，术前一定要取得患者及其家属的同意和充分的理解，要告知患者及其家属，人与人可能是不同的，也就是说脏器的解剖可能有变异等各种特殊情况，这势必给手术造成困难，可能会出现手术并发症。

（五）对方有权利决定是否手术

医生的职责首先是履行告知义务，其次是说清楚推荐的手术方案，最后是让患者及其家属清楚每个方案的优缺点，这样才可以让对方进行选择。医生不能强迫家属签字，只能影响对方的决定。一般的医生能做到告知，沟通好的医生就能在告知的同时影响家属的决策，这其中的差别在于沟通能力强的医生清楚地知道对方想要什么，根据对方的需求调整自己的说法，甚至一起制订方案，这样才能让对方和你站在一个战壕里。

（王声兴）

第四章　术前无菌准备

第一节　手术人员的无菌准备

正常人体手臂皮肤的细菌包括暂居菌和常居菌。暂居菌分布于皮肤表面，易被清除；常居菌深居毛囊、汗腺及皮脂腺等处，不易清除，且可在手术过程中逐渐移至皮肤表面。故手臂消毒后需穿无菌手术衣、戴无菌手套，防止细菌污染手术切口。

一、目　　的

建立严格的无菌观念，掌握外科手消毒，穿、脱无菌手术衣及戴、脱无菌手套的正确方法，避免患者伤口感染。

二、禁　忌　证

手或臂部皮肤有破损或有化脓性感染以及患有呼吸道感染者不能参加手术。

三、操作前准备

1. 手术人员进入手术室后，必须更换手术室的专用鞋和洗手衣、裤，以免将外部灰尘带入手术室。

2. 洗手衣穿着要求，即前不露发际、后不露发根、个人衣物不允许露出洗手衣外面。洗手衣下摆应收进裤腰内，防止衣着宽大影响消毒隔离，上衣袖口平肘上 10cm。

3. 戴好医用外科口罩。

4. 摘除手、臂上的饰物，必要时修剪指甲，并清除甲缘下积垢。

5. 不得穿洗手衣离开手术室，需外出时，必须更换外出衣、外出鞋。

四、方　　法

（一）外科手消毒

具体方法按照第十二章第一节手卫生及其相关知识进行操作。

（二）穿、脱无菌手术衣

1. 穿无菌手术衣

（1）穿对开式手术衣法

1）拿取叠放好的无菌手术衣，一手抓住手术衣的中部，注意不要污染下面的手术衣，远离胸前、手术台和其他人员。

2）打开手术衣确定衣领和衣服的内外面，双手提起衣领的两角，轻轻抖开手术衣，使手术衣内侧面向自己。

3）将手术衣略向上抛起，双手同时伸向袖内，双臂向前平举伸直，不可高举过肩。

4）系领带：巡回护士在操作者背后抓住衣领内面，往后轻拉协助穿衣，使双手伸出袖口，并系住衣领后面带子。

5）系腰带：操作者身体略向前倾，使腰带悬垂离开手术衣，双手交叉提起左右腰带略向后送，递给巡回护士在身后系紧。

（2）穿全遮盖式手术衣法

1）拿取叠放好的无菌手术衣，一手抓住手术衣的中部，注意不要污染下面的手术衣，远离胸前、手术台和其他人员。

2）打开手术衣确定衣领和衣服的内外面，双手提起衣领的两角，轻轻抖开手术衣，使手术衣内侧面向自己。

3）将手术衣略向上抛起，双手同时伸向袖内，双臂向前平举伸直，不可高举过肩。

4）巡回护士在操作者背后抓住衣领内面，往后轻拉协助穿衣，使双手伸出袖口，并系住衣领后面带子。

5）操作者戴好无菌手套，解开系在腰间的腰带，将系带的一端递给巡回护士，由巡回护士用无菌持物钳夹住腰带（或递给穿戴好无菌手术衣和手套的手术人员），操作者原地旋转一周，使衣服包绕背部，接过腰带，在腰间系好。

2. 脱手术衣

（1）脱对开式手术衣法

1）由巡回护士从背部解开衣领和腰带结。

2）用手抓住手术衣肩部向前翻转脱下手术衣，再脱手套。

（2）脱全遮盖式手术衣法

1）自行解开腰前活结。

2）由巡回护士解开手术衣领及腰后系带。

3）用手抓住手术衣肩部向前翻转脱下手术衣，再脱手套。

（三）戴、脱无菌手套

1. 戴无菌手套

（1）开放式戴无菌手套法

1）选取手套：穿好无菌手术衣后，选取合适尺码的手套。

2）打开手套包装：打开手套内包装，取出手套，检查两只手套的拇指是否相对，注意没有戴手套的手只允许接触手套套口向外翻折的部分，不允许碰到手套的外面。

3）戴手套：左手捏住手套翻折处，右手对准手套五指插入戴好，暂不处理右手手套翻折部。已戴手套的右手，除拇指外四指插入左手手套翻折部的内侧面，左手对准手套五指插入戴好。将手套翻折部返回套住手术衣袖口。

4）戴好手套后，双手置于胸前，防止污染。

（2）无接触式戴无菌手套法

1）穿无菌手术衣后双手不伸出袖口。

2）隔着无菌手术衣衣袖取无菌手套放于另一只手的袖口上，手套的手指向下，与各手指相对。

3）放上手套的手隔着衣袖抓住手套一侧翻折边，另一只手隔着衣袖捏住另一侧翻折边将手套翻于袖口上，借助提拉袖子的动作，手迅速伸入手套内。

4）用戴好手套的手同法戴另一只手套。

2. 脱无菌手套

（1）脱手套时一手捏住另一手套外面，翻转脱下。

（2）用脱下手套的手插入另一手套里面，将其翻转脱下。

五、注 意 事 项

（一）外科手消毒

1. 进行外科洗手时应特别注意甲缘、甲沟、指蹼、大拇指内侧、手掌纹、前臂尺侧及皮肤皱褶处的清洁。

2. 冲洗时应始终保持手朝上的姿势，防止水从肘部流向前臂及手。

3. 擦手时注意翻转毛巾的另一面擦拭另一只手，擦过肘部的毛巾不可再擦回前臂和手。

4. 洗手消毒完毕，手要保持拱手姿势，远离胸部 30cm 以外。

（二）穿无菌手术衣

1. 取衣时应一次整件地拿起手术衣，不能只抓衣领将手术衣拖出无菌手术包。

2. 穿衣时，双手不能高举过头或伸向两侧，否则手部超出视野范围，容易碰触未消毒物品。

3. 未戴手套的手不能触及手术衣的外面，更不能将手插入胸前衣兜里。

4. 传递腰带时不能与协助穿衣人员的手相接触。

5. 手术衣穿好后的无菌区域：肩部到腰部的前面，两侧腋中线之间以及双手、双臂。

6. 全遮盖式手术衣是在对开式手术衣的背部增加了一块三角巾，穿好后包裹术者背部，以减少污染机会。

7. 穿对开式手术衣：先穿手术衣，再系腰带（别人系），最后戴手套。

8. 穿全遮盖式手术衣：先穿手术衣，再戴手套，最后系腰带（自己系）。

视频 4-1-1　无菌洗手

（三）戴无菌手套

1. 先穿无菌手术衣，再戴无菌手套。

2. 未戴手套的手不可直接接触手套的外面及已经灭菌的手术器械等物品。

六、病 例 分 析

视频 4-1-2　穿脱无菌手术衣、手套

　　小丽第一次担任手术器械护士，手术过程中，发现全遮盖式手术衣腰带松开，为避免造成手术污染，立即将已悬挂在腰以下的带子重新收起打结，请问小丽这样处理正确吗？

七、练　习　题

（一）主观题

1. 简述穿无菌手术衣后，手术衣哪些区域要确保无菌无污染。

2. 试述手术操作前戴无菌手套的目的。

（二）客观题

1. A 型题

（1）外科手消毒前，洗手衣袖挽至肘上（　　　）

A. 3cm　　　　　B. 5cm　　　　　C. 6cm　　　　　D. 8cm　　　　　E. 10cm

（2）外科手消毒后，双手保持"拱手"的姿势进入手术间，双手离胸前至少（　　　）

A. 15cm　　　　B. 20cm　　　　C. 25cm　　　　D. 30cm　　　　E. 40cm

2. B 型题

（1）～（2）题共用备选答案

A. 3cm　　　　　B. 5cm　　　　　C. 6cm　　　　　D. 8cm　　　　　E. 10cm

（1）肥皂水刷手法，刷至肘上（　　　）

（2）络合碘刷手法，刷至肘上（　　　）

3. C 型题

（1）～（4）题共用题干

　　李丽是一名外科住院医生，准备参加 1 例妇科卵巢手术。现已更衣，戴好口罩、帽子，接着需要做进一步的术前无菌准备。

（1）肥皂水刷手法是（　　　）

A. 用消毒毛刷蘸取消毒肥皂液刷洗双手及前臂，范围从指尖至肘上 10cm

B. 用消毒毛刷蘸取消毒肥皂液刷洗双手及手臂，范围从指尖至肘上 8cm

C. 用消毒毛刷蘸取消毒肥皂液刷洗双手，范围从指尖至肘上 10cm

D. 用消毒毛刷蘸取消毒肥皂液刷洗双手，范围从指尖至肘上 8cm

E. 用消毒毛刷蘸取消毒肥皂液刷洗双手及前臂，范围从指尖至肘下 10cm

（2）肥皂水刷手法：肥皂水刷洗 3 遍后，用清水冲洗干净，用无菌小方巾擦干，接着（　　　）

A. 手和双臂浸泡在 75% 乙醇内 5 分钟，浸泡范围达肘上 6cm

B. 手和双臂浸泡在 75% 乙醇内 10 分钟，浸泡范围达肘上 6cm

C. 手和双臂浸泡在 70% 乙醇内 5 分钟，浸泡范围达肘上 6cm

D. 手和双臂浸泡在 75% 乙醇内 5 分钟，浸泡范围达肘上 10cm

E. 手和双臂浸泡在 70% 乙醇内 5 分钟，浸泡范围达肘上 10cm

（3）穿全遮盖式无菌手术衣系腰带正确的是（　　　）

A. 先穿无菌手术衣，再戴无菌手套，最后自己系腰带

B. 先穿无菌手术衣，再戴无菌手套，最后别人帮系腰带

C. 先穿无菌手术衣，别人帮系腰带，最后自己戴无菌手套

D. 先穿无菌手术衣，自己系好腰带，最后戴无菌手套

E. 穿全遮盖式无菌手术衣与穿对开式无菌手术衣都是先系腰带，再戴无菌手套

（4）戴无菌手套时，操作正确的是（　　　）

A. 没有戴手套的手不允许接触手套套口向外翻折的部分，不允许碰到手套的外面

B. 戴手套的手只允许接触手套套口向外翻折的部分，不允许碰到手套的外面

C. 没有戴手套的手只允许接触手套套口向外翻折的部分，不允许碰到手套的外面

D. 没有戴手套的手只允许接触手套套口向外翻折的部分，不允许碰到手套的里面

E. 戴手套的手只允许接触手套套口向外翻折的部分，不允许碰到手套的里面

4. X 型题

（1）肥皂水刷手法（　　　）

A. 用肥皂和清水按七步洗手法将双手和手臂清洗一遍，至少 15 秒

B. 用消毒毛刷蘸取消毒肥皂液刷洗双手及手臂，范围从指尖至肘上 10cm

C. 顺序是从指尖至手腕、从手腕至肘部、从肘部至肘上依次刷洗，左右手臂交替上升

D. 刷洗完毕，用清水将肥皂水冲洗干净，手指向上，肘部朝下，使水自手部流向肘部

E. 共刷 3 遍，时间共 10 分钟

（2）穿对开式无菌手术衣操作正确的是（　　　）

A. 打开手术衣确定衣领和衣服的内外面，双手提起衣领的两角，轻轻抖开手术衣，使手术衣内侧面向自己

B. 将手术衣略向上抛起，双手同时伸向袖内，双臂向前平举伸直，不可高举过肩

C. 巡回护士在操作者背后抓住衣领内面，往后轻拉协助穿衣，使双手伸出袖口，并系住衣领后面带子

D. 操作者身体略向前倾，使腰带悬垂离开手术衣，双手交叉提起左右腰带略向后送，递给巡回护士在身后系紧

E. 先系好腰带，再戴无菌手套

（3）开放式戴无菌手套操作正确的是（　　　）

A. 穿好无菌手术衣后，选取合适尺码的手套

B. 打开手套内包装，取出手套，检查两只手套的拇指是否相对

C. 注意没有戴手套的手只允许接触手套套口向外翻折的部分，不允许碰到手套的外面

D. 左手捏住手套翻折处，右手对准手套五指插入戴好，同法戴对侧手套。最后将手套翻折部翻回套住手术衣袖口

E. 发现手套破损须及时更换

（柯雅娟）

第二节　患者及其手术区域的无菌准备

一、目　　的

清除手术切口处及其周围皮肤上的暂居菌，抑制常居菌的移动，最大限度减少手术部位相关感染。

二、准备工作

1. 择期手术患者，术前一日应进行手术野皮肤的清洁，健康情况允许的患者应沐浴更衣。尤其手术区域必须洗净。注意清除脐或会阴等处的积垢，以免影响手术区域皮肤消毒效果。

2. 手术区域附近皮肤毛发浓密或行头颅、腋下、会阴部手术时则应在术前剃除毛发，主张手术当日术前进行。如皮肤上油脂过多或有胶布粘贴痕迹，可用松节油等相应方法去除。

3. 对于器官移植手术和处于重度免疫抑制状态的患者，术前可用抗菌抑菌皂液或 20 000mg/L 葡萄糖酸氯己定擦拭洗净全身皮肤。

4. 一般非急症手术，若发现患者皮肤切口处有红疹、毛囊炎、疖肿等炎症，应延期手术，以免造成切口感染。

三、方　　法

（一）操作前准备

1. 医生的准备

（1）换好洗手衣裤、手术鞋，戴好口罩、帽子。

（2）外科手消毒。

2. 用物准备　无菌消毒钳、消毒液（根据不同的手术部位和患者皮肤情况选择）、无菌纱球、无菌消毒碗、无菌手术单、污物桶。

（二）评估患者

1. 核对患者姓名、性别、床号、住院号、手术部位标识，告知患者消毒的目的。

2. 检查手术区域皮肤清洁情况。

3. 根据患者手术切口的情况按消毒的原则选择消毒方式，包括：①离心性消毒：清洁切口皮肤消毒应从手术野中心部位开始向周围涂擦；②向心性消毒：污染手术、感染伤口或肛门、会阴部消毒，应从手术区外周清洁部向感染伤口或肛门、会阴部涂擦。

4. 根据患者的手术野范围大小选择不同的消毒方法，包括：①环形或螺旋形消毒，用于小手术野的消毒；②平行或叠瓦形消毒，用于大手术野的消毒。

5. 摆好合适的手术体位。

（三）操作要点

1. 皮肤消毒

（1）执行消毒的手术医生外科手消毒后，用无菌消毒钳夹持浸蘸消毒液的无菌纱球，保持消毒钳头部朝下（注意消毒钳头部不能高于钳把部）。

（2）清洁切口皮肤消毒顺序采用离心性消毒，污染手术、感染伤口或肛门、会阴部消毒采用向心性消毒顺序。

（3）根据手术野范围大小采用合适的消毒方法（环形或螺旋形消毒、平行或叠瓦形消毒）。

（4）如使用浸蘸有碘伏消毒液的无菌纱球，局部涂擦 2 遍，作用时间≥ 2min；如使用碘酊原液，直接涂擦皮肤表面，待稍干后再用 70%～ 80% 乙醇（体积分数）涂擦 2～ 3 遍，脱尽碘渍；如使用有效含量≥ 2g/L 氯己定 - 乙醇（70%，体积分数）溶液，局部涂擦 2～ 3 遍，作用时间遵循产品的说明；或者使用其他合法、有效的手术切口皮肤消毒产品，按照产品使用说明书操作。

（5）第一遍消毒液待干后，换消毒钳夹持无菌纱球浸蘸消毒液以同样方式消毒一或两遍（按消毒液说明选择），每次不超过前一次消毒液涂擦的范围。

（6）手术皮肤消毒范围，应在手术野及其外扩展≥ 15cm 部位由内向外涂擦。

1）头部手术皮肤消毒范围：头及前额（图 4-2-1）。

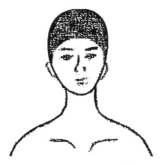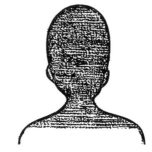

图 4-2-1　头部手术消毒范围

2）颈部手术皮肤消毒范围：上至下唇，下至乳头，两侧至斜方肌前缘（图 4-2-2）。

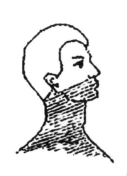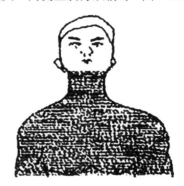

图 4-2-2　颈部手术消毒范围

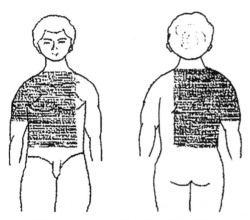

图 4-2-3　（右）胸部手术消毒范围

3）胸部手术皮肤消毒范围：（侧卧位）前后过正中线，上至锁骨及上臂 1/3 处，下过肋缘（图 4-2-3）。

4）肾脏手术皮肤消毒范围：（侧卧位）前后过正中线，上至腋窝，下过腹股沟（图 4-2-4）。

5）上腹部手术皮肤消毒范围：上至乳头、下至耻骨联合，两侧至腋中线（图 4-2-5）。

6）会阴部手术皮肤消毒范围：耻骨联合、肛门周围及臀，大腿上 1/3 内侧（图 4-2-6）。

7）腹股沟及阴囊部手术皮肤消毒范围：上至肚脐线，下至大腿上 1/3，两侧至腋中线（图 4-2-7）。

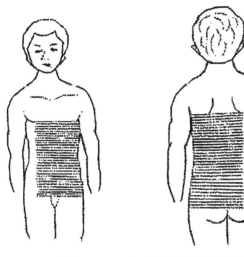

图 4-2-4　（左）肾部手术消毒范围

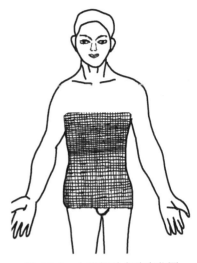

图 4-2-5　上腹部手术消毒范围

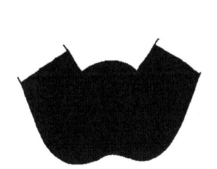

图 4-2-6　会阴部和肛门部手术消毒范围

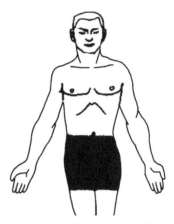

图 4-2-7　腹股沟和阴囊手术消毒范围

8）四肢手术皮肤消毒范围：手术区周圈消毒，上下各超过一个关节（图 4-2-8）。

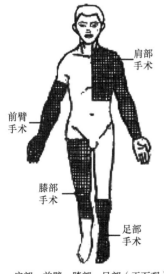

肩部、前臂、膝部、足部（正面观）

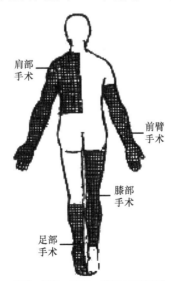

肩部、前臂、膝部、足部（背面观）

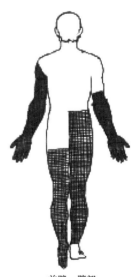

前臂、髋部

图 4-2-8　四肢手术消毒范围

（7）注意事项

1）婴幼儿、口唇、面部、肛门会阴部、外生殖器等处皮肤和黏膜不能耐受碘酊的刺激，宜用刺激性小的消毒液来替代；有碘过敏者忌用碘酊。

2）每次消毒纱球浸蘸的消毒液不要过多，以免流散四周、损伤组织，涂擦消毒皮肤时适当用力，以增加消毒液渗透力。

3）涂擦消毒液时，清洁切口应以切口为中心向四周涂擦。如为感染手术或肛门处手术，则应从手术区外周涂向感染处或会阴肛门处。涂擦时由切口上、下、两侧顺次对称进行，每次涂擦消毒液时应覆盖前一次的 1/3 ～ 1/2，消毒不留空隙。已接触消毒范围边缘或污染部位的消毒纱球，不能再返回涂擦清洁处。

4）手术区域皮肤消毒范围要包括手术切口范围 ≥ 15cm 的区域，如切口有延长的可能，应相应地扩大消毒范围。

5）消毒腹部皮肤时，应先在脐窝处滴数滴消毒液，待皮肤消毒完毕后再擦净。

6）进行皮肤消毒时，消毒者注意双手勿与患者皮肤或其他有菌物体接触，用后的消毒钳不可放回手术器械桌上。

7）手持消毒钳，不可将其头端朝上，正确持钳法为头端始终朝下，若是弯消毒钳，弯亦应始终朝下。

2. 手术区域铺无菌单

（此处以腹部手术为例讲述铺巾方法，其余手术铺巾方法不细述，根据各医院布类规格不同而有所不同，仅需掌握铺无菌单的基本原则即可。）

（1）消毒结束后，需铺置无菌巾，除显露手术切口所必需的最小皮肤区域之外，遮盖住手术患者其他部位，使手术周围环境成为一个较大范围的无菌区域，以避免和尽量减少手术中的污染。不同部位的手术，铺单的方法亦不一样，现以腹部手术为例。

（2）铺切口巾：消毒者站于患者右侧进行皮肤消毒后铺无菌巾，器械护士按顺序传递治疗巾，铺巾者双手从器械护士双手内侧接过第一块 1/3 折叠无菌治疗巾，反折面向下，折边对向手术切口距皮肤 10cm 以上高度放下铺切口下方，然后同法分别按顺序铺操作者对侧、上方（或者上方、对侧），最后铺近侧。若已穿无菌手术衣和戴无菌手套，第一块铺在操作者近侧，然后按顺序铺切口的下方、操作者对侧，第四块铺在上方，或者是第三块铺在上方，第四块铺在操作者对侧。无菌巾遮盖处距切口约 2cm，用巾钳夹住无菌巾围成的四边孔的交角处，亦可用薄膜手术巾覆盖固定无菌巾。

（3）铺中单：铺单者和器械护士二人分别站在手术床两侧，由器械护士传递中单，分别覆盖于切口上、下治疗巾上，齐边与治疗巾的齐边对齐，头侧超过麻醉架，足侧超过器械台。

（4）铺孔巾：铺巾者再次消毒双手及手臂，穿无菌手术衣、戴无菌手套后，将孔巾对准切口打开，短端向头部、长端向足部，并将其展开。铺盖时和其他助手一起，寻找到上、下两角，稍翻转布单包裹手部向上外翻遮盖上身、麻醉架，向下外翻覆盖器械台，两侧及器械台部分应下垂过手术台缘 30cm 以下。

四、注 意 事 项

1. 在铺巾前，应先确定切口部位。

2. 无菌巾铺下后，不可随意移动，如位置不准确，只能由手术区向外移，而不能向内移（以免污染手术区）。

3. 消毒的手臂不能接触靠近手术区的灭菌敷料，铺单时，双手只接触手术单的边角部。

4. 手术野四周及托盘上的无菌单为 4 ～ 6 层，手术野以外为 2 层以上。

5. 无菌单的头端应盖过麻醉架，两侧和尾部应下垂超过手术台边缘 30cm。

6. 打开的无菌单与治疗巾，勿使其下缘接触无菌衣腰平面以下或其他有菌物品。铺无菌单时如被污染应当立即更换。

7. 铺完第一层无菌单后，铺巾者要再次用消毒液涂擦手臂、穿无菌衣、戴无菌手套后方可铺其他层无菌单。

五、病 例 分 析

患者陈某，女性，45岁，诊断为胃癌。拟行手术治疗。请为患者进行手术区消毒。

视频 4-2-1 手术区域消毒

六、练 习 题

（一）主观题

1. 根据患者手术切口的情况，可选择哪些消毒方式？

2. 根据患者的手术野范围大小，可选择哪些消毒方法？

（二）客观题

1. A 型题

（1）下列说法哪一项是错误的（　　）

A. 无菌巾铺下后，不可随意移动，如位置不准确，只能由手术区向外移，而不能向内移（以免污染手术区）

B. 消毒的手臂不能接触靠近手术区的灭菌敷料，铺单时，双手只接触手术单的边角部

C. 手术野四周及托盘上的无菌单为2层

D. 无菌单的头端应盖过麻醉架，两侧和尾部应下垂超过手术台边缘30cm

E. 铺完第一层无菌单后，铺巾者要再次用消毒液涂擦手臂、穿无菌衣、戴无菌手套后才可铺其他层无菌单

视频 4-2-2 手术区域铺无菌巾单

（2）手术区域皮肤消毒范围要包括手术切口范围（　　）

A. ≥15cm　　　B. ＞15cm　　　C. ≥10cm　　　D. ＞10cm　　　E. ＜10cm

（3）上腹部手术皮肤消毒范围说法正确的是（　　）

A. 上至剑突、下至耻骨联合，两侧至腋中线

B. 上至乳头、下至耻骨联合，两侧至腋中线

C. 上至剑突、下至大腿上1/3，两侧至腋中线

D. 上至乳头、下至大腿上1/3，两侧至腋中线

E. 耻骨联合、肛门周围及臀，大腿上1/3内侧

2. B 型题

（1）～（4）题共用备选答案

A. 头及前额

B.（侧卧位）前后过正中线，上至锁骨及上臂1/3处，下过肋缘

C. 上至肚脐线，下至大腿上1/3，两侧至腋中线

D. 耻骨联合、肛门周围及臀，大腿上1/3内侧

E.（侧卧位）前后过正中线，上至腋窝，下过腹股沟

（1）头部手术皮肤消毒范围（　　）

（2）腹股沟及阴囊部手术皮肤消毒范围（　　）

（3）胸部手术皮肤消毒范围（　　）

（4）会阴部手术皮肤消毒范围（　　）

3. X 型题

（1）感染手术或肛门处手术部位消毒方法正确的是（　　　）

A. 应从手术区外周涂向感染处或会阴肛门处

B. 涂擦时由切口上、下、两侧顺次对称进行

C. 每次涂擦消毒液时应覆盖前一次的 1/3 ～ 1/2，消毒不留空白

D. 已接触消毒范围边缘或污染部位的消毒纱球，不能再返回涂擦清洁处

E. 手持消毒钳，不可将其头端朝上，头端始终朝下

（2）下列消毒范围正确的是（　　　）

A. 颈部手术皮肤消毒范围：上至下唇，下至乳头，两侧至斜方肌前缘

B. 四肢手术皮肤消毒范围：周圈消毒，上下各超过一个关节

C. 肾脏手术皮肤消毒范围：（侧卧位）前后过正中线，上至腋窝，下过腹股沟

D. 腹股沟及阴囊部手术皮肤消毒范围：上至肚脐线，下至大腿上 1/3

E. 肾脏手术皮肤消毒范围：（侧卧位）前后过正中线，上至锁骨及上臂 1/3 处，下过肋缘

（柯雅娟）

第五章 手术器械认识

第一节 传统手术基本器械

任何手术操作，不论大小、复杂或简单，均离不开其工具——手术器械，手术中通用的器械即为外科常用器械。外科常用器械根据结构特点不同，分为多种类型和型号。只有掌握了各种手术器械的结构特点和基本性能，才能正确、灵活地使用，才能达到手术"稳、准、快、细"的基本要求。

一、手 术 刀

手术刀（scalpel，surgical blade）组成及作用：常用的是一种可以装拆刀片的手术刀，手术刀通常由刀片和刀柄组成（图5-1-1）。用时将刀片安装在刀柄上，常用型号为20～24号大刀片，用于切开皮肤、皮下、肌肉、骨膜等组织；9～17号属于小刀片，适用于眼科及耳鼻喉科，又根据刀刃的形状分为圆刀、弯刀、球头刀及三角刀。刀柄根据长短及大小分型，其末端刻有号码，刀柄可配备多种不同型号的刀片。刀片宜用血管钳（或持针钳）夹持安装，避免割伤手指。手术刀常用于切开和剥离组织，目前已有具备止血功能的手术刀，用于肝脾等实质性脏器或手术创面较大，或需反复止血的手术（如乳腺癌根治术）。如各种电刀（图5-1-2）、超声刀、微波刀等离子手术刀及高压水刀等。但这些刀具需一套完整的设备及专业人员操作。

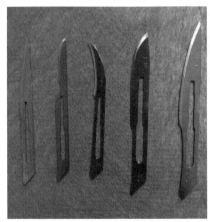 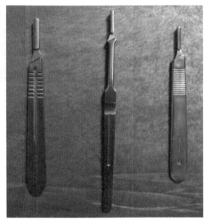

各种刀片　　　　　　　　各种刀柄

图 5-1-1　手术刀

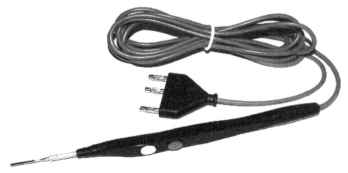

图 5-1-2　电刀

二、手 术 剪

手术剪（surgical scissors）是主要用于剪断皮肤或肌肉等粗软组织的一种临床手术常用医疗器械；也可用来分离组织，即利用剪刀的尖端插入组织间隙，分离无大血管的结缔组织等。根据其结构特点有尖、钝、直、弯、长、短各型。根据其用途分为组织剪（tissue scissors）、线剪（stitch scissors）及拆线剪（ligature scissors）（图 5-1-3）。组织剪多为弯剪，锐利而精细，用来解剖、剪断或分离剪开组织。通常浅部手术操作用直剪，深部手术操作用弯剪。线剪多为直剪，用来剪断缝线、敷料、引流管等。线剪与组织剪的区别在于组织剪的刃锐薄，线剪的刃较钝厚。所以，绝不能图方便、贪快，以组织剪代替线剪，以致损坏刀刃，造成浪费。拆线剪是一页钝凹，一页直尖的直剪，用于拆除缝线。正确持剪刀法为拇指和第四指分别插入剪刀柄的两环，中指放在第四指环的剪刀柄上，示指压在轴节处起稳定和向导作用，有利于操作。

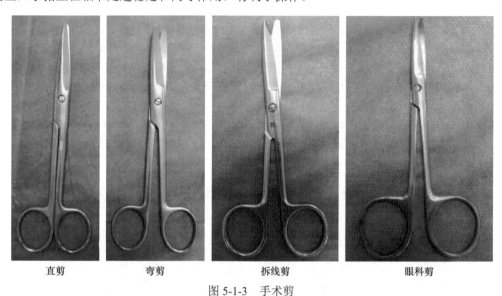

直剪　　　　　弯剪　　　　　拆线剪　　　　　眼科剪

图 5-1-3　手术剪

三、血 管 钳

血管钳（hemostat，clamp）主要用于钳夹血管或出血点，亦称止血钳（图 5-1-4）。血管钳在结构上主要的不同是齿槽床，由于手术操作的需要，齿槽床分为直、弯、直角、弧形（如肾蒂钳）等。

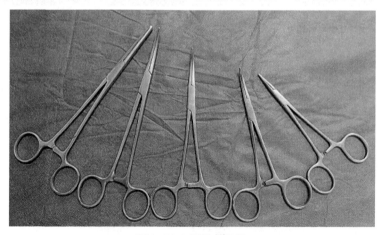

图 5-1-4　各种血管钳

用于血管手术的血管钳，齿槽的齿较细、较浅，弹性较好，对组织的压榨作用及对血管壁、血管内膜的损伤均较轻，称无损伤血管钳。由于钳的前端平滑，易插入筋膜内，不易刺破静脉，也供分离解剖组织用。也可用于牵引缝线、拔出缝针、或代镊使用，但不宜夹持皮肤、脏器及较脆弱的组织。用于止血时尖端应与组织垂直，夹住出血血管断端，尽量少夹附近组织。止血钳有各种不同的外形和长度，以适合不同性质的手术和部位的需要。除常见的直、弯两种，还有齿血管钳（全齿槽）、蚊式直及弯血管钳。

四、手　术　镊

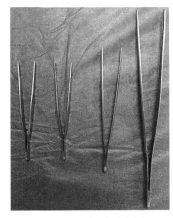

手术镊（forceps）用于夹持和提起组织，有利于解剖及缝合，也可夹持缝针及敷料等（图 5-1-5）。有不同的类型，分为有齿镊和无齿镊两种：

1. 有齿镊（teeth forceps）　又称组织镊，镊的尖端有齿，齿又分为粗齿与细齿，粗齿镊用于夹持较硬的组织，损伤性较大，细齿镊用于精细手术，如肌腱缝合、整形手术等。因尖端有钩齿，故夹持牢固，但对组织有一定损伤。

2. 无齿镊（smooth forceps）　又称平镊或敷料镊。其尖端无钩齿，用于夹持脆弱的组织、脏器及敷料。浅部操作时用短镊，深部操作时用长镊，尖头平镊对组织损伤较轻，用于血管、神经手术。正确持镊方法是用拇指对示指与中指，执二镊脚中、上部。

图 5-1-5　各种手术镊

五、持　针　钳

持针钳（needle holder）也称持针器（图 5-1-6）。主要用于夹持缝针缝合各种组织。有时也用于器械打结。用持针器的尖夹住缝针的中、后 1/3 交界处为宜，多数情况下夹的针尖应向左，特殊情况可向右，缝线应重叠 1/3，且将绕线重叠部分也放于针嘴内。以利于操作，若将针夹在持针器中间，则容易将针折断。

常见执持针钳方法有：

1. 掌握法　也称一把抓或满把握，即用手掌握拿持针钳（图 5-1-7）。钳环紧贴大鱼际肌上，拇指、中指、无名指和小指分别压在钳柄上，后三指并拢起固定作用，示指压在持针钳前部近轴节处。利用拇指及大鱼肌和掌指关节活动推展，张开持针钳柄环上的齿扣，松开齿扣及控制持针钳的张口大小来持针。合拢时，拇指及大鱼际肌与其余掌指部分对握即将扣锁住。此法缝合稳健容易改变缝合针的方向，缝合顺利，操作方便。

2. 指套法　为传统执法（图 5-1-8）。用拇指、无名指套入钳环内，以手指活动力量来控制持针钳的开闭，并控制其张开与合拢时的动作范围。

3. 掌指法　拇指套入钳环内，示指压在钳的前半部做支撑引导，余三指压钳环固定于掌中。拇指可以做上下开闭活动，控制持针钳的张开与合拢（图 5-1-9）。

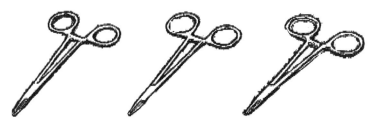

图 5-1-6　持针钳

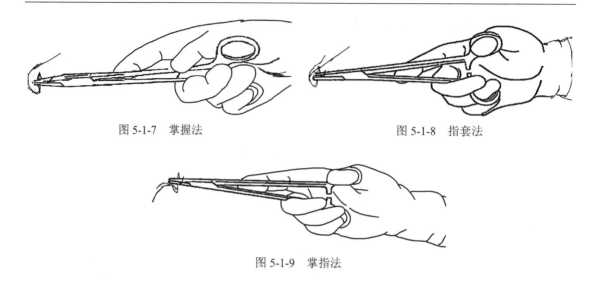

图 5-1-7　掌握法　　　　　　　　　　图 5-1-8　指套法

图 5-1-9　掌指法

六、常用钳类器械

1. 海绵钳（卵圆钳）（ring forceps）　也称持物钳（图 5-1-10），分为有齿纹、无齿纹两种。有齿纹的主要用以夹持、传递已消毒的器械、缝线、缝针、敷料、引流管等。也用于钳夹蘸有消毒液的纱块，以消毒手术野的皮肤，或用于手术野深处拭血，无齿纹的用于夹持脏器，协助暴露。换药室及手术室通常将无菌持物钳置于消毒的大口量杯或大口瓶内，内盛刀剪药液。

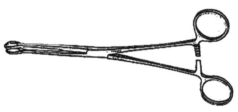

图 5-1-10　海绵钳

用其取物时需注意：

（1）不可将其头端（即浸入消毒液内的一端）朝上，这样消毒液会流到柄端的有菌区域，放回时将污染头端。正常持法头端应始终朝下。

（2）专供夹取无菌物品，不能用于换药。

（3）取出或放回时应将头端闭合，勿碰容器口，也不能接触器械台。

（4）放持物钳的容器口应用塑料套遮盖。

2. 组织钳　又称鼠齿钳（allis）（图 5-1-11）。对组织的压榨较血管钳轻，故一般用以夹持软组织，不易滑脱，如夹持牵引被切除的病变部位，以利于手术进行，钳夹纱布垫与切口边缘的皮下组织，避免切口内组织被污染。

3. 布巾钳（towel clip）　用于固定铺盖手术切口周围的手术巾（图 5-1-12）。

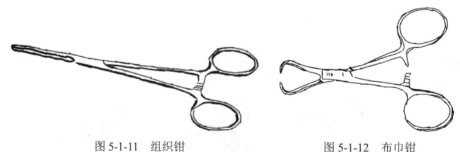

图 5-1-11　组织钳　　　　　　　　图 5-1-12　布巾钳

4. 直角钳（angled clamp）　用于游离和绕过主要血管、胆道等组织的后壁，如胃左动脉、胆囊管等。

5. 肠钳（intestinal clamp）　也称肠吻合钳。用于夹持肠管，齿槽薄，弹性好，对组织损伤小，使用时可外套乳胶管，以减少对肠壁的损伤（图 5-1-13）。

6. 胃钳（stomach clamp） 用于钳夹胃以利于胃肠吻合，轴为多关节，力量大，压榨力强，齿槽为直纹且较深，组织不易滑脱（图 5-1-14）。

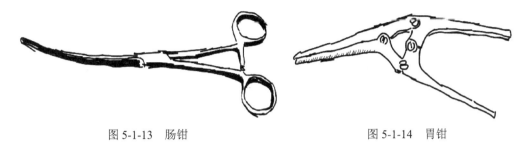

图 5-1-13 肠钳   图 5-1-14 胃钳

七、牵 引 钩

牵引钩（retractors）也称拉钩或牵开器，是显露手术野必需的器械。常用几种拉钩如下：

1. 皮肤拉钩（skin retractor） 为耙状牵开器，用于浅部手术的皮肤拉开（图 5-1-15）。

2. 甲状腺拉钩（thyroid retractor） 为平钩状，常用于甲状腺部位的牵拉暴露，也常用于腹部手术作腹壁切开时的皮肤、肌肉牵拉（图 5-1-16）。

3. 阑尾拉钩（appendix retractor） 亦为钩状牵开器，用于阑尾、疝等手术时腹壁牵拉（图 5-1-17）。

4. 腹腔拉钩（abdominal retractor） 为较宽大的平滑钩状，用于腹腔较大的手术（图 5-1-18）。

5. S 状拉钩（deep retractor） 是一种 S 状腹腔深部拉钩。使用拉钩时，应以纱垫将拉钩与组织隔开，拉力应均匀，不应突然用力或用力过大，以免损伤组织，正确持拉钩的方法是掌心向上（图 5-1-19）。

6. 自动拉钩（self-retaining retractor） 为自行固定牵开器，腹腔、盆腔、胸腔手术均可应用（图 5-1-20）。

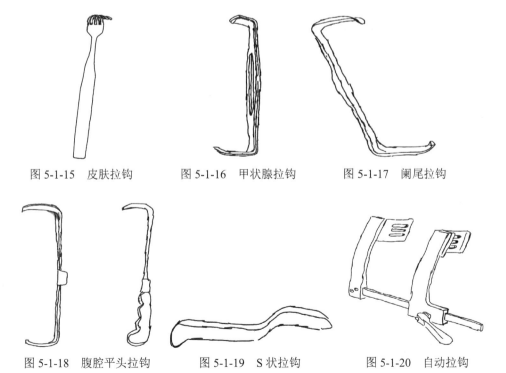

图 5-1-15 皮肤拉钩   图 5-1-16 甲状腺拉钩   图 5-1-17 阑尾拉钩

图 5-1-18 腹腔平头拉钩   图 5-1-19 S 状拉钩   图 5-1-20 自动拉钩

八、吸引器

吸引器（suction unit）用于吸出手术野中出血、渗出物、脓液、空腔脏器中的内容物，使手术野清楚，减少污染机会。吸引器由吸引头（suction tip）、橡皮管（rubber tube）、玻璃接头、吸引瓶及动力部分组成。动力又分马达电力和脚踏吸桶两种，后者用于无电力地区。吸引头结构和外形有多种，主要有单管型及套管型，尾部以橡皮管接于吸引瓶上待用。单管吸引头用以吸除手术野的血液及胸腹内液体等。套管吸引头主要用于吸除腹腔内的液体，其外套管有多个侧孔及进气孔，可避免大网膜、肠壁等被吸住，堵塞吸引头（图 5-1-21）。

 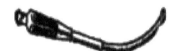 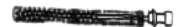

图 5-1-21　吸引头

九、缝　针

缝针（needle）是用于缝合各种组织的器械，它由三个基本部分组成、即针尖、针体和针眼。针尖按形状分为圆头、三角头及铲头三种。针体有近圆形、三角形及铲形三种。针眼是可供引线的孔，它有普通孔和弹机孔两种。圆针（round/taper needle）根据弧度不同分为 1/2、3/8 弧度等，弧度大者多用于深部组织。三角针（triangular needle）前半部为三菱形，较锋利，用于缝合皮肤、软骨、韧带等坚韧组织，损伤性较大。无论用圆针或三角针，原则上应选用针径较细者，损伤较小，但有时组织韧性较大，针径过细易于折断，故应合理选用。此外，在使用弯针缝合时，应顺弯针弧度从组织拔出，否则易折断。一般多使用穿线的缝针，而将线从针尾压入弹机孔的缝针因常使线劈裂、易断，且对组织创伤较大，现已少用。目前发达国家多采用针线一体的缝合针（无针眼），这种针线对组织所造成的损伤小（针和线的粗细一致），可防止缝线在缝合时脱针并免去引线的麻烦。无损伤缝针属于针线一体类，可用于血管及神经的吻合等。根据针尖与针眼两点间有无弧度可分为直针和弯针。

十、缝　线

缝线（suture）分为可吸收缝线及不吸收缝线两大类。

1. 可吸收缝线（absorbable suture）　主要为羊肠线（catgut suture）和合成纤维线（synthetical suture）。

羊肠线：为羊的小肠黏膜下层制成的缝线。有普通与铬制两种，普通肠线吸收时间较短（4 ～ 5 天），多用于结扎及皮肤缝合。铬制肠线吸收时间长（14 ～ 21 天），用于缝合深部组织。肠线属异体蛋白质，在吸收过程中，组织反应较重。因此，使用过多、过粗的肠线时，创口炎性反应明显。其优点是可被吸收，不存异物。

2. 不吸收缝线（non-absorbable suture）　有丝线、棉线、不锈钢丝、尼龙线、钽丝、银丝、麻线等数十种。最常用的是丝线，其优点是柔韧性高、操作方便、对组织反应较小、能耐高温消毒，且价格低，来源易。缺点是在组织内为永久性的异物，伤口感染后易形成窦道，长时间后线头排出，延迟愈合。

3. 特殊缝线

（1）抗菌缝线：薇乔线是目前最常用的外科可吸收缝线，广泛用于各种体内组织缝合及皮下缝合。抗菌薇乔缝线是人工可吸收缝合线的一种（也称三氯生涂 Polyglactin 910 缝线），可有效抑制金黄色葡萄球菌、表皮葡萄球菌、耐药的金黄色葡萄球菌、耐药的表皮葡萄球菌、铜绿假单胞菌和大肠埃希菌等细菌的生长，其降解产物对人体无害、无积累、组织反应小。

（2）倒刺缝线：是一种具有与缝合方向相反的倒刺的单股缝线。作为一种新型缝线，无须打结，操作时间短，可提高缝合的质量，缩短学习曲线，保证手术的安全性。倒刺缝线目前在妇产科、泌尿外科、普外科等腹腔镜手术中广泛应用。与传统缝线相比，倒刺缝线具有以下优势，①一致性：缝合全程一致连贯，切口张力一致均匀，避免因为绑得太紧而引起组织坏死；②安全性：缝合牢固可靠，线头反应少；③高效性：无须助手牵拉缝线，无须打结，缝合更快。

十一、敷　　料

一般为纱布及布类制品，种类很多，将常见敷料介绍如下：

1. 纱布块（gauze）　用于消毒皮肤，擦拭手术中渗血、脓液及分泌物，术后覆盖缝合切口，进入腹腔用温湿纱布块，以垂直角度在积液处轻压蘸除积液，不可揩拭、横擦，以免损伤组织。

2. 小纱布剥离球　将纱布卷紧成直径 0.5 ～ 1cm 的圆球，用组织钳或长血管钳夹持作钝性剥离组织之用。

3. 大纱布垫　用于遮盖皮肤、腹膜，湿盐水纱布垫可用于保护腹腔脏器，也可以用来拭血。为防止遗留在腹腔，常在一角附有带子，又称有尾巾。

十二、高 频 电 刀

现代外科中电子外科手术已广泛普及，电子外科手术是利用高频电流来切开组织，达到止血的效果。电刀是外科常用的设备，其将切割、分离、止血融为一体，使这些分开性的操作同时完成，减少结扎或缝合止血的频度，可大大缩短手术时间。电刀系利用高频电流来切开组织和达到止血的效果。电刀在手术中可达到以下几种功能：

1. 干燥　低功率凝结不需要电光。

2. 切割　释放电光，对组织有切割效果。

3. 凝固　电光对组织不会割伤，可用于止血和烧焦组织。

4. 混切　同时起切割及止血作用。

（郑进方）

第二节　微创手术基本器械

一、医用内镜的定义

医用内镜泛指经各种管道进入人体，以观察人体内部状况的医疗仪器，其最大的好处是微创。部分内镜同时具备治疗的功能，如膀胱镜、胃镜、脑室镜、支气管镜、腹腔镜等，本文着重介绍的其中的一类——腹腔镜。

二、医用内镜的起源及发展

1795 年，德国 Bozzini 制成的"Lichtleiter"（德文，意思是光线传导装置），用于探索人体的各个孔道和管腔，开创了内镜应用的先河。早期内镜都是从人体自然腔道进入，如泌尿科膀胱检查、妇科宫腔检查、五官科检查等。

人类运用内镜探测腹腔始于 20 世纪初，1901 年，Von Ott 将阴道后穹窿切开，利用头镜反射光照明使用膀胱镜首次检查了孕妇的盆腔，成为第一个穹窿镜专家。1902 年，Kelling 向德国生物医学会报告了通过膀胱镜检查人的食管和胃，以及通过膀胱镜检查狗的腹腔。直到1910年，瑞典Jacoaeus首次报道用腹腔镜检查了人体的腹腔、胸腔和心脏，完成了人类历史上第一次真正意义的腹腔镜检查。Von Ott、Kelling和Jacoaeus在腹腔镜临床应用研究方面具有杰出贡献，被称为腹腔镜之父。1960年Karlstorz发明了第一台医用冷光源，为内镜显影带来了光明。1964年，Hopkins柱状晶体镜的发明是内镜发展的里程碑，这种柱状晶体镜具有超广角、大视野、无球形失真、亮度高等优点。到了20世纪80年代，随着内镜影像系统的诞生，人类完成了第一例腹腔镜胆囊切除术，开启了内镜治疗的新篇章。

1991年2月19日，云南曲靖第二人民医院荀祖武使用Karl Storz设备完成了中国内地第一例腹腔镜胆囊切除手术，这是国内第一例腹腔镜外科手术。随后腹腔镜技术如雨后春笋一般在全国各地开展起来，手术的发展与手术器械、设备的发展密切相关，相互促进，不断拓展手术开展范围，由最初的良性病变治疗发展到恶性肿瘤切除，腹腔镜成为一个又一个疾病诊疗的金标准。

三、腹腔镜系统的基本组成

腹腔镜系统一般包含三部分：

（一）设备类

设备类（图5-2-1），又可细分为成像系统、手术辅助设备。整个成像系统包括五个部分：腹腔镜、冷光源、摄像机、监视器和光缆，是内镜系统的核心，负责内镜照明、采集图像、处理、传输、显示等。

柱状成像系统，其视角宽阔，图像明亮清晰，分辨率高，图像质量明显优于凹凸透镜。

医生的眼睛——图像——摄像系统

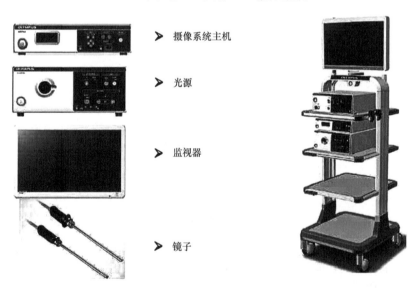

> 摄像系统主机

> 光源

> 监视器

> 镜子

图5-2-1　腹腔镜设备系统

（二）腹腔镜摄像系统

摄像系统的主要作用是将体内物像经复杂的光学系统成像于体外。腹腔镜摄像系统包含摄像头、摄像主机、监视器等，是腹腔镜系统的核心，也是区分系统档次，决定图像质量好坏的关键。目前市面上常见的摄像系统有：单晶片摄像系统、三晶片摄像系统、全高清摄像系统、超高清摄像系统以及三维腹腔镜系统，摄像系统的发展基本上是按照从左往右依次出现，系统的档次及价值也是从左往右逐渐升高。镜子又可分为光学镜和电子镜，光学镜清晰度最高，一般腹腔镜采用光学镜，但也有部分厂家生产电子腹腔镜，电子腹腔镜是由电子软镜（如电子胃镜、肠镜等）发展起来的，其腹腔镜的直径有 10mm、5mm 等，光缆长度有 31cm、42cm、50cm 等，最常用的一般是直径 10mm、光缆长度 31cm 的腹腔镜。镜子可见范围为视野角，镜子轴方向与视野角中分线所成角度称为视角，腹腔镜的视角有 0°、30°、45°、70° 等，最常用的是 0° 及 30° 视角的镜子，特别是 30° 视角的镜子可根据所需要的视野随时转动镜子，能很好地暴露腹壁、盆腔等结构。

（三）器械

器械的种类非常多，腹腔镜器械主要有 5mm、10mm 两种。常见的有分离钳、抓钳、剪刀、持针器、穿刺器、电钩等（图 5-2-2），分为反复使用及一次性使用，可根据手术需要及操作习惯进行选择。下面简单介绍一下常用器械。

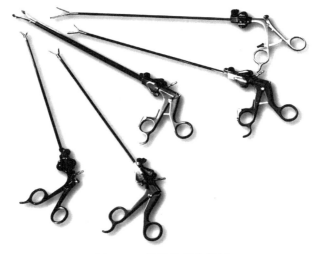

图 5-2-2　腹腔镜操作器械

1. 气腹针　是建立气腹必备的手术器械，针芯的前端圆钝、中空、有侧孔，可以通过针芯注水、注气和抽吸，以确定气腹针是否进入腹腔。因其尾端有弹簧，进行穿刺时，若遇到阻力，针芯回缩针鞘内，进行穿刺主要靠针鞘尖端锋利斜面刺破腹壁，一旦进入腹腔，针芯弹出推开针尖周围的腹腔内组织，防止误伤脏器。

2. 套管针　是腹腔镜及器械进入腹腔的通道。目前主要有两种：一种为圆锥形，因其圆钝穿刺时不易损伤腹壁血管，但穿刺时较费力；另一种为多刃型（金字塔形），穿刺力小，有切割作用，但会损伤肌肉和腹壁血管。外套管有平滑型及螺旋形，前者易穿刺，后者易固定位置。手持部分为绝缘材料，尽可能保证安全。管体为钛合金材料，重量轻，自封瓣膜阀门能有效充气且防止漏气。套管针必须能够完全拆除，易于清洗。型号由所用器械的直径决定，最简单的解决方法是针对所有的器械用最大号的套管针，配备缩减系统（缩径器）可使用所有型号的器械。因此需要选择 10 ～ 12mm 的套管针。然而，这种增加直径的方法也增加了套管穿刺口的径线和损伤。套管穿刺口的创伤越小，术后伤口越美观，更能反映腹腔镜手术的优越性。

3. 操作器械　医生手持的器械（又称前端器械）必须达到必要的标准：状态优良、可靠、精确、易于清洗、不污染环境。各种器械作用不同，包括钳夹、分离、切开、缝合、剪除、结扎、止血等作用。

（1）双极钳：双极电凝止血安全有效。目前主要有两种：一种为单纯电凝止血，可拆卸清洗消毒，部件可更换，减少费用。另一种双极钳可分离和钳夹组织，同时又可用作双极电凝钳，减少更换器械的烦琐。

（2）腹腔镜剪刀：现在用的剪刀有以下几种。

1）直剪：双叶均可活动。用于剥离时非常有效。然而，有一页固定的直钳更便于进行细微的剥离，尤其当剥离的结构易损伤时。

2）弯剪：剪叶的弯度可接触 90° 角的组织，克服了腹腔镜单视角的缺点。

3）钩状剪：这是一类适合剪断缝线和连接蒂的剪刀，不适于剥离。

（3）手术钳：按其功能可分为分离钳、抓钳。为适应手术需要，目前手术钳多为可分拆卸，分割式。目的为便于清洗消毒及各部分单独更换，减少使用费用。多数手术钳叶可 360° 旋转，便于术中定位。其工作原理为推杆式而非交叉式，故无关节外露，减少外露部分刮伤组织。

钳子是用来钳夹、提举、剥离的，有时也可用于组织止血。大多数是无损伤的，然而下面几种钳子应该引起注意。

1）平直钳：起源于显微外科，只有很小的损伤，但是不能很好地抓住组织，最适合于剥离。

2）抓钳：是特为妇科腹腔镜手术设计的无损伤钳，能又好又稳地抓住组织。避免多次钳夹的损伤。

3）卵圆钳：特为蠕动的肠管设计，可以在所有手术中应用。

4）活检钳：已经逐渐被其他类型钳子代替。

5）抓取钳：有创伤的 5mm 或 10mm 钳。特为取出或切除组织设计。

6）夹钳：可以是一次性的或可重复使用的。钳夹部分多数由钛制成，但是也有可吸收夹钳。选择夹钳的型号依赖于组织的厚度。为了决定这一厚度，可以通过戳卡放入内镜测量仪。

7）分离钳：可从组织内将血管完整剥离出来。

8）机械缝合钳：有一个旋转的手枪式手柄。

（4）持针器：类似于传统的持针器，有不同外径和直或弯的活动头，通过被动关闭系统、弹簧控制或齿轮运作夹持缝合针。新近发明的持针器有手柄，手动操作，易于开关。

（5）多用途器械：Manhes 发明的三用器械，既可灌流和抽吸，也可对组织进行切割、止血。

（6）超声刀：由发生器（generator）、能量转换器（transducer）和手控器械三大部分组成。其中发生器产生高频电流，能量转换器将电流转换成超声振动并传送到手控器械，手控器械与组织接触摩擦，具有凝固与切割作用。能量转换器是超声刀的核心部件，它将高频电流转换成高频的机械振动。经过内在结构的放大作用，刀头的最大振动幅度可达 200Um。超声刀使用 23.5kHz 的频率，刀头的最大振幅约为 200Um。发生器的能量输出，超声刀设 10 级（10% ～ 100%，间隔 10%）。用于凝固可选择较低能量输出，用于切割则需要选择高能量输出。超声刀头高速的机械振动产生组织摩擦热，组织升温达 80 ～ 100℃，使细胞内蛋白结构的氢键断裂，导致蛋白多糖及胶原纤维变性形成胶样物质或凝结物封闭血管，从而起凝固作用。

（7）其他：除上述器械外，还有满足不同需要的活检钳、牵开器、举宫器、穿刺吸引针、钛夹钳、切割吻合器、组织粉碎器、标本收集袋、结扎和缝合器械等。

四、气腹形成系统

为了膨胀闭合的腹腔，建立气腹既有利于观察，还可使腹腔内器官移动。气腹是进行腹腔镜手术的关键，由气腹机、二氧化碳钢瓶、气体输出连接管道组成。

气体：目前的气腹机一般采用二氧化碳气体。二氧化碳在血液和组织中的溶解度是氧气的 10 倍，在腹膜的扩散没有任何形成气栓的危险，并且是正常新陈代谢的产物，很容易经肺泡排出，这些特点使它成为几乎无危险的气体。

气腹机：是将二氧化碳注入腹腔的仪器。内镜手术需要恒定的气腹条件才能顺利进行，全电脑控制的二氧化碳气腹机对镜下手术时气腹的产生和维持起保障作用。在气腹机的控制面板上有 4 种比较参数的显示：静止的腹腔内压力、实际的注气压力、每分钟气体流量、二氧化碳总消耗量。通过这些数字可以监测腹腔内的正确注气，要证实气体确实充入腹腔内，并控制气体注入的速度，使腹腔内压力以维持在需要的、安全的范围内。一般病例腹腔内压力以维持稳定在 1.6 ～ 1.8kPa 为宜。随着手术时间的延长，部分气体会被吸收掉或者由器械的装配处、腹壁的切口处泄露，因此需要有高流量的气体马上补充进去。充气速度太慢，腹内压力降低，肠管遮盖手术野；充气太快，腹内压力太高，会造成患者生命危险。所以，二氧化碳入气量的调节和控制，是手术成败及患者安全的保证。

腹腔镜手术时所用气腹机每分钟最大充气量应该能够在 $1 \sim 15L$ 范围内自动调节，当腹内压力达到或超过预先设计的压力时，安全警报装置会报警并自动减压。进入腹腔前均有气体过滤装置。新型气腹机还可对使用的二氧化碳气体进行加温，并设有自动排烟和保持手术野清晰功能，以提高手术的安全性。

五、冲洗 - 吸引系统

冲洗及吸引系统是腹腔镜手术的必要部分。

冲洗液作用：①观察；②水中切除；③保护组织；④止血（45℃）；⑤预防粘连；⑥组织修复。

冲洗抽吸器的标准必须满足以下要求：①高注入压，大约 1bar；②高抽吸压（$0.4 \sim 0.6bar$）；③可选择热度；④可暂停。抽吸利用导管效应，故应有多种抽吸管，有时需要滤过器，以便在肠间抽吸时使用，如抽吸血凝块则不需要。注水管的外径应能够承受压力增加或下降（压力枪作用）。抽吸管的外径恒定或可以增加，但是不会缩小。

六、达芬奇机器人

达芬奇机器人是一种高级外科手术系统，其设计的理念是通过使用微创的方法，实施复杂的外科手术。达芬奇机器人由三部分组成：外科医生控制台、床旁机械臂系统、成像系统（图 5-2-3）。

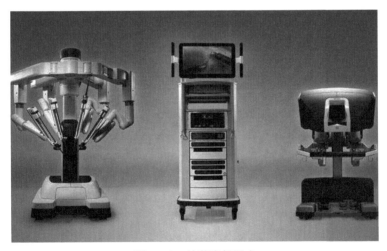

图 5-2-3　达芬奇机器人

达芬奇机器人以麻省理工学院（原名斯坦福研究学院）研发的机器人外科手术技术为基础。Intuitive Surgical 随后与 IBM、麻省理工学院和 Heartport 公司联手对该系统进行了进一步开发。美国食品药品监督管理局（FDA）已经批准将达芬奇机器人用于成人和儿童的普通外科、胸外科、泌尿外科、妇产科、头颈外科以及心脏手术。达芬奇机器人设计的理念是通过使用微创的方法，实施复杂的外科手术。

（一）外科医生控制台

主刀医生坐在控制台中，位于手术室无菌区之外，使用双手（通过操作两个主控制器）及脚（通过脚踏板）来控制器械和一个三维高清内镜。正如在立体目镜中看到的那样，手术器械尖端与外科医生的双手同步运动。

（二）床旁机械臂系统

床旁机械臂系统（patient cart）是外科手术机器人的操作部件，其主要功能是为器械臂和摄像臂提供支撑。助手医生在无菌区内的床旁机械臂系统边工作，负责更换器械和内镜，协助主刀医生完成手术。为了确保患者安全，助手医生比主刀医生对于床旁机械臂系统的运动具有更高优先控制权。

（三）成像系统

成像系统（video cart）内装有外科手术机器人的核心处理器以及图像处理设备，在手术过程中位于无菌区外，可由巡回护士操作，并可放置各类辅助手术设备。外科手术机器人的内镜为高分辨率三维镜头，对手术视野具有 10 倍以上的放大倍数，能为主刀医生带来患者体腔内三维立体高清影像，使主刀医生较普通腹腔镜手术更能把握操作距离，更能辨认解剖结构，提升了手术精确度。

达芬奇机器人优势：

第一，从患者角度：

1. 手术操作更精确，与腹腔镜（二维视觉）相比，因三维视野可放大 10～15 倍，使手术精确度大大增加，术后恢复快，愈合好。

2. 曲线较腹腔镜短。

3. 创伤更小使微创手术指征更广；减少术后疼痛；缩短住院时间；减少失血量；减少术中的组织创伤和炎性反应导致的术后粘连；增加美容效果；更快投入工作。

第二，从医生角度：达芬奇手术机器人增加视野角度；减少手部颤动，机器人"内腕"较腹腔镜更为灵活，能以不同角度在靶器官周围操作；较人手小，能够在有限狭窄空间工作；使术者在轻松环境中工作，减少疲劳更集中精力；减少参加手术人员。

（郑进方）

第六章　手术基本操作

第一节　打结法、剪线、拆线

打结是外科缝合过程最基本的技能操作之一，也是保证手术成功的关键因素，正确的打结方法可保证结扎牢固可靠，不会出现松动、滑脱及延长手术操作时间，防止引起术后出血或吻合口漏等并发症，从而保证手术安全和质量。正确和熟练的打结技术可缩短手术时间，减少手术对患者的创伤，有利于病情恢复。现代外科许多新技术的应用减少了手术中打结技术的应用，如电刀、超声刀、吻合器、金属或生物材料的外科夹等，但仍不能完全取代外科打结技术。因此，正确和熟练地掌握外科打结技术是外科手术操作的重要基本功，要求临床医师在学习和工作中，熟练掌握正确的打结方法。

一、结 的 分 类

临床上一般根据结的形态将结分为以下几类（图 6-1-1）。

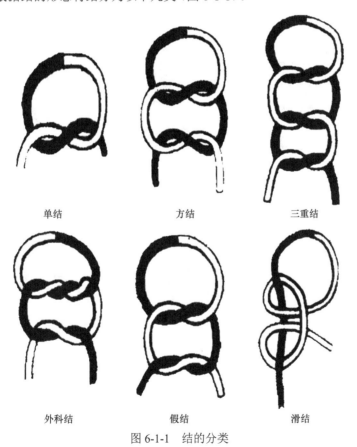

单结　　　　　　　方结　　　　　　　三重结

外科结　　　　　　假结　　　　　　　滑结

图 6-1-1　结的分类

1. 单结（simple knot）　是外科结扣的基本组成部分，易松脱、解开，仅用于暂时阻断，如胆囊逆行切除暂时阻断胆囊管，永久结扎时不能单独使用单结。

2. 方结（square knot）　也称平结，因其结扎后较为牢固而成为外科手术中最常使用的结扣。

由两个相反方向的单结扣重叠而成，其特点是牢固可靠，不易滑脱。适用于较少的组织或较小的血管以及各种缝合的结扎。

3. 三重结或多重结（extra half hitch on reef knot）　在完成方结基础上，再重复一个或多个单结，且第三个结与第二个结的方向相反，加强线间的摩擦力，使结扣更加牢固，防止滑脱。适用于直径较粗血管、张力较大组织间缝合后的结扎。使用肠线或化学合成线等易于松脱的线打结时，通常需要打多重结。

4. 外科结（surgeon knot）　打第一个结时结扎线穿绕 2 次，打第 2 个结时缠绕一次，大血管和组织张力较大部位的结扎，使用外科结。

5. 假结（false knot）　由两个方向完全相同的结构成，易滑脱和松解。手术中不宜使用。

6. 滑结（slip knot）　尽管其结扣的构成类似于方结，但是，由于操作者在打结拉线时双手用力不均，一紧一松，所以完成的结扣并非方结而是极易松脱的滑结，术中尤其要注意避免，尤其是初学者。

二、打 结 方 法

常用的打结方法有单手打结法、双手打结法及器械打结法三种。

1. 单手打结法　简便迅速，左右两手均可进行，节省结扎线，是最常用的方法（图 6-1-2、图 6-1-3）。

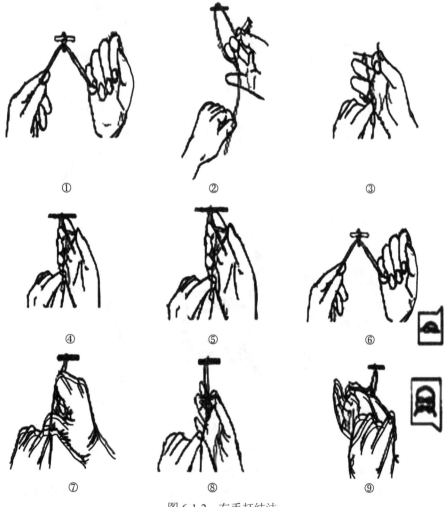

图 6-1-2　右手打结法

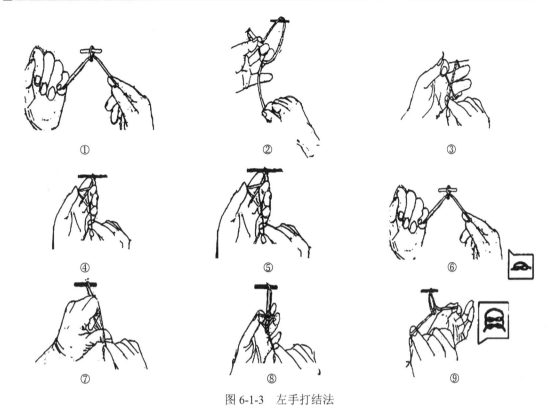

①　　　　②　　　　③

④　　　　⑤　　　　⑥

⑦　　　　⑧　　　　⑨

图 6-1-3　左手打结法

2.双手打结法　较为常用,较单手打结法更牢固可靠,不易滑脱,方法较单手打结法复杂、费时,且需较长结扎线。适用于对深部或张力较大组织的结扎。

（1）双手打结法（图 6-1-4，图 6-1-5）。

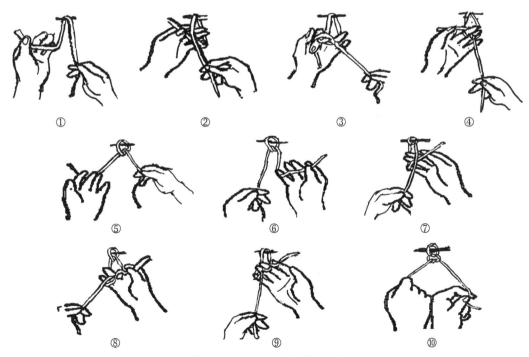

①　　　②　　　③　　　④

⑤　　　⑥　　　⑦

⑧　　　⑨　　　⑩

图 6-1-4　双手动作相同打结法

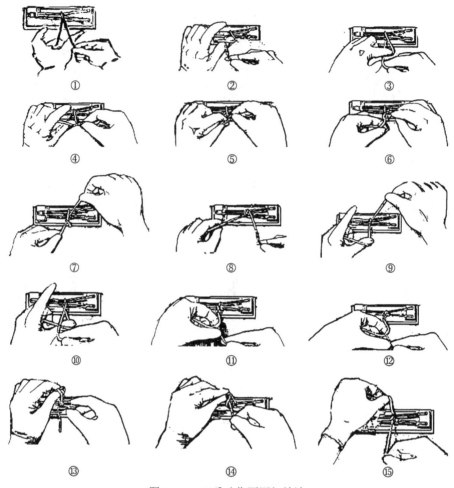

图 6-1-5　双手动作不同打结法

（2）外科结打结法（图 6-1-6）。

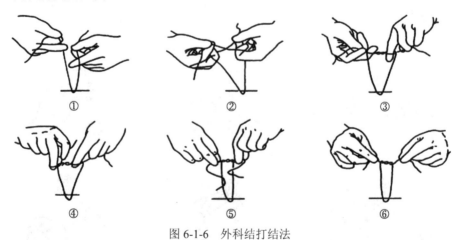

图 6-1-6　外科结打结法

3. 器械打结法　用血管钳或持针器打结，适用于深部、狭小手术野的结扎或缝线过短用手打结有困难时，仅术者一人操作，方便易行（图 6-1-7）。在张力缝合时，为防止滑脱松动，可在打第一个结时连续缠绕 2 次，形成外科结。

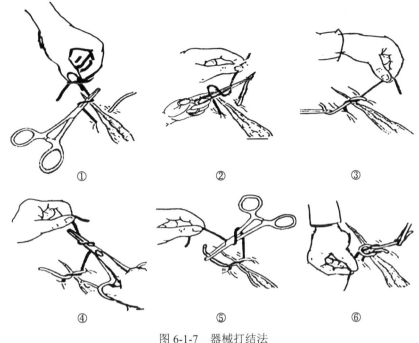

图 6-1-7 器械打结法

三、打结注意事项

无论用何种方法打结，打结时必须注意下面几点：

1. 无论用何种方法打结，相邻两个线结的方向必须相反，如果两个线结的方向相同，则易作成假结而松动。

2. 拉线的方向应顺着线结方向，否则不易结牢，也容易断线。在实际操作过程中，打结的方向可因手术野及操作部位的不同而有较小范围的改变。但改变的范围应小于 90°，如果大于 90° 或接近 180°，就会造成断线或滑结。

3. 组织较少或比较脆弱时，打结动作要轻柔，保持原位。

4. 在打结的过程中，两手的用力一定要均匀一致。否则，可能导致滑结或牵拉结扎组织造成组织撕裂，线结拉脱。

5. 打结时，两手用力点和结扎点三点应在一条直线上，如果三点连线成一定的夹角，在用力拉紧时易使结扎线折断。在收紧线结时，两手用力要均匀，如果一手紧一手松，则易成滑结而滑脱。

6. 深部打结时，因空间狭小而使两手难以同时靠近结扎处，此时可以在打结后以一手拉住线的一端，另一线端可用另外一只手的示指在近结扣处反向推移，均匀用力收紧结扣。遇张力较大的组织结扎时，往往在打第二结时第一结扣已松开，此时可在收紧第一结扣以后，助手用止血钳轻轻夹住第一结，待收紧第二结时，再移去止血钳。

7. 根据打结处的深度和结扎对象选择一段适当长短和粗细的结扎线，打结前用盐水浸湿可增加线的韧性及摩擦力，既易拉紧又不易折断。打结时，必须顺着线的穿行方向用力拉紧，否则极易折断结扎线。

8. 结扎的目的是封闭管腔或异常开口，阻止其内容物的继续移动。如出血点的结扎是为了封闭血管断端，阻止出血；疝囊高位结扎是为了封闭疝门，阻止疝内容物疝出；输精管结扎是为了阻止精液的移动。以出血点的结扎为例：出血点夹住后即可开始结扎，助手先把血管钳竖起以便术者将线绕过，随即放低血管钳，使尖端稍翘起。待第一个结打好后，在助手松开移去血管钳的同时，将结继续扎紧，再打第二个结，形成方结，再剪线。

四、剪 线

手术过程中的剪线就是将缝合或结扎打结后残余的缝线剪除，一般由助手操作完成。初学剪线者最好在打结完成后，将双线尾并拢提取稍偏向左侧，助手用左手托住微微张开的线剪，将剪刀近尖端顺着缝线线尾向下滑至线结的上缘，再将剪刀向上倾斜适当的角度剪断缝线。

倾斜的角度越大，遗留的线头越长；角度越小，遗留的线头越短。一般来说，倾斜 45° 左右剪线遗留的线头较为适中（2 ~ 3mm）。所要注意的是在深部组织结扎、较大血管的结扎和肠线或尼龙线所做的结扎，线头应稍留长一些，如丝线留 2 ~ 3mm，钢丝线留 5 ~ 6mm，肠线或尼龙线留 5 ~ 10mm。线头过短的线结易于滑脱，而线头过长就会引发组织对线头的异物反应。剪线应在直视下进行（图 6-1-8）。

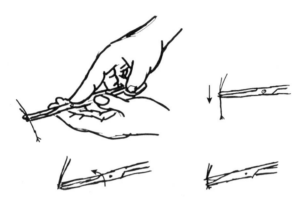

图 6-1-8　术中剪线

五、拆 线

（一）概念

拆线是指皮肤切口缝线在适当的时间剪除。

（二）拆线时间

原则上应早期拆线，以减少炎症反应，改善局部血液循环。一般情况下：①头面颈 4 ~ 5 天；②下腹部、会阴部 6 ~ 7 天；③胸部、上腹部、背部、臀部 7 ~ 9 天；④四肢 10 ~ 12 天（近关节处可适当延长至 14 天）；⑤减张缝线 14 天。拆线的时间还应考虑患者的全身一般情况，包括年龄、营养状况等。

（三）延迟拆线

1. 严重的贫血、极度消瘦、恶病质状态患者。

2. 严重的水电解质紊乱患者。

3. 老年体弱，尤其是有糖尿病病史的患者。

4. 严重呼吸系统疾病，咳嗽没有控制的胸腹部切口的患者。

5. 长期全身使用糖皮质激素或免疫抑制剂的患者等。

（四）拆线前准备

核对患者信息，了解拆线切口的愈合情况，向患者说明需要进行的操作及可能出现的不适，协助患者摆好相对舒适的体位以便显露切口，适宜操作。另外，注意患者的保暖和隐私保护。

严格执行外科无菌操作，洗手，打开拆线包，摆放好不同用途的弯盘和换药碗的位置，准备换药时所用的无菌用品，如酒精棉球或者碘伏、外科镊、拆线剪刀、胶布卷等。根据伤口情况决定拆线的顺序，先处理清洁伤口，再处理污染伤口。夹持敷料的持物钳需要保持前低后高状态，并且不能接触有菌物品。床旁换药先将一次性无菌用品（纱布、棉球、消毒药品等）放入打开的换药包，然后用无菌布单遮盖，用换药车推到病房。对多个患者拆线时，应注意操作的前后顺序且均要规范化洗手，以免发生交叉感染。

（五）拆线的操作步骤

1. 换药车放于左手。打开换药车上遮盖的布单。用手揭去外层敷料并放于污物盘。操作时注意伤口的保护。有毛发粘连时应注意避免引起疼痛。

2. 左手用另一把干净的镊子夹取消毒棉球，右手镊子接取棉球在切口部位消毒。接取棉球时两镊子不能接触。消毒方法：正常愈合切口从里向外消毒，红肿或感染切口由外向内消毒。消毒范围是缝合切口及周围皮肤 5cm，消毒 3 遍，消毒后的棉球放入污物盘。

3. 用镊子将线头提起，将埋在皮内的线段拉出针眼之外 1～2mm，用剪刀把拉出皮的线段剪断，以镊子向剪线侧拉出缝线。为防止切口裂开，可先间断拆线，确定没有问题后再全部拆除（图 6-1-9）。

4. 再用消毒棉球消毒一遍切口，然后用敷料遮盖切口，胶布固定。

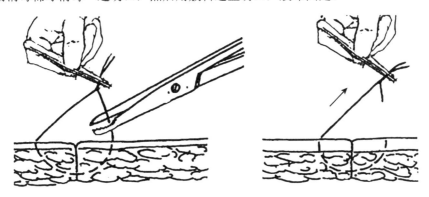

图 6-1-9　外科拆线

（六）拆线相关事项

1. 拆线后 24 小时内避免伤口沾水。

2. 拆线后 1～2 个月内避免剧烈活动，防止张力变化对伤口的不利影响。

3. 拆线过程中应避免皮肤外缝线拉回皮下，增加感染概率。

4. 对于局部张力过高或体弱营养状态较差导致局部愈合不良者，可选择延迟或间断拆线，先拆去一部分缝线，剩余缝线在 2 天内拆完，保证伤口的安全。

六、练 习 题

（一）主观题

简述不同部位的拆线时间。

（二）客观题

A 型题

（1）以下术后拆线时间正确的是（　　　）

A. 肘部手术后 9～11 天　　　　　　　　　B. 阑尾切除术后 7～9 天

C. 前臂术后 7～9 天　　　　　　　　　D. 头皮缝合后 8～9 天

E. 腹壁减张缝线后 8～9 天

（2）拆线操作时下列错误的是（　　　）

A. 用镊子提起皮外缝线并剪断　　　　　B. 在皮下段剪断缝线

C. 避免皮肤外线段经过皮下　　　　　　D. 在线头的线结下剪断缝线

E. 向剪断线段的一侧拉出缝线

（3）下列情况应该拆线的是（　　　）

A. 肘部手术后 10 天，线头处不适　　　　B. 头皮缝合后 3 天，局部有疼痛

C. 腹壁疝修补术后 3 天，局部隐痛　　　D. 胃大部切除术后 5 天，伤口疼痛

E. 阑尾炎手术后 3 天，切口红、肿，有渗出

（4）Suture removal time after head and neck surgery is（　　　）

A. 2～3 days　　B. 3～4 days　　C. 4～5 days　　D. 5～6 days　　E. 6～7 days

（5）Usually the time of removing tension sutures after operation is（　　　）

A. 5th day　　　B. 7th day　　　C. 9th day　　　D. 12th day　　E. 14th day

（6）下列哪一项不属于需要延迟拆线的因素（　　　）

A. 切口表面不平整，缝线间距不一　　　B. 有糖尿病病史者

C. 严重贫血、消瘦、轻度恶病质者　　　D. 大量腹水

E. 服用糖皮质激素者

（7）拆线后伤口多少小时内避免沾湿（　　　）

A. 8 小时　　　B. 16 小时　　　C. 24 小时　　　D. 48 小时　　　E. 72 小时

（8）下列关于拆线的主要操作步骤，正确的是（　　　）

A. 用镊子提起线头，把线结下埋在皮内的线段拉出剪断，皮外缝线向切口的缝线剪断侧拉出

B. 用镊子提起线头，把线结上的线段剪断，皮外缝线向切口的缝线剪断侧拉出

C. 用镊子提起线头，把线结下埋在皮内的线段拉出剪断，皮外缝线向一侧拉出

D. 用镊子提起线头，把线结下埋在皮内的线段拉出剪断，皮外缝线向切口缝线剪断侧的对侧拉出

E. 用镊子提起线头，把线结上的线段剪断，皮外缝线向切口缝线剪断侧的对侧拉出

（9）下列关于手术切口拆线的先后顺序，哪一项是正确的（　　　）

A. 胆囊切除术，结肠造瘘术，疝修补术

B. 甲状腺次全切除术、胃大部切除术、结肠造瘘术

C. 结肠造瘘术、胆总管探查术，乳腺癌根治术

D. 乳腺癌根治术、结肠造瘘术、胆总管探查术

E. 结肠造瘘术，疝修补术，胆总管探查术

（曲国欣）

第二节　缝　合　术

一、目　的

缝合是指将切开或外伤后断裂的组织或器官用缝线进行对合重建的过程，也是外科手术重要的基本操作技术之一，缝合的方法和技术是否正确，关系到组织、器官能否愈合完善，手术并发症的发生与否。

缝合的目的是使切开的或外伤后断裂的组织创缘相互对合，以消灭空隙，促进伤口早期愈合，

恢复器官组织功能，并且还可以起到止血、重建器官组织结构或整形的作用。吻合和钉合也属于缝合的范畴，前者是指将空腔脏器或管道结构作对合性缝合，维持其连续性；后者则指不用缝线而是借助于特殊器械如皮肤钉合器、消化道吻合器等完成缝合，以恢复器官组织结构的连续性。尽管钉合器的使用简化了手术操作，节约时间，伤口对合整齐，反应轻微，但是人体复杂的解剖关系不允许每个手术部位都使用钉合器。尤其是钉合器发生故障，钉合不全可能导致严重并发症，甚至危及患者生命。目前，临床外科手术过程中最常用的仍是手工缝合，可见手工缝合是外科的基本功之一，临床医师必须要熟练掌握常见的缝合方法和原则。

二、方 法

（一）缝合

缝合是通过缝针、缝线和持针器来完成的，不同的组织和器官有着不同的缝合要求，缝针、缝线和持针器的类型也是多种多样。

1. 缝针 多由不锈钢丝在针尾钻孔或开槽制成，基本结构由三部分构成：嵌线端、针体、针尖。针型根据实际需要分为：角针、圆针、铲针、直针等，一般为弧形，有大小、粗细、长短之分。

（1）角针：针尖及针体截面均为三角形，针尖锐利，损伤性大，用于缝合皮肤、肌腱、软骨组织等坚韧组织。

（2）圆针：针尖部为圆形，根据弧度不同分为 1/2、3/8 弧度等，对组织损伤小，用于皮肤以外的组织缝合。其中，弧度大者多用于深部组织。

（3）无创缝合针：指采用先进的针尾激光纵向打孔技术，使针线连接近乎融为一体，针与线之间有一连续、平滑的过渡，降低了对组织的损伤，可用于血管和神经的吻合等。

2. 缝线 是用于重新吻合切开的组织和结扎、缝合止血的特殊医用线。一般分为可吸收缝线和不可吸收缝线两种，选用缝线的基本原则为尽量使用细而拉力大、对组织反应小的缝线。作为外科医生需要熟悉不同组织器官的愈合速度与特点及各种缝合材料的特性，选择合适的缝线。

（1）可吸收缝线：指在组织内经过 2～3 周后，失去张力并逐步分解可被组织吸收的缝线。常见的包括肠线、人工合成缝线和纯天然胶原蛋白缝线等。肠线由健康动物的羊肠衣加工而成，组织反应明显，存在少量不吸收，临床已很少使用；人工合成缝线由人工代谢产物乙醇酸、乳酸等材料聚合而成，具有耐用、抗张力强、组织反应轻微等优点，有 5-0 号至 2 号多种缝线供临床使用。而纯天然胶原蛋白缝线属于第四代新型缝合线，取自特种动物肌腱组织，由机休组织酶解吸收，无组织反应，生物相容性好、促进细胞生长等优点。

（2）不可吸收缝线：指在组织内不能被分解与吸收的缝线，用于体表缝合者需要拆除。常用的有丝线、钢丝、单或多纤维尼龙线等。丝线由蚕茧抽出的丝经工艺处理，精密编织而成，有多种型号，广泛用于皮肤、肌肉、筋膜等组织。钢丝抗张力强度非常高，组织耐受好，用于骨、肌腱等的缝合。单纤维尼龙线可与无创伤缝针联合使用，用于精细显微缝合如血管吻合，多纤维尼龙线常用于腹部和其他部位的减张缝合等。

外科手术缝线通常以独立包装成品出售，以钴或氧化乙烯作灭菌处理，不可高温灭菌，在临床确定使用时拆封，不可再用其他方法灭菌处理使用，避免损伤张力强度，危害患者生命安全。

3. 持针器 用于夹持缝合针通过各种组织，通常由抗腐蚀、高强度的合金钢制成。夹针部位为持针器的最尖端，针夹在距尾端 1/4～1/3 处。避免用持针器夹在嵌线端，此处为缝针的薄弱环节。

持针器的抓握方式与持剪刀相同。但为缝合方便、有力、灵活，在进针时应用手掌握紧持针器的两个环（拇指和中指、无名指、小指也可不伸入环口中而分别紧握持针器的两个环外侧）。示指前伸抵住持针器近端柄处。松开持针器和打结时像握剪及止血钳的方法即可。

持针器有长有短，持针器头有粗有细，须与手术要求匹配。缝合体腔深部组织用长持针器可方便操作，浅表组织用短持针器缝合更灵活。粗头持针器用于缝合较厚较韧组织，比较有力。细头持针器用于缝合较软、较细的组织，如血管吻合。

（二）缝合的方法和名称

缝合的方法和名称很多，但基本上分为单纯缝合、内翻缝合和外翻缝合三类，每一类又有间断缝合和连续缝合两种。

1. 单纯缝合

（1）单纯间断缝合：是外科手术中最常用、最基本的缝合方法，常用于皮肤、皮下组织、肌肉、腱膜和内脏器官等多种组织的缝合（图6-2-1）。

（2）单纯连续缝合：可用于张力较小的胸膜或腹膜的关闭连续缝合，优点是节约时间，减少线头，对位严密，而缺点是出现一处断裂则松脱，不适合张力较大的伤口和组织（图6-2-2）。

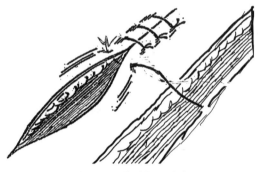

图 6-2-1　单纯间断缝合

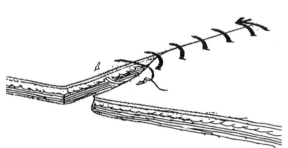

图 6-2-2　单纯连续缝合

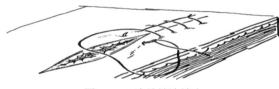

图 6-2-3　连续锁边缝合

（3）连续锁边缝合：亦称毯边缝合，常用于胃肠道后壁全层缝合或整张游离植皮的边缘固定，现很少使用（图6-2-3）。

（4）"8"字缝合：由两个相连的间断缝合组成，缝扎牢靠，不易滑脱。常用于肌腱、腱膜、韧带的止血缝扎（图6-2-4）。

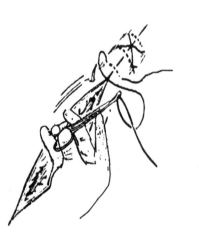

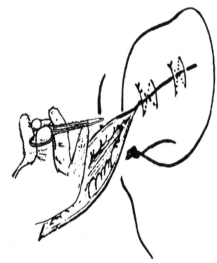

图 6-2-4　"8"字缝合

（5）皮内缝合：分为皮内间断缝合和皮内连续缝合（图6-2-5、图6-2-6）。选用细小三角针和细丝线（0号或2号）或细的可吸收缝线，缝针与切缘平行方向交替穿过切缘两侧的真皮层，最后抽紧。优点是皮肤表面不留缝线、瘢痕小而整齐。用于外露皮肤切口的缝合，如面部、颈部手术切口。

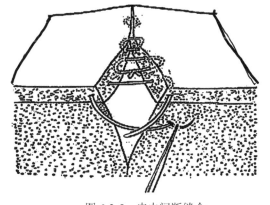 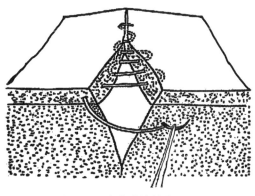

图 6-2-5　皮内间断缝合　　　　　　　图 6-2-6　皮内连续缝合

（6）减张缝合：可减少切口的张力，常用于较大张力切口的加固缝合。如张力较大的腹部切口以常规方法缝合术后可能发生切口裂开，此时可在常规缝合腹壁各层组织的同时，每间隔 2～3 针加缝一针减张缝合，针距 3cm 左右。其方法是采用粗丝线或不锈钢丝线，于切口一侧距切缘 2cm处皮肤进针，达腹直肌后鞘与腹膜之间出针，再从切口对侧的腹直肌后鞘与腹膜之间进针，穿过除腹膜外的腹壁各层达切口对侧皮肤的对应点出针。为避免缝线割裂皮肤，在结扎前缝线需套上一段橡皮管或硅胶管以作枕垫，减少缝线对皮肤的压力（图 6-2-7）。

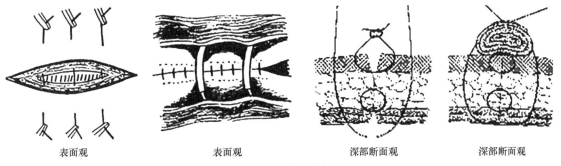

表面观　　　　　　　表面观　　　　　　深部断面观　　　　　深部断面观

图 6-2-7　减张缝合

（7）贯穿缝扎：此法多用于钳夹的组织，单纯结扎困难或线结滑脱导致严重并发症的组织的结扎，如脾蒂的缝合结扎等。缝合要点是将钳夹组织的血管钳平放，从血管钳深面的组织穿过缝针，依次绕进针点两侧的钳夹组织后收紧结扎（图 6-2-8）。

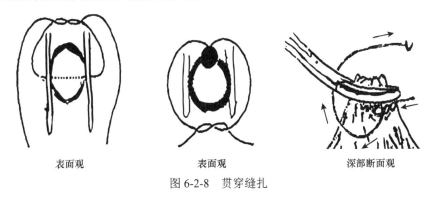

表面观　　　　　　　表面观　　　　　　深部断面观

图 6-2-8　贯穿缝扎

2. 内翻缝合　常用于胃肠道和膀胱的缝合或吻合。其优点是缝合后切缘两侧呈内翻状态，浆膜层紧密对合，有利于伤口粘连愈合；愈合后伤口表面光滑，从而减少伤口与其邻近组织器官的粘连；内翻缝合防止因黏膜外翻所致的伤口不愈或胃肠液、尿液外漏。缺点是内翻过度有可能引起内腔狭窄。

（1）单纯间断全层内翻缝合：一侧黏膜进针和浆膜出针，对侧浆膜进针和黏膜出针，线结打在腔内同时形成内翻。常用于胃肠道的吻合（图 6-2-9）。

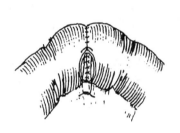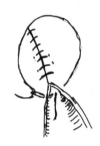

图 6-2-9　单纯间断全层内翻缝合

（2）单纯连续全层内翻缝合：可用于胃肠道的吻合，其进出针的方法同单纯间断全层内翻缝合，只是一根缝线完成吻合口前后壁的缝合。现已很少使用，因缝合不当可引起吻合口狭窄。

（3）连续全层平行褥式内翻缝合（Connell 缝合）：适用于胃肠道前壁全层的吻合。其方法是开始第一针作肠壁全层单纯对合缝合，即从一侧浆膜进针通过全层，对侧黏膜进针、浆膜出针。打结之后，距线结 0.3 ～ 0.4cm 的一侧浆膜进针穿过肠壁全层，再从同侧肠壁黏膜进针、浆膜出针引出缝线；缝针达对侧肠壁，同法进针和出针，收紧缝线使切缘内翻。如此连续缝合整个前壁后打结。同侧进、出针点距切缘 0.2cm，进、出针点连线应与切缘平行（图 6-2-10）。

（4）垂直褥式内翻缝合（Lembert 缝合）：为胃肠道手术最常用的浆肌层内翻缝合法，可在胃肠道全层吻合后加固吻合口、减少张力。其特点是缝线穿行方向与切缘垂直，缝线不穿透肠壁黏膜层。具体是于距一侧切缘 0.4 ～ 0.5cm 处浆膜进针，缝针经浆肌层与黏膜层之间自同侧浆膜距切缘 0.2cm 处引出，跨吻合口于对侧距切缘 0.2cm 处浆膜进针，经浆肌层与黏膜层之间自距切缘 0.4 ～ 0.5cm 处浆膜引出，打结后，吻合口肠壁自然内翻包埋（图 6-2-11）。

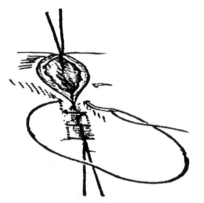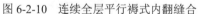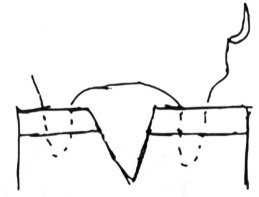

图 6-2-10　连续全层平行褥式内翻缝合　　　　图 6-2-11　垂直褥式内翻缝合

（5）间断水平褥式内翻缝合（Halsted 缝合）：可用于胃肠道吻合口前壁浆肌层的吻合或修补胃肠道小穿孔。通常作褥式缝合，缝针仅穿过浆肌层而不是全层，缝线穿行于浆肌层与黏膜层之间，缝一针打一个结（图 6-2-12）。

（6）连续水平褥式浆肌层内翻缝合（Cushing 缝合）：可用于胃肠道前后壁浆肌层的吻合。缝针仅穿过浆肌层而不是全层，缝线穿行于浆肌层与黏膜层之间（图 6-2-13）。

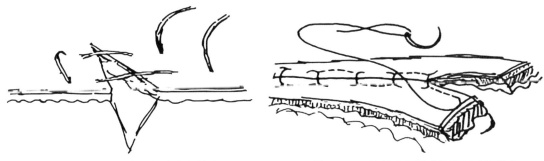

图 6-2-12 间断水平褥式内翻缝合   图 6-2-13 连续水平褥式浆肌层内翻缝合

（7）外荷包缝合：是小范围的内翻缝合，以预包埋处为圆心，于浆肌层环形连续缝合一周，结扎后中心内翻包埋，表面光滑，利于愈合，减少粘连。常用于阑尾残端的包埋、胃肠道小伤口和穿孔的缝闭、空腔脏器造瘘管的固定等（图 6-2-14）。

（8）半荷包缝合：适用于十二指肠残端上下角部或胃残端小弯侧角部的包埋加固（图 6-2-15）。

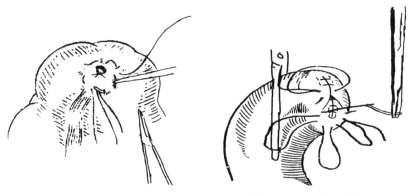

图 6-2-14 外荷包缝合   图 6-2-15 半荷包缝合

（9）U 形叠瓦褥式缝合：适用于实质脏器的断面如肝、胰腺断面或脾的缝合，从一侧包膜进针，穿脏器实质达对侧包膜出针；再从出针同侧包膜进针穿脏器实质达对侧包膜出针，缝线两端在创缘的一侧打结。缝下一针时，进针点应在上一针结扎的范围以内，使相邻的两针重叠，通过结扎组织之间挤压创缘的管道结构，达到止血或防止液体漏出。如果实质脏器较厚，一针难以穿过，则可在实质脏器的创缘中间出针，再从出针处进针达对侧包膜，缝合结扎后两侧创缘呈内翻状态（图 6-2-16）。

3. 外翻缝合 常用于血管吻合和较松弛皮肤的吻合（如经产妇腹部、老年人腹部、阴囊皮肤）。血管吻合后吻合口两侧的血管边缘组织向外翻出，而血管内壁光滑，遗留线头少，避免血栓形成；松弛的皮肤缝合后皮肤切缘外翻，真皮层和表皮层对合良好，利于皮肤伤口的愈合。此法也应用于缝合腹膜或胸膜，可使腹、胸腔内衬更光滑，减少内脏与腹或胸壁的粘连。

（1）间断垂直褥式外翻缝合法：可用于阴囊、腹股沟、腋窝、颈部等处较松弛皮肤的缝合（图 6-2-17）。

（2）间断水平褥式外翻缝合：适用于血管破裂孔的修补、血管吻合口有渗漏处的补针加固。与连续水平褥式外翻缝合所不同的是此法每缝合一针便打一个结（图 6-2-18）。

（3）连续外翻缝合：适用于血管吻合或腹膜、胸膜的缝闭。血管吻合的具体方法是采用无损伤血管针线在吻合口的一端作对合，缝合一针打结，接着于线结同侧血管外膜进针、内膜出针，对侧内膜进针、外膜出针，收紧缝线使切缘外翻。如此连续缝合整个吻合口后打结。同侧进、出针点连线应与切缘平行（图 6-2-19）。

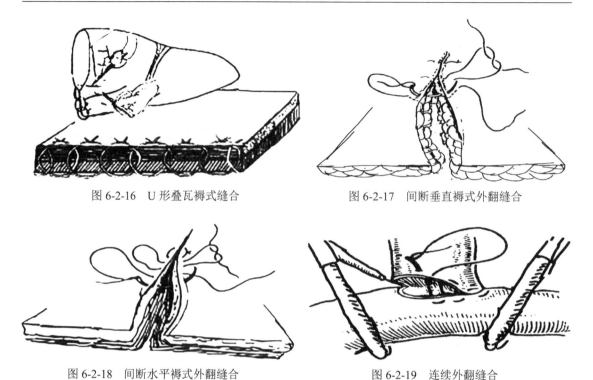

图 6-2-16　U 形叠瓦褥式缝合　　　　图 6-2-17　间断垂直褥式外翻缝合

图 6-2-18　间断水平褥式外翻缝合　　　　图 6-2-19　连续外翻缝合

三、缝合的基本要领

无论是进行哪种缝合，需要术者或器械护士配合完成穿线（现已有缝针带线，无须穿线）、持针、进针、出针和打结等基本步骤，不同的组织器官有不同的缝合方法，选择适当的缝合方法是做好缝合的前提条件。术者接过夹针的持针器后，左手持镊固定或提取需缝合组织，右手握持针器将线尾顺势递给打结的助手以便其捏住线尾，针尖对准进针点，借助术者自身腕部和前臂的外旋力量于原位旋转持针器，顺着缝针的弧度将缝针随之刺入组织内。经组织的深面达对侧相应点穿出缝针的头端部分，用镊子固定于原位。然后，用持针器钳夹针体，顺针的弧度完全拔出缝针和带出缝线，第一助手打结，第二助手剪线。

四、注 意 事 项

1. 组织分层缝合、严密对合、勿留无效腔，是保证伤口愈合的前提，缝合皮肤、皮下时，垂直进针和出针，不宜过深或过浅，过浅或过松将遗留无效腔、积液、积血，不同的组织对合将导致伤口不愈或感染。过深或太紧导致皮缘内卷、切口疼痛或局部血液循环障碍，组织肿胀，缺血坏死，影响愈合或愈合后遗留明显的缝线瘢痕。一般情况下，每针边距 0.5～0.6cm，针距 1.0～1.2cm，相邻两针之间的四点成正方形为佳。

2. 根据不同的组织器官类型，选择适当的缝针、缝线和缝合方法。皮肤伤口的缝合宜选用三角针，软组织的缝合一般选用圆针。粗丝线可耐受较大的张力和避免脆性组织的割裂，细丝线可减少组织反应，可吸收缝线在伤口愈合后被机体组织吸收而不留异物，无损伤针线用于血管吻合可避免在血管内壁形成血肿。内翻缝合一般用于胃肠道和膀胱的缝合，既避免了黏膜外露所致的伤口不愈或瘘的形成，又可使伤口表面平滑。

3. 无论何种缝线，对于机体来讲均为异物，应尽可能地选择较细的缝线或少用，缝合线的拉力大于组织的张力即可。肠线一般用于连续缝合，丝线用于间断缝合。

4. 增加缝合后切口抗张力的方法是增加缝合的密度，连续缝合的力量分布均衡，抗张力强，缺点是一处断裂将导致全部缝线松脱，伤口裂开，尤其是伤口感染后处理间断缝合伤口更为困难，一般无特殊需要，建议临床外科少用连续缝合。

5. 结扎剪线时由打结者将两线头尽量并拢牟直，由持剪者将线剪尖端略微张开，沿线滑下，在接近线头 3～4mm 处将剪刀倾斜 45°，保留 2～3mm 线头处将线剪断。原则上，体内组织结扎的线头保留 2mm，肠线线头保留 3～4mm，血管缝线线头保留 5～8mm，皮肤缝线的线头应留长，一般在 5～8mm，便于术后拆除。

五、病 例 分 析

患者，男性，35 岁，出现转移性右下腹痛 2 天，加重伴发热 8 小时，查体 38.5℃，麦氏点压痛，反跳痛明显，血常规示白细胞 $19×10^9$/L，入院诊断：急性阑尾炎。进一步完善检查后，给予急诊手术，行阑尾切除术，阑尾残端怎样缝合处理？

六、练 习 题

（一）主观题

1. 简述临床上常用的缝合方法。

2. 简述缝合目的。

3. 常见的缝针有哪几种？

（二）客观题

1. A 型题

（1）下列适合"8"字缝合的是（ 　 ）

A. 肌腱、韧带吻合　　　　　　B. 肠吻合　　　　　　　　C. 血管吻合

D. 皮肤缝合　　　　　　　　　E. 实质脏器断面缝合

（2）正确的持镊方法应该是（ 　 ）

A. 左手拇指与示指、中指相对应　　　　　　　　B. 左手拇指对示指

C. 右手拇指对中指和无名指　　　　　　　　　　D. 左手拇指对中指

E. 右手拇指与示指、中指相对应

（3）外荷包缝合法适合（ 　 ）

A. 皮肤缝合　　　　　　　　　B. 肠吻合　　　　　　　　C. 血管吻合

D. 阑尾切除后　　　　　　　　E. 肌腱韧带缝合

2. B 型题

（1）～（5）题共用备选答案

A. 缝合时注意边距和针距　　　　　　B. 缝合时组织等量、对称和整齐

C. 两者都有　　　　　　　　　　　　D. 两者都无

（1）缝合皮肤（ 　 ）

（2）胃肠吻合（ 　 ）

（3）缝合腹膜（ 　 ）

（4）缝合皮下（ 　 ）

（5）缝合肌腱（ 　 ）

（曲国欣）

第三节　切开、分离与止血术

一、切开、分离

切开、分离是临床医学各科，特别是外科手术的基本技巧。此类基本操作的训练有助于锻炼医生手的灵活性和稳定性，培养左右手的协调配合能力。熟练掌握切开、分离对全面提高临床医疗，特别是外科手术的质量，减少术后并发症具有重要意义。

（一）切开

较大的切口由术者与助手用手在切口两旁及上下将皮肤绷紧固定，小切口则由术者用拇指及示指在切口两旁固定。切开时刀刃与皮肤垂直，用力适度均匀，一次将皮肤和皮下组织在同一深度切开，避免多次切割造成切口边缘参差不齐，影响愈合。切开时切勿用力过猛、过深而损伤深部组织。对皮下脂肪较厚的切口，切开时应避免将皮下脂肪向一侧牵拉而使切线偏斜。深筋膜和肌肉组织按解剖层次逐层切开，在肌层可沿肌纤维方向钝性分离，尽量不切断肌纤维。

用电刀切开时，应根据各种组织的不同特性，选择相应的最佳模式和输出功率。切开皮肤时应选择足够功率的电切，切开皮下脂肪时应选择高能电切。皮肤及皮下脂肪层均应快速电切以减少组织烫伤和脂肪液化的发生。切断深筋膜和肌肉则需选择低输出功率的电凝模式进行缓慢切割，以保证充分的凝血作用。在电切和电凝切割的全过程中均需保持切割区域组织的适度张力。

（二）分离

外科分离方法有钝性剥离和锐性剥离两类，根据局部解剖及病理改变而选择，手术时通过联合运用两类方法达到显露、游离和切除等目的。

1. 钝性剥离（图6-3-1）　是借助器械和手指对组织的牵张、扩张和推离作用使组织间隙和疏松组织分离，常用于疏松组织的解剖，如正常的解剖间隙、较疏松的粘连、良性肿瘤或囊肿包膜外间隙等。对较致密的组织，可先用锐性剥离，切开一小口后，再用钝性剥离，在解剖结构密集或重要解剖结构难以辨明的区域，钝性剥离尤为重要。

钝性剥离常用的器械为止血钳、闭合的解剖剪、刀柄、剥离子（又称"花生米"——止血钳夹持的小纱布团）、海绵钳夹纱布团、剥离器及手指等。使用钝性剥离器时应轻柔，否则容易造成组织裂伤和血管、神经的损伤。手指剥离是钝性剥离常用的方法之一，在非直视下借助手指的感觉，深入阻力小的疏松组织间隙，然后向周围扩展，使较疏松组织自行分离，再逐步深入。在深部非直视下的手指钝性剥离时，手指大幅度的动作应少用或慎用，除非确认为疏松的纤维蛋白性粘连，否则易导致组织及脏器的严重撕裂或大出血。

2. 锐性剥离（图6-3-2）　是用锐利的刀刃或剪刀的切割作用离断组织和分离组织间隙，常用

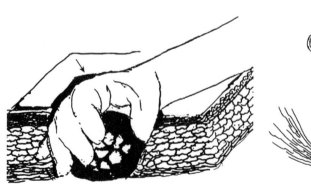

图 6-3-1　钝性剥离

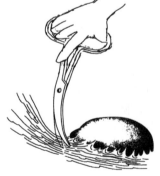

图 6-3-2　锐性剥离

于致密的组织如腱膜、鞘膜和瘢痕组织等的分离。锐性剥离的创缘整齐，组织损伤轻，但必须在直视下进行，动作应精细准确。无论使用何种器械进行分离或离断组织均需要适当力度的组织牵张，这对于减少分离时的出血和精确操作非常重要，常用手或无损伤解剖镊牵拉组织和分开组织间隙。对于血管丰富的组织或血管性粘连，应予以结扎后切断。

用手术刀分离时可采用执笔式（图 6-3-3）执刀法，利用手指的伸缩动作（而不是手腕或上肢的动作）进行切割，刀刃应与所需切开的组织平面垂直。若在两层组织间进行平面解剖（如皮瓣剥离），可横执刀柄，使刀刃与组织平面成钝角。用剪刀剥离时，可将钝性分离与锐性分离相结合使用。一般是将剪刀闭合深入组织间隙（不可太深），然后张开进行钝性分离，仔细观察有无重要结构，再剪断；用剪刀进行锐性分离时可采用推剪的方法，即将剪刀端微张，轻轻向前推进，此法一般不会损伤重要组织结构，解剖速度也快。锐性分离所致组织出血可用电凝进行补救处理后再继续分离。

3. 电刀分离 一般采用电凝或凝切模式进行解剖分离，操作时需在组织切割线两侧保持适度张力，使凝结的组织分离，但牵张力度不宜过大，否则会造成组织撕裂和出血。为了避免损伤邻近或深部的组织结构，电刀分离时可用解剖镊夹持牵张拟切割的组织。对于血管较丰富组织的分离可用解剖镊夹持并提起拟切割组织，予以间接电凝，继后用解剖镊撕裂或剪刀切断凝结的组织。对于分离过程中的出血点，采用直接或间接电凝止血。

电刀在关闭状态下尚可用电刀头进行精细的钝性分离，一般是在保持组织张力的情况下，将电刀头插入组织间隙并轻轻推离以扩张组织间隙，如此方法依次分出几个相邻的组织间隙，最后对于相邻间隙间的纤维网格以电凝切断或钳夹切断。在解剖分离过程中，交替地使用电刀的钝性分离、锐性凝切和电凝止血功能（图 6-3-4），有助于在保持清晰手术野的条件下进行快速分离。

在血管、胆管和神经等重要结构周围进行电刀分离时，应尽量调低输出功率并辅以适当的解剖镊牵引技法，以保证安全精确地切割。对于直径在 2mm 以下的微细血管，可直接电凝切割。含有较粗血管的组织，凝切分离往往出血较多，应予集束结扎后切断。

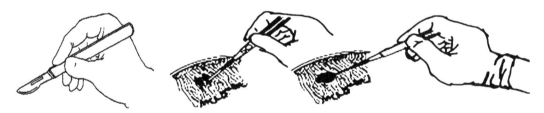

图 6-3-3 执笔式   图 6-3-4 联合使用电刀的钝性分离和锐性分离

4. 解剖分离的一般原则

（1）辨明局部解剖结构。在进行解剖剥离时，必须清楚地辨明组织的解剖结构，在组织间隙或疏松组织层内进行分离。例如，显露甲状腺时应沿着甲状腺纤维被膜表面分离，而游离血管时则应切开血管外的纤维膜并在纤维膜内分离。在未辨清组织结构以前，不要轻易切割或钳夹，锐性分离时尤须辨明解剖关系，控制利刃抵达的组织层次，以防止损伤。

（2）认清病变组织特性。良性占位性病变一般与周围组织分界清楚，常有完整包膜或假包膜，可沿包膜进行分离切除。恶性肿瘤边界不清，包膜不完整，常浸润周围组织结构，应尽量在肉眼可见的肿瘤边缘以外的部位进行锐性分离，尤其要妥善处理受癌肿浸润的重要解剖结构。急性炎症时，病变及其周围组织充血水肿，并与周围组织疏松粘连，可沿着病变组织周围进行钝性分离。慢性炎症时严重的粘连可造成组织周围解剖不清，需要耐心细致地寻找辨认组织间隙，采用钝性和锐性相结合的分离方法。

（3）掌握精巧的血管分离方法。显露血管需要掌握精巧的手术技术。分离大血管应在血管鞘内进行，先将血管浅面的鞘膜牵起、切开，沿血管纵轴用钝头剪刀在血管周围间隙内交替进行钝性和锐性分离，然后用直角钳分离血管的深面，分离时解剖镊夹持牵引血管外膜及周围组织以方便操作。若动静脉并行，血管钳应从两血管间深入再在血管的深面转向外侧。在鞘内分离血管较容易，且不易损伤并行的血管和邻近的组织结构，但应避免伤及血管的分支特别是来自后侧的血管支。当血管炎症、外伤或多次手术造成血管周围粘连和解剖层次不清时，必须熟悉血管解剖和细心操作，用剪刀逐渐进行锐性分离，尽可能避免损伤血管壁。用束带环绕悬吊已游离的血管及其分支，有助于进一步的血管分离和处理。

（4）掌握重度粘连的分离技法

1）重度粘连的分离应采取由浅入深、由外围到核心、由易到难的程序。一般先从粘连较轻或较疏松的部位开始，或由比较正常的部位逐渐接近病变部位，将周围的解剖关系基本弄清楚后，再处理困难部位，切忌盲目剥离。

2）实质器官与空腔器官之间界线不清时，可沿易于鉴别的实质器官边缘进行解剖分离，这样不致将空腔脏器穿破；如肠与肝粘连，沿肝脏表面剥离较稳妥。空腔脏器如肠与肠之间致密粘连时，先将附近疏松粘连分离后，用手指深入病变之间进行触诊，摸清可能的分界，并在手指感觉引导下进行分离，一般是沿较易辨明的一侧肠壁表面进行分离。

3）某些有包膜的脏器由于炎症粘连严重，在包膜外无法分离，或分离时渗血过多，则可进行包膜下剥离。如肾包膜外粘连致密无法剥离，可行肾包膜下剥离；肺与壁层胸膜粘连紧密，可进行胸膜外分离；脾与后腹膜粘连紧密，则可行腹膜外分离等。

二、止 血 术

控制出血是每一个外科医生必须掌握的重要手术技能。出血时外科医生做到保持镇静并且控制出血时对周围组织不造成进一步损伤是非常重要的。如果遇上自己无法控制的出血，应该寻求更资深医师的帮助。伽林中描述的控制出血的方法：①压；②包；③塞；④捆。即使在今天，仍然是有效的。

失血过多的缺点包括：①全身性并发症，如休克、凝血障碍、贫血或伤口愈合不良。②术野积血会降低能见度。③伤口积血会为细菌提供培养基，细菌的生长会导致血凝块和红细胞破裂，从而引发再出血。

1. 手术出血的类型 外科手术时遇见的出血有三种类型：

（1）原发性出血：为术前创伤和手术创伤造成的出血。

（2）反应性出血：手术创面、轻度损伤的脏器包膜或吻合口由于术后血压的升高而引起的出血。血管断端的线结或金属夹松脱可导致严重的反应性出血。

（3）继发性出血：由于感染侵蚀手术创面或其附近血管而引起的出血，如血管移植物感染引起的出血，胰腺部分切除术后胰漏或断面感染导致胰周血管腐蚀破裂出血。

2. 止血方法 迅速彻底止血以减少术中和术后出血，不仅是保持清晰无血的手术野，准确手术操作的需要，同时对于减少输血量、促进创面愈合、维持器官正常功能以及防止术后继发感染也是十分重要的。在多数手术中，通过细致解剖操作和正确运用各种止血方法能有效地预防和控制出血。外科常用的止血方法有压迫止血法、电凝止血法、结扎止血法、血管阻断法及表面止血剂法等。

（1）压迫止血法：在创面上施以一定的压力促使血管破口或断端缩小或闭合，促使血栓形成而使出血停止。对于凝血功能正常的患者，在使用纱布轻压手术创面 15～20 秒后，离断的微小血管断端即可形成小血栓而止血。较广泛的创面渗血可用 50～70℃ 温热盐水纱布或肾上腺素（2～4mg/dl）盐水纱布压迫止血，持续压迫 5 分钟以后，从垂直方向轻轻取出纱布。压迫止血法可免除过多的组织钳夹和电灼，减少组织损伤和结扎线存留。

用纱布填塞法暂时性压迫止血可用于深部手术野大出血的处理。当体腔深部或难以到达的区域发生大出血时，可首先采用纱布填塞压迫出血创面，迅速制止出血，然后再从容不迫地做出确定性止血处理。

对于发生难以控制的大出血需要及时终止手术的危重患者，纱布填塞术还可作为决定性止血方法。采用无菌纱布垫或绷带，密实地填塞在出血部位，不留空隙，保持充分的压力，迫使出血停止。填塞物一般于手术后 3 ～ 5 日逐步松动取出，过早取出可能再度出血，但体内纱布留置过久易引起感染。

（2）电凝止血法（图6-3-5）：常用于表浅的组织出血，止血快速且无异物存留。应根据出血点大小及出血范围选择适当的电凝模式和方法。小出血点可直接用电凝器烧灼止血。对于较大的出血点以止血钳或镊子准确夹持出血点组织，将电刀与器械接触以烧灼与凝固器械接触的组织，从而起凝血作用，采用此种间接电凝法止血时应避免电凝器械接触的组织过多或接触其他结构，否则烧伤范围过大，影响组织愈合。对于较大范围的创面渗血可使用氩气喷凝法（图6-3-6）进行止血。电凝前应吸去电灼部位的血液，焦痂应随时清除。在空腔脏器、大血管和神经附近及皮肤等处，应慎用电凝止血，以免重要组织结构受到损伤。对于有凝血功能障碍的患者、较大血管的出血或创面深部的出血，电凝止血效果差，应以结扎或缝扎止血为宜，以免术后发生反应性出血。

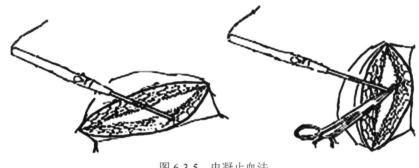

图 6-3-5　电凝止血法

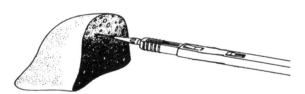

图 6-3-6　氩气喷凝法

（3）结扎止血法：包括单纯结扎法和缝合结扎法（图6-3-7）。使用单纯结扎法止血时，助手将止血钳轻轻直立提起，术者将结扎线绕过止血钳，助手将止血钳略偏向一侧露出钳端，术者在钳端的深面作结；在术者持续收紧结扎线时，助手徐徐松开止血钳，以保证可靠结扎。缝扎止血法多用于钳夹的组织较多、组织残端过短、单纯结扎困难或线结容易滑脱时，方法是将钳夹组织轻轻提起，从止血钳的深面组织中穿过缝针，拉出缝线后绕过钳端，再次从第一次针道附近组织中穿过（注意前后两次穿针处应靠近，否则有可能遗漏未结扎的组织），将缝线收紧后在血管钳后方打结，此法也称为"8"字缝合。也可以对出血点直接作"8"字缝合或连续缝合，达到止血目的。

（4）血管阻断法：在解剖分离大血管、与大血管粘连的病变或切开血流丰富的实质器官时，为制止出血或预防出血，可采用手指、血管阻断钳或血管阻断带暂时性阻断手术野或器官的主要供血血管。如在处理肝脏破裂时阻断肝十二指肠韧带内的肝动脉和门静脉以控制出血，阻断入肝血流甚至全肝血流可减少大块肝切除术时的出血，四肢手术时以止血带阻断手术区的血流。这种方法可以创造"无血"手术野，减少术中失血量并便于精细的手术处理。但其不良影响是组织的缺血再灌流损伤，因而需根据所涉及器官的生理特性来限制血流阻断时间。

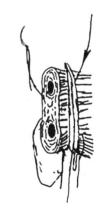

图 6-3-7　缝合结扎法

（5）表面止血剂法：用一般方法难以控制的创面持续小量渗血，可考虑采用可吸收性表面止血药物来促进血液凝固。常用的有止血纤维、止血纱布、明胶海绵和纤维蛋白胶等。用时应清除积血并用纱布吸拭渗血创面后，将止血材料覆盖、填塞于渗血创面并加压，也可用纤维蛋白胶喷洒于渗血创面，从而起止血作用。这些表面止血药物容易被渗血推离创面，故要用纱布压迫数分钟使之吸附于渗血创面而起止血作用。对于肝脏、脾脏等实质脏器的破裂出血，用加厚的止血纱布缝合在裂伤部位，或缝合成袋状包裹破裂脏器也是一种可选择的止血方法。血管吻合后，吻合口的渗血可采用可吸收止血纱布缝合包绕吻合口周围进行止血。骨质渗血可用骨蜡，它通过产生一个机械性屏障阻止骨骼表面的局灶性出血，骨蜡不被吸收且抑制骨骼的发生和修复，故应尽量减少使用。必须注意表面止血剂的止血作用是有限的，对于活动性出血点的止血效果多不满意。

3. 血管的闭合方法与血管破裂的处理　在血管离断前可采用各种手术方法将其闭合，包括电外科器械的热凝固、结扎、贯穿缝扎、钉合和纤维蛋白胶封闭等，应根据血管的大小和部位来选择适当的处理方法。

电外科器械如电凝器、激光手术器或超声止血刀的强力凝固功能都能安全可靠地闭合直径2mm以下的小动脉和静脉，但对于2mm以上血管的闭合作用则不可靠。专用于闭合血管的双极电凝钳可安全凝固闭合直径7mm以下的血管，在腔镜手术中尤为实用。

单纯结扎和结扎夹用于直径2～3mm的血管。对于深部手术和腔镜手术用结扎夹闭合血管尤为适用，正确的施夹方法是在与血管长轴垂直的方向上完全包围血管。用缝线结扎血管应选择粗细合适的缝线，作结时缓慢、均匀、适度用力，一般应用三叠结。过粗缝线不易扎紧，过细缝线容易切割损伤血管。在血压正常情况下，迫使动脉血管闭合所需外力是很小的，结扎线张力过大或结扎过紧不仅没有必要，而且会切割损伤血管。动脉硬化患者的血管顺应性差，结扎线割破动脉的危险性更大，需避免结扎过深。线结离血管残端不要太近，线头应留稍长以防线结滑脱。对于包含在大块组织内血管，应将血管游离或看清血管行径后再行结扎。大块组织结扎不甚牢靠，且术后组织坏死后尚可继发出血。

对于直径3.0～4.0mm的动脉，特别是从主动脉和腹腔动脉上直接发出的动脉支，可靠的闭合方法是贯穿缝扎或双重结扎。

闭合直径4.0mm以上大血管的最可靠方法是在拟切断点的两侧置血管阻断钳后切断血管，其近心端以4-0不吸收血管缝线连续缝合关闭，其远端予以双重结扎。大血管残端的闭合（图6-3-8）也可采用直线形切割缝合器。无论采取何种方法闭合大血管，均必须保证在主干血管壁已离断的分支部位实现齐平修复，避免主干血管的狭窄或遗留盲腔而形成血栓，这一点对于大静脉的处理尤为重要，如脾静脉与门静脉汇合部。

手术中遭遇大血管破裂出血时，应迅速用手指或纱布压迫破裂出血的部位，暂时制止出血，而后在适当扩充血容量、准确分析出血情况、确定止血对策和措施并做好处理破裂大血管的充分准备之后，清除局部积血，移出纱布，看清出血部位及破损的血管，以无创血管阻断钳或无损伤组织钳在手指深面夹住血管破口，对于不需重建的血管也可直接用止血钳钳夹，之后酌情选择结扎、缝扎或缝合修复的方法处理破裂血管。也可以在用手指或纱布暂时控制住出血后，分离出破裂口两侧血管段，用血管阻断钳控制两侧血流，在无血状态下看清血管裂口予以精确缝合修复。

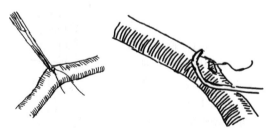

图6-3-8　间断缝合法

对于静脉破裂出血也可在出血静脉的远近两端用纱布或手指压迫止血后直接缝合修补血管壁。对于大血管采用连续外翻褥式缝合法修复血管破口；对于中等大小血管采用连续贯穿缝合法；对于小血管则应采用间断缝合法（图6-3-8）。如此，在保证可靠止血效果的同时又可避免血管狭窄。遇到这种意外大出血，切勿惊慌失措，未看清出血部位即盲目钳夹，以致加重血管的损伤造成更多的出血并有误伤其他重要组织结构的危险。

三、练 习 题

（一）主观题

为什么先清创后缝合？

（二）客观题

A 型题

（1）有关手术中的解剖分离，哪种说法是错误的（　　）

A. 术者应熟悉局部解剖，具有明确的解剖概念

B. 主刀与助手间要相互配合，做好组织牵引

C. 局部有炎症或瘢痕时，手术分离会造成较多出血

D. 锐性分离对组织损伤较大，一般应在直视下进行

E. 锐性分离与钝性分离在术中常交替和结合使用

（2）选择纵式或横式外翻缝合的根据是（　　）

A. 术者的习惯　　　　　　　　　　B. 创口区域皮纹方向

C. 创缘血供方向　　　　　　　　　D. 创口周围是否存在重要的解剖结构

E. 创口内翻倾向的严重程度

（3）脓肿或无效腔的引流物的去除应根据（　　）

A. 放置 24 ～ 48 小时后的情况　　　B. 脓液及渗出液完全消除

C. 24 小时内引流量未超过 20 ～ 30ml　　D. 引流物放置的深浅

E. 引流物为异物，应尽早拔除

（4）污染创口或为防止积血、积液而放置的引流物的去除时间一般在（　　）

A. 手术后 4 ～ 6 小时　　　　　　　B. 手术后 12 ～ 24 小时

C. 手术后 24 ～ 48 小时　　　　　　D. 手术后 72 小时

E. 脓液及渗出液完全消除

（曾祥勇）

第四节　伤口换药

合理的换药方法、伤口用药、引流条放置、适当的敷料、恰当的换药间隔时间是保证创口愈合的重要条件，否则不仅达不到治疗目的，反而延误伤口愈合，甚至导致感染，因此正确的换药是提高外科治疗的关键。医护人员应根据伤口创面的具体情况，选择不同的换药方法。

一、目　　的

1. 观察伤口或创面情况。

2. 清理或清除伤口分泌物、异物和坏死组织，减少细菌繁殖，防止和控制感染，促进伤口愈合。

3. 拆除伤口缝线。

二、适　应　证

1. 术后无菌伤口，如无发热、渗出等特殊反应，3 天后第一次换药（国外有术后 3 ～ 4 天第一次换药情况，如环境许可，伤口无红肿、渗出，继而采用伤口暴露的方法，便于观察）。

2. 伤口敷料有渗透，需及时换药并检查处理。

3. 新鲜肉芽创面，隔 1～2 天换药。

4. 感染伤口，分泌物较多，需每天多次换药。

5. 严重感染或置引流的伤口及粪瘘等，应根据引流量的多少决定换药的次数。

6. 有烟卷、皮片、纱条等引流物的伤口，每日换药 1～2 次，以保持敷料干燥。每日引流条向外退少许，使伤口由底部起逐步愈合。

7. 硅胶管引流伤口，隔 2～3 天换药一次，引流 3～7 天更换或拔除时给予换药。拔除引流管后需置入纱条引流，避免引流口皮肤过早闭合、引流不畅，影响痊愈。

三、准 备 工 作

1. 换药前半小时换药室内不作各种清洁打扫。

2. 换药前必须初步了解创口部位、类型、大小、深度、创面情况，是否感染性伤口，有无引流物，以便准备适当敷料和用具，避免造成浪费或临时忙乱。无菌创口换药到无菌室进行，感染创口在普通换药室内进行。

3. 严格执行无菌操作。换药者应戴好口罩、帽子，操作前清洁洗手，对化脓创口换药后须重新洗手，再继续换药。

4. 病员应选择适当体位，避免患者直接观察伤口的操作，必要时取平卧位，伤口要充分暴露，换药时，应有足够的照明光线，注意保暖，避免受凉。会阴部及大面积创口宜用屏风隔开或单独在室内换药。

5. 用物准备 换药碗 2 只，1 只盛无菌敷料，1 只盛酒精棉球、盐水棉球、引流物。镊子 2 把，1 把作清洁创口周围皮肤用，另一把作为创口内换药用。按创口需要加用油纱布、纱布条、引流药、外用药和纱布等。

四、方 法

1. 外层绷带和敷料用手取下，伤口面朝上放于换药碗，然后六步法洗手或戴手套。紧贴创口的一层敷料用镊子揭去，揭除敷料的方向与伤口纵行方向平行，以减少疼痛。接触无菌敷料的镊子与接触伤口的镊子要分开。

2. 左手持另一把无菌镊子将换药碗内的酒精棉球传递给右手的一把镊子操作，用以创口周围皮肤擦洗。清洁伤口先由创缘向外擦洗，勿使酒精流入创口引起疼痛和损伤组织。感染创口，由外向创缘擦拭。

3. 换药者左手持有齿镊向右手传递无菌物品，右手持无齿镊接触伤口并清洁伤口，使用时勿使两镊相碰。轻轻清洗创口，禁用干棉球擦洗创口，以防损伤肉芽组织。

4. 清除过度生长的肉芽组织、腐败组织或异物等，观察伤口的深度及有无引流不畅等情况，用酒精棉球清除沾染皮肤上的分泌物。最后用无菌敷料覆盖创面。

5. 处理垃圾后洗手或去手套，协助患者整理衣服，并告知伤口情况。

五、各类伤口换药

（一）无菌伤口换药

一期缝合的无菌伤口，应保持伤口敷料的清洁干燥和固定位置。如果敷料被污染、浸湿或移位，应及时更换敷料。如果怀疑伤口可能感染，应及时揭去敷料，观察伤口，更换敷料。薄、中层植皮，一般术后 7～10 天需清洁换药。具体操作如下：

用手揭去外层敷料，用镊子揭去内层敷料，暴露伤口。如敷料因渗出物使其与伤口粘连较紧，不可硬性将其揭下，应先用生理盐水将敷料润湿，然后慢慢地将敷料揭下，这样可减少对伤口的撕裂，减轻患者的痛苦。

2. 观察伤口有无红肿、出血，有无分泌物及其性质，注意创面皮肤、黏膜、肉芽组织的颜色变化。

3. 用碘酊或碘伏、75% 乙醇清洁消毒伤口各 2～3 遍，消毒顺序是从创缘向外周呈离心性消毒。

4. 伤口上覆盖消毒的干纱布、酒精纱布或生理盐水纱布。

5. 外层覆盖消毒的干纱布或棉垫，根据引流物种类或伤口渗出决定所需纱布量，盖上无菌干纱布，以胶布粘贴固定，胶布粘贴方向应与肢体或躯体长轴垂直。一般情况下，敷料宽度占粘贴胶布长度的 2/3，胶布距敷料的边缘约 0.5cm。如创面广泛、渗液多，可加用棉垫。关节部位胶布不易固定时可用绷带包扎。

（二）感染伤口换药

感染伤口换药基本步骤类似于无菌伤口换药，先揭去伤口敷料，再用碘酊、酒精或活力碘消毒伤口周围的皮肤、黏膜，伤口周围有胶布或油脂等物粘连者可用松节油、乙醚或汽油拭去。然后，根据伤口性质采取进一步措施：

1. 清洁处理伤口 一般用较干的生理盐水棉球沾净伤口内分泌物，并用镊子、探针或止血钳探查伤口，清除伤口内坏死组织、脓苔、缝线头及异物等。用棉球或纱布清除伤口分泌物时，要做到仔细耐心、动作轻巧、清除彻底，勿将棉球或纱布遗留伤口内。

2. 化脓性伤口

（1）一般化脓性感染伤口：可用 0.2% 呋喃西林、0.1%～0.2% 依沙吖啶等纱条湿敷。

（2）厌氧菌感染伤口：可用 2% 过氧化氢或 0.2% 高锰酸钾溶液洗涤，也可用 0.5% 甲硝唑或替硝唑溶液冲洗。

（3）铜绿假单胞菌感染伤口：常用 0.1%～0.5% 多黏菌素、1%～2% 苯氧乙醇、10% 水合氯醛等湿敷。

3. 肉芽组织伤口

（1）肉芽色鲜红，芽密细，碰之易出血并有痛感，无分泌物。此种肉芽组织为新鲜健康肉芽组织，是感染伤口正常愈合的标志，可选用生理盐水纱布、呋喃西林纱布、依沙吖啶纱布或凡士林纱布外敷。

（2）肉芽色淡，表面光滑发亮，水肿，分泌物多。可选用高渗盐水或 20%～30% 硫酸镁纱布外敷。

（3）肉芽组织生长过盛超出创缘平面，妨碍新生上皮向创面中心生长，可用刮匙刮去肉芽或以硝酸银腐蚀肉芽，再敷盐水纱条或油纱条。

（4）陈旧性肉芽色暗，芽粗大质脆，表面常覆盖一层猪脂状分泌物，触之不易渗血，无生长趋势。此种肉芽组织可能是由于伤口处理不当、局部血液循环不良所致，应设法改善局部血液循环如红外线灯烤，去除不健康的、陈旧的肉芽，创面外敷 0.1% 依沙吖啶纱布、呋喃西林纱布或碘仿纱布。

（5）生长的肉芽发生消蚀现象，多因细菌感染所致，如铜绿假单胞菌等，应选用合理的抗生素纱布外敷。

（6）坏死肉芽色灰白或紫黑，有脓液混杂其上，臭味较大。应剪去坏死肉芽，用生理盐水或 0.1% 依沙吖啶纱布湿敷。

4. 慢性溃疡、压疮 去除病因，防止局部受压，促进血液循环，改善全身情况，局部可选用 3% 过氧化氢清洗，0.1% 依沙吖啶纱布，呋喃西林纱布湿敷等。

5. 高位肠瘘、胰瘘和分泌物较多的伤口 此类伤口周围皮肤常常被腐蚀、糜烂或发生皮炎，应涂擦 10% 氧化锌软膏防治。

6. 创面使用抗生素 应针对伤口细菌的感染合理选用抗生素，临床上最常用庆大霉素。若发现有真菌感染，需选用酮康唑等抗真菌药。

7. 中药制剂 许多中药具有抗感染、刺激肉芽组织生长、收敛伤口等作用，如鱼石脂、黄金散、玉红膏等，合理选用，疗效较好。

六、注意事项

1. 不论是清洁伤口还是污染、感染伤口，均应严格执行无菌操作规则，防止交叉感染。

2. 多个患者或多个伤口同时换药应有一定的顺序，先换无菌伤口，再换感染轻的伤口，最后换感染重的伤口。

3. 换药者当日有无菌手术，不应在手术前给感染伤口换药。

4. 如病情许可、条件允许，应在换药室进行换药。

5. 凡接触伤口的用具物品经洗净后，放在指定的位置，进行无菌处理。

6. 伤口换下的污染敷料应放入指定的污物桶中，进行统一处理，不可随便乱扔。

7. 高度传染性伤口，如破伤风、气性坏疽、铜绿假单胞菌感染，应遵守严格隔离术，换下的敷料应焚毁，用过的器械应用 2% 甲酚皂（来苏儿）溶液浸泡 1 小时后再清洁灭菌，换药者应洗手再用 1% 新洁尔灭或酒精浸泡消毒。

8. 了解患者的心情，向患者讲解换药的目的和意义，消除患者的心理恐惧。

9. 换药者操作应当稳、准、轻，禁忌动作过粗过大。

10. 合理掌握换药的间隔时间，间隔时间过长不利于伤口愈合，间隔时间过短因反复刺激伤口也会影响伤口愈合，同时增加患者痛苦，并造成浪费。

（1）无菌一期伤口换药：一般在 24 小时、72 小时常规观察局部肿胀渗出情况。开放伤术后争取 24、48、72 小时连续三天换药，特别注意容易出现血肿或引流情况，应及时排除险情。

（2）骨科创面：较多见感染创面就是皮肤坏死、压疮创面，高渗盐水，用在感染重、渗出较多的创面，可以快速减轻创面及肉芽组织水肿，减少渗出。

（3）再植手术或吻合血管的皮瓣手术：最好能用与体温相近的呋喃西林溶液换药，手指换药纱布应避免环形包扎，局部最好用碎纱布填充。

（4）大面积创面：首先注意清创，对于已经坏死的组织，包括坏死的肌腱及血管组织不要姑息，界线一旦明显则果断切除。勉强留下，只会延缓肉芽生长，甚至造成感染。

（5）已清除大部分坏死组织的创口：要注意爱护肉芽的生长，肉芽组织本身有抗感染的能力，如果没有明显渗出，则不要用抗生素或其他药水换药，只用碘伏消毒创缘皮肤、湿盐水纱布覆盖即可。

（6）油纱条不要放到创面上，应该放在盐水纱布上，防止盐水过快挥发。有感染的创面注意先做细菌培养和药敏试验再换药，以免以后被动。

七、伤口分泌物的认识

1. 血液 来源于损伤的血管，一般为渗血。

2. 血浆 从毛细血管和淋巴管渗出，为淡黄色澄清液体，对伤口有一定的保护作用。

3. 脓液 由脓细胞、细菌及其毒素和酶分解的坏死组织等组成。脓液的性质、颜色、气味、黏稠度依细菌种类而异。

（1）葡萄球菌：脓液呈黄色、黏稠、无臭，多见于软组织和骨的感染。

（2）链球菌：脓液呈淡黄色、稀薄、量多、腥臭，多见于软组织感染。

（3）大肠埃希菌：脓液呈灰白色如面汤样，无臭，常为混合感染，多见于消化道、胆道和泌尿系感染。

（4）肺炎球菌：脓液呈黄色或浅黄带绿，稠厚呈乳酪样或黏液状，其中有大量的纤维蛋白凝块，引流困难。多见于呼吸系感染。肺炎杆菌：脓液呈灰白色，非常黏稠，多见于脓胸、阑尾脓肿及泌尿系感染。

（5）变形杆菌：脓液具有特殊臭味，见于肠道和泌尿系感染。

（6）铜绿假单胞菌：脓液呈淡绿色，具有微甜腐霉气味，常见于烧伤感染。

（7）结核杆菌：脓液呈淡黄色或淡茶色，内有干酪样物。

（8）厌氧菌：脓液有腐败性臭味或甜味，组织坏死，有气体存在。

（9）淋球菌：脓液淡黄，稠厚如奶油。

（10）其他：放线菌的脓液中有硫黄样颗粒，阿米巴性肝脓肿的脓液呈棕褐色（巧克力色）。

4. 空腔脏器漏出液

（1）胆瘘：排出液为胆汁，呈黄色，胆红素定性阳性。

（2）胰瘘：排出液为无色澄清液体，化验胰淀粉酶含量很高。

（3）胃肠瘘：排出液含食物残渣。

（4）尿瘘：排出液有尿臭，化验为尿。

（5）甲状舌管瘘、腮裂瘘：排出液与分泌液相似。

八、换药常用药品

1. 乙醇溶液 作用机制是能使细菌蛋白脱水，发生沉淀，呈现收敛，从而杀菌。

（1）常用制剂为 70% ～ 75% 乙醇溶液，以 75% 浓度作用最强，低于 30% 几乎无杀菌作用，而浓度过高则使菌体表面蛋白凝固，妨碍酒精向内渗透，从而影响其杀菌效果。

（2）因酒精兼有溶解皮肤表面油脂作用，在外科中常单独或与碘酊结合用于皮肤消毒。

（3）40% ～ 50% 乙醇溶液涂擦皮肤可使皮肤血管扩张，增加血液循环，防止压疮。

（4）20% ～ 30% 乙醇溶液可用于高热患者擦浴退热。

2. 碘酊 因能与蛋白质的氨基结合，使其变性，从而具有强大的杀菌能力，包括真菌和变形虫，并能杀死芽孢，但对皮肤、黏膜有强烈的刺激作用。

一般皮肤消毒用 2% ～ 2.5% 碘酊，术前用 3.5% ～ 5% 碘酊，小儿用 1.5% ～ 2% 碘酊，待其干后，穿透皮肤较深，灭菌作用较强，再用 75% 乙醇脱碘。一方面乙醇脱脂（溶解脂肪）能促进碘酊的渗透，加强杀菌作用，另一方面乙醇脱去皮肤碘酊，避免碘的刺激引起皮肤起泡、脱皮，以及碘过敏反应。

但应注意：①忌用于会阴、阴囊、口腔黏膜、破溃皮肤及新生儿皮肤，碘酊可造成此处皮肤损伤；②忌用高浓度碘酊，因其对组织具有腐蚀性；③忌与红汞同用，以免产生碘化汞而烧伤皮肤。

3. 活力碘 是一种以表面活性剂为碘载体的剂型，呈棕色略带黏性的液体。本品与皮肤黏膜接触后，缓慢释放出碘而起消毒作用，对细菌、真菌、病毒均有较强的杀灭能力。可用于外科洗手、手术皮肤黏膜和创口消毒，亦可用于口腔、阴道黏膜感染及疱疹病毒感染。本品易溶于水，着色后易用水去除，本品无须脱碘，无刺激、无致敏、无腐蚀性。使用方法如下。

（1）手术部位皮肤、医务人员手臂消毒：用原液涂擦 2 遍。

（2）注射部位、会阴消毒：原液稀释 1 倍，涂擦 1 ～ 2 遍。

（3）创伤、烧伤、体腔消毒：原液稀释 10 倍，涂擦或冲洗。

（4）口腔和咽部消毒：原液稀释 20 倍，洗漱或涂擦。

（5）会阴部冲洗或坐浴：原液稀释 40 倍。

4. 生理盐水 是一种最常用的药物，无刺激性。用于清洗伤口，一般换药，覆盖新鲜的肉芽创面，手术时伤口、内脏冲洗等。

5. 高渗盐水 一般为 10% 浓度盐水，多用于肉芽水肿创面，能消退水肿，减少细菌生长繁殖环境，有利于新鲜肉芽组织形成及创面愈合，但可引起伤口疼痛。

6. 过氧化氢溶液 为强氧化剂，与组织中过氧化氢酶相遇很快放氧，从而产生抗菌、除臭、清洁、收敛、止血的作用，但作用时间短，杀菌力弱。主要用 3% 溶液清洁面部创面、溃疡、脓窦、耳内脓液；用 1% 溶液含漱治疗口腔炎、扁桃体炎等。因其产气快，在体腔创面使用时应注意可能引起栓塞、感染扩散等危险。储存过久易分解失效。

7. 高锰酸钾 为强氧化剂，遇坏死组织等有机物则释放出新生态氧，起杀菌除臭作用，但作用表浅，时间短，低浓度有收敛作用。使用本品应根据病情合理选用浓度：① 0.1% ～ 0.5% 溶液冲洗感染创面、皮肤溃疡、痔疮；② 1% 溶液消毒毒蛇咬伤的创口；③ 0.0125% ～ 0.025% 溶液用于坐浴、冲洗阴道、含漱；④因本品能氧化某些有机毒物而起解毒作用，故可用 0.01% ～ 0.02% 溶液洗胃，以解救食物中毒、吗啡、番木鳖碱（士的宁）、巴比妥类中毒。

8. 凡士林纱布　多用于脓腔引流，具有不易干结、可保持引流、促进肉芽生长的特点。

9. 甲紫　为碱性染料，因与细菌蛋白质的羟基结合而灭菌，主要作用于革兰氏阳性菌和霉菌，并能与损伤、坏死组织凝结成保护膜而起收敛作用。本品刺激性小，1% ～ 2% 溶液常用于皮肤黏膜感染、小面积灼伤、口疮、溃疡、各种癣症及霉菌性阴道炎的治疗。

10. 红汞　本品为有机汞制剂，通过解离出汞离子起杀菌作用，组织穿透力差，对芽孢无效，并因血清、脓液及其他有机物存在而疗效降低。因无刺激性，2% 红汞溶液主要用于皮肤、黏膜消毒及皮肤擦伤与小伤口。使用时应注意：不可大面积使用，以免汞被吸收而引起汞中毒，不可与碘酊同用。

11. 新洁尔灭　为季铵盐阳离子表面活性剂，其特点是杀菌力强，穿透力强，刺激性小。常用 0.1% ～ 0.5% 浓度，用于手部、皮肤、黏膜和器械的消毒及深部伤口的冲洗。注意勿与肥皂、洗涤剂合用，以免降低其灭菌效力。

12. 依沙吖啶　主要抑制革兰氏阳性菌和少数革兰氏阴性菌，毒性低，刺激性小。其制剂有 0.1% ～ 0.2% 水溶液、1% 软膏、2.5% 粉剂，用于皮肤、黏膜感染的洗涤和湿敷。

13. 呋喃西林　抗菌谱广，对革兰氏阳性菌和阴性菌均有较强的杀菌作用，且不易产生耐药性。常用 0.01% ～ 0.02% 水溶液湿敷或冲洗伤口，冲洗膀胱。

14. 优锁　又称漂白粉硼酸溶液，对气性坏疽特别有效，一般用于化脓腐烂伤口，可溶解坏死组织，使其脱落。

15. 硼酸　为 2% ～ 4% 弱酸溶液，有抑菌和抗真菌作用，刺激性小。可用于眼、咽喉、口腔、阴道、膀胱、创面、子宫等冲洗、清洁、消毒。本品毒性低，但吸收快，不宜用于大面积创伤、新生儿肉芽组织、乳母奶头，以免吸收中毒。

16. 鱼石脂　一般配制成 10% 软膏外用，轻度抑菌，刺激温和，具有消炎、消肿、抑制分泌、防腐作用。

17. 苯氧乙醇　有较强杀灭铜绿假单胞菌作用，常以 2% 溶液用于铜绿假单胞菌感染的伤口。

18. 氧化锌软膏　10% ～ 15% 氧化锌软膏，具有收敛、止痒、抗菌、防腐作用。用于肠瘘周围的皮肤保护、擦伤的皮肤保护，以及如湿疹、溃疡等各种皮肤病。

19. 石炭酸　是一种原浆毒，能使菌体蛋白变性而起杀菌作用，1% 溶液就能杀死大多数病菌（包括革兰氏阳性菌和阴性菌）。因其与蛋白结合疏松，不受蛋白质或有机物阻碍，能渗透至深部组织，对组织伤害作用也很大。临床上常用本品腐蚀不健康或过剩的肉芽组织，处理阑尾切除后残端。用于体表的水溶液，浓度不宜超过 2%，以免损伤组织。

九、引流物的选择

1. 切口内少量渗液用硅胶皮条引流。

2. 脓液较多时用烟卷引流。

3. 器腔内或腹腔引流用硅胶管、双腔或双套管引流。

4. 腔引流用硅胶皮条、凡士林纱条或纱布引流条引流。

十、临床常见伤口处理方法

1. 清洁伤口用碘伏消毒，刺激小，效果好；对于清洁、新生肉芽创面，还可加用凡士林油纱覆盖以减轻换药时患者的痛苦，并减少组织液渗出、丢失。

2. 血供丰富，感染机会小的伤口可用生理盐水简单湿润一下，无菌敷料包扎即可。

3. 对于有皮肤缺损的伤口，缺损区用生理盐水反复冲洗，周围可用碘伏常规消毒，消毒后，用生理盐水纱布或凡士林纱布覆盖，生理盐水纱布有利于保持创面的新鲜、干燥，凡士林纱布有利于创面的肉芽生长。

4. 感染或污染伤口原则是引流排脓，必要时拆开缝线，扩大伤口，彻底引流，伤口内用过氧化氢溶液和生理盐水反复冲洗，有坏死组织的应给予清创，也可以用抗生素纱布填塞伤口内，伤口的周围最好用碘酊2遍、酒精三遍脱碘消毒。当然感染伤口换药要做到每天1～2次。另外，对化脓的切口换药时，一定要仔细擦掉切口处的脓苔，且不能因为患者的疼痛而不敢碰切口，脓苔除去后要有轻微的血丝渗出，才有助于切口早日愈合！

5. 压疮、化脓性骨髓炎等感染伤口　碘伏消毒创口周围，而创口以过氧化氢溶液、生理盐水冲洗，庆大霉素敷料覆盖。

6. 骨髓炎有骨外露　换药首先要勤，因为渗出很多，所以敷料要多。在换药过程中，应随时清除坏死组织，髓腔内可以放置纱条。经验方法是先用生理盐水冲洗创面，再用0.1%碘伏冲洗，再用过氧化氢溶液冲洗，最后用庆大霉素纱布湿敷，敷料覆盖。

7. 开放性骨折行外固定　换药遵循的是首先碘伏消毒（同时清理切除坏死组织），其次使用过氧化氢溶液消毒，然后生理盐水冲洗，最后呋喃西林填塞覆盖创面。等待其肉芽生长，行游离皮瓣覆盖。

8. 切口的脂肪液化　在脂肪丰富的地方易出现脂肪液化，此时广泛的敞开切口（脂肪液化的区域全部打开），应行细菌培养加药敏试验，加强换药。初期消毒后在局部的皮下注射庆大霉素，向切口中放置葡萄糖粉，每天换药，待创口渗出减少后油纱布刺激肉芽生长，二期缝合或蝴蝶胶布拉合。

9. 久溃不愈的伤口，要采用中药换药。中医换药有其独到之处。例如，对于难愈性窦道，通常早期用八二丹或九一丹联合应用红油膏，提腐去脓，后期用生肌散和红油膏收口，效果很好，即使是铜绿假单胞菌或耐药性金黄色葡萄球菌感染都能很好治愈。

10. 对污染性油性伤口　可用松节油洗去油渍。

11. 对于陈旧性肉芽创面　此种肉芽组织再生能力差（颜色暗红，不新鲜，高低不平，有时呈陈旧性出血貌），周围组织不易愈合，以刮匙将表面肉芽组织刮除或剪除，使之出血，露出新鲜肉芽，外敷橡皮膏（此为中医去腐生肌之说，西医则将以过氧化氢溶液冲洗达到去腐的目的）。如有脓液，应注意观察有无脓腔或窦道，注意患者体温变化。

12. 对于铜绿假单胞菌感染的伤口　特点是脓液为淡绿色，有一种特殊的甜腥臭味，如果创面结痂，痂下积脓，有坏死组织的，要清除痂皮、脓液和坏死组织。烧伤创面早期铜绿假单胞菌感染可削痂植皮。也可用1%～2%苯氧乙醇湿敷，或用0.1%庆大霉素、1%磺胺嘧啶银、10%磺胺米隆等溶液湿敷。创面如较小可用3%醋酸、10%水合氯醛等溶液湿敷。

十一、换药实践技能操作

（一）术前准备

1. 物品准备

（1）治疗碗（盘）2个，有齿、无齿镊各1把或血管钳2把，探针1个，手术剪1把。

（2）2%碘酊和酒精棉球或碘伏，生理盐水，棉球若干，引流物或根据伤口所选择的药物、敷料。

（3）胶布、剪刀、汽油或松节油棉签。必要时备酒精灯、火柴、穿刺针。根据伤口需要酌情备用胸腹带或绷带。

2. 患者准备　告知患者换药的目的，可在病房，最好在专用的换药室进行换药，患者应采取最舒服且伤口暴露最好的体位。应避免着凉，如伤口较复杂或疼痛较重，可适当给予镇痛或镇静药物以解除患者的恐惧及不安。

（二）操作步骤

换药前操作者应洗手，并戴好帽子和口罩。

1. 一般换药方法

（1）移去外层敷料，将污敷料内面向上，放在弯盘内。

（2）用镊子或血管钳轻轻揭去内层敷料，如分泌物干结黏着，可用生理盐水润湿后揭下。

（3）一只镊子或血管钳直接用于接触伤口，另一镊子或血管钳专用于传递换药碗中物品。

（4）酒精棉球消毒伤口周围皮肤，生理盐水棉球轻拭去伤口内脓液或分泌物，拭净后根据不同伤口选择用药或适当安放引流物。

（5）用无菌敷料覆盖并固定，贴胶布方向应与肢体或躯干长轴垂直。

2. 缝合伤口换药

（1）更换敷料：一般在缝合后第 3 天检查有无创面感染现象。

（2）消毒后用无菌纱布盖好，对有缝线、脓液或缝线周围红肿者，应挑破脓头或拆除缝线，按感染伤口处理，定时换药。

3. 其他伤口换药

（1）浅、平、洁净伤口：用无菌盐水棉球拭去伤口渗液后，盖以凡士林纱布。

（2）肉芽过度生长伤口：正常的肉芽色鲜红、致密、洁净、表面平坦，如发现肉芽色泽淡红或灰暗，表面呈粗大颗粒状，水肿发亮高于创缘，可将其剪除，再将生理盐水棉球拭干，压迫止血。也可用 10% ～ 20% 硝酸银溶液烧灼，再用等渗盐水擦拭，若肉芽轻度水肿，可用 3% ～ 5% 高渗盐水湿敷。

（3）脓液或分泌物较多的伤口：此类创面宜用消毒溶液湿敷，以减少脓液或分泌物。湿敷药物视创面情况而定，可用 1 ： 5000 呋喃西林或漂白粉硼酸溶液等。每天换药 2 ～ 4 次，同时可根据创面培养的不同菌种，选用敏感的抗生素。对于有较深脓腔或窦道的伤口，可用生理盐水或各种有杀菌去腐作用的渗液进行冲洗，伤口内适当放引流物。

（4）慢性顽固性溃疡：此类创面由于局部循环不良，营养障碍或切面早期处理不当或由于特异性感染等，使创面长期溃烂，久不愈合。处理此类创面时，首先找出原因，改善全身状况，局部用生肌散、青霉素等，可杀灭创面内细菌，促进肉芽生长。

十二、注意事项

视频 6-4　伤口换药术

1. 严格执行无菌操作技术　凡接触伤口的物品，均须无菌，防止污染及交叉感染，各种无菌敷料从容器内取出后，不得放回，污染的敷料须放入弯盘或污物桶内，不得随便乱丢。

2. 换药次序　先无菌伤口，后感染伤口，对特异性感染伤口，如气性坏疽、破伤风等，应在最后换药或指定专人负责。

十三、病例分析

1. 患者，男性，2 天前被埋在地里的利器划破右足底，曾来院扩创包扎，注射破伤风抗毒素。今来院复诊换药，请戴无菌手套，在医学模拟人上进行操作。

2. 患者，男性，急性阑尾炎术后，请戴无菌手套、清洁伤口换药，在医学模拟人进行操作。

十四、练　习　题

（一）主观题

1. 简述病室换药的最佳时间。

2. 简述切口的分类。

3. 简述伤口愈合分级。

（二）客观题

A 型题

（1）关于换药操作的描述，错误的是（　　）

A. 用手揭去外层敷料　　　　　　　　B. 沾污敷料内面向上放在弯盘内

C. 酒精棉球清洁伤口周围皮肤应由外向内　　D. 两把镊子分别用于接触伤口与敷料

E. 胶布粘贴方向应与肢体或躯干长轴垂直

（2）对于肉芽生长过度的伤口处理方法是（　　）

A. 用鱼石脂软膏外敷　　B. 用 5% 氯化钠溶液湿敷　　　C. 用手术剪将其剪平

D. 用呋喃西林纱布湿敷　　E. 用凡士林纱布覆盖

（3）不是慢性顽固性溃疡换药治疗措施的是（　　）

A. 紫外线照射　　　　　　B. 红外线照射　　　　　　　C. 高压氧治疗

D. 局部用生肌散　　　　　E. 搔刮创面

（4）Which the concentration is correct for alcohol to disinfectant skin（　　）

A. 30%　　　　B. 50%　　　　　　C. 70%　　　　　　D. 90%　　　　　　E. 20%

（5）阑尾脓肿切除术后换药时，正确的伤口消毒方法是（　　）

A. 从伤口中央向周围消毒　　B. 从伤口外周向中央消毒　　　C. 从伤口左侧向右侧消毒

D. 从伤口上方向下方消毒　　E. 以上都是

（6）下列换药的先后顺序，正确的是（　　）

A. 肛旁脓肿切开术、疝修补术、胆总管探查术

B. 乳腺癌根治术、胃癌根治术、结肠造瘘术

C. 结肠造瘘术、胆总管探查术、乳腺癌根治术

D. 甲状腺次全切除术、肛旁脓肿切开术、胆总管探查术

E. 胆囊切除术、结肠造瘘术、疝修补术换药

（7）对于肠瘘患者的换药，采取的引流物较为合适的是（　　）

A. 双套管　　　　B. 烟卷引流条　　　C. 负压球　　　　D. 纱条　　　　E. 硅胶引流条

（8）应由专人负责换药并处理污物、敷料的伤口是（　　）

A. 急性化脓性阑尾炎手术伤口　　　　　B. 乳腺癌改良根治术伤口

C. 压疮创面　　　　　　　　　　　　　D. 急性蜂窝织炎伤口

E. 气性坏疽术后伤口

（曲国欣）

第五节　引　流　术

　　引流和切开（incision）、分离（separation）、止血（hemostasis）、缝合（suture）、打结（knot）等共同组成了外科的基本操作。引流术（drainage）是疾病的一种治疗手段，是将人体组织间或体腔内积聚的脓液（如脓胸、肾积脓等）、血液（如血胸、气胸）或其他组织渗液导流至体外或体腔内的技术。引流不仅包括将组织内或体腔内积聚的液体引流至体外，即外引流，还包括通过改道或分流使体液流经另外的体腔，即内引流，如逆行胰胆管造影（ERCP）置管将胆总管和十二指肠连通等。因此，使器官、体腔或组织腔、洞的内容物排出体外或引离原处的方法，均可称为引流。

一、适　应　证

　　1. 排出脓肿或其他化脓性病变的脓液或坏死组织，如脓肿切开引流、脓胸的胸腔闭式引流、

肾积脓的肾造瘘术等。

2. 伤口感染、其他部位严重污染，或有坏死组织未能彻底清除者。

3. 预防血液、渗出液或消化液等在体腔或手术视野内蓄积，以免继发器官压迫症状、感染或组织损害。各种重要器官及胸腔、腹腔等部位手术后，如甲状腺术后、心脏、肺、肝、肾、肠道等手术后，一般要留置引流管。

4. 肿物摘除后，残腔不易消灭，有积液，留置引流，帮助残腔或无效腔内肉芽增生，促使手术野无效腔缩小或闭合。

5. 建立器官间或器官与外界的暂时性或永久性通道，如胆肠吻合治疗胆总管梗阻、结肠造瘘治疗直肠或结肠晚期肿瘤、肾造瘘治疗无法解除梗阻的肾积水等。

6. 防止伤口皮肤过早愈合，如肛瘘切除术伤口应该从底部组织生长达到愈合，皮肤过早愈合可能会重新形成瘘管。

7. 减压作用，如脑室引流以降低脑压；胆总管 T 管引流以降低胆道压等。

8. 用于观察术后是否有活动性或继续出血，如泌尿系损伤的导尿术、胸腔积血的胸腔闭式引流术等。

二、引流类型

1. 根据选用的引流物类型分类 可以分为橡皮片引流、烟卷式引流、纱布引流和引流管引流。宜根据伤口的大小和深浅以及分泌物、脓液、渗液的多少，选择合适的引流物。

（1）橡皮片引流：一般用废橡皮手套剪成皮片，用于切口较小、创面不大、渗液不多的伤口引流，尤其是清洁切口手术后的引流，如甲状腺术后、腹股沟疝术后的引流等。与纱布引流和烟卷式引流相比，不容易发生堵塞。

（2）烟卷式引流：用橡皮片裹纱布条制成烟卷状。表面光滑，富于毛细管作用，刺激性小。适用于伤口相对较大、伤口较深、渗液较多的伤口引流，如髂窝脓肿切开引流、阑尾脓肿切开引流等。

（3）纱布引流：用纱布或油纱布折卷而成。常用于表浅化脓伤口。

（4）引流管引流：是临床使用最广的引流方式。多用于深部组织器官或体腔。根据用途的不同，常用的有软塑料管、普通橡皮管或导尿管、蕈状引流管、T 形引流管等。

2. 根据引流机制不同分类 可以分为被动引流和主动引流。

（1）被动引流：有烟卷式引流、纱布或凡士林纱布引流和胶管或塑料管引流。被动引流中液体的排出是借助于体内液体与气体之间的压力差。有的引流还有毛细管作用、虹吸作用或与体位相关。当压力差、毛细管作用和虹吸作用消失，或引流物堵塞伤口，体内液体蓄积，于治疗不利。这类引流大多是开放式的，容易发生逆行性或外源性污染，比较适宜于浅部伤口和渗出液不多的深部伤口。

（2）主动引流：主动引流是通过加压器的负压作用将伤口或创口内液体吸出，可避免局部液体蓄积，促使腔隙缩小，适用于渗液较多的深部伤口。这种引流由于负压吸引作用较大，可使伤口内无效腔迅速缩小；但负压引流管的内口很容易被周围组织堵塞。

3. 根据引流的目的的不同分类 可以分为治疗性引流和预防性引流。治疗性引流以治疗为目的，如脓肿切开引流术、脓胸和血气胸的胸腔闭式引流术等；预防性引流以预防渗液和血液蓄积压迫器官为目的，如各种深部器官术后的引流等。

4. 根据采用方式不同分类 可以分为切开引流术、穿刺引流术和影像定位下穿刺引流术。影像定位以超声定位使用最多、最普遍。

5. 根据引流液的流向目的分类 可以将引流分为外引流和内引流。外引流是指将组织内或体腔内积聚的液体引流至体外，如幽门梗阻后行胃造瘘、直肠肿瘤或损伤后行结肠造瘘、肾积脓或肾积水时行肾造瘘等；内引流是通过改道或分流使体液流经或流向另外的体腔内，如逆行胰胆管造影（ERCP）置管将胆总管和十二指肠连通、输尿管梗阻时膀胱镜下将输尿管支架管（双 J 管）将肾脏和膀胱连通等。

三、引流的注意事项

引流是一把双刃剑，既可以作为感染的治疗措施，也可能导入致病菌，引起感染；既可以治疗疾病，使用不当也可以导致器官损伤。因此，要掌握引流的适应证和方法，术后加强管理。

1. 引流物为异物，在能达到引流目的的前提下，尽量选择表面光滑、刺激性较小的引流物。引流物留置时间尽可能缩短，橡皮片引流时间 24～48 小时；烟卷式引流一般为 48～72 小时；引流管引流，根据需要而定，一般不超过 1 周，胆道引流管留置时间可达 2 周，甚至更长。脓腔内的引流物应该留置至脓腔缩小接近愈合时。

2. 任何引流物都要妥善固定，并在病历或手术记录中详细记载数目和留置时间，以防遗忘或脱落滑入伤口中。也要避免引流管被缝合到深处，不能如期取出。

3. 注意观察引流液体的性质和数量，以判断是否有出血、吻合口或缝合口处破裂、感染、引流不畅等情况，并及时处理。引流量多的，要记录，以供补液的参考。

4. 无论何种引流，术后都要保持引流通畅，及时换药，尤其是清洁手术和沾染手术，避免医源性感染，或医院内感染。

5. 清洁和轻度沾染的手术，除非有较广泛的渗血，一般不需要引流，以免增加感染机会。

6. 沾染和轻度感染（如单纯性阑尾炎）的，感染病灶已切除、腹膜炎症轻，估计术后无出血或消化液漏出，也没有必要引流。

7. 患者全身情况不佳、术后愈合能力欠佳，术后有消化液、尿液等溢漏可能的，需要留置引流，而且不宜过早拔除引流管。

8. 腹膜腔感染严重，术后将继续渗出化脓；或者手术分离范围广，术后难免有较多渗液和渗血，必须留置引流管引流。

9. 多发性脓肿，或分隔的脓肿，要去除分隔，使脓腔相通，引流充分。

10. 引流物可加重腹腔内纤维粘连，对其他浆膜也是如此。纱布引起粘连最多，胶管次之，塑料管最少。因此，引流物应该尽早拔除。

11. 引流管可以挤压肠管、血管等，引起肠管、血管缺血，甚至破裂、出血等。因此，放置引流管时，要尽可能远离肠管和血管，肠管间引流不要选择质地过硬的引流管。

12. 引流管引流液突然减少时，要及时检查和分析原因，调整引流管，保持引流畅通。

13. 当引流液逐渐减少，已无引流作用时，要及时拔除引流物，因为不起引流作用的引流管会增加感染的机会。

四、练　习　题

（一）主观题

简述引流的适应证。

（二）客观题

1. A 型题

（1）睾丸鞘膜积液术后可以留置橡皮片引流，拔除时间是（　　　）

A. 1～2 天　　　　B. 2～3 天　　　　C. 3～4 天　　　　D. 14 天及以上　　　E. 5～7 天

（2）胆总管梗阻术后一般要做蕈状管或 T 形管引流，拔除的时间是（　　　）

A. 1～2 天　　　　B. 2～3 天　　　　C. 3～4 天　　　　D. 14 天及以上　　　E. 5～7 天

（3）单纯性阑尾炎行阑尾切除术，引流方式是（　　　）

A. 橡皮片引流　　　　　　　　B. 烟卷式引流　　　　　　　　C. 引流管

D. 可以不用引流　　　　　　　　E. 凡士林纱布引流

（4）双侧输尿管结石出现慢性肾功能不全，行一侧腹腔镜输尿管切开取石术，引流方式是
（　　）

A. 橡皮片引流　　　　　　　　B. 烟卷式引流　　　　　　　　C. 引流管引流

D. 可以不用引流　　　　　　　　E. 硅胶皮导引流

（5）背部痈直径 5cm，行痈切开引流术，引流方式是（　　）

A. 橡皮片引流　　　　　　　　B. 烟卷式引流　　　　　　　　C. 引流管引流

D. 可以不用引流　　　　　　　　E. 硅胶皮导引流

2. X 型题

（1）导尿可以是（　　）

A. 治疗为目的的引流　　　　　　B. 预防为目的的引流

C. 被动引流　　　　　　　　　　D. 主动引流

E. 外引流

（2）胃肠减压可以是（　　）

A. 治疗为目的的引流　　　　　　B. 预防为目的的引流

C. 被动引流　　　　　　　　　　D. 主动引流

（3）脊柱手术后做引流管负压引流，引流方式是（　　）

A. 治疗为目的的引流　　　　　　B. 预防为目的的引流

C. 被动引流　　　　　　　　　　D. 主动引流

（4）梗阻性肾盂肾炎可以发展成肾积脓，此时可以选择的引流方式是（　　　）

A. 切开引流　　B. 穿刺引流　　C. 外引流　　　　D. 内引流

（5）前列腺增生合并急性尿潴留，留置尿管失败，可以行膀胱造瘘术。膀胱造瘘术是（　　　）

A. 主动引流　　B. 被动引流　　C. 内引流　　　　D. 外引流

（王声兴　车宪平）

第六节　动脉、静脉穿刺术

一、动脉穿刺术

（一）目的

采集动脉血标本，用于动脉血相关指标测定，主要用于动脉血气分析；抢救患者或治疗而对动脉进行穿刺或置管。

（二）适应证和禁忌证

1. 适应证

（1）严重休克需抢救的患者，经静脉快速输血后未见改善，须经动脉增加冠状动脉灌注量及有效血容量。

（2）持续监测麻醉、围手术期及危重患者的动脉血压。

（3）各种原因引起的呼吸衰竭、电解质酸碱平衡紊乱、使用人工呼吸机等患者，需施行特殊检查，如动脉血气分析。

（4）需施行选择性血管造影和治疗、介入治疗、心导管置入等。

2. 禁忌证

局部组织感染（绝对禁忌证）、凝血功能异常、动脉近端梗阻、脉管炎、Allen 试验阴性等。

（三）准备工作

1. 了解、熟悉病情 与患者或家属沟通，以取得患者及家属配合。备齐物品携至床旁，查对床号、姓名、治疗项目等，向患者或家属解释股动脉穿刺的目的、方法。

2. 器械准备 包括清洁盘，消毒液，无菌手套，动脉穿刺针，局部麻醉药，动脉血压监护装置，肝素液，加压装置。

（四）方法

1. 股动脉穿刺

（1）洗手、戴口罩。

（2）协助患者仰卧位，下肢屈曲略外展外旋。检查注射器的包装、有效期等，再次查对。

（3）穿刺点：操作者触摸腹股沟动脉搏动最强点（髂前上棘与耻骨结节体表连线处中点下方1～2cm）作为穿刺点。常规消毒皮肤，术者消毒左手中指和示指，在腹股沟韧带下方内侧，左手示指和中指触及股动脉搏动最明显处并固定，略分开约0.5cm，右手持注射器垂直刺入动脉或者与动脉走向成40°角刺入。

（4）见回血后用右手固定注射器，左手抽动活塞，按需要采集标本或者接上输血输液器。

（5）抽血或输入完毕，立即拔针，局部加压按5～10分钟。

（6）帮助患者取舒适卧位，整理用物，消毒洗手。

2. 桡动脉穿刺及置管 桡动脉穿刺（图6-6-1）出现出血、血供障碍、血栓、血肿的危险性小。

（1）患者平卧，前臂外展，掌侧朝上，腕背部垫一小枕，四指固定使腕部呈背曲抬高30°～45°。

（2）术者戴好帽子、口罩，戴无菌手套。

（3）穿刺点的选择：穿刺前摸清桡动脉走行，宜选择桡动脉搏动强、走行直的部位穿刺。以左手示指和中指在腕关节桡侧动脉搏动明显处，选其掌横纹上1～2cm处为穿刺点。

（4）常规消毒后，先以1%～2%利多卡因0.5～1ml在皮肤穿刺部位注射一个直径1cm左右的皮丘，进针时针尖斜面向上，基本与皮肤平行，并避开表静脉。

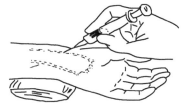

图6-6-1 桡动脉穿刺

（5）以20或22号动脉穿刺针与皮肤成30°角，向桡动脉直接刺入。

（6）见针尾有血液流出，即可固定针芯并将套管向前推进，然后将针芯退出。

（7）如果针已穿透动脉后壁，可将针芯退出，以注射器与套管针相连接并边回吸边缓慢后退，直到回吸血流通畅后再向前推进。

（8）然后把外套连接到附有三方活塞的监护装置上，并固定。

3. 血气标本处理

（1）穿刺成功后，观察注射器中有无气泡，若有气泡，应排出，轻轻转动注射器使血液和肝素充分混合，然后将针头插入橡皮塞中密封。

（2）将血气标本固定在冰盒内（或放入冰桶中），10分钟内送检。

（3）申请单应填写患者的吸入氧浓度和血红蛋白浓度。

（五）注意事项

1. 必须做Allen试验。

2. 严格执行无菌操作技术及查对制度。

3. 采用持续加压肝素液冲洗，发现凝血块应吸出，不可注入。

4. 拔针或拔导管后妥善压迫止血，防止局部血栓形成。

5. 主要的血管并发症包括出血、血肿、感染、假性动脉瘤、动静脉瘘、动脉夹层或夹层动脉瘤、动脉闭塞等。

6. 严格、规范、准确地穿刺股动脉，争取一次穿刺成功，避免反复、多次穿刺。

7. 穿刺前对血管认真、仔细检查与评价，对可疑血管病变应行超声检查，以明确病变性质与程度。

8. 动脉穿刺准确、规范，穿刺针进入动脉回血顺畅后再送入导丝。

9. 避免加压包扎过紧、时间过长。

（六）并发症及处理

1. 穿刺部位出血　皮下瘀血或血肿。常见于按压不充分、反复穿刺、刺穿血管后壁等情况，按压是预防出血的主要方法。部分凝血功能差的患者在穿刺后，应根据情况延长按压时间，确定无出血后方可终止。皮下血肿在 24 小时后可进行热敷等处理。

2. 血栓形成　多见于反复穿刺和过度按压的情况，预防为主，如形成血栓应请血管外科检查处理。

3. 手掌缺血　可发生于 Allen 试验阴性的患者，穿刺前常规行 Allen 试验。

4. 感染　消毒不规范为主要原因，严格消毒可避免。

（七）相关知识

1. Allen 试验　术者双手压迫患者的尺、桡动脉，嘱患者反复握拳和放松 5～7 次直至手掌变白。松开对尺动脉的压迫，若手掌在 10 秒内颜色恢复正常为阳性，若无法恢复正常颜色为阴性，提示桡动脉和尺动脉之间侧支循环不良，不宜穿刺。否则一旦发生桡动脉闭塞，将出现手掌缺血的严重情况。

2. 腹股沟三角及股动脉的解剖特点　腹股沟三角位于腹股沟股前部的上 1/3，呈倒三角形，底部为腹股沟韧带，外侧边为缝匠肌内侧缘，内侧边为长收肌外侧缘。股三角内有股神经、股动脉及其分支、股静脉及其属支走行。股动脉由髂外动脉延续而来，在腹股沟韧带中点处进入股三角，在股三角内走行于股静脉的外侧。股动脉的外侧为股神经。股动脉在腹股沟韧带中点处位置表浅，易于触摸。

二、静脉穿刺术

（一）目的

1. 常用于脱水、休克和血容量不足时加压输液、输血，各类重症休克、心力衰竭和低心排血量综合征、体外循环心内直视手术等。

2. 通过外周静脉穿刺获取静脉血标本进行血常规、血生化、血培养等各项血液化验检查。建立外周静脉输液通道也需要进行外周静脉穿刺。

3. 深静脉穿刺（包括锁骨下静脉、颈内静脉或股静脉）的目的是在外周静脉穿刺困难的情况下获取静脉血标本；也可通过留置导管建立深静脉通道，用于胃肠外营养或快速补液治疗、经静脉系统的血流动力学（如 Swan-Ganz 导管、中心静脉压、电生理）等检查、介入治疗（如射频消融、深静脉滤网）等。

（二）适应证和禁忌证

1. 适应证

（1）需留取静脉血标本的各种血液实验室检查。

（2）需长期输液而外周静脉穿刺困难者。

（3）失血、脱水及血容量不足，需大量快速输液、输血或应用血管活性药物者。

（4）需行肠道外全静脉营养者。

（5）中心静脉压测定。

2. 禁忌证

（1）穿刺部位感染（绝对禁忌）。

（2）有上腔静脉综合征者，不能由颈内静脉、锁骨下静脉及上肢静脉置管。

（3）凝血功能障碍。

（4）近期放置心脏起搏器电极。

（三）准备工作

1. 熟悉病情　与患者或家属沟通，争取患者配合。

2. 部位选择　所选部位情况，决定是否先行局部备皮。

3. 器械准备　包括清洁盘，消毒液，无菌手套，局部麻醉药，中心静脉穿刺包，输液通道。

（四）方法

1. 肘静脉穿刺

（1）确定穿刺部位：核对患者信息，取平卧位或坐位，暴露前臂和上臂，肘部下方放置垫枕，上臂稍外展，于肘横纹上方约 6cm 处扎止血带，嘱患者握拳（若患者皮下脂肪较厚，可通过触摸寻找有明显弹性和张力的部位即为充盈的静脉）。止血带末端向上，避免污染穿刺无菌区域。

（2）消毒穿刺部位皮肤：用无菌棉签蘸取消毒液，以穿刺点为中心螺旋式消毒注射部位皮肤，直径大于 5cm。

（3）穿刺：一手拇指绷紧静脉穿刺部位下端皮肤，另一手拇指和示指持采血针，针头斜面向上，沿静脉走行，与皮肤成 20°～30° 角快速刺入皮肤。见到回血后，针头再沿静脉走行向前送入少许，固定采血针，将采血针另一端插入真空采血管内进行采血，血液回流后，松开止血带，嘱患者松拳，拔针并用无菌干棉签按压穿刺点 3～5 分钟（图 6-6-2），将采血针弃于锐器盒内。避免穿刺针乱刺，形成皮下血肿。连接采血管时要避免穿刺针移位。

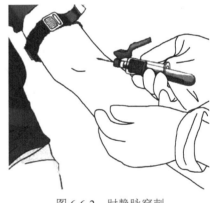

图 6-6-2　肘静脉穿刺

2. 中心静脉的穿刺　进路主要有锁骨下静脉、颈内静脉、股静脉等。颈内静脉穿刺置管的优点：解剖位置相对固定，插管的成功率较高；距右心房距离短且较直，易于将导管置入右心房或上腔静脉；并发症少于锁骨下静脉穿刺路径。由于右颈内静脉垂直地进入上腔静脉、较左颈内静脉粗大、距颈内动脉又相对较远、右肺尖稍低于左肺尖、胸膜损伤的可能性小、胸导管位于左侧等，临床上往往采取右颈内静脉穿刺（图 6-6-3）。

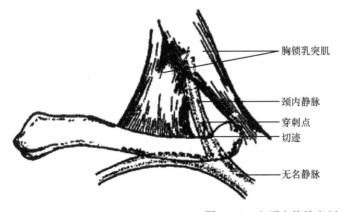

胸锁乳突肌

颈内静脉

穿刺点

切迹

无名静脉

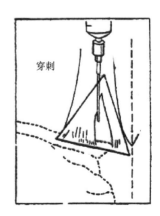

穿刺

图 6-6-3　右颈内静脉穿刺

穿刺方法如下：

（1）患者取平卧位，头后仰，伸展颈部，减少空气栓塞。肥胖、肌肉发达或颈部较短的患者，可在其肩下放置一小枕头以伸展颈部。患者头转向穿刺静脉对侧（左侧）。

（2）确定穿刺部位，必要时做好标记。

（3）碘伏消毒后2%利多卡因局部浸润麻醉。

（4）选择穿刺径路，常用的颈内静脉穿刺径路有前位径路、中央径路和后侧径路。

1）前位径路：左手在甲状软骨水平、胸锁乳突肌前缘触摸颈动脉搏动，并在穿刺时固定皮肤。

2）中央径路：确定胸锁乳突肌胸骨头和锁骨头及锁骨所形成的三角，触摸颈动脉搏动，并在三角顶端穿刺。

3）后侧径路：胸锁乳突肌后缘、锁骨上5cm处（或颈外静脉与胸锁乳突肌交点的上方）进针。

（5）注射器接小号针头（20～22G）定位颈内静脉，在颈动脉搏动的外侧0.5～1.0cm处，与皮肤成30°角，针尖指向乳头方向进针。

（6）穿刺成功后，将注射器接18G薄壁静脉穿刺针，沿与定位针相同的方向，在持续负压吸引下缓慢进针，深度一般为4cm，如果进针时未吸到回血，可将穿刺针缓慢后退，调整方向后再缓慢进针。

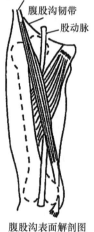
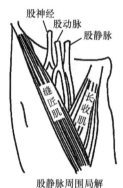

图 6-6-4　股静脉解剖

（7）穿刺针置入45cm长的J形头导引钢丝，导丝应在无阻力的情况下置入。导丝置入后退出穿刺针。固定导丝位置并注意患者心率变化。

（8）11号刀片在导丝进入皮肤处做一小切口。沿导丝置入扩张器，固定导丝退出扩张器，固定导丝沿导丝置入中心静脉导管。注意保持导丝的末端始终露出于鞘管。退出导丝，用注射器抽吸回血后，用肝素盐水冲洗导管。可用缝线将导管固定于皮肤。

3. 股静脉穿刺置管方法

（1）股静脉（图6-6-4）在腹股沟韧带中部下方2～3cm处，触摸股动脉搏动，确定股动脉走行。方法是左手示、中、无名指并拢，成一直线，置于股动脉上方。

（2）能摸到股动脉搏动时，手指感觉股动脉的走行，以股动脉内侧0.5cm与腹股沟反折线交点为穿刺点，肥胖者穿刺点下移1～2cm。

（3）右手持穿刺针，针尖朝脐侧，斜面向上（很重要），针体与皮肤成30°～45°角，肥胖者角度宜偏大。

（4）沿股动脉走行进针，一般进针深度2～5cm，持续负压。

（5）见到回血后再作微调，宜再稍进或退一点，同时下压针柄10°～20°，以确保导丝顺利进入。左手固定穿刺针，右手持导丝推送架置入导丝。固定导丝，退出穿刺针。

（6）沿导丝置入血管鞘，扩张穿刺通道后退出。沿导丝置入中心静脉导管，退出导丝。用低浓度肝素液冲洗导管（先回抽血液，排尽空气），与接头连接。

（7）连接输液系统及导管，用专用固定器固定导管并将其与皮肤缝合固定，用无菌贴膜保护穿刺点。

4. 锁骨下静脉穿刺置管方法

（1）用头低肩高位或平卧位，转向对侧，取锁骨中点内侧1～2cm处（或锁骨中点与锁骨内1/3之间）锁骨下缘为穿刺点，一般多选用右侧（图6-6-5）。

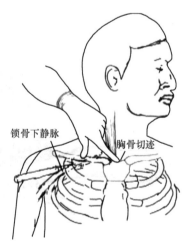

图 6-6-5　锁骨下静脉

（2）常规消毒皮肤，铺消毒巾。

（3）局部浸润麻醉，在选定的穿刺点处进针，针尖指向头部方向，与胸骨纵轴约成 45° 角，与皮肤成 10° ～ 30° 角。进针时针尖先抵向锁骨，然后回撤，再抬高针尾，紧贴锁骨下缘负压进针，深度一般为 4 ～ 5cm。

（4）见回血后固定穿刺针，取下注射器，经穿刺针送入导引钢丝，退出穿刺针，沿导引钢丝插入扩张管，扩张皮肤及皮下组织，退出扩张管，沿导引钢丝送入静脉留置导管，插入 15cm 左右，退出导引钢丝，接上输液导管。

（5）缝针固定于皮肤，敷料固定。

（五）注意事项

1. 必须严格无菌操作，以防感染。

2. 锁骨下静脉穿刺，如操作不当，可发生气胸、血肿、血胸、气栓、感染等并发症。

3. 如抽出鲜红色血液表示误入动脉，应立即拔出，压迫穿刺点 5 分钟。

4. 尽量避免反复穿刺，一般穿刺 3 次不成功应停止穿刺。

5. 穿刺后妥善压迫止血，防止局部血肿、血栓形成。

6. 为了防止血液在导管内凝聚，在输液完毕，用肝素盐水封管。

7. 导管外敷料一般每日更换 1 次，局部皮肤消毒。

（六）并发症及处理

穿刺部位出血可造成皮下淤血或血肿，常因按压不充分、反复穿刺、刺穿血管壁等情况。充分有效按压是预防出血的重要手段。部分凝血功能异常患者在穿刺后应根据情况延长按压时间，确定无出血后方可终止按压。皮下出血或血肿在 24 小时后可进行热敷等处理。

（七）相关知识

1. 采血前需根据检查内容告知患者应进行的准备，如血生化检查前一天应尽量避免摄入过于油腻的食物，并空腹 12 ～ 14 小时等。应根据检查项目的不同，选择不同类型的试管。如为抗凝试管，应旋转搓动使血液和抗凝剂混匀以防凝固；如为干燥试管，不应摇动。进行血培养时采血量为 5 ～ 10ml，使血液与培养液混匀，并在血液注入培养瓶前后消毒瓶口。

2. 留取血标本时，应拔掉针头，沿试管壁将血液缓慢注入，以防溶血或出现泡沫。过度振荡可引起标本溶血，红细胞内的电解质和酶类进入到血浆中，将对相关检查造成显著的影响，如血钾、谷草转氨酶（AST），肌酸激酶同工酶（CK-MB）等，应进行分析。

3. 进行静脉输液时常用的静脉穿刺部位有手背静脉和足背静脉。

三、练 习 题

视频 6-6-1　动脉穿刺术

（一）主观题

1. 如何确定股静脉穿刺的部位？

2. 中心静脉穿刺进路有哪几种？

3. 中心静脉穿刺的注意事项有哪些？

4. 如何做 Allen 试验？

视频 6-6-2　静脉穿刺术

（二）客观题

A 型题

（1）Allen 试验主要是用于检查（　　　）

A. 手掌的神经支配特点　　　　B. 是否存在桡动脉畸形　　　　C. 是否存在静脉血栓

D. 手掌的血液供应情况　　　　E. 是否存在尺动脉畸形

（2）进行动脉血气分析时，如果标本中混有气泡，可能造成的最明显改变是（　　　）

A. 氧分压升高　　　　　　　　B. 二氧化碳分压升高　　　　C. pH 降低

D. HCO_3^- 降低　　　　　　　　E. BE 降低

（3）有关动脉血气分析检查的要求，下述不正确的是（　　　）

A. 患者必须在停止吸氧后采集标本　　B. 标本内不能混有气泡　　　　C. 标本必须低温送检

D. 送检化验单需要注明吸氧浓度　　　E. 标本需充分混匀

（4）血气分析样本如果在室温放置时间延长，可能造成检查结果的偏差，其中不可能出现的是（　　　）

A. 样本 CO_2 分压升高　　　　　　B. 样本 HCO_3^- 下降　　　　　C. 样本 pH 降低

D. 样本 O_2 分压下降　　　　　　　E. 样本 pH 升高

（5）留取血气标本后助手按压时间为（　　　）

A. 1～3 分钟　　B. 3～5 分钟　　　C. 5～10 分钟　　　D. 10～15 分钟　　E. 15～20 分钟

（6）血气分析时，如果注射器内残留的肝素较多，可能对血气分析检查结果造成影响，其中最不可能出现的是（　　　）

A. AG 下降　　B. pH 下降　　　C. pH 升高　　　D. 氧分压下降　　　E. CO_2 分压升高

（7）动脉血二氧化碳分压（$PaCO_2$）升高最常见于（　　　）

A. 弥散功能障碍　　　　　　B. 肺泡通气量下降　　　　　C. 通气血流比例失衡

D. 肺内分流　　　　　　　　E. 食物中碳水化合物比例增加

（8）Allen 试验：术者双手压迫患者的尺、桡动脉，嘱患者反复握举和放松（　　　）次直至手掌变白。松开对尺动脉的压迫，手掌在（　　　）秒内颜色恢复正常为阳性。

A. 5～7，10　　B. 6～8，10　　　C. 7～9，5　　　D. 8～10，5　　E. 8～10，10

（9）Which item would change greatly when a air bubble mix in the artery blood sample from a healthy person（　　　）

A. PaO_2↑　　　　B. $PaCO_2$↑　　　C. pH↓　　　　D. HCO_2↓　　　E. BE↓

（10）Which sequence is correct from outside to inside in the femoral triangle（　　　）

A. femoral vein，femoral artery，femoral nerve

B. femoral artery，femoral vein，femoral nerve

C. femoral nerve，femoral vein，femoral artery

D. femoral nerve，femoral artery，femoral vein

E. femoral artery，femoral nerve，femoral vein

（11）下列哪项不是深静脉穿刺（　　　）

A. 肘静脉　　　B. 锁骨下静脉　　　C. 股静脉　　　　D. 颈外静脉　　E. 上述均不是

（12）血液标本溶血时，下述检查项目影响不大的是（　　　）

A. TP　　　　　B. AST　　　　C. K^+　　　　　D. CK-MB　　　E. RBC

（13）有关静脉穿刺所致大面积皮下出血的处理方式，叙述正确的是（　　　）

A. 立即热敷　　　B. 口服止血药物　　C. 24 小时后热敷　　D. 观察　　　E. 止血带止血

（14）Which item is most similar between the samples from vein and artery（　　　）

A. pH　　　　　B. PO_2　　　　C. PCO_2　　　　D. HCO_3^-　　　E. K^+

（15）For which kind of examination would patient be asked to keep fasting（　　　）

A. hepatitis B virus surface antigen　　　　B. complete blood cell

C. liver function and renal function　　　　D. C-reactive protein

E. renal function

（16）留取血标本的过程中，下面哪项不正确（　　　）

A. 采血针连接采血管时固定针头

B. 血培养采血时血液注入培养瓶前后需消毒瓶口

C. 静脉穿刺部位有手背静脉和足背静脉

D. 留取血标本后，要反复过度振荡防止凝血

E. 皮下出血或血肿在 24 小时后可进行热敷等处理

（17）穿刺出血的常见原因不包括哪项（   ）

A. 按压不充分   B. 静脉穿刺后局部按压 3～5 分钟

C. 反复穿刺   D. 患者凝血机制差

E. 刺穿血管壁

（18）临床上做静脉穿刺取血不正确的操作是（   ）

A. 采取生化血标本应在晨起空腹时   B. 可以在输液、输血针头处抽取血标本

C. 脱水患者血管充盈不良，可以局部按摩   D. 血培养标本应注入无菌容器内

E. 严格执行无菌操作制度和查对制度

（19）股静脉穿刺时，穿刺点位置及针头与皮肤所成角度应为（   ）

A. 股动脉内侧 0.5cm，针头与皮肤成 90° 或 45°

B. 股动脉外侧 0.5cm，针头与皮肤成 90° 或 45°

C. 股动脉内侧 0.5cm，针头与皮肤成 60°

D. 股动脉外侧 0.5cm，针头与皮肤成 90°

E. 股动脉外侧 0.5cm，针头与皮肤成 60°

（20）肘正中静脉取血时，针头与皮肤所成角度应为（   ）

A. 10°～20°   B. 15°～25°   C. 20°～30°   D. 30°～35°   E. 40°～45°

（曲国欣）

第七节 导 尿 术

导尿术是用无菌导尿管自尿道插入膀胱引出尿液的方法。导尿可引起医源性感染，因此，在操作中应严格遵守无菌技术，熟悉男、女性尿道解剖特点，避免增加患者的痛苦。

一、目 的

1. 为尿潴留患者放出尿液，以减轻痛苦。

2. 收集中段尿标本，做细菌培养；检查膀胱功能，测量膀胱容量、压力及检查残余尿量。

3. 手术时间较长者，术前留置导尿管；或盆腔内器官手术前，为患者导尿，以排空膀胱，避免手术中误伤。

4. 昏迷、尿失禁或会阴部有损伤时，保留导尿管以保持局部干燥、清洁。

5. 抢救休克或危重患者，正确记录尿量、尿比重，以监测肾功能。

6. 诊断及治疗膀胱和尿道的疾病，如进行膀胱造影或对膀胱肿瘤患者进行化疗等。某些泌尿系统疾病手术后，为促使膀胱功能的恢复及切口的愈合，常需做留置导尿术。

二、适 应 证

1. 各种下尿路梗阻所致尿潴留。

2. 采取不污染的尿标本做各种检查，如留尿做细菌培养。

3. 危重患者抢救，留置导尿管以便观察每小时尿量变化。

4. 膀胱疾病诊断与治疗；行尿流动力学检查，测定膀胱容量、压力、残余尿量；注入造影剂

进行造影和灌注药物进行治疗。

5. 盆腔器官手术前准备。

三、禁 忌 证

1. 急性尿路感染或生殖系统感染。

2. 全身出血性疾病。

3. 尿道狭窄及先天性畸形无法留置导尿管者。

4. 女性月经期。

四、准 备 工 作

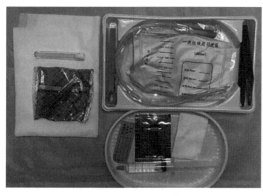

图 6-7-1　准备物品

1. 操作者　着装规范、洗手、戴口罩，核对患者，关好门窗，调节室温，防止患者着凉，必要时用屏风遮挡患者。

2. 评估　患者身体状况，膀胱充盈度及会阴部皮肤、黏膜情况；术前向患者说明导尿目的，消除患者顾虑，取得患者的配合和理解。

3. 物品　一次性使用导尿包 1 个基本配置擦洗用物、一次性使用无菌导尿管、引流袋、润滑（硅油或石蜡）棉球、纱布叠片、橡胶检查手套、限流夹、塑料镊子、洞巾、塑料试管、注射器（内有生理盐水 20ml）、碘伏棉球、方盘 / 腰盘等（图 6-7-1）。

五、方　　法

（一）女性导尿术操作步骤

女性尿道短，3 ～ 5cm，富于扩张性，尿道口在阴蒂下方，呈矢状裂。老年妇女由于会阴肌肉松弛，尿道口回缩，插导尿管时应正确辨认。女性导尿时应有女性医务人员或家属在场。

1. 体位、暴露、摆放　协助患者取仰卧位，脱对侧裤筒盖在近侧腿部，两腿屈曲分开，露出外阴。将垫布置于患者臀下，打开一次性导尿包，放两腿之间。

2. 清洁外阴　擦洗用物置于患者两腿之间，左手戴手套，右手持钳夹取碘伏棉球依次由外向内、自上而下消毒阴阜、大阴唇；以左手分开大阴唇，以尿道口为中心，按顺序：尿道口、前庭、两侧大小阴唇，各一棉球，最后一棉球消毒尿道口至会阴、肛门，每个碘伏棉球只用一次，每个部位消毒 2 次，消毒结束后脱下手套，废弃物置于垃圾桶。

3. 消毒外阴　双手戴无菌手套、铺洞巾，使洞巾和无菌导尿内层包布形成无菌区域，检查导尿管通畅后接引流袋并润滑导尿管。左手分开并固定小阴唇，右手持钳夹取碘伏棉球自尿道外口开始由内向外、自上而下依次消毒尿道外口及双侧小阴唇，最后再次消毒尿道口。

4. 插入导尿管

（1）Foley 导尿管：嘱患者张口呼吸，右手持第二把无菌镊子夹住导尿管端 3 ～ 5cm 处缓缓插入尿道，插入尿道 4 ～ 6cm，见尿液流出后，再将 Foley 导尿管插入 7 ～ 10cm，根据导尿管上注明的气囊容积向气囊注入等量的生理盐水，轻拉导尿管有阻力感，即证实导尿管已固定于膀胱内（图 6-7-2）。

（2）普通导尿管：嘱患者张口呼吸，右手持第二把无菌镊子夹住导尿管端 3 ～ 5cm 处缓缓插入尿道，插入尿道 4 ～ 6cm，见尿液流出后，缓慢拔出导尿管至无尿液流出，再插入约 2cm，用胶布固定导尿管于周围皮肤上，导尿管末端接集尿袋。

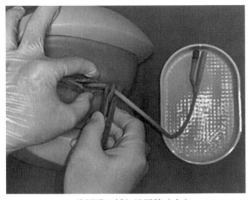

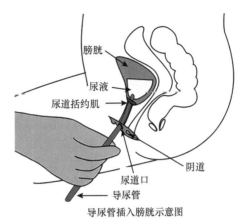

从尿道口插入导尿管（女） 导尿管插入膀胱示意图

图 6-7-2 女性导尿

5. 询问患者感受，协助患者穿好裤子，取舒适卧位，整理用物。操作者洗手，做好记录。

（二）男性导尿术的操作步骤

1. 体位、暴露、摆放 协助患者取仰卧位，脱对侧裤筒盖在近侧腿部。将垫布置于患者臀下，打开一次性导尿包，放两腿之间。

2. 清洁外阴 擦洗用物置于患者两腿之间，左手戴手套，右手持钳夹取碘伏棉球依次消毒阴阜、阴茎、阴囊。然后左手用无菌纱布裹住阴茎将包皮向后推，暴露尿道口。自尿道口向外后旋转擦拭尿道口、阴茎头及冠状沟数次，每只碘伏棉球限用一次。如患者外阴分泌物较多，需协助患者清洗外阴。

3. 消毒外阴 双手戴无菌手套、铺洞巾，使洞巾和无菌导尿包布内层形成无菌区域，将尿道外口露出。检查导尿管通畅后接尿袋并润滑导尿管。操作者用无菌纱布裹住阴茎并提起，使之与腹壁成钝角，将包皮向后推，暴露尿道口，依次消毒尿道口、阴茎头及冠状沟，每个碘伏棉球只用一次。

4. 插入导尿管

（1）Foley 导尿管：嘱患者张口呼吸，右手持第二把无菌镊子夹住导尿管端 3 ~ 5cm 处缓缓插入尿道，插入尿道 20 ~ 22cm，见尿液流出后，再将 Foley 导尿管插入 7 ~ 10cm，根据导尿管上注明的气囊容积向气囊注入等量的生理盐水，轻拉导尿管有阻力感，即证实导尿管已固定于膀胱内（图 6-7-3）。

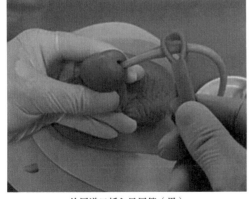

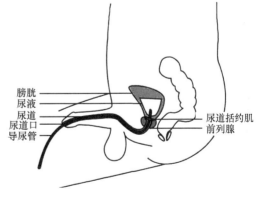

从尿道口插入导尿管（男） 导尿管插入膀胱示意图

图 6-7-3 男性导尿

（2）普通尿管：嘱患者张口呼吸，右手持第二把无菌镊子夹住导尿管端 3 ~ 5cm 处缓缓插入尿道，插入尿道 20 ~ 22cm，见尿液流出后，缓慢拔出导尿管至无尿液流出，再插入约 2cm，用胶布固定导尿管于阴茎及周围皮肤上，导尿管末端接集尿袋。

5. 询问患者感受，协助患者穿好裤子，取舒适卧位，整理用物。操作者洗手，做好记录。

六、注意事项

视频6-7-1　导尿术（男）

1. 严格执行无菌术及消毒制度，防止医源性感染。操作过程中无菌物一经污染均不得再次使用。老年女性尿道口回缩，插管时应仔细观察、辨认、避免误入阴道；如误入阴道，应另换无菌导尿管重新插管。

2. 插入、拔出导尿管时，动作要轻、慢、稳，切勿用力过重，以免损伤尿道黏膜。若插入时有阻挡感可更换方向再插，男性尿道有两个弯曲，应按解剖特点，变换阴茎位置，以利于插入。

3. 若膀胱高度充盈，第一次导尿量不可超过 800ml，以防大量放尿导致腹腔内压突然降低，大量血液滞留于腹腔血管内，造成血压下降，产生休克；亦可因膀胱内压突然降低，导致膀胱黏膜急剧充血，引起血尿。

4. 对小儿或怀疑有尿道狭窄者，导尿管宜细，神经源性膀胱短期间歇导尿时常用 F12 ～ 14 导尿管。

5. 会阴消毒避免使用酒精或含有酒精的消毒液，导致黏膜灼伤。

6. 测定残余尿量时，患者应先自行排尿后再导尿，残余尿量超过 100ml，提示有尿潴留。

视频6-7-2　导尿术（女）

7. 使用气囊导尿管应确定导尿管气囊在膀胱内方可注入生理盐水。

8. 男性患者导尿后注意将包皮回位。

9. 导尿管应妥善固定，防止滑脱；躁动患者应适当约束，防止意外拔管。

10. 引流袋妥善固定在低于膀胱高度，防止尿液反流，并且留出引流管长度，足够患者床上翻身。

七、病例分析

1. 患者，男性，76 岁，已婚，退休教师。进行性排尿困难 1 年半，加重 2 天。

患者 1 年半前无明显诱因出现尿频、尿急、排尿费力、尿后滴沥，夜尿增多，近 2 日出现不能自行排尿。患者自发病以来，无血尿和尿潴留病史，大便正常，体重无明显减轻。既往无高血压、肝炎、糖尿病病史。

体格检查：BP 130/80mmHg，神清，双肾区无叩击痛，双输尿管上、中压痛点无压痛，膀胱区膨隆，叩诊浊音约脐下三横指。直肠指检：前列腺明显增大，表面光滑，边缘清楚，质中，无触痛，中央沟变浅。

辅助检查：B 超示膀胱残余尿量 800ml。

该患者的初步诊断及诊断依据是什么？最适合治疗方案是什么？

2. 患者，女性，62 岁，已婚，农民。子宫切除术后 2 天，不能自行排尿 12 小时。

体格检查：BP 130/80mmHg，神清，双肾区无叩击痛，双输尿管上、中压痛点无压痛，膀胱区膨隆，叩诊浊音约脐下一横指。

该患者的初步诊断及诊断依据是什么？最适合治疗方案是什么？

八、练 习 题

（一）主观题

1. 简述导尿术的目的。

2. 试述导尿术的注意事项。

（二）客观题

1.A 型题

（1）关于急性尿潴留，下列哪项是错误的（　　　）

A. 急性尿潴留的病因分机械性及动力性梗阻　　　B. 治疗原则是解除病因，恢复排尿

C. 导尿是治疗急性尿潴留的最常用方法　　　D. 导尿要遵守无菌操作，以免带入细菌

E. 不能插入导尿管者，应立即行膀胱造瘘

（2）前列腺增生症患者首次发生急性尿潴留，应（　　　）

A. 一次导尿后拔除导尿管　　　B. 导尿后留置尿管　　　C. 耻骨上膀胱穿刺

D. 急诊前列腺手术　　　E. 急诊膀胱造瘘

（3）男，65 岁，排尿困难 2 年余，近来明显加重。查体：心肺正常，前列腺明显增大，质软；尿脓细胞满视野，血尿素氮 17.9mmol/L，残余尿 150ml。应先作哪项治疗（　　　）

A. 激素治疗　　　B. 留置导尿，控制感染　　　C. 膀胱造瘘

D. 前列腺切除术　　　E. 双侧睾丸切除

2.X 型题

下列哪些方法可较准确地测定残余尿量（　　　）

A. 直肠指检　　　B. 经尿道插导尿管导尿并测尿量

C. 膀胱区叩诊　　　D. 下腹部超声波探测法

E. 膀胱区插管

（周治彦　王声兴　车宪平）

第八节　拔甲术及相关知识

一、目　的

清除甲下炎性渗出物、血肿及肿物，促进组织愈合。

二、适应证与禁忌证

（一）适应证

1. 甲沟炎、脓性指头炎等疾病引起弥漫性甲下积脓经药物治疗无效。

2. 外伤性指（趾）甲下血肿或指（趾）甲与甲床分离。

3. 顽固性甲癣、甲周疣、甲下血管瘤等疾病的辅助治疗。

（二）禁忌证

1. 瘢痕体质者，术后瘢痕更大，影响愈合。

2. 凝血功能异常有出血倾向者。

3. 半年内曾接受放射治疗或局部有慢性放射性皮炎患者。

4. 有精神症状或要求过高者。

三、准　备　工　作

（一）术前准备

1. 合理选用抗生素。

2. 对严重手部感染及全身情况衰弱者，应注意先改善全身情况，提高身体免疫力。

3. 签署术前知情同意书。

（二）麻醉选择

采用指（趾）根神经阻滞麻醉。从指（趾）根背（伸）侧进针，向指（趾）两侧注入 2% 利多卡因溶液或普鲁卡因。然后，从指（趾）根曲侧进针，同样两侧注射，形成环形封闭。注意麻醉剂内不能加肾上腺素，以避免小动脉痉挛，造成血运障碍及指（趾）缺血坏死。

四、方   法

以左手拇指和示指捏紧病指末节两侧，固定并控制出血。在甲根两侧各作一纵行切口，以尖刀顺甲根分离甲上皮；再从指端沿甲床面分离甲与甲床。当指甲完全游离后，止血钳夹持指甲的一侧翻卷或平行甲床拔出，使指甲脱离甲床，避免伤及甲床，检查确定无甲角残留后，凡士林纱布覆盖包扎（图 6-8-1）。

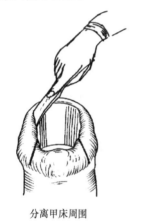
分离甲床周围

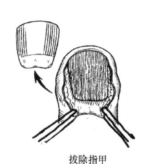
拔除指甲

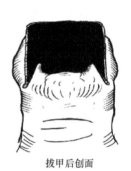
拔甲后创面

图 6-8-1　拔甲术

五、注意事项

1. 尖刀分离甲上皮时，注意不要损伤甲上皮，避免日后指甲永久畸形。

2. 分离甲床面时，应紧贴指甲，注意不要损坏甲床组织。

3. 拔除指甲后，如甲床不平整，宜将其轻轻刮平，以免新生的指甲高低不平。甲癣患者因指甲较脆，难以翻转，可在甲下分离后直接拔出。

六、术后处理

手部感染切开引流后，应注意仔细换药。先用 1 : 5000 高锰酸钾溶液浸泡伤口，嘱患者轻轻活动患指，并用无菌棉花清洗伤口，将脓腔中残留脓汁排出。用干纱布把患指皮肤擦干，酒精消毒，凡士林纱条或胶皮片引流后包扎。术后 3 ~ 5 日即可拔除引流条。待红肿消退、疼痛减轻后，即开始做手指功能锻炼，避免肌腱粘连、瘢痕挛缩而造成功能障碍。

七、病例分析

患者，男性，5 天前被门夹伤左手无名指，皮肤无破溃，甲下出血，在诊所包扎，近日出现发热，T 39°，左手无名指红肿，可见甲下脓性分泌物，今来院就诊，如何处理？请描述手术步骤。

八、练 习 题

（一）主观题

简述拔甲术的注意事项。

（二）客观题

A 型题

甲沟炎并发甲下积脓宜采用的手术方法是（　　　）

A. 两侧甲沟纵行切口　　　B. 甲根部横切口　　　C. 拔甲术

D. 一侧纵切口　　　　　　E. 以上均不对

（曲国欣）

第九节　体表肿瘤与肿块的处理

一、目　　的

1. 诊断作用　了解体表肿物的性质。

2. 治疗作用　切除肿物以解决肿物引起的局部压迫或不适等情况，特殊部位手术如脸部等，可满足患者对美容效果的要求。

二、适　应　证

全身各部位的体表肿物，如皮脂腺囊肿、表皮样囊肿、皮样囊肿、腱鞘囊肿等，以及一些体表的良性肿瘤，如纤维瘤、脂肪瘤、表浅血管瘤等。

三、禁　忌　证

1. 全身出血性疾病者。

2. 肿物合并周围皮肤感染情况者。

四、操作前准备

（一）患者准备

1. 测量生命体征（体温、心率、血压、呼吸），评估全身状况，确定患者对手术的耐受性。

2. 向患者解释操作目的、操作过程和可能的风险。

3. 告知需要配合的事项（操作过程中需保持体位，如有头晕、心悸、气促等不适及时报告）。

4. 签署手术知情同意书（术前沟通、确认知情同意很重要）。

5. 术前清洗局部，剪去毛发。局部若涂有油脂类药物时，可用松节油轻轻擦去。不提倡刮除毛发，只在毛发较多较长时，使用剪刀剪去即可。

（二）材料准备

1. 切开缝合包　包括治疗碗、无菌杯、洞巾、消毒巾、布巾钳、圆刀片、刀柄、小止血钳、组织钳、有齿镊、组织剪、3/0 号线、4/0 号线、中圆针、三角针、持针器、纱布、弯盘等。

2. 消毒用品　目前多使用 0.5% 碘伏进行消毒，若使用碘酊消毒，则需要 75% 酒精脱碘。

3. 麻醉药物　2% 利多卡因 10ml 或 1% 普鲁卡因 10ml。使用普鲁卡因需要事先皮试。

4. 其他　注射器（10ml，1 个）、注射用生理盐水、甲醛（福尔马林）溶液的标本瓶 1 个；抢救车 1 辆；无菌手套 2 副；胶布 1 卷等。

（三）操作者准备

1. 核对患者信息。

2. 掌握体表肿物切除操作相关知识、并发症的诊断与处理方法。

3. 了解患者病情、操作目的及术前辅助检查情况。

4. 协助患者体位摆放，操作者戴帽子、口罩，并准备器械。

五、操 作 步 骤

1. 体位 根据体表肿物部位取患者舒适体位。

2. 消毒铺单

（1）准备：术者手术洗手，按 6 步洗手法洗手。在消毒小杯内放入数个棉球或纱布，助手协助，倒入适量 0.5% 碘伏。

（2）消毒：使用 0.5% 碘伏消毒手术区域 2 遍（手术切口周围 30cm 范围，由内向外），消毒应由相对清洁区至不清洁区。

（3）铺巾：术者再次手术洗手，穿手术衣，戴无菌手套，铺无菌洞巾，洞巾中心对准操作区域。

3. 麻醉 沿表浅肿物周围，使用 2% 利多卡因作局部浸润麻醉，皮肤切口线可加用皮内麻醉。

4. 切除肿物

（1）根据肿物大小不同而采用梭形或纵行切口（应平行于皮纹方向，避开关节、血管等部位）。

（2）切开皮肤后，用组织钳将一侧皮缘提起，用剪刀沿肿物或囊肿包膜外做钝性或锐性分离。切除过程中需随时止血，若使用电刀可以减少出血。

（3）按相同方法分离肿物的另一侧及基底部，直到肿物完全摘除。操作过程中需避免囊肿或肿物破裂，并注意需完整切除肿物。对于囊肿而言，若分离时不慎剥破囊肿，应先用纱布擦去其内容物，然后继续将囊肿完全摘除。如果是腱鞘囊肿，需将囊肿连同其茎部的病变组织以及周围部分正常的腱鞘与韧带彻底切除，以减少复发机会。

（4）缝合切口，一般不放置引流，根据肿瘤部位，多于术后 5 ~ 7 天拆线。

5. 标本处理 记录肿物的位置、外形、大小、硬度、性质及与周围组织的毗邻关系等；若为囊肿，还需描述囊壁及囊内容物情况。将标本置于福尔马林溶液标本瓶中，送病理检查。

六、并发症及处理

1. 出血 出血少，可以局部加压包扎；出血多，需重新拆开切口止血。

2. 感染 局部热敷、更换敷料，有时需要伤口引流及使用抗生素。

3. 复发 了解病变性质后，再次手术治疗。

七、相 关 知 识

1. 若病变病理检查为恶性，需再次手术扩大切除范围，或行相关后期治疗。

2. 合并感染的体表肿物（如皮脂腺囊肿），术后易发生切口感染，可考虑术中引流（如橡皮片引流）。

3. 若皮脂腺囊肿术中破裂，极易复发。

八、病 例 分 析

1. 患者，男性，65 岁，因发现右小腿外侧皮肤包块 2 个月，溃烂 5 天入院。体格检查：右小腿中部外侧皮肤包块，大小 2cm×2cm，宽基底，菜花状，溃烂，伴恶臭，质硬，固定。应如何处理？

2. 患者，女性，25 岁，发现左大腿肿物 2 年，近 1 个月肿物明显增大，伴疼痛 1 周。查体：左大腿中部外侧可见一直径为 3cm×3cm 大小包块，质地中等，边界清楚，表面无红肿，皮温不高，压痛明显，无动感。考虑诊断是什么？应如何处理？

九、练　习　题

（一）主观题

简述体表肿物切除术后应该如何处理。

（二）客观题

A 型题

（1）体表肿物切除后记录应包括下列哪一项（　　　）

A. 肿物的位置　　　　　　　　　　　　B. 肿物的硬度、性质

C. 肿物的大小，与周围组织的毗邻关系　　D. 若为囊肿，还需描述囊壁及囊内容物情况

E. 以上都是

（2）关于体表肿物切除时切口选择的描述，哪一项是错误的（　　　）

A. 多选择梭形或纵行切口　　　B. 切口平行于皮纹方向　　　C. 切口垂直于皮纹方向

D. 避开关节　　　　　　　　　E. 避开血管

（3）下列哪一项不是体表肿物切除的适应证（　　　）

A. 皮脂腺囊肿　　　　　　　　B. 腱鞘囊肿　　　　　　　　C. 纤维瘤、脂肪瘤

D. 表皮样囊肿、皮样囊肿　　　E. 淋巴瘤

（4）下列关于体表肿物切除的术前准备，哪一项是正确的（　　　）

A. 术前沟通让患者了解手术目的

B. 签署手术知情同意书

C. 测量生命体征（心率、血压、呼吸），评估全身状况

D. 手术器械准备

E. 以上都需要

（5）以下关于体表肿物切除的注意事项中，正确的是（　　　）

A. 多选择梭形或纵行切口

B. 需完整切除肿瘤

C. 肿物需送病理检查

D. 若分离时不慎剥破囊肿，应先用纱布擦去其内容物，然后继续将囊肿完全摘除

E. 以上都是

（6）腹部体表小包块切除术后 4 天，切口局部红肿，首要的处理是（　　　）

A. 密切观察，暂不处理

B. 酒精纱布湿敷

C. 口服抗生素治疗

D. 轻压切口四周，询问有无疼痛并观察切口渗液

E. 切口拆线，敞开切口并换药

（7）患者，女性，20 岁，左肘部皮肤肿物局部切除术后，病理证实为黑色素瘤，以下处理正确的是（　　　）

A. 肿瘤科门诊随访，行后续综合治疗　　　B. 告知患者病情，行扩大切除手术

C. 密切观察，定期外科门诊随访　　　　　D. 口服抗生素治疗

E. 以上都不是

（8）患者，男性，19 岁，发现骶尾部皮肤包块 1 天。要求行体表肿物切除术，以下处理错误的是（　　）

　　A. 触诊包块，了解包块质地、边界、活动度等

　　B. 对于体表肿块，无须行直肠指诊

　　C. 详细检查局部皮肤，观察有无窦道

　　D. 告知患者若手术，切口愈合不良、感染可能性大

　　E. 以上都不是

（曲国欣）

第七章 穿 刺 术

第一节 胸膜腔穿刺术

胸膜腔穿刺术（thoracentesis）是用于检查胸腔积液的性质，通过抽气、抽液减轻压迫症状或通过穿刺途径向胸膜腔内给药的一种诊疗技术。

一、目 的

1. 明确胸腔内有无气体、血液或积液的性状等。

2. 大量胸腔积液、积气所致呼吸困难及循环障碍时，抽液后可减轻对肺脏的压迫促使肺膨胀。

3. 向胸腔内注射药物或冲洗胸腔进行治疗。

二、适应证与禁忌证

（一）适应证

1.诊断性穿刺 胸部外伤后疑有血气胸需进一步明确者；胸腔积液性质待定需穿刺抽取积液作实验室检查者。

2.治疗性穿刺 大量胸腔积液或积血影响呼吸、循环功能时；或气胸影响呼吸功能者，脓胸或恶性胸液需胸腔内注入药物者。

（二）禁忌证

1. 不能合作患者。

2. 无法纠正的凝血功能障碍患者。

3. 严重的循环呼吸障碍患者。

4. 胸膜高度粘连或闭锁。

5. 使用机械通气的患者。

6. 穿刺部位有皮肤感染、肿瘤、外伤的患者。

三、准 备 工 作

1.患者准备 了解、熟悉患者病情。核对患者信息，复核病历、胸部体征、胸片、B超及相关辅助检查资料，测量患者生命体征。

2.沟通 与患者及家属谈话，交代检查目的、大致操作过程、可能出现的并发症等，知情同意与签字。

3.器械准备 一次性胸腔穿刺包、皮肤消毒剂、局麻药（如利多卡因）、无菌棉球、无菌手套、注射器、无菌纱布及胶布、胸液容器。同时核对药品及物品是否在有效期内。

四、方 法

1.体位 患者取坐位面向背椅，两前臂置于椅背上，前额伏于前臂上。不能起床患者可取半坐位，患者前臂上举抱于枕部。

2.选择穿刺点 选在患者胸部叩诊实音最明显部位进行，胸液较多时一般常取肩胛线或腋后线第7～8肋间；有时也选腋中线第6～7肋间或腋前线第5肋间为穿刺点。包裹性积液可结合

X 线或超声检查确定，并在穿刺点皮肤上做好标记。气胸穿刺主要通过胸片，结合叩诊和听诊定位，选择叩诊为鼓音或听诊呼吸音降低最明显的部位，多取锁骨中线上第2肋间，腋中线第5～6肋间。

3. 操作过程

（1）常规消毒皮肤：以穿刺点为中心进行消毒，直径超过 15cm，消毒 3 次。待前一遍消毒液干燥后再消毒第二遍，范围略小于前一遍。

（2）术者打开一次性使用胸腔穿刺包，戴无菌手套，覆盖消毒洞巾，检查胸腔穿刺包内物品，注意胸穿针与抽液用注射器连接后检查是否通畅，同时检查是否有漏气情况。

（3）助手协助检查并打开 2% 利多卡因安瓿，术者以 5ml 注射器抽取 2% 利多卡因 2～3ml，在穿刺部位由表皮至胸膜壁层进行局部浸润麻醉。如穿刺点为肩胛线或腋后线，肋间沿下位肋骨上缘进麻醉针，如穿刺点位于腋中线或腋前线则取两肋之间进针。逐层麻醉，并在麻药注射前回抽，观察无血液后注射麻药。

（4）术者将胸穿针与抽液用注射器连接，并关闭两者之间的开关保证闭合紧密不漏气。术者以一手示指与中指固定穿刺部位皮肤，另一只手持穿刺针沿麻醉处缓缓刺入，当针锋抵抗感突然消失时，打开开关使其与胸腔相通，进行抽液。助手用止血钳（或胸穿包的备用钳）协助固定穿刺针，以防刺入过深损伤肺组织，并记录抽液量。抽气步骤同抽液，助手以负压回抽注射器，见到有气体被吸出，证明成功穿刺（图 7-1-1）。

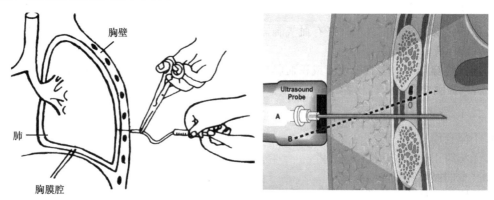

图 7-1-1　超声引导下的胸穿

（5）抽液结束拔出穿刺针，局部消毒，覆盖无菌纱布，稍用力压迫片刻，用胶布固定。

（6）术后嘱患者卧位或半卧位休息半小时，测生命体征并观察有无病情变化。根据临床需要填写检验单，分送标本。清洁器械及操作场所。及时写好穿刺记录。

五、注　意　事　项

1. 术前通过体格检查及阅读患者胸部 X 线片或 B 超等影像学检查资料，做好定位标记。

2. 术前患者精神紧张可使用地西泮 10mg 于术前 30 分钟肌内注射；剧烈咳嗽可使用可待因 30mg 于术前 30 分钟口服。

3. 严格无菌操作。操作中要防止空气进入胸腔，始终保持胸腔负压。

4. 穿刺针必须沿所选肋间隙的下一肋骨上缘进针，切不可于肋骨下缘进针，以免损伤血管或神经。

5. 避免在第 9 肋间以下穿刺，以免损伤腹腔脏器。

6. 患者考虑诊断为交通性气胸时，应做胸腔闭式引流。

7. 术后标本应及时送检，考虑穿刺可能的损伤，故第一管不宜做细胞计数检查。

8. 一次抽液不应过多、过快。诊断性抽液，50～100ml 即可。减压抽液，首次不超过

600ml，以后每次不超过1000ml。如为脓胸，每次尽量抽尽，疑有化脓性感染时，助手用无菌试管留取标本，行涂片革兰氏染色镜检、细菌培养及药敏试验。检查肿瘤细胞，至少需要100ml，并应立即送检，以免细胞自溶。

9. 对于恶性胸腔积液，可注射抗肿瘤药物或硬化剂诱发化学性胸膜炎，促使脏层与壁层胸膜粘连，闭合胸腔，防止胸液重新积聚。

六、术后并发症及处理

1. 气胸 胸腔穿刺抽液时气胸发生率3%～20%。产生原因：①为气体从外界进入，如接头漏气、更换穿刺针或三通活栓使用不当。这种情况一般不需处理，预后良好。②为穿刺过程中误伤脏层胸膜和肺脏所致。无症状者应严密观察，摄片随访；如有症状，则需行胸腔闭式引流术。

2. 胸膜反应 穿刺中患者出现头晕、心悸、呼吸困难、面色苍白、恶心、血压下降时，考虑出现胸膜反应，为穿刺导致迷走神经张力增高所致。处理：立即停止穿刺，使患者平卧，皮下注射0.1%肾上腺素0.3～0.5ml。

3. 复张性肺水肿 患者出现胸闷、呼吸困难、咳嗽、心率增快等，复查胸片可见肺淤血，考虑多为放液过多、速度太快使肺迅速复张导致复张性肺水肿。处理：立即停止抽胸腔积液，行吸氧、利尿、扩血管治疗等。稳定血流动力学，必要时给予机械通气。

4. 出血，血胸 穿刺针刺伤可引起肺内、胸腔内或胸壁出血。少量出血多见于胸壁皮下出血，一般无须处理。如损伤肋间动脉可引起较大量出血，形成胸膜腔积血，需立即止血，抽出胸腔内积血。肺损伤可引起咯血，少量咯血可自止，较严重者按咯血常规处理。

七、病 例 分 析

患者，男性，18岁，因胸痛伴气促1周就诊。经超声检查诊断为右侧胸膜腔积液，予行诊断性胸膜腔穿刺术。穿刺操作过程中患者出现头晕、面色苍白、出汗、心悸、胸部压迫感或剧痛、血压下降、脉细、肢冷、昏厥。此时请你作相应判断及处理。

视频7-1 胸膜腔穿刺术

八、练 习 题

（一）主观题

1. 简述胸膜腔穿刺术的适应证。

2. 试述胸膜腔穿刺术的穿刺点选择。

（二）客观题

1. A型题

（1）胸腔穿刺抽液引起急性肺水肿是由于（   ）

A. 穿刺损伤肺组织　　　　　　　B. 抽液过多、过快，胸膜腔内压突然下降

C. 胸膜超敏反应　　　　　　　　D. 穿刺损伤肺血管

E. 空气栓塞

（2）有关胸腔穿刺的方法，下列哪项不正确（   ）

A. 穿刺抽液时，穿刺点取浊音明显部位，一般取肩胛线第7～9肋间隙或腋中线6～7肋间

B. 穿刺抽气时，穿刺点取患侧锁骨中线第2肋间

C. 穿刺时应沿肋骨下缘进针

D. 抽液量首次不超过600ml，以后每次不超过1000ml

E. 穿刺时应沿肋骨上缘进针

2. B 型题

（1）～（2）题共用备选答案

A. 600ml   B. 1000ml   C. 100ml   D. 500ml   E. 1200ml

（1）胸腔积液送检找癌细胞，至少需要（   ）

（2）首次抽液不超过（   ）

（3）～（4）题共用备选答案

A. 结核性胸腔积液   B. 不明原因的胸膜肥厚

C. 两者均可   D. 两者均否

（3）胸膜腔穿刺术可用于（   ）

（4）胸膜活检术可用于（   ）

3. X 型题

胸膜腔穿刺术适用于（   ）

A. 抽液减压   B. 了解肺部情况   C. 纵隔肿瘤鉴别

D. 通过穿刺给药   E. 检查胸腔积液的性质

（张瑞城）

第二节　腹膜腔穿刺术

腹腔穿刺术（abdominocentesis），是针对腹水的患者，为了诊断和治疗疾病进行的腹腔穿刺操作过程。

一、目　的

1. 抽取腹水进行常规、生化、病理及细菌学培养等各项实验室检查，以便明确腹水的性质，寻找病因，协助临床诊断。

2. 大量腹水影响心、肺功能，出现严重胸闷、气促、腹胀、少尿等症状，以致患者难以忍受时，为缓解患者临床症状，可行腹膜腔穿刺术适当放液或行腹水浓缩再回输治疗。

3. 继发腹腔感染（如急性重症胰腺炎），可行腹膜腔穿刺术做腹腔灌洗治疗，有利于及时去除多脏器功能障碍的触发及促进因素。

4. 腹腔内注射给药，可达到直接治疗和（或）提高治疗效果的作用。如感染性腹水（如自发性腹膜炎、结核性腹膜炎）腹腔内注射抗生素（头孢类抗生素、卡那霉素、甲硝唑、链霉素或异烟肼等），以加强抗感染治疗；如肿瘤性腹水腹腔内注射化疗药物（环磷酰胺、丝裂霉素、白介素等），以局部抗肿瘤治疗，促进腹水消退。

5. 腹膜腔穿刺术行人工气腹，作为特殊诊断和治疗手段。

二、适应证与禁忌证

（一）适应证

1. 腹水原因不明者。

2. 大量腹水需要抽液减压缓解症状者。

3. 需要行腹腔灌洗治疗者。

4. 需要腹腔内注射给药者。

5. 需要行腹水浓缩再回输入治疗者。

6. 需要行人工气腹者。

（二）禁忌证

腹膜腔穿刺术，并没有绝对禁忌证，多为相对禁忌证，根据临床实际情况慎重选择。

1. 腹腔内巨大肿瘤（尤其是动脉瘤）。

2. 有肝性脑病先兆者。

3. 包虫病性囊性包块者。

4. 巨大卵巢囊肿者。

5. 妊娠中后期。

6. 广泛腹膜粘连者。

7. 严重的凝血功能障碍，有出血倾向者。

8. 穿刺部位皮肤软组织感染（如脓肿等）者。

9. 躁动、精神异常或不能配合者。

10. 胃肠高度胀气。

三、准 备 工 作

（一）患者准备

1. 详细询问病史、体格检查，有条件者可先行超声检查，确定患者腹水情况。

2. 向患者解释说明操作的必要性及可能出现的情况，征得患者及其家属理解、配合，并签署穿刺操作知情同意书。

3. 术前详细了解患者的肝功能、血常规、凝血功能等情况。

4. 询问患者有无麻醉药、消毒药品过敏史。

5. 术前测血压、脉搏、腹围及检查腹部体征，以对比观察病情变化。

6. 嘱患者排空膀胱（昏迷患者应导尿），以免穿刺时损伤膀胱。

（二）器材准备

1. 血压计、皮尺。

2. 一次性口罩、帽子，消毒物品（棉签、安尔碘）。

3. 一次性腹腔穿刺包、2% 利多卡因注射液 5ml×1 支、无菌纱布 1 块（用来打开利多卡因用）、容器（装剩余的腹水）。

4.应急急救物品 输液、吸氧装置，以及肾上腺素、阿托品、尼可刹米、洛贝林等药物。

（三）术者准备

1. 严格把握腹膜腔穿刺术的适应证、禁忌证。

2. 复习腹膜腔穿刺术操作过程、术中及术后可能出现的并发症及其处理。

3. 戴口罩、帽子，清洁洗手。

四、方　　　法

1.体位 患者通常取半卧位或仰卧位，少量腹水时可取患侧卧位。

2.穿刺点的选择

（1）左下腹：脐与左髂前上棘连线的中、外 1/3 的交点处，此处不易损伤腹壁动脉等大血管。

（2）脐与耻骨联合中点上 1.0cm，偏左或偏右 1.5cm。

（3）侧卧位，脐水平线与腋前线或腋中线的延长线的交点。

（4）对少量或包裹性积液，应该在 B 超指导下定位穿刺，以保证医疗安全。

3. 消毒 由穿刺点开始自内向外常规消毒，消毒范围以穿刺点为中心的，直径在 15cm 以上，消毒 3 次。

4. 麻醉 戴无菌手套，铺消毒洞巾，以 2% 利多卡因自皮肤至腹膜壁层逐层作局部浸润麻醉。先在皮下打皮丘（直径 5～10mm），再沿皮下、肌肉、腹膜等逐层麻醉，注意每次应确认回抽无血液后再注入麻药，重点在于皮肤与腹膜的麻醉。

5. 穿刺 操作前检查确认穿刺针通畅、无漏气，术者以左手示指与拇指固定穿刺部位皮肤，

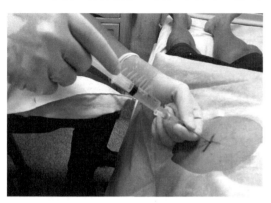

图 7-2-1 腹膜腔穿刺术

右手持穿刺针经麻醉路径逐步刺入腹腔，先沿麻醉穿刺点垂直进针，然后倾斜 45°～60° 进针（或先倾斜再垂直均可），待感到针锋抵抗感突然消失（即落空感）时，表明穿刺针针锋已穿过腹膜壁层进入腹膜腔，由助手用镊子夹持固定穿刺针，可以抽取或接引流袋引流腹水。若行腹腔置管术，应直接垂直进针，感到落空感时，即为穿刺成功（图 7-2-1）。

6. 放腹水的速度和量 放腹水的速度不宜过多、过快，如腹水不断流出，应将预先置于腹部的多头腹带逐渐收紧，以防腹压骤降导致内脏血管扩张而发生血压下降甚至休克等现象。

7. 标本收集 置腹水于消毒试管中以送检，为避免穿刺时局部损伤影响检查结果，抽取的第 1 管腹水不宜送检腹水常规。一般情况下，常规检查需要腹水 4ml 以上；生化检查需要腹水 2ml 以上；腹水细菌培养应在无菌操作下将 5ml 腹水注入细菌培养瓶内送检；腹水病理细胞学检查需要腹水 100ml 以上送检。

8. 穿刺后穿刺点的处理 穿刺操作结束后，拔出穿刺针，穿刺点消毒，以无菌纱布覆盖，以手指压迫穿刺点数分钟后以胶布固定。大量放液后，需用多头腹带加压包扎腹部，防止腹压骤降、内脏血管扩张引起血压下降或休克。

9. 术后的处理 术后注意观察患者反应，注意保暖，再次测量患者血压、脉搏、腹围，送患者安返病房，交代患者注意事项，术后 24 小时内穿刺点保持干燥。

10. 术后用品的清洁处理

（1）腹水的处理：送检后剩余腹水，需要加入适量消毒剂（如氯消净等），留置 30 分钟后，倒入专门倾倒医疗污物的渠道。

（2）医疗锐器的处理：如穿刺针、注射器针头等，必须放入专门的医疗锐器收集箱。

（3）其他医疗废物的处理：如试管、注射器等，投入标有放置医疗废物的黄色垃圾袋内。

五、注 意 事 项

1. 严格把握腹腔穿刺术适应证及禁忌证。

2. 严格无菌操作，以防止腹腔感染。操作的物品摆放及操作，均应在操作台或治疗车上进行。装剩余腹水的容器不要放在地面，应放在治疗车的底层；从穿刺管放腹水至容器中时，高度要适中，不要溅到四周。

3. 穿刺过程中密切注意患者情况，如出现头晕、心悸、胸闷、气促、恶心、面色苍白等症状，应立即停止操作，并做适当处理。

4. 放液时不宜过多、过快，肝硬化患者一次放腹水不宜超过 3000ml，避免诱发肝性脑病等。在补充白蛋白基础上可以适当增放腹水量，一般每增放 1000ml 补充白蛋白 6～8g。

5. 若腹水流出不畅，可适当改变穿刺针方向，或嘱患者变换体位。

6. 作诊断性穿刺时，应立即送检腹水常规、生化、细菌培养和脱落细胞检查。

7. 术后嘱患者仰卧，使穿刺孔位于上方，以防止腹水渗漏。若大量腹水，腹腔压力太高，术后有腹水漏出，可用消毒棉胶贴于穿刺孔，并用蝶形胶布固定，再用多头腹带加压包裹腹部。

8. 放液前、后均应测量腹围、脉搏、血压，观察病情变化。

9. 术后应严密观察患者有无出血、继发感染等并发症发生。

六、并发症的预防及其处理

（一）肝性脑病

1. 术前了解患者有无穿刺的禁忌证。

2. 放液速度不要过多、过快，一次放腹水不应超过 3000ml。

3. 出现症状时，立即停止抽液，按肝性脑病处理，注意维持酸碱及水电解质平衡。

（二）出血

1. 术前要了解患者的出、凝血时间。

2. 操作要规范，熟悉穿刺点，动作轻柔，尽量避开腹部血管。

（三）继发感染

1. 严格无菌操作。

2. 出现腹痛、发热等继发感染表现时，及时检查血常规，以及腹水常规、生化、培养，并给予相应的抗感染治疗。

（四）损伤周围脏器

1. 术前要详细了解患者内脏情况及出凝血时间。

2. 操作要规范，熟悉穿刺点，动作轻柔，尽量避免改变穿刺针方向及患者变换体位。

3. 一旦发生周围脏器损伤，立即监测患者生命体征，给予止血等对症治疗，必要时请介入科、外科处理。

（五）腹膜反应、休克

1. 严格控制放液的速度。

2. 如出现头晕、心悸、胸闷、气促、恶心、面色苍白等症状，应立即停止操作，并作适当处理（如补液、吸氧、使用肾上腺素等）。

（六）麻醉意外

1. 术前要详细询问患者的药物过敏史，特别是麻醉药。

2. 如若使用普鲁卡因麻醉，术前应该做皮试。

3. 手术时应该备好肾上腺素等抢救药物，一旦出现麻醉意外，及时抢救治疗。

七、练 习 题

（一）主观题

1. 简述腹膜腔穿刺术的适应证。

2. 简述腹膜腔穿刺术的禁忌证。

3. 简述腹膜腔穿刺术的术前患者准备。

视频 7-2 腹膜腔穿刺术

（二）客观题

1. A 型题

（1）除哪项外均为腹腔穿刺术适应证（　　　）

A. 腹腔内给药　　　　　　　　　B. 诊断性穿刺　　　　　　　　　C. 人工气腹

D. 包虫病性囊性包块　　　　　　E. 抽液减压

（2）除哪项外均为腹膜腔穿刺术禁忌证（　　　）

A. 肝性脑病　　　　　　　　　　B. 包裹性积液　　　　　　　　　C. 卵巢巨大囊肿

D. 腹膜粘连　　　　　　　　　　E. 精神异常

（3）临床上腹腔穿刺术最常用的穿刺点是（　　　）

A. 左髂前上棘与脐连线的中、外 1/3 的交点处

B. 右髂前上棘与脐连线的中、外 1/3 的交点处

C. 脐与耻骨联合中点上 1.0cm，偏左 1.5cm

D. 脐与耻骨联合中点上 1.0cm，偏右 1.5cm

E. 脐水平线与腋前线或腋中线的延长线的交点

（4）腹腔穿刺术中皮肤消毒范围是以穿刺点为中心，直径为（　　　）

A. 5cm　　　　B. 8cm　　　　　C. 10cm　　　　D. 15cm　　　　E. 20cm

（5）一般情况下，肝硬化患者一次放腹水不要超过（　　　）

A. 1000ml　　　B. 1500ml　　　C. 2000ml　　　D. 3000ml　　　E. 4000ml

（6）关于留取腹水标本描述错误的是（　　　）

A. 第一管腹水可送检腹水常规检查　　　　B. 第一管腹水可送检腹水生化检查

C. 腹水生化需要 2ml 以上　　　　　　　　D. 腹水常规需要 4ml 以上

E. 腹水细菌培养应注入细菌培养瓶内送检

2. B 型题

（1）～（4）题共用备选答案

A. ＞ 2ml　　　　B. ＞ 4ml　　　　C. ＞ 250ml　　　D. ＜ 3000ml　　　E. ＜ 5000ml

（1）腹水常规检查（　　　）

（2）腹水生化检查（　　　）

（3）腹水细胞学检查（　　　）

（4）肝硬化患者一次放腹水（　　　）

3. X 型题

（1）下列哪些为腹腔穿刺术可能的并发症（　　　）

A. 肝性脑病　　　B. 电解质紊乱　　　C. 出血　　　　D. 继发感染　　　E. 肝肾综合征

（2）下列哪些为腹水检查项目（　　　）

A. 常规　　　　　B. 生化　　　　　　C. 隐血试验　　　D. 脱落细胞　　　E. 细菌培养

（孙　龙　张瑞城）

第三节　腰椎穿刺术

腰椎穿刺术（lumbar puncture）是神经内科应用非常普遍的辅助检查，常用于检查脑脊液的性质，对于脑膜脑炎、脑炎、脑血管病变、脑瘤等神经系统疾病的诊断有重要价值，也可测定颅内压力和判断蛛网膜下腔是否阻塞等，有时也用于鞘内注射药物。

一、目　的

辅助脑膜脑炎、脑炎、脑血管病变、脑瘤等神经系统疾病的诊断；测定颅内压力和了解蛛网膜下腔是否阻塞等；以及鞘内注射治疗。

二、适 应 证

1. 留取脑脊液（cerebrospinal fluid，CSF）做各种检查以辅助中枢神经系统疾病如感染性疾病，蛛网膜下腔出血、免疫炎性疾病和脱髓鞘疾病、脑膜癌病等的诊断。

2. 怀疑颅内压异常。

3. 动态观察 CSF 变化以助判断病情、预后及指导治疗。

4. 注入放射性核素行脑、脊髓扫描。

5. 注入液体或放出 CSF 以维持、调整颅内压平衡，或注入药物治疗相应疾病。

三、禁 忌 证

1. 颅内压明显升高，或已有脑疝迹象，特别是怀疑颅后窝占位性病变。

2. 穿刺部位有感染灶、脊柱结核或开放性损伤。

3. 明显出血倾向或病情危重不宜搬动。

4. 脊髓压迫症的脊髓功能处于即将丧失的临界状态。

四、方 法

1. 体位准备　通常取弯腰侧卧位（多取左侧卧位），患者屈颈抱膝，脊背尽量靠近床面。背部要与检查床垂直，脊柱与床平行。

2. 确定穿刺点　通常以双侧髂嵴最高点连线与后正中线的交会处为穿刺点，此处相当于第3～4腰椎间隙，有时也可在上一腰椎间隙或下一腰椎间隙进行。

3. 消毒铺巾及麻醉　局部常规消毒，戴无菌手套，铺洞巾，用2%盐酸利多卡因在穿刺点局部做皮内和皮下麻醉，然后将针头刺入韧带后，回抽无血液，边退针边注入麻醉剂。

4. 穿刺　麻醉生效后，左手固定穿刺部位皮肤，右手持穿刺针以垂直背部，针尖稍斜向头部的方向缓慢刺入，当针头穿过韧带与硬脑膜时，有阻力突然消失的落空感。进针过程中针尖遇到骨质时，应将针退至皮下待纠正角度后再进行穿刺。成人进针4～6cm，儿童进针2～4cm时，即可穿破硬脊膜而达蛛网膜下腔，抽出针芯流出脑脊液。

5. 测压　一般采用测压管进行检查，腰椎穿刺成功后接上压力管，嘱患者充分放松，并缓慢伸直下肢。脑脊液在压力管中上升到一定的高度而不再继续上升，此时的压力即为初压。放出一定量的脑脊液后再测得压力为终压。侧卧位的正常压力一般成人为80～180mmH$_2$O（10mmH$_2$O=0.098kPa）或40～50滴／分，200mmH$_2$O提示颅内压增高，＜80mmH$_2$O提示颅内压降低。若继续做 Queckenstedt 试验，可了解蛛网膜下腔有无阻塞。即在测初压后，由助手先压迫一侧颈静脉约10秒，再压另一侧，最后同时按压双侧颈静脉。正常时压迫颈静脉后，脑脊液压力立即迅速升高1倍左右，解除压迫后10～20秒，迅速降至原来水平，称为梗阻试验阴性，使蛛网膜下腔通畅；若压迫颈静脉后，不能使脑脊液压力升高，则为梗阻试验阳性，使蛛网膜下腔完全阻塞；若施压后压力缓慢上升，放松后又缓慢下降，提示有不完全阻塞。但是颅内压升高者，禁做此试验。压力增高见于颅内占位性病变、脑外伤、颅内感染、蛛网膜下腔出血、静脉窦血栓形成、良性颅内压增高等。压力降低主要见于低颅压、脱水、休克、脊髓蛛网膜梗阻和脑脊液漏等。

6. 撤去测压管，收集脑脊液2～5ml送检；如需作培养时，应用无菌试管收集标本。

7. 术毕，将针芯插入后一起拔出穿刺针，覆盖消毒纱布，用胶布固定。

8. 去枕平卧4～6小时，以免引起术后低颅压头痛。

五、注 意 事 项

1. 严格掌握禁忌证　凡疑有颅内压升高者必须先做眼底检查，如有明显视盘水肿或有脑疝先兆者，禁忌穿刺。凡患者处于休克、衰竭或濒危状态以及局部皮肤有炎症、颅后窝有占位性病变者均列为禁忌。

2. 穿刺时患者如出现呼吸、脉搏、面色异常等症状时，立即停止操作，并作相应处理。

3. 鞘内给药时，应先放出等量脑脊液，然后再等量置换性药液注入。

视频 7-3　腰椎穿刺术

六、病 例 分 析

患者，女性，25 岁，主因头痛、发热 2 周，加重伴恶心呕吐 2 天入院。既往因系统性红斑狼疮长期口服免疫抑制剂治疗。入院后为明确诊断，最需要完善的检查是什么？有哪些注意事项？

七、练 习 题

客观题

A 型题

（1）不适合行腰椎穿刺的疾病是（　　　）

A. 蛛网膜下腔出血　　　　　　　B. 脑膜炎　　　　　　　　　　C. 脑炎

D. 多发性硬化　　　　　　　　　E. 颅后窝肿瘤

（2）对于正常成人，一般选择哪个腰椎间隙作为腰穿进针的间隙（　　　）

A. $T_{12} \sim L_1$　　　B. $L_1 \sim L_2$　　　C. $L_2 \sim L_3$　　　D. $L_3 \sim L_4$　　　E. $L_4 \sim L_5$

（3）以下哪项疾病不需要进行腰椎穿刺检查（　　　）

A. 结核性脑膜炎　B. 脑膜白血病　　　C. 重症肌无力　　　D. 多发性硬化　E. 急性脊髓炎

（贾丹丹）

第四节　骨髓穿刺术、骨髓组织活检及相关知识

一、骨髓穿刺术

骨髓穿刺术（bone marrow puncture）简称"骨穿"，是利用骨穿针刺入骨髓腔，抽取骨髓液来化验的一种常用的诊断技术，是临床医生必须掌握的穿刺操作之一。

（一）目的

利用骨髓穿刺针抽吸骨髓液，用于细胞学、病原生物学等检查，以协助诊断造血系统疾病、感染或肿瘤的诊断，观察疗效和判断预后，还可以为骨髓移植提供骨髓。

（二）适应证与禁忌证

1. 适应证

（1）各种血液病的诊断和全身肿瘤性疾病是否有骨髓侵犯或转移，观察血液病及其他骨髓侵犯疾病的治疗反应和判断预后。

（2）某些传染病或寄生虫病须行骨髓细胞培养或涂片查找病原体，如伤寒杆菌的骨髓培养及骨髓涂片寻找疟原虫和利朵小体。

（3）不明原因的肝、脾、淋巴结肿大或长期发热者。

（4）了解骨髓造血功能，指导抗癌药及免疫抑制药的使用。

（5）为骨髓移植提供足量骨髓。

2. 禁忌证

（1）血友病或有严重凝血功能障碍且没有纠正者，当骨髓检查并非唯一确诊手段时，则不宜进行此种检查，以免引起局部严重迟发性出血。

（2）穿刺部位有感染者。

（三）准备工作

1. 向患者或其家属说明骨髓穿刺的目的、操作过程及可能出现或应注意的问题，让患者签署知情同意书。操作者穿工作服，戴口罩、帽子，洗手。

2. 材料准备 骨髓穿刺包（骨髓穿刺针 1 个，无菌弯盘 1 个，无菌洞巾，纱布）、无菌手套 1 副、治疗盘（络合碘、棉签、胶布、2% 盐酸利多卡因 1 支）、5ml 注射器 1 个、10ml 或 20ml 注射器 1 个、载玻片 10 张、推玻片 1 张。需做细菌培养时，准备培养基。

（四）操作步骤

1. 选择穿刺部位

（1）髂前上棘穿刺点：选择髂前上棘后 1～2cm 的骨面平整处，该处骨面平坦，易于固定，操作方便。

（2）髂后上棘穿刺点：骶椎两侧、臀部上方骨性突出的部位，此处容易穿刺且安全，是最常用的穿刺点。

（3）胸骨穿刺点：选择胸骨柄或胸骨体平第 1 或第 2 肋间隙的部位，此处胸骨较薄（约 1cm），且其后有大血管和心房，穿刺时务必小心，以防穿透胸骨而发生意外。但由于胸骨的骨髓液丰富，当其他部位穿刺失败时，仍需要进行胸骨穿刺。

（4）腰椎棘突穿刺点：腰椎棘突突出处，此处穿刺难度大，不常用。

2. 协助患者采取适合的体位 采用髂前上棘和胸骨穿刺时，患者取仰卧位；采用髂后上棘穿刺时，患者取侧卧位或俯卧位；采用腰椎棘突穿刺时，患者取坐位或侧卧位。

3. 局部麻醉 常规消毒局部皮肤，操作者戴无菌手套，铺无菌洞巾。然后用 2% 盐酸利多卡因做自皮肤、皮下至骨膜的局部浸润麻醉。

4. 固定穿刺针长度 将骨髓穿刺针的固定器固定在适当的长度上。髂骨穿刺约 1.5cm，胸骨穿刺约 1.0cm（成人）。

5. 穿刺 操作者左手拇指和示指固定穿刺部位，右手持骨髓穿刺针与骨面垂直刺入，若为胸骨穿刺则应与成骨面 30°～40° 角刺入。当穿刺针针尖接触骨质后，沿穿刺针的针体长轴左右旋转穿刺针，并向前推进，缓缓刺入骨质。当突然感到穿刺阻力消失，且穿刺针能固定，表明穿刺针已进入骨髓腔。如果穿刺针尚未固定，则应继续刺入少许以达到固定为止。

6. 抽取骨髓液 拔出穿刺针针芯，接上干燥的 10ml 或 20ml 的注射器，用适当的力量抽取骨髓液。抽吸时患者感到有尖锐酸痛，抽取的骨髓液一般为 0.1～0.2ml，若用力过猛或抽吸过多，会使骨髓液稀释。如果需要做骨髓液细菌培养，应在留取骨髓液计数和涂片标本后，再抽取 1～2ml，用于细菌培养。若未能抽取骨髓液，则可能是针腔被组织块堵塞或"干抽"，此时应重新插上针芯，稍加旋转穿刺针或再刺入少许，拔出针芯，如果针芯带有血迹，再次抽取即可取得红色骨髓液。

7. 涂片 将骨髓液滴在载玻片上，注意推片与玻片成 30°～45° 角，稍用力匀速推开，骨髓片应有头、体、尾三部分并有一定长度，使细沙样浅肉色骨髓小粒均匀分布，最后将标本送检。

8. 加压固定 骨髓液抽取完毕，重新插上针芯。左手取无菌纱布置于穿刺处，右手将穿刺针拔出，并将无菌纱布敷于针孔上，按压 1～2 分钟后，再用胶布加压固定。

（五）注意事项

1. 术前需完善血常规、凝血功能等检查。

2. 骨髓穿刺针和注射器必须干燥，以免发生溶血。

3. 穿刺针针头进入骨质后要避免过大摆动，以免折断穿刺针。胸骨穿刺时不可用力过猛、穿刺过深，以防穿透内侧骨板而发生意外。

4. 穿刺过程中，如果感到骨质坚硬，难以进入骨髓腔时，不可强行进针，以免断针。

5. 做骨髓细胞形态学检查时，抽取的骨髓液不可过多，以免影响骨质增生程度的判断、细胞计数和分类结果。

6. 由于骨髓液中含有大量的幼稚细胞，极易发生凝固。因此，穿刺抽取骨髓液后立即涂片。

7. 送检骨髓涂片时，应同时附送 2～3 张血涂片。

8. 多次、多部位干抽时应进行骨髓活检。

（六）并发症

1. 穿透胸骨内侧骨板，伤及心脏和大血管，很罕见，但非常危险，这是胸骨穿刺时，用力过猛或穿刺过深发生的意外。因此胸骨穿刺时固定穿刺针长度很重要，一定要固定在距针尖约 1cm 处，缓慢左右旋转骨穿针刺入，且开始用力一定要轻，特别是对老年人骨质疏松和多发性骨髓瘤患者。初次操作者最好先不从胸骨穿刺开始。

2. 穿刺针被折断在骨内，很罕见，常由于骨穿针针头进入骨质后，操作者摆动过大，或在穿刺过程中，由于骨质坚硬，难以达到骨髓腔时，强行进针所致。为了防止穿刺针被折断，应于骨穿针针头进入骨质后，不要摆动过大，穿刺过程中，如果感到骨质坚硬，难以达到骨髓腔时，不可强行进针。若穿刺针被折断在骨内，可请外科处理。

3. 局部皮肤出血和红肿感染，对症处理即可。

二、骨髓组织活检

骨髓组织活检，就是用一个特制的穿刺针取一小块 0.5～1cm 长的圆柱形骨髓组织来做病理学检查。

（一）目的

骨髓穿刺检查如果遇到了"干抽"现象，即抽不出骨髓液时，就无法诊断。采用骨髓活检术能弥补骨髓穿刺术的不足，而且活检取材大，不但能了解骨髓内的细胞成分，而且能保持骨髓结构，便于病理诊断。如原发性或继发性骨髓纤维化症、再生障碍性贫血、骨髓增生异常综合征等疾病常需完善骨髓组织活检。

（二）适应证与禁忌证

1. 适应证

（1）骨髓涂片检查仍不能明确诊断者。

（2）抽不出骨髓（干抽）疑骨髓纤维化等。

2. 禁忌证

（1）血友病及有严重凝血功能障碍且没有纠正者，当骨髓检查并非唯一确诊手段时，则不宜进行此种检查，以免引起局部严重迟发性出血。

（2）穿刺部位有感染者。

（三）准备工作

1. 向患者或其家属说明骨髓活检的目的、操作过程及可能出现或应注意的问题，让患者签署知情同意书。操作者穿工作服，戴口罩、帽子，洗手。

2. 材料准备　骨髓活检针、95% 乙醇或 10% 甲醛固定液小瓶，其他同骨髓穿刺术。

（四）操作步骤和方法

1. 部位　穿刺部位一般选择髂前上棘或髂后上棘。

2. 体位、消毒、麻醉 同骨髓穿刺术。

3. 穿刺方法

（1）环切针活检法：切针套针顶端有一缺口，即为针螺旋形侧刀，操作者先将活检针的针芯插入针套内，左手拇指和示指将穿刺部位皮肤压紧固定，右手持穿刺针手柄以顺时针方向进针至骨质一定深度后，拔出针芯，在针座后端连接上接柱，再插入针芯，继续按顺时针方向进针，其深度达 1.0cm 左右，再转动针管 360°，针管前端的沟槽即可将骨髓组织离断。按顺时针方向退出穿刺针，取出骨髓组织，立即置于 95% 乙醇或 10% 甲醇中固定，并及时送检。

（2）环锯针活检法：骨髓活检针穿入骨质后即拔出针芯，将环锯套针顺时针方向向下旋转，即将骨髓组织旋进套针内，一般深入 1.0 ～ 1.5cm 即可缓慢拔出环锯针，用探针将骨髓组织取出固定并送检。

4. 加压固定 消毒穿刺部位后，再用干棉球压迫创口，敷以消毒纱布并固定。

（五）注意事项

1. 开始进针不要太深，否则不易取得骨髓组织。

2. 由于骨髓活组织检查穿刺针的内径较大，抽取骨髓液的量不易控制。因此，一般不用于吸取骨髓液做涂片检查。

三、病 例 分 析

患者，女性，60 岁，因头晕乏力、反复牙龈出血 5 月余就诊。查体：贫血貌，皮肤散在出血点，浅表淋巴结无肿大，胸骨下端无压痛，肝脾不大。血常规：WBC $2.3×10^9$/L，N% 40%，L% 60%，PLT $39×10^9$/L，Hb 78g/L，当地医院髂前上棘骨髓穿刺报告取材不佳。请对该种情况的原因做出初步判断并提出处理意见。

视频 7-4 骨髓穿刺术

四、练 习 题

（一）主观题

1. 骨髓穿刺时需抽取多少骨髓标本？为什么？

2. 做骨髓穿刺检查是否需要同时做一个外周血涂片检查？为什么？

（二）客观题

1. A 型题

下列不属于骨髓穿刺适应证的是（ 　　 ）

A. 血象异常　　　　　　　　　　　　B. 发热原因未明者

C. 原因不明的肝、脾、淋巴结肿大　　D. 原因不明的凝血功能障碍

E. 为骨髓移植提供足量骨髓

2. B 型题

（1）～（2）题共用备选答案

A. 髂前上棘　　　B. 髂后上棘　　　C. 腰椎棘突　　　D. 胸骨

（1）骨髓穿刺最常见穿刺部位为（ 　　 ）

（2）骨髓穿刺风险最高的部位为（ 　　 ）

3. C 型题

（1）～（2）题共用题干

患者，女性，25 岁，发热、乏力伴全身皮肤散在瘀斑 10 天，逐渐加重入院，血常规 WBC $70×10^9$/L，PLT $22×10^9$/L，Hb 64g/L。

（1）该患者初步诊断考虑（　　　）

A. 缺铁性贫血　　　　　　　　　B. 再生障碍性贫血

C. 急性白血病　　　　　　　　　D. 原发性血小板减少性紫癜

（2）为明确诊断首选的检查是（　　　）

A. 血清铁蛋白检查　　　B. 骨髓穿刺术　　　C. 骨髓活检术　　　D. 外周血涂片

4. X 型题

骨髓穿刺注意事项包括（　　　）

A. 注射器与穿刺针必须干燥，以免发生溶血

B. 如为细胞形态学检查，抽吸液量不宜过多，以 0.1 ~ 0.2ml 为宜

C. 骨髓液抽取后应立即涂片，否则很快发生凝固

D. 穿刺针进入骨质后避免摆动过大，以免折断

（欧阳艳红）

第五节　肝穿刺活检术与引流术

肝穿刺活检术（liverbiopsy）是肝穿刺活体组织检查术的简称，用于各种肝脏疾病的诊断、鉴别诊断及判断临床治疗疗效。目前主要选择在超声引导下操作，超声引导下具有实时可视性、操作简便、准确性及安全性高的特点，已广泛用于临床工作中。肝脏引流术主要包括肝脓肿穿刺引流术及经皮肝穿胆管引流术。超声引导经皮穿刺肝脓肿置管引流术已成为肝脓肿的首选治疗方法，对无法通过手术治疗的梗阻性黄疸患者及急性胆道感染患者，PTCD 是缓解黄疸和通畅胆汁的有效手段。本章节将重点讲解在 B 超实时定位下肝穿刺活检术、肝脓肿穿刺引流术和经皮肝穿胆管引流术。

一、肝穿刺活检术

肝穿刺活检术是指在影像（超声）引导下，采用穿刺针穿刺取少量肝组织进行病理活检的一种诊断技术。在慢性肝炎的炎症活动度和肝纤维化程度的分期分级的量化方面，已成为首选的诊断方法，是慢性肝脏疾病临床诊断和肝内占位病变病理诊断的"金标准"，同时还为调整临床患者治疗方案和评估患者病情预后提供了重要参考依据。具体选择无禁忌证的患者经 B 超检查，确定穿刺（病变）位置、大小、范围，然后明确穿刺部位、方向及进针深度，在 B 超引导下进行穿刺。

（一）目的

用于一些肝脏疾病的诊断及鉴别诊断，判断疾病的活动和进展程度以及治疗的疗效及预后。

（二）适应证与禁忌证

1. 适应证　原因不明的肝大或肝功能异常；已排除肝外胆道梗阻原因不明的黄疸者；慢性肝炎随访病情或判断疗效；疑有弥漫性肝病或全身系统疾病或肝外疾病累及肝脏及不能确诊的肝内占位性病变。

2. 禁忌证

（1）有出血倾向的患者。如血友病、海绵状肝血管病、凝血时间延长、血小板减少达 $30 \times 10^9/L$ 以下者。

（2）大量腹水或重度黄疸者。

（3）严重贫血或一般情况差者。

（4）肝昏迷者。

（5）严重肝外阻塞性黄疸伴胆囊肿大者。

（6）疑为肝包虫病或肝血管瘤者。

（7）严重心、肺、肾疾病或其功能衰竭者。

（8）精神高度紧张无法配合肝穿刺检查者。

（三）准备工作

1. 向患者解释操作的必要性，取得患者同意。

2. 穿刺前禁食、禁水 6～8 小时。

3. 术前进行屏气训练（在深呼气末屏气片刻）。

4. 物品及仪器 2% 利多卡因 1 支（规格：5ml）、5ml 注射器 1 个、肝穿刺包 1 个、全自动活检穿刺枪 1 把，针上另套有一可用以控制穿刺深度的套管。备尖头手术刀 1 把，留标本需准备标本容器 1 个。

（四）方法

1. 术前准备 患者生命体征平稳，同时术前完善凝血功能等检查，有异常者应肌内注射维生素 K，至上述指标接近正常时方可进行穿刺。

2. 具体操作方法 超声探查确定穿刺点、穿刺方向和深度，一般选在腋前线或腋中线第 8～9 肋间。如为肝占位性病变，据实时探查情况，设置穿刺路径。患者取仰卧位或稍向左卧，穿刺点局部常规消毒、铺巾，用 2% 利多卡因行浸润麻醉直至肝包膜。将穿刺点皮肤切开，然后将穿刺针沿麻醉方向推进至肝包膜，嘱患者吸气后屏气，迅速将针刺入肝内穿刺点，打开穿刺枪并迅速拔出（图 7-5-1）（目前全自动活检针多为无负压切割针，无须抽吸成负压），穿刺取出的肝组织长度≥1cm，最佳为 1.5～2.5cm，取 3 条以上组织。

3. 将标本放入固定液后送检。

4. 穿刺部位盖无菌纱布，扎以腹带，患者绝对卧床 24 小时。

（五）注意事项

1. 预先训练患者屏气动作，以配合操作。穿刺针进入肝脏后不得搅动。

2. 穿刺后 24 小时内，每 30 分钟测脉搏、血压 1 次，如无变化，改为每小时 1 次，共 6 次，密切观察有无出血征象。

3. 患者卧床休息，避免剧烈的呼吸、咳嗽等，原则上大、小便均需在床上进行，24 小时以后可以正常活动，1 周内避免剧烈活动。

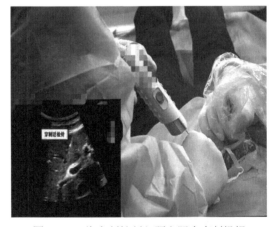

图 7-5-1　将穿刺针刺入预定肝内穿刺组织

二、肝脓肿穿刺引流术

肝脓肿穿刺引流术是对肝脓肿进行穿刺抽脓并引流。超声引导下肝脓肿穿刺引流技术成功率高、并发症少，并能提高穿刺、特别是小脓肿穿刺的准确性，同时超声引导可实时观察穿刺过程，避免可能出现的损伤周围血管、邻近脏器等风险，并能对上述情况做出及时评估与判断，从而及早处理。在进行超声引导下肝脓肿穿刺引流后，应常规将脓液送检培养并完善药敏试验，根据药敏结果调整抗生素，当前治疗肝脓肿的首选方式是超声引导下经皮穿刺置管引流术。以下详细介绍超声定位下肝脓肿穿刺引流术。

（一）目的

用于肝脓肿穿刺排脓及减压。

（二）适应证与禁忌证

1. 适应证

（1）已液化的单发性或多发性脓肿，脓肿直径≥ 3cm。

（2）单纯抗感染治疗无效或中毒较重者。

（3）无腹膜炎或其他需要手术治疗的疾病。

（4）年老体弱，病情危重不能耐受开腹手术者。

（5）诊断性穿刺，了解肝脓肿类型，行细菌学检查，选择治疗方法。

2. 禁忌证

（1）对于直径＜ 3cm 的肝脓肿，经过应用合适的抗生素及理疗后，脓肿会渐吸收而消失，不需进行穿刺及置管引流术。

（2）无安全穿刺路径者。

（3）严重出血倾向，出血、凝血机制障碍未纠正者。

（4）不能除外的动脉瘤或血管瘤合并感染者。

（三）准备工作

1. 向患者解释操作的必要性，取得患者同意，签署知情同意书。

2. 穿刺前禁食、禁水 6 ～ 8 小时。

3. 穿刺前进行屏气训练。

4. 物品及仪器 超声探头的频率一般选择 2 ～ 5MHz，18G 穿刺针、12 ～ 14F 导管或 8 ～ 10F 猪尾巴导管、肝穿刺包，一次性引流管、2% 利多卡因，培养器皿及注射器等。

（四）方法

1. 术前准备 术前检查生命体征，测定出血时间、凝血时间、凝血酶原时间，有异常者应肌内注射维生素 K，上述指标接近正常时方可进行穿刺。

2. 具体操作方法 患者取平卧位或左卧位，超声探查脓肿位置、大小、数目、距体表的距离（图 7-5-2）。避开重要脏器、大血管，确定穿刺点、进针方向及进针深度。常规消毒皮肤、铺无菌巾。2% 利多卡因 5ml 由穿刺部位局麻至壁层腹膜。探头置穿刺部位并调整穿刺引导线，将穿刺引导针插入导向器内并刺入皮下，进针时嘱患者屏住呼吸。再将 18G 套管针沿引导针快速刺入脓腔中部，此时让患者保持平稳呼吸。拔出针芯，接上 10ml 注射器，抽吸脓液，立即送检（图 7-5-3）。置入导丝，退出套管，沿导丝置入 8 ～ 10F PTCD 引流管，头端弯曲后在皮肤上固定。无菌生理盐水或甲硝唑液冲洗脓腔。

3. 术后监测生命体征及复查血常规和超声，观察脓腔的变化。根据脓液药敏试验结果选择合适的抗生素。

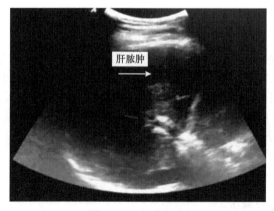

图 7-5-2 超声探查

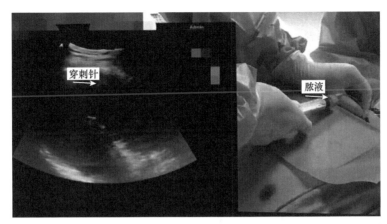

图 7-5-3 抽吸脓液

（五）注意事项

1. 预先训练患者屏气动作，以配合操作。

2. 穿刺后 24 小时内，每 30 分钟测脉搏、血压 1 次，如无变化，改为每小时 1 次，共 6 次。注意观察是否有内出血及气胸的征象。

3. 卧床休息，避免剧烈的呼吸、咳嗽等，原则上大、小便均需在床上进行，6 小时以后可以正常活动，1 周内避免剧烈运动。

4. 有侧孔的引流管，侧孔应全部置入脓腔内，以免污染腹腔。

5. 继续抗感染等全身治疗，脓腔缩小至 2cm 以下，白细胞计数及分类正常，无发热，无症状时才考虑拔管。

三、经皮肝穿胆管引流术

经皮肝穿胆管引流术（percuteneous transhepatic cholangio drainage，PTCD）是指在影像设备（通常为 X 线透视或 B 超）引导下经皮肝穿穿刺胆管并置入引流管，使胆汁流向体外或十二指肠的一种操作技术。主要用于胆道梗阻和急性炎症的治疗，包括外引流、内引流，是所有胆道梗阻治疗的基本技术。PTCD 用于胆系恶性肿瘤的姑息治疗，及时为急性化脓性胆管炎的胆道进行减压，还可作为胆道疾病的术前准备。既往穿刺在 X 线初步定位之后，依靠医生的治疗经验进行反复穿刺，临床治疗效果并不理想，经常会出现一系列的并发症。利用实时超声引导通过经皮进行穿刺的引流术，因为能够对手术的整个过程进行准确定位，明显提高了手术的治疗效果，保证了手术的安全性，极大地提高了手术的成功率。以下详细介绍超声定位下经皮肝穿胆管引流术。

（一）目的

1. 术前引流胆汁，降低黄疸，改善肝功能，作为术前准备。

2. 胆道 / 胰头或壶腹部晚期肿瘤胆道减压及姑息性引流。

3. 急性化脓性梗阻性胆管炎胆道引流，控制感染。

4. 为胆道支架植入建立良好的通道。

（二）适应证与禁忌证

1. 适应证

（1）恶性胆系肿瘤的姑息治疗。

（2）急性化脓性胆管炎的胆道减压。

（3）胆道疾病的术前准备。

（4）肝内胆管扩张，要求直径大于 4mm。

2. 禁忌证

（1）严重凝血功能障碍者，严重心、肝、肾功能衰竭者和大量腹水者。

（2）肝内胆管被肿瘤分隔成多腔，不能引流整个胆管系统者。

（3）疑为肝包虫病者。

（4）无适当的穿刺通道或路径。

（三）准备工作

1. 术前应向患者做必要的解释、穿刺的目的、穿刺的可能并发症等。如患者情绪紧张可用小剂量镇静剂，根据操作需要及可能，教会患者如何配合穿刺。

2. 急性化脓性胆管炎通常伴有高热、脱水及低血压等症状，术前及时纠正，注意防止弥散性血管内凝血的发生。

3. 常规检查血常规、凝血功能、肝肾功能。

4. 黄疸严重者术前肌内注射维生素 K，术前 2 小时静脉滴注胆道排泄性抗生素。

5. 术前禁食 8 ～ 12 小时，术前半小时肌内注射阿托品 0.5mg，地西泮 10mg，术前测血压、心率。

6. 器材的准备 B 超机、18G 穿刺针、12 ～ 14F 导管或 8 ～ 10F 猪尾巴导管、套管针、引流管、尖刀片等。

7. 应详细了解患者病情，结合超声检查资料选择相应穿刺部位及进针路径。

8. 术前签署知情同意书。

（四）方法

1. 穿刺胆管的选择

（1）扫查显示距皮肤较近的胆管。

（2）管径相对较粗（≥ 4mm），迂曲较少。

（3）穿刺路径应无较大血管和肿瘤。

（4）穿刺针与胆管长轴夹角要适当，一般以 60° ～ 70° 角为宜。

2. 具体操作方法 常规消毒铺巾，局麻，超声引导采用套管针法或 Seldinger 方法完成穿刺置管引流。

（1）套管针法：超声引导下将套管针刺入胆管，见胆汁后，将针尖斜面转向肝门，导丝由针孔引入胆管内，然后向前推套管，放入合适位置后将穿刺针和导丝一并拔出。在胆管扩张明显，且不要求置管较深的病例，可不用导丝，将金属穿刺针退出后直接将引流管推向肝门部的远端胆管，最后将引流管外露端缝合固定于皮肤（该穿刺方法目前较少用）。

（2）Seldinger 方法：超声引导下将穿刺针刺入预选胆管 → 拔出针芯见胆汁 → 将针尖斜面转向肝门 → 插入导丝 → 拔出针鞘 → 用扩张导管扩张针道 → 顺导丝插入导管 → 胆汁顺利流出后，固定导管（图 7-5-4、图 7-5-5）该方法更加安全，适用范围更广，是目前主要的穿刺方法。

（3）将引流管缝合固定在皮肤上，接无菌引流袋。

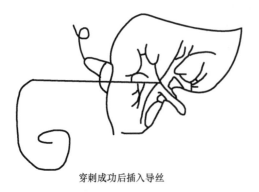

穿刺成功后插入导丝

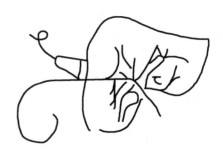

撤出穿刺针，留置导丝

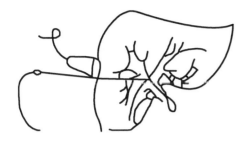

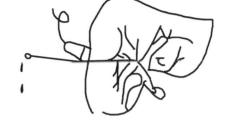

循导丝插入引流管　　　　　　　　　　　撤出导丝，留置引流管

图 7-5-4　Seldinger 方法

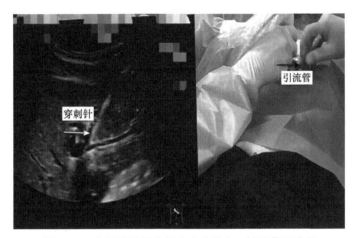

图 7-5-5　将引流管缝合固定在皮肤上，接无菌引流袋

（五）注意事项

1. 穿刺中经常发生一种情况，显示器上可见穿刺针已进入胆管，而回抽未见胆汁，出现此现象的原因是容积效应，穿刺针并未完全进入胆管。预防方法是显示穿刺胆管后左右侧动探头，使穿刺胆管显示最清晰时表示穿刺胆管已位于声束中央，再行操作，同时应体会穿刺针进入胆管时的突破感。

2. 局部麻醉需达肝包膜，避免针尖刺入肝包膜时患者因疼痛而深呼吸，使肝脏发生运动。

3. 穿刺时要求患者须平静吸气，以免深吸气情况下皮肤与肝之间产生错动使置管困难。

4. 避免将左右肝管、肝总管作为穿刺胆管。

5. 为了降低出血并发症，应尽可能减少进针次数，避免误伤大血管，重新穿刺时针不必退出肝包膜外。

6. 术后卧床 24 小时，观察胆汁的成分，是否混有血液成分，并密切观察引流量，以防引流管堵塞或脱落。

7. 术后继续使用广谱抗生素和维生素 K。

8. 引流管脱落多发生在术后 1 周以内，在此期间应根据情况进行 X 线检查，以及早发现并校正引流管的位置。

四、病例分析

1. 男性，48 岁，右上腹胀痛伴乏力半年。患者于半年前开始出现右上腹胀痛，未向腰背部放射。伴乏力，食欲一般，无发热、厌油腻食物等症状，体重无明显减轻。有乙肝病史十余年，未规范治疗。

查体：体温 36.9℃，脉搏 83 次 / 分，呼吸 20 次 / 分，血压 116/62mmHg。全身皮肤巩膜未见黄染，腹平坦，腹软，肝肋下可触及，质韧，边缘不规则，触痛（+），脾肋下 2cm。腹水征阴性。肠鸣音正常。

实验室检查：乙肝五项示乙肝表面抗原定量＞ 225.00ng/ml、乙肝 E 抗原定量 1.026PEI U/ml、乙肝核心抗体定量＞ 3.98PEI U/ml。甲胎蛋白（AFP）47mg/L。腹部 B 超：肝右后叶内可见一直径 2cm 低回声肿块影，边界尚清，肝内外胆管无扩张。

该患者目前初步诊断考虑什么？如需明确诊断最可靠的进一步检查是什么？

2. 男性，59 岁，反复上腹部胀痛不适伴畏寒发热 1 周。患者 1 周前出现上腹部胀痛不适，无明显向它处反射，以右上腹部疼痛为主，可忍受。同时出现发热，体温波动。体温最高达 40℃，不伴咳嗽咳痰、恶心、呕吐等不适。查上腹部 CT 示：右肝占位性病变，考虑感染性病变。患者起病来，精神一般，胃纳、睡眠较差，大小便如常。既往有糖尿病病史。

查体：体温 38.9℃，脉搏 110 次 / 分，呼吸 20 次 / 分，血压 130/76mmHg，全身皮肤巩膜无黄染，腹平坦，腹软，肝区压痛，墨菲征阴性，肝、脾肋下未触及，肝区叩痛阳性，脾区无叩击痛，移动性浊音阴性，肠鸣音 4 次 / 分。双下肢无水肿。

实验室检查：血生化示结合胆红素 6.89μmol/L、C 反应蛋白 178.25mg/L；血常规：白细胞 $20.69×10^9$/L、中性粒细胞百分比 89.4%、中性粒细胞绝对值 $27.43×10^9$/L；粪便常规 + 隐血试验、AFP 未见异常。血糖浓度 12.2mmol/L。

腹部彩超：肝右叶内可见低回声肿块影，其内可见液性暗区，呈蜂窝样，考虑肝脓肿，请结合临床。

患者目前诊断及下一步主要处理方法是什么？

3. 男性，79 岁，右上腹痛伴巩膜黄染高热 3 天。患者 3 天前出现右上腹绞痛，疼痛呈持续性，伴有腹胀、恶心及呕吐，呕吐物为胃内容物，畏寒发热，体温最高具体不详，疼痛放射至右肩背部。自起病以来，精神、睡眠、食欲差。大小便正常。既往有高血压及心脏病史。

查体：体温 39.3℃，脉搏 82 次 / 分，呼吸 20 次 / 分，血压 132/72mmHg。皮肤巩膜黄染，腹平坦，上腹部压痛、反跳痛，墨菲征阳性，腹水征阴性，肠鸣音 0 ～ 1 次 / 分。

实验室检查：血常规示白细胞 $25.42×10^9$/L、中性粒细胞百分比 93.3%、中性粒细胞绝对值 $3.43×10^9$/L；血生化：总胆红素 97.33μmol/L、结合胆红素 66.17μmol/L、谷丙转氨酶 114.2U/L、C 反应蛋白 25.99mg/L。

上腹部彩超：胆总管、左肝管扩张并多发结石，胆囊增大。

该患者诊断是什么？如已积极给予消炎补液处理后效果不佳，进一步主要处理方法是什么？

五、练 习 题

（一）主观题

1. 简述肝穿刺活检的适应证及禁忌证。

2. 试述肝穿刺活检术的手术基本步骤。

3. 简述肝脓肿穿刺引流术的适应证。

4. 简述肝脓肿穿刺引流术后的注意事项。

5. 试述经皮肝穿胆管引流术治疗的目的。

6. 简述经皮肝穿胆管引流术术后的注意事项。

（二）客观题

1. A 型题

（1）肝脏实性疾病的鉴别诊断检查中，最有价值的是（　　　）

A. B 超下穿刺活检　　　　　　B. 肝脏的放射性核素扫描　　　　C. 肝脏的 X 线检查

D. CT 检查　　　　　　　　　E. 肝动脉碘油造影

（2）当肝脏占位，无法鉴别良、恶性时，最好的方法是（　　　）

A. 肝脏血管造影　　　　　　　B. 肝动脉碘油造影结合 CT 检查　　C. CT 检查

D. 肝穿刺＋病埋活检　　　　　E. 腹腔镜检查＋病理活检

（3）对原发性肝癌与阿米巴性肝脓肿的鉴别，最有价值的是（　　　）

A. 症状、体征　　　　　　　　B. 肝核素扫描　　　　　　　　　C. 白细胞计数及分类

D. B 型超声波检查　　　　　　E. B 超引导性肝穿刺

（4）男性，39 岁，B 超和 CT 检查发现右肝 3cm×2cm 占位性病变，性质不明，AFP 阴性。哪项检查对明确诊断最有帮助（　　　）

A. MRI　　　　　　　　　　　B. 肝动脉造影　　　　　　　　　C. 肝动脉造影 +CT 检查

D. 动态观察 AFP 变化　　　　　E. 肝穿刺＋病理学检查

（5）细菌性肝脓肿与阿米巴性肝脓肿最主要的临床鉴别依据是（　　　）

A. 脓肿穿刺　　　B. CT 检查　　　C. 大便常规检查　　　D. B 超检查　　　E. 血液学检查

（6）有关细菌性肝脓肿的治疗不恰当的是（　　　）

A. 合并胆道感染者应引流胆道

B. 血源性肝脓肿应治疗原发病灶

C. 脓肿壁较厚、不易治愈者，可行肝叶或肝段切除

D. 脓肿穿破入胸腔应做胸腔引流

E. 肝脓肿一旦确诊就应行手术治疗

（7）肝癌与肝脓肿鉴别最容易混淆的表现是（　　　）

A. 右上腹部肿块　　B. 贫血　　　C. 肝区疼痛　　　　D. 肝癌坏死液化　　　E. 发热

（8）急性梗阻性化脓性胆管炎的典型症状是（　　　）

A. 腹痛、黄疸、呕吐、昏迷、休克　　　　　B. 腹痛、黄疸、高热、休克、昏迷

C. 腹痛、黄疸、腹胀、昏迷、休克　　　　　D. 腹痛、寒战、呕吐、高热、休克

E. 寒战、高热、黄疸、呕吐、休克

（9）引起细菌性肝脓肿的主要原因是（　　　）

A. 胆道感染　　　B. 化脓性阑尾炎　　C. 败血症　　　　D. 膈下脓肿　　　E. 肝动脉感染

（10）女性，60 岁，既往有糖尿病、高血压及高血压心脏病。诊断为急性胆囊炎，经非手术治疗已 4 天，目前仍疼痛加剧，伴发热、右上腹压痛、反跳痛，局限性腹肌紧张，肠音减弱，体温 38℃，白细胞计数 $18×10^9/L$，B 超提示胆囊结石伴肿大，胆囊周局限性积液，应做（　　　）

A. 胆囊切除术　　　　　　B. 胆囊切除及胆总管引流　　　　C. 胆囊造瘘及腹腔引流术

D. 胆囊切除及腹腔引流术　　E. 经皮胆囊穿刺引流术

2. X 型题

（1）阿米巴肝脓肿治疗中，正确的是（　　　）

A. 一旦确诊均应手术治疗　　　　　　　B. 左肝脓肿不宜穿刺

C. 穿刺抽脓前先完成阿米巴治疗　　　　D. 继发性细菌感染者均应手术

E. 部分肝切除

（2）细菌性肝脓肿的并发症有（　　　）

A. 膈下脓肿　　B. 上消化道出血　　C. 急性腹膜炎　　　D. 脓胸　　　E. 心包脓肿

（3）化脓性梗阻性胆管炎常见的主要病因是（　　　）

A. 胆管结石　　　B. 胆管蛔虫　　　C. 胆管狭窄　　　　D. 括约肌痉挛　　E. 胆管癌

（4）胆囊炎、胆结石的手术适应证有（　　　）

A. 肝内外胆管结石合并梗阻、感染　　　　　B. 胆道梗阻和感染反复发作

C. 由于瘢痕或结石引起胆道梗阻　　　　　D. 胆囊结石较大，或合并胆囊化脓

E. 以上均有可能

（郑进方　张瑞城）

第六节　肾穿刺术

由于肾脏疾病的种类繁多，病因及发病机制复杂，临床表现与肾脏的组织学改变并不完全一致。为了明确疾病的病因和病理，进一步确诊患者所患的具体病种，这时就需要做肾穿刺术（renopuncture，nephrocentesis）。肾穿刺术属活检范畴，肾穿刺造瘘术（percutaneous nephrostomy）属引流范畴，与肾穿刺术不同。

一、适 应 证

1. 根据疾病不同，适应证可以分为以下几种。

（1）肾病综合征（nephrotic syndrome）

1）临床上需要根据病理类型进行区别的治疗者。

2）糖皮质激素规律治疗 8 周无效者。

3）年龄在 50 岁以上无活检禁忌证者。

（2）急性肾炎综合征（nephritic syndrome）

1）肾功能急剧恶化可疑急进性肾炎者。

2）急性肾小球肾炎治疗 1 ～ 2 个月病情无好转者。

（3）不能明确病因的急、慢性肾功能衰竭者。

（4）慢性肾小球肾炎者。

（5）无症状蛋白尿＞ 0.5g/24 小时。

（6）无症状蛋白尿合并血尿。

（7）怀疑肾小管间质损害、临床无法确诊的。

（8）移植肾术后

1）肾功能明显减退、原因不清的。

2）严重排异反应决定是否切除移植肾的。

3）怀疑原有肾脏疾病在移植肾中复发的。

（9）为指导临床进一步治疗需要重复活检的。

（10）高度怀疑良性肿瘤，在做好充分知情同意沟通情况下，可选择穿刺活检。

2. 按穿刺和治疗的先后顺序，临床上分为先治疗后穿刺和先穿刺后治疗两类。

（1）可以先治疗后穿刺的疾病

1）急性肾小球肾炎：对于临床上典型的急性链球菌感染后肾小球肾炎，可以暂时不予肾穿刺术。因该类疾病为自限性疾病，经过支持治疗和对症治疗可以治愈。

2）肾病综合征：对于儿童和青少年的单纯性肾病综合征，即仅有大量蛋白尿、低蛋白血症而不伴有血尿、高血压和肾功能减退的肾病综合征，可以先用糖皮质激素正规治疗 8 周后，如果临床上无疗效或疗效欠佳，再进行肾穿刺术。

（2）必须先穿刺，然后根据病理结果再进行治疗的疾病有以下几种

1）不典型的急性肾小球肾炎：虽然典型的急性肾小球肾炎为自限性疾病，不需要肾穿刺术及明确诊断，但当肾功能急剧恶化，临床上表现类似急进性肾小球肾炎时，应该尽早行肾穿刺术明确诊断，以免贻误治疗时机。即使肾功能一直稳定，但临床上治疗 2 ～ 3 个月后仍无好转，也应该尽早进行肾穿刺术，明确诊断。

2）急进性肾炎综合征：进展迅速，如不及时治疗，预后很差。因此，先明确病理诊断，再制定治疗方案，即使存在一定的相对禁忌证，也应该尽量纠正，创造肾穿刺术条件，尽早进行肾穿刺。

3）原发性肾病综合征：中老年肾病综合征，或合并血尿、高血压、肾功能损害的肾病综合征，均应该及早进行肾穿刺术检查。

4）急性肾衰竭：各种急性肾衰竭，如果临床上原因不明，只要没有禁忌证，均应该尽早行肾穿刺术。

5）继发性肾小球疾病：各种继发性肾小球疾病，均建议先行肾穿刺，明确诊断和病理分型后，再决定治疗方案。

6）移植肾：当移植肾的肾功能明显减退原因不明时；当移植肾出现排异反应，临床治疗效果不好，难以确定是否要切除移植肾时；当怀疑原有的肾脏疾病在移植肾上发生时，均应该行移植肾穿刺活检。

二、禁 忌 证

1. 凝血功能异常，有严重出血倾向者。

2. 严重高血压及心肺功能异常者。

3. 患者情况较差或恶病质患者。

4. 解剖性孤立肾或功能性孤立肾（对侧肾脏无功能者）。

5. 可疑肾动脉瘤或肾静脉扩张与含液性病变鉴别困难者（可做 CT 增强）。

6. 穿刺部位皮肤感染者。

7. 因可能发生种植转移，高度怀疑恶性肿瘤，禁忌穿刺活检。

三、穿 刺 准 备

如同任何一种有创伤的检查和手术一样，术前准备是不可忽视的一项重要内容，包括患者的准备和医生的准备。

（一）患者及家属的准备

1. 向患者和家属解释肾穿刺术的必要性，简单介绍肾穿刺术的方法和过程，消除患者及家属的疑虑和恐惧情绪，取得患者和家属的理解和同意，并签署肾穿刺术术前知情同意书。

2. 嘱患者肾穿刺术时的体位，一般为俯卧位（移植肾活检时，可以采取平卧位），并在腹部垫一高度为10cm的枕头，确定患者能耐受这种体位。

3. 嘱患者在这种穿刺体位下憋气，最好分别练习吸气末憋气和呼气末憋气及吸气中憋气等，以便在肾穿刺术时可以灵活地调整肾脏的高低。

4. 让患者术前练习平卧状态下的大、小便。这一点容易被忽视，造成患者在肾穿刺后无法在床上大、小便，以至于必须导尿等不必要的操作。

（二）医生的准备

医生要做好患者一般情况评估、出凝血状态、肾功能情况、肾脏形态情况、血型检查（必要时备血）和必要的器材准备等。

1. 患者一般情况评估 一般体格检查和心电监护了解患者心肺功能情况。

2. 出凝血状态 必须做血小板计数和出凝血常规检查，了解患者的出凝血状态。

3. 肾功能情况 做肌酐和肌酐清除率检查，了解患者的肾功能。

4. 肾脏形态情况 超声检查或电子计算机断层扫描检查，了解双肾的位置、形态、大小和结构，选择拟行肾穿刺术的一侧。一定要仔细测量肾脏大小，特别是肾脏厚度。如果肾脏厚度＜1.5cm，肾穿刺要慎重选择。

5. 血型检查 检查血型，根据患者情况酌情备血。

6. 必要的器材准备

（1）一般物品准备

1）局麻药物：宜选择 2% 盐酸利多卡因。操作前，稀释成 1% 备用。

2）消毒剂：碘伏、安尔碘等。

3）标本收集器：载玻片、小玻璃瓶等。

4）固定液：95% 乙醇，或 10% 福尔马林。

5）其他：无菌手套、纱布、缝针、缝线、剪刀等。

（2）穿刺针选择

1）细胞学检查穿刺针：选用 20 ～ 22G、长 15 ～ 20cm 细穿刺针及相匹配的引导针。

2）组织学检查穿刺针：可用 18 ～ 20G 穿刺针。

（3）穿刺点选择

事先在超声下依据待穿刺区域选择进针部位、方向和深度。针道尽可能沿肾脏长轴，避开肾门血管和肝、脾、肠等邻近器官。

四、穿刺方法

1. 患者体位 俯卧位。腹部可以垫一硬枕，以防止肾脏在穿刺时移动。

2. 穿刺区域消毒、铺巾 安尔碘或碘伏充分消毒后铺治疗巾。

3. 局部浸润麻醉 1% 盐酸利多卡因分层浸润麻醉，麻醉时注意回抽，以防表面麻醉药注入血管，引起全身反应。

4. 超声定位下按选定的进针部位刺破皮肤，按选定的进针方向和深度穿刺。

（1）针吸细胞学检查：穿刺针需要经过引导针刺入，当针尖接近肾脏包膜时嘱患者屏气，随后将穿刺针迅速刺入靶目标，拔去针芯，嘱患者浅呼吸，针尾接注射器，在保持负压情况下使针尖在靶目标内做小幅度提插 2 ～ 3 次，解除负压后拔针。将抽吸物注射到载玻片上，涂片、固定、送检。

（2）组织学检查：穿刺针刺破皮肤，循穿刺架的针道刺入，当针尖接近靶目标时，暂停进针，提拉针芯同时快速进针到预定深度，保持负压下顺时针旋转一周后迅速拔出活检针。将获取的组织条轻轻地从活检针推出，平铺于消毒干燥纸片上，立即送检，或置入装有固定液的瓶中送检。

5. 拔针后按压穿刺点 5 ～ 10 分钟止血，局部加压包扎。

五、肾穿刺术并发症及处理

随着超声定位技术的广泛使用、定位技术的提高和穿刺针的改进，肾穿刺术已成为安全、成功率很高的临床普及的检查方法，并发症逐渐减少。

1. 血尿（hematuria） 镜下血尿的发生率接近 100%，肉眼血尿的发生率不超过 5%。多数血尿在数日后消失，个别可能持续 2 ～ 3 周。多数肉眼血尿不会引起血压下降和心率变化，也不会引起血压下降，无须输血，延长卧床时间即可。

如果尿色较深，接近鲜血的颜色，或者尿中有血块，往往提示出血量大，肾脏损伤可能也较大，随时有血压下降的可能，应该严密进行心电监护、输液，必要时输血。在充分输液和输血情况下仍不能保持血压稳定时，行肾动脉造影（renal arteriography），找到出血部位，行选择性或超选择性肾动脉栓塞（renal artery embolism）治疗。极少数可能要手术探查止血，不排除行肾脏部分切除（partial nephrectomy）或肾脏切除（nephrectomy）。

2. 肾周血肿（perirenal hematoma） 肾周血肿的发生较为普遍。多为小血肿，可自行吸收，无须特殊处理。较大的肾周血肿发生率约为 1.9%，可以引起患者明显的腰痛、腹痛、恶心、呕吐，严重者出现呼吸困难。血肿较大且进行性增大者，血压降低、血压进行性下降，嘱患者绝对卧床，抗休克治疗，必要时输血，行肾动脉造影和选择性栓塞。随着介入栓塞技术的进步，需要外科干预的越来越少，肾脏切除的可能性很小。

3. 动静脉瘘（arteriovenous fistula） 是由于肾穿刺时造成的动静脉短路，多发生在高血压、慢性肾衰竭患者肾穿刺后。临床上常无明显症状，只有严重的动静脉瘘才有症状，表现为血尿、肾周血肿、顽固性高血压、腰痛及腰部血管杂音、进行性心力衰竭和肾衰竭等。小的动静脉瘘可以卧床休息，无须特殊处理。严重的动静脉瘘可以行肾动脉造影和选择性栓塞治疗。

4. 腰痛 穿刺本身、肾周血肿和动静脉瘘都可以引起腰痛。穿刺引起的多数在一周内自行消失，若是肾周血肿和动静脉瘘引起，按上述方法处理。

5. 腹痛、腹胀 若出现肾周血肿，可以出现明显血肿。血肿消失，腹痛、腹胀随之缓解、消失。

6. 发热 可以因肾周血肿，出现吸收热，多为中低程度发热，一般不须特殊处理。如果出现高热，要对症处理，进一步检查有无感染，并做相应处理。

7. 感染 发生率较低。多因无菌操作不严，肾周可出现感染，或合并肾盂肾炎。如出现高热、剧烈腰痛，血白细胞升高，要使用主要针对革兰氏阴性菌的广谱抗菌药物。

六、注 意 事 项

1. 穿刺应该在严格无菌操作下进行。

2. 穿刺抽吸时负压不宜过大，以免吸入过多血液或组织液。

3. 活检摄取标本不宜过长，应在 3cm 以内。

4. 穿刺时应注意进针方向和深度，避免损伤肾脏周围器官和肾门血管。

5. 术后患者应该严密观察尿液颜色、腰痛情况及穿刺部位情况等，当出现持续严重血尿、严重腰痛或局部肿胀时应及时进行超声或电子计算机断层扫描检查，以便及早发现血肿或肾盂、输尿管阻塞。

七、练 习 题

客观题

1. A 型题

（1）以下哪种情况不主张肾穿刺术（ ）

A. 典型的急性肾小球肾炎　　　　　　B. 急进性肾小球肾炎

C. 原发性肾病综合征　　　　　　D. 高度疑似肾脏良性肿瘤

E. 无症状性血尿

（2）不可以穿刺的肾肿瘤（ ）

A. 肾错构瘤　　B. 肾嗜咯细胞瘤　　C. 肾母细胞瘤　　D. 肾癌　　E. 肾纤维瘤

（3）一般情况下，肾实质厚度小于（ ）cm，慎重选择穿刺。

A.1.5　　　　B. 2.5　　　　C. 3.5　　　　D. 无限制　　　　E. 0.5

（4）最常见的肾穿刺术并发症为（ ）

A. 血尿　　B. 肾周血肿　　C. 动静脉瘘　　D. 肾周感染　　E. 腹痛、腹胀

（5）肾穿刺后术出现血尿和腰痛进行性加重、血压升高、腰部血管杂音，应该首先考虑（ ）

A. 感染　　B. 动静脉瘘　　C. 肾周血肿　　D. 肾周器官损伤　　E. 肾衰竭

2. X 型题

（1）下列哪些情况不适合肾穿刺术（ ）

A. 凝血功能异常　　B. 肾癌　　　　C. 肾盂肾炎　　D. 孤立肾　　E. 原发性肾病综合征

（2）可能要进行肾动脉造影和进行性栓塞的肾穿刺术并发症是（ ）

A. 血尿　　B. 肾周血肿　　C. 动静脉瘘　　D. 肾周感染　　E. 腰痛

（3）肾移植后，出现（　　　）后要进行肾穿刺活检。

A. 肾功能明显减退，原因不清者　　　　B. 严重急性排斥反应

C. 腹痛、发热者　　　　D. 怀疑原有肾脏疾病在移植肾上发生者

E. 感染

（4）肾病综合征中，以下哪些情况要进行肾穿刺活检（　　　）

A. 临床上需要根据病理类型进行区别治疗的　　　　B. 糖皮质激素治疗 8 周无效者

C. 50 岁以上无活检禁忌者　　　　D. 所有年龄段肾病综合征

E. 单纯性肾病综合征

（5）无须肾穿刺的情况（　　　）

A. 紫癜肾　　　　B. 狼疮肾　　　　C. 肾病综合征

D. 无症状蛋白尿合并血尿　　　　E. 急进性肾炎

（车宪平）

第七节　淋巴结穿刺术及相关知识

淋巴结分布于全身，其变化与许多疾病的发生、发展、诊断及治疗密切相关。感染、造血系统肿瘤、转移癌等多种原因均可使淋巴结肿大。采用淋巴结穿刺术（lymphnode puncture）采集淋巴结抽取液，制备涂片进行细胞学或病原生物学检查，以协助临床诊断。

一、目　的

穿刺淋巴结取得抽出液，制作涂片做细胞学、病原学检查以协助诊断，明确淋巴结性质，进一步帮助临床明确诊断。

二、适应证与禁忌证

1. 适应证

（1）怀疑为恶性肿瘤转移性病变。

（2）不明原因的淋巴结肿大。

（3）单个表浅的、较大的、质硬的淋巴结（直径大于 1cm）。

（4）多个淋巴结融合成团，切除有困难者。

（5）不能耐受淋巴结切除活组织检查（简称活检）者。

2. 相对禁忌证

（1）穿刺部位有明显炎症者。

（2）出血性疾病、严重血小板减少有出血倾向及接受抗凝治疗者。

（3）局部皮肤感染的患者。

（4）精神异常不能配合的患者。

三、准　备　工　作

1. 了解、熟悉患者病情。核对患者信息，复核病历、出凝血功能、胸片、B 超及相关辅助检查资料，测量患者生命体征，评估局部皮肤情况。

2. 与患者及家属谈话，交代检查目的、大致操作过程、可能出现的并发症等，并签署术前知情同意书。术区皮肤清洁、备皮。

3. 器械准备　皮肤消毒剂、麻醉药、棉签、载玻片、无菌手套、洞巾、5 ～ 10ml 注射器、纱布及胶布。

四、方 法

1. 体位 患者取舒适体位，能充分暴露肿大的淋巴结。

2. 选择穿刺部位 选择适于穿刺、并且明显肿大的淋巴结并标记，应远离大血管或神经。临床不能扪及的淋巴结，可在超声引导下穿刺。

3. 操作过程

（1）消毒。常规消毒局部皮肤和操作者的手指。

（2）穿刺。操作者以左手拇指和示指固定淋巴结，右手持 10ml 干燥注射器（针头为 18～19 号），沿淋巴结长轴刺入淋巴结内（刺入的深度因淋巴结的大小而定），然后边拔针边用力抽吸，并快速多方位进退数次，利用负压吸出淋巴结内的液体和细胞成分。

（3）涂片。固定注射器的内栓，拔出针头后，将注射器取下充气后，再将针头内的抽取液推到载玻片上，并及时制备涂片（可更换注射器重复穿刺涂片）。

（4）包扎固定。穿刺完毕，穿刺部位碘伏消毒敷以无菌纱布，并用胶布固定。

（5）术后嘱患者取舒适体位休息，监测生命体征，并观察有无局部出血等病情变化。根据临床需要填写检验单，分送标本，清洁器械及操作场所，及时写好穿刺记录。

五、注 意 事 项

1. 掌握好穿刺针的穿刺方向和深度，刺入淋巴结后见其可随针尖移动，证实已刺中淋巴结，即可抽吸。

2. 穿刺部位要求定位准确，淋巴结不宜过小，否则可致假阴性结果。

3. 穿刺点应尽可能避开血管、神经，且位于扩大切除手术范围内。

4. 体表多枚淋巴结肿大时，请选用较大的淋巴结作为穿刺对象，以提高阳性确诊率。也可对两枚淋巴结同时穿刺。

5. 穿刺锁骨上和腋窝深部淋巴结时，掌握深度以免引起气胸和损伤腋下血管。

6. 要注意抽出液的外观性状。一般炎性抽出液色微黄。结核病变抽出液呈黄绿色或污灰色黏稠液体，可见干酪样物质。如抽出液存在血性颗粒、组织碎屑，恶性肿瘤可能性较大。

7. 最好在饭前穿刺，以免抽出液中含脂质过多，影响染色。若未能获得抽出液时，可将针头再由原穿刺点刺入，并可在不同方向连续穿刺，抽吸数次，只要不发生出血，直到取得抽出液为止。

六、术后并发症及处理

1. 局部血肿 为穿刺损伤血管所致，操作时应注意避开血管，术后压迫数分钟。

2. 穿刺点感染 术后需穿刺点消毒，覆盖无菌敷料，注意观察穿刺点有无出血、红、肿、热、痛。必要时抗感染治疗。

3. 若标本过多或黏稠时，可用针尖铺开或玻片摊开。过少时可将针帽翻转，把针帽内残留的标本扣出在玻片上。

4. 穿刺锁骨上和腋窝深部淋巴结时，一定不能穿得过深，以免引起气胸等。处理：密切观察活检后患者的呼吸频率和节律，及时对症处理。

5. 观察穿刺部位有无肿胀、淋巴液渗漏，如有异常，及时处理。

七、病 例 分 析

男性，患者，46年，因咳嗽、咳痰 5个月，发现左锁骨上肿物 3月入院。有吸烟史15年。查体：神清，颈软，气管居中，甲状腺无肿大，左锁骨上可扪及多个大小不等的肿物，质韧，无压痛，部分融合，大者约 2cm×3cm。彩色 B 超示：左锁骨上可见多个大小约 2cm×3cm 的低回声结节。为明确诊断肿块性质，请您作相应判断及处理。

八、练　习　题

（一）主观题

1. 简述淋巴结穿刺术的目的。

2. 试述淋巴结穿刺术的适应证。

（二）客观题

1. A 型题

（1）淋巴结穿刺术最好在（　　　）

A. 饭前穿刺　　　　B. 饭后穿刺　　　　C. 不受饮食影响　　D. 晨起时穿刺　　E. 运动后穿刺

（2）淋巴结穿刺术的禁忌证包括（　　　）

A. 靠近大动脉或神经的相对较小的淋巴结　　　B. 凝血功能障碍

C. 穿刺部位有明显炎症者　　　　　　　　　　D. 精神异常不能配合患者

E. 以上皆是

2. B 型题

（1）～（2）题共用备选答案

A. 炎性　　　　　B. 脓性　　　　　C. 结核性　　　　　D. 肿瘤性　　　　E. 坏死性

（1）淋巴结穿刺抽出液为黄绿色黏稠液体，应考虑（　　　）病变可能性大。

（2）淋巴结穿刺抽出液中有血性颗粒，组织碎屑，应考虑（　　　）病变可能性大。

3. C 型题

（1）～（2）题共用备选答案

A. 一定不能穿得过深，以免引起气胸等　　　B. 穿刺点应尽可能避开血管、神经

C. 两者均可　　　　　　　　　　　　　　　D. 两者均否

（1）穿刺锁骨上淋巴结时　（　　　）

（2）穿刺腋窝深部淋巴结时（　　　）

4. X 型题

进行淋巴结穿刺术时，应注意（　　　）

A. 淋巴结不宜过小

B 不能扪及的淋巴结，可在超声引导下穿刺

C. 操作时应注意避开血管

D. 若未能获得抽出物时，可将针头再由原穿刺点刺入，并可在同一方向连续穿刺，抽吸数次

E. 若标本过多或黏稠时，可用针尖铺开或玻片摊开

（张瑞城）

第八章　麻醉基本技术

在外科发展初期，麻醉、输血和无菌术被称为三大影响外科学发展的里程碑技术。麻醉不仅解决了外科手术中的疼痛问题，而且在维护患者安全、保证良好的手术条件、促进术后切口愈合等方面发挥了巨大的作用。随着现代麻醉学科的发展，麻醉学的实践已经远远超出了手术和分娩镇痛的范畴，包括了心肺复苏、心脏麻醉、危重症治疗、各大亚专科麻醉及疼痛治疗等方面。根据麻醉方法不同，麻醉可以分为全身麻醉、局部麻醉。临床上常将两种麻醉药复合应用的麻醉称为复合麻醉，将两种不同麻醉方法联合使用的麻醉称为联合麻醉。全身麻醉是指通过吸入、静脉注射、肌内注射或者直肠灌注，使麻醉药进入体内进而抑制中枢神经系统，使患者意识和疼痛感消失的麻醉。局部麻醉则是指使用局麻药阻滞脊神经、外周神经或周围神经末梢，使得患者疼痛感消失的麻醉。广义的局部麻醉包括椎管内麻醉、神经阻滞麻醉和区域麻醉。常用的局麻方法有表面麻醉、局部浸润麻醉、区域阻滞麻醉、椎管内麻醉和神经阻滞麻醉。通常所说的局麻指不包括椎管内麻醉在内的局部麻醉。

第一节　局部浸润麻醉

局部浸润麻醉是将局麻药物注射于手术区的组织内，暂时阻滞神经末梢而达到麻醉作用。

一、目　的

局部麻醉的目的是为了暂时的可逆性的阻断患者某些周围神经及其末梢的信号传导，使得这些神经支配的区域疼痛感丧失，以利于进行短小的手术或操作。

二、适应证与禁忌证

1. 适应证
（1）浅表部位小手术。
（2）辅助其他麻醉，增强麻醉效果。
（3）术后切口的镇痛治疗。
（4）内镜检查和手术。
（5）介入性检查或治疗。

2. 禁忌证
（1）穿刺部位有感染、恶性肿瘤。
（2）神志不清、晕厥及欠合作的患者。
（3）对局麻药物过敏者。

三、准备工作

1. 麻醉前应向患者充分解释以取得合作，签订术前知情同意书。
2. 局麻药过敏试验。
3. 物品准备　注射器、局麻药、消毒液、手套、抢救药品及用物等。

四、操作方法

1. 先在手术切口线一端进针，针的斜面向下刺入皮内，注药后形成橘皮样隆起，称皮丘（图8-1-1）。

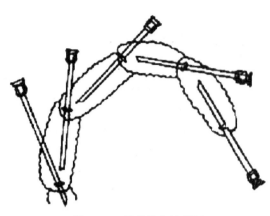

图 8-1-1　局麻操作示意图

2. 如图 8-1-1 所示，将针拔出，在第一个皮丘的边缘再进针，如法操作形成第二个皮丘，按此在切口线上形成皮丘带。

3. 再经皮丘向皮下组织注射局麻药，即可切开皮肤和皮下组织。上述操作方法的目的是使患者只在第一针刺入时有痛感。

4. 如手术要达到深层组织，可在肌膜下和肌膜内注药。分开肌肉后如为腹膜，应行腹膜浸润。如此浸润一层切开一层，注射器和手术刀交替使用，以保证麻醉效果确切。

5. 注射局麻药液后加压使其在组织内形成张力性浸润，达到与神经末梢广泛接触的目的，以增强麻醉效果。

五、注 意 事 项

1. 局部浸润麻醉，按解剖层次，由浅入深，逐层麻醉。

2. 穿刺针进针应缓慢，改变穿刺针方向时，应先退针至皮下，避免针弯曲或折断。

3. 注意局麻药的剂量，防止局麻药中毒。为避免用药超过一次限量，应降低药液浓度，例如用 0.25% 普鲁卡因。

4. 每次注药前都要回抽，以免误注入血管内。

5. 实质脏器和脑组织等无痛觉，不用注药。

6. 药液中加入肾上腺素，浓度 1 :（200 000 ～ 400 000）（即 2.5 ～ 5μg/ml），可减缓局麻药的吸收，延长作用时间。

六、常用局麻药的作用时间和限量

1. 短时效　普鲁卡因，为局部浸润最为常用的局部麻醉药，浓度 0.25% ～ 1%，作用时间 45 ～ 60 分钟，成人一次限量 1g。

2. 中等时效　利多卡因，浓度 0.25% ～ 0.5%，作用时间 60 ～ 120 分钟，成人一次限量 400mg。

3. 长时效　丁哌卡因，浓度 0.2% ～ 0.25%，作用时间 300 ～ 360 分钟，成人一次限量 150mg。罗哌卡因，浓度 0.2% ～ 0.25%，作用时间 240 ～ 360 分钟，成人一次限量 150mg。

以上剂量为成人剂量，使用时还应根据具体患者，具体部位决定。

七、病 例 分 析

患者，男性，49 岁，神志清，血压 139/80mmHg，心率 87 次 / 分，律齐，各项实验室检查未见明显异常。术前诊断：背部脂肪瘤，在局部浸润麻醉下行背部脂肪瘤切除术。由于肿物较大，患者疼痛敏感，手术医生给予 1% 利多卡因共 50ml，患者出现多言，烦躁不安，进而出现面部和四周肌肉震颤，心率增快、血压上升等症状。如果你是手术医生你考虑何种原因引起？如何处理？

八、练 习 题

主观题

1. 局部浸润麻醉的注意事项有哪些？

2. 试叙述局麻药肾上腺素样反应和局麻药中毒的不同点。

（王　健）

第二节　硬膜外麻醉

椎管内麻醉包括硬脊膜外间隙麻醉和蛛网膜下腔麻醉，硬脊膜外间隙麻醉通常称为硬膜外麻醉，蛛网膜下腔麻醉通常称为腰麻。硬脊膜外间隙麻醉是将局麻药注入硬脊膜外间隙，阻滞部分脊神经的传导功能，使其所支配区域的感觉或（和）运动功能消失的麻醉方法，称为硬脊膜外间隙阻滞。有单次法和连续法两种，临床常用连续法。根据穿刺的部位可分为高位（第5颈椎至第6胸椎棘突间隙）、中位（第6～12胸椎棘突间隙）、低位（腰部各棘突间隙）及骶管阻滞（经骶裂孔穿刺）。

一、目　　的

根据穿刺部位，阻滞相应的脊神经根，使其支配的区域产生手术所需要的麻醉效果或用于疼痛治疗。

二、适应证与禁忌证

1. 适应证

（1）最常用于横膈以下的各种腹部、腰部和下肢手术，且连续法不受手术时间的限制。

（2）用于颈部、上肢及胸壁手术，但麻醉操作和管理技术均较复杂，采用时要慎重。

（3）用于疼痛治疗。

2. 禁忌证

（1）中枢神经系统疾病，如脑脊膜炎、脊髓前角灰白质炎、颅内压增高等。

（2）凝血功能障碍。

（3）休克患者。

（4）穿刺部位皮肤感染。

（5）脓毒血症。

（6）脊柱结核或者外伤、严重畸形。

（7）急性心力衰竭或冠心病发作。

（8）精神异常、不能配合者。

三、准 备 工 作

1. 术前访视　熟悉患者病史及相关实验室检查结果，向患者充分解释麻醉过程，嘱其放松、配合，签署麻醉知情同意书。

2. 穿刺前准备　为预防局麻药中毒和消除患者紧张，麻醉前可给予巴比妥类或苯二氮䓬类药物。对阻滞范围广、迷走神经兴奋的患者，可加用阿托品。有疼痛者可使用镇痛药。

3. 物品准备　一次性硬膜外穿刺包、消毒液、局麻药，为防止全脊髓麻醉，需备好气管插管包，给氧设备及急救药品。

四、方　　法

1. 穿刺体位　硬膜外穿刺有侧卧位及坐位两种，临床上主要采用侧卧位。髂前上棘连线平对第4腰椎或第3～4腰椎间隙（图8-2-1）。

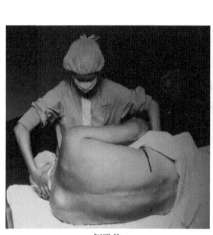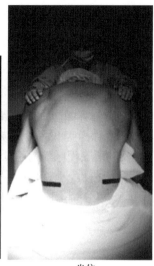

侧卧位 　　　　　　　　　　　　 坐位

图 8-2-1　穿刺体位

2. 穿刺点　根据手术部位选定，一般取支配手术范围中央的相应棘突间隙。通常上肢穿刺点在第 3～4 胸椎棘突间隙，上腹部手术在第 8～10 胸椎棘突间隙，中腹部手术在第 9～11 胸椎棘突间隙，下腹部手术在第 12 胸椎至第 2 腰椎棘突间隙，下肢手术在第 3～4 腰椎棘突间隙，会阴部手术在第 4～5 腰椎棘突间隙（图 8-2-2）。

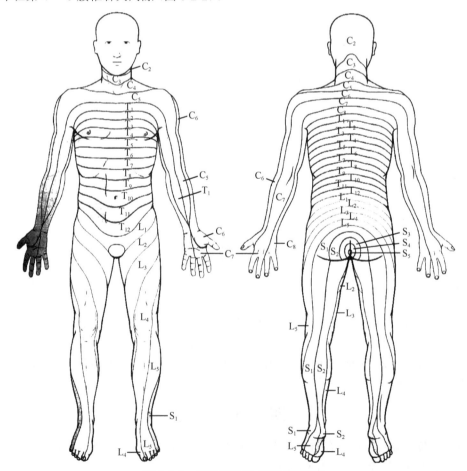

图 8-2-2　脊神经体表支配区域投影

3. 戴无菌手套后以穿刺点为中心消毒，范围为向头、尾各延伸15cm，左右至腋后线，消毒后铺无菌孔巾。

4. 在选定穿刺棘突间隙进行局部浸润麻醉后，以导针穿透皮肤，随后将硬膜外针沿导针孔刺入，依次经过皮肤、棘上韧带及棘间韧带，缓慢推进，当针尖穿过黄韧带后可能出现落空感，即达硬膜外间隙。

5. 两种方法判断穿刺针尖是否达到硬膜外间隙

（1）阻力消失法：在穿刺过程中，开始阻力较小，当抵达黄韧带时阻力增大，并有韧性感。推动注射器有回弹阻力感，气泡被压小，继续缓慢进针，刺破黄韧带时可有落空感，注液无阻力，小气泡不再缩小，回抽无脑脊液及血液流出，表示针尖已达硬膜外间隙。

（2）毛细管负压法：穿刺针抵达黄韧带后与盛有液体的玻璃毛细管相连接，继续缓慢进针。当针进入硬膜外间隙时，在有落空感的同时，管内液体被吸入，为硬膜外间隙特有的"负压现象"（图8-2-3）。

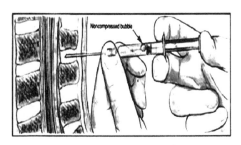

硬膜外针刺入皮肤、棘上及棘间韧带

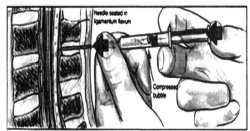

硬膜外针抵达黄韧带

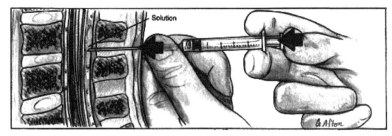

硬膜外针到达硬膜外间隙，注射器有阻力消失感

图8-2-3　硬膜外穿刺

6. 置管。经穿刺针将导管插入到硬膜外，导管穿过针口3～5cm时，一手顶住导管，另一手将穿刺针退出。硬膜外导管长度以3～4cm为宜。

7. 穿刺置管成功后，先注入试验剂量含1∶200 000肾上腺素的1.5%盐酸利多卡因溶液3～5ml，注射前应回抽观察是否有血液或脑脊液回流，观察5～10分钟。如将导管意外置入蛛网膜下腔，注入试验剂量后5分钟内即出现截断性麻醉平面，并伴有明显的下肢运动障碍和血压下降等现象，应立即停药。15μg的肾上腺素如果注入血管可导致心率明显增快（20%以上），和（或无）血压的升高。如发生血压剧降或呼吸困难应立即抢救。如无腰麻和局麻药中毒现象则根据试验量的效果决定追加剂量。

五、注 意 事 项

1. 操作前注意核对患者姓名、手术部位和术前用药的剂量、检查导管是否通畅，是否有裂痕或残缺。

2. 患者体位应摆放正确，椎间隙充分打开，以易于穿刺。

3. 注药前应回抽，确定导管内无血液或脑脊液流出。

4. 药物容量和注射速度 容量愈大，注射速度愈快，阻滞范围愈广。反之，则阻滞范围窄，但临床实践证明，快速注药对扩大阻滞范围的作用有限。

5. 患者的情况 婴幼儿、老年人硬膜外间隙小，用药量须减少。妊娠后期，由于下腔静脉受压，硬膜外间隙相对变小，药物容易扩散，用药量也须减少。

6. 常见的并发症 血压下降、呼吸抑制和恶心呕吐是硬膜外麻醉最常见的并发症。因此术中应注意麻醉平面，密切观察病情变化，及时进行处理。

7. 局麻药毒性反应 在注药过程中，如出现眩晕、耳鸣、舌麻等症状，多是血管内注药，应立即停止注药，必要时更改麻醉方式。

8. 脊神经根损伤 穿刺针触及神经根时，患者肢体有电击样异感。轻者数分钟消失，可继续进行硬膜外麻醉。重者异感持续不退，应放弃硬膜外阻滞麻醉，并用糖皮质激素，持续 3 天，可减轻并发症的程度。

9. 导管拔出困难 可因椎板、韧带以及椎旁肌群强直等原因引起。可将患者处于原穿刺体位，一般可顺利拔出。如仍拔管困难，可热敷或在导管周围注射局麻药，然后均匀用力拔出。

六、病 例 分 析

患者，男性，38 岁，转移性右下腹痛 6 小时，急诊以腹痛待查、急性阑尾炎收入院。既往体健，对阿莫西林过敏，未服用抗凝药物。查体无特殊，血常规示中性粒细胞升高、凝血功能及其他实验室检查基本正常。早晨 8:30 入手术室，采用连续硬膜外麻醉，行第 11 ～ 12 胸椎间隙硬膜外穿刺置管，过程顺利。9:10 硬膜外给予试验量 1.5% 利多卡因 4ml，5 分钟后测阻滞平面上界至第 6 胸椎水平。9:15 硬膜外给予 2% 利多卡因 10ml。9:20 患者出现血压下降，立即给予静脉注射麻黄碱 6mg，血氧饱和度也随即下降，患者出现意识消失，呼之不应。

该病例发生了什么问题？这种并发症的临床表现、处理原则是什么？在临床中应当如何预防？

七、练 习 题

主观题

1. 硬膜外麻醉的禁忌证有哪些？

2. 相邻两节椎骨连接的韧带从外向内的顺序是什么？

3. 根据胸腰段脊柱解剖来阐述胸腰段硬膜外穿刺的不同点。

（王　健）

第三节　全 身 麻 醉

全身麻醉是麻醉药经呼吸道吸入或经静脉、肌内注射及直肠灌注进入体内，产生中枢神经系统的抑制，临床表现为神志消失、全身痛觉丧失、遗忘、反射抑制和一定程度的骨骼肌松弛。麻醉药对中枢神经系统抑制的程度与血液内药物浓度有关，并且可以调节。这种抑制是完全可逆的，当药物被代谢或从体内排出后，患者的神志和各种反射逐渐恢复。

一、目　　的

使患者消除手术疼痛、形成可逆的意识丧失和遗忘、肌肉松弛、稳定自主神经的功能以确保手术顺利进行。

二、适应证与禁忌证

1. 适应证

（1）患者精神紧张，清醒状态不能配合手术。

（2）其他麻醉方法失败，如硬膜外间隙麻醉穿刺困难、效果不佳等。

（3）不能实施局部麻醉的大手术（如开胸心脏手术）。

（4）一些诊断检查（如无痛胃肠镜，儿科电子计算机断层扫描等检查下需要全身麻醉）。

2. 禁忌证

一般情况下，全身麻醉没有禁忌证，但会有一些相对禁忌证，如急性上呼吸道感染等。

三、准 备 工 作

1. 患者的麻醉前评估及麻醉前准备，签署麻醉知情同意书。

2. 麻醉用物、设备及药品的准备

（1）全身麻醉药

1）吸入麻醉药：乙醚、氧化亚氮、氟烷、恩氟烷、异氟烷、七氟烷、地氟烷。

2）静脉麻醉药：氯胺酮、丙泊酚、依托咪酯、咪达唑仑、右旋美托咪定。

3）肌松药

A. 去极化肌松药：琥珀胆碱。

B. 非去极化肌松药：以筒箭毒碱为代表，常用的有维库溴铵（万可松）、罗库溴铵（爱可松）、顺式阿曲库铵。

C. 麻醉性镇痛药：吗啡、哌替啶、芬太尼、瑞芬太尼、舒芬太尼。

此外还有急救药品的准备，如肾上腺素、去甲肾上腺素、麻黄碱、阿托品、异丙肾上腺素等。

（2）麻醉用物及设备

1）气管插管用物：面罩、气管导管、麻醉喉镜及其他气管插管用具，如纤维支气管镜、可视喉镜、导管管芯、牙垫、插管钳等，此外，麻醉机和吸引器必须处于备用状态。

2）生命体征检测设备：如集成血氧饱和度监测、无创血压监测、心电图检测、体温监测和呼气末二氧化碳监测的多功能监护仪（图8-3-1）。

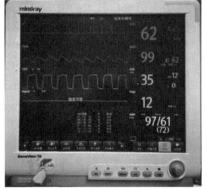

图 8-3-1 多功能监护仪

四、全身麻醉的实施

（一）全身麻醉的诱导

全身麻醉的诱导是指患者接受全身麻醉药后，由清醒状态到神志消失，并进入全身麻醉状态后行气管内插管，这一阶段称为麻醉诱导期。诱导前应准备好麻醉机、气管插管用具及吸引器等，开放静脉和胃肠减压管，测定血压和心率、监测心电图和血氧饱和度（SpO$_2$）。

全身麻醉诱导方法有吸入诱导、静脉诱导和静吸复合诱导三种。成人一般采用静脉诱导。

1. 麻醉机面罩吸入诱导法 将面罩扣于患者口鼻部，开启麻醉药蒸发器使患者吸入麻醉药物，待患者意识消失并进入麻醉状态时，即可静注肌松药行气管内插管。

2. 静脉诱导 先以面罩吸入纯氧 2～3 分钟，增加氧储备并排除肺组织内的氮气（给氧去氮）。根据病情选择合适的麻醉药物及剂量，从静脉缓慢注入，密切观察患者的意识、呼吸、循环的变化。患者神志消失后注入肌松药，应用麻醉面罩进行人工呼吸，然后进行气管内插管。与吸入诱导法

相比静脉诱导较迅速，患者舒适，无环境污染，但麻醉深度分期不明显，对循环的干扰较大。

3. 静吸复合诱导 静脉与吸入共同诱导达到一定麻醉深度，可进行气管内插管。

（二）全身麻醉的维持

全身麻醉维持期的任务是维持适当的麻醉深度以满足手术的要求，如切皮时麻醉需加深，开、关腹膜及腹腔探查时需维持良好的肌松。加强对患者的管理，减少手术刺激的不良应激反射，维持循环、呼吸等各项生理功能的稳定。

1. 吸入麻醉药维持 经呼吸道吸入一定浓度的吸入麻醉药，以维持适当的麻醉深度，但镇痛和肌松作用并不满意，而且吸入浓度越高，对生理功能的影响越严重。

2. 静脉麻醉药维持 全身麻醉诱导后经静脉给药维持适当麻醉深度的方法。静脉给药方法有单次法、分次法和连续注入法三种，应根据手术需要和不同静脉全身麻醉药的药理特点来选择给药方法。单一的静脉全身麻醉药仅适用于全身麻醉诱导和短小手术，而对复杂或时间较长的手术，多选择复合全身麻醉。

3. 复合全身麻醉 是指两种或两种以上的全身麻醉药或（和）麻醉方法复合应用，彼此取长补短，以达到最佳麻醉效果。根据给药的途径不同，复合麻醉可大致分为全静脉复合麻醉和静脉与吸入麻醉药复合的静吸复合麻醉。全静脉麻醉的深度缺乏明显的标志，给药时机较难掌握，有时麻醉可突然减浅。因此，常吸入一定量的挥发性麻醉药以保持麻醉的稳定。

（三）全身麻醉深浅的判断

1. 乙醚麻醉深度的分期标准是以意识、痛觉消失、反射活动、肌肉松弛、呼吸及循环抑制的程度为标准。描述了典型的全身麻醉过程，即全身麻醉药对中枢神经系统的抑制过程。

2. 复合麻醉技术的临床应用，给全身麻醉深度的判断带来困难，如肌松药的应用使肌松及呼吸抑制的程度已不再是判断全身麻醉深浅的指标。大剂量肌松药的应用，有可能出现患者虽不能动，而痛觉、意识仍然存在，发生术中知晓。

3. 呼吸、循环的稳定性仍为判断麻醉深浅的重要标志，有自主呼吸者，手术刺激时呼吸增速加深心率增快、血压升高多为浅麻醉的表现。

4. 挥发性麻醉药麻醉性能强，大量吸入虽可使者意识、痛觉消失，但肌松作用并不满意，如盲目追求肌松势必付出深麻醉的代价，故复合麻醉仍在于合理配伍，避免深麻醉。

5. 根据手术刺激的强弱及时调节麻醉深度更为重要。维持适当的麻醉深度是重要且复杂的，应密切观察患者，综合各项反应做出合理判断。

（四）呼吸道的管理

1. 维持气道的通畅，是气道管理的先决条件。舌后坠（图8-3-2）是全身麻醉诱导期、恢复期

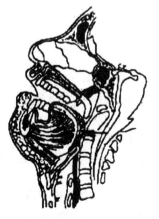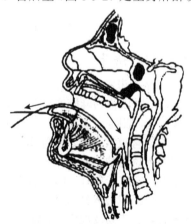

舌后坠　　　　　　　　托起下颌，开放气道

图 8-3-2　舌后坠示意图

或应用镇静药物的非全身麻醉患者发生气道梗阻最常见的原因。防止舌后坠的方法：①托起下颌：以双手置于患者的下颌角，将下颌向上方托起，使下齿置于上齿之外，舌根即可脱离上腭(图 8-3-3)。麻醉诱导时麻醉者以左手无名指、小指置于左下颌角之后托起下颌，其余三指扣住口罩，右手挤压呼吸囊行人工呼吸。②头后仰法：患者仰卧，右手置于患者前额部及枕部使头部向后仰，颈部向前牵伸。③放入口咽通气道或鼻咽通气道(图 8-3-4，图 8-3-5)。④行气管内插管。

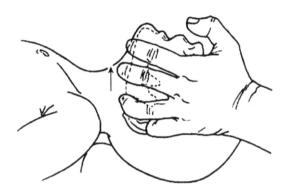

图 8-3-3　托下颌示意图

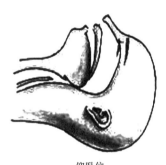 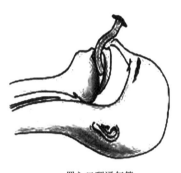 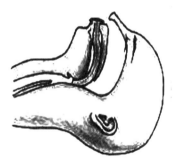

仰卧位　　　　　　　　　置入口咽通气管　　　　　口咽通气管，置入咽部，气道开放

图 8-3-4　放入口咽通气道

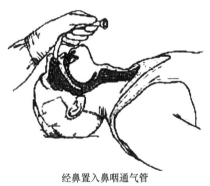

经鼻置入鼻咽通气管　　　　　　　　　　　鼻咽通气管置入咽部，气道开放

图 8-3-5　放入鼻咽通气道

2. 防止气管内导管发生扭折，必要时采用钢丝导管。

3. 及时清除呼吸道内的分泌物。

4. 严防导管脱出气管，导管固定要可靠，变动体位后应再次检查导管位置。

5. 维持有效的通气量，辅助呼吸。患者自主呼吸但交换量不足时可行辅助呼吸。操作方法：于患者吸气开始时挤压呼吸囊使患者的潮气量增加，而呼气时则放松呼吸囊，呼出气体排至囊内。

6. 控制呼吸　当自主呼吸完全消失，可采用手挤压呼吸囊或开启呼吸机进行控制呼吸。主要用于全身麻醉诱导期及维持期使用肌松药者。

7. 呼吸功能监测　全身麻醉过程中主要监测的通气功能：潮气量（VT）、呼吸频率（F）和每分通气量（MV）；$PaCO_2$ 和呼气末二氧化碳（$ETCO_2$）是判断通气功能最为可靠的指标，麻醉期间应尽可能采用。SpO_2 是监测氧合的重要指标，可以连续监测，但术中影响的因素较多，必要时查 PaO_2。气道压的峰值一般应低于 1.96kPa（20cmH_2O），若过高则有发生呼吸道梗阻的可能，应查明原因。胸肺顺应性是肺通气功能的效率指标，正常时为 100ml/cmH_2O（$\Delta V/\Delta P$）。

（五）并发症

全身麻醉常见并发症：①反流与误吸；②呼吸道梗阻；③通气量不足；④低氧血症；⑤高血压；⑥低血压；⑦心律失常；⑧高热、惊厥和抽搐。

五、病例分析

患者，男性，47 岁，172cm，87kg。术前诊断为胆囊结石、慢性胆囊炎。高血压病史 10 年，自述睡觉打鼾。拟在全身麻醉下行腹腔镜胆囊切除术。查体：体态较肥胖，下颌较小，气道 Mallampati 分级为Ⅲ级。麻醉选择了快诱导经口明视气管插管。注入肌松药后，面罩加压通气，胸廓起伏不佳。紧急经口行气管内插管，插管过程中无法暴露声门，仅可暴露会厌尖部，插管未成功。再次面罩加压给氧，但通气效果较差，SpO_2 有降低趋势，此时接到求助的上级医师赶到，插入喉镜后通气得以改善。待自主呼吸恢复、意识清楚后，在表面麻醉慢诱导下经口用硬纤维喉镜完成了气管插管。

1. 患者诱导过程中面罩加压通气不良考虑何种原因引起，应如何处理？

2. 患者全身麻醉前，麻醉医生应做哪些准备？

六、练习题

主观题

1. 全身麻醉的并发症有哪些？

2. 请叙述术后苏醒延迟的常见原因。

（王　健）

第九章　临床专科手术基本操作技能

第一节　外科感染的处理、脓肿切开引流术及相关知识

一、外科感染概论

（一）定义

外科感染（surgical infection）是指需要手术处理的感染性疾病和发生在创伤或手术后的感染。感染在外科疾病中较常见，占外科疾病的 1/3～1/2。外科感染包括：①一般性感染，如疖、痈、蜂窝织炎、脓肿等。②特异性感染，如结核病、破伤风等。③发生在手术伤口、创伤或其邻近组织、器官的感染，如伤口化脓性感染等。④手术后在远离伤口部位发生的感染，如四肢手术后出现膈下脓肿等。⑤在器械检查、插管后发生的感染（医源性感染，iatrogenic infection）。

（二）分类

外科感染的致病微生物种类多，可能侵入人体不同部位的组织器官，引起多种病变。

1. 按病菌种类和病变性质的不同分类　外科感染可以分为非特异性感染和特异性感染两类。

（1）非特异性感染（non-specific infection）：一般性细菌引起的感染，又称为一般性感染，或化脓性感染，占外科感染的大多数。非特异性感染常见致病菌有金黄色葡萄球菌、大肠埃希菌等，可以是单一菌种感染，也可以是多种细菌感染。一般先有急性炎症反应，继而可形成局部化脓，如疖、急性阑尾炎等。创伤和手术后切口感染多数属非特异性感染。

（2）特异性感染（specific infection）：一般性感染致病菌以外的细菌和真菌等致病微生物引起的感染，常见致病菌有结核杆菌、破伤风杆菌、产气荚膜杆菌和真菌等。因致病菌不同，可以有独特的表现。

2. 按病程长短和疾病进展的不同分类　外科感染可以分为急性感染、亚急性感染和慢性感染三类。

（1）急性感染（acute infection）：发病过程在 3 周以内的感染。急性感染病变，起病急，以急性炎症为主，进展快，痊愈也快。非特异性感染大多数属急性感染，特异性感染中破伤风和气性坏疽也属急性感染。

（2）慢性感染（chronic infection）：病程持续 2 月及以上的感染。致病菌不同，慢性感染的炎症性质也不同。一部分急性感染迁延不愈，转成慢性，但在某种条件下又可急性发作。一部分起病隐匿且进展缓慢，如结核病。

（3）亚急性感染（subacute infection）：病程介于 3 周和 2 月之间的感染。一部分由急性感染迁延而成；一部分是由于致病菌毒力较弱或细菌本身有抗药性，或患者抵抗力较低，如变形杆菌感染导致的泌尿道感染、真菌感染等。

3. 按发生的情况和条件分类　外科感染可以分为原发感染、继发感染、混合感染、二重感染（superinfection）、条件性感染和医院内感染等。

条件性感染，又称为机会性感染（opportunistic infection），平常为非致病的细菌或毒力低的细菌，在某种条件下数量变大和毒性增大，或机体抵抗力下降，乘机侵入机体引起的感染。

医院内感染（nosocomial infection）是指机体在医院内因微生物侵入引起的感染，通常指在医院内发生的非疾病本身的感染，如甲状腺手术后感染。二者的致病菌都是条件致病菌。

（三）病因

人体的皮肤和黏膜经常有多种微生物存在，但因皮肤和黏膜的屏障作用，可以阻止细菌侵入体内，故一般不会致病。感染的发生和发展就是细菌毒力增强或机体抵抗力降低的结果。细菌毒力强于机体的抵抗力，表现为急性感染；机体抵抗力增强后，急性感染可以转成亚急性和慢性；机体抵抗力强于细菌的毒力，感染痊愈。

1. 细菌的致病因素

（1）侵入人体组织的细菌数量。

（2）细菌的特殊致病结构和黏附因子。

（3）细菌产生的胞外酶、内毒素和外毒素。

2. 机体易受感染的因素

（1）局部因素：皮肤、黏膜缺损等；管道阻塞导致内容物淤积；局部组织血流障碍或缺血；皮肤和黏膜的既有疾病诱发感染。

（2）全身抵抗力下降：如糖尿病、肝病、尿毒症、免疫抑制剂的使用、化疗和放疗、严重的创伤、休克、严重的营养不良、低蛋白血症、白细胞减少症、白血病、艾滋病等导致免疫力下降。

3. 环境

（四）病程演变

1. 影响外科感染病程演变的因素　外科感染的病程演变受到致病菌的毒力、局部抵抗力、全身抵抗力以及是否及时正确的治疗等因素的影响。

2. 感染的演变结局　受致病菌、机体抵抗力和是否及时正确的治疗等因素的影响，外科感染可以有以下三种结局：①局限化、吸收或形成脓肿。②转为慢性。③感染扩散。

（五）临床表现

1. 局部症状　红、肿、热、痛和功能障碍是化脓性感染的五个典型症状，但这些症状不一定全部出现。

2. 全身症状　全身症状轻重不一。感染轻微的，可无全身症状。感染较重的常有发热、头痛、全身乏力、食欲减退等。全身性感染严重的患者可以发生感染性休克，危及生命。病程较长的，可以出现营养不良、贫血、水肿等消耗性表现。

（六）诊断

外科感染一般可以根据临床表现做出正确诊断，但有时为了更科学及时地治疗，对多数深部器官感染仍然需要进行一些辅助检查，以明确感染器官、致病菌种类和敏感抗菌药。

1. 实验室检查　包括血常规、尿常规、肝肾功能等。

2. 致病菌培养　血液、尿液、痰液或脓液细菌培养和药物敏感试验；较深部位或器官感染可以经穿刺抽液涂片镜检或细菌培养。

3. 影像学检查　包括超声、CT 和 MRI，了解脏器或腔隙病变。

（七）治疗

外科感染的治疗原则包括消除感染因素和毒性物质，增强人体的抗感染和修复能力。

1. 局部疗法

（1）局部制动、休息：可以减轻头痛，而且有利于炎症局限化和消肿。感染在肢体的，可抬高患肢。

（2）外用抗菌药、消毒灭菌等药物：有改善局部血液循环、散淤消肿，加速感染局限化以及促使肉芽生长等作用。大多适用于浅部感染，个别深部感染也可使用。可用消淤散结的中药和中成药。

（3）物理治疗：有改善血液循环，增加局部抵抗力，促进吸收和局限化的作用。较深的感染，可用热敷或湿热敷，浅部感染可用红外线等。

（4）手术治疗：为减轻局部症状和全身症状，预防脓毒症和感染性休克，可行脓肿切开引流和感染病灶清除等。

2. 全身治疗　主要用于感染较重，特别是全身性感染的患者，包括支持治疗和抗菌治疗等。

（1）支持治疗：目的是改善患者的全身情况和增加抵抗力，使人体防御功能发挥作用。

1）保证患者有充分的休息和睡眠。

2）高热量、易消化食物，补充维生素，尤其维生素 B 族和维生素 C。

3）高热患者，宜用物理降温，如冷敷、冰袋和酒精擦浴，以减少身体消耗。

4）有贫血、低蛋白血症或全身消耗性疾病，应予输血。

5）高热不能进食者，静脉补液，补充所需的液体和热量，并纠正水、电解质和酸碱平衡失调。

6）严重感染的患者可给予注射丙种球蛋白。

7）对严重感染者，可考虑使用糖皮质激素，以改善患者一般情况、减轻中毒症状。为避免感染扩散和掩盖症状，必须同时给予有效抗菌药。

（2）抗菌治疗：应用抗菌药物必须有一定的适应证，避免抗菌药物滥用。对较轻的或较局限的感染，一般无须使用抗菌药物。对较重的、范围大的或有扩展趋势的感染，才需全身应用抗菌药物。可根据各种致病菌引起感染的一般规律、临床表现、脓液性状、感染来源等，对致病菌种类作出初步判断，选择抗菌药物。2～3 天后疗效不明显者，需更换抗菌药物种类。

（3）中药：可以用清热解毒的中药，如蒲公英、金银花、野菊花和紫花地丁等。

二、浅部组织感染

（一）疖

1. 病因和病理　疖（furuncle）是单个毛囊及其周围组织的急性化脓性细菌感染。致病菌大多为金黄色葡萄球菌，偶尔可由表面葡萄球菌或其他致病菌引起。好发于头面、颈部和背部，与皮肤不洁、擦伤、毛囊与皮脂腺分泌物排泄不畅或机体抵抗力降低有关。病理改变是急性化脓性感染。因金黄色葡萄球菌可以产生血浆凝固酶，脓栓形成是疖的重要特征。

2. 临床表现　初始，疖表现为皮肤红、肿、热、痛的小硬结，直径一般＜2cm。数日后肿痛范围逐渐扩大，结节中央坏死、液化，出现黄白色脓栓。继之，大多脓栓可破溃脱落自行愈合。有的疖无脓栓（无头疖），破溃较迟，需经抗炎处理后消退。

面疖常较严重，红肿范围较大，容易出现寒战、高热和头痛。鼻、上唇及其周围（危险三角区）的疖，若加重或挤压时，致病菌可经内眦静脉、眼静脉进入颅内海绵静脉窦，引起颅内化脓性海绵状静脉炎，出现颜面部进行性肿胀，可有寒战、高热、头痛、呕吐和意识失常，甚至死亡。

不同部位同时发生多处疖，或同一时间反复发生疖，称为疖病（furunculosis）。疖病可能与抵抗力降低（如糖尿病等）有关。

3. 诊断和鉴别诊断　疖的临床表现明显，一般容易诊断。如出现全身症状，需要化验血常规。疖病需要化验血糖和尿糖，做血培养或脓液的细菌培养和药敏试验。

疖病需要和痤疮（acne）、皮脂腺囊肿（sebaceous cyst）和痈（carbuncle）鉴别。痤疮又称粉刺，病变小，顶端有点状凝脂。皮脂腺囊肿又称粉瘤，为圆形无痛性肿物，为皮脂腺管堵塞、皮脂淤积所致。痈是指多个相邻皮脂腺及其周围组织的急性化脓性感染（详见痈）。

4. 预防和治疗　保持皮肤清洁，暑季或在炎热环境中应避免汗渍过多，勤洗澡，及时更换内衣等。治疗原则是争取在早期促使炎症消退，化脓时及早排脓，并及时控制全身症状。

（1）局部治疗：红肿阶段可用热敷、红外线照射，外敷鱼石脂软膏等。疖顶有脓点或有波动感时，可用针尖将脓栓剔除。化脓性感染切忌挤压，尤其危险三角区的疖。

（2）抗菌治疗：有全身反应时，需用抗菌药，以青霉素类或头孢菌素类为主。合并糖尿病者，要积极控制血糖。

（二）痈

1. 病因和病理 痈（carbuncle）是多个相邻的皮脂腺及其周围组织的急性细菌性化脓性感染，或多个疖融合而成。致病菌和疖相同。

由于多个毛囊同时发病，故痈的急性炎症范围大，病变累及深层结缔组织。使其表面皮肤血运障碍甚至坏死。痈自行破溃较慢，炎症容易扩散，全身反应较重。

2. 临床表现 痈好发于中、老年患者皮肤较厚的部位，如背部或颈部。部分患者合并糖尿病。初起时，痈为局部小片状皮肤硬肿、热痛，肤色暗红，局部症状较轻，但可有全身反应，如畏寒、高热和食欲减退等。皮肤硬肿范围逐渐扩大，脓点增多、增大，中心处坏死脱落、破溃流脓，创口呈蜂窝状（图9-1-1）。区域淋巴结肿大、局部疼痛加剧，全身反应加重。延误治疗，病变继续发展，可出现严重的脓毒症。

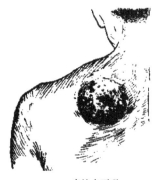 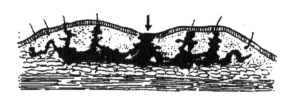

痈的表面观　　　　　　　　　　　痈的截面观

图 9-1-1　背部痈

唇痈容易引起颅内化脓性海绵状静脉窦炎，危险较大，必须高度重视。

3. 诊断和鉴别诊断 痈的临床特征明显，容易诊断。应该化验血常规和尿常规，做脓液和血液的细菌培养和药敏试验。

4. 预防和治疗 注意个人卫生，保持皮肤清洁，及时治疗疖病，防止感染扩散。要重视对老年患者的照料，及时治疗合并的糖尿病及并发症。

（1）抗菌治疗。

（2）局部处理：初期或少数脓点，可用针尖剔除脓栓，局部外用碘伏，外敷鱼石脂软膏。出现多个脓点，或破溃流脓时，必须切开引流。在静脉麻醉下，采用十字切口，切口线要超过病变皮肤边缘（图9-1-2）。尽量清除化脓组织和失活组织，填塞盐水纱布引流，纱布绷带加压包扎。引流后，注意纱布沾湿程度和渗血情况。每日更换敷料和纱布引流，促进创面收缩和愈合。较大的创面，可能需要手术植皮修复。

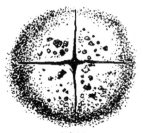 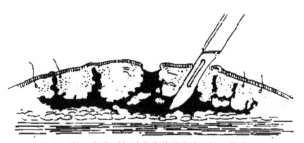

十字切口　　　　　　　　　　切口长度要超过炎症范围少许，深达筋膜

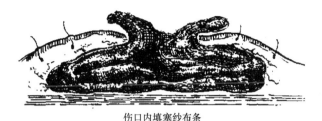

伤口内填塞纱布条

图 9-1-2　痈的切开引流

（三）急性蜂窝织炎

1. 病因和病理　急性蜂窝织炎（acute cellulitis）是皮下、筋膜下、肌间隙或深部蜂窝组织的急性、弥漫性、化脓性感染，致病菌主要是溶血性链球菌，其次是金黄色葡萄球菌，也可以是大肠埃希菌和厌氧菌。急性蜂窝织炎的特点是病变不易局限，扩散迅速，与正常组织无明显界线。

2. 临床表现　急性蜂窝织炎的临床表现常因致病菌的种类和毒力、发病部位和深浅不同而不同。

由厌氧菌、拟杆菌和肠道杆菌所引起的急性蜂窝织炎，又称为捻发音性蜂窝织炎，可发生在被肠道内容物和泌尿道内容物污染的会阴部、腹部伤口，局部可检出捻发音，蜂窝织炎和筋膜坏死，伴有进行性皮肤坏死，脓液恶臭，全身症状严重。表浅的急性蜂窝织炎局部红肿明显、剧烈疼痛，并向四周迅速扩散，病变区与正常组织分界不清。病变部位组织疏松，如面部、腹壁等处，疼痛较轻。深部的急性蜂窝织炎局部红肿多不明显，常只有水肿和深部压痛，但病情严重，常有寒战、高热、头痛、全身乏力和白细胞升高等。口底、颌下和颈部的急性蜂窝织炎可发生喉头水肿和气管压迫，引起呼吸困难，甚至窒息。

急性蜂窝织炎可分为一般性皮下蜂窝织炎、产气性皮下蜂窝织炎、新生儿皮下坏疽和颌下蜂窝织炎。

（1）一般性皮下蜂窝织炎：致病菌为溶血性链球菌和金黄色葡萄球菌。患者先有皮肤损伤或手足的化脓性感染，患处肿胀疼痛发红，边界不清。加重后皮肤可呈褐色、起水疱或破溃。区域淋巴结肿大疼痛。全身反应明显，甚至出现意识障碍。

（2）产气性皮下蜂窝织炎：致病菌主要为厌氧菌，如拟杆菌、肠球菌和变形杆菌等。下腹、会阴区多见，病变主要局限于皮下结缔组织，不侵及肌层。病变进展快，可触及捻发音，破溃后有臭味，全身症状较重。

（3）新生儿皮下坏疽：致病菌主要为金黄色葡萄球菌，病变常发生在背部和臀部等受压部位。初期皮肤发红、肿硬，病变扩大，中心部位变暗发软，皮下和皮肤分离，触之有浮动感。患儿发热、哭闹，拒绝进乳，全身情况不良。

（4）颌下急性蜂窝织炎：小儿多见，感染起源于口腔和面部。口腔起病者，炎症迅速波及咽喉，局部肿胀加重影响呼吸，并且出现吞咽困难，病情危急。起源于面部者，向下蔓延至颈阔肌结缔组织，局部肿胀疼痛明显，也可以影响吞咽和呼吸。

3. 诊断和鉴别诊断

（1）诊断：根据病史、体征，诊断不难。病情较重时，需要做脓液和血液细菌培养和药物敏感试验。

（2）鉴别诊断

1）新生儿皮下蜂窝织炎需要和硬皮病鉴别。

2）颌下蜂窝织炎需要和急性咽峡炎鉴别。

3）产气性皮下蜂窝织炎需要和气性坏疽鉴别。

4. 预防和治疗

（1）预防的关键在于日常注意皮肤清洁，防止受伤，受伤后及时救治以及重视小儿和老年人的日常生活护理。

（2）治疗包括抗菌治疗和局部处理

1）抗菌治疗：抗菌药物首选青霉素类和头孢菌素类；厌氧菌感染者加用甲硝唑，根据临床治疗效果和细菌培养结果、药物敏感试验调整用药。

2）局部处理：急性蜂窝织炎早期宜用50%硫酸镁湿敷。口底和颌下急性蜂窝织炎尽早切开引流，预防喉头水肿等。产气性蜂窝织炎用3%过氧化氢湿敷伤口，并隔离患者。

（四）丹毒

1. 病因和病理　丹毒（erysipelas）为乙型溶血性链球菌感染引起的皮肤淋巴管网的急性非化脓性感染（网状淋巴管炎）。丹毒的好发部位为下肢和面部（图9-1-3）。先由皮肤或黏膜的病损（如皮肤损伤、股癣等）引起，发病后出现淋巴管网分布区域的急性炎症反应，常引起区域性淋巴结炎，很少有组织坏死和化脓。愈合后容易复发。

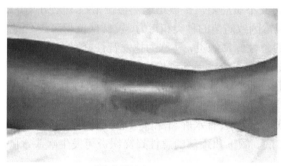

下肢小腿丹毒　　　　　　　　　　　　颌面部丹毒

图9-1-3　下肢和面部丹毒

2. 临床表现　起病急，早期出现畏寒、高热等全身反应。病变多位于下肢，表现为片状皮肤红疹、微隆起、色鲜红，界线清。病变扩大后，中央红疹消退，周围仍明显。区域淋巴结肿大。全身反应明显。下肢丹毒反复发作，可以引起淋巴水肿，或象皮肿。

3. 预防和治疗

（1）预防：注意皮肤清洁，及时处理皮肤小伤口。积极治疗皮肤溃疡和股癣、足癣等。接触丹毒患者后，勤洗手，预防传染。

（2）治疗

1）卧床休息，抬高患肢。

2）50%硫酸镁湿敷。

3）抗菌药物使用，以青霉素和头孢菌素为主。局部和全身症状消失后，继续巩固用药3～5天，预防复发。

（五）急性淋巴管炎和急性淋巴结炎

1. 病因和病理

（1）致病菌主要为金黄色葡萄球菌和溶血性链球菌。

（2）致病菌从损伤的皮肤和黏膜侵入，或从其他感染灶（如疖、痈等）侵入，经组织的淋巴间隙进入淋巴管内，引起淋巴管及其周围组织的急性炎症，称为急性淋巴管炎。淋巴管炎继续扩散至区域淋巴结，或化脓性病灶经淋巴管蔓延到所属区域淋巴结，就可以引起急性淋巴结炎。

2. 临床表现

（1）急性淋巴管炎（acute lymphangitis）：即网状淋巴管炎和管状淋巴管炎。丹毒属于网状淋巴管炎（见丹毒部分）。管状淋巴结炎分为浅部管状淋巴管炎和深部淋巴管炎。浅部淋巴管炎在皮下可见一条或多条红线，病变部位有压痛，扩展时向近心端延伸。深部淋巴管炎不出现红线，但患处肿胀，有压痛。急性淋巴管炎可以产生畏寒、发热、头痛、乏力、食欲不振等全身症状。

（2）急性淋巴结炎（acute lymphadenitis）：轻者仅有局部淋巴结肿大，有压痛，常能自愈。较重者局部有红、肿、热、痛和压痛，伴有全身症状。少数发展成脓肿，可破溃。淋巴结炎愈合时可因瘢痕和组织增生，遗留小硬结。

3. 预防和治疗

（1）预防：及时处理损伤，治疗原发病灶如足癣、扁桃体炎、手指感染等。原发病灶治疗及时，继发的淋巴管炎和淋巴结炎随之消失。

（2）治疗：主要针对原发灶的治疗。早期使用抗菌药。急性淋巴结炎形成脓肿的，行脓肿切开引流术。

（六）脓肿

1. 病因和病理

（1）致病菌主要为金黄色葡萄球菌。

（2）急性感染，组织或器官内病变组织坏死、液化后，形成局限性脓液聚集，并有一完整脓壁，称为脓肿（abscess）。

（3）脓肿多继发于各种化脓性感染，如疖、痈、急性蜂窝织炎等；也可发生在局部损伤的血肿或异物存留处；也可从远处感染灶经血流转移而形成脓肿（转移性脓肿）。

2. 临床表现　脓肿的临床表现因脓肿的发生部位和大小而不同。

（1）浅表脓肿：浅部小脓肿多不引起全身反应。大的浅表脓肿局部隆起，有红肿热痛的典型表现，触痛，有波动感，与正常组织分界清。

（2）深部脓肿：深部脓肿多较大，局部红肿不明显，无波动感，但有疼痛和压痛，疼痛区域可有凹陷性水肿。患处可有运动障碍。压痛明显处穿刺，可抽出脓液。

（3）寒性脓肿：结核杆菌感染引起的脓肿，病程长，发展慢，局部无红、痛和热等急性炎症表现，称为寒性脓肿（cold abscess），常继发于骨关节结核、脊柱结核等。

3. 治疗

（1）脓肿切开引流术：脓肿形成，有波动感或穿刺抽得脓液，就应该行脓肿切开引流术。脓肿切开引流术是治疗脓肿最重要的方法。

（2）抗菌治疗：抗菌药物首选青霉素类和头孢菌素类。

三、脓肿切开引流术（excision and drainage of abscess）

1. 适应证

（1）浅表脓肿有明显波动者。

（2）深部脓肿经穿刺证实者。

（3）口底蜂窝织炎、手部感染及其他特殊部位感染，在脓肿形成前手术。

（4）痈。

2. 禁忌证　单纯性结核杆菌感染形成的寒性脓肿，不主张切开引流。

3. 术前准备

（1）皮肤准备。

（2）器械准备：浅部脓肿切开引流可以在治疗室中施术，需要准备物品有2%盐酸利多卡因、生理盐水、碘伏、消毒纱布、手套、治疗盘、静脉切开包、凡士林纱布、引流管、引流袋等。深部脓肿建议在手术室施术。

（3）麻醉准备：浅部脓肿局部麻醉即可，深部脓肿建议节段麻醉或静脉麻醉。

4. 操作过程

（1）浅部脓肿（以乳房脓肿切开引流为例）

1）消毒、铺手术治疗巾：碘伏纱布自外向内（向心性消毒），消毒 2～3 遍，范围 10～15cm（特殊部位范围不足者，以手术巾隔开）。

2）1% 盐酸利多卡因于脓肿周边浸润麻醉（图 9-1-4），注意不要进入脓肿，预防注射压力增高时感染扩散。注射麻药前回抽，勿注射至脓肿内和血管内，避免脓腔内压力升高，细菌入血，诱发全身性感染。

3）于波动中央顺皮纹切开，深达脓腔，吸取脓液（图 9-1-4）。向两端延长切口至脓肿边缘。

4）手指伸入脓腔，将可能存在的分隔打通，成为单一脓腔（图 9-1-4）。脓肿大者，切口宜选在脓肿两端，做对口引流。

5）根据脓腔大小选择引流方式。脓腔小者，盐水纱布或凡士林纱布引流即可。脓肿大者，建议引流管引流，或对口引流（术后可冲洗）。

6）闭合切口：小脓肿用干纱布加压包扎。大的脓肿选用引流管或对口引流，引流管另外戳口引出并缝合固定。分层缝合切口，包扎。

7）引流管接引流袋。

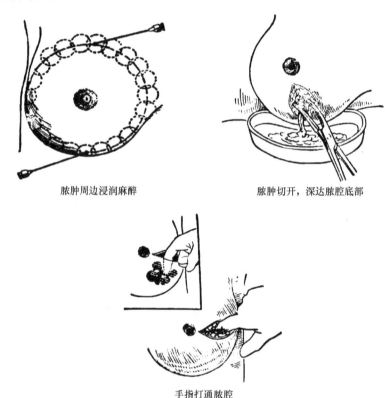

脓肿周边浸润麻醉　　　　脓肿切开，深达脓腔底部

手指打通脓腔

图 9-1-4　乳房脓肿切开引流术

（2）深部脓肿

1）超声定位，于皮肤对应做脓肿定位标识。

2）麻醉生效后，消毒、铺巾。

3）于深部脓肿中央相对应的皮肤穿刺抽脓，减压后做与皮纹走向一致的切口，逐层切口，深达脓腔。

4）手指打通脓腔中的分隔，吸取脓液，生理盐水和过氧化氢溶液反复冲洗。

5）相对较浅的深部脓肿，可填塞凡士林纱布以压迫止血，两天后改换抗菌药物纱布。相对较深的器官脓肿，反复冲洗、止血后，置入引流管（管径根据脓腔情况决定），另外戳口引出，并缝合固定。

6）分层缝合切口，纱布加压包扎。

7）引流管接引流袋。

四、手部急性化脓性细菌感染

手部感染多由外伤引起，易被忽视的微小损伤，如擦伤、刺伤、切伤等，也可以引起很严重的手部感染。甲沟炎、脓性指头炎、化脓性腱鞘炎、滑囊炎和掌间隙感染等都是临床常见的手部急性化脓性细菌感染。手部急性化脓性细菌感染的致病菌为金黄色葡萄球菌。

（一）甲沟炎

1. 病因　甲沟炎（paronychia）是甲沟及其周围组织的急性化脓性细菌感染。多因刺伤、倒刺、剪甲过深等损伤引起，致病菌主要为金黄色葡萄球菌。

2. 临床表现　指甲一侧的皮下组织红、肿、痛，有的可自行消退，有的迅速化脓。脓液可从一侧甲沟蔓延至对侧甲沟，形成半环形脓肿。脓液可向下蔓延，形成指甲下脓肿。指甲下脓肿不及时处理，可转成慢性甲沟炎或慢性指骨骨髓炎。

3. 预防　剪指甲不宜剪得过短。手指有微小损伤时，及时消毒处理，避免发生感染。

4. 治疗

（1）甲沟炎早期可以热敷、理疗，外敷鱼石脂软膏，酌情口服抗菌药。

（2）形成脓肿时，可以在甲沟处纵行切开引流（图9-1-5）。指甲下脓肿，可以将指甲拔除。

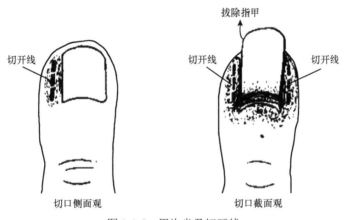

图9-1-5　甲沟炎及切开线

（二）脓性指头炎

1. 病因　脓性指头炎（felon）是手指末节掌面的皮下组织化脓性感染。多由刺伤感染引起，也可以由甲沟炎发展而来。致病菌主要为金黄色葡萄球菌。

2. 临床表现　初起，指尖有针刺样疼痛。逐渐出现肿胀，剧痛。当动脉受压，出现搏动样疼痛，轻触指尖可以产生剧痛。不及时治疗，大部分组织坏死，可以引起骨缺血性坏死，形成慢性骨髓炎，经久不愈。

3. 治疗

（1）指尖疼痛时，可以温盐水浸泡，或外敷鱼石脂软膏，酌情口服抗菌药。

（2）出现跳痛时，应该切开减压、引流，不宜等到波动时才切开。切开引流时切口选在末节侧面，纵行切开，远端不超过甲沟一半，近端不超过指节横纹（图9-1-6）。

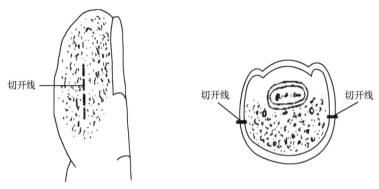

图 9-1-6　脓性指头炎及切开引流切口

（三）急性化脓性腱鞘炎和急性滑囊炎

1. 应用解剖

（1）手指的腱鞘：五个手指的屈肌腱位于手指的掌面，被同名的腱鞘包绕。

（2）手掌的滑液囊：在手掌处，有两个滑液囊，分别为尺侧滑液囊和桡侧滑液囊，两者于手腕部相通。小指的腱鞘与尺侧滑液囊相通，拇指的腱鞘与桡侧滑液囊相通。示指、中指和无名指的腱鞘不与两个滑液囊相通。

（3）手掌深部间隙：是位于手掌屈肌腱鞘和滑液囊深处的疏松结缔组织间隙，浅面是掌腱膜和肌腱，深处为掌骨和骨间肌表面的筋膜，内界为小鱼际肌，外界为大鱼际肌。此间隙被掌腱膜与第3 掌骨相连的纤维中隔分为尺侧和桡侧两个间隙，前者称为掌中间隙，后者称为鱼际间隙。

（4）拇指和小指发生感染时，感染可经腱鞘、滑液囊蔓延到对侧。示指、中指和无名指的腱鞘发生感染时，常局限在各自的腱鞘内，也可扩散至手掌深部间隙，但不侵犯滑液囊。示指腱鞘炎脓液可沿蚓状肌蔓延至鱼际间隙，中指、无名指的腱鞘炎可蔓延至掌中间隙（图 9-1-7）。

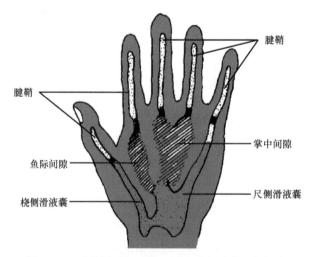

图 9-1-7　手掌侧屈肌腱鞘、滑液囊和手掌深部间隙

2. 病因

（1）致病菌主要为金黄色葡萄球菌。

（2）手的掌面腱鞘炎多由深部刺伤感染引起，也可由附近组织感染蔓延而来。

3. 临床表现和诊断　病情发展迅速，短期内局部症状即很明显，并有全身症状及白细胞升高。

（1）急性化脓性腱鞘炎（acute suppurative tenosynovitis）：除末节外，手指的中节和近节肿痛明显，肿胀较均匀，皮肤紧张。患指整个腱鞘均有压痛，手指关节处于半屈状，被动伸直剧痛。如不及时切开引流，脓液积聚，压力增高，会引起肌腱坏死，患指功能丧失。

（2）急性化脓性滑囊炎（acute bursitis）：尺侧滑囊炎和桡侧滑囊炎分别由小指腱鞘炎和拇指腱鞘炎引起。

1）尺侧滑囊炎时，小鱼际区和小指腱鞘区压痛明显，小鱼际隆起与掌横纹交界处肿胀最明显，小指和无名指半屈位，被动伸直剧痛。

2）桡侧滑囊炎时，大鱼际处和拇指压痛明显，拇指肿胀半屈位，被动伸直疼痛明显。

4. 治疗

（1）切开引流（图9-1-8）

1）化脓性腱鞘炎切口位于中指节和近指节的侧面，避免损伤血管和神经。

2）桡侧滑囊炎切口位于大鱼际掌面和拇指中节侧面。

3）尺侧滑囊炎切口位于小鱼际掌面和小指侧面。

（2）抗菌治疗：抗菌药物首选青霉素类或头孢菌素类。

（四）手掌深部间隙感染

1. 病因　手掌深部间隙感染（palmar space infection）多由腱鞘炎蔓延而来，也可由直接刺伤引发。致病菌主要为金黄色葡萄球菌。

掌中间隙感染多是由中指和无名指的腱鞘炎蔓延引起；鱼际间隙感染是由示指腱鞘炎引起。

2. 临床表现　手掌深部间隙感染均可以引起畏寒、发热和头痛等全身症状，还可以继发肘部和腋窝淋巴结炎，出现该区域淋巴结肿大和疼痛。

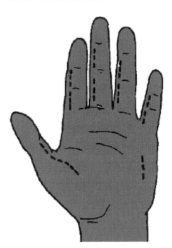

图9-1-8　化脓性腱鞘炎切口和化脓性滑囊炎切口

（1）掌中间隙腱鞘炎：手掌心正常凹陷消失，隆起、皮肤紧张、发白，压痛明显。中指、无名指和小指处于半屈位，被动伸直引起剧痛。手背部水肿严重。

（2）鱼际间隙腱鞘炎：掌心凹陷仍然存在，大鱼际和拇指的指蹼肿胀明显，压痛，拇指外展，不能对掌运动。

3. 治疗

（1）切开引流：掌中间隙腱鞘炎切口位于中指和无名指之间的指蹼掌面，切口不宜超过手掌远侧横纹，避免损伤掌浅动脉弓。鱼际间隙腱鞘炎的切口位于鱼际最肿胀处，或搏动最明显处，或拇指和示指间的指蹼处（图9-1-9）。

（2）抗菌治疗：抗菌药选用青霉素类和头孢菌素类。

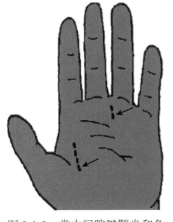

图9-1-9　掌中间隙腱鞘炎和鱼际间隙腱鞘炎切口

五、特异性感染

（一）破伤风

1. 病因　破伤风（tetanus）是和创伤相关联的一种由破伤风梭状芽孢杆菌（破伤风杆菌）感染所引起的特异性感染，症状由其产生的痉挛毒素所致。除发生于创伤外，尚可发生于不洁分娩的产妇和新生儿。破伤风的发生取决于两个条件，即破伤风杆菌感染和缺氧环境。

2. 临床表现

（1）潜伏期：一般为6～12天，平均7天，个别患者可在伤后1～2天发病，罕见有在伤后数月或数年发病的。潜伏期越短，预后越差。

（2）前驱症状：全身乏力、头痛、头晕、咀嚼无力、肌肉发紧、反射亢进等。

（3）典型症状：在肌紧张性收缩（肌强直）的基础上，阵发性强烈肌肉痉挛。肌痉挛发生的顺序为：最先受累的肌群为咬肌，之后依次是面部表情肌，颈、背、腹、四肢肌，最后是膈肌，即由上到下、由中心向四周，最后累及膈肌。肌痉挛的发作易受轻微外界刺激，如光、声、接触、进食和饮水等诱发。

由肌紧张导致的相应征象：张口困难（牙关紧闭）、皱眉、口角下缩、咧嘴苦笑、颈项强直、头后仰等。躯干扭曲成弓，形成角弓反张或侧弓反张。膈肌受影响后，面唇青紫、通气困难，可出现呼吸暂停。持续的呼吸肌和膈肌痉挛可造成呼吸骤停。强烈的肌痉挛可使肌断裂，甚至骨折。

发作时，患者神志清楚，表情痛苦，每次发作持续数秒至数分钟不等。发作越频繁，病情越重。患者的死亡原因多数是由于窒息、心力衰竭和肺部并发症。

破伤风的病程一般为 3 ～ 4 周。如积极治疗且不发生特殊并发症，发作逐渐减轻，缓解期平均 1 周。恢复期合并的精神症状多能自行恢复。

3. 诊断和鉴别诊断

（1）诊断：破伤风的症状典型。凡是有外伤史，无论伤口大小、深浅，如果伤后出现肌紧张、张口困难、颈部强直和反射亢进等，均应该考虑破伤风的可能。

（2）鉴别诊断

1）化脓性脑膜炎（purulent meningitis）：有剧烈头痛、高热、喷射性呕吐等颅内高压症，脑脊液压力高，但无阵发性痉挛、角弓反张等。

2）狂犬病（hydrophobia）：有被动物咬伤史，痉挛主要以咽肌为主，吞咽肌抽搐，喝水不能下咽，流涎，恐水等，无其他肌群痉挛发生。

4. 预防　破伤风是可以预防的疾病。

（1）感染 / 外伤后，早期彻底清创，改善局部循环，是预防破伤风发生的重要措施。

（2）伤前未接受主动免疫的伤员，常规注射破伤风抗毒素（tetanus antitoxin，TAT）1500 ～ 3000U 或人体破伤风免疫球蛋白（tetanus immunoglobulin，TIG）250 ～ 500U，前者可以保护患者 10 天左右，后者在体内存留 4 ～ 5 周，免疫效能是 TAT 的 10 倍。

主动免疫是采用破伤风类毒素抗原注射，使人体产生抗体达到免疫的目的。接受全程主动免疫者，伤后仅注射 0.5ml 的类毒素即可在 3 ～ 7 天内形成有效的免疫抗体，无须再注射 TAT。

5. 治疗　破伤风的综合治疗措施，包括清创毒素来源、中和游离的毒素、控制和解除痉挛发作、保持呼吸道通畅和防治并发症等。

（1）清除毒素来源：凡是有伤口者，伤口内存在坏死组织或引流不畅，都应该在抗毒血清治疗的前提下，尽早进行清创、充分引流、3% 过氧化氢溶液反复冲洗。伤口愈合者，应仔细检查有无窦道和无效腔，若有，也要及时清创。

（2）应用抗毒素，中和游离的毒素

1）TAT：10 000 ～ 60 000U 分别由肌内注射和静脉滴入（用药前做皮试，过敏者脱敏注射）。

2）TIG：3000 ～ 6000U 一次性肌内注射。

（3）减少刺激和骚扰，减少痉挛的发作。

入院后，住隔离病室，避免声、光刺激，避免骚扰患者。交替使用镇静剂和解痉药物，以减少患者的痉挛和痛苦。

可用药物：10% 水合氯醛 20 ～ 40ml 灌肠，苯巴比妥 0.1 ～ 0.2g 肌内注射，地西泮 10 ～ 20mg 肌内注射或静脉滴注。

病情较重患者，可用冬眠 1 号（氯丙嗪 50mg、异丙嗪 50mg、哌替啶 100mg）加液体缓慢静脉滴注。

痉挛发作频繁者，2.5% 硫喷妥钠 0.25 ～ 0.5ml 静脉缓慢滴注。

（4）防治并发症：主要并发症在呼吸道，包括窒息、肺不张和呼吸道感染等。防止坠床、骨折和咬伤舌头。痉挛发作频繁者，及早做气管切开，并加强护理。必要时人工辅助通气和高压氧治疗。

（5）抗生素应用：应用青霉素类和头孢菌素类均可，主要是控制破伤风杆菌感染。

（6）支持治疗：阵发性痉挛发作会消耗大量热量，并导致大量水分丢失。要注意高营养、高热量、高维生素的补充以及水、电解质平衡的维持。必要时采用鼻胃管管饲，或者胃肠外营养支持治疗。

（二）气性坏疽

1. 病因　气性坏疽（gas gangrene）是由梭状芽孢杆菌感染所致的肌炎或肌坏死，是厌氧菌引起的特异性感染。气性坏疽发展急剧，预后极差。

2. 临床表现

（1）创伤后出现气性坏疽的时间最早 8～10 小时，最迟 5～6 天，平均 1～4 天。

（2）临床特点：病情急剧恶化，烦躁不安。皮肤、口唇发白，大量出汗，脉搏增快、体温逐渐升高，可以出现溶血性贫血、黄疸、血红蛋白尿、酸中毒等，全身情况在 12～24 小时内全面迅速恶化。

（3）局部肿胀和创伤所引起的程度不呈现正比关系。伤口内可见大量浆液性或浆液血性渗出物，有时可见气泡从伤口中冒出。皮下积气，可以触及捻发感和捻发音，有恶臭。渗出物涂片可发现革兰氏阳性短粗杆菌。影像学检查见软组织间积气。

3. 诊断和鉴别诊断

（1）诊断：诊断的重要依据是局部表现。伤口内分泌物涂片可见梭状短粗杆菌，影像学检查发现软组织积气有助于诊断。

（2）鉴别诊断

1）组织间积气：含气器官手术、损伤或病变破裂，也可以出现皮下或组织间气体和捻发感（音），但无全身中毒症状，而且局部水肿、疼痛和皮肤改变均不明显。随着时间推移，气体会被吸收。

2）兼性厌氧菌感染也可以产生气体，主要为二氧化碳，不易在组织间积聚且无恶臭等。

3）厌氧性链球菌感染也可产气，但局部症状和全身症状较轻，且发展缓慢。

4. 预防

（1）对于任何创伤患者，应该尽早彻底清创，包括清除失活组织、去除异物，对深而不规则的伤口充分敞开引流，避免无效腔。

（2）接诊开始，即应大剂量应用青霉素类抗菌药和甲硝唑。

5. 治疗　一经诊断，立即开始积极治疗。治疗开始越早越好，可以挽救患者生命，减少组织的坏死或截肢率。

（1）急诊清创：病变区做广泛切开，包括伤口周围水肿或皮下气肿区，彻底清除失活组织。因细菌扩散范围常超过肉眼所见病变范围，应该整块切除肌肉，包括肌肉起止点。

（2）抗菌治疗：首选青霉素类抗菌药，剂量要充足，抗菌治疗贯穿清创前、后和整个治疗过程。

（3）高压氧治疗：提高组织间含氧量，创造不适合厌氧菌生长繁殖的环境，提高治愈率，减少伤残率。

（4）全身支持治疗：包括输血、营养支持治疗等。

六、全身性外科感染

以往，全身性外科感染包括毒血症、菌血症、脓毒血症和败血症。毒血症（toxemia）指大量细菌毒素进入血液循环，引起剧烈的全身反应。毒素可来自致病菌、严重的组织损伤或感染后组织破坏分解的产物。菌血症（bacteremia）指少量致病菌侵入血液循环，不引起或仅引起轻微的全身反应。脓毒血症（sepsis）是指局部化脓性病灶的栓子或脱落的感染血栓，间歇地进入血液循环，并在身体各处的组织或器官内，发生转移性脓肿者。败血症（septicemia）是指大量致病菌侵入血液循环、并在血中生长繁殖产生毒素所引起的急性全身性感染。

随着分子生物学的发展和对感染病理生理认识的提高，目前国际通用脓毒症和菌血症，概念也有所变化，不再沿用毒血症和败血症。

脓毒症是可以引起全身炎症反应综合征（systematic inflammatory response syndrome，SIRS）如体温、呼吸和循环等改变的外科感染的统称，用以区别一般非侵入性的局部感染。

菌血症是脓毒症的一种，血培养检出病原菌，多指有明显感染症状的菌血症。不过多偏向于以往一过性菌血症或血液内短时间出现细菌的概念。

（一）病因

1. 全身性感染常见致病菌

（1）革兰氏阳性菌，包括金黄色葡萄球菌、链球菌等。

（2）革兰氏阴性菌，如大肠埃希菌、铜绿假单胞菌、变形杆菌、克雷伯菌等。

（3）厌氧菌，如拟杆菌等。

（4）真菌，如白念珠菌、曲霉菌等。

2. 常见病因

（1）各种化脓性感染和严重创伤后感染，如大面积烧伤合并感染、开放性骨折合并感染、急性弥漫性腹膜炎、急性梗阻化脓性胆管炎等。

（2）静脉导管感染。

（3）肠源性感染：肠道是人体中最大的储菌所和最大的内毒素库。致病菌和毒素可经肠道移位，导致肠源性感染。

原有抗感染能力低下的患者，如糖尿病、尿毒症、长期大量使用糖皮质激素或抗癌药物等的患者罹患化脓性感染后容易导致全身性感染。

（二）临床表现

根据致病菌的不同，脓毒血症可以分为三大类型：革兰氏阳性细菌脓毒血症、革兰氏阴性杆菌脓毒血症和真菌性脓毒血症。真菌性脓毒血症和革兰氏阴性杆菌脓毒血症临床特点相似，二者与革兰氏阳性细菌脓毒血症的临床特点差异较大（表 9-1-1）。

表 9-1-1 革兰氏阳性细菌和革兰氏阴性杆菌脓毒血症的鉴别

鉴别点	革兰氏阳性细菌脓毒血症	革兰氏阴性杆菌脓毒血症
主要致病菌	金黄色葡萄球菌（外毒素）	大肠埃希菌等（内毒素）
常见原发病	痈、蜂窝织炎、大面积烧伤	胆道、尿路、肠道感染等
寒战	少见	多见
热型	稽留热，弛张热	间歇热
皮疹	多见	少见
谵妄、昏迷	多见	少见
四肢厥冷、发绀	少见	多见
少尿、无尿	不明显	明显
感染性休克	发生晚，持续短，血压下降慢	发生早，持续时间长
转移性脓肿	多见	少见
并发心肌炎	多见	少见

真菌性脓毒血症：常见致病菌是白念珠菌。往往发生在原有细菌感染经广谱抗菌治疗的基础上，故发生较晚。临床表现酷似革兰氏阴性杆菌脓毒血症，突然发生寒战、高热，一般情况迅速恶化，出现神志淡漠、嗜睡、血压下降和休克。大多数患者周围血有白血病样反应，出现晚幼粒细胞

和中性粒细胞，白细胞计数在 $25\times10^9/L$ 以上。

（三）实验室检查

1. 血常规中白细胞计数明显升高，或降低（更危险），核左移，出现毒性颗粒。

2. 可以有代谢性酸中毒、氮质血症、溶血，尿中出现蛋白、酮体等。

3. 寒战、高热时致病菌培养阳性率高。

（四）诊断

1. 在原发感染病灶的基础上出现典型脓毒血症表现。

2. 根据原发感染病灶部位和脓液性质，结合临床表现和实验室检查结果。

3. 确定致病菌类型，应该做体液和血液培养和药物敏感试验，有利于抗菌药物的应用。

（五）治疗

全身性感染由原发感染灶的致病菌扩散入血所致，因此全身性感染的处理关键在于原发感染灶的处理。

感染未获控制，可出现全身炎症反应综合征、感染性休克、多器官功能障碍综合征，甚至死亡。

1. 原发感染灶的处理

（1）有明确感染灶的，要及时、彻底处理原发感染灶，清除坏死组织和异物，消灭无效腔，充分引流。同时治疗相关病因。

（2）有静脉导管感染的，拔除静脉导管。

（3）病情危重怀疑肠源性感染者，积极抗休克，恢复肠黏膜血供，早期肠道营养，促进肠黏膜恢复，同时可口服肠道生态制剂以维护肠道正常菌群。

（4）一时不明感染灶者，应全面检查，特别注意潜在感染源和感染途径。

2. 抗菌药物应用　重症感染应用广谱抗菌药物，不等待培养结果。根据原发灶性质、部位及当地细菌微生态情况，选择广谱抗菌药。有细菌培养结果后再调整抗菌药物种类。对真菌性感染，停用广谱抗菌药，选用窄谱抗菌药，全身应用抗真菌药物。

3. 支持治疗　补充血容量、输注新鲜血液、纠正低蛋白血症及纠正水、电解质和酸碱平衡失调等。

4. 对症治疗　控制高热等。

5. 防治并发症　对受累的心、肺、肝、肾等重要器官，以及原有并发症进行相应的处理。

七、无菌技术中抗菌药物的使用原则及注意事项

抗菌药物是对微生物起抑制或杀灭作用的化学物质，包括抗生素和化学合成的抗菌药物。抗生素（antibiotics）是一种微生物分泌或产生的、对其他微生物起抑制或杀灭作用的化学物质，如青霉素类、头孢菌素类、碳青霉烯类、大环内酯类、氨基糖苷类、氯霉素、四环素类等。喹诺酮类、磺胺类、呋喃类等是人工合成的抗菌药物，不是抗生素。

（一）常用抗菌药物的注意事项

1. 青霉素类抗生素

（1）青霉素类（penicillins）抗菌药物可以分为以下几类

1）主要作用于革兰氏阳性菌的药物，如青霉素 G、普鲁卡因青霉素（procaine penicillin）、青霉素 V（penicillin V），苯氧甲基青霉素。

2）耐青霉素酶的青霉素，如甲氧西林（methicillin，仅用于药敏试验）、苯唑西林（oxacillin）、氯唑西林（cloxacillin）等。

3）广谱青霉素，抗菌谱除革兰氏阳性菌以外，还包括：①对部分肠杆菌科细菌有抗菌活性的，

如氨苄西林（ampicillin）、阿莫西林（amoxicillin）等。②对多数革兰氏阴性杆菌（包括铜绿假单胞菌）具有抗菌活性的，如哌拉西林（piperacillin）、阿洛西林（azlocillin）、美洛西林（mezlocillin）等。

（2）青霉素类抗生素使用时需注意的事项

1）无论采用何种给药途径，用青霉素类药物前必须详细询问患者有无青霉素类过敏史、其他药物过敏史及过敏性疾病史，并需先做青霉素皮试。

2）过敏性休克一旦发生，必须就地抢救，立即给患者注射肾上腺素，并给予吸氧、应用升压药、肾上腺皮质激素等抗休克治疗。

3）全身使用大剂量青霉素可引起腱反射增强、肌肉痉挛、抽搐、昏迷等中枢神经反应（青霉素脑病），此反应易出现于老年患者和肾功能减退者。

4）青霉素不用于鞘内注射（局部用药范畴）。

5）青霉素钾盐不可快速静脉注射。

6）本类抗菌药物在碱性溶液中易失活。

2. 头孢菌素类抗生素 根据抗菌谱、抗菌活性、对 β 内酰胺酶的稳定性及肾毒性的不同，头孢菌素（cephalosporin）可以分为四代（表 9-1-2）。所有头孢菌素类抗菌药物对甲氧西林耐药葡萄球菌和肠球菌抗菌作用均差，故不宜用于该类型细菌感染。

表 9-1-2　头孢菌素各代抗菌谱、抗菌活性及对 β 内酰胺酶稳定性

头孢菌素	抗菌谱	代表药物
第一代	G⁺ 球菌 少数 G⁻ 杆菌	注射制剂：头孢唑林、头孢噻吩、头孢拉定 口服制剂：头孢氨苄、头孢羟氨苄
第二代	G⁺ 球菌（略弱） 少数 G⁻ 杆菌	注射制剂：头孢呋辛、头孢替安 口服制剂：头孢克洛、头孢丙烯 头孢呋辛酯
第三代	G⁻ 杆菌肠杆菌 G⁺ 球菌弱 头孢他啶和头孢哌酮对铜绿假单胞菌抗菌活性强	注射制剂：头孢噻肟、头孢曲松、头孢他啶、头孢哌酮 口服品种（对铜绿假单胞菌无作用）：头孢克肟、头孢泊肟酯
第四代	对 G⁻ 杆菌和铜绿假单胞菌抗菌活性同第三代 对金黄色葡萄球菌、阴沟肠杆菌、产气杆菌和柠檬酸杆菌等抗菌活性优于第三代	头孢吡肟

3. 碳青霉烯类抗生素

（1）碳青霉烯类（carbapenems）抗生素。有亚胺培南（imipenem）、美罗培南（meropenem）、帕尼培南（panipenem）等。碳青霉烯类抗生素对各种革兰氏阳性球菌、革兰氏阴性杆菌（包括铜绿假单胞菌）和多数厌氧菌具有强大抗菌活性，对多数 β 内酰胺酶高度稳定，但对耐 / 抗甲氧西林金黄色葡萄球菌（MRSA）和嗜麦芽窄食单胞菌等抗菌作用差。

（2）碳青霉烯类抗生素使用需注意的事项

1）对本类药物及其配伍成分过敏的患者禁止使用。

2）本类药物不宜用于治疗轻症感染，更不可用于预防用药。

3）本类药物所致的严重中枢神经系统反应多发生于原有癫痫史的中枢神经系统疾病患者及肾功能减退患者未减量用药者，因此，有癫痫等中枢神经系统疾病患者避免使用本类药物。中枢神经系统感染的患者有指征应用美罗培南或帕尼培南时，需严密观察抽搐等严重不良反应。

4）肾功能不全者及老年患者应用本类药物时应该根据肾功能减退程度减量使用。

4. β 内酰胺 / β 内酰胺酶抑制剂

（1）β 内酰胺 / β 内酰胺酶抑制剂临床应用最多的该类联合制剂有阿莫西林克拉维酸、替卡西林克拉维酸、氨苄西林 / 舒巴坦（ampicillin/sulbactam）、头孢哌酮 / 舒巴坦（cefoperazone/sulbactam）、哌拉西林 / 三唑（他唑）巴坦（piperacillin/tazobactam）等。

（2）β内酰胺 /β内酰胺酶抑制剂使用注意事项

1）应用阿莫西林克拉维酸、替卡西林克拉维酸、氨苄西林 / 舒巴坦和哌拉西林三唑巴坦前，必须详细询问药物过敏史，并进行青霉素皮试，对青霉素类过敏者，或青霉素皮试阳性者，禁止使用。对联合制剂中任一成分过敏者，禁用该联合制剂。

2）有头孢菌素或舒巴坦过敏者禁止使用头孢哌酮 / 舒巴坦。有青霉素类过敏者，确有使用头孢哌酮 / 舒巴坦的指征时，必须在严密观察下使用，但有青霉素过敏休克史的患者，禁用头孢哌酮 / 舒巴坦。

3）使用本类药物时，如发生过敏反应，须立即停药。一旦发生过敏性休克，应该就地抢救，并给以吸氧、注射肾上腺素、肾上腺皮质激素等抗休克治疗。

4）中度以上肾功能不全患者使用本类药物时，应该根据肾功能减退程度调整剂量。

5）本类药物不推荐用于新生儿和早产儿。哌拉西林三唑巴坦也不推荐在儿童中使用。

5. 大环内酯类抗生素

（1）大环内酯类抗生素：大环内酯类（macrolide）抗生素有传统的大环内酯类抗生素及大环内酯类新品种，前者如红霉素（erythromycin）、麦迪霉素（midecamycin）、螺旋霉素（spiramycin）、交沙霉素（josamycin）、白霉素（leucomycin）。后者如阿奇霉素（azithromycin）、克拉霉素（clarithromycin）、罗红霉素（roxithromycin）等，对流感嗜血杆菌、肺炎支原体、肺炎衣原体等有杀灭作用。

（2）大环内酯类抗生素使用注意事项

1）禁用于红霉素及其他大环内酯类抗菌药过敏的患者。

2）红霉素和克拉霉素禁止与特非那丁合用，以免引起心脏不良反应。

3）肝功能损害患者如有指征使用时，需要适当减量并定期复查肝功能。

4）肝病患者和妊娠期患者不宜使用红霉素酯化物。

5）妊娠期患者有明确的指征使用克拉霉素时，应该充分权衡利弊，决定是否采用。哺乳期患者用药期间应该暂停哺乳。

6）使用乳糖酸红霉素粉针剂时，必须首先以注射用水完全溶解，加入生理盐水或葡萄糖中，药物浓度不宜超过 0.1% ～ 0.5%，缓慢静脉滴注。

6. 林可霉素类抗生素

（1）林可霉素类：包括林可霉素（lincomycin）和克林霉素（clindamycin），克林霉素的体外抗菌活性优于林可霉素。

（2）林可霉素类使用注意事项

1）禁用于对林可霉素和克林霉素过敏的患者。

2）使用本类药物时，应该注意假膜性肠炎的发生，如有可疑，立即停药。

3）本类药物有神经阻滞作用，应该避免与其他神经肌肉阻滞剂合用。

4）有前列腺增生的老年患者使用剂量较大时，偶可出现急性尿潴留。

5）不推荐使用于新生儿患者。

6）妊娠期确有指征使用时方可使用。哺乳期患者用药期间应该暂停哺乳。

7）肝功能损害的患者，确有使用指征时，宜减量使用。

8）静脉制剂应缓慢滴注，不可静脉推注。

7. 氨基糖苷类抗生素

（1）氨基糖苷类

1）对肠杆菌科和葡萄球菌属细菌有良好抗菌作用，但对铜绿假单胞菌无抗菌作用者，如链霉素（streptomycin）、卡那霉素（kanamycin）、核糖霉素（ribostamycin，rubomycin）等。其中链霉素对葡萄球菌等革兰氏阳性球菌作用差，但对结核分枝杆菌作用强。

2）对肠杆菌科细菌和铜绿假单胞菌等革兰氏阴性杆菌具有强大抗菌活性，对葡萄球菌属也有良好作用者，如庆大霉素（gentamycin）、妥布霉素（tobramycin）、奈替米星（netilmicin）、阿米卡星

（amikacin）、小诺米星（micronomicin）和依替米星（etimicin）等。

3）抗菌谱和卡那霉素相似，由于毒性大，仅供口服或局部使用的有新霉素（neomycin）和巴龙霉素（paromomycin），后者对阿米巴原虫和隐孢子虫也有较好作用。此外，尚有大观霉素（spectinomycin），用于单纯性淋病的治疗。

（2）氨基糖苷类抗生素使用注意事项

1）对氨基糖苷类抗生素过敏者禁用。

2）任何一种氨基糖苷类抗生素均有耳毒性、肾毒性和神经肌接头阻断作用。因此，用药期间应该监测肾脏功能，严密观察患者听力和前庭功能，注意神经肌肉阻滞症状。一旦出现上述不良反应先兆时，必须立即停药。注意局部用药时，也有可能发生上述不良反应。

3）氨基糖苷类抗生素对社区获得性呼吸道感染的主要致病菌肺炎球菌、溶血性链球菌的抗菌作用差，又有明显的耳毒性和肾毒性，因此，门诊急诊的呼吸道细菌感染不宜选用此类抗菌药物治疗。

4）肾功能减退患者使用本类药物时，需根据肾功能减退程度减量使用，并进行血药浓度监测，调整给药方案，实现个体化给药。

5）新生儿、婴幼儿、老年患者尽量避免使用此类药物。

6）妊娠期患者应该避免使用。哺乳期患者应该避免使用或用药期间停止哺乳。

7）本类药物不宜与其他肾毒性药物、耳毒性药物、神经肌肉阻滞药物或强利尿药同时使用。与注射用第一代头孢菌素类联合使用时可能增加肾毒性。

8）本类药物不可用于眼内或结膜下给药，因为可能引发黄斑坏死。

8. 四环素类抗生素

（1）四环素类抗生素：四环素类（tetracyclines）抗生素包括四环素（tetracyclin）、金霉素（aureomycin）、土霉素（terramycin）、多西环素（doxycycline）等。四环素曾经广泛应用于临床，由于常见病原菌对四环素类抗生素耐药性普遍增加及其不良反应多见，目前本类药物临床使用已经受到很大限制。

（2）四环素类抗生素使用注意事项

1）禁用于对四环素类抗生素过敏的患者。

2）牙齿发育期（8岁以前）接受四环素类抗生素治疗可产生牙齿着色及牙釉质发育不良，故妊娠期和8岁以下患者禁止使用四环素类抗生素。

3）哺乳期应该避免使用，或用药期间暂停哺乳。

4）四环素类可加重氮质血症，已有肾功能不全者应该避免使用四环素类，但多西环素、米诺环素仍可谨慎使用。

5）四环素类可导致肝脏损害，原有肝病者不宜使用。

9. 氯霉素使用注意事项

（1）对氯霉素有过敏史者禁用。

（2）由于氯霉素的血液系统毒性（导致再生障碍性贫血），用药期间应定期复查周围血象，如果血液细胞降低，必须及时停药，并做相应处理，避免长疗程用药。

（3）禁止与其他引起骨髓抑制的药物联合使用。

（4）妊娠期患者避免应用。哺乳期患者避免应用或用药期间暂停哺乳。

（5）早产儿、新生儿使用本药后可能发生灰婴综合征，应该避免使用氯霉素。

（6）肝功能减退者禁止使用本药物。

10. 万古霉素和去甲万古霉素

（1）万古霉素（vancomycin）和去甲万古霉素（nor vancomycin）　属糖肽类抗生素，二者化学结构、抗菌谱和抗菌作用相仿。

（2）万古霉素类使用注意事项

1）禁用于对万古霉素和去甲万古霉素过敏的患者。

2）不作为预防用药、粒细胞缺乏症伴发热患者的经验治疗和局部用药。

3）本类药物有一定的肾毒性和耳毒性，用药期间应定期复查尿常规和肾功能，监测血药浓度，注意听力变化，必要时监测听力。

4）有用药指征的肾功能不全患者、老年人、新生儿、早产儿或原有肾脏、耳疾病患者，应该根据肾功能减退程度调整用药，同时监测血药浓度，疗程一般不超过 14 天。

5）万古霉素属妊娠期用药 C 类，妊娠期应该避免使用。哺乳期用药暂停哺乳。

6）应避免将本类药物与各种肾毒性药物联合使用。

7）与麻醉药合用时，可能引起血压下降。必须合用时，两种药物应该分瓶滴注，并减缓万古霉素滴注速度，注意观察血压。

11. 磷霉素类使用注意事项

（1）既往对磷霉素过敏者禁用。

（2）磷霉素与 β 内酰胺类、氨基糖苷类联合使用时，多呈协同抗菌作用。

（3）由于磷霉素主要经肾脏排泄，肾功能不全和老年患者应该根据肾功能减退程度减量使用。

（4）每克磷霉素钠含 0.32g 钠，心功能不全、高血压病及需要控制的钠盐摄入量的患者应用本药时需要加以注意。

（5）静脉用药时，应该将每 4g 磷霉素溶于至少 250ml 液体中，滴注速度不宜过快，以免引起静脉炎的发生。

12. 甲硝唑和替硝唑

（1）甲硝唑（metronidazole）和替硝唑（tinidazole）：属硝基咪唑类抗菌药，对厌氧菌、滴虫、阿米巴和蓝氏贾迪鞭毛病具有强大杀灭作用。

（2）使用注意事项

1）禁用于对硝基咪唑类药物过敏的患者。

2）妊娠期早期（3 个月内）患者避免使用。哺乳期用药期间暂停哺乳。

3）本类药物可引起粒细胞减少和周围神经炎等，神经系统基础疾病患者及血液病患者慎用。

4）用药期间禁止饮酒和含酒精饮料。

5）肝功能减退可使本类药物在肝脏代谢减慢导致在体内蓄积，因此，肝病患者应该减量使用。

13. 喹诺酮类抗菌药物

（1）喹诺酮类抗菌药物：临床常用的喹诺酮类药物为氟喹诺酮类，有诺氟沙星（norfloxacin）、依诺沙星（enrofloxacin）、氧氟沙星（ofloxacin）和环丙沙星（ciprofloxacin）等。近年来研制的新品种对肺炎球菌、化脓性链球菌等革兰氏阳性球菌的抗菌作用增强，对衣原体、支原体、军团菌等细胞内病原体的作用也有增强，已经用于临床的有左氧氟沙星（levofloxacin）、加替沙星、莫西沙星等。

（2）喹诺酮类抗菌药物使用注意事项

1）对喹诺酮类药物过敏者禁用。

2）18 岁以下未成年人避免使用。

3）制酸剂和含钙、铝、镁等金属离子的药物可减少本类药物的吸收，应该避免一同使用。

4）妊娠期和哺乳期患者，禁止使用本类药物。

5）偶可引起抽搐、癫痫、神志改变、视力损害等严重中枢神经系统不良反应，在肾功能减退或中枢神经系统基础疾病的患者中容易发生，因此，不宜用于有癫痫或其他中枢神经系统基础疾病的患者。肾功能减退患者应用本类药物时，需要根据肾功能减退程度减量使用，以防止药物蓄积引发抽搐等中枢神经系统严重不良反应。

6）可能引起皮肤光敏反应、关节病变、肌腱断裂等，偶可引起心电图 OT 间期延长等，用药期间应该注意观察。

（二）抗菌药物的合理使用原则

目前，临床常用抗菌药物达数百种，滥用抗菌药的现象时有发生。抗菌药物虽可防病治病，应用不当也会引起毒性反应、变态反应、二重感染和细菌耐药等。因此，如何获得抗菌药物的最佳疗效，避免副作用，成为合理应用抗菌药物的核心问题。合理使用抗菌药物既要根据不同抗菌药物、使用方法、剂量及其在体内的药代动力学特点，并注意结合药敏试验结果，又要考虑患者生理和病理的具体情况。

1. 诊断为细菌性感染者，方可应用抗菌药物　根据患者的症状、体征及血、尿常规等实验室检查结果，初步诊断为细菌性感染者以及经病原学检查确诊为细菌性感染者方有指征使用抗菌药物。由真菌、结核杆菌、非结核性分枝杆菌、支原体、衣原体、螺旋体、立克次体及部分原虫等病原微生物所致的感染，亦有使用抗菌药物治疗的指征。缺乏细菌及上述病原微生物感染的证据，诊断不成立者，以及病毒性感染者，均无指征使用抗菌药物。

2. 尽早查明感染病原，确定抗菌药物　抗菌药物品种的选择，原则上应根据病原菌种类及病原菌对抗菌药物敏感或耐药，即细菌药物敏感试验结果而定。任何患者在开始抗菌治疗前，都应该从患者的感染部位、血液、痰液等培养、分离致病菌，并进行抗菌药物敏感试验，有针对性地使用抗菌药物。

严重全身感染患者，在未获知病原菌及药物敏感试验结果前，可根据患者的发病情况、发病场所、原发病灶、基础疾病等推断最可能的病原菌，并结合当地细菌耐药情况先给予抗菌药物经验治疗，获知细菌培养结果及药敏结果后，对疗效不佳的患者调整给药方案。

3. 根据抗菌药物的作用特点及其体内代谢过程选用　各种抗菌药物的药效学（抗菌谱和抗菌活性）和药代动力学（吸收、分布、代谢和排出过程）特点不同。因此，抗菌药物各有不同的临床适应证。临床医师应根据临床诊断、细菌性检查结果、抗菌药物的抗菌谱、药效学和药代学特点，选择疗效高、毒性小、应用方便和价廉易得的抗菌药物。

4. 抗菌药物治疗方案应该综合患者病情、病原菌的种类及抗菌药物特点制订　根据病原菌、感染部位、感染的严重程度和患者的生理、病理情况制订抗菌药物治疗方案，包括抗菌药物的选用品种、剂量、给药次数、给药途径、疗程及联合用药等。在制订治疗方案时应该遵循以下原则。

（1）品种选择：根据病原学种类和药敏试验结果选用抗菌药物。

（2）给药剂量：根据各种抗菌药物的治疗剂量范围给药。治疗重症感染（如脓毒症和感染性心内膜炎等）和抗菌药物不易达到的部位的感染（如中枢神经系统等），抗菌药物的剂量选择治疗剂量范围宜大（治疗剂量范围的高限）。治疗下尿路感染时，由于多数药物浓度远高于血药浓度，则选用治疗较小剂量（剂量范围的低限）即可。

（3）给药途径

1）根据感染的严重程度，决定给药途径：轻症感染可以接受口服给药者，尽量选择口服吸收完全的抗菌药物，不必采用静脉给药或肌内注射给药。重症感染或全身性感染者，初始治疗应该经静脉途径给药，病情好转后转为口服给药。

2）尽量避免抗菌药物的局部应用：由于皮肤黏膜局部应用抗菌药物后，很少被吸收，在感染部位不能达到有效浓度，反而容易引起过敏反应和导致耐药菌的产生，因此，治疗全身性感染或脏器感染时尽量避免局部使用抗菌药物。

抗菌药物局部应用只限于少数情况，如全身给药后在感染部位难以达到治疗浓度，可加用局部给药作为辅助用药，此情况见于治疗中枢神经系统感染时某些药物可同时给予鞘内注射，包裹性厚壁脓肿脓腔内注入抗菌药物及眼科感染的局部用药等。某些皮肤表层及口腔、阴道等黏膜表面的感染可采用抗菌药物局部应用或外用，但应该避免将主要供全身应用的品种作为局部用药。

局部用药宜采用刺激性小、不易吸收、不易导致耐药性和不易导致过敏反应的杀菌制剂，青霉素类、头孢菌素类等容易产生过敏反应的抗菌药物，不可局部使用。氨基糖苷类等耳毒性抗菌药物不可用于局部滴耳治疗。

（4）给药次数：为保证抗菌药物在体内能最大地发挥疗效，杀灭感染灶病原菌，应该根据药代动力学和药效学相结合的原则给药。青霉素类、头孢菌素类和其他 β 内酰胺类、大环内酯类等半衰期短，应该一日多次给药。氟喹诺酮类、氨基糖苷类等可一日给药一次（重症感染除外）。应该根据抗菌药物的药代动力学和药效学特点，确定给药次数。

5. 疗程　抗菌药物疗程因感染不同而异，一般宜用至体温正常、症状消退后72～96小时。特殊情况，妥善处理。但是，脓毒症、感染性心内膜炎、化脓性脑膜炎、伤寒、骨髓炎、深部真菌病、结核病、类鼻疽（热带、亚热带土壤腐生菌传染病）等需要较长疗程的用药，方能彻底治愈，并防止复发。

6. 联合用药的指征　单一药物可有效治疗的感染，不需要联合用药。下列情况有联合用药的指征。

（1）病因未明的严重感染。

（2）单一抗菌药物不能控制的混合感染或严重感染。

（3）单一抗菌药物不能有效控制的感染性心内膜炎或脓毒症等重症感染。

（4）需要长疗程治疗，但致病菌易对某些抗菌药物产生耐药性的感染，如结核病、深部真菌病等。

（5）联合用药时宜选用协同或相加抗菌作用的药物联合，减少用药剂量，从而降低药物的毒性和不良反应。由于药物有协同抗菌作用，联合用药时应将毒性大的抗菌药物剂量减少。联合用药通常采用2种药物联合，3种及3种以上联合使用仅适用于个别情况，如结核病的治疗等。此外，必须注意联合用药后药物不良反应将增多。

7. 围手术期的预防用药原则　围手术期预防用药的目的是预防术后切口感染、预防清洁-污染或污染手术后手术部位感染和预防术后可能发生的全身性感染。预防性使用抗菌药物应该根据手术部位选择适当的抗菌药物种类（表9-1-3）。

表 9-1-3　常见手术预防使用抗菌药物

切口类型	抗菌药物选择
清洁切口	第一头孢菌素
清洁-污染切口	第一代、第二代头孢菌素
污染切口	根据污染部位可能的细菌感染类型使用抗菌药

（1）清洁手术：手术野为人体无菌部位，局部无炎症、无损伤，也不涉及呼吸道、消化道和泌尿道等人体和外界相通的器官，通常不需要预防使用抗菌药物，仅少数情况下，考虑预防使用抗菌药物。

1）手术时间长、手术范围大、污染机会增加。

2）手术涉及重要脏器，如心脏、颅内手术、眼部手术等，一旦感染后果严重。

3）异物植入手术。

4）高危人群：高龄患者和合并免疫力降低的情况，如糖尿病、长期大剂量使用糖皮质激素和抗癌药物者。

（2）清洁-污染手术：

腔道器官（如消化道、呼吸道、泌尿道、生殖道等）手术，或经过以上器官的手术，如经过口咽部的大手术、经过阴道的子宫切除术、经直肠穿刺手术及开放性骨折或创伤手术，由于手术野存在大量人体寄存菌群，手术时可能污染手术野，造成感染，需要使用抗菌药物。

（3）污染手术：由于胃肠道、尿路、胆道等体液大量溢出或开放性创伤未经扩创等已经造成手术野严重污染的手术，必须预防使用抗菌药物。

（三）特殊人群的抗菌药物使用原则

1. 肾功能减退患者抗菌药物的使用 许多抗菌药物在人体内主要经过肾脏排出，而某些抗菌药物具有肾毒性，肾功能减退的感染患者抗菌药物的使用应该遵循如下原则。

（1）尽量避免使用肾毒性抗菌药物。

（2）根据感染的严重程度、病原菌的种类和药物敏感试验结果选择低肾毒性或无肾毒性的抗菌药物（表9-1-4）。

（3）根据患者肾功能减退程度及抗菌药物在人体内排出途径，调整给药剂量和方法。

表 9-1-4　肾功能减退感染患者抗菌药物的使用

肾功能减退时的使用	抗菌药物
可按原治疗剂量使用或略减量使用的抗菌药	1. 青霉素类　氨苄西林、阿莫西林、哌拉西林、苯唑西林、美洛西林 2. 头孢菌素类　头孢哌酮、头孢曲松、头孢噻肟 3. 大环内酯类　红霉素、阿奇霉素等 4. 其他　氯霉素、两性霉素、多西环素、利福平、异烟肼、克林霉素、甲硝唑
必须减量使用的抗菌药物	1. 青霉素类　羧苄西林、阿洛西林 2. 头孢菌素类　头孢唑林、头孢噻吩、头孢氨苄头孢拉定、头孢呋辛、头孢西丁、头孢他啶、头孢唑肟、头孢吡肟等 3. 喹诺酮类　环丙沙星、氧氟沙星、左氧氟沙星、加替沙星等 4. 碳青霉烯类　氨曲南、亚胺培南、美罗培南等 5. 其他　磺胺甲噁唑、氟康唑、吡嗪酰胺等
避免使用，确有指征使用的需要根据血药浓度调整剂量或给药周期的抗菌药物	1. 氨基糖苷类　庆大霉素、妥布霉素、萘替米星、阿米卡星、卡那霉素、链霉素 2. 万古霉素、去甲万古霉素 3. 替考拉宁、氧氟嗪啶、伊曲康唑
不宜使用的抗菌药物	四环素类　四环素、土霉素

2. 肝功能减退患者抗菌药物的使用 肝功能减退时，抗菌药物的使用及剂量调整需要考虑肝功能减退对该类药物体内过程的影响程度以及肝功能减退时该类药物及其代谢产物发生毒性反应的可能性。由于药物在肝脏代谢过程复杂，不少药物的体内代谢过程尚未完全阐明。根据现有资料，肝功能减退时，抗菌药物的使用有以下几种情况（表9-1-5）。

表 9-1-5　肝功能减退时，感染患者抗菌药物的使用

肝脏功能减退时使用	抗菌药物
可按原治疗剂量使用的抗菌药物	1. 青霉素类 2. 头孢菌素类　头孢唑林、头孢他啶 3. 氨基糖苷类　庆大霉素、妥布霉素、阿米卡星等 4. 喹诺酮类　环丙沙星、氧氟沙星、左氧氟沙星等 5. 其他　万古霉素、去甲万古霉素、多黏菌素等
严重肝病时必须减量慎用的抗菌药物	1. 青霉素类　哌拉西林、阿洛西林、美洛西林、羧苄西林等 2. 头孢菌素类　头孢噻吩、头孢噻肟、头孢曲松、头孢哌酮等 3. 大环内酯类　红霉素、克林霉素等 4. 其他　甲硝唑、伊曲康唑、氟胞嘧啶等
肝病时减量慎用的抗菌药物	林可霉素、培氟沙星、异烟肼等
肝病时避免使用的抗菌药物	1. 红霉素酯化物 2. 四环素类　四环素、土霉素 3. 抗真菌药物　两性霉素B、酮康唑、咪康唑等 4. 氯霉素、利福平、磺胺药等

3. 老年患者抗菌药物的使用 由于老年人组织器官呈生理性退行性改变，免疫功能也可减退，

一旦罹患感染，在使用抗菌药物时需要注意以下事项。

（1）老年人肾功能呈生理性减退，按一般常用量接受主要经过肾脏排出的抗菌药物时，由于药物自肾脏排出减少，导致在体内积蓄，血药浓度升高，容易有药物不良反应发生。因此，老年患者，尤其是高龄患者接受主要经过肾脏排泄的抗菌药物时，应该按轻度肾功能减退情况给药，给药应按正常量的 1/2 或 1/3 使用。青霉素类、头孢菌素类和其他 β 内酰胺类抗菌药物大多数属于此类情况。

（2）老年患者宜选用毒性低且具有杀菌作用的抗菌药物。青霉素类、头孢菌素类等 β 内酰胺类抗菌药物为常用药物，毒性大的氨基糖苷类、万古霉素、去甲万古霉素等药物尽可能避免使用，有明确指征必须使用毒性偏大的抗菌药物时，必须在严密观察下慎用，同时应行血药浓度检测，及时调整用药，使用药方案个体化，以达到用药安全、有效的目的。

4. 新生儿患者抗菌药物的使用　新生儿期一些重要器官尚未完全发育成熟，在此期间其生长发育随日龄增加而迅速变化，因此，新生儿感染使用抗菌药物，需注意以下事项。

（1）新生儿肝肾均未发育成熟，肝脏酶的分泌不足或缺乏，肾脏清除功能较差，因此，新生儿感染时，应该避免使用毒性大的抗菌药物，包括主要经肾脏排泄的氨基糖苷类、万古霉素、去甲万古霉素等，及经过肝脏代谢的氯霉素。确有指征使用时，必须进行血药浓度检测，调整给药方案，个体化给药，以确保治疗安全、有效。不能进行血药浓度检测的，不可使用上述药物。

（2）新生儿期避免使用或禁用可能发生严重不良反应的抗菌药物（表 9-1-6）。禁用可影响新生儿发育的四环素类、喹诺酮类，避免使用可导致新生儿核黄疸及溶血性贫血的磺胺类和呋喃类。

（3）新生儿由于肾功能尚不完善，主要经过肾脏排泄的青霉素类、头孢菌素类等 β 内酰胺类抗菌药需减量使用，以防止药物在体内蓄积导致严重中枢神经系统毒性反应的发生。

表 9-1-6　新生儿抗菌药物使用后可能发生的不良反应

抗菌药物	不良反应	发生机制
氯霉素	灰婴综合征	肝酶不足，结合减少，氯霉素浓度过高
磺胺类	核黄疸	替代胆红素与蛋白结合位点，血胆红素升高
喹诺酮类	软骨损害	不明
四环素类	牙齿和骨骼发育不良	与钙结合沉积于牙齿和骨骼中
氨基糖苷类	肾毒性、耳毒性	肾脏清除能力差，浓度升高
万古霉素	肾毒性、耳毒性	肾脏清除能力差，浓度升高
呋喃类	溶血性贫血	新生儿血红细胞中缺乏葡萄糖 -6 磷酸脱氢酶

（4）新生儿的体重和组织器官日益成熟，抗菌药物在新生儿的药代动力学也随日龄增长而变化，因此，使用抗菌药物时按日龄调整给药方案。

5. 小儿患者抗菌药物的使用

（1）氨基糖苷类抗菌药物：该类药物有明显的耳毒性、肾毒性，小儿患者应尽量避免使用。临床有明确应用指征而且又无其他毒性低的抗菌药物可以选择的，方可使用该类药物。并在治疗过程中严密观察不良反应。有条件者应该进行血药浓度检测，个体化用药。

（2）万古霉素、去甲万古霉素：该类药物有一定的肾毒性和耳毒性，小儿患者仅有指征时方可使用。并在治疗过程中严密观察不良反应。有条件者应该进行血药浓度检测，个体化用药。

（3）四环素类抗生素可导致牙齿黄染和牙釉质发育不良，禁用于 8 岁以下儿童。

（4）喹诺酮类抗菌药物：由于对骨骼发育可能产生不良影响，禁用于 18 岁以下未成年人。

6. 妊娠期和哺乳期患者抗菌药物的使用

（1）妊娠期患者使用抗菌药物需考虑药物对母体和胎儿两方面的影响

1）对胎儿有致畸性或明显毒性作用的抗菌药物，如四环素类、喹诺酮类等，妊娠期避免使用。

2）对母体和胎儿均有毒性作用的抗菌药物，如氨基糖苷类、万古霉素、去甲万古霉素等，妊娠期应该避免使用。确有指征使用时，必须进行血药浓度检测，调整给药方案，个体化给药，以确保治疗安全、有效。

3）药物毒性低，对胎儿和母体均无明显影响的，也没有明显致畸性作用的抗菌药物，如青霉素类、头孢菌素类等β内酰胺类，妊娠期可以使用。

美国食品药品监督管理局（FDA）按照药物在妊娠期应用时的危险性分为 A、B、C、D、X 类，可供抗菌治疗时用药的参考（表 9-1-7）。

表 9-1-7　抗菌药物在妊娠期使用时的风险

FDA 分类	抗菌药物
A 类：在孕妇中证实无危险性	
B 类：动物中研究无危险性，但人类研究不充分，或对动物有毒，但对人类无危险性	青霉素类、头孢菌素类、大环内酯类、碳青霉烯类抗结核药物、甲硝唑、呋喃妥因、两性霉素 B
C 类：动物研究显示毒性，人类研究资料不充分，但用药时可能患者的受益大于危险性	抗结核药物、抗真菌药物、碳青霉烯类、喹诺酮类、磺胺类万古霉素、氯霉素
D 类：已经证实对人类有危险性，但仍可能受益多	氨基糖苷类四环素类
X 类：对人类致畸，危险性大于受益	奎宁乙硫异烟肼利巴韦林

（2）哺乳期患者抗菌药物的使用：哺乳期患者接受抗菌药物后，药物可随乳汁分泌，通常乳汁中药物含量不高，不超过哺乳期患者每日用量的1%。少数药物在乳汁中分泌量较高，如氟喹诺酮类、四环素类、大环内酯类、氯霉素、甲硝唑等。青霉素类、头孢菌素类等和氨基糖苷类在乳汁中含量低。无论乳汁中药物浓度如何，均存在对婴儿潜在的影响，可能出现不良反应。因此，哺乳期患者，避免使用氨基糖苷类、喹诺酮类、四环素类、氯霉素、磺胺药等。哺乳期患者应用任何抗菌药物时，均应该暂停哺乳。

八、病 例 分 析

患者，男性，60 岁。左肩背部疼痛 1 周，寒战、高热 3 天。体温最高 39.6℃，伴头痛、头晕、烦躁不安。糖尿病病史 8 年，治疗不规律。体温 39.2℃，呼吸 30 次 / 分，脉搏 100 次 / 分，血压 100/80mmHg。左背部有直径约 5cm 的隆起、暗紫色，质地坚韧，分界不清，中央部可见多个脓栓，压痛明显。实验室检查，血常规：白细胞计数 1.3×10^9/L，N% 90%。血糖 13mmol/L。请做出诊断并给予治疗措施。

九、练 习 题

（一）主观题

1. 简述清洁手术预防使用抗菌药物的指征。

2. 简述联合使用抗菌药物的指征。

3. 感染的演变结局是什么？

4. 简述脓肿切开引流的指征。

（二）客观题

1. A 型题

（1）不适合切开引流的感染是（　　）

A. 痈　　　　　　B. 脓性指头炎　　　C. 口底蜂窝织炎　　D. 结核脓肿

（2）气性坏疽由（　　）感染引起

A. 金黄色葡萄球菌　B. 溶血性链球菌　　C. 大肠埃希菌　　　D 梭状芽孢杆菌

（3）造成大面积烧伤创面感染的常见细菌是（　　）

A. 金黄色葡萄球菌 B. 大肠埃希菌　　　C. 梭状芽孢杆菌　　D. 铜绿假单胞菌

（4）下列不是抗生素的抗菌药物是（　　）

A. 哌拉西林　　　B. 头孢曲松　　　　C. 氯霉素　　　　　D. 氧氟沙星

（5）可以引起周围神经炎的抗结核药物是（　　）

A. 异烟肼　　　　B. 利福平　　　　　C. 对氨基水杨酸　　D. 吡嗪酰胺

（6）可以引起球后神经炎的抗结核药物是（　　）

A. 异烟肼　　　　B. 利福平　　　　　C. 乙胺丁醇　　　　D. 吡嗪酰胺

（7）可以引起再生障碍性贫血的抗菌药物是（　　）

A. 青霉素　　　　B. 头孢唑林　　　　C. 四环素　　　　　D. 氯霉素

（8）慢性感染是指病程持续（　　）

A. 1 周　　　　　B. 2 周　　　　　　C. 3 周　　　　　　D. 2 个月及以上

（9）急性感染是指病程持续（　　）

A. 3 周及以内　　B. 4 周　　　　　　C. 5 周　　　　　　D. 2 个月及以上

（10）鱼际间隙感染由腱鞘炎蔓延而来（　　）

A. 拇指　　　　　B. 示指　　　　　　C. 中指和无名指　　D. 小指

（11）掌中间隙感染由腱鞘炎蔓延而来（　　）

A. 拇指　　　　　B. 示指　　　　　　C. 中指和无名指　　D. 小指

（12）尺侧滑囊炎由腱鞘炎引起（　　）

A. 拇指　　　　　B. 示指　　　　　　C. 中指和无名指　　D. 小指

（13）桡侧滑囊炎由腱鞘炎引起（　　）

A. 拇指　　　　　B. 示指　　　　　　C. 中指和无名指　　D. 小指

2. X 型题

（1）由金黄色葡萄球菌引起的感染是（　　）

A. 疖　　　　　　B. 痈　　　　　　　C. 急性蜂窝织炎　　D. 甲沟炎

（2）由溶血性链球菌引起的感染是（　　）

A. 丹毒　　　　　B. 急性蜂窝织炎　　C. 猩红热　　　　　D. 痈

（3）下列哪些感染是化脓性感染（　　）

A. 丹毒　　　　　B. 急性蜂窝织炎　　C. 痈　　　　　　　D. 甲沟炎

（4）下列哪些是特异性感染（　　）

A. 破伤风　　　　B. 气性坏疽　　　　C. 结核病　　　　　D. 急性蜂窝织炎

（5）厌氧菌包括（　　）

A. 脆弱类拟杆菌　B. 梭状芽孢杆菌　　C. 肺炎球菌　　　　D. 破伤风杆菌

（6）对治疗铜绿假单胞菌有效的抗菌药物包括（　　）

A. 头孢他啶　　　B. 头孢哌酮　　　　C. 美罗培南　　　　D. 庆大霉素

（7）对厌氧菌治疗有效的抗菌药物有（　　）

A. 克林霉素　　　B. 甲硝唑　　　　　C. 头孢哌酮　　　　D. 亚胺培南

（8）可以出现耳毒性的抗菌药物有（　　　）

A. 氨基糖苷类　　　B. 糖肽类　　　　　C. 青霉素类　　　　D. 碳青霉烯类　　　E. 大球内酯类

（9）可以引起神经炎的抗结核药物是（　　　）

A. 异烟肼　　　　　B. 利福平　　　　　C. 乙胺丁醇　　　　D. 吡嗪酰胺　　　　E. 链霉素

（10）挤压危险三角区的疖的危害是（　　　）

A. 脓毒血症　　　B. 口底急性蜂窝织炎　C. 化脓性海绵窦炎　D. 丹毒　　　　　E. 痛

（车宪平）

第二节　外科营养支持技术

一、能量代谢（energy metabolism）

新陈代谢（metabolism）是机体生命活动的基本特征，包括物质代谢和与之相伴发生的能量代谢，简称代谢。

糖、脂肪和蛋白质三种营养物质，经消化转变成可吸收的小分子物质被吸收入血。在细胞中，这些营养物质经过同化作用（合成代谢），构建机体的组成成分或更新衰老的组织，同时经过异化作用（分解代谢）分解成代谢终产物。

合成代谢和分解代谢是物质代谢中互相联系、不可分割的两个方面。在分解代谢过程中，营养物质蕴藏的化学能释放出来，经过转化，便成为机体各种生命活动的能源。在合成代谢过程中，需要供给能量。因此分解代谢是放能反应，合成代谢是吸能反应。在物质代谢过程中，物质的变化和能量的代谢是紧密联系的。这种生物体内物质代谢过程中所伴随的能量的释放、转移和利用，称为能量代谢。

机体所需要的能量来源于食物中的糖、脂肪和蛋白质。这些能源物质分子结构中的碳氢键蕴藏着巨大的化学能。在氧化过程中碳氢键断裂，生成二氧化碳和水，同时释放出蕴藏的能量。这些能量的 50% 以上迅速转化为热能，用于维持体温，并向体外散发。其余不足 50% 则以高能磷酸键的形式储存在体内，供机体利用。

体内最主要的高能磷酸键化学物质是三磷酸腺苷（adenosinetriphosphate，ATP），还有高能硫酯键（high energy thioester bond）等。机体利用 ATP 合成各种细胞的组成成分、各种生物活性物质和其他一些物质。细胞利用 ATP 进行各种离子和其他物质的主动转运，维持细胞膜两侧离子浓度差所形成的势能。肌肉可以利用 ATP 所载荷的自由能进行收缩和舒张，完成多种机械功。总之，除骨骼肌运动所完成的机械功外，其余能量最后都变成了热能。例如，心肌收缩所产生的势能（动脉血压）和动能（血液流速），均于血液在血管内流动过程中，因克服血流内、外所产生的阻力而转化成热能。

二、影响能量代谢的因素

影响能量代谢的因素有肌肉活动、精神活动、食物特殊动力作用和环境温度等。

（一）肌肉活动

肌肉活动对能量代谢的影响最为显著。机体任何轻微的活动都可以提高代谢率。人在运动或劳动时，耗氧量显著增加，因为肌肉活动需要补给能量，而能量则来自大量营养物质的氧化，导致机体耗氧量增加。机体耗氧量增加与肌肉活动的强度呈正比关系，耗氧量最多可达安静时的 10 ～ 20 倍。肌肉活动的程度称为肌肉工作的强度，也就是劳动强度。劳动强度通常由单位时间内机体的产热量来表示。

（二）精神活动

脑的重量只占体重的 2%，但在安静状态下，却有 15% 左右的循环血量进入脑循环系统，这说明脑组织的代谢水平很高。睡眠中和在活跃的精神活动情况下，脑中葡萄糖的代谢率几乎没有差异。

人在安静地思考问题时，能量代谢受到的影响并不大，产热量增加一般不超过 4%。但在精神处于紧张状态，如烦恼、恐惧或强烈情绪激动时，由于随之出现的无意识的肌紧张及刺激代谢的激素释放增多，产热量可以显著增加。

（三）食物的特殊动力作用

在安静状态下摄入食物后，人体释放的热量比摄入的食物本身氧化后所产生的热量要多。例如摄入能产生 100kJ 热量的蛋白质后，人体实际的产热量为 130kJ，额外多产生了 30kJ 的热量，表明进食蛋白质后，机体产热量超过了蛋白质氧化后产热量的 30%。食物能使机体额外产生热量的现象，称为食物的特殊动力作用（specific dynamic action）。糖类或脂肪的食物特殊动力作用为其产热量的 4% ～ 6%，混合食物可使产热量增加 10% 左右。这种额外增加的能量不能被利用来做功，只能用来维持体温。因此，为了补充体内额外的热量消耗，机体必须多进食一些食物，补充这份多消耗的能量。食物的特殊动力作用发生在进食后 1 小时左右，延续到 7 ～ 8 小时。

（四）环境温度

人安静时（裸体或穿薄衣）的能量代谢，在 20 ～ 30℃的环境中最为稳定。实验证明，当环境温度低于 20℃时，代谢率开始有所增加，在 10℃以下时，代谢率显著增加。环境温度低时代谢率增加，主要是由于寒冷刺激反射地引起寒战及肌肉紧张增加所致。在 20 ～ 30℃时代谢稳定，主要是由于肌肉松弛的结果。当环境温度为 30 ～ 45℃时，代谢率又会逐渐增加，这可能是因为体内化学过程的反应速度有所增加的缘故。

三、禁食或饥饿时机体代谢的改变

正常成人每日约需能量 7535kJ（1800kcal，按 1kcal=4.18kJ 计算），由食物供给。

禁食或饥饿时，为使机体更好地适应饥饿状态，许多内分泌物质发生变化，其中肾上腺素、去甲肾上腺素、胰高血糖素、生长激素、甲状腺素等分泌增加，胰岛素分泌减少，这些激素的变化主要是通过糖原分解和糖异生，提高血糖，维持机体能量需要。但体内碳水化合物的储存很有限，肝糖原约 200g，肌糖原约 300g，蛋白质在体内都和一定的机能结构相联系，没有单纯作为能源储备的机体蛋白质。禁食 24 小时后，肝糖原即被消耗殆尽，肌糖原仅能维持肌肉运动使用。于是，体内葡萄糖的来源转由体内蛋白质的糖异生所供给（脑组织、神经组织、红细胞和肾髓质所需要的能量几乎都由葡萄糖供应），每日约消耗蛋白质 75g。在最初几日内，每日尿内排出氮 714 ～ 1071mmol（10 ～ 15g）。

脂肪虽然是机体最大的能源储备，但机体需要一个过程才能利用脂肪供能。禁食时间延长后，脑组织等逐渐适应于氧化酮体以代替葡萄糖作为能量的来源。蛋白质的糖异生减少，氧耗减低，每日尿液内氮的排出可减少至 214 ～ 286mmol（3 ～ 4g）。

体内蛋白质的消耗将对机体的功能和结构带来影响，出现体重下降，抵抗力降低和肌无力等。在禁食早期，如果每日从静脉给予葡萄糖 100g，虽然供给的热量很有限，仅约 1570kJ（375kcal），但能够明显地减少蛋白质的糖异生，起到节省蛋白质的作用，使每日尿氮的排出减至 143 ～ 357mmol（2 ～ 5g），而不是 10 ～ 15g。补给葡萄糖还能防止脂肪代谢所产生的酮症及酸中毒。

四、创伤或感染时机体代谢的改变

创伤和感染等刺激，首先引起神经、内分泌改变。创伤和感染等外周刺激传导至下丘脑，通过神经内分泌反射，引起交感神经兴奋，胰岛素分泌减少，副交感神经抑制，肾上腺素、去甲肾上腺素、胰高血糖素、促肾上腺皮质激素、肾上腺皮质激素等分泌增加，抗利尿激素和醛固酮等分泌增加等。

机体对创伤、手术或感染的代谢反应与机体对禁食的代谢反应不同，表现为高代谢和分解代谢，其过程与创伤和感染的严重程度成正比。此时，肾上腺素、去甲肾上腺素和胰高血糖素等促代谢激素的增加，促使机体能量代谢消耗增加；同时因胰岛素反应不足，处理葡萄糖的能力降低，补充外源性葡萄糖对机体蛋白的节省作用不如禁食时明显。体内蛋白质分解加速，尿氮增加，脂肪动员加快、体重减轻。

创伤后或严重感染时，能量需求可增加 20% ～ 30%。大面积烧伤患者的能量需求可增高50% ～ 100%。

手术也是一种创伤。较小的手术，造成的创伤较小，术后患者很早即恢复进食，术后很少出现营养问题。中等以上手术造成的创伤较大，患者禁食时间可能较长，此类手术都要经过分解期，无并发症的手术，分解期持续 3 ～ 7 天，患者处于负氮平衡状态，热量消耗增加，临床上需密切注意由此带来的营养问题。

五、患者营养状态的判定

依据病史、体格检查和某些测试方法，对外科患者的营养状态做出判定。

患者在发病前和发病后进食减少，腹泻、厌食、呕吐、消化道慢性出血等，都可导致营养不良。贫血和水肿常常是营养不良的表现。血浆蛋白测定是临床判定营养不良的常用方法。血浆白蛋白低于 35g/L 表示营养不良，低于 21g/L 为重度营养不良。氮平衡和热量的摄入密切相关。氮平衡试验常用于营养治疗过程中观察患者的营养摄入是否足够和了解分解代谢的演变。三角肌皮褶厚度、上臂中部周长、肌酐／身高指数、血清转铁蛋白量、淋巴细胞总数、细胞免疫状态的测定等临床普及和应用性不高。

氮负平衡既可由氮摄入不足引起，也可因热量摄入不足造成。氮平衡试验方法：收集患者的 24 小时尿液，测定尿素氮的含量，以 g/L 表示，24 小时尿内尿素氮（g）= 测定的尿素氮含量（g/L）×24 小时尿量（L）。24 小时总氮丢失量（g）=24 小时尿内尿素氮 +3g（代表从尿液、肺部、皮肤等损失的非蛋白氮 NPN），患者每排大便一次，在公式中加 1g，代表随大便丢失的氮。24 小时氮摄入量 = 蛋白质的摄入量（g）除以 6.25。因此，氮平衡 =24 小时摄入氮量 –24 小时总氮丢失量。负数表示负氮平衡。

六、外科患者的营养补充

在外科患者中，疾病本身及后续的诊疗，如禁食、胃肠减压等，都能影响到患者的营养，导致体内蛋白质不足。手术后，由于禁食和创伤所引起的代谢改变，患者的营养状况进一步受到影响。所以，外科患者都存在不同程度的营养问题。

一般情况下，营养情况较好的患者，或不存在严重创伤或感染的患者，多可以通过病因治疗和补充液体、电解质等，以及在短时间内恢复进食，即可使患者顺利恢复，营养状况也能逐渐改善，不需要特殊的营养支持。严重营养不良或经历严重创伤、感染或术后出现严重并发症，估计在较长时间内无法很好进食的患者，往往需要采取营养支持治疗。

补给营养的途径有肠内营养和肠外营养两种。一般情况下，消化道正常者，以口服为主，必要时经胃肠外营养补充部分能量、水和电解质。昏迷患者或不愿进食的患者，可采用鼻饲代替口服。口服和鼻饲有困难，或难以提高营养时，可采用胃肠外营养。

（一）肠内营养

肠内营养（enteral nutrition，EN）又称胃肠内营养（gastrointestinal nutrition）是补充营养的主要途径。不能口服者，可以经鼻腔插管入胃，或经胃造瘘、高位空肠造瘘，通过导管进行营养的补充，称为管饲（tube feeding）。

1.管饲饮食（tube feeding diet）　一般由牛奶、豆浆、鸡蛋和蔗糖等配制而成。管饲饮食具体含量见表9-2-1。

表 9-2-1　管饲饮食配方

食物	量 /ml	蛋白质 /g	脂肪 /g	热量 kJ/kcal
牛奶	750	24.75	31.50	2240（535.6）
豆浆	250	6.25	2.75	263（62.8）
鸡蛋	200（4 个）	23.60	30.20	1576（376.6）
蔗糖	90	0.36	0	1463（349.4）
合计	1290	54.96	64.45	5542（1324.4）

管饲饮食是高渗液体，持续滴入或间断滴入即可。一般要从少量开始，逐渐增加注入量，避免出现腹痛、腹泻等。除饮食外，还应该加入食盐和水，每日总液体量2000 ～ 3000ml。

2.要素饮食

（1）要素饮食（element diet）的成分：要素饮食含单分子的水解蛋白产物或氨基酸、大分子碳水化合物、完整的脂肪或中链脂肪酸、各种维生素、无机盐和微量元素，能提供足够的营养，纠正负氮平衡和维持胃肠道的正常结构和功能，防止黏膜萎缩和维护胃肠道黏膜的防御系统。要素饮食因无渣，且为三大物质的水解单体物质，一般可在上消化道中无需长时间、胰液的消化作用而完全吸收，患者几乎无大便形成。

通过要素饮食，每日可供给热量10 460 ～ 12 550kJ（2500 ～ 3000kcal），使用和管理较为方便。应用得当，很少出现并发症，安全性高。要素饮食已有多种类型的成品供临床选用。如无成品，可按表9-2-2自行配制。

表 9-2-2　要素饮食配方

要素	配方 1	配方 2
碳水化合物 /g	葡萄糖 212	蔗糖 160
结晶氨基酸 /g	20	/
水解蛋白 /g	/	65
氮 /g	3.3	10
脂肪 /g	0.87	0
热量 /kJ/kcal	4186（1000）	4186（1000）
钠 /mmol	55	57
钾 /mmol	30	18
氯 /mmol	76	67
镁 /mmol	3.55	7.2
钙 /mmol	11	3.0
容量 /ml	1000	1000

（2）要素饮食的适应证：要素饮食主要用于消化道瘘、溃疡性结肠炎、局限性结肠炎、胰腺功能不全、短肠综合征，也可应用于结肠手术的术前准备和术后处理。

（3）要素饮食的管饲方法：要素饮食一般采用管饲连续滴注。为了减少不适和刺激，可采用管径为1mm的硅胶管经鼻或在手术时插入十二指肠或空肠上段。对表浅的消化道瘘，也可经瘘口向近侧或远侧插入。开始时可用 12.5% ～ 15% 的要素饮食溶液，温度控制在40℃左右。应用初期，滴注过速或溶液浓度过高，均可引起腹泻，故应以每小时 40 ～ 50ml 的速度缓慢滴入，以后再逐渐增加每小时的滴入量和溶液浓度，直到达到需要的热量和氮量为止。一般滴注速度不超过 100 ～ 120ml/h。如发生恶心或呕吐，可停止 12 ～ 24 小时，或减慢滴注速度。溶液配制后，应该立即使用，并在24 小时内用完，避免使用污染或变质的要素饮食。

（4）要素饮食的并发症：如使用得当，要素饮食很少产生严重并发症，远比肠外营养安全。可能发生的反应包括胃肠道症状和代谢性并发症。

1）胃肠道症状：包括恶心、呕吐、腹痛、腹泻、腹胀等，大多与滴注速度过快或短期内浓度增加过速有关，通过调整滴注速度和浓度，症状即可逐渐消除。

2）代谢性并发症：包括高钠、高氯、氮质血症、凝血酶原过低、高血糖及高渗性非酮症昏迷等。在要素饮食治疗过程中，须常作相关检查，及时发现相应并发症，及时处理。

3. EN 营养制剂 为适应机体需要，EN 营养制剂成分均很完整，包括碳水化合物、蛋白质、脂肪及其分解产物，也含有人体需要的电解质、维生素和微量元素等。制剂分粉剂和溶液两种，前者加水溶解后即可食用。两种溶液可提供能量为 4.18kJ（1kcal）/ml。

根据病情需要，EN 营养制剂大致分为两类。一类是以整蛋白为主的制剂，蛋白质源为酪蛋白或大豆蛋白，碳水化合物源为麦芽糖和糊精，脂肪源为玉米油或大豆油。不含乳糖，渗透压较低（约 320mmol/L），适合胃肠功能正常者。另一类为氨基酸为主的制剂，蛋白质源为乳清蛋白水解物、肽类或结晶氨基酸，碳水化合物源为低聚糖和糊精，脂肪源为中链甘油三酯和大豆油。也不含乳糖，但渗透压较高（470 ～ 850mmol/L），适用于胃肠道消化、吸收功能不良者。

4. 并发症防治 EN 的并发症不多，也不严重，主要有以下几种。

（1）误吸。好发于年老体弱或昏迷患者，当通过鼻饲管输入营养时，可因呃逆后误吸导致吸入性肺炎。预防很重要，取 30° 半卧位，输营养液后停输 30 分钟后抽吸，若回抽液量大于 150ml，考虑有胃潴留，应停用鼻饲管灌注，改用鼻空肠管输入。

（2）腹痛、腹胀和腹泻。发生率 3% ～ 5%，与输入速度和溶液浓度有关，与溶液的渗透压也有关。输注太快是引起症状的主要原因，应强调缓慢输入。

（二）肠外营养

肠外营养（parenteral nutrition，PN）是指通过静脉途径给予适量蛋白质（主要以氨基酸补给）、脂肪（中链脂肪酸）、碳水化合物、电解质、维生素和微量元素，达到营养治疗的一种方法。PN可提供足够的热量、氨基酸和各种必需的营养物质，防止或减少体内蛋白质的消耗，重建和恢复机体的无脂细胞群，促进康复。PN 还可使机体得到正常的生长发育、氮正平衡、伤口愈合和体重增加等。

PN 应用的静脉营养液由多种成分组成，渗透压相差较大，因而影响输入静脉的选择（表9-2-3）。3% ～ 5% 氨基酸和 10% 葡萄糖或氨基酸、葡萄糖和脂肪乳剂等，补给周期不超过 2 周的 PN，可采用周围静脉补给营养。长期的全肠外营养一般采用上腔静脉插管，24 小时连续滴注营养液。上腔静脉插管可经颈外静脉、头静脉、颈内静脉和锁骨下静脉等途径，其中以颈内静脉和锁骨下静脉插管最常用。颈内静脉穿刺插管并发症少，特别是右侧穿刺，导管很容易从颈内静脉进入上腔静脉，成功率高，导管容易达到理想位置。锁骨下静脉一般可经锁骨上或锁骨下进行，成功率也很高。

表 9-2-3 PN 的种类和输入途径

PN 的种类	营养液成分	输入途径
蛋白节省疗法	3%～5% 氨基酸 +10% 葡萄糖	周围静脉
全静脉营养（脂肪 - 葡萄糖 - 氨基酸）	3%～5% 氨基酸 +10% 葡萄糖 +10%～20% 脂肪乳	周围静脉
	3%～5% 氨基酸 +**20% 葡萄糖** +10%～20% 脂肪乳	中心静脉
全静脉营养（葡萄糖 - 氨基酸）	3%～5% 氨基酸 +20%～35% 葡萄糖	中心静脉

1. 适应证

（1）不能从胃肠道进食，如高位肠瘘、食管胃肠道畸形、小肠过短等。癌症患者手术前后、放疗或化疗治疗期间胃肠道反应过重时也可采用。

（2）严重烧伤。

（3）严重感染。

（4）消化道需要休息或消化不良，如溃疡性结肠炎、局限性结肠炎、长期腹泻患者等。

（5）特殊病情需要，如坏死性胰腺炎、急性肾功能不全、肝衰竭等。

2. 营养液 PN 所用的营养液要求如下

（1）一般应能够每日每千克体重供给氮 0.2～0.24kg，每日每千克体重供给热量 167～188kJ（40～50kcal）。

（2）氮（g）：热量为 1：（628～837）kJ，或 1：（150～200）kcal。

（3）含有适量的电解质、维生素和微量元素。

（4）钾：氮为 5mmol：1g，镁：氮为 1mmol：1g，磷量为每 4184kJ(1000kcal)供磷 5～8mmol。

（5）氨基酸和葡萄糖同时滴注，以保证氨基酸能为机体充分利用，不至于被作为热量消耗掉。

（6）定期补充脂肪乳剂，以防止发生必需脂肪酸的缺乏。

（7）补充胰岛素以防止应用高浓度葡萄糖后发生高血糖及高渗性昏迷。

（8）氨基酸注射液中应含有全部必需氨基酸和半必需氨基酸，必需氨基酸和半必需氨基酸的比例为 1：2。

根据上述要求，PN 可按表 9-2-4 配制营养液，并根据患者具体情况，对用量作适当调整。

3. 并发症 采用深静脉置管过程中，可发生气胸、血胸、胸腔积液、臂丛神经损伤、出血、空气栓塞、导管扭结或折断等并发症。熟悉锁骨下静脉及其周围组织解剖和掌握正确的穿刺技术，是预防上述并发症的基本保证。

长时期 PN，可出现感染（细菌或真菌性败血症）、高渗性非酮症昏迷、溶质性利尿和血磷过低等并发症。其中以感染和高渗性非酮症昏迷最为严重，应特别注意防止和及时处理。

感染的原因主要是插管时无菌操作不严、插管后局部伤口处理欠妥和高价营养液配制过程中污染所致。导管性败血症的发生率 4%～7%，最高可达 20%，如不及时处理，可导致患者死亡。患者突发不明原因高热时，应首先考虑到插管感染的可能，立即更换输液器和营养液，分别抽血和取营养液作细菌培养。数小时后仍有发热，则应拔去导管，改用经周围静脉输注营养液，或经胃肠补给营养。如因留置在深静脉内的导管引起的感染，拔除导管后常能很快控制感染。

表 9-2-4 每单位静脉营养液配方

成分	含量
复方氨基酸溶液	200ml
25% 葡萄糖	500ml
5% 葡萄糖	500ml
胰岛素	1U：（4～40）g 葡萄糖

续表

成分	含量
钠	40 ～ 50mmol
钾	30 ～ 40mmol

注：①每日用 3 ～ 5U；②每日补充维生素 C 2 ～ 3g，复合维生素 B 10ml；③补充 10% 葡萄糖酸钙 10ml 和 25% 硫酸镁 10ml，每周 2 次。

高渗性非酮症昏迷是输入大量高浓度的葡萄糖，内生胰岛素一时不能相应增加，不能调节血糖水平所致。血液内高浓度的葡萄糖引起渗透性利尿，造成水、电解质紊乱和中枢神经系统功能失常。患者出现昏迷，但尿内无酮体，与糖尿病昏迷不同。一般情况下，血糖低于22.2mmol/L 以下，很少发生高渗性非酮症昏迷。为了预防高渗性非酮症昏迷，一般先应用浓度较低的葡萄糖溶液（20% 以下），数天内逐渐增加浓度，使患者有一个逐渐适应的过程，以分泌足够的胰岛素。一旦发生高渗性非酮症昏迷，立即停止输注高浓度葡萄糖，换用等渗或低渗盐水或 5% 葡萄糖溶液和胰岛素，根据中心静脉压、电解质和血糖测定结果，调整营养液的组成和输入速度。

4. 注意事项

（1）营养液应该在洁净的环境和严格无菌操作下配制。

（2）准确记录 24 小时出入量。最初几日，每 6 小时检查血糖和尿糖。糖和胰岛素供量趋于稳定后突然出现对糖的不耐受，常表示有新的应激情况出现，如败血症等。

（3）初期 1 ～ 2 日检测电解质和肝肾功能。

（4）输液速度应保持恒定，不应该突然大幅度改变输液速度，更不应突然换用无糖溶液，以防止体内胰岛素过多造成低血糖。

（5）深静脉插管只用来输给营养液。应另选周围静脉进行给药、输血、输血浆或抽血化验。

（6）应每日或隔日检查导管和消毒插管处皮肤，并更换无菌敷料。

七、练 习 题

（一）主观题

1. 简述胃肠外营养的定义。

2. 简述食物的特殊动力作用。

3. 简述胃肠外营养适应证。

（二）客观题

1. A 型题

（1）体内最主要的高能磷酸键化合物是（ ）

A. 高能硫酯键　　B. 三磷酸腺苷　　　C. 三磷酸鸟苷　　　D. 三磷酸胞苷　　　E. 三磷酸甘油

（2）胃肠外营养补给周期低于（ ）周的，可以经过周围静脉补给

A. 2　　　　　B. 3　　　　　C. 4　　　　　　D. 5　　　　　E. 6

（3）安静时，人在（ ）的环境中能量代谢最稳定

A. 0 ～ 10℃　　B. 10 ～ 20℃　　　C. 20 ～ 30℃　　　D. 30 ～ 35℃　　　E. 35℃以上

（4）人体每天需要约（ ）kcal 的能量

A. 800　　　　B. 1500　　　　C. 1800　　　　D. 2500　　　　E. 3000

（5）氨基酸注射液中，必需氨基酸和半必需氨基酸的比例是（ ）

A. 1：1　　　B. 1：2　　　　C. 2：1　　　　D. 1：3　　　　E. 3：1

2. X 型题

（1）长期的胃肠外营养可以经上腔静脉补给。上腔静脉插管可经（　　）途径

A. 颈外静脉　　　B. 颈内静脉　　　C. 头静脉　　　D. 锁骨下静脉　　　E. 外周静脉

（2）长期胃肠外营养可以出现的并发症包括（　　）

A. 导管感染　　　B. 溶质性利尿　　　C. 高渗性非酮症昏迷　　D. 血磷过低　　　E. 切口裂开

（3）要素饮食的并发症包括（　　）

A. 胃肠道并发症　　　　　　　　　B. 代谢并发症　　　　　　　　　C. 感染

D. 高渗性非酮症昏迷　　　　　　　E. 便秘

（4）胃肠外营养的作用包括（　　）

A. 提供足够热量、氨基酸和各种营养物质　　　　　　B. 减少蛋白质消耗

C. 重建或恢复机体的无脂细胞群　　　　　　　　　　D. 伤口愈合、体重增加、氮正平衡

E. 增加糖的消耗

（5）胃肠道营养可以出现的并发症包括（　　）

A. 导管感染　　　　　　　　　　　B. 溶质性利尿　　　　　　　　　C. 误吸

D. 腹痛、腹胀等　　　　　　　　　E. 高溶性非酮症昏迷

（车宪平）

第三节　水电解质及酸碱失调的处理

人体新陈代谢在体液环境中进行，体液是由水和溶解于其中的电解质、低分子有机化合物及蛋白质等组成，广泛分布于组织细胞内外。细胞外液构成了人体内环境，内环境相对稳定是机体各种生理功能发挥和新陈代谢正常进行的前提。

水、电解质和酸碱平衡失调是临床上常见的病理生理改变，均会造成机体代谢紊乱，进一步恶化可导致器官功能衰竭，甚至死亡。因此，维持水、电解质、酸碱平衡，纠正已产生的平衡失调，成为临床工作的重要任务。

一、目　　的

学习水、电解质及酸碱失调的概况和处理原则。

二、适应证与禁忌证

1. 适应证　各种原因所造成的水、电解质和酸碱平衡失调。

2. 禁忌证　水、电解质和酸碱平衡失调均应及时处理。

三、理论与知识

（一）脱水（dehydration）

1. 低渗性脱水（hypotonic dehydration）　细胞外液减少合并低血钠。

（1）特点

1）Na^+ 丢失多于失水。

2）Na^+ 浓度 < 135mmol/L。

3）血浆渗透压 < 280mOsm/L。

4）细胞外液量减少。

（2）病因

1）胃肠道消化液持续性丢失而只补充水。

2）大创面的慢性渗液。

3）应用排钠利尿剂未注意补充适量的钠盐。

4）等渗性缺水时补充水分过多。

（3）临床表现

1）一般无口渴感，有恶心，呕吐，头晕，视物模糊。

2）起立时容易晕倒，软弱无力。

3）严重时出现神经系统症状：神志淡漠、肌痉挛性疼痛、腱反射减弱、呼吸困难和昏迷等。

根据缺钠程度，低渗性脱水可分为三度：轻度缺钠者血钠浓度在 135mmol/L 以下，患者感疲乏、头晕、手足麻木，尿 Na^+ 减少。中度缺钠者血钠浓度在 130mmol/L 以下，患者除有上述症状外，尚有恶心、呕吐、脉搏细速，血压不稳定或下降，脉压变小，浅静脉萎陷，视物模糊，站立性晕倒，尿量少，尿中几乎不含钠和氯。重度缺钠者血钠浓度在 120mmol/L 以下，患者神志不清，肌痉挛性抽痛，腱反射减弱或消失，出现木僵、呼吸困难甚至昏迷，常发生低血容量性休克。

（4）诊断

1）病史：慢性体液丢失。

2）临床表现。

3）实验室检查：①尿比重低于 1.010 以下，尿 Na^+、Cl^- 明显减少。②血 $Na^+ < 135mmol/L$。③红细胞计数、血红蛋量、血细胞比容及血尿素氮值均增高。

（5）治疗

1）积极处理致病原因。

2）输入含盐溶液或高渗盐水。

3）先快后慢，总量分次输入，根据临床表现及血钠离子、血氯离子浓度调整输入量。

4）重度缺 Na^+ 出现休克时应先补血容量，输入高渗盐水每小时不能超过 100 ～ 150ml。

临床上治疗原则是根据血钠降低速度、程度及症状进行，出现急性症状特别是有严重神经症状时必须处理。低渗性脱水补钠量可按下列公式计算：需补充钠量（mmol）＝［血钠正常值（mmol/L）－血钠测得值（mmol/L）］× 体重（kg）×0.6（女性为 0.5）。总输入量应分次完成，一般先补充缺钠量的一部分以解除急性症状，再根据临床表现及血 Na^+、Cl^- 浓度、动脉血血气分析等指标完成剩余量。重度缺钠出现休克者，应先补足血容量以改善微循环和组织器官灌注，可应用晶体液（复方乳酸氯化钠溶液、等渗盐水）、白蛋白及血浆等胶体溶液。输注高渗盐水时应严格控制滴速，每小时不应超过 100 ～ 150mmol，随后根据病情及血钠浓度调整治疗方案。

2. 高渗性脱水（hypertonic dehydration） 细胞外液减少合并高血钠。

（1）特点

1）水钠同时丢失，失水多于失钠。

2）血钠浓度 > 150mmol/L。

3）血浆渗透压 > 310mOsm/L。

4）刺激口渴中枢，多饮水。激活抗利尿激素分泌增多，尿量减少。

（2）病因

1）摄水不足。

2）水分丢失过多：高热、大汗，甲状腺功能亢进，大面积烧伤的暴露疗法，腹泻、呕吐及消化道引流，中枢性或肾性尿崩症，糖尿病的糖利尿作用，过度通气。

（3）临床表现

1）轻度：口渴，失水量占体重的 2% ～ 4%。

2）中度：极度口渴，乏力，尿少，尿比重升高，嘴唇干，皮肤失去弹性，眼窝下陷，常有焦躁不安，失水占体重的 4% ～ 6%。

3）重度：失水量超过体重的 6%，除上述症状外，出现躁狂、幻觉、谵妄、昏迷甚至死亡。

（4）诊断

1）病史。

2）临床表现。

3）实验室检查：①尿比重和尿渗透压高。②血钠浓度＞ 150mmol/L 或血浆渗透压＞ 310mOsm/L。③红细胞计数、血红蛋量、血细胞比容轻度升高。

（5）治疗

1）积极处理致病原因。

2）每丧失 1% 体重的体液，应补液 400 ～ 500ml，无法口服应静脉输注 5% 葡萄糖溶液或低渗的 0.45% 氯化钠溶液。

3）总补水量应该包括不显性失水、尿和胃肠道失水量（日需要量 2000ml）。补给速度不宜过快，一般不超过 0.5 ～ 1.0mmol/（L·h），避免水中毒，可分 2 天补给。

4）缺水也有失钠，应同时补钠。

3. 等渗性脱水（isotonic dehydration） 细胞外液减少而血钠正常。

（1）特点

1）又称急性缺水。

2）水和钠等比例缺失，血钠浓度正常。

3）血浆渗透压正常。

（2）病因

1）消化液急性丧失：肠外瘘、大量呕吐、腹泻。

2）体液丢失在感染区或软组织内，如腹膜内或腹膜后感染、肠梗阻、烧伤等。

3）大量抽放胸腔积液、腹水、大面积烧伤等。

（3）临床表现

1）无明显口渴，有乏力、少尿、恶心、舌干燥、皮肤干燥、眼窝凹陷。

2）短时间丧失占体重 5% 的体液会出现血容量不足的临床表现，6% ～ 7% 则出现更严重休克表现。

（4）诊断

1）病史：消化液等体液大量丢失。

2）临床表现。

3）实验室检查：①血液浓缩：红细胞计数、血红蛋量、血细胞比容明细升高。②血钠和血氯浓度正常。③尿比重升高。④血气分析判断有无酸碱中毒。

（5）治疗

1）治疗原发病：消除病因，脱水容易纠正。

2）静注平衡盐或等渗盐水。

3）预防低钾血症。

（二）水中毒（water intoxication）

1. 特点

（1）又称稀释性低钠血症。

（2）血钠浓度＜ 135mmol/L，血浆渗透压＜ 280mOsm/L。

（3）体内钠总量正常或增多。

（4）体液量增多。

2. 病因

（1）急性肾衰竭。

（2）抗利尿激素分泌过多。

（3）机体摄入过多水分或输入过多。

3. 临床表现

（1）急性水中毒：水过多致脑细胞水肿，可造成颅内压升高引起神经精神症状。

（2）慢性水中毒：可有软弱无力、恶心呕吐、嗜睡，体重明显增加。

（3）实验室检查

1）红细胞计数、血红蛋量、血细胞比容及血浆蛋白量均降低。

2）血浆渗透压降低。

3）红细胞平均容积增加，红细胞平均血红蛋白浓度降低。

4. 治疗

（1）原发病防治十分重要，对于急性肾衰竭、心力衰竭患者应严格限制水摄入，预防水中毒发生。

（2）轻者在机体排出多余的水分后水中毒可解除。

（3）重者还需用渗透性利尿剂或袢利尿剂。

（三）低钾血症（hypokalemia）

血清钾浓度低于 3.5mmol/L 称为低钾血症（hypokalemia）。

1. 特点

（1）体内钾总含量约 98% 在细胞内。

（2）细胞外液钾仅占 2%，但具有重要性。

（3）正常血钾浓度为 3.5 ～ 5.5mmol/L。

（4）血清钾低于 3.5mmol/L 称低钾血症。

2. 病因

（1）长期禁食或偏食、厌食、消化道梗阻、昏迷等导致钾摄入不足。

（2）呕吐、持续胃肠减压、肠瘘、腹泻、输尿管乙状结肠吻合术等，钾从肾外途径丧失。

（3）长期输注不含钾盐的液体，或肠外营养液中钾补充不足。

（4）长期或大量使用利尿剂、盐皮质激素及肾功能不全的多尿期，使钾从肾排出过多。

（5）体内分布异常。

3. 临床表现

（1）最早的临床表现是肌无力，先是四肢软弱无力，后可延及躯干和呼吸肌，软瘫、腱反射减退或消失。

（2）厌食、腹胀、呕吐、恶心、肠鸣音减弱或消失。

（3）心脏传导阻滞、节律异常，心电图有 T 波低平或倒置，ST 段压低，QT 间期延长和出现 U 波。

4. 诊断

（1）病史。

（2）临床表现。

（3）实验室检查：血清钾浓度＜ 3.5mmol/L，结合心电图。

5. 治疗

（1）去除病因。

（2）轻度低钾血症可鼓励进食含钾丰富食物或口服氯化钾。

（3）静脉每天补钾 40 ～ 80mmol，每克氯化钾相当于 13.4mmol 钾，每天补氯化钾 3 ～ 6g。

（4）静脉补钾浓度为每升输液中含钾量不超过 40mmol（相当于氯化钾 3g），输注速度应控制在 20mmol/h 以下。

（5）待尿量超过 40ml/h 后再静脉补钾。

（四）高钾血症（hyperkalemia）

血清钾浓度高于 5.5mmol/L 称为高钾血症（hyperkalemia）。

1. 病因

（1）进入体内的钾过多：口服、静脉输入过多，大量库存血输入。

（2）肾排钾功能减退：急、慢性肾衰竭，保钾利尿剂，盐皮质激素不足。

（3）细胞内钾移出：溶血，组织损伤，酸中毒等。

2. 临床表现

（1）可有神志模糊，肌肉轻度震颤，手足感觉异常，肢体软弱无力，腱反射减退或消失，甚至延缓性麻痹。

（2）窦性心动过缓、房室传导阻滞或快速性心律失常，最危险的是心室颤动或心搏骤停。

（3）心电图异常变化：早期出现 ST 段压低、T 波高尖，基底部变窄，随后出现 QT 间期缩短和 U 波，严重者出现 P 波增宽，振幅减低，甚至消失，QRS 增宽或室性心动过速、心室颤动。

3. 诊断

（1）病史。

（2）临床表现相符。

（3）实验室检查：血清钾高于 5.5mmol/L，结合心电图。

4. 治疗　高血钾可致心搏骤停，一经诊断，立即治疗。首先立即停用一切含钾药物。为降低血钾浓度，可采取下列几项措施：

（1）促进 K^+ 转移入细胞内

1）输入 $NaHCO_3$。

2）输入葡萄糖加胰岛素。

3）10% 葡萄糖酸钙液 10 ～ 20ml 稀释后缓慢静脉注射。

（2）利尿剂。

（3）阳子交换树脂。

（4）透析疗法：最快速有效方法。

（五）代谢性酸中毒（metabolic acidosis）

1. 特点

（1）临床最常见的类型，以原发性 HCO_3^- 减少为特征。

（2）酸性物质积聚过多或 HCO_3^- 丢失过多引起 PH 降低。

2. 病因

（1）碱性物质丢失过多：腹泻、肠瘘、胰瘘、胆道引流等。

（2）酸性物质产生过多

1）休克或其他原因引起组织缺氧，产酸增多。

2）糖尿病、严重饥饿或酒精中毒，脂肪分解加速，生成大量酮体。

3）外源性固定酸摄入过多：阿司匹林、氯化铵、盐酸赖氨酸等药物。

4）高钾血症。

（3）肾脏排酸保碱功能障碍：远曲小管泌 H^+ 功能障碍，近曲小管 HCO_3^- 再吸收障碍，碳酸酐酶抑制剂致肾小管排 H^+ 重吸收 HCO_3^- 下降。

3. 临床表现

（1）轻者无症状。

（2）重症患者临床表现

1）最明显的表现：呼吸加快加深，典型者称为 Kussmaul 呼吸。

2）食欲下降等胃肠道症状。可出现腱反射减弱或消失、神志不清或昏迷。

3）酮症酸中毒者呼出气带有酮味。

4）易发生心律不齐、急性肾功能不全和休克。

4. 诊断

（1）病史。

（2）临床表现：深而快的呼吸。

（3）实验室检查：血气分析 pH 和 HCO_3^- 明显下降。代偿期血 pH 正常，HCO_3^-、碱剩余（BE）和 $PaCO_2$ 均降低。标准碳酸氢盐（SB）、实际碳酸氢盐（AB）、缓冲碱（BB）均降低，BE 负值加大。

5. 治疗

（1）去除病因。

（2）轻度代谢性酸中毒经补液、纠正缺水，可自行纠正，不必补碱。低血容量性休克致代酸，纠正休克同时代酸也随之被纠正，此类患者不宜过早补碱，否则可造成代谢性碱中毒。

（3）重症酸中毒时（HCO_3^- 低于 l0 mmol/L），应立即输液和应用碱剂进行治疗，常用药物为碳酸氢钠溶液。首次可静脉输注 5% 碳酸氢钠溶液 100～250ml，2～4 小时后根据血气分析及血浆电解质浓度决定输入量。边治疗边观察，逐步纠正酸中毒。

（4）酸中毒纠正后，血中 Ca^{2+} 和 K^+ 会降低，应及时补充。

（六）代谢性碱中毒（metabolic alkalosis）

1. 特点

（1）以原发性 HCO_3^- 增多为特征。

（2）细胞外液碱增多或 H^+ 丢失引起 pH 升高。

2. 病因

（1）酸性物质丢失过多

1）呕吐剧烈、长期胃肠减压丧失大量 H^+ 及 Cl^-。

2）呋塞米、依他尼酸等髓袢或噻嗪类利尿剂能抑制 Na^+ 和 Cl^- 的重吸收，发生低氯性碱中毒。

（2）碱性物质摄入过多

1）长期服用碱性药物中和胃内盐酸，HCO_3^- 重吸收过多。

2）摄入乳酸钠、乙酸钠或大量输入含柠檬酸盐抗凝库存血，在体内氧化产生 $NaHCO_3$。

（3）H^+ 向细胞内移动：低钾血症引起细胞内 K^+ 移出、H^+ 移入，细胞内酸中毒，细胞外液碱中毒。

3. 临床表现 轻度代谢性碱中毒一般无明显症状。

（1）神经肌肉系统的影响表现为烦躁不安、精神错乱或谵妄等中枢神经兴奋的表现，面部及肢体肌肉抽动、腱反射亢进及手足抽搐。

（2）碱中毒抑制呼吸中枢可导致呼吸变浅变慢，换气量减少。可引起各种心律失常、心脏传导阻滞、血压下降甚至心搏骤停。

4. 诊断

（1）病史。

（2）实验室检查：血气分析失代偿时 pH 和 HCO_3^- 明显增高，$PaCO_2$ 正常；代偿期血 pH 正常，HCO_3^-、碱剩余（BE）均有一定程度升高。标准碳酸氢盐（SB）、实际碳酸氢盐（AB）、缓冲碱（BB）均升高，BE 正值加大。

5. 治疗

（1）去除病因。

（2）丧失胃液所致的代谢性碱中毒输入等渗盐水或葡萄糖盐水可恢复细胞外液，又补充 Cl^-。

（3）注意补充低钾血症时的低钾。

（4）严重碱中毒可应用 0.1 ～ 0.2mol/L 稀盐酸溶液（1mol/L 盐酸 100ml 溶入 0.9% NaCl 或 5% 葡萄糖溶液 1000ml 中）经中心静脉导管缓慢滴入（25 ～ 50ml/h），每 4 ～ 6 小时监测血气分析及血电解质。

（七）呼吸性酸中毒（respiratory acidosis）

1. 特点

（1）血浆 H_2CO_3 浓度原发性升高。

（2）CO_2 排出障碍或吸入过多引起 pH 下降。

2. 病因

（1）颅脑损伤、脑血管意外、呼吸中枢抑制剂或麻醉药物用量过大，呼吸机使用不当导致 CO_2 排出障碍。

（2）喉头痉挛或水肿、异物堵塞气管、溺水等可引起急性呼吸性酸中毒。慢性阻塞性肺部疾病、支气管哮喘、严重胸廓畸形、呼吸肌麻痹、气胸或胸腔积液等可引起慢性呼吸性酸中毒。

（3）心源性急性肺水肿、重度肺气肿、严重肺炎、肺广泛纤维化等引起通气障碍。

（4）环境中 CO_2 浓度过高。

3. 临床表现

（1）急性严重的呼吸性酸中毒常表现为呼吸急促、呼吸困难及明显的神经系统症状

1）头痛、视物模糊、烦躁不安，进一步可出现震颤、神志不清其至谵妄、昏迷等。

2）脑缺氧可致脑水肿、脑疝，甚至呼吸骤停。

3）外周血管扩张，导致心律失常、血压下降等。

（2）慢性呼吸性酸中毒多由慢性阻塞性肺部疾病等引起，常以这些疾病相关临床表现为主，包括咳嗽、气促、呼吸困难、发绀等缺氧症状。

4. 诊断

（1）呼吸功能受影响疾病病史。

（2）临床表现相符。

（3）实验室检查：血气分析 pH 明显下降，$PaCO_2$ 升高，HCO_3^- 可正常。

5. 治疗

（1）急性呼吸性酸中毒应迅速去除引起通气障碍的原因，改善通气功能。

（2）慢性呼吸性酸中毒患者应积极治疗原发病，改善换气功能。

（八）呼吸性碱中毒（respiratory alkalosis）

1. 特点

（1）血浆 H_2CO_3 浓度原发性减少。

（2）通气过度引起 $PaCO_2$ 降低，pH 升高。

2. 病因

（1）刺激中枢神经系统

1）脑血管障碍、脑炎、脑外伤或脑肿瘤等刺激呼吸中枢引起通气过度。

2）癔症发作时可引起精神性通气过度。

3）药物如水杨酸、铵盐等直接兴奋呼吸中枢。

4）高热、甲状腺功能亢进、疼痛、创伤、革兰氏阴性菌败血症等机体代谢亢进引起呼吸中枢兴奋，导致通气过度。

（2）环境氧分压低等引起低氧血症刺激引起呼吸运动增强，CO_2 排出增多。

3. 临床表现

（1）呼吸急促、心率加快。

（2）神经肌肉兴奋性增高：手、足、口周麻木和针刺感，肌震颤、手足搐搦。

（3）神经系统功能障碍：眩晕、神志淡漠、意识障碍等。

4. 诊断

（1）结合病史及临床表现。

（2）实验室检查：血气分析 pH 升高，$PaCO_2$ 和 HCO_3^- 降低，AB ＜ SB。

5. 治疗

（1）防治原发病和去除引起通气过度的原因。

（2）急性呼吸性碱中毒患者可吸入含 5% CO_2 的混合气体或反复屏气，或用纸袋罩住口鼻。

（3）精神性通气过度可使用镇静剂。

（4）呼吸机使用不当所造成的通气过度调整呼吸频率及潮气量。

（5）危重患者或中枢神经系统病变所致的呼吸急促可阻断自主呼吸，由呼吸机进行辅助呼吸。

（6）手足抽搐患者适当补钙。

四、病 例 分 析

1. 患者王某，女性，16 岁，因腹泻、呕吐 4 天入院。发病以来，每天腹泻 4 ～ 6 次，水样便，呕吐 3 ～ 5 次，不能进食，每日补 5% 葡萄糖溶液 1500ml，小便少。查体：体温 37.1℃，心率 126 次 / 分，呼吸 31 次 / 分，血压 92/51mmHg，神志清，精神差，脉搏细弱，呼吸浅快，皮肤弹性减退，两眼凹陷，肠鸣音活跃，腹壁反射消失，膝反射迟钝，四肢凉。

实验室检查：血清 Na^+124mmol/L，血清 K^+2.7mmol/L。

该患者出现了何种水、电解质代谢紊乱？

2. 患者刘某，男性，63 岁，心慌、胸闷伴全身水肿 10 月天，自服呋塞米片利尿治疗，心慌、胸闷不适仍进行性加重，水肿较前加重，住院治疗。既往心功能不全病史。入院后查体：神志清，精神差，强迫坐位，呼吸困难，全身中度水肿，脉搏 112 次 / 分，双肺底部可闻及湿啰音，心浊音界扩大。

辅助检查：心电图示窦性心动过速，T 波低平，Q—T 间期延长。血清 K^+ 2.3mmol//L，Na^+ 135mmol/L，Cl^- 92mmol/L。

该患者发生何种水、电解质紊乱？该患者发生何种酸碱平衡紊乱？

五、练 习 题

客观题

A 型题

（1）高钾血症对机体的主要危害在于（　　　）

A. 引起血压降低　　　　　　B. 引起严重的肾功能损害　　　　　C. 引起肌肉瘫痪

D. 引起严重的心律紊乱　　　E. 引起酸碱平衡紊乱

（2）细胞内液中含量 / 浓度占第二位的阳离子是（　　　）

A. Na^+　　　　　　B. K^+　　　　　　C. H^+　　　　　　D. Mg^{2+}　　　　　E. Ca^{2+}

（3）钾代谢障碍与酸碱平衡紊乱常互为影响，下述何者是正确的（　　　）

A. 代谢性酸中毒常引起低钾血症　　　　　　B. 高钾血症常引起代谢性碱中毒

C. 代谢性碱中毒常引起高钾血症　　　　　　D. 低钾血症常引起代谢性酸中毒

E. 混合性酸中毒常引起高钾血症

（4）血清钾浓度的正常范围是（　　　）

A. 0.75 ～ 1.25mmol/L　　　　B. 140 ～ 160mmol/L　　　　　　C. 3.5 ～ 5.5mmol/L

D. 130 ～ 150mmol/L　　　　　E. 2.25 ～ 2.75mmol/L

（5）高热患者易发生（　　　）

A. 细胞外液显著丢失　　　　B. 低容量性低钠血症　　　　C. 等渗性脱水

D. 高容量性低钠血症　　　　E. 低容量性高钠血症

（6）临床上对伴有低容量性的低钠血症原则上给予（　　　）

A. 50% 葡萄糖液　　　　　　B. 10% 葡萄糖液　　　　　　C. 低渗氯化钠溶液

D. 高渗氯化钠溶液　　　　　E. 等渗氯化钠溶液

（7）血液中缓冲固定酸最强的缓冲对是（　　　）

A. HCO_3^-/H_2CO_3　　　　　　B. Hb^-/HHb　　　　　　　C. Pr^-/HPr

D. $HbO^{2-}/HHbO_2$　　　　　　E. $HPO_4^{2-}/H_2PO_4^-$

（8）某幽门梗阻患者发生反复呕吐，血气分析结果为：pH 7.49，$PaCO_2$ 6.6 kPa（50mmHg），HCO_3^- 37mmol/L，最可能的酸碱平衡紊乱类型是（　　　）

A. 呼吸性酸中毒　　　　　　B. 代谢性碱中毒　　　　　　C. 代谢性酸中毒

D. 呼吸性碱中毒　　　　　　E. 混合性碱中毒

（9）严重失代偿性呼吸性酸中毒时，下列哪项治疗措施是错误的（　　　）

A. 去除呼吸道梗阻　　　　　B. 使用呼吸中枢兴奋剂　　　C. 使用呼吸中枢抑制剂

D. 控制感染　　　　　　　　E. 使用碱性药物

（10）治疗代谢性酸中毒的首选药物是（　　　）

A. 柠檬酸钠　　　　　　　　B. 三羟基氨基甲烷　　　　　C. 乳酸钠

D. 磷酸氢二钠　　　　　　　E. 碳酸氢钠

（郑进方　车宪平）

第四节　耻骨上膀胱造瘘术

耻骨上膀胱造瘘术是在严格无菌操作下，切开膀胱置入导尿管引流尿液的方法。膀胱造瘘术常用的方法有开放性耻骨上膀胱造瘘术和耻骨上穿刺膀胱造瘘术，用以永久性或暂时性尿流改道。暂时性尿流改道首选膀胱穿刺造瘘术，其目的一般是为了消除长期存在的尿路梗阻或下尿路手术后确保尿道的愈合。而膀胱穿刺造瘘术后通过更换导尿管可以实现永久性膀胱造瘘。

一、目　　的

1. 为尿潴留患者放出尿液，以减轻痛苦。

2. 神经源性膀胱的长期治疗。

3. 治疗急性泌尿系炎症。

二、适应证及禁忌证

（一）适应证

1. 留置导尿管失败致使尿潴留。

2. 阴茎和尿道损伤，如骨盆骨折引起的后尿道损伤。

3. 急性泌尿生殖系炎症，如急性前列腺炎等。

4. 神经源性膀胱。

5. 泌尿道手术后，如膀胱阴道瘘手术后等。

（二）禁忌证

1. 严重凝血功能障碍者。

2. 下腹部及盆腔手术史致局部组织器官粘连严重者。

3. 下腹部皮肤软组织严重感染者。

4. 膀胱癌合并尿潴留患者。

5. 女性月经期。

三、准备工作

1. 操作者 着装规范、洗手、戴口罩，核对患者，术前沟通并取得配合，关好门窗，调节室温，防止患者着凉，必要时用屏风遮挡患者。

2. 评估 患者身体状况，膀胱充盈度及会阴部皮肤、黏膜情况。

3. 术前控制泌尿系感染，改善全身情况如出血、休克、水电解质平衡失调等。

4. 患者前腹部、腹股沟及外阴部剃毛，用肥皂水及温水清洗，用新洁尔灭消毒。

5. 物品准备 常规腹部手术包，手套、碘伏、胶布、无菌纱布、局部麻醉药、注射器、造瘘管或气囊导尿管、引流袋。

6. 麻醉 成人选用硬膜外麻醉，全身情况不良或腰椎疾病者可用局麻。儿童采用基础麻醉或局麻。

四、方　　法

1. 体位 平卧位，可垫高臀部使腹内肠管移向头侧。

2. 消毒 下腹部手术区域用碘伏或者安尔碘消毒，铺巾。

3. 切口 作下腹部正中切口，长 3 ～ 6cm，将腹直肌与锥状肌向两旁分开，直达膀胱前间隙。

4. 显露膀胱前壁 用纱布裹手指向上钝性分离腹膜前脂肪与腹膜反折，显露出有纵行血管的膀胱前壁（图 9-4-1，图 9-4-2）。

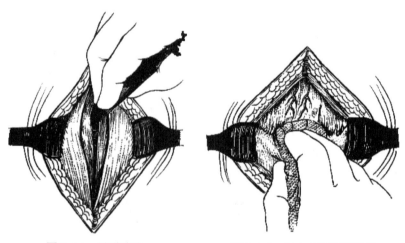

图 9-4-1　显露膀胱　　　　　　图 9-4-2　向上分离腹膜反折

5. 切开膀胱前壁 在膀胱前壁稍高位置的中线两旁，用两把组织钳夹住，提起膀胱壁，在两钳之间用注射器穿刺，抽吸出尿液或充盈膀胱的盐水后切开膀胱（图 9-4-3）。做膀胱造瘘术时切开 1 ～ 2cm，可容手指探查即可，其他手术可酌情扩大。溢出的灌洗液用吸引器吸尽。

6. 探查膀胱 用手指伸入膀胱内探查，明确病变情况，如病情允许，应同时将病变去除。

7. 缝合膀胱前壁 将气囊导尿管，伞状或蕈状导尿管置入膀胱切口内。分两层缝合膀胱壁。用 2-0 肠线全层间断缝合膀胱内口，用丝线间断缝合膀胱周围筋膜及浅肌层（图 9-4-4）。导管经腹壁切口的上角引出，从导管注入生理盐水 100 ～ 150ml，检查膀胱吻合口有无漏尿。

8. 引流、缝合　用生理盐水冲洗伤口，逐层缝合腹直肌前鞘、皮下组织和皮肤。导尿管需用皮肤缝线环绕结扎固定，以免脱出（图9-4-5）。

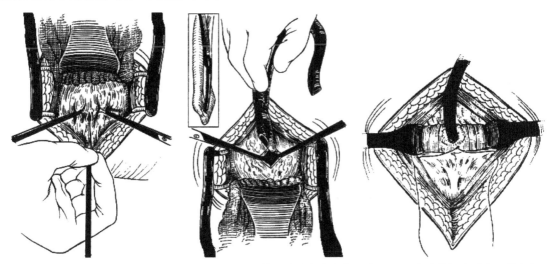

图 9-4-3　切开膀胱前壁　　图 9-4-4　置入导尿管，缝合膀胱前壁　　图 9-4-5　膀胱前间隙引流，缝合切口

五、注意事项

1. 术中需正确辨认腹膜反折，应避免损伤，钝性分离腹膜前脂肪与腹膜反折。

2. 术中需正确辨认膀胱，切开膀胱时应用 5ml 注射器进行膀胱穿刺，抽出尿液可证实为膀胱。

3. 膀胱壁上的动脉出血，必须立即结扎止血，以免回缩再出血。

4. 为了预防膀胱造瘘管脱落，术中需妥善固定。

5. 出现造瘘管堵塞时，可用生理盐水或 1/5000 呋喃西林溶液冲洗膀胱，术后每 2～4 周更换一次膀胱造瘘管。

6. 隔日更换尿袋，必要时使用抗生素抗感染。

7. 出血　评估出血的程度、诱因，小出血无须处理，较大的出血需视情况使用止血药物或者手术探查。

8. 术后膀胱痉挛和膀胱三角区激惹的预防和治疗　表现为阴茎头和尿道外口反射痛、尿频、排尿用力及耻骨上区疼痛。造瘘管不能靠近三角区，可将导尿管置入 2～3cm；防止出血及冲洗血凝块，解痉剂的使用。

9. 术后 2～3 天更换切口敷料，每 4～6 周更换造瘘管，以免影响尿液引流、继发感染和结石。

六、病例分析

1. 男性，42 岁，已婚，农民，2 小时前被汽车撞伤，有尿意，但不能自行排尿。体格检查：BP 120/68mmHg，膀胱区膨隆，叩诊浊音约脐下二横指，见会阴肿胀，呈紫红色。直肠指诊：直肠前方柔软如稀泥样感觉，前列腺尖部浮动。导尿管不能插入膀胱。

辅助检查：X 线片见有骨盆骨折。

请给出初步诊断，进行病例分析，并给予治疗措施。

2. 男性，68 岁。已婚，退休教师，前列腺增生术后 1 年半，不能自行排尿 1 天，在急诊科留置尿管不成功。

体格检查：BP 150/88mmHg，膀胱区膨隆，叩诊浊音约脐下二横指。

问题：给出初步诊断，进行病例分析，并给予治疗措施。

七、练 习 题

（一）主观题

简述耻骨上膀胱造瘘术适应证。

（二）客观题

A 型题

（1）前列腺增生症，合并严重的肾功能损害，理想的治疗方法是（　　　）

A. 前列腺摘除术 　　　　 B. 导尿 　　　　　　　 C. 耻骨上膀胱造瘘术

D. 女性激素 　　　　　　 E. 膀胱穿刺抽尿

（2）急性尿潴留患者，留置尿管失败后，理想的治疗方法是（　　　）

A. 前列腺摘除术 　　　　 B. 耻骨上膀胱造瘘术 　　 C. 解痉治疗

D. 女性激素 　　　　　　 E. 膀胱穿刺抽尿

（王声兴　车宪平）

第五节　乳腺肿物切除术与乳腺肿块活检术

体表肿物是外科的常见病、多发病，主要来源于皮肤、皮肤附件、皮下组织等浅表软组织的肿物。体表肿物主要包括色素痣、脂肪瘤、纤维瘤、神经纤维瘤、皮脂腺囊肿等，其治疗方法以手术切除为主。其中脂肪瘤是常见的体表肿物，特以脂肪瘤的手术治疗为例，详细介绍。

一、目 的

1. 了解肿块的性质，指导后续治疗。

2. 解除肿物引起的局部压迫或不适等情况。

二、适应证与禁忌证

1. 适应证　全身各部位的体表肿物，如皮脂腺囊肿、表皮样囊肿、皮样囊肿，以及一些体表良性肿瘤，如纤维瘤、脂肪瘤、表浅血管瘤等。

2. 禁忌证

（1）全身出血性疾病、凝血功能障碍患者。

（2）肿物周围合并有皮肤感染的患者。

三、术 前 准 备

1. 患者准备

（1）测量生命体征（体温、心率、血压、呼吸），评估全身状况，确定对手术的耐受性。

（2）与患者充分沟通，解释操作目的、操作过程和可能的风险（术前沟通、知情同意等）。

（3）告知需要配合的事宜，如操作过程中体位，有不适应及时说明。

（4）签署知情同意书。

2. 局部皮肤清洁处理　清洗局部，剪刀剪去局部较多较长的毛发。

3. 操作者的准备

（1）核对患者信息。

（2）了解患者病情、操作目的及术前辅助检查情况。

（3）协助患者调整手术需要的体位并准备器械。

4. 器械、麻醉药品、用品准备

（1）切开缝合包：包括治疗盘、洞巾、消毒巾、巾钳、手术刀柄、手术刀片、止血钳，组织钳、有齿镊、缝合线、中圆针、三角针、持钉器、纱布等。

（2）消毒用品：0.5% 碘伏、75% 乙醇溶液。

（3）麻醉药品：2% 利多卡因 10ml。

（4）其他：注射器、生理盐水、装有甲醛溶液的标本袋、抢救车，无菌手套、胶布等。

四、操作方法及步骤

1. 消毒铺单。

2. 设计手术切口、术野局部浸润麻醉。

（1）根据肿物的位置设计手术切口方向：延长轴做切口，尽可能平行于皮肤纹理或顺体表轮廓的切口。避开关节、血管等部位。切口应距离肿块边缘 0.5 ～ 5mm。

（2）拟行切口处用注射器沿肿物周围注射 2% 利多卡因作局部浸润麻醉。

3. 切除肿物（以切除纤维瘤为例）

（1）沿皮肤切开后，用组织钳提起一侧皮缘，用剪刀沿脂肪瘤包膜外作钝性或锐性分离至基底部，相同方法处理肿块另一侧组织，最后将肿瘤完全切除。分离过程中，彻底切除病灶，彻底止血（图 9-5-1）。

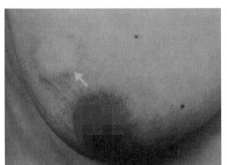
乳腺纤维腺瘤

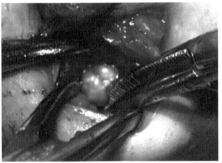
术中分离、暴露纤维腺瘤

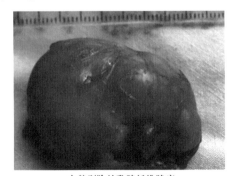
完整剥除的乳腺纤维腺瘤

图 9-5-1　乳腺纤维腺瘤切除术

（2）缝合切口，体表肿瘤一般不放置引流。根据肿瘤部位，多于术后 5 ～ 7 日拆线。

4. 标本处理　记录肿物的位置、大小、外形、硬度、性质及与周围组织的毗邻关系等。将标本置于甲醛溶液标本袋中，送病理检查。

五、注意事项

1. 严格遵守无菌、无痛、无张力缝合等操作原则。

2. 切口应尽可能简便、隐匿。

3. 创面皮肤对合整齐，防止皮下无效腔形成。

4. 对于血运丰富的肿块，术中要彻底止血，消灭无效腔，术后加压包扎，防止血肿及渗出液积聚。

六、并发症的处理

1. 脂肪液化 较大的肿块切除后，会造成局部皮肤张力过大，皮下脂肪细胞破坏过多引起脂肪液化。处理：术中应彻底止血，避免形成无效腔。必要时留置引流管，引流管尽量不要从原手术切口引出。减少脂肪割伤，尽量避免过多使用电凝止血。术后如出现脂肪液化，应及时拆除部分或全部缝线并加强引流。应用高渗生理盐水冲洗，加快肉芽组织生长和组织修复。

2. 切口感染 如患者存在糖尿病等原发病，应尽量控制血糖 < 10mmol/L。术中严格遵行无菌操作，严密缝合，尽量减少张力，充分引流。处理：术后一旦发现切口感染，感染部位切口应尽早拆线，清除各种积液、积脓及坏死组织，用碘伏纱布填塞，凡士林纱布覆盖，切口每日换药，待后期肉芽组织生长后再行二期手术缝合。

七、病例分析

1. 患者，女性，25 岁。发现右背部肿物 2 年，无疼痛。查体：背部皮下圆形肿物直径为 2.5cm，质软，界线清楚，稍隆起于皮表，与表皮紧密粘连，中央部位可见有一粉刺样小黑点。简述诊断及处理方案。

2. 患者，男性，58 岁。下肢慢性溃疡 10 年，出现疼痛伴出血 2 个月。查体：左下肢内踝上方有一 2.5cm×2.5cm 溃疡，中央凹陷，肉芽呈灰白色，少许脓性渗出物，边缘隆起，触之易出血。为明确诊断最好采用什么检查？

八、练习题

（一）主观题

1. 简述体表肿物的定义。

2. 简述血管瘤的定义。

（二）客观题

C 型题

（1）～（2）题共用题干

患者，男性，45 岁。发现右背部肿物 1 年，明显增大伴局部红肿、疼痛半个月。查体：右背部见一直径为 5cm 的肿块，与皮肤粘连，基底活动，压痛（+），触之有波动感，肿物表面皮肤有一黑色点状物与肿物相连。

（1）此肿物最符合的诊断为（　　　）

A. 痛性脂肪瘤感染　　　　B. 毛细血管瘤感染　　　　C. 皮样囊肿感染

D. 皮脂腺囊肿感染　　　　E. 纤维瘤感染

（2）治疗时应首先采用的是（　　　）

A. 局部热敷　　　　B. 切开引流　　　　C. 手术切除

D. 全身应用抗生素　　　　E. 局部外用金霉素软膏

（喻　超）

第六节　骨科基本操作技术

石膏固定、小夹板固定、皮肤牵引及骨牵引是骨科常用基本操作（图9-6-1至图9-6-4），同时也是骨折后常用外固定技术。这些外固定方法可以作为骨折后临时固定，根据临床具体情况，也可作为最终治疗。但随着内固定技术的发展，这些常用外固定方法逐渐成为临床上临时固定的方法。同时外固定支具及高分子石膏的发展也在不断代替或改进这些常用外固定方法。但作为临床医师，掌握这些骨科常用操作技术仍然非常必要，它们是其他固定方法的灵魂，也是骨科前辈代代相传的法宝。

一、石膏固定

（一）目的

目的是固定骨折部位，防止骨折移位，达到临时固定或最终固定治疗。

（二）适应证与禁忌证

1. 适应证

（1）小夹板难于固定的某些部位的骨折，如脊柱骨折。

（2）开放性骨折清创缝合术后，创口尚未愈合，软组织不宜受压，不适合小夹板固定者。

（3）病理性骨折。

（4）某些骨关节术后，需较长时间固定于特定位置者，如关节融合术。

（5）为维持畸形矫正后的位置，如成人马蹄内翻足行三关节融合术后。

（6）化脓性骨髓炎、关节炎，用以固定患肢，减轻疼痛，控制炎症。

（7）某些软组织损伤，如肌腱（包括跟腱）、肌、血管、神经断裂缝合术后需在松弛位固定者，以及韧带损伤者，如膝关节副韧带损伤，需行石膏固定。

（8）某些部位的骨折切开复位内固定术后，作为临时辅助性外固定。

2. 禁忌证

（1）开放性骨折合并皮肤软组织缺损。

（2）肢体肿胀明显有血运障碍。

（3）依从性不好的患者。

（三）准备工作

1. 医师准备　穿工作衣，戴口罩及帽子，洗手。

2. 患者准备　核对患者信息，知情同意，摆放肢体。

3. 物品准备　石膏（图9-6-1）、绷带、绵纸等。

（四）方法

1. 选择合适石膏绷带　根据患肢长度决定石膏长度，上肢石膏厚度8～10层，下肢石膏厚度10～12层，棉纸长于相应石膏（2cm左右）。

2. 骨折复位　持续牵引，复位，维持复位后体位。

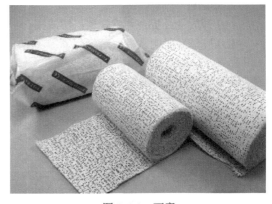

图9-6-1　石膏

3. 石膏浸泡至无水泡，石膏挤水，石膏抹平，铺垫棉纸，绷带缠绕方向由远端向近端。

4. 操作后检查结果 绷带质量，石膏质量，观察指端感觉、运动、血运，复查 X 线片。

5. 操作后告知 术后观察注意事项告知，告知患者抬高患肢，告知患者功能锻炼。

6. 结束工作 整理患者衣物，安排患者离开。清理医疗废物，归位物品。洗手、脱口罩、帽子、工作衣。

（五）注意事项

1. 保护骨隆突处和软组织，在包石膏前放好平整衬垫，勿要皱褶，切勿将石膏绷带卷扭转。

2. 塑捏成型，使石膏绷带干硬后能完全符合肢体的轮廓。下肢如同紧身衣裤，足部应注意足弓的塑形。

3. 应将手指、足趾露出，以便观察肢体的血液循环、感觉和活动等，同时有利于功能锻炼。

4. 石膏绷带包扎完毕抹光后，应在石膏上注明包石膏的日期和类型，如有创口的，需要标明位置或直接开窗。

5. 密观肢体远端的血运、感觉及运动。如有剧痛、麻木及血运障碍应及时将石膏绷带纵行剖开，以免发生缺血性肌挛缩或肢体坏死。

二、小夹板固定

（一）目的

目的是固定骨折部位，防止骨折移位，达到临时固定。

（二）适应证与禁忌证

1. 适应证

（1）不全骨折。

（2）稳定性骨折。

（3）四肢闭合性管状骨骨折。但股骨骨折因大腿肌肉较为丰富，肌拉力大，常需结合持续骨牵引。

（4）四肢开放性骨折，创口小，经处理后伤口已闭合者。

（5）陈旧性四肢骨折仍适合于手法复位者。

（6）用石膏固定的骨折虽已愈合，但尚不坚固，为缩小固定范围可用以代替石膏固定。

2. 禁忌证

（1）开放性骨折合并皮肤软组织缺损。

（2）肢体肿胀明显有血运障碍。

（3）依从性不好的患者。

（4）关节部位骨折或损伤需要固定的患者。

（三）准备工作

1. 医师准备 穿工作衣，戴口罩及帽子，洗手。

2. 患者准备 核对患者信息，签署知情同意书，摆放肢体。

3. 物品准备 夹板（图 9-6-2）、绷带、纱布等。

（四）方法

1. 选择合适夹板、绷带 根据患肢长度决定夹板长度，肢体前后内外共四块夹板，不宜超过关节。

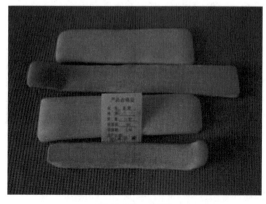

图 9-6-2 夹板

2. 清理皮肤，确定无皮肤破损。

3. 骨折复位 持续牵引，复位，维持复位后体位。

4. 夹板着力部位加纱布垫，并用胶布固定防止移位，放上夹板，先用绷带固定夹板中段，在分别固定两端，活结固定。

5. 操作后检查结果 松紧度在绷带下移动 1cm 为准，观察指端感觉、运动、血运，复查 X 线片。

6. 操作后告知 术后观察注意事项告知，告知患者抬高患肢，告知患者功能锻炼。

7. 结束工作 整理患者衣物，安排患者离开。清理医疗废物。洗手、脱口罩、帽子、工作衣。

（五）注意事项

1. 密观肢体远端的血运、感觉及运动。如有剧痛、麻木及血运障碍应及时将夹板绷带松开，以免发生缺血性肌挛缩或肢体坏死。

2. 夹板不能影响关节部位活动，以便患肢功能锻炼。

3. 如果夹板松动应及时调整。

三、皮 肤 牵 引

（一）目的

利用牵引力和反牵引力作用于皮肤，以达到骨折复位或维持复位固定的目的。

（二）适应证与禁忌证

1. 适应证

（1）3 岁以下小儿股骨骨折。

（2）年老体弱者的股骨骨折，在夹板固定的同时辅以患肢皮牵引。

（3）术前辅助治疗，如股骨头骨折、股骨颈骨折、股骨转子间骨折等。

（4）术后辅助治疗，如股骨颈骨折内固定、髋关节脱位复位术后等。

2. 禁忌证 牵引部位皮肤软组织有损伤或感染。

（三）准备工作

1. 医师准备 穿工作衣，戴口罩及帽子，洗手。

2. 患者准备 核对患者信息，签署知情同意，摆放肢体。

3. 物品准备 牵引套、牵引绳、砝码等。

（四）方法（图9-6-3）

1. 选择合适牵引皮套、牵引绳及砝码。砝码一般选 3～5kg。

2. 清理皮肤，确定无皮肤破损。

3. 皮套内加纱布垫保护，患肢抬高，连接牵引绳及砝码牵引固定。要注意牵引绳方向要与患肢在一条直线上。

4. 操作后检查结果 观察远端感觉、运动、血运，必要时床边复查 X 线片。

5. 操作后告知 术后观察，注意事项告知，告知患者抬高患肢，告知患者功能锻炼。

6. 结束工作 整理患者衣物。清理医疗废物，归位物品。洗手、脱口罩、帽子、工作衣。

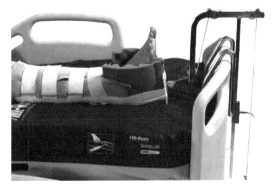

图 9-6-3 皮肤牵引

（五）注意事项

1. 密观牵引肢体皮肤，如有水疱或感染，应该立即停止皮肤牵引改为其他牵引固定方式。

2. 加强患肢功能锻炼。

四、骨 牵 引

（一）目的

骨牵引是利用牵引力和反牵引力作用于骨骼，以达到骨折复位或维持复位固定的目的。

（二）适应证与禁忌证

1. 适应证

（1）成人长骨不稳定性骨折（如斜形、螺旋形及粉碎性骨折）。

（2）肌肉强大或容易移位的骨折（如股骨、胫骨、骨盆、颈椎）。

（3）骨折部位的皮肤损伤或部分软组织缺损时。

（4）开放性骨折感染或战创伤骨折者。

（5）患者有严重复合损伤，需密切观察而肢体不宜作其他固定者。

2. 禁忌证

（1）牵引部位皮肤软组织有损伤或感染。

（2）牵引部位骨质有病变如严重骨质疏松、骨髓炎等。

（三）准备工作

1. 医师准备 穿工作衣，戴口罩及帽子，洗手。

2. 患者准备 核对患者信息，签署知情同意，抬高摆放肢体。

3. 物品准备 骨牵引包，牵引弓、牵引绳、砝码等。

（四）方法（图9-6-4）

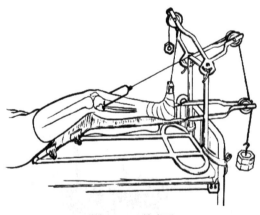

图 9-6-4　骨牵引

1. 选择合适克氏针、牵引弓、牵引绳及砝码 颅骨牵引重量 7 ～ 15kg，维持重量 4 ～ 5kg。尺骨鹰嘴牵引重量 2 ～ 3kg，维持重量 1 ～ 2kg。股骨髁上及胫骨结节牵引重量 7 ～ 8kg，维持重量 3 ～ 5kg。跟骨牵引重量 4 ～ 6kg，维持重量 2 ～ 3kg。

2. 清理皮肤，确定无皮肤破损。患肢抬高，常规消毒铺巾，戴无菌手套。

3. 定位及进针方向 颅骨牵引时，头顶正中矢状线与两侧外耳道连线交点，交点向外耳道两侧等距离 3.5 ～ 6cm 为牵引针进针点，进针深度在 3 ～ 4mm。尺骨鹰嘴牵引时，进针点在尺骨鹰嘴尖端向远端 2cm 和距离背侧皮肤 1cm 画线交点，进针方向尺侧到桡侧，防止尺神经损伤。股骨髁上牵引时，进针点在髌骨上缘 2cm，内侧在股骨内髁水平线上，外侧在腓骨小头前缘水平线上，从内侧向外侧进针。胫骨结节牵引时，进针点在胫骨结节后 1.25cm 再向下 1.25cm 部位，从外侧向内侧进针，防止腓总神经损伤。跟骨牵引时，进针点在内踝顶点垂直下 3cm 再水平向后 3cm 处，外踝顶点垂直下 2cm 再水平向后 2cm，从内侧向外侧进针，防止踝管内神经、血管损伤。

4. 选择合适克氏针，电钻下穿牵引克氏针，连接牵引弓、牵引绳及砝码，牵引重量固定牵引。

5. 操作后检查结果 观察远端感觉、运动、血运，床边复查X线片，复位后可更改维持牵引重量。

6. 操作后告知　术后观察注意事项告知，告知患者抬高患肢，告知患者功能锻炼。

7. 结束工作　整理患者衣物。清理医疗废物，归位物品。洗手、脱口罩、帽子、工作衣。

（五）注意事项

1. 注意针眼常规消毒。

2. 牵引复位后应及时更换到维持重量。

3. 牵引期间要加强患肢肌肉和关节的主、被动活动，防止血栓形成。

五、练　习　题

主观题

1. 简述常用骨牵引进针点定位及进针方向。

2. 简述常用骨牵引的牵引重量及维持重量。

（刘立柱　车宪平）

第七节　肺功能检查

　　肺功能检查是呼吸系统疾病的必要检查之一，对于早期检出肺、气道病变，评估疾病的病情严重程度及预后，评定药物或其他治疗方法的疗效，鉴别呼吸困难的原因，诊断病变部位、评估肺功能对手术的耐受力或劳动强度耐受力及对危重患者的监护等方面均有重要的指导意义。肺功能检查包括通气功能、换气功能、弥散功能、气道阻力、运动心肺功能、支气管激发试验和支气管舒张试验等，临床上以采用肺量计进行的肺通气功能检查及在此基础上拓展的支气管舒张试验和支气管激发试验最为常用。

一、目　　的

　　通过肺功能检查了解患者肺和气道病变部位。鉴别呼吸困难原因,判断气道阻塞的部位。评估肺部疾病的严重程度。评估外科手术耐受性以及术后发生并发症的风险。评估、观察药物的疗效,指导治疗。健康体检、劳动强度和耐受力的评估。

二、适应证与禁忌证

（一）适应证

1. 诊断

（1）鉴别不明原因呼吸困难。

（2）鉴别咳嗽可能的原因。

（3）用于支气管哮喘、慢性阻塞性肺疾病等疾病的诊断。

（4）胸、腹部手术前评估。

2. 监测

（1）监测药物及其他干预性治疗的反应。

（2）评估胸部手术后肺功能的变化。

（3）评估心肺疾病康复治疗的效果。

（4）公共卫生流行病学调查。

（5）运动、高原、航天及潜水等医学研究。

3. 损害 / 致残评价

（1）评价肺功能损害的性质和类型。

（2）评价肺功能损害的严重程度、判断预后。

（3）职业性肺疾病劳动力鉴定。

（二）禁忌证

1. 绝对禁忌证

（1）近 3 个月患者有心肌梗死、休克。

（2）近 4 周出现心功能不稳定、心绞痛患者。

（3）近 4 周大咯血的患者。

（4）癫痫发作需药物维持治疗的患者。

（5）高血压患者血压未能控制（收缩压＞ 200mmHg，舒张压＞ 100mmHg）。

（6）主动脉瘤患者。

（7）严重甲亢患者。

2. 相对禁忌证

（1）心率＞ 120 次 / 分者。

（2）气胸、巨大肺大泡且不准备手术治疗患者。

（3）孕妇。

（4）鼓膜穿孔患者（需先堵塞患者耳道后测定）。

（5）近 4 周呼吸道感染患者。

（6）免疫力低下患者。

（7）其他：如呼吸道传染性疾病患者。

三、准 备 工 作

1. 加强医务人员的个人防护　肺功能室的工作人员几乎每天都处于有大量传染性病原体环境中，因此提高自身防范意识，戴口罩、帽子、手套等方式减少患者检查时的飞沫传播。每检查完一个患者最好更换一次手套。

2. 加强工作环境卫生　肺功能室必须通风，最好打开窗户，增加自然风的流通。定时室内消毒及肺功能仪的清洁。

3. 检查时可能出现的并发症处理及应急预案

（1）在检查通气功能时，患者可能会有咳嗽、喘息、手指麻木等症状，偶有晕厥、咯血、气胸、血压升高、心律失常、癫痫发作等。对出现症状的患者应停止检查，让患者取舒适体位，对症处理。

（2）支气管激发试验时，患者可能出现咳嗽、胸闷、喘息及呼吸困难等症状。部分患者因吸入组胺出现面色潮红、咳嗽不止。可嘱患者暂时休息，或给予吸氧等相应处理。

（3）支气管激发试验时对于出现哮喘急性发作的患者，立即停止相应检查，吸氧，并经口通过储雾器吸入短效 β_2 受体兴奋剂。如症状不能缓解，则给予沙丁胺醇 1mg+ 布地奈德 1mg+NS 4ml 雾化吸入，同时联系急诊科，由肺功能室工作人员将患者送到急诊科进一步处理。

（4）支气管舒张试验时，患者可能会出现一过性心动过速，主要是 β 受体兴奋剂引起，患者一般经休息后心悸等症状能自行缓解，如患者症状不能缓解，可给予选择性 β_1 受体阻滞剂，小剂量服用后观察。

（5）喉头水肿主要是因患者对激发药物过敏所致，多见于儿童，主要症状有胸闷、气短，吸气性呼吸困难，出现典型的"三凹征"。应立即停止相应检查，让患者处于一个舒适体位吸氧、静脉应用糖皮质激素。雾化吸入支气管扩张剂，联系耳鼻喉科医师准备做气管切开。

四、方　　法

（一）仪器标化

每次检查前肺功能仪应通过容量定标器标化，以确证该仪器能正常工作。另外，测定的容器要做室温、室压、湿度等参数校正。

（二）测试前告知

技术人员应首先告知受试者要放松，不要紧张、中等速度均匀呼吸及吸气到最大肺活量时突然快速呼出所有气体等动作要领。

（三）检查步骤

1. 受试者取直坐位，双脚着地，双腿略分开，双眼平视前方，头避免后仰或过低，不能倚靠椅背。

2. 按操作者指令练习肺功能检查时必要的呼吸动作。

3. 让患者口接咬口器，用唇包紧，夹上鼻夹，用口呼吸，注意该过程中不要从嘴角漏气。

4. 完全自然呼吸，用力吸到最大限度，然后用最大力、最快速度、最大限度呼出尽可能多的气体，中间不要中断，直至呼气完全，期间应避免咳嗽或双吸气。

5. 在完成第4步骤后，再次重复第4步骤动作2次。

6. 完成上述检查后，患者可休息片刻，根据检查结果，重复必要步骤。

五、肺功能检查及其临床意义

（一）常用检查指标定义及临床意义

1. 肺活量（vital capacity，VC）　为用力吸气后再用力呼出的最大气体量。实测值/预测值＜80%为异常，主要见于各种引起限制性通气障碍的疾病。气道阻塞对VC也有轻度影响，如重度COPD患者VC可有轻度降低。

2. 肺总量（total lung capacity，TLC）　为深吸气后两肺的气体总量。TLC=VC+RV（残气量）=IC（深吸气量）+FRC（功能残气量）=IRV（补吸气量）+VT（潮气量）+ERV+RV（补呼气量）。

临床意义：①FRC，RV，TLC减少，见于限制性通气功能障碍。②FRC，RV，TLC增多，见于肺内充气过度。阻塞型肺气肿时，肺泡弹性减低，呼气时肺泡对支气管的环状牵引力减弱，支气管易于陷闭，肺泡内气体潴留，RV增大。

3. 用力肺活量（forced vital volume，FVC）　为深吸气至TLC位后，以最大的力量、最快的速度所能呼出的气体量。一秒钟用力呼气容积（$FEV_{1.0}$）是指最大吸气后，用力呼气第一秒钟内呼出的气体量。秒率（$FEV_{1.0}$/FVC%）是指一秒钟用力呼气容积占用力肺活量的比值，是判断气流受限的指标，参考值为＞80%。最大呼气流量-容积曲线（图9-7-1）。

4. 功能残气量（function residual capacity，FRC）　为

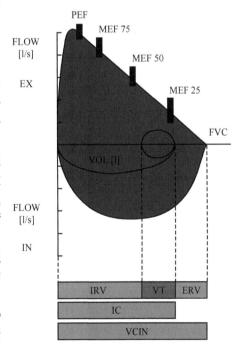

图 9-7-1　最大呼气流量-容积曲线

VC：肺活量；FVC：用力肺活量；MEF：呼气中段流速；IC：深吸气量；IRV：补吸气量；ERV：补呼气量；VT：潮气量；PEF：用力呼气高峰流速

平静呼气后两肺剩余气体的量。FRC=ERV+RV。

5. 残气量（residual volume，RV）　为用最大力量呼气后两肺剩余气体的量。

6. 每分钟静息通气量（minute ventilation，VE）　为单位时间内吸入或呼出的气量称为每分钟静息通气量。每分钟静息通气量（VE）=VT×RR（呼吸频率）。

7. 最大自主通气量（maximal voluntary ventilation，MVV）　是以最快呼吸频率和尽可能深的呼吸幅度，最大自主呼吸所能获得的每分通气量。

临床意义：

（1）阻塞性和限制性通气功能障碍均可使 MVV 降低。

（2）通气储备功能的考核指标。

（3）常用于胸外科术前患者肺功能状况的评价与职业病劳动能力的鉴定。通气储备量 %=（MVV–VE）/MVV×100%。正常应＞95%。＜86% 提示通气功能储备不佳。＜70% 提示通气功能不可逆损伤。

8. 肺泡通气量（alveolar ventilation，VA）　是指安静状态下每分钟进入呼吸性细支气管及肺泡参与气体交换的有效通气量。VA 与肺泡二氧化碳分压密切相关，临床上以肺泡二氧化碳分压或动脉血二氧化碳分压作为衡量 VA 的指标。

9. 用力呼气高峰流速（peak expiratory flow，PEF）　是指用力呼气的最高流量。反映大气道通畅及呼吸肌力量的一项指标。

10. 最大呼气中段流速（maximal mid-expiratory flow，MMEF）　也称用力呼气中期流量（forced expiratorg flow，FEF 25% ～ 75%），是指用力呼气 25% ～ 75% 肺活量时的平均流量，流量下降反映小气道的气流阻塞。临床意义：用力肺活量（FVC 50%）呼气流速、FVC 25% 呼气流速分别是检测小气道阻塞的指标。

影响肺通气的因素：

（1）呼吸中枢及支配神经通路异常。

（2）呼吸功能异常。

（3）气道是否通畅。

（4）胸廓顺应性。

（5）肺顺应性。

（二）气道阻塞的可逆性测定

气道阻塞的可逆性测定即吸入支气管扩张剂后气道阻塞的可变性，又称 1 秒量改善率。1 秒量改善率＞12% 可判为阳性，其绝对值＞200ml。

$$1 秒量改善率 = \frac{用药后\ FEV_{1.0} - 用药后\ _{1.0}}{用药前\ FEV_{1.0}} \times 100\%$$

注意事项：做舒张试验之前 4 小时内停用 β_2 受体激动药物。12 小时内停用普通剂型茶碱或 β_2 受体激动药物口服。24 小时内停用长效或缓释剂型的舒张药物。

（三）支气管激发试验

吸入不同浓度组胺或醋甲胆碱等药物使支气管平滑肌收缩，用以判断气道的反应性。常用 FEV_1 变化作为指标。$\Delta FEV_1 = FEV_{1\ 基础值} - FEV_{1\ 测定值} / FEV_{1\ 基础值} \times 100\%$，$\Delta FEV_1 > 20\%$ 为阳性。临床上主要用于协助诊断支气管哮喘，对于无症状、体征，或有可疑哮喘病史，在症状缓解期，肺功能正常者，或仅以咳嗽为主要表现的咳嗽变异性哮喘者。

（四）弥散功能测定

弥散功能是指气体分子通过生物膜（呼吸膜）进行交换的能力。气体弥散能力与该气体的溶解度成正比，与分子量成反比。尽管 CO_2 的分子量比 O_2 大，但其溶解度为 O_2 的 20 倍，所以其弥

散能力明显高于 O_2。当弥散功能障碍时主要影响血中 PO_2 值，对 PCO_2 影响较小。弥散障碍主要造成机体缺氧。临床上常用 CO 肺弥散量/肺泡通气量（DL_{CO}/VA）反应弥散功能。临床意义：正常情况下，DL_{CO}/VA > 95%。当 60% < DL_{CO}/VA < 79% 时，考虑弥散功能轻度障碍。当 40% < DL_{CO}/VA < 59% 时，考虑弥散功能中度障碍。当 40% < DL_{CO}/VA 时，考虑弥散功能重度障碍。

六、注意事项

注意患者做相应检查时有可能出现的并发症，按应急预案处理。

七、临床思维关键点

1. 通气功能检查是临床最常用的肺功能检查。

2. 第 1 秒用力呼气容积（FEV_1）是最主要的肺功能检查指标，可反映肺通气功能受损程度。

3. 用力肺活量（FVC）是反映肺容积的重要指标，肺容积的减少通常反映限制性通气功能障碍或肺气体陷闭。

4. 一秒率（FEV_1/FVC%）主要用于判断阻塞性通气功能障碍。

5. 支气管舒张试验可判断阻塞性通气功能障碍时气道的可逆性程度。

八、病例分析

病历摘要：患者陈某某，男性，68 岁。因反复咳嗽、咳痰 10 余年，活动后气促 2 年于呼吸内科门诊就诊。病程中表现为咳嗽，少许白痰，以晨起时痰多，夜间无阵发性呼吸困难。吸烟史 30 余年，每日 1 包。

查体：T 36.6℃，R 24 次/分，P 88 次/分，BP 130/80mmHg。桶状胸，双肺呼吸音减弱，两肺叩诊过清音，双肺呼吸音减弱，双肺底闻及少许湿啰音。心率 88 次/分，律齐，未闻及杂音。双下肢无水肿。

辅助检查：①胸片：双肺纹理增粗紊乱，透亮度增加；②肺功能检测：FEV_1/FVC 42.3%，FVC 80.6%，FEV_1% 56.8%，支气管舒张试验阴性。

请做出临床诊断，并进行病例分析。

九、练　习　题

（一）主观题

1. 支气管激发试验的判断标准是什么？

2. 反映小气道阻塞的指标有哪些？

（二）客观题

1. A 型题

（1）下列哪项指标用于诊断慢性阻塞性肺疾病（　　）

A. $FEV_{1.0}$/FVC% 65%　　　　　　B. FVC 占预计值 78%　　　　　　C. MVV 占预计值 70%

D. DL_{CO}/VA 55%　　　　　　　　E. $FEV_{1.0}$/FVC% 85%

（2）下列哪项支持限制性通气功能障碍（　　）

A. $FEV_{1.0}$/FVC% 65%　　　　　　B. FVC 占预计值 68%　　　　　　C. MVV 占预计值 70%

D. DL_{CO}/VA 55%　　　　　　　　E. $FEV_{1.0}$/FVC% 85%

（3）肺气肿患者测定肺功能时，不出现下列哪项（　　）

A. 肺活量增加　　　　　　　　　　B. 最大通气量减低　　　　　　　　C. 残气量增加

  D.肺总量增加   E.残气量 / 肺总量增加

2. B 型题

（1）～（3）题共用备选答案

  A.严重缺氧者   B.胸腹部手术前评估   C.了解肺部病灶部位

  D.支气管激发试验   E.明确肺功能障碍类型

（1）属于肺功能检查缺点的是（ ）

（2）属于肺功能检查禁忌证的是（ ）

（3）符合支气管哮喘诊断的是（ ）

（4）～（5）题共用备选答案

  A.肺容积测定   B.弥散功能测定   C.闭合容量测定

  D.最大呼气流量——容积曲线 E.血气分析

（4）属于通气功能检查的是（ ）

（5）属于换气功能检查的是（ ）

3. X 型题

肺功能检查可用于以下哪些方面（ ）

  A.胸腹部手术前评估   B.咳嗽原因诊断不清时

  C.呼吸困难原因不明的鉴别诊断 D.职业性肺病劳动力鉴定

  E.公共卫生流行病学调查

（蔡兴俊 张瑞城）

第八节 妇产科操作技术

一、妇科检查

  妇科检查，又称盆腔检查，检查的范围包括外阴、阴道、子宫颈、子宫体、附件及其他宫旁组织。其检查方法主要借助于阴道窥器、双合诊、三合诊及直肠 - 腹部诊行女性生殖器官的视诊、触诊检查。

（一）目的

  通过盆腔检查可以初步了解患者外阴、阴道、宫颈、子宫、附件及其他宫旁组织的情况，达到协助诊断女性生殖系统疾病，以及鉴别与之相关的其他器官、系统疾病的目的。

（二）适应证

  对怀疑有妇科疾病或需要排除妇产科病的患者，以及进行常规妇科体格检查的人员均需做盆腔检查。

（三）检查前准备

1.器械准备

（1）一次性臀部垫单。

（2）无菌或一次性检查手套。

（3）一次性阴道窥器、宫颈刮板、玻片、干试管、长棉签、小棉签、液体石蜡、生理盐水、碘伏、10% 氢氧化钾等。

（4）如需进行宫颈防癌涂片，应同时准备好制片物品，有两种细胞学检查方法

1）液基细胞学检查，需准备 TCT 或 LCT 小瓶、宫颈取材毛刷。

2）巴氏细胞学检查，需准备玻片、刮板及 95% 乙醇溶液。

2. 患者准备

（1）患者检查前应排空膀胱，必要时导尿。尿失禁患者检查无须排空膀胱。大便充盈者应于排便或灌肠后检查。

（2）为避免交叉感染，患者臀部下面置一次性垫巾，一人一换，用后将其放入黄色医疗垃圾桶内。

3. 操作者准备

（1）医师应关心体贴患者，做到态度和蔼、语言亲切、检查仔细、动作轻柔。检查前告知患者妇科检查可能引起不适，不必紧张并尽可能放松腹肌。

（2）男医生检查患者时需有女性助手或女护士陪同。

（四）操作步骤

1. 基本要求

（1）患者取膀胱截石位。臀部置于检查床缘，头部略抬高，两手平放于身旁，使腹肌松弛。检查者面向患者，站立在患者两腿之间。不宜搬动的危重患者，可在病床上检查。

（2）应避免于经期做妇科检查。若为阴道异常流血则必须检查。检查前消毒外阴，使用无菌手套及器械，以防发生感染。

（3）无性生活史的患者，禁止做阴道窥器检查及双合诊检查，应行直肠 - 腹部诊。确有检查必要时，应先征得患者及其家属同意，签字后方可做阴道窥器检查或双合诊检查。

（4）患者的腹壁肥厚、高度紧张不合作，且怀疑盆腔病变时，若双合诊检查不满意时，应改行超声检查，必要时可在麻醉下进行检查。

2. 盆腔检查步骤

（1）外阴检查

1）观察外阴发育及阴毛分布（女性为倒置三角形分布）、阴毛多少、有无畸形、水肿、皮炎、溃疡、赘生物、肿块、皮肤黏膜色泽、有无色素减退、有无增厚、变薄、萎缩。

2）检查者戴消毒手套或一次性检查手套，右手拇指和示指分开患者小阴唇，暴露阴道前庭、尿道口和阴道口。观察大小阴唇的颜色，黏膜是否光滑，有无新生物，尿道口及阴道口有无畸形和新生物，处女膜是否完整、有无闭锁或突出。无性生活史者，处女膜应完整未破，其阴道口勉强可容示指。处女膜已破者，阴道口能容两指。经产妇处女膜仅残余痕迹，或见会阴侧切瘢痕。

3）对老年患者或可疑有子宫脱垂的患者，应嘱患者屏气后观察阴道前后壁有无膨出、子宫有无脱垂，令患者咳嗽或屏气时有无尿液流出，了解有无压力性尿失禁。

4）以一手的拇指与示指及中指触摸一侧前庭大腺部位，了解有无前庭大腺囊肿及其大小、质地、有无触痛，并挤压观察腺体开口是否有异常分泌物溢出，检查一侧后再查另一侧；同时触摸其他外阴部皮肤及黏膜的质地、有无触痛，了解视诊时发现的肿物的大小、质地、边界是否清晰、是否活动、有无压痛。

（2）阴道窥器检查

1）根据阴道松弛程度选用适当大小的阴道窥器，无性生活史患者，未经本人同意，禁用阴道窥器。

2）先将阴道窥器两叶合拢，旋紧其中部螺丝，放松侧部螺丝，用液体石蜡或肥皂液润滑两叶前端。若作宫颈刮片或阴道上 1/3 段涂片细胞学检查，则不用滑润剂，以免影响检查结果，可改用生理盐水润滑。

3）置入阴道前先左手示指和拇指分开两侧小阴唇，暴露阴道口，右手持预先准备好的阴道窥器，将其前后两叶闭合，避开尿道周围的敏感区，斜行 45° 角沿阴道侧后壁缓慢插入阴道内，然后边推进边顺时针旋转 45° 角，在推进中缓缓将两叶展平，放正阴道窥器并逐渐张开两叶，旋转时注意观察阴道前、侧、后壁黏膜，直至完全暴露宫颈为止，暴露宫颈后，暂时旋紧阴道窥器侧部螺丝，使阴道窥器固定在阴道内。检查时切勿直接将阴道窥器插入到阴道顶端后打开，以防宫颈病变的患者因触碰宫颈导致出血而影响检查，甚或导致大出血。

4）检查阴道：检查者应观察阴道黏膜的颜色、皱襞多少、有无赘生物、瘢痕、溃疡以及有无畸形、阴道穹有无变浅、是否饱满。注意阴道分泌物量、颜色、性状及气味。白带异常者取分泌物做涂片或培养，找滴虫、假丝酵母菌、淋病奈瑟菌及线索细胞，以及测定阴道 pH，白带清洁度等。如需留取标本，应在检查前准备好相应物品。

5）检查宫颈：观察宫颈的大小、色泽、外口形状、有无糜烂、撕裂、外翻、息肉、囊肿、肿块、宫颈管内有无出血、分泌物。用干棉球轻轻擦拭宫颈表面黏液样分泌物后，可在宫颈外口鳞 - 柱交接部采集脱落细胞做宫颈细胞学检查和 HPV 检测。

6）检查完毕，取出阴道窥器前，应旋松侧部螺丝，待两叶合拢，旋转 90° 角后轻轻取出（图 9-8-1）。

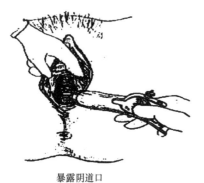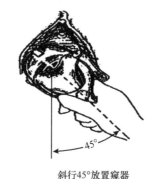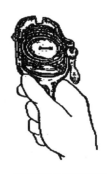

暴露阴道口　　　　　　　　斜行45°放置窥器　　　　放正窥器并张开暴露宫颈

图 9-8-1　放置阴道窥器

（3）双合诊：检查者一手的两指或一指放入阴道，另一手在腹部配合检查，称为双合诊。目的在于检查阴道、宫颈、宫体、输卵管、卵巢、宫旁结缔组织以及骨盆腔内壁有无异常。检查者一手戴好消毒手套，示指、中指涂润滑剂后缓慢插入阴道，另一手在腹部随患者呼吸配合检查。患者年龄较大或有阴道狭窄，单指（示指）进行检查。

1）检查阴道：了解阴道松紧度、通畅度和深度。注意有无先天畸形，如双阴道、阴道横隔、纵隔及斜隔等，注意有无瘢痕、结节或肿块和触痛。如有结节或赘生物应注意其位置、颜色、质地、活动度及与周围组织的关系。手指触及阴道后部时患者感觉疼痛为后部触痛。要指导患者呼吸配合，避免强行检查。

2）检查宫颈：了解宫颈大小、形状、硬度及宫颈外口情况，注意宫颈位置、有无子宫脱垂、接触性出血。如有阴道畸形者注意有无双宫颈等畸形。患者当向上拨动宫颈有疼痛称为宫颈举痛，向两侧拨动宫颈有疼痛称为宫颈摇摆痛。

3）检查子宫及附件

A. 检查子宫：如果患者有阴道流血，或 1 个月内有宫腔操作史、流产史，检查者需消毒外阴后戴无菌手套检查。检查子宫体，将阴道内两指放在宫颈后方，另一手掌心朝下、手指平放在患者腹部平脐处，当阴道内手指向上、向前方抬举宫颈时，腹部手指往下、往后按压腹壁，并逐渐向耻骨联合部位移动，通过内、外手指同时分别抬举和按压，相互协调，即能扪清子宫位置、大小、形状、软硬度、活动度及有无压痛。子宫位置一般是前倾略前屈。"倾"指宫体纵轴与身体纵轴的关系。若宫体朝向耻骨，称为前倾。当宫体朝向骶骨，称为后倾。"屈"指宫体与宫颈间的关系。若两者间的纵轴形成的角度朝向前方，称为前屈，形成的角度朝向后方，称为后屈。多数妇女的子宫位置呈前倾略前屈位（图 9-8-2）。如双合诊不能清楚地扪及宫体，应三合诊检查。

B. 检查附件：在扪清子宫后，将阴道内两指由宫颈后方移至一侧穹窿部，尽可能往上向盆腔深部扪触。与此同时，另一手从同侧下腹壁髂嵴水平开始，由上往下按压腹壁，与阴道内手指相互对合，以触摸该侧附件区有无肿块、增厚或压痛（图 9-8-3）。若扪及肿块，应查清其位置、大小、形状、软硬度、活动度、与子宫的关系及有无压痛等。正常输卵管不能触及。正常卵巢偶可扪及，约为 3cm×2cm×1cm 大小，可活动，触之略有酸胀感（图 9-8-3）。

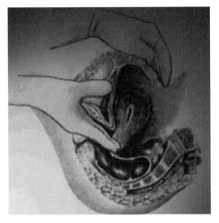
图 9-8-2　双合诊检查子宫

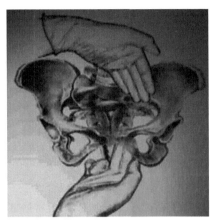
图 9-8-3　双合诊检查附件

（4）三合诊：经直肠、阴道、腹部联合检查，称为三合诊。方法是双合诊结束后，一手示指放入阴道，中指插入直肠以替代双合诊时阴道内的两指，其余检查步骤与双合诊时相同（图 9-8-4），是对双合诊检查不足的重要补充。通过三合诊能扪清后倾或后屈子宫大小，发现子宫后壁、宫颈旁、直肠子宫陷凹、宫骶韧带和盆腔后部病变，估计盆腔内病变范围，及其与子宫或直肠的关系，特别是癌肿与盆壁间的关系，以及扪诊阴道直肠隔、骶骨前方或直肠内有无病变。所以三合诊在生殖器肿瘤、结核、子宫内膜异位症、炎症的检查时尤显重要。子宫全切除术后，患者子宫缺如、盆腔空虚，为提高检查准确率，盆腔检查需要进行三合诊。

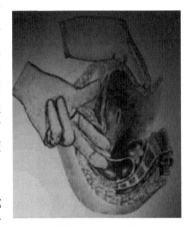
图 9-8-4　三合诊

（5）直肠 - 腹部诊：检查者一手示指伸入直肠，另一手在腹部配合检查，称为直肠 - 腹部诊。适用于无性生活史、阴道闭锁或有其他原因不宜行双合诊的患者。

（6）行双合诊、三合诊或直肠 - 腹部诊时，除应按常规操作外，掌握下述各点有利于检查的顺利进行。

1）当两手指放入阴道后，患者感到疼痛不适时，可单用示指替代双指进行检查。

2）三合诊时，在将中指伸入肛门时，嘱患者像解大便一样用力向下屏气，使肛门括约肌自动放松，可减轻患者疼痛和不适感。

3）若患者腹肌紧张，可边检查边与患者交谈，使其张口呼吸而使腹肌放松。

4）当检查者无法查明盆腔内解剖关系时，应停止检查，必要时改超声检查。

（五）病例分析

患者，女性，年龄 23 岁，有性生活，排除怀孕，因白带多伴瘙痒，来妇科门诊就诊，请问需要哪些检查？

（六）练习题

1. 主观题

（1）简述阴道窥器的放置和取出的方法。

（2）什么情况下需要做妇科检查三合诊？

2. 客观题

（1）A 型题

1）无性生活女性患者妇检时应做什么检查（　　　）

A. 做双合诊检查　　　　　　B. 可用阴道窥器检查　　　　　　C. 行直肠 - 腹部诊检查

D. 阴部检查　　　　　　　　E. 都不检查

2）以下哪一项不是通过双合诊可以了解的情况（　　　）

A. 阴道横隔　　　　　　　　B. 宫颈举痛　　　　　　　　C. 子宫脱垂

D. 附件区增厚伴压痛　　　　E. 可疑子宫主韧带病变

（2）B 型题

1）～ 2）题共用备选答案

A. 阴道窥视　　　　　　　　B. 双合诊　　　　　　　　C. 三合诊

D. 直肠 - 腹部指诊　　　　　E. 阴道穹后部穿刺处

1）患者，未婚，有性生活，白带异常，需要上述哪项检查（　　　）

2）患者，已婚，怀疑宫颈癌，需了解宫颈旁组织是否浸润转移，最好做上述哪项检查（　　　）

3）～ 4）题共用备选答案

A. 宫颈柱状上皮外移　　B. 阴道纵隔　　C. 两者均可　　D. 两者均不可

3）通过双合诊可以了解的情况是（　　　）

4）通过阴道窥视可以了解的情况是（　　　）

（3）X 型题

关于妇科检查，下列叙述正确的是（　　　）

A. 除尿失禁患者外，检查前应排空膀胱，必要时导尿。大便充盈者应于排便或灌肠后检查

B. 为避免交叉感染，置于臀部下面的垫单，应一人一换、一次性使用

C. 患者取膀胱截石位

D. 应避免于经期做妇科检查。若为阴道异常流血则必须检查。检查前消毒外阴，使用无菌手套及器械，以防发生感染

E. 对无性生活史者，可行阴道窥器检查

二、产科检查

（一）女性骨盆内、外测量

骨盆是胎儿娩出的必经通道，其大小、形态和径线的长短，直接关系到分娩能否顺利进行。临床测量骨盆的方法包括骨盆内测量和骨盆外测量。已有研究表明，骨盆外测量并不能预测产时的头盆不称。因此，孕期不需要常规行骨盆外测量。对于经阴道分娩的孕妇，在妊娠晚期可测定骨盆出口径线。产时结合临床产程进展情况，综合判断胎儿是否能顺利经阴道娩出。

1. 目的

（1）外测量可间接了解骨盆的大小及形态。

（2）内测量经阴道测量骨盆内径，较外测量而言能更准确地测知真骨盆的大小。

2. 适应证与禁忌证

（1）适应证

1）外测量：产前检查常规，首次产检即可进行。

2）内测量：妊娠 24 ～ 35^{+6} 周。≥ 36 周或有阴道流血、可疑胎膜早破等，应消毒外阴后进行。

（2）禁忌证：无特殊禁忌证。

3. 准备工作

（1）环境：室温适宜，光线明亮，检查床旁注意屏风遮蔽，保护患者隐私。

（2）操作者准备：向患者简要介绍操作目的、过程、需配合的事项。了解患者产检情况、现病史、既往史。

（3）物品

1）一次性垫巾。

2）一次性检查手套及无菌手套。

3）骨盆外测量器、骨盆出口测量器、汤姆斯骨盆出口测量器。

4）大头棉签或外阴消毒包（备卵圆钳、消毒杯、无菌纱布块）。

5）消毒液（0.5% 碘伏。如碘过敏，用 0.1% 苯扎溴铵溶液）。

6）肥皂水、温开水、液体石蜡。

4. 方法

（1）体位：孕妇排尿后仰卧在检查床上，双腿稍屈曲分开，或仰卧于妇科检查床上，呈膀胱截石位。臀下垫一次性垫巾。

（2）骨盆外测量径线

1）髂棘间径：孕妇伸腿仰卧位，暴露腹部至大腿根部。检查者位于孕妇右侧，手持骨盆外测量器，测量两侧髂前上棘外缘的距离，正常值为 23 ～ 26cm。此径线间接推测骨盆入口横径。

2）髂嵴间径：体位、工具同上，测量两侧髂嵴最宽点外缘距离，正常值 25 ～ 28cm。此径线也间接推测骨盆入口横径。

3）骶耻外径：检查者立于孕妇右侧，孕妇取左侧卧位，右腿伸直，左腿屈曲，测量耻骨联合上缘中点到第 5 腰椎棘突下缘的距离（第 5 腰椎棘突下定位：髂嵴后连线中点下 1.5cm，相当于米氏菱形窝上角）。正常值为 18 ～ 20cm。此径线间接推测骨盆入口前后径长度，是骨盆外测量中最重要的径线。

4）坐骨结节间径（出口横径）：孕妇仰卧位，脱开一边裤腿，双腿向腹部弯曲，双手抱膝，向两侧外上方充分展开。检查者面向孕妇立于两腿之间，使用出口测量尺测量两坐骨结节内侧缘的距离，正常值为 8.5 ～ 9.5cm。此径线直接测出骨盆出口横径长度。若此值 < 8cm，应加测骨盆出口后矢状径。

5）出口后矢状径：坐骨结节间径中点至骶骨尖端的长度。检查者戴一次性检查手套，右手示指蘸少量液体石蜡伸入孕妇肛门向骶骨方向，拇指置于孕妇体外骶尾部，两指共同找到骶骨尖端，用尺放于坐骨结节径线上。用汤姆斯骨盆出口测量器一端放于坐骨结节间径中点，另一端放于骶骨尖端处，即可测得出口后矢状径，正常值为 8 ～ 9cm。此值与坐骨结节间径之和 > 15cm 时，表明骨盆出口狭窄不明显。

6）耻骨弓角度：孕妇仰卧位，双腿向腹部弯曲，双手紧抱双膝，向两侧外上方充分展开，或仰卧于产床上成膀胱截石位。检查者戴一次性检查手套面向孕妇双腿之间，两拇指指尖对拢放置在耻骨联合下缘，两拇指分别放在耻骨降支上面，测量两拇指间形成的角度。正常值大于 90° 角，小于 80° 角为不正常。此角度反映骨盆出口横径的宽度。

（3）孕 36 周后，骨盆内测量前要膀胱截石位消毒外阴，用消毒干纱球遮盖阴道口，防止消毒液流入阴道。

1）先冲洗：卵圆钳钳夹无菌纱布蘸肥皂水擦洗外阴部，顺序是大阴唇、小阴唇、阴阜、大腿内上 1/3、会阴及肛门周围。再钳夹一块纱布用温开水冲洗肥皂沫，最后无菌纱布擦干水迹（顺序同前）。

2）再消毒：卵圆钳钳夹无菌纱布浸碘伏（或苯扎溴铵溶液）进行外阴消毒，顺序同肥皂液擦洗。

消毒毕取下阴道口纱球和臀下便盆或塑料布（也可简化使用大棉签按上述步骤冲洗消毒）。

（4）骨盆内测量径线：检查者面向孕妇，立于孕妇两腿之间右手戴无菌手套，可用碘伏（或0.1%苯扎溴铵溶液）润滑手套，示指、中指并拢伸入阴道，拇指伸直，其余各指屈曲。

1）对角径：为耻骨联合下缘至骶岬上缘中点的距离，正常值为12.5～13cm，此值减去1.5～2.0cm为骨盆入口前后径的长度，称为真结合径，正常值为11cm。检查者一手示、中指伸入阴道，用中指尖触到骶岬上缘中点，示指上缘紧贴耻骨联合下缘，另一手指标记此接触点，抽出阴道内手指，测量中指尖至此接触点的距离。测量时中指尖触不到骶岬上缘时表示对角径值＞12.5cm。

2）坐骨棘间径：测量两坐骨棘间的距离，正常值为10cm。方法为一手示、中指放入阴道内，触及两侧坐骨棘，估计其间的距离。此径线代表中骨盆横径，如此径线过小会影响分娩过程中胎头的下降。

3）坐骨切迹宽度：代表中骨盆后矢状径，为坐骨棘与骶骨下段间的距离，即骶棘韧带宽度。将阴道内示指置于韧带上移动，能容纳3横指（5.5～6cm）为正常，否则为中骨盆狭窄。

5. 注意事项

（1）关闭门窗，遮挡屏风，注意保护孕妇隐私。

（2）检查者注意手要温暖。指甲剪短，动作轻柔。

（3）嘱孕妇排空膀胱。

（4）孕妇取膀胱截石位，外阴常规消毒，检查者戴无菌手套，示、中指涂润滑剂后，轻轻伸入阴道，动作轻柔地测量径线。

（5）骨盆内测量的时间应在妊娠24周后、36周前进行，操作必须在消毒下进行，检查时动作要轻柔。

（6）测量数据要准确。

6. 病例分析

患者，女性，26岁，第一胎，妊娠37周，现无腹痛、无阴道流血及流液。查体：血压：130/76mmHg。阴道检查：宫口未开，欲知道是否能经阴道分娩，需要测量哪些径线？

7. 练习题

（1）主观题

简述骨盆各个径线的正常值。

（2）客观题

1）A型题

下列何种情况与骨盆入口狭窄无关（　　　）

A. 外结合径　　　B. 入口前后径　　　C. 对角径　　　D. 骨盆深度　　　E. 入口形态

2）X型题

发生胎头前不均倾位的原因有（　　　）

A. 骨盆出口平面狭窄　　　　　B. 骨盆入口前后径狭窄　　　　　C. 骨盆倾斜度大

D. 坐骨棘间径＞10cm　　　　　E. 坐骨切迹可容2横指

（二）妊娠腹部四步触诊检查方法

妊娠腹部四步触诊检查方法包括测量宫底高度和腹围，评估胎儿增长是否合理。胎心率的测定。在妊娠期，孕妇的体重大约增加10～12.5kg。体重增加每周应少于0.5kg。如体重增加过快，可见于巨大胎儿、羊水量多及孕妇体型偏胖等。如体重增加缓慢，应考虑母体营养不良胎儿或宫内发育迟缓。

1. 目的　检查子宫大小，评估胎儿增长是否合理。明确胎产式、胎先露、胎方位及胎先露是否衔接。

2. 适应证与禁忌证

（1）适应证：妊娠中、晚期孕妇（通常为 24 周后）。

（2）禁忌证：无绝对禁忌证，但对于子宫敏感或已经有宫缩者，应避开宫缩，且动作务必轻柔，并且需避开宫缩时间，尽量减少检查的时间和次数，对足月已经有宫缩者，应在宫缩间期检查。

3. 准备工作

（1）关闭门窗，遮挡屏风。

（2）检查者注意手要温暖。指甲剪短，动作轻柔。

（3）孕妇排尿后仰卧检查床上，双大腿屈曲稍分开。

（4）物品准备：皮尺、手消毒液、一次性臀巾。

4. 方法

（1）体位：孕妇排尿后仰卧在检查床上，头部稍垫高，暴露腹部，双腿稍分开，略屈曲，使腹部放松。检查者站在孕妇的右侧，在做前三步手法时，检查者面向孕妇头端。做第四步手法时，检查者面向孕妇足端。

（2）第一步：检查者将左手置于宫底部，描述宫底到脐或剑突的距离（指数），估计胎儿大小与妊娠月份是否相符。两手置于宫底部，以两手指腹相对交替轻推，判断在宫底部的胎儿部分，若为胎头则硬而圆且有浮球感，若为胎臀则柔软而宽且形态不规则。

（3）第二步：确定胎产式后，检查者两手掌分别置于腹部左右侧轻轻深按进行检查。触到平坦饱满部分为胎背，并确定胎背向前、向侧方或向后。触到可变形的高低不平部分为胎儿肢体，有时能感到胎儿肢体在活动。

（4）第三步：检查者右手拇指与其余四指分开，置于耻骨联合上方握住先露部，按第一步检查是胎头或胎臀，再左右推动先露部，以确定是否入盆，能被推动提示未入盆，反之提示已入盆。

（5）第四步：检查者两手分别插入先露部两侧，向骨盆入口深按，再一次核对先露部的判断是否正确，并确定胎先露入盆程度。先露为胎头时，一手则被胎头隆起部分阻挡，该隆起部分为胎头隆突。枕先露时，胎头隆突为额骨，与胎儿肢体同侧。面先露时，胎头隆突为枕骨，与胎背同侧。

5. 注意事项

（1）注意保护孕妇隐私，关闭门窗，遮挡屏风。

（2）检查前嘱孕妇排尿。指甲剪短，动作轻柔。

（3）在行前三步检查时，检查者面向孕妇，第四步检查时，检查者应而向孕妇足端。

（4）时间不宜太久，检查过程中注意患者有无不适症状。

6. 病例分析

患者，女性，28 岁，初产妇。妊娠 37 周，现无腹痛、无阴道流血及流液。查体：血压：130/76mmHg。阴道检查：宫口未开，欲知道胎产式、胎先露，胎方位及胎先露是否衔接，如何准备？

7. 练习题

（1）主观题

简述触诊臀先露的表现。

（2）客观题

1）A 型题

初产妇临产后胎头未入盆，首先考虑下列哪一项（   ）

A. 羊水过多　　　B. 腹壁松弛　　　C. 脑积水　　　　　　D. 头盆不称　　　E. 宫缩乏力

2）X 型题

胎头跨耻征阳性的初产妇于临产后检查，可能出现（   ）

A. 子宫收缩力异常　　B. 胎位异常　　C. 胎头衔接　　　　D. 胎膜早破　　　E. 出现病理缩复

三、阴道分泌物检查（examination of vaginal discharge）

（一）目的

通过对阴道分泌物的性状、病原学等检查，诊断女性生殖系统炎症、判断卵巢功能。

（二）适应证

1. 凡进行阴道检查者，建议常规进行 pH、阴道滴虫、假丝酵母菌及清洁度的检查。

2. 如受检者分泌物异常，应进行相应的病原体检查或培养。

3. 需要了解卵巢功能者，可行阴道脱落细胞涂片检查。

4. 需要判断月经周期中的不同阶段，可进行宫颈黏液涂片结晶检查。

（三）检查前准备

1.用物准备

（1）常规妇科检查所用材料：阴道窥器、消毒手套（或一次性手套）、妇科棉签、润滑液、洗手液、一次性垫单、模拟人（备选）。

（2）相关取材所需物品：尖嘴长弯钳、干棉球、生理盐水、精密 pH 试纸、10% 氢氧化钾溶液、滴管、消毒试管、培养管、载玻片、棉拭子、试管架、显微镜等。

2.操作者准备

（1）询问病情，做到态度和蔼，操作轻柔。确认患者信息，特别是有无性生活史，是否为月经期。

（2）与患者交流，向患者解释检查目的、方法及可能产生的不适。

（3）清洁双手。

（4）每检查一人更换一张臀部垫巾。

3.患者准备

（1）排空膀胱。

（2）体位：一般取膀胱截石位，臀部靠近检查床缘，头部稍抬高，双手臂自然放置于检查床的两侧，腹肌放松。尿瘘患者有时需要取膝胸位进行检查。

（四）操作步骤

1. 操作者清洁双手，一手或双手戴消毒手套（或一次性手套），面向患者，站在患者的两腿之间。危重患者不宜搬动时可在病床上检查（或可待病情稳定后再行检查），操作者站立于病床的右侧。

2.阴道窥器放置

（1）根据患者的年龄及阴道宽窄度，选择合适大小的阴道窥器。

（2）将阴道窥器两叶合拢，旋紧其中部螺丝，放松侧部螺丝。

（3）放置窥器前，先用左手示指和拇指分开双侧小阴唇，暴露阴道口，右手持准备好的阴道窥器，避开敏感的尿道周围区，倾斜45°角沿阴道侧后壁缓慢插入阴道内，然后向上、向后推进，边推进边将两叶转平，并逐渐张开两叶，直至完全暴露宫颈（图9-8-5）。

（4）检查阴道：注意阴道是否通畅，阴道内分泌物的量、性质、色泽，有无臭味。

3.白带检查
自阴道深部、穹窿、宫颈管口等处取材，患者信息标记，进行 pH、阴道滴虫、假丝酵母菌及清洁度的检查，必要时行培养。

4.假丝酵母菌检查
假丝酵母菌是一种真菌，包括白假丝酵母菌、光滑假丝酵母菌、近平滑假丝酵母菌、热带假丝酵母菌等，通常引起阴道炎的是白假丝酵母菌。此菌呈卵圆形，有芽孢及假菌丝（图9-8-6）。

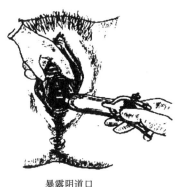
暴露阴道口

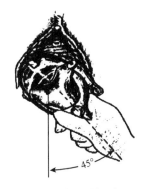
斜行45°放置窥器

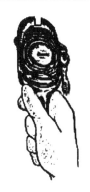
放正窥器并张开暴露宫颈放正

图 9-8-5 放置窥器的方式

检查方法：

（1）悬滴法：取干燥玻片一张，在其上滴 10% 氢氧化钾溶液或生理盐水一滴，用刮板或棉拭子刮取阴道侧壁上 1/3 黏膜上附着的分泌物，混入在已制备好的玻片上制成悬滴后显微镜下观察有无假丝酵母菌菌丝。由于 10% 氢氧化钾可以溶解其他细胞成分，菌丝的检出率高于生理盐水悬滴法，阳性率为 70% ～ 80%。

（2）涂片法：同上法取材后，将分泌物均匀涂抹在一张干燥的玻片上，进行革兰氏染色后显微镜低倍镜下检查。

（3）培养法：外阴消毒后放置阴道窥器，以无菌干燥棉拭子同法取材后，将其接种在 TTC 沙保罗培养基上，置于 37℃ 的温箱，3 ～ 4 天后出现菌落。若菌落为白色，可能为假丝酵母菌。若为红色、紫色等其他颜色，可能为非白假丝酵母菌。

5. 滴虫检查 阴道毛滴虫是一种极微小、有鞭毛的原虫生物，用肉眼无法看到，用显微镜才可见。虫体外形呈梨形，顶端有 4 根鞭毛，后端有 1 根鞭毛，与波动膜外缘相连（图 9-8-7）。

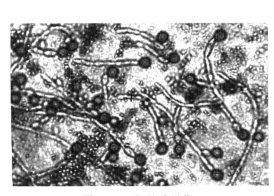
图 9-8-6 假丝酵母菌

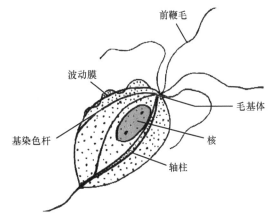
图 9-8-7 阴道毛滴虫

检查方法：

（1）悬滴法：取干燥玻片一张，在其上滴生理盐水一滴，用刮板或棉拭子刮取阴道侧壁上 1/3 黏膜上附着的分泌物后，混入在已制备好的玻片上的生理盐水悬滴后即可在显微镜低倍镜下观察。如为冬季可在暖气上放置片刻后镜检。

（2）培养法：外阴消毒后放置阴道窥器，以无菌干燥棉拭子同法取材后，将其放置在肝浸汤培养基或大豆蛋白胨培养基中，37℃ 孵育 48 小时后检查有无滴虫生长。

6. 阴道清洁度检查 取一张干燥玻片，将一滴生理盐水滴在玻片上，取阴道分泌物少许，混于玻片上的生理盐水，置显微镜高倍镜下观察。

（1）清洁度Ⅰ度：镜下看到正常阴道上皮脱落细胞为主及一些阴道杆菌，极少有白细胞。

（2）清洁度Ⅲ度：镜下看到大量白细胞及较多杂菌、病原体，极少的阴道上皮脱落细胞。

（3）清洁度Ⅱ度：镜下所见介于前两者之间。

7. 线索细胞检查　取一张干燥玻片，将一滴生理盐水滴在玻片上，取阴道分泌物少许，混于玻片上的生理盐水，置显微镜高倍镜下观察。

线索细胞的特点为阴道表层细胞膜上贴附着大量颗粒状物，即加德纳菌，细胞边缘的大部分不平滑。若见到 > 20% 的线索细胞，分泌物胺试验阳性，pH > 4.5，则可诊断为细菌性阴道病。

8. 内分泌功能检查　用消毒刮板在阴道侧壁上 1/3 处轻轻刮取黏液及细胞后，均匀地涂在玻片上，用 95% 乙醇溶液固定，待巴氏染色后显微镜下观察细胞形态。对未婚者可用浸湿的消毒棉签轻轻伸入至阴道，在阴道侧壁上 1/3 处轻卷后取出棉签，将其涂至玻片上，同法固定和染色后读片。

9. 宫颈黏液结晶检查　暴露宫颈，以长弯钳伸入宫颈管，钳取宫颈黏液后打开长弯钳，观察钳尖处黏液形状及拉丝度，并将黏液置于干燥玻片上令其干燥，显微镜下观察结晶的形状。正常月经周期中第 7 天出现羊齿状结晶，排卵后结晶减少，一般在月经周期中第 22 天时消失，出现椭圆小体。

10. 取出阴道窥器　取出阴道窥器之前，应旋松侧部螺丝，待两叶合拢后再行取出。无论在放入或取出阴道窥器的过程中，必须注意旋紧窥器中部螺丝，以免小阴唇和阴道壁黏膜被夹入两叶侧壁间，引起剧痛或其他不适。

11. 整理　帮助患者整理好衣服，根据需要协助其起身，并将垫巾放入医用废物袋。

（五）常规操作注意事项

1. 为消除患者的紧张情绪，操作者要体贴被检查者，动作轻柔。向患者解释检查的必要性，对精神紧张的患者更要耐心解释，使其合作。

2. 检查前嘱患者排尿，必要时导尿排空膀胱。若需行尿液检查者，应先留取标本送检。若需要行三合诊，大便充盈者应先排便或灌肠。

3. 检查前必须确认有无性生活史，无性生活史者禁止做阴道窥器检查，如确有必要，应先征得患者本人签字同意后，方可检查。（未成年人需征得监护人签字同意）

4. 采集标本前 24 ～ 48 小时内应禁性生活、阴道检查、阴道灌洗及阴道上药。

5. 使用的阴道窥器不得涂润滑剂。

6. 采集器等用品应保持干燥。

7. 为提高滴虫的检出率，应注意标本保暖。

8. 不同检查的最佳取材部位不同。

（六）病例分析

1. 患者，女性，22 岁。白带增多，外阴瘙痒 3 天。月经 13 岁 5 ～ 6/28 天，LMP：2019-12-10。未婚，有性生活史，0-0-1-0。妇检：小阴唇及阴道口黏膜略充血，阴道内见多量稀薄泡沫状偏脓性分泌物，有异味，阴道黏膜充血，宫颈表面见出血斑呈草莓样，双合诊无异常。

（1）诊断及诊断依据。

（2）鉴别诊断。

（3）进一步检查。

（4）治疗原则。

2. 患者，女性，35 岁。白带增多，外阴瘙痒 2 天。瘙痒剧烈，夜间明显。月经 13 岁 5 ～ 6/30 天，LMP：2019-12-7。已婚，1-0-0-1，顺产，宫内节育器避孕。妇检：大、小阴唇皮肤、黏膜充血，水肿，见抓痕，阴道内见大量白色黏稠豆渣样分泌物，阴道黏膜、宫颈黏膜充血，双合诊无异常。

（1）诊断及诊断依据。

（2）鉴别诊断。

（3）进一步检查。

（4）治疗原则。

（七）练习题

1. 主观题

（1）白带是由什么形成？

（2）如何防止阴道窥器检查损伤宫颈？

2. 客观题

（1）A 型题

1）关于分泌物取材位置，哪项是错误的（　　　）

A. 检查分泌物应在其聚集处即阴道后部取材最为方便

B. 检查滴虫应在阴道上 1/3 侧壁取材

C. 做淋球菌检查应取宫颈管或尿道旁腺分泌物

D. 做内分泌涂片应取阴道上 1/3 刮片

E. 做假丝酵母菌检查应在阴道上 1/3 取材

2）关于滴虫检查，以下哪项正确（　　　）

A. 滴一滴生理盐水在玻片上，然后将阴道窥器上的分泌物蘸在其上

B. 冬季检查时，为提高检出率可以将分泌物悬滴放置在暖气上保暖

C. 阴道窥器检查可以蘸取液体石蜡润滑

D. 滴虫悬滴需在油镜下观察

E. 应在尿道口留取分泌物

（2）B 型题

1）～ 2）题共用备选答案

A. 奶酪样、豆渣样白带 　　　 B. 灰黄色、泡沫样白带 　　　 C. 稀薄、氨臭味白带

D. 黄色、脓样白带 　　　 E. 血性白带

1）滴虫性阴道炎为（　　　）

2）外阴阴道假丝酵母菌病为（　　　）

（3）C 型题

1）～ 2）题共用题干

患者，女性，36 岁，因急性盆腔炎，静脉点滴抗生素 2 周，近 3 天开始外阴瘙痒，白带多，呈豆渣样。

1）下一步检查应为（　　　）

A. 悬滴法查滴虫 　　　 B. 悬滴法查孢子及菌丝 　　　 C. 细菌培养

D. 阴道镜 　　　 E. 阴道涂片细胞学检查

2）下一步治疗应为（　　　）

A. 酸性溶液冲洗阴道 　　　 B. 阴道用制霉菌素栓 　　　 C. 阴道用甲硝唑栓

D. 口服甲硝唑片 　　　 E. 口服抗生素

（4）X 型题

1）首选甲硝唑治疗的疾病为（　　　）

A. 细菌性阴道病 　　　 B. 滴虫性阴道炎 　　　 C. 外阴阴道假丝酵母菌病

D. 老年性阴道炎 　　　 E. 慢性宫颈炎

2）下列关于阴道分泌物检查的描述哪项是正确的（　　　）

A. 查滴虫应先在玻片上滴一滴生理盐水

B. 为提高假丝酵母菌的检出率，应用 10% 氢氧化钾做悬滴检查

C. 内分泌涂片应用 95% 乙醇溶液固定后待检

D. 进行滴虫检查时标本无须保暖

E. 淋球菌检查需做革兰氏染色

四、宫颈细胞学检查（cervical cytological examination）

（一）目的

宫颈细胞学检查是通过对宫颈及宫颈管脱落细胞的检查，进行宫颈癌前病变和宫颈癌的筛查、诊断。

（二）适应证

1. 宫颈癌常规筛查　有性生活的女性，建议在性生活开始后 3 年，或 21 岁后，开始宫颈癌的筛查，并结合 HPV-DNA 定期复查。

2. 有接触性出血、不规则阴道流血或有阴道排液者，临床检查发现宫颈异常者。

3. 妇科良性疾病拟行子宫切除手术之前。

4. 高危人群的复查　既往有过宫颈细胞学异常、宫颈病变或宫颈癌治疗后的随访。

（三）操作前准备

1. 用物准备

（1）常规妇科检查所用材料：阴道窥器、消毒手套（或一次性手套）、妇科棉签、润滑液、洗手液、一次性垫单、模拟人（备选）。

（2）相关取材所需物品：尖嘴长弯钳、干棉球、95% 乙醇溶液、载玻片、毛刷、刮板、含检查介质的细胞保存瓶、标记笔。

2. 操作者准备

（1）询问病情，确认患者信息，特别是有无性生活史，是否为月经期。

（2）与患者沟通，向患者解释检查目的、方法及可能产生的不适。

（3）清洁双手。

（4）每检查一人更换一张臀部垫巾，一次性使用。

3. 患者准备

（1）排空膀胱。

（2）体位：一般均取膀胱截石位，臀部置于检查床缘，头部稍抬高，双手臂自然放置于检查床的两侧，腹肌放松。尿瘘患者有时需要取膝胸位进行检查。

（四）操作步骤

操作者清洁双手，一手或双手戴消毒手套（或一次性手套），面向患者，站在患者的两腿之间，危重患者不宜搬动时可在病床上检查（或可待病情稳定后再行检查），操作者站立于病床的右侧。根据需要选择所用窥器。放置窥器方法见阴道分泌物检查章节。

1. 涂片法

（1）取出一张干燥的玻片，用铅笔在有毛玻璃的一侧写好患者的姓名、住院号等信息。

（2）正确放置阴道窥器暴露宫颈后，用干棉球轻轻擦拭宫颈表面黏液样分泌物后进行涂片做细胞学检查。

（3）用特制的刮板的一头伸入宫颈管，另一头贴覆在宫颈表面，以宫颈外口为圆心沿一个方向轻轻旋转一周（图 9-8-8），将其沿一个方向用力均匀涂在已准备好的玻片上。

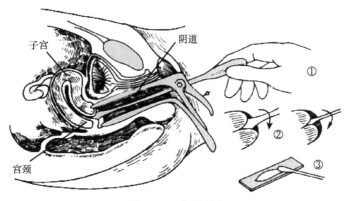

图 9-8-8　宫颈刮片

（4）95% 乙醇溶液固定标本，待巴氏染色后显微镜下观察细胞形态。

（5）如果没有特制刮板，可分别进行宫颈表面和宫颈管的涂片，即用普通刮板贴覆于宫颈表面轻轻刮取分泌物后涂片，再用较细的刮板伸入宫颈管内，沿一个方向旋转后再将所取细胞涂在玻片上送检。

（6）如遇宫颈肥大者，应注意涂片时在宫颈表面取材，不得遗漏涂片区域，特别是鳞、柱状上皮交界处。

2. 薄层液基细胞学涂片

（1）取一个装有细胞保存液体的小瓶，在其表面贴患者信息的标签或用记号笔写上患者姓名等身份信息。

（2）正确放置阴道窥器，暴露宫颈时避免阴道窥器触碰宫颈，勿用干棉球等擦拭宫颈表面。

（3）用专用特制毛刷伸入宫颈管约 1cm，以宫颈外口为中心，旋转 360°～720° 角后取出并将毛刷浸泡至保存液体中，旋紧瓶盖送检（图 9-8-9）。

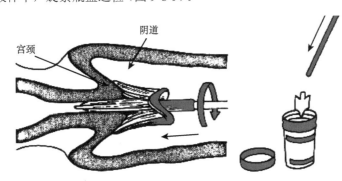

图 9-8-9　宫颈薄层液基细胞学涂片

（4）如遇宫颈肥大者，应注意刷取宫颈表面旋转毛刷不能刷到的区域，特别是鳞柱上皮交界处。

3. 取出阴道窥器　取出阴道窥器之前，应旋松侧部螺丝，待两叶合拢后再行取出。无论在放入或取出阴道窥器的过程中，必须注意旋紧窥器中部螺丝，以免小阴唇和阴道壁黏膜被夹入两叶侧壁间，引起剧痛或其他不适。

4. 整理　帮助患者整理好衣服，根据需要协助其起身，并将垫巾放入医用垃圾袋。

（五）注意事项

1. 采集标本前 24～48 小时内应禁止性生活、阴道检查、阴道灌洗或阴道上药。

2. 采集器等用品应保持干燥。

3. 使用的阴道窥器不得涂润滑剂。

4. 阴道出血量较多时，除特别需要，应暂缓进行宫颈涂片检查，以免因红细胞过多而影响镜下观察。

5. 阴道炎症急性期，应先治疗阴道炎症后再进行宫颈涂片检查。否则不仅易于发生感染，还会影响细胞学检查结果的准确性。

（六）病例分析

1. 患者，女性，50 岁，月经 3～5/30 天，量中，接触性阴道出血半年，白带多。妇检：外阴阴道（-），宫颈重糜，质偏硬，肥大，接触出血阳性，宫体前位，质地、大小正常，活动可。附件（-）。请提出初步诊断、进一步诊断方法及治疗原则。

2. 患者，女性，45 岁。接触性阴道出血 1 个月。妇检：外阴、阴道无异常，宫颈重度糜烂，宫体后倾，大小正常，活动好，双附件（-）。宫颈细胞学涂片高度可疑，阴道镜下宫颈活检报告为癌细胞突破基底膜 5mm 以内，有淋巴管侵犯及病灶融合。

该患者诊断与鉴别诊断是什么？治疗原则是什么？

（七）练习题

1. 主观题

刮片细胞学检查的方法和意义是什么？

2. 客观题

（1）A 型题

1）关于薄层液基细胞学检查，以下哪项是错误的（　　）

A. 取装有细胞保存液体的小瓶，在其表面贴上患者信息的标签或用记号笔写上患者姓名等信息

B. 正确放置阴道窥器，暴露宫颈时避免阴道窥器触碰宫颈

C. 用专用的特制毛刷伸入宫颈管约 1cm，以宫颈外口为中心，旋转 360°～720° 角后取出并将毛刷头浸泡至保存液体中备检

D. 取特定毛刷用力刷取宫颈管及宫颈表面，以免细胞量过少影响检查

E. 如遇宫颈肥大患者，应注意刷取宫颈表面旋转毛刷不能刷到的区域，特别是鳞柱状上皮交界处，如有必要可使用刮板补充抹片

2）28 岁女性，孕 2 产 1，接触性出血 3 次。检查：宫颈光滑，大小正常，活动好，附件正常。首选下列哪项检查（　　）

A. 宫颈涂片　　　B. 阴道镜检查　　　C. 宫颈及颈管活检　　　D. 腹腔镜检查　　　E. 碘试验

（2）B 型题

1）～2）题共用备选答案

A. 宫颈刮片细胞学检查　　　　　B. 宫颈碘试验　　　　　C. 阴道镜检查

D. 子宫颈活体组织检查　　　　　E. 后穹隆涂片检查

1）普查子宫颈癌时，最有实用价值的检查方法是（　　）

2）确诊宫颈癌的可靠检查为（　　）

（3）C 型题

1）～2）题共用题干

患者，女性，44 岁，月经紊乱 1 年，阴道少量流血 20 余天就诊，G3P1A2L1。妇科检查：宫颈肥大，重度颗粒型糜烂，子宫体稍大，双附件无异常。

1）应首先进行哪项检查（　　）

A. 宫颈细胞学检查　　　　　　　B. 诊断性刮宫　　　　　　　C. 超声检查

D. 阴道镜检查　　　　　　　　　E. 宫颈细胞学检查加分段刮宫

2）若宫颈细胞学结果提示低度鳞状上皮内病变，HPV 高危型 18（+），最佳处理应为（　　）

A. 阴道镜下宫颈活检　　　　　　B. 子宫全切术　　　　　　　C. 宫颈 LEEP 锥切

D. 聚甲酚磺醛栓治疗　　　　　　　E. 随访 3 个月复查细胞学

（4）X 型题

1）关于宫颈防癌检查，下列哪项是正确的（　　　）

A. 采集标本前 24 小时内应禁性生活、阴道检查、阴道灌洗及用药

B. 取标本的用具必须无菌干燥

C. 白带较多时便于取材，不应将其擦掉

D. 阴道流血较多时影响检查结果

E. 应将所取的标本均匀涂在玻片上

2）对某患者进行宫颈细胞检查时，哪项是正确的（　　　）

A. 检查前应排空膀胱

B. 检查者应站在患者的两腿间或病床的右侧

C. 检查者应动作轻柔，告知患者盆腔检查可能出现的不适

D. 凡有阴道流血者，均应在出血停止后再行宫颈细胞检查

E. 男医生对患者进行检查时应有其他女性医护人员在场

五、刮　宫　术

（一）目的

刮宫术（dilatation curettage）是诊断宫腔疾病最常用的方法，分为一般性诊断性刮宫术和分段诊断性刮宫术两种，其目的是刮取子宫内膜或清除宫腔内异物，以明确诊断、指导治疗。

（二）适应证

1. 子宫异常出血或阴道排液，需证实或排除子宫内膜病变、宫颈病变或其他妇科疾病，如结核、息肉、子宫内膜增生、癌前病变，子宫内膜癌、宫颈癌流产、子宫内膜炎等。

2. 功能失调性子宫出血的诊断及治疗。除了解子宫内膜的变化及对性激素的反应外，刮宫还可以起到止血的作用。

3. 不孕症行刮宫术有助于了解有无排卵，并能发现子宫内膜的病变。

4. 宫腔内有组织残留，阴道流血多时，彻底刮宫有助于诊断，并可迅速止血。

（三）禁忌证

1. 生殖道急性炎症，如急性外阴炎、阴道炎、宫颈炎、急性子宫内膜炎、宫腔积脓、急性盆腔炎等。

2. 全身情况不能耐受手术者。如患有严重的心、脑、肾等主要器官疾病患者，患有严重血液病患者。各期急性传染病或慢性传染病的急性发作期。

3. 无性生活女性，禁忌行刮宫术。若确有操作必要时，应先征得患者本人签字同意后，方可进行（未成年人需征得监护人签字同意）。

4. 手术当日体温 37.5℃以上者。

5. 可疑宫内妊娠且有继续妊娠要求者。

（四）操作前准备

1. 用物准备

（1）手术床。

（2）消毒刮宫包：阴道窥器（检查窥器、手术窥器各 1 个），宫颈钳 1 把、弯钳或卵圆钳 2 把，子宫探针 1 支，宫颈扩宫器 4 号～6 号各 1 支，刮匙 2 把，镊子 2 把，弯盘 2 个，消毒棉球若干个、无菌纱布若干块，外包布一块（双层）、内包布一块、消毒孔巾 1 块。

（3）消毒液（安尔碘或碘伏）、无菌手套、模拟人（备选）。

（4）标本容器、10% 福尔马林。

（5）药品准备：局部麻醉药、镇静剂，抢救药物等（必要时使用）。

2. 操作者准备

（1）操作者确认患者信息、病情及辅助检查结果，确认适应证与排除禁忌证。

（2）操作者向患者介绍手术的目的、意义、风险，告知患者操作中可能会有不适，请其配合，签署知情同意书。

（3）检查手术包的有效灭菌日期。

（4）操作者穿洗手衣，戴口罩帽子、洗手、穿手术衣。

（5）打开无菌消毒包，操作者戴消毒手套，可以左手一只，右手两只，摆放器械。

3. 患者准备

（1）签署知情同意书。

（2）测血压、脉搏、体温。

（3）术前 3 天禁性生活，紧急情况除外。

（4）排空膀胱，取膀胱截石位。

（5）刮宫无须麻醉。如有条件，可以在麻醉下（静脉麻醉、吸入麻醉或腰麻）进行。对于宫颈口过紧者，给予镇静剂或宫颈表面麻醉。

（五）操作步骤

1. 诊断性刮宫　用于诊断、治疗宫腔疾病。

（1）体位：取膀胱截石位。

（2）外阴、阴道常规消毒，铺消毒孔巾。盆腔检查了解阴道、子宫位置、大小及附件情况，更换手套。

（3）正确放置阴道窥器，暴露阴道及宫颈，再次消毒阴道穹、宫颈及宫颈管口。

（4）宫颈钳钳夹宫颈前唇，子宫探针沿子宫方向缓缓伸入宫腔达宫底，探测宫腔深度、宫底宽度。

（5）根据宫颈的松紧度决定是否扩张宫颈。如宫颈口过紧，自小号宫颈扩张器开始，以执笔式持宫颈扩张器沿子宫方向缓慢扩张宫颈内口，至所用的刮匙能顺利通过。

（6）阴道穹后部处置无菌纱布一块，用刮匙慢慢伸入至宫底，从宫底到内口沿宫腔四壁及两侧宫角有次序地将内膜刮除，特别注意刮子宫底部及两侧宫角部，了解子宫壁是否光滑以及宫腔有无形态异常，刮出组织放入标本袋中，并进行标记（图 9-8-10）。

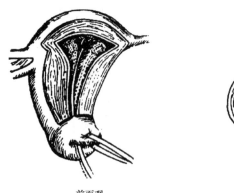
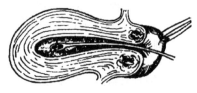

前面观　　　　　　　　　　侧面观

图 9-8-10　刮取子宫腔组织，注意子宫底及两侧角

（7）清理阴道内积血，观察有无活动出血。如无活动出血，取出宫颈钳，再次消毒宫颈及阴道，正确取出阴道窥器。

（8）注意观察刮取组织物的量、颜色、形状、厚度及新鲜程度等，将刮取的组织物装入 10% 福尔马林固定液中。核对患者信息，填写病理检查申请单，标本经患者或家属过目后，送病理检查。

（9）填写手术记录。

（10）告知术后注意事项。嘱患者休息，保持外阴清洁，1 周后取病理检查结果并复诊，术后 2 周内禁忌性生活及盆浴。对长时间阴道流血者，术后使用抗生素预防感染。

2. 分段诊断性刮宫　主要用于诊断子宫内膜病变、特别是子宫内膜癌等恶性肿瘤。

（1）体位：取膀胱截石位。

（2）外阴、阴道常规消毒，铺消毒孔巾。盆腔检查了解阴道、子宫位置、大小及附件情况，更换手套。

（3）正确放置阴道窥器，暴露阴道及宫颈，再次消毒阴道穹、宫颈及宫颈管口。

（4）宫颈钳钳夹宫颈前唇，用小刮匙自宫颈管内口至外口顺序刮宫颈管一周，刮出组织物置于标本袋中，并进行标记。

（5）子宫探针沿子宫方向缓缓伸入宫腔达宫底，探测宫腔深度、宫底宽度。

（6）根据宫颈的松紧度决定是否扩张宫颈。如宫颈口过紧，自小号宫颈扩张器开始，以执笔式持宫颈扩张器沿子宫方向缓慢扩张宫颈内口，至所用的刮匙能顺利通过。

（7）阴道穹后部置无菌纱布一块，用刮匙慢慢伸入至宫底，从宫底到内口沿宫腔四壁及两侧宫角、宫底组织有次序地刮出，刮宫时注意子宫壁是否光滑以及宫腔有无形态异常。刮出组织放入标本袋中，并进行标记。如刮出的组织糟脆，可疑子宫内膜癌，立即停止刮宫。

（8）清理阴道内积血，观察有无活动出血。如无活动出血，取出宫颈钳，再次消毒宫颈及阴道，正确取出阴道窥器。

（9）注意观察刮取组织物的量、颜色、形状、厚度以及新鲜程度等，将刮取的组织物装入 10% 福尔马林固定液中。核对患者信息，填写病理检查申请单，标本经患者或家属过目后，送病理检查。

（10）填写手术记录。

（11）告知术后注意事项。嘱患者休息，保持外阴清洁，1 周后取病理检查结果并复诊，术后 2 周内禁忌性生活及盆浴。对长时间阴道流血者，术后使用抗生素预防感染。

（六）并发症及处理

1. 阴道流血　对疑似子宫内膜癌、黏膜下肌瘤等患者，常因子宫收缩不良而出血过多。术前应备血、开放静脉。术中应在扩张宫颈后，尽快刮取宫腔内容物。除了怀疑恶性肿瘤或取活检外，应全面刮宫。

2. 感染　对于出血时间长，合并贫血、糖尿病或应用免疫抑制剂者，术前及术后应使用抗生素预防感染。术中严格按照无菌操作。

3. 子宫穿孔　手术器械损伤子宫壁，导致子宫穿孔是严重并发症，应及时发现，及时处理。手术时突然出现"无底"的感觉，或刮匙进入宫腔的深度超过测量的深度时，要考虑子宫穿孔的可能。

以下情况易造成子宫穿孔。

（1）术前未查清子宫的大小、位置、倾屈度，探针或刮匙沿错误的方向进入宫腔，导致穿孔。

（2）年老患者，子宫多已萎缩，子宫壁脆弱。

（3）哺乳期子宫软，刮宫时用力不当，容易导致穿孔。

（4）当子宫内膜癌、绒毛膜癌等癌组织侵犯子宫肌层时，刮宫时极易穿孔。

处理：一旦考虑为子宫穿孔，立即停止手术，观察有无内出血和脏器损伤的征象等。如破裂口小，生命体征平稳，可保守治疗。如破裂口大，有内出血、脏器损伤等，应立即剖腹探查，针对损伤情况处理。

4. 宫颈、宫腔粘连 诊断性刮宫伤及宫颈或子宫内膜，可以造成子宫内膜炎或宫颈、宫腔粘连。处理：根据粘连的部位，采用扩张宫颈或分离宫腔粘连的处理。如宫颈粘连，用探针或小号扩张器缓慢扩张宫颈。如宫腔粘连，建议宫腔镜下行分离术。术后可以放置宫内节育器，预防再次粘连。人工周期 2 ~ 3 个周期，促进子宫内膜生长。

5. 闭经 伤及宫颈或子宫内膜，可以造成宫颈、宫腔粘连，导致闭经。

6. 不孕不育 伤及子宫内膜基底层，可以造成子宫内膜炎或宫颈、宫腔粘连，导致不孕或不育。

（七）注意事项

1. 常规操作注意事项

（1）操作者要态度和蔼，并向患者解释操作的必要性。

（2）有条件或病情允许时，可以先行 B 超检查，必要时 B 超监测下刮宫。

（3）严格无菌操作，进入宫腔的器械应避免与阴道壁接触。

（4）操作轻柔，防止心脑综合反应。对于高危的患者更应小心，以防子宫损伤。

（5）操作时反复刮宫，会伤及子宫内膜基底层，造成子宫内膜炎或宫腔粘连，导致闭经，应注意避免。

（6）刮出的组织物均应送病理检查。

（7）完成后帮助患者整理好衣服，根据需要协助其起身。

2. 刮宫术时间选择的注意事项

（1）对不孕症和功能失调性子宫出血的患者，为了排除子宫内膜病变，了解卵巢有无排卵及黄体功能状态，刮宫日期应选择在月经来潮前 1 ~ 2 天至来潮后 6 小时之内进行。

（2）为确定黄体萎缩不全，应在月经第 5 ~ 6 天刮宫。

（3）为了解卵巢功能而行诊断性刮宫时，术前 1 个月应禁用性激素及避孕药。

3. 诊断性刮宫术手术方式选择的注意事项

（1）对于良性病变，应尽量全面刮宫，达到诊断和治疗的目的。

（2）对疑有癌变的患者，如刮出的组织经肉眼检查高度怀疑为癌组织，且所取的组织足够送病理检查时，不必再全面刮取，以防出血及癌灶扩散。若未见明显癌组织，则应全面刮宫。

（3）疑为子宫内膜结核者，应特别注意刮取患者两侧宫角部，以提高诊断的阳性率。

（八）病例分析

1. 患者，53 岁，已婚女性，绝经 2 年，阴道流血 3 个月，流血量少于月经量。患者患糖尿病 5 年，现服用二甲双胍治疗。查体：生命体征平稳，心肺无异常，腹部未触及肿块，腹水征阴性。妇科检查：外阴发育正常，阴道通畅，阴道少许陈旧性积血，宫颈光滑，接触性出血阴性，子宫后位，增大如孕 8 周大小，活动可，质软，无压痛。双侧附件区未触及包块，无压痛。

请提出初步诊断。最主要、最基本的辅助检查及其注意事项是什么？治疗原则是什么？

2. 周某，女性，45 岁，孕 3 产 2，因月经量增多、经期延长 2 年入院。患者于 2 年前开始月经量增多，由每次用纸 2 包增加到 5 包，有血块，无痛经，经期延长至 7 ~ 8 天，周期规则，经期伴头昏、眼花。既往无特殊，平时月经 13 岁 3/28 ~ 30 天。检查：一般情况正常，心肺无异常，妇科检查：外阴、阴道（-），宫颈肥大，光滑，子宫前位，增大如孕 3^+ 月大小，表面不平，质硬，活动可，无压痛，双附件（-）。化验：Hb 85g/L，WBC 8×10^9/L，N% 70%，L% 24%，E% 6%，PLT 200×10^9/L。

请提出初步诊断和诊断依据，做进一步检查，并给予治疗原则。

（九）练习题

1. 主观题

（1）功能失调性子宫出血患者，诊断性刮宫的时间如何选择？

（2）诊断性刮宫术的并发症有哪些？

2. 客观题

（1）A 型题

1）关于刮宫注意事项，以下哪项是错误的（ ）

A. 刮宫时应注意宫腔四壁特别是两侧宫角情况

B. 应注意宫腔大小内壁是否平坦，有无突起

C. 应注意异常组织的位置

D. 应注意宫腔内有无赘生物

E. 如发现糟脆组织，应尽量将该处组织清理干净，以免残留

2）关于分段诊断性刮宫标本的处理，以下哪项是错误的（ ）

A. 将刮出物全部送检　　　　　　　　B. 分别按宫颈、宫腔不同部位刮出组织送检

C. 挑选可疑组织送检，其余可以丢弃　　D. 装入标本瓶后应立即用组织固定液固定

E. 标本瓶上要注明患者姓名及组织来源，填好病理检查单

（2）B 型题

1）～2）题共用备选答案

A. 宫颈刮片细胞学检查　　　　　B. 宫颈碘试验　　　　　C. 阴道镜检查

D. 子宫颈活体组织检查　　　　　E. 诊刮术，刮出物送病理检查

1）确诊宫颈癌时，最有实用价值的检查方法是（ ）

2）患者女性，26 岁。月经规律，现停经 45 天，阴道少量出血 7 天，时有阵阵腹痛。妇科检查：外阴、阴道无异常，宫颈光滑，宫颈口有组织物堵塞，宫体略大而软，附件（－）。对此病例首先考虑如何处理（ ）

（3）C 型题

1）～2）题共用题干

53 岁，经产妇，绝经半年后阴道出血 2 个月，出血量如月经，之后时多时少。盆腔检查：宫颈光滑，子宫稍大于正常，双侧附件（一）。

1）采用下列哪项措施可确诊（ ）

A. 后穹窿涂片及宫颈涂片　　　　　　B. 宫颈刮片细胞学检查

C. 阴道镜检查，取活组织做病理检查　　D. 分段诊刮，刮出物送病理检查

E. 腹腔镜检查，并取活组织做病理检查

2）病理活检回报：子宫内膜腺癌，首选治疗方案为（ ）

A. 腔内放射治疗

B. 盆腔外照射治疗

C. 子宫全切术

D. 扩大子宫全切术及双附件切除术

E. 子宫广泛切除术及盆腔淋巴结清扫术

（4）X 型题

1）以下哪项是诊断性刮宫的禁忌（ ）

A. 体温超过 37.5℃　　　　　B. 伴有急性生殖道炎症　　　　C. 严重内科合并症未经处理

D. 慢性盆腔炎　　　　　E. 急性胃肠炎

2）关于刮宫的注意事项，以下哪项是正确的（ ）

A. 术前已做 B 超，无须再做盆腔检查了解子宫大小及位置

B. 绝经后患者术前可以用药物软化宫颈，便于宫颈扩张

C. 刮宫操作时应动作轻柔，进出宫颈时不能暴力

D. 扩张宫颈应从小号扩张器开始依次至所需大小

E. 根据子宫大小及宫口情况选择刮匙大小

六、人工流产术

人工流产术也称负压吸引术（vacuum aspiration），是避孕失败的补救措施。负压吸引术是指利用负压吸引的原理，将宫内的妊娠物吸出宫外，从而达到终止妊娠的目的。

（一）目的

人工流产术的目的是为避孕失败、意外妊娠而进行的补救措施。

（二）适应证与禁忌证

1. 适应证　妊娠 10 周内，要求终止妊娠而无禁忌证者，或患有某种严重疾病不宜继续妊娠者。

2. 禁忌证

（1）术前 24 小时内体温两次在 37.5℃以上者，暂缓手术。

（2）各种疾病的急性期或患有某种严重疾病，全身情况不良，不能耐受手术。

（3）生殖道感染。

（4）妊娠剧吐酸中毒尚未纠正。

（三）准备工作

1. 详细询问病史，术前测量体温、脉搏、血压，进行全身检查及妇科检查。

2. 血或尿人绒毛膜促性腺激素（hCG）测定，超声检查确诊。

3. 实验室检查包括阴道分泌物常规、血常规及凝血方面检测。

4. 排空膀胱。

5. 解除患者思想顾虑，进行避孕宣教。

（四）手术方法

1. 手术者穿清洁工作衣，戴帽子、口罩，戴无菌手套。受术者排空膀胱，取膀胱截石位。

2. 外阴和阴道消毒　常规消毒外阴和阴道，铺盖消毒洞巾或无菌巾。

3. 双合诊复查　检查子宫位置、大小及附件等情况。

4. 阴道及宫颈消毒　用阴道窥器暴露阴道及宫颈，消毒阴道及宫颈管。

5. 探测宫腔　用宫颈钳钳夹宫颈前唇，顺着子宫位置的方向，用探针探测宫腔屈度方向及深度。

6. 扩张宫颈　以执笔式顺着子宫位置方向用扩宫棒扩张宫颈管，一般自 5 号扩宫棒开始，由小号到大号，循序渐进。扩张到比选用吸管大半号或 1 号。根据宫腔大小选择吸管。

7. 吸管吸引　助手协助将橡皮管一端连接到负压吸引器上，术者将另一端连接到吸管上。将吸管沿子宫位置方向缓慢送入宫底部，遇到阻力稍微向后退。按孕周大小，选择吸管及给予负压。孕 7 周以下用 5～6 号吸管，7～9 周用 6～7 号吸管，9 周以上用 7～8 号吸管。负压一般控制在 400～500mmHg，按照顺时针的方向吸引宫腔 1～2 圈。感到宫壁粗糙、宫腔缩小、吸管紧贴宫壁提示组织吸净，此时将橡皮管折叠，取出吸管。

8. 检查宫腔吸净情况　用小号刮匙轻轻搔刮宫底部及两侧宫角，检查宫腔是否吸净。必要时重新放入吸管，再次用低负压吸宫腔 1 圈。

9. 术后消毒　取下宫颈钳，用消毒棉球拭净阴道血迹，术毕。

10. 术后核查　将吸出的妊娠物过滤，测量血液及组织容量，检查有无绒毛。未见绒毛则需要送病理检查。

11. 术后护理　术后留观，留观时间一般为半小时，长短视患者情况决定。注意生命体征，注意流血、腹痛情况。交代注意事项。

（五）注意事项

1. 正确判别子宫大小及方向，动作轻柔，减少损伤。

2. 扩宫颈时用力均匀，防止宫颈内口撕裂。

3. 严格遵守无菌操作常规。

4. 目前静脉麻醉应用广泛，应由麻醉医师实施和监护，以防麻醉意外。

5. 妊娠≥10周的早期妊娠，应采用钳刮术，钳刮术应先通过机械或药物方法使宫颈松软，然后用卵圆钳钳夹胎儿及胎盘。由于此时胎儿较大、骨骼形成，容易造成出血多、宫颈裂伤、子宫穿孔等并发症。

6. 流产后做好避孕宣教，告知流产的利害关系，立即落实避孕措施，避免再次意外妊娠。

七、宫内节育器放置术

宫内节育器（intrauterine device，IUD）是一种安全、有效、实用、经济、可逆的避孕工具，为我国育龄妇女的主要避孕措施。分惰性宫内节育器和活性宫内节育器两类。

1. 惰性宫内节育器　属于第一代 IUD，由惰性材料如金属、硅胶、塑料等制成。由于其带器妊娠率及脱落率较高，故早在 1993 年已停止生产及使用。

2. 活性宫内节育器　属于第二代 IUD，因其含有活性物质如铜离子、激素及药物等，能提高避孕效果，减少宫内节育器带来的不良反应。分为含药 IUD 和含铜 IUD。

（一）目的

通过 IUD 对精子和胚胎的毒性作用、干扰受精卵着床和抑制排卵等作用，放置后进行避孕。

（二）适应证与禁忌证

1. 适应证　凡生育期妇女，要求放置宫内节育器而无禁忌证者，均可放置。用于紧急避孕而无禁忌证者。

2. 禁忌证

（1）对铜过敏。

（2）妊娠或可疑妊娠。

（3）人工流产出血多，或怀疑有妊娠组织物残留，或引产、分娩后子宫收缩不良，有潜在感染的。

（4）生殖道感染。

（5）宫颈内口过松、重度陈旧性宫颈裂伤或子宫脱垂Ⅱ度以上者。

（6）严重的全身性疾病。

（7）子宫腔深度＜5.5cm 或＞9.0cm 者不宜放置。

（8）月经频发、月经过多（左旋炔诺酮 IUD 除外）或有阴道出血者。

（9）生殖器官畸形者（如纵隔子宫、双子宫等）。

（10）术前体温两次≥37.5℃。

3. 手术时间

（1）月经干净后 3～7 天，无性生活。性交后 5 天内作为紧急避孕可放置。

（2）人工流产后可立即放置，但是术后宫腔深度＜10cm 为宜。

（3）自然流产后，来过 1 次正常月经后。药物流产后，来过 2 次正常月经后。

（4）产后满 42 天且恶露已净，会阴伤口愈合良好，子宫恢复正常。剖宫产后满 6 个月，放置前应先排除早孕。

（5）含孕激素宫腔节育器在月经开始的 7 日之内放置。

（三）准备工作

1. 详细询问病史，术前测量体温、脉搏、血压，进行全身检查及妇科检查。

2. 实验室检查包括阴道分泌物常规、血常规及凝血方面检测。必要时进行 hCG 及超声检查。

3. 排空膀胱。

4. 解除患者思想顾虑。

（四）手术方法

1. 手术者穿清洁工作衣，戴帽子、口罩，戴无菌手套。受术者排空膀胱，取膀胱截石位。

2. 外阴和阴道消毒　常规消毒外阴和阴道，铺盖消毒洞巾或无菌巾。

3. 双合诊复查　检查子宫位置、大小及附件等情况，以估计放置的难易。

4. 阴道及宫颈消毒　用阴道窥器暴露阴道及宫颈，消毒阴道及宫颈管。

5. 探测宫腔　用宫颈钳钳夹宫颈前唇，顺着子宫位置的方向，用探针探测宫腔屈度、方向及深度。

6. 节育器放置　用放置器将节育器按子宫的屈曲方向推送入宫腔，IUD 上端必须抵达宫底，带有尾丝在距宫口 2cm 处剪断。放置前一般不需要扩张宫颈，宫颈管较狭窄者应用宫颈扩张器按顺序扩张至 6cm。

7. 术后观察及消毒　观察子宫无出血，取下宫颈钳，用消毒棉球拭净阴道血迹，术毕。

8. 术后护理　术后留观，留观时间一般视患者情况决定。注意生命体征，注意流血、腹痛情况。交代注意事项。

（五）注意事项

1. 正确判别子宫大小及方向，动作轻柔，减少损伤。

2. 严格遵守无菌操作常规。

3. 术后休息 3 日。1 周内不做重体力劳动，以防宫内节育器脱出。2 周内禁止性生活及盆浴，预防感染。

4. 术后第 1 年在放置后第 1、3、6 个月各随访 1 次，以后每年随访 1 次。了解 IUD 在宫腔内的情况，了解月经、白带情况及有无腰酸、腹痛等症状，以及时处理。

（六）放置宫内节育器手术副作用及处理

1. 出血　表现为经量增多、经期延长或少量点滴状出血，一般无须特殊处理，3～6 个月后逐渐恢复。亦可补充铁剂、吲哚美辛、甘氨酸等。

2. 感染　表现为白带增多、腹痛等，按炎症处理。

3. 节育器异位　常见原因有操作不当导致子宫穿孔节育环移位到宫腔外。节育环过大、过硬、子宫壁较薄而软，造成节育器移位到宫外。

4. 节育器嵌顿或断裂　放置时宫壁损伤或带器时间过长，或子宫萎缩等均可引起。

5. 节育器下移或脱落　原因主要有：放置操作不规范，放置未达子宫底部。节育器与子宫腔大小及形态不符。子宫颈口过松。月经过多。子宫过度敏感。放环后过早运动及性生活等。

6. 带器妊娠　节育器下移、脱落或异位为主要原因，一经确诊需行人工流产术同时取出节育器。

（七）病例分析

患者黄某，女性，32 岁，G4P2，2 孩健康，个人要求进行宫内节育器避孕。经过检查无手术禁忌证，请你作为一名住院医师，进行放置宫内节育器操作（表 9-8-1）。

表 9-8-1　宫内节育器放置术操作评分标准

内容	总分	要求	分值	得分
准备	15	1. 查看实验室检查包括阴道分泌物常规、血常规、凝血方面检测。必要时进行 hCG 及超声检查（口述） 2. 排空膀胱、器械准备、详细询问病史，术前测量体温、脉搏、血压，进行全身检查及妇科检查 3. 告知准备要做的手术，取得同意，解除患者思想顾虑	每点 5 分	
具体操作	70	1. 手术者穿清洁工作衣，带帽子、口罩，戴无菌手套。受术者排空膀胱，取膀胱截石位 2. 外阴和阴道消毒　常规消毒外阴和阴道，铺盖消毒洞巾或无菌巾 3. 双合诊复查　检查子宫位置、大小及附件等情况（设宫腔为前倾，大小正常，宫腔深度正常），以估计放置的难易 4. 阴道及宫颈消毒　用阴道窥器暴露阴道及宫颈，消毒阴道及宫颈管 5. 探测宫腔　用宫颈钳钳夹宫颈前唇，顺着子宫位置的方向，用探针探测宫腔屈度、方向及深度 6. 节育器放置　用放置器将节育器按子宫的屈曲方向推送入宫腔，IUD 上端必须抵达宫底，带有尾丝者在距宫口 2cm 处剪断。放置前一般不需要扩张宫颈，宫颈管较狭窄者应用宫颈扩张器按顺序扩张至 6cm 7. 术后观察及消毒　观察子宫无出血，取下宫颈钳，用消毒棉球拭净阴道血迹，术毕。术后交代注意事项并记录（口述）	每点 10 分	
熟练程度及 人文关怀	15	1. 动作准确，操作熟练程度，操作全过程无菌观念 2. 操作全过程 10 分钟内完成 3. 注意人文关怀	每点 5 分	
总计				

（八）练习题

主观题

请简述放置宫内节育器的副作用。

八、宫内节育器取出术

宫内节育器是一种安全、有效、实用、经济、可逆的避孕工具，是我国育龄妇女的主要避孕措施，可根据计划生育及其他原因取出。

（一）目的

将宫内放置的节育器取出。

（二）适应证与禁忌证

1. 适应证

（1）计划再生育。

（2）丧偶或离异等不需避孕，或改用其他方法避孕。

（3）放置节育器出现不良反应，治疗无效或者出现并发症。

（4）带器妊娠。

（5）放置期限已满需更换节育器。

（6）绝经过渡期月经紊乱或停经半年后。

2. 禁忌证

（1）生殖道感染。

（2）全身情况不良。

（3）疾病的急性期。

（4）严重的全身性疾病。

（5）术前体温两次 ≥ 37.5℃。

3. 手术时间

（1）月经干净后 3 ～ 7 日，无性生活。

（2）如出现并发症或其他原因如阴道异常出血时，也可随时取出。

（三）准备工作

1. 详细询问病史，测量体温、脉搏、血压，进行全身检查及妇科检查。

2. 实验室检查包括阴道分泌物常规、超声检查、X 线、血常规及凝血方面检测。必要时进行 hCG 检查。

3. 术前排空膀胱。

4. 解除患者思想顾虑。

（四）手术方法

1. 手术者穿清洁工作衣，戴帽子、口罩，戴无菌手套。受术者排空膀胱，取膀胱截石位。

2. 外阴和阴道消毒　常规消毒外阴和阴道，铺盖消毒洞巾或无菌巾。

3. 双合诊复查　检查子宫位置、大小及附件等情况，以估计取环的难易。

4. 阴道及宫颈消毒　用阴道窥器暴露阴道及宫颈，消毒阴道及宫颈管。如节育器为有尾丝，用血管钳夹住并牵拉节育环尾丝，缓缓将其取出。取出后按第 7 步骤继续进行。如无尾丝，则按以下步骤继续操作。

5. 探测宫腔　用宫颈钳钳夹宫颈前唇，顺着子宫位置的方向，用探针探测宫腔屈度、方向及深度。

6. 取环　用取置器（环钩）按子宫的屈曲方向推送入宫腔，勾住环缘，将节育器缓缓勾出。

7. 术后观察及消毒　观察子宫无出血，取下宫颈钳，用消毒棉球拭净阴道血迹，术毕。

8. 术后护理　术后留观，留观时间视患者情况决定。注意生命体征，注意流血、腹痛情况。交代注意事项。

（五）注意事项

1. 术前应进行 B 超或 X 线检查，了解绝育环类型及在宫内的情况，确认节育环是否在宫内。

2. 正确判别子宫大小及方向，动作轻柔，减少损伤。

3. 严格遵守无菌操作常规。

4. 取器困难可在超声下进行，必要时在宫腔镜下进行。

5. 子宫不规则出血者，取环同时进行诊断性刮宫，刮出物送病理检查，排除子宫内膜病变。

九、经阴道穹后部穿刺术

经阴道穹后部穿刺术是指经阴道后穹窿向女性腹腔最低部位即直肠子宫陷凹进行穿刺，对抽出物进行观察或病理检查，以协助诊断或进行治疗，是临床常用的辅助诊断方法。

（一）目的

通过经阴道对女性腹腔最低部位即直肠子宫陷凹进行穿刺，对抽出物进行观察或病理检查，以协助诊断或进行治疗。

（二）适应证与禁忌证

1. 适应证

（1）疑有异位妊娠、卵巢黄体破裂等腹腔内出血的患者。

（2）盆腔内有积液、积脓时，通过穿刺抽液检查以明确直肠子宫陷凹积液性质，或贴近后穹窿肿块的性质。

（3）局部注射药物。

（4）用于辅助生育技术，在 B 型超声引导下取卵。

2. 禁忌证

（1）临床高度怀疑盆腔恶性肿瘤者。

（2）可疑盆腔疾病严重，以免有感染的可能。子宫后方与肠管有粘连者。

（3）对于采取保守治疗的异位妊娠者，应禁止阴道穹后部穿刺。

（三）准备工作

1. 详细询问病史，术前测量脉搏、血压，进行全身检查及妇科检查。

2. 实验室检查包括阴道分泌物常规、超声检查、hCG、血常规及凝血方面检测。

3. 排空膀胱。

4. 解除患者思想顾虑。

（四）手术方法

1. 手术者穿清洁工作衣，戴帽子、口罩，戴无菌手套。受术者排空膀胱，取膀胱截石位。

2. 外阴和阴道消毒　常规消毒外阴和阴道，铺盖消毒洞巾或无菌巾。

3. 双合诊复查　检查子宫位置、大小及附件等情况。

4. 阴道及宫颈消毒　用阴道窥器暴露阴道及宫颈，同时须注意阴道后穹窿是否膨隆。消毒阴道及宫颈管。

5. 穿刺　用宫颈钳钳夹宫颈后唇，向前牵引，暴露阴道后穹窿，再次消毒阴道后穹窿。将 22 号长针头连接在 10ml 注射器上，同时检查针头是否通畅，将针头在宫颈后唇与阴道后壁交界处稍下方、阴道穹后部中央平行刺入，进针约 2 ～ 3cm，有落空感后立即抽吸，至少应抽出 2ml 液体。如抽不出液体，可边退针边继续抽吸。如仍抽不出液体时，需考虑穿刺的方向及部位是否正确。

6. 术后观察及消毒　抽吸完毕后拔出针头，观察穿制点有无活动性出血或渗血，可用棉球消毒阴道后，取出阴道窥器，术毕。如有出血可用无菌干纱布填塞压迫止血。

7. 术后护理　注意生命体征，注意流血、腹痛情况。交代注意事项。

（五）穿刺液性质和结果判断

1. 血液

（1）新鲜血液：放置后，新鲜血液会出现立即凝固的现象，原因为操作过程刺伤血管，血液为血管内血。应重新穿刺，改变穿刺方向。

（2）小血块或不凝固的陈旧性血液：见于陈旧性异位妊娠。

（3）暗红色血液：特点是血液不凝固。多见于卵巢黄体破裂、异位妊娠、脾破裂出血等。

（4）巧克力色黏性液体：为卵巢子宫内膜异位囊肿破裂后流出的液体。

2. 腹水　有血性腹水、浆液性腹水等。应将腹水送常规化验及病理检查，如腹水肉眼观为血性腹水，恶性肿瘤的可能性较大，应行癌细胞检查。

3. 脓液　呈黄色或黄绿色，有异味，质稀薄或浓稠。提示盆腔存在脓肿破裂或化脓性病变。抽取脓液后应行相应的实验室检查。

（六）注意事项

1. 严格遵守无菌操作常规。

2. 应先行 B 型超声检查，协助判断直肠子宫陷窝有无液体，方可穿刺。

3. 注意进针应与宫颈管平行，以免针头刺入宫体或直肠。

4. 如穿刺后抽吸的液体为鲜血，放置 4 ～ 5 分钟，血液出现凝固，则考虑操作过程刺伤血管，应重新穿刺，改变穿刺方向及深度。

5. 若穿刺未抽出血液，并不能完全排除腹腔内出血，可能是内出血少、血肿位置高或与盆腔组织粘连。

6. 怀疑肠管与子宫后壁粘连时，禁止进行阴道穹后部穿刺。

7. 抽出液体均行相关实验室检查。

十、电子胎心监护

观察胎心率变化及其与宫缩、胎动的关系，此法能较客观地判断胎儿在宫内的状态。胎心率基线摆动包括胎心率的摆动幅度和摆动频率，摆动幅度指胎心率上下摆动波的高度，振幅变动范围正常为 10 ～ 25 次 / 分，摆动频率是指 1 分钟内波动的次数，正常为 ≥ 6 次。

（一）目的

连续观察和记录胎心率的动态变化，了解胎心率与胎动、宫缩之间的关系，评估胎儿宫内安危。

（二）适应证与禁忌证

1. 适应证

电子胎心监护在妊娠 34 周开始，高危妊娠孕妇可酌情提前。

（1）无应激实验（non-stress test，NST）：为无宫缩、无外界负荷刺激下，胎动与胎心率变化的关系，可了解胎儿储备能力。

（2）缩宫素激惹试验（oxytocin challenge test，OCT）：用缩宫素诱发宫缩，用胎心监护仪记录胎心率变化，了解胎盘于宫缩时一过性缺氧的负荷变化，测定胎儿储备能力。适应证包括：所有高危妊娠孕妇临产后均需监护，产程中出现异常情况（羊水胎粪污染、听诊胎心异常、产程异常），NST 无反应者。

2. 禁忌证

（1）NST 无禁忌证。

（2）OCT 的禁忌证：前置胎盘或产前不明原因出血者，先兆早产或有早产史者，宫颈机能不全者，胎儿宫内已有缺氧者。

（三）用物准备

电子胎心监护仪、超声耦合剂。器械车（用于摆放操作器械）、屏风、分类垃圾桶，洗手液及手消毒液，清洁纸张或纱布。

（四）方法

1. NST 操作方法

（1）携用物至床旁，查对孕妇姓名、年龄、床号，与孕妇及家属沟通，介绍自己，向孕妇解释做胎心监护的目的、方法和要求，以取得配合。

（2）检查时注意保护孕妇隐私，室内温度适宜。

（3）孕妇排空膀胱，取半卧位略向左斜，以防仰卧位低血压。

（4）将胎心探头放在胎心最清楚处。

（5）宫缩传感器缚于孕妇腹前壁近子宫底部。

（6）胎动计数器置于孕妇手中，并告知其使用方法。

（7）设定走纸速度（一般为 3cm/ 分钟或 2cm/ 分钟）。

（8）测定时间为 20 分钟，结果如为无反应型则需刺激胎儿，如推动胎儿、改变孕妇体位、音响刺激，进食糖水或静脉注射 50% 葡萄糖水 60ml 后继续测定 20 分钟，共测 40 分钟。

（9）监护完毕，撤去探头，并擦净皮肤。

（10）协助孕妇取舒适的体位，整理监护用物。

2. OCT 操作方法　1 ～ 6 步骤与 NST 相同。

（1）诱发宫缩前，连续测定基础胎心率及子宫收缩 10 ～ 20 分钟作为对照，如宫缩已达到规定要求，则无必要再刺激宫缩。

（2）诱发宫缩，具体方法为，按摩乳头 2 分钟直至产生宫缩。缩宫素 2.5U 加入 5% 葡萄糖液 500ml 中静脉滴注。开始剂量为 5 滴 / 分钟，每 15 分钟倍增 1 次，以诱发出满意宫缩时的最小剂量维持到试验结束。诱发宫缩成功的标志为每 10 分钟出现 3 次宫缩，持续时间达到 40 ～ 60 秒。

（3）诱发满意宫缩后监护记录持续 30 分钟。

（4）试验结束后，停止滴注缩宫素，观察至宫缩完全消失为止。

（5）监护完毕，撤去探头，并擦净孕妇腹部皮肤。

（6）协助孕妇取舒适的体位，整理用物。

3. 操作后处理

（1）监护图上标明孕妇姓名、年龄，检查日期和时间。

（2）判读 NST/OCT 结果并给出处理意见。

（五）注意事项

1. 试验前 12 小时一般不用镇静药，避免空腹时测定，测定时环境需安静。

2. OCT 前测血压，试验中每 10 分钟测 1 次。

3. 胎儿基线心率 > 160 次 / 分钟持续达 10 分钟者，需测孕妇的体温及脉搏。

4. 下列情况可出现 NST 无反应：胎儿处于生理性睡眠周期，孕妇摄入抑制中枢神经系统的药物，或胎儿缺氧，胎儿畸形（无脑儿）等。

5. OCT 过程中出现宫缩过强、胎心减速时，应停止刺激，患者取左侧卧位并给氧。

6. 检查前后，要注意洗手。

（六）病例分析

28 岁初产妇。妊娠 37 周，自觉胎动减少有 1 日，现无腹痛、无阴道流血及流液。查体：血压：130/76mmHg，子宫高度 38cm，腹围 106cm，胎心 158 次 / 分。阴道检查：宫口未开，欲行缩宫素激惹试验，如何准备？

（七）练习题

1. 主观题

（1）简述缩宫素激惹试验的适应证及禁忌证。

（2）诱发宫缩的具体方法是什么？

2. 客观题

（1）A 型题

28 岁初产妇。妊娠 40 周，不规律宫缩有 1 日，阴道少许血性黏液。查体：血压：136/96mmHg，子宫高度 38cm，腹围 106cm，胎心 158 次 / 分，宫缩持续 35 秒，间隔 5 分钟。阴道检查：宫口未开，缩宫素激惹试验出现早期减速。

本例不恰当的诊断是（　　　）

A. 宫内妊娠足月　　B. 巨胎儿　　　　C. 足月活胎　　　　D. 临产　　　　E. 胎儿宫内窘迫

（2）C 型题

1）～ 3）题共用题干

初产妇，24 岁，孕 1 产 0，孕 40 周，下腹阵痛 6 小时入院，胎位为臀位。阴道检查：宫颈管消失，宫口开大 2cm，行胎心监护。

1）此时进行的胎心监护属于下列哪种类型（　　　）

A. NST   B. OCT   C. CST   D. OCT 和 CST   E. 都不是

2）如出现变异减速最可能的原因是下列哪种因素（　　　）

A. 脐带因素   B. 胎盘因素   C. 胎方位因素   D. 药物因素   E. 宫缩过强

3）出现频繁晚期减速，最佳处理方法是下列何项（　　　）

A. 抑制子宫收缩   B. 继续监测，明确原因   C. 补充能量，加强产力

D. 行人工破膜术，了解羊水性状   E. 行剖宫产终止妊娠

十一、会阴切开缝合术

会阴切开术是在分娩第二产程中，为避免会阴及盆底组织严重裂伤，防止新生儿头部受到挤压导致颅内出血或窒息，保证胎儿顺利生产，加速分娩常用的手术。随着近几年国内大力提倡自然分娩，正常分娩过程中常规会阴切开是一种过度医疗的行为，因此为降低会阴侧切率，需要对产妇进行正确的评估，提出限制性会阴切开。限制性会阴切开是指在头位自然分娩过程中，无绝对手术指征时，尽可能地避免产时会阴切开，最大程度地维护会阴的完整性。所以我们要严格把握会阴切开的指征。

（一）目的

避免会阴过度扩张，利于胎儿娩出，减少可能产生的软产道裂伤。

（二）适应证与禁忌证

1. 适应证

（1）初产妇合并会阴较紧、胎儿过大或臀位，或需阴道助产，如产钳术、胎头吸引术及臀位助产术等。

（2）可能发生会阴裂伤的情况，如会阴坚韧、水肿或瘢痕，胎头娩出前阴道流血，持续性枕后位，耻骨弓狭窄、过低等。

（3）因产妇情况需缩短第二产程者，如产程过长、宫缩乏力、轻度头盆不称、妊娠期高血压疾病、合并心脏病、高度近视避免过度用力引起视网膜脱落等。

（4）因胎儿因素需要缩短第二产程者，如胎儿窘迫，预防胎儿颅内出血者，如巨大儿、早产儿、胎儿生长发育受限等。

（5）偶用于经阴道手术以扩大手术视野。

2. 禁忌证

（1）绝对禁忌证：存在骨盆异常或头盆不称，不能经阴道分娩者。

（2）相对禁忌证：存在生殖器疱疹、尖锐湿疣等，可能感染新生儿，不宜经阴道分娩者。死胎、无存活的畸胎尽量不行切开。存在难以控制的出血倾向，可于纠正凝血功能后采用。

（三）准备工作

1. 患者的准备

（1）测量生命体征（心率、血压、呼吸），体力状况评估。

（2）向患者介绍会阴切开的目的、操作及风险，询问是否有麻醉药物过敏史。

（3）产妇取仰卧屈膝位或者膀胱截石位。

（4）签署术前知情同意书。

2. 材料准备

（1）会阴切开缝合包。内含弯盘 2 个、孔巾 1 块、会阴切开剪 1 把、线剪 1 把、持针器 1 把、小平镊 1 把、齿镊 1 把、止血钳 2 把、可吸收线或者丝线、阴道带尾纱布 1 条、纱布数块。

（2）消毒用品：75% 乙醇溶液，酒精过敏者可选用碘伏或者Ⅲ型安尔碘。

（3）麻醉药物：2% 利多卡因 2ml 或 1% 普鲁卡因 2ml。

（4）其他：注射器（10ml 或 20ml）1 个，无菌手套 2 副。

3. 操作者准备

（1）确认患者信息。向患者讲明操作的必要性，签署知情同意书。

（2）洗手，戴帽子、口罩，常规外科手消毒。

（3）常规消毒外阴 2 ～ 3 次：臀下垫消毒巾，用消毒纱球盖住阴道口，防止冲洗液流入阴道口，用消毒纱球擦洗外阴，顺序为大阴唇、小阴唇、阴阜、大腿内上 1/3、会阴及肛门周围。

（4）洗手并穿手术衣，戴无菌手套。

（5）铺上无菌中单及大孔巾，必要时导尿。

（四）方法

1. 会阴切开的时机

（1）正常阴道分娩时，应选择在胎头着冠、会阴体变薄时。

（2）手术助产时，应估计切开后 5 ～ 10 分钟内胎儿可娩出时。过早切开，可致切口流血过多，暴露时间过长，增加感染概率。

2. 麻醉

（1）阴部神经阻滞麻醉联合会阴切口局部浸润麻醉。

（2）方法：会阴侧切前，操作者将左示指、中指伸入阴道内，触及左侧坐骨棘，右手持带有长针头的 20ml 注射器，在左侧坐骨结节和肛门连线中点偏坐骨结节处，先注射一皮内小丘，然后在阴道内手指指引下将针头刺向坐骨棘内下方阴部神经经过处。回抽无回血后，局部注射普鲁卡因或利多卡因溶液 10ml，然后边退针边注药，在切缘和皮下深部，向侧切口及周围皮肤作扇形浸润麻醉，局部注射麻醉药 10ml，用纱布揉搓扇形部位，使麻醉药液充分吸收。每次注药前先回抽，以防注入血管。利多卡因用量不超过 150mg，普鲁卡因不超过 500mg。正中切开时，可行局部浸润麻醉（图 9-8-11）。

3. 会阴切开缝合术

（1）会阴斜侧切切开缝合术：左右均可，临床上以左侧斜切开为多见。

1）切开：以左侧切为例，阴部神经阻滞及局部浸润麻醉生效后，操作者以左手中、示指伸入阴道内，撑起左侧阴道壁，右手持会阴切开剪刀或钝头直剪刀，一叶置于阴道内，另一叶置于阴道外，使剪刀切线与会阴后联合中线向旁侧成 45° 角，与皮肤垂直放好，于宫缩胎头向下压迫会阴使会阴膨胀时剪开会阴全层 4 ～ 5cm。注意：预定侧切的角度应根据会阴扩张的程度而定，会阴高度膨隆时，可采用 60° ～ 70° 角，切忌角度过小误伤直肠。皮肤切口长度要与切开的阴道黏膜长度一致（图 9-8-12）。

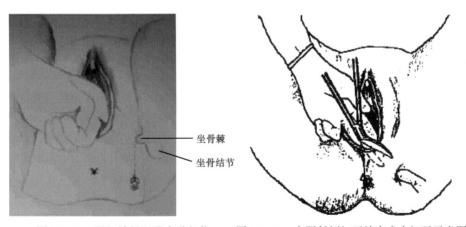

坐骨棘
坐骨结节

图 9-8-11　阴部神经阻滞麻醉部位　　图 9-8-12　会阴斜侧切切开缝合术中切开示意图

2）止血：会阴切开后出血较多，不应过早切开。切开后应立即用纱布压迫止血，如有小动脉活跃出血应钳夹结扎止血。

3）缝合：缝合前应在胎盘胎膜完全娩出后，先检查阴道和宫颈有无裂伤，再将带尾阴道纱条填塞至阴道内，同时上推宫颈，阻止宫腔血液下流，以免妨碍手术视野。甲硝唑冲洗创面后，以处女膜为标记，对齐创缘，按层次缝合（组图9-8-13）。

A. 缝合阴道黏膜：用左手中、示指置于阴道切口的两侧，向后下方压迫阴道壁，暴露阴道黏膜切口顶端及整个切口，辨清解剖关系。用 2-0 可吸收线，自切口顶端上方 0.5 ～ 1cm 处开始，间断或连续缝合阴道黏膜及黏膜下组织，直达处女膜环外。

B. 缝合肌层：以同线间断缝合舟状窝及会阴侧切处肌肉组织，达到止血和关闭无效腔的目的。缝针不宜过密，肌层切口缘应对齐，缝合切开的下缘肌组织往往会略向下错开，应注意恢复解剖关系。

C. 缝合皮下及皮肤组织：以 1 号丝线间断缝合皮下脂肪及皮肤，或 4-0 可吸收线自切口远端开始连续褥式缝合皮内组织，至处女膜环处打结，将线结打在阴道黏膜内，可不拆除。

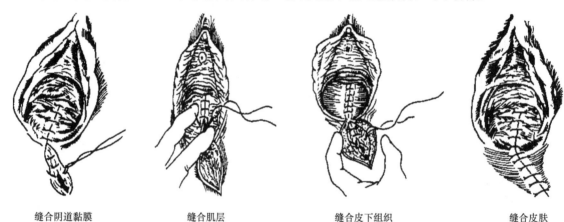

| 缝合阴道黏膜 | 缝合肌层 | 缝合皮下组织 | 缝合皮肤 |

图 9-8-13　会阴侧切缝合术中缝合示意图

（2）会阴正中切开缝合术

优点：剪开组织少、出血不多、术后组织肿胀及疼痛轻微，切口愈合快。

缺点：切口可能会自然延长撕裂至肛门括约肌。胎儿大、接产技术不熟练者不宜采用。

1）切开：局部浸润麻醉后，沿会阴联合正中点向肛门方向垂直切开，长约 2 ～ 3cm（图9-8-14），注意不要损伤肛门括约肌。

2）缝合

A. 缝合阴道黏膜：用 2-0 可吸收线自切口顶端上方 0.5 ～ 1cm 处开始，间断或连续缝合阴道黏膜及黏膜下组织，直达处女膜环外。

B. 缝合皮下脂肪及皮肤：以 1 号丝线间断缝合皮下组织及皮肤，亦可采用可吸收肠线做皮内连续缝合，可不拆线。

（3）缝合后处理：取出阴道内填塞纱条，仔细检查缝合处有无出血或血肿，确保处女膜环口不小于 2 横指。常规肛诊检查有无肠线穿透直肠黏膜。如有，应立即拆除，重新消毒缝合。

（4）缝合要点

1）进针方向要与切面垂直进针。

2）按解剖对位缝合，分清各层组织，逐层缝合，两侧均匀对合，不留死腔。还原舟状窝、处女膜时要注意要领。

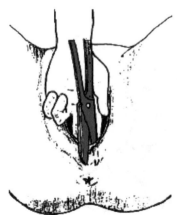

图 9-8-14　会阴正中切开缝合术中切开示意图

3）缝合黏膜时，在顶端上方 0.5cm 处缝合第一针以结扎回缩的血管，防止血肿形成。

4）若阴道撕裂较深，不能暴露裂伤顶端时，可在肉眼所见处先缝一针引线，向下牵拉此线可暴露顶端，在自顶端上 1cm 处缝第一针，逐步向下缝合。

5）若会阴裂伤较深，为避免缝线穿透直肠，术者可将左手示指插入肛门，向前抵住直肠前壁作为指示，配合缝合，注意要使缝针紧贴手指通过，防止刺伤。

6）缝合后常规触摸阴道内有无遗留纱布、未缝合的孔洞及血肿形成。

（5）术后护理：保持外阴清洁，术后 5 天内，每次大小便后用碘伏棉球擦洗外阴，勤更换外阴垫。外缝丝线者手术后 5 日拆线。

（五）并发症及处理

1. 会阴血肿　常由于缝合时止血不彻底，第一针位置过低等引起。血肿较小或未发展，全身情况尚可，可予以局部冷敷、压迫。若血肿大或有增大趋势，应立即行血肿清创，出血多合并休克应行抗休克处理。

2. 伤口水肿、疼痛明显　24 小时内，可用 95% 乙醇溶液湿敷或冷敷，24 小时后可用 50% 硫酸镁纱布湿热敷，或进行超短波或红外线照射，1 次 / 日，每次 15 分钟。

3. 伤口感染　立即拆线，彻底清创引流，换药。

4. 伤口裂开　窦道扩开，换药，产后 7 天后可高锰酸钾坐浴，促进伤口愈合。待局部清洁，或行二期缝合。

（六）宣教及注意事项

1. 充分尊重孕产妇知情权，讲解手术操作的必要性，取得产妇理解和配合。

2. 注重沟通技巧，语言通俗易懂，动作轻柔，忌粗暴。

3. 良好的分娩经历可促进产妇术后身体康复，可以尽快适应新角色，有利于母婴感情的建立。

4. 鼓励孕产妇向健侧卧，减少恶露对切口的污染。

5. 注意观察切口是否有水肿、血肿及硬结。

6. 保持会阴清洁干燥，是预防伤口感染的关键。

7. 多补充水分，多摄取高纤维素食物，以避免便秘，以免排便时太过用力造成伤口再次裂伤。养成规律的排便习惯。

8. 产后 6 周内，应该避免性行为的发生。

（七）病例分析

初产妇，宫口开全，估计胎儿体重 4000g，会阴高度紧张，问是否需要会阴侧切及会阴侧切的指征。

（八）练习题

1. 主观题

（1）简述会阴切开的种类。

（2）简述会阴切开的时机。

2. 客观题

（1）A 型题

1）会阴切开缝合术后，宜采用的体位是（　　）

A. 平卧位　　　　B. 半卧位　　　　C. 健侧卧位　　　　D. 伤口侧卧位　　　　E. 俯卧位

2）会阴侧切术后伤口愈合不良，术后多久可行高锰酸钾坐浴（　　）

A. 3 天　　　　B. 5 天　　　　C. 7 天　　　　D. 10 天　　　　E. 1 天

（2）B 型题

1）～2）题共用备选答案

A. 会阴切口感染　　　　　　B. 阴道血肿　　　　　　C. 产后出血

D. 会阴切口裂开　　　　　　E. 宫颈裂伤

1）会阴侧切开术后出现肛门坠胀，可能的并发症为（　　　）

2）产后一周，会阴切口脓性分泌物，可能为（　　　）

3）～4）题共用备选答案

A. 会阴正中切开　　　　　　B. 会阴侧切开术后产钳助产

C. 两者均可　　　　　　　　D. 两者均不可

3）初产妇，宫口开全，S^{+3}，胎心监护提示频繁晚期减速，下一步处理（　　　）

4）初产妇，产程顺利，胎心正常，胎头拨露，下一步处理（　　　）

（3）X 型题

下列哪些是会阴切开的适应证（　　　）

A. 初产妇胎头着冠时

B. 会阴坚韧、水肿或瘢痕，胎头娩出前阴道流血，持续性枕后位，耻骨弓狭窄、过低等

C. 产程过长、宫缩乏力、轻度头盆不称、妊娠期高血压疾病、合并心脏病、高度近视避免过度用力引起视网膜脱落等

D. 胎儿窘迫者

E. 预防胎儿颅内出血者，如巨大儿、早产儿、胎儿生长发育受限等

十二、中期妊娠引产术

（一）依沙吖啶羊膜腔内注射中期妊娠引产术

依沙吖啶（又名利凡诺）是一种强力杀菌剂，能引起离体和在体子宫肌肉的收缩。将 10ml 的 0.5%～1% 的依沙吖啶（含依沙吖啶 50～100mg）注入羊膜腔内，可引起胎儿死亡，胎盘组织变形、坏死，诱发子宫收缩和宫颈软化、成熟、扩张，促使胎儿及其附属物排出。

1. 目的　将药物注射入羊膜腔内，达到终止妊娠的目的。

2. 适应证

（1）妊娠 14～26 周要求终止妊娠且无禁忌证者。

（2）患某种疾病（包括遗传性疾病）不宜继续妊娠者。

（3）产前诊断胎儿畸形者。

3. 禁忌证

（1）绝对禁忌证

1）全身健康状态不良不能耐受手术者。

2）心、肝、肺、肾疾病在活动期或者功能严重异常者。

3）处于各种疾病的急性阶段的患者。

4）生殖器官急性炎症者。

5）穿刺部位皮肤有感染者。

6）凝血功能异常或有出血倾向者。

7）依沙吖啶过敏者。

（2）相对禁忌证

1）中央型胎盘前置状态根据妊娠月份的大小、临床表现、超声波影像学检查等综合评估，在具有介入治疗（子宫动脉栓塞）设备和人员以及抢救条件的医疗机构可作为相对禁忌证。

2）子宫体有手术瘢痕，宫颈有陈旧性裂伤，子宫颈电切术、LEEP 术或锥切术后，子宫发育

不良者。

3）术前 24 小时内 2 次（间隔 4 小时）测量体温，均为 37.5℃以上者。

4. 术前准备

（1）患者准备

1）必须住院引产。

2）询问病史，体格检查和妇科检查，注意子宫大小与停经月份是否相符。注意鉴别盆腔肿瘤、产道瘢痕及畸形等。

3）辅助检查：血、尿常规及血型，肝肾功能，凝血功能，乙型肝炎病毒表面抗原，丙型肝炎病毒抗体，梅毒（RPR）、获得性免疫缺陷病毒（HIV）抗体，阴道分泌物等。心电图、胸部 X 线检查。超声波检查包括：胎儿大小、胎位、胎盘定位、羊水量和穿刺点定位提示。如有剖宫产史，应了解胎盘与瘢痕的关系及瘢痕的愈合情况。

4）充分告知孕妇和相关人员所涉及的引产方式、用药方法、引产效果和可能存在的风险，并签署知情同意书。

（2）材料准备：治疗车，消毒用品，羊膜腔穿刺包，5ml、10ml 注射器，纱布，依沙吖啶 50 ～ 100mg。

（3）操作者准备：操作者洗手，戴帽子、口罩、无菌手套。

5. 手术步骤

（1）手术操作应在手术室或者分娩室进行。

（2）手术者穿手术衣，戴帽子、口罩，常规刷手，戴无菌手套。

（3）术前患者排空膀胱。

（4）取平卧位，腹部皮肤消毒，铺无菌孔巾。

（5）穿刺点选择：将子宫固定在下腹部正中，在子宫底 2 ～ 3 横指下方中线上（或中线两侧），选择囊性感最明显的部位，或通过超声引导下选择羊水最大的平面为穿刺点，尽量避开胎盘附着处。

（6）羊膜腔穿刺：用 7 号或 9 号带芯的穿刺针，从选择好的穿刺点与子宫壁垂直刺入，一般通过三个阻力（即皮肤、肌鞘、子宫壁），有落空感后即进入羊膜腔内。当穿刺针进入羊膜腔后，拔出针芯即有羊水溢出。如见血液溢出，暂停注药，调整穿刺部位、方向，重复穿刺，不得超过 2 次。

（7）注药：将装有依沙吖啶的注射器，（依沙吖啶用量最多不得超过 100mg）与穿刺针相接，注药前稍加回抽，进一步确认针头在羊膜腔内，然后注入药液。

（8）拔出穿刺针：注完药液后，回抽少量羊水再注入，以洗净注射器中的残余药液，然后插入针芯后迅速拔针。针眼处盖无菌纱布 1 块，并压迫片刻，胶布固定（图 9-8-15）。

（9）填写中期妊娠引产记录表。

6. 术后观察

（1）应观察不良反应、宫缩（频率和强度）、阴道出血情况，并做详细记录。用药开始至流产结束，应按要求每天 4 次测量体温。

（2）羊膜腔内注射引产时间多数在 48 小时内出现宫缩，72 小时内胎儿胎盘排出，5 日仍未排出，定为引产失败。如一次用药引产失败，行第 2 次羊膜腔内注射引产时，应至少在 72 小时后方可再次用药，用药剂量仍为 50 ～ 100mg。如两次引产均失败者，应采取其他方法终止妊娠。

（3）规律宫缩后，应严密监护孕妇及产程进展情况。胎儿娩出前应送入产房待产。胎儿娩出后，如出血不多，按照足月分娩处置，肌内注射缩宫素 10U。

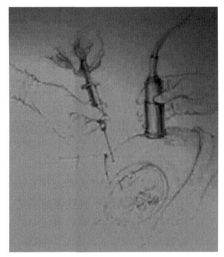

图 9-8-15　羊膜腔穿刺注药

（4）胎盘娩出后，应仔细检查是否完整。怀疑有残留，或肉眼检查完整，但阴道有活动性出血时，应立即施行清宫术。

（5）流产后应常规检查子宫颈、阴道有无裂伤，如发现软产道裂伤，应及时缝合。

（6）填写中期妊娠引产后观察记录、分娩记录。

（7）流产后应行预防感染、促进子宫收缩和回乳等处置。

7. 并发症及处理

（1）羊水栓塞：这是在中期引产中严重的并发症之一。在手术操作或者分娩过程中，患者突然出现呼吸困难、咳嗽、颜面青紫、烦躁不安、寒战呕吐、出冷汗、胸闷，甚至突然呼吸、心搏骤停。关键在于预防，手术操作严格按照规程进行，一旦发生，应紧急处理，主要原则是纠正呼吸循环衰竭、抗过敏、抗休克、防治弥散性血管内凝血及肾衰竭、预防感染。

（2）子宫破裂：流产产程中子宫收缩过强，产程不顺利或者停滞，继而宫缩消失并出现持续性腹痛。其常见原因是孕中期子宫壁水肿、充血，易于损伤。中期妊娠胎儿骨骼发育，通过未扩张或者扩张不全的宫颈困难。或者引产前未明确胎位或胎儿畸形，使分娩中胎儿下降受阻，最后导致子宫破裂。此外，还有流产术穿孔史，人工流产次数太多等原因，子宫壁上有陈旧瘢痕，再次分娩时，由于强烈的子宫收缩，也容易发生子宫破裂。一旦确诊子宫破裂，无论胎儿是否存活，均应在输液、输血、吸氧及抗休克治疗的同时尽快进行手术治疗。

（3）软产道损伤：在引产过程中由于宫缩较强，宫颈口小、弹性差，往往易出现产道损伤，如阴道穹后部、宫颈口裂伤及阴道裂伤等。发现裂伤应立即缝合。

（4）引产后感染：是中期妊娠引产中严重的并发症之一。中期妊娠胎盘结构类似一个大的动静脉瘘，一旦感染，细菌可不经过毛细血管过滤直接进入体循环，向全身播散。引产时医生应严格执行无菌操作。患者出现发热、子宫压痛、恶露臭味等，需要做细菌培养，并予以抗生素以控制感染。

（5）引产后出血：原因有子宫收缩乏力、软产道损伤、胎盘前置或胎盘早剥、凝血功能障碍等。应查找病因，对因处理，如子宫收缩乏力可应用缩宫素。胎盘胎膜残留者应行清宫术。软产道损伤者应予以修补等。

（6）全身反应：少数患者术后 24～48 小时内体温升高，绝大多数无须处理，短时间内可以自行恢复。

（7）胎盘胎膜残留：术后应仔细检查胎盘及胎膜，如发现残留应及时刮宫。

8. 术后注意事项

（1）流产后休息 1 个月，禁止性交和盆浴。1 个月后应常规随访。

（2）出现阴道多量流血或淋漓出血超过 2 周，或发热、寒战、腹痛等，应及时就诊。

（3）保持外阴清洁卫生。

（4）做好避孕咨询指导，落实高效避孕措施。

（二）水囊引产术

水囊引产术是将无菌水囊经宫颈口置入子宫壁与胎膜之间，囊内注入适量液体，通过机械刺激使宫颈扩张并反射性使内源性前列腺素分泌增加，引起子宫收缩，促使胎儿及附属物排出的终止妊娠的方法。尤其适用于伴有肝功能损害需要终止妊娠者。

1. 目的　机械扩张宫颈，引起宫缩，以达到终止妊娠的目的。

2. 适应证

（1）妊娠 14～26 周要求终止妊娠而无禁忌证者。

（2）因各种原因不宜继续妊娠者。

（3）产前诊断胎儿畸形者。

3. 禁忌证

（1）生殖道急性炎症者。

（2）子宫有瘢痕者。

（3）严重高血压、心脏病及其他疾病急性期。

（4）妊娠期间反复有阴道出血者。

（5）胎盘前置状态者。

（6）术前 24 小时内 2 次（间隔 4 小时）测量体温，均超过 37.5℃者。

4. 术前准备

（1）患者准备：同依沙吖啶羊膜腔内注射引产。向患者解释水囊引产术的目的、操作过程、风险、需要配合的事项。术前行宫颈管分泌物细菌培养及药敏试验。术前阴道抹洗 1 次 / 天，连续 3 天。签署术前知情同意书，排空膀胱。

（2）材料准备：治疗车，消毒用品。可选用自制水囊：将 18 号尿管插入双层避孕套内，排出套内及夹层间的空气，用丝线将避孕套的套口结扎于导尿管上，检查有无漏气，用注射器抽尽套内空气，并高压消毒备用（图 9-8-16）。也可选用成品水囊（有单球囊或者双球囊）。

（3）操作者准备：操作者洗手，戴帽子、口罩、无菌手套。

5. 手术步骤

（1）患者排空膀胱，取膀胱截石位。

（2）测量子宫底高度。消毒外阴及阴道，铺无菌孔巾。

（3）用阴道窥器扩张阴道，拭净阴道内分泌物，暴露宫颈。

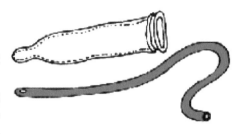
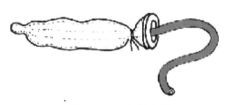

（4）将备好的水囊（成品水囊按照说明书操作）顶端涂以无菌润滑剂，用宫颈钳牵拉宫颈前唇，用无齿卵圆钳夹住水囊送入宫腔侧壁，对于中期妊娠引产待第二个线结进入宫颈外口即停止，表示已放入 8cm，其下缘已达宫颈内口上方。放入时如遇明显阻力，或者出血则应退出，换至另一侧放入。解开导尿管丝线，注射器缓慢注入无菌生理盐水。液体内可加亚甲蓝数滴，以便识别羊水或注入液。注入的液量根据妊娠月份大小，孕妇的主诉酌情增减，一般在 300 ～ 500ml，缓慢注入，如有阻力应立即停止（图 9-8-17，图 9-8-18）。

图 9-8-16　自制水囊

（5）导尿管末端折叠用丝线扎紧。用无菌纱布包放入阴道穹处，取出阴道窥器。

（6）如阴道内填塞纱布，要记录纱布数。

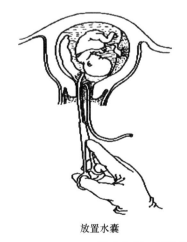
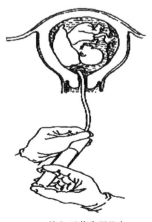

放置水囊　　　　　　　　　　注入无菌生理盐水

图 9-8-17　放置自制水囊，注入生理盐水

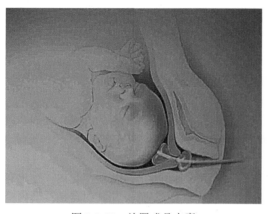
图 9-8-18　放置成品水囊

（7）测量子宫底高度，并与术前对照，便于鉴别有无胎盘早剥和宫腔内出血。

（8）孕妇放置水囊后，应卧床休息，不宜活动过多，以防止水囊脱落。

（9）水囊放置术后 24 小时或有产兆后取出水囊。若出现宫缩过强、出血较多或有发热、阴道分泌物有异味等感染征象或胎盘早剥时，应提前取出水囊，并根据当时情况尽快终止妊娠。应用抗生素预防感染。

（10）水囊取出后，根据宫颈条件，宫缩情况，决定是否加用缩宫素引产。若水囊脱落至阴道内，宫口开大 2 ～ 3cm，应及时取出，行人工破膜术，静脉滴注缩宫素引产。

1）开始用 5% 葡萄糖 500ml 加缩宫素 5U 静脉滴注，根据宫缩情况用药量可逐渐递增，直至规律宫缩。最大浓度为 5% 葡萄糖液 500ml 内加缩宫素 20U。

2）滴注时滴速不宜过快，从每分钟 8 滴开始，并应有专人观察患者体温、脉搏、血压、宫缩频率和强度、宫体是否压痛、阴道出血及子宫轮廓等。随时调整药物浓度及滴数，防止子宫破裂。

（11）胎儿及胎盘娩出后，注意阴道出血情况，并常规应用缩宫剂，预防产后出血。检查胎盘及胎膜是否完整，必要时清宫。检查阴道、穹窿及宫颈有无裂伤，如有裂伤需及时缝合。

（12）填写中期妊娠引产记录表。

（13）促进子宫收缩药物及回乳处置。

（14）第一次水囊引产失败后，如无异常情况（指血压、体温、脉搏、血象正常，子宫无压痛，阴道无脓性分泌物），观察 72 小时后，应改用其他终止妊娠方法。

6. 术后注意事项

（1）引产术后休息 1 个月，禁止性交及盆浴。1 个月后常规随访。

（2）注意外阴清洁卫生。

（3）出现阴道多量出血或淋漓出血超过 2 周，或发热、寒战、腹痛等，应及时就诊。

（4）做好避孕咨询指导，落实高效避孕措施。

7. 并发症及处理　同依沙吖啶羊膜腔内注射引产术。

8. 病例分析

初产妇，孕 24 周，因胎儿畸形行依沙吖啶羊膜腔内注射引产，术后 36 小时阴道排出胎儿，之后胎盘娩出，阴道流血多，量约 400ml，伴有血块，请说明引起出血多的可能原因及处理方案。

9. 练习题

（1）主观题

1）简述依沙吖啶引产的禁忌证。

2）简述水囊引产的适应证。

（2）客观题

1）A 型题

① 25 岁女性，G_2P_1，孕 23 周，需终止妊娠。合并肝炎，转氨酶增高，可采取的引产方法是（　　）

A. 人工流产吸宫术　　　　B. 人工流产钳刮术　　　　C. 利凡诺药物引产

D. 药物流产　　　　　　　E. 水囊引产

②初产妇，孕 27 周，依沙吖啶羊膜腔内注射引产，可能出现的并发症，不包括下列哪项（　　）

A. 羊水栓塞　　　B. 子宫破裂　　　　　C. 宫颈裂伤　　　　　D. 胎盘残留　　　E. 妊娠期高血压

2）B 型题

①～②题共用备选答案

A. 羊水栓塞　　　B. 子宫破裂　　　C. 引产后出血　　　D. 引产后感染　　　E. 软产道裂伤

①初产妇，孕 26 周引产过程中突然出现咳嗽，呼吸困难，最可能的并发症是（　　　）

②初产妇，孕 23 周引产后出现阴道分泌物增多，发热，子宫压痛，最可能的并发症是（　　　）

③～④题共用备选答案

A. 依沙吖啶羊膜腔内注射引产　　　B. 水囊引产　　　C. 两者均可　　　D. 两者均不可

③初产妇，孕 26 周因胎儿畸形要求引产，可选用的方法（　　　）

④经产妇，孕 25 周合并慢性肾病，因计划生育要求引产，可选用的方法（　　　）

3）X 型题

关于中期妊娠引产，下列叙述正确的是（　　　）

A. 术前进行宫颈管分泌物细菌培养试验及药敏试验。术前阴道抹洗 1 次 / 天，连续 3 天

B. 术前签署知情同意书，患者排空膀胱

C. 依沙吖啶羊膜腔内注射引产时，患者取膀胱截石位

D. 水囊放置术后 24 小时，若出现宫缩过强，应提前取出水囊

E. 引产出现阴道多量流血或淋漓出血超过 2 周，或发热、寒战、腹痛等，应及时就诊

十三、产程图绘制

产程图表是记录宫颈扩张、胎先露位置、胎心率、宫缩情况及产程中重要处理措施等综合情况的图表。产程图表由两部分组成，上部分是产程曲线，下部分是附属表格。

（一）目的

1. 观察产程进展　在一张图表上连续记录宫口扩张、胎先露位置、胎心率、宫缩间隔及持续时间等，根据宫颈扩张、先露下降曲线形态及相互之间的关系形象直观地反映产程进展。

2. 早期发现异常分娩　通过产程图，可以判断产程异常情况，及时发现难产倾向，进行适时处理。

3. 提高产程管理质量　降低孕产妇病死率及围产儿病率及死亡率。

（二）适应证

所有产妇临产后都可使用产程图。避免产程图冗长，宫口开 2cm 以上，开始产程图的记录。

（三）禁忌证

无。

（四）操作前准备

空白产程图表、红蓝笔、直尺、橡皮。

（五）产程图绘制步骤

1. 操作前核对患者信息（姓名、年龄、床号、住院号）。

2. 产妇临产后，宫口开 2cm，开始绘制产程图（图 9-8-19）。产程图表上半部分是产程曲线，下半部分是附属表。产程曲线横坐标为临产时间（h），纵坐标左侧为宫口扩张程度（cm），纵坐标右侧为先露下降程度（cm）。

3. 数据标记　使用统一特定的标记符号将每次检查的胎先露下降及宫口扩张数记在产程图上。胎先露下降用蓝色"X"表示，宫口扩张数用红色"O"表示。

4. 绘制宫口扩张曲线及胎头下降曲线 用红笔连接红色的"O"，即得到宫口扩张曲线。用蓝笔连接蓝色"X"，得到胎头下降曲线。

胎头下降曲线，以胎头颅骨最低点与坐骨棘平面的关系标明。胎头高低判断地标为坐骨棘平面。以"0"表示胎头颅骨最低点平坐骨棘平面，以"–1"表示胎头颅骨最低点在坐骨棘平面上 1cm，以"+1"表示胎头颅骨最低点在坐骨棘平面下 1cm，其余依此类推。

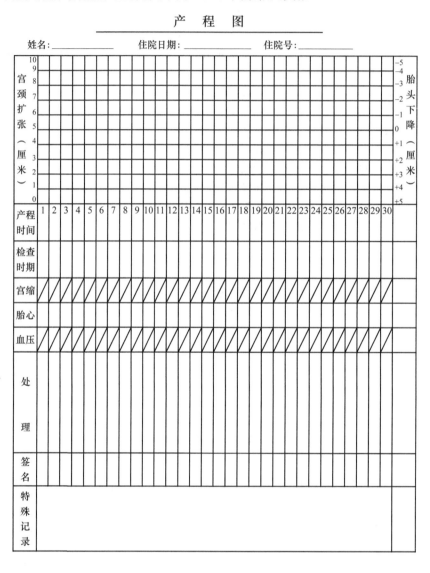

图 9-8-19　产程图

5. 产程曲线的两种画法

（1）X 交叉型：宫颈扩张曲线自左向右、从下向上。胎先露下降曲线自左向右，但由上向下，两条曲线呈 X 形交叉发展（多在第一产程后期交叉，然后又相互分离，直至胎儿娩出）（图 9-8-20）。

（2）伴行型：宫颈扩张及胎先露下降的两条曲线走向一致，均自左向右、从下向上（图 9-8-21）。

6. 绘制附属表格 将分娩过程中的每一次检查及处理的情况记录在产程图表的附属表格内。内容有：检查时间、血压、胎心、宫缩、羊水性状及处理措施等。

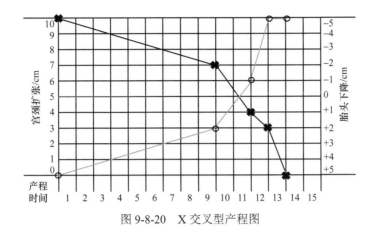

图 9-8-20　X 交叉型产程图

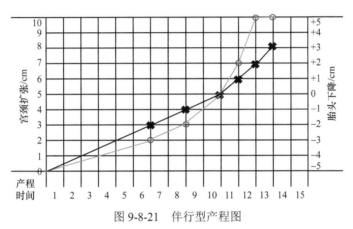

图 9-8-21　伴行型产程图

（六）相关知识

1. 正常产程相关知识

（1）临产的重要标志：有规律且逐渐增强的宫缩，持续 30 秒或以上，间歇 5 ～ 6 分钟，同时伴有进行性宫颈管消失、宫口扩张和胎先露部下降。用镇静剂不能抑制宫缩。

（2）分娩全过程即总产程，指从规律宫缩开始至胎儿、胎盘娩出的全过程，临床上分为三个产程。

第一产程：又称宫颈扩张期，指从规律宫缩开始到宫颈口开全（10cm）。第一产程又分为潜伏期和活跃期。

1）潜伏期为宫口扩张的缓慢阶段，初产妇一般不超过 20 小时，经产妇不超过 14 小时。

2）活跃期为宫口扩张的加速阶段，可在宫口开至 4 ～ 5cm 即进入活跃期，最迟至 6cm 才进入活跃期，直至宫口开全（10cm）。此期宫口扩张速度应≥ 0.5cm/h。活跃期又分为：加速期需约 1 小时 30 分钟，最大加速期需约 2 小时，减速期需约 30 分钟。

第二产程：又称胎儿娩出期，指从宫口开全至胎儿娩出。未实施硬膜外麻醉者，初产妇最长不应超过 3 小时，经产妇不应超过 2 小时。实施硬膜外麻醉镇痛者，可在此基础上延长 1 小时，即初产妇最长不应超过 4 小时，经产妇不应超过 3 小时。值得注意的是，第二产程不应盲目等待至产程超过上述标准方才进行评估，初产妇第二产程超过 1 小时即应关注产程进展，超过 2 小时必须由有经验的医师进行母胎情况全面评估，决定下一步的处理方案。

第三产程：又称胎盘娩出期，指从胎儿娩出到胎盘娩出。一般为 5 ～ 15 分钟，不超过 30 分钟。

2. 异常产程曲线 几种异常产程曲线可以单独存在，也可以并存。

（1）潜伏期延长：从临产规律宫缩开始至宫口扩张 4 ～ 6cm（活跃期起点）称为潜伏期。初产妇＞ 20 小时，经产妇＞ 14 小时称为潜伏期延长。

（2）活跃期延长：从宫口扩张 4 ～ 6cm（活跃期起点）至宫口开全为活跃期。活跃期宫口扩张速度＜ 0.5cm/h 称为活跃期延长。

（3）活跃期停滞：当破膜且宫口扩张≥6cm 后，若宫缩正常，宫颈口停止扩张≥4 小时。若宫缩欠佳，宫口停止扩张≥6 小时称为活跃期停滞。

（4）第二产程延长：初产妇＞ 3 小时，经产妇＞ 2 小时（硬膜外麻醉镇痛分娩时，初产妇＞ 4 小时，经产妇＞ 3 小时），产程无进展（胎头下降和旋转），称为第二产程延长。

（5）胎头下降延缓：第二产程，胎头下降速度初产妇＜ 1cm/h，经产妇＜ 2cm/h，称为胎头下降延缓。

（6）胎头下降停滞：第二产程，胎头下降停止＞ 1 小时，称为胎头下降停滞。

（7）滞产：总产程＞ 24 小时。

（8）急产：总产程＜ 3 小时。

（七）产程图判断（图9-8-22）

1. 正常产程曲线的识别 宫颈扩张曲线及胎头下降曲线，在正常时间范围内。

2. 异常产程曲线的识别

（1）判断宫口扩张异常的 4 个要点

1）宫口扩张到 4 ～ 6cm 用了多少时间？

2）宫口扩张从 4 ～ 6cm 到 10cm 用了多少时间？

3）宫口扩张从 6 ～ 10cm 段时间内，有没有宫口扩张停止 4 小时以上？

4）宫口开全后胎儿用了多少时间娩出？

（2）判断胎先露下降异常的 3 个要点

1）宫口开全后 1 小时内胎头有没有下降？

2）宫口开全后胎头下降速度初产妇是否＜ 1cm/h？经产妇是否＜ 2cm/h？

3）注意是否有宫缩乏力。

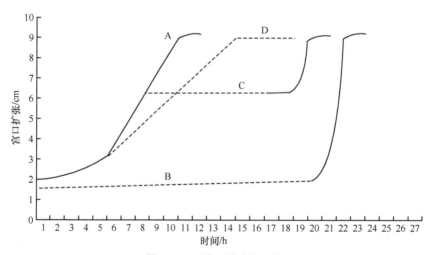

图 9-8-22　常见的产程异常

------ 表示正常　　—— 表示异常

A. 正常产程图；B. 潜伏期延长；C. 活跃期停滞；D. 活跃期延长及第二产程停滞

（八）病例分析

初产妇 G1P0，停经 39 周，规律宫缩至宫口开全 12 小时，给予硬膜外麻醉镇痛分娩后，宫缩减弱，宫缩 30 秒 /4～5 分，胎膜已破，宫口开全 5 小时，体检发现，子宫增大如足月妊娠，胎心 136次 / 分。阴道检查提示：骨盆内测量正常，胎位左枕前位（LOA），胎先露为 S^{+2}，产瘤 3cm×3cm，胎膜已破。

该孕妇的诊断及诊断依据是什么？下一步如何处理？

（九）练习题

1. 主观题

（1）简述产程分期。

（2）产程曲线的坐标表示什么？

2. 客观题

（1）A 型题

1）活跃期停滞是当破膜且宫口扩张≥6cm 后，若宫缩正常，宫口停止扩张时间超过（　　）

A. 1 小时　　　　B. 2 小时　　　　C. 3 小时　　　　D. 4 小时　　　　E. 5 小时

2）初产妇急产是指总产程不足（　　）

A. 1 小时　　　　B. 2 小时　　　　C. 3 小时　　　　D. 4 小时　　　　E. 5 小时

（2）B 型题

1）～2）题共用备选答案

A. 活跃期延长　　B. 第二产程延长　　C. 正常产程　　D. 活跃期停滞　　E. 潜伏期延长

1）初产妇，足月妊娠，临产 19 小时，宫口开大 6cm，诊断（　　）

2）初产妇，足月妊娠，临产 19 小时，未行硬膜外麻醉，宫口开大 10cm 已 4 小时，诊断（　　）

（3）C 型题

1）～2）题共用题干

初产妇，31 岁，诊断为 G_2P_0 宫内孕 39 周，左枕前位，活胎临产，已破膜，该产妇的产程图见图 9-8-23。

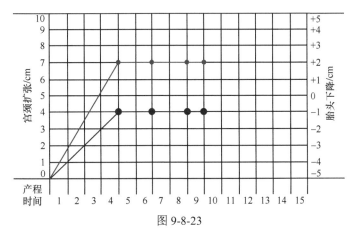

图 9-8-23

1）依据产程图可以看出该产妇存在的问题为（　　）

A. 潜伏期延长　　　B. 活跃期停滞　　C. 活跃期延长　　　D. 胎头下降停滞　　E. 第二产程延长

2）该产妇最终应该采取什么分娩方式（　　）

A. 阴道自然分娩　　B. 胎头吸引　　C. 剖宫产　　　D. 产钳助产　　　E. 手转胎头分娩

（4）X 型题

关于产程图下列说法正确的是（　　）

A. 操作前核对患者信息

B. 常规产妇临产后，立刻开始绘制产程图

C. 产程图表上半部分是产程曲线，下半部分是附属表

D. 产程曲线横坐标为临产时间（h）

E. 纵坐标左侧为宫口扩张程度（cm），纵坐标右侧为先露下降程度（cm）

十四、人工剥离胎盘术

人工剥离胎盘术又称徒手剥离胎盘术，是采用手法剥离并取出滞留于宫腔内胎盘组织的手术，正确、及时地施行人工剥离胎盘术是预防和减少产后出血的重要环节。

（一）目的

通过人工主动剥离胎盘，积极处理第三产程，预防和减少产后出血。

（二）适应证

1. 胎儿娩出后，排空膀胱，常规使用缩宫剂 30 分钟后，胎盘仍未娩出，虽出血不多，也应人工剥离胎盘。原因多是胎盘粘连。

2. 胎儿娩出后至胎盘娩出前虽未到 30 分钟，但阴道流血≥ 200ml，经按摩子宫，各种途径给予子宫收缩药物，仍未能使胎盘完全剥离者。原因多是胎盘部分剥离。

3. 副胎盘、部分胎盘残留或者大面积胎膜残留时。

（三）禁忌证

胎盘植入时，切忌强行剥离。

（四）术前准备

1. 手术前向患者解释手术的目的、操作过程、风险、需要配合的事项，签署术前知情同意书。

2. 必要的实验室检查，消毒用品，开放静脉通道，必要时备血，辅以镇痛、镇静药物，如哌替啶、地西泮等。

3. 重新消毒外阴，铺无菌巾，术者更换手术衣及手套，或超声协助监视。

（五）手术步骤

1. 患者取膀胱截石位，排空膀胱，开放静脉通道，持续心电监护，必要时导尿。

2. 麻醉　一般无须麻醉，若宫颈内口较紧时，可行双侧阴部神经阻滞麻醉或哌替啶 100mg 肌内注射。对操作困难者可应用异丙酚静脉麻醉。

3. 剥离胎盘

（1）阴道分娩：以一手于腹部向下按压子宫底部，另一手涂碘伏后，五指并拢成圆锥状，将脐带轻握其中，以脐带为引导，沿脐带伸入宫腔内（图 9-8-24），找到胎盘与子宫交界面，自胎盘下缘，掌心朝向胎盘母体面，掌背贴于子宫壁，用手掌尺侧于胎盘 - 子宫壁间隙像裁纸样剥离（图 9-8-25，图 9-8-26）。如能剥离出一缺口，继续扩大剥离面，直至整个胎盘剥离（图 9-8-27，图 9-8-28）。轻轻向下牵拉脐带协助胎盘娩出。然后用手掌托住整个胎盘边旋转边缓慢拿出阴道外。至阴道外口时翻转胎盘，以胎儿面娩出，并将胎膜完整取出。若胎盘与宫壁粘连紧密，剥离困难，怀疑胎盘植入时，不要强行剥离。若出血不多时，不强求一次彻底清完。

（2）剖宫产：剖宫产术中尽量等待胎盘自然娩出，若自然剥离困难时才考虑手取胎盘。操

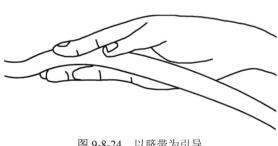

图 9-8-24　以脐带为引导

作方法同上，自子宫切口进入宫腔，胎盘娩出后用卵圆钳清理宫腔，防止胎盘小叶和胎膜残留，再以纱布卷擦拭宫腔，拭尽残留胎膜。

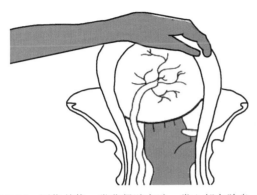
图 9-8-25　四指并拢，掌背紧贴宫壁，掌心朝向胎盘的母体面，以手掌的尺侧缘慢慢将胎盘自宫壁分离

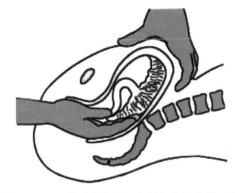
图 9-8-26　一手固定宫体，与探入宫腔的另一手配合

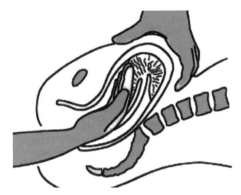
图 9-8-27　手掌朝向子宫前壁贴宫壁剥离胎盘

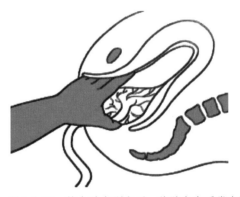
图 9-8-28　整个胎盘剥离后，将胎盘在手掌中取出

4. 检查胎盘　取出胎盘后要仔细检查胎盘母体面，观察胎盘小叶是否完整，胎儿面有无断裂血管。阴道分娩者，若胎盘有残留，再伸手进入宫腔寻找并剥离残留部分（图 9-8-29）。有条件时可在超声引导下进行。若残留的胎盘胎膜用手指难以剥离时，可用卵圆钳或大刮匙轻轻钳除或刮除（图 9-8-30）。

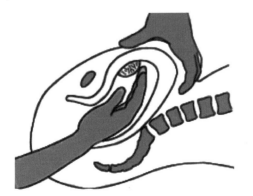
图 9-8-29　伸手进入宫腔寻找并剥离残留部分并取出

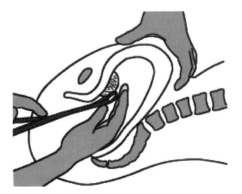
图 9-8-30　用卵圆钳轻轻钳夹残留的胎盘组织

5. 确认取出胎盘完整后，立即注射缩宫素、麦角新碱或前列腺素制剂促进子宫收缩，预防产后出血。

6. 术后应用抗生素预防感染。

7. 术后 24 小时或出院前行超声再次复查，排除宫腔残留物。

（六）并发症及处理

1. 出血 若出血多，开放静脉通道，备血，在抗休克的同时尽快取出胎盘。可用强效缩宫剂，若出血无法控制，可行宫腔纱布填塞或者水囊填塞，必要时行子宫动脉栓塞术等。

2. 子宫穿孔 剥离胎盘时，如不易分离时，千万不可用暴力，特别是在子宫角区子宫壁较薄处，因为很可能是植入性胎盘。若已穿破子宫，需要开腹手术。根据情况，可行子宫修补术或宫体切除术。

3. 子宫内翻 注意剥离胎盘手法，切忌在胎儿刚娩出子宫，尚未松弛状态时，用力向阴道方向按压子宫底部或用力牵拉脐带。操作手法要正确轻柔，勿强行撕拉，以免子宫内翻。

4. 感染 要严格无菌操作，尽量一次完成操作，避免反复进出宫腔，增加感染机会，术后给予抗生素预防感染，必要时行阴道分泌物培养及药敏试验。感染较重者联合应用抗生素。

（七）病例分析

经产妇，孕 39 周，阴道分娩，胎儿娩出后 30 分钟，胎盘尚未娩出，下一步怎样处理？

（八）练习题

1. 主观题

（1）简述人工剥离胎盘的适应证。

（2）简述人工剥离胎盘的并发症及其处理方法。

2. 客观题

（1）A 型题

1）足月分娩后胎盘滞留，最常见的处理是（　　　）

A. 胎盘钳夹术　　B. 清宫术　　　　C. 人工剥离胎盘　　D. 剖宫取胎盘　　E. 以上都不是

2）足月胎儿娩出后，强行牵拉脐带，可引起的并发症为（　　　）

A. 胎盘植入　　　B. 胎盘粘连　　　C. 子宫内翻　　　　D. 宫颈裂伤　　　E. 胎盘残留

（2）B 型题

1）～ 2）题共用备选答案

A. 胎盘植入　　　B. 产后出血　　　C. 感染　　　　　　D. 子宫破裂　　　E. 子宫内翻

1）足月胎儿娩出后，助产士强行牵拉脐带，可能引起的并发症（　　　）

2）足月胎儿娩出后，胎盘尚未娩出，给予人工剥离胎盘，发现胎盘粘连紧密，剥离困难，考虑（　　　）

3）～ 4）题共用备选答案

A. 经阴道人工剥离胎盘　　　B. 卵圆钳钳夹胎盘　　　C. 两者均可　　　D. 两者均不可

3）初产妇，孕足月，胎儿娩出后，胎盘尚未娩出，阴道流血 200ml，下一步处理（　　　）

4）经产妇，孕足月，胎儿娩出后，胎盘娩出，发现部分胎盘残留者，下一步处理（　　　）

（3）X 型题

关于人工剥离胎盘的适应证，下列叙述正确的是（　　　）

A. 胎儿娩出后，排空膀胱，常规使用缩宫剂 30 分钟后，胎盘仍未娩出，虽出血不多，也应人工剥离胎盘

B. 胎儿娩出 30 分钟后，胎盘仍未娩出，虽出血不多，可以继续观察等待胎盘自行娩出

C. 胎儿娩出后至胎盘娩出前虽未到 30 分钟，但阴道流血量＜ 200ml

D. 胎儿娩出后至胎盘娩出前虽未到 30 分钟，但阴道流血量≥ 200ml

E. 副胎盘、部分胎盘残留或者大面积胎膜残留时

十五、人工破膜术

人工破膜即人为的干预方式撕破宫口处羊膜，以便观察羊水颜色、加强宫缩、加速产程进展，是自然分娩过程中较为常见的一种引产方式。

（一）目的

观察羊水颜色、加强宫缩。

（二）适应证与禁忌证

1. 适应证

（1）过期妊娠引产。

（2）产程延长，胎头已固定。

（3）羊水过多，需终止妊娠。

（4）部分性前置胎盘。

（5）具备以下条件，在引产前可先破膜：

1）宫颈条件成熟。

2）先露紧贴宫颈。

3）先露固定。

Bishop 提出用宫颈成熟度评分法估计加强宫缩措施的效果。若产妇得分在 3 分及 3 分以下，人工破膜失败，应改用其他方法。4～6 分的成功率约为 50%，7～9 分的成功率约为 80%，9 分以上均成功。

2. 禁忌证

（1）胎头高浮，胎头未入盆，破水后羊水无阻挡，大量流出，脐带随之冲出宫外，造成人为的脐带脱垂。脐带脱垂是妊娠期危急重症之一，胎儿需在 7～8 分钟内娩出，脐带处于胎先露与宫壁之间受压迫，脐血流中断，胎儿缺血、缺氧，甚至造成胎死宫内。

（2）急性阴道炎，人工破膜后易造成细菌上行感染，引起急性羊膜炎、新生儿肺炎、子宫内膜炎、产褥期感染等。建议人工破膜时需掌握适应证，选择恰当的时机加强宫缩，促进产程。

（三）准备工作

仪器设备及物品准备：电子胎心监护仪、超声耦合剂。器械车（用于摆放操作器械）、屏风、分类垃圾桶，洗手液及手消毒液，清洁纸张或纱布。

（四）方法

1. 切记在破膜前先监测胎心，排除胎儿窘迫存在。当胎头没有完全衔接时，应排除脐带先露。

2. 取膀胱截石位，严格消毒下行阴道检查。

3. 于两次宫缩之间，用左手中、示指伸入阴道引导，右手持有齿钳钳夹，撕开胎膜，并用手指将破口扩大，破膜后术者手指应停留在阴道内，经 1～2 次宫缩待胎头入盆后，术者再将手指取出，注意观察是否可见胎发、流出的羊水量及羊水颜色。破膜后立即听胎心，当羊水少时，轻轻上推胎头，以利羊水流出，便于判断。

4. 观察羊水的量，污染的程度。当羊水少时，上推胎头，以利羊水流出便于判断。羊水过多时，应用长针头高位破膜，并用手指堵住宫口，让羊水缓慢流出，以免宫内压骤降导致胎盘早剥。胎头高浮应慎用。

5. 破膜后，立即听胎心。

6. 人工破膜术并发症有脐带脱垂、胎儿窘迫、羊水栓塞、破膜后的宫内感染。

危险性：

（1）脐带脱垂：如果先露高浮，先露未紧贴宫颈。

（2）胎盘早剥。

（3）若羊水过多，脐带脱垂和胎盘早剥的危险并存。

（五）注意事项

破膜前常规建立静脉通道，以便破膜后出现异常情况时应急处理。破膜后，一方面可以观察羊水的颜色，从而间接观察胎儿在宫内的情况。如果羊水清亮，产程没有停滞的情况下继续待产。如果为Ⅰ度羊水，产程没有停滞，在密切观察胎心音下继续待产，必要时作胎心监护。待产观察时间一般不超过 2 小时，如有异常，立即手术，结束妊娠。如果为Ⅱ度羊水，不能立即结束分娩者，则立即行剖宫产术。另一方面，宫缩欠佳时破膜可以加强宫缩，缩短产程。破膜后应该观察 1 小时，宫缩较前没有明显加强的情况下，可以给予缩宫素，加强宫缩，促进分娩的进行。当然，破膜后还应该密切观察宫缩，避免破膜引起过强宫缩造成胎儿宫内窘迫或者诱发胎盘早剥，造成产科急重症。

（六）病例分析

产妇，28 岁。因孕 38 周，规律宫缩 10 小时入院，目前宫缩弱，宫口开 3cm，需人工破膜，如何操作？

（七）练习题

1. 主观题

简述人工破膜禁忌证。

2. 客观题

（1）A 型题

女，31 岁，孕 2 产 1，孕 38 周，不规则腹痛 1 天，血压正常，头先露，胎心音在脐下 154 次 / 分，胎背在母体左侧扪及，宫缩 15 秒，间隔 15 分钟，阴道检查宫颈未消失，宫口开大 1cm，胎心监护示 NST 不满意。宫口开大 4cm 时，宫缩每 2 ～ 3 分钟一次，持续 40 秒，宫缩间歇时听胎心 165 次 / 分。除下列哪项措施外均可采取（　　　）

A. 人工破膜，观察羊水性状　　　　　　B. 给予缩宫素静脉滴注加速产程

C. 嘱产妇左侧卧位　　　　　　　　　　D. 给予地西泮静注加速产程

E. 给予孕妇氧气吸入

（2）X 型题

初产妇，28 岁，孕 39 周，规律性下腹痛 10 小时入院。入院检查血压、脉搏正常，头先露左枕前位，先露高。肛诊检查：宫口开大 3cm，S^{-0}cm，膜突，胎儿胎心率 110 ～ 120 次 / 分，快慢不均，须立即处理。下列哪项不正确（　　　）

A. 吸氧，左侧卧位　　　　　　　　　　B. 静脉注射 20% 葡萄糖及维生素 C

C. 若经处理胎心好转可继续观察　　　　D. 阴道检查同时人工破膜了解羊水性状

E. 胎儿头皮血 pH 7.25 ～ 7.30，提示胎儿窘迫，应立即终止妊娠

（林叶飞　陈小菊　李书卫　兰瑞红）

第九节　儿科操作技术

儿科常见操作技术中多数和成人操作技术重叠，但由于儿童自身解剖特点，发育状况和成人不同，因而操作方法、注意事项等亦有所不同，该节对儿科操作技术中和成人相同的方面简要概述，仅介绍具有儿科特点的常见操作技术。

一、小儿骨髓穿刺术

（一）目的

1.疾病诊断

通过抽取骨髓检查，了解骨髓细胞增生情况、细胞成分组成及其形态学变化、细胞免疫分型、染色体核型分析、造血干细胞培养、病原学（包括寄生虫、细菌学）检查等，以协助临床诊断。

2.判断治疗效果　观察治疗效果及判断预后。

3.为骨髓移植提供骨髓。

（二）适应证与禁忌证

1.适应证

（1）各类血液病的诊断、鉴别诊断及疗效观察。

（2）不明原因的发热性疾病诊断、鉴别诊断。

（3）诊断某些代谢性疾病，只有在骨髓中找到相应细胞才能确诊的疾病。

（4）骨髓涂片找寄生虫及病原培养。

（5）细胞免疫分型、染色体核型分析、造血干细胞培养、提供干细胞移植。

2.禁忌证

（1）凝血功能异常：血友病、弥散性血管内凝血等严重出血性疾病。

（2）穿刺部位皮肤感染。

（三）准备工作

1.检查凝血功能及血常规。

2.向患儿家长询问患儿有无麻醉药过敏史，同时，介绍检查的目的及可能出现的问题，并签署知情同意书。

3.环境准备　治疗室内空气消毒，减少人员走动。

4.物品准备　骨髓穿刺包并检查有无过期，内含：弯盘，小儿骨髓穿刺针（9号），孔巾，棉球，纱布，无菌手套2副，2ml、20ml注射器各1个，2%利多卡因、安尔碘、灭菌棉签，胶布，载玻片数张，推片1个，必要时准备培养管。

5.医务人员准备　衣帽整齐，规范洗手，戴口罩、帽子。

6.患儿准备　核对患儿姓名、性别、床号或住院号，患儿术前尽量排空大小便，观察患儿生命体征保持平稳，对不能合作的患儿提前使用镇静药或助手固定患儿肢体。

（四）操作步骤

1.髂后上棘穿刺（适用于2岁以上小儿）

（1）体位和穿刺部位选择

1）体位：患儿取俯卧位。

2）穿刺部位选择：助手固定下肢及躯干，骶椎两侧、臀部上方突出部位即是髂后上棘，并在穿刺点做好标记定位。

（2）穿刺步骤

1）消毒：暴露穿刺部位，用安尔碘以穿刺点为中心向周围螺旋消毒，直径＞15cm，2～3遍，打开无菌包，戴手套，铺无菌孔巾，检查骨穿针是否通畅，检查注射器有无漏气。

2）麻醉：用2%利多卡因于穿刺部位皮下注射形成一皮丘，逐层浸润麻醉直至骨膜，进针过程注意回抽有无鲜血，拔针，用无菌纱布轻压片刻。

3）穿刺：麻醉生效后，根据患儿皮下脂肪厚度，将骨髓穿刺针固定器固定距针尖长度1.5～2cm

处。术者左手拇指和示指固定按压穿刺点周围皮肤使其绷紧，右手持穿刺针于穿刺点与骨膜垂直进针，到达骨膜后可适度缓慢用力旋转进入，阻力感消失，而且骨穿刺针固定时，表示已达到骨髓腔。

4）抽取骨髓液：拔出穿刺针针芯，接上干燥的 20ml 注射器迅速抽吸骨髓液约 0.1～0.2ml，快速注到一载玻片上，如需留取骨髓培养、免疫分型等则抽取相应骨髓标本送检。

5）涂片：由助手快速涂片数张，注意推片与载玻片的角度成 30°～45°。满意的骨髓片应有头尾、厚薄均匀及可见骨髓小粒。

6）拔针加压消毒固定：抽取完骨髓液后，重新插入穿刺针针芯，左手取无菌纱布按压穿刺处，右手稍旋转将穿刺针拔出，再次安尔碘局部消毒，继续原无菌纱布按压 5～10 分钟，胶布固定。

2. 髂前上棘穿刺（适用于 2 岁以上小儿）

（1）体位和穿刺部位选择

1）体位：患儿取仰卧位。

2）穿刺部位选择：选髂前上棘后 1～2cm 的最宽最平坦处作为穿刺点。

（2）穿刺步骤，同髂后上棘穿刺。

3. 胫骨穿刺（适用于新生儿和 2 岁以下小儿）

（1）体位和穿刺部位选择。患儿取仰卧位，穿刺侧膝关节稍屈曲，小腿轻度外旋，于腘窝处稍垫高，助手固定下肢。胫骨前内侧，胫骨粗隆水平下 1cm 内侧骨面最宽处（或胫骨上中 1/3 交界处的前内侧面胫骨）作为穿刺点。助手固定膝关节和踝关节使胫骨固定。

（2）穿刺步骤同上。

4. 胸骨穿刺（适合任何年龄）

（1）体位和穿刺部位选择

1）体位：患儿取仰卧位。

2）穿刺部位选择：取胸骨正中线上胸骨角下方 0.5～1cm 处（相当于第 1～2 肋间隙位置）为穿刺点。

（2）穿刺步骤：胸骨穿刺时要注意右手持穿刺针与骨面成 45°～60° 角斜行刺入外，其余穿刺步骤同上。

5. 简易穿刺法

目前临床上对于年龄偏小患儿，因其骨质松软，常用简易穿刺法。体位和穿刺部位选择、皮肤消毒、麻醉步骤及操作方法均同上述，但采用头皮针或 5ml 注射器，直接进针至落空感后抽吸。留取骨髓完毕后以消毒纱布压迫迅速拔针，用胶布固定。

（五）注意事项

1. 穿刺针先用较短针头，用力要适中、稳，切忌用力过猛，尤其是胸骨穿刺时，严防穿透胸骨导致纵隔积气，或引起肺脏、心脏及其附近大血管大出血。

2. 穿刺针与骨面垂直缓慢旋转进针，切忌针尖在骨面上滑动。

3. 严格执行无菌操作，以免发生医源性骨髓炎。

4. 抽吸骨髓液时，抽吸量不宜过多，以免骨髓液稀释。

5. 骨髓液抽出后，尽快涂片，以免凝固。

6. 注射器与穿刺针必须干燥，以免溶血。

7. 穿刺后，注意压迫局部，并观察穿刺点是否流血。

二、小儿腰椎穿刺术

（一）目的

1. 检查脑脊液的性质。

2. 测定颅内压。

3. 了解蛛网膜下腔是否通畅。

4. 鞘内注射药物。

（二）适应证与禁忌证

1. 适应证

（1）疾病诊断

1）检查脑脊液的压力、性质，鉴别各种类型的中枢神经系统感染性或非感染性疾病，包括中枢神经系统白血病、颅内出血等。

2）注入造影剂，进行脊髓造影检查。

（2）治疗疾病：椎管鞘内注射药物，治疗中枢神经系统感染及中枢神经系统白血病等。

（3）判断治疗效果：观察治疗效果及判断预后。

（4）麻醉：注入麻醉药，进行下腹部手术。

2. 禁忌证

（1）凝血功能异常：血友病、弥散性血管内凝血等严重出血性疾病。

（2）穿刺部位感染。

（3）颅内压过高时。

（4）疾病危重无法完成穿刺时。

（5）后颅窝占位性病变。

（三）准备工作

1. 检查凝血功能及血常规。

2. 向患儿家长询问患儿有无麻醉药过敏史，同时，介绍检查的目的及注意事项，并签署知情同意书。

3. 环境准备　治疗室内空气消毒，减少人员走动。

4. 物品准备　治疗盘，安尔碘，棉签，2% 利多卡因，有效期内的腰穿包（包括镊子、带针芯腰穿针、棉球、纱布、无菌试管数个、5ml 注射器、针头、无菌手套）等。

5. 医务人员准备　衣帽整齐，规范洗手，戴口罩、帽子。

6. 患儿准备　核对患儿姓名、性别、床号或住院号，患儿术前尽量排空大小便，观察患儿生命体征保持平稳，对不能合作的患儿提前使用镇静药。

（四）操作步骤

1. 体位和穿刺部位选择

（1）体位：患儿取侧卧位，抱头屈膝状，或助手双手固定患儿臀部及肩背部，协助患儿取得最大程度的脊椎弯曲，充分暴露穿刺部位的椎间隙。

（2）穿刺部位选择：在脊柱中线第 3～4 腰椎间隙（年长儿），或第 4～5 腰椎间隙（婴幼儿）做好标识。

2. 穿刺步骤

（1）消毒：暴露穿刺部位，用安尔碘以穿刺点为中心向周围螺旋消毒，直径＞15cm，2～3 遍，打开无菌包，戴无菌手套，铺无菌孔巾，检查腰穿针是否通畅，检查注射器有无漏气。

（2）麻醉：左手拇指、示指在标记点周围撑开皮肤，同时左手拇指固定进针点上一腰椎棘突，右手持抽好 2% 利多卡因的注射器，沿棘突下方椎间隙，在穿刺部位皮下注射形成一皮丘，边进针边回抽有无回血，边推药物至韧带，拔针后用消毒纱布压迫片刻。

（3）穿刺：右手持穿刺针，操作同麻醉，在已标记的腰椎间隙中央垂直进针，到达黄韧带时，进针有阻力感，继续进针有落空感时停止进针，此时针头已进入蛛网膜下腔。

（4）抽取脑脊液或注药治疗：针尖斜面平行于患者身体的长轴，拔出穿刺针芯，即可见脑脊液流出，连接测压管测量压力，后用无菌试管 3～4 支，每支接 1～2ml 脑脊液，分别将第一管送培养，第二管送生化，第三管送常规检查。如需鞘内注射药物，则需缓慢放出等量注射药物的脑脊液，连接有药物注射器，先缓慢回抽脑脊液流出顺利，再缓慢推注药物，边推边回抽，一方面可以稀释药液，另一方面可以确定药液注入椎管内。

（5）拔针加压消毒固定：重新插上针芯，左手持无菌纱布压紧穿刺处，右手将穿刺针拔出，再次消毒，覆盖无菌纱布，胶布固定。

3. 简易穿刺法 适用于新生儿或小婴儿，因年龄小，常用简易穿刺法。体位和穿刺部位选择、皮肤消毒、麻醉步骤及操作方法均同上述，但直接用头皮针或普通注射器针头进行穿刺，操作方便，成功率较高。

（五）注意事项

1. 由于患儿年龄和体格的不同，到达椎管的深度也不同，对偏瘦小患儿穿刺时应动作小心，进针应缓慢并偏浅，不要一次扎在椎管后壁上引起损伤或出血。

2. 当患儿有颅内压明显增高，视盘水肿，如病情需要，须在穿刺前先给予脱水剂，降低颅内压后再行穿刺，并且取脑脊液时不必将针芯完全拔出，以减慢滴速，预防脑疝形成。

3. 如出现脑脊液滴速过快或喷射出时，应迅速插入针芯末端堵住部分针孔，控制滴速，以免脑疝形成。

4. 进行鞘内注射用药时，药物如为刺激性或毒性，一定要确保注射到脊髓腔内，以免引起局部组织坏死，并嘱平卧 6 小时。

5. 术后患儿去枕平卧 4～6 小时，以免低颅压头痛，密切观察生命体征。

6. 穿刺时如发现患儿突然出现呼吸困难，脉搏、面色异常，应立即停止操作，并进行相应抢救。

三、小儿胸腔穿刺术

（一）目的

1. 寻找病因，明确诊断及鉴别诊断 抽取胸腔积液，进行常规、生化、培养、涂片找菌、酶学、细胞学等检查行病因诊断。

2. 治疗作用 抽取大量胸腔积液或积气，缓解液体和气体对肺组织的压迫，缓解压迫症状。对脓胸或脓气胸行胸腔灌洗或注射药物治疗。对胸膜肿瘤可以进行胸腔内注射抗癌药。

（二）适应证与禁忌证

1. 适应证

（1）诊断性：原因未明的胸腔积液，进行诊断性穿刺，抽取液体进行相关检查，以明确病因，进行诊断及鉴别诊断。

（2）治疗性

1）通过抽液、抽气减压治疗单、双侧胸腔大量积液、积气产生的肺组织受压迫、呼吸困难等症状。

2）对脓胸或脓气胸行胸腔灌洗。

3）向胸腔内注射药物（抗肿瘤药或预防胸膜粘连药物等）。

2. 禁忌证

（1）凝血功能异常：血友病、弥散性血管内凝血等严重出血性疾病。

（2）穿刺部位或附近有感染。

（3）病情危重难以耐受穿刺者。

（4）对麻醉药过敏者。

（5）剧烈咳嗽或重症肺部疾病不合作者。

（三）准备工作

1. 检查凝血功能及血常规。

2. 向患儿家长询问患儿有无麻醉药过敏史，同时，介绍检查的目的及注意事项，并签署知情同意书。

3. 环境准备　治疗室内空气消毒，减少人员走动。

4. 物品准备　治疗盘，安尔碘，棉签，2% 利多卡因，有效期内的胸穿包（包括镊子、血管钳、无菌胸腔引流管、棉球、纱布、无菌试管数个、20ml 或 50ml 注射器、手套、容器等）；急救物品（输液装置、吸氧装置、肾上腺素等）。

5. 医务人员准备　衣帽整齐，规范洗手，戴口罩、帽子。

6. 患儿准备　核对患儿姓名、性别、床号或住院号，患儿术前尽量排空大小便，观察患儿生命体征保持平稳，对不能合作的患儿提前使用镇静药。

（四）操作步骤

1. 胸腔穿刺抽液或抽气

体位和穿刺部位选择

1）体位：年长儿面对椅背，骑坐在椅子上，双手臂伏在椅背上缘，头置于手臂上。婴幼儿则为家属或助手坐在椅子上，将患儿面向自己抱坐在腿上，使患儿身体稍前倾，暴露背部。一手将患侧手臂固定在头顶，另一手固定患儿腰臀部，使之身体不动。胸腔抽气一般取半卧位。

2）穿刺部位选择：在叩实区的最明显处，一般在肩胛线或腋后线的第 7～8 肋间（相当于肩胛角下肋间），有时在腋中线的第 6～7 肋间。包裹性积液宜根据 X 线透视或 B 超影像检查结果确定穿刺点，并做好标记。

2. 穿刺步骤

（1）消毒：暴露穿刺部位，用安尔碘以穿刺点为中心向周围螺旋消毒，直径＞15cm，2～3 遍，打开无菌包，戴手套，铺无菌孔巾，检查胸穿针是否通畅，检查注射器及引流管有无漏气。

（2）麻醉：操作者位于患儿患侧。用 2% 利多卡因局部分别麻醉皮内、皮下、肋间肌，如穿刺点为肩胛线或腋后线，穿刺点沿着下一肋骨的上缘进针麻醉，如穿刺点位于腋中线或腋前线则取两肋之间进针，依次边进针边注射，直至胸膜，回抽有液体为止，后用无菌纱布按压局部，拔出麻醉针。

（3）穿刺：将胸穿针与引流管连接，并关闭两者之间的开关保证闭合紧密不漏气，用无菌纱布包裹穿刺针后的引流管。术者以左手示指与中指固定穿刺部位皮肤，右手持穿刺针沿麻醉点处缓缓刺入，当针锋抵抗感突感消失时，助手戴无菌手套，用止血钳（或胸穿包的备用钳）协助固定穿刺针。

（4）抽取胸腔积液或注药治疗：术者接上注射器，先打开远端开关并抽吸注射器出引流管内的空气，然后，再打开近端开关，使其与胸腔相通，进行抽液或抽气，留取适量胸腔积液放置到检查标本容器中送检，检查送检顺序同脑脊液送检顺序。其余抽出的胸腔积液推入盛胸腔积液的容器内，注意注射器不能碰到容器上，如需反复抽出胸腔积液，要注意每次将注射器拔出前关闭引流管远端的开关，再次接上后再打开。抽吸完毕后，关闭引流管开关，记数抽液量或气量。如需要注入药物，当抽完胸腔积液后，再缓慢注入药物，然后再关闭引流管开关。

（5）拔针加压消毒固定：穿刺完毕后拔出穿刺针，安尔碘局部消毒，覆盖无菌纱布，胶布固定，稍用力压迫片刻，防止出血、气胸或渗水。

（五）注意事项

1. 抽液、抽气一次不能过多、过快，诊断性穿刺年长儿抽液量为 50～200ml，治疗性穿刺一般不超过 500～600ml，婴儿酌减。如为脓胸，每次尽量抽尽，如检查癌细胞，至少需要 100ml，并应立即送检，以免细胞自溶。

2. 穿刺过程中要严密观察患儿病情变化，如果出现刺激性剧咳或极度烦躁、大汗淋漓、面色苍白、呼吸困难等症状及抽出鲜血，均应立即停止操作，将患儿平卧，并皮下注射 1：10000 肾上腺素 0.1～0.3ml/kg，或进行其他对症处理。

3. 严格执行无菌操作，操作中要始终保持胸膜负压，防止空气进入胸腔。

4. 操作前、后测量患者生命体征，操作后嘱患者卧位休息 30 分钟。

5. 避免在第 9 肋间以下穿刺，以免穿透膈肌损伤腹腔脏器。

四、小儿腹腔穿刺术

（一）目的

1. 诊断性腹腔穿刺 留取标本做常规、生化、细菌学或细胞学检查，明确腹水性质，找出病因，协助诊断疾病。

2. 解除压迫症状，改善血液循环 腹水量多伴有压迫症状，如胸闷、气短、腹痛等，适当放出腹水以减轻腹腔压力，减少静脉回流阻力，改善血液循环。

3. 治疗性给药 对腹腔感染、腹膜结核、肿瘤腹腔转移患儿进行腹腔内给药治疗。

4. 人工气腹 作为诊断和治疗手段。

（二）适应证与禁忌证

1. 适应证

（1）诊断性：原因不明的腹水，或疑有腹腔内出血者。

（2）大量腹水，导致难以忍受的呼吸困难及腹胀。

（3）腹腔内注入药物或进行透析。

（4）作为诊断和治疗的人工气腹。

2. 禁忌证

（1）广泛腹膜粘连者。

（2）昏迷、休克及严重电解质紊乱者。

（3）严重肠胀气者。

（4）凝血功能异常：血友病、弥散性血管内凝血等严重出血性疾病。

（5）穿刺部位感染。

（6）尿潴留，未行导尿者。

（三）准备工作

1. 检查凝血功能及血常规。

2. 向患儿家长询问患儿有无麻醉药过敏史，介绍检查的目的及注意事项，并签署知情同意书。

3. 环境准备 治疗室内空气消毒，减少人员走动。

4. 物品准备 治疗盘，安尔碘，棉签，2% 利多卡因，皮尺，腹带，有效期内的腹穿包（包括镊子、止血钳、棉球、纱布、无菌试管数个、20ml 或 50ml 注射器、手套、容器等）。急救物品（输液装置、吸氧装置、肾上腺素等）。

5. 医务人员准备 衣帽整齐，规范洗手，戴口罩、帽子。

6. 患儿准备

（1）核对患儿姓名、性别、床号或住院号。

（2）患儿术前尽量排空大小便，观察患儿生命体征保持平稳，对不能合作的患儿提前使用镇静药。

（四）操作步骤

1. 体位和穿刺部位选择

（1）体位：依病情需要可取平卧位、半卧位、稍左侧卧位，尽量使患者舒服，以便能够耐受较长的操作时间。

（2）穿刺部位选择

1）一般选左下腹部，在脐与髂前上棘连线的中、外 1/3 交界点。

2）脐与耻骨联合线的中点，偏右或偏左 1.0 ～ 1.5cm 处。

3）脐水平线与腋前线或腋中线的交点。

定位后用标记笔做好标记。

2. 穿刺步骤

（1）消毒：暴露穿刺部位，用安尔碘以穿刺点为中心向周围螺旋消毒，直径＞ 15cm，2 ～ 3 遍，打开无菌包，戴手套，铺无菌孔巾，检查穿刺针是否通畅，检查注射器有无漏气。

（2）麻醉：自穿刺点皮肤用 2% 利多卡因先在皮下注射形成一皮丘（直径 5 ～ 10mm），再沿皮下、肌肉、膜壁层等逐层麻醉。

（3）穿刺：操作者左手示指和拇指绷紧固定穿刺点皮肤，右手持穿刺针缓慢垂直进入皮肤后再斜行进针，通过腹直肌后再进入腹腔，以免穿刺后腹水漏出。当出现落空感时，由助手协助固定好穿刺针，即可抽取腹水。

（4）抽取腹水或注药治疗：用注射器抽取腹水，做好送检标本的留取。腹水标本送检顺序同脑脊液送检顺序。若需放腹水时，可在穿刺针尾连接好橡皮管，再加以输液夹，调整放液的速度不能过快，放液过程中注意观察患儿的一般情况。放液量不可过多，一次放液总量不能超过1000ml。

（5）拔针加压消毒固定：穿刺完毕后拔出穿刺针，再次消毒穿刺点，覆盖无菌纱布，胶布固定，稍用力压迫片刻，并用腹带将腹部包扎。嘱患儿卧床休息 6 ～ 12 小时。

（五）注意事项

1. 注意无菌操作，防止交叉感染。

2. 操作中注意观察患儿面色、呼吸、脉搏。如出现上述异常表现，停止穿刺，并做及时处理。

3. 患儿如有肝昏迷前期表现，或腹水为血性者，留取标本后，停止抽吸或放液。

4. 抽放腹水前后均应测量腹围大小，测量脉搏、血压等生命体征，密切观察病情变化。

5. 操作后让患儿半卧，使穿刺点位于上方，防止腹水漏出。一旦漏出用蝶形胶布或大胶棉粘贴。

五、小儿心包穿刺术

（一）目的

1. 寻找病因，明确诊断　通过抽取心包积液，进行常规、生化、培养、涂片找菌、酶学、细胞学等检查行病因诊断。

2. 治疗作用

（1）引流积液降低心包腔内压力，是解除心脏压塞的急救措施。

（2）对感染性心包积液（化脓、结核感染），通过心包穿刺，抽取脓液，并向心包内注入抗生素等药物进行治疗。

（二）适应证与禁忌证

1. 适应证

（1）明确心包积液的性质。

（2）紧急解除心脏压塞。

（3）感染性心包积液的治疗。

2. 禁忌证

（1）凝血功能异常：血友病、弥散性血管内凝血等严重出血性疾病者。

（2）心包积液量少，而且无心脏压塞等压迫症状的穿刺指征者。

（三）准备工作

1. 检查凝血功能及血常规。

2. 向患儿家长询问患儿有无麻醉药过敏史，介绍检查的目的及注意事项，并签署知情同意书。

3. 环境准备 治疗室内空气消毒，减少人员走动。

4. 物品准备 治疗盘，安尔碘，棉签，2% 利多卡因，有效期内的穿刺包（包括镊子、止血钳、棉球、纱布、无菌试管数个，乳胶管及针线），20ml 或 50ml 注射器，手套，容器等。急救物品（输液装置、吸氧装置、肾上腺素等）。心电监护仪、人工呼吸器等。

5. 医务人员准备 衣帽整齐，规范洗手，戴口罩、帽子。

6. 患儿准备

（1）核对患儿姓名、性别、床号或住院号。

（2）患儿术前尽量排空大、小便，观察患儿生命体征保持平稳，对不能合作的患儿提前使用镇静药。

（3）连接心电监护仪。

（四）操作步骤

1. 体位和穿刺部位选择

（1）体位：半卧位或坐位。

（2）穿刺部位选择。

1）心前区穿刺点：于左锁骨中线第 5、6 肋间隙外，心浊音界内侧约 1cm 处。

2）剑突下穿刺点：于胸骨剑突与左肋缘交界处。

3）超声定位穿刺点：定位后用标记笔做好标记。

2. 穿刺步骤

（1）消毒：暴露穿刺部位，用安尔碘以穿刺点为中心向周围螺旋消毒，直径＞ 15cm，2 ～ 3 遍，打开无菌包，戴手套，铺无菌孔巾，检查穿刺针是否通畅，检查注射器有无漏气。

（2）麻醉：自穿刺点皮肤用 2% 利多卡因先在皮下注射皮丘（直径 5 ～ 10mm），再沿皮下分别进针。

1）心前区穿刺点：注射器于第 6 肋骨上缘进针，向后、向内指向脊柱方向刺入心包腔。

2）剑突下穿刺点：注射器在标记点进针，与腹壁成 30° ～ 45° 角，向上、向后进针，沿胸骨后壁通过膈肌进入心包腔底部。

3）超声定位穿刺点：注射器沿超声确定的穿刺点、方向及深度进针。

（3）穿刺：穿刺针于上述所选好的穿刺点及方向缓慢进针，当穿刺针的阻力感突然消失时，提示穿刺针进入心包腔。

（4）抽取心包腔积液或注药治疗：固定针头，由助手协助抽液。若需注入药物，待抽液完毕后，再将事先准备好的药物缓慢注入。

（5）拔针加压消毒固定：穿刺完毕后拔出穿刺针，覆盖无菌纱布按压针孔片刻，安尔碘局部消毒，胶布固定。

（五）注意事项

1. 严格执行无菌操作技术，防止医源性感染。

2. 心包穿刺风险较大，必须做好充分准备，必要时备用心电图机、抢救车及相应药品、心电除颤仪和呼吸机等。

3. 穿刺及引流过程必须密切观察患儿呼吸、面色，有无咳嗽、出汗、心慌等及心电监测的生命体征的变化，一旦出现危急情况，立即终止手术，让患儿平卧，并做相应处理。

4. 进针时不宜用力过猛，针进入心包后，如感觉穿刺针有搏动感时，提示针尖已接近心肌，应立即退针少许。

5. 抽液要缓慢，一般一次抽液不宜过多，少于 100ml。当大量积液需要减压时，抽液速度应小于 20 ～ 30ml/ 分钟。

6. 穿刺过程中，万一抽出鲜红血液时，应立即拔针，停止穿刺，并密切观察患儿有无心脏压塞。

六、脐静脉置管术

（一）目的

1. 解决早产儿，尤其是极低出生体重早产儿静脉通道难以建立的困难。

2. 解决早产儿反复多次抽血困难的问题。

3. 解决新生儿静脉营养液等高渗透压的液体输入易渗漏的问题。

（二）适应证与禁忌证

1. 适应证

（1）需要每天血液标本采集者。

（2）外周静脉建立困难，可采用此途径完成给药、输液者。

（3）进行血管造影或换血治疗。

2. 禁忌证

（1）脐膨出。

（2）脐炎。

（3）坏死性小肠结肠炎。

（4）腹膜炎。

（5）下肢或臀部有血供障碍。

（三）准备工作

1. 检查凝血功能及血常规。

2. 向患儿家长介绍脐静脉插管术的目的及注意事项，并签署知情同意书。

3. 环境准备　治疗室内空气消毒，辐射台打开预热，减少人员走动。

4. 物品准备　脐静脉导管 1 根、脐静脉导管穿刺包 1 套，肝素盐水（0 ～ 1U/ml），碘伏消毒液，输液接头，脐导管置管包（外科急救包）：眼科镊、脐带剪、持针器。心电监护仪，氧气设备，复苏器，开启辐射台并预设好温度至 37℃等。

5. 医务人员准备　衣帽整齐，规范洗手，戴口罩、帽子。

6. 患儿准备

（1）核对患儿姓名、性别、床号或住院号。

（2）患儿术前换上新的尿不湿或用尿袋，观察患儿生命体征保持平稳。

（3）预测导管长度：根据出生体重（BW），计算导管长度：$1.5 \times BW + 5.6$（cm）。测量：肩部顶端到脐部两条平行线之间的距离，在加残端距离（0.5 ～ 2cm）。脐静脉导管需放置于下腔静脉中（横膈膜上和左心房之间）。

（四）操作步骤

1. 体位和穿刺部位选择

（1）体位：仰卧位，用透气纸胶或纱布束缚四肢。

（2）穿刺部位选择：用无菌生理盐水纱布湿敷的脐残端 2 ～ 3cm 处。

2. 穿刺步骤

（1）消毒：打开穿刺包，放置在治疗车上。戴手套，取托盘 1 件、开消毒棉签 2 包，助手在托盘中倒适量碘伏。从脐带线、脐带残端直至脐带根部、脐带周边 10 ～ 15cm，消毒 3 遍（上界平剑突，下界平耻骨联合，左右为腋中线，尤其脐凹皱处）。对于极低体重出生患儿，为防止化学灼伤皮肤，消毒后需用无菌注射用水清洗干净。

（2）脐静脉置管

1）穿无菌手术衣，戴手套，助手用生理盐水冲洗手套。

2）助手开导管包装，取出导管，连接输液接头。助手开 10ml 的螺口注射器 1 支，取注射器，抽取生理盐水，连接输液接头，冲管排气。

3）铺小单和铺洞巾。

4）结扎脐带根部，松紧适度，以预防出血。用剪刀或手术刀切断过长的脐带，保留 1.5 ～ 2.0cm 的残端。

5）鉴别血管（双人确定）：可见 2 个脐动脉和 1 个脐静脉开口。动脉壁厚，孔小，触之收缩。

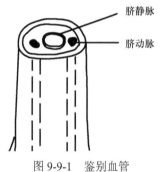

通常位于 4 点和 7 点的位置。静脉壁薄，腔大，可扩充，通常位于 11 点和 1 点处（图 9-9-1）。用镊子夹住脐带切面边缘固定。插管时，提起脐带与下腹部成 30° ～ 45° 角，略偏左腿，导管插入时，方向稍偏右上方约 30° 角，可与腹内脐静脉成一直线。若导管有阻力，可能因为进入门脉系统或嵌在其分支，或进入肠系膜静脉或脾静脉，这时可拔出导管 2cm，轻轻转动慢慢推入。送至预测导管的长度，抽回血。

图 9-9-1　鉴别血管

（3）固定：缝合固定法：在脐带切面作荷包缝合并将线绕插管数圈后系牢。缠绕固定法：6 条缝合线，缠绕固定。H 固定法：用胶布粘成桥状以固定插管。用输液贴固定缝合线，在穿刺点上、下方覆盖纱布，胶带固定，敷料外应注明日期、操作者签名，并记录。

（4）X 线摄片定位：脐静脉导管达下腔静脉（膈上 0.5 ～ 1cm 处）；下腔静脉与右心房交界处；第 8 ～ 9 胸椎；腔静脉及肝静脉以上的下腔静脉之中。

（五）注意事项

1. 置管术中、术后导管维护严格按照无菌原则进行，详细观察，明确记录，及时治疗其他病源引发的感染。

2. 若动脉和静脉同时插管，操作时必先插脐动脉，若先插脐静脉可使脐动脉痉挛而插管困难。

3. 严格规范操作，置管后需拍 X 线片定位，导管位置正确方可进行后续治疗。

4. 操作结束时，记录导管外露长度，以便日后观察。

七、新生儿气管插管术

（一）目的

1. 建立人工呼吸。

2. 解除通气障碍。

（二）适应证与禁忌证

1. 适应证

（1）新生儿呼吸暂停，经处理无效者。

（2）中枢性或外周性呼吸衰竭需机械通气者。

（3）气管内给药者。

（4）先天性膈疝。

2. 禁忌证

（1）操作者未掌握插管知识，不熟练插管技术。

（2）插管设备不完善。

（三）准备工作

1. 向患儿家长介绍气管插管的目的，并签署知情同意书。

2. 环境准备　治疗室内空气消毒，减少人员走动。

3. 物品准备　喉镜，喉镜镜片 00 号、0 号和 1 号，吸引器，10F 或 10 F 以上的吸引管和各型号气管插管导管，婴儿复苏气囊和面罩，氧气，听诊器，胶布，金属导管芯，T- 组合复苏器，辐射保暖台等。

4. 医务人员准备　衣帽整齐，规范洗手，戴口罩。

5. 患儿准备　核对患儿姓名、性别、床号或住院号。

（四）操作步骤

1. 体位　头轻微仰伸位呈鼻吸气位（图 9-9-2）。

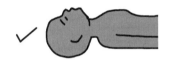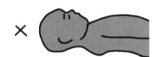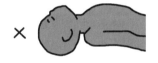

图 9-9-2　鼻吸气位正确示范

2. 插管前准备　首先选择适当型号的镜片并把它安装在喉镜柄上，检查喉镜光源，调节吸引器的吸引压力到 100mmHg，选择合适型号的气管导管，插入金属芯，连接吸引管和导管，准备复苏装置和面罩，打开氧气，取听诊器，准备好氧气，给气管插管的导管内送导管丝。

3. 气管插管　操作者站在患儿头侧位，面向患儿头端，右手稳住新生儿的头部，最好有第二个人帮助控制头部，期望得到鼻吸气位。左手持喉镜，喉镜镜片应沿着舌面右边滑入，将舌头推至口腔左边，推进镜片直至其顶端达会厌软骨，即刚超过舌根，提起整个镜片，暴露声门，看见 V 形的声带，沿着口腔右侧进入导管，当声门张开时，插入导管顶端，直至导管上的声带线达声门水平。

4. 撤喉镜固定　一手固定导管，另一手撤出喉镜，右手固定面部，将导管紧贴在唇上和（或）用一个手指按在患儿上腭。

5. 确认导管位置　请助手听诊双腋下呼吸音是对称的，观察患儿的心率、肤色有改善，胸廓起伏良好，提示气管插管正确，胶布固定。

（五）注意事项

1. 选择合适大小的气管插管导管，避免喉头水肿及声带损伤。

2. 插管时如声门关闭，等待其开放，不可用管端触、推声门，这会引起声带痉挛，如果在 20 秒内，声门未张开，暂停插管，行气囊面罩人工呼吸。

3. 整个操作要求在 20 ～ 30 秒内完成。

4. 撤出喉镜时左手小心撤出喉镜，而不移动导管，小心不要将导管压得太紧以致压扁导管阻塞气流。

5. 操作过程动作要轻柔，并注意观察心电监护，避免心搏骤停或误吸。

八、新生儿复苏术

（一）目的

维持新生儿氧合，改善缺氧状态，改善血液循环，维持正常的血流灌注，减少缺氧对各个脏器的损伤，特别是对大脑的损伤。

（二）适应证

新生儿窒息。

（三）准备工作

1. 向患儿家长介绍新生儿复苏术的目的，并签署知情同意书。

2. 环境准备 治疗室内空气消毒，减少人员走动。

3. 物品准备 吸球，喉镜，喉镜镜片 00 号、0 号和 1 号，吸引器，10F 或 10 F 以上的吸引管和各型号的气管插管导管，8 号鼻饲管，注射器 1ml、5ml、10ml、20ml 或 50ml，婴儿复苏气囊和面罩，氧气设备，食品级保鲜膜或塑料薄膜，听诊器，胶布，金属导管芯，T- 组合复苏器，辐射保暖台预热温度设置 32 ～ 34℃，脉搏氧饱和度仪，空氧混合仪等。

4. 药物准备 1∶10 000 肾上腺素，NS 或林格液。

5. 医务人员准备 衣帽整齐，规范洗手，戴口罩。

6. 患儿准备 核对患儿姓名、性别、床号或住院号。

（四）操作步骤（图9-9-3）

美国儿科学会和美国心脏协会 1987 年制定了新生儿复苏指南，并在循证医学研究的基础上定期修改，每 5 年修订 1 次，最新版是 2015 年，我国根据国情，于次年出版新版的我国新生儿窒息复苏流程图，也都采用 ABCDE 复苏方案。其中，A（airway）：清理气道；B（breath）：建立呼吸；C（circulation），维持循环；D（drug）：药物治疗；E（evaluation）：评估。呼吸、心率、血氧饱和度是窒息复苏评估的三项重要指标，并切记遵循：评估 → 决策 → 措施，循环往复，直到完成复苏。具体复苏步骤如下。

1. 快速评估 出生后立即用数秒钟快速评估：

（1）足月吗？

（2）羊水清吗？

（3）肌张力好吗？

（4）有呼吸和哭声吗？

以上四项中有任何 1 项为"否"，则进行初步复苏。

2. 初步复苏（30 秒内完成）

（1）保持体温：新生儿娩出后立即放在预热好的辐射保暖台上，或采取其他保暖措施。有条件的医疗单位复苏胎龄＜ 32 周的早产儿时，可将其头部以下躯体和四肢放在清洁的塑料袋内，或盖以塑料薄膜置于辐射保暖台上。

（2）摆正体位：头轻微仰伸位呈鼻吸气位（图 9-9-2）。必要时（分泌物量多或有气道梗阻）清理气道，用吸球或吸管（8F 或 10F）先口咽后鼻腔（M 在 N 之前）的顺序清理分泌物（图 9-9-4）。

（3）彻底擦干全身：用温热毛巾迅速擦干全身，并拿走湿毛巾。

（4）刺激呼吸：用手拍打或手指轻弹患儿足底（图 9-9-5），也可掌心摩擦背部 2 次诱发自主呼吸（图 9-9-6）。

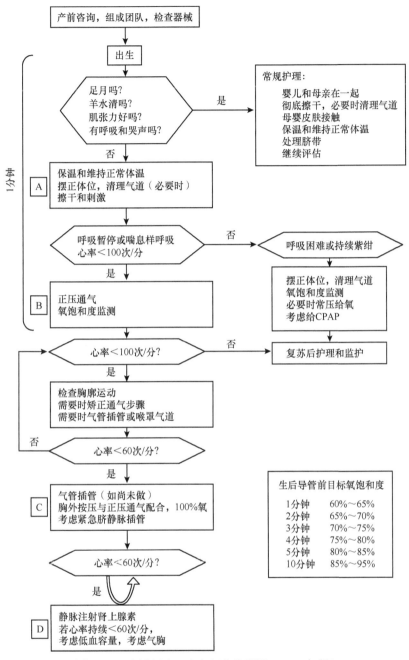

产前咨询，组成团队，检查器械

出生

足月吗？
羊水清吗？
肌张力好吗？
有呼吸和哭声吗？　——是——→

常规护理：
　婴儿和母亲在一起
　彻底擦干，必要时清理气道
　母婴皮肤接触
　保温和维持正常体温
　处理脐带
　继续评估

否

1分钟

A
保温和维持正常体温
摆正体位，清理气道（必要时）
擦干和刺激

呼吸暂停或喘息样呼吸
心率＜100次/分　——否——→ 呼吸困难或持续紫绀

是

B
正压通气
氧饱和度监测

摆正体位，清理气道
氧饱和度监测
必要时常压给氧
考虑给CPAP

心率＜100次/分？　——否——→ 复苏后护理和监护

是

检查胸廓运动
需要时矫正通气步骤
需要时气管插管或喉罩气道

否

心率＜60次/分？

是

C
气管插管（如尚未做）
胸外按压与正压通气配合，100%氧
考虑紧急脐静脉插管

生后导管前目标氧饱和度

1分钟　　60%～65%
2分钟　　65%～70%
3分钟　　70%～75%
4分钟　　75%～80%
5分钟　　80%～85%
10分钟　　85%～95%

心率＜60次/分？

是

D
静脉注射肾上腺素
若心率持续＜60次/分，
考虑低血容量，考虑气胸

图 9-9-3　中国新生儿窒息复苏流程图（2016 年版）

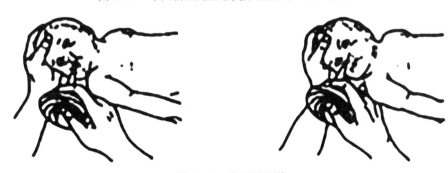

图 9-9-4　清理呼吸道

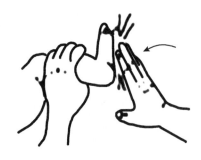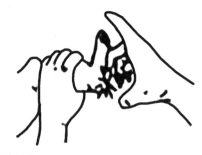

图 9-9-5　拍打及弹足底

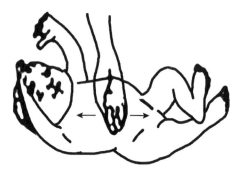

图 9-9-6　摩擦后背

3. 正压通气　初步复苏后，婴儿没有呼吸或仅有喘息，心率＜ 100 次 / 分，或者吸入 100% 氧气仍有青紫，应立即开始正压通气。选择适当大小的面罩（图 9-9-7），在心率、呼吸和血氧饱和度监护下进行气囊面罩下的正压通气，足月儿可用空气，早产儿以 30% ～ 40% 氧浓度开始，压力 20cmH₂O，一般不超过 30cmH₂O。频率 40 ～ 60 次 / 分，胸外按压时频率减少至 30 次 / 分。一旦出现自主呼吸，且心率＞ 100 次 / 分，逐渐减少至停止正压通气。如不达标并矫正通气无效后考虑气管插管或喉罩气道正压通气。持续气囊面罩正压通气＞ 2min，常出现腹胀等胃肠道胀气，应下胃管减压。

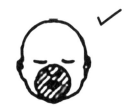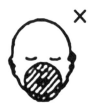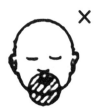

图 9-9-7　面罩选择

4. 胸外按压　经过 30 秒有效的正压通气，心率仍＜ 60 次 / 分，在进行正压通气的同时，进行胸外按压。当开始胸外按压，给氧浓度增加至 100%。然后在脉搏氧饱和度仪的指导下调整氧浓度使氧饱和度达到氧饱和度目标值。按压手法有双拇指法（图 9-9-8）和双指法即示中指法（图 9-9-9），按压部位为胸骨体下 1/3 处，深度为胸廓前后径的 1/3，频率为 90 次 / 分，通气和按压比为 1 ∶ 3，至少 45 ～ 60 秒后才能够短时间停下来测定心率。

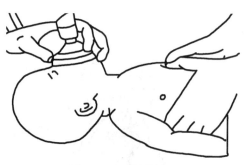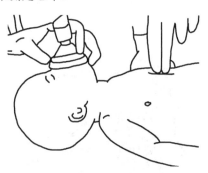

图 9-9-8　双拇指法　　　　　　　　　图 9-9-9　示中指法

5. 药物治疗　在足够的 100% 氧正压通气和胸外按压 45 ～ 60 秒后心率仍＜ 60 次 / 分，应给肾上腺素或扩容或两者皆给。

（1）1：10 000 肾上腺素溶液：首选脐静脉给药，剂量 0.1 ～ 0.3ml/kg（0.01 ～ 0.03mg/kg），如静脉途径未建立前或没有条件做脐静脉插管，可气管导管内给药，剂量 0.5 ～ 1.0ml/kg（0.05 ～ 0.1mg/kg）。

（2）扩容剂：在有效的正压人工呼吸、胸外按压和肾上腺素不改善循环时使用。推荐溶液为生理盐水，也可接受乳酸林格液或 Rh 阴性的 O 型血，剂量是 10 ml/kg，推注时间为 5 ～ 10 分钟以上。

（五）注意事项

1. 必须严格按照 E→A→B→C→D 的顺序进行复苏，次序不能颠倒。

2. 清理气道仅在必要时进行，即在分泌物量多或有气道梗阻时。

3. 清理气道时，应适当用力，过度用力吸引可能导致喉痉挛和心动过缓及延迟自主呼吸的开始（迷走神经性兴奋）。吸引时间应＜ 10 秒，吸引器的负压不超过 100mmHg（13.3kPa）。

4. 脐静脉给肾上腺素后用 0.5 ～ 1ml 生理盐水冲管，气管内给药后要挤压复苏囊进行人工通气 3 ～ 4 次，以使药物完全或尽快进入肺内以利于吸收。

九、儿童心肺复苏术

心肺复苏术（cardiopulmonary resuscitation，CPR）是指在心搏、呼吸骤停的情况下采取的一系列急救措施，以恢复并有效维持已中断的呼吸及循环功能。小儿时期可引起心跳、呼吸骤停的原因很多，以呼吸停止后继而心跳停止较为常见。本节主要为 8 岁以下儿童的心肺复苏。

（一）目的

1. 使心脏、肺脏恢复正常功能，以挽救生命。

2. 使全社会具有独立自主行为能力的人掌握现场心肺复苏技术（基础生命支持）。

（二）适应证与禁忌证

1. 适应证　各种原因所造成的循环骤停或呼吸骤停。

2. 禁忌证

（1）致命性外伤，不能进行心肺复苏者。

（2）胸壁受伤无法进行胸部按压者。

（三）准备工作（院内急救）

1. 向患儿家长解释心肺复苏术的意义，并签署知情同意书（紧急情况可以先复苏，后补签）。

2. 环境准备　清理人员，迅速评估环境，保证现场对抢救者和患儿安全。若安全，可当场进行急救。若不安全，须将伤员转移后进行急救。

3. 物品准备　婴儿或儿童复苏气囊和面罩（婴儿和低龄儿童容积至少 450 ～ 500ml，年长儿容积为 1000ml），氧气设备等。

（四）操作步骤

对于心搏呼吸骤停，现场抢救十分重要，应争分夺秒，强调黄金 4 分钟，即在 4 分钟内进行基本生命支持，8 分钟内进行高级生命支持。迅速有效地实施 CPR 对自主循环恢复和避免复苏后神经系统后遗症至关重要。婴儿和儿童 CPR 的程序为 C→A→B。其中 A（airway）：开放气道；B（breath）：建立呼吸；C（compressions）：胸外按压。具体复苏步骤如下。

1. 快速评估　在 10 秒内检查患儿是否丧失意识，如轻拍重呼，轻拍患儿，大声呼喊，并用手触摸患儿大血管搏动（婴儿触摸肱动脉、儿童触摸颈动脉或股动脉），决定是否需要 CPR。

2. 胸外按压（C）　当患儿被评估为无反应、没有自主呼吸或只有无效的喘息样呼吸时，立即实施胸外按压，建立人工循环。将患儿放置于硬板上，用单手按压法（图 9-9-10）或双手按压法

（图9-9-11）按压胸骨下半部。单手法为一只手固定患儿头部，以便通气，另一只手掌根部置于患儿胸骨下半段，手掌根的长轴与胸骨的长轴一致。双手按压法为将一手掌根部重叠放在另一手背上，十指相扣，下面手的手指抬起，手掌根部垂直按压胸骨下半部。按压深度至少为胸部前后径的三分之一（婴儿4cm、儿童5cm、青春期儿童≤6cm），频率为100～120次/分，尽量保持胸外按压的连续性，尽量减少中断胸外按压。

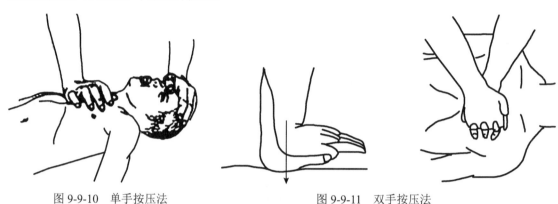

图9-9-10　单手按压法　　　　　　　　图9-9-11　双手按压法

3. 开放气道（A）　首先清理口、咽、鼻部分泌物、异物或呕吐物，必要时进行口、鼻等上呼吸道吸引。多采用仰头抬颏法（图9-9-12），一只手的小鱼际手掌外侧缘部位置于患儿前额，另一只手的示指、中指置于下颏将下颌骨上提，使下颌角与耳垂的连线和地面垂直。疑有颈椎损伤时，可用托颌法（图9-9-13），将双手放置在患儿头部两侧，握住下颌角向上托下颌，使头部后仰程度为下颌角与耳垂连线与地面成角（儿童60°，婴儿30°）。若托颌法不能使气道畅通，应用仰头抬颏法。

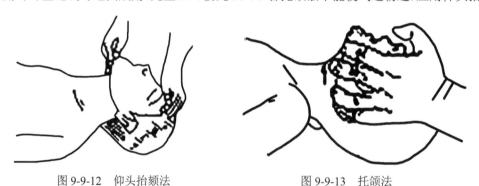

图9-9-12　仰头抬颏法　　　　　　　　图9-9-13　托颌法

4. 建立呼吸（B）

（1）口对口人工呼吸：现场急救适用口对口人工呼吸。分口对口鼻法（1岁以下婴儿）和口对口法（较大婴儿和儿童）。口对口鼻法为操作者深吸一口气，将嘴覆盖口和鼻，口对口法则用口封住儿童的口，拇指和示指紧捏住患儿的鼻子，保持其头后倾，将气吹入，双眼斜看患儿胸廓起伏情况。停止吹气后，放开鼻孔，使患儿自然呼气，排出肺内气体。

即使操作方法正确，口对口人工呼吸的吸入氧浓度也较低（18%），施救者因操作时间过长也容易疲劳。同时，有感染疾病的潜在风险，如条件允许或在院内急救，尽快采用球囊-面罩通气，效果与气管插管通气相同。

（2）球囊-面罩通气：常用的是配有压力限制活瓣装置的自动充气式气囊，压力水平在35～40cm H_2O。

1）体位：仰卧，头后仰体位。

2）加压给氧：抢救者位于患者头顶端，以"EC"钳方式的手法固定面罩，将面罩紧密盖在面部并覆盖住患儿口鼻，并托颌保证气道通畅。"EC"钳方式面罩通气（图 9-9-14），左手中指、无名指、小指呈 E 形放在患儿下颌角处，向面罩方向托起下颌，保持气道通畅，拇指和示指呈 C 形将面罩紧紧扣在患儿口鼻部，固定面罩，保持面罩密闭无漏气，即 C 形固定面罩，E 形开放气道（上抬下颌）。在操作时应观察患儿胸廓起伏，了解辅助通气效果，如果无效通气（如胸廓抬动不明显）应考虑存在气道梗阻可能（如仍有气管异物）。

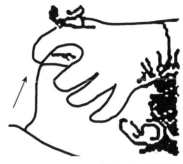

图 9-9-14　　"EC"钳方式面罩通气

（3）胸外按压（C）与人工呼吸（B）的协调

1）单人复苏：胸外按压与人工呼吸比为 30：2，即在胸外按压 30 次和开放气道后，立即给予 2 次有效人工呼吸。

2）双人复苏：胸外按压与人工呼吸比为 15：2，即在胸外按压 15 次和开放气道后，立即给予 2 次有效人工呼吸。

5. 除颤（D）　在能获取自动体外除颤器（automated external defibrillator，AED）或手动除颤仪（婴儿首选）的条件下进行。医院外发生且未被目击的心搏骤停先给 5 个周期的 CPR（约 2 分钟），然后使用 AED 除颤。若有目击的心搏骤停或出现室颤或无脉性室性心动过速时，应尽早除颤。除颤初始能量一般为 2J/kg，如无效，可逐渐上升至 4J/kg 或以上，但≤ 10J/kg。< 8 岁的儿童首选带有儿童衰减器系统的 AED，也可使用普通 AED。除颤后应立即恢复 CPR，尽可能缩短电击前后的胸外按压中断时间（< 10 秒）。2 分钟后重新评估心率。

6. 如果有 2 人参与急救，一人迅速实施 CPR，另一人迅速启动应急反应系统（如拨打附近医院的急救电话或 120）和获取 AED 或手动除颤仪。如果只有一人，则立即实施 CPR，并在实施 5 个循环的 CPR（30：2 的胸外按压和人工呼吸）后，迅速启动应急反应系统和获取 AED 或手动除颤仪，并尽快恢复 CPR，直至急救医务人员抵达，开始高级生命支持，或患儿开始自主呼吸。

（五）注意事项

1. 摆体位中的仰头抬颏法时，保持张嘴且勿将下巴周围松软的组织向上推使气道阻塞。

2. 胸外按压时，注意不要按压到剑突和肋骨，而且每一次胸外按压后让胸廓充分回弹。

3. 胸外按压与人工呼吸协调步骤，一旦建立高级气道，胸外按压与人工呼吸不再进行协调，胸外按压以 100～120 次 / 分的频率不间断进行，呼吸频率为 8～10 次 / 分（即 6～8 秒给 1 次呼吸），注意避免过度通气。

十、练　习　题

（一）主观题

1. 胸腔穿刺术的主要作用是什么？

2. 患儿，女，3 岁，因"发热伴嗜睡 2 天，抽搐 1 次"入院。请做腰椎穿刺。

（二）客观题

1. 填空题

（1）骨髓穿刺的穿刺点有_____穿刺点、_____穿刺点、_____穿刺点和_____穿刺点，小于 2 岁的幼儿多用_____穿刺点和_____穿刺点。

（2）骨髓穿刺时，当针尖接触骨质后，则将穿刺针围绕骨体长轴旋转，缓缓钻刺骨质，当感觉到有_____，而且穿刺针已_____在骨内时，表示已进入骨髓腔。

（3）腹腔穿刺的目的是明确_____的_____，找出病原，协助诊断。适量抽出腹水，以减轻患儿腹腔内压力，缓解_____、_____、气促、_____等症状，_____，改善_____。

2. A 型题

（1）腰椎穿刺术穿刺时采用的体位是（　　　）

A. 仰卧位　　　　B. 侧卧宽抱膝位　　C. 膝胸卧位　　　　D. 俯卧位　　　　E. 半卧位

（2）腰穿最严重的并发症是（　　　）

A. 头痛　　　　　B. 出血　　　　　C. 感染　　　　　D. 脑疝　　　　　E. 腰痛

（3）心脏压塞时最快，最有效的能缓解症状方法为（　　　）

A. 病因治疗　　　B. 使用镇静剂　　C. 心包切除术　　D. 心包穿刺抽液　E. 使用抗生素

（4）下述哪种诊断技术诊断心包积液既安全又准确（　　　）

A. 心脏听诊　　　B. 心包穿刺术　　C. 心电图　　　　D. 超声心动图　　E. 胸部 X 线摄片

（5）给一个体重 1200g、孕 30 周的早产儿气管插管，你认为应使用内径多大的气管导管（　　　）

A. 2.5mm　　　　B. 3.0mm　　　　C. 3.5mm　　　　D. 4.0mm　　　　E. 4.5mm

（6）对一个刚出生的新生儿进行气管插管的时间，最好在（　　　）秒以内

A. 15 秒　　　　　B. 20 秒　　　　　C. 25 秒　　　　　D. 30 秒　　　　　E. 35 秒

3. X 型题

腰椎穿刺术的适应证是以下哪几项（　　　）

A. 肿瘤（脑膜癌变、转移瘤）　　　　　　　B. 颅压异常（高颅压或低颅压）

C. 中枢神经系统炎症（感染性、非感染性）　　D. 明显出血倾向或严重凝血功能障碍者

E. 腰穿部位皮肤化脓性感染

（蒙　晶）

第十节　眼科操作技术

一、眼科常见症状的处理

（一）滴眼药法

1. 目的　用于散瞳、缩瞳、预防感染及表面麻醉、治疗眼部疾病等。

2. 物品准备　治疗盘、滴眼液、消毒棉签。

3. 操作步骤　操作前洗手，核对患者的姓名、眼别、药物的名称、浓度，水制剂应观察有无变色和沉淀。患者取坐位或仰卧位，头稍向后仰并向患侧倾斜，用棉签擦去患眼分泌物，用左手示指或棉签拉开患者下睑，右手持滴管或眼药水瓶将药液点入下穹窿的结膜囊内。用手指将上睑轻轻提起，使药液在结膜囊内弥散。用棉签擦去流出的药液，滴药后按压泪囊及嘱患者闭眼 1 ～ 2 分钟减少药物从泪道的排泄、增加眼部吸收和减少全身不良反应。

4. 注意事项　滴药时，滴管口或瓶口距离眼部 2 ～ 3cm，勿触及睑缘、睫毛和手指，以免污染。滴药时勿压迫眼球，尤其是有角膜溃疡和角膜伤口的患者。滴入阿托品类药品时，应压迫泪囊部 2 ～ 3 分钟，以免鼻腔黏膜吸收引起中毒。特别注意散瞳剂与缩瞳剂、腐蚀性药物，切忌滴错，以免造成严重后果。同时滴数种药液时，先滴刺激性弱的药物，再滴刺激性强的药物。眼药水与眼膏同时用时先滴眼药水后涂眼膏，每次每种眼药需间隔 5 ～ 10 分钟。

（二）涂眼膏法

1. 目的　用于治疗眼睑闭合不全、绷带加压包扎前需保护角膜者及需做睑球分离的患者。

2. 用物准备　眼膏、消毒圆头玻璃棒、消毒棉签。

3. 操作步骤　涂眼膏前洗手，并核对患者的姓名、眼别、药物的名称、浓度。患者取仰卧位或坐位，头稍向后仰，用左手示指或棉签拉开患者下睑，嘱患者向上注视，右手将眼膏先挤去一

小段，将眼膏挤入下穹窿，或用玻璃棒蘸眼膏少许，将玻璃棒连同眼膏平放于穹窿部，嘱患者闭眼，同时转动玻璃棒，沿水平方向抽出，按摩眼睑使眼膏均匀分布于结膜囊内，不要将睫毛连同玻璃棒一同卷入结膜囊内。

4. 注意事项　涂眼膏前检查玻璃棒有无破损，如有破损应更换。玻璃棒用后及时消毒以备用。

（三）结膜囊冲洗法

1. 目的　清除结膜囊内的异物、酸碱化学物质和脓性分泌物及手术前清洗结膜囊。

2. 用物准备　玻璃洗眼壶或冲洗用吊瓶、受水器、消毒棉球、洗眼液。

3. 操作步骤　患者取坐位或仰卧位，头偏向患眼一侧。受水器紧贴患眼侧颊部或颞侧。擦净眼分泌物及眼膏。分开上、下眼睑，冲洗液先冲洗眼睑皮肤，然后再冲洗结膜囊。冲洗上穹窿部时翻转眼睑，嘱患者向下看，冲洗下穹窿部时嘱患者向上看，同时眼球向各个方向转动，轻轻推动眼睑，充分冲洗结膜各部，用棉球拭净眼睑及颊部水滴。将受水器内的污水倒出、消毒后备用。

4. 注意事项　冲洗时，洗眼壶距眼 3～5cm，不可接触眼睑及眼球。冲洗液不可直接冲在角膜上，也不可进入健眼。冬天冲洗液适当加温，冷热适中。化学伤冲洗应充分暴露上、下穹窿部，反复多次冲洗，防化学物质残留。如有大块异物不易冲去，可用消毒棉签擦去，冲洗液要足够，冲洗时间不少于 15 分钟。眼球穿通伤及较深的角膜溃疡者禁忌冲洗。

（四）泪道冲洗法

1. 目的　用于泪道疾病的诊断、治疗及内眼手术前清洁泪道。

2. 用物准备　注射器、泪道冲洗针头、泪点扩张器、0.5%～1% 丁卡因滴眼液、消毒棉签和冲洗用液体，必要时准备泪道探针。

3. 操作步骤　操作前洗手，并核对患者的姓名和眼别。患者取坐位或仰卧位。压迫泪囊将泪点的分泌物挤出，然后将丁卡因棉签置于上、下泪点之间，闭眼 3 分钟。用泪点扩张器扩张泪小点，左手轻轻牵拉下睑，嘱患者向上方注视，右手持注射器将针头垂直插入泪小点 1～1.5mm，再水平方向向鼻侧插入泪囊至骨壁，将针稍向后退，注入药液。泪道通畅者，注入液体自鼻孔流出或患者自诉有水流入口中。如注入液体通而不畅，有液体从鼻腔滴出，提示有鼻泪管狭窄。如进针时阻力大，冲洗液体由原泪点或上泪点溢出，说明泪总管、泪囊或鼻泪管阻塞。如针头可触及骨壁，但冲洗液体逆流，鼻腔内无水，提示鼻泪管阻塞。冲洗后，泪小点有脓性分泌物溢出，为慢性泪囊炎。冲洗时如发现下睑肿胀，说明发生假道，必须停止注水。点抗生素眼药水并记录冲洗情况，包括从何处进针，有无阻力，冲洗液的流通情况及是否有分泌物等。

4. 注意事项　如进针遇有阻力，不可强行推进。若下泪点闭锁，可由上泪点冲洗。勿反复冲洗，避免黏膜损伤或粘连引起泪小管阻塞。急性炎症和泪囊有大量分泌物时不宜进行泪道冲洗。

（五）球旁注射法

1. 目的　提高局部组织内的药物浓度，起到抗炎、抗感染的作用。

2. 用物准备　注射器、5 号针头、注射药物、消毒液、消毒棉签。

3. 操作步骤　操作前洗手，并核对患者姓名、眼别、药物的名称及剂量。患者取坐位或仰卧位，坐位头略后仰。常规消毒眼睑周围皮肤。嘱患者向内上方注视，左手持棉签在眶下缘中、外 1/3 交界处定位进针点，右手持注射器经皮肤刺入眶内，紧靠眶下壁垂直刺入约 1cm，固定好针头，轻轻抽吸见无回血后，将药液缓慢推入。左手固定好针旁皮肤，缓慢拔针，用消毒棉签压住针眼至无出血为止。也可在颞上方或颞下方经球结膜进针。

4. 注意事项　如遇到阻力，不可强行进针，可稍稍拔出针头，略改变方向再进针。针头的斜面朝向眼球，防止损伤眼球，切忌针头在眶内上下左右捣动，以免损伤血管和神经。注射过程中要观察眼部情况，如有眼睑肿胀、眼球突出，提示有出血症状，应立即拔针，给予加压包扎或用数块大小纱布或眼垫用手按压至止血为止，必要时全身应用止血药。

（六）球后注射法

1. 目的　通过眼睑皮肤或下穹窿，经眼球下方进入眼眶的给药方式，用于眼球后给药及内眼手术前麻醉。

2. 用物准备　注射器、球后针头、注射药物、2% 碘酒、75% 乙醇溶液、消毒棉签、纱布眼垫、胶布和绷带。

3. 操作步骤　注射前洗手，并核对患者的姓名、眼别、药物的名称及剂量。患者取坐位或仰卧位，常规消毒眼睑周围皮肤。嘱患者向鼻上方注视，在眶下缘中、外 1/3 交界处将注射器针头垂直刺入皮肤 1 ～ 2cm，沿眶壁走行，向内上方倾斜 30° 针头在外直肌与视神经之间向眶尖方向推进，进针 3 ～ 3.5cm，抽吸无回血，缓慢注入药液。拔针后，嘱患者闭眼并用纱布间歇性压迫 5 ～ 10 分钟，涂抗生素眼膏，包扎。如出现暂时的复视现象，是药物麻痹眼外肌或运动神经所致，一般 2 小时后症状即可缓解。

4. 注意事项　进针时如有阻力或碰及骨壁不可强行进针。注射后如出现眼球突出、运动受限提示后出血，应加压包扎。眼前部有化脓性感染的患者禁忌球后注射。

（七）球结膜下注射法

1. 目的　将抗生素、皮质类固醇、散瞳剂等药物注射到结膜下，提高药物在眼局部的浓度，延长药物的作用时间，同时刺激局部血管扩张，渗透性增加，有利于新陈代谢和炎症吸收。常用于治疗眼前节疾病。

2. 用物准备　注射器、针头、注射的药物、0.5% ～ 1% 丁卡因溶液、消毒棉签、纱布眼垫、胶布、抗生素眼膏。

3. 操作步骤　注射前洗手，并核对患者的姓名、眼别、药物的名称及剂量。患者取坐位或仰卧位。用 0.5% ～ 1% 丁卡因表面麻醉 2 次，间隔 3 ～ 5 分钟。左手分开眼睑，不合作者可用开睑器开睑，右手持注射器，颞下方注射时嘱患者向上方注视，颞上方注射时嘱患者向下方注视，针头与角膜切线方向平行，针尖斜面应平行朝向巩膜，避开血管刺入结膜下，缓慢注入药液，注射后涂抗生素眼膏，戴眼带。

4. 注意事项　注射时针头勿指向角膜；多次注射应更换注射部位。为角膜溃疡患者注射时勿加压于眼球。如注射散瞳类药物应注意观察患者的全身状况，并在注射后 20 分钟观察瞳孔是否散大。

（八）剪眼睫毛法

1. 目的　内眼手术前一天剪去术眼睫毛，使术野清洁，便于手术操作，并可防止手术中睫毛落入眼内。

2. 用物准备　剪刀、眼药膏或凡士林、无菌棉签、消毒棉球和眼垫。

3. 操作步骤　操作前洗手，并核对患者的姓名和眼别。患者取坐位，先在剪刀的两叶涂上眼药膏或凡士林，以粘住剪下的睫毛。嘱患者向下看，用手指压住上睑皮肤，使上睑轻度外翻，剪去上睑睫毛，嘱患者向上看，用手指压住下睑皮肤，使下睑轻度外翻，剪去下睑睫毛，将剪下的睫毛不断用眼垫擦拭干净，以防落入结膜囊内。剪刀用后消毒备用。

4. 注意事项　剪睫毛时，嘱患者安静，头部固定不动。动作要轻柔，防止伤及角膜和睑缘皮肤。如有睫毛落入结膜囊内，应立即用湿棉签拭出或用生理盐水冲洗干净。

（九）眼部加压包扎法

1. 目的　①使包扎敷料固定牢固。②局部加压，起到止血作用。③对于术后浅前房者，局部加压包扎，促进前房形成。④预防角膜溃疡穿孔。⑤部分眼部手术以后，减少术眼活动，减轻局部反应。

2. 用物准备　20cm 纱条 1 根（双眼加压包扎不必）、眼垫、眼膏、胶布、绷带。

3. 操作步骤　操作前洗手，并核对患者的姓名和眼别。患者取坐位，患眼涂眼膏，盖眼垫。

单眼包扎者，在双眼眉中心部垂直安放一条长约 20cm 绷带纱条。绷带头端向健眼，经耳上方由枕骨至额部缠绕 1～2 圈，再经患眼耳下至健眼耳上如此反复数次，最后将绷带用胶布固定，结扎眉中心部的绷带纱条。

如为双眼包扎，则绷带 8 字形包扎双眼。起端如以右侧为起点（左侧也可），耳上部绕 1～2 周后，经前额向下包左眼，由左耳下方向后经枕骨粗隆绕全右耳上方，经前额至左耳上方，向后经枕骨粗隆下方至右耳下方，向上包右眼，成 8 字形状。如此连续缠绕数周后再绕头 2 圈，用两根胶布上下平行固定。

4. 注意事项　包扎时不可过紧或过松，切勿压迫耳廓及鼻孔。固定必须在前额部，避免患者仰卧或侧卧时引起头部不适或摩擦造成绷带松脱。

（十）结膜囊细菌培养法

1. 目的　明确结膜囊内的细菌，便于诊断和治疗。

2. 用物准备　含无菌棉签的培养管、酒精灯、无菌棉签。

3. 操作步骤　操作前洗手，并核对患者的姓名和眼别。患者取卧位或坐位，左手持棉签牵拉患者下睑皮肤，右手用无菌试管内的无菌棉签在患者的下穹窿部擦拭，然后将试管口在酒精灯火焰上消毒，将棉签放回试管，送检。

4. 注意事项　严格执行无菌操作技术。采集的标本及时送检。

（十一）睑腺炎切开排脓法

1. 目的　排出脓液，使炎症消退。

2. 用物准备　尖刀片、引流条、无菌手套、无菌镊子、胶布、抗生素眼膏、眼垫。

3. 操作步骤　患者取仰卧位。外睑腺炎切开时可不用麻醉，局部消毒后，左手手指固定病灶两侧的睑皮肤，右手在波动感的低位处用尖刀片，平行于睑缘方向切开脓点处皮肤，排出脓液，用棉签擦净。如脓液黏稠，切开后不易自然排出，可用小镊子撑开脓腔，使脓液排出。如脓肿较大且脓液较多应放置引流条。内睑腺炎切开时先滴药表面麻醉，然后翻转眼睑，用左手拇指固定睑缘，尖刀对准脓点与睑缘垂直方向切开脓点处睑结膜，让脓液流出，并用无菌棉签擦净。结膜囊内涂抗生素药膏并包扎。

4. 注意事项　脓肿尚未完全形成时，不要切开。切开后不可挤压，防止感染扩散，引起眼睑蜂窝织炎。

二、眼外伤处理技术

（一）临床重要性和特点

外环境中的机械性、物理性和化学性等因素直接作用于眼部，引起眼的结构和功能损害，统称为眼外伤。由于眼的位置暴露，结构极为精细、脆弱，无论战时或平时，眼外伤都很多见，而且往往造成视力障碍、失明甚至眼球丧失。因此，预防和正确处理外伤，对于保护和挽救视力具有重要的临床意义和社会意义。

在临床上，眼外伤具有以下特点。

1. 患者多为男性，青少年或壮年，多数为单眼外伤。由此造成劳动能力或战斗力的损失，并给个人、家庭和社会带来各种负担。

2. 眼球钝挫伤、眼球穿孔伤、球内异物、酸性或碱性物质化学伤等是常见的、后果严重的眼外伤，可以造成眼球屈光间质的混浊或光感受器神经组织的变性坏死，引起视力丧失。

3. 可同时造成眼的多种组织和结构的损伤。在战时可发生复合伤或多处伤，在平时的爆炸伤或车祸时，也会出现伤情非常复杂的情况。

4. 伤后并发症多见，如创伤后眼内炎症，继发感染，增殖性病变，可进一步威胁眼部功能和结构的康复。

5. 正确的初期救治对挽救伤眼极为重要。对神经组织的损伤目前尚无有效的治疗方法。

（二）眼外伤分类

一般根据眼外伤的致伤因素，可分为机械性和非机械性眼外伤两大类。还可根据伤情轻重、损伤部位及异物性质等再分类。

（1）机械性眼外伤可分为挫伤、穿孔伤、异物伤（磁性、非磁性异物）。

（2）非机械性眼外伤可分为热烧伤、化学伤（酸性、碱性物质）、辐射伤、毒气伤等。

（3）根据眼外伤的轻重程度，可分为轻、中、重三类。

1）轻伤包括眼睑擦伤及瘀血，结膜下出血，结膜及角膜表面异物，角膜上皮擦伤，眼睑Ⅰ度热烧伤，刺激性毒气伤，电光性眼炎等。

2）中度伤包括眼睑及泪小管撕裂伤，眼睑Ⅱ度烧伤，球结膜撕裂，角膜浅层异物等。

3）重伤包括眼睑广泛撕脱或缺损，眼睑Ⅲ度烧伤，眼球穿孔伤，球内异物，眼球钝挫伤（伴眼内出血），眼球Ⅱ度以上热烧伤或化学烧伤，辐射伤和严重的军事毒气伤，眼眶骨折等。

（三）检查与处理原则

眼外伤的检查　应根据眼外伤的轻重缓急和患者就诊时的条件，在不延误急救、不增加损伤、尽量减少患者痛苦的前提下，有重点进行。应避免遗漏重要的伤情如球内异物伤，以免贻误初期处理和挽回视力的时机。

（1）病史：询问致伤原因、部位、时间，是否经过处理，以往的视力状况及眼病史，有无全身性疾病等。

（2）全身情况：尤其在车祸、爆炸伤、战伤等有复合伤及多处伤的情况，注意有无重要脏器及其他器官损伤，有无休克及出血，应由有关专科首先检查和处理。

（3）应尽可能准确地记录视力。如不能用视力表检查，可查数指、光感等，判断视力状态。

（4）在灯光照明下，记录眼睑、结膜、泪器和眼肌等损伤的部位、范围、程度、并发症如出血、感染、异物存留等情况，应描述、绘图，涉及整形时应照相记录。

（5）眼球位置、突出度，有无破裂，角膜和前部巩膜情况，前房深度，有无眼内出血及眼内结构损伤，眼底情况等。

（6）影像学检查及其他辅助检查如超声波、X线、CT或MRI检查，以确定球内或眶内异物存留，有无眼球后部破裂，眶骨骨折等。做视觉电生理检查以判定视功能情况。

（四）急救原则

1. 有休克和重要脏器损伤时，应首先抢救生命。

2. 对化学伤，应分秒必争地用大量的清水冲洗，至少30分钟。

3. 对眼球穿孔伤，切忌挤压，可滴0.5%的丁卡因液，用眼睑拉钩检查。眼球上的异物和血痂，不应随便清除。滴抗生素眼液后，包扎紧双眼，送专科处理。

4. 对开放性眼外伤，应肌内注射抗破伤风血清。

（五）处理注意事项

1. 眼睑血液循环丰富，组织修复力强，而且一旦缺损或畸形修复会引起严重并发症如暴露性角膜炎，因此清创缝合时应分层对合复位，不可将组织剪除或丢弃。

2. 对眼球穿孔伤，应由专科医师在手术室内进行详细检查和手术处理。如合并眼睑裂伤，应先修复眼球，后修复眼睑。

3. 对眼球破裂伤，眼球壁不规则裂开或有很长裂口，眼内容物尤其包括脉络膜视网膜的组织大部分脱出，眼球的解剖和功能确无望恢复时，可考虑做眼球摘除术，由于近年显微手术及玻璃体手术的进步，一些眼球破裂伤也可以得到挽救，因此一般不宜做初期眼球摘除术。伤后视力无光感也不是作为眼球摘除的适应证。眼球摘除手术应由眼科医生进行。

4. 合理应用抗生素。 由于血眼屏障存在，药物不易透入眼内，需选用适当药物和给药方法。如眼内感染时，可考虑玻璃体内注药、点眼药及结膜下给药，同时全身应用抗生素。

（六）预防

大多数眼外伤是可以预防的。加强卫生宣传教育，制定各项操作规章制度，完善防护措施，能够有效地减少眼外伤。近年对各类眼外伤的流行病学研究，如对体育运动所致的眼外伤，工农业生产中的眼外伤，儿童及老人眼外伤等提出了各自的发病特点和预防办法。

基层医疗组织对工矿生产单位和执勤部队应加强眼外伤的防治工作，如改善企业和劳动场所的卫生条件和管理。安装适当的照明和通风设备。配备各种安全防护用品如面罩、防护眼镜等。严格执行技术操作规程、劳动保护制度和安全操作规定。同时应设置急救站，配备急救箱，一旦发生眼外伤应能及时急救并迅速转院治疗。

预防儿童眼外伤是家长、托儿机构、学校和社会有关人员的共同任务，要禁止玩弄危险玩具、乱放鞭炮或乱投弹弓、石子等，对儿童眼外伤应及时到专科治疗，以挽救伤眼，防治弱视的发生。

三、眼球钝挫伤

钝挫伤是指钝力引起的外伤，可造成外眼软组织的损伤、眼睑肿胀，皮下瘀血，可按照软组织挫伤的一般外科原则处理。钝挫伤也可造成眼球的损伤，引起眼内多种结构和组织的病变。由于眼球钝挫伤占眼外伤发患者数的比例大，对眼的睑部和功能危害严重，本节重点加以介绍。

（一）致伤原因

在生产、生活和体育运动中，砖石、土块、拳头、球类、跌撞、交通事故及爆炸（如鞭炮）产生的冲击波，是眼球钝挫伤的常见原因。钝力击中眼球时，可在打击部位产生直接损伤，由于眼球可以看成一个不可压缩的球体，钝力可在眼球内和眼球壁传递，引起多处间接损伤。

（二）角膜挫伤

钝力作用于角膜时，可擦伤角膜表层组织。使角膜急剧内陷，内皮层和后弹力层破裂，引起角膜基层水肿混浊。严重时可致角膜破裂。

临床表现：①角膜上皮擦伤，患者视力减退，出现明显的疼痛、畏光和流泪等症状，上皮缺损区荧光素着色，若发生感染，可出现角膜溃疡。②角膜基质层水肿，增厚及混浊，后弹力层出现皱褶，可呈局限性。③角膜破裂，多发生于角膜缘附近，虹膜嵌顿，前房变浅或消失，瞳孔呈梨形。

治疗原则：对角膜上皮擦伤，可涂抗生素眼膏后包扎，促进上皮愈合。角膜基质层水肿混浊者，可局部滴用皮质类固醇，必要时使用散瞳剂。对角膜裂伤应行手术缝合，按角膜穿孔伤处理。

（三）虹膜睫状体挫伤

挫伤可引起虹膜睫状体的创伤性炎症反应，首先小动脉痉挛，继而毛细血管扩张，小血管壁渗透性增加，导致组织水肿，房水混浊。挫伤严重时，能造成虹膜和睫状体组织及血管破裂，前房积血等。

1. 外伤性虹膜睫状体炎 可出现睫状体充血，虹膜水肿，纹理不清，瞳孔缩小，虹膜色素脱失，房水混浊或纤维蛋白性渗出，角膜后沉降物。

治疗：按一般虹膜睫状体炎的原则处理，局部或全身应用皮质类固醇，可用1%阿托品滴眼液散瞳。

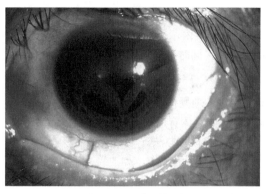

图 9-10-1　单眼复视

2. 虹膜损伤与瞳孔异常　虹膜瞳孔缘及瞳孔括约肌断裂可造成瞳孔的不规则裂口。虹膜基质也可出现纵形裂口。严重挫伤可造成虹膜根部半月形缺损，瞳孔呈"D"形，可出现单眼复视（图 9-10-1）。有时整个虹膜从根部完全离断，形成外伤性无虹膜。瞳孔括约肌受损或支配神经麻痹，可造成外伤性瞳孔扩大（外伤性散瞳），一般表现为中度扩大，瞳孔不圆，对光反射迟钝或消失。睫状肌或支配神经受损时，常伴有调节麻痹，患者近视力出现障碍。

治疗：（1）瞳孔缘或基质裂口无特殊处理。严重的虹膜根部离断伴有复视症状时，可考虑行虹膜根部缝合术，将离断的虹膜缝合于角巩膜缘（图 9-10-2）。

（2）外伤性瞳孔散大时，轻者可能恢复或部分恢复，重者不能恢复。伴有调节麻痹时，可配眼镜矫正近视力。

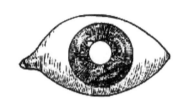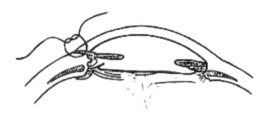

图 9-10-2　虹膜根部缝合术

3. 前房积血　为虹膜睫状体血管破裂所致。微量出血仅在房水中出现红细胞。出血较多时，血液积于前房的下部呈一水平面（图 9-10-3）。根据积血占前房的容量可分为 3 级。积血量少于前房容量的 1/3 为 I 级，介于 1/3 ~ 2/3 为 II 级，多于 2/3 为 III 级。或记录出血平面的实际高度（毫米数）。严重时前房完全充满血液，呈黑色。临床上通常将外伤后立即发生的出血称为原发性前房积血。积血吸收后或在吸收过程中再次出血者，称继发性出血，多在伤后 1 周内发生。

前房积血多能自行吸收，本身并不引起严重后果。但当积血量大或继发出血，可引起继发性青光眼、角膜血染等严重并发症，损害视力。在前房充满血液及高眼压情况下，容易出现角膜血染，表现为角膜基质呈棕黄色，中央呈盘状混浊，以后渐变为黄白色，长期不消退。

治疗：

（1）卧床休息，适当应用镇静剂，取半卧位。

（2）全身应用止血剂，如酚磺乙胺、云南白药，可联合应用皮质激素。

（3）一般不散瞳，出现虹膜刺激征状时，可及时散瞳。

（4）注意观察眼压，眼压升高时，应用降眼压药物。

（5）每日观察积血吸收情况，积血多、吸收慢，尤其为暗红色、有血块时，伴眼压升高，经药物治疗眼压仍不能控制，应作前房穿刺术放出积血。有较大凝血块时，可切开取出血块，以避免角膜血染。（图 9-10-4）。

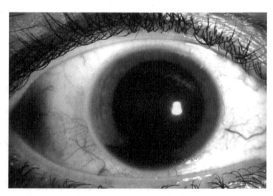

图 9-10-3　前房积血

A

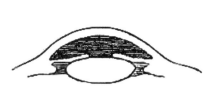

前房出血两日后，前房满布积血

B 切口

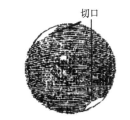

在角膜缘相对位置距角膜缘0.5～1mm行
大小约2～3mm两个倾斜全角膜切口

C 生理盐水

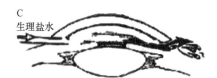

从其中一个切口持续灌注生理盐水，
使积血从另一切口排出

D

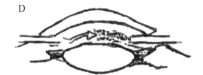

轻压另一切口后唇，使血块自切口排出

E 切口

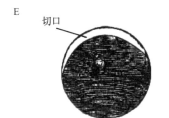

陈旧性前房出血，作120°～160°
角膜缘大切口

F

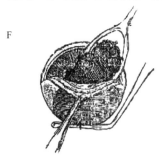

从六点钟方向用器械轻轻加压，经角膜
切口用圈套器伸入血块下方，显微镊轻轻
提起角膜切口，将血块排出

图 9-10-4　前房积血的手术处理方法

A～D. 前房全出血2日，行前房冲洗吸出术；E～F. 陈旧性前房全积血，经角巩膜缘大切口去除凝血块

4. 房角后退　挫伤使睫状肌的环形纤维与纵行纤维分离。虹膜根部向后移位，前房角加宽、变形、称房角后退。有前房积血的病例，在出血吸收后多能查见房角后退。少数人在伤后数月或数年，因房水排出受阻发生继发性青光眼，称房角后退性青光眼。

治疗：按开角型青光眼处理。一般需行球外滤过性手术。

（四）晶状体挫伤

1. 晶状体脱位或半脱位　由于悬韧带全部或部分断裂所致。部分断裂时，悬挂晶状体的力量不平衡，晶状体向悬韧带断裂的相对方向移位，晶状体轴偏离视轴。检查时，在瞳孔区可见部分晶状体赤道部，有部分虹膜震颤，患者可有散光或单眼复视（图 9-10-5）。全脱位时，晶状体可向前脱入前房，有时可嵌顿于瞳孔区（图 9-10-6），这两种情况，都易引起继发性青光眼和角膜内皮

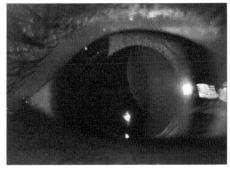

图 9-10-5　晶状体脱位（外伤性晶状体脱位）

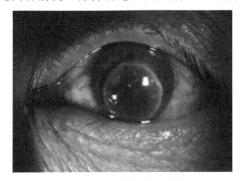

图 9-10-6　晶状体脱于前房

损伤。晶状体向后可脱入玻璃体，此时前房变深，虹膜震颤，出现高度远视。如果巩膜或角巩膜部破裂，晶状体也可脱位于球结膜下。

2. 晶状体混浊 挫伤性晶状体混浊有多种形态（图 9-10-7）。根据视力需要可手术治疗。

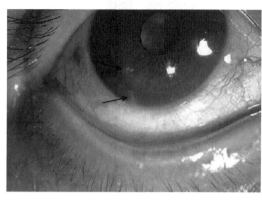
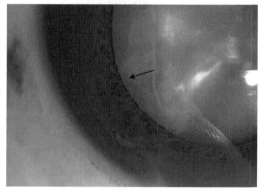

图 9-10-7 眼球穿通伤后外伤性白内障

（五）玻璃体积血

挫伤引起睫状体、脉络膜和视网膜血管破裂，可出现玻璃体积血。积血多时，视物不清。止血药物和促进血液吸收药物的疗效尚未肯定。伤后 3 个月以上积血仍不能吸收，可考虑作玻璃体切除术。若伴有视网膜脱离（B 型超声波检查）应提前手术治疗。

（六）脉络膜视网膜挫伤

1. 脉络膜破裂 主要表现为脉络膜破裂及出血。多见于后极部及视盘周围。裂口呈弧形，凹面对向视盘。伤后早期破裂处常为暗黑色的深层出血掩盖，出血吸收后，显露出弧形的黄白色裂隙，可伴有色素沉着。若破裂位于黄斑部，中心视力会永久丧失（图 9-10-8）。

治疗：脉络膜破裂无特殊治疗。伤后早期可卧床休息，以期减少出血量。

2. 视网膜震荡与挫伤 挫伤还可造成视网膜从锯齿缘部离断，出现外伤性视网膜脱离。黄斑部的水肿、出血和组织变性（图 9-10-9）。也可形成黄斑裂孔，有的患者发展成为视网膜脱离。

治疗：对视网膜震荡与挫伤，可服用皮质类固醇、血管扩张剂及维生素类药物，但这些药物的疗效尚未肯定。对视网膜出血可卧床休息，伤后早期使用止血药物。外伤性视网膜脱离应手术治疗，争取视网膜早日复位。

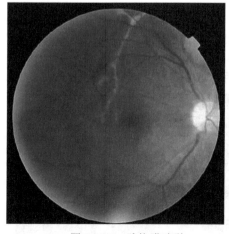

图 9-10-8 脉络膜破裂

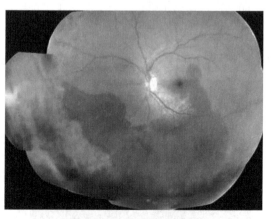

图 9-10-9 视网膜下血肿

（七）眼球破裂

严重的钝挫伤可致眼球破裂。常见的破裂部位是角巩膜缘，其次是眼球赤道部。临床表现为眼压降低，前房及玻璃体积血，球结膜下出血及水肿，眼球运动可能在破裂方向上受限，视力多为无光感。

治疗：仔细检查裂口，尽可能做初期缝合术。然后根据条件进一步处理，如行玻璃体切割手术。如果眼球结构已遭到彻底破坏，无法缝合时，可慎行初期眼球摘除术。少数患者出现眼球破裂，但裂口隐蔽在结膜或直肌下、赤道前后甚至视神经周围，不能直观发现，称隐匿性巩膜破裂，应根据临床表现判断，做探查手术确诊和缝合。

四、眼球穿孔伤

以敲击金属飞溅出的碎屑击入眼内最常见，伤者多是青壮年工人。刀、针、剪刺伤眼球亦常发生，多见于儿童和生活事件。战时或训练中可因爆炸的碎小弹片致伤。穿孔伤的后果和功能恢复主要决于损伤的严重程度，其次为治疗是否及时、适当，及有否严重并发症。

（一）临床表现

通常根据穿孔部位，将眼球穿孔伤分为角膜穿孔伤、角巩膜穿孔伤和巩膜穿孔伤三类。每种可因致伤物的大小、形态、性质、穿入眼球的深度和部位造成多种组织损伤（图9-10-10）。

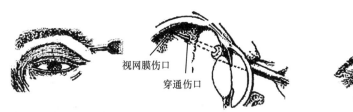
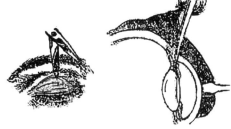

视网膜伤口

穿通伤口

眉弓部外侧穿通伤导致巩膜穿通伤和视网膜穿通伤　　　　剪刀穿通上睑引起巩膜和晶体损伤

图9-10-10　眼球穿通伤

1. 角膜穿孔伤　较常见，伤口位于角膜，伤后遗留角膜白斑。伤口较小时，常自行闭合，检查仅见点状混浊或白色条纹。大的伤口常伴有虹膜脱出、嵌顿，前房变浅，此时可有明显的眼痛、流泪等刺激征。致伤物刺入较深可引起晶状体囊穿孔或破裂，出现局限的晶状体混浊，甚至晶状体破裂，晶状体物质嵌顿于伤口或脱出。

2. 角巩膜穿孔伤　伤口累及角膜和巩膜，可引起虹膜睫状体、晶状体和玻璃体的损伤、脱出及眼内出血，伴有明显的眼痛和刺激征。

3. 巩膜穿孔伤　较少见。较小的巩膜伤口容易忽略，穿孔处可能仅见结膜下出血。大的伤口常伴有脉络膜、玻璃体和视网膜损伤及玻璃体积血。损伤黄斑部会造成永久性中心视力丧失。

（二）治疗

眼球穿孔伤是眼科急诊病种，治疗原则是手术缝合以恢复眼球的完整性，防治感染和并发症。

1. 伤口处理　小于2～3mm的整齐角膜伤口，无眼内组织嵌顿，前房存在，可不缝合。大于3mm以上时，应争取在显微手术条件下仔细缝合。点散瞳剂及抗生素眼液，包扎伤眼。对合并组织嵌顿的伤口，如果脱出的虹膜组织无明显污染，脱出时间短（一般在24小时之内），可用抗生素溶液冲洗后送还眼内并复位。污染严重可予剪除、脱出的睫状体应予复位。若睫状体破裂需要切除，应先在其周围电凝，然后做切除，对脱出的晶状体和玻璃体可做切除。晶状体混浊时，若晶状体完整，可根据视力或眼后节手术处理需要，择期做白内障手术。若晶状体破裂，可先游离、缝合角膜伤口，然后在角膜缘作切口吸出晶状体物质，以避免晶状体囊嵌顿于角膜伤口，影响角膜愈合。

2. 防治感染 常规给抗破伤风血清，全身应用抗生素。手术修复后，应在结膜下注射抗生素，常用庆大霉素 2 万单位及地塞米松 2.5mg，并用散瞳药。

（三）眼球穿孔伤的几种并发症及处理

1. 外伤性虹膜睫状体炎 按一般虹膜睫状体炎处理。

2. 感染性眼内炎 可由化脓菌或其他致病微生物引起。表现为伤后 1～3 天，眼痛、头痛剧烈刺激症状明显，视力严重下降，甚至无光感。球结膜高度水肿、充血，角膜混浊，房水混浊或前房积脓、玻璃体雪球样混浊或脓肿形成。

治疗：应充分散瞳，局部和全身应用大剂量抗生素和皮质类固醇。玻璃体内注药是提供有效药物浓度的可靠方法，可注入万古霉素 1mg，地塞米松 800μg。同时可抽取房水及玻璃体液作细菌培养和药敏试验。有条件时可做玻璃体切除术及眼内注药。

3. 交感性眼炎 指一眼发生穿孔伤后，双眼相继出现的慢性肉芽肿性葡萄膜炎。发病率较低。内眼手术、眼内黑色素瘤等也偶有发生。一般认为，本病是一种迟发的自身免疫性疾病，主要和细胞免疫有关。抗原成分可能来源于视网膜色素上皮或感光细胞外节。感染可能参与抗原的激活，但机理尚未肯定。

临床表现：首先，伤眼（称诱发眼）的慢性葡萄膜炎症状持续不退，并逐渐加重，出现角膜后沉着物（kp），瞳孔缘可有小珍珠样灰白色结节。一般经过 2 周～2 个月的潜伏期，另一眼（称交感眼）突然出现类似的葡萄膜炎，视力急剧下降。眼底可出现黄白色点状渗出，多位于周边部（称 Dalen-Fuchs 结节）。交感性眼炎病程长，反复发作。治疗不当或病情不能控制时，可出现继发性青光眼、视网膜脱离等并发症。

治疗：伤后尽早关闭切口、处理嵌顿的葡萄膜组织，预防感染，可能对预防本病有一定作用。一旦发现本病，应按葡萄膜炎的治疗方法处理，全身和局部应用大剂量皮质类固醇。对不显效的病例可选用免疫抑制剂。激素的应用需要长达半年以上。近年相当多的病例经治疗已可恢复一定的视力。

4. 外伤性增殖性玻璃体视网膜病变 可行玻璃体手术处理，以挽救视力。

五、眼异物伤

（一）眼球外异物

眼的异物伤比较常见，根据异物的性质可分为金属异物和非金属异物两类。大多数异物为铁、钢磁性金属异物，也有非磁性金属异物如铜和铅。非金属异物包括玻璃、碎石及植物性（如刺、木）和动物性（如毛、刺）异物等。不同性质的异物在眼的不同部位所引起的损伤及其处理各有不同。

1. 眼睑异物 多见于爆炸伤时，可使上、下眼睑布满细小的火药渣、尘土及沙石，对较大的异物可用镊子夹出。

2. 结膜异物 常见的有灰尘、煤屑等，多隐藏在睑板下沟、穹窿部及半月皱襞，异物摩擦角膜会引起刺激征。可在用表面麻醉剂点眼后，用无菌湿棉签拭去异物，然后点抗生素眼药水。

3. 角膜异物 以煤屑、铁屑较多见，有明显的刺激征，如刺痛、流泪、眼睑痉挛等。铁质异物可形成锈斑，植物性异物容易引起感染。对角膜浅层异物，可在表面麻醉下，用盐水湿棉签拭去，较深的异物可用消毒的注射针头剔除，如有锈斑，尽量一次刮除干净。对多个异物，可分期取出，即先排出暴露的浅层异物，对埋在角膜深层的异物可暂不处理。如果异物较大一部分穿透角膜进入前房，应在手术室行异物摘出术，必要时缝合角膜伤口。挑出角膜异物时应严格执行无菌操作，异物取出后点抗生素眼液或眼膏，包扎伤眼，促进角膜愈合。

4. 眼眶异物　常见的眶异物有金属弹片、汽枪弹，或木、竹、石碎片等。可有局部肿胀、疼痛。若合并化脓性感染时，可引起眶蜂窝织炎或瘘道。由于眶内金属异物多被软组织包裹，加上眶深部有精细的神经、血管和肌肉等组织结构，因此对眶深部的此类异物可不必勉强摘出。植物性异物会引起慢性化脓性炎症，应尽早完全取出。

（二）眼球内异物

1. 外伤史　如敲击金属史，爆炸伤等。少数患者可能无自觉的外伤史。

2. 临床表现　常伴有眼球穿孔伤的症状和体征。根据异物的大小、性质和致伤情况，就诊的早晚，临床表现可为多种多样。

3. 伤口及伤道的检查　发现穿孔伤口是眼内异物诊断的重要依据。如角膜有线状伤口或全层瘢痕，相应的虹膜部位有小孔，晶状体局限性混浊，表明有异物进入眼内，巩膜伤口较难发现，应根据眼部检查及辅助检查方法判断。在前房、晶状体、玻璃体及眼底的异物，如果屈光间质尚透明，可在裂隙灯或检眼镜下直接看到，必要时应作前房角镜或三面镜检查（图9-10-11）。

4. 影像学方法检查　采用 X 线摄片、超声波、CT 扫描或磁共振成像等，可以检查出不同性质的异物。这几种方法各有优点，可根据条件选用。对磁性异物，还可用电声异物定位器帮助诊断。

5. 处理原则　眼内异物一般应及早取出。应该强调的是，手术取出必须以重建和恢复视功能为目的，因此不仅要考虑伤眼功能，还应考虑患者双眼和全身情况。

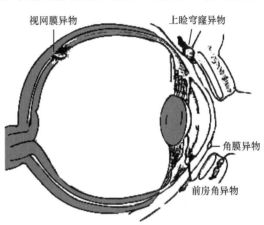

图 9-10-11　常见的异物位置

（1）前房及虹膜异物：经靠近异物的方向或在相对方向作角膜缘切口取出，可用电磁铁吸出（磁性异物）或用镊子夹出（非磁性异物）（9-10-12）。

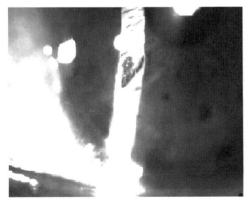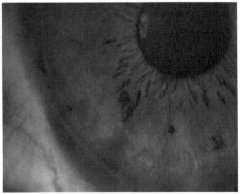

图 9-10-12　虹膜异物

（2）晶状体异物：若晶状体大部分透明，可不必立即手术。若晶状体已混浊，可连同异物摘出。

（3）玻璃体内或球壁异物：应根据异物大小、位置、有无磁性、有无玻璃体及视网膜并发症，可采用巩膜外磁铁法或玻璃体手术方法取出，同时处理并发症。对位于后极部的球壁异物，以采取玻璃体手术方法对视网膜损伤较小（图9-10-13）。

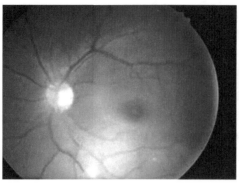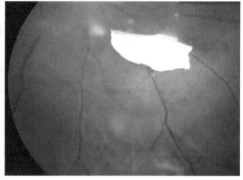

图 9-10-13 视网膜前异物

六、眼附属器外伤

（一）眼睑外伤

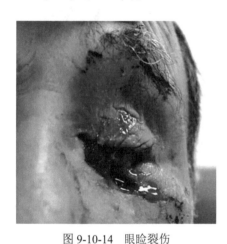

眼睑皮肤薄而疏松,血循环丰富。眼睑挫伤致小血管破裂,常引起眼睑水肿和出血。出血初为青紫色,以后渐变为黄色,可在 1～2 周内完全吸收。严重挫伤时,或为锐器切割伤时可出现眼睑皮肤全层裂伤,甚至深达肌层、睑板和睑结膜（图 9-10-14）。内眦部睑缘撕裂可造成泪小管断裂,如处置不当,愈合后会出现眼睑畸形和溢泪症。

治疗：眼睑因挫伤而出现的水肿和出血可以自行吸收。淤血和肿胀较明显时,可在伤后 48 小时内冷敷,48 小时后热敷。对睑裂伤的修复应及时,并注意功能和美容上的效果。对新鲜伤口应尽早清创缝合,尽量保留可存活的组织,不可切去皮肤,仔细对位。对眼睑全层裂伤应分层对位缝合,以减小瘢痕形成和眼睑畸形。提上睑肌断裂时应进行修复,以免上睑下垂。伴有泪小管断裂时,应争取做泪小管吻合术,

图 9-10-14 眼睑裂伤

然后缝合眼睑（图 9-10-15）。

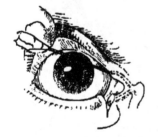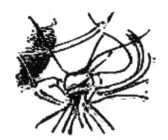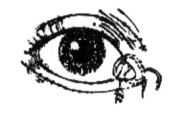

图 9-10-15 检查泪小管断裂及修复泪小管断裂

有伤口的睑裂伤应注射破伤风抗毒血清,酌情应用抗生素预防感染。

（二）眼眶外伤

常见的眼眶外伤多由于钝力打击、车祸、从高处跌落等原因致伤。可引起眶骨骨折、眶内出血及视神经挫伤。爆裂性眼眶骨折是由直径大于眶口的钝性物体打击眼眶软组织和眶缘,导致眶压突然增高和眶壁坍塌,眶内软组织嵌顿或疝出到鼻窦,可造成眼球内陷,眼球运动障碍和复视等症（图 9-10-16）。视神经管骨折时可压迫或损伤视神经,此时瞳孔对光反应消失或迟钝,瞳孔可呈不

同程度扩大。由于这类损伤所受的暴力很大，应注意伤员有无全身损伤及神经系统障碍。闭合性眶骨骨折多数不作特殊处理。存在或疑有视神经损伤，应及时作视神经管减压术或同时用大剂量皮质类固醇治疗。

眼眶的锐器切割或刺伤常引起眼睑、眼球及眶深部组织的损伤，如果眼外肌及其支配神经损伤，可出现眼球运动障碍。眶内出血可引起急性眶内压升高，需要及时作眶减压术。对软组织损伤，应分层清创缝合。注射破伤风抗毒血清和抗生素预防感染。

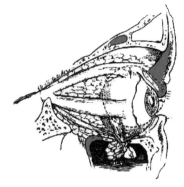

图 9-10-16　爆裂性眶骨骨折眶内软
组织嵌顿或疝出
虚线表示眼球的正常位置

七、化学伤烧伤

化学物品的溶液、粉尘或气体进入或接触眼球，都可引起眼部损伤，统称作化学性烧伤。多发生在化工厂、实验室或施工场所。其中最多见的为酸性和碱性烧伤。

（一）致伤原因和特点

1. 酸性烧伤　化学工业或实验室所用的强酸是常见的致伤物。酸性物质对蛋白质有凝固作用。酸性溶液浓度较低时，仅有刺激作用。但强酸能使组织蛋白凝固坏死，由于凝固的蛋白不溶于水，形成一层凝固层，能阻止酸性物质继续向深层渗透，因此组织损伤相对较轻。

2. 碱性烧伤　常见的碱性烧伤多由强碱如氢氧化钠、生石灰、氨水等引起。碱能溶解脂肪和蛋白质，与组织接触后能很快渗透扩散到组织深层和眼内，使细胞分解坏死。因此，碱性烧伤的结果要比酸性烧伤严重得多。

（二）临床表现

根据酸碱烧伤后的组织反应，可分为轻、中、重三种不同程度的烧伤。

1. 轻度烧伤　多由弱酸或稀释的弱碱引起。眼睑结膜轻度充血水肿，角膜上皮可有点状脱落或水肿。数日后水肿消退，上皮修复，不留瘢痕，无明显并发症，视力多不受影响。

2. 中度烧伤　可由强酸或较稀的碱类物质引起。眼睑皮肤可起水疱或糜烂，结膜水肿，出现小片状缺血坏死。角膜有明显混浊水肿，上皮层完全脱落，或形成一层白色凝固层。治愈后可遗留角膜斑翳，影响视力。

3. 重度烧伤　大多是强碱引起。结膜出现广泛的缺血性坏死，呈灰白色混浊膜样，角膜全层混浊甚至呈瓷白色。由于坏死组织释放趋化因子，病损区有大量嗜中性粒细胞浸润，后者可释放大量的胶原酶造成角膜基质层溶解，出现角膜溃疡穿孔可造成色素膜脱出，感染性眼内炎。伤后2周，新生血管可侵入角膜，角膜组织逐渐修复。角膜溃疡愈合后可引起角膜白斑，角膜穿孔愈合后可形成前粘性角膜白斑、角膜葡萄肿或眼球萎缩。由于结膜上皮缺损在愈合时可形成睑球粘连、假性翼状胬肉等。总之，眼部碱性烧伤可带来各种严重后果，引起视功能或眼球的丧失。

此外，眼睑、泪道的酸碱烧伤还可引起眼睑畸形，眼睑闭合不全、溢泪等并发症。

（三）急救和治疗

1. 现场急救　争分夺秒地在现场彻底冲洗眼部，是处理酸碱烧伤最重要的一步。及时彻底冲洗能将烧伤减低到最小的程度。应立即就地取材，用大量净水反复冲洗。冲洗时应翻转眼睑，转动眼球，暴露穹窿部，将结膜囊内的化学物质彻底洗出。无净水时，用其他水源均可。应至少冲洗 30 分钟。送至医疗单位后，根据时间早晚也可再次冲洗并检查结膜囊内是否还有异物存留。

2. 局部和全身应用大量维生素 C　维生素 C 可抑制胶原酶，促进角膜胶原合成，可在碱烧伤后行结膜下注射，每次注射 0.5ml，每日 1～2 次。全身可大量口服及静脉输入。

3. 切除坏死组织，防止睑球粘连　如果球结膜有广泛坏死，或角膜上皮坏死，可做早期切除。

球结膜缺损较大时可黏膜或对侧球结膜移植。每次换药时应用玻璃棒分离睑球粘连，或安放隔膜，以防止球粘连。

4. 应用胶原酶抑制剂防止角膜穿孔 可滴用 10% 枸橼酸钠，或 2.5% ～ 5% 半胱氨酸点眼，全身应用四环素类药物。

5. 应用抗生素控制感染。

6. 0.5% 依地酸二钠（EDTA）可能促使钙质排出，可用于石灰烧伤病例。

7. 1% 阿托品每日散瞳。

8. 局部或全身使用皮质类固醇激素，以抑制炎症反应和新生血管形成。

9. 其他，如眼部滴用自家血清，纤维连接蛋白等。

10. 晚期治疗针对并发症进行，如手术纠正睑外翻，睑球粘连，进行角膜移植术等。

八、其他类型的眼外伤

（一）眼部热烧伤及低温性损伤

高温液体如铁水、沸水、热油等溅入眼内，直接引起组织的热烧伤又称接触性热烧伤。战时由凝固汽油弹、火焰喷射等引起的烧伤又称火焰性热烧伤。沸水、沸油的烧伤一般较轻。眼睑发生红斑、水疱，结膜充血水肿，角膜轻度混浊。热烧伤严重，如铁水溅入眼内，可引起眼睑、结膜、角膜和巩膜的深度烧伤，组织坏死。组织愈合后可出现眼睑瘢痕性外翻，闭合不全，角膜瘢痕，睑球粘连甚至眼球萎缩。

热烧伤的处理原则为防止感染，促进创面愈合，预防睑球粘连等并发症。对轻度烧伤，局部点用散瞳剂及抗生素。对重度热烧伤应去除坏死组织，点用抗生素药物。晚期根据病情诊疗并发症。

低温性损伤即冻伤，由寒冷引起的原发性组织冻结和继发性血液循环障碍造成。轻度冻伤复温后皮肤发红，有刺痒发热感，可有水疱出现。重度冻伤可累及深层组织，出现坏死。眼球被冻伤的机会较少，在特殊情况下可能出现眼睑或角膜冻伤，应对症处理。

（二）眼部辐射性损伤

辐射性损伤包括电磁谱中各种辐射线造成的损害，如微波、红外线、可见光、紫外线、X 线、γ 射线等。中子或质子束照射也能引起这类损伤。

1. 红外线损伤 玻璃加工和高温环境可产生大量红外线，对眼部的损伤主要是热作用。其中短波红外线（波长 800 ～ 1200mm）可被晶状体和虹膜吸收，造成白内障（以往称为吹玻璃工人白内障）。接触红外线人员应戴含氧化铁的特制防护眼镜。

2. 可见光损伤 可引起黄斑烧伤，如观察日蚀造成的日蚀性视网膜病变。眼科的强光源也可能造成这种损害。对中心视力有不同程度的影响，严重者可形成中心盲点。在强光下应戴有色镜。

3. 紫外线损伤 工业电焊、高原及水面反光都可造成眼部紫外线损伤，因此又称为电光性眼炎或雪盲。紫外线对组织有光化学作用，使蛋白质凝固变性，角膜上皮坏死脱落。一般在照射后 3 ～ 8 小时产生症状，有强烈的异物感刺痛感，畏光，流泪及眼睑痉挛，结膜混合性充血，角膜上皮点状脱落。一般在 24 小时后症状减轻或痊愈。治疗主要是对症处理，减轻疼痛，可涂抗生素眼膏包扎。应教育有关人员佩戴防护面罩。近来紫外线辐射还与老年性皮质性白内障的发生有明显关系。

4. 离子辐射性损伤 X 线、γ 线、中子或质子束可引起辐射性白内障、放射性视网膜病变或视神经病变、角膜炎或虹膜睫状体炎等，应注意防护。

5. 微波损伤 微波波长为 3000 ～ 300 万兆赫频率较低穿透性较强，可能引起白内障或视网膜出血，佩戴防护眼镜。

（三）眼部电击伤

雷电或工业用电均可造成眼部电击伤，主要表现为皮肤烧伤和电击性白内障，白内障发生的时间多为伤后 2～6 个月或更长些。电击还可产生脉络膜视网膜损伤，多位于后极部，影响视力。

（四）应激性眼部损伤

通常指外环境物理性因素改变，如气压改变、加速度、噪声等引起的眼部损伤。气压突然减低可出现减压性损伤，主要表现为视觉功能下降，如视力下降、视野缩小、结膜或视网膜出血。加速度也可引起不同程度的视力障碍，如视物模糊，或中心视力丧失，噪声可使光敏感度下降，视野缩小，辨色力减低，这些反应是对中枢抑制的结果。对这些应激性反应，应注意防护，必要时对症处理。

九、病例分析

王某，男性，35 岁，建筑工。主述：右眼石灰烧伤 10 分钟。现病史：早晨工作时不慎湿石灰溅入右眼，10 分钟后来我院就诊。

1. 如何对患者进行处理？应该进一步进行哪些检查？

2. 根据检查结果，写出诊断，并对患者进行后续治疗。

十、操作技术参考评分表

（一）结膜结石（异物）剔除技术操作评分标准（表9-10-1）

表 9-10-1　结膜结石（异物）剔除技术操作评分标准

项目	项目得分	实施要点
操作准备	10 分	1. 医生准备　仪表端庄，服装整洁，语言恰当，态度和蔼，洗手、戴口罩
	10 分	2. 用物准备　1% 的丁卡因溶液、无菌针头、棉签、抗生素眼药水和眼膏、眼垫、纱布
	10 分	3. 患者准备　核对姓名、眼别，异物或结石位置，解释。 体位：坐位或仰卧位，头部固定，嘱患者眼球不要转动
评估	10 分	患者的全身一般情况和眼部情况，了解合作程度
操作要点	30 分	1. 核对解释 2. 患者取坐位或仰卧位，头向后仰，眼部放松，眼球不要转动 3. 睑结膜异物者　翻转上下眼睑，暴露出眼睑与穹隆部结膜，小心地用蘸有抗生素眼药水的湿棉签轻轻拭去异物 4. 球结膜异物或结膜结石者　先滴表面麻醉剂 2～3 次，取消毒针头或异物针小心剔除，滴抗生素眼药水，必要时加眼垫。如有渗血，要用湿棉签轻压片刻 5. 观察有无残留异物，询问患者感觉
整理	10 分	安置患者，整理用物、洗手，健康指导
评价	10 分	操作时动作轻巧、稳重、准确
提问	10 分	1. 结膜结石异物剔除操作中的注意事项 2. 结膜结石异物剔除后的健康指导
合计	100 分	

（二）泪道冲洗技术操作评分标准（表9-10-2）

表 9-10-2　泪道冲洗技术操作评分标准

项目	项目得分	实施要点
操作准备	10 分	1. 医生准备　仪表端庄，服装整洁，语言恰当，态度和蔼，洗手、戴口罩
	10 分	2. 用物准备　5ml 注射器、泪道冲洗针头、1% 丁卡因、消毒棉签，冲洗用液体，抗生素眼药水，必要时备泪点扩张器和泪道探针
	10 分	3. 患者准备　核对姓名、眼别、病史。体位：坐位或仰卧位，头部稍后仰并固定。如为小儿不能配合，可强行固定

续表

项目	项目得分	实施要点
评估	10 分	1. 患者的泪道情况及眼部情况 2. 患者的心理状态及合作程度 3. 询问患者眼部用药过敏史
操作要点	30 分	1. 冲洗前用手压迫泪囊部，排除脓性黏液 2. 上下泪小点处作表面麻醉 3. 用 5ml 空针抽吸冲洗液，并连接针头 4. 一手持冲洗注射器，另一手持棉签拉开下眼睑，将针头垂直插入下泪小点，深 1.5 ~ 2mm 5. 将针头转向水平方向插入泪小管 5 ~ 6mm 6. 一手固定针头，另一手缓慢推注冲洗液 7. 冲洗过程中询问患者有无液体流入鼻腔或咽喉部 8. 观察上下泪小点有无冲洗液逆流或脓液流出，分析阻塞部位 9. 冲洗完毕，拭干患者眼部和面部，根据冲洗结果，正确记录并签名
整理	10 分	整理用物、洗手，健康指导
评价	10 分	操作时动作轻巧、稳重、准确
提问	10 分	泪道冲洗法的目的及注意事项
合计	100 分	

（三）球结膜下注射技术操作评分标准（表9-10-3）

表 9-10-3　球结膜下注射技术操作评分标准

项目	项目得分	实施要点
操作准备	5 分	1. 医生准备　仪表端庄，服装整洁，语言恰当，态度和蔼，洗手、戴口罩
	5 分	2. 用物准备　治疗盘、消毒液、无菌治疗巾、1ml 或 2ml 注射器、5 号针头、眼垫、胶布、棉签、表面麻醉药、注射药物、抗生素眼膏、弯盘
	5 分	3. 患者准备　姓名、药物、眼别、解释。体位：患者取坐位或仰卧位
评估	10 分	1. 患者的眼部情况，询问麻醉药过敏史 2. 患者的心理状态及合作程度
操作前准备	15 分	1. 查对医嘱、治疗卡，核对患者床号、姓名，解释注射目的 2. 备齐用物，放置妥当 3. 核对并正确抽吸药液，放入无菌盘，携治疗盘推车至患者床旁
操作要点	30 分	1. 核对床号姓名，解释注射的注意事项，选择正确的体位 2. 正确选择注射部位 3. 表面麻醉 2 ~ 3 次 4. 将注射针头与睑缘平行，距角膜缘 5 ~ 6mm，进针角度与眼球表面成 10° ~ 15° 角，避开结膜血管，挑起球结膜进针，然后缓慢注入药物。注药速度适宜，注入药液约 0.3ml 5. 迅速拔针，不可按压，嘱患者不可用手揉眼
整理	10 分	1. 观察有无不适反应，如有不适及时联系 2. 整理用物、床单位、安置患者、洗手
评价	10 分	操作时动作轻巧、稳重、准确（操作时间＜ 8 分钟）
提问	10 分	球结膜下注射技术操作的注意事项
合计	100 分	

（四）球后注射技术操作评分标准（表9-10-4）

表 9-10-4 球后注射技术操作评分标准

项目	项目得分	实施要点
操作准备	5 分	1. 医生准备　仪表端庄，服装整洁，语言恰当，态度和蔼，洗手、戴口罩
	5 分	2. 用物准备　治疗盘、消毒液、无菌治疗巾、2ml 注射器、3.5cm～4.0cm 长的球后注射针头、棉签、消毒棉球、注射药物、无菌持物钳、快速手消毒剂
	5 分	3. 患者准备　姓名、药物、眼别、解释。体位：患者取坐位或仰卧位，嘱患者头略后仰、固定
评估	10 分	1. 患者的全身一般情况及眼部情况 2. 患者的心理状态及合作程度
操作前准备	15 分	1. 查对医嘱、治疗卡，核对患者床号、姓名，解释注射目的 2. 备齐用物，放置妥当 3. 核对并正确抽吸药液，放入无菌盘，携治疗盘推车至患者床旁
操作要点	30 分	1. 核对床号姓名，解释注射的注意事项，选择正确的体位 2. 正确选择注射部位（下睑外 1/3 与中 1/3 相交处眶缘皮肤刺入） 3. 酒精消毒下睑外侧眶缘皮肤 4. 排气方法正确 5. 操作者左手持棉签压住进针处皮肤，右手持吸有药液的注射器 6. 嘱患者眼球注视鼻上方，以 7 号球后针头于下睑外 1/3 与中 1/3 相交处眶缘皮肤刺入针头垂直刺入 1cm，转向鼻上方倾斜向眶尖方向进针，进针深度 3.5cm 7. 抽回血，缓慢注射，边注药边观察，并询问患者有无不适 8. 注射完毕，轻抽针体，用消毒棉球压住针眼 9. 嘱患者用手掌根部压住注射部位 2～5 分钟
整理	10 分	1. 观察有无不适反应，如有不适及时联系 2. 妥善安置患者，整理用物，正确处理污物，洗手
评价	10 分	操作时动作轻巧、稳重、准确（操作时间＜10min）
提问	10 分	球后注射法的目的和注意事项
合计	100 分	

（五）球旁注射技术操作评分标准（表9-10-5）

表 9-10-5 球旁注射技术操作评分标准

项目	项目得分	实施要点
操作准备	5 分	1. 医生准备　仪表端庄，服装整洁，语言恰当，态度和蔼，洗手、戴口罩
	5 分	2. 用物准备　治疗盘、消毒液、无菌治疗巾、2ml 注射器、5 号半针头、棉签、局部麻醉药、注射药物、无菌持物钳、快速手消毒剂
	5 分	3. 患者准备　姓名、药物、眼别、解释。体位：患者取坐位或仰卧位，嘱患者头略后仰、固定
评估	10 分	1. 患者的全身一般情况及眼部情况 2. 患者的心理状态及合作程度
操作前准备	15 分	1. 查对医嘱、治疗卡，核对患者床号、姓名，解释注射目的 2. 备齐用物，放置妥当 3. 核对并正确抽吸药液，放入无菌盘，携治疗盘推车至患者床旁
操作要点	30 分	1. 核对床号、姓名，解释注射的注意事项，选择正确的体位 2. 正确选择注射部位（颞侧下眶缘外 1/3 和中 1/3 交界处） 3. 安尔碘消毒下眼睑至眶下缘下方的皮肤，消毒左手拇指和示指皮肤 4. 排气方法正确 5. 操作者左手持棉签压住进针处皮肤，右手持吸有药液的注射器 6. 嘱患者眼球注视鼻上方，针头斜面向上紧贴眶缘进针，深度约 1cm 7. 抽回血，缓慢注射，边注药边观察，并询问患者有无不适 8. 用干棉签或棉球按压进针点，缓慢拔针，拔针后继续按压数分钟

项目	项目得分	实施要点
整理	10 分	1. 观察有无不适反应，如有不适及时联系 2. 妥善安置患者，整理用物，正确处理污物，洗手
评价	10 分	操作时动作轻巧、稳重、准确（操作时间＜10min）
提问	10 分	球旁注射法的目的和注意事项
合计	100 分	

（籍雪颖　黄雄高）

第十一节　耳鼻咽喉科操作技术

一、外耳道异物取出术

（一）目的

取出外耳道异物。

（二）适应证与禁忌证

1. 适应证　外耳道异物患者。难以配合者应在全身麻醉下操作，避免强行操作导致损伤。

2. 禁忌证　无绝对禁忌证。

（三）准备工作

1. 麻醉　根据异物情况及患者的配合程度选择全身麻醉或局麻。

2. 器械　盯聍钩、耳内镜、镊子。

（四）方法

成人一般可以感知耳内异物，儿童则通常在耳科就诊时发现。临床表现因异物的大小、种类而异。

根据异物性质、形状和位置的不同，采取不同的取出方法：

1. 异物位置未越过外耳道峡部、未嵌顿于外耳道时，可用盯聍钩直接钩出。

2. 活动性昆虫类异物，先用油类、局部麻醉药物、乙醇等滴入耳内，将昆虫黏附、麻醉或杀死后，用镊子取出或冲洗排出。

3. 对于坚硬的球形异物如玻璃球、圆珠子等可能不易抓牢而难以取出，常用直角弯钩越过异物或用大吸管吸住异物将其取出。如异物较大，且于外耳道深部嵌顿较紧，需于局麻或全身麻醉下取出异物，必要时行耳内切口，甚至需去除部分骨性外耳道后壁，以便异物取出。幼儿患者宜在短暂全身麻醉下取出异物，以免因术中不合作造成损伤或将异物推向深处（图 9-11-1、图 9-11-2）。

（五）注意事项

1. 坚硬的球形异物应避免使用镊子夹取，因其可将异物推至深部。

2. 外耳道异物继发感染者，可先行抗感染治疗，待炎症消退后再取异物；或取出异物后积极治疗外耳道炎。

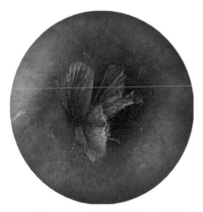
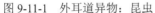

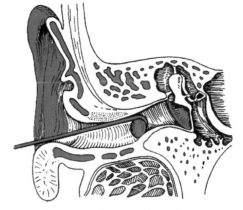

图 9-11-1　外耳道异物：昆虫　　　　图 9-11-2　外耳道异物取出术

二、前鼻孔填塞术

（一）目的

填塞止血。

（二）适应证与禁忌证

1. 适应证　对于大部分鼻出血患者均适用，多用于鼻腔活动性出血或出血部位不明确时。

2. 禁忌证　鼻咽部的出血如鼻咽纤维血管瘤、鼻咽癌出血等，不能进行前鼻孔填塞，应明确出血部位后，行后鼻孔填塞或血管介入栓塞等。

（三）准备工作

1. 麻醉　一般选用 1% 麻黄碱丁卡因棉片。

2. 器械　前鼻镜、枪状镊、纱条（碘仿纱条、凡士林纱条）、膨胀海绵等。

（四）方法

1. 患者一般取坐位，出血严重，或有休克前期表现者取卧位。

2. 1% 的麻黄碱丁卡因棉片收缩鼻腔黏膜。

3. 用前鼻镜将前鼻孔充分撑开，将纱条一端双折 10 ～ 12cm，将其折叠端用枪状镊夹住置于鼻腔后上部嵌紧，然后将折叠部上下分开，短段平贴鼻腔上部，长段平贴鼻腔底，形成一向外开放的口袋。

4. 另取纱条，将其填入口袋深处，自上而下，从后向前连续填塞，使纱条紧紧填满鼻腔。

5. 剪去前鼻孔外面多余纱条。

6. 复查口咽部，如仍有血液自后鼻孔流入咽部，则应重新填塞或改用后鼻孔填塞法。

具体方法（图 9-11-3）。

（五）注意事项

1. 纱条必须固定好，以免松动后从后鼻孔落出，导致填塞失败。

2. 纱条的送入，必须在明视下，有步骤地逐层填紧，不要前紧后松。避免因动作盲目、粗暴损伤鼻腔黏膜，以致引起新的出血灶或术后发生鼻腔粘连。对鼻中隔偏曲或有出血倾向的

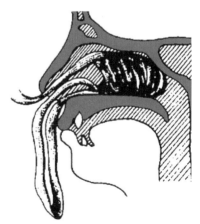

图 9-11-3　前鼻孔填塞示意图

患者及儿童更应注意这一点。

3. 凡士林纱条填塞时间一般为 1 ～ 2 天。全身应用抗生素预防感染，一般也不宜超过 3 ～ 5 天。碘仿纱条填塞可适当留置较长时间。现在多用可吸收止血材料。

4. 填入纱条根数必须在病程记录或手术记录内记清，以免抽除时遗漏。

三、后鼻孔填塞术

（一）目的

填塞止血。

（二）适应证与禁忌证

1. 适应证　前鼻孔填塞后出血仍不止，向后流入。咽部或从对侧鼻腔涌出时，可选择后鼻孔填塞术。

2. 禁忌证　颈内动脉破裂、鼻咽癌出血等填塞无法止血时，应积极抢救并行血管介入栓塞。

（三）准备工作

1. 麻醉　一般选用 1% 麻黄碱丁卡因棉片。

2. 器械　血管钳、前鼻镜、枪状镊、导尿管（儿童使用 8 号、成人使用 10 号导尿管）、后鼻孔纱球。

（四）方法

1. 将导尿管自需填塞侧前鼻孔插入，至口咽部用血管钳将其拉出口外，另一端仍留在前鼻孔外，把后鼻孔纱球的两根固定线缚于导尿管上。

2. 左手将导尿管向外拉，使纱球固定线引出前鼻孔，并继续外拉。嘱患者张口，助手用压舌板压住舌面，术者右手持血管钳（或用示指）顺势将纱球经口咽送入鼻咽部，使之妥帖固定于后鼻孔。

3. 接着行前鼻孔堵塞，具体见前鼻孔填塞。

4. 前鼻孔前放一小纱布卷，将后鼻孔纱球的两根固定线打活结固定其上。纱球后部的引线从口腔引出，用胶布固定于面颊部。

具体操作步骤（图 9-11-4）。

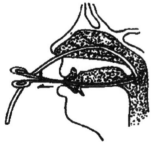

将导尿管头端拉出口外

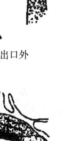

将纱球尖端的丝线缚于导尿管头端，回抽导尿管

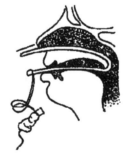

借器械之助，将纱球向上推入鼻咽部

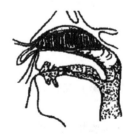

将线拉紧，使纱球嵌入后鼻孔

再做前鼻孔填塞

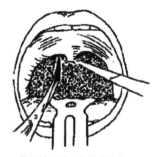

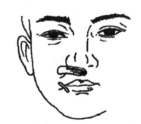

纱球尖端上的系线固定于前鼻孔处，底部单线固定于口角

图 9-11-4　后鼻孔填塞示意图

（五）注意事项

1. 根据患者年龄及体型，选用大小适当的后鼻孔纱球，过大过小都会影响止血效果。

2. 将后鼻孔纱球拉向鼻咽部时，注意勿造成悬雍垂擦伤及血肿等，以免引起术后吞咽疼痛。

3. 纱球固定线要粗细合适，最好用尼龙线，并必须在前鼻孔固定好，以防纱球脱落引起窒息。

4. 为防止中耳炎、鼻窦炎等并发症，常规应用抗菌药物预防感染，避免采用耳毒性抗生素。

5. 填塞期间密切注意患者呼吸、吞咽及神志情况，一旦出现并发症征兆，及早处理。

6. 经常留意后鼻孔纱球固定线是否牢固，是否切伤鼻翼皮肤。前鼻孔固定纱布卷被血液及鼻腔分泌物浸渍时，要随时更换，以防前鼻孔周围皮肤糜烂、感染。

四、鼻腔异物取出术

异物可分为三大类：非生物类异物，如纽扣、玻璃珠、纸卷、玩具、石块、泥土等。植物类异物，如果壳、花生、豆类、果核等。动物类异物，如昆虫、蛔虫、蛆、毛滴虫、水蛭等。临床以非生物类异物及植物类异物多见，以小儿多见。

（一）目的

取出鼻腔异物。

（二）适应证与禁忌证

1. 适应证　门诊鼻腔异物取出术适合异物存留时间短，未造成炎症、鼻腔粘连等并发症的患者。否则应住院手术治疗。

2. 禁忌证　鼻腔异物位置较深，肉眼不能直视的不能盲目采取措施。全身情况较差的应先稳定生命体征后，再行治疗。

（三）准备工作

器械　前鼻镜、枪状镊、钝异物钩、小圆形刮匙、回形针等。

（四）方法

1. 患者正坐于诊椅上，如为儿童由家长抱在怀中坐好。一手绕过儿童胸前并按住两臂，另一手按住额部，将其头固定于胸前或右肩前，两膝将受检儿童双腿夹住。

2. 不规则扁平片状异物如纸片、棉片可用枪状镊取出。

3. 对圆形光滑异物切忌用镊夹取，以免将异物推向深处、掉入鼻咽部或误吸入气管内。需用钝异物钩、小圆形刮匙或以回形针自制异物钩自上方超过异物，钩住异物后部，由后向前钩出。

4. 若异物太大不易取出，可取平卧头低位，将异物推至鼻咽部，另一手指从口腔置入鼻咽部取出，但应谨慎进行。

5. 水蛭异物可先用乙醚棉球塞于前鼻孔内，或用 2% 丁卡因肾上腺素棉片接触水蛭后取出。

6. 因爆炸或战伤所致的金属异物，须明确定位后，选择相应的手术进路和方法取出。

（五）注意事项

1. 鼻腔异物好发于幼儿，往往无法准确交代病史。对一侧鼻阻塞，鼻臭、脓涕或血涕者应考虑鼻腔异物可能，须做详细的鼻腔检查以防漏诊。

2. 发生鼻腔异物后，应看清异物位置、大小后，方可取出。

3. 长期鼻腔异物可并发鼻中隔穿孔、下鼻甲坏死、鼻窦炎及鼻结石。

4. 小儿长期鼻腔异物除上述局部并发症外，还可因慢性失血引起贫血和营养不良。

5. 如为金属异物，可行 X 线摄片检查明确异物的部位及大小。

五、气管切开术

气管切开术是一种切开颈段气管前壁、插入气管套管，并通过气管套管呼吸的急救手术。

（一）目的

解除气道阻塞，避免长期机械通气诱发并发症等。

（二）适应证与禁忌证

1. 适应证

（1）各种原因引起的 3° ~ 4° 喉阻塞和颈部气管阻塞，病因不能很快解除时应行气管切开术。

（2）各种原因引起的下呼吸道分泌物潴留，必要时行气管切开术，清除下呼吸道分泌物，保持下呼吸道通畅。

（3）某些大手术的前置手术，如喉肿瘤、咽肿瘤、下颌及口咽部位的手术，有些复杂气管异物，可先行气管切开，也称预防性气管切开术。

（4）较长时间使用呼吸机（大于 1 周）。

2. 禁忌证　无绝对禁忌证，当有以下情况时，气管切开需慎重。

（1）呼吸道暂时性阻塞，梗阻因素可及时解除或保守治疗显著有效时。

（2）有明显出血倾向时。

（三）准备工作

1. 术前准备　术前除准备手术器械、消毒物品外，还需准备好氧气、吸引器等。颈段气管因受肿瘤压迫发生移位者，术前应行颈部正侧位 X 线片或 CT 检查，以确定气管的位置，使术中容易找到气管。

2. 手术器械　注射器及针头，手术刀 1 把，气管切开刀 1 把，止血钳 6 ~ 10 把，钝拉钩 2 个，有齿及无齿解剖镊各 1 把，直及弯解剖剪各 1 把，持针器 1 把，大小合适的气管套管及缝合针、缝合线等。最好备有电刀。

3. 气管套管　类别包括有气囊气管套管和无套囊。大小按年龄选用。钢制气管套管：成年男性 10mm；成年女性 9mm。硅胶带气囊气管套管：成年男性 8 号，成年女性 7 号。其他年龄组根据年龄和身高使用，如果病情允许，建议在手术室进行，病情危急或搬动困难时可在病床进行。

4. 麻醉　病情需要时选用全身麻醉。一般采用局部浸润麻醉，于颈前正中线上自环状软骨下缘向下至胸骨以上，普鲁卡因或利多卡因浸润麻醉皮肤及深部组织，并注意注射前先回抽，以免麻醉剂进入血管。

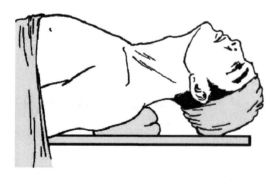

图 9-11-5　气管切开体位

（四）方法

正规气管切开术，又称常规气管切开，临床上最常用。

1. 体位　患者仰卧于手术台上，垫肩、后仰而保持正中位置，使气管向前突起，易于暴露。术者站在患者右侧进行手术，第一助手站在术者的对面，另一助手在患者的头顶部，两手牵拉钩。如患者头部后仰呼吸困难加重，将头部适当抬高，有利于呼吸（图 9-11-5）。

2. 切口

（1）纵切口：在颈前正中，自环状软骨下缘至胸骨上窝上一横指处，纵行切开皮肤、皮下组织，分开筋膜、止血，用钝拉钩向两侧牵拉，暴露颈前正中的白线，也可以直接切开白线。

（2）横切口：在颈前环状软骨下约3cm处，沿颈前皮肤横纹做3～4cm切口，切开皮肤、皮下组织，上下分离，暴露颈白线。

3. 分离颈前带状肌　用止血钳分离白线或电刀切开白线，用拉钩将胸骨舌骨肌、胸骨甲状肌牵向两侧，并注意保持正中位，不可偏向一侧，以免进入肌肉内，引起出血，偏离气管。分离时可能遇到怒张的颈前静脉，可牵向两侧。

4. 暴露气管　切开白线，将带状肌牵向两侧后，可看到甲状腺峡部覆盖气管前壁，相当于气管2～4环水平。如看到甲状腺峡下缘，可将其向上牵拉，即可暴露气管。若峡部较宽，必要时可以切断缝扎。看到灰白色的气管环，用手指触摸确认软骨环。小儿的气管环较软，注意与颈总动脉相鉴别，可用空针穿刺，如有气体抽出即为气管。

5. 切开气管　充分暴露气管前壁，在气管3～4环前壁用尖刀纵行切开。如果气管骨化，尖刀切开困难，可先在软骨环间切开，再用剪刀剪开，注意刀尖不要刺入太深，避免患者突然咳嗽，可能损伤气管后壁及食管壁。成年人可以在气管前壁造瘘，容易插入套管并换管。若切口位置过高，易伤及环状软骨导致喉狭窄。如喉部施行手术，亦可行低位气管切开，切开第5～6气管环。选择大小合适的气管套管，放入管芯插入气管内，迅速取出管芯。同时注意用吸引器吸除呼吸道内的分泌物，然后将两侧系管缚于颈部，其松紧适当，以免套管脱出。

6. 切口处理　切口上方可缝合1针。如果渗血明显，可用一根凡士林纱条或碘仿纱条，填塞于气管套管周围的伤口内，术后24小时后取出。气管切开术（图9-11-6）。

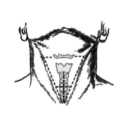 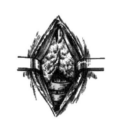 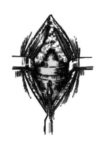 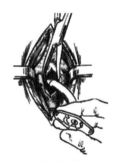

气管体表位置　　　　气管环及甲状腺峡部　　　　气管切开　　　　置入气管套管

图9-11-6　气管切开术

（五）术后处理

1. 吸痰　按时吸痰，如分泌物黏稠不易吸出，可经气管套管滴入生理盐水数滴，使分泌物稀释容易吸出。吸痰时吸痰管要超过套管深度，防止气管内有结痂。

2. 湿化　每日雾化，根据分泌物黏稠情况，调整环境湿度。

3. 气管套管　内管每4～6小时取出清洁并消毒1次。如需更换套管，在术后1周后，切开窦道形成，可以更换套管。

4. 防止套管脱出　若套管自气管切口完全滑出或部分滑出可引起窒息。脱管的原因多见于套管缚带太松，活结容易解开。套管太短或颈部粗肿，致使气管套管远端进入气管部分太少。气管切口过低易脱管。要防止因护理、换药或拔内管时处理不当造成脱管。

5. 拔管　经过治疗，喉梗阻及下呼吸道阻塞症状解除，呼吸恢复正常，方可考虑拔管。拔管前需进行堵管试验。一般需堵管观察48～72小时，即在活动及睡眠情况下，确保无呼吸困难者，方可拔管；也可在拔管前用电子喉镜检查喉和气管内情况。

（六）并发症

1. 出血　原发性出血较常见，多为术中止血不完善，或术后患者剧烈咳嗽、静脉压升高使已封闭的小血管再度扩张出血。常见出血位置为颈前静脉或甲状腺峡部。若为静脉出血，局部用凡士林纱条或碘仿纱条填塞压迫，并使患者镇静，减轻咳嗽，一般即可止血。如果填塞压迫后仍出血需要打开切口，仔细检查，给予结扎止血。因技术操作意外、手术伤及甲状腺或颈部大血管，可致大出血，应立即打开切口，寻找出血处，妥善结扎或缝扎。

2. 皮下气肿　气管切开术后如气体进入皮下组织，可引起皮下气肿。一般术后数日可完全吸收。气肿严重者，应立即拆除伤口缝线，以利于气体逸出。导致皮下气肿的原因：

（1）皮肤切口缝合严密，咳嗽时容易出现皮下气肿。

（2）气管切口过长，空气自切口两端进入皮下组织。

（3）套管太短或气管切开口太低。

3. 纵隔气肿及气胸　①手术时若分离气管前筋膜过多，气管切开后，空气沿损伤的气管前筋膜，直接进入纵隔引起纵隔气肿；②喉阻塞出现极度呼吸困难者，肺泡可因极度膨胀而破裂。肺泡破裂后，空气外泄，而首先发生肺间质气肿，然后由肺间质沿血管周围进入肺门，形成纵隔气肿及气胸；③患者剧烈咳嗽时，胸膜顶凸到切口下部，容易损伤胸膜顶而发生气胸和纵隔气肿。

4. 脱管　套管过短或缚带过松及患者自行拔管均可造成气管套管全部或部分脱出于气管。脱管后可引起患者呼吸困难加重、皮下气肿、气胸及纵隔气肿等严重并发症。疑有脱管时，应用吸痰管经气管套管内插入，若有阻力或吸不出分泌物时，应立即检查套管位置，必要时打开切口重新插入气管套管。

5. 气管食管瘘　切开气管时，刀尖刺入过深，穿过气管后壁损伤食管壁致气管食管瘘。发生后需禁食，改用鼻饲。

6. 拔管困难　有少数出现患者拔管困难，其原因如下：

（1）气管切口位置过高，伤及环状软骨，可致喉和气管狭窄。

（2）由于气管套管的长期压迫，可致气管内黏膜和软骨损伤，造成气管狭窄。

（3）气管内肉芽组织增生，使呼吸道部分受阻，亦可造成拔管困难。

（4）气管造瘘时气管壁切除过多，切口处狭窄。

7. 少见并发症如气管膜部裂伤：在插入气管套管时，插入角度不适合，损伤气管后壁。如果不能及时发现可引起纵隔气肿，全身气肿，甚至危及患者生命。发现问题后，更换大一号套管，套囊的深度要在损伤口的深部气道内。

六、环甲膜切开术

见第十一章第八节。

七、病例分析

1. 患者，男性，53岁，广东人。因左耳闷塞感伴听力下降3个月，倒吸血涕2周来诊。3个月前患者无诱因出现持续性左耳闷塞，偶有耳鸣。2周前出现倒吸血涕，多出现于晨起时，量不多。耳鼻咽喉头颈外科专科体检：左侧鼓膜轻度内陷，表面可见液平，鼓气电耳镜检查见左鼓膜活动度欠佳。前鼻镜检查未见异常，间接鼻咽镜下见左侧咽隐窝有拇指头大小结节样新生物，表面黏膜粗糙呈灰白色，有少量新鲜血迹附着。左颈部胸锁乳突肌上段前缘扪及肿物约 2.0×1.5cm 大小，质硬，固定，边界欠清，无压痛。纯音听阈检查示左耳轻度传导性耳聋。鼻咽 CT 增强扫描示鼻咽部左侧咽隐窝肿物，可见强化。

考虑诊断及诊断依据是什么？下一步最重要的检查？

2. 一青年人感冒1周后病情不见好转，并出现了头痛、流脓鼻涕。检查发现双中下鼻甲肿胀明显，双中鼻道有黏脓鼻涕，口咽及喉咽检查无异常。

目前考虑什么疾病？诊断依据是什么？应该进一步做什么检查？目前应该如何治疗？

（王晓凤　周学军）

第十二节　皮肤性病操作技能

一、真菌镜检技术

（一）目的

真菌镜检是一种直接对临床标本进行涂片检查真菌的检测方法。可以检测的标本包括浅部真菌感染（如毛发、皮屑、痂、甲板、黏膜、角膜及耵聍）和深部真菌感染（如尿液、粪便、痰、活检组织、血液、脑脊液及各种穿刺液）。检测方法简便快速，如阳性即可明确真菌存在，结合不同部位标本及临床表现可考虑真菌感染。除了少数病原菌如新生隐球菌、黄癣菌、花斑癣菌等外，对多数真菌感染不能确定致病真菌种类。如镜检结果为阴性，不能完全排除真菌感染。

（二）适应证与禁忌证

1. 适应证　各种浅部及深部真菌感染。

2. 禁忌证　无绝对禁忌证。需检测深部真菌感染标本的同各项标本采集技术。

（三）准备工作

手术刀、盖玻片、载玻片、10% KOH 溶液、酒精灯、光学显微镜。

（四）操作方法

1. 用钝刀或刀背刮取皮损边缘部位（丘疹、鳞屑、小水疱较多处）的皮屑或痂，有浸渍糜烂的取白色浸软的表皮，水疱可取其疱壁，甲损害用小刀直接刮取病甲边缘的甲屑，头发损害用镊子拔取折断变色的病发。深部真菌检测可直接留取标本。

2. 一般浅部真菌标本采用 KOH 法，即直接将标本置于载玻片上，加入 1 滴 10%KOH 溶液，盖上盖玻片后于酒精灯上稍加热数秒促进标本角质溶解，然后轻压盖玻片压平标本，使之透明，再将玻片放在显微镜下观察。如为墨汁染色在载玻片上将标本与一小滴墨汁混匀后，盖上盖玻片后置于镜下观察，主要用于检查隐球菌和一些具有荚膜的孢子。如采用革兰氏染色（多用于念珠菌、孢子丝菌等）、PAS 染色（组织切片）或瑞氏染色（用于组织胞浆菌）按照相应染色方法进行操作。

3. 检查时先在低倍镜下扫视，观察有无真菌的菌丝或孢子，如有疑似阳性发现，再用高倍镜观察菌丝或孢子的形态特征，以明确结果。

4. 典型浅表真菌菌丝镜下呈半透明丝状体，粗细均匀，外观圆润饱满，弯曲自然，有时呈树枝状外观，多有明显的绿色荧光，菌丝中可见分枝间隔（图 9-12-1）。典型孢子一般为圆形或椭圆形，大小均匀一致，可见孢壁，散在或群集呈链状，有时可见竹节状关节孢子。

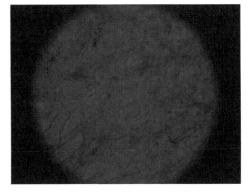

图 9-12-1　镜检所见真菌菌丝

5. 其他常见真菌病的典型镜检表现

（1）头癣：黄癣见发内与头发长轴平行的菌丝和关节孢子，黄癣痂中可见鹿角状菌丝和孢子。白癣见断发外菌鞘由成堆的圆形孢子组成。黑点癣见发内链状排列孢子。

（2）甲真菌病：可见甲屑内关节孢子、长分隔菌丝或呈链状排列的孢子。

（3）手足癣、体股癣：分枝分隔菌丝。

（4）花斑糠疹：单个腊肠形微弯的短菌丝，无分枝分隔，粗细不均，或见成堆的圆形或卵圆形厚壁孢子和出芽孢子。

（5）念珠菌病：卵圆形出芽孢子与假菌丝，革兰氏染色、PAS 染色阳性。

（6）隐球菌病：圆形或卵圆形有透光荚膜的厚壁孢子，菌体内常见脂质颗粒，革兰氏染色及 PAS 染色阳性。

（7）孢子丝菌病：卵圆形或梭形小孢子，多见于单核细胞或多核巨细胞内。

（8）着色真菌病：单个或群集厚壁分隔孢子，也可见淡黄色或棕色菌丝。

6. 结果判定时注意区别标本中可能混入的动植物纤维，KOH 结晶体，上皮细胞边缘的胆固醇镶嵌体及玻片或镜头中的霉菌菌丝。

（五）注意事项

1. 取材时应在皮损边缘的活动损害区，取材量应充足，必要时应分多次取材及制片。其他部位标本采集时应注意无菌操作。

2. 镜检时应避免光线过强，影响未染色的真菌菌丝或孢子的形态观察。

3. 镜下真菌形态为该真菌的组织相，如念珠菌出现真假菌丝、皮肤癣菌菌丝粗大均提示处于活跃状态。

4. 多次镜检结果阴性但临床高度怀疑真菌感染，或需做菌种鉴定时应行真菌培养。有条件者在镜检的同时进行真菌培养。

5. 取材部位皮损应避免使用外用药，尤其是有抗真菌活性的外用药。

二、皮肤组织病理学检查技术

（一）目的

皮肤组织病理检查是皮肤病诊疗中重要的辅助检查手段，对皮肤病的病因学研究、疾病诊断、治疗选择等方面有重要的指导意义。

（二）适应证与禁忌证

1. 适应证　按照皮肤病理诊断的临床价值分为：

（1）具有高度诊断价值：皮肤肿瘤、癌前期病变、病毒性皮肤病、角化性皮肤病、萎缩性皮肤病、部分红斑鳞屑性皮肤病。

（2）具有较高诊断价值：大疱性皮肤病、肉芽肿性皮肤病、代谢性皮肤病、结缔组织病、血管性皮肤病、色素障碍性皮肤病、遗传性皮肤病及黏膜疾病等。

（3）有病原体诊断价值：某些深部真菌病、皮肤黑热病、猪囊尾蚴病等。

2. 禁忌证　有严重瘢痕体质者，需征得患者同意。

（三）准备工作

手术刀、缝合包、注射器、2% 盐酸利多卡因注射液 5ml、安尔碘、组织固定液。

（四）操作方法

1. 将手术目的、方法、结果等与患者做好沟通，签署知情同意书。

2. 常规消毒，局部麻醉。麻醉应尽量在切取皮损的周围进行，不能直接在所取皮损内注入麻醉药，以免造成组织形态改变，影响观察结果。

3. 采用手术刀或钻孔器留取皮损组织。

（1）手术切取法：最为常用，适用于不同大小及要求的各种皮肤病变标本，尤其是结节或肿瘤病变，可以取得足够大和深的组织。注意手术刀应垂直皮肤表面切入，避免形成楔形切面，以取得足够的深层皮肤组织,包括表皮、真皮、皮下组织等皮肤全层。切口方向尽量与局部皮纹走向一致,利于切口愈合及愈后外观。较小皮损完整切下即可,色素痣切口至皮损边缘距离最好在 0.5cm 以上。术中尽量夹持组织标本的边缘部分,以免造成组织变形影响观察(图 9-12-2)。

(2)环钻法:可采用肝穿针等直接钻取皮损组织,简单方便,但有时不易取得完整深部皮肤组织。仅适用于较小或表浅损害,或者手术切取有困难者。

(3)削取法:用手术刀削取病变组织,用于表浅增生性皮损,如脂溢性角化病及各种疣状赘生物等。

4. 标本处理 一般固定即立即放入 10% 福尔马林溶液中,固定液与组织体积比例为 8～10∶1。然后再经过脱水、包埋、制片等程序制作组织病理切片。必要时可做免疫组化、电镜等检查。如需做免疫病理检查,应立即放入低温冰箱或液氮冷冻处理。

5. 术后处理 一般可用无菌纱布包扎,保持切口清洁,如有污染、出血或感染征象应及时处理,根据部位及切口情况选择适宜时间拆线。

6. 组织病理形态学特征 根据病变的不同层次分为以下两类。

(1)表皮病变:角化过度,角化不全,角化不良,颗粒层增厚,棘层肥厚,疣状增生,乳头瘤样

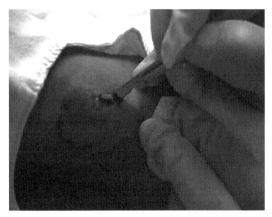

图 9-12-2 手术切取皮损活检

增生,假上皮瘤样增生,细胞内水肿,细胞间水肿,棘层松解,基底细胞液化变性,Kogoj 微脓肿,Munro 微脓肿,Pautrier 微脓肿。

(2)真皮及皮下组织病变:纤维蛋白样变性,嗜碱性变性,黏液变性,弹力纤维变性,肉芽肿,渐进性坏死,脂膜炎。

(五)注意事项

1. 受疾病发生、发展不同阶段,搔抓、治疗等外部因素及取材等因素影响,有时组织病理表现无特异性,为明确诊断需多次或在不同部位反复活检进行检查。

2. 切取的皮肤组织一般选择充分发育的、未经治疗的、具有典型原发性损害的皮损。如为水疱、脓疱宜取早期未破损皮疹;环状损害应取活动性边缘;如考虑感染性皮肤病应取新鲜皮损;如为结节性或肿瘤性皮损,取材应尽量包括皮下脂肪组织;如有多种不同类型皮损同时存在,应分别取材。

3. 皮损切取须包括周围外观正常皮肤,以便镜下观察时进行比较。

4. 可能出现的并发症 局麻过程中可能出现麻醉意外、过敏性休克等。手术后护理不当可有创口感染、出血等。

三、红外线疗法

(一)目的

红外线为波长范围为 760nm～1000μm 的非可见光,是由热光源产生具有辐射效应的光波,其中波长 760nm～1.5μm 的波段为近红外线(短波红外线),波长 1.5～1000μm 的波段为远红外线(长波红外线)。其生物学效应主要为:

1. 扩张血管,增加血液循环,改善循环,促进新陈代谢,促进组织修复和炎症吸收消退。

2. 提高局部皮肤温度,使渗出皮损结痂、干燥。

3. 促进白细胞迁移浸润，增强吞噬细胞功能，提高局部抗感染能力。

4. 解痉止痛，降低局部末梢神经的兴奋性和肌张力。

（二）适应证与禁忌证

1. 适应证

（1）各种感染性炎症，包括毛囊炎、疖肿、痈、汗腺炎、甲沟炎、静脉炎等。

（2）各种原因所致的慢性溃疡，如放射性溃疡、淤积性溃疡、糖尿病性溃疡等。

（3）其他：冻疮、冷性多形红斑、带状疱疹神经痛、雷诺现象、急性外伤等。

2. 禁忌证

（1）有光敏性皮肤病或光敏感患者。

（2）局部有恶性肿瘤或转移灶者。

（三）准备工作

红外线治疗仪。

（四）操作方法

1. 常用设备为频谱治疗仪，照射剂量及距离根据患处感觉及皮肤反应确定，以照射部位有适度温热感及皮肤出现淡红斑为宜。

2. 治疗频率 一般为每日 1 ~ 2 次，每次 20 ~ 30 分钟，亦可根据病情调整。

3. 可能出现的并发症 如照射强度过大，可出现皮肤烫伤样反应。长期红外线照射可导致皮肤热激红斑。

（五）注意事项

1. 长时间红外线照射可引起眼睛损伤，须注意保护眼部，避免直接照射。可戴防护眼镜或在治疗眼周或颜面皮损时遮盖眼部。

2. 治疗时应注意观察局部皮肤反应，特别对于有感觉障碍者，有条件可使用测温仪，以避免烫伤。

3. 避免照射急性期的增生性瘢痕，以免促进其增大。

四、紫外线疗法

（一）目的

紫外线是波长介于 180 ~ 400nm 的非可见光，可用于治疗皮肤科疾病。根据生物学特性可分为 UVA（长波紫外线，波长 315 ~ 400nm），UVB（中波紫外线，波长 290 ~ 315nm）和 UVC（短波紫外线，波长 180 ~ 290nm）。紫外线有抑制细胞过度增殖及局部免疫反应，促进色素生成和上皮再生，镇痛止痒，加速血液循环和促进维生素 D 合成等作用。传统紫外线疗法常采用汞灯、金属卤素灯或紫外荧光灯等产生 300 ~ 400nm（以 UVB 为主）的混合紫外线来治疗。目前常用的紫外线光疗包括波长为 290 ~ 320nm 的 UVB 光疗，311 ~ 313nm 的窄谱 UVB（NB-UVB）光疗。

（二）适应证与禁忌证

1. 适应证

（1）UVB 光疗：毛囊炎、疖、痈、甲沟炎、丹毒、玫瑰糠疹、特应性皮炎、银屑病、白癜风、斑秃、湿疹、慢性溃疡等。

（2）NB-UVB 光疗：银屑病、特应性皮炎、白癜风、角层下脓疱性皮病、蕈样肉芽肿、环状肉芽肿、带状疱疹、毛发红糠疹等。

2. 禁忌证

（1）红斑狼疮、皮肌炎、卟啉病、着色性干皮病等紫外线可加重的疾病。

（2）妊娠妇女及 10 岁以下儿童、甲状腺功能亢进、活动性肺结核，严重心肝肾疾病等。

（三）准备工作

UVB 或 NB-UVB 光疗仪（图 9-12-3）、遮光布、护目镜。

（四）操作方法

1. 根据临床测定的最小红斑量（MED，以 J/cm^2 为单位）或患者皮肤及既往治疗情况确定初始照射剂量。

2. UVB 全身照射首次剂量多为 80%MED，局部治疗可以 MED 为初始剂量。NB-UVB 推荐开始剂量为 0.5 ～ 0.7MED。

3. 一般每周照射 3 次，根据治疗后患者皮肤红斑反应情况调整照射剂量：如下次照射前未见红斑者则增加上次照射剂量的 20%；有轻微无症状红斑者维持原剂量，有明显红斑或伴瘙痒者停止治疗直到红斑消退，然后维持原剂量照射，无不良反应再按 10% 增加剂量；有疼痛性红斑或水疱者停止治疗至皮损消退，减少至原剂量 50% 照射，逐渐按 10% 增加剂量。一般应连续照射 2 ～ 3 个月为一疗程。

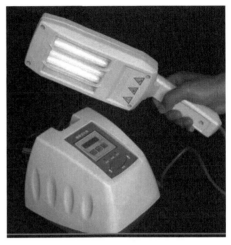

图 9-12-3　紫外线治疗仪

4. 如患者中断治疗后需重新开始时，应根据前次照射剂量、停止时间及皮肤反应情况确定治疗剂量。

（五）注意事项

1. 治疗时应注意用遮光板保护周围正常皮肤，患者及医务人员应防护眼睛。

2. 治疗期间避免食用易引起光过敏的食物及药物，注意防晒，外出应使用防晒霜。

3. 可引起局部红斑、干燥、瘙痒、脱屑或色素沉着等。剂量过大甚至可以出现红肿、水疱、糜烂等严重反应。

4. 长疗程大剂量照射有引起皮肤光老化、白内障或诱发皮肤肿瘤的可能。

五、激 光 治 疗

激光是具有高度单色性、方向性、相干性的高能量光。激光的生物学效应包括热效应、压强效应、光化学效应、电磁场效应、生物刺激效应等。组织吸收激光能量后转化为热能并导致温度升高，可直接凝固、气化及炭化组织。另外由于激光为单一波长的光，在不同靶组织吸收能量不同的情况下，可选择性作用于与治疗有关的组织细胞，使其发生破坏或功能改变，同时对周围正常组织不造成损伤，称为选择性光热分离作用。要取得该作用效果应具备合适的激光波长、脉冲时间、能量密度。治疗时应根据不同靶组织的深度、吸收特性、热弛豫时间等选择合适的激光参数进行治疗。

（一）CO_2激光

1. 目的　CO_2 激光为输出功率 10 ～ 50W 的大功率激光，波长为 10 600nm，激光能量主要为水分子吸收，一般通过原光束烧灼或切割病变组织，组织穿透深度浅，损伤限于照射部位，属于非选择性治疗。CO_2 激光经扩束后可进行低功率照射。

2. 适应证与禁忌证

（1）适应证

1）各种良性赘生物如寻常疣、尖锐湿疣等各类疣、脂溢性角化病、色素痣、皮赘、睑黄瘤等。

2）各种血管病变包括较小的鲜红斑痣、蜘蛛痣、酒渣鼻、毛细血管扩张。

3）癌前期病变、良恶性皮肤肿瘤，包括皮角、软纤维瘤、角化棘皮瘤、汗管瘤、Bowen病、基底细胞癌及鳞状细胞癌等。

4）超脉冲 CO_2 激光可用于治疗瘢痕、浅小皱纹等。

5）CO_2 激光低功率照射可用于治疗各种慢性溃疡、皮肤瘙痒症、寒冷性多形红斑、冻疮、带状疱疹及后遗神经痛等。

（2）禁忌证：主要为有瘢痕体质或明显出血倾向者。

3. 准备工作 CO_2 激光治疗仪（图 9-12-4）、注射器、2% 利多卡因注射液 5ml、棉签、安尔碘。

4. 操作方法

（1）进行手术治疗时，应常规消毒。一般情况下均需局部麻醉。

（2）对大多数皮损可直接烧灼、气化或炭化病变组织达到治疗目的。部分有蒂皮损或基底虽宽但隆起明显的损害可采用切割法。

（3）治疗过程中应及时用生理盐水擦去炭化组织形成的焦痂，以明确治疗需要达到的深度，尽可能减少组织创伤和瘢痕形成。

（4）治疗后应以纱布覆盖创面，注意保持清洁，外用抗生素制剂，视大小及愈合情况采取适当的护理措施。

5. 注意事项

（1）避免治疗眼部等处皮损，治疗时术者应带防护眼镜。

（2）一般治疗除去皮损组织即可，对癌前期或恶性病变，治疗范围应超过损害边缘 0.5cm 以上。

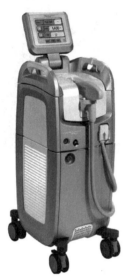

图 9-12-4 CO_2 激光治疗机

（3）术后可出现创面出血、渗液、感染，多由于治疗皮损较大或护理不当所致。

（4）治疗深度达到真皮浅层以下的皮损，愈合后常出现瘢痕。

（二）氦氖激光

1. 目的 氦氖激光为输出功率 10～40mW，波长为 632.8nm 的红色激光。其作用机制为通过改善皮肤血液循环，减轻充血水肿等炎症反应，调节局部免疫功能，抑制白细胞迁移，增加巨噬细胞功能和淋巴细胞转化率，促进新陈代谢和组织结构与功能恢复。此外，还可通过加速如氨类等致痛化学介质的吸收、降低神经末梢兴奋性发挥镇痛作用。

2. 适应证与禁忌证

（1）适应证

1）毛囊炎、寒冷性多形红斑、带状疱疹及后遗神经痛、斑秃、各种皮肤黏膜溃疡等。

2）光针穴位照射常用于带状疱疹及后遗神经痛、慢性荨麻疹等。

（2）禁忌证：恶性肿瘤及光敏性疾病患者。

3. 准备工作 氦氖激光治疗仪（图 9-12-5）。

4. 操作方法

（1）以激光探头直接照射皮损局部或采用光针进行穴位照射。

（2）一般治疗功率密度为 2～4mW/cm²，每次照射 10～15 分钟，每日或隔日照射 1 次。15～

20 次为一疗程。

5. 注意事项

（1）避免直接照射眼部，治疗时患者应带防护眼镜。

（2）大剂量或过长疗程氦氖激光照射对局部免疫和组织修复有负面作用。

（三）308nm准分子激光

1. 目的 308nm 准分子激光的主要作用机制为诱导皮损内 T 淋巴细胞凋亡，调节局部免疫功能，促进黑素合成及黑素细胞增生并移行至皮损区域。

2. 适应证与禁忌证

（1）适应证

1）主要用于白癜风和银屑病。

2）还可用于扁平苔藓、神经性皮炎、慢性湿疹、斑秃等。

（2）禁忌证

1）光敏性疾病患者或对日光或紫外线敏感者。

2）患有红斑狼疮等紫外线可加重的疾病患者。

3. 准备工作 308nm 准分子激光光疗仪、遮光布、护目镜。

4. 操作方法

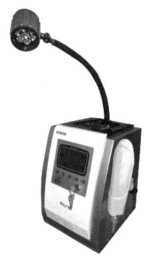

图 9-12-5　氦氖激光治疗仪

（1）一般应先测定患者的最小红斑量（MED），选择其下背部或上臀部正常皮肤，从最小剂量开始逐级照射，24 小时后观察测试结果，局部皮肤有与照射区域面积相同、境界清楚的红斑者为 MED 值。根据测定结果决定初始剂量。

（2）初始剂量可从 0.8 ～ 1MED 开始，根据治疗后患者皮肤反应情况调整剂量。剂量调节范围 2000 ～ 5000mJ/cm²，一般每周照射 2 次，以 15 ～ 25 次为一疗程。

（3）照射后如皮损部位红斑持续时间小于 24 小时，可将照射剂量提高 10% ～ 15%；如皮损红斑持续时间为 24 ～ 48 小时之间，可维持该剂量继续治疗；如皮损红斑持续大于 48 小时，可降低照射剂量 10% ～ 15%；如出现水疱、糜烂等反应，则停止治疗并予以适当处理。

5. 注意事项

（1）治疗前皮损部位不要擦药，并清除化妆品等，以免降低激光穿透率，影响治疗效果。

（2）治疗时须采用遮光板保护正常皮肤，保证治疗的针对性并在较短周期内取得疗效。治疗面积与周围正常皮肤可有 1 ～ 2mm 的边缘重叠。

（3）应交代患者密切观察皮损红斑反应的持续时间，为医师取得正确的反馈信息，调整合适的剂量进行治疗。

（4）眼睑、眼周及外生殖器等部位的皮损慎用 308nm 准分子激光治疗。

（5）照射部位出现红斑、水疱、大疱或糜烂，主要与照射剂量过大有关，部分由于患者未注意防晒，UVB 照射过多所致。

（6）理论上长期大剂量 UVB 照射可诱发皮肤肿瘤发生，但 308nm 准分子激光疗程短，累积剂量较小，致癌危险性相应较低。但目前临床使用时间尚短，还需不断累积临床资料。

六、微 波 疗 法

（一）目 的

微波疗法是通过波长 1 ～ 1000mm、频率 300MHz ～ 300GHz 的微波的频率变化，使组织中的电解质离子发生趋向运动，同时在高速振动与转动中互相摩擦产生热效应而达到治疗效果。组织吸收微波能量与其含水量成正比。当治疗局部温度低于组织耐受阈值时,热效应可使机体组织血管扩张, 促进新陈代谢和组织再生,同时还有止痛、解痉和消炎作用。当局部温度高于组织耐受阈值时,可使组织坏死凝固。

微波治疗常用的频率有 433.9MHz、915MHz 和 2450MHz。微波由仪器辐射器中的天线作用于人体,根据皮损的形态和部位可采用不同功率对组织进行凝固或切除。微波疗法的优点是治疗过程中无烟雾,组织穿透较深,对血管封闭效果好。

（二）适应证与禁忌证

1. 适应证

（1）各种皮肤良性增生物:各种病毒性疣、传染性软疣、皮脂腺痣、脂溢性角化症、皮赘等。

（2）良性皮肤肿瘤:汗管瘤,淋巴管瘤等。

（3）血管性病变:蜘蛛痣、血管瘤、毛细血管扩张症、化脓性肉芽肿。

（4）采用非接触性微波定向辐射可治疗疖、痈、丹毒、带状疱疹及后遗神经痛等。

（5）其他:腋臭等。

2. 禁忌证

（1）心功能不全,植入心脏起搏器、糖尿病患者。

（2）出血性疾病或具有出血倾向的患者。

（三）准备工作

微波治疗仪（图 9-12-6）、注射器、2% 利多卡因注射液 5ml、棉签、安尔碘。

（四）操作方法

1. 使用微波治疗仪进行理疗时,辐射器应隔覆盖物使用,并与治疗部位保持适当距离。治疗功率约为 5 ～ 15W,以患者感到温热舒适为宜。一般每次照射时间为 15 ～ 20 分钟,每日 1 ～ 2 次。

2. 进行手术治疗时,常用功率范围为 30 ～ 40W,以接触式治疗头与病灶组织接触后,用脚踏开关控制微波输出进行治疗。

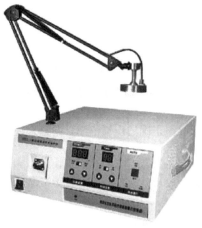

图 9-12-6　微波治疗仪

（五）注意事项

1. 微波治疗时,在辐射器对准治疗部位或接触头与病灶接触后方可输出微波,避免空载输出。

2. 禁止照射眼睛、大脑、男性生殖器、孕妇腹部等部位,以免引起组织损伤。

3. 微波的穿透性强,作用深度可达 5 ～ 8cm,手术治疗时应注意观察局部组织反应,避免深部组织损伤。

4. 进行微波物理治疗时,如治疗功率过大或时间过长,可出现皮肤潮红、组织水肿等烫伤样反应。在治疗部位有感觉迟钝或丧失、严重血液循环障碍的患者尤应注意。

5. 体内有金属植入物如心脏起搏器或有金属纽扣等物体,在微波治疗时可产生高热,导致组织损伤。

七、冷 冻 疗 法

（一）目的

冷冻疗法是通过制冷剂产生的低温使病变组织发生坏死或诱发生物学效应而达到治疗作用的方法。作用机制包括低温导致细胞内外冰晶形成,细胞微环境变化及生物膜结构破坏,局部血管损伤,引起组织代谢障碍和缺血性坏死。同时低温还可诱发冷冻免疫反应,促进免疫细胞分化和产生多种细胞因子，加强机体免疫应答。此外还有利用低温环境下末梢神经的敏感性降低的机理进行冷冻麻醉，配合激光等方法进行治疗的用途。目前常用的制冷剂有液氮（–196℃），液体空气（–186℃），二氧化碳雪（–70℃）等，其中液氮温度最低，价格低廉，使用安全方便，是临床最常用的制冷剂。

（二）适应证与禁忌证

1. 适应证

（1）各种良性增生性皮肤病，如病毒性疣（寻常疣、跖疣、扁平疣、尖锐湿疣）、疣状痣、皮脂腺瘤、汗孔角化症、脂溢性角化症、毛发上皮瘤、表浅血管瘤及部分瘢痕疙瘩。

（2）部分癌前期损害及皮肤恶性肿瘤：光线性角化病、鲍温病、黏膜白斑、Kaposi 肉瘤及较小的非黑素瘤皮肤癌（基底细胞癌、鳞状细胞癌）等。

（3）炎症性增生性皮肤病，如结节性痒疹、疥疮结节、化脓性肉芽肿、扁平苔藓等。

（4）其他：雀斑、斑秃、硬化萎缩性苔藓等也有一定疗效。

2. 禁忌证

（1）有与低温有关的疾病者：冷球蛋白血症、寒冷性荨麻疹、冷纤维蛋白血症、雷诺现象或冻疮等。

（2）有对冷冻治疗不能耐受的其他情况者。

（三）准备工作

液氮治疗罐、冷冻喷头、棉签。

（四）操作方法

根据皮损情况、部位、疾病类型、患者年龄及耐受情况选择不同治疗方法。常用有棉签法、接触法和喷射法。

1. 棉签法 最为简便，常用于较小的表浅性损害如脂溢性角化症、扁平疣等。根据皮损范围选择适当大小的棉签，浸蘸液氮后迅速放置于皮损上并施以一定压力即可。

2. 接触法 将液氮置入特制的治疗器械，按照皮损的性质范围选择合适的冷冻头，与皮损直接接触进行治疗。适用于范围较大、较深的损害。根据器材类型分为封闭式接触治疗和浸冷式冷刀两种。

3. 喷射法 利用在密闭容器中的液氮蒸发过程中产生的压力，通过容器的喷嘴直接喷射到皮损上进行治疗。作用效果快速，多用于面积较大的深在性损害的治疗，尤其是表面凹凸不平的皮损。在喷射冷冻治疗时，应注意避免损伤周围正常皮肤。

在相同的治疗时间内使用喷射法可使组织快速冷冻，作用深度和组织损伤比接触法要大。在一定时间和深度范围内，冷冻的时间长短、冻融次数与治疗强度成正比。冷冻治疗效果还受组织类型（如黑素细胞和上皮细胞较敏感）、导热性、血管分布程度等因素影响。

治疗时患者均有不同程度的疼痛，多在数分钟至数小时内缓解，偶见持续数十小时。一般均可忍受不影响治疗，无需特殊处理，严重者可口服止痛剂。治疗后局部有不同程度的水肿，多在24～48小时内逐渐消退。冷冻强度大者可出现水疱，一般在2～3日内达到高峰。水疱小者无需处理，均可自行消退。如出现大疱或血疱，则在无菌条件下抽取疱液，可减轻局部胀痛和减少疱壁破裂暴露创面的可能。

（五）注意事项

1. 治疗前应就冷冻治疗的反应及常见并发症与患者进行沟通，取得患者的同意及配合。

2. 对年老体弱、精神紧张及疼痛敏感的患者，尽量取卧位进行治疗，以免发生晕厥或休克等不良反应。如出现头晕、心悸等症状，应及时处理。

3. 治疗后出现水疱或大疱时，应注意保持水疱完整及局部清洁干燥，避免汗液等浸湿，结痂后让其自行脱落，勿强行剥离痂皮。可外用抗生素溶液或乳膏等预防感染。

4. 暴露部位治疗后应注意防晒，防止色素沉着的出现。

5. 对寒冷性荨麻疹、冷球蛋白血症、冷纤维蛋白血症、糖尿病、硬皮病、放射性皮炎及免疫力低下的患者应慎用冷冻治疗。

6. 治疗器具应尽量采用一次性用品，遵循无菌消毒规范，避免交叉感染。

7. 可能出现的并发症

（1）继发感染：主要由于出现水疱或血疱后创面污染所致。

（2）出血：多见于治疗肿瘤、较大的良性增生性损害及血管性病变后，由于血管损伤破裂或结痂、血栓脱落所致。

（3）系统反应：极少数患者治疗时出现痛性休克表现，如头晕、冷汗、心悸、胸闷、手足冰冷、血压下降等。

（4）皮下气肿：较少见，因在有糜烂等破损部位进行冷冻喷射治疗导致，一般无须处理。

（5）治疗后色素异常：色素减退常见于肤色较深的患者，色素沉着多与治疗后日光等照射过多有关。一般均可在数月内自行恢复。

（6）瘢痕形成：范围及强度较大的冷冻治疗后可出现，多见萎缩性瘢痕。

（7）其他：局部毛发脱落，少汗或感觉障碍等。

八、病 例 分 析

1. 患者，男性，25 岁，胸背部皮疹 2 周就诊，既往有反复发作史，常于夏季加重。查体见前胸、肩背及腋窝等处有密集大小不等圆形或卵圆形淡褐色斑疹，境界清楚，可相互融合，表面有糠秕状鳞屑，伴有轻度瘙痒。

考虑初步诊断为什么疾病？进一步检查是什么？

2. 患者，男性，65 岁，面部溃疡 8 个月，初为花生米大小丘疹，无自觉症状，很快出现破溃，逐渐增大，并伴有疼痛。查体可见一直径 2cm 的溃疡面，中央见结痂及脓性分泌物，边缘隆起呈菜花状，质地较硬，无明显压痛，伴恶臭。

考虑初步诊断为什么疾病？进一步检查包括什么？

3. 患者，女性，64 岁，因右下肢溃疡 2 个月就诊，于外伤后出现，已用抗生素等多种药物治疗，迁延不愈。既往有糖尿病病史。2 天前开始行红外线治疗，治疗时局部无不适，每日治疗 1 次，每次 30 分钟。现治疗局部出现大片潮红斑，轻度水肿，表面有细小水疱及糜烂面。

应首先考虑为什么情况？进一步处理措施是什么？

4. 患者，男性，34 岁，因白癜风行 UVB 光疗，每周照射 3 次，已照射 2 周。现复诊时发现照射局部出现水肿性红斑，表面有少量水疱，伴轻度瘙痒。

初步考虑为什么情况？进一步处理措施是什么？

5. 患者，男性，35 岁，反复头皮、背部及四肢红斑、鳞屑 2 年余，冬季加重。查体见大小不等、形态不规则暗红斑块，境界清楚，可互相融合，表面覆有银白色鳞屑，点状出血征（+）。

初步诊断考虑为什么疾病？可选用的光疗方案为哪些？

6. 患者，男性，4 岁，眼周皮疹 2 周，无自觉症状，逐渐增大。查体：下眼睑可见一直径约 3mm 淡褐色疣状赘生物，表面粗糙，顶端呈丝状，基底无红肿。

初步考虑诊断为什么疾病？该患者是否适用微波治疗？

7. 患者，男性，32 岁，足底皮疹伴行走时疼痛 2 个月就诊。查体见大小不等黄褐色丘疹或斑块，境界清楚，表面粗糙，伴有压痛。诊断为跖疣。行冷冻治疗 5 天后复诊见局部大疱及血疱，部分疱液浑浊，基底潮红，压痛明显。

初步诊断考虑为什么情况？进一步处理措施是什么？

九、练 习 题

客观题

1. A 型题

（1）典型白癣感染的真菌镜下形态特点是（　　）

A. 发内菌丝

B. 发内链状排列的孢子

C. 发外成堆圆形孢子

D. 鹿角状菌丝和孢子

（2）花斑糠疹直接镜检的典型表现为（　　）

A. 有厚壁荚膜的孢子

B. 单个或群集厚壁分隔孢子

C. 卵圆形孢子与假菌丝

D. 腊肠样短菌丝或成堆孢子

（3）患者，女性，反复双手掌处皮疹数年伴瘙痒，每于夏季加重，冬季缓解，不伴有甲损害及脓疱。查体：双手掌可见过度角化、增厚，表面粗糙、脱屑，边界不清，无水疱、皲裂等。为进一步明确诊断首先应采取的实验室检查为（　　）

A. 斑贴试验　　　　B. 病理活检　　　　C. 真菌镜检　　　　D. 细菌培养

（4）中波紫外线波长范围为（　　）

A. 180 ～ 290nm　　B. 290 ～ 315nm　　C. 315 ～ 400nm　　D. 400 ～ 485nm

（5）患儿，男性，2 岁，因四肢红斑、脱屑伴痒 1 年余就诊。病情反复发作，冬重夏轻。查体：四肢皮肤干燥，可见对称分布片状红斑、鳞屑、抓痕，以肘窝、腘窝等处为重。考虑诊断特应性皮炎，可采用的光疗为（　　）

A. UVB 光疗　　　　B. NB-UVB 光疗　　　C. UVA1 光疗　　　　D. 以上均不宜

（6）CO_2 激光治疗的禁忌证有（　　）

A. 色素痣

B. 蜘蛛痣

C. 各种癌前期病变和皮肤肿瘤

D. 瘢痕体质或出血倾向者

（7）有关 308nm 准分子激光治疗正确的是（　　）

A. 初始剂量一般从 1.5 ～ 2MED 开始

B. 主要用于治疗白癜风和银屑病

C. 可抑制局部黑色素形成

D. 照射后皮损红斑持续大于 48 小时应增加剂量

（8）最常用的冷冻治疗剂是（　　）

A. 液态氦气　　　　B. 液态氮气　　　　C. 液体空气　　　　D. 二氧化碳雪

2. X 型题

（1）可用于真菌镜检的标本包括（　　）

A. 毛发　　　　　　B. 尿液　　　　　　C. 甲板　　　　　　D. 脑脊液

（2）以下真菌染色镜检方法与病原菌组合正确的是（　　）

A. 革兰氏染色—孢子丝菌

B. 瑞氏染色—隐球菌

C. 墨汁染色—组织胞浆菌

D. PAS 染色—活检组织切片

（3）真菌镜检可确定致病菌种类的有（　　）

A. 花斑癣菌　　　　B. 黄癣菌　　　　　C. 新生隐球菌　　　D. 念珠菌

（4）真菌直接镜检时，镜下菌丝的形态特征是（　　）

A. 呈圆形或椭圆形

B. 半透明伴有绿色荧光

C. 有时呈树枝状外观

D. 菌丝可有分枝间隔

（5）关于真菌镜检的描述正确的是（　　）

A. 镜检阴性可排除真菌感染

B. 外用药对镜检结果无明显影响

C. 取材多在边缘病变活动区

D. 有条件应同时进行真菌培养

（6）皮肤病理检查具有高度诊断价值的是（　　）

A. 角化性皮肤病　B. 大疱性皮肤病　　C. 血管性皮肤病　　D. 病毒性皮肤病

（7）可在皮肤病理中检出病原体的是（　　　）

A. 皮肤黑热病　　B. 部分深部真菌病　C. 细菌性皮肤病　　D. 猪囊尾蚴病

（8）关于手术切取皮肤活检组织正确的有（　　　）

A. 切取标本应包括正常皮肤　　　　　　　B. 切口方向应尽量与皮纹走向垂直

C. 手术刀应垂直皮肤表面切入　　　　　　D. 手术时尽量夹持组织标本的中间部分

（9）常用的皮肤病理活检方法有（　　　）

A. 手术切除　　　B. 手术切取　　　C. 削取法　　　D. 环钻法

（10）采用环钻法进行活检的适应证是（　　　）

A. 皮损组织较小　B. 表浅损害　　　C. 皮肤薄嫩部位　D. 结节或囊肿

（11）属于真皮或皮下组织病理形态学改变的是（　　　）

A. Munro 微脓肿　B. 纤维蛋白样变性　C. 肉芽肿　　　　D. 假上皮瘤样增生

（12）以下关于红外线疗法作用机制描述正确的是（　　　）

A. 改善血液循环　　　　　　　　　　　　B. 降低局部皮肤温度

C. 降低末梢神经兴奋性　　　　　　　　　D. 提高局部抗感染能力

（13）红外线疗法的适应证包括（　　　）

A. 银屑病　　　　B. 疖肿　　　　　C. 冻疮　　　　　D. 各种慢性溃疡

（14）关于红外线治疗描述正确的是（　　　）

A. 治疗时无须进行眼部防护　　　　　　　B. 照射剂量根据感觉及皮肤反应确定

C. 禁用于肿瘤或瘢痕部位　　　　　　　　D. 红外线属于可见光范围

（15）以下关于紫外线疗法作用机制描述正确的是（　　　）

A. 增加局部血液循环　　　　　　　　　　B. 抑制细胞过度增殖

C. 减少色素生成　　　　　　　　　　　　D. 抑制局部免疫反应

（16）可适用 UVB 及 NB-UVB 治疗的适应证有（　　　）

A. 鳞状细胞癌　　B. 特应性皮炎　　C. 银屑病　　　　D. 白癜风

（17）关于 UVB 光疗正确的是（　　　）

A. 红斑狼疮及光敏性疾病禁用　　　　　　B. 剂量过大可出现水疱、糜烂

C. 连续照射 2 ~ 4 周为一疗程　　　　　　D. 应进行 MED 测定确定初始照射剂量

（18）以下关于激光特性的描述正确的是（　　　）

A. 非相干性　　　B. 单色性　　　　C. 方向性好　　　D. 高能量

（19）选择性光热分离作用的基础条件包括（　　　）

A. 照射光为单一波长光　　　　　　　　　B. 靶组织与周围正常组织深度不同

C. 靶组织热弛豫时间不同　　　　　　　　D. 不同靶组织吸收能量不同

（20）氦氖激光的作用机理包括（　　　）

A. 调节局部免疫功能　　　　　　　　　　B. 降低神经末梢兴奋性

C. 改善血液循环　　　　　　　　　　　　D. 促进组织结构恢复

（21）患者，女性，68 岁，因左胸背部红斑、水疱伴疼痛 3 天就诊。无发热、咳嗽等不适。体检见局部单侧沿周围神经带状分布的簇状水疱群，疱液澄清，基底潮红，未过体表正中线。临床诊断带状疱疹。可采用的激光辅助治疗方案为（　　　）

A. CO_2 激光低功率照射　　　　　　　　B. 氦氖激光

C. 磷酸肽钾盐激光　　　　　　　　　　　D. 308nm 准分子激光

（22）以下微波疗法作用机理中正确的是（　　　）

A. 促进组织新陈代谢　　　　　　　　　　B. 使组织电离子高速振动产生热效应

C. 可使组织坏死凝固　　　　　　　　　　D. 有止痛、消炎作用

（23）微波治疗的优点是（ ）

A. 组织穿透深度大   B. 治疗过程无需麻醉

C. 治疗过程中不产生烟雾   D. 止血效果好

（24）有关微波理疗过程描述正确的是（ ）

A. 一般每次照射 30 ～ 60 分钟   B. 理疗时如功率过大可出现烫伤反应

C. 治疗时应注意患者感觉   D. 理疗时辐射器应直接接触患处皮肤

（25）关于微波治疗的注意事项正确的有（ ）

A. 体内有金属植入物者禁用   B. 禁止照射眼睛、大脑、生殖器等部位

C. 空载输出可致严重组织损伤   D. 治疗深度主要取决于患者感觉

（26）以下符合微波治疗适应证的是（ ）

A. 传染性软疣   B. 皮脂腺痣   C. 化脓性肉芽肿   D. 丹毒

（27）关于冷冻疗法作用机理正确的是（ ）

A. 低温导致组织细胞坏死   B. 局部血管损伤导致缺血

C. 抑制免疫反应   D. 具有局部麻醉作用

（28）冷冻治疗的适应证中包括（ ）

A. 痒疹等增生性皮肤病   B. 癌前期皮肤病

C. 各种病毒性疣   D. 荨麻疹等变态反应性疾病

（29）以下属于冷冻治疗正常反应的是（ ）

A. 局部出血   B. 继发感染   C. 水疱形成   D. 局部水肿

（30）以下说法正确的是（ ）

A. 年老体弱者应采用卧位进行治疗   B. 冷冻后出现水疱或大疱应尽早穿刺抽去疱液

C. 糖尿病、硬皮病患者慎用冷冻治疗   D. 冷冻治疗后可出现局部色素异常

（林岷格）

第十章　动物实验

第一节　模拟人的手术前基本准备

临床上尽管手术的种类繁多，术前患者的住院时间也有差异，但进入手术室之前准备工作的基本内容是一致的，并有相应的医疗制度加以规范和落实。因此，外科医生必须养成认真、周密和细致的工作作风，不论手术大小、难易程度、手术对象是谁，都应以高度负责的态度做好围手术期准备工作。

一、手术治疗方案的确定

（一）诊断的确定和手术适应证的掌握

明确诊断是选择合理治疗方法的基础，因此，应通过详细询问病史，全面体格检查，结合检验和必要的影像学检查等，尽可能在术前明确诊断。应注意：

1. 尽管目前各种先进的检查手段不断出现，日益普及，但仍应重视病史采集和体格检查，绝大多数有价值的诊断资料来源于此。

2. 诊断不仅包括外科疾病本身，还包括可能影响患者治疗的其他潜在的疾病。

在明确诊断的基础上，必须结合患者的生理和心理状况综合考虑，当确定手术是患者当前治疗的最佳或唯一手段时，才能认为患者应当手术治疗，手术适应证得以确定。任何手术对患者都会带来不同程度的痛苦和创伤，因此在决定手术治疗时必须十分慎重，手术适应证的掌握应当合理，过于严格，则可能使部分患者失去有效治疗的机会。过于宽泛，则可能会使手术并发症的发生率和死亡率增高。

（二）手术方法的选择

解决做何种手术对患者最有利的问题。由于同一种疾病手术治疗的方法（也称式式）可能有多种，带来的创伤和疗效也可能有所不同，如胃十二指肠溃疡的早期穿孔，既可做单纯穿孔修补，也可做胃大部切除术。即使是胃大部切除术，胃肠道重建时还有胃和十二指肠吻合（Billroth Ⅰ式）、胃和空肠吻合（Billroth Ⅱ式）两种不同的方式。在选择时应结合患者的病情、术者的经验、医疗条件等作全面分析，以减少创伤、降低风险、提高疗效为基本标准。

多数患者应在术前确定手术方法，少数患者因诊断不确定，还需通过术中探查、术中冰冻病理等方法才能明确诊断，或术中有意外发现而改变手术方案，有时还需临时组织手术台边会诊。

（三）手术耐受力的判断

解决患者能否耐受将要施行手术的问题。患者能够耐受手术创伤才能达到治疗目的，否则可能加重病情，乃至导致死亡。因此，术前对手术耐受力的正确评估和提高患者手术耐受力则显得十分重要。

根据患者的全身健康情况，外科疾病对全身的影响程度，重要脏器的功能状况等，一般可将患者分为两类。第一类患者身体素质好，可很好耐受即使是大型手术的创伤，仅需作一般性的术前准备。第二类患者身体素质差，常见为伴有心、肺、肝肾等重要脏器的器质性疾患，及严重糖尿病、高血压病等，尤其当重要脏器的功能濒于或已经处于失代偿状态时，即使很小的手术创伤也可能引起严重并发症，甚至危及生命，因此需要在术前作全面评估、治疗，必要时请相关疾病专科会诊协助诊治。

二、患者的心理和生理准备

手术前，要对患者的全身情况有足够的了解，查出可能影响整个病程的各种潜在因素，包括心理和营养状态、心、肺、肝、肾、内分泌、血液及免疫系统功能等。因此，必须详细询问病史，全面进行体格检查，除了常规的实验室检查外，还需要进行一些涉及重要器官功能的检查评估，以便发现问题在术前予以纠正，术中和术后加以防治。

（一）心理准备

患者术前难免有恐惧、紧张及焦虑等情绪，或对手术及预后有多种顾虑。医务人员应给予充分的关怀和鼓励，就病情施行手术的必要性、可能取得的效果、手术的危险性、可能发生的并发症、术后恢复过程和预后，以及清醒状态下施行手术因体位造成的不适等，以恰当的言语和口吻对患者作适度的解释，使患者能以积极的心态配合手术和术后治疗。向患者家属或（和）监护人作详细介绍和解释取得他们的信任和同意，协助做好患者的心理准备工作，配合整个治疗过程顺利进行。应履行书面知情同意手续，包括手术、麻醉的知情同意书、输血治疗同意书等，由患者本人或法律上有责任的亲属（或监护人）签署。为挽救生命而需紧急手术，若亲属未赶到，需在病历中记录清楚。

（二）生理准备

对患者生理状态进行调整，使患者能在较好的状态下安全度过手术和术后的治疗过程。

1. 为手术后变化的适应性锻炼 包括患者术前练习在床上大小便，教会患者正确的咳嗽和咳痰方法。有吸烟史的患者，术前2周应停止吸烟。

2. 输血和补液 施行中大型手术者，术前应做好血型鉴定，备好一定数量的血制品。对有水、电解质及酸碱平衡失调和贫血、低蛋白血症的患者应在术前予以纠正。

3. 预防感染 术前应采取多种措施提高患者的体质，预防感染。例如：及时处理龋齿或已发现的感染灶。患者在术前不与罹患感染者接触。严格遵循无菌原则，手术操作轻柔，减少组织损伤等是防止手术野感染的重要环节。下列情况需要预防性应用抗生素：

（1）涉及感染病灶或切口接近感染区域的手术。

（2）胃肠道手术。

（3）操作时间长、创伤大的手术。

（4）开放性创伤，创面已污染或有广泛软组织损伤，创伤至实施清创的间隔时间较长，或清创所需时间较长以及难以彻底清创者。

（5）癌肿手术。

（6）涉及大血管的手术。

（7）需要植入人工制品的手术。

（8）脏器移植术等。预防性抗生素的给药方法：术前0.5～2小时内，或麻醉开始时首次给药。手术时间超过3小时或术中失血量大于1500ml，术中应给予第二剂。总预防用药时间一般不超过24小时，个别情况可延长至48小时。

4. 胃肠道准备 成人从术前8～12小时开始禁食，术前4小时开始禁饮，以防因麻醉或术中的呕吐而引起窒息或吸入性肺炎。必要时可行胃肠减压。涉及胃肠道手术者，术前1～2日开始进流质饮食，有幽门梗阻的患者，需在术前进行洗胃。结直肠手术，酌情在术前一日及手术当天清晨行清洁灌肠或结肠灌洗，并于术前2～3天开始进流食、口服肠道抑菌药物，以减少术后并发感染的机会。

5. 其他 手术前夜，可给予镇静剂，以保证良好的睡眠。如发现患者有与疾病无关的体温升高，或妇女月经来潮等情况，应延迟手术日期。进手术室前，应排尽尿液。估计手术时间长，或是盆腔手术，应留置导尿管，使膀胱处于空虚状态。若患者有活动义齿或松动牙齿，术前应取下，以免麻醉或术中脱落造成误咽或误吸。

三、术前谈话和签字

在术前讨论取得一致意见的基础上，必须与患者和家属进行术前谈话，内容包括手术的方式及必要性，可能取得的效果，麻醉和手术的风险，可能发生的并发症，术后恢复过程及预后等问题。术前谈话的质量至关重要，应注意：

1. 严肃性 谈话前医生要有充分的准备，不允许任何信口开河或支吾含混。

2. 客观性 对家属应清楚地告知诊断、手术和预后的真实情况。对患者本人的谈话也应真实，某些特殊的疾病如恶性肿瘤的手术，应视患者的心理承受情况委婉地告知，但善意的隐瞒病情也应慎重。

3. 一致性 多次谈话或不同医生谈话的内容应一致，病情确有变化时亦应交代清楚，获得患者和家属的理解。

4. 鼓励性 应使患者和家属对治疗持有较大希望，积极配合。

5. 通俗性 尽量少用医学术语，语言易懂。必须在完成患者和家属明确同意手术的签字手续后才可手术。

（陈　勇）

第二节　静脉切开术

临床上，静脉切开术常用于抢救危重采取的静脉通道建立，以及需要多条静脉通道的建立。用狗进行实验时，其后肢外侧的大隐静脉是用于静脉切开的部位。

一、目的和要求

1. 掌握狗后肢静脉切开置管术的手术操作方法。

2. 熟悉血管的基本处理方法。

3. 熟悉静脉输液装置的安置和使用。

二、器材准备

手术刀、手术剪、弯血管钳、蚊式血管钳、持针钳、手术镊、眼科剪、眼科镊、细导管（塑料管或硅胶管）/医用输液导管、丝线、缝针、纱布、输液装置等。

实验动物：中华田园犬。

三、操作步骤

（一）术前准备

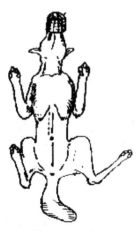

1. 腹腔麻醉成功后将动物仰卧平放和绑缚在手术台上，检查后肢静脉有无异常。

2. 清点手术器械无误，检查注射针头及输液导管是否通畅，将细导管前端剪成斜面备置管用，后端与输液导管及输液装置牢固连接并充满生理盐水，排空空气。

3. 剃除一侧后腿根部的毛，碘伏、酒精消毒，铺无菌巾。

（二）切口选择及静脉显露

狗的后肢静脉较粗，尤其是后肢腹侧的静脉易于显露，因而后肢是较为理想的静脉切开部位。在后肢根部的腹面扪及股动脉搏动，作一与其平行或垂直的皮肤切口，长约3cm（图10-2-1）。

图 10-2-1　切口

（三）静脉的分离

1. 左手持有齿镊提起切口一侧的皮肤，右手用蚊式血管钳或组织剪钝性、锐性分离结合，仔细分离皮下筋膜组织，即可显露股动、静脉，通常情况下股静脉位于股动脉的内侧。

2. 在股静脉两侧用蚊式血管钳钝性分离周围组织，遇汇入股静脉的分支静脉，则需结扎剪断，以保持单根主血管的通畅。

3. 用蚊式血管钳尖经血管后方轻轻插入，同时沿静脉纵轴游离出长约 1.5～2cm 的一段静脉血管。

（四）静脉带线

用血管钳轻轻挑起静脉，经静脉后方引出两条 1 号丝线，使两条带线相距 1.5cm（图 10-2-2）。

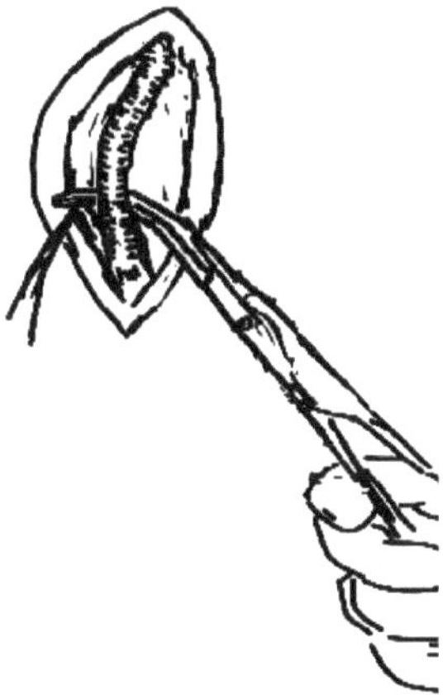

（五）静脉结扎与牵引

将静脉远心端带线结扎阻断静脉回流，暂不剪线以作牵引用。近心端带线暂不结扎，轻轻牵引以阻止血液倒流。

（六）静脉切开置管

1. 助手牵拉近心端丝线，术者左手牵拉远心端丝线，右手持眼科剪在两根牵引线之间的静脉前壁横行剪开一 V 形小口，小口横径约为静脉周径的 1/3（图 10-2-3）。

2. 助手用眼科镊提起静脉小口的近心侧血管前壁，术者将细导管斜面朝上，对准静脉小切口，将细导管向近心端方向插入静脉管腔内（图 10-2-4）。确认进入血管后，可放松近心端牵引线，将细导管再继续向前插入 5～6cm。

图 10-2-2 静脉带线

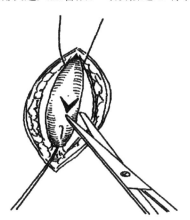

图 10-2-3 静脉剪开

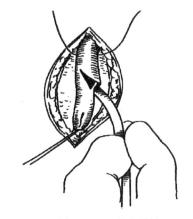

图 10-2-4 静脉置管

（七）导管的留置固定

开放输液器，确定输入管道通畅后，结扎近心端牵引丝线以固定置入静脉内的导管。距线结 0.2～0.3cm 剪除两端的牵引线。

清点手术器械、纱布、针线无误，碘酊和酒精（或碘伏）消毒皮肤切口，1 号丝线间断缝合皮下组织和皮肤，利用一针皮肤缝线再绕细导管结扎加强固定，切口无菌包扎。用胶布将输液管固定在肢体上。

四、注意事项

1. 静脉前壁横行剪开 V 形小口，不可剪开过多，避免造成静脉断裂。

2. 导管的前端斜面不可太尖，以免穿破血管壁。

3. 插入导管时一定要避免将空气带入血管内，以防空气栓塞。

4. 导管切勿插入静脉壁的夹层中。

5. 导管插入静脉后应立即开放输液通道，以防血液倒流或血栓形成，堵塞输液导管。

6. 导管有时需要保留，便于以后输液。有两种方法可以保持输液管道的畅通。①将全天的输液量统筹安排，维持 24 小时缓慢滴注。或是将大部分液体正常滴注，留少部分液体缓慢滴注，以维持管道通畅；②在较长时间不输液的情况下，用低浓度的肝素盐水充满输液导管内，防止血液凝固，如无禁忌，可以不定期地向管道内注入少量肝素盐水，保持管道通畅。

视频 10-2　动物狗后肢
静脉切开技术

7. 术后仔细检查输液是否通畅，插管局部是否有液体漏出或水肿。输液过程中，一旦发生静脉炎或液体外溢，应立即拔管。导管留置时间一般为 3～4 天，拔除时只需剪断固定的缝线即可，拔出后应压迫静脉切口部分数分钟并加压包扎。

五、病例分析

患者，女性，29 岁，因车祸头部及肢体多处创伤，并伴有大量出血（估计 1200ml），需大量快速输液及输血，经外周血管补液速度太慢，行深静脉穿刺不成功。

该患者应属于何种休克？应选择何种方式确保顺利快速补液、输血？静脉切开常选择哪些部位？

六、练 习 题

（一）主观题

1. 简述保持静脉输液管道畅通的方法。

2. 试述静脉切开置管术的适应证。

（二）客观题

1. A 型题

（1）静脉切开术中导管插入静脉的长度是（　　　）

A. 2～3cm　　　　B. 5～6cm　　　　C. 4～5cm　　　　D. 6～7cm　　　　E. 3～4cm

（2）静脉切开时临床上多选用（　　　）

A. 大隐静脉　　　B. 小隐静脉　　　C. 颈外静脉　　　D. 正中静脉　　　E. 贵要静脉

2. B 型题

（1）～（2）题共用备选答案

A. 生理盐水　　　B. 葡萄糖酸钙　　　C. 肝素盐水　　　D. 灭菌注射用水　　　E. 葡萄糖溶液

（1）使用什么药物封管，可保持静脉导管通畅（　　　）

（2）静脉切开术前先将输液导管及输液装置牢固连接并充满（　　　）

（3）～（4）题共用备选答案

A. 完全胃肠外营养　　　　　　　B. 失血性休克

C. 两者均可　　　　　　　　　　D. 两者均不可

（3）静脉切开术可用于（　　　）

（4）动脉切开术可用于（　　　）

3. X 型题

以下哪些是静脉切开术的适应证（　　　）

A. 静脉穿刺失败　　　　　B. 需长期输液　　　　　　　C. 婴幼儿输液

D. 静脉高营养治疗　　　　E. 心导管检查

（廖传江　陈　勇）

第三节　阑尾切除术

一、目的和要求

1. 强化训练无菌操作技术。

2. 学习开腹和关腹的手术操作方法。

3. 熟练切开、止血、结扎、缝合。

二、器材准备

布巾钳，卵圆钳，组织钳，阑尾钳、手术刀、手术镊，手术剪，拉钩，直、弯蚊式血管钳，直、弯中号血管钳，持针钳，缝针、丝线、无菌纱布，医用胶布、无菌手套、护皮巾。

实验动物：中华田园犬。

三、操作步骤（以狗盲肠切除为例）

1. 腹腔麻醉成功后，将动物仰卧平放和绑缚在手术台上，备皮，体毛上至肋骨，下至腹部，两侧腋前线。用 2.5% 的碘酊和 75% 的乙醇溶液或碘伏常规消毒、铺无菌巾，用布巾钳固定，加盖孔巾。

2. 取右上腹经腹直肌切口，切开皮肤、皮下组织长约 10cm，显露腹直肌外鞘，出血点用血管钳钳夹和 1 号丝线结扎止血。切口两侧垫好消毒巾并用布巾钳固定，避免皮肤毛囊的细菌污染切口。在腹直肌外鞘作一个小切口，用中号血管钳将其与腹直肌分离，并用剪刀向上、下延伸剪开，使之与皮肤切口等长（图 10-3-1）。

3. 沿腹直肌的肌纤维方向用刀柄将其分开，出血点逐一结扎。暴露腹直肌后鞘及腹膜。

4. 用两把血管钳沿横轴线对向交替钳夹提起后鞘和腹膜，检查确定没有内脏被钳夹时，用手术刀切开一小口（图 10-3-2），术者和第一助手各持一把弯血管钳夹持对侧腹膜切口边缘，将其提起，用组织剪纵向剪开腹膜，剪开腹膜时，可用长镊子或左手示指和中指插入腹腔，沿切口平行

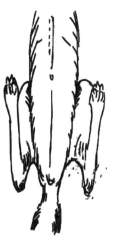
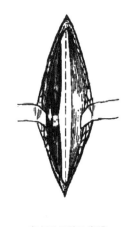

右上腹经腹直肌切口　　　　　腹直肌后鞘及腹膜

图 10-3-1　腹直肌分离切口

方向将内脏向深面推挤，以免用剪刀于镊子臂间或指间剪开时损伤内脏（图 10-3-3）。

5. 护皮　术者左手托着护皮巾伸入腹腔，手背下压内脏，使护皮巾边缘靠近对侧切缘，右手用有齿镊提起腹膜及内鞘、助手左手持有齿镊夹持护皮巾边缘并使之靠近腹膜和内鞘，右手用组织钳将护皮巾边缘固定于腹膜和内鞘上，助手与术者交换动作同法完成另一侧的护皮，以避免腹腔内的液体污染皮下组织导致切口感染。

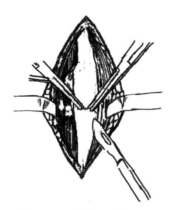
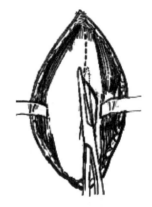

图 10-3-2　钳夹腹膜并切开　　　　图 10-3-3　剪开腹膜

6. 显露盲肠　打开腹腔后用腹腔拉钩将右侧腹壁切缘拉向右侧，显露右中上腹寻找盲肠（狗盲肠类似于人体阑尾）。盲肠位于右上腹偏中，在肋与脊柱之间，十二指肠和胰腺右支的腹侧，回肠与结肠的交界处，长约 15cm，呈卷曲状，其系膜与回肠相连，颈部变细，近端开口于结肠的起始部，远端呈逐渐变尖的盲端，多呈淡蓝色。寻找盲肠的方法：将大网膜上翻并拉向左上方，在其基部腹腔找寻盲肠。将右上腹最外侧紧靠侧壁的一段自头端向尾端走行的十二指肠提起，提到一定的程度时即可见到盲肠位于十二指肠环内胰腺右支的腹面。如果不能迅速找到十二指肠，则可顺着胃的幽门窦将十二指肠提出即可找到盲肠。

7. 分离、结扎盲肠的系膜和血管　找到盲肠后，用血管钳夹住盲肠系膜边缘，提起盲肠，拖出到腹腔外面，充分暴露整个盲肠及其周围的结构，周围用盐水纱布垫好保护组织，从盲肠系膜的远端开始用血管钳分次穿破、钳夹、切断和结扎系膜，在远侧血管钳的内方可用丝线贯穿缝扎（图 10-3-4），以控制出血。分离系膜时应尽量靠近盲肠，避免损伤回肠的血供，也可先在盲肠的基底部分别分离盲肠的内、外侧动脉，各夹两把血管钳，离断缝扎，再将盲肠系膜的内外侧浆膜仔细剪开，这样就可以使盲肠与回肠之间的连接距离变宽，使分次分离结扎盲肠系膜比较方便。

8. 结扎盲肠及荷包缝合　于盲肠根部先用直血管钳轻轻钳夹挤压，再用 7 号丝线在压痕处结扎，用蚊式血管钳夹住线结后剪去多余的线尾。在缚线近侧 0.5～1cm 处用细丝线环绕盲肠作盲肠浆肌层的荷包缝合。作荷包缝合时缝针只穿透浆膜层和肌层，而不穿透肠腔，同时应将荷包缝合在结肠上，使荷包一侧的边缘恰好位于结肠与回肠交界处，以防残端包埋后阻塞回肠通道。

9. 切除盲肠　盲肠周围用湿纱布垫好，以免切除盲肠时其内容物流入腹腔和涂擦石炭酸时溅到他处。在缚线远侧 0.3～0.5cm 处用有齿直血管钳或普通的直血管钳钳夹盲肠，紧贴直血管钳用手术刀切除盲肠。盲肠残端顺次用棉签蘸纯石炭酸、70% 乙醇溶液和生理盐水涂擦消毒和破坏盲肠残端黏膜，以防止术后因黏膜继续分泌液体而形成局限性积液（注意：石炭酸涂于残端黏膜内面，切勿溅到他处引起组织坏死。乙醇溶液和生理盐水则由残端周边向中心涂擦。

10. 埋入残端　术者一手将夹持盲肠结扎线线结的蚊式血管钳向荷包内推进，另一手用长镊子将荷包旁边的结肠提起使盲肠的残端埋入荷包内，助手边提线尾边收紧荷包口，结扎荷包缝线（图 10-3-5）。必要时可外加浆肌层"8"字缝合一针将荷包缝线线结再包埋一次。

11. 取出腹腔内手术用物，清理腹腔，确认无活动性出血，清点手术器械、纱布、针线无误（与术前对数）后，用 4 号丝线作单纯间断或连续缝合腹膜及内鞘，间断缝合腹直肌外鞘，1 号丝线间断缝合皮下组织及皮肤，消毒并盖以无菌敷料，术毕。动物复苏后送动物房喂养，观察术后改变或有无并发症发生。

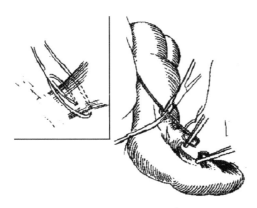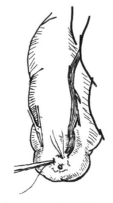

图 10-3-4　贯穿缝扎盲肠系膜图　　　　图 10-3-5　荷包缝合包埋残端

四、注意事项

1. 在切开腹膜时，应用手术镊或弯血管钳将腹膜提起，使腹膜与内脏分开，以免切开腹膜的同时损伤内脏。

2. 在寻找盲肠有困难时，可将动物胃和十二指肠提起，盲肠即位于十二指肠环内。

3. 盲肠系膜可作双重结扎或贯穿缝扎，以免出血影响手术操作。

4. 荷包缝合的大小以刚好包埋盲肠残端为宜。

5. 收紧荷包缝线时要求术者和助手密切配合，在术者将盲肠残端塞入内翻的同时，由助手逐渐收紧荷包缝线并打结。

五、病例分析

患者，女性，30 岁，已婚。腹痛、腹泻、发热、呕吐 12 小时。

患者于入院前 24 小时在路边餐馆吃饭，半天后出现腹部不适，呈阵发性腹痛并伴有恶心，自服 654-2 等对症治疗，未见好转，并出现呕吐胃内容物，发热及腹泻数次，为稀便，无脓血，体温 38～39.1℃。来院急诊，查大便常规阴性，按急性胃肠炎予颠茄、小檗碱等治疗；晚间，腹痛加重，伴发热 39.1℃，腹痛由胃部移至右下腹部，仍有腹泻；再来就诊，查血常规白细胞 $20×10^9$/L，急收入院。

查体：体温 39.1℃，心率 120 次 / 分，血压 110/75mmHg 发育营养正常，全身皮肤无黄染，无出血点及皮疹，浅表淋巴结不大，眼睑无水肿，结膜无苍白，巩膜无黄染，颈软，甲状腺不大，心界大小正常，律齐未闻及杂音，双肺清，未闻干、湿啰音。腹平，肝脾未触及，无包块，全腹压痛以右下腹麦氏点周围为主，无反跳痛，无明显肌紧张，肠鸣音 8 次 / 分。

辅助检查：血红蛋白 150g/L，白细胞计数 $20×10^9$/L，中性粒细胞 86%，尿常规（–）；大便常规：稀水样便，WBC 3～5/ 高倍，RBC 0～2/ 高倍；肝功能正常。

请给出诊断及诊断依据，进一步做何检查，治疗原则是什么？

视频 10-3-1　动物狗剖腹阑尾无菌切除术（上）

视频 10-3-2　动物狗剖腹阑尾无菌切除术（中）

视频 10-3-3　动物狗剖腹阑尾无菌切除术（下）

六、练 习 题

（一）主观题

1. 如何预防阑尾切除术后的切口感染？

2. 阑尾切除术的并发症有哪些？

（二）客观题

1. A 型题

（1）急性阑尾炎穿孔局限性腹膜炎的手术治疗，哪项不妥（　　）

A. 注意保护切口，防止切口感染　　　　　　B. 阑尾残端妥善处理

C. 大量生理盐水冲洗腹腔　　　　　　　　　D. 腹腔放置引流

E. 缝合切口前用生理盐水冲洗

（2）施行阑尾切除术寻找阑尾的基本方法中，不恰当的是（　　）

A. 用纱布垫将小肠向内上方推开，显露清楚右髂窝

B. 找到盲肠，沿结肠带向下寻找阑尾根部，找出全部阑尾

C. 寻找阑尾困难时，应想到活动盲肠，立即扩大切口

D. 沿回肠末端追踪盲肠，找到阑尾

E. 过长的乙状结肠位于右下腹，不要误以为是盲肠

2. B 型题

（1）～（2）题共用备选答案

A. 左侧中腹部经腹直肌切口　　　　　　　　B. McBurney 切口

C. 右侧中下腹部经腹直肌切口　　　　　　　D. 上腹部正中切口

E. 右上腹旁正中切口

（1）阑尾切除手术宜采用（　　）

（2）阑尾炎诊断不能确定时宜采用（　　）

（3）～（4）题共用备选答案

A. 腹膜炎　　　　　B. 持续性右下腹固定压痛　　　　C. 两者皆有　　　D. 两者皆无

（3）急性化脓性阑尾炎（　　）

（4）胃穿孔（　　）

3. X 型题

关于急性阑尾炎手术，以下哪项不正确（　　）

A. 阑尾炎诊断不甚明确者作下腹正中切口以利探查

B. 阑尾炎诊断较明确者首选右下腹麦氏切口

C. 可沿结肠带向回盲部暴露阑尾

D. 手术切口要小，术后切口瘢痕小，较为美观

E. 根据阑尾压痛最明显处选择适当的切口

（陈　勇　廖传江）

第四节　胃肠修补术

一、目的和要求

1. 熟悉狗胃肠穿孔动物模型的制作。

2. 掌握狗胃肠穿孔修补的步骤和注意事项。

二、器材准备

手术衣、手套、麻醉药、敷料、等渗盐水、无菌巾单、手术刀、手术剪、血管钳、肠钳、手术镊、持针钳、缝合针、缝合线、甲状腺拉钩、无菌纱布、医用胶布等。

实验动物：中华田园犬。

三、操作步骤

（一）狗胃穿孔模型制作及胃穿孔修补术

1. 麻醉成功后，常规物品放置、固定实验动物，手术野剃毛、消毒、铺巾。

2. 开腹 取上腹正中切口，逐层切开皮肤、皮下组织、腹白线和腹膜。

3. 制作胃穿孔模型 用甲状腺拉钩向两侧牵开腹壁，显露狗的前腹腔器官，找到狗胃，提起胃体前壁，用等渗盐水纱布保护周围组织，以防切开胃壁时胃内容物流入腹腔造成污染。在胃体前壁中央"无血管区"用尖刀反挑式切开一直径约 1.0cm 的小口，深达胃腔，常可见胃内容物流出。

4. 清理腹腔 吸净或用纱布拭净胃腔内及污染腹腔的胃内容物。检查胃穿孔处有无活动性出血，如有活动性出血可用 1 号丝线结扎或缝扎。

5. 穿孔修补 用 1 号或 4 号丝线距穿孔边缘约 0.5cm 全层间断缝合穿孔，缝线方向与胃纵轴平行，针距 0.3～0.5cm，缝合 2～3 针，轻柔结扎；必要时外加浆肌层缝合加强，或取邻近大网膜组织覆盖于穿孔，再用上述修补缝线打结固定（图 10-4-1）。

6. 将胃放回原来的位置，检查清点器械、敷料无误，用 4 号丝线逐层缝合腹壁组织，关闭腹部切口。

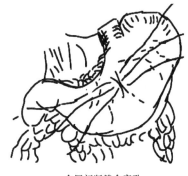 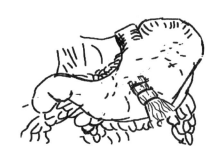

全层间断缝合穿孔　　　　　　　　　　　　大网膜覆盖穿孔

图 10-4-1　狗胃穿孔修补术

（二）狗小肠穿孔模型制作及穿孔修补术

1. 麻醉成功后，常规放置、固定实验动物，手术野剃毛、消毒、铺巾。

2. 开腹取前腹正中切口，按剖腹步骤逐层切开腹壁。

3. 制作小肠穿孔模型提出一段长约 10cm 的小肠袢，周围以等渗盐水纱布保护，用两把肠钳夹住一段肠管，在小肠对系膜缘用尖刀横形切开一直径约 1.0cm 的小口，深达肠腔，制成小肠穿孔模型。

4. 穿孔修补沿肠纵轴方向，用 1 号或 4 号丝线间断内翻缝合穿孔部全层肠壁，针间距 0.3～0.5cm。撤除肠钳，用 1 号丝线沿肠纵轴方向间断垂直褥式内翻缝合穿孔部浆肌层（图 10-4-2）。

5. 撤除肠管周围生理盐水纱布，将肠管放回腹腔，清点手术器械、纱布、针线无误后，逐层缝合关腹部切口。

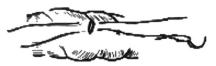 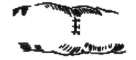 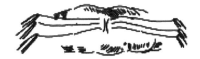

全层间断内翻缝合穿孔处　　　　缝合处第一次修补完成　　　　间断重点内翻缝合浆肌层

图 10-4-2　狗肠穿孔修补

四、注意事项

1. 全层缝合胃或肠壁时注意勿缝及穿孔对侧的胃或肠壁，以免导致术后梗阻。

2. 小肠穿孔修补时，缝线方向应与肠纵轴的方向平行，否则易于引起肠腔狭窄。

3. 胃穿孔修补使用大网膜覆盖穿孔时，不应影响大网膜血液循环，以免引起大网膜坏死。

五、病例分析

患者，女性，40岁，有近5年的空腹或夜间上腹部烧灼痛，进食后疼痛好转。近来自觉症状加重。4小时前患者进食后突感上腹部"刀割"样剧痛很快延及全腹，伴有恶心、呕吐。体检：腹式呼吸消失，板状腹，全腹压痛、反跳痛，肝浊音界消失，移动性浊音（+），肠鸣音消失。

试述初步诊断，首选检查方法，鉴别诊断及治疗原则。

六、练 习 题

（一）主观题

1. 简述胃、十二指肠急性穿孔患者常见的腹部体征有哪些。

2. 小肠穿孔修补时如何缝合才能不导致肠管狭窄？

（二）客观题

1. A型题

（1）消化道穿孔的临床表现哪项是错误的（　　）

A. 突然剧烈腹痛，呕吐　　　　　　　　B. 必有胃十二指肠溃疡病史

C. 板状腹，压痛反跳痛，肌紧张　　　　D. 肠鸣音消失

E. 大多数患者立位X线检查可见膈下游离气体

（2）胃、十二指肠溃疡急性穿孔，最常见于（　　）

A. 胃或十二指肠后壁的穿透性溃疡　　　B. 胃窦部或十二指肠球部内侧壁溃疡

C. 胃小弯前壁或十二指肠球部外侧壁溃疡　　D. 幽门附近的胃或十二指肠前壁溃疡

E. 高位胃溃疡或球后溃疡

2. B型题

（1）～（2）题共用备选答案

A. 0.3～0.5cm　　B. 0.4～0.5cm　　C. 0.5～1.0cm　　D. 1.0cm　　　　E. 0.5cm

（1）在胃肠穿孔修补术中针尖距约（　　）

（2）穿孔修补术中开始予丝线全层间断缝合距穿孔缘约（　　）

3. C型题

（1）～（2）题共用备选答案

A. 沿纵轴方向平行缝合穿孔　　　　　　B. 修补后可使用大网膜覆盖穿孔处

C. 两者均可　　　　　　　　　　　　　D. 两者均不可

（1）胃穿孔修补术（　　）

（2）肠穿孔修补术（　　）

4. X型题

关于胃肠穿孔修补术，哪项描述是正确的（　　）

A. 行胃穿孔修补术，常规经前腹正中切口　　B. 找到穿孔处，行修补术即可，无须探查腹腔

C. 穿孔修补缝线方向与胃肠纵轴平行　　　　D. 修补术时行穿孔部浆肌层间断缝合

E. 行胃十二指肠穿孔修补术，有时可取邻近大网膜组织覆盖穿孔处

（陈　勇）

第十一章　急救操作技能

第一节　伤口的止血包扎

一、目　　的

有效的止血和包扎能够迅速控制出血，减少血容量丢失，避免休克发生。保护伤口、固定敷料、减少污染、固定骨折与关节、减少疼痛。

二、适应证与禁忌证

（一）适应证

头面部、躯干及四肢开放性损伤。

（二）禁忌证

1. 头面部烧伤等特殊原因伤口不能包扎。

2. 局部骨折并伴有神经损伤症状的伤口禁忌行加压包扎。

3. 特殊感染截肢如气性坏疽禁用止血带。

4. 严重动脉硬化和人造血管移植的患者禁用充气止血带。

5. 儿童禁用橡胶止血带。

三、准 备 工 作

1. 了解、熟悉患者病情。告知伤者即将采取的止血措施及具体方法，消除伤者紧张、恐惧情绪，争取伤者配合。

2. 消毒用品、无菌纱布、棉垫、绷带、三角巾、弹性橡皮带、空气止血带、休克裤等。亦可用清洁毛巾、手绢、布单、衣物等替代。

四、止 血 方 法

（一）指压止血法

用手指放于出血的动脉血管上端，即近心端，向骨骼表面压迫，使血管闭合阻断血流，快速达到止血目的。临时止住血后，应根据具体情况换用其他有效的止血方法，如填塞止血法、止血带止血法等。适用于头、面、颈部及四肢的动脉出血，根据出血部位可分为以下几种方法：

1. 颞动脉止血法　一手固定伤员头部，用另一手拇指垂直压迫耳屏上方凹陷处，可感觉得到动脉搏动，其余四指同时托住下颌。本法用于头部发际范围内及前额、颞部的出血（图 11-1-1）。

2. 颈动脉止血法　用拇指在甲状软骨，环状软骨外侧与胸锁乳突肌前缘之间的沟内搏动处，向颈椎方向压迫，其余四指固定在伤员的颈后部。用于头、颈、面部大出血，压迫其他部

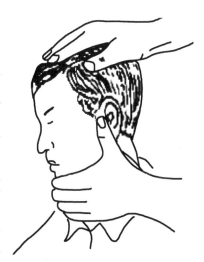

图 11-1-1　颞动脉止血法

位无效时。切记不得同时压迫两侧颈动脉（图 11-1-2）。

3. 肱动脉止血法 一手握住伤员伤肢的腕部，将上肢外展外旋，并屈肘抬高上肢。另一手拇指在上臂肱二头肌内侧沟搏动处，向肱骨方向垂直压迫。本法用于手、前臂及上臂中或远端出血（图 11-1-3）。

4. 尺、桡动脉止血法 双手拇指分别在腕横纹上方两侧动脉搏动处垂直压迫。本法用于手部的出血（图 11-1-4）。

5. 股动脉止血法 用两手拇指重叠放在腹股沟韧带中点稍下方、大腿根部搏动处用力垂直向下压迫。本法用于大腿、小腿或足部的出血（图 11-1-5）。

6. 指动脉止血法 用一手拇指与示指分别压迫指根部两侧，用于手指出血（图 11-1-6）。

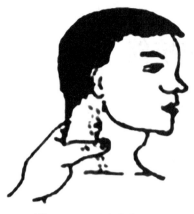

图 11-1-2　颈动脉止血法

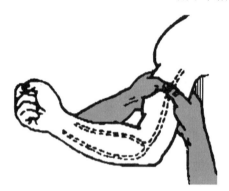

图 11-1-3　肱动脉止血法

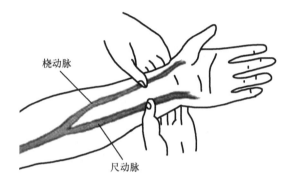

桡动脉

尺动脉

图 11-1-4　尺、桡动脉止血法

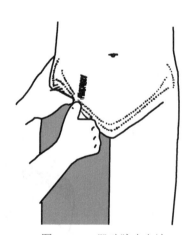

图 11-1-5　股动脉止血法

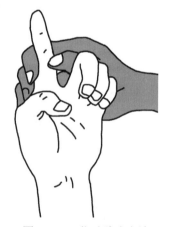

图 11-1-6　指动脉止血法

（二）止血带止血法

适用于四肢大血管破裂及加压包扎止血无效者。

1. 常用的止血带类型

（1）橡皮管止血带：常用弹性较大的橡皮管，便于急救时使用，如听诊器胶管等，其弹性好，易使血管闭塞，但管径过细易造成局部组织损伤。操作时，在准备结扎止血带的部位加好衬垫，以左手拇指和示、中指拿好止血带的一端，另一手拉紧止血带围绕肢体缠绕一周，压住止血带的一端，然后再缠绕第二周，并将止血带末端用左示、中指夹紧，向下拉出固定即可。还可将止血带的末端插入结中，拉紧止血带的另一端，使其更加牢固（图11-1-7）。

（2）充气止血带：压迫面宽而软，压力均匀，还有压力表测定压力，比较安全。常用于四肢活动性大出血或四肢手术过程中应用（图11-1-8）。

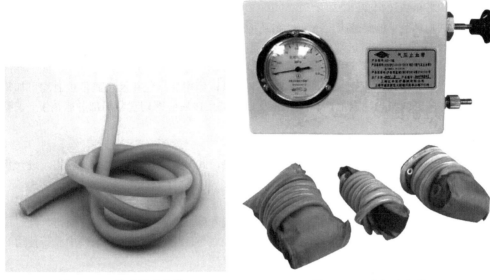

图 11-1-7　橡皮管止血带　　　　　　　　　图 11-1-8　充气止血带

（3）弹性橡皮带（驱血带）：用宽约5cm的弹性橡皮带，抬高患肢，在肢体上重叠加压，包绕几圈，以达到止血目的（图11-1-9）。

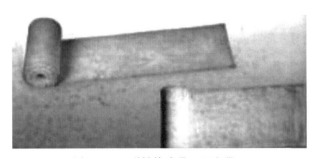

图 11-1-9　弹性橡皮带（驱血带）

2. 止血带的应用要点

（1）止血带不可直接缠在皮肤上，止血带的相应部位要有衬垫，如棉垫、三角巾、毛巾、衣服等均可。

（2）止血带绕扎部位：标准位置上肢为上臂上1/3，以免损伤桡神经。下肢为大腿中上1/3。

（3）充气止血带成人上肢止血带压力不高于40kPa（300mmHg）。下肢不高于60kPa（450mmHg）。儿童减半。

（4）使用止血带的时间应尽量缩短，通常不超过2小时，可松开止血带（局部加压包扎）10分钟后继续应用。

（5）应用止血带的时间和部位要求有明显记录及标志。止血带的松紧应该以出血停止、远端不能摸到脉搏为度。严禁同一部位反复捆扎止血带。

（6）止血带的解除要在输液、输血和准备好有效的止血手段后，在密切观察下缓慢放松止血带。若止血带缠扎过久，组织已发生明显广泛坏死时，在截肢前不宜放松止血带。

3.并发症及处理

（1）止血带休克：放松止血带时，止血带以下部位的组织中含大量毒素（组胺）的血液流向患肢，造成全身有效血容量急剧减少所导致的休克。放松止血带时应遵循"慢放—观察—再慢放—再观察"的原则，不要一放到底。

（2）肢体缺血坏死：止血带应用压力过高及持续时间过长所致。应严格遵守止血带应用规范。

（3）伤者烦躁不安及伤口远端疼痛加重：主要原因为阻断肢体供血时间过久，导致肢体缺血性疼痛。可根据出血控制情况调整绷带及止血带压力。

（4）皮肤水疱或瘀斑：创伤后伤口周围软组织肿胀，应用加压包扎及止血带止血均可加重皮肤受压，从而产生瘀斑或张力性水疱。加压包扎及止血带止血后应密切观察局部肿胀情况，调整绷带及止血带压力。

（5）神经损伤

1）伤者存在骨折及关节脱位，已有局部神经压迫，此时继续伤口局部加压包扎，进一步加重神经损伤。

2）止血带放置位置不当引起，应用止血带止血应放置正确位置。

（6）下肢深静脉血栓：使用止血带会造成患肢远端静脉血流淤滞和血管内皮损伤，同时可加剧伤者的高凝状态，有深静脉血栓形成倾向。严格遵守止血带应用规范及尽量减少止血带使用时间尤为重要。

4.注意事项　持续出血：因加压包扎及止血带止血中压力不足，导致只阻断静脉，致使静脉回流受阻，反而加重出血。需要调整绷带及止血带压力。

（三）加压包扎法

加压包扎法为最常用急救止血方法，伤口覆盖无菌敷料后，再用纱布、棉花、毛巾、衣服等折叠成相应大小的垫，置于无菌敷料上面，然后再用绷带、三角巾等紧紧包扎，以停止出血为度。这种方法用于小动脉及静脉或毛细血管的出血。但伤口内有碎骨片时，禁用此法，以免加重损伤。

（四）填塞止血法

填塞止血法是用无菌的棉垫、纱布等，紧紧填塞在伤口内，再用绷带或三角巾等进行加压包扎，松紧以达到止血目的为宜。本法用于中等动脉。大、中静脉损伤出血，或伤口较深、出血严重时，还可直接用于不能采用指压止血法或止血带止血法的出血部位。

（五）屈曲加垫止血法

当前臂或小腿出血时，可在肘窝或腘窝内放置棉纱垫、毛巾或衣物等。关节屈曲，用三角巾或布带作"8"字形固定。骨折或关节脱位者禁止使用。

五、包扎的方法

（一）绷带包扎法

绷带包扎法主要用于四肢及手、足部伤口的包扎及敷料、夹板的固定等。

1.环形包扎法主要用于腕部和颈部（图11-1-10）。

2."8"字形包扎法用于关节附近的包扎（图11-1-11）。

3.螺旋形包扎法主要用于上肢和大腿（图11-1-12）。

4."人"字形包扎法多用于前臂和小腿等（图11-1-13）。

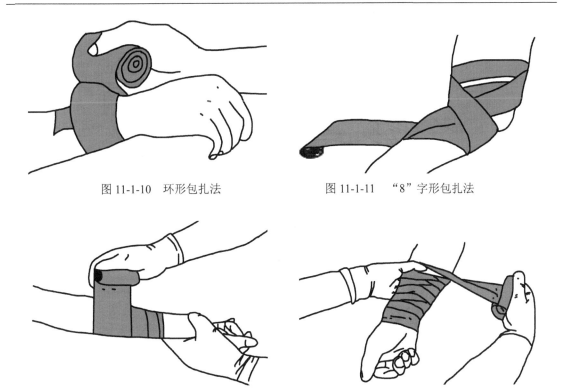

图 11-1-10　环形包扎法　　　　　　图 11-1-11　"8"字形包扎法

图 11-1-12　螺旋形包扎法　　　　　图 11-1-13　"人"字形包扎法

（二）三角巾包扎法

根据不同部位，伤口采用不同的包扎方法。

1. 头顶部伤口　采用帽式包扎法，将三角巾底边折叠约 3cm 宽，底边正中放在眉间上部，顶尖拉向枕部，底边经耳上向后在枕部交叉并压住顶角，再经耳上绕到额部拉紧打结，顶角向耳反折至底边内或用别针固定（图 11-1-14）。

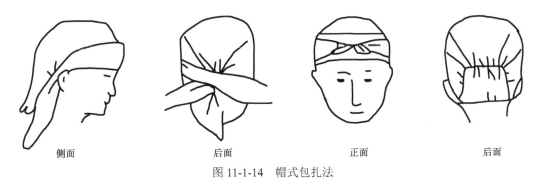

侧面　　　　　　　后面　　　　　　　正面　　　　　　　后面

图 11-1-14　帽式包扎法

2. 颜面部较大范围的伤口　采用面具式包扎法，将三角巾顶角打结，放在下颌处，上提底边罩住头面，拉紧两底角至后枕部交叉，再绕至前额部打结，包扎好后根据伤情在眼、鼻、口处剪洞（图 11-1-15）。

3. 肩部伤口　可用肩部三角巾包扎法、燕尾式包扎法或衣袖肩部包扎法包扎。燕尾式包扎法：将三角巾折成燕尾式放在伤侧，向后的角稍大于向前的角，两底角在伤侧腋下打结，两燕尾角于颈部交叉，至健侧腋下打结（图 11-1-16）。

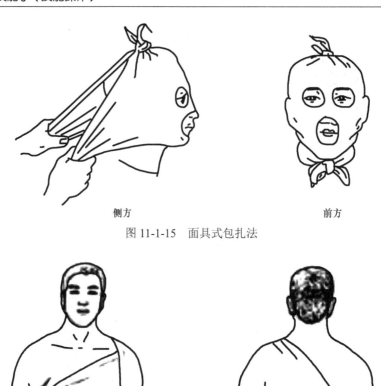

侧方　　　　　　　　　　　　前方

图 11-1-15　面具式包扎法

前方　　　　　　　　　　　　后方

图 11-1-16　燕尾式包扎法

4. 前臂悬吊带　前臂大悬吊带适用于前臂外伤或骨折，方法：将三角巾平展于胸前，顶角与伤肢肘关节平行，屈曲伤肢，提起三角巾下端，两端在颈后打结，顶尖向胸前外折，用别针固定。前臂小悬吊带适用于锁骨、肱骨骨折、肩关节损伤和上臂伤，方法：将三角巾叠成带状，中央放在伤侧前臂的下 1/3，两端在颈后打结，将前臂悬吊于胸前（图 11-1-17）。

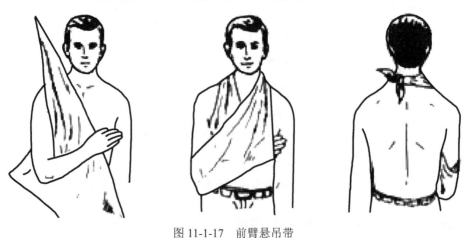

图 11-1-17　前臂悬吊带

5. 胸背部伤口　包括单胸包扎法、胸背部燕尾式包扎法、胸背部双燕尾式包扎法（图 11-1-18）。

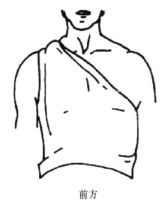 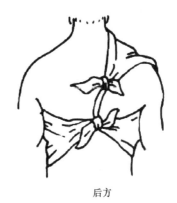

前方　　　　　　　　　　　　后方

图 11-1-18　胸背部包扎法

6. 臀部伤口　单臀包扎法。需两条三角巾,将一条三角巾盖住伤臀,顶角朝上,底边折成两指宽在大腿根部绕成一周作结。另一三角巾折成带状压住三角巾顶角,围绕腰部一周作结,最后将三角巾顶角折回,用别针固定(图 11-1-19)。

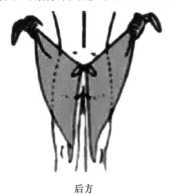 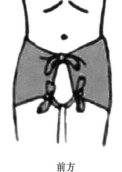

后方　　　　　　　　　　　　前方

图 11-1-19　单臀包扎法

7. 四肢肢体包扎法　将三角巾折叠成适当宽度的带状,在伤口部环绕肢体包扎(图 11-1-20)。

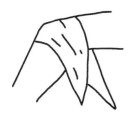 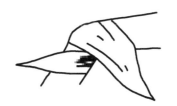 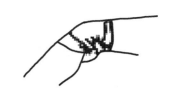

图 11-1-20　四肢肢体包扎法

8. 手(足)部三角巾包扎法　将手或足放在三角巾上,与底边垂直,反折三角巾顶角至手或足背,底边缠绕打结(图 11-1-21)。

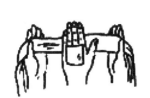 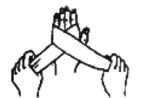 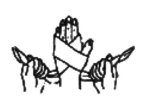 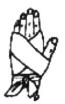

图 11-1-21　手部三角巾包扎法

（三）四头带包扎法

主要用于鼻部、下颌、前额及后头部的创伤。

（四）毛巾、被单、衣服包扎

操作方法同前。

（五）特殊损伤的包扎

1. 开放性颅脑损伤 用干净的碗扣在伤口上，或者用敷料或其他的干净布类做成大于伤口的圆环，放在伤口周围，然后包扎，以免包扎时骨折片陷入颅内，同时保护膨出的脑组织。

2. 开放性气胸 如胸部外伤伴有气胸，对较小的伤口采用紧密包扎，阻断气体从伤口进出。可先用厚敷料或塑料布覆盖，再用纱布垫或毛巾垫加压包扎。对伤口较大或胸壁缺损较多，可用葫芦形纱布填塞压迫。先用一块双侧凡士林纱布经伤口填塞胸腔内，再在其中心部位填塞干纱布，外加敷料，用胶布粘贴加压固定。

3. 肋骨骨折 胸部外伤伴有多发肋骨骨折，可用衣物、枕头等加压包扎伤侧，以遏制胸壁浮动，必要时可将伤员侧卧在伤侧。单根肋骨骨折可用宽胶布固定：用胶布 3～4 条，每条宽 7～8cm，长度为胸廓周径的 2/3，在患者最大呼气末时固定，从健侧肩胛下向前至健侧锁骨中线，上下胶布重叠 2～3cm。

4. 开放性骨折并骨端外露 包扎时外露的骨折端不要还纳，如自行还纳还需特别注明。

5. 腹部外伤并内脏脱出 脱出的内脏不能还纳，包扎时屈曲双腿，放松腹肌，将脱出的内脏用大块无菌纱布盖好，再用干净饭碗、木勺等凹形物扣上，或用纱布、布卷、毛巾等做成圆圈状，以保护内脏，再包扎固定。

六、注意事项

1. 迅速暴露伤口并检查，采取急救措施。

2. 有条件者应对伤口妥善处理，如清除伤口周围油污，局部消毒等。

3. 使用止血带必须包在伤口的近心端；局部给予包布或单衣保护皮肤。在上止血带前应抬高患肢 2～3 分钟，以增加静脉血向心回流。必须注明每一次上止血带的时间，并每隔 45～60 分钟放松止血带一次，每次放松止血带的时间为 3～5 分钟，松开止血带之前应用手压迫动脉干近心端。绑止血带松紧要适宜，以出血停止、远端摸不到脉搏搏动为好。

4. 包扎材料尤其是直接覆盖伤口的纱布应严格无菌，没有无菌敷料则尽量应用相对清洁的材料，如干净的毛巾，布类等。

5. 包扎不能过紧或过松，打结或固定的部位应在肢体的外侧面或前面。

七、烧伤分度及创面的处理

（一）烧伤分度及创面的处理原则（图11-1-22）

1. Ⅰ度烧伤 伤及表皮的一部分，生发层健在，增殖再生能力活跃，3～5 天内愈合，不留瘢痕。无须特殊处理。

2. 浅Ⅱ度烧伤 伤及表皮和部分乳头层。生

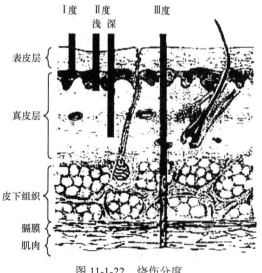

图 11-1-22　烧伤分度

发层部分受损，上皮的再生有赖于残存的生发层及皮肤附件，如汗腺及毛囊的上皮增殖。如无继发感染，一般 1～2 周愈合，不留瘢痕。有包扎疗法和半暴露疗法。

（1）包扎疗法：用 75% 酒精纱布包扎受伤而皮肤未破者。或凡士林纱布包扎皮肤已破损部位清创创面后，根据创面情况涂以中药制剂（如地白忍合剂，紫草油，虎杖煎剂等），磺胺嘧啶银（铈、锌霜剂）。6～8 天首次更换敷料，继续包扎数天，多可愈合。

（2）半暴露疗法：用单层的抗菌药液纱布或凡士林纱布黏附于创面，任其暴露变干，用以保护创面。

3. 深Ⅱ度烧伤　伤及真皮乳头层以下，残留部分真皮及皮肤附件，愈合依赖于皮肤附件上皮，特别是毛囊突出部内的表皮祖细胞的增殖。如无感染，一般 3～4 周自行愈合，常留瘢痕。暴露疗法，外涂 5%～10% 磺胺嘧啶银氯已定糊剂，每日 1～2 次，使坏死组织变成干痂，可最大程度地保留皮肤附件上皮，经 3 周左右可获痂下愈合。深Ⅱ度创面感染，应及时去除痂皮，创面取半暴露或包扎疗法。

4. Ⅲ度烧伤　全层皮肤的烧伤，表皮、真皮及皮肤附件全部毁损。伤后即取暴露疗法，涂磺胺嘧啶银或 3% 碘酊，每日 3～4 次，烤干焦痂使之干透，干燥的焦痂可暂时保护创面，减少渗出，减轻细菌侵入。然后按计划分期分批地切除焦痂（坏死组织），植皮。

（二）烧伤创面的包扎、暴露和半暴露疗法

1. 暴露疗法　即在清创后置伤于消毒或清洁的床单纱布垫上，创面暴露在温暖而干燥的空气中使创面烤干，有利于防治感染。浅Ⅱ度烧伤可选择适当中药制剂外涂，深Ⅱ度及Ⅲ度创面涂磺胺嘧啶银氯已定糊剂、碘酊，保持创面干燥。

2. 包扎疗法　即在清创后用中药纱布或凡士林纱布覆盖创面，加盖多层消毒纱布与棉垫，以绷带加压包扎，全层敷料应有 3～5cm 厚，必要时上石膏托固定四肢于功能位。包扎时压力应均匀，患肢远侧端虽无烧伤亦应包扎在内，防止肿胀。指（趾）尖应露出，以便观察血循环改变。

3. 半暴露疗法　是用单层的抗菌药液纱布或凡士林纱布黏附于创面，任其暴露变干，用以保护去痂后的Ⅱ度创面，固定所植皮片，保护供皮区，控制创面感染等。

八、病 例 分 析

今年的清明节，不少乡镇由于人为因素发生了山火。在一次灭火过程中，一名消防员下肢受伤，伤及静脉，血液连续不断地从伤口流出？此时应及时采取哪一种暂时止血措施？为什么？

九、练 习 题

（一）主观题

1. 简述止血方法。

2. 试述止血带的应用要点。

（二）客观题

A 型题

（1）采用指压止血法为动脉出血伤员止血时，拇指压住伤口的什么位置（　　　）

A. 近心端动脉　　　B. 血管下方动脉　　　C. 远心端动脉　　　D. 血管中部　　　E. 伤口处

（2）包扎止血不能用的物品是（　　　）

A. 绷带　　　　　　B. 三角巾　　　　　　C. 止血带　　　　　　D. 麻绳　　　　　E. 衣服

（3）止血带止血是用弹性的橡皮管、橡皮带，上肢结扎于伤员上臂什么位置（　　　）

A. 上 1/3　　　　　B. 上 1/2　　　　　　C. 上 2/3　　　　　　D. 上 3/4　　　　　E. 上 1/4

（4）如果某人动脉出血，下列做法可取的是（　　）

A. 等待血液在伤口处自然凝固　　　　　　B. 在伤口的近心端用绷带压迫止血

C. 将伤者送医院等待医生处理　　　　　　D. 在伤口的远心端用绷带压迫止血

E. 用手紧紧按住伤口处

（5）某人因车祸大腿受伤（图11-1-23），鲜红的血液喷射而出，请据图判断受伤的血管及急救时控制血流的位置分别是（　　）

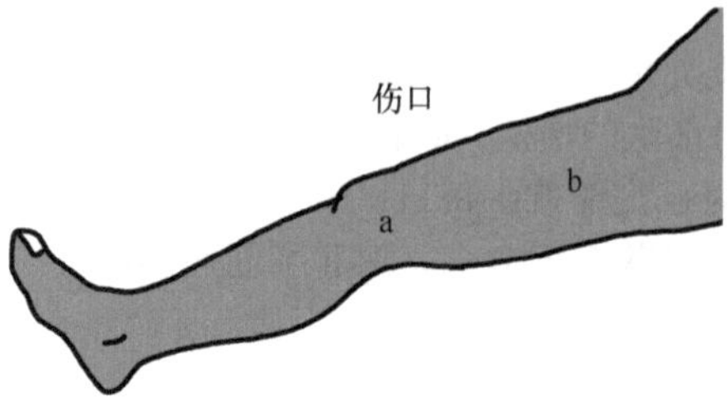

图 11-1-23　大腿受伤

A. 动脉 a 处　　　　B. 动脉 b 处　　　　C. 静脉 a 处　　　　D. 静脉 b 处　　　　E. 伤口处

（6）今年的清明节，不少乡镇由于人为因素发生了山火。在一次灭火过程中，一名消防员下肢受伤，伤及静脉，血液连续不断地从伤口流出。此时应及时采取的暂时止血措施是（　　）

A. 压迫伤口近心端一侧的血管　　　　　　B. 压迫伤口远心端一侧的血管

C. 只用创可贴处理伤口即可　　　　　　　D. 涂抹红药水处理伤口即可

E. 用手紧紧按住伤口处

（7）小张前臂受伤，血流不止，李明对他实施急救。当用手按压伤口近肘一端时，血流仍不止，改为按压伤口近腕一端时，血流立即停止。由此推知受伤的血管是（　　）

A. 动脉　　　　　　　　B. 静脉　　　　　　　　C. 毛细血管

D. 三种血管都有可能　　E. 静动脉吻合

（8）在我国某地一次地震灾害中，某同学上臂受伤出血，血色鲜红。血流速度快，你认为伤到的血管及正确的止血方法是（　　）

A. 动脉，在伤口的远心端压迫止血　　　　B. 静脉，在伤口的远心端压迫止血

C. 动脉，在伤口的近心端压迫止血　　　　D. 静脉，在伤口的近心端压迫止血

E. 动脉，用绷带敷料缠绕加压止血

（9）某人因外伤出血，血色鲜红，从伤口处随心跳一股一股地涌出，紧急抢救的方法（　　）

A. 手指压血管　　　　　　　　　　　　　B. 止血带或绷带从远心端压迫止血

C. 止血带或绷带从近心端压迫止血　　　　D. 消毒后，用纱布包扎

E. 用手紧紧按住伤口处

（10）某人因事故导致血管破裂，鲜红的血从血管里喷射出来，则出血部位可能是（　　）

A. 动脉　　　　B. 静脉　　　　C. 毛细血管　　　　D. 毛细淋巴管　　　　E. 静脉和动脉

（11）某人因外伤出血，血色暗红，血流缓慢，紧急的抢救措施是（　　）

A. 赶紧送往医院　　　　B. 指压法远心端压住　　　　C. 用消毒纱布包扎

D. 止血带近心端捆扎　　E. 在伤口处用手紧紧按住

（12）动脉出血的急救方法是（　　）

A. 在受伤动脉的近心端，采用指压止血法或止血带止血法止血

B. 在受伤动脉的远心端，采用指压止血法或止血带止血法止血

C. 在伤口处先消毒，再用消毒纱布包扎

D. 在伤口处用手紧紧按住

E.局部加压包扎

（13）结扎止血带时应做明显标记，并定时放松，放松间隔时间为（　　）

A. 10～30分钟　　　　　　B. 30～60分钟　　　　　　C. 60～90分钟

D. 90～120分钟　　　　　E. 120～150分钟

（14）使用止血带的时间应尽量缩短，连续使用最长不超过（　　）

A. 1小时　　　B. 2小时　　　C. 3小时　　　D. 4小时　　　E. 5小时

（15）绷带包扎顺序原则上应为（　　）

A. 从上向下、从左向右、从远心端向近心端

B. 从下向上、从右向左、从远心端向近心端

C. 从下向上、从左向右、从远心端向近心端

D. 从下向上、从左向右、从近心端向远心端

E. 从上向下、从右向左、从近心端向远心端

（16）下列出血病例中，可应用止血带的伤者是（　　）

A. 糖尿病伤者　　　　　　B. 冠心病合并高血压伤者　　　　　　C. 慢性肾功能不全伤者

D. 腕部离断伤的年轻伤者　　　E. 下肢动脉闭塞症伤者

（17）下列有关止血措施应用的描述，正确的是（　　）

A. 加压包扎止血适用于全身各处创伤性出血伤口

B. 指压止血法是一种迅速、有效、可持续的止血方法

C. 头顶出血时，可指压伤侧耳前、下颌关节下方止血

D. 头颈部出血时，可用拇指将伤侧颈总动脉向后压迫止血

E. 头颈部伤口出血单侧按压效果不佳，可加按对侧颈总动脉

（18）下列有关止血带应用的描述，错误的是（　　）

A. 止血带绕扎部位标准位置：上肢为上臂上1/3，下肢为大腿中、上1/3

B. 应尽量缩短使用止血带的时间，通常可允许1小时左右

C. 若止血带缠扎过久，怀疑存在大面积组织坏死时，应尽快松开止血带

D. 止血带不可直接缠在皮肤上，止血带的相应部位要有衬垫

E. 应用止血带的时间和部位要求有明显记录及标志

（19）右大腿粗钢钎前后贯通伤伤者实施现场包扎，以下操作错误的是（　　）

A. 调整伤者体位，使钢钎两端处于悬空位，同时能够观察大腿前、后方伤口

B. 准备多块无菌棉垫，分别放置于钢钎穿入、穿出伤口周围

C. 适当调整钢钎位置，使其不妨碍进一步的包扎及搬运

D. 右下肢预置气压止血带

E. 钢钎周边放置的棉垫可行加压包扎

（20）腹部刀扎伤伤者肠管溢出，实施急救包扎过程中错误的是（　　）

A. 禁止伤者进食、进水

B. 协助伤者仰卧屈膝体位

C. 迅速还纳溢出的肠管，防止肠管干燥暴露及嵌顿坏死

D. 在脱出脏器表面覆盖生理盐水纱垫，用碗、盆等器皿扣住脱出的内脏

E. 现场包扎最好应用三角巾包扎

（21）左腕部离断伤伤者的急救包扎处理过程正确的是（　　）

A. 迅速清理左腕伤口断端游离骨片，防止包扎中进一步损伤神经、血管

B. 大量敷料覆盖肢体断端，采取回返加压包扎及宽胶布固定

C. 离断左手置于低温干燥容器中保存

D. 左上肢设置止血带，迅速止血

E. 立即给予止血药物止血

（曲国欣）

第二节 清 创 术

一、目 的

及时、正确对新鲜开放性损伤采用手术的方法清理伤口可以修复重要组织，使开放污染的伤口变为清洁伤口，防止感染，有利于伤口一期愈合。

注意：对于出现并发症的伤口（例如脂肪液化或感染）进行二次手术处理时也要进行清创操作，但此类情况不在本章节内阐述。

二、适 应 证

1. 伤后 6～8 小时以内的新鲜伤口。

2. 污染轻、局部血液循环良好或气候寒冷，伤后早期应用过抗生素，头颈颜面、关节附近有大血管、神经等重要结构暴露的伤口，清创时间可延长至 24 小时以内。

3. 头面部伤口，一般在伤后 24～48 小时以内，争取清创后一期缝合。

三、禁 忌 证

1. 污染严重的伤口，超过 24 小时。

2. 有活动性出血、休克、昏迷的患者，必须首先进行有效的抢救措施，待病情稳定后进行清创。

四、操作前准备

（一）患者准备

1. 综合评估病情，如有颅脑损伤或胸、腹严重损伤，或已有轻微休克迹象者，需及时采取综合治疗措施。

2. X 线摄片，了解是否有骨折及骨折的部位和类型，同时也可提示伤口内有无金属异物存留。

3. 防治感染，早期、合理应用抗生素。

4. 与患者及家属做好各种解释工作，如一期缝合的原则、发生感染的可能性和局部表现、若不缝合下一步的处理方法、对伤肢功能和美容的影响等。争取清醒患者配合，并签署有创操作知情同意书。

5. 选择适合的麻醉。

（二）材料准备

无菌手术包、无菌软毛刷、肥皂水、无菌生理盐水、3% 过氧化氢溶液、75% 乙醇溶液、0.5% 碘伏、2.5% 碘酊、0.5% 苯扎溴铵（新洁尔灭）、止血带、绷带、无菌敷料等。

（三）操作者准备

1. 戴帽子、口罩、手套，穿手术衣。

2. 了解伤情，检查伤部，判断有无重要神经、血管、肌腱和骨骼损伤。针对伤情，进行必要的器械材料及治疗准备，以免术中忙乱。

五、操作步骤

（一）清洗

1. 皮肤的清洗　先用无菌纱布覆盖伤口，剃去伤口周围的毛发，备皮操作范围应距离伤口边缘 5cm 以上，有油污者，用酒精或乙醚擦除。更换覆盖伤口的无菌纱布，戴无菌手套，用无菌软毛刷蘸肥皂液刷洗伤肢及伤口周围皮肤 2～3 次，每次用大量无菌生理盐水冲洗，每次冲洗后更换毛刷、手套及覆盖伤口的无菌纱布，至清洁为止，同时避免冲洗液流入伤口内。

2. 伤口的清洗　去除覆盖伤口的纱布，无菌生理盐水冲洗伤口，并用无菌小纱布球轻轻擦去伤口内的污物和异物，用 3% 过氧化氢溶液冲洗，待创面呈现泡沫后，再用无菌生理盐水冲洗干净，由巡回护士完成。

3. 伤口消毒　开放创面，呼吸道、消化道和泌尿道黏膜禁用碘酊及酒精。洁净或轻微污染伤口，擦干皮肤后，用碘酊、酒精或碘伏在伤口周围消毒后，铺无菌巾准备手术。如污染伤口消毒时以伤口边缘为中心向外周延伸至少 15cm，重度污染或感染伤口清创时应由外周距离伤口至少 15mm 处向伤口边缘消毒。

（二）清理

术者按常规洗手、穿手术衣、戴无菌手套。依解剖层次由浅入深仔细探查，识别组织活力，检查有无血管、神经、肌腱与骨骼损伤，在此过程中如有较大的出血点，应予止血。如四肢创面有大量出血，可用止血带，并记录上止血带的压力及时间。

1. 皮肤清创　切除已失活的皮肤，对有血供、不整齐的皮肤，沿伤口边缘切除 1～2mm 的污染区域并修整皮缘。彻底清除污染、失去活力、不出血的皮下组织，直至正常出血部位为止。对于撕脱伤，剥脱的皮瓣，切不可直接缝回原位，应彻底切除皮下组织，仅保留皮肤，行全厚植皮覆盖创面（图 11-2-1）。

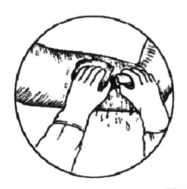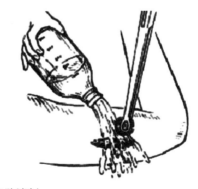

图 11-2-1　皮肤清创

2. 清除失活组织　充分显露潜行的创腔、创袋，必要时切开表面皮肤，彻底清除存留其内的异物、血肿。沿肢体纵轴切开深筋膜，彻底清除挫裂严重、失去活性的无血供组织，特别是坏死的肌肉，应切至出血、刺激肌组织有收缩反应为止（图 11-2-2）。

3. 重要组织清创

（1）血管清创：血管仅受污染而未断裂，可将污染的血管外膜切除。完全断裂、挫伤、血栓

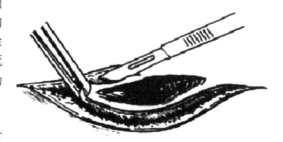

图 11-2-2　清除失活组织

栓塞的肢体重要血管，则需将其切除后吻合或行血管移植。挫伤严重的小血管予以切除，断端可结扎。

（2）神经清创：污染轻者，可用生理盐水棉球小心清理轻拭。污染严重者，可将已污染的神经外膜小心切除剥离，并尽可能保留其分支。

（3）肌腱清创：严重挫裂、污染、失去生机的肌腱应予以切除。未受伤的肌腱应小心加以保护。

（4）骨折断端清创：污染的骨折端可用刀片刮除、咬骨钳咬除或清洗。污染进入骨髓腔内者，可用刮匙刮除。与周围组织失去联系的游离的碎骨片可酌情摘除。与周围组织有联系的碎骨片，切勿轻易游离摘除。大块游离骨片清创后用 0.1% 苯扎溴铵浸泡 5 分钟，再使用生理盐水清洗后回植原位。

4. 再次清洗　经彻底清创后，再次用无菌生理盐水反复冲洗伤口 2～3 次，然后以 0.1% 苯扎溴铵浸泡伤口 3～5 分钟。若伤口污染较重、受伤时间较长，可用 3% 过氧化氢溶液浸泡，最后用生理盐水冲洗。更换手术器械、手套，伤口周围再铺一层无菌巾。

5. 骨折复位和固定　清创后应在直视下将骨折整复，若复位后较为稳定，可用石膏托、骨牵引或骨外固定器行外固定。若有下列情况可考虑用内固定

（1）血管、神经损伤行吻合修复者。

（2）骨折整复后，断端极不稳定。

（3）多发多段骨折。但对损伤污染严重、受伤时间较长、不易彻底清创者，内固定感染率高，应用时应慎重考虑。骨折复位内固定后，术中应 X 线检查骨折修复及固定情况是否满意。

6. 血管修复　重要血管损伤，应在无张力下行一期吻合。若缺损较多，可行自体血管移植修复。

7. 神经修复　神经断裂，争取一期吻合修复。如有缺损可游离神经元、近端或屈曲邻近关节使两断端靠拢缝合，缺损 > 2cm 时行自体神经移植，若条件不允许，可留待二期处理。

8. 肌腱修复　锐器离断，断端平整无组织挫伤，可在清创后将肌腱缝合。如断端不平整应将其修剪平整后再缝合。

9. 伤口引流　伤口表浅、止血良好、缝合后无无效腔，一般不必放置引流物。伤口深、损伤范围广且重、污染严重的伤口和有无效腔、可能有血肿形成时，应在伤口低位或另外做切口放置引流物，并保持引流通畅。

10. 伤口闭合　组织损伤和污染程度较轻，伤后 6～8 小时以内清创彻底者，可一期直接或减张缝合。否则，宜延期缝合伤口。有皮肤缺损者可行植皮术。若有血管、神经、肌腱、骨骼等重要组织外露者，需行皮瓣转移修复伤口，覆盖外露的重要组织。最后用酒精消毒皮肤，覆盖无菌纱布，并妥善包扎固定。

六、并发症及处理

1. 体液和营养代谢紊乱　依据血电解质、血红蛋白、血浆蛋白的测定等采取相应的对症治疗。

2. 感染　抗菌药的合理使用和及时注射破伤风抗毒素或免疫球蛋白。术后观察伤口情况，有无红肿、压痛及渗液分泌物等感染征象，一旦出现应及时拆除部分或全部缝线敞开引流。

3. 患肢功能障碍或坏死　患肢适当抬高，有利于血液和淋巴回流。观察患肢血供、感觉和运动功能。如骨折复位不佳，应等伤口愈合后再行二期处理。

七、其 他 技 术

1. 负压封闭引流技术（vacuum sealing drainage，VSD）　是处理各种复杂创面和用于深部引流的一种有效方法。VSD 的原理是利用医用高分子泡沫材料作为负压引流管和创面间的中介，高负压经过引流管传递到医用泡沫材料，且均匀分布在医用泡沫材料的表面。通过封闭创面与外界隔绝，防止污染和交叉感染，并保证负压的持续存在，渗出物和坏死组织将及时地被清除，引流区内可

达到"零积聚"，创面能够很快地获得清洁的环境。高负压同时也有利于局部微循环的改善和组织水肿的消退，并刺激肉芽组织生长。

2. 脉冲伤口冲洗器　是一种高科技脉冲式直流电驱动变速柔和振动冲洗装置它自控变速，将抗生素、冲洗液根据不同的软组织，以脉冲式的方式将冲洗液喷射到创伤组织内，同时利用前置的冲洗盘以柔软的方式刷洗创伤组织，将异物及坏死组织清除。脉冲式伤口冲洗器同时将沉积在伤口内的冲洗液吸到回收瓶内，以使伤口保持清洁，并减少手术清创反复冲刷创伤组织造成的二次损伤。

八、病 例 分 析

患者，女性，28 岁。因"车祸挤压右前臂致皮肤疼痛出血 2 小时"，到院急诊科就诊，查体：血压 128/85mmHg，右前臂中远端掌侧可见一约 5cm×8cm 不规则开放性伤口，见肌腱、血管外露，上面沙子等污染物，局部渗血，右手各指活动受限，感觉无异常。X 线：右尺桡骨未见异常。如何进行血管神经肌腱等重要组织的清创处理？

视频 11-2　动物狗刀伤清创术

九、练 习 题

（一）主观题

简述清创缝合的适应证。

（二）客观题

A 型题

（1）下列描述错误的是（　　　）

A. 即使受伤超过 24 小时，仍可考虑清创后一期缝合的有：头面部、大血管和神经暴露的伤口

B. 受伤 12 小时，污染较重的伤口可清创后延期缝合

C. 战地伤已 6 小时，清创后一期缝合

D. 大块皮肤撕脱的伤口，清创后行中厚皮片移植

E. 清创前应先清理伤口周围皮肤

（2）受伤达 12 小时的严重污染伤口，应采取（　　　）

A. 清创及延期缝合　　　　　　B. 清创及一期缝合　　　　　　C. 清创后不予缝合

D. 无须清创　　　　　　　　　E. 继续观察到 24 小时，根据伤口情况再行处理

（3）清创过程中，下列错误的是（　　　）

A. 用肥皂水和自来水刷洗伤口周围皮肤两遍

B. 剪除失活的组织和被污染的皮缘

C. 用 2.5% 碘酊和 75% 乙醇溶液消毒创面和周围皮肤

D. 清除伤口内的全部异物

E. 污染严重的神经组织只需小心剥离外膜即可

（4）创伤性炎症如果不并发感染、异物存留，炎症消退的时间是（　　　）

A. 3～5 天　　　B. 1～2 天　　　C. 14～16 天　　　D. 12～14 天　　　E. 6～8 天

（5）下列哪项不适合立即进行清创治疗（　　　）

A. 不超过 24 小时的轻度污染伤口　　　　B. 受伤 24～48 小时的头面部伤口

C. 有活动性出血、休克的患者　　　　　　D. 受伤 6～8 小时的新鲜伤口

E. 患者没钱缴纳医疗费用

（6）下列哪种情况无须放置引流（　　）

A. 伤口表浅 　　　　　　B. 污染严重的伤口 　　　　　　C. 有无效腔的伤口

D. 血肿、损伤范围大且重的伤口 　　E. 伤口创面渗血较多

（7）下列哪项是不正确的（　　）

A. 重要血管损伤清创应在无张力下一期缝合

B. 神经断裂后力争一期缝合

C. 损伤污染严重、受伤时间较长的骨折应用内固定

D. 利器切断、断端平整、无组织挫伤的肌腱可清创后缝合

E. 伤口内可能存在金属异物时应在清创前拍摄 X 线片

（8）关于清创缝合，下列哪项不正确（　　）

A. 一般可在伤口内做局部浸润麻醉

B. 仅有皮肤或皮下裂开者可做单层缝合

C. 伤口污染较重者，皮肤缝线可暂不结扎，24 小时后无感染再行结扎

D. 清除污物、异物，切除失活组织，彻底止血

E. 患者处于休克状态时先行急救治疗

（9）头面部开放性损伤，受伤后 12 小时就诊，局部处理宜（　　）

A. 清创不缝合 　　　　　　B. 感染伤口处理，换药不清创 　　C. 清创延期缝合

D. 清创一期缝合 　　　　　　E. 使用 VSD

（曲国欣）

第三节　脊柱损伤患者的搬运

脊柱骨折的表现有：

1. 有严重外伤史，如高空落下、重物打击头颈或肩背部、塌方事故、交通事故等。

2. 患者感受伤局部疼痛，颈部活动障碍，腰背部肌肉痉挛，不能翻身起立。

3. 骨折局部可扪及局限性后突畸形。

4. 由于腹膜后血肿对自主神经刺激，肠蠕动减慢，常出现腹胀、腹痛等症状，有时需与腹腔脏器损伤相鉴别。

5. 患者合并有脊髓和神经根损伤表现为脊髓损伤后，在损伤平面以下的运动、感觉、反射及括约肌和自主神经功能障碍。

脊髓损伤的功能恢复主要取决于脊髓损伤程度，但及早解除对脊髓的压迫是保证脊髓功能恢复的首要问题。

一、目　　的

减少或避免脊柱损伤患者在搬运过程出现医源性再损伤。

二、适　应　证

1. 明确有脊柱骨折的患者。

2. 怀疑脊柱骨折的患者。

三、运 送 工 具

使用脊柱固定担架配合短脊板、固定带、颈托、头部固定器进行搬运。也可以就地取材，使

用硬质担架、木板、门板等进行搬运。

四、方 法

（一）现场评估

观察周围环境安全后，急救员正面走向伤者表明身份。告知伤者不要做任何动作，初步判断伤情，简要说明急救目的。先稳定自己再固定伤者，避免加重脊柱损伤。

（二）体位

仰卧位，头部、颈部、躯干、骨盆应以中心直线位，脊柱不能屈曲或扭转。

（三）操作方法

1. 平托法 准备脊柱板、硬质担架等，三人至患者同侧跪下插手，同时抬起、换单腿、起立、搬运、换单腿、下跪、换双腿同时施以平托法将患者放于硬质担架上，禁用搂抱或一人抬头、一人抬足的搬运方法，在伤处垫一薄枕，使此处脊柱稍向上突，然后用4条带子把伤员固定在木板或硬质担架上（一般用带子固定胸与肱骨水平、前臂与腰水平、大腿水平、小腿水平，将伤员绑在硬质担架上），使伤员不能左右转动。如果伴有颈椎损伤时，应有专人保护搬运，注意先用颈托固定颈部，如无颈托，用头锁或肩锁手法固定头颈部，其余人协调一致用力将伤病员平直地抬到担架上或木板上，然后头部的左右两侧用沙袋或衣服等物固定（图11-3-1）。

2. 滚动法 担架放在伤员一侧，使伤员保持平直状态，三人至患者同侧跪下插手，成一整体滚动至担架上，如果伴有颈椎损伤时，应有专人保护搬运（图11-3-2）。无论采用何种搬运方法，都应该注意保持伤员颈部的稳定性，以免加重颈脊髓损伤。

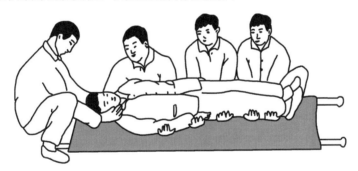

图 11-3-1 平托法

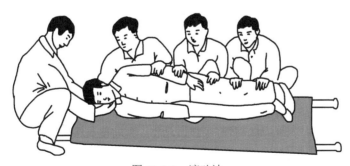

图 11-3-2 滚动法

（四）注意事项

1. 脊柱损伤搬运始终保持脊柱伸直位，严禁弯曲或扭转。一人抬头，一人抬脚或搂抱的搬运方法（图 11-3-3）十分危险，因这些方法会增加脊柱的弯曲，可能将碎骨片挤入椎管内，加重脊髓的损伤。

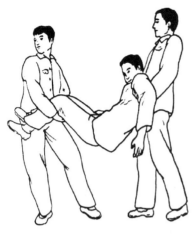

图 11-3-3　错误的搬运方法

2. 监测与转运　检查固定带、观察患者生命体征、选择合适转运工具，保证患者安全。

五、急性脊髓损伤急救与运送的要求

1. 有健全的急救组织，有经过训练的急救人员。

2. 有急救设施，如合适的担架、救护车等。

3. 有快速运送设施如直升机、快艇、汽车等，发达国家大多脊髓损伤患者可在 2 小时内送到治疗医院。

4. 有适当地区医疗组织，负责指挥急性脊髓损伤患者收治。脊柱脊髓损伤患者在发生事故的现场，最好是待急救人员到来进行搬动及运送，因普通人和家属没有受过脊柱脊髓损伤的救治和搬动训练，又缺少担架等器材。一旦发现患者截瘫，应当至少 3 人将患者平移动至担架上，颈椎损伤更需 1 人固定头部，不使扭转。

5. 担架最好是不影响 X 线摄像或行其他检查的，例如担架的两根杠杆，可以容易抽出与装进，一旦将患者移动至担架上，则直至医院做各种检查最后至病房，不再将患者搬上搬下，减少对脊柱稳定的影响。

视频 11-3　脊柱损伤患者的搬运

六、病 例 分 析

患者，男性，30 岁，因 4 小时前从 3m 高梯子上摔下，腰部疼痛，双下肢感觉消失，不能活动，大便未解，小便失禁，工友拨打急救电话，到现场后，如何进行搬运？

七、练 习 题

（一）主观题

简述脊髓损伤患者搬运时注意事项。

（二）客观题

A 型题

（1）搬运脊柱骨折患者的方法正确的是（　　　）

A. 抬头、抬脚法　B. 搂抱搬运法　　　C. 半坐搬运法　　　D. 平托搬运法　E. 背运法

（2）脊柱损伤伤员的正确搬运方法是（　　　）

A. 二人分别抱头抱脚平放于硬板上后送医院

B. 一人抱起伤员放于门板担架上后送医院

C. 三人用手分别托住伤员头肩、臀和下肢，动作一致将伤员搬起平放于门板担架上后送医院

D. 二人用手分别托住伤员头、肩、臀和下肢，平放于帆布担架上后送医院

E. 无搬运工具时可背负伤员后送医院

（曲国欣）

第四节　四肢骨折现场急救与外固定术

一、目　　的

稳定骨折断端，防止骨折断端移位造成周围血管、神经等组织器官损伤。缓解疼痛，减少出血，便于搬运。

二、适　应　证

1. 骨盆、四肢及肋骨骨折。

2. 关节脱位及软组织严重挫裂伤。

3. 如伴有出血及开放性伤口存在，先行伤口包扎、止血，然后固定。

4. 如伤者有心脏停搏、休克、昏迷、窒息等情况，先行心肺复苏、抗休克、开放呼吸道等处理，同时进行急救固定。

三、操作前准备

1.器材准备　三角巾、绷带、夹板、石膏及衬垫物、颈托。也可就地取材，选用适合的木板、竹竿、树枝、纸板等简便材料。

2.操作者准备　与伤者或家属沟通告知操作目的，消除伤者紧张、恐惧心理，协助伤者采取舒适体位，检查患肢，准备相应的固定器材。

四、操作步骤

（一）肱骨干骨折固定法

1.夹板固定法　用两块夹板分别放在上臂内外两侧（如果只有一块夹板，则放在上臂外侧），夹板长度一般不过关节，用绷带或三角巾等将上下两端固定。肘关节屈曲90度，前臂用悬臂带悬吊（图11-4-1）。

2.无夹板固定法　将三角巾折叠成10～15cm宽的条带，其中央正对骨折处，将上臂固定在躯干上，于对侧腋下打结，屈肘90°，再用悬臂带将前臂悬吊于胸前。

（二）肘关节骨折固定法（图11-4-2）

1.肘关节骨折处于屈曲位　将两条三角巾叠成宽带形，夹板置于肘关节内侧，分别以三角巾于上臂及前臂固定。

2.肘关节骨折处于伸直位　将夹板置于掌侧（自指端至肩关节），可用一卷绷带或两块三角巾把肘关节固定。

（三）尺、桡骨骨折固定法（图11-4-3）

1.夹板固定法　用两块长度超过肘关节至手心的夹板分别放在前臂的内外侧（只有一块夹板，则放在前臂外侧）并在手心放好衬垫，让伤员握好，以使腕关节稍向背屈，再固定夹板上下两端。屈肘90°，用大悬臂带悬吊，手略高于肘。

2.无夹板固定法　采用大悬臂带、三角巾固定法。用大悬臂带将骨折的前臂悬吊于胸前，手略高于肘。再用一条三角巾将上臂带一起固定于胸部，在健侧腋下打结。

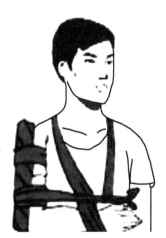

图 11-4-1　夹板固定法

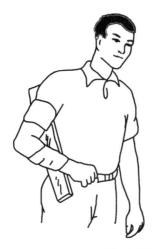
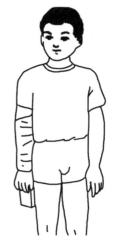

图 11-4-2 肘关节骨折固定

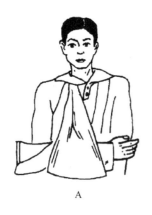
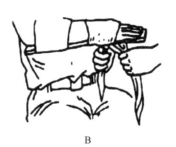
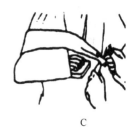

A   B   C

图 11-4-3 前臂骨折固定

（四）股骨干骨折固定法

1. 夹板固定法 伤员仰卧，伤腿伸直。用两块夹板（内侧夹板长度为上至大腿根部，下过足跟。外侧夹板长度为上至腋窝，下过足跟）分别放在伤腿内外两侧（若只有一块夹板则放在伤腿外侧），并将健肢靠近伤肢，使双下肢并列，两足对齐。关节处及空隙部位均放置衬垫，用5～7条角巾或布带先将骨折部位的上、下两端固定，然后分别固定腋下、腰部、膝、踝等处，足部用三角巾"8"字固定，使足部与小腿成直角。

2. 健肢固定法 使用绷带或三角巾将双下肢绑在一起，在膝关节、踝关节及两腿之间的空隙处加棉垫（图 11-4-4）。

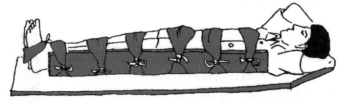

图 11-4-4 下肢骨折的临时固定

（五）胫腓骨骨折固定法

1. 夹板固定法 伤员仰卧，伤腿伸直。夹板放置小腿内外两侧，长度超过膝关节，上端固定至大腿，下端固定至踝关节及足底。并将健肢靠近伤肢，使双下肢并列，两足对齐。关节处及空隙部位均放置衬垫，用5～7条三角巾或布带先将骨折部位的上下两端固定，然后分别固定大腿、膝、踝等处。足部用三角巾"8"字固定，使足部与小腿成直角。

2. 无夹板固定法　伤员仰卧，伤腿伸直，健肢靠近伤肢，双下肢并列，两足对齐。在关节处与空隙部位之间放置衬垫，用5～7条三角巾或布条将两腿固定在一起（先固定骨折部位的上、下两端）。足部用三角巾"8"字固定，使足部与小腿成直角（图11-4-5）。

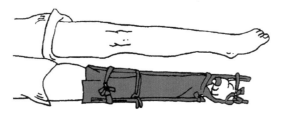

图11-4-5　肢骨折夹板固定

（六）锁骨骨折8字固定

将两条三角巾叠成5cm宽的长带形，分别环绕两个肩关节，于肩后方打结。再分别将三角巾的底角拉紧，两肩关节保持后伸，在背部将底角拉紧打结（图11-4-6）。

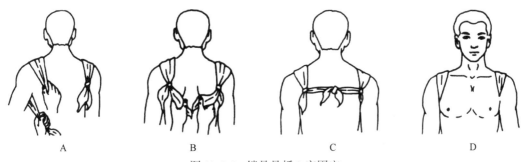

图11-4-6　锁骨骨折8字固定

A～C两侧腋窝分别三角巾环绕打结并连接

（七）肋骨骨折固定

肋骨骨折多发生在第4～7肋。第1～3肋有锁骨、肩胛骨及肩带肌群的保护而不易伤折。第8～10肋渐次变短且连接于软骨肋弓上，有弹性缓冲，骨折机会减少。第11和12肋为浮肋，活动度较大，甚少骨折。但是，当暴力强大时，这些肋骨都有可能发生骨折。仅有1根肋骨骨折称为单根肋骨骨折，2根或2根以上肋骨骨折称为多发性肋骨骨折。

1. 肋骨骨折的急救处理

（1）观察

1）神志是否清楚，口鼻内有无血、泥沙、痰等异物堵塞。

2）前后胸有无破口。

3）肋骨骨折有没有呼吸困难。

4）有无血胸和气胸。

（2）判断

1）单纯骨折，只有肋骨骨折，胸部无伤口，局部有疼痛，呼吸急促，皮肤有血肿。

2）多发性骨折往往合并有肺损伤，吸气时胸廓下陷。胸部多有创口，剧痛，呼吸困难。这种骨折常并发血胸和气胸，抢救不及时很快会死亡。

（3）急救措施

1）简单骨折时局部用多层干净布、毛巾或无菌纱布盖住并加压包扎。

2）多发性骨折用宽布或宽胶布围绕胸腔半径固定住即可，防止再受伤害。

3）有条件时吸氧。

4）遇气胸时，急救处理后速送医院。

2.连枷胸的处理 对于连枷胸的处理，除了上述原则以外，尤其注意尽快消除反常呼吸运动、保持呼吸道通畅和充分供氧、纠正呼吸与循环功能紊乱和防止休克。当胸壁软化范围小或位于背部时，反常呼吸运动可不明显或不严重，可采用局部夹垫加压包扎。但是，当浮动幅度达 3cm 以上时可引起严重的呼吸与循环功能紊乱，当超过 5cm 或为双侧连枷胸（软胸综合征）时，可迅速导致死亡，必须进行紧急处理。首先暂时予以夹垫加压包扎，然后进行肋骨牵引固定。以往多用

视频 11-4-1　尺、桡骨
骨折固定法

巾钳重力牵引，方法是在浮动胸壁的中央选择 1 ～ 2 根能持力的肋骨，局麻后分别在其上、下缘用尖刀刺一小口，用布钳将肋骨钳住，注意勿损伤肋间血管和胸膜，用牵引绳系于钳尾部，通过滑车用 2 ～ 3kg 重量牵引约 2 周。目前，已根据类似原理设计出多种牵引器，是用特制的钩代替巾钳，用胸壁外固定牵引架代替滑车重力牵引，方法简便，患者能够起床活动且便于转送。在需行开胸手术的患者，可同时对肋骨骨折进行不锈钢丝捆扎

视频 11-4-2　肱骨干骨
折固定法

和缝扎固定或用环抱器作骨折内固定。目前已不主张对连枷胸患者一律应用控制性机械通气来消除反常呼吸运动（呼吸内固定法），但对于伴有严重肺挫伤且并发急性呼吸衰竭的患者，及时进行气管内插管或气管切开后应用呼吸器治疗，仍有其重要地位。

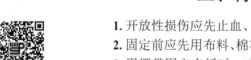

五、骨折固定的注意事项

1. 开放性损伤应先止血、消毒、包扎，再固定。

2. 固定前应先用布料、棉花、毛巾等软物，铺垫在夹板上，以免损伤皮肤。

3. 用绷带固定夹板时，应先固定骨折的远端，以减少患肢回流障碍充血水肿。

视频 11-4-3　股骨骨折
固定法

4. 夹板应放在骨折部位的下方或两侧，应固定上下各一个关节。

5. 大腿、小腿及脊柱骨折者，不宜随意搬动，应临时就地固定。

6. 固定应松紧适宜（以不影响肢体远端血运为原则）。

六、病 例 分 析

视频 11-4-4　胫腓骨骨
折固定法

患者，男性，30 岁。因车祸致左小腿疼痛伴活动受限 2 小时，生命体征平稳，查体：左小腿中断肿胀畸形，局部压痛，可触及骨擦感，左下肢活动受限。如何进行固定？

七、练 习 题

（一）主观题

1. 简述骨折固定的注意事项。

2. 简述骨折固定的目的。

视频 11-4-5　锁骨骨折
固定法

（二）客观题

A 型题

（1）关于急救固定的注意事项，描述正确的是（　　　）

A. 脊柱、骨盆、四肢及肋骨骨折需要固定

B. 关节脱位及软组织严重挫裂伤需要固定

视频 11-4-6　肘关节骨
折固定法

C. 如伴有出血及开放性伤口存在，先行伤口包扎、止血，然后固定

D. 如伤者有心脏停搏、休克、昏迷、窒息等情况，先行心肺复苏、抗休克、开放呼吸道等处理，同时进行急救固定

E. 以上都对

（2）关于胫腓骨骨折，错误的是（　　　　）

A. 两块夹板分别置于小腿内、外侧

B. 夹板长度可不超过膝关节

C. 至少三条带状三角巾固定

D. 注意避免腓总神经损伤

E. 以上都是

（曲国欣）

第五节　心肺复苏及相关知识

心搏骤停（cardiac arrest，CA）是指各种原因所致心脏射血功能突然停止。造成全身血液循环中断、呼吸停止和意识丧失。心肺复苏（cardiopulmonary resuscitation，CPR）是应对 CA，能形成暂时的人工循环与人工呼吸，以期达到恢复心脏自主循环、自主呼吸和自主意识的挽救生命技术。CA 发作突然，约 10 秒左右即可出现意识丧失，大部分患者将在 4～6 分钟内开始发生不可逆的脑损害，如果能在这 4～6 分钟黄金时段及时救治可提高存活率，贻误者将出现生物学死亡，且罕见自发逆转者。因此，大力提升临床急救能力，切实实施高质量的 CPR，也就成为 CA 抢救成功的关键和根本保证。

一、目　　的

CPR 的目的是开放气道、重建呼吸和循环，以维持基本的心脑循环。

二、适应证与禁忌证

1. 适应证　因各种原因所造成的循环骤停或呼吸骤停。

2. 徒手心肺复苏禁忌证　相对禁忌证包括：胸壁开放性损伤，肋骨骨折，胸廓畸形或心脏压塞。凡已明确心、肺、脑等重要器官功能衰竭无法逆转者，可不必进行复苏术，如晚期癌症等。无绝对禁忌证。

三、方　　法

初级 CPR 即基础生命支持（basic life support，BLS），一旦确立心搏骤停的诊断，应立即进行。主要复苏措施包括人工胸外按压（circulation）、开放气道（airway）和人工呼吸（breathing），可参考 C—A—B 流程进行。

（一）检查现场是否安全

在发现患者后应先检查现场是否安全，做好自我防护。若确认现场安全，可当场进行急救。若不安全，须将患者转移至安全场所进行急救。

（二）评估与呼救

在安全的场地，应先检查患者是否丧失意识、自主呼吸、心跳。如果患者有头颈部创伤或怀疑有颈部损伤，要避免造成脊髓损伤，对患者不适当搬动可能造成截瘫。

如发现患者无反应、无意识及无呼吸，现场只有一人，要先拨打当地急救电话（120），启动专业的急诊医疗服务体系（emergency medical service system，EMSS）。目的是求救于专业急救人员，

并快速携带除颤器到现场。现场有其他人在场时，第一反应者应该指定现场某人拨打 120，获取 AED，自己马上开始实施 CPR。

1. 判断意识方法 轻拍患者肩膀，低头分别在患者双耳边大声呼叫"您怎么了？"。

2. 判断呼吸方法 一听二看三感觉，将一只耳朵放在患者口鼻附近，听患者是否有呼吸声音，看患者胸廓有无起伏，感觉脸颊附近是否有空气流动。

3. 判断脉搏方法 检查颈动脉的搏动，患者头后仰，右手示指及中指指尖先触及甲状软骨突出处，沿甲状软骨外侧 0.5 ～ 1.0cm 处，气管与胸锁乳突肌间沟内即可触及颈动脉。同时判断呼吸、脉搏的时间限定在 5 ～ 10 秒（图 11-5-1）。

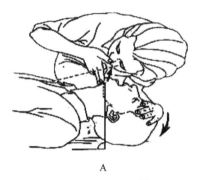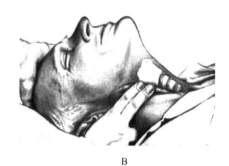

A   B

图 11-5-1　同时判断呼吸、脉搏方法

（三）建立有效的人工循环

1. 胸外按压技术标准 有效的胸外按压必须快速、有力。按压频率 100 ～ 120 次 / 分。按压深度成人不少于 5cm，建议不超过 6cm，每次按压后须保证胸廓完全回弹，按压与放松比大致相等。尽量避免胸外按压中断超过 10 秒，按压分数（即胸外按压时间占整个 CPR 时间的比例）应≥ 60%。在建立人工气道前，成人单人 CPR 或双人 CPR，按压 / 通气比都为 30 ∶ 2。

2. 胸外按压实施标准 患者应仰卧平躺于硬质平面。若胸外按压在床上进行，应在患者背部垫以硬板，充分暴露胸部，术者位于其旁侧。按压部位在胸骨下半段，按压点位于双乳头连线中点。用一只手掌根部置于按压部位，另一手掌根部叠放其上，双手十指紧扣，以手掌根部为着力点进行按压。身体稍微前倾，使肩、肘、腕位于同一轴线上，与患者身体平面垂直，用上身重力按压，按压与放松时间相同。每次按压后胸廓完全恢复，但放松时手掌不离开胸壁。按压过程注视患者面部。按压暂停间隙施救者不可双手倚靠患者（图 11-5-2）。

（四）开放气道

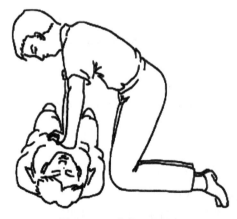

图 11-5-2　胸外心脏按压

昏迷的患者常因舌后移而堵塞气道，应先清理口腔异物、假牙，如无颈部创伤，可采用压额抬颏法或托颌法开放气道。对怀疑有颈椎脊髓损伤的患者只能采用双手托颌法开放气道而不能使头部后仰及左右转动，以避免进一步加重脊髓损伤。具体操作方法为

压额抬颏法：以一只手置于患者额部使其头部后仰，并以另一只手抬起后颈部或放在下颏骨处向上抬颏，保持呼吸道通畅。

托颌法：双手置于患者头部两侧下颌面，肘部支撑在患者躺的平面上，托紧下颌角，用力向上托下颌。

（五）人工呼吸

确保气道通畅，捏住患者的鼻孔，防止漏气，急救者

用口把患者的口完全罩住，呈密封状，缓慢吹气，不可过快或过度用力，每次吹气应持续 1 秒以上。眼睛余光观察患者胸廓，确保通气时可见胸廓起伏。对大多数未建立人工气道的成人推荐 500～600ml 潮气量，应避免过度通气，既可降低胃胀气危险，又防止脑血管收缩，同时可提供足够的氧合（图 11-5-3）。

单人 CPR 方法：当只有一个急救者给患者进行 CPR 术时，应每做 30 次胸外心脏按压，交替进行 2 次人工呼吸。

双人 CPR 方法：当有两个急救者给患者进行 CPR 术时，首先两个人应呈对称位置，以便于互相交换。此时一个人做胸外心脏按压，另一个人做人工呼吸。每胸外心脏按压 30 次，口对口或口对鼻人工呼吸 2 次。

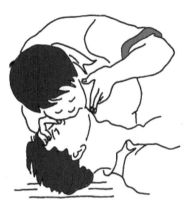

图 11-5-3　口对口人工呼吸

（六）评估自主循环

5 个周期的 CPR 后（约 2 分钟），再评估患者自主循环是否恢复或有无明显循环恢复征象（如咳嗽、讲话、肢体明显的自主运动等），必要时再次 CPR。

（七）早期电除颤

早期电除颤是 CA 患者复苏成功的关键之一。建议有条件获得除颤仪应进行早期电除颤。具体操作详见本章第 7 节。

四、注 意 事 项

1. 胸外心脏按压只能在患者心脏停止跳动下才能施行。

2. 应尽可能减少中断胸外按压。若因急救需求不得不中断，则应把中断时间控制在 10 秒以内。

3. 人工通气量不宜过大，胸廓略起伏即可。以免出现通气过度综合征。吹气时间不宜过长，吹气过程要注意观察患者气道是否通畅、胸廓是否有起伏。

4. 口对口人工呼吸和胸外心脏按压应同步进行，严格按吹气和按压的比例操作。

5. 胸外心脏按压的位置必须准确，按压的力度要适度。

6. 施行 CPR 时应将患者的衣扣及裤带解松，以免引起内脏损伤。CPR 结束后应将患者的衣扣及裤带重新系好。

7. 临床实践中每次 CPR 实施的对象有不同的特点，如果不顾实际需求刻板化地采用 A—B—C 或 C—A—B 流程则有可能达不到最佳复苏效果而致使复苏失败。所以，实施 CPR 步骤应根据实际情况遵循个体化原则。

8. 目前临床和基础研究证实一些非传统 CPR 方法与装备能够提高患者的生存率和改善神经功能预后，如腹部提压 CPR、开胸直接心脏挤压 CPR、膈下抬按 CPR、体外膜肺 CPR、机械复苏装置 CPR 等。

9. 开放气道手指不要深压软组织，避免阻塞气道。

10. 在人工通气时，建议使用个人保护装置如球囊面罩、面膜、带单向阀的通气面罩等对施救者实施保护。如双人复苏，建议一人行胸外心脏按压，一人行球囊面罩通气。

五、复苏有效和终止抢救指征

（一）复苏有效指征

患者意识恢复、出现自主呼吸、大动脉搏动可触及，面色、口唇、甲床由发绀转为红润，散大的双侧瞳孔缩小并恢复对光反射，手脚开始活动，肌张力增加，出现无意识的挣扎动作，各种反射重新出现等。

（二）终止抢救指征

1. CPR 持续 30 分钟以上，仍无自主循环及自主呼吸，现场又无进一步救治和送治条件，可考虑终止复苏。

2. 有脑死亡可能性，如出现深度昏迷、瞳孔固定、角膜反射消失等。将患者头向两侧转动，眼球原来位置不变等，现场可考虑停止复苏。

3. 当现场危险威胁到抢救人员安全（如雪崩、山洪暴发等）及医学专业人员认为患者死亡，无救治指征时。

近年来我国 CA 的发生率明显增加，并成为青壮年人群的主要杀手，但整体抢救水平远低于发达国家和地区。高效、专业的 CPR 是让临危患者"起死回生"的重要手段，建议大家一定要掌握初级 CPR 方法。

六、病 例 分 析

视频 11-5　心肺复苏

1. 患者，女性，65 岁，行走时突然摔倒，呼之不应。你恰好路过。你首先要做的是什么？如何评估患者有无发生心搏骤停？如果患者没反应，有呼吸、脉搏，现场无抢救的药品和设备，在等待 120 到来之前，你应该怎么做？

2. 患者，男性，62 岁，坐位休息时突然晕倒，呼之不应。你正好在现场，评估患者无意识、脉搏及自主呼吸，启动 EMSS 后应如何进行胸外按压？

七、练 习 题

（一）主观题

1. 简述初级心肺复苏主要步骤。

2. 试述如何进行人工胸外按压。

（二）客观题

1. A 型题

（1）最常见的导致心搏骤停的原因为（　　）

A. 缓慢性心律失常　　　　　　　　　　B. 房室传导阻

C. 室上性快速性心律失常　　　　　　　D. 室性快速性心律失常（室速和室颤）

E. 心房颤动

（2）成人心肺复苏时，按压频率及按压深度应分别为（　　）

A. 80～100 次 / 分，3～5cm　　　　　B. 80～100 次 / 分，4～5cm

C. 100～120 次 / 分，4～5cm　　　　　D. 120～150 次 / 分，5～6cm

E. 100～120 次 / 分，5～6cm

2. B 型题

（1）～（2）题共用备选答案

A. 4：1　　　　B. 5：1　　　　C. 10：2　　　　D. 15：2　　　　E. 30：2

（1）单人心肺复苏时，胸外按压与人工呼吸比例为（　　）

（2）双人心肺复苏时，胸外按压与人工呼吸比例为（　　）

（3）～（4）题共用备选答案

A. 胸外按压　　B. 人工呼吸　　C. 两者均可　　D. 两者均不可

（3）急救者评估患者有脉搏，无自主呼吸。需立即进行（　　）

（4）急救者评估患者无脉搏及自主呼吸。需立即进行（   ）

3. X 型题

下列有关人工呼吸的说法正确的是（   ）

A. 缓慢吹气，持续时间＞1秒　　　　　B. 有效通气的指标是胸廓有起伏

C. 通气量越大越好　　　　　　　　　　D. 心脏每按压30次，吹气2次

E. 建立人工气道后，通气频率8～10次/分

（左　琦）

第六节　心包穿刺、心内注射

【心包穿刺】

正常的心包囊内有10～50ml的液体，在心包膜间充当润滑剂。心包疾病或其他病因累及心包后可引起心包积液，当积液迅速或积液量达到一定程度时，可造成心输出量和回心血量明显下降而产生临床症状，即心脏压塞。心包穿刺术（pericardiocentesis）是采用穿刺针经皮穿刺，将心包内异常积液抽吸或通过引流管引流出来，以缓解心脏压塞或获取心包积液，达到治疗或协助临床诊断的操作方法。

一、目　的

判断心包积液性质、协助病因诊断，抽液减压、排脓、冲洗和注药达到治疗作用。

二、适应证与禁忌证

1. 适应证　原因不明的大量心包积液，有心脏压塞症状，需进行诊断性或治疗性穿刺者。

2. 禁忌证

（1）绝对禁忌证：主动脉夹层。

（2）相对禁忌证

1）患者不能配合，不能保证安全操作。

2）未纠正的凝血障碍，正在接受抗凝治疗、血小板计数＜50 000/mm³。

3）心脏扩大为主，积液量少，位于心脏后部，已被分隔的心包积液。

4）无心胸外科后备支持。

三、方　法

（一）用物准备

1. 物品准备　基础治疗盘一套、心包穿刺包一个（内含心包穿刺套件含穿刺针、导管、导丝、止血钳二把、纱布数块、洞巾一块、弯盘一个），50ml、10ml、2ml注射器各一支，无菌治疗碗一个、引流袋一个、量杯一个、无菌手套二副、试管数支、心电监护仪、心电图机及除颤仪。

2. 药品准备　2%利多卡因注射液、各种抢救药品（如阿托品注射液、多巴胺注射液、肾上腺素注射液等）。

（二）体位

患者取坐位或半卧位，充分暴露胸部，术者位于其右侧。

（三）穿刺点定位

叩出心脏浊音界，选好穿刺点，一般在穿刺术前行心脏超声定位或术中行超声引导，决定穿刺点、进针方向和进针距离。常用穿刺点为剑突与左肋弓缘夹角处或心尖部内侧。

（四）穿刺

1. 消毒、铺巾　常规消毒局部皮肤，戴无菌手套、铺洞巾，自皮肤至心包壁层以 2% 利多卡因注射液逐层浸润麻醉。

2. 进针　术中可在超声引导下确定穿刺点位置、进针方向及进针深度。术者持穿刺针自穿刺点进针，如选择剑突下穿刺点，一般在胸骨剑突与左肋缘夹角处，肋缘下 1.5cm，应使针体与腹壁成 30°～40° 夹角，向上、向后并稍向左刺入心包腔后下部。如选择心尖部穿刺点，应根据横隔位置高低，一般在左侧第 5 肋间或第 6 肋间心浊音界内 2.0cm 左右进针，应使针尖朝向脊柱方向自下而上缓慢刺入。穿刺过程中感觉到针尖抵抗感突然消失时，提示穿刺针已穿过心包壁层，如针尖感到心脏搏动，此时应退针少许，以免划伤心脏。

3. 置管　大量心包积液需要留置引流管时，在确认穿刺针进入心包腔后，助手应立即用血管钳夹住针体并固定其深度，并沿穿刺针腔送入导丝，退出穿刺针，用尖刀稍微切开或扩张器扩张穿刺点处皮肤，沿导丝置入扩张管，缓慢捻转前进，扩张穿刺部位皮肤及皮下组织后，退出扩张管，沿导丝置入引流管，然后退出导丝，根据引流效果，适当调整引流管角度及深度，以便引流通畅。

4. 引流　固定引流管，接引流袋，缓慢引流，记录引流的液体量，并取一定量的标本送检。

5. 冲洗和注药　如考虑化脓性心包炎或结核性心包炎等，需尽量将心包积液引流干净，并向心包腔内注入生理盐水进行冲洗，并可针对病因向心包腔内注入药物进行治疗。

6. 拔管　根据病情需要决定引流管留置时间。拔出引流管后，盖消毒纱布、压迫数分钟，用胶布固定。

四、注意事项

1. 心包腔穿刺术有一定危险性，应严格掌握适应证，由有经验的临床医生操作或指导，并应在心电监护下进行穿刺，较为安全。

2. 术前需进行心脏超声检查，确定液平段大小、穿刺部位、穿刺方向和进针距离，选液平段最大、距体表最近点作为穿刺部位，或在超声引导下进行心包腔穿刺抽液更为准确、安全。

3. 术前应向患者做好解释，消除顾虑，并嘱其在穿刺过程中切勿咳嗽或深呼吸，穿刺前半小时可服地西泮 10mg 或可待因 30mg。

4. 麻醉要完善，以免因疼痛引起神经源性休克。

5. 第一次抽液量不宜超过 100～200ml，重复抽液可逐渐增至 300～500ml。抽液速度要慢，如过快、过多，会使大量血液回心而导致肺水肿。

6. 如抽出鲜血，应立即停止抽吸，并严密观察有无心脏压塞症状出现。

7. 取下空针前应关闭引流管，以防空气进入。

8. 术中、术后均需密切观察呼吸、血压、脉搏等生命体征变化。

五、病例分析

1. 患者，女性，63 岁，4 月前因肺癌行手术治疗，近 1 周来感气短、下肢水肿，1 天来症状加重，查体示 BP 105/64mmHg，呼吸急促，颈静脉怒张，双肺未闻及啰音，心界向两侧扩大，HR 120 次 / 分，心音遥远，有奇脉，肝脏肋下 2cm，下肢水肿，心电图显示窦性心动过速。

试述初步诊断。为证实诊断,应该立即行哪项检查?明确诊断后应立即采取哪一项措施急救?首次行该项操作时,应注意哪些事项?

2. 患者,男性,52 岁。主诉心前区疼痛并放射至左肩,吸气时疼痛加重,坐位减轻,伴有发热、寒战,血压 108/72mmHg,心率 110 次 / 分,律齐,体温 38.6℃。心电图提示广泛导联 ST 段弓背向下抬高(除 aVR)。入院后第 3 天患者突然出现血压下降,静脉压升高,颈静脉怒张及休克。

患者最可能的诊断是什么?应立即行哪项检查明确?此患者最重要的处理是什么?

六、练 习 题

(一)主观题

1. 心包穿刺术的临床目的是什么?

2. 心包穿刺术常见并发症有哪些?

(二)客观题

1. A 型题

(1)以下哪项对诊断心包积液最有意义( )

A. 端坐呼吸　　B. 奇脉　　　　C. 发绀　　　　　　D. 颈静脉怒张　E. 休克

(2)下列哪项诊断技术诊断心包积液既安全又准确( )

A. 心包穿刺术　B. 心脏听诊　　C. 心电图　　　　　D. 超声心动图　E. 胸部 X 线摄片

2. B 型题

(1)~(2)题共用备选答案

A. 50 ~ 100ml　B. 100 ~ 200ml　C. 200 ~ 300ml　　D. 300 ~ 500ml　E. 500 ~ 1000ml

(1)心包穿刺第一次抽液量不宜超过( )

(2)心包穿刺重复抽液可逐渐增至( )

(3)~(4)题共用备选答案

A. 利尿　　　　B. 心包穿刺　　C. 两者均可　　　　D. 两者均不可

(3)急性心脏压塞患者,需立即进行( )

(4)中等量心包积液患者,积液位于心脏后部,已被分隔,需进行( )

3. X 型题

(1)心包积液的心电图表现有( )

A. ST 段抬高,(aVR 除外)弓背向下　　　B. QRS 低电压　　　　C. 电交替

D. 常有心动过速　　　　　　　　　　　　E. T 波倒置

(2)以下哪些不是急性与慢性心脏压塞的主要区别( )

A. 体循环静脉淤血　　　　　　　　　　　B. 第一心音亢进　　　C. 脉压变大

D. 奇脉　　　　　　　　　　　　　　　　E. 动脉收缩压急剧下降

【心内注射】

心内注射术是临床心脏复苏的一种重要而有效的方法,是将急救药品通过心前区或剑突下路径穿刺注入心室,从而尽快恢复患者的心跳,达到延续患者生命的目的。

一、目 的

使心脏恢复自主节律,增强心脏收缩力,纠正心律失常,从而达到复苏目的。

二、适应证与禁忌证

1. 适应证

（1）任何原因所致心搏骤停，进行心脏按压，同时需要向心内注射一定药物促进心脏复跳患者。

（2）胸外及胸内电击除颤，应同时心内注射药物。

（3）没有除颤设备时，可用药物心内注射除颤。

2. 禁忌证　出血性疾病及心跳未停患者。

三、准 备 工 作

1. 器械准备　5ml 或 10ml 的消毒注射器及 9 号长针头、碘伏、酒精、棉签。

2. 心内注射所需的药品。

四、方　　法

1. 患者取卧位。

2. 用碘伏、酒精在穿刺部位自内向外进行常规皮肤消毒。

3. 用空针抽取心内注射所用的药物。

4. 用 9 号穿刺针在第 4 肋间胸骨左缘 1～2cm 处垂直刺入 4～5cm，抽得回血后将药液快速注入。

5. 注射完毕后，拔出穿刺针，以酒精棉签按压针孔。

五、注 意 事 项

1. 穿刺针要长，以确保能进入心脏。

2. 穿刺部位要准确，避免引起气胸或损伤冠状血管。

六、练 习 题

主观题

1. 心内注射的优、缺点有哪些？

2. 什么情况下，穿刺针刺入心脏，但回抽不出来血液？

3. 心脏注射常用哪些药物？

（左　琦　张　娇）

第七节　电　除　颤

心搏骤停时最常见的心律失常是心室颤动。终止室颤最有效的方法是电除颤。尽早电除颤是治疗室颤的关键，每延迟除颤 1 分钟，复苏成功率下降 7%～10%。故电除颤虽被列为高级复苏的手段，但提倡在初级复苏中如具备 AED 装置应尽早除颤，提高复苏成功率。

一、目　　的

终止室颤，恢复正常窦性心律。

二、适应证与禁忌证

1. 适应证　心电图或心电监护显示心室颤动或无脉室性心动过速。

2. 禁忌证　心电图或心电监护显示心脏停搏与无脉性电活动时电除颤均无效。

三、方　　法

1. 患者去枕仰卧，摆正体位，身体不接触金属，充分暴露患者胸部。

2. 在准备除颤仪的同时，给予持续胸外心脏按压。

3. 设置除颤能量　如采用双相波电除颤，首次能量选择可根据除颤仪的品牌或型号推荐值，一般为 150 ~ 200J，如该值未知，使用可选的最大值如使用单相波电除颤，首次能量应选择360J。

4. 将除颤仪设置为非同步状态。

5. 安放电极板　将两个电极板涂以导电膏，并分别放置于患者右锁骨下方及左乳头外侧腋前线处胸壁，紧贴皮肤。

6. 充电。

7. 检查术者及他人确无与患者身体直接或间接接触，按两电极板适当加压，同时放电。

8. 除颤后立即实施胸外按压和人工通气，5 个周期的 CPR 后（约 2 分钟），观察并记录实时心电图，转复过程中与转复成功后，均须连接监护仪或者用除颤仪的监测功能严密监测并记录心律、心率、呼吸、血压，观察神志等病情变化，若除颤无效，应再次重复电除颤，继续进行 5 个循环CPR，再次观察。

9. 用毕将能量选择钮转到 OFF 位置，清洁患者皮肤、电极板，协助病人取舒适卧位、整理床单位。

四、注意事项

1. 首次除颤后，应立即实施胸外按压和人工通气，5 个周期的 CPR 后（约 2 分钟），再评估患者自主循环是否恢复或有无明显循环恢复征象（如咳嗽、讲话、肢体明显的自主运动等），必要时再次除颤。

2. 第二次及后续的除颤能量应与首次除颤能量相当，而且可考虑提高能量。

3. 其他可放置电极的位置还有左右外侧旁线处的下胸壁，或者电极 1 放在心尖部，电极 2 放在左、右背部上方。若植入了置入性装置（如起搏器），应避免将电极片直接放置在置入装置上，二个电极片之间至少距离 10cm，与皮肤紧密接触，应擦拭除颤部位皮肤至干燥。

五、病例分析

1. 患者，男性，69 岁，因突发心前区压榨性疼痛 2 小时就诊，体检时患者突然意识不清，口唇发绀、抽搐，心电监护提示 QRS-T 波消失，出现大小不等，极不均匀的低小波，血压测量不出。

考虑患者出现哪种心律失常？应如何救治？

2. 患者，女性，56 岁，行走中突然摔倒，呼之不应，你正好在现场，经初步评估患者无意识、脉搏及自主呼吸。

如果只有你一人在场应如何处理？如果现场有其他人在场应如何处理？

六、练 习 题

（一）主观题

简述心脏电除颤或电复律的适应证。

（二）客观题

1. A 型题

（1）心肺复苏时急救者在电击除颤后应（　　）

A. 立即检查心跳或脉搏，根据情况决定是否需要再次除颤或继续 CPR

B. 继续胸外按压和人工通气，5 个周期的 CPR 后（约 2 分钟），再分析心律，必要时再次除颤

C. 立即进行心电图检查，如果仍为心室颤动，予以再次除颤

D. 立即进行心电图检查，如果仍为心室颤动，予以静脉注射肾上腺素后再次除颤

E. 立即进行心电图检查，根据情况决定使用何种抗心律失常药物

（2）对被目击的心室颤动患者的最佳处理措施为（　　）

A. 立即进行人工呼吸和胸外按压，同时准备除颤

B. 立即进行电除颤

C. 先给予静脉注射胺碘酮再除颤

D. 先给予静脉注射肾上腺素再除颤

E. 先行 5 个周期的 CPR（约 2 分钟后）再行除颤

2. B 型题

（1）～（2）题共用备选答案

A. 50J　　　　　　B. 100J　　　　　　C. 200J　　　　　　D. 300J　　　　　　E. 360J

（1）使用双相波电除颤，首次能量应选择（　　）

（2）使用单相波电除颤，首次能量应选择（　　）

（3）～（4）题共用备选答案

A. 电除颤　　　　B. 胸外按压　　　　C. 两者均可　　　　D. 两者均不可

（3）心电监护显示无脉性电活动时，需立即进行（　　）

（4）心电监护显示心室颤动时，需立即进行（　　）

3. X 型题

心肺复苏早期除颤的原因有（　　）

A. 心搏骤停最常见和最初发生的心律失常是心室颤动

B. 电除颤是终止心室颤动最有效的方法

C. 随着时间的推移，成功除颤的机会迅速下降

D. 电除颤也可使心搏骤停与无脉性电活动患者获益

E. 临床和流行病学研究证实早期电除颤是挽救患者生命最关键的环节

（左 琦）

第八节　环甲膜穿刺术和环甲膜切开术

【环甲膜穿刺术】

环甲膜位于甲状软骨和环状软骨之间，前面无坚硬遮挡组织，后为气管，仅一层薄膜状组织，有利于穿刺。周围无重要的血管及神经，穿刺安全性高。环甲膜穿刺术是一种针对呼吸道梗阻、严

重呼吸困难的患者采用的急救方法。该手术简便、快捷、有效，是现场急救的重要内容，可为气管切开术赢得时间。

一、目　的

建立一个新的呼吸通道，缓解患者呼吸困难（窒息）。

二、适应证与禁忌证

1. 适应证

（1）急性上呼吸道梗阻。

（2）白喉、喉头水肿等喉源性呼吸困难。

（3）头面部严重外伤（意识障碍者）。

（4）无法气管插管或病情紧急需快速开放气道。

2. 禁忌证　无绝对禁忌证存在出血倾向的患者需慎重。

三、准 备 工 作

1. 向患者简要解说施行环甲膜穿刺术的必要性，消除顾虑并配合操作。

2. 准备药品和器械：穿刺针头、注射器、局麻药等。

四、方　法

1. 取患者平卧位或斜坡卧位，使头后仰。

2. 穿刺区域皮肤常规消毒。

3. 以示指和拇指固定环甲膜穿刺处两侧的皮肤，注射器垂直穿刺环甲膜，进入喉腔时有落空感，回抽注射器有空气。

4. 固定注射器于垂直位置，注入 1% 丁卡因溶液 1ml，然后迅速拔出注射器（图 11-8-1）。

5. 按照穿刺目的进行其他程序操作。

6. 穿刺点以干棉球压迫止血。

7. 若经针头导入支气管留置给药管，则在针头退出后，用纱布包裹并固定。

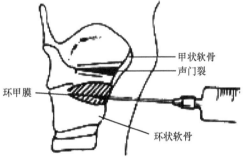

图 11-8-1　环甲膜穿刺术

五、并 发 症

常见并发症有：①出血。②假道。③食管穿孔，形成气管食管瘘。④皮下、纵隔气肿。

六、注 意 事 项

1. 该手术是在患者情况十分危急时的一种急救措施，应争分夺秒，在尽可能短的时间内实施完成。

2. 穿刺进针不能过深，防止损伤喉后壁黏膜。

3. 作为一种应急措施，穿刺针留置时间不宜长（一般不超过 24 小时），应紧接着行气管切开术。

4. 如遇血凝块或分泌物阻塞穿刺针头，可用注射器注入空气，或用少许生理盐水冲洗，确保其通畅。

5. 如果穿刺点皮肤出血，干棉球压迫的时间应适当延长。

6. 术后如果患者咳出的分泌物带血，向患者解释并安慰不要紧张，一般在 1 ～ 2 天内即消失。

【环甲膜切开术】

对于喉阻塞患者，在病情十分危急，无法经口插管，又需要迅速解除喉阻塞，可直接切开环甲膜。待呼吸困难缓解后，再行常规气管切开术。

一、目　的

上呼吸道梗阻无法解除时紧急开放气道。

二、适应证与禁忌证

（一）适应证

突发严重呼吸困难或窒息，短时间内无法完成气管切开术。

（二）禁忌证

1. 10 岁以下儿童慎行。

2. 喉部有急性病变的患者。

3. 声门下有炎症或赘生物的患者。

4. 气管插管时间过久的患者。

三、准 备 工 作

器械：血管钳、气管插管、手术刀、注射针头或快速环甲膜穿刺器。

四、方　法

摸清甲状软骨和环状软骨的位置，于甲状软骨、环状软骨间隙作一长约 3 ～ 4cm 横行皮肤切口（图 11-8-2），迅速横行切开环甲膜，长约 1cm 直至与喉腔完全切通，用血管钳撑开，插入气管套管（图 11-8-3）。

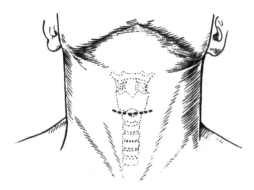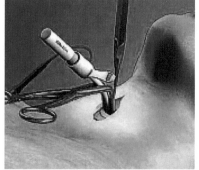

图 11-8-2　环甲膜切开部位　　　　　　　图 11-8-3　插入气管套管

五、并 发 症

常见并发症有：①出血与血肿。②假道。③食管损伤，形成气管食管瘘。④皮下、纵隔气肿。

六、注意事项

1. 手术时应避免损伤环状软骨，以免术后引起气管塌陷，喉狭窄。

2. 环甲膜切开术后的插管时间，一般不超过 48 小时。应紧接着行气管切开术。

3. 保持套管通畅 应经常吸痰，每日定时清洗内管并消毒。

4. 保持下呼吸道通畅 室内保持适当温度和湿度，定时雾化吸入稀释痰液，便于咳出。

5. 防止伤口感染 每日至少换药一次。已发生感染者，可酌情给以抗生素。

6. 防止外管脱出。

（王晓凤　周学军）

第九节　气管插管术与简易呼吸器的使用

一、气管插管术

气管插管术是将特制的气管导管、通过口腔或鼻腔插入气管内，是急救工作中常用的重要抢救技术，是呼吸道管理中应用最广泛、最有效、最快捷的手段之一，是心肺复苏及伴有呼吸功能障碍的急危重症患者抢救过程中的重要措施，是医务人员必须熟练掌握的急救基本技能，对抢救患者生命、降低病死率起到至关重要的作用。

（一）目的

1. 预防和解除呼吸道梗阻，保证呼吸道的通畅。

2. 改善通气、纠正缺氧，防止二氧化碳积蓄。

3. 预防呕吐物和口鼻腔分泌物误吸入肺。

4. 便于吸引清除呼吸道痰液或血液等。

5. 进行有效的人工或机械通气。

（二）适应证与禁忌证

1. 适应证

（1）心搏骤停需要持续胸外按压者。

（2）自主呼吸停止患者，患者存在呼吸窘迫或衰竭的情况，需行机械通气者。

（3）患者的气道保护机能丧失（咳嗽或吞咽反射消失）：如颌面外伤大量出血伴意识障碍患者、舌根后坠者，存在上呼吸道损伤、狭窄、阻塞等影响正常通气者。

（4）呼吸道分泌物不能自行咳出或误吸，需行气管内吸引者。

（5）全身麻醉、静脉复合麻醉或使用肌松剂手术者。

2. 相对禁忌证

（1）在致命性呼吸衰竭的情况下没有绝对禁忌证。

（2）急性气道炎症，由于气管插管术可以使炎症扩散，故应谨慎。

（3）喉头严重水肿，不宜行经喉人工气道术。

（4）严重凝血功能障碍，宜待凝血功能纠正后进行。

（5）巨大动脉瘤，尤其位于主动脉弓部位的主动脉瘤，插管有可能使动脉瘤破裂，宜慎重。如需插管，操作须轻柔、熟练，插管时患者进行充分镇静，避免咳嗽和躁动。

（6）咽喉烧灼伤、肿瘤或异物存留。

（7）如有鼻息肉、鼻咽部血管瘤，不宜行经鼻气管插管。

（三）准备工作

1. 气管插管的物品准备：喉镜、气管导管和管芯、其他。

喉镜：由喉镜柄和喉镜片组成。镜片要检查电珠有无松动，光源是否明亮。镜片有直、弯两种。一般多用弯形喉镜，它在暴露声门时不必挑起会厌，可减少对迷走神经的刺激。镜片分为成人、儿童、幼儿 3 种规格。

气管导管：带气囊的硅胶管（应保证气囊完好）：长度 30cm；管腔内径成年男性 7.5 ～ 9.0mm；女性 7.0 ～ 8.0mm；插入深度一般为 18 ～ 24cm。

管芯：由富有可塑性的金属制成。可用细金属条（铜、铝、铁丝皆可），长度适当，以插入导管后其远端距离导管开口 0.5 ～ 1cm 为宜。

其他：10ml 注射器（用于套囊充气），水溶性润滑剂（润滑导管壁）、吸引装置（随时可启动，有足够吸力）、牙垫、宽胶布、压舌板、球囊呼吸器（须连接好氧气）、呼吸机、心电监护仪、听诊器等。

2. 插管前的准备　评估患者：是否存在插管困难问题，目前国际上常通过"LEMON（Look-Evaluate-Mallampati-Obstruction-Neck）"法来评估插管难度。

（1）Look（观察）：患者的外部特征，舌体大、颈部短粗、肥胖等均提示困难插管。

（2）Evaluate（评估）：按 3 ：3 ：2 原则，张口容不下 3 指，下颌至舌骨的距离＜ 3 指，下颌舌骨处至甲状软骨距离＜ 2 指，提示困难插管。

（3）Mallampati 分级：Ⅰ级：声门完全显露，可见声门前后联合；Ⅱ级：声门部分显露，可见声门后联合；Ⅲ级：不能显露声门，能看见会厌；Ⅳ级：声门和会厌均不能看见。分级越高，气管插管难度越大，Ⅲ级或Ⅳ级提示困难插管。

（4）Obstruction（梗阻）：血肿、脓肿、打鼾等会导致困难插管。

（5）Neck（颈部活动度）：颈部活动受限，例如颈椎骨折，颈椎强直、固定、手术、外伤、烧伤等会导致困难插管。

用物准备：备齐用具，检查导管是否漏气。

操作者准备：操作者做好防护，戴口罩，帽子、手套以至防护镜、面罩等。

患者准备：清除松动牙齿及义齿，清除口腔异物或分泌物，去枕平卧，采用嗅物位：用压额抬颏法，以寰枕关节为转折点使头部充分后仰，以便口、咽、喉呈一条直线（颈椎伤患者除外），监测患者心电图、血压、脉搏、氧饱和度。

（四）经口气管插管操作步骤

1. 面罩加压给氧　气道充分开放后使用简易呼吸器面罩加压给氧 2 ～ 3 分钟（交予助手操作），使血氧饱和度保持在 95% 以上，保证气管插管时患者体内具有一定氧含量。

2. 开口、暴露会厌、暴露声门　打开喉镜，操作者用右手拇、示指拨开患者口唇及上下齿，左手紧握喉镜柄，将喉镜送入患者口腔的右侧向左推开舌体后居中，以避免舌体阻挡视线。缓慢地沿中线向前推进，暴露患者的口、悬雍垂（第一解剖标志）、然后顺舌背弯度置入，切勿以上齿为支点，将喉镜柄向后压以免碰到上齿，抵达舌根咽部，即可见到会厌（此为暴露声门的第二解剖标志），行至会厌和舌根之间，向前上方用力提喉镜（沿 45° 角的合力），挑起会厌，暴露声门。声门呈白色透过声门可见到呈暗黑色的气管，声门下方是食管黏膜，呈鲜红色关闭（图 11-9-1）。

注意：①切勿把口唇压在镜片与牙齿之间，以免造成损伤。②不要把牙齿作为支点而挑起会厌。

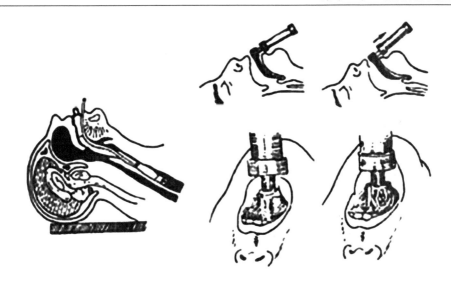

图 11-9-1 经口气管插管

3. 插入气管导管拔出导芯 操作者用右手以"握笔式"持气管导管从口腔的右侧进入（握持部位在导管的中后 1/3 段交界处），将导管前端沿着喉镜气管槽插入口腔，斜口端朝左对准声门裂后，在患者吸气末顺势轻旋导管进入气管内，直至套囊完全进入声门。过声门 1cm 后请助手将导芯拔出，继续旋转深入气管 3 ～ 5cm。插管时导管尖端距门齿距离通常在 22 ～ 24cm。

4. 确认插管部位

（1）导管插入气管后，立即塞入牙垫，退出喉镜，顺序不能颠倒。

（2）检查确认在气管内，直视下导管进入声门，出现呛咳；听和看导管开口是否有温热气流呼出；吸气时管壁清亮，呼气时"白雾"样变化；或挤压呼吸球囊看胸廓有无起伏并听诊两肺是否有清晰对称的肺泡呼吸音；如能监测呼气末二氧化碳分压（ETCO$_2$），如插入气管可见呼气时呈现二氧化碳方波，反之呼气末二氧化碳分压偏低或接近零；必要时可紧急行纤维支气管镜检查，如可见隆突及支气管开口可确定在气道内。

（3）确定气管插管位置正确后固定导管。

5. 气囊充气 向导管前端的气囊注入 5 ～ 8ml 空气，注气量不宜过大，以气囊恰好封闭气道不漏气为准，推荐气囊压力维持在 25 ～ 35cm H$_2$O，以免机械通气时漏气或呕吐物、分泌物倒流入气管或阻断淋巴回流，引起黏膜水肿。

6. 固定导管和牙垫 用两条胶布十字交叉，将导管固定于患者面颊部；第一条胶布应把导管与牙垫分开缠绕一圈后，再将两者捆绑在一起。注意不要与口唇粘贴，要求牢固美观。

7. 操作后处理 气管插管成功后，应试行气管内吸引，并检查导管是否通畅。注意吸痰、湿化，操作时始终保持人工气道畅通，注意无菌操作。最后连接好人工正压通气装置，并调节好呼吸机参数试运行无误以后，进行机械通气。

插管困难时处理方法：

（1）引导管芯塑型呈鱼钩状，当遇到阻力时左右边转动导管。

（2）可请助手从颈部向后轻压喉结（环状软骨）或向某一侧轻推（向下向头侧），以取得最佳视野。

（3）改变头部位置，三轴一线。

（4）长喉镜片，尽量上提，紧贴近会厌下方进管，感觉气流。

（5）如操作失败最多 2 次，可请高年资上级医师再插管。

（五）经鼻气管插管操作步骤

1. 选一较大鼻孔以 1% 丁卡因作鼻腔内表面麻醉，并滴入 3% 麻黄素，使鼻腔黏膜麻醉和血管收缩，减少患者痛苦，增加鼻腔容积，并可减少出血。

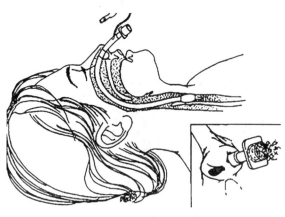

2. 根据鼻孔大小选择相应的导管，一般为较口腔插管细一号的气管导管，插入时不应顺鼻外形即与躯干平行的方向，而应取腹背方向进入，导管进入口咽部后开始用喉镜显露声门。

3. 用喉镜显露声门的方法及要领与经口插管相同。

4. 显露声门后，左手稳固地握住镜柄，同时右手将导管继续向声门方向推进。当导管达会厌上方时，可利用插管钳经口腔夹住导管的前端，将导管送入声门。成功后导管可直接用胶布固定在患者的鼻面部（图 11-9-2）。

图 11-9-2　经鼻气管插管

（六）困难气道可视喉镜下插管

1. 提前 1 分钟打开可视喉镜电源，患者取平卧位，将可视喉镜自口腔居中位置进入，缓慢经舌背下滑进入咽部，竖立喉镜，依次可通过目镜观察到舌根、悬雍垂、会厌以及声门，镜头前端应位于会厌谷，并根据患者声门高低位置及深浅程度轻轻上提或旋转，直至清晰暴露声门，并确保声门裂处于视野正中，喉镜前端应正对声门位置。

2. 将带有导芯的气管导管轻柔无阻力地插入口腔内，并将其尽可能地放置在靠近喉镜片前端的位置。

3. 看屏幕，当声门处于吸气相时，沿引导槽将导管推入声门裂，插至适宜的深度后将气囊充气，使气管插管固定（图 11-9-3）。

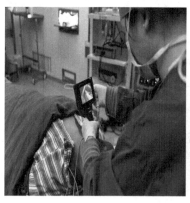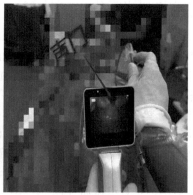

图 11-9-3　可视喉镜插管

（七）注意事项

1. 对呼吸困难或呼吸停止者，插管前应先行人工呼吸、面罩给氧等，以免因插管费时而增加患者缺氧时间。

2. 插管前检查患者的口咽，先去除假牙，并清除口腔分泌物，以免误入气道及影响视野。

3. 插管前检查插管用具是否齐全适用，检查喉镜灯泡是否明亮、气囊有无漏气，插管导芯不可超过导管前端。

4. 显露声门是气管内插管术的关键，必须根据解剖标志循序推进喉镜片，防止顶端推进过深或太浅。

5. 应将喉镜的着力点始终放在喉镜片的顶端，并采用上提喉镜的手法，严禁将上门齿作为支点，利用"翘"的手法，否则极易碰落门齿。

6. 导管插入声门必须轻柔，最好采用旋转导管作推进的手法，避免使用暴力；如遇阻挡，可能为声门下狭窄（漏斗喉）或导管过粗所致，应更换较细的导管，切忌勉强硬插管。

7. 体肥、颈短或喉结过高的患者，有时喉头虽已显露，但无法看清声门，此时可请助手按压喉结部位，可能有助于看清声门，或利用导管芯将导管变成 L 形，用导管前端挑起会厌，施行盲探插管。

8. 导管尖端通过声门后再深入 5～6cm，使套囊刚刚好越过声门，不可送入过深，以防止进入单侧主支气管造成单侧通气。

9. 气囊充气以气道不漏气为准，勿盲目注射大量空气而造成气管壁缺血坏死。

10. 插管完成后，要核对导管的插入深度，并要及时判断是否有误插入食管的可能性。导管外端有温热气流呼出，能听到呼吸气流声，听诊两肺呼吸音左、右、上、下均匀一致，挤压气囊两侧胸廓同时均匀抬起，无上腹部膨隆，提示导管位置合适，否则表示导管已经进入一侧总支气管或误入食管，必须立即调整或重插。

11. 如果气管插管失败或不顺利，应立即停止插管、退出喉镜和导管，切忌反复多次尝试，必须马上改为面罩给氧，保证患者通气氧合良好后再次尝试，以免因插管时间过长，造成患者心搏骤停，或者喉头水肿及损伤。

（八）并发症

1. 插管后咳呛。

2. 插管所致气道损伤及出血。

3. 心血管系交感反应。

4. 脊髓和脊柱损伤。

5. 气管导管误入食管。

6. 误吸胃内容物。

7. 喉痉挛。

附：气管插管术操作流程

体位（去枕平卧、托双下颌）→ 开放气道 → 面罩给氧 → 保护口唇牙齿 → 喉镜居中缓慢插入口腔 → 舌体 → 沿中线缓慢向上 → 悬雍垂（第一标志）→ 会厌（第二标志）→ 上提喉镜压喉结 → 暴露声门、声门裂 → 轻柔旋转导管 → 插入导管 → 深度插到位：过声门裂 5～6cm→ 确认在气管内 → 退出喉镜 → 头部轻柔复位 → 固定牙垫及导管。

二、简易呼吸器的使用

简易呼吸器又称加压给氧气囊、呼吸球囊，它是进行人工通气的简易工具，与口对口呼吸相比，供氧浓度高，且具有使用方便、痛苦轻、并发症少、便于携带、有无氧源均可立即通气的特点，被广泛应用于各种抢救和院前急救中，尤其是病情危急，来不及气管插管时，可利用加压面罩直接给氧，使患者得到充分氧气供应，改善组织缺氧状态。

视频 11-9-1 气管插管术

（一）目的

1. 增加或辅助患者的自主呼吸。

2. 改善患者的气体交换功能。

3. 纠正患者的低氧血症，缓解组织缺氧状态。

4. 为临床抢救治疗争取时间。

（二）适应证与相对禁忌证

1. 适应证

（1）心肺复苏。

（2）疾病所致的呼吸麻痹或呼吸抑制。

（3）运送危重病员：适用于机械通气患者做特殊检查，进出手术室等情况。

（4）临时替代呼吸机：遇到呼吸机因障碍、停电等特殊情况时，可临时应用简易呼吸器替代。

2. 相对禁忌证

（1）中等量以上的活动性咯血。

（2）严重误吸引起的窒息性呼吸衰竭。

（3）张力性气胸。

（4）纵隔气肿。

（5）急性心肌梗死。

（6）低血容量性休克未补充血容量之前。

（7）肺大疱。

（8）大量胸腔积液。

（9）活动性肺结核。

（三）准备工作

1. 评估 患者的病情，年龄，体征，呼吸道是否通畅，呼吸状况（有无自主呼吸、频率、节律、深浅度），意识状态，脉搏，皮肤黏膜颜色，有无使用球囊禁忌证等。

2. 物品准备 单向阀；球体；贮氧阀；贮氧袋；氧气导管；面罩。

其中贮氧阀及贮氧袋必须与外接氧气组合，如未接氧气时应将两组组件取下。

3. 检测简易呼吸器

（1）挤压球体，球体易被压下，单向阀张开；将手松开，球体很快自动弹回原状，说明单向阀、进气阀功能良好。

（2）将出气口用手堵住并关闭压力安全阀，挤压球体时，球体不易被压下，说明球体、进气阀、压力安全阀功能良好。

（3）将出气口用手堵住并打开压力安全阀，挤压球体接头处，挤压球体，单向阀张开，使贮氧袋膨胀，堵住贮氧袋出口，挤压贮氧袋，检查贮氧袋是否漏气。

（4）将贮氧袋接在球体接头处，挤压球体，使贮氧袋膨胀，挤压贮氧袋，可见呼气阀打开，气体自呼气阀溢出，说明呼气阀功能良好。

（5）将贮氧袋接上贮氧阀，并接在球体接头处，挤压球体，使贮氧袋膨胀，堵住贮氧阀出口，挤压贮氧袋，气体自贮氧阀溢出，说明贮氧安全阀功能良好。

（6）根据患者选取合适尺寸的面罩，将呼吸球各部分接好后，并接上贮氧阀及贮氧袋，将患者接头处接呼吸袋 500～2500ml，将氧气流量调节至 10～12L/min，将呼吸球体压下数次，呼吸袋有起伏现象无漏气，阀门正常运作说明简易呼吸器检测完好。

（四）操作步骤

1. 连接面罩、呼吸囊及氧气，至贮氧袋充满氧气后再使用，调节流量使贮氧袋充盈（6～8L/分），心肺复苏应给流量大于 10L/分。

2. 开放气道，清除上呼吸道分泌物和呕吐物，松解患者衣领等，操作者站于患者头侧，使患者头后仰，托起下颌，疑有颈椎损伤时不仰起头部和颈部，注意保护颈椎。

3. 将面罩与患者的口鼻紧密结合，避免漏气。

（1）单人操作：抢救者位于患者的头部后方，正确使用"EC"手法：单人使用时左手拇指和示指分别按压面罩的上、下各式各 1/3 处，并紧压使患者口鼻与面罩紧合，中指、无名指和小指分别放在患者下颌角处，将下颌向前托起以维持头呈后仰位。用右手有规律地挤压气囊，将气体送入肺中（图 11-9-4）。（若气管插管或气管切开的患者使用，应将痰液吸尽，气囊充气后使用）

（2）双人操作：二人操作时使用"EC"手法，一个固定面罩，一人挤压气囊。患者头侧的抢救者用双手的大拇指和示指在面罩的周边形成相对密腔，并紧压使患者口鼻与面罩紧合，然后用剩下的手指举起下颌和伸展颈部，第二位抢救者两手捏住呼吸囊中间部分，两拇指相对朝内，四指并拢或略分开，两手用力均匀挤压呼吸囊（大于 1 秒），待呼吸囊重新膨起后开始下一次挤压（图 11-9-5）。

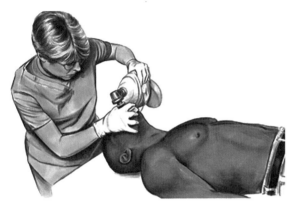 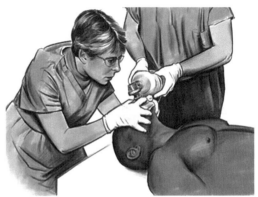

图 11-9-4　单人使用简易呼吸器　　　　　图 11-9-5　双人使用简易呼吸器

（3）带有气管插管或者气管切开导管：应该摘除面罩，接头直接连接管道接头进行球囊挤压。

4. 使用时注意潮气量、呼吸频率、吸呼比等

（1）一般潮气量 8 ～ 12ml/kg（通常成人 400 ～ 600ml 的潮气量就足以使胸壁抬起），以胸廓微起伏为准，有条件时测定二氧化碳分压以调节通气量，避免通气过度。双手挤压时排气量约 1000ml，单手挤 2/3 的呼吸囊排气 650ml，建议单手操作。

（2）呼吸频率：患者有脉搏无呼吸时成人 10 ～ 12 次 / 分（相当于 5 ～ 6 秒送气一次），儿童及婴儿 12 ～ 20 次 / 分（每 3 ～ 5 秒送气一次）；患者无脉搏无呼吸时或者建立人工气道后：8 ～ 10 次 / 分（相当于 6 ～ 8 秒送气一次）；每次送气时间＞ 1 秒。

（3）吸呼时间比：成人一般为 1 ：（1.5 ～ 2）；慢性阻塞性肺疾病、呼吸窘迫综合征患者频率为 12 ～ 14 次 / 分，吸呼比为 1 ：（2 ～ 3），潮气量略少。

（4）患者有微弱自主呼吸时，人工呼吸应与自主呼吸同步化，即患者吸气初顺势挤压呼吸囊，达到一定潮气量便完全松开气囊，让患者自行完成呼气动作，应注意气囊的频次和患者呼吸的协调性。在患者呼气与气囊膨胀复位之间应有足够的时间，以防在患者呼气时挤压气囊。

5. 及时观察和评估通气效果　观察患者皮肤颜色、听诊呼吸音、生命体征、氧饱和度读数。以下情况说明人工通气有效：

（1）患者胸廓随挤压球体而起伏。

（2）经由单向阀透明盖，观察单向阀工作是否工作正常。

（3）经由面罩透明部分观察患者口唇与面部发绀减轻。

（4）在呼气时，观察面罩内有雾气产生。注意患者症状的缓解状况，有无其他并发症的出现（如呕吐、腹胀、人工呼吸与自主呼吸的不同步等）。

（五）注意事项

1. 保持气道通畅，及时清理分泌物。

2. 选择合适的面罩，以便得到最佳的使用效果。

3. 每次使用前，应对简易呼吸器进行检查，确保其有效性。

4. 使用时应确保面罩与患者口鼻部紧密吻合，避免通气时漏气。

5. 挤压呼吸囊时，压力不可过大，约挤压呼吸囊的 1/3 ～ 2/3 为宜，节律尽量规律，以免损伤肺组织，造成呼吸中枢紊乱，影响呼吸功能恢复。

6. 发现患者有自主呼吸时，应同步挤压气囊，以免影响患者的自主呼吸。

7. 使用简易呼吸器容易发生的问题是由于活瓣漏气，使患者得不到有效通气，所以要定时检查、测试、维修和保养。

8. 呼吸球囊不宜挤压变形后放置，以免影响弹性。

三、病 例 分 析

视频 11-9-2　简易呼吸
器的使用

患者，男性，60 岁，因车祸致颅脑外伤，神志尚清，但呼吸费力，现场指脉氧 86%。

1. 假设你是急救随车人员，请根据目前情况作出现场处理（在医学模拟人上操作）。

2. 上述颅脑外伤患者经面罩通气运送至医院急诊科后，发现患者心率 100 次 / 分，指脉氧下降至 60%，神志不清，呼吸停止。假设你是急诊科医生，现急需气管插管进行抢救，请你施行气管插管术（在医学模拟人上操作）。

四、练 习 题

（一）主观题

1. 简述气管插管完成后，如何确认导管已进入气管。

2. 使用简易呼吸器的目的是什么？

（二）客观题

1. A 型题

（1）成人经口气管插管的深度是（　　　）

A. 20 ～ 22cm　　　B. 22 ～ 24cm　　　　C. 24 ～ 26cm　　　　D. 26 ～ 28cm

（2）气管内插管术的相对禁忌证是（　　　）

A. 心肺复苏　　　B. 颈椎骨折或脱位　C. 全身麻醉手术者　D. 重症肌无力

（3）下列哪项不是经口气管插管术的目的（　　　）

A. 解除上呼吸道梗阻　　　　　　　B. 保护气道

C. 保证气道通畅　　　　　　　　　D. 防止休克

（4）气管内插管气囊压力过高，充气时间过长，易导致（　　　）

A. 气管插管滑落　　　　　　　　　B. 气道漏气

C. 气道黏膜溃疡坏死　　　　　　　D. 气道阻塞

（5）使用简易呼吸器时，按压气囊时间与放松气囊时间之比约为（　　　）

A. 1 ∶ 1.5　　　B. 1 ∶ 2　　　　C. 1 ∶ 3　　　　　　D. 2 ∶ 3

（6）挤压呼吸囊时，压力不可过大，以挤压呼吸囊的（　　　）为宜，以免损伤肺组织。

A. 1/3 ～ 2/3　　B. 1/3 ～ 1/2　　　C. 1/3 ～ 3/4　　　　D. 1/2 ～ 3/4

（7）下列哪项说法正确（　　　）

A. 插入口咽通气管时，弯弓向下插到舌根部再转动 180°

B. 插入口咽通气管时，弯弓向上插到舌根部再转动 180°

C. 选择口咽通气管的长度为发迹至鼻尖的长度

D. 所有患者都应使用口咽通气管

2. B 型题

（1）～（2）题共用备选答案

A. 腭垂　　　　B. 声门　　　　C. 会厌　　　　D. 食管　　　　E. 喉结

（1）气管插管时，看见的第一个标志（　　　）

（2）气管插管时，看见的第二个标志（　　　）

3. C 型题

（1）～（4）题共用题干

患者刘某，男，71 岁，因咳嗽喘憋反复发作 40 余年，神志不清呼吸急促半小时急诊收入病房，发现患者口唇发绀，监护示 SpO_2 为 80%。

（1）此时，最重要的处理是（　　　）

A. 口咽导管　　　B. 环甲穿膜刺　　　C. 经口气管内插管　　D. 气管切开

（2）气管插管可以引起除下列哪种之外的各种反射（　　　）

A. 咳嗽反射　　　B. 吞咽反射　　　C. 呕吐反射　　　D. 膝健反射

（3）插管后，怀疑插管位置有问题，可进行以下判断方法哪项是错误的（　　　）

A. 上腹部听诊不应该听到呼吸音

B. 胸骨切迹听诊不能听到呼吸音

C. 胸骨切迹压迫触诊导管气囊能感觉到压力波动

D. 可利用洗耳球和 CO_2 监测器来帮助诊断

（4）以下哪个选项不能判断患者插管后缺氧状况的得到改善（　　　）

A. 患者面色由发绀转为红润

B. 心电监护上 SpO_2 为 100%

C. 听诊双肺呼吸音对称

D. 急查动脉血气分析：pH7.38　　$PO_2$150mmHg　　$PCO_2$40mmHg

4. X 型题

（1）以下属于证实导管插入气管内方法的是（　　　）

A. 操作者将耳朵凑近导管外端，感觉有无气体进出

B. 用嘴对着导管吹气或用呼吸囊挤压，观察胸部有无起伏运动

C. 并用听诊器听双肺呼吸音是否对称

D. 观察导管内有无白色凝集雾

（2）在急性气道梗阻患者急救过程中，以下正确的是（　　　）

A. 应先将患者仰卧，松解衣领及裤带，挖出口中污物、假牙及呕吐物

B. 遇有插管困难而严重窒息的患者，可用 16 号粗针头刺入环甲膜，接着行 T 形管输氧，可立即缓解严重缺氧情况

C. 口咽通气管和鼻咽可使舌根离开咽后壁，解除气道梗阻

D. 有条件时，应尽早做气管插管

（3）下列关于插管过程的描述哪些是正确的（　　　）

A. 助手固定患者头部，患者体位为仰卧位，头后仰

B. 张开下巴，使喉镜从口腔右侧进去，沿舌跟进入咽部

C. 看到会厌后导管从会厌左侧进入，声门一张开就顺势插入导管，直到声带下 5cm 左右

D. 导管前端气囊充气，固定导管，并检查导管位置是否正确

（胡志高）

第十节 三腔二囊管止血术

三腔二囊管压迫止血术，作为一种应急抢救措施，主要用于门静脉高压引起的食管 - 胃底静脉曲张破裂大出血的止血治疗。

一、目　的

三腔二囊管，主要用于抢救门静脉高压引起的食管 - 胃底静脉曲张破裂大出血。其中，胃减压管有评估出血、胃腔冲洗、胃腔内给药及胃减压等作用；胃囊管经充气后可压迫胃底静脉，达到止血作用；食管囊管：经充气后可压迫食管下段静脉，达到止血作用（图 11-10-1）。

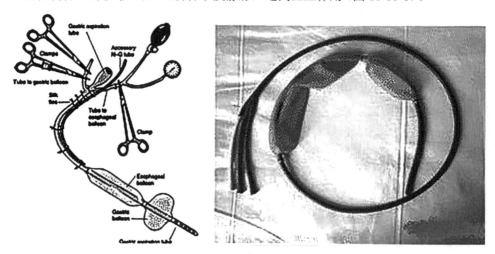

图 11-10-1　三腔二囊管

二、适应证与禁忌证

1. 适应证　食管 - 胃底静脉曲张破裂大出血的压迫止血，特别是药物治疗无效者。

2. 禁忌证　冠心病、高血压及心功能不全者慎用。

三、准　备　工　作

（一）患者准备

1. 详细了解患者病情，明确有操作适应证，无相关禁忌证。

2. 与患者或其家属进行沟通谈话，详细解释说明三腔二囊管止血术必要性及可能出现的并发症，取得患者及（或）其家属的理解、配合，并签署操作知情同意书。

3. 检查患者有无鼻息肉、鼻甲肥厚和鼻中隔偏曲，选择鼻腔较大侧插管，插管前应清除鼻腔内的结痂及分泌物。

4. 对躁动不安或不合作患者，可肌内注射地西泮注射液 5 ～ 10mg。

（二）器材准备

1. 三腔二囊管、20ml 及 50ml 注射器各 1 支、止血钳 3 把、治疗盘 1 个、治疗巾、无菌纱布数块、液体石蜡。

2. 床边牵引装置　0.5kg 的重物（如沙袋或盐水瓶）、滑车牵引固定架、绷带。

（三）术者准备

1. 复习三腔二囊管止血术操作过程。

2. 戴口罩、帽子，清洁洗手。

四、方　　法

1. 操作者戴手套，用 50ml 注射器分别向胃气囊管和食管气囊管充气，仔细检查食管囊和胃囊有无漏气和充气后有无偏移，通向双气囊和胃腔的管道是否通畅，并测定充盈后两者气体的容量和气压。远端 45cm、60cm、65cm 处管外有标记，标明管外端至贲门、胃、幽门的距离，以判断气囊所在位置。检查合格后，用注射器抽尽气囊内气体，将三腔二囊管前端及气囊表面涂以液体石蜡润滑备用。

2. 协助患者取半卧位，清洁鼻腔，将三腔二囊管从患者鼻腔缓慢送入，达咽部时嘱患者作吞咽动作配合，将三腔二囊管顺利通过咽喉进入食管，并送入至 65cm 标记处，如能由胃管腔内抽出胃液，表明三腔二囊管前端已至幽门。

3. 用注射器先向胃囊内注入空气 250 ～ 300ml（囊内压 40 ～ 50mmHg），使胃囊充气，并立即用血管钳将此管腔夹闭。然后将三腔二囊管向外牵拉，感觉有中等程度阻力时，即表示胃气囊已压于胃底部。适度拉紧三腔二囊管，系上牵引绳，再以 0.5kg 重的沙袋（或生理盐水瓶）通过滑车固定于床头加上持续牵引，以达到充分压迫目的（图 11-10-2、图 11-10-3）。

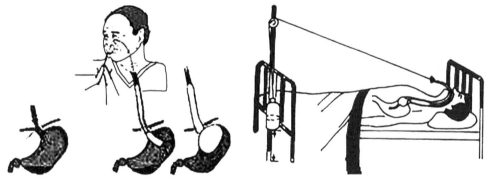

图 11-10-2　三腔二囊管压迫示意图　　　　图 11-10-3　三腔二囊管牵引示意图

4. 经观察患者仍反复呕血，未能压迫止血者，再向食管囊内注入空气 100 ～ 200ml（囊内压 30 ～ 40mmHg），然后夹闭该管腔，以直接压迫食管下段的扩张静脉。

5. 定时经胃管内抽吸胃内容物，观察其是否有继续活动性出血，并用冰生理盐水洗胃，以减少氨的吸收及使血管收缩减少出血。同时，可通过胃管注入止血药（如凝血酶、去甲肾上腺素等）、抑酸剂（奥美拉唑等 PPI 类药物）等进行局部止血治疗。

6. 首次胃囊充气压迫可持续 24 小时，每 2 ～ 3 小时检查气囊内压力 1 次，压力不足时应及时充气，每 8 ～ 12 小时食管囊放气并放松牵引一次。24 小时后必须减压 15 ～ 30 分钟，减压前先服液体石蜡 15 ～ 20ml，10 分钟后将三腔二囊管向内略送入，使气囊与胃底黏膜分离，以防胃底黏膜与气囊粘连或坏死，然后去除止血钳，让气囊自行逐渐缓慢放气，并抽吸胃管观察是否有活动出血，一旦发现仍有活动性出血，立即再次进行充气压迫。

7. 出血停止 24 小时后，取下牵引重物，并将食管气囊和胃气囊放气，继续留置于胃内观察 24 小时，如未再出血，再嘱患者口服液体石蜡 15 ～ 20ml，然后抽尽双囊气体，再将三腔二囊管缓慢拔出。

五、注意事项

1. 操作最好在呕血的间歇期进行，向清醒患者说明操作目的，尽量取得患者配合，以免引起胃液反流进入气管引起窒息。

2. 认真检查气囊有无松脱、漏气，充气后气囊膨胀是否均匀、通畅。橡胶老化或气囊充盈后囊壁不均匀者不宜使用。

3. 为了避免食管与胃底发生压迫性溃疡，食管气囊每隔 12 小时放气 1 次，同时将三腔二囊管向内送入少许。若出血不止。30 分钟后仍按上法充气压迫。

4. 防止鼻翼压迫性坏死，最好用牵引装置，鼻孔用棉花等柔软物品垫加，以免压迫摩擦。牵引沙袋不宜过重，以防压迫太重，引起黏膜糜烂、坏死。

5. 加强护理，防止窒息的发生，如充气后患者出现呼吸困难，必须及时放气观察。

6. 防止三腔二囊管被牵拉出来，必须先向胃气囊内充气，再向食管囊充气。其充气量太少达不到止血目的；充气量过多，食管易发生压迫性溃疡。

7. 气囊压迫期间，须密切观察脉搏、呼吸、血压、心率等生命体征变化。因食管气囊压力过高或胃气囊向外牵拉过大压迫心脏，可能出现频繁性期前收缩，此时应放出囊内气体，将管向胃内送入少许后再充气。胃气囊充气不足或牵引过大，会出现双囊向外滑脱，压迫咽喉，出现呼吸困难甚至窒息，应立即放气处理。

8. 三腔二囊管使用后，必须冲净擦干，气囊内留少量气体，管外涂滑石粉并置阴凉处保存，以防气囊粘连。

六、并发症及其处理

（一）心血管意外，如心律失常、心搏骤停等

处理：

1. 如出现心律失常，立即调整三腔二囊管的位置，必要时放气拔管重新置管。

2. 如出现心搏骤停，立即剪断三腔二囊管放气，同时开放气道，药物抢救治疗，必要时及时进行人工呼吸和心脏按压。

（二）呼吸困难

处理：

1. 轻症呼吸困难，多因胃囊充气不足外滑引起，立即气囊放气，调整深度，重新充气。

2. 如出现严重呼吸困难，立即剪断导管，解除堵塞，如病情需要则换三腔二囊管重新置管。

（三）食管穿孔

处理：立即拔出三腔二囊管，外科手术治疗。

（四）气囊漏气或破裂

处理：

1. 及时更换三腔二囊管。

2. 保留漏气、破裂的三腔二囊管做质量鉴定，并及时上报不良安全事件。

（五）拔管困难

处理：

1. 不可强行拔管，每隔 15 分钟口服液体石蜡 30ml，2～3 次后再尝试拔管。

2. 如无法抽气放气，需经摄片确认后可剪去三腔二囊管的三叉端、内镜下刺破气囊等方法进行放气后再行拔管，必要时可行透视定位下经皮胃穿刺气囊刺破术。

3. 如上述方法无效，则考虑开腹手术取管。

七、练 习 题

（一）主观题

1. 简述三腔二囊管压迫止血术适应证、禁忌证。

2. 简述三腔二囊管的各个囊、管的作用。

（二）客观题

1. A 型题

（1）三腔二囊管止血术的适应证（　　　）

A. 食管溃疡出血　　　　　　　　B. 胃溃疡出血　　　　　　C. 胃癌出血

D. 食管 - 胃底静脉曲张破裂大出血　E. 贲门黏膜撕裂症

（2）三腔二囊管止血术的禁忌证（　　　）

A. 糖尿病　　　　　　　　　　　B. 肺部感染　　　　　　　C. 支气管哮喘

D. 腔隙性脑梗死　　　　　　　　E. 严重心功能不全

（3）三腔二囊管止血术中胃囊内需注入空气（　　　）

A. 100 ～ 150ml　B. 150 ～ 200ml　　C. 200 ～ 250ml　　D. 250 ～ 300ml　　E. 300 ～ 350ml

（4）三腔二囊管止血术中食管囊内需注入空气（　　　）

A. 100 ～ 150ml　B. 100 ～ 200ml　　C. 200 ～ 250ml　　D. 200 ～ 300ml　　E. 250 ～ 350ml

（5）关于三腔二囊管止血术中描述错误的是（　　　）

A. 先向胃囊内注入空气

B. 食管囊内一般注入空气 100 ～ 200ml

C. 每 2 ～ 3 小时检查气囊内压力 1 次

D. 每 8 ～ 12 小时食管囊放气并放松牵引一次

E. 观察出血停止 12 小时后，取下牵引重物并拔出三腔二囊管

2. X 型题

（1）下列哪些情况应慎用三腔二囊管止血术（　　　）

A. 高血压　　　　B. 冠心病　　　　　C. 糖尿病　　　　　　D. 心功能不全　　　E. 肺功能不全

（2）三腔二囊管止血术的作用（　　　）

A. 胃肠减压　　　　　　　　　　　　　B. 直接胃腔内给药

C. 经充气后可压迫胃底止血　　　　　　D. 冰生理盐水洗胃，使血管收缩减少出血

E. 抽吸胃内容物，观察出血情况

（3）下列有关三腔二囊管止血术的叙述中正确的是（　　　）

A. 三腔二囊管，用于抢救食管 - 胃底静脉曲张破裂出血

B. 先向胃囊内注入空气，如仍有活动性出血，再向食管囊内注入空气

C. 压迫过程中应每 2 ～ 3 小时检查气囊内压力 1 次，压力不足时应及时充气

D. 气囊压迫期间，须密切观察脉搏、呼吸、血压、心率等生命体征变化

E. 出血停止 24 小时后，三腔二囊管应继续留置于胃内观察 24 小时再决定是否拔出

（孙　龙）

第十一节　中毒抢救及相关知识

进入人体的化学物质达到中毒量产生组织和器官损害引起全身性疾病称为中毒，引起中毒的

化学物质称为毒物。毒物包括工业性毒物、药物、农药、有毒动植物等。急性中毒指人体在短时间内一次或数次接触大量高浓度的毒物或服用超过中毒量的药物后迅速产生的一系列病理生理变化。急性中毒病情复杂、变化急骤，如不及时治疗常危及生命，属于危急重症范畴。慢性中毒是长时间吸收小量毒物的结果，一般病程长、起病慢，缺乏特异性诊断指标，多不属于急诊范畴。

一、治 疗 原 则

1. 立即脱离中毒现场，终止与毒物继续接触。

2. 迅速清除体内已被吸收或尚未吸收的毒物。

3. 如有可能，尽早使用特效解毒药物。

4. 对症支持治疗。

二、治 疗 措 施

（一）现场抢救

1. 终止继续暴露毒物 立即将患者脱离中毒现场，移至空气新鲜的地方；脱去污染的衣服，用肥皂水或温水（特殊毒物也可选用酒精、碳酸氢钠、醋酸等）清洗接触部位的皮肤和毛发。

2. 紧急复苏和对症支持治疗 急性中毒昏迷者，保持呼吸道通畅、维持呼吸和循环功能。严重中毒者出现心脏停搏、休克、循环衰竭、肾衰竭、水电解质紊乱酸碱失衡时，立即采取有效急救复苏措施，稳定生命体征。

（二）毒物清除

1. 清除体内尚未吸收的毒物 对口服中毒者尤为重要。毒物清除越早、越彻底，病情改善越明显，预后越好。

（1）催吐：用于意外中毒不能洗胃者。对神志清醒、合作的经口摄入中毒者，可考虑催吐法。因此法易引起误吸和延迟活性炭应用，还可以引起食管撕裂、胃穿孔、出血等，临床上已不常规应用。昏迷、惊厥、休克、腐蚀性毒物摄入、无呕吐反射、近期上消化道出血或食管胃底静脉曲张者和孕妇禁用。

1）物理催吐：用手指或压舌板、筷子刺激咽后壁或舌根诱发呕吐。未见效时饮温水 200～300ml，然后再用上述方法刺激呕吐。不断重复直至胃内容物完全呕出为止。

2）药物催吐：临床少用。①阿扑吗啡：2～5mg 皮下注射，5～10 分钟后即发生催吐作用。给药前先饮水 200～300ml，可增加催吐效果。②吐根糖浆：口服 30ml，继而饮水 200ml。20 分钟后出现呕吐，持续 30～120 分钟。

（2）洗胃

1）适应证：口服毒物 1 小时内者；吸收缓慢的毒物、胃蠕动功能减弱或消失者，可延长至 4～6 小时；对无特效解毒治疗的急性重度中毒，患者就诊时已超过 6 小时，仍可酌情考虑洗胃。

2）禁忌证：吞服强腐蚀性毒物、食管静脉曲张、惊厥或昏迷患者，不宜进行洗胃。

3）洗胃方法：详见第十二章第八节。

4）洗胃液选择：最常用的洗胃液是温开水。根据进入胃内毒物种类不同，可选择不同的洗胃液。①溶剂：口服脂溶性毒物（如汽油、煤油等）时，先用液体石蜡 150～200ml，使其溶解不被吸收，然后洗胃。②解毒药：解毒药与体内存留毒物起中和、氧化和沉淀等化学作用，使其失去毒性。③中和剂：强酸用弱碱（如镁乳、氢氧化铝凝胶等）中和，不用碳酸氢钠，因其遇酸后生成二氧化碳，使胃肠充气膨胀，有造成穿孔危险。强碱可用弱酸类物质（如食醋、果汁等）中和。④沉淀剂：有些化学物与毒物作用，生成溶解度低、毒性小的物质。乳酸钙或葡萄糖酸钙与氟化物或草酸盐作用，生成氟化钙或草酸钙沉淀。2%～5% 硫酸钠与可溶性钡盐作用，生成不溶性硫酸钡。

生理盐水与硝酸银生成氯化银。⑤氧化剂：1：5000高锰酸钾液，可使生物碱、蕈类毒素氧化而解毒。⑥胃黏膜保护剂：吞服腐蚀性毒物时，禁忌洗胃，可用胃黏膜保护剂，如牛奶、蛋清、米汤、植物油等保护胃黏膜。

5）洗胃并发症：胃穿孔或出血，吸入性肺炎或窒息等。

（3）肠道毒物吸附．活性炭是强力的吸附剂，能吸附多种毒物，不能被活性炭很好吸附的毒物有：乙醇、强酸、强碱、钾、铁、锂、碘、氰化物等。活性炭的效用呈时间依赖性，应在涉毒1小时内使用。活性炭结合为一种饱和过程，需要应用超过毒物的足量活性炭来吸附毒物。首次1～2g/kg，加水200ml，由胃管注入，2～4小时重复应用0.5～1.0g/kg，直至症状改善。应用的主要并发症有呕吐、肠梗阻和吸入性肺炎。

（4）导泻：不推荐单独使用导泻药物清除急性中毒患者的肠道毒物。通常不用油脂类药物导泻，以免促进脂溶性毒物吸收。洗胃或给予活性炭后灌入泻药。常用导泻药有甘露醇、山梨醇、硫酸镁、硫酸钠、复方聚乙二醇电解质散等。硫酸镁15g溶于水中，口服或经胃管注入。镁离子吸收过多对中枢神经系统有抑制作用。肾脏或呼吸衰竭、昏迷和磷化锌、有机磷杀虫药（organic phosphorus insecticides，OPI）中毒晚期者不宜使用。

（5）灌肠：除腐蚀性毒物中毒外，用于口服中毒6小时以上、导泻无效或抑制肠蠕动毒物（巴比妥类、颠茄类或阿片类）中毒者。应用1%温肥皂水连续多次灌肠。

（6）全肠灌洗：全肠灌洗可通过促使排便、加快排出而减少毒物在体内的吸收。用于口服重金属中毒、缓释药物、肠溶药物中毒以及消化道藏毒品者。可在4～6小时内清空肠道，因效果显著已逐渐取代以前常用的温肥皂水连续灌肠法。方法：高分子聚乙二醇等渗电解质溶液连续灌洗，速度为2L/h。

2. 促进已吸收毒物排出

（1）强化利尿及改变尿液酸碱度

1）强化利尿：增加尿量促进毒物排出。主要用于以原型经肾脏排出的毒物中毒。方法为：快速大量静脉输注5%～10%葡萄糖溶液或5%糖盐溶液，每小时500～1000ml；同时静脉注射呋塞米20～80mg。有心、肺和肾脏功能障碍者勿用此疗法。

2）改变尿液酸碱度：①碱化尿液：静脉滴注碳酸氢钠使尿pH达8.0可加速弱酸性毒物排出；②酸化尿液：静脉应用大剂量维生素C或氯化铵使尿pH < 5.0，有利于弱碱性毒物排出。

（2）供氧：高压氧已广泛用于急性中毒的治疗，尤其对于一氧化碳中毒，更是一种特效抢救措施，可促进碳氧血红蛋白解离，加速一氧化碳排出，还能减少迟发性脑病的发生。治疗方法：压力2.0～2.5ATA（绝对大气压），1～2次/日，每次1～2小时，直至脑电图恢复正常为止。

（3）血液净化治疗：急性中毒性疾病是全身性疾病，重度中毒患者病情危重，病程发展迅速，在解毒药物有限的情况下，若单纯应用洗胃、导泻、补液促排等治疗方法疗效不显著，中毒患者的病死率较高。而血液净化治疗可清除体内已吸收毒物、降低体内毒物浓度、减少毒物致伤效应，以缩短中毒患者住院时间、提高中毒治疗救治成功率，已成为目前中毒性疾病常用和有效的重要毒物清除治疗手段。目前常用的中毒血液净化治疗模式主要有：血液灌流（hemoperfusion，HP）、血液透析（hemodialysis，HD）、血浆置换（plasma exchange，PE）及血液滤过（hemofiltration，HF）等。在急性中毒中，血液灌流和血液透析是临床上最常用的清除毒物的血液净化技术。但在重症中毒患者的处理中，由于病情较复杂，常常需要联合进行多种模式的连续血液净化治疗。

1）中毒血液净化治疗的适应证：①服毒剂量过大，超过自身清除能力，已达或超过中毒致死量者。②合并机体内环境发生严重紊乱者（如酸碱失衡、电解质紊乱等）。③病情进行性恶化，合并脑功能障碍者。④合并心血管功能不全者。⑤合并严重的全身水肿者（包括脑水肿、肺水肿等）。⑥合并重症感染者。⑦合并多器官功能障碍综合征者。⑧合并严重肝肾功能不全，对毒物或毒性代谢产物的清除能力障碍者。⑨能够产生代谢障碍和（或）延迟效应的毒物中毒（如甲醇、百草枯等）。

2）中毒血液净化治疗的相对禁忌证：目前尚无血液净化的绝对禁忌证，但下列情况选择血液净化治疗需审慎考虑或严密监护：①重要脏器（如颅内、肺、消化道等）的严重活动性出血或有全身出血倾向，或有应用抗凝药物禁忌者。②经积极扩容、升压药物应用及全身辅助支持治疗，中毒患者仍处于严重低血压状态，收缩压持续小于 90mmHg。③有严重的贫血、周围循环衰竭、严重的心肺功能不全等情况时应尽量避免进行血液净化治疗。④严重的血小板减少或有严重的白细胞减少者。

3）中毒血液净化治疗的原则：为更好地清除体内毒物，降低中毒的严重程度，需根据毒物种类选择合适的血液净化治疗方式。

根据毒物的分子特性及毒物代谢动力学特点：①毒物的分子量；②毒物的溶解性；③毒物的蛋白结合率；④毒物的表观分布容积；⑤毒物的半衰期；⑥毒物的血达峰时间；⑦机体对毒物的清除率。

正确选择最适宜的血液净化治疗方式，是救治成功的前提。每种毒物的分子特性及毒物代谢动力学特点不同，在开始治疗前，详细查阅毒物的以上特点，是正确选择血液净化方式的前提。

毒物的表观分布容积代表毒物在血管内外分布的比例。与血液中蛋白结合率高的毒物，表观分布容积小，主要分布在血管内，被机体排泄的速度快，清除率高；反之，与血液中蛋白结合率低的毒物，其表观分布容积大，主要分布在血管外，排泄速度慢，在机体内停留时间长，易出现毒物的二次分布和二次中毒现象，即指血液中的毒物被清除后，病情出现好转，但随着与组织结合的毒物释放到血液中，引起血液中毒物浓度再次增高，出现病情反复，也称为"反跳"。因此在应用血液净化治疗过程中，治疗时机强调早期干预，治疗模式和频率强调应用连续性血液净化模式或序贯多次治疗。

4）血液净化救治中毒方式的选择

A. 血液灌流（HP）：是通过具有高效、广谱和解毒效应的吸附装置／血液吸附器，清除血液中内源性或外源性毒物，达到清除体内已吸收毒物的作用。可用于中、小分子毒物的治疗，尤其是含有苯环的毒素，对脂溶性高、易与蛋白结合的毒物具有优于血液透析的清除效果。HP 是目前临床上一种非常有效的血液净化治疗方式，它的设备要求及操作相对简单，适用于基层医疗单位对中毒患者的早期救治。

脂溶性高的毒物在人体主要分布在脂肪组织，HP 治疗后血中浓度下降，患者病情好转或无好转，但在血液灌流结束一定时间后（几小时或一天），脂肪组织中的毒物不断释放入血，血中浓度再次升高，导致病情再次加重。因此，对于脂溶性高的毒物应在血液灌流后严密观察病情变化，必要时可连续血液灌流 2～3 次，或根据病情增加血液灌流次数，以达到较好的治疗效果。

血液灌流治疗时间要适当，每次 2 小时吸附剂已达到饱和，延长治疗无效，若继续治疗需更换吸附器，以达到最佳治疗效果。老年人和肝肾功能不全患者其毒物在体内的半衰期延长，因此当服毒量大或毒物检测量高的危重患者，应尽早应用血液净化治疗。

虽然血液灌流有较好的清除毒物作用，应用广泛，但其治疗结束后容易出现中毒"反跳"现象，也不能代替解毒药物的应用。在已知毒物有解毒或拮抗药物治疗的情况下，首选解毒或拮抗药物应尽早、足量、足疗程应用，在此基础上联合血液灌流等血液净化治疗。

HP 治疗的主要并发症：

a. 血小板减少：治疗过程中监测凝血功能、血小板、有无出血情况，必要时可减少抗凝剂的应用。

b. 低血压：HP 要求一定的血流量，因而治疗起始体内血容量减少易导致血压下降，尤其在重度中毒合并低血压状态的患者。临床应用中，急性重度口服多种降压药物中毒的患者［如钙离子拮抗剂和（或）β 受体阻滞剂和（或）ACEI/ARB 类，合并／不合并苯二氮䓬类安眠药物］，往往存在顽固性低血压状态，必要时可在扩容、升压药物应用及全身辅助支持治疗情况下，进行 HP 的治疗。

c. 凝血与出血可根据患者治疗前的凝血状态等综合情况，在推荐剂量范围内（体内肝素化首次剂量 1.0～1.5mg/kg，维持剂量 10～15mg/h），调整抗凝剂的用量，减少凝血与出血风险。

d. 发热反应：少见。主要是由于灌流器微粒脱落，出现寒战、发热。

B.血液透析（HD）：是利用半透膜两侧溶质浓度梯度差及溶质弥散转运机制，并根据半透膜平衡原理，将患者血液内毒物经弥散运动通过半透膜至透析液中，清除血液中外源性和内源性毒物，达到清除体内已吸收毒物的目的。可用于小分子量、水溶性、低蛋白结合率的毒物。血液透析能部分代替正常肾脏排泄功能，因而可用于合并肾衰竭并严重水电解质、酸碱失衡的治疗，改善肺水肿。临床上常用于血液透析清除的毒物主要有甲醇、乙醇、乙二醇、异丙醇、汞盐、砷、铊、铁、钾、钡、钠、四氯化碳、三氯乙烯、尿素氮、肌酐、水杨酸等。

在急性中毒性事件中，常见的甲醇中毒和乙二醇中毒病情危重、病程发展迅速，明确诊断后应尽早进行血液透析治疗，疗效显著。

C.血浆置换（PE）：是将患者血液经体外循环引入血浆分离器，使血细胞成分（白细胞、红细胞、血小板）与血浆分离，弃去分离的血浆，按比例补充一定量的正常新鲜血浆或白蛋白，达到清除患者体内血浆中与蛋白结合的毒物的作用。适用于清除分子质量大、血浆蛋白结合率高、但不易被血液吸附或血液透析清除的毒物或致病因子，包括抗体、免疫复合物、冷凝蛋白、红细胞破坏产物、内源性毒素、炎症因子，因新鲜冰冻血浆中含有大量的凝血因子，对于伴发凝血功能障碍的中毒患者有改善凝血功能的作用。但PE因需消耗大量稀缺的血浆和血浆制品，且费用昂贵，因而限制了应用。临床上主要适用于急性重度中毒合并重要脏器衰竭的患者，如毒蕈中毒、鱼胆中毒、稀料中毒、对乙酰氨基酚中毒、甲硝唑中毒，同时合并肝衰竭，早期大剂量激素冲击治疗联合血浆置换可有效挽救患者生命的作用。

PE治疗的主要并发症：①低钙：因新鲜冰冻血浆或白蛋白液中含有枸橼酸盐作为抗凝剂，大量快速输入体内可引起枸橼酸中毒反应（低血钙、肢体抽搐、心律失常），因此在治疗过程中需补充钙剂；②过敏反应：与置换液中输入的血浆或白蛋白有关，可在血浆置换前应用苯海拉明，治疗中出现的过敏反应若可查明血袋，未用完的血可弃用，并应用糖皮质激素。严重过敏反应导致休克者，需及时终止治疗；③低血压：在血浆置换过程中，体内血浆被大量去除，致胶体渗透压降低，输入白蛋白、血浆发生超敏反应、枸橼酸反应低血钙等复合因素可导致低血压。可调节输入量和血浆滤出的速度来调节。

5）血液净化血管通路的选择：重症患者临时血液净化导管插入最佳位置的选择包括患者血管条件、操作者的技术和习惯、导管感染等多种因素。改善全球肾脏病预后组织（kidney disease improving global outcomes，KDIGO）急性肾损伤指南（2012）建议：首选右颈内静脉，其次选择股静脉，第三选择左侧颈内静脉，最后选择优势侧的锁骨下静脉，以减少中心静脉狭窄的可能性。

3.特殊解毒药的应用

（1）OPI中毒解毒药：肟类复能剂和抗胆碱能药物是目前OPI中毒的主要特效解毒剂，解毒剂的应用应遵循早期、足量、重复，以复能剂为主，抗胆碱能药为辅的原则。

复能剂可复活被OPI抑制的胆碱酯酶，直接与有机磷化合物结合使其失去毒性，并且有较弱的类似阿托品抗胆碱作用，对横纹肌神经肌肉接头阻断有直接对抗作用。目前常用的药物有氯磷定、碘解磷定、双复磷等。由于氯磷定具有使用简单、安全、高效等优点，因此临床上大多推荐使用氯磷定，一般宜肌内注射，也可静脉缓慢注射，首次剂量推荐见表11-11-1，随后以0.5～1.0g每2小时1次肌内注射，随后根据病情酌情延长用药间隔时间，疗程一般为3～5天，严重病例可适当延长用药时间。碘解磷定应用参照氯磷定用量。

表11-11-1　常用复能剂治疗OPI中毒首次剂量推荐

药物	轻度中毒（g）	中度中毒（g）	重度中毒（g）
氯磷定	0.5～1	1～2	1.5～3
碘解磷定	0.4	0.8～1.2	1.0～1.6

抗胆碱能药物通过阻断乙酰胆碱的M样作用，减轻或消除OPI中毒的M样症状，对抗OPI所

致的呼吸中枢抑制、肺水肿、循环衰竭等作用，对 N 样症状及胆碱酯酶活力的恢复无效。阿托品是目前最常用的抗胆碱能药物。OPI 中毒患者应迅速给予足量的阿托品，并使其达到"阿托品化"。阿托品化指标包括：口干、皮肤黏膜干燥、颜面潮红、肺部湿啰音显著减少或消失、瞳孔较前扩大、心率 90～100 次 / 分等。需注意的是，目前临床阿托品化的指标仅作为临床参考指标，不能因为盲目的要求"达标"而无限度地使用阿托品，否则易导致阿托品过量或中毒。一般情况下阿托品静脉注射 1～4 分钟即可发挥作用，8 分钟效果达峰值，全身性作用可维持 2～3 小时，首剂用量参考表 11-11-2，一般首次给药 10 分钟未见症状缓解即可重复给药，严重患者每 5 分钟即可重复给药。重复剂量多采用中度、轻度量，达"阿托品化"后给予维持量。维持量一般轻度中毒：0.5mg每 4～6 小时 1 次；中度中毒：0.5～1mg 每 2 小时～4 小时 1 次；重度中毒：0.5～1mg 每 1～2 小时 1 次；中毒情况好转后逐渐减量至停用。

盐酸戊乙奎醚为具有选择作用的抗胆碱能药，主要对 M1、M3、M4 受体作用，对心率影响小，用药剂量小，作用时间长，生物半衰期长，重复用药次数少。一般首剂用量参考表 11-11-2，维持剂量一般轻度中毒 1mg 每 12 小时 1 次，中度 - 重度中毒 1～2mg 每 8～12 小时 1 次。由于戊乙奎醚较其他抗胆碱能药物具有副作用小、治疗效果好、使用方便等特点，近年应用较多。

表 11-11-2　常用抗胆碱能药治疗 OPI 中毒首次剂量推荐

药物	轻度中毒（mg）	中度中毒（mg）	重度中毒（mg）
阿托品	2～4	4～10	10～20
戊乙奎醚	1～2	2～4	4～6

（2）金属中毒解毒药

1）氨羧螯合剂：依地酸钙钠是最常用的氨羧螯合剂，可与多种金属形成稳定而可溶的金属螯合物排出体外，主要治疗铅中毒。

2）巯基螯合剂：常用药物有二巯丙醇、二巯丙磺钠、二巯丁二钠等。此类药物均含有活性硫基，进入人体后可与某些金属形成无毒、难解离的可溶性螯合物随尿排出。此外，还能夺取已与酶结合的重金属，使酶恢复活力。主要治疗砷、汞、铜、锑、铅等中毒。

（3）高铁血红蛋白血症解毒药：常用亚甲蓝。小剂量亚甲蓝可使高铁血红蛋白还原为正常血红蛋白，是亚硝酸盐、苯胺、硝基苯等高铁血红蛋白生成性毒物中毒的特效解毒药。用法：1% 亚甲蓝 5～10ml（1～2mg/kg）稀释后静脉注射，2～4 小时后可重复一次，以后视病情逐渐减量，直至发绀消失，24 小时总量一般不超过 600mg。注意：大剂量（10mg/kg）亚甲蓝的效果刚好相反，可产生高铁血红蛋白血症，适用于氰化物中毒的治疗。

（4）氰化物中毒解毒药：氰化物中毒一般采用亚硝酸盐 - 硫代硫酸钠疗法。中毒后立即给予亚硝酸盐，适量亚硝酸盐可使血红蛋白氧化，产生一定量高铁血红蛋白，高铁血红蛋白一方面能与血中氰化物结合，另一方面还能夺取已与氧化型细胞色素氧化酶结合的氰离子，形成氰化物高铁血红蛋白。后者与硫代硫酸钠作用，可转化为毒性较低的硫氰酸盐排出体外，从而达到解毒目的。方法：立即以亚硝酸异戊酯吸入，3% 亚硝酸钠溶液 10～15ml 缓慢静脉注射，随即用 50% 硫代硫酸钠 20～40ml 缓慢静脉注射。

（5）中枢神经抑制剂中毒解毒药

1）纳洛酮：为阿片受体拮抗剂，对麻醉镇痛药所致的呼吸抑制有特异性拮抗作用，对急性酒精中毒和镇静催眠药中毒引起的意识障碍亦有较好疗效。用法：0.4～0.8mg 静脉注射，酌情重复，总量可达 10～20mg。

2）氟马西尼：为苯二氮䓬类中毒的特效解毒药。用法：0.2mg 静脉注射，酌情重复，总量可达 2mg。

4. 对症支持治疗　多数中毒并无特殊解毒疗法，只能通过积极的对症支持治疗，帮助危重患者渡过难关，为重要器官功能恢复创造条件。具体措施包括：

（1）保持呼吸道通畅，充分供氧。

（2）输液或鼻饲供给营养。

（3）选用适当抗生素防治感染。

（4）应用巴比妥类：地西泮等药物抗惊厥治疗。

（5）对脑水肿、肺水肿、呼吸衰竭、休克、心律失常、肾衰竭、电解质及酸碱平衡紊乱等情况给予积极救治。

三、病 例 分 析

患者，女性，28岁。主诉因急性口服百草枯（约20ml）3小时入院。既往史无特殊。体格检查：T 36.5℃，P 86次/分，R 24次/分，BP 100/80mmHg。口唇无发绀。两肺呼吸音清，未闻及干、湿啰音。心率86次/分，律齐，各瓣膜听诊区未闻及杂音。腹部查体未见异常。双下肢无水肿。该患者来急诊，如何急诊救治？

四、练 习 题

（一）主观题

简述急性中毒的治疗原则。

（二）客观题

1. A型题

（1）患者头晕、头痛、恶心、呕吐，视物模糊、颜面潮红，口唇呈樱桃红色，为（　　）中毒。

A. 乙醇　　　　　　B. 一氧化碳　　　　C. 有机磷中毒　　　D. 巴比妥类

（2）下列何种毒物中毒时不宜吸氧，因其会加重肺纤维化（　　）

A. 鱼胆中毒　　　B. 百草枯中毒　　　C. 毒蕈中毒　　　D. 一氧化碳中毒

2. B型题

（1）～（2）题共用备选答案

A. 大汗　　　　　B. 肌纤维颤动　　　C. 呼吸呈蒜味　　　D. 皮肤干燥

（1）有机磷中毒烟碱样症状（　　）

（2）有机磷中毒蕈碱样症状（　　）

3. C型题

（1）～（2）题共用题干

28岁女性，主诉因意识不清3小时入院。家属在身旁发现有机磷农药空瓶，呼吸有大蒜味，既往史无特殊。体格检查：T 36.5℃，P 80次/分，R 26次/分，BP 105/62mmHg。神志昏迷状态，口唇无发绀。针尖样瞳孔，两肺呼吸音清，未闻及干、湿啰音。心率80次/分，律齐，各瓣膜听诊区未闻及杂音。腹部查体未见异常。双下肢无水肿。

（1）该患者诊断应考虑（　　）

A. 一氧化碳中毒　B. 有机磷农药中毒　C. 吸毒过量　　　D. 脑干出血　　　E. 安定中毒

（2）如该患者大汗、流涎、心率慢、大小便失禁、支气管痉挛及分泌物增加，则应选用（　　）药物治疗。

A. 呋塞米　　　　B. 去乙酰毛花苷　　C. 阿托品　　　　D. 解磷定　　　E. 吗啡

4. X型题

（1）中毒血液净化治疗的适应证（　　）

A. 服毒剂量过大，超过自身清除能力，已达或超过中毒致死量者。

B. 合并机体内环境发生严重紊乱者（如酸碱失衡、电解质紊乱等）。

C. 病情进行性恶化，合并脑功能障碍者。

D. 合并多器官功能障碍综合征者。

E. 能够产生代谢障碍和（或）延迟效应的毒物中毒（如甲醇、百草枯等）。

（2）血液净化置管常见并发症包括（　　　）

A. 局部出血或血肿形成　　　　　B. 气胸　　　　　　　C. 空气栓塞

D. 心律失常　　　　　　　　　　E. 气管胸膜损伤

（梁立秋）

第十二节　血胸、气胸的急救技术及相关知识

一、血　　胸

胸膜腔积血称为血胸（hemothorax），若与气胸同时存在，即称为血气胸（hemopneumothorax）。胸腔积血主要来源于心脏、胸内大血管及其分支、胸壁、肺组织、膈肌和心包血管出血。血胸发生后不但因血容量丢失影响循环功能，积血还可压迫肺组织，减少呼吸面积。血胸推移纵隔，使健侧肺也受压，并影响腔静脉回流。当胸腔内迅速积聚大量血液，超过肺、心包和膈肌运动所起的去纤维蛋白作用时，胸腔内积血发生凝固，形成凝固性血胸（coagulating hemothorax）。凝血块机化后形成纤维板，限制肺与胸廓活动，损害呼吸功能。血液是良好的培养基，经伤口或肺破裂口侵入的细菌，会在积血中迅速滋生繁殖，引起感染性血胸（infective hemothorax），最终导致脓血胸（pyohemothorax）。持续大量出血所致胸膜腔积血称为进行性血胸（progressive hemothorax）。少数伤员因肋骨断端活动刺破肋间血管或血管破裂处血凝块脱落，发生延迟出现的胸腔内积血，称为迟发性血胸（delayed hemothorax）。

二、气　　胸

胸膜腔内积气称为气胸（pneumothorax），气胸的形成多由于肺组织、气管、支气管、食管破裂，空气逸入胸膜腔，或因胸壁伤口穿破胸膜，胸膜腔与外界沟通，外界空气进入胸膜腔所致。气胸可以分为闭合性气胸、开放性气胸和张力性气胸三类。

（一）闭合性气胸

闭合性气胸（closed pneumothorax）的胸膜内压力仍低于大气压，胸膜腔积气量决定伤侧肺萎陷的程度。随着胸腔内积气与肺萎陷程度增加，肺表面裂口缩小，直至吸气时也不能开放，气胸则可趋于稳定。伤侧肺萎陷使肺呼吸面积减少，将影响肺通气和换气功能，通气血流比率也失衡。伤侧胸膜腔内压增加可引起纵隔向健侧移位。根据胸膜腔内积气的量与速度，轻者患者可无症状表现，重者有明显呼吸困难。体检可能发现伤侧胸廓饱满，呼吸活动度降低，气管向健侧移位，伤侧胸部叩诊呈鼓音，呼吸音降低。胸部X线检查可显示不同程度的肺萎陷和胸膜腔积气，有时尚伴有少量胸腔积液。

发生气胸时间较长且积气量少的患者，无须特殊处理，胸腔内的积气一般可在1～2周内自行吸收。大量气胸则需进行胸膜腔穿刺术，抽尽积气，或行胸腔闭式引流术，促使肺尽早膨胀，并使用抗生素预防感染。

（二）开放性气胸

形成开放性气胸（open pneumothorax）时，外界空气经胸壁伤口或软组织缺损处，随呼吸自由进出胸膜腔。空气出入量与胸壁伤口大小有密切关系，伤口大于气管口径时，空气出入量多，胸膜

腔内压几乎等于大气压，伤侧肺将完全塌陷，丧失呼吸功能。伤侧胸膜腔内压显著高于健侧，纵隔向健侧移位，进一步使健侧肺扩张受限。呼、吸气时，两侧胸膜腔压力出现周期性不均等变化，使纵隔在吸气时移向健侧，呼气时移向伤侧，称为纵隔扑动（mediastinal flutter）。纵隔扑动和移位影响静脉回心血流，引起循环障碍。伤员出现明显呼吸困难、鼻翼扇动、口唇发绀、颈静脉怒张。伤侧胸壁可见伴有气体进出胸腔发出吸吮样声音的伤口，称为胸部吸吮伤口（sucking wound）。气管向健侧移位，伤侧胸部叩诊鼓音，呼吸音消失，严重者伴有休克。胸部 X 线检查可见伤侧胸腔大量积气，肺萎陷，纵隔移向健侧。

开放性气胸急救处理要点为：立即将开放性气胸变为闭合性气胸，赢得挽救生命的时间，并迅速转送至医院。使用无菌敷料如凡士林纱布、纱布、棉垫或清洁器材如塑料袋、衣服、碗杯等制作不透气敷料和压迫物，在伤员用力呼气末封盖吸吮性伤口，并加压包扎。转运途中如伤员呼吸困难加重或有张力性气胸表现，应在伤员呼气时开放密闭敷料，排出高压气体。送达医院进一步处理为：给氧，补充血容量，纠正休克；清创、缝合胸壁伤口，并做胸腔闭式引流；给抗生素，鼓励患者咳嗽排痰，预防感染。如疑有胸腔内脏器损伤或进行性出血，则行开胸探查手术。

（三）张力性气胸

张力性气胸（tension pneumothorax）为气管、支气管或肺损伤处形成活瓣，气体随每次吸气进入胸膜腔并积累增多，导致胸膜腔压力高于大气压，又称为高压性气胸。伤侧肺严重萎陷，纵隔显著向健侧移位，健侧肺受压，腔静脉回流障碍。高于大气压的胸膜腔内压，驱使气体经支气管、气管周围疏松结缔组织或壁胸膜裂伤处，进入纵隔或胸壁软组织，形成纵隔气肿（mediastinal emphysema）或面、颈、胸部的皮下气肿（subcutaneous emphysema）。

张力性气胸患者表现为严重或极度呼吸困难、烦躁、意识障碍、大汗淋漓、发绀。气管明显移向健侧，颈静脉怒张，多有皮下气肿。伤侧胸部胸廓饱满，叩诊呈鼓音，呼吸音消失。胸部 X 线检查显示胸腔严重积气，肺完全萎陷、纵隔移位，并可能有纵隔和皮下气肿征象，胸腔穿刺时有高压气体可将针芯向外推移。不少患者有脉搏细速，血压降低等循环障碍表现。张力性气胸是可迅速致死的危急重症。入院前或院内急救需迅速使用粗针头穿刺胸膜腔减压，并外接单向活瓣装置；在紧急时可在针柄部外接剪有小口的柔软塑料袋、气球等，使胸腔内高压气体易于排出，而外界空气不能进入胸腔。

三、胸腔闭式引流术

胸腔闭式引流（thoracic close drainage）是胸部急危重症最常用的急救基本技术之一，其通过水封瓶虹吸作用，使胸膜腔内气体或液体及时引流排出，避免外界空气和液体进入胸腔，从而维持胸膜腔内负压，促进肺膨胀，并有利于控制胸膜腔感染，预防胸膜粘连。所有胸内手术患者均需常规放置胸腔闭式引流，许多胸部创伤患者也常需放置。胸部开放伤的创口经过处理后，应常规放置胸腔闭式引流，以引流胸膜腔可能产生的积血、积液，观察有否持续出血，预防感染。创伤性或自发性张力性气胸、部分闭合性气胸均应常规作胸腔闭式引流。

（一）目的

1. 引流胸腔内渗液、血液及气体。

2. 重建胸腔内负压，维持纵隔的正常位置。

3. 促进肺复张。

（二）适应证与禁忌证

1. 适应证

（1）中、大量血气胸、开放性气胸、张力性气胸。

（2）胸腔穿刺术治疗下肺无法复张者。

（3）需使用机械通气或人工通气的气胸或血气胸者。

（4）拔除胸腔引流管后气胸或血胸复发者。

（5）开胸手术后。

2. 禁忌证

（1）凝血功能障碍有出血倾向者。

（2）肝性胸腔积液，持续引流可导致大量蛋白质和电解质丢失。

（3）严重肺结核及肺气肿者。

（4）疑为胸腔包虫病患者，穿刺可引起感染扩散，不宜穿刺。

（三）准备工作

1. 患者准备 监测生命体征；向患者讲解本手术的目的、过程、可能出现的情况，取得患者的理解与配合，签署知情同意书（张力性气胸应进行填塞、缝合等处理形成闭合性气胸；血胸患者出血量较大应补液）。

2. 物品准备 胸腔穿刺包、局麻药物、胸腔闭式引流装置等物品。

（1）一次性使用无菌胸腔穿刺包：由胸穿针、注射针、注射器、手套、护创膏、纱布、棉签、血管钳、镊子、中单、孔巾、试管及试管塞、试管架、胶管和导管夹组成。

（2）胸腔闭式引流装置：单瓶或双瓶胸腔引流装置是最简单而常用的装置（图 11-12-1、图 11-12-2），引流管的尾端接一根长玻璃管，放入瓶内水面之下，使胸腔与大气隔绝，胸腔内的液体可引流入瓶内，只要引流瓶的放置低位，液体不会反流入胸腔，气体可从水面逸出，而空气因水面隔绝不会进入胸腔，故又称为"水封瓶"。

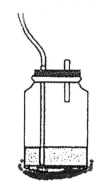 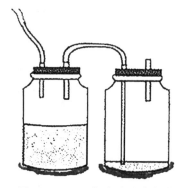

图 11-12-1　单瓶胸腔引流装置　　　图 11-12-2　双瓶胸腔引流装置

3. 术者准备 认真了解病史，根据 X 线胸片、CT 等影像学资料以及超声检查协助操作，洗手、戴口罩、帽子及无菌手套，最好穿无菌隔离衣。

4. 体位要求 患者取半卧位，躯干略转向健侧，可用小枕头将肩胛、背部垫高约 45°，患侧上肢上抬置于头枕部（图 11-12-3）。

5. 切口部位 根据病变部位和引流物性质决定切口部位。一般情况下，引流气体时，切口宜选择在锁骨中线第 2 肋间；引流血胸、脓胸、乳糜胸等积液液体时，切口常选择腋中线或腋后线第 6～8 肋间。

（四）操作步骤

1. 协助患者摆好体位，标记切口部位，常规消毒，铺无菌孔巾。

2. 麻醉 1%～2% 利多卡因或普鲁卡因局部浸润麻醉，包括皮肤、皮下、肌层以及肋骨骨膜，麻醉至壁

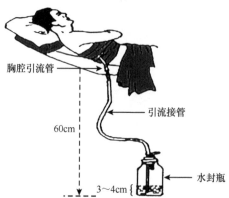

图 11-12-3　胸腔闭式引流术体位

层胸膜后，再稍进针试验性抽吸，待抽出液体或气体后即可确诊血胸或气胸。

3. 插管操作（肋间切开插管法）

（1）沿肋间方向切开皮肤 2.0 ～ 3.0cm，在肋骨上缘处用中弯血管钳钝性分离肋间组织，用钳尖刺入胸膜腔内，此时有明显的突破感（图 11-12-4）。

（2）用血管钳撑开、扩大创口，用另一把血管钳沿长轴夹住引流管前端，顺着撑开的血管钳将引流管送入胸腔，其侧孔应在胸内 2.0 ～ 3.0cm（图 11-12-5）。引流管远端接水封瓶或闭式引流袋，观察水柱波动是否良好，必要时调整引流管的位置。

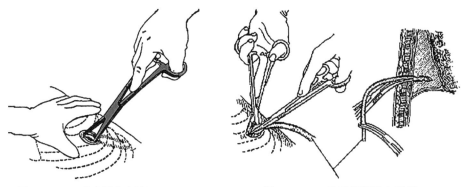

图 11-12-4　分离肋间组织　　　　　　图 11-12-5　将引流管送入胸腔

（3）将引流管末端与盛有液体的水封瓶相连接，松开末端血管钳，嘱患者咳嗽或做深呼吸运动，可见气体或液体自引流管内流出，玻璃管内液体随呼吸上下运动。如上述现象不出现，应重新调整胸膜腔内引流管位置。切口缝合 1 ～ 2 针，用引流管旁缝合皮肤的两根缝线将引流管固定在胸壁上。

（4）其他插管操作方法

1）套管针插管法：局麻处切开皮肤约 2cm，紧贴肋骨上缘处，用持续的力量转动套管针，使之逐渐刺入胸壁，进胸膜腔时有突破感。先将引流管末端用血管钳夹住，拔出针芯，迅速将引流管自侧壁插入套管腔，送入胸腔内预定深度，缓慢退出套管针套管，注意勿将引流管一并退出。缝合皮肤并固定引流管，末端连接水封瓶。

2）肋骨切除插管法：在手术室进行，可插入较粗的引流管，适用于脓液黏稠的脓胸患者。手术切除一段肋骨，长约 4cm。术中切开脓腔，吸出脓液，手指伸入脓腔，剥离粘连，以利引流。

（五）常见并发症

1. 引流不畅或皮下气肿　多由于插管的深度不够或固定不牢致使引流管或其侧孔位于胸壁软组织中。引流管连接不牢，大量漏气也可造成皮下气肿。

2. 出血　多由于引流的位置靠近肋骨下缘损伤肋间血管所致。

3. 胸腔感染　长时间留置引流管、引流不充分或切口处污染均可引起。

4. 复张性肺水肿　对于肺萎陷时间较长者，在排放气体或液体时，速度不能过快，交替关闭、开放引流管，可预防纵隔摆动及肺水肿的发生。

5. 膈肌或肺损伤。

（六）注意事项

1. 术前应仔细进行体检，如患者情况和条件许可，应行胸透或拍摄胸片，确定适宜的引流部位。于切开皮肤前先行穿刺，以进一步证实引流部位是否准确。

2. 插入胸腔引流管前应接好水封瓶和用纱布保护切口周围以免插管时大量胸腔积液溢出，污染操作术区。

3. 防止引流管脱出，引流管应缝合固定，并以纱布覆盖切口后再加胶布固定。搬送患者时应注意保护，防止接头脱落。

4. 调整引流管插入胸腔引流管后如患者呼吸时明显疼痛，可调整引流管内端方向或向外拉出少许，但不可将内端侧孔拉出胸膜腔。

5. 保持引流管通畅，避免受压、扭转。逐日记录引流量及其性质和变化，如发现引流管阻塞不通，应及时查找原因，可用手反复挤捏引流管，将血凝块等挤出，或调整引流管与胸壁的夹角，否则应拔除引流管，必要时另作切口重新放置。

6. 引流管外接闭式引流装置，保证胸腔内气、液体克服 0.3 ～ 0.4kPa（3 ～ 4cmH$_2$O）的压力能通畅引流出胸腔，而外界空气、液体不会吸入胸腔。而水封瓶液面以低于引流管胸腔出口水平面 50 ～ 60cm 为宜。

7. 观察有无肺泡等漏气及其程度，手术后若见有较大量气体源源不断从引流管中逸出，表明肺表面肺泡或支气管破裂、漏气。根据气体逸出量等情况，可将漏气分为三度，用以推测肺面或支气管破裂的大小：

（1）轻度漏气患者于咳嗽或用力屏气时有气泡自水封瓶内排出，而在呼吸或平静呼吸时则无，说明仅有小的肺泡破裂，能很快自行愈合。

（2）中度漏气患者咳嗽、屏气及深呼吸时均有气体逸出，但平静呼吸时没有，说明有较大的肺面或小支气管破裂，仍有可能自行愈合。

（3）重度漏气不仅咳嗽、屏气、深呼吸有气泡逸出，甚至平静呼吸时也有，说明肺面漏气严重，可能有较大口径的支气管破裂，常需手术处理。

8. 引流开始时须控制放出气体、液体的速度，特别是对于肺压缩严重且萎陷时间长者，以防止发生复张后肺水肿。

9. 分离肋间组织时，血管钳要紧贴肋骨上缘，避免损伤肋间血管和神经。

10. 移动患者或患者行走时，要用血管钳夹住近端引流管，防止水封瓶的液体倒流入胸腔或引流管脱落。

（七）拔管时机和方法

1. 引流管一般放置 24 ～ 72 小时。原则上是胸腔已无积气或积血，或术后引流液为少量淡黄色血清样渗液，肺复张良好。拔管前应常规胸透或拍摄胸片。

2. 将无菌凡士林纱布 5 ～ 6 层置于纱布及棉垫上，消毒创口，拆除缝线，嘱患者深吸气后，屏气，迅速将引流管拔出，创口立即以准备好的敷料覆盖包扎，24 小时内应严防敷料移位和脱落，拔管前后应常规听诊肺部呼吸音。

四、病例分析

患者，男性，26 岁，左侧胸部外伤后，查体及胸片等检查示：左侧大量血气胸。假设你是急诊科医生，现急需胸腔闭式引流进行抢救，请你施行胸腔闭式引流术（在医学模拟人上做）。

五、练　习　题

（一）主观题

1. 简述胸腔闭式引流的适应证。

2. 胸腔闭式引流术的并发症有哪些？

（二）客观题

1. A 型题

（1）开放性气胸的紧急处理措施中，首先要采取的是（　　　）

A. 立即行气管内插管呼吸器辅助呼吸　　　　B. 立即面罩给氧

C. 立即行清创术　　　　　　　　　　D. 立即用无菌不透气材料覆盖包扎伤口

E. 立即行胸腔闭式引流术

（2）施行胸腔闭式引流术的要领中，下列不正确的是（　　）

A. 取半卧位

B. 气胸引流在胸壁锁骨中线第 2 肋间

C. 血胸或脓胸在腋中线与腋后线间第 6 或第 7 肋间隙

D. 引流管的侧孔应深入胸腔内 6～8cm

E. 术后保持引流管通畅

2. B 型题

（1）～（3）题共用备选答案

A. 多根多处肋骨骨折　　　　B. 闭合性气胸　　　　　　C. 开放性气胸

D. 张力性气胸　　　　　　　E. 进行性血胸

（1）胸外伤后胸痛不适，无明显呼吸困难。X 线胸片：左肺压缩 50%。诊断首先考虑（　　）

（2）胸外伤后呼吸困难进行性加重、发绀，气管明显左偏，胸壁皮下气肿，右胸叩诊鼓音，呼吸音消失。诊断首先考虑（　　）

（3）胸外伤后休克症状逐渐加重，右侧胸腔穿刺抽出的血液很快凝固。诊断首先考虑（　　）

3. C 型题

（1）～（3）题共用题干

王某，男性，28 岁，因车祸致右侧胸部损伤，1 小时后送至急诊室，血压 100/70mmHg，呼吸困难，发绀，右侧明显胸痛，可扪及骨擦感，右肺呼吸音低，叩诊呈浊音。

（1）此时，最重要的处理是（　　）

A. 胸腔闭式引流术　　　　　　B. 剖胸探查

C. 输血抗休克　　　　　　　　D. 胸部包扎固定

E. 胸腔穿刺抽液

（2）应采取的体位是（　　）

A. 侧卧位　　　B. 半坐卧位　　　C. 头高足低卧位　　　D. 平卧于木板上

（3）若患者需行胸腔闭式引流术，首选穿刺部位应在（　　）

A. 右腋中线第 6、7 肋间　　　　　　B. 右腋前线第 6、7 肋间

C. 右锁骨中线第 2 肋间　　　　　　D. 右锁骨中线第 4 肋间

E. 右腋前线管 4 肋间

4. X 型题

胸腔闭式引流术主要适用证有（　　）

A. 大量闭合性气胸　　　　　　　　B. 开放性气胸变为闭合性气胸后

C. 张力性气胸紧急减压后　　　　　D. 大量非进行性血胸

E. 胸部损伤剖胸探查术后

（邹永平）

第十三节　常见颅脑损伤的急救技术及相关知识

颅脑损伤（craniocerebral injury）是当今社会威胁人类生命的主要疾病之一，其死亡率和致残率在身体各部位损伤中居首位。颅脑损伤发病突然，其中重型颅脑损伤患者的病情严重，且病情变化往往非常迅速。因此，及时且有效地急救，不仅能消除或缓解某些迅速致死的病症，而且为后续治疗创造了必要的和有利的条件，对提高颅脑损伤患者的治疗效果具有十分重要的意义。颅脑损伤

急救的原则是重点了解病情，系统而简要地检查全身情况，立即处理危及生命的病症，迅速脱离现场，转送医院进行进一步诊治和复苏。

一、重点了解病情

急救人员到达现场后，应迅速且有重点地向伤者及在场人员询问病史。重型颅脑损伤患者往往处于昏迷状态，急救人员只能通过在场人员对病史进行重点了解。主要询问受伤时间、受伤过程和机制、伤后患者的意识状态变化、有无伤口及出血、有无呼吸困难、有无呕吐、有无抽搐和肢体是否活动等情况。

二、系统而简要地进行查体

根据病史，有目的、有重点地进行查体。检查要迅速而全面，不可因检查过久，耽误对危急病症的急救处理；也不可疏忽大意，遗漏重要的症状和体征。重点检查以下项目：生命体征、意识状态、GCS评分、瞳孔大小、瞳孔对光反射、受伤部位、出血情况、眼球运动、肢体功能及病理征等。在重点检查头部伤情的同时，也绝不可漏检可能存在的复合伤。

三、急救处理施行的顺序

对颅脑损伤患者的急救处理，应遵循急救的"ABCD"基本原则。A（airway），保持呼吸道通畅；B（breathing），维持良好的呼吸；C（circulation），维持有效的循环；D（drugs），使用必要的药物。

四、常见颅脑损伤的急救措施

（一）头皮血肿

头皮血肿（scalp hematoma）是一种闭合性头皮损伤。致伤原因常为头部遭受钝器打击或头部遭受碰撞。患者自觉损伤局部疼痛，头皮肿胀。

急救措施：给予损伤局部冰敷。

（二）头皮裂伤

头皮裂伤（scalp laceration）是一种常见的开放性头皮损伤。致伤原因：锐器刺伤、割伤或砍伤、头部遭受打击或头部碰撞以及火器伤等。不同致伤原因导致的头皮裂伤数目或形状不一，创缘可整齐锐利，亦可参差不齐。患者自觉损伤局部剧痛，伴有不同程度的出血。

急救措施：立即采用加压包扎止血方法，用无菌纱布压迫伤口，再用绷带缠扎。若有大的动脉活动性出血，可用止血钳钳夹止血。若出血剧烈，采用前两种方法尚不能较好止血时，可直接用大角针暂时间断全层缝合头皮后再加压包扎，待送往医院后再进行彻底清创。

（三）头皮撕脱伤

头皮撕脱伤（scalp avulsion）是一种严重的开放性头皮损伤。致伤原因常为头发卷入高速转动的机器内。由于皮肤、皮下组织和帽状腱膜三层紧密相连，所以在强烈的牵扯下，往往将头皮从帽状腱膜下间隙全层撕脱，有时还连同部分骨膜。患者自觉头部剧烈疼痛，甚至出现疼痛性休克。伴有创面出血，且往往出血汹涌。

急救措施：

1. 对患者进行心电、血压和呼吸的监测。

2. 吸氧。

3. 立即用大块无菌棉垫、纱布压迫创面，再用绷带缠扎加压包扎。若有大的动脉活动性出血，可用止血钳钳夹止血。

4. 防止疼痛性休克，使用强镇痛剂。

5. 若出现休克表现，给予抗休克治疗。

6. 将撕脱的头皮在无菌、无水和低温的条件下密封保存，并随同患者一起送往有治疗条件的医院。

（四）闭合性颅脑损伤

闭合性颅脑损伤（closed craniocerebral injury）是指硬脑膜仍完整的颅脑损伤。患者的临床表现包括：意识障碍、脑局灶症状和生命体征改变等。

急救措施：

1. 对患者进行心电、血压和呼吸的监测。

2. 吸氧。

3. 严密观察患者是否出现脑疝、癫痫持续状态、呼吸道梗阻及呼吸功能障碍等颅脑损伤常见并发症，并给予相应的急救处理。

（五）开放性颅脑损伤

非火器性或火器性致伤物造成头皮（黏膜）、颅骨、硬脑膜同时破裂，脑脊液流出，脑组织与外界相通的创伤统称为开放性颅脑损伤（open craniocerebral injury）。患者的临床表现包括：意识障碍、脑局灶症状、生命体征改变和脑脊液、脑组织外溢等。

急救措施：

1. 对患者进行心电、血压和呼吸的监测。

2. 吸氧。

3. 尽量减少扰动创口，尽快用敷料保护包扎创口止血。

4. 如有脑组织膨出，应用敷料将伤口周围垫高后，或在伤口周围垫上纱布，再用消毒的小碗罩在膨出的脑组织上，然后再包扎，尽可能保护脑组织不受到额外的损伤。

5. 若创口内留有致伤物，不可移动或拔出，应连同创口一起包扎保护。

（六）颅脑损伤常见并发症的急救

1. 脑疝 脑组织在压力梯度驱使下，被挤入小脑幕裂孔、枕骨大孔、大脑镰下间隙等生理性间隙或病理性孔道中，导致脑组织、血管及脑神经等重要结构受压，从而出现一系列临床综合征，称为脑疝（brain hernia）。常见的脑疝类型包括：小脑幕切迹疝和枕骨大孔疝。小脑幕切迹疝的临床表现包括：

（1）剧烈头痛、频繁呕吐。

（2）病侧或双侧瞳孔散大。

（3）病变对侧肢体的肌力减弱，病理征阳性。严重者可出现去大脑强直。

（4）意识障碍。

（5）生命体征紊乱。

枕骨大孔疝的临床表现包括：

1）剧烈头痛、频繁呕吐。

2）颈项强直、强迫头位。

3）生命体征紊乱出现较早，意识障碍出现较晚。

4）瞳孔忽大忽小。

5）患者早期可突发呼吸骤停而死亡。

急救措施：

（1）对患者进行心率、血压和呼吸的监测。

（2）吸氧。

（3）脱水降低颅内压治疗：按 0.25 ～ 1g/kg 给予 20% 甘露醇注射液静脉快速滴注；给予呋塞米注射液 20mg 静脉推注。

2. 癫痫持续状态（status epilepticus，SE） 是严重的神经科急症，其中全面性惊厥性癫痫持续状态具有潜在致死性，需要紧急处理。目前，全面性惊厥性癫痫持续状态被定义为每次全身性强直－阵挛发作持续 5 分钟以上，或 2 次以上发作，发作间期意识未能完全恢复。

急救措施：

（1）对患者进行心电、血压和呼吸的监测。

（2）保持呼吸道通畅，吸氧。

（3）牙关紧闭者应放置牙垫。

（4）成人静脉注射地西泮注射液 10mg，注射速度不超过 2mg/min。15 分钟后如果再次出现癫痫发作，可以重复给予地西泮注射液 10mg。儿童首次剂量为 0.25 ～ 0.5mg/kg，一般不超过 10mg。如发作未能终止，给予注射用丙戊酸钠 15mg/kg 缓慢静脉推注，持续至少 5 分钟。然后以 1mg/(kg·h) 的速度静滴。

3. 呼吸道梗阻及呼吸功能障碍 颅脑损伤患者，伤后往往意识不清，频繁呕吐，部分患者合并口腔和鼻腔内损伤出血，而咳嗽和吞咽反射减弱或消失，口腔、呼吸道积存大量食物残渣、分泌物和血凝块，致使出现呼吸道梗阻。

急救措施：

（1）首先用手指清除患者口腔和鼻腔内异物。若患者牙关紧闭，可用开口器撬开下颌，放置牙垫后再清理口腔。

（2）再进一步用吸痰器吸除口腔、鼻腔和气管内的食物残渣、痰液和血凝块。

（3）将伤员置于侧卧位或侧俯卧位，以助口、鼻和气道积存的液体自动排出。

（4）因下颌松弛、舌根后坠引起呼吸道梗阻时，应放置口咽通气管。若效果不佳，可用带线缝针穿过距舌尖后方 2 ～ 2.5cm 的正中线处，用线将舌牵出口外。

（5）给予吸氧。

（6）对患者进行心电、血压和呼吸的监测。

（7）对有缺氧、呼吸衰竭的患者应给予人工呼吸，包括：口对口人工呼吸法、口对鼻人工呼吸法、口对通气管人工呼吸法、气管内插管后接简易呼吸器或呼吸机辅助呼吸。

五、病例分析

1. 你刚刚到达急救现场。患者张某，女性，25 岁。车祸伤致头痛伴头部流血半小时。查体：T 36.6℃，P 85 次 / 分，R 20 次 / 分，BP 125/75mmHg。意识清楚，GCS=E4V5M6=15 分。左额部有一长约 5cm 的裂伤口，伴活动性出血。双侧瞳孔直径 3mm，对光反射均灵敏。四肢肌力 5 级。双侧病理征（－）。你考虑针对哪种病症进行急救，采取何种急救措施？

2. 你刚刚到达急救现场。患者赵某，男性，33 岁。刀砍伤致昏迷伴呕吐 40 分钟。查体：T 36.8℃，P 110 次 / 分，R 28 次 / 分，BP 155/95mmHg。意识状态为昏迷，GCS=E1V2M3=6 分。左顶部有一水果刀刺入，外露部分刀体及刀柄，刺入处有一长约 4cm 的裂伤口，伴活动性出血。左侧瞳孔直径 5mm，对光反射消失，右侧瞳孔直径 3mm，对光反射灵敏。口腔内大量呕吐物。三凹征。右侧 Babinski 征（＋），左侧 Babinski 征（－）。考虑针对哪些病症进行急救，采取何种急救处理？

六、练习题

（一）主观题

1. 试述颅脑损伤患者急救施行的顺序。

2. 试述头皮撕脱伤的急救措施。

（二）客观题

1. A 型题

（1）颅脑损伤患者的急救首先应（　　）

A. 包扎外露的脑组织　　　　　　　B. 保持呼吸道通畅　　　C. 纠正休克

D. 吸氧　　　　　　　　　　　　　E. 建立静脉通道

（2）颅脑损伤患者的急救措施下列不正确的是（　　）

A. 采用加压包扎止血法处理头皮裂伤　　　B. 保持呼吸道通畅

C. 保存撕脱的头皮　　　　　　　　　　　D. 吸氧

E. 拔除插入颅腔的致伤物

2. B 型题

（1）～（4）题共用备选答案

A. 敷料保护包扎创口止血　　　　　B. 吸痰　　　　　　　C. 静脉注射地西泮注射液

D. 大量补液　　　　　　　　　　　E. 20% 甘露醇注射液静脉快速滴注

（1）癫痫持续状态（　　）

（2）脑疝（　　）

（3）开放性颅脑损伤（　　）

（4）呼吸道梗阻（　　）

（5）～（7）题共用备选答案

A. 静脉注射地西泮注射液　　　　　B. 快速补液　　　　　C. 人工呼吸

D. 静脉推注呋塞米注射液　　　　　E. 皮下注射吗啡注射液

（5）呼吸衰竭（　　）

（6）脑疝（　　）

（7）休克（　　）

3. C 型题

（1）～（2）题共用题干

患者赵某，男性，50 岁。车祸伤致昏迷伴呕吐 40 分钟。其间出现 2 次四肢抽搐。查体：T 37.7℃，P 130 次 / 分，R 30 次 / 分，BP 165/95mmHg。意识昏迷，GCS=E1V2M3=6 分。右颞顶部头皮肿胀。左侧瞳孔直径 5mm，对光反射消失，右侧瞳孔直径 3mm，对光反射灵敏。口腔内大量呕吐物。三四征。右侧 Babinski 征（+），左侧 Babinski 征（-）。

（1）患者再次出现四肢抽搐，应首先采取下列哪项急救措施（　　）

A. 静脉注射地西泮注射液　　　　　　　　B. 20% 甘露醇注射液静脉快速滴注

C. 吸氧　　　　　　　　　　　　　　　　D. 清除口腔和气道内呕吐物

E. 右颞顶部头皮冰敷

（2）患者尚存在下列哪项需急救的病症（　　）

A. 休克　　　　B. 心动过速　　　　C. 开放性颅脑损伤　D. 发热　　　　E. 脑疝

4. X 型题

颅脑损伤急救时体格检查重点检查以下哪几个项目（　　）

A. 生命体征　　　B. 意识状态　　　C. 腹壁反射　　　　D. 脑膜刺激征　E. 瞳孔对光反射

（潘　琪）

第十二章　护理技能

第一节　洗手法及相关知识

在临床实践中，各种诊疗护理工作都离不开医务人员的双手，医院应加强医务人员手卫生的规范化管理，提高医务人员手卫生的依从性。

一、目　的

保障患者安全、提高医疗质量，防止交叉感染。

二、相关知识

（一）基本概念

1. 手卫生（hand hygiene）　为医务人员洗手、卫生手消毒和外科手消毒的总称。

2. 洗手（hand washing）　医务人员用肥皂（皂液）和流动水洗手，去除手部皮肤污垢、碎屑和部分致病菌的过程。

3. 卫生手消毒（hand antisepsis）　医务人员用速干手消毒剂揉搓双手，以减少手部暂居菌的过程。

4. 外科手消毒（surgical hand antisepsis）　外科手术前医务人员用肥皂（皂液）和流动水洗手，再用手消毒剂清除或者杀灭手部暂居菌和减少常居菌的过程。使用的手消毒剂可具有持续抗菌活性。

5. 常居菌（resident flora）　能从大部分人体皮肤上分离出来的微生物，是皮肤上持久的固有寄居菌，不易被机械的摩擦清除，一般情况下不致病。如凝固酶阴性葡萄球菌、棒状杆菌类、丙酸菌属、不动杆菌属等。

6. 暂居菌（transient flora）　寄居在皮肤表层，常规洗手容易被清除的微生物。直接接触患者或被污染的物体表面时可获得，可随时通过手传播，与医院感染密切相关。

7. 手消毒剂（hand antiseptic agent）　用于手部皮肤消毒，以减少手部皮肤细菌的消毒剂，如乙醇、异丙醇、氯己定、碘伏等。

（1）速干手消毒剂（alcohol-based hand rub）：含有醇类和护肤成分的手消毒剂。包括水剂、凝胶和泡沫型。

（2）免冲洗手消毒剂（waterless antiseptic agent）：主要用于外科手消毒，消毒后不需用水冲洗的手消毒剂。包括水剂、凝胶和泡沫型。

8. 手卫生设施（hand hygiene facilities）　用于洗手与手消毒的设施，包括洗手池、水龙头、流动水、清洁剂、干手用品、手消毒剂等。

（二）手卫生设施

1. 洗手与卫生手消毒设施　手卫生设施的设置应方便医务人员，并且符合国家相关规定。

（1）设置流动水洗手设施：手术室、产房、导管室、层流洁净病房、骨髓移植病房、器官移植病房、重症监护病房、新生儿室、母婴室、血液透析病房、烧伤病房、感染疾病科、口腔科（门诊及病房）、消毒供应中心等重点部门必须配备非手触式水龙头，有条件的医疗机构在诊疗区域均宜配备非手触式水龙头。

（2）应配备清洁剂，若为肥皂，保持清洁与干燥，盛放皂液的容器宜为一次性使用，重复使用的容器需每周清洁与消毒。皂液或洗手液有浑浊或变色时及时更换，并清洁与消毒容器。

（3）应配备干手物品或者设施，避免二次污染。

（4）应配备合格的速干手消毒剂。

（5）手卫生设施的设计应方便医务人员使用。

（6）卫生手消毒剂应符合国家有关规定；宜使用一次性包装；医务人员对选用的手消毒剂应有良好的接受性，手消毒剂无异味、无刺激等。

2. 外科手消毒设施

（1）洗手池设置在手术间附近，水池大小、高矮适宜，能防止洗手水溅出，池面应光滑无死角易于清洁，洗手池应每日清洁与消毒。

（2）洗手池及水龙头的数量应根据手术间的数量设置，水龙头数量应不少于手术间的数量，水龙头开关应为非手触式。

（3）配备清洁剂，且符合要求。

（4）配备清洁指甲用品：可配备手卫生的揉搓用品等。如配置手刷，刷毛应柔软，定期检查，及时剔除不合格手刷。

（5）手消毒剂：应取得卫生部卫生许可批件，消毒剂宜采用一次性包装，在有效期内使用。

（6）手消毒剂的出液器应采用非手触式，重复使用的消毒剂容器应每周清洁与消毒。

（7）配备干手物品：干手巾应一人一用，用后清洁、灭菌；盛装消毒巾的容器应每次清洗、灭菌。

（8）其他：计时装置、洗手流程及说明图。

三、方 法

（一）洗手

有效的洗手可清除手上 99% 以上的各种暂住菌，是防止医院感染传播最重要的措施之一。

1. 操作前准备

（1）着装准备：取下手表、饰物，卷袖过肘。

（2）环境准备：清洁、宽敞。

（3）用物准备：流动水洗手设施、清洁剂、干手物品。

2. 操作步骤（表 12-1-1）

表 12-1-1 洗手操作步骤

步骤	要点与说明
（1）准备：打开水龙头，调节合适水流和水温	●水龙头最好是感应式或用肘、脚踏、膝控制的开关
（2）湿手：在流动水下，使双手充分淋湿	●水流不可过大以防溅湿工作服 ●水温适当，太热或太冷会使皮肤干燥
（3）涂剂：取适量肥皂（皂液），均匀涂抹至整指背、手掌、手背、手指和指缝洗手认真揉搓双手至少 15 秒钟，具体揉搓步骤为：①掌心相对，手指并拢相互揉搓；②掌心对手背沿指缝相互揉搓，交换进行；③掌心相对，双手交叉指缝相互揉搓；④弯曲手指使关节在另一手掌心旋转揉搓，交换进行；⑤右手握住左手大拇指旋转揉搓，交换进行；⑥将五个手指尖并拢放在另一手掌心旋转揉搓，交换进行（图 12-1-1～图 12-1-6）	●注意清洗双手所有皮肤，包括指尖和指缝
（4）冲净：在流动水下彻底冲净双手，擦干，取适量护手液护肤	●流动水可避免污水污染双手 ●冲净双手时注意指尖向下 ●干手巾应保持清洁干燥，一用一消或干手机下烘干双手；必要时取护手液护肤

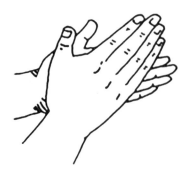

图 12-1-1　掌心相对揉搓

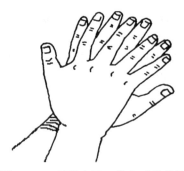

图 12-1-2　手指交叉，掌心对手背揉搓

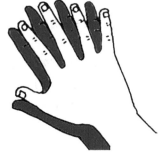

图 12-1-3　手指交叉，掌心相对揉搓

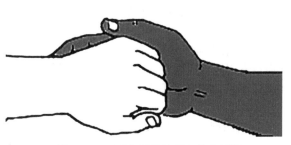

图 12-1-4　弯曲手指关节在掌心揉搓

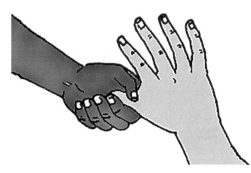

图 12-1-5　拇指在掌中揉搓

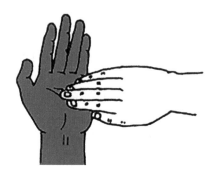

图 12-1-6　指尖在掌心中揉搓

3. 注意事项

（1）当手部有血液或其他体液等肉眼可见污染时，应用清洁剂和流动水洗手；当手部没有肉眼可见污染时可用速干手消毒剂消毒双手代替洗手，揉搓方法与洗手方法相同。

（2）洗手方法正确，需清洗到手的各个部位，尤其要认真清洗指背、指尖、指缝和指关节等易污染部位，冲净双手时注意指尖向下。

（3）注意调节合适的水温、水流，避免污染周围环境。

（4）在下列情况下，医务人员应选择洗手或使用速干手消毒剂。

1）直接接触每个患者前后，从同一患者身体的污染部位移动到清洁部位时。

2）接触患者黏膜、破损皮肤或伤口前后，接触患者的血液、体液、分泌物、排泄物、伤口敷料等之后。

3）穿脱隔离衣前后，摘手套后，进行无菌操作、接触清洁、无菌物品之前。

4）接触患者周围环境及物品后。

5）处理药物或配餐前。

（二）卫生手消毒

医务人员接触污染物品或感染患者后，手常被大量细菌污染，仅一般洗手尚不能达到预防交叉感染的要求，必须在洗手后再进行卫生手消毒。

1. 操作前准备

（1）着装准备：衣帽整洁、修剪指甲，取下手表、饰物，卷袖过肘。

（2）环境准备：清洁、宽敞。

（3）用物准备：流动水洗手设施、清洁剂、干手物品、速干手消毒剂。

2. 操作步骤（表 12-1-2）

表 12-1-2　卫生手消毒操作步骤

步骤	要点与说明
（1）洗手：按洗手步骤洗手并保持手的干燥	●符合洗手的要求与要点
（2）涂剂：取速干手消毒剂于掌心，均匀涂抹至整个手掌、手背、手指和指缝，必要时增加手腕及腕上 10cm	●消毒剂要求：作用速度快、不损伤皮肤、不引起过敏反应
（3）揉搓：按照洗手的步骤揉搓直至干燥	●保证消毒剂完全覆盖手部皮肤 ●揉搓时间至少 15 秒
（4）干手	●自然干燥

3. 注意事项

（1）卫生手消毒前先洗手并保持手部干燥，遵循洗手的注意事项。

（2）速干手消毒剂揉搓双手时方法正确，注意手的各个部位都需揉搓到。

（3）医务人员在下列情况时应先洗手，然后进行卫生手消毒：

1）接触患者的血液、体液和分泌物以及被传染性致病微生物污染的物品后。

2）直接为传染病患者进行检查、治疗、护理或处理传染病患者污物之后。

（4）医务人员卫生手消毒应遵循的原则：

1）取适量的速干手消毒剂于掌心。

2）严格按照医务人员洗手方法。

3）按揉搓步骤进行揉搓。

4）揉搓时保证手消毒剂完全覆盖手部皮肤，直至手部干燥。

（三）外科手消毒

为保证手术效果，减少医院感染，外科手术前医务人员必须在洗手后再进行外科手消毒。

1. 目的　清除或者杀灭手表面暂居菌，减少常居菌，抑制手术过程中手表面微生物的生长，减少手部皮肤细菌的释放，防止病原微生物在医务人员和患者之间的传播，有效预防手术部位感染的发生。

2. 原则

（1）先洗手，后消毒。

（2）不同手术患者之间或手术过程中手被污染时，应重新进行外科手消毒。

3. 操作前准备

（1）洗手前准备：着装符合手术室要求，摘除首饰（戒指、手表、手镯、耳环、珠状项链等），指甲长度不超过指尖，不应佩戴人工指甲或涂指甲油。

（2）环境准备：清洁、宽敞。

（3）用物准备：检查外科手消毒用物是否齐全及有效期，将外科手消毒用物呈备用状态。

4. 操作步骤（表 12-1-3）

表 12-1-3　外科手消毒操作步骤

步骤	要点与说明
（1）准备：着装符合手术室要求，摘除手部饰物，修剪指甲，将衣袖卷至肘上 10cm 处	
（2）洗手：取适量的皂液清洗双手、前臂和上臂下 1/3，双手清洗方法按洗手步骤进行	●应注意清洁指甲下的污垢和手部皮肤的皱褶处 ●清洁指甲用品每日清洁与消毒
（3）冲净：流动水冲洗双手、前臂和上臂下 1/3 从手指到肘部，沿一个方向用流动水冲洗手和手臂，不要在水中间来回移动手臂	●始终保持双手位于胸前并高于肘部
（4）干手：使用干手物品擦干双手、前臂和上臂下 1/3	
（5）消毒 ▲冲洗手消毒法 1）取适量的手消毒剂涂揉搓至双手、前臂和上臂下 1/3，并认真揉搓消毒剂 2～6min 用流动水冲净双手、前臂和上臂下 1/3，用无菌巾彻底擦干	●每个部位均需涂抹到消毒剂 ●流动水应达到 GB5749 的规定 ●消毒剂的取液量、揉搓时间及使用方法遵循产品的使用说明 ●无菌巾擦干顺序：手部、前臂、上臂下 1/3
▲免冲洗手消毒法 2）涂取适量的手消毒剂涂揉搓至双手的每个部位、前臂和上臂下 1/3，并认真揉搓直至消毒剂干燥	●手消毒剂的取液量、揉搓时间及使用方法遵循产品的使用说明

5. 注意事项

（1）在整个过程中双手应保持位于胸前并高于肘部，保持指尖朝上，使水由指尖流向肘部，避免倒流。

（2）手部皮肤应无破损。

（3）冲洗双手时避免溅湿衣裤。

（4）戴无菌手套前，避免污染双手。

（5）摘除外科手套后应清洁双手。

（6）外科手消毒剂开启后应标明日期、时间，易挥发的醇类产品开瓶后的使用期不得超过 30 天，不易挥发的产品开瓶后使用期不得超过 60 天。

四、手卫生效果的监测

（一）监测要求

医疗机构应每季度对手术室、产房、导管室、层流洁净病房、骨髓移植病房、器官移植病房、重症监护病房、新生儿室、母婴室、血液透析病房、烧伤病房、感染疾病科、口腔科等部门工作的医务人员进行手消毒效果的监测。当怀疑医院感染暴发与医务人员手卫生相关时，应及时进行常规监测及相应致病性微生物的检测。

（二）监测方法

1. 采样时间 在接触患者、进行诊疗活动前采样。

2. 采样方法 被检者五指并拢，用浸含相应中和剂的无菌洗脱液浸湿的棉拭子在双手指曲面从指跟到指端往返涂擦 2 次，一只手涂擦面积约 $30cm^2$，涂擦过程中同时转动棉拭子；将棉拭子接触操作者的部分剪去，投入 10ml 含相应中和剂的无菌洗脱液试管内，及时送检。

3. 检测方法 将采样管在混匀器上振荡 20 秒或用力振打 80 次，用无菌吸管吸取 1.0ml 待检样品接种于灭菌平皿，每一样本接种 2 个平皿，平皿内加入已融化的 45～48℃的营养琼脂

15～18ml，边倾注边摇匀，待琼脂凝固，置36℃±1℃温箱培养48小时，计数菌落数。

4. 细菌菌落总数计算方法

细菌菌落总数（cfu/cm^2）= 平板上菌落数 × 稀释倍数 / 采样面积（cm^2）

（三）手卫生合格的判断标准

1. 卫生手消毒，监测的细菌菌落总数应≤10cfu/cm^2。

2. 外科手消毒，监测的细菌菌落总数应≤5cfu/cm^2。

五、练 习 题

（一）主观题

1. 简述手卫生的定义。

2. 简述外科手消毒的目的及原则。

（二）客观题

1. C 型题

（1）～（3）题共用题干

在临床医务人员诊疗护理过程中，涉及清洁无菌操作或可能因接触血液、体液以及被血液、体液污染的物品发生血液、体液暴露风险，例如：医生为同一患者体格检查听诊后，再使用压舌板为其检查口腔，并用纸巾为患者擦干净嘴巴，此过程均需规范执行手卫生。

（1）符合手卫生的指征有（　　　）

A. 接触患者前、接触患者黏膜前、接触患者体液后

B. 接触患者后、接触患者黏膜前、接触患者体液前

C. 接触患者黏膜前、接触患者体液后、接触患者周围环境前

D. 接触患者后、接触患者体液前、接触患者排泄物后

E. 接触患者前、接触患者黏膜前、接触患者周围环境后

（2）手卫生的效果应达到什么标准（　　　）

A. 卫生手消毒，监测的细菌菌落数应≤10cfu/cm^2

B. 卫生手消毒，监测的细菌菌落数应≤15cfu/cm^2

C. 外科手消毒，监测的细菌菌落数应≤15cfu/cm^2

D. 外科手消毒，监测的细菌菌落数应≤10cfu/cm^2

E. 卫生手消毒，监测的细菌菌落数应≤20cfu/cm^2

（3）下列哪项不符合手卫生的要求（　　　）

A. 手无可见污染时，可用速干手消毒剂消毒双手

B. 手消毒顺序同七步洗手法

C. 认真揉搓双手至少 15 秒

D. 摘除外科手套后不用清洁双手

E. 手消毒剂的包装、存放要避免导致二次污染

2. X 型题

如你在操作时不慎被患者的血液、血制品、体液、组织液污染的利器损伤时应（　　　）

A. 立即用流动水冲洗伤口　　　　　　　B. 挤出损伤处的血液

C. 再用流动水和肥皂水冲洗伤口　　　　D. 伤口冲洗后使用 90% 乙醇进行消毒

E. 经血传播的疾病，半年内追踪观察

（黄　怡　沈　奇）

第二节　医用口罩的相关知识及佩戴方法

医用口罩一般是采用一层或多层非织造布复合制造而成的，是一种具有抵抗液体、过滤颗粒物和细菌等性能的医用防护用品。

口罩的佩戴是隔离技术的基本方法之一，正确佩戴口罩可以保护患者和工作人员，避免交叉感染，防止飞沫污染无菌物品和清洁物品。

一、目　　的

1. 自我防护，过滤空气中的污染源。

2. 避免交叉感染，防止自身呼吸及唾液飞沫传播病菌。

二、医用口罩的种类

医用口罩一般划分为三类，分别是一次性医用口罩、医用外科口罩和医用防护口罩。

（一）一次性医用口罩

一次性医用口罩，又名普通医用口罩，一般应用于普通的医疗环境中，对于密合性以及血液隔绝作用没有过多的要求。常见的一次性医用口罩分为耳挂式和系带式两种，在外形上，和医用外科口罩相似。

（二）医用外科口罩（图12-2-1）

医用外科口罩一般是应用于有体液、血液飞溅的环境里，如医院手术室。这一类型的口罩，可以有效地隔绝血液和体液，防止血液和体液穿过口罩感染佩戴者，但是对于颗粒的过滤则有所不足，而且设计多为长方形，与脸部的密合性不如医用防护口罩。

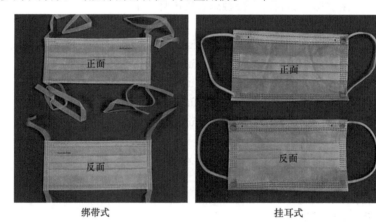

绑带式　　　　　　　　　　　挂耳式

图 12-2-1　医用外科口罩

（三）医用防护口罩（图12-2-2）

医用防护口罩一般应用于有呼吸道传染病的环境里，可过滤空气中的微粒，阻隔飞沫、血液、体液、分泌物等污染物，对非油性颗粒的过滤效率可达到95%以上，是一种密合性自吸过滤式医疗防护用品，同时也是一种一次性使用产品。常见的医用防护口罩有拱形以及折叠式两种样式。

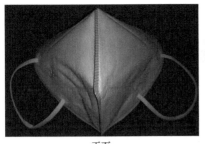
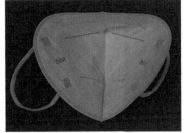

正面　　　　　　　　　反面

图 12-2-2　医用防护口罩

三、适应证与禁忌证

（一）适应证

1. 进行无菌操作前。

2. 接触有污染源存在的情况下，作为自身防护。

3. 自身作为传染源，避免把病毒和细菌传染给他人。

（二）禁忌证

1. 普通清洁环境下的一般性护理工作，如询问病史、常规查体、测量生命体征、护理正常新生儿等，不需要常规戴口罩。

2. 特殊性的污染源如化学毒气、SARS、新冠肺炎传染病等，要配备防毒面具等专用防护用品。

四、准 备 工 作

1. 医务人员准备　仪表规范，修剪指甲，洗手。

2. 用物准备　医用外科口罩或灭菌医用防护口罩。

3. 环境准备　操作环境清洁、宽敞。

五、方　　法

（一）外科口罩的佩戴方法（绑带式）（图12-2-3）

1. 取出口罩，手应避免接触口罩内侧，口罩深色面朝外，浅色面朝向面侧，鼻夹位于上方。将口罩罩住鼻、口及下巴，先将上方带系于头顶中部，再将口罩下方带系于颈后。

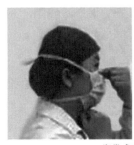
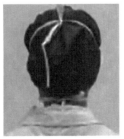

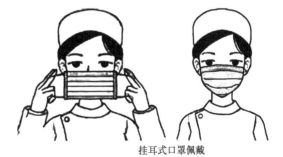

绑带式口罩佩戴　　　　　　　　　　　挂耳式口罩佩戴

图 12-2-3　外科口罩的佩戴

2. 将双手指尖放在鼻夹上，从中间位置开始，用手指向内按压，并逐步向两侧移动，根据鼻梁形状塑造鼻夹，使口罩紧密贴合面部。

3. 调整系带松紧度。

（二）医用防护口罩的佩戴方法（图12-2-4）

1. 将口罩有颜色的一面向外，金属鼻夹向上，佩戴前用双手将橡皮筋头带扯松，一手托住防护口罩，有鼻夹的一面向外。

2. 将防护口罩罩住鼻、口及下巴，鼻夹部位向上紧贴面部。

3. 用另一只手将下方系带拉过头顶，放在颈后双耳下，再将上方系带拉至头顶中部。调整头带，避免卷曲，使其张力均匀；调整防护口罩在脸上的位置，确认密合度和舒适度。

4. 将双手指尖放在金属鼻夹上，从中间位置开始，用手指向内按鼻夹，并分别向两侧移动和按压，根据鼻梁形状塑造鼻夹。

5. 气密性检查　将双手完全盖住防护口罩，快速呼气，若鼻夹附近有漏气，应调整鼻夹；若漏气位于四周，应调整至不漏气为止。

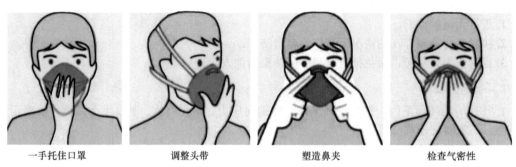

一手托住口罩　　　　　调整头带　　　　　塑造鼻夹　　　　　检查气密性

图 12-2-4　医用防护口罩的佩戴

（三）摘口罩方法

1. 不要接触口罩外面（污染面）。

2. 外科口罩先解开下面的系带，再解开上面的系带。医用防护口罩先拉下下面的橡皮筋头带，再拉下上面的橡皮筋头带。

3. 用手捏住口罩的系带丢至医疗废物容器内。被病毒感染过的口罩，建议用酒精喷雾消毒后单独放在塑料袋等密封袋里，再投放到"有害垃圾"桶里。

4. 摘下口罩后立即洗手。

六、注 意 事 项

1. 不应只用一只手捏鼻夹。

2. 医用外科口罩只能一次性使用。

3. 口罩潮湿后或受到患者血液、体液污染后，应及时更换。

4. 每次佩戴医用防护口罩进入工作区域之前，应进行密合性检查。

5. 佩戴 N95 型口罩时，一次时间不能超过 4 个小时，如果长时间持续使用 N95 口罩，会造成肺部损伤，可能会引起肺气肿之类的问题。

七、练 习 题

（一）主观题

作为隔离病区主治医师，对新冠肺炎患者治疗前，应做哪些自身防护？

（二）客观题

A 型题

疫情期间，作为普通病区医务人员进行防护，日常可佩戴口罩的种类是（ ）

A. 纸口罩　　　B. 活性炭口罩　　　C. 医用外科口罩　　　D. 棉布口罩　　　E. 医用防护口罩

（乔燕燕　沈　奇）

第三节　输血操作技术及相关知识

静脉输血（blood transfusion）是将全血或成分血如血浆、红细胞、白细胞或血小板等通过静脉输入体内的方法。输血是急救和治疗疾病的重要措施之一，在临床上广泛应用。

一、目　的

1. 补充血容量　增加有效循环血量，改善心肌功能和全身血液灌流，提升血压，增加心排出量，促进循环。用于失血、失液引起的血容量减少或休克患者。

2. 纠正贫血　增加血红蛋白含量，促进携氧功能。用于血液系统疾病引起的严重贫血和某些慢性消耗性疾病的患者。

3. 补充血浆蛋白　增加蛋白质，改善营养状态，维持血浆胶体渗透压，减少组织渗出和水肿，保持有效循环血量。用于低蛋白血症以及大出血、大手术的患者。

4. 补充凝血因子　改善凝血功能，有助于止血。用于凝血功能障碍（如血友病）及大出血的患者。

5. 补充抗体、补体　增强机体免疫力，提高机体抗感染的能力用于严重感染的患者。

6. 排除有害物质　改善组织器官的缺氧状况，用于一氧化碳、苯酚等化学物质中毒。因为上述物质中毒时，血红蛋白失去了运氧能力或不能释放氧气以供机体组织利用。此外，溶血性输血反应及重症新生儿溶血病时，可采用换血法，也可用换血浆法以达到排除血浆中自身抗体的目的。

二、适应证与禁忌证

（一）适应证

各种原因引起的大出血、贫血或低蛋白血症、严重感染、凝血功能障碍等。

（二）禁忌证

急性肺水肿、充血性心力衰竭、肺栓塞、恶性高血压、真性红细胞增多症、肾功能极度衰竭及对输血有变态反应者。

三、环境准备

1. 人员准备　衣帽整洁、洗手，戴口罩。

2. 用物准备　无菌治疗盘、生理盐水、血液制品、输血单、血型单、输血器、输液贴、胶布、无菌棉签、皮肤消毒剂、弯盘、止血带、小枕、笔、输液架等。

3. 患者评估

（1）询问、了解患者的身体状况，了解患者有无输血史及不良反应，必要时遵医嘱给予抗组胺或者类固醇药物。

（2）评估患者血管情况，选择适宜的输注部位。

四、方　法

（一）操作前

1. 核对医嘱，根据医嘱采血样送血库做交叉配血试验。

2. 仔细核对配血报告单上的各项信息。

3. 输血前再次双人核对血袋包装、血液性质及配血报告单上的各项信息，核实血型检验报告单，确定无误方可实施输血。

4. 携用物至床旁，由两名医务人员共同核对患者姓名及血型。

5. 向患者解释输血的目的及所输入血液制品的种类，消除紧张心理。

6. 按静脉输液法为患者建立静脉通道，输入生理盐水。

7. 由两名医务人员再次按"三查""八对"内容核对，准确无误后签名，严防差错事故的发生。

8. 轻轻旋转血袋，将血液摇匀。打开贮血袋封口，消毒开口处塑料管，将输血器通液针头从生理盐水瓶上拔出插入塑料管内，缓慢将血袋倒挂到输液架上，再次双人查对并签名。

9. 输入开始时速度宜慢，严密观察 15 分钟后无不良反应，再按病情需要调节滴速。一般成人 40 ~ 60 滴 / 分，儿童酌减。

10. 向患者及家属交代输血过程中的注意事项，并将呼叫器置于易取处。

11. 待血液输完时，再输入少量生理盐水，使输血器内的血液全部输入体内后，拔针再按压进针点至不出血。认真检查静脉穿刺部位有无血肿或渗血现象并作相应处理。

12. 协助患者取舒适卧位，分类整理用物。

13. 洗手，做好输血记录。

（二）操作后

1. 操作后，应及时协助患者取舒适卧位，整理床单位。

2. 告知患者常见输血反应的临床表现，出现不适时及时通知医护人员。

五、注 意 事 项

1. 在取血和输血过程中，要严格执行无菌操作、双人查对制度。在输血前，一定要由两名医护人员根据需查对的项目再次进行查对，避免差错事故的发生。

2. 输血前后或两袋血之间需生理盐水冲洗输血管道，以防发生不良反应。

3. 血液中不可加入其他药品，如钙剂、酸性及碱性药品、高渗或低渗液体，以防血液凝集或红细胞破裂溶解。

4. 输血过程中严密观察，出现输血反应立即停止输血，并及时处理。

5. 开始输血时速度宜慢，观察 15 分钟，无不良反应后，将流速调节至要求速度，年老体弱、严重贫血、心力衰竭患者滴速宜慢。

6. 取回的血液静置，待复温后应尽快输用。血袋避免剧烈震荡以防红细胞大量破坏溶血，也不能将血液加温，防止血浆蛋白凝固变性而引起输血反应。

7. 输完的血袋送回输血科保留 24 小时，以备患者后发输血反应时检查、分析原因。

六、病 例 分 析

患者李某，男性，36 岁，周末开车携带妻子张某与女儿外出郊游，途中因车祸导致李某股骨干及骨盆骨折，送医途中伤口大量出血，需紧急输血，血液输注约 6 分钟后，患者出现酱油色尿，伴高热，伤口处渗血不止。

患者发生了什么类型的输血不良反应？输血操作时应注意什么？

七、练 习 题

（一）主观题

1. 简述输血的并发症。

2. 成分输血的优点是什么？

（二）客观题

1. A 型题

（1）下列哪项不属于输血的适应证（ ）

A. 贫血或低蛋白血症　　　　　　B. 消瘦　　　　　　C. 重症感染

D. 凝血机制障碍　　　　　　E. 急性出血

（2）患者，男性，70 岁，输血后 30 分钟突发呼吸急促、发绀、咳吐血性泡沫痰，颈静脉怒张，肺内可闻及大量湿啰音。心率 130 次 / 分。临床诊断是（ ）

A. 心力衰竭　　B. 溶血反应　　C. 过敏反应　　　D. 细菌污染反应　　E. 以上都不是

（3）输血过程中正确的是（ ）

A. 新生儿输血时要注意预热　　　　　　B. 可以在血中加入抗生素

C. 输血前后用生理盐水冲洗输血管道　　　　D. 输血后血袋要保留 2 小时

E. 操作前护士本人核对即可

（4）脾破裂患者，术中输血 20ml 后，突然出现血压急剧下降，手术切口大量渗血，酱油色尿，应考虑（ ）

A. 过敏反应　　　B. 发热反应　　　C. 细菌污染反应　　D. 溶血反应　　　E. 空气栓塞

（5）麻醉中的手术患者发生溶血性反应最早征象（ ）

A. 伤口渗血和低血压　　　　　　B. 腰背酸痛　　　　　　C. 胸闷、呼吸困难

D. 寒战、高热　　　　　　E. 面部潮红、出现荨麻疹

（6）患者，女，35 岁，输血开始后 1 小时出现畏寒、寒战高热，头痛、出汗、恶心、呕吐，皮肤潮红，体温 40℃。既往有过输血史。临床诊断最可能是（ ）

A. 过敏反应　　B. 发热反应　　C. 溶血反应　　　D. 细菌污染反应　　E. 以上都不是

（7）患者，男性，45 岁，快速大量输血时，出现呼吸急促、颈静脉怒张、心率加快、血压下降。下列治疗方法中，哪一项是错误的（ ）

A. 吸氧　　　　　　B. 停止输血　　　　　　C. 静脉使用去乙酰毛花苷

D. 利尿　　　　　　E. 血浆交换治疗

2. B 型题

（1）～（3）题共用备选答案

A. 全血　　　　B. 洗涤红细胞　　C. 血小板制剂　　D. 血清蛋白　　E. 浓缩白细胞

（1）多次输血的贫血患者输血时用（ ）

（2）失血性休克的患者输血时用（ ）

（3）IgA 水平低下的患者输血用（ ）

（4）～（7）题共用备选答案

A. 浓缩红细胞　　B. 冷沉淀　　　C. 白蛋白液　　　D. 免疫球蛋白　　E. 血小板

（4）可用于难治性感染的是（ ）

（5）可用于补充血容量的是（ ）

（6）可用于治疗慢性贫血的是（ ）

（7）可用于治疗血友病的是（　　　）

3. C 型题

（1）～（2）题共用题干

患者，男性，35 岁，有十二指肠球部溃疡病史，今晨突起头晕，心慌，呕血 2 次，黑便 1 次。来院查：面色苍白，出冷汗，P 120 次 / 分，BP 80/50 mmHg，HCT 28%。

（1）估计失血量为（　　　）

A. 300ml　　　　B. 500ml　　　　C. 700ml　　　　D.1000ml　　　　E. 1500ml

（2）此时最合适的处理方法是（　　　）

A. 输血浆增量剂　　B. 输全血及输液　　C. 输晶体液　　　　D. 紧急手术　　　　E. 输白蛋白液

4. X 型题

输血可以传播以下疾病哪项（　　　）

A. 甲型肝炎　　　B. 乙型肝炎　　　C. 丙型肝炎　　　D. 艾滋病　　　E. 以上均是

（柯雅娟　沈　奇）

第四节　静脉输液技术及相关知识

静脉输液（intravenous infusion）是利用大气压和液体静压原理将大量无菌液体、电解质、药物由静脉输入体内的方法。将大量的液体、电解质或血液由静脉注入称之为静脉输液法。因注射的部位与输液的不同，可分为外周静脉输液、外周静脉中心置管输液（PICC）、中心静脉输液与输血等。

一、目　的

1. 补充水分和电解质　纠正水电解质紊乱，维持酸碱平衡，常用于各种原因导致的脱水、酸碱平衡失调。

2. 补充能量　供给热能，常用于慢性消耗性疾病，不能经口进食的患者。

3. 输入药物　达到控制感染治疗疾病的目的，常用于各种中毒严重感染的患者。

4. 补充血容量　改善微循环，维持血压，常用于抢救严重烧伤大出血、休克等患者。

5. 输入脱水剂　降低颅压以达到消肿利尿的目的。

二、常用溶液及作用

（一）晶体液

晶体液（crystalloid solution）存留分子量小，在血管内时间短，对维持细胞内外水分的相对平衡具有重要作用，可有效纠正体液及电解质平衡失调。常用的晶体液包括：

1. 葡萄糖溶液　用于补充水分和热量，减少蛋白质消耗。常用溶液有 5% 和 10% 葡萄糖溶液。

2. 等渗电解质溶液　用于补充水和电解质，维持体液和渗透压平衡。常用溶液有 0.9% 氯化钠溶液、复方氯化钠溶液（林格等渗溶液）、5% 葡萄糖氯化钠溶液。

3. 碱性溶液　用于调节酸碱平衡失调。常用碱性液有 5% 碳酸氢钠、11.2% 乳酸钠溶液。

4. 高渗溶液　用于利尿、脱水，可迅速提高血浆渗透压、回收组织水分进入血管，消除水肿。可降低颅内压，改善中枢神经系统的功能。常用 20% 甘露醇、山梨醇、50% 葡萄糖溶液。

（二）胶体溶液

胶体溶液主要作用是维持血浆胶体渗透压，增加血容量，改善微循环，提升血压。

1. 右旋糖酐　常用的溶液有两种。中分子右旋糖酐有提高胶体渗透压，扩充血容量的作用；

低分子右旋糖酐有降低血液黏稠度，改善微循环和组织灌注量的作用。

2. 羟乙基淀粉（706 代血浆） 输入后使循环血量和心输出量均增加，急性大出血时可与全血共用。多用于失血性休克、严重烧伤和低蛋白血症等。

（三）静脉高营养液

静脉高营养溶液能供给患者热量，维持正氮平衡，补充各种维生素和矿物质，主要用于不能通过消化道供给营养或营养摄入不足的患者，可用静脉输注高营养溶液的方法来维持营养的供给。其成分主要由氨基酸、脂肪酸、维生素、矿物质、高浓度葡萄糖或右旋糖酐以及水分组成。常用溶液有复方氨基酸、脂肪乳剂等。

三、工作准备

1. 人员准备 衣帽整洁，洗手、戴口罩。

2. 用物准备 治疗盘、消毒液、一次性输液器、无菌棉签、小垫枕及治疗巾、止血带、输液瓶贴、医用输液贴、弯盘、手消毒液、锐器盒、输液架、输液卡、按医嘱准备药物、笔、表等。治疗车下层备生活垃圾桶、医疗垃圾桶及锐器盒。

3. 患者评估

（1）询问、了解患者的身体状况，向患者解释取得配合。

（2）评估患者血管情况，选择适宜的输注部位。

四、方 法

1. 备齐用物，核对（三查八对）检查药液及输液器质量。

2. 根据医嘱填写输液卡，将输液卡倒贴于输液瓶上，套上瓶套。

3. 启开液体瓶铝盖中心部分，常规消毒瓶塞，按医嘱加入药物，加入的药物应合理分配并注意配伍禁忌，根据病情需要有计划地安排输液顺序（严格执行无菌技术操作和查对制度）。

4. 打开输液器将输液管针头插入瓶塞直至针头根部。

5. 携用物至床旁，核对无误后进行排气。

6. 协助患者取舒适卧位，选择静脉，肢体下放小垫枕及治疗巾，常规消毒皮肤 2 遍，消毒直径＞5cm，待干。在穿刺部位上方 6cm 处扎止血带，嘱患者握拳（根据病情及药物性质选择合适静脉，对需要长期输液者应从远端小静脉开始）。

7. 穿刺

（1）头皮针穿刺

1）再次核对及排气，取下护针帽，绷紧皮肤，嘱患者半握拳，针尖斜面朝上，以 15°～30° 角穿刺，见回血后，将针头降低 5°～10° 角，再平行送入少许，使针头斜面全部进入血管内。

2）固定针柄，松止血带，嘱患者松拳，打开调节器（三松），液体滴入通畅，患者无不适后用输液贴固定。

（2）静脉留置针穿刺

1）输液器排气至输液器乳头，打开留置针包装，连接留置针。

2）一手固定导管座，一手垂直去除护针帽，左右转动针芯，排气至留置针头，确认管路无气泡。

3）再次核对患者身份及药品。嘱患者半握拳，绷紧皮肤，针尖斜面朝上，以 15°～30° 角穿刺，见回血后，将针头降低 5°～10° 角，继续进针 0.2cm，后撤针芯 0.2～0.3cm。

4）方法一：持导管座及针翼，将外套管与针芯一起送入血管。方法二：固定针芯，将外套管送入血管。

5）固定针柄，松止血带，嘱患者松拳，打开调节器（三松），液体滴入通畅，左手持针翼座末端撤出针芯，将针芯丢弃于锐器盒中。

6）患者无不适后用透明敷料固定，采取无张力法粘贴敷料，并使透明敷料与接头和皮肤充分黏合，用指腹轻轻按压整片透明敷料，使其充分接触，避免水汽积聚。从预切口处移除边框，在敷料边框上标签处注明穿刺日期、时间和操作者姓名，并覆盖于隔离塞上，避免遮盖导管座前端。

7）二次固定：U 形向心方向固定留置针延长管。

8）再次核对医嘱、患者信息及药品无误后，根据病情、年龄及药物性质调节滴数。

9）整理用物，并在输液卡上记录输液时间、滴数，嘱患者输液时不可随意调节滴速注意保护输液部位。

10）加强巡视，密切观察有无输液反应，耐心听取患者主诉，严密观察输液部位状况，及时处理输液故障，保证输液通畅。

11）输液完毕，轻揭胶布，轻压穿刺上方敷贴处，快速拔针，按压片刻至无出血，整理床单位，嘱患者休息。

五、输液故障的排除法

（一）溶液不滴

1. 针头滑出血管外，局部肿胀疼痛，应另选血管重新穿刺。

2. 针头斜面紧贴血管壁，可调整针头位置或适当变换肢体位置。

3. 针头阻塞，一手捏住滴管下输液管，另一手挤压靠近针头的输液管，若感觉有阻力，松手后又无回血，示针头已阻塞，应更换针头重新穿刺。

4. 压力过低，可抬高输液瓶位置。

5. 静脉痉挛，局部用热水袋或热毛巾热敷。

（二）墨菲滴管内液面过高

可倾斜溶液瓶，使瓶内的针头露出液面上，必要时用手挤压输液管上端，瓶内空气即进入输液管内，让液体缓缓流下，直至露出液面。

（三）墨菲滴管内液面过低

可捏紧滴管下端输液管，同时挤压上端输液管，迫使液体进入滴管内。

（四）墨菲滴管内液面自行下降

检查滴管上端橡胶管和滴管有无漏气、裂隙，必要时更换。

六、病例分析

患者，男性，35 岁，因发热三天拟"左下肺炎"收住入院，既往体健，无过敏史，入院：神志清，精神萎靡，体温 39.0℃，X 胸片示"左下肺炎"，医嘱予"NS 250ml+ 青霉素 400 万 U 静脉滴注"，青霉素皮试（-）。请执行以下操作：在输液过程中，患者出现发冷、寒战和发热，如何处理？

七、练 习 题

（一）主观题

1. 简述静脉输液的目的。

2. 简述急性肺水肿的主要原因。

（二）客观题

1. A 型题

（1）静脉输液的目的不包括（　　　）

A. 补充营养，维持热量　　　　　　　　　B. 输入药物治疗疾病

C. 纠正水电解质紊乱，维持酸碱平衡　　　　D. 增加血红蛋白，纠正贫血

E. 改善微循环

（2）空气栓塞致死的原因是气体阻塞（　　　）

A. 肺静脉入口　　B. 下腔静脉入口　　C. 肺动脉入口　　D. 主动脉入口　　E. 腹主动脉

2. B 型题

（1）～（5）题共用备选答案

A. 致热原　　　　　　　　　　　B. 多次输血　　　　　　　　　　C. 输入异型血

D. 输入速度过快、量过多　　　　E. 输入刺激性强的药物

（1）过敏反应是由于（　　　）

（2）溶血反应是由于（　　　）

（3）发热反应是由于（　　　）

（4）心脏负荷过重的反应是由于（　　　）

（5）静脉炎是由于（　　　）

3. C 型题

（1）～（3）题共用题干

一位老年患者在输液过程中，液体已输完，空气已进入输液器，护生在没有带教老师陪同下接上第二瓶液体，几分钟后患者突然出现胸闷，气促，濒死感，呼吸困难，严重发绀。

（1）请问患者可能出现了（　　　）

A. 呼吸衰竭　　　B. 心脏衰竭　　　C. 急性肺水肿　　　D. 空气栓塞　　　E. 肺气肿

（2）静脉输液时输液管内空气未排尽，最可能发生的危险是（　　　）

A. 脑空气栓塞引起昏迷　　　　　　　　　　B. 冠状血管空气栓塞引起心肌坏死

C. 肺动脉空气栓塞引起严重缺氧或死亡　　　D. 左心房空气栓塞引起心律不齐

E. 右心房空气栓塞引起心室期前收缩

（3）静脉输液发生空气栓塞应立即让患者采取的卧位是（　　　）

A. 直立位　　　　　　　　　　　　　B. 垂头仰卧位

C. 左侧卧位及头低足高位　　　　　　D. 右侧卧位

E. 半坐卧位

4. X 型题

（1）静脉输液发生空气栓塞，其主要因素有（　　　）

A. 输液时空气未排尽　　　　　　　　B. 输血时空气未排尽

C. 输液管连接不紧有漏气　　　　　　D. 加压输液或无人旁边看守等情况

E. 嘱患者自己关注液体

（2）静脉炎的临床表现是（　　　）

A. 沿静脉走向出现条索状红线　　B. 局部组织发痒　　　　C. 局部组织肿胀

D. 局部组织发暗　　　　　　　　E. 有时伴有畏寒、发热等全身症状

（3）对输液微粒的描述，正确的是（　　　）

A. 是非代谢性颗粒杂质　　　　　　　　B. 是代谢性颗粒杂质

C. 其直径一般为 1～15μm　　　　　　　D. 其直径一般为 1～12μm

E. 少数可达 50～300μm

（柯雅娟　沈　奇）

第五节　头皮静脉穿刺技术

头皮静脉穿刺（scalp vein puncture）是小儿临床治疗中常用的输液方法，为补充体液量与临床治疗疾病最重要、最常用的基础护理，也是抢救危重患儿的重要方法。小儿好动、血管细、穿刺难度大，常选择头皮静脉进行穿刺。

一、目　的

1. 补充水分、电解质，维持水、电解质平衡。
2. 扩充血容量，改善血液循环。
3. 输入药物，维持营养，供给热量等。

二、适应证与禁忌证

（一）适应证

1. 新生儿和婴幼儿进行输液、输血和静脉给药等治疗。
2. 新生儿、婴幼儿外周静脉条件差。

（二）禁忌证

一般情况下，头皮静脉做穿刺没有禁忌证，但会有一些相对禁忌证，局部皮肤有脓肿、感染等。

三、工作准备

1. 人员准备　衣帽整洁、洗手，戴口罩。
2. 用物准备　治疗盘、药物（根据医嘱）、输液卡、输液器、输液贴、一次性注射器、无菌手套、无菌棉签、无菌纱布、75% 乙醇溶液、胶布、弯盘、砂轮、一次性备皮刀、治疗巾、笔、输液架等，必要时备夹板和绷带。治疗车下层备生活垃圾桶、医疗垃圾桶及锐器盒。
3. 患儿评估
（1）评估年龄、病情、意识状态、心肺功能、合作程度，药物治疗情况、用药史、过敏史、家族史等。
（2）评估患儿血管情况，选择适宜的输注部位。
4. 与家属沟通
告知患儿家属头皮静脉穿刺输液的目的、必要性，操作中的注意事项与配合要点，交代相关的不良反应、并发症等。

四、方　法

1. 核对输液卡，检查液体和药物质量，在瓶签上注明床号、姓名、药名、剂量等。
2. 根据医嘱，严格遵守无菌操作原则配制注射药物。
3. 与患儿家属沟通。介绍自己，核对患者姓名、性别、床号等，确认用药史、过敏史和家族史，再次解释说明，取得家属配合。同时安抚患儿，嘱咐患儿操作前排尿等。

4. 再次核对输液药物，挂输液架上。

5. 戴手套。

6. 将枕头放于床沿，使患儿横卧于床中央。

7. 协助患儿取仰卧位或侧卧位，头下垫治疗巾。

8. 指导家属协助固定患儿头部及肢体。

9. 操作者立于患儿头侧，选择穿刺血管，用剃刀剃掉穿刺部位毛发。

10. 用 75% 乙醇溶液消毒皮肤 2 遍，待干。

11. 输液器排气，一次成功。

12. 穿刺

（1）左手绷紧皮肤，固定静脉，右手持针以 15°～30° 角度穿刺静脉，见回血后放平针头再进入少许。

（2）打开调节器，观察液体滴入是否通畅。

13. 固定 用输液贴第一条贴针柄固定针头，第二条保护针眼处，第三条将头皮针盘旋固定，第四条固定输液管。必要时用弹力绷带固定。

14. 再次核对医嘱、患者信息及药品无误后，根据病情，年龄及药物性质调节滴数。

15. 再次核对，执行签名，挂输液卡。

16. 操作后处理

（1）操作后，应及时协助患儿取舒适卧位，整理床单位。

（2）向家属做好健康宣教（如出现不滴、肿胀、疼痛、不良反应等及时告知医务人员，不可自行调速，保护输液部位），交代注意事项，做好心理护理等。

（3）处理用物，垃圾正确分类。

五、操作注意事项

1. 严格执行无菌术操作规程。

2. 穿刺前应对血管进行评估，避开动脉。

3. 穿刺时针头刺入后未见回血，可轻捏头皮针针管，使少许液体进入，如局部皮肤无隆起、变色，液体流入通畅则可证实穿刺成功。

六、练 习 题

客观题

A 型题

小儿头皮静脉输液如误注入动脉，局部表现为（ ）

A. 局部无变化   B. 沿静脉走向呈条索状红线   C. 苍白、水肿

D. 呈树枝状分布苍白   E. 输液顺畅

（柯雅娟 沈 奇）

第六节 吸 痰 术

吸痰术（sputum suction）是指经口、鼻腔、人工气道等将呼吸道的分泌物吸出，有效地保持呼吸道通畅，预防吸入性肺炎、肺不张、窒息等并发症的一种方法。本节主要介绍电动吸引器吸痰术。

一、目的

利用负压原理，将患者呼吸道内黏稠痰液或误吸的异物吸出，达到清理呼吸道、改善通气功能、预防并发症的目的。

二、适应证

年老体弱、危重、昏迷、全身麻醉未清醒、胸部创伤等各种原因不能有效咳嗽、自行排痰者。溺水、误吸导致的窒息患者。

三、准备工作

1. 操作者准备 着装整洁，洗手、戴口罩。

2. 用物准备 电动吸引器 1 台、电插板、治疗盘、灭菌治疗碗或带盖灭菌治疗罐 2 只（试吸碗、冲洗碗）、灭菌生理盐水、吸痰管数根、吸引管、无菌纱布、无菌手套、治疗巾、弯盘、听诊器、手电筒、压舌板、开口器（必要时备）、剪刀等。一次性无菌物品均在有效期内、质量合格。

3. 环境准备 室温适宜、光线充足、环境安静。

4. 患者准备

（1）了解病情、意识状态、生命体征及血氧饱和度。

（2）患者呼吸道分泌物的量、黏稠度、部位，有无将呼吸道分泌物排出的能力、心理状态、合作程度及有无活动性义齿。

（3）核对并解释操作目的、方法、注意事项及配合要点，取得患者配合。

四、方法

1. 将用物携至床旁，与患者及家属沟通：自我介绍，核对患者床号、姓名、腕带，再次解释吸痰的目的、方法，交代操作时的配合要点、注意事项。

2. 患者取平卧或侧卧位，协助患者头偏向操作者，颌下铺治疗巾，弯盘置于枕旁，检查口、鼻腔情况，取下活动性义齿。

3. 接通电源，打开开关，检查吸引器性能是否良好。

4. 剪开吸痰管外包装前端，将一根吸痰管系于床头，连接吸引管（一端连接吸引器，一端接床头吸痰管），调节负压（一般成人为 0.04 ～ 0.053MPa，儿童 < 0.04MPa）。

5. 打开灭菌治疗碗，倒生理盐水于试吸碗和冲洗碗内。

6. 戴无菌手套，将吸痰管抽出盘绕在手中，根部与吸引管相连，手持吸痰管处于无菌状态。

7. 试吸生理盐水，检查吸痰管是否通畅，且润滑前端。

8. 吸痰

（1）反折吸痰管末端，轻轻将吸痰管经口颊部插入口咽部（10 ～ 15cm）。如口腔吸痰有困难，可从鼻腔插入（20 ～ 25cm），有气管切开或气管插管者，可直接插入（气管套管者插入 10 ～ 15cm，气管插管者插入 30 ～ 35cm）。

（2）松开吸痰管末端，左右旋转向上提升吸痰管，吸出口咽部分泌物，吸痰持续时间不超过 15秒，再在冲洗碗内冲洗。

（3）更换吸痰管，试吸生理盐水，反折吸痰管末端，嘱患者深呼吸，同样的方法吸出气管内分泌物。

（4）吸痰顺序：经口鼻途径先口咽部，后气道内。经人工气道途径先导管内，后口、鼻腔。

9. 吸痰过程中，要注意观察患者的反应如面色、生命体征、血氧饱和度等改变，同时注意吸出物的性质、量及颜色等。

10. 吸痰完毕，分离吸痰管弃用，固定吸引管于床头，关上吸引器开关。

11. 清洁患者的口鼻，观察口腔黏膜有无损伤及患者反应。

12. 撤治疗巾、弯盘、脱手套，听诊患者肺部呼吸音。

13. 协助患者取舒适体位，整理床单位、速干手消毒。

14. 分类处理用物，洗手、做记录。

五、注 意 事 项

1. 严格执行无菌操作，吸痰管每次更换。

2. 根据患者缺氧情况，吸痰前提高吸氧流量，吸痰后调回吸氧流量。

3. 吸痰管直径要小于气管导管直径的 50%（婴儿则要小于 70%），插管动作应轻柔、准确、快速，严禁带负压插管，以免损伤患者气道。

4. 吸痰过程密切观察痰液的颜色、性质及患者反应，吸痰中患者如发生发绀、心率下降等缺氧症状时应当立即停止吸痰，待症状缓解后再吸。

5. 每次吸痰时间＜ 15 秒，连续吸痰需间隔 3 ～ 5 分钟。

6. 痰液黏稠时，可配合拍背、蒸汽吸入、雾化吸入等方法使痰液稀释。

7. 持续吸痰时，负压连接管 24 小时更换一次，贮痰瓶 2/3 满时要及时倾倒。

六、病 例 分 析

患者，男性，72 岁，咳嗽有痰，双肺呼吸音粗，可闻及大量痰鸣音。诊断：慢性阻塞性肺疾病。请给患者正确吸痰。

视频 12-6 吸痰术

七、练 习 题

（一）主观题

1. 简述吸痰的目的。

2. 试述吸痰的注意事项。

（二）客观题

1. A 型题

（1）成人吸痰的负压不宜超过（ 　　 ）

A. 0.053MPa 　　 B. 0.53MPa 　　 C. 5.53MPa 　　 D. 0.04MPa 　　 E. 0.4MPa

（2）每次吸痰的时间不应超过（ 　　 ）

A. 10 秒 　　 B. 15 秒 　　 C. 20 秒 　　 D. 30 秒 　　 E. 以上均不是

2. B 型题

（1）～（4）题共用备选答案

A. 10 ～ 15cm 　　 B. 20 ～ 25cm 　　 C. 30 ～ 35cm

（1）经口颊部至咽喉部吸痰插入吸痰管的长度为（ 　　 ）

（2）经鼻至咽喉部吸痰插入吸痰管的长度为（ 　　 ）

（3）气管插管者吸痰插入吸痰管的长度为（ 　　 ）

（4）气管切开患者吸痰插入吸痰管的长度为（ 　　 ）

3. X 型题

痰液黏稠时可采用下列哪些方法以利于痰液排出（ 　　 ）

A. 翻身叩背　　　B. 雾化吸入　　　C. 体位引流　　　D. 振动排痰仪　　　E. 以上均是

（陈　喜　沈　奇）

第七节　吸氧术、氧疗及相关知识

吸氧术（oxygen inhalation）是指通过吸入氧气，提高动脉血氧分压和氧饱和度，改善组织缺氧、低氧状态的一项基本抢救和治疗技术。

一、目　　的

纠正各种原因造成的缺氧状态，提高动脉血氧分压和动脉血氧饱和度，增加动脉血氧含量，促进组织的新陈代谢，维持机体正常生命活动。

二、适　应　证

1. 呼吸系统　重症肺炎、哮喘、肺源性心脏病、肺水肿、气胸等。

2. 心血管系统　心源性休克、心肌梗死、心力衰竭、严重心律失常等。

3. 中枢神经系统　颅脑外伤、各种原因引起的昏迷等。

4. 其他　严重的贫血、出血性休克、一氧化碳中毒、麻醉药物及氰化物中毒、产程过长、大手术后等。

三、准　备　工　作

1. 操作者准备　着装整洁，洗手、戴口罩。

2. 物品准备　氧气1筒、氧气压力表装置、扳手、一次性鼻氧管、蒸馏水、治疗碗（内盛冷开水）、棉签、弯盘、纱布、手电筒、用氧记录卡、笔、速干手消毒液。

3. 环境准备　环境安静、光线充足、温度适宜、远离火源。

4. 患者准备

（1）了解病情、意识、鼻腔情况、心理状态及合作程度。

（2）向患者解释操作目的、方法、注意事项及配合要点，取得合作。

四、方　　法

1. 吸氧操作步骤

（1）开总开关，放出少量氧气冲掉气门灰尘，立即关好，安装氧气表。

（2）湿化瓶装1/3～1/2的蒸馏水或冷开水。

（3）检查流量表开关是否关紧，开总开关，开流量开关，检查氧气装置是否漏气及氧气流出是否通畅，关流量开关（如为中心供氧，取下氧气端口的帽，安装氧气表，检查有无漏气）。

（4）将用物携至床旁，与患者及家属沟通：自我介绍，核对患者床号、姓名、腕带，再次解释说明，取得配合。

（5）取舒适体位。

（6）检查鼻腔有无鼻息肉、鼻中隔偏曲，有无分泌物，清洁并湿润鼻腔。

（7）连接鼻氧管，打开流量开关，根据病情调节氧流量（低流量吸氧1～2L/min，中流量吸氧2～4L/min，高流量吸氧是4～6L/min。一般成人氧流量2～4L/min，严重缺氧者4～6L/min，小儿1～2L/min），检查氧气流出是否通畅。

（8）将鼻氧管置入患者鼻腔，妥善固定。

（9）填写氧气记录卡。

（10）告知患者及家属吸氧的注意事项。

（11）吸氧过程中正确调节流量、处理故障。

（12）观察患者缺氧改善情况。

（13）停氧。①评估患者缺氧改善情况，告知患者停氧；②用纱布取下鼻氧管，关总开关，放出余氧，关流量开关；③擦净患者面部；④填写氧气记录卡。

（14）协助患者取舒适体位，整理床单位、速干手消毒。

（15）分类处理用物，洗手、做记录。

2. 根据患者病情需要，常用的吸氧方法

（1）单侧鼻导管法：将鼻导管自一侧鼻孔轻轻插入至鼻咽部，长度约为鼻尖至耳垂的2/3，用胶布固定于鼻翼和面颊部（图12-7-1）。此法节省氧气，但可刺激鼻腔黏膜，长时间应用患者感觉不适。

（2）双侧鼻导管法：将鼻导管置于患者双侧鼻腔给氧（图12-7-2）。此法刺激性小，患者舒适，使用方便，适用于较长时间用氧者。

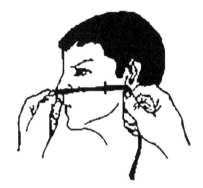
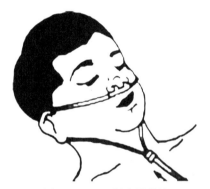

图 12-7-1　单侧鼻导管法　　　　　图 12-7-2　双侧鼻导管法

（3）鼻塞法：将鼻塞塞入患者一侧鼻孔前鼻庭内给氧（图12-7-3）。此法刺激性小，患者舒适，两侧鼻孔可交替使用，适用于较长时间用氧者。

（4）面罩法：将面罩置于患者的口鼻部，氧气自下端输入，呼出的气体从面罩两侧孔排出（图12-7-4）。此法口鼻部都能吸入氧气，效果较好，适用于张口呼吸且病情较重的患者。氧流量一般为 6 ～ 8L/min。

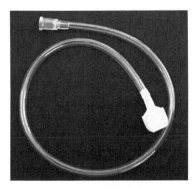
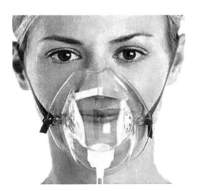

图 12-7-3　给氧鼻塞　　　　　　图 12-7-4　面罩法

（5）漏斗法：以漏斗代替鼻导管，多用于婴幼儿。将漏斗罩于患儿口鼻处，距离皮肤 1 ～ 3cm。一般流量 4 ～ 5L/min。

（6）氧气枕法：长方形橡胶枕，上有调节器可调节氧流量，枕内装满氧气，连接带有湿化装置（根据需要）的输氧管即可使用（图 12-7-5）。此法适用于患者转运途中给氧、家庭氧疗。

（7）氧气帐法：一般适用于儿科抢救或大面积烧伤患者（图 12-7-6）。特制的氧气帐或者塑料薄膜制成病床一半大小的帐篷，将患者的头胸部置于帐内，氧气流量需 10 ～ 20L/min，帐内氧浓度才能达到 60% ～ 70%，每次开帐后需将氧流量加大到 12 ～ 14L/min，持续 3 分钟以恢复帐内原来浓度。

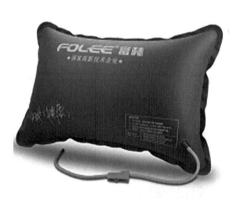

图 12-7-5　氧气枕

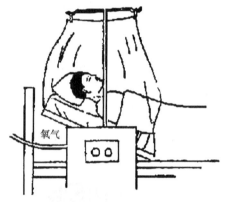

图 12-7-6　氧气帐

五、注 意 事 项

1. 严格遵守操作规程，注意用氧安全，切实做好防火、防震，防油、防热。距明火至少 5m，距暖气至少 1m，以防引起燃烧。

2. 患者吸氧过程中，需要调节氧流量时，应先将患者鼻导管取下，调节好氧流量后，再与患者连接。停止吸氧时，先取下鼻导管，再关流量表。

3. 吸氧时，注意观察患者脉搏、血压、精神状态等情况有无改善，及时调整用氧浓度。

4. 湿化瓶每次用后均须清洗、消毒。

5. 氧气筒内氧气不可用尽，当压力表上指针降至 0.5MPa（5kg/cm²）时，即不可再用。

6. 对未用或已用空的氧气筒应分别放置并挂"满"或"空"的标记，以免急用时搬错而影响抢救工作。

六、氧 　 疗

氧气疗法（oxygen therapy，简称氧疗）是指通过增加吸入氧浓度来纠正患者缺氧状态的治疗方法。根据临床表现及动脉血氧分压（PaO_2）和动脉血氧饱和度（SaO_2）来确定缺氧状态。

1. 轻度低氧血症　$PaO_2 > 50mmHg$，$SaO_2 > 80\%$，无发绀，一般不需氧疗，如有呼吸困难，可给予低流量氧气。

2. 中度低氧血症　PaO_2 30 ～ 50mmHg，SaO_2 60% ～ 80%，有发绀、呼吸困难，需氧疗。

3. 重度低氧血症　$PaO_2 < 30mmHg$，$SaO_2 < 60\%$，显著发绀、极度呼吸困难、出现三凹征。

动脉血二氧化碳分压（$PaCO_2$）是评价通气状态的指标，是决定以何种方式给氧的重要依据。临床上根据吸入氧浓度将氧疗分为低浓度、中等浓度、高浓度、高压四类。

氧浓度和氧流量的关系为：吸氧浓度（%）＝ 21＋4× 氧流量（L/min）。

1. 低浓度氧疗　指吸氧浓度低于 40%。应用于低氧血症伴二氧化碳潴留的患者，如慢性阻塞性肺病和慢性呼吸衰竭。中枢对二氧化碳增高的反应很弱，呼吸的维持主要依靠缺氧刺激外周化学感受器。

2. 中等浓度氧疗　吸氧浓度为 40% ～ 60%。主要用于有明显通气 / 灌注比例失调或显著弥散障碍的患者，特别是血红蛋白浓度很低或心输出量不足者，如肺水肿、心肌梗死、休克等。

3. 高浓度氧疗　吸氧浓度在 60% 以上。应用于单纯缺氧而无二氧化碳潴留的患者，如成人型呼吸窘迫综合征、心肺复苏后的生命支持阶段。

4. 高压氧疗　指在特殊的加压舱内，以 2 ～ 3kg/cm² 的压力给予 100% 的氧吸入。主要适用于一氧化碳中毒、气性坏疽等。

七、相 关 知 识

常见并发症的预防与处理规范

1. 呼吸道分泌物干燥

预防与处理：从供氧装置出来的氧气是干燥的，吸入后可使呼吸道黏膜干燥，分泌物黏稠，不容易排出。因此，氧气吸入前一定要先湿化，以预防呼吸道黏膜和分泌物干结。

2. 呼吸抑制

预防与处理：低氧血症时，PaO_2 的降低可刺激周围化学感受器，反射性兴奋呼吸中枢，增加肺部通气。如果患者长期是靠这一反射性兴奋维持呼吸时（如肺源性心脏病、Ⅱ型呼衰患者），吸入高浓度氧后，PaO_2 的升高可使这一反射机制消除，抑制患者的自主呼吸，甚至出现呼吸停止。因此，对这类患者需进行低流量、低浓度的控制性给氧，并监测 PaO_2 的变化，维持患者的 PaO_2 在 60mmHg 左右即可。

3. 吸收性肺不张

预防与处理：患者吸入高浓度的氧气后，肺泡内氮气被大量置换，一旦支气管阻塞，肺泡内的氧气可被循环的血流迅速吸收，导致肺泡塌陷，引起肺不张。预防呼吸道阻塞是防止吸收性肺不张的关键，预防措施包括鼓励患者深呼吸和咳嗽、加强痰液的排出、常改变体位、降低给氧浓度（＜ 60%）等。使用呼吸机的患者可加用呼气末正压通气（PEEP）来预防。

4. 晶状体后纤维组织增生

预防与处理：使用高浓度氧后，过高的动脉氧分压（PaO_2 达到 140mmHg 以上）是引起新生儿（特别是早产儿）晶状体后纤维组织增生的主要危险因素。因此新生儿给氧浓度应严格控制在 40% 以下，并控制吸氧时间。

5. 氧中毒，分为肺型氧中毒、脑型氧中毒

预防与处理：预防氧中毒的主要措施是通过控制氧吸入的浓度和时间。在正常气压下，吸入 60% 以下浓度的氧是安全的，60% ～ 80% 的氧吸入时间不能超过 24 小时，100% 的氧吸入时间不能超过 4 ～ 12 小时。应尽量避免长时间使用高浓度的氧气，给氧期间应经常监测动脉血液中的氧分压和氧饱和度，密切观察给氧的效果和副作用。

八、病 例 分 析

视频 12-7　吸氧术

患者，女性，55 岁，咳嗽，咳痰伴胸闷气短 1 周入院。今早出现气促，口唇发绀，如何给患者进行处理？

九、练 习 题

（一）主观题

1. 试述氧气吸入疗法的适应证。

2. 试述氧气吸入疗法的注意事项。

（二）客观题

1. A 型题

（1）缺氧时，突出的临床表现是（　　　）

A. 皮肤湿冷，尿量减少　　　　　　　　　B. 面色潮红，脉搏洪大

C. 辗转反侧，呻吟不止　　　　　　　　　D. 烦躁不安，口唇发绀

E. 大汗淋漓，口吐白沫

（2）鼻导管给氧，氧流量 4L/min 时，氧浓度为（　　　）

A. 37%　　　　　　B. 29%　　　　　　C. 33%　　　　　　D. 25%　　　　　　E. 21%

2. B 型题

（1）～（3）题共用备选答案

A. 1～2L/min　　　B. 2～4L/min　　　C. 4～6L/min

（1）低流量吸氧为（　　　）

（2）中流量吸氧为（　　　）

（3）高流量吸氧为（　　　）

3. X 型题

在吸氧过程中，调整氧流量的方法正确的是（　　　）

A. 直接调节流量开关　　　　　　　　　　B. 将鼻导管与氧气压力表分离，调节流量

C. 拔出鼻导管调节流量　　　　　　　　　D. 关总开关，再调流量

E. 以上均是

（陈　喜　沈　奇）

第八节　洗胃及临床应用

洗胃法（gastric lavage）是将胃管由口（鼻）腔插入胃内，将一定量的溶液经胃管灌入胃腔，利用重力、虹吸或负压吸引等作用，反复冲洗，从而达到解毒、减轻胃黏膜水肿或胃肠道手术（检查）前准备的一项常用技术。常用方法有：口服催吐洗胃法、漏斗胃管洗胃法、电动吸引器洗胃法、全自动洗胃机洗胃法等。这里将重点介绍口服催吐洗胃法、漏斗胃管洗胃法两种方法。

一、目　的

洗胃的目的是清除胃内毒物，减轻胃黏膜水肿，及某些手术如胃肠道手术或检查前准备。

二、适应证与禁忌证

1. 适应证　非腐蚀性毒物中毒：如有机磷、安眠药、重金属类、生物碱及食物中毒等。

2. 禁忌证

（1）强腐蚀性毒物（如强酸、强碱）中毒者。

（2）肝硬化伴食管胃底静脉曲张，胸主动脉瘤、近期有上消化道出血及胃穿孔、胃癌等。

三、方　法

（一）口服催吐洗胃法

【操作前准备】

1. 医务人员准备　仪表规范、修剪指甲、洗手、戴口罩、帽子和手套。

2. 患者准备   了解洗胃的目的、方法、注意事项、配合要点，协助患者取下义齿，取坐位或半坐位。

3. 评估患者

（1）患者病情：意识状况、生命体征、合作程度及心理状态。

（2）患者中毒情况：中毒的时间和途径、毒物的种类、性质和量、是否是腐蚀性毒物。

（3）患者的既往史：是否患有肝硬化伴食管静脉曲张、近期是否曾发生过上消化道出血或胃穿孔等。

（4）患者的口鼻腔黏膜情况：有无义齿或其他疾病。

4. 用物准备   弯盘、压舌板、小毛巾、橡胶围裙、量杯、水温计、空水桶2个、检验标本容器或试管。根据毒物的性质准备洗胃溶液，一般用量为2～10L，温度为25～38℃（紧急情况下用清洁自然水源，常温）。

5. 环境准备   整洁、安静、舒适、安全。

【操作步骤】

1. 核对   备齐用物至患者床旁，核对并向患者解释说明意图。

2. 体位   患者取坐位，或半坐卧位，戴好橡胶围裙，盛水桶置患者坐位前。

3. 催吐方法

（1）机械性刺激催吐：用手指、筷子或压舌板等刺激咽后壁或舌根处，诱发呕吐。若不易呕出时，饮清水200～300ml，再次催吐。如此反复，直至呕出液体清亮为止。

（2）药物催吐：可选用依米丁、阿扑吗啡等药物进行催吐。

4. 整理   协助患者漱口、擦脸、必要时更换衣服、卧床休息。整理床单，清理用物，对患者进行健康教育。

5. 记录   洗手，记录灌洗液名称及剂量，呕吐物的量、颜色、气味，患者主诉，必要时送检标本。

（二）漏斗胃管洗胃法

【操作前准备】

1. 医务人员准备   同口服催吐洗胃法。

2. 患者准备   患者取平卧位，其他同口服催吐洗胃法。

3. 用物准备   治疗盘内备洗胃包：漏斗洗胃管，止血钳，布两块，镊子，润滑油，棉签，弯盘，水罐内盛洗胃液，量杯，盛水桶，必要时备压舌板、张口器等，根据毒物的性质准备灌洗溶液，一般用量为2～10L，温度为25～38℃。

4. 环境准备   同口服催吐洗胃法。

【操作步骤】

1. 核对   备齐用物至患者床旁，核对并向患者解释，说明意图。

2. 体位   患者取平卧位，头偏向一侧，如有义齿应先取出。盛水桶放在患者头部的床下，置弯盘于患者口角处。

3. 胃管选择   选择粗大胃管，测量插入胃管的长度，成人45～55cm，一般为前额发际至胸骨剑突处或鼻尖经耳垂至胸骨剑突处的距离。

4. 插管   用润滑油润滑胃管前端，左手用纱布裹着胃管，右手用镊子夹着胃管前端5～6cm处测量长度后，自选定侧鼻孔轻轻插入。

5. 留胃液标本   证实胃管在胃内后将漏斗放置低于胃部水平的位置。挤压橡胶球，抽尽胃内容物，留取标本送检。

6. 洗胃   举漏斗高过头部30～50cm，再缓慢倒入洗胃液300～500ml于漏斗内，当漏斗内尚余少量溶液时，迅速将漏斗降至低于胃的位置，倒置于盛水桶内，利用虹吸作用引出胃内灌洗液。若引流不畅时，可将胃管中段的皮球挤压吸引。胃液流完后，再举漏斗注入溶液，反复灌洗，直至洗出液澄清为止。

7. 整理　洗胃完毕，反折胃管末端，用纱布包裹拔出。患者取舒适卧位，整理床单及用物，对患者进行健康教育。

8. 记录　洗手，记录灌洗液名称、量，洗出液的颜色、气味、性质、量，患者反应，有无出血等。

四、注意事项

1. 洗胃前应取下义齿，充分证实胃管插入胃道后才进行清洗。第一次抽出或者洗出的胃内容物应留作检查或毒物分析。

2. 当中毒物性质不明时，可选用温开水或等渗盐水洗胃。毒物性质明确后，再采用拮抗性溶液洗胃。

3. 在洗胃过程中，如患者出现腹痛，流出血性洗液或出现休克症状时，应停止灌洗，给予相应处理。

4. 洗胃前如患者呼吸道分泌物过多或缺氧者，应先吸痰、维持呼吸道通畅，再行洗胃。如患者出现呼吸心跳停止，应先抢救再洗胃。

5. 防止误吸入空气进入胃内，洗胃液出入量要基本相等。

6. 洗胃液温度 25 ～ 38℃，以免损伤胃黏膜及防止肠道传染病。

7. 胃管插入有困难时，可借助气管导管或食管镜将胃管导入，尽量用粗胃管洗胃，洗毕最好留置胃管以便再次洗胃。

8. 洗胃法在抢救口服中毒时十分重要。认为服药已超过 6 小时，药物已全部吸收而不需要洗胃的提法是欠妥的，除了有明确的禁忌证之外，口服毒物虽已超过 6 小时也应立即洗胃。

五、病例分析

患者 1 个小时前因与家人不和，自服药水 1 小瓶，把药瓶打碎扔掉，家人发现后 5 分钟患者腹痛、恶心，并呕吐一次，呕吐物有大蒜味，逐渐神志不清，速急诊入院，病后大小便失禁，出汗多。既往体健，无肝、肾、糖尿病病史，无药物过敏史，月经史、个人史及家庭史无特殊。查体：体温 36.5℃，心率 60 次 / 分，呼吸频率 30 次 / 分，血压 110/80mmHg，平卧位，神志不清，呼之不应，压眶上有反应，皮肤湿冷，肌肉颤动，巩膜不清，瞳孔针尖样，对光反射弱，口腔流涎，肺清，两肺较多哮鸣音和散在湿啰音，心界不大，律齐，无杂音，腹平软，肝脾未触及，下肢无异常。

实验室检查：Hb 125g/L，WBC $7.4×10^9$/L，N% 68%，L% 30%，M% 2%，PLT $156×10^9$/L。该患者可能的医疗诊断和诊断依据是什么？

六、练 习 题

（一）主观题

1. 简述洗胃的概念。

2. 简述洗胃常用的方法有哪些。

（二）客观题

1. A 型题

（1）洗胃时每次入胃的液体量为（　　　）

A. 100 ～ 200ml　B. 200 ～ 300ml　　C. 300 ～ 500ml　　D. 500 ～ 700ml　E. 800 ～ 1000ml

（2）洗胃时有血性液体流出，患者感到腹痛，应（　　　）

A. 立即停止洗胃   B. 继续缓慢洗胃   C. 快速洗胃

D. 观察同时继续洗胃   E. 休息片刻继续洗胃

2. X 型题

（1）洗胃的目的（   ）

A. 解除患者精神紧张   B. 减轻毒物吸收   C. 胃镜检查

D. 减轻胃黏膜水肿   E. 为胃切除手术做准备

（2）毒物不明的患者洗胃液常选择（   ）

A. 5% 乙酸   B. 等渗盐水   C. 牛奶   D. 温开水   E. 碳酸氢钠

（林桃舅 沈 奇）

第九节 放置胃管术

放置胃管术（inserting gastric tube）是临床上将胃管由鼻孔插入，经咽部通过食管到达胃部的一种医疗手段，可以用于抽取胃内容物进行诊断和治疗，也可以用于胃管灌入流质食物，保证患者摄入足够的营养、水分和药物。

一、目 的

1. 对不能经口进食的患者，从胃管灌注食物、水分和药物，以促进康复。

2. 经胃肠减压管引流胃肠内容物，减轻梗阻或腹部术前准备。

二、适应证与禁忌证

（一）适应证

1. 肠内营养 无法经口进食而需鼻饲者（如昏迷患者、有口腔疾患或口腔和咽喉部术后的患者、不能张口的破伤风患者）。

2. 胃肠减压 上消化道穿孔或胃肠道梗阻，腹部手术前准备。

3. 病情观察与治疗 上消化道出血患者出血情况的观察与治疗。

4. 洗胃解毒 非腐蚀性食物中毒洗胃，清除胃内毒物，胃液检查。

5. 其他患者 如早产儿，病情危重的患者及拒绝进食的患者。

（二）禁忌证

1. 严重颌面部损伤。

2. 鼻咽部有癌肿或急性炎症。

3. 近期食管腐蚀性损伤。

4. 食管梗阻，食管静脉曲张。

5. 精神异常或极度不配合的患者。

三、准 备 工 作

1. 明确放置胃管术的适应证及禁忌证。

2. 评估患者病情、意识、生命体征、合作程度。询问有无插管经历、鼻咽部手术史等。查看口腔及鼻腔黏膜有无损伤、炎症、肿胀，有无鼻中隔偏曲，有无鼻息肉等。检查鼻腔通气情况。

3. 与患者及家属沟通：解释放置胃管的目的、方法及必要性，放置胃管的注意事项和配合要点，交代不良反应如插管不顺利和误入气道等。

4. 用物准备

（1）治疗车上层：治疗盘、无菌置胃管包（内备：治疗碗 2 个、镊子、止血钳、压舌板、无菌纱布、液体石蜡棉球、10ml 或 20ml 注射器）、一次性胃管、无菌治疗巾、无菌手套、温开水适量、棉签、胶布、别针、夹子或橡皮圈、手电筒、听诊器、弯盘、手消毒液。

（2）治疗车下层：生活垃圾桶、医疗垃圾桶。

四、方　　法

1. 核对与解释　操作者洗手、戴口罩，携用物至患者床旁，介绍自己，核对患者姓名、性别、床号、住院号等，再次解释说明插胃管的目的、方法，并交代操作的注意事项及配合要点。

2. 体位　协助患者取半坐卧位，颌下铺治疗巾，置弯盘于口角处，检查并清洁鼻腔，选择通气良好的一侧鼻孔。

3. 标记胃管　打开无菌置胃管包，放入一次性胃管、无菌纱布 2 ~ 3 块，30ml 或 50ml 注射器，备好胶布，戴无菌手套，检查胃管质量、型号和通畅度，测量胃管插入的长度并标记（两种方法：①前额发际至剑突下缘，②鼻尖到耳垂再到剑突下缘）。

4. 插管　用液体石蜡棉球润滑胃管前端，一手持无菌纱布托住胃管，一手持镊子夹住胃管前端，沿选定的一侧鼻孔轻轻插入，镊子不得触碰鼻腔黏膜，缓慢插入胃管约 10 ~ 15cm（咽喉部）时，如是清醒患者，嘱患者做深呼吸或吞咽动作，顺势将胃管向前推进至预定长度。如若是昏迷患者，左手将患者头托起，使下颌靠近胸骨柄，缓慢插入胃管至预定长度，检查胃管是否盘曲在口中。

5. 检验胃管在胃内

（1）在胃管末端连接注射器抽吸，可抽出胃液。

（2）置听诊器于患者胃部，快速经胃管向胃内注入 10ml 空气，能听到气过水声。

（3）将胃管末端置于盛水的治疗碗中，无气泡逸出。

（4）必要时 X 线拍摄定位。

6. 固定　确定胃管在胃内后，将胃管用胶布在鼻翼两侧及面颊部固定，胃管末端反折用纱布包好，用橡皮筋扎紧或夹子夹紧，用别针固定于患者衣领处。

7. 操作后处理　协助患者清洁鼻孔、口腔，用纱布拭去口角分泌物，撤弯盘、治疗巾，分类处理用物，脱手套，询问患者感受，协助其取舒适卧位，整理床单，洗手做记录，记录置胃管的时间、长度并签名。

8. 拔管

（1）拔管前准备：核对医嘱，转抄医嘱，双人核对，识别患者身份并解释，患者同意后将弯盘置于颌下，夹紧胃管末端，轻轻揭去胶布。

（2）拔出胃管：用纱布包裹近鼻孔处的胃管，嘱患者深呼吸，在患者呼气时拔管，边拔边用纱布擦胃管，到咽喉处快速拔出。

（3）操作后处理：将胃管放入弯盘，快速移出患者视线，清洁患者口鼻、面部，擦去胶布痕迹，协助患者漱口，取舒适卧位，整理床单，清理用物，洗手做记录，记录拔管时间。

五、注 意 事 项

1. 插管时动作应轻柔，避免损伤食管黏膜，尤其是通过 3 个狭窄部位（环状软骨水平，平气管分叉处，食管通过膈肌处）时。

2. 插入胃管 10 ~ 15cm 时，若患者清醒，嘱其做吞咽动作；若为昏迷患者，则用左手将患者头部托起，使下颌靠近胸骨柄，加大咽部通道的弧度，以利于插管。

3. 插管过程中如果患者出现呛咳、呼吸困难、发绀等，表明胃管误入气管，应立即拔出胃管，缺氧改善后重新插管。

4. 每天检查胃管插入的深度，每次鼻饲前应证实胃管在胃内且通畅，并检查患者有无胃潴留。

5. 胃肠减压期间应禁食、禁饮，如必须经口服药者，应在服药后停止减压 1～2 小时。

6. 长期使用胃管的患者，应定期更换胃管，普通胃管每周更换一次，硅胶胃管每月更换一次，前一天晚上拔管，次晨从另一侧鼻孔插入。

视频 12-9　放置胃管术

<h2 style="text-align:center">六、练　习　题</h2>

客观题

1. A 型题

（1）为昏迷患者留置胃管应采取的最佳体位是（　　　）

A. 左侧卧位　　　B. 右侧卧位　　　C. 坐位　　　　　　D. 平卧位　　　E. 去枕平卧位

（2）确认胃管在胃内的方法，下面哪项叙述正确（　　　）

A. 向胃内注入 10～20ml 空气　　　　　　　　B. 向胃内注入 10～20ml 开水

C. 将胃管置入水中，从管内注入 10～20ml 空气　　D. 从胃管内抽出胃液

E. 向胃内注入 10ml 生理盐水听到气过水声

（3）胃管插入胃内的长度约为（　　　）

A. 从前额发际至剑突，长 55～60cm　　　　　B. 从鼻尖到剑突，长 35～40cm

C. 从眉心至剑突，长 40～45cm　　　　　　　D. 从眉心至脐，长 60～70cm

E. 从耳垂至剑突，长 45～55cm

（4）鼻饲时，鼻饲液适宜的温度是（　　　）

A. 41～42℃　　　B. 33～35℃　　　C. 38～40℃　　　D. 30～32℃　　　E. 43～44℃

（5）肠鸣音减弱是指肠鸣音（　　　）

A. ＜8 次/分　　　B. ＜5 次/分　　　C. ＜4 次/分　　　D. ＜7 次/分　　　E. ＜6 次/分

2. X 型题

（1）长期留置胃管可能引起的并发症有（　　　）

A. 败血症　　　　　　　　　　B. 声音嘶哑　　　　　　　　　　C. 呃逆

D. 咽食管黏膜损伤和出血　　　E. 压疮

（2）不宜进行肠内营养（滴注法）的患者是（　　　）

A. 麻痹性肠梗阻　　　　　　　B. 活动性消化道出血　　　　　　C. 发热

D. 腹泻急性期　　　　　　　　E. 心理反应

（3）鼻饲过程中，患者出现下列哪些症状时应停止鼻饲（　　　）

A. 呛咳　　　B. 恶心　　　C. 呕吐　　　D. 吞咽困难　　　E. 呼吸困难

（颜萍萍　沈　奇）

<h2 style="text-align:center">第十节　皮下注射技术及相关知识</h2>

皮下注射（hypodermic injection，H）是将少量药液或者生物制剂注入皮下组织的方法。

<h2 style="text-align:center">一、目　　的</h2>

将少量药液或生物制剂注入皮下组织。

二、适 应 证

1. 用于不宜口服给药而需在一定时间内发生药效的患者，如胰岛素注射。
2. 局部麻醉用药或术前供药。
3. 预防接种。

三、准 备 工 作

1. 操作者准备　衣帽整洁，修剪指甲，洗手，戴口罩。
2. 物品准备　治疗车上放无菌治疗盘、无菌纱布、0.5% 络合碘、75% 乙醇、砂轮、启瓶器、药液（根据医嘱）、一次性注射器（1ml 和 5ml 各 1 个）、无菌棉签、弯盘、治疗单、笔、快速手消毒液。一次性无菌物品、药品在有效期内、包装完好、质量合格。治疗车下备生活垃圾桶、医疗垃圾桶、锐器盒。
3. 环境准备　环境清洁、安静、光线适宜，必要时用屏风遮挡患者。
4. 患者准备
（1）评估患者的病情、治疗情况、用药史和药物过敏史。
（2）患者意识状态、肢体活动能力、心理状态、对用药的认识及合作程度。
（3）注射部位的选择：皮肤外观正常，常选择上臂三角肌下缘，也可选用两侧腹壁、后背、大腿前侧和外侧（图 12-10-1）。评估皮肤及皮下组织状况，避开瘢痕、感染部位。

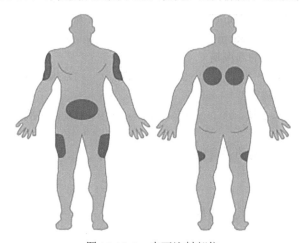

图 12-10-1　皮下注射部位

（4）向患者解释皮下注射的目的、方法、注意事项、药物的作用及配合的要点。

四、方 法

1. 核对注射卡、药物，按医嘱吸取药液。
2. 携用物到患者床旁，与患者及家属沟通：介绍自己，核对患者床号、姓名、住院号及腕带，再次解释皮下注射的目的、方法、注意事项及配合要点，以取得合作。
3. 选择注射部位，常规消毒皮肤两次（消毒直径 5cm 以上），待干。
4. 再次核对，调整针头斜面向上，排尽空气。
5. 穿刺　一手绷紧局部皮肤，一手持注射器，以示指固定针栓，针头斜面向上，与皮肤成 30°～ 40° 角，将针梗的 1/2 ～ 2/3 快速刺入皮下（图 12-10-2、图 12-10-3）。

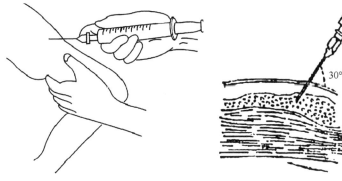

图 12-10-2 皮下注射手法　　　　图 12-10-3 皮下注射深度

6. 推药 松开绷紧皮肤的手，抽动活塞，如无回血，缓慢推注药液。

7. 注射完，用无菌干棉签置针刺点处，迅速拔针、按压局部至不出血为止。

8. 观察患者用药后反应、穿刺部位有无渗血。

9. 协助患者取舒适卧位，整理床单位，分类处理用物，洗手做记录。

五、注意事项

1. 严格执行三查八对制度、遵循无菌操作原则。

2. 两快一慢：进针快、拔针快、推药慢。

3. 对皮肤有刺激性的药物一般不做皮下注射。

4. 注射前应详细询问患者的用药史、过敏史。

5. 对于消瘦的患者，可捏起局部的组织，适当减小穿刺的角度，进针的角度不宜超过 45°，以免刺入肌层。

6. 切勿把针梗全部刺入，以防针梗从根部衔接处折断，万一针头折断，应保持局部与肢体不动，速用血管钳夹住断端拔出，如全部埋入肌内，需请外科医生手术取出。

7. 注射中、后观察患者反应、穿刺部位有无渗血。

六、健康教育

对于长期注射（如胰岛素注射）患者，应让患者建立轮流交替注射部位的计划，经常更换注射部位，以促进药物的充分吸收。

七、病例分析

患者，女性，65 岁，多饮、多尿、多食、消瘦 5 月余，诊断为 2 型糖尿病，请在午餐前予以患者皮下注射 8U 胰岛素。

八、练 习 题

（一）主观题

叙述哪些是皮下注射法常选择的部位。

（二）客观题

1. A 型题

（1）皮下注射进针时，与皮肤所成的角度是（　　　）

A. 10°～15°　　　B. 20°～25°　　　C. 30°～40°　　　D. 40°～45°　　　E. 45°～60°

（2）皮下注射进针的深度为针梗的（　　　）

A. 1/2 ～ 2/3　　　　B. 1/4 ～ 1/3　　　　C. 1/5 ～ 1/4　　　　D. 2/3 ～ 3/4　　　　E. 1/3 ～ 1/2

2. X 型题

（1）关于皮下注射正确的是（　　　）

A. 严格执行无菌操作　　　　　　　　　B. 注射做到两慢一快

C. 进针后无回血方可推药　　　　　　　D. 进针不宜过深，以免刺入肌层

E. 以上均是

（2）皮下注射胰岛素时，应注意的是（　　　）

A. 告知注射的原因，药物副作用　　　　B. 根据胰岛素的作用时间，指导患者进食

C. 注射部位应交替更换　　　　　　　　D. 密切观察有无低血糖的发生

E. 以上均是

（陈　喜　沈　奇）

第十一节　皮内注射技术及相关知识

皮内注射法（intradermal injection，ID）是指少量药液或生物制品注射于表皮和真皮之间的方法。

一、目　　的

将少量药液或生物制品注射于表皮和真皮之间。

二、适　应　证

1. 用于各种药物过敏试验，以观察局部反应。

2. 预防接种。

3. 局部麻醉的先驱步骤。

三、准 备 工 作

1. 操作者准备　衣帽整洁，修剪指甲，洗手，戴口罩。

2. 物品准备

治疗车上放无菌治疗盘、无菌纱布、无菌棉签、75% 乙醇、药液（根据医嘱）、一次性注射器（1ml 和 5ml 各 1 个）、砂轮、启瓶器、弯盘、治疗单、笔、快速手消毒液、急救盒（内备 0.1% 盐酸肾上腺素、地塞米松、2ml 注射器、无菌纱布）。一次性无菌物品、药品在有效期内、包装完好、质量合格。治疗车下备生活垃圾桶、医疗垃圾桶、锐器盒。

3. 环境准备　环境清洁、安静、光线适宜。

4. 患者准备

（1）评估患者的病情、治疗情况、用药史、药物过敏史和家族史。

（2）患者意识状态、肢体活动能力、心理状态、对用药的认识及合作程度。

（3）注射部位的选择：常选择前臂掌侧下端（药物过敏试验）、上臂三角肌下缘（预防接种）、局部麻醉的麻醉处。评估注射部位皮肤情况，避开瘢痕、红肿部位。

（4）向患者及家属解释皮内注射的目的、方法、注意事项、药物的作用及副作用、配合的要点。

四、方　　法

1. 核对注射卡、药物，按医嘱配制药液。

2. 携用物至患者床旁，与患者及家属沟通：介绍自己，核对患者床号、姓名、住院号及腕带，再次解释皮内注射的目的、方法、注意事项及配合要点，以取得合作。

3. 选择注射部位，用 75% 乙醇消毒皮肤（消毒直径 5cm 以上），待干。

4. 二次核对（患者床号、姓名、住院号、药名、浓度、剂量、给药方法、时间），调整针头斜面向上与注射器刻度在同一平面，排尽空气。

5. 穿刺　左手绷紧局部皮肤，右手平持注射器（图 12-11-1，图 12-11-2），以示指固定针栓，针头斜面向上，与皮肤成 5° 角（图 12-11-3），将针尖斜面刺入皮内。

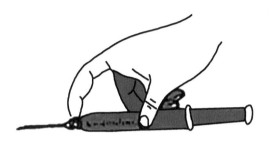

图 12-11-1　平持注射器

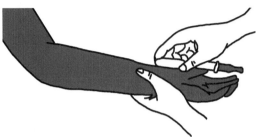

图 12-11-2　绷紧皮肤

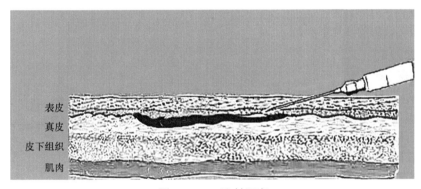

表皮
真皮
皮下组织
肌肉

图 12-11-3　注射深度

6. 推药　放平注射器，用左手拇指固定针栓，右手缓慢推注药液 0.1ml，局部皮肤成一直径为 5 ~ 6mm 的半圆形隆起皮丘，皮肤变白，毛孔显露。

7. 注射完，迅速拔针，勿按压注射部位。

8. 再次核对，记录皮试时间。

9. 观察患者反应，健康宣教，告知患者及家属 20 分钟后看结果，期间不可离开，不要搔抓注射部位或按皮丘，如有不舒适立即报告医护人员。

10. 查看结果（如青霉素过敏试验，阴性：皮丘无改变，周围不红肿，无自觉症状。阳性：局部皮丘隆起，并出现红晕硬块，直径＞ 1cm，红晕周围有伪足、痒感，严重时可出现过敏性休克），协助患者取舒适卧位，整理床单位，分类处理用物，洗手作记录。

五、注 意 事 项

1. 严格执行三查八对制度，遵守无菌操作原则。

2. 做药物过敏前，医务人员应询问患者的用药史、过敏史及家族史，如患者对需要注射的药物有过敏史，则不可做皮试，更换其他药物。

3. 做药物过敏试验前忌用碘酊、碘伏消毒，以免影响对局部反应的观察。对乙醇过敏者，可用生理盐水清洁局部皮肤。

4. 进针角度以针尖斜面进入皮内为宜，进针角度过大易将药物注入皮下，影响结果的观察与判断。

5. 若需作对照试验，则用另一注射器及针头，在另一前臂相应部位注入 0.1ml 的生理盐水。

6. 在为患者做药物过敏试验前，准备好急救药品，以防发生意外。

7. 告知患者及家属必须就地休息观察 20 分钟，观察期间不得离开，不要按压、抓挠局部皮肤，以免影响观察结果，如有不舒适立即报告医护人员。

8. 操作后按消毒隔离原则处理用物，将过敏试验结果记录在医嘱单或病历上，阳性用红笔标记"+"、阴性用蓝笔或黑笔标记"−"。如结果为阳性，告知患者或者家属，不能再用该种药物。

六、病 例 分 析

患者，男性，23 岁，发热、咳嗽、咳痰 3 天入院，诊断为肺炎，拟行青霉素输液治疗，请先予以患者青霉素皮试。

七、练 习 题

（一）主观题

1. 简述皮内注射的目的。

2. 简述皮内注射的注意事项。

（二）客观题

1. A 型题

（1）皮内注射过程中，下列哪项是错误的（　　　　）

A. 无菌操作　　　　　　　　　　　　　B. 75% 乙醇消毒

C. 拔针后用无菌棉签按压　　　　　　　D. 进针呈 5° 角刺入

E. 消毒直径 5cm 以上

（2）配制青霉素试验液宜用（　　　　）

A. 生理盐水　　　B. 苯甲醇　　　　　C. 注射用水　　　D.5% 葡萄糖溶液　　　E. 蒸馏水

2. X 型题

（1）皮内注射常用的注射部位（　　　　）

A. 上臂三角肌下缘　　　　　　　　　　B. 上臂外侧

C. 后背　　　　　　　　　　　　　　　D. 前臂掌侧下缘

E. 两侧腹壁

（2）下列哪些情况需要做青霉素皮试（　　　　）

A. 初次用药者　　　　　　　　　　　　B. 停药 72 小时以上

C. 青霉素试剂更换批号　　　　　　　　D. 有青霉素过敏史

E. 有食物、花粉过敏史者

（陈　喜　沈　奇）

第十二节　肌内注射技术及相关知识

肌内注射（intramuscular injection，IM）是将一定量药液通过注射器注入肌肉组织内的方法。注射部位一般选择肌肉丰厚且距大血管及神经较远处。其中最常用的部位为臀大肌，其次为臀中肌、臀小肌、股外侧肌及上臂三角肌。

一、目 的

肌肉层血管丰富，循环良好，药液吸收较快，是常用的给药途径。常用于药物不宜口服、皮下注射和静脉注射时，且要求比皮下注射更快发生疗效时。

二、适应证与禁忌证

适用于注射刺激性较强、药量较大、油剂或混悬剂药物时。禁忌用于注射部位大面积硬结或者皮肤损伤时。

三、准 备 工 作

1. 评估患者

（1）病情及治疗的情况、用药史及过敏史。

（2）意识状态、肢体活动的能力、对给药计划的了解、认识程度及合作的程度。

（3）注射部位的皮肤及肌肉组织状况。

2. 患者准备

（1）了解肌内注射的目的、方法、注意事项、药物的作用及副作用、配合的要点。

（2）取舒适的体位。

3. 评估环境 环境清洁，空间宽敞、光线适宜，必要时用屏风遮挡患者。

4. 医务人员自身准备 衣帽整洁、修剪指甲，洗手，戴口罩。

5. 用物准备

（1）物品准备：医嘱单、治疗盘、无菌盘、皮肤消毒液（75% 乙醇、2% 碘酊或 0.5% 碘伏）、棉签、弯盘、2ml 或者 5ml 无菌注射器、6～7 号针头、注射药物、无菌纱布、启瓶器、砂轮、注射卡片、快速手消毒液、生活垃圾桶、医疗垃圾桶、锐器盒。

（2）查对执行单，按医嘱准备药液，检查无菌物品及药物的有效期、质量（核对药名、剂量、浓度、时间、用法，检查药物有无浑浊、沉淀，瓶口有无松动、裂痕）。

（3）如药液为安瓿，用酒精消毒安瓿、砂轮，用砂轮划痕，再用酒精消毒安瓿划痕部，取无菌纱布包住安瓿掰开。如药液为密封瓶，消毒启瓶器、铝盖，启铝盖，消毒瓶塞（消毒方法正确）。

（4）取注射器抽吸药液，置于无菌盘内。

（5）治疗车下层放生活垃圾桶、医疗垃圾桶、锐器盒。

四、方 法

1. 推治疗车携用物至患者床旁。

2. 自我介绍，核对医嘱、姓名、床号、住院号（与患者、腕带及床头卡核对）。

3. 向患者解释目的，取得合作，帮助患者取舒适体位。注意保暖及保护患者隐私，用屏风或隔帘遮挡。

4. 必要时协助患者脱裤至膝，结合治疗目的选择注射部位、定位准确。

5. 肌内注射部位

（1）臀大肌注射法：臀大肌起自髂后上棘与尾骨尖之间，肌纤维平行向外卜方止于股骨上部。坐骨神经起自骶丛神经，自梨状肌下孔出骨盆至臀部，在臀大肌深部，约在坐骨结节与大转子之间下降至股部，其体表投影为自大转子尖至坐骨结节中点向下至腘窝。注射时注意避免损伤坐骨神经。臀大肌注射定位法有两种。

1）十字法：臀裂顶点向左或右划一水平线，再从髂嵴最高点作一垂直平分线，将一侧臀部分为四个象限，外上四分之一为注射部位（避开内角）（图 12-12-1）。

2）连线法：髂前上棘和尾骨作一连线，其外上 1/3 处为注射部位（图 12-12-2）。

（2）臀中肌、臀小肌注射法定位

1）以示指尖和中指尖分别置于髂前上棘和髂嵴下缘处，髂嵴、示指、中指便构成一个三角形，注射部位在示指和中指构成的部分。

2）以髂前上棘外侧三横指处（患者以自己手指宽度为标准）（图 12-12-3）。

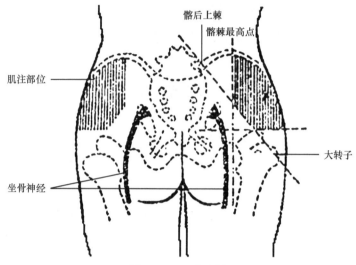

图 12-12-1　十字法

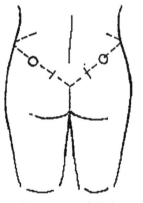

图 12-12-2　连线法

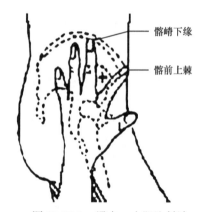

图 12-12-3　臀中、小肌注射法

（3）股外侧肌注射法定位：部位为大腿中段外侧，大约 7.5cm 宽，一般成人可取膝关节上 10cm，髋关节下 10cm 处。此处大血管，神经干很少通过，且注射范围较广，可供多次注射，尤适宜于 2 岁以下幼儿。

（4）上臂三角肌注射法定位：部位为上臂外侧，自肩峰下 2～3 横指。此处肌肉较薄，适宜作小剂量注射。

6. 消毒手，常规消毒注射部位，直径大于 5cm，待干。

7. 再次核对，查对执行单、药物，排尽空气。

8. 穿刺　左手拇指及示指固定注射部位，绷紧皮肤，右手以执笔式持注射器，中指固定针栓，注射针头与皮肤成 90° 角，垂直迅速刺入肌层，进针深度为针梗的 2/3。

9. 固定针头，松开绷紧皮肤的手，回抽注射器，如无回血，推动活塞缓慢注药。

10. 注药完毕，固定针栓，干棉签按压针眼处，快速拔针，棉签按压片刻。

11. 操作后再次核对执行单、患者床号、姓名、药名、浓度、剂量、给药方法和时间。询问患者感受并致谢。

12. 操作后处理

（1）协助患者穿好衣物并取舒适卧位，整理床单位。

（2）按规范处理用物。

（3）洗手与记录。

五、注 意 事 项

1. 严格执行查对制度，遵守无菌操作原则。

2. 2 岁以下的婴幼儿不宜选用后臀注射，因臀大肌未完全发育好，注射时有损伤坐骨神经的危险，最好选用股外侧肌注射。

3. 两种药液同时注射时，要注意配伍禁忌。

4. 切勿把针梗全部刺入，以防针梗从根部衔接处折断。万一针头折断，先稳定患者的情绪，保持局部与肢体不动，速用血管钳夹住断端拔出，如全部埋入肌肉，需请外科医生手术取出。

5. 长期做肌内注射的患者，注射部位应交替更换，以减少硬结的发生。

6. 根据药液的量、黏稠度和刺激性的强弱选择合适的注射器和针头。

7. 避免在瘢痕、瘀血、血肿、硬结、发炎、皮肤病及旧针眼处注射。

六、健 康 教 育

1. 臀部肌内注射时，为使臀部肌肉放松，减轻疼痛与不适，可嘱患者取侧卧位、俯卧位、仰卧位或坐位。为使其局部肌肉放松，嘱患者侧卧位时上腿伸直，下腿稍弯曲。俯卧位时足尖相对，足跟分开，头偏向一侧。坐位时嘱坐好，放松局部肌肉。

2. 对长期多次注射出现局部硬结的患者，教其局部热敷的方法。

七、练 习 题

（一）主观题

患者，女性，42 岁，主诉胃部胀满不适 6 小时，医嘱：甲氧氯普胺 10mg，立即肌内注射。简述臀大肌注射定位法。

（二）客观题

A 型题

（1）肌内注射法注射针头与皮肤成多少度角（ ）

A. 40°   B. 60°   C. 90°   D. 20°   E. 30°

（2）肌内注射法进针深度为针体的几分之几（ ）

A. 三分之一   B. 三分之二   C. 四分之一   D. 四分之三   E. 二分之一

（乔燕燕 沈 奇）

第十三章　微创与虚拟仿真基本技术

第一节　概　　论

　　微创外科（minimally invasive surgery），顾名思义就是微小创伤的手术，主要是指通过微小切口或人体正常孔隙将特殊器械、物理能量或化学药剂送入人体内部，完成对人体内病变、畸形、创伤的灭活、切除、修复或重建等外科手术操作，从而达到治疗目的。现代外科的发展趋势是降低手术难度、减少手术创伤、减少手术痛苦、精准的操作及更好地保存手术脏器功能等。近 20 年来，随着各种影像技术、物理技术的进步，手术器械的不断改进及手术技术的不断完善，各种小创伤、微创伤手术得到了迅速的发展。各种微创技术已经成为外科的主流手术，已成为临床首选的标准手术方法。

　　虽然微创外科技术已在临床上广泛地应用，但微创外科的范畴和定义仍没有一个明确的共识，广泛意见认为微创外科学是利用腔镜技术、导管技术及射频、微波、超声、激光、X 线等物理技术，最大限度地降低手术创伤，达到传统开放性手术相同或更好的治疗效果的一系列治疗技术。微创外科是一套技术而不是一门学科，它是传统外科学原有分支在手术技术上的发展。

　　微创技术应包括各种内镜手术、经自然腔道内镜手术（NOTES）、经皮小切口入路的腔镜手术、经血管导管的各种介入治疗手术等，可分为腔镜外科、内镜外科、介入放射外科、定向引导外科、伽马刀、微波刀、高能聚焦超声、适形放射治疗、粒子种植放射治疗、远程医学，甚至还包括显微外科、基因治疗以及纳米外科等。

　　内镜手术按学科分类，有消化内镜、胸腔镜、腹腔镜、呼吸内镜（支气管镜）、膀胱镜、肾盂镜、宫腔镜、关节镜、脑室镜、鼻咽镜、血管镜及心镜等。其中消化内镜应用最广泛，按其功能和技术难度又分为胃肠道内镜（食管镜、胃镜、结肠镜等）、胰 - 胆管内镜（十二指肠镜、胆道镜、胰管镜等）。

　　NOTES（natural orifice transluminal endoscopic surgery）是指经自然腔道的内镜外科手术，使用软式内镜经口腔、食管、胃、结直肠、阴道、膀胱等自然腔道进入腹腔、纵隔、胸腔等，进行各种内镜下操作，包括腹腔探查、腹腔活检、肝脏活检、胃肠及肠肠吻合、阑尾切除、胆囊切除、输卵管结扎、子宫部分切除、肾切除、脾脏切除、胰腺尾部切除、纵隔探查、肋骨及淋巴结活检、胸导管结扎、胸腺切除、心包膜开窗、脊柱手术等。

　　经皮小切口入路的腔镜手术亦包括腹腔镜、胸腔镜、关节镜、经皮肾镜等。手术范围包括消化系统、呼吸系统、神经系统、运动系统、泌尿生殖系统器官等等，是最早及使用最广泛的微创技术。目前有新的标本取出方式，即经自然腔道取标本的外科手术（natural orifice specimen extraction surgery，NOSES），皮肤表面切更小。

　　微创手术具有以下五大优点：①切口小：体表微小切口，0.5 ～ 1.0cm，基本不留瘢痕，类似钥匙孔大小。而内镜手术，体表可无切口；②疼痛轻：患者疼痛感很小，手术采用全身麻醉，患者在睡眠状态下完成手术；③恢复快：极大地减少了对脏器的损伤和脏器功能的干扰，术后恢复时间明显缩短；④住院时间短：一般情况下手术后 6 ～ 8 小时可以下床活动，12 ～ 24 小时肛门排气后即可进食，3 ～ 5 天出院，一周后基本恢复；⑤出血少：熟练手术者，术中极少出血；并且手术野清晰，血管出血精细，术中采用超声刀等先进止血器械有助于进一步减少出血量。

　　腹腔镜视觉平台的迅猛发展与革新推动了整个外科从开腹手术到微创手术的理念革新与技术变革。从最初利用烛光反射镜装置窥视人体内部的内镜雏形，到高清、超高清腹腔镜视觉系统，从腹腔镜胆囊切除术，到腹腔镜下包括肿瘤根治手术在内的各类外科手术的普及与推广，外科手术因微创技术而发生巨大变革。进入新时代，3D、4K 腹腔镜的应用，再次给微创外科带来新视角，从而推动手术朝着精准解剖和功能保护方向发展。

具有 3D 成像功能的摄像系统在 20 世纪 90 年代即已应用于腹腔镜手术系统，目前使用的 3D 腹腔镜分辨率为 1080P，而 2020 年上市具有 4K 分辨率的 3D 腹腔镜将会给外科医师带来全新的体验。术者应用 3D 腹腔镜系统进行手术操作，能获得更明显的视野纵深感和更强的空间定位性，其所提供的视觉体验更接近立体真实视觉。因此，3D 腹腔镜手术中操作更便利，发生操作错误更少。3D 腹腔镜手术操作学习曲线可能更短，更易被无腹腔镜手术经验医师掌握。

3D 腹腔镜在以下操作中具有优势

（1）寻找解剖层面。这对于手术安全性及淋巴结清扫范围的精准性都具有重要意义，从而在客观上推动腹腔镜肿瘤根治手术进入膜解剖的全新理念与技术水准阶段。

（2）腹腔镜下精细定向操作。如腹腔镜下手工缝合操作、精细吻合操作及消化道重建时，立体视野优势更明显，对缝合时持针器械的换手操作、持针器打结时的三维立体判断都有非常重要的帮助。3D 腹腔镜的应用，促使全腹腔镜下消化道重建技术被更多外科医师接受，从而触发了全腹腔镜手术应用日趋广泛，成为微创外科的新热点。

目前，3D 腹腔镜系统基于偏振式眼镜呈现 3D 显像技术，因此术者需佩戴偏振式眼镜产生 3D 视觉。但 3D 眼镜可造成光衰减作用，导致图像失真。长时间佩戴眼镜带来的辐辏调节冲突，可导致术者视觉疲劳。而基于视障光栅与柱透镜阵列技术及人眼或人脸跟踪技术而实现的免眼镜式 3D 显像技术——裸眼 3D 显像技术有望解决上述缺陷，且具有视野明亮真实、图像清晰度佳、手术更快速等优点。

2001 年，位于纽约的主刀医师，通过宙斯机器人手术系统，为远在法国斯特拉斯堡市的患者施行了横跨大西洋的软组织切除手术。这种远程手术模式是医师完全掌控的"主从操作"，患者端机械臂完全复现主刀医师在控制台上的操作动作，可以从手术床旁解放医师，实现精细微创操作。近 10 余年在我国备受瞩目的达芬奇机器人手术系统亦属于此类手术。但目前机器人手术系统更多的仍是本地手术，而非真正意义上的"远程手术"。进入 5G 时代后，在 5G 通信支持下，远程机器人手术再次成为关注点。5G 通信基本上消除了延时对远程手术的影响，可让主刀医师获得近乎本地操作的实时感，远程手术将在未来进一步发展。

2020 年新型冠状病毒肺炎疫情带来灾难的同时，也促进了大众的思维改变和理念的更新。疫情期间学术界交流活动也因居家隔离而延期或暂停。物理空间虽受到隔离，线上交流却成为新的增长热点。腹腔镜手术所特有的可视化优势，使线上的网络授课与手术直播成为近期微创外科学术交流的一个重要形式。这一变革也促使研究者思考外科手术机器人远程化手术在未来的发展。

另外，在新型冠状病毒肺炎疫情引发的革新理念驱动下，5G 移动通信技术加持虚拟现实（VR）技术和机器人手术，及在此基础上的远程医疗与远程教学都将成为未来微创外科发展的新视角。通过 5G 速度，以 VR 手段将微创技术的演示、教学与培训更流畅地呈现在参与手术、观摩手术、学习手术的广大微创外科医师面前，为微创外科的远程教学培训、学术交流等，提供更先进，更优质的实践平台与更新颖的培训模式。因微创外科这一视觉平台的革新，而带动的教学与培训理念改变，将有可能使未来的微创外科医师通过 5G 与 VR 技术，身临其境完成远程的沉浸式教学与培训。

学习和掌握各种微创手术原理及方法，是现代外科医生的基本要求。我们通常所说的微创手术，一般即指腹腔镜手术，手术器械及手术主机见图 13-1-1、图 13-1-2。然而，在腹腔镜技术迅速发展的同时带来的一些问题，必须引起我们的高度重视。

1. 由于微创外科器械和设备的特殊性，腹腔镜手术与传统开放手术有较大差别，技术要求较高，医生在进行微创手术之前必须要经过规范、系统的训练，从而积累足够的经验和掌握熟练的操作技巧。

2. 医生的学习曲线较开放性手术长，在技术不熟练的情况下手术时间要明显长于开放性手术，手术并发症的发生率也较高。开展微创技术的初期，要选择好适应证，从简单的手术做起，逐渐增加手术难度，术中发生困难时应及时中转开放手术，尽可能减少腹腔镜手术创伤及并发症的发生。

3. 在追求腹腔镜手术减少创伤的同时，应保证获得与开放手术相同或更好的效果。肿瘤患者要遵从肿瘤手术的外科原则，各种成形手术应保证术后的疗效及患者的生活质量。由于条件有限，可能影响手术效果者，不宜采用腹腔镜手术。

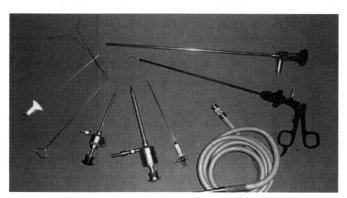

图 13-1-1　腹腔镜手术器械

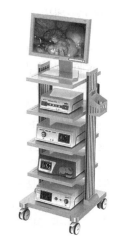

图 13-1-2　腹腔镜手术主机

（周治彦　喻　超）

第二节　微创技能基本训练

随着腹腔镜外科的日益发展，腹腔镜技术已经逐渐成为外科医师必须掌握的基本技能。如何学习和训练腹腔镜技术是关系到腹腔镜外科能否发展和推广的重要课题。1988 年德国外科医师协会已将内镜技术列为外科医师进修的课程，我国香港、台湾及东南亚地区亦将腔镜外科训练纳入青年外科医师的培训计划之内。腹腔镜技术在我国发展迅速，但在腹腔镜技术的培训方面还不够规范，由于技术不熟练而引发的并发症也已屡见不鲜；因此，应引起我们的足够重视。目前，我国已经开始大力培训腹腔镜技术，国内已有多个腹腔镜训练中心。

腹腔镜手术与开放手术有着很大的差别，具体如下：

1. 常规开放手术在直视显露的手术视野中进行操作，腹腔镜手术则要求手术者看着监视器进行操作，前者是立体的、直接的视野，而后者是间接的、平面视野；因此，需要一个思维和技术习惯的转换及眼手配合的适应过程。

2. 开放手术器械较短，操作时用力方向与作用点一致，而腹腔镜手术器械较长，必须通过腹壁套管作支点进行操作，用力方向与作用点器械移动方向相反。操作时不能改变器械之间的夹角，不利于两手的配合。

3. 开放手术可利用手的触觉判断血管搏动、组织硬度，可以在没有显露组织以前，判断深部组织。腹腔镜没有触觉，仅凭视觉来判断组织，容易误伤组织脏器。

4. 为了简化操作、增加止血效果，腹腔镜手术有各种特殊器械，如超声刀、结扎速等。因此，即使是经验丰富的外科医生，没有经过专门训练，也不可能完成简单的腹腔镜手术。虽然腹腔镜手术与开放手术一样，有显露、分离、切割、止血、打结、缝合等基本操作，但具体的操作技巧有着很大的不同，只有先通过模拟教学或动物实验反复地实践才能掌握。

一、腹腔镜培训设备

（一）模拟训练系统

模拟训练系统主要由 个多孔空腔暗箱、一个带摄像头的照明光源及显示器组成（图13-2-1）。从暗箱上的孔道置入腹腔镜器械，在暗箱内进行的操作将通过摄像头传送到显示器上，用来模拟腹腔镜手术环境，帮助腹腔镜手术初学者适应从直视下操作过渡到平面视觉下操作。

各种腹腔镜的基本手术技能都可以在训练箱得到初步的训练。条件好的单位可以购买成套的设备，条件比较受限的单位甚至可以自行制作暗箱，暗箱内安装照明灯泡，再通过数据线连接上显示器就可以使用。

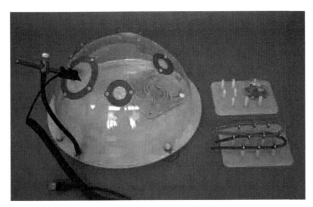

图 13-2-1　腹腔镜模拟训练箱

（二）计算机模拟训练设备

近年来已研制出一种专用软件，用于腹腔镜技术的培训，训练者可在模拟器械上操作，计算机显示屏上可显示出操作的效果（图13-2-2），包括分离、缝合、结扎等技术，甚至可模拟具体手术的过程。

（三）动物实验设备

动物实验是从模拟训练箱的练习过渡到临床手术的重要训练阶段，更加真实地进行气腹训练、各种止血设备的使用，熟悉腹腔脏器镜下解剖特征并进一步强化分离、切割、钳夹、缝合及取出标本等技能。进行动物实验通常需要专门的动物手术室。动物手术室的基本设备有：动物手术床、麻醉机、CO_2人工气腹机、冷光源、高频发生器、摄像、显示系统，及各种腹腔镜操作器械。由于腹腔镜手术设备比较昂贵，可利用手术室退役或换代下来的旧设备作为训练及动物实验器械。

二、腹腔镜技术培训的要求

熟悉相关手术设备及器械：在学习具体操作方法之前，应了解腹腔镜手术配套设施及其基本功能，常见故障的排除方法，包括CO_2人工气腹机、冷光源、高频发生器、摄像、录像、电视监视系统等，掌握腹腔镜手术入路及气腹的建立方法及其基本知识，掌握基本操作技巧如镜下分离、打结、缝合技术等。通过观看录像、参观手术及动物实验等手段掌握常见手术的手术步骤及方法。

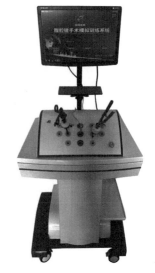

图 13-2-2　腹腔镜模拟训练系统
（计算机）

三、腹腔镜技术培训的方法

（一）模拟训练箱操作技巧培训

通过训练帮助腹腔镜手术初学者适应从直视下立体视觉过渡到显示器平面视觉，进行定向和协调的适应，以及熟悉各种器械操作技巧。

腹腔镜手术深部的操作与直视手术操作不仅有深浅巨细的差别，更有视觉、定向和动作协调上的差别。初学者必须通过训练才能适应这种变化。直视手术的便利条件之一是术者双眼形成的立体视觉在观察物体和手术野时，因视角不同，能区别远近和相互间的位置，进行精确的手法操作。通过腹腔镜、摄像和电视监视系统所获得的影像，相当于单眼视觉所见，缺乏立体感，因而判断远近距离时易产生误差。至于内镜形成的鱼眼效应（腹腔镜在稍微偏转时，同一物体在电视屏幕上即呈现不同的几何图形）则更须术者逐渐适应。因此在训练中，要学会把握影像中各物体的大小，结合原实体的大小去估计它们与腹腔镜接物镜镜面间的距离，进行器械操作。术者和助手要有意识地强化平面视觉感，以手术部位脏器和器械经光镜透视后的形状和大小，影像光线的强弱判断器械与脏器的确切位置，进行操作。

正常的定向和协调能力是手术操作成功的必要条件。术者根据视觉和定向所获取的信息确定目标方位和距离，运动系统协调动作进行操作。这在日常生活和直视手术中已经形成完整的反射，习以为常。在内镜操作中，由于内镜的方向与操作的方向保持一致，术者的定向方向和运动协调上也易于适应。但在电视腹腔镜手术时，以往经历形成的定向与协调往往导致错误动作。这是过去直视手术和内镜内操作形成的定向反射，在电视腹腔镜手术时就不适合，术者在观察电视影像时要有意识地确定手中掌握的器械与患者腹内有关脏器的相对位置，作适当的进、退、旋转或倾斜等动作，并掌握幅度，方能在手术部位进行确切的钳、夹、牵拉、电切、施夹、打结等处理。术者和助手要根据各自的位置，从同一电视影像上确定自己所持器械的方位，方能配合操作。腹腔镜的位置应尽可能少变动，稍加转动就可能使影像旋转，甚至颠倒，使定向和协调增加难度。在训练箱或氧气袋中多次练习，互相配合，能使定向和协调能力更好地适应新情况，缩短手术时间，减少创伤。

1. 眼 - 手配合训练（图 13-2-3） 训练箱内的底板上放置一张画有 16 个字母和数字的图纸及相应字母和数字的 16 个小纸板。学员眼睛注视监视器屏幕，听指令，分别用右手、左手持抓钳指向相应的方位，并分别用左手和右手随意调换各个小纸板的位置。

2. 抓豆训练（图 13-2-4） 训练箱底板上放置一些黄豆和一个窄口瓶，分别用左、右手持抓钳将黄豆移入瓶内。

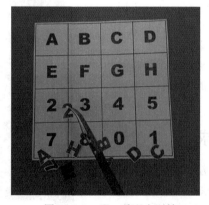 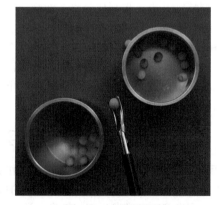

图 13-2-3　眼 - 手配合训练　　　　　图 13-2-4　抓豆训练

3. 双手配合训练（递线训练） 训练箱底板上放置一条约 60cm 的缝线，双手持抓钳，由一手持钳抓住缝线的一端，递给另一只抓钳，从缝线的一端逐渐递至末端（图 13-2-5）。

4. 手术基本操作训练

（1）剪纸训练（图 13-2-6）：训练箱底板上放置一张方形的纸片，按照预先画好的简单图形，左手持抓钳，右手持剪刀进行裁剪。

（2）钳夹训练（图 13-2-7）：腹腔镜手术中将会经常应用钛夹、银夹来钳夹组织或止血之用，通过暗箱训练钳夹器的使用。

（3）缝合打结训练（图 13-2-8）：将一块中央椭圆形空心的长方形胶片放置在训练箱底板，进行简单对合缝合，并打结。打结时，要求另一学员充当助手角色，协助固定线结及剪除线尾。

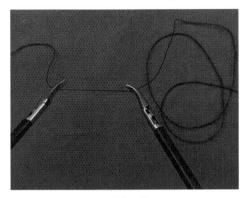

图 13-2-5　递线训练

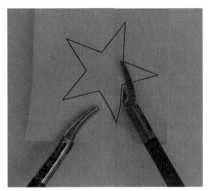

图 13-2-6　剪纸训练

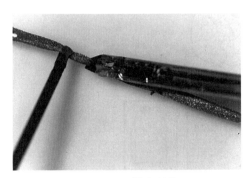

图 13-2-7　钳夹训练

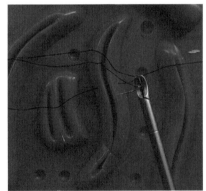

图 13-2-8　缝合打结训练

简单对合缝合熟练掌握之后，可以进一步学习连续缝合，同样需要助手的配合。除用胶片、纱布进行训练外，还可选用离体的动物器官，如肠管、血管等进行训练。

目前，已有成套腹腔镜训练系统市售，含各种训练模块。

（二）动物实验训练

在训练箱掌握了各种腹腔镜手术基本操作技能之后，可以进行动物手术实验，主要目的是熟悉气腹的建立、组织的分离、显露、结扎、缝合、止血等基本技巧。熟悉各种特殊器械的在活体上的使用方法，以及各种脏器的活体手术。进一步加强手术者与助手的操作配合。

一般选用较大型的动物如猪或狗。先采用 3% 戊巴比妥钠按 3mg/kg 体重进行腹腔注射麻醉，然后备皮、建立静脉通道并由麻醉师给予气管插管吸入麻醉，之后体位固定。通常采取仰卧体位。分别练习穿刺法及切开法建立气腹（方法详见上述）。

气腹形成后，首先是腹腔脏器、方位辨认的训练。在监视器上确认腹腔镜下各个内脏器官的位置，是实施手术的一个重要步骤。这对于已经熟练掌握剖学知识和外科常规手术的医师来讲并不困难，但通过电视监视系统所获得的影像，相当于单眼视觉所见，缺乏立体感，因而判断远近距离时易产生误差，这在实践中仍然需要一定的适应训练。在整个腹腔镜手术过程中，持镜助手保证手术视野方向正确是至关重要的，否则将会导致手术者错误的判断。接下来练习在腹腔镜的指引协助下穿刺其他套管。

根据需要练习腹腔镜下输尿管切开缝合术、腹腔镜下肾脏切除术、腹腔镜下膀胱部分切除术。止血技术应作为训练的重点，在手术的最后阶段，可有意损伤血管，进行各种止血方法的练习。

（周治彦　喻　超）

第三节　腹腔镜临床技能训练

通过以上模拟训练箱及动物实验的训练，医学生基本熟悉腹腔镜手术的各种器械，掌握腹腔镜手术的基本操作技能，即可逐步过渡到临床。其过程通常包括三个阶段：首先是现场手术观摩，这一阶段使学生更进一步熟悉各种腹腔镜设备器械、手术时各种器械的使用方法。老师讲解手术步骤，手术要点，使学生进一步体会和感受腹腔镜手术的全过程。熟知常见的腹腔镜手术的特殊体位、入路等（图13-3-1）。第二阶段是担任手术助手，在腹腔镜胆囊切除或阑尾切除这类相对简单的手术时，可让其担任扶镜手，再担任第一助手。对手术者手术中的每一项操作都要认真观察和仔细琢磨，进一步掌握腹腔镜的操作技术。第三阶段是在老师的指导下担任手术者，完成腹腔镜精索静脉结扎术、腹腔镜阑尾切除术及胆囊切除术等手术。开始时指导老师可将手术中的非关键或相对简单的操作交由学生完成，对其操作的熟练程度加以评估，然后根据学生腹腔镜技术掌握的程度，逐步过渡到由学生完成整个手术。

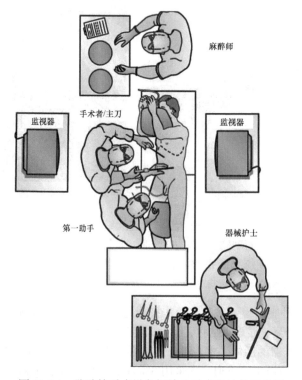

图13-3-1　腹腔镜手术设备摆放及手术者站位示意图

一、持　　镜

腹腔镜犹如手术者的眼睛，熟悉腹腔镜的特点、熟练掌握持镜技巧是学习腹腔镜手术至关重要的第一步。手术者首先应该了解腹腔镜的特点和性能,根据不同手术的需要选用合适角度的腹腔镜。在腹腔镜摄像头上有一个标志,按照标志的设定要求操作便可使监视器的画面处于正常位置,转动摄像镜头将使画面旋转或倒置。角度镜可以借助转动镜身从不同角度观察组织的不同方位,有利于弥补 0° 腹腔镜仅显示二维平面图像的不足,并且避免与其他操作器械的磕碰;腔镜手术常常选用 25°/30° 腹腔镜(图 13-3-2)。

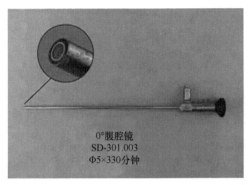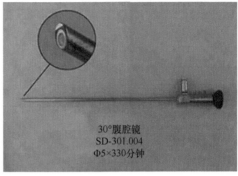

图 13-3-2 腹腔镜(0° 镜,30° 镜)

使用前须用柔软纱布擦拭腹腔镜的目镜与物镜,接好冷光源导光束及摄像头后,调好焦距与白平衡,这样才能使监视器上的图像清晰自然。腹腔镜镜身的温度与室温相同,常低于体内温度,腹腔镜通过套管进入相对高温的体内时,物镜镜面可能起雾导致视野图像不清。因此在腹腔镜进入体内前常常应用温盐水加热或使用防雾剂擦在物镜表面以防止起雾。

在实际手术中,持镜一般是由第一助手来完成的。持镜的基本要求是能够保持图像处于正常位置,不能随意抖动,并根据手术的需要及时地调整视野的远近、大小。监视器中央的亮度最好,图像最清晰,术者操作的画面放在监视器的中央。正如其他内镜那样,腹腔镜所显示的画面随着物镜与目标术野的距离大小而变化。距离远时视野扩大,图像缩小。距离近时则视野变小,图像放大,利于精细操作。持镜者应根据手术的需要改变腹腔镜的位置。

持镜时需要避免直接照在金属器械上,因为腹腔镜照到金属套管或器械时反射光很强,将发生反馈作用而导致光源变弱,其他部位的图像黯淡。手术中腹腔镜的物镜可能被血水或者电灼产生的烟雾沾污,视野变得不清楚,此时应及时拔出腹腔镜在体外用温盐水浸泡擦拭。

二、建立人工气腹

人工气腹的建立是腹腔镜手术的重要步骤,目的在于避免套管插入腹内时损伤脏器或引起出血,使腹内保持充分空间便于观察和操作。气腹失败或不恰当是腹腔镜手术难以顺利进行和发生并发症的常见原因之一。熟悉人工气腹操作方法和要点有助于顺利进行手术和减少并发症。

人工气腹常用的气体为 CO_2,具有不助燃、无毒、血液中溶解度高不容易发生气体栓塞等优点。因此,CO_2 气腹不影响电刀或者激光的使用;少量 CO_2 吸收入血,不会引起气体栓塞。但如腹压过高、手术时间过长、手术中有大静脉损伤时,可引起 CO_2 积聚发生酸中毒或气体栓塞;特别是有糖尿病、心肺功能不全或休克患者更应予以注意。手术时应采用过度换气的方法,这样可增加 CO_2 的排出,手术结束后,应将腹腔内 CO_2 排出,减少吸收。虽然 CO_2 可引起刺激和疼痛,但是如果麻醉和镇痛运用得当,患者一般不会感到不适。

气腹首次充气量因人体大小、肥胖、腹壁弹性和是否有腹水而异,多数患者首次充气 3～4L 即可,需时 3～5 分钟,充气时要密切观察两侧腹壁是否均匀膨起,并叩诊了解气体分布情况。完成人工气腹并开始腹腔镜手术后,气腹机(图 13-3-3)将根据腹腔内压力自动补充气体以维持足够的气腹压力和容量。

建立人工气腹的训练主要是通过动物实验来实现的，通常是选择猪或狗等大动物。穿刺法和切开法是建立人工气腹的主要方法。

穿刺法以 Veress 设计改良的气腹穿刺针（图 13-3-4）最为安全、适用，其外鞘为直径 2mm 的针管，针芯为钝头中空的细管，远端封闭，穿有侧孔，尾部套以弹簧，并有三通开关。使用此针穿刺腹壁时，其针轴被压入鞘内，一旦针鞘头进入腹腔内，阻力消失，弹簧将针轴推向前穿出针鞘进入腹腔内。用于腹腔镜手术的改良 Veress 针尾有两处接头，可同时接至 CO_2 充气管及腔内测压管。

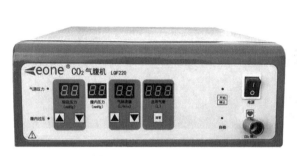

图 13-3-3　气腹机

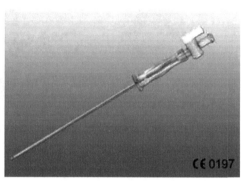

图 13-3-4　气腹穿刺针

腹壁穿刺点在腹腔镜检查时一般以脐下正中线上 1/2 处作为首选，或在左、右侧髂前上棘连线的外 1/3 处进针。切开皮肤及皮下组织后，术者与助手在脐旁以布巾钳夹住皮肤及皮下组织向上牵引，共同提起腹壁，穿刺针垂直或向足端方向斜 45° 刺入腹壁，进入腹腔时有突破和针轴弹簧释放感。为了确定穿刺针在腹腔内，以注射器接空针抽吸无血，以 10ml 盐水注入顺利无阻力，回抽无水或内容物；连接气腹机以 1L/min 流速注气，腹腔内压在 10mmHg 以下，腹部均匀膨胀，叩诊肝浊音消失，全腹呈鼓音，证实穿刺针在腹腔内，未穿入脏器。术中腹压设定在 15mmHg 以下。

切开法是在拟定置入套管的部位做一个 10～15mm 的切口，切开皮肤、皮下及腱膜层，钝性分开肌肉层并于直视下打开壁层腹膜。然后伸手指进入探查以确定是否进入腹腔。确认无误后，置入套管（图 13-3-5），即可建立气腹。掌握切开法对于泌尿外科医师非常有用，因为泌尿系统的主要脏器均为腹膜外位或间位器官，可以通过人工气腹形成一个腹膜外的腔隙进行腹腔镜手术。而这样的腔隙只能通过切开法建立人工气腹来实现。

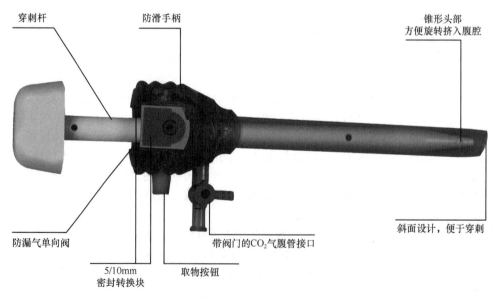

图 13-3-5　套管针

三、腹腔镜分离技术

腹腔镜分离技术是手术中最基本操作之一，与开放性手术相同，包括锐性分离和钝性分离。

（一）锐性分离

锐性分离是指利用刀、剪等利器进行的分离。腹腔镜手术中为了保证视野清晰，各种血管钳、剪刀等器械均可与电凝器相连，因此利用通电的剪、钳或电凝钩的分离也属锐性分离。此外，超声刀分离也应列入锐性分离的范畴。

1. 电凝分离　是腹腔镜外科中最常用的分离方法，它有凝固血管和切断组织的作用。电凝分离是先凝固后离断，电凝时对周围组织有热辐射传导，可能损伤周围脏器。所以，每次操作必须先夹住或钩住薄层组织，轻轻提起，使组织保持一定张力，确认无重要结构后再行短时通电，必要时可多次通电；一次凝固的时间越长则周围组织受热损伤的范围越大。解剖不清或一次凝固组织过多非但电凝止血效果不好，而且可误伤周围脏器。长时带电操作或电凝器走向失控是电凝器误伤附近脏器的常见原因，因此带电的电凝器一定要在腹腔镜的监视下活动。

腹腔镜使用的电凝器有单极电凝和双极电凝（图13-3-6）两种。单极电凝的电凝作用强，可以同时起到电凝和切断的作用。由于它有电流通过身体，偶有发生电伤的可能。双极电凝比单极电凝安全，它是用正负两电极板同时夹住欲凝固的组织，电流仅通过凝固组织局部，不通过全身。但它仅有凝固作用且凝固速度较慢，一些不能夹住的组织难以发挥止血作用。

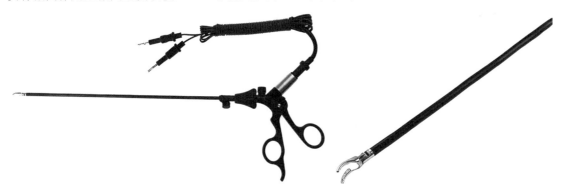

图 13-3-6　腹腔镜双极电凝

钩形电凝器是最为常用的单极电凝器。使用钩形电凝器时一般先用钩尖分离和挑起欲切断的组织，然后电凝并切断，分离层次较清楚，对深部组织的损伤少；但要求每次挑起的组织要薄而少且不能带上深部组织。钩形电凝器还可用钩子的横部进行分离，先将横部摆在欲分离组织的表面然后通电，与横部接触的组织便可凝固分离。在使用横部进行电凝分离时切记不可用力下压，下压会导致电凝切开的组织过深，容易造成深部组织损伤。

有些术者习惯于用电凝铲分离，不带电时可用铲子剥离含血管少的疏松组织，用带电的铲子电凝切断有血管的组织。近年有针状电凝器推出，针尖的接触面小，对周围组织的损伤也小，分离可以更精细。

2. 超声刀分离　1992年，腹腔镜超声刀（强生）（图13-3-7）问世，经过几年实际应用，发现它集切割分离、凝固止血、钝性分离等多种功能于一身。腹腔镜超声刀的功率为55.5kHz，以肉眼看不到的高频机械震动使细胞内水汽化，蛋白氢键断裂，使破裂的血管凝固止血。凝血效果佳，可安全凝固3mm以下的动静脉，甚至可凝固粗至5mm的血管，明显减少出血、渗血，缩短手术时间，减少手术并发症。由于它作用于组织的是机械震动，无电流通过全身，无电烧伤周围组织和电流影响全身的危险，可以应用于带起搏器的患者，并且可安全在重要神经、血管组织旁进行分离。超声刀在手术过程中产生烟雾较少，手术野清晰。

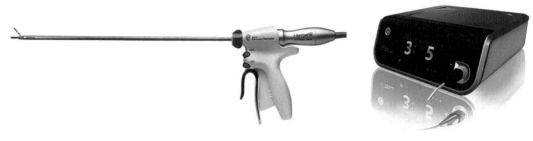

图 13-3-7 超声刀

单叶超声刀或钩状超声刀在分离时和钩形电凝器切割分离时一样，需要被切割的组织保持一定的张力，否则效果不好；使用双叶超声刀则两叶夹住所要切割的组织。超声刀的操作面积大，故其对游离或疏松的组织进行分离切割较易，而对粘连紧密的组织则较难。超声刀的切割速度比单极电刀慢，因此在分离血管较少的组织时，电凝钩比超声刀快且简便。

（二）钝性分离

钝性分离是指利用钝性器械对组织进行分离，包括用血管钳、分离棒及冲洗吸引管等器械沿组织间隙及肿物表面的剥离或分离。形成腹膜外间隙的气囊扩张分离也是一种钝性分离方法。钝性分离主要用于有层面、无血管的疏松组织间隙，如脏器的表面、有包膜肿瘤、脂肪组织、腹膜后间隙、盆腔腹膜外间隙等。这种分离方法的优点是组织层次清楚、容易区分正常或病变组织；创伤小且安全、不易损伤血管神经等重要组织；沿正确层次分离，能快速显露术野。分离时要找准平面、用力适度、逐渐深入，避免撕破相邻的血管和脏器。对神经血管、肾脏、肾上腺或肿瘤表面的脂肪组织，用冲洗吸引管边吸边分离最为方便快捷。

四、腹腔镜止血技术

腹腔镜手术对术野止血的要求比开放性手术更高，只有在无血的情况下才能看清楚术野组织；少量的组织渗血，虽然出血不多，但可使组织变得层次不清，血液还可吸收光线使视野变暗，严重影响手术操作。因此，在腹腔镜手术中每个操作步骤都要求及时确切止血和预防出血。预防出血是指手术中遇到小血管须先凝固后剪断，大血管则先夹闭后切断。目前使用的腹腔镜手术止血技术有以下几种。

（一）能源止血法

腹腔镜外科手术中常用的能源止血法有电凝止血、超声止血和激光止血。各种能源对组织的加热程度和速度不同，外科医师应了解各种能源的性能、局限性和潜在的并发症，并仔细选用止血器械（图 13-3-8）以减少或避免并发症的发生。

在术前常规仔细检查有绝缘膜器械的绝缘膜是否有破损，不能保证绝缘的器械最好不用；如必须使用，应注意防止漏电。术中捕捉目标组织精确，电凝器到达目标组织后再行通电，切忌带电在体腔内活动，以免误伤其他部位的组织。在用电凝器操作时要特别注意及时断电和

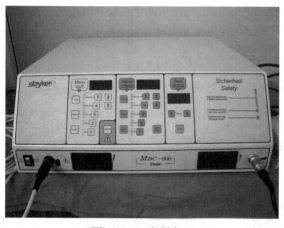

图 13-3-8 高频电刀

在视野内活动。可以少量多次电凝，以免误伤周围组织。电凝器的凝固止血或切开效果靠的是电热作用，而不是术者的力量。切开时既保持切开组织有一定张力，又不使电凝器弹开到视野外，电凝时既能达到止血目的又不损伤周围组织。单极电凝、J 状超声刀和激光没有加压作用，它们只能凝固小的血管或渗血；双极电凝和超声刀均有加压作用，故其对中小血管有较好的止血效果。使用时超声刀或双极电凝钳要确实完整地夹住所要凝固的血管，否则可能会使血管破裂出血。用超声刀止血时，开始先用适当强度抓紧血管，慢慢收紧并一直持续到血管切断。

电凝和超声止血的效果较好，为临床常用的止血方法；而激光止血由于设备昂贵使用较少。

（二）机械方法止血

机械方法止血主要包括夹闭止血、内镜钉合切开器止血以及结扎或缝扎止血。

夹闭止血一般适用于较大血管止血，最常用的是钛夹及可吸收夹。钛夹与人体相容，可以长期留在体内，有可能干扰磁共振成像。多聚夹（hem-o-lok）（图 13-3-9）有多聚化合物制成，前端带有锁扣，可牢固地夹较大直径的血管，且不透 X 线，不会干扰磁共振成像。为保证止血效果，应根据血管的管径选择合适长度的止血夹，如肾动脉一般用 10mm 止血夹，肾静脉需用 12 ～ 15mm 止血夹。

线性切割吻合器（Endo GIA）止血：内镜钉合切开器本是用来做肠封闭和肠吻合的器械，其钉合止血效果良好，钉仓长 30mm、60mm、90mm，适合于较大或较多血管的组织止血，如肺血管、脾门血管或肾门血管等的钉合止血。钉合时要注意把欲钉合的组织包括在内，术前要选用与其匹配的套管，一般用 12mm 套管；须注意的是动静脉钉在一起可能形成动静脉瘘（图 13-3-10）。

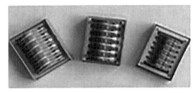

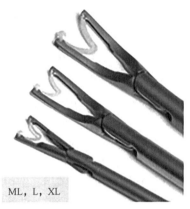

ML, L, XL

图 13-3-9　Teleflex 多聚夹（hem-o-lok）

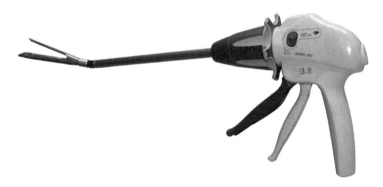

图 13-3-10　线性切割吻合器（Endo GIA）

结扎或缝扎止血仅在夹闭不可靠、组织短或水肿不适于夹闭时使用。如有血管断端，可用已做好的内镜套（Roeder 套）套扎；无断端的血管则需用线绕过血管，然后在体内或体外打结；一些不便于夹闭或结扎的出血点用缝扎的方法止血。

五、腹腔镜缝合打结技术

随着腹腔镜外科手术的纵深发展，修复性手术日见其多，这使得缝合打结技术更显重要。缝合打结技术已成为腹腔镜外科医师必须掌握的难度较高的基本技术之一。

（一）缝合

1. 器械　缝合用的器械包括缝针、缝线和持针器。开放性手术常用的弯针通过套管时需要把针体稍稍扳直。针大小和形状的选用原则与开放性手术相同，最常用的缝线是针带线；人工合成可吸收的编织缝线，如 Dexon 线、薇乔等，比较结实而且便于打结，目前常在腹腔镜手术中使用。开放性手术用的丝线也同样适用于腹腔镜下缝合；丝线打结后比较牢靠，它的缺点是质地软、不光滑、易于黏在一起，不便于打结。缝线在体内的长短要依打结的方式确定，体外打结的缝线必须两端皆留在体外，可以借助推杆将线结推入体内；体内打结的缝线在体内、宜短，一般不长于 10cm，过长则难以操作。持针器最好是一叶活动，一叶固定的，其咬合面与开放性手术所用持针器相同，但其横径不能超过 5mm 否则难以通过套管。腹腔镜的持针器还具有打结用途。

2. 缝合技术　腹腔镜的缝合技术与开放性手术类似，要双手操作，有时还需助手辅助。右手握持针器用来夹针缝合，左手最好也握一把前端有适当弯度的血管钳；持针器在靠近针尾处夹住缝线比夹住缝针更便于插入套管，针和线通过套管进腹。一般习惯于左手的血管钳夹住要缝合的组织，右手的持针器夹针。缝针垂直刺入要缝合的组织，右手的持针器协助拔针。针拔出后可按术者的习惯进行体内或体外打结，根据实际需要做连续缝合或间断缝合。

（二）打结

1. 器械　打结用的器械主要是持针器和弯钳，也有使用 Roeder 套成品用于套扎。Roeder 套是一个滑结，其长线外套的是滑结的推管，通过推管推动滑结到结扎组织处。

2. 方法　体内缝合后可选用体外或体内打结。体内打结使用者居多，与体外打结比较起来既方便又省钱，是腹腔镜外科医师必须掌握的技术。体外打结，缝线的两端皆在体外，留在体外的两线端打结后用推杆或用打结钳将线结推到缝合组织处并扎紧。体内打结时术者用持针器或小直角钳，助手常用一把弯钳，以备协助固定或牵拉缝线。

（1）体外打结法：早期多用滑结，但滑结有松脱的危险。比较推荐的是在体外打外科结，它更为牢靠。用于结扎操作时，需先把缝线的一端通过套管送入体腔内，将缝线的另一端留在体外。在体内的一端绕过欲结扎的组织后，将线通过同一套管拉出体外。接着在体外打一平结，拉直两线，用推杆尖端环形部分抵住一根缝线将线结推至结扎部位并拉紧（图 13-3-11）；或用打结钳的前端两叶抵住线结将其推至结扎部位，张开两叶使结打紧。第一结完成后，退出推杆或打结钳。按外科结的方法再打第二个结，并用上述方法将线结推入体内扎紧。一般两个结即可，对于重要结构的结扎则需打第三个结。

（2）体内打结法：随着腹腔镜操作技术的日益熟练，体内打结已经成为腔镜外科医师的一项基本功。体内打结主要用于缝合或缝扎。打结的方法与开放性手术相似。选用小直角钳或大弯度弯钳更便于绕线，打第一个结时可采用外科结，即线在钳上绕 2 圈后，在再拉线尾打结。张力较大时，需要助手用弯钳固定线结。由于持针器与缝合组织呈垂直状态不便于打结，所以在术前安排通过持针器的套管位置时要适当远离缝合的组织，使持针器与缝合组织之间成锐角，并且通过持针器的两套管与腹腔镜成等角，这样便于打结操作。采用间断或连续缝合，也是类似于开放性手术（图 13-3-12）。

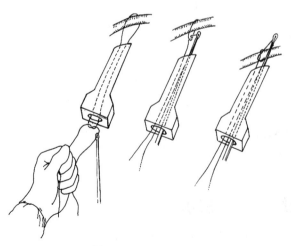

图 13-3-11　体外打结

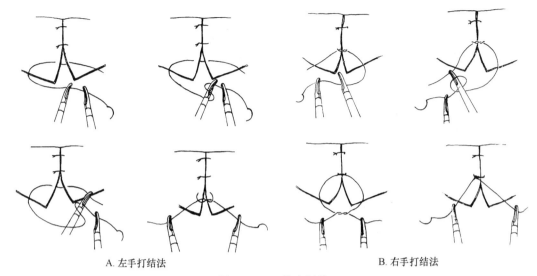

A. 左手打结法   B. 右手打结法

图 13-3-12　体内打结

在学习过程中,青年医生要不断总结经验并注意针对自己的薄弱点和不足之处加强训练;学习过程中,可以通过网络、会议,观看相关的手术视频;在手术中不断提高腹腔镜手术操作技巧,经过长期刻苦的训练,逐渐成长为一名合格的临床腹腔镜外科医师。

【腹腔镜胆囊切除术】

(一)目的

微创技术的目的在于控制手术创伤、减少术后疼痛、加快康复速度、缩短住院时间。由于微创外科器械和设备的特殊性,医生在进行微创手术之前必须要经过规范、系统的训练,从而积累足够的经验和掌握熟练的操作技巧。

(二)适应证与禁忌证

1. 适应证　微创技术的适应证目前仍没有统一的标准。随着医疗设备和技术的飞速发展,对微创技术的理解以及其适应证也在不断的变化。

2. 禁忌证

(1)全身情况差,不能耐受相应麻醉及手术者。

(2)有严重出血倾向者。

(3)手术部位有严重感染者。

(4)病变复杂达不到安全有效手术目的者。

(5)操作难度较大、缝合打结较多且预计手术时间较长。

(6)合并有心、肺、脑、肝、肾等重要脏器功能严重障碍难以耐受手术,以及有严重的基础疾病者。

(三)准备工作(以腹腔镜胆囊切除术为例)

1. 患者准备

(1)测量生命体征(体温、心率、呼吸、血压)并完善术前相关检查,排除手术禁忌。

(2)术前影像学检查,了解病灶部位和类型。

(3)术前预防性应用抗菌药物。

(4)手术部位局部备皮。

(5)告知手术风险并签署知情同意书。

2. 材料准备

（1）一般材料：2.5% 碘酊、75% 乙醇溶液、0.5% 碘伏、无菌生理盐水。

（2）基本器械：腹腔镜、冷光源、气腹机、高频电刀、穿刺套管（3 个以上）、气腹针 1 个、电钩 1 把、弯分离钳 1 把、抓钳 1 把、组织剪 1 把、持针器 1 把、钛夹钳 1 把、生物夹钳 1 把、冲吸管 1 根、钛夹 2～5 枚、可吸收夹 2～5 枚（图 13-3-13、图 13-3-14）。

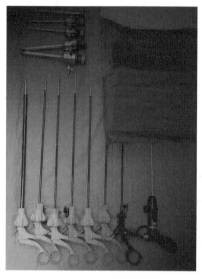

图 13-3-13　基本器械一

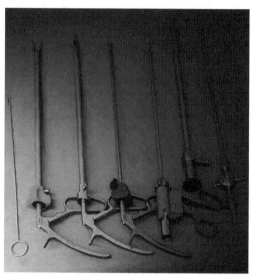

图 13-3-14　基本器械二

3. 操作者准备

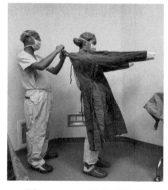

图 13-3-15　操作者准备

（1）术前充分了解患者病情，判断病灶与周围神经、血管及毗邻组织间的关系，如病情复杂则需做好中转开腹的准备。

（2）戴好口罩、帽子，洗手、穿手术衣、戴手套（图 13-3-15）。

（四）手术操作步骤（以腹腔镜胆囊切除术为例）

1. 麻醉及体位　一般采用静吸复合全身麻醉，也可选用连续硬膜外麻醉。在建立气腹时取仰卧位，气腹建立成功腹腔镜成功进入腹腔后改为头高足低的左倾体位，显示器、气腹机及冷光源均置于患者右侧，术者与助手站在患者左侧，器械护士站在患者右侧。

2. 穿刺器位置　于脐上缘或脐下缘做 1cm 切口（图 13-3-16A），置入气腹针有突破感后开始建立气腹，腹内压设定为 10～15mmHg。

气腹建立成功后，拔出气腹针置入 10mm 穿刺器作为观察孔，置入腹腔镜探查腹腔。直视下剑突置入下 5mm 或 10mm 穿刺器作为主操作孔（图 13-3-16B），右侧肋缘下置入一枚 5mm 穿刺器（图 13-3-16C）。

3. 手术方法

（1）探查胆囊：如胆囊与周围组织有粘连，可使用电钩、分离钳进行钝性或锐性分离，充分显露胆囊，分辨胆囊与邻近脏器和组织间的关系（图 13-3-17）。

（2）切除胆囊：以电钩充分游离胆囊三角前后的肝床系膜，仔细辨认胆囊管、肝总管和胆总管间的关系，再用电刀结合分离钳钝锐性剥离，分别解剖出胆囊动脉和胆囊管。先以可吸收

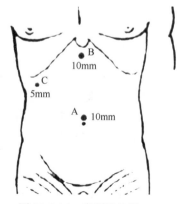

图 13-3-16　穿刺器位置

夹于胆囊动脉近端双重夹闭，远端离断并止血。显露胆囊管，于胆囊管近段距离肝总管 2～3mm 处以可吸收夹夹闭，远端离断。仔细辨认胆囊床层次后以电钩顺逆结合进行分离，将胆囊完整切除，胆囊床处电凝止血。

（3）术野探查：用生理盐水冲洗术野，仔细观察术区有无出血及胆漏，必要时于"温氏孔"放置腹腔引流管。

（4）关闭切口：直视下观察切口无活动出血后，并缓慢解除气腹，以可吸收线逐层缝合切口，无菌敷料包扎固定。

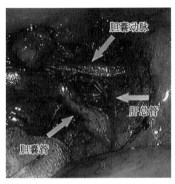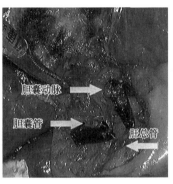

图 13-3-17　探查胆囊

（五）并发症及处理（以腹腔镜胆囊切除术为例）

1. 建立 CO_2 气腹相关并发症　腹腔镜手术一般用 CO_2 气体建立气腹，其会造成膈肌上抬、肺顺应性下降、有效通气减少、心排血量下降、气体栓塞、高碳酸血症等，从而对心肺功能产生一定程度的影响；同时也可能会造成一些局部并发症，如皮下气肿、纵隔气肿、气胸、腹腔大血管损伤、下肢静脉淤血、腹腔内脏器缺血等。因此，建立人工气腹时气腹针的进针深度很重要，一定要提起腹壁使腹腔内保持为负压，气腹针保持开放状态，待有"突破"感、阻力突然消失、气腹针回弹后，可尝试注入 CO_2 气体，如进气速度较低、进气量较少并且气压持续较高状态，可能是穿刺不成功，则需拔出气腹针重新穿刺，切勿原位反复多次尝试。

2. 术区血管以及内脏的损伤　手术区血管损伤，如行腹腔镜胆囊切除术时肝蒂血管损伤，包括肝动脉、门静脉、胆囊动脉及其分支等。空腔脏器损伤：包括胃、十二指肠、小肠、结肠以及肝外胆道等。实质性脏器损伤：肝脏、脾脏、膈肌、肾上腺、肾脏等。因此，术中应注意：

（1）术中胆囊三角解剖结构十分关键，辨认清楚胆囊管、肝总管、胆总管、胆囊动脉以及胆囊壶腹之间的关系。

（2）如患者局部解剖结构辨认不清可采用顺逆结合法分离较为安全。

（3）如患者胆囊为多发小结石，则先靠近 Hartmann 袋施夹金属钛放一枚，防止分离时结石由胆囊管进入胆总管导致术后胆道梗阻。

（4）如患者胆囊三角解剖不清，则可考虑逆行胆囊切除游离胆囊浆膜至胆囊壶腹部，再解剖胆囊三角。

3. 戳孔相关并发症　戳孔并发症包括戳孔出血、腹壁血肿、戳孔感染、戳孔疝等。如术中切口止血不彻底则可能会导致腹壁血肿、皮下积血，因此戳孔感染的发生率会明显增加，最终造成戳孔愈合不良、戳孔疝的发生。预防此类并发症应在手术结束时以腹腔镜观察下拔除穿刺器，并将切口彻底止血后以可吸收线逐层缝合戳孔、确切关闭无效腔。

（周治彦　李永宁　喻　超）

第四节　虚拟仿真基本技术

微创外科是一项技术依赖性很强的实用性外科技术，传统的外科医生培训模式通常是建立在临床实际手术操作过程当中，这种模式往往导致了手术风险提高、手术并发症增加等弊端。因此，让年轻医生在实际操作前积累足够的经验和掌握熟练的手术操作技巧则变得十分重要。

一、目　　的

微创技术在其实践和培训的过程中，学习环境往往最具挑战性，尤其是紧张感、责任感和心理压力，对培训和学习效果常常产生负面影响。而对微创技术进行模拟系统训练，既避免了枯燥、乏味的观摩和说教，同时其逼真的手术效果、精准的技术指导，可充分调动学员的积极性和主动性。通过采用理论学习、手术观摩、模拟系统训练、临床实践操作等步骤，使学员能够系统、全面地掌握微创技术。

二、定　　义

通常我们会将模拟定义为一种方法，而将模拟器定义为技术。模拟被用作"临床实践的人工替代品"的统称，在以学习者为中心的环境中，从教育的角度将丰富的场景加以重视，而模拟器则是模拟过程中所使用的培训模式和设备。

三、虚 拟 现 实

虚拟现实技术是指由一个由计算机生成的可进行感官互动的场景，从而给人以身临其境的感受。目前的虚拟现实模拟技术较早期的模拟器有了较大的发展，其可以将诊断方法、手术指征、操作步骤与传统的操作任务模拟器相结合，有相关文献报道，虚拟现实技术正在推动着标准化的手术培训的建立（图 13-4-1）。

最早的虚拟现实模拟器旨在培训基本的精神运动技能，学员可以完成标准化任务，并可立即得到对其技术表现的客观评价和意见反馈，同时该数据可用于纵向比较个人的表现，从而展现技能的掌握情况。有研究表明，此类培训可以使学员的解剖时间明显缩短，并减少胆囊切除术中的失误率。

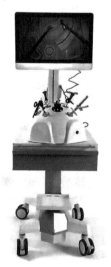

图 13-4-1　外科手术模拟器

LapSim®（Mentice，哥德堡，瑞典）外科手术模拟器可提供涵盖基本精神运动技能、任务和操作的模块，并通过图形的变化从而增强现实感，而其弊端则是缺乏触觉反馈。使用该技术进行培训，通过将精神运动技能从模拟向临床实际转化，可使学员在实际操作以外获得手术相关技能。LapMentor™（Simbionix，克利夫兰，俄亥俄州）在神经运动技能、任务和操作模块的基础上添加了触觉反馈，使学员在高级任务和操作中的表现得到了改善。通过不断完善的虚拟现实技术，使学员在模拟系统训练过程中的身临其境的代入感显著增强，从而可以让学员在实际手术操作前积累足够的经验和操作技巧，最终达到缩短手术时间、减少操作失误的目的。

四、实 体 模 型

人工合成实体模型 20 世纪后半叶即已成为解剖学上经典的培训和学习工具，随着时间的推移、技术的进步，人工合成实体模型的更新换代,现在已覆盖了不同外科专业的一系列手术,包括微创外科。

模拟训练系统通常将这些成本较低、还原度欠佳的模型纳入腹腔镜训练器,用于学员对手术操作的认知,并练习微创手术中的最基本的操作。虽然人工合成实体模型使用的多为一次性材料,其组织处理方面的性能有限,但其价格低廉又易于获得,能够使学员在以学习者为中心的培训环境中获得足够的信心和实际操作能力。

五、注 意 事 项

一个全面、有效和可靠的微创技能模拟系统训练可以使年轻医生在临床实际操作之前就可以获得一定的认知、技术和能力,且不会影响到患者的治疗效果。现今模拟训练已被提倡作为临床经验的补充,但这种培训并不能替代临床实际操作所积累的经验。从医疗安全和伦理的角度考虑,在实际微创手术之前通过模拟训练使学员掌握相应的技能,可降低实际临床工作的风险,这种培训是十分有必要的。

由于现今微创外科手术培训对年轻医生的影响较大,随之而来的是对传统开放式手术技能的忽视。但由于微创手术依然存在着潜在中转开放的风险,所以对开放手术的教授和学习仍然不容小觑。

微创手术在近些年来由于科技和设备的进步得到了飞速的发展,相应的教育和训练则需与时俱进、及时地作出反应,对外科年轻医生来说则应做好充分的技术储备和心理准备作为适应。而微创技能模拟训练则提供了一个很好的解决方案。

（李永宁 喻 超）

参 考 文 献

陈灏珠，钟南山，陆再英．2013.内科学.8版.北京：人民卫生出版社．

陈红．2014.中国医学生临床技能操作指南.2版.北京：人民卫生出版社．

陈红．2014.中国医学生临床技能操作指南.北京：人民卫生出版社．

陈文彬，潘祥林．2012.诊断学.7版,北京：人民卫生出版社．

陈翔．2015.湘雅临床技能培训教程.北京：高等教育出版社．

陈翔．吴静．2019.湘雅临床技能培训教程.2版.北京：高等教育出版社．

陈孝平，汪建平．2013.外科学.8版.北京：人民卫生出版社．

陈孝平，汪建平．2018.外科学.北京：人民卫生出版社．

陈孝平．2010.外科学.2版.北京：人民卫生出版社．

陈孝平．2002.外科手术基本操作.北京：人民卫生出版社．

陈秀凯，刘大为，杨荣利，等．2017.重症血液净化.北京：人民卫生出版社．

池畔．2020.基于膜解剖的腹腔镜与机器人结直肠肿瘤手术学.北京：人民卫生出版社．

葛宝丰，卢世璧．2009.手术学全集.2版.北京：人民军医出版社．

葛均波，王辰，徐永健，等．2018.内科学.9版.北京：人民卫生出版社．

顾春怡．张铮．2019.实用助产操作实践规范.北京：人民卫生出版社．

郭莉．2019.手术室护理实践指南.6版.北京：人民卫生出版社．

国家卫生健康委员会．2020.新型冠状病毒肺炎诊疗方案（试行）(第七版).

韩东一，肖水芳．2016.耳鼻咽喉头颈外科学.北京：人民卫生出版社．

贺银成．2018.国家临床执业及助理医师资格考试实践技能应试指南.西安：西安交通大学出版社．

胡大一．2014.心血管内科学高级教程.北京：人民军医出版社．

黄选兆，汪吉宝，孔维佳．2008.实用耳鼻咽喉头颈外科学.2版.北京：人民卫生出版社．

黄志强．2005.外科手术学.3版.北京：人民卫生出版社．

嵇武，黎介寿．2016.手术机器人的应用与研究新进展.手术,1(3): 29-32.

贾继东，魏来，侯金林，等．2014.《中国肝病诊疗管理规范》白皮书（节选).临肝胆病杂志,2014,30(3): 197-209.

贾建平，陈生弟．2018.神经病学.8版.北京：人民卫生出版社．

江基尧．2010.现代颅脑损伤学.3版.上海：上海第二军医大学出版社．

蒋耀光，范士志，王如文．2010.门诊外科学.2版.北京：人民军医出版社．

李春盛．2010.急诊医学高级教程.北京：人民军医出版社．

李乐之．2012.外科护理学.北京：人民卫生出版社．

刘海忠，龚建平．2003.普通外科的历史回顾与展望.中华医史杂志,33(2): 108-111.

刘兴会，徐先明，段涛．2014.实用产科手术学.北京：人民卫生出版社．

那彦群，李鸣．2011.泌尿外科学高级教程.北京：人民军医出版社：359-360.

欧阳钦，万学红，陈红．2015.临床诊断学.3版.北京：人民卫生出版社．

潘凯，杨雪菲．2016.腹腔镜胃肠外科手术学.2版.北京：人民卫生出版社．

邱贵兴．2005.骨科手术学.3版.北京：人民卫生出版社．

申小青．2011.外科学.4版.北京：北京大学医学出版社．

宋广来．2004.腹腔镜手术学.上海：复旦大学出版社出版．

孙西周．2010.颅脑损伤现代诊疗学.上海：上海交通大学出版社．

孙早喜．2013.临床技能学.杭州：浙江大学出版社．

锁涛．陈凌．程陶然，等．2019.微创外科手术技能培训.长沙：中南大学出版社．

田勇泉.2018.耳鼻咽喉头颈外科学.北京:人民卫生出版社.

万学红,卢雪峰.2018.诊断学.9版.北京:人民卫生出版社.

王昌明.2006.临床基本技能操作手册.上海:第二军医大学出版社.

王存川.2020.普通外科腹腔镜手术图谱.2版.北京:科学出版社.

王德顺,杜治政,赵明杰,等.2011.知情同意若干问题的患者观点研究:全国10城市4000名住院患者问卷调查研究之八.医学与哲学:人文社会医学版,(5)32:38-42.

王海燕.2008.肾脏病学.北京:人民卫生出版社.

王庭槐.2019.生理学.北京:人民卫生出版社.

魏武,郑文芝.2013.诊断学.2版.南京:江苏科学技术出版社.

吴阶平.2009.泌尿外科学.济南:山东科学技术出版社.

谢幸,苟文丽.2018.妇产科学.9版.北京:人民卫生出版社

谢幸,孔北华,段涛.2018.妇产科学.9版.北京:人民卫生出版社.

胥少汀,葛宝丰,徐印坎.2012.实用骨科学.4版.北京:人民军医出版社.

许晨耘.2019.静脉治疗标准化操作程序手册.海口:海南出版社.

许怀瑾.2008.实用小手术学.2版.北京:人民卫生出版社.

医师资格考试指导用书专家编写组.2011.国家医师资格考试实践技能应试指南(临床执业医师).北京:人民卫生出版社.

医师资格考试指导用书专家编写组.2019.临床执业医师资格考试实践技能指导用书.北京:人民卫生出版社.

游潮,黄思庆.2014.颅脑损伤.北京:人民卫生出版社.

于布为,吴新民,左明章,等.2013.困难气道管理指南.临床麻醉学杂志.29(01):93-98.

张旭.2017.泌尿外科腹腔镜与机器人手术学.2版.北京:人民卫生出版社.

赵银仁,陈国芳.2019.权益冲突:医疗中知情同意权行使的困境与出路.医学与哲学,(8)40:75-78.

郑劲平.2010.肺功能检查实用指南.北京:人民卫生出版社.

中国研究型医院学会心肺复苏学专业委员会.2017.2016中国心肺复苏专家共识.中华灾害救援医学,5(1):1-23.

中国医师协会神经内科分会癫痫专委会.2018.成人全面性惊厥性癫痫持续状态治疗中国专家共识.国际神经病学神经外科学杂志,45(1):1-4.

中华人民共和国卫生部.2008.血源性病原体职业接触防护导则(GBZT213—2008).

中华人民共和国卫生部.2009.医务人员手卫生规范(WS/T313—2009).

中华人民共和国卫生部.2009.医院隔离技术规范(WS/T 311—2009).

中华人民共和国卫生部.2012.医疗机构消毒技术规范(WS/T367—2012).

中华人民共和国卫生部.2012.医院空气净化管理规范(WS/T 368—2012).

中华人民共和国卫生部.2013.医院洁净手术部建筑技术规范(GB50333—2013).

中华人民共和国卫生部.2019.医务人员手卫生规范(WS/T313—2019).

中华医学会,中华医院感染管理学会药事管理委员会.2015.中国药学会医院药学管理委员会.抗菌药物临床应用指导原则.

中华医学会计划生育学分会.2017.临床诊疗指南与技术操作规范:计划生育分册(2017修订版).北京:人民卫生出版社.

中华医学会外科学分会胆道外科学组.2011.急性胆道系统感染的诊断和治疗指南(2011版).中华消化外科杂志,1(3):9-13.

周永昌,郭万学.2013.超声医学.4版.北京:科学技术文献出版社:963-964.

Adler Y, Charron P, Imazio M, et al. 2015. 2015 ESC Guidelines for the Diagnosis and Management of Pericardial Diseases. Revista Espanola De Cardiologia, 68(12): 1126.

Catalyud D, Arora S, Aggarwal R, et al. 2010. Warm-up in a virtual reality environment improves performance in the operating room. Ann Surg, 251: 1181-1185.

Coleman J, Nduka C, Darzi A. 1994. Virtual reality and laparoscopic surgery. BrJ surg, 81: 1709-1711.

Gaba D M. 2004. The future vision of simulation in health care. Qual Safe Health Care,(13): 12-110.

Gawande A. 2012. Two hundred years of surgery. N Engl J Med, 366(18): 1716-1723.

Nobuyuki H, Gen M. 2012. Application to Radical Cystectomy. Journal of Urology,187: 451-456.

Patel N, Bayliss G P. 2015. Developments in extracorporeal therapy for the poisoned patient. Advanced Drug Delivery Reviews, 90: 3.

Wein A L, Kavoussi L R, Partin A W, et al. 2009. 坎贝尔 - 沃尔什泌尿外科学 . 9 版 . 郭应禄 , 周利群译 . 北京 : 北京大学医学出版社 .

中英文名词对照

A

阿洛西林　azlocillin

阿米卡星　amikacin

阿莫西林　amoxicillin

阿莫西林克拉维酸　amoxicillinclavulanate

阿奇霉素　azithromycin

艾滋病病毒　human immunodeficiency virus，HIV

氨苄西林　ampicillin

氨苄西林/舒巴坦　ampicillin/sulbactam

B

巴龙霉素　paromomycin

白霉素　leucomycin

败血症　septicemia

苯唑西林　oxacillin

闭合性颅脑损伤　closed craniocerebral injury

闭合性气胸　closed pneumothorax

标准碳酸氢盐　standard bicarbonate，SB

丙型肝炎病毒　hepatitis C virus，HCV

补呼气量　expiratory reserve volume，ERV

补吸气量　inspiratory reserve volume，IRV

不吸收缝线类　non-absorbable suture

布巾钳　towel clip

C

残气量　residual volume，RV

拆线剪　ligature scissors

肠内营养　enteral nutrition，EN

肠钳（肠吻合钳）　intestinal clamp

肠外营养　parenteral nutrition，PN

常居菌　resident flora

潮气量　tidal volume，VT

成像系统　video cart

迟发性血胸　delayed hemothorax

持针钳　needle holder

出生体重　birth weight，BW

床旁机械臂系统　patient cart

垂直褥式内翻缝合法　lembert 缝合法

痤疮　acne

D

达·芬奇外科手术系统　Da Vinci surgical system，DVSS

打结　knot

大观霉素　spectinomycin

大环内酯类　macrolide

代谢性碱中毒　metabolic alkalosis

代谢性酸中毒　metabolic acidosis

丹毒　erysipelas

单结　simple knot

等渗性脱水　isotonic dehydration

低钾血症　hypokalemia

低渗性脱水　hypotonic dehydration

第 1 秒用力呼气容积　FEV1

癫痫持续状态　status epilepticus，SE

动静脉瘘　arteriovenous fistula

动脉血二氧化碳分压　$PaCO_2$

动脉血氧饱和度　arterial oxygen saturation，SaO_2

动脉血氧分压　PaO_2

毒血症　toxemia

多聚夹　hem-o-lok

多西环素　doxycycline

E

二重感染　superinfection

F

发生器　generator

方结　square knot

放置胃管术　inserting gastric tube

非特异性感染　non-specific infection

肺活量　vital capacity，VC

肺泡通气量　alveolar ventilation，VA

肺总量　total lung capacity，TLC

分离　separation

缝合　suture

缝线　suture

缝针　needle

氟喹诺酮类　fluoroquinolones

负压封闭引流技术　vacuum sealing drainage，VSD

负压吸引术　vacuum aspiration

腹腔穿刺术　abdominocentesis

腹腔拉钩　abdominal retractor

G

改善全球肾脏病预后组织　kidney disease improving global outcomes，KDIGO

感染性血胸　infective hemothorax

高钾血症　hyperkalemia

高能硫酯键　high energy thioester bond

高渗性脱水　hypertonic dehydration

梗阻　obstruction

功能残气量　function residual capacity，FRC

宫颈细胞学检查　cervical cytological examination

宫内节育器　intrauterine device，IUD

骨髓穿刺术 bone marrow puncture
刮宫术　dilatation curettage
观察　look
管饲　tube feeding
管饲饮食　tube feeding diet
光线传导装置　lichtleiter

H

海绵钳（卵圆钳）　ring forceps
寒性脓肿　cold abscess
合成纤维线　synthetical suture
核糖霉素　ribostamycin，rubomycin
红霉素　erythromycin
呼气末分压　$ETCO_2$
呼气末正压通气　positive end expiratory pressure，PEEP
呼吸频率　respiratory，RR
呼吸性碱中毒　respiratory alkalosis
呼吸性酸中毒　respiratory acidosis
滑结　slip knot
化脓性脑膜炎　purulent meningitis
环丙沙星　ciprofloxacin
缓冲碱　buffer base，BB
获得性免疫缺陷病毒　human immunodeficiency virus，HIV

J

机会性感染　opportunistic infection
肌内注射法　intramuscular injection，IM
基础生命支持　basic life support，BLS
急性蜂窝织炎　acute cellulitis
急性感染　acute infection
急性化脓性滑囊炎　acute bursitis
急性化脓性腱鞘炎　acute suppurative tenosynovitis
急性淋巴管炎　acute lymphangitis
急性淋巴结炎　acute lymphadenitis
急性肾炎综合征　nephritic syndrome
急诊医疗服务体系　emergency medical service system，EMSS
加替沙星　gatifloxacin
甲沟炎 paronychia
甲胎蛋白　alpha-fetoprotein，AFP
甲硝唑　metronidazole
甲氧西林 methicillin
甲氧西林耐药葡萄球菌　methicillin resistant staphylococcus aureus，MRSA
甲状腺拉钩　thyroid retractor
假结　false knot
间断水平褥式内翻缝合法　halsted 缝合法
碱剩余　base excess，BE
建立呼吸　breath，B
交沙霉素　josamycin

疖　furuncle
疖病　furunculosis
金霉素　aureomycin
进行性血胸　progressive hemothorax
经皮肝穿胆管引流术　percutaneous transhepatic cholangial drainage，PTCD
经皮肾造瘘术　percutaneous nephrostomy
经自然腔道内镜手术　natural orifice transluminal endoscopic surgery，NOTES
经自然腔道取标本的外科手术　natural orifice specimen extraction surgery，NOSES
晶体液　crystalloid solution
静脉输血　blood transfusion
静脉输液　intravenous infusion
菌血症　bacteremia

K

卡那霉素　kanamycin
开放性颅脑损伤　open craniocerebral injury
开放性气胸　open pneumothorax
抗生素　antibiotics
可吸收缝线类　absorbable suture
克拉霉素　clarithromycin
克林霉素　clindamycin
狂犬病　hydrophobia
喹诺酮类药物　quinolones

L

阑尾拉钩　appendix retractor
连续全层平行褥式内翻缝合法　connell 缝合法
连续水平褥式浆肌层内翻缝合法　cushing 缝合法
链霉素　streptomycin
林可霉素　lincomycin
淋巴结穿刺术　lymphnode puncture
颅脑损伤　craniocerebral injury
罗红霉素　roxithromycin
螺旋霉素　spiramycin
氯唑西林　cloxacillin

M

麦迪霉素　midecamycin
慢性感染　chronic infection
每分钟静息通气量　minute ventilation，VE
美国食品药品管理局　food and drug administration，FDA
美罗培南　meropenem
美洛西林　mezlocillin
免冲洗手消毒剂　waterless antiseptic agent
莫西沙星　moxifloxacin

N

奈替米星　netilmicin
脑脊液　cerebrospinal fluid，CSF

脑疝　brain hernia
内镜套　roeder 套
能量代谢　energy metabolism
能量转换器　transducer
逆行胰胆管造影　endoscopic retrograde cholangiopan-
　creatography，ERCP
凝固性血胸　coagulating hemothorax
脓毒血症　sepsis
脓性指头炎　felon
脓血胸　pyohemothorax
脓肿　abscess
脓肿切开引流术　excision and drainage of abscess
诺氟沙星　norfloxacin

P

帕尼培南　panipenem
哌拉西林　piperacillin
哌拉西林 / 三唑（他唑）巴坦　piperacillin/tazobactam
皮肤拉钩　skin retractor
皮内注射法　intradermal injection，ID
皮下气肿　subcutaneous emphysema
皮下注射　hypodermic injection，H
皮脂腺囊肿　sebaceous cyst
评估　evaluation，E
破伤风　tetanus
破伤风抗毒素　tetanus antitoxin，TAT
普鲁卡因青霉素　procaine penicillin

Q

气道　airway，A
气性坏疽　gas gangrene
气胸　pneumothorax
牵引钩类　retractors
切开　incision
青霉素 V　penicillin V
青霉素类　penicillins
庆大霉素　gentamycin
去甲万古霉素 nor vancomycin
全身炎症反应综合征　systematic inflammatory response
　syndrome，SIRS

R

人工呼吸　breathing
人体破伤风免疫球蛋白　tetanus immunoglobulin，TIG

S

S 状拉钩　deep retractor
三角针　triangular needle
三磷酸腺苷　adenosinetriphosphate，ATP
三重结或多重结　extra half hitch on reef knot
纱布块　gauze
深吸气量　inspiratory capacity，IC
肾病综合征　nephrotic syndrome

肾穿刺术　renopuncture，nephrocentesis
肾动脉栓塞　renal artery embolism
肾动脉造影　renal arteriography
肾脏部分切除　partial nephrectomy
肾脏切除　nephrectomy
肾周血肿　perirenal hematoma
实际碳酸氢盐　actual bicarbonate，AB
食物的特殊动力作用　specific dynamic action，SDA
手控器械　hand iristnanent
手术刀　scalpel，surgical blade
手术剪　scissors
手术镊　forceps
手卫生　hand hygiene
手卫生设施　hand hygiene facilities
手消毒剂　hand antiseptic agent
手掌深部间隙感染　palmar space infection
水中毒　water intoxication
四环素　tetracyclin
四环素类　tetracyclines
速干手消毒剂　alcohol-based hand rub
缩宫素激惹试验　oxytocin challenge test，OT

T

碳青霉烯类　carbapenems
特异性感染　specific infection
替卡西林克拉维酸　ticaxicillinclavulanate
替硝唑　tinidazole
头孢菌素　cephalosporins
头孢哌酮 / 舒巴坦　cefoperazone/sulbactam
头皮静脉穿刺　scalp vein puncture
头皮裂伤　scalp laceration
头皮撕脱伤　scalp avulsion
头皮血肿　scalp hematoma
土霉素　terramycin
脱水　dehydration
妥布霉素　tobramycin

W

外科感染　surgical infection
外科结　surgeon knot
外科手消毒　surgical hand antisepsis
外周静脉中心置管输液　peripherally inserted central
　catheter，PICC
万古霉素　vancomycin
微创外科　minimally invasive surgery
卫生手消毒　hand antisepsis
胃和空肠吻合　billroth Ⅱ式
胃和十二指肠吻合　billroth Ⅰ式
胃钳　stomach clamp
无齿镊　smooth forceps
无菌术　asepsis

无应激实验　non-stress test，NST

X

吸痰术　sputum suction
吸氧术　oxygen inhalation
吸引器　suction unit
吸引头　suction tip
洗手　hand washing
洗胃法　gastric lavage
线剪　stitch scissors
线性切割吻合器　Endo GIA
橡皮管　rubber tube
小诺米星　micronomicin
小纱布剥离球　class ball，small (s.s.)
心包穿刺术　pericardiocentesis
心搏骤停　cardiac arrest，CA
心肺复苏术　cardiopulmonary resuscitation，CPR
新陈代谢　metabolism
新霉素　neomycin
胸部吸吮伤口　sucking wound
胸膜腔穿刺术　thoracentesis
胸腔闭式引流　thoracic close drainage
虚拟现实技术　virtual reality，VR
血管钳　hemostat or clamp
血浆置换　plasma exchange，PE
血尿　hematuria
血气胸　hemopneumothorax
血胸　hemothorax
血液灌流　hemoperfusion，HP
血液滤过　hemofiltration，HF
血液透析　hemodialysis，HD
循环　circulation

Y

亚胺培南　imipenem
亚急性感染　subacute infection
羊肠线　catgut suture
氧氟沙星　ofloxacin

腰椎穿刺术　lumbar puncture
要素饮食　element diet
一秒率　FEV1 / FVC
一秒钟用力呼气容积　FEV1.0
一秒钟用力呼气容积占用力肺活量的比值　FEV1.0 / FVC%
医源性感染　iatrogenic infection
医院病　hospitalism
医院内感染　nosocomial infection
依地酸二钠　disodium edetate，Na2EDTA
依诺沙星　enrofloxacin
依替米星　etimicin
乙型肝炎病毒　hepatitis B virus，HBV
阴道分泌物检查　examination of vaginal discharge
引流术　drainage
痈　carbuncle
用力肺活量　forced vital volume，FVC
用力呼气高峰流速　peak expiratory flow，PEF
用力呼气流量　forced expiratory flow，FEF
有齿镊　teeth forceps
有机磷杀虫药　organic Phosphorus Insecticides，OPI
圆针　round(taper) needle curved

Z

暂居菌　transient flora
张力性气胸　tension pneumothorax
直角钳　angled clamp
止血　hemostasis
自动拉钩　self-retaining retractor
自动体外除颤器　automated external defibrillator，AED
纵隔扑动　mediastinal flutter
纵隔气肿　mediastinal emphysema
组织剪　tissue scissors
组织钳　allis
最大呼气中段流速　maximal mid-expiratory flow，MMEF
最大自主通气量　maximal voluntary ventilation，MVV
左氧氟沙星　levofloxacin

参考答案

第一章 无菌术

第一节

答：无菌术（asepsis）就是针对感染来源和途径所采取的一种有效的预防措施，由灭菌法、消毒法和一定的操作规则及管理制度组成。在人体和周围环境中存在着各种微生物。在进行某些操作时，必须采取一系列严格措施，防止微生物通过接触、空气或飞沫进入伤口或组织，否则就可能引起感染。

第二节

答：①高压蒸汽灭菌法；②煮沸法；③火烧法；④药液浸泡法；⑤甲醛蒸汽熏蒸法。

第三节

答：手术人员肩部以下、腰部以上的身前区以及双侧手臂属于个人的无菌空间。手术台及器械推车铺设无菌单后，台面范围属于无菌区。

第四节

病例分析

（1）隔离衣长短要合适如有破洞应补好。穿隔离衣前，准备好工作中一切需用物品，避免穿了隔离衣到清洁区取物。

（2）穿隔离衣时，避免接触清洁物，系领子时，勿使衣袖触及面部、衣领及工作帽。穿着隔离衣，须将内面工作服完全遮盖。隔离衣内面及衣领为清洁区，穿脱时，要注意避免污染。

（3）穿隔离衣后，只限在规定区域内进行活动，不得进入清洁区。

（4）挂隔离衣时，不使衣袖露出或衣边污染面盖过清洁面。

（5）隔离衣应每天更换，如有超时或被污染时，应立即更换。

练习题

（一）主观题

答：保护医务人员避免受到血液、体液和其他感染性物质污染，或用于保护患者避免感染。

（二）客观题

C 型题 （1）～（4）D D B D

第五节

病例分析

应先消毒，后清洗，再灭菌。消毒可采用含氯消毒剂 1000～2000mg/L 浸泡消毒 30～45 分钟，有明显污染物时应采用含氯消毒剂 5000～10 000mg/L 浸泡消毒≥60 分钟，然后按规定清洗，灭菌。

练习题

（一）主观题

1. 答：手术结束、患者出院、转院或死亡后应进行终末消毒。终末消毒可采用 3% 过氧化氢或过氧乙酸熏蒸，3% 过氧化氢按照 20ml/m³ 气溶胶喷雾，过氧乙酸按照 1g/m³ 加热熏蒸，湿度 70% ～ 90%，密闭 24 小时；5% 过氧乙酸溶液按照 2.5ml/m³ 气溶胶喷雾，湿度为 20% ～ 40%。

2. 答：当手部有血液或其他体液等肉眼可见的污染时，应用肥皂（皂液）和流动水洗手。手部没有肉眼可见污染时，宜使用速干手部消毒剂消毒双手代替洗手。

（二）客观题

1. A 型题 （1）～（4）C A D A

2. B 型题 （1）～（4）C C B A

3. X 型题 AC

第六节

病例分析

（1）用肥皂液和流动水清洗被污染的皮肤，用生理盐水冲洗被污染的黏膜。

（2）如有伤口，应当轻轻由近心端向远心端挤压，避免挤压伤口局部，尽可能挤出损伤处的血液，再用肥皂水和流动水进行冲洗。

（3）受伤部位的伤口冲洗后，应当用消毒液，如用 70% 乙醇溶液或者 0.5% 碘伏进行消毒，并包扎伤口；被接触的黏膜，应当反复用生理盐水冲洗干净。

练习题

（一）主观题

1. 答：①未接种疫苗者，应采取注射乙肝免疫球蛋白和接种乙肝疫苗的措施。②以前接种过疫苗，已知有抗体者，无须处理。③以前接种过疫苗，已知没有抗体者，应采取注射乙肝免疫球蛋白和接种乙肝疫苗的措施。④抗体反应未知者进行抗原抗体检测，如检测结果不充分，应采取注射乙肝免疫球蛋白和接种乙肝疫苗的措施。

2. 答：①隔离衣和防护服只限在规定区域内穿脱。②穿前应检查隔离衣和防护服有无破损，穿时勿使衣袖触及面部及衣领发现有渗漏或破损应及时更换，脱时应注意避免污染。③隔离衣每天更换、清洗与消毒，遇污染随时更换。

（二）客观题

1. A 型题 （1）～（2）A B

2. B 型题 （1）～（2）A C

3. C 型题 （1）～（2）D D

4. X 型题 ABCDE

第二章 手术的研究进展

第一节

（一）主观题

答：1929 年，英国人 Fleming。

（二）客观题

A 型题 D

第二节

主观题

1. 答：执弓式、执笔式、握笔式、反跳式。

2. 答：（1）观察伤口，了解愈合情况，并及时给予必要的处理。（2）清洁伤口，清除伤口异物、坏死组织、分泌物，保持伤口引流通畅，防止或减少细菌繁殖、有害分解产物的吸收和分泌物的刺激。（3）在伤口上敷某些药物，使炎症局限，促进肉芽组织及上皮生长，促使伤口愈合。（4）包扎固定，保护伤口，防止伤口污染及附加损伤。

第三节

主观题

1. 答：1918 年。

2. 答：1987 年。

第四章 术前无菌准备

第一节

病例分析

不正确，因为穿无菌手术衣后，只有从肩部到腰部的前面，两侧腋中线之间及双手、双臂的区域视为无菌区，小丽腰带下垂部分已被污染。

练习题

（一）主观题

1. 答：从肩部到腰部的前面，两侧腋中线之间及双手、双臂的区域。

2. 答：即使已经洗了手，但不可能绝对无菌，且手术的过程中可能有出汗污染手术野，戴手套有很好的隔菌作用。

（二）客观题

1. A 型题 （1）～（2）E D

2. B 型题 （1）～（2）E C

3. C 型题 （1）～（4）A C A C

4. X 型题 （1）～（3）ABCDE ABCDE ABCDE

第二节

病例分析

胃癌手术切口为Ⅱ类切口，消毒时应遵循离心性消毒。2.消毒范围选择上腹部手术皮肤消毒范围：上至平行两侧乳头、下至平行耻骨联合，两侧至腋中线。

练习题

（一）主观题

1. 答：①离心性消毒：清洁切口皮肤消毒应从手术野中心部位开始向周围涂擦；②向心性消毒：污染手术、感染伤口或肛门、会阴部消毒，应从手术区外周清洁部向感染伤口或肛门、会阴部涂擦。

2. 答：①环形或螺旋形消毒，用于小手术野的消毒；②平行或叠瓦形消毒，用于大手术野的消毒。

（二）客观题

1. A 型题 （1）～（3）C A B

2. B 型题 （1）～（4）A C B D

3. X 型题 （1）～（2）ABCD ABC

第六章 手术基本操作

第一节

（一）主观题

答：①头面颈 4～5 天；②下腹部、会阴部 6～7 天；③胸部、上腹部、背部、臀部 7～9 天；④四肢 10～12 天（近关节处可适当延长至 14 天）；⑤减张缝线 14 天。

（二）客观题

A 型题 （1）～（5）B A E C E （6）～（9）A C A B

第二节

病例分析

阑尾切除后残端应使用外荷包缝合，以预包埋处为圆心于浆肌层环形连续缝合一周，结扎后中心内翻包埋，表面光滑，利于愈合，减少粘连。常用于阑尾残端的包埋、胃肠道小伤口和穿孔的缝闭、空腔脏器造瘘管的固定等。

练习题

（一）主观题

1. 答：间断缝合；连续缝合；荷包缝合；褥式缝合；"8"字缝合。

2. 答：缝合目的是使切开的或外伤后断裂的组织创缘相互对合，以消灭空隙，促进伤口早期愈合，恢复器官组织功能，并且还可以起到止血、重建器官组织结构或整形的作用。

3. 答：角针；圆针；无创缝合针。

（二）客观题

1. A 型题 （1）～（3）A A D

2. B 型题 （1）～（5）C D D B D

第三节

（一）主观题

答：清创的目的是把异物、坏死物等清除，给组织再生创造一个良好环境，然后缝合。先清创后缝合是以免造成感染。如果不清创而缝合，会造成感染加重无法愈合。

（二）客观题

A 型题 （1）～（4）D C C E

第四节

病例分析

1.（1）换药前的准备工作：戴口罩、戴帽子、洗手、与患者进行换药前的沟通等，取、开换药包操作正确（防止污染包内物品）。

（2）戴无菌手套：打开手套包，取出手套，左手捏住手套反折处，右手对准手套 5 指插入戴好。已戴手套的右手，除拇指外 4 指插入另一手套反折处，左手顺势戴好手套。

（3）伤口处理正确：清除坏死组织，暴露伤口，引流通畅。用 3% 过氧化氢溶液冲洗，直至伤口深处。使用 1：5000 高锰酸钾溶液浸湿敷料盖住伤口。

（4）覆盖消毒纱布，胶布粘贴方向正确、长度适中。

2.（1）换药前的准备工作：戴口罩、戴帽子、洗手、与患者进行换药前的沟通等，取、开换药包操作正确。

（2）戴无菌手套：打开手套包，取出手套，左手捏住手套反折处，右手对准手套 5 指插入戴好。已戴手套的右手，除拇指外 4 指插入另一手套反折处，左手顺势戴好手套。

（3）伤口处理正确：先用手取下外层敷料（不用镊子），再用镊子取下内层敷料，与伤口黏住的最内层敷料，应先用生理盐水浸湿后再揭去。

（4）覆盖消毒纱布，胶布粘贴方向正确、长度适中。

（5）整个换药过程操作流畅、正确。

练习题

（一）主观题

1. 答：病室换药应在晨间护理或清洁工作完毕后半小时进行。

2. 答：（1）清洁切口：指缝合的无菌切口，如甲状腺大部分切除术等。（2）可能污染切口：指手术时可能被污染的缝合切口，如胃大部分切除术等。（3）污染切口：指邻近感染区或组织直接暴露于感染物的切口，如阑尾穿孔的切除术。

3. 答：（1）甲级愈合：是指愈合优良，没有不良反应的初期愈合。（2）乙级愈合：是指愈合欠佳，愈合处有炎性反应，如红肿、硬结、血肿、积液等，但未化脓。（3）丙级愈合：是指切口化脓，需要作切开引流。

（二）客观题

A 型题 （1）～（5）C C A C C （6）～（8）B A E

第五节

（一）主观题

答：（1）排除脓肿或其他化脓性病变的脓液或坏死组织。（2）伤口感染、其他部位严重污染，或有坏死组织未能彻底清除者。（3）预防血液、渗出液或消化液等蓄积，以免继发器官压迫症状、感染或组织损害。（4）帮助残腔或无效腔内肉芽增生，促使手术野无效腔缩小或闭合。（5）建立器官间或器官与外界的暂时性或永久性通道。（6）防止伤口皮肤过早愈合。（7）减压作用。（8）用于观察术后是否有活动性或继续出血。

（二）客观题

1. A型题 （1）～（5）A D D C B

2. X型题 （1）～（5）ABC ABCD BD ABCD BD

第六节

（一）主观题

1.答：股静脉位于股三角区股鞘内。穿刺点位于紧靠股动脉内侧0.5cm处。

2.答：主要有锁骨下静脉、颈内静脉及股静脉等。

3.答：①必须严格进行无菌操作，以防感染。②如抽出鲜红色血液表示误入动脉，应立即拔出，压迫穿刺点5分钟。③尽量避免反复穿刺，一般穿刺3次不成功应停止穿刺。④穿刺后妥善压迫止血，防止局部血肿、血栓形成。

4.答：Allen试验用于评价穿刺侧手掌是否存在血供及其情况。同时压迫同侧手掌的桡动脉和尺动脉30～60秒，随后松开对尺动脉的压迫。松开后10秒之内手掌颜色恢复正常，则该试验结果阳性，提示该侧手掌有良好的血供。

（二）客观题

A型题

（1）～（5）B A A E C （6）～（10）C B A A D （11）～（15）A D C A C （16）～（20）D B B A C

第七节

病例分析

1.初步诊断：急性尿潴留、前列腺增生。

诊断依据：

（1）病史：76岁，男性，进行性排尿困难。

（2）症状：尿频、尿急、排尿费力、尿后滴沥，夜尿增多。

（3）直肠指检：膀胱区膨隆，叩诊浊音约脐下三横指，前列腺明显增大，表面光滑，边缘清楚，质中，无触痛，中央沟变浅，B超示膀胱残余尿量800ml。

治疗：导尿后留置导尿管。

2.初步诊断：急性尿潴留。

诊断依据：

（1）病史：62岁，子宫切除术后2天，不能自行排尿12小时。

（2）查体：膀胱区膨隆，叩诊浊音约脐下二横指。

治疗：导尿。

练习题

（一）主观题

1.答：（1）取尿液标本，做细菌培养，测量膀胱容量、压力及检查残余尿量，鉴别是否尿潴留，以助诊断。

（2）为尿潴留患者放出尿液，以减轻痛苦。

（3）盆腔内器官手术前，为患者导尿，以排空膀胱，避免手术中误伤。

（4）昏迷、尿失禁或会阴部有损伤时，保留导尿管以保持局部干燥、清洁。某些泌尿系统疾病手术后，为促使膀胱功能的恢复及切口的愈合，常需做留置导尿术。

（5）抢救休克或危重患者，正确记录尿量、比重，以监测肾功能。

2. 答：（1）严格执行无菌术及消毒制度，防止医源性感染。操作过程中无菌物一经污染均不得再次使用。

（2）插入、拔出导尿管时，动作要轻、慢、稳，切勿用力过重，以免损伤尿道黏膜。

（3）第一次导尿量不可超过 1000ml，以防大量放尿，导致腹腔内压突然降低，大量血液滞留于腹腔血管内，造成血压下降，产生休克；亦可因膀胱内压突然降低，导致膀胱黏膜急剧充血，引起血尿。

（4）对小儿或怀疑有尿道狭窄者，导尿管宜细，神经源性膀胱短期间歇导尿时常用 F12 ～ 14 尿管。

（二）客观题

1. A 型题 （1）～（3）E　B　B

2. X 型题　BD

第八节

病例分析

处理：左手示指甲下感染应行拔甲术。指根麻醉后以左手拇指和示指捏紧病指末节两侧，固定并控制出血。在甲根两侧各作一纵行切口，以尖刀顺甲根分离甲上皮。再从指端沿甲床面分离甲与甲床。当指甲完全游离后，止血钳夹持指甲的一侧翻卷或平行甲床拔出，使指甲脱离甲床，避免伤及甲床，检查确定无甲角残留后，凡士林纱布覆盖包扎。

练习题

（一）主观题

答：（1）尖刀分离甲上皮时，不要损伤甲上皮，避免日后指甲永久畸形。（2）分离甲床面时，应紧贴指甲，注意不要损坏甲床组织。（3）术后如甲床不平整，可将其轻轻刮平，以免新生的指甲高低不平。（4）甲癣患者因指甲较脆，难以翻转，可在甲下分离后直接拔出。

（二）客观题

A 型题　C

第九节

病例分析

1. 处理方法：右小腿体表肿物局部切除术，标本送检，明确诊断。

2. 诊断：左大腿脂肪瘤。治疗方法：左大腿脂肪瘤切除术。

练习题

（一）主观题

答：记录肿物的位置、外形、大小、硬度、性质及与周围组织的毗邻关系等；若为囊肿，还需描述囊壁及囊内容物情况。将标本置于福尔马林溶液标本瓶中，送病理检查。

（二）客观题

A 型题 （1）～（5）E　C　E　E　E　（6）～（8）D　B　B

第七章　穿　刺　术

第一节

病例分析

穿刺过程中患者出现头晕、心悸、呼吸困难、面色苍白、恶心、血压下降时，考虑出现胸膜反应，为穿刺导致迷走神经张力增高所致。处理：立即停止穿刺，使患者平卧，鼻导管吸氧，皮下注射 0.1% 肾上腺素 0.3～0.5ml。同时开通静脉通道，进行生命体征监测和心电监护，直到症状缓解。并向患者家属交代病情。

练习题

（一）主观题

1. 答：（1）诊断性穿刺：胸部外伤后疑有血气胸需进一步明确者；胸腔积液性质待定需穿刺抽取积液作实验室检查者。（2）治疗性穿刺：大量胸腔积液或积血影响呼吸、循环功能且尚不具备条件施行胸腔引流术时；或气胸影响呼吸功能者脓胸或恶性胸液需胸腔内注入药物者。

2. 答：胸膜腔穿刺术的穿刺点选择选在胸部叩诊浊实音最明显部位进行，胸液较多时一般常取肩胛线或腋后线第 7～8 肋间；有时也选腋中线第 6～7 肋间或腋前线第 5 肋间为穿刺点。包裹性积液可结合 X 线或超声检查确定，穿刺点用蘸甲紫的棉签或其他标记笔在皮肤上标记。气胸穿刺主要通过胸片，结合叩诊和听诊定位。选择叩诊为鼓音或听诊呼吸音降低最明显的部位，多取锁骨中线上第 2 肋间，腋中线第 5～6 肋间。

（二）客观题

1. A 型题　（1）～（2）B　C

2. B 型题　（1）～（4）C　A　A　C

3. X 型题　ADE

第二节

（一）主观题

1. 答：腹水原因不明者；大量腹水需要抽液减压缓解症状者；需要行腹腔灌洗治疗者；需要腹腔内注射给药者；需要行腹水浓缩再回输入治疗者；需要行人工气腹者。

2. 答：腹腔内巨大肿瘤（尤其是动脉瘤）；有肝性脑病先兆者；包虫病性囊性包块者；巨大卵巢囊肿者；妊娠；广泛腹膜粘连者；严重的凝血功能障碍，有出血倾向者；穿刺部位皮肤软组织感染（如脓肿等）者；躁动、精神异常或不能配合者。

3. 答：（1）详细询问病史、体格检查，有条件者可先行超声检查，确定患者腹水情况。（2）向患者解释说明操作的必要性及可能出现的情况，征得患者及其家属理解、配合，并签署穿刺操作知情同意书。（3）术前详细了解患者的肝功能、血常规、凝血功能等情况。（4）询问患者有无麻醉药、消毒药品过敏史。（5）术前测血压、脉搏、腹围及检查腹部体征，以对比观察病情变化。（6）嘱患者排空膀胱（昏迷患者应导尿），以免穿刺时损伤膀胱。

（二）客观题

1. A 型题　（1）～（6）D　B　A　D　D　A

2. B 型题　（1）～（4）B　A　C　D

3. X 型题　（1）～（2）ABCD　ABDE

第三节

病例分析

最该完成的检查是腰椎穿刺术，以确定是否为颅内感染。注意事项如下：因患者免疫力低下，容易出现结核性或隐球菌性脑膜炎情况，如为隐球菌性感染，则颅内压常超过 400mmH$_2$O，故在行腰椎穿刺术过程中，为保证安全，首先应行眼底检查，观察视盘水肿情况，如确定可行腰穿，在穿刺前行必要的脱水治疗，并在术中严密观察患者生命体征情况，留取脑脊液标本时禁忌针芯全部拔出，速度需缓慢。术后静卧休息。

练习题

客观题

A 型题 （1）～（3）E D C

第四节

病例分析

本例患者有取材不良史，而且全血细胞减少，需要考虑再生障碍性贫血，应该多部位穿刺骨髓（含胸骨），并进行骨髓活检。

练习题

（一）主观题

1. 答：抽取的骨髓液一般为 0.1 ～ 0.2ml，若用力过猛或抽吸过多，会使骨髓液稀释，影响检查结果。如果需要做骨髓液细菌培养，应在留取骨髓液计数和涂片标本后，再抽取 1 ～ 2ml 用于细菌培养。

2. 答：需要常规做外周血涂片检查，目的是做对照检查（某些疾病骨髓象变化相似，但血象变化有明显差别，如缺铁性贫血、溶血性贫血、失血性贫血等。将骨髓片和血涂片结合对比检查有助于诊断）

（二）客观题

1. A 型题 D

2. B 型题 （1）～（2）B D

3. C 型题 （1）～（2）C B

4. X 型题 ABCD

第五节

病例分析

1. 初步诊断：肝内占位性病变：原发性肝细胞癌；慢性乙型病毒性肝炎。

进一步检查：肝穿刺活检术。患者取平卧位，超声下定好穿刺点及穿刺路径，常规消毒腹部皮肤，铺无菌巾，2% 盐酸利多卡因局部麻醉。在超声引导下穿刺针准确置入低回声肿块，快速推动切割式针芯进入肝实质，同时套管针自动进行切割肝组织并快速拔针，取组织 3 ～ 5 块。

2. 初步诊断：肝脓肿；2 型糖尿病。

进一步治疗：在超声引导下行肝脓肿穿刺引流。患者取平卧位，超声下定好穿刺点及路径。常规消毒腹部皮肤，铺无菌巾，2% 盐酸利多卡因局部麻醉。在超声引导下穿刺针准确置入液性暗区内，抽出脓性液体，送培养用。置入导丝，扩皮管扩皮，插入引流管，再次用注射器抽吸确认引流管通畅，然后用引流管固定贴固定引流管，接引流袋，操作完毕。

3. 初步诊断：急性梗阻性化脓性胆管炎；肝内外胆管结石伴胆管炎；急性胆囊炎。

进一步治疗：经皮肝穿胆管引流术，通畅引流，胆道减压。方法：超声引导下将穿刺针刺入预穿刺胆管 → 拔出针芯见胆汁 → 将针尖斜面转向肝门 → 插入导丝 → 拔出针鞘 → 用扩张导管扩张针道 → 顺导丝插入导管 → 胆汁顺利流出后，固定引流管。

练习题

（一）主观题

1. 答：（1）适应证：原因不明的肝大或肝功能异常；原因不明的黄疸且已排除肝外胆道梗阻者；慢性肝炎随访病情或判断疗效；疑有弥漫性肝病或全身系统疾病或肝外疾病累及肝脏及不能确诊的肝内占位性病变。

（2）禁忌证：①有出血倾向的患者，如血友病、海绵状肝血管病、凝血时间延长、血小板减少达 $30×10^9$/L 以下者。②大量腹水或重度黄疸者。③严重贫血或一般情况差者。④肝昏迷者。⑤严重肝外阻塞性黄疸伴胆囊肿大者。⑥疑为肝包虫病或肝血管瘤者。⑦严重心、肺、肾疾病或其功能衰竭者。⑧精神高度紧张无法配合肝穿刺检查者。

2. 答：操作步骤：超声探查确定穿刺点、穿刺方向和深度，一般选在腋前线或腋中线第 8～9 肋间，如为肝占位性病变，根据实时探查情况，设置穿刺路径。术前需禁食 6 小时以上。患者取仰卧位或稍向左卧，穿刺点局部常规消毒、铺巾，用 2% 盐酸利多卡因浸润麻醉直至肝包膜。将穿刺点皮肤切开，然后将穿刺针（枪）沿麻醉方向推进至肝包膜，嘱患者呼吸后屏气，迅速将针（枪）刺入肝内穿刺点打开穿刺枪并迅速拔出，要求负压吸取肝组织，穿刺取出的肝组织长度 $≥$ 1cm，最佳为 1.5～2.5cm，常规取 3～5 条肝组织。

3. 答：适应证：（1）已液化的单发性或多发性脓肿，脓肿直径 $≥$ 3cm。

（2）单纯抗感染治疗无效或中毒较重者。

（3）无腹膜炎或其他需要手术治疗的疾病。

（4）年老体弱，病情危重不能耐受手术者。

（5）诊断性穿刺，了解肝脓肿类型，行细菌学检查，选择治疗方法。

4. 答：注意事项：①预先训练患者屏息动作，以配合操作。②穿刺后 24 小时内，每 1 小时测脉搏、血压 1 次，如无变化，共 6 次。密切注意是否有内出血及气胸的征象。③卧床休息，避免剧烈的呼吸、咳嗽等，原则上大、小便均需在床上进行，六个小时以后可以正常活动，1 周内避免剧烈运动。④有侧孔的引流管，侧孔应全部置入脓腔内，以免胆汁流入腹腔。⑤继续抗感染等全身治疗，脓腔缩小至 2cm 以下并且无发热时才考虑拔管。

5. 答：目的：①引流胆汁，降低黄疸，改善肝功能。②术前胆道减压或姑息性引流。③急性化脓性胆管炎胆道引流，控制感染。④为胆道支架植入建立良好的通道。

6. 答：注意事项：

（1）穿刺中经常发生一种情况，显示屏上见穿刺针已进入胆管，而回抽未见胆汁，出现此现象的原因是容积效应，穿刺针并未完全进入胆管。预防方法是显示靶胆管后左右侧动探头，使靶胆管显示最清晰时表示靶胆管已位于声束中央，再行操作，同时应体会穿刺针进入胆管时的突破感。

（2）局部麻醉需达肝包膜，避免针尖刺入肝包膜时患者因疼痛而深呼吸，使肝脏发生移动。

（3）穿刺时要求患者须平静呼吸，以免深吸气情况下皮肤与肝之间产生错动使置管困难。

（4）避免将左右肝管、肝总管作为靶胆管。

（5）为了降低出血并发症，应尽可能减少进针次数，避免误伤大血管，重新穿刺时针不必退出肝包膜外。

（6）术后卧床24小时，观察胆汁的成分，是否混有血液成分，并密切观察引流量，以防引流管堵塞或脱落。

（7）术后继续使用广谱抗生素和维生素 K。

（8）引流管脱落多发生在术后1周以内，在此期间应根据情况进行 X 线检查，及早发现并校正引流管的位置。

（二）客观题

1. A 型题 （1）～（5）A D E E A （6）～（10）E D B A E

2. X 型题 （1）～（4）BD ABCDE ABC ABCDE

第六节

客观题

1. A 型题 （1）～（5）A D A A B

2. X 型题 （1）ABCD （2）ABC （3）ABD （4）ABC （5）AB

第七节

病例分析

应注意肺恶性肿瘤的淋巴结转移，可行左锁骨上淋巴结穿刺术和肺影像学检查帮助诊断。

练习题

（一）主观题

1. 答：穿刺淋巴结取得抽出液，制作涂片做细胞学、病原学检查以协助诊断，明确颈部淋巴结性质，进一步帮助临床明确诊断。

2. 答：①怀疑为恶性肿瘤转移性病变；②不明原因的淋巴结肿大；③单个表浅的、较大的、质硬的淋巴结（直径大于1cm）；④多枚淋巴结融合成团，切除有困难者；⑤不能耐受淋巴结切除活组织检查（简称活检）者。

（二）客观题

1. A 型题 （1）～（2）A E

2. B 型题 （1）～（2）C D

3. C 型题 （1）～（2）C C

4. X 型题 ABCE

第八章 麻醉基本技术

第一节

病例分析

患者症状考虑可能由局麻药中毒引起。局麻药浓度过高、超过限量使用局麻药、局麻药误入血管内、注药部位血供丰富吸收过快等都有可能使患者局麻药血药浓度升高达到或超过中毒浓度而导致局麻药中毒。应该采取的措施包括：①停止手术和麻醉，保护患者避免发生意外的损伤，吸氧并进行辅助或控制呼吸。②开放静脉输液，维持血流动力学的稳定。③可静脉注射咪达唑仑或地西泮并观察患者症状有无减轻，但勿应用过量以免发生呼吸抑制。④若患者症状短时间内继续加重，应寻求有经验的医生的帮助，气管插管，控制呼吸，维持患者生命体征并使用脂肪乳解毒，严重时需要抢救患者。

练习题

主观题

1. 答：注意局麻药的剂量，避免局麻药累积超过中毒剂量，特别是婴幼儿和低体重患者。每次注药前都要回抽，以免误注入血管或其他腔隙内。对于体质虚弱的患者，切忌一次使用大量局麻药，应分次使用局麻药并严密观察患者是否有局麻药中毒前驱症状。局麻药血药浓度高峰出现在局麻后的半个小时后，局麻后应原地观察至少半个小时才可以搬动患者。

2. 答：中毒反应归纳为兴奋性和抑制性，兴奋性表现在烦躁不安、多话、颤抖、恶心、呕吐、气急、多汗、血压上升，严重者出现全身抽搐、缺氧、发绀；抑制性上述症状不明显，迅速出现脉搏细弱、血压下降、神志不清、随即呼吸心跳停止。肾上腺素反应常见症状是头晕、头痛、口唇苍白、血压上升、脉搏快而有力。

第二节

病例分析

（1）患者发生全脊髓麻醉。

（2）全脊髓麻醉是硬膜外麻醉的最严重的并发症，主要是由于硬膜外穿刺的时候穿刺针误入了蛛网膜下腔而并未发现，因硬膜外阻滞所需的局麻药量远大于蛛网膜下麻醉所需药量，所以注射的过大量的局麻药进入蛛网膜下腔而导致的全脊髓麻醉。患者可在数分钟内出现呼吸停止、血压下降，甚至意识丧失，若发现不及时或处理不当可导致患者心搏骤停。一旦发生全脊髓麻醉应立即施行人工呼吸，加快输液并静注血管收缩药以维持血压正常，若发生心搏骤停，应立即进行心肺复苏。

（3）预防措施包括经硬膜外经导管注药前应回抽无脑脊液回流后方可注药；先给试验剂量 3 ～ 5ml，观察 5 ～ 10 分钟，如无局麻药误注入蛛网膜下腔表现，再继续注药。

练习题

主观题

1. 答：①低血容量。②穿刺部位感染或者菌血症可致硬膜外感染者。③低凝状态，近期使用抗凝药物未停用足够长时间者。④穿刺部位术后、外伤、畸形者，腰背部疼痛在麻醉后可能加重者。⑤不能合作者。

2. 答：相邻两节椎骨连接的韧带从外向内的顺序，棘上韧带、棘间韧带、黄韧带。

3. 答：由于胸段脊柱，特别是胸段脊柱的中下段，棘突呈叠瓦状，当使用直入法穿刺时，针体需要向头侧倾斜较大的角度才能到达硬膜外腔，而且由于棘突 -- 尤其是男性的棘突很长，有可能针体全部没入也无法到达硬膜外间隙；而且老年人韧带老化，正入法穿刺困难，可以使用旁入法避开倾斜的棘突和钙化的韧带进入硬膜外间隙，成功率相对更高。腰椎的棘突呈水平向后突出，直入法和旁入法的穿刺成功率都较大。

第三节

病例分析

1. 患者体重指数高、病态肥胖、自述睡觉打鼾、小下颌均是困难气道的指征，可能在麻醉诱导期发生舌后坠、上气道梗阻等情况，出现面罩加压通气不良。

2. 根据患者的情况，做好充分的麻醉前评估及麻醉前准备，签署麻醉知情同意书、麻醉用物、设备及药品的准备。此患者主要特点是术前做好全身麻醉困难气道的评估和准备。

练习题

主观题

1. 答：①反流与误吸。②呼吸道梗阻。③通气量不足及低氧血症。④心律失常。⑤高热、惊厥和抽搐。⑥高血压及低血压。

2. 答：（1）低体温。低体温会造成肝脏和肾脏药物代谢和排除缓慢，造成患者术后苏醒延迟。

（2）麻醉药物绝对或相对过量。由于个体差异性和身体素质的不一样，会导致患者对药物的敏感性以及代谢速率会有很大的差异，导致术后苏醒延迟。

（3）代谢紊乱。代谢紊乱是指包括电解质代谢紊乱、酸碱平衡紊乱、缺氧、二氧化碳潴留以及糖代谢紊乱等内环境紊乱所导致的术后患者苏醒延迟。

（4）术前疲劳，睡眠不足等情况也有可能造成术后苏醒延迟。

此外，苏醒延迟还与高龄、肥胖、饮酒、施手术类型不同等相关。临床实践中应根据具体情况采取相应的诊治措施。

第九章　临床专科手术基本操作技能

第一节

病例分析

（1）诊断：①左肩部痈；②脓毒血症；③2型糖尿病。

（2）治疗：①切开引流；②抗菌治疗，青霉素和头孢菌素类首选；③降糖治疗，急性期使用胰岛素，血糖相对稳定后使用口服降糖药物治疗；④对症治疗：高热时给予物理降温或药物降温；⑤给予高热量、高营养和易消化食物，适当补充维生素，注意纠正水、电解质和酸碱平衡紊乱。

练习题

（一）主观题

1. 答：①手术时间长、手术范围大、污染机会增加；②手术涉及重要脏器，如心脏、颅内手术、眼部手术等，一旦感染后果严重；③异物植入手术。高危人群；④高龄患者和合并免疫力降低的情况，如糖尿病、长期大剂量使用糖皮质激素和抗癌药物者。

2. 答：①病因未明的严重感染；②单一抗菌药物不能控制的混合感染或严重感染；③单一抗菌药物不能有效控制的感染性心内膜炎或脓毒症等重症感染；④需要长疗程治疗，但致病菌易对某些抗菌药物产生耐药性的感染，如结核病、深部真菌病等。

3. 答：受致病菌、机体抵抗力和是否及时正确的治疗等因素的影响，外科感染可以有三种结局：①局限化、吸收或形成脓肿；②转为慢性；③感染扩散。

4. 答：①浅表脓肿有明显波动者；②深部脓肿经穿刺证实者；③口底蜂窝织炎、手部感染及其他特殊部位感染，在脓肿形成前手术；④痈。

（二）客观题

1.A型题　　（1）～（5）D　D　D　D　A（6）～（10）C　D　D　A　A

　　　　　　（11）～（13）C　D　A

2.X型题　　（1）～（5）ABD　ABC　BCD　ABC　ABD

　　　　　　（6）～（10）ABCD　ABCD　ACB　AC　AB

第二节

（一）主观题

1.答：肠外营养：指通过静脉途径给予适量蛋白质（主要以氨基酸补给）、脂肪（中链脂肪酸）、碳水化合物、电解质、维生素和微量元素，达到营养治疗的一种方法。

2.答：食物的特殊动力作用：食物能使机体额外产生热量的现象。

3.答：胃肠外营养适应证包括①不能从胃肠道进食。②癌症患者手术前后、放疗或化疗治疗期间胃肠道反应过重时也可采用。③严重烧伤。④严重感染。⑤消化道需要休息或消化不良，如溃疡性结肠炎、局限性结肠炎、长期腹泻患者等。⑥特殊病情需要，如坏死性胰腺炎、急性肾功能不全、肝衰竭等。

（二）客观题

1.A 型题　（1）～（5）B　A　C　C　B

2.X 型题　（1）～（5）ABCD　ABCD　AB　ABCD　CD

第三节

病例分析

1.该患者出现了低渗性脱水和低钾血症。

2.低钾血症，代谢性碱中毒。

练习题

客观题

A 型题　（1）～（5）D　A　E　C　E　（6）～（10）E　A　B　C　E

第四节

案例分析

1.（1）初步诊断：急性尿潴留、尿道外伤。

（2）病例分析

1）病史：42 岁，男性，2 小时前被汽车撞伤。

2）症状：有尿意，但不能自行排尿。

3）膀胱区膨隆，叩诊浊音约脐下二横指。

（3）治疗：耻骨上膀胱造瘘术。

2.（1）初步诊断：急性尿潴留、尿道狭窄。

（2）病例分析

1）病史：68 岁，男性，前列腺增生术后 1 年半。

2）症状：不能自行排尿 1 天，在急诊科留置尿管不成功。

3）膀胱区膨隆，叩诊浊音约脐下二横指。

（3）治疗：耻骨上膀胱造瘘术。

练习题

（一）主观题

答：①留置尿管失败之尿潴留。②阴茎和尿道损伤，如骨盆骨折引起的后尿道损伤。③急性泌尿系炎症，如急性前列腺炎等。④神经源性膀胱。⑤泌尿道手术后，如膀胱阴道瘘手术后等。

（二）客观题

A 型题 （1）～（2）C　B

第五节

病例分析

1. 皮脂腺囊肿，予以手术切除。

2. 切除部分组织病理活检。

（一）主观题

1. 答：体表肿物是指位于身体表面，发源于皮肤及附属器、皮下及深部软组织而在体表可触及的肿块。体表肿物多数是良性疾病，分为肿瘤性和非肿瘤性肿物两大类。

2. 答：血管瘤是一种血管内皮细胞等增殖形成的良性肿瘤，是由中胚叶组织发展而来。可发生于头部、面部、肌肉、内脏等部位，分为毛细血管瘤、海绵状血管瘤、混合性血管瘤和蔓状血管瘤。

（二）客观题

C 型题 （1）～（2）D　B

第六节

主观题

1. 答：颅骨牵引，头顶正中矢状线与两侧外耳道连线交点，交点向外耳道两侧等距 3.5～6cm 为牵引针进针点，进针深度在 3～4mm；尺骨鹰嘴牵引，进针点在尺骨鹰嘴尖端向远端 2cm 和距离背侧皮肤 1cm 画线交点，进针方向尺侧到桡侧，防止尺神经损伤；股骨髁上牵引，进针点在髌骨上缘 2cm，内侧在股骨内髁水平线上，外侧在腓骨小头前缘水平线上，从内侧向外侧进针；胫骨结节牵引，进针点在胫骨结节后 1.25cm 再向下 1.25cm 部位，从外侧向内侧进针，防止腓总神经损伤；跟骨牵引，进针点内踝顶点垂直下 3cm 再水平向后 3cm，外踝顶点垂直下 2cm 再水平向后 2cm，从内侧向外侧进针，防止踝管内神经血管损伤。

2. 答：颅骨牵引重量 7～15kg，维持重量 4～5kg；尺骨鹰嘴牵引重量 2～3kg，维持重量 1～2kg；股骨髁上及胫骨结节牵引重量 7～8kg，维持重量 3～5kg；跟骨牵引重量 4～6kg，维持重量 2～3kg。

第七节

病例分析

（1）临床诊断：慢性阻塞性肺疾病，肺功能重度减低。

（2）病例分析：患者反复咳嗽、咳痰多年，近期出现活动后气促，且多年吸烟史，结合胸片以及胸部查体，临床可诊断慢性阻塞性肺病，但仍需肺功能结果才可明确该诊断并判断严重程度。从肺功能检测结果可有助于临床对该病的诊断，同时要检查支气管舒张试验以判断气道的可逆性，该患者为不可逆的阻塞性通气功能障碍。据此可安排患者维持使用长效支气管扩张剂以改善肺功能。在维持治疗后定期复查肺功能评估病情以及药物治疗的效果。

练习题

（一）主观题

1. 答：支气管激发试验的阳性标准为：吸入不同浓度组胺或醋酰甲胆碱等药物使支气管平滑

肌收缩，在肺功能检测时以 FEV_1 变化作为指标，FEV_1 降低的比率＞ 20% 为阳性。

支气管舒张试验的阳性标准为：吸入支气管扩张剂（沙丁胺醇）后使支气管平滑肌舒张，FEV_1 改善率＞ 12% 可判为阳性，且其绝对值＞ 200ml。

2. 答：肺功能检测中的呼气中段流速（MEF75、MEF50、MEF25），实测值与预计值之比大于 80% 为正常，小于 80% 提示小气道阻塞。

（二）客观题

1. A 型题　（1）～（3）A　B　A

2. B 型题　（1）～（5）C　A　D　A　B

3. X 型题　ABCDE

第八节

病例分析

患者有性生活史，白带异常，可行常规妇科检查及白带常规化验。

练习题

1. 主观题

（1）答：根据阴道松弛程度选用适当大小的阴道窥器，未婚者非经本人同意，禁用阴道窥器。先将阴道窥器两叶合拢，旋紧其中部螺丝，放松侧部螺丝，用液体石蜡或肥皂液润滑两叶前端。置入阴道前先左手示指和拇指分开两侧小阴唇，暴露阴道口，右手持预先准备好的阴道窥器，将其前后两叶闭合，避开尿道周围的敏感区，斜行 45° 沿阴道侧后壁缓慢插入阴道内，然后边推进边顺时针旋转 45°，在推进中徐徐将两叶展平，放正阴道窥器并逐渐张开两叶，直至完全暴露宫颈为止，暴露宫颈后，暂时旋紧阴道窥器侧部螺丝，使阴道窥器固定在阴道内。检查时切勿直接将阴道窥器插入到阴道顶端后打开，以防宫颈病变的患者因触碰宫颈导致出血而影响检查，甚或导致大出血。检查完毕，取出阴道窥器前，应旋松侧部螺丝，待两叶合拢，旋转 90° 后轻轻取出。

（2）答：通过三合诊能扪清后倾或后屈子宫大小，发现子宫后壁、宫颈旁、直肠子宫陷凹、宫骶韧带和盆腔后部病变，估计盆腔内病变范围，及其与子宫或直肠的关系，特别是癌肿与盆壁间的关系，以及扪诊阴道直肠隔、骶骨前方或直肠内有无病变。所以三合诊在生殖器肿瘤、结核、子宫内膜异位症、炎症的检查时尤显重要。子宫切除术后一定要行三合诊。

2. 客观题

（1）A 型题　1）～2）C　E

（2）B 型题　1）～4）A　C　B　C

（3）X 型题　ABCD

病例分析

骨盆外测量径线：①髂棘间径；②髂嵴间径；③骶耻外径；④坐骨结节间径（出口横径）；⑤出口后矢状径；⑥耻骨弓角度；

骨盆内测量径线：①对角径；②坐骨棘间径；③坐骨切迹宽度。

练习题

（1）主观题

答：①骨盆外测量径线：a. 髂棘间径：23 ～ 26cm；b. 髂嵴间径：25 ～ 28cm；c. 骶耻外径：18 ～ 20cm；d. 坐骨结节间径（出口横径）：8.5 ～ 9.5cm；e. 出口后矢状径：8 ～ 9cm；f. 耻骨弓角度：90°；②骨盆内测量径线：a. 对角径：12.5 ～ 13cm；b. 坐骨棘间径：10cm；c. 坐骨切迹宽度：3 横指（5.5 ～ 6cm）。

（2）客观题

1）A 型题　D

2）X 型题　ABC

病例分析

（1）体位：孕妇排尿后仰卧在检查床上，头部稍垫高，暴露腹部，双腿稍分开，略屈曲，使腹部放松。检查者站在孕妇的右侧，在做前三步手法时，检查者面向孕妇头端；做第四步手法时，检查者面向孕妇足端。

（2）第一步：检查者将左手置于宫底部，描述宫底距离脐或剑突的指数，估计胎儿大小与妊娠月份是否相符；两手置于宫底部，以两手指腹相对交替轻推，判断在宫底部的胎儿部分，若为胎头则硬而圆且有浮球感，若为胎臀则柔软而宽且形态不规则。

（3）第二步：确定胎产式后，检查者两手掌分别置于腹部左右侧轻轻深按进行检查。触到平坦饱满部分为胎背，并确定胎背向前、向侧方或向后。触到可变形的高低不平部分为胎儿肢体，有时能感到胎儿肢体在活动。

（4）第三步：检查者右手拇指与其余四指分开，置于耻骨联合上方握住先露部，按第一步检查是胎头或胎臀；再左右推动先露部，以确定是否入盆，能被推动提示未入盆，反之提示已入盆。

（5）第四步：检查者两手分别插入先露部两侧，向骨盆入口深按，再一次核对先露部的诊断是否正确，并确定胎先露入盆程度。先露为胎头时，一手则被胎头隆起部分阻挡，该隆起部分为胎头隆突。枕先露时，胎头隆突为额骨，与胎儿肢体同侧；面先露时，胎头隆突为枕骨，与胎背同侧。

练习题

1. 主观题

答：检查者将左手置于宫底部，描述宫底距离脐或剑突的指数，估计胎儿大小与妊娠月份是否相符；两手置于宫底部，以两手指腹相对交替轻推，判断在宫底部的胎儿部分，若为胎头则硬而圆且有浮球感，若为胎臀则柔软而宽且形态不规则。

2. 客观题

1）A 型题　D

2）X 型题　ABDE

病例分析

1. （1）诊断及诊断依据：滴虫性阴道炎；诊断依据：①有白带增多，外阴瘙痒史；②妇检：阴道分泌物稀薄偏脓性泡沫状，宫颈黏膜呈草莓样。

（2）鉴别诊断：①外阴阴道假丝酵母菌病；②细菌性阴道病。

（3）进一步检查：阴道分泌物检查找阴道毛滴虫。

（4）治疗原则：全身用药，避免冲洗，性伴侣同治。

2. （1）诊断：外阴阴道假丝酵母菌病。诊断依据：①有白带增多，外阴瘙痒史；②妇检：大、小阴唇皮肤、黏膜充血，水肿，见抓痕；③阴道分泌物白色黏稠，豆渣样。

（2）鉴别诊断：①滴虫性阴道炎；②细菌性阴道炎。

（3）进一步检查：阴道分泌物检查找假丝酵母菌的假菌丝和孢子。

（4）治疗原则：消除诱因；根据患者情况选择全身或局部用药，以局部用药为主。

练习题

1. 主观题

（1）答：白带是由阴道黏膜渗出物、宫颈管及子宫内膜腺体分泌物等混合而成，其形成与雌激素的作用有关。

（2）答：阴道窥器应避开敏感的尿道周围区，倾斜 45° 沿阴道侧后壁缓慢插入阴道内，然后向上向后推进，边推进边将两叶转平，逐渐张开两叶，直至完全暴露宫颈。

2. 客观题

（1）A 型题　1）～2）A　B

（2）B 型题　1）～2）B　A

（3）C 型题　1）～2）B　B

（4）X 型题　1）～2）AB　ABCE

病例分析

1.（1）初步诊断宫颈早期浸润癌。

（2）①宫颈刮片细胞学检查或 TCT；②高危型 HPV 检测；③阴道镜检查及镜下宫颈活组织检查，必要时颈管活组织检查。

（3）视病检结果选择宫颈锥切、子宫全切或广泛性子宫切除及盆腔淋巴结清扫术。

2.（1）宫颈癌Ⅰb1 期。

（2）①宫颈良性病变：子宫颈柱状上皮异位，宫颈息肉。②宫颈良性肿瘤：子宫颈管肌瘤、子宫颈乳头瘤。③子宫颈转移性癌。

（3）广泛性子宫切除术及盆腔淋巴结清扫术。

练习题

1. 主观题

答：宫颈刮片检查是妇科常见的检查项目，通过对宫颈及宫颈管脱落细胞的检查，进行宫颈癌前病变和宫颈癌的筛查、诊断。宫颈刮片是指从子宫颈部位取细胞的样品，放在玻璃片上面，然后在显微镜下观看是否有异常情况。

2. 客观题

（1）A 型题　1）～2）D　A

（2）B 型题　1）～2）A　D

（3）C 型题　1）～2）E　A

（4）X 型题　1）～2）ABDE　ABCE

病例分析

1.（1）初步诊断考虑子宫内膜癌、糖尿病。

（2）分段诊刮；注意事项：操作要小心，以免穿孔，尤其当刮出多量豆腐渣样组织疑为内膜癌时，应及时停止操作；诊刮时要注意宫底和双侧宫角。

（3）根据肿瘤累及范围及组织学类型，结合患者年龄及全身情况制定适宜的治疗方案。早期患者以手术为主，术后根据高危因素选择辅助治疗。晚期患者采用手术、放射、药物等综合治疗。

2.（1）初步诊断：①子宫肌瘤：经量增多、经期延长 2 年，妇查子宫增大约孕 3^+ 月大小，表面不平，质硬；②中度贫血：经量增多 2 年，经期伴头昏、眼花，化验示 Hb 85g/L。

（2）进一步检查：盆腔超声、刮宫术。

（3）治疗原则：纠正贫血、手术治疗。

练习题

1. 主观题

（1）答：功能性子宫出血的患者，诊断性刮宫术的日期应选择在月经来潮前 1～2 天至来潮后 6 小时之内进行。

（2）答：①阴道流血；②感染；③子宫穿孔；④宫颈宫腔粘连；⑤闭经；⑥不孕不育

2. 客观题

（1）A 型题　1）～2）E　C

（2）B 型题　1）～2）D　E

（3）C 型题　1）～2）D　D

（4）X 型题　1）～2）ABCE　BCDE

练习题

主观题

答：①出血。②感染。③节育器异位。④节育器嵌顿或断裂。⑤节育器下移或脱落。⑥带器妊娠。

病例分析

（1）携用物至床旁，查对孕妇姓名、年龄、床号，与孕妇及家属沟通，介绍自己，向孕妇解释做胎心监护的目的、方法和要求，以取得配合。

（2）检查时注意保护孕妇隐私，室内温度适宜。

（3）孕妇排空膀胱，取半卧位略向左斜，以防仰卧位低血压。

（4）将胎心探头放在胎心最清楚处。

（5）宫缩传感器缚于孕妇腹前壁近子宫底部。

（6）胎动计数器置于孕妇手中，并告知其使用方法。

（7）诱发宫缩前，连续测定基础胎心率及子宫收缩 10～20 分钟作为对照，如宫缩已能到规定要求，则无必要再刺激宫缩。

（8）诱发宫缩，具体方法有：①按摩乳头 2 分钟直至产生宫缩；②缩宫素 2.5U 加入 5% 葡萄糖液 500ml 中静脉滴注。开始剂量为 5 滴/分，每 15 分钟倍增 1 次，以诱发出满意宫缩时的最小剂量维持到试验结束。诱发宫缩成功的标志为每 10 分钟出现 3 次宫缩，持续时间达到 40～60 秒。

（9）诱发满意宫缩后监护记录持续 30 分钟。

（10）试验结束后，停止滴注缩宫素，观察至宫缩完全消失为止。

（11）监护完毕，撤去探头，并擦净孕妇腹部皮肤。

（12）协助孕妇取舒适的体位，整理用物。

练习题

1. 主观题

（1）答：缩宫素激惹试验的适应证：所有高危妊娠孕妇临产后均需监护，产程中出现异常情况（羊水胎粪污染、听诊胎心异常、产程异常），NST 无反应者。禁忌证：前置胎盘或产前出血原因不明者，先兆早产或有早产史者，宫颈机能不全者，胎儿宫内已有缺氧者。

（2）答：诱发宫缩具体方法有：①按摩乳头 2 分钟直至产生宫缩；②缩宫素 2.5U 加入 5% 葡萄糖液 500ml 中静脉滴注。开始剂量为 5 滴/分，每 15 分钟倍增 1 次，以诱发出满意宫缩时的最小剂量维持到试验结束。诱发宫缩成功的标志为每 10 分钟出现 3 次宫缩，持续时间达到 40～60 秒。

2. 客观题

（1）A 型题　E

（2）C 型题　1）～3）C　A　E

病例分析

因考虑巨大儿，会阴高度紧张，需要会阴侧切。会阴侧切的指征：

（1）初产妇合并会阴较紧、胎儿过大或臀位，或需阴道助产，如产钳术、胎头吸引术及臀位助产术等。

（2）可能发生会阴裂伤的情况，如会阴坚韧、水肿或瘢痕，胎头娩出前阴道流血，持续性枕后位，耻骨弓狭窄、过低等。

（3）因产妇情况需缩短第二产程者，如产程过长、宫缩乏力、轻度头盆不称、妊娠期高血压疾病、合并心脏病、高度近视避免过度用力引起视网膜脱落等。

（4）因胎儿因素需要缩短第二产程者，如胎儿窘迫，预防胎儿颅内出血者，如巨大儿、早产儿、胎儿生长发育受限等。

（5）偶用于经阴道手术以扩大手术视野。

练习题

1. 主观题

（1）答：会阴斜侧切开术及会阴正中切开术。

（2）答：正常阴道分娩时，应选择在胎头着冠，会阴体变薄时。手术助产时，应估计切开后5～10分钟内胎儿可娩出时。过早切开，使切口流血过多，暴露时间过长，增加感染机会。

2. 客观题

（1）A 型题　1）～2）C　C

（2）B 型题　1）～4）B　A　B　D

（3）X 型题　BDCE

病例分析

该初产妇引产后胎儿及附属物娩出，阴道流血多，可能的原因有：①子宫收缩乏力；②胎盘因素，如胎盘粘连、胎盘残留；③软产道裂伤。

处理主要是针对病因：①如果子宫收缩乏力，可给缩宫素等缩宫剂加强宫缩，必要时可行宫腔填塞，介入治疗等；②检查胎盘胎膜是否完整，如果胎盘胎膜残留应行清宫术；③若软产道损伤者应予以修补等；④开通静脉通道，必要时可输血，产后抗生素预防感染等处理。

练习题

（1）主观题

1）答：绝对禁忌证：①全身健康状态不良不能耐受手术者。②心肝肺肾疾病伴有肝、肾功能不全者。③各种疾病的急性阶段。④生殖器官急性炎者。⑤穿刺部位皮肤有感染者。⑥凝血功能异常或有出血倾向者。⑦依沙吖啶过敏者。

相对禁忌证：①中央型胎盘前置状态根据妊娠月份的大小、临床表现、超声波影像学检查等综合评估，在具有介入治疗（子宫动脉栓塞）设备和人员以及抢救条件的医疗机构可作为相对禁忌证。②子宫体有手术瘢痕，宫颈有陈旧性裂伤，子宫颈电切术、LEEP 术或锥切术后，子宫发育不良者。③术前 24 小时内 2 次（间隔 4 小时）测量体温，均为 37.5℃以上者。

2）答：①妊娠 14～27 周要求终止妊娠而无禁忌证者。②因各种原因不宜继续妊娠者。③产前诊断胎儿畸形者。

（2）客观题

1）A 型题　①～②E　E

2）B 型题　①～④A　D　C　B

3）X 型题　ABDE

病例分析

（1）该孕妇的诊断及诊断依据：G_1P_0 宫内孕 39 周继发性宫缩乏力，第二产程延长。依据该妇孕产史、停经时间，给予硬膜外麻醉镇痛分娩后，宫缩减弱，且宫口开全 5 小时。

（2）给予阴道检查排除头盆称后静滴缩宫素，加强宫缩，加速产程进展，严密监测胎心变化。

练习题

1. 主观题

（1）答：分娩全过程即总产程，指从规律宫缩开始至胎儿、胎盘娩出的全过程，临床上分为三个产程。

第一产程又称宫颈扩张期，指从规律宫缩开始到宫颈口开全（10cm）。第二产程又称胎儿娩出期，指从宫口开全至胎儿娩出。未实施硬膜外麻醉者，初产妇最长不应超过 3 小时，经产妇不应超过 2 小时；实施硬膜外麻醉镇痛者，可在此基础上延长 1 小时，即初产妇最长不应超过 4 小时，经产妇不应超过 3 小时。第三产程又称胎盘娩出期，指从胎儿娩出到胎盘娩出。一般约 5～15 分钟，不超过 30 分钟。

（2）答：产程曲线横坐标为临产时间（h），纵坐标左侧为宫口扩张程度（cm），纵坐标右侧为先露下降程度（cm）。

2. 客观题

（1）A 型题　1）～2）D　C

（2）B 型题　1）～2）C　B

（3）C 型题　1）～2）B　C

（4）X 型题　ACDE

病例分析

胎儿娩出 30 分钟，胎盘尚未娩出，需要人工剥离胎盘。人工剥离胎盘后需要检查胎盘，仔细检查胎盘母体面，观察胎盘小叶是否完整，胎儿面有无断裂血管。若胎盘有残留，再伸手进入宫腔寻找并剥离残留部分。若残留的胎盘胎膜用手指难以剥离时，可用卵圆钳或大刮匙轻轻钳除或刮除。确认取出胎盘完整后，立即注射缩宫素、麦角新碱或前列腺素制剂促进子宫收缩，预防产后出血。术后应用抗生素预防感染。术后 24 小时或出院前行超声再次复查，排除宫腔残留物。

练习题

1. 主观题

（1）答：胎儿娩出后，排空膀胱，常规使用缩宫剂 30 分钟后，胎盘仍未娩出，虽出血不多，也应人工剥离胎盘。原因多是胎盘粘连。

胎儿娩出后至胎盘娩出前虽未到 30 分钟，但阴道流血≥200ml，经按摩子宫，各种途径给予子宫收缩药物，仍未能使胎盘完全剥离者。原因多是胎盘部分剥离。

副胎盘、部分胎盘残留或者大面积胎膜残留时。

（2）答：出血：若出血多，开通静脉通道，备血，在抗休克的同时尽快取出胎盘。可用强效缩宫剂，若出血无法控制，可行宫腔纱布填塞或者水囊填塞，必要时行子宫动脉栓塞术等。

子宫穿孔：剥离胎盘时，如不易分离时，千万不可用暴力，特别是在子宫角区子宫壁较薄处，因为很可能是植入性胎盘。若已穿破子宫，需要开腹手术。根据情况，可行子宫修补术或宫体切除术。

子宫内翻：注意剥离胎盘手法，切忌在胎儿刚娩出子宫，尚未松弛状态时，用力向阴道方向按压子宫底部或用力牵拉脐带；操作手法要正确轻柔，勿强行撕拉，以免子宫内翻。

感染：要严格无菌操作，尽量一次完成操作，避免反复进出宫腔，增加感染机会，术后给予抗生素预防感染，必要时行阴道分泌物培养及药敏。感染较重者联合应用抗生素。

2. 客观题

（1）A 型题　1）～2）C　C

（2）B 型题　1）～4）E　A　A　C

（3）X 型题　ADE

病例分析

（1）监测胎心，排除胎儿窘迫存在。当胎头没有完全衔接时，应排除脐带先露。

（2）取膀胱截石位，严格消毒下行阴道检查。

（3）于两次宫缩之间，用左手中、示指伸入阴道引导，右手持有齿钳钳夹，撕开胎膜，并用手指将破口扩大，破膜后术者手指应停留在阴道内，经 1～2 次宫缩待胎头入盆后，术者再将手指取出，注意观察是否可见胎发、流出的羊水量及羊水颜色。破膜后立即听胎心，当羊水少时，轻轻上推胎头，以利羊水流出，便于判断。

（4）观察羊水的量，污染的程度。当羊水少时，上推胎头，以利羊水流出便于判断。羊水过多时，应用长针头高位破膜，并用手指堵住宫口，让羊水缓慢流出，以免宫内压骤降导致胎盘早剥。胎头高浮应慎用。

（5）破膜后，立即听取胎心。

练习题

1. 主观题

答：胎头高浮，胎头未入盆，急性阴道炎。

2. 客观题

（1）A 型题　D

（2）X 型题　BE

第九节

练习题

（一）主观题

1. 答：取得胸腔积液进行相关检查，如一般性状、生化检测、病原学检测，甚至是组织细胞学检查，以寻找引起积液的病因；抽出胸腔内的积液和积气，减轻液体和气体造成的对肺组织的压迫，使肺复张，缓解患儿的呼吸困难症状；胸腔内冲洗、注入药物等治疗。

2. 答：（1）操作前准备

1）患者准备。①向患儿家长交代腰椎穿刺的目的、操作过程和可能的风险。②检查患者眼底，判断是否存在眼底水肿，如果有头颅或脊髓的 CT 及 MRI 影像，仔细查看。③签署知情同意书（排尿或穿上尿不湿）。

2）材料准备。①洗手。②无菌腰椎穿刺包。③无菌手套。④操作盘。⑤ 2ml 注射器。⑥一次性测压管。⑦ 2% 利多卡因。⑧操作盘、碘伏、纱布、胶布。

3）核对患儿信息。

（2）操作步骤：①洗手。②体位：患者侧卧（多左侧卧位），靠近床沿，助手帮助将患儿抱呈屈颈抱膝状，使其紧贴腹部，使脊柱尽量后突，以增加脊椎间隙。③确定穿刺点：一般以双侧髂嵴最高点连线与后正中线交汇处为穿刺点（相当于第 3～4 腰椎间隙），有时也可在上一或下一腰椎间隙穿刺。④核对并打开腰椎穿刺包，戴上无菌手套，用碘伏消毒穿刺区，覆盖数个椎间隙，盖洞巾。⑤在选好的穿刺点部位皮下注射利多卡因，产生皮丘，然后麻醉深部结构。⑥检查腰椎穿刺针有无缺陷。用左手固定穿刺点皮肤，右手持穿刺针，垂直背部刺入皮丘，缓慢推进，穿刺针尾端向患者足侧倾斜，缓慢进针至蛛网膜下腔。当穿刺针头阻力突然消失，拔出针芯有脑脊液流出。⑦脑脊液流出后，接上测压管检测压力，然后留取标本送检。⑧拔针消毒压迫包扎。⑨嘱患儿家长保持患儿去枕平卧 6 小时，并密切观察患儿的生命体征情况。

（二）客观题

1. 填空题

（1）髂后上嵴穿刺，髂前上棘穿刺，胫骨穿刺，胸骨穿刺，胫骨穿刺、胸骨穿刺。

（2）阻力感消失，固定

（3）腹水，性质，腹胀，胸闷，呼吸困难，减少静脉回流阻力，血液循环

2. A 型题 （1）～（5）B D D D B（6）B

3. X 型题 ABC

第十节

病例分析

1.（1）急救：争分夺秒地就地取材，用大量清水或生理盐水彻底、反复冲洗眼部，至少 30 分钟，将烧伤减到最小程度。（2）检查：视力，眼压，裂隙灯检查。眼科检查：视力 右眼 FC/20cm，光定位准。眼压 18mmHg。眼睑轻度充血水肿；下方结膜贫血，表面可见石灰块，大小不一，余结膜充血；5～8 点角膜缘苍白未见血供，余角膜缘充血；角膜全层浑浊水肿，上皮大片脱落，基质内可见大量均匀的细小白色颗粒样物质沉着；下方前房结构可见，但欠清晰。

2.（1）诊断：右眼化学伤（碱性烧伤）。（2）治疗：①早期治疗：局部或全身应用抗生素、糖皮质激素控制感染，抑制炎症反应和新生血管形成。但在伤后 2～3 周停激素。每日散瞳，全身大量及局部应用维生素 C，结膜下注射 2ml/d。②切除坏死组织，防止睑球粘连。③应用胶原酶抑制剂，防止角膜穿孔：2.5%～5% 半胱氨酸点眼。可点自家血清，纤维连接蛋白。④晚期治疗：针对并发症进行。

第十一节

1.（1）临床诊断：①鼻咽肿物性质待查：鼻咽癌？②分泌性中耳炎（左）。诊断依据：①患者中年男性，广东人；②主要症状为耳闷塞及晨起倒吸血涕，电耳镜检查左侧鼓室有积液征；颈部发现边界不清、质硬，固定的淋巴结；间接鼻咽镜见左咽隐窝灰白肿物并有出血；③鼻咽 CT 增强扫描示鼻咽部肿物。

（2）鼻咽肿物病理活检。

2.（1）诊断急性鼻窦炎（双）。依据：①青年人；②上感史；③头痛、流涕；④检查发现（双）中下鼻甲肿胀明显，双中鼻道有黏脓鼻涕。

（2）鼻窦 CT、鼻内镜、细菌培养药敏实验、血常规。

（3）抗感染、鼻腔减充血剂、鼻用糖皮质激素、体位引流、鼻腔冲洗。

第十二节

病例分析

1. ①花斑癣；②真菌镜检或培养。

2. ①皮肤鳞状细胞癌；②皮损病理活检。

3. ①红外线照射剂量过大；②暂停照射并消炎对症处理。

4. ① UVB 治疗剂量过大；②停止照射至皮损消退。

5. ①寻常型银屑病；② 308nm 准分子激光。

6. ①寻常疣；②眼周皮疹不适用微波治疗。

7. ①冷冻术后反应；②保持局部清洁，局部及系统应用抗生素类药，血疱或大疱应穿刺抽去疱液。

练习题

客观题

1.A 型题 （1）～（5）C D C B D （6）～（8）D B B

2.X 型题 （1）～（5）ABCD AD ABC BCD CD（6）～（10）AD ABD AC ABCD AB（11）～（15）BC ACD BCD BC ABD（16）～（20）BCD ABD BCD AD ABCD（21）～（25）AB ABCD ACD BC AB（26）～（30）ABCD ABD ABC CD ACD

第十章　动物实验

第二节

病例分析

（1）属失血性休克。

（2）患者应行静脉切开置管术。

（3）浅表静脉切开常选择足踝部大隐静脉，它位于下肢内踝隆突的前上方 1cm 的地方。

练习题

（一）主观题

1. 答：有两种方法可以保持输液管道的畅通。一种方法是将全天的输液量统筹安排，维持 24 小时缓慢滴注；或是将大部分液体正常滴注，留少部分液体缓慢滴注，以维持管道通畅。二是在较长时间不输液的情况下，用低浓度的肝素盐水充满输液导管内，防止血液凝固，如无禁忌，可以不定期地向管道内注入少量肝素盐水，保持管道通畅。

2. 答：①需要快速输血输液，而静脉穿刺不成功或不能保证输液速度者。②需要长时间输液，而深浅静脉穿刺困难者。③特殊的需要通过静脉的检查。④在大手术时，静脉穿刺有困难或输注速度不良者。

（二）客观题

1.A 型题 （1）～（2）B A

2.B 型题 （1）～（4）C A C B

3.X 型题 ABDE

第三节

病例分析

（1）诊断及诊断依据：急性阑尾炎，转移性右下腹痛，右下腹固定压痛，发热，白细胞增高。

（2）进一步检查：复查大便常规、尿常规、血常规、阑尾彩超、妇科彩超。

（3）治疗原则：抗感染治疗、阑尾切除术。

练习题

（一）主观题

1. 答：术中加强切口保护，切口冲洗、彻底的止血、消除无效腔。

2.答：切口感染，粘连性肠梗阻、出血等。

（二）客观题

1.A 型题 （1）～（2）C C

2.B 型题 （1）～（4）B C C A

3.X 型题 AD

第四节

病例分析

（1）该患者最可能的诊断是消化道急性穿孔伴弥漫性腹膜炎。

（2）首选的检查方法是立位腹部摄片。

（3）需与急性胆囊炎、急性胰腺炎和急性阑尾炎等鉴别。该患者症状体征严重，宜行手术治疗，手术应给予积极准备包括胃肠减压，输液以纠正水电解质失衡。

（4）手术以穿孔修补、腹腔引流为宜。

练习题

（一）主观题

1.答：患者呈强迫体位，呼吸表浅，常有高热。全腹压痛，反跳痛，以上腹部最明显，呈"板状腹"。叩诊肝浊音界缩小或消失，可有移动性浊音。听诊肠鸣音消失或明显减弱。

2.答：小肠穿孔修补时，缝线方向应与肠纵轴的方向平行。

（二）客观题

1.A 型题 （1）～（2）B D

2.B 型题 （1）～（2）A E

3.C 型题 （1）～（2）C A

4.X 型题 ACE

第十一章 急救操作技能

第一节

病例分析

可以压迫伤口远心端一侧的血管，因为根据血流动力学，静脉回流是向心性从远端流向近端。

练习题

（一）主观题

1.答：①指压止血法；②加压包扎法；③填塞止血法；④屈曲加垫止血法；⑤止血带止血法。

2.答：①止血带不可直接缠在皮肤上，止血带的相应部位要有衬垫，如棉垫、三角巾、毛巾、衣服等均可。②止血带绕扎部位：标准位置上肢为上臂上 1/3， 以免损伤桡神经；下肢为大腿中上 1/3。③充气止血带成人上肢止血带压力不高于 40kPa（300mmHg），下肢不高于 60kPa（450mmHg），儿童减半。④使用止血带的时间应尽量缩短，通常不超过 2 小时，可松开止血带（局部加压包扎）10 分钟后继续应用。⑤应用止血带的时间和部位要求有明显记录及标志。⑥止血带的松紧应该以出血停止、远端不能摸到脉搏为度。严禁同一部位反复捆扎止血带。⑦止血带的解除要在输液、输血和准备好有效的止血手段后，在密切观察下缓慢放松止血带。若止血带缠扎过久，组织已发生明显广泛坏死时，在截肢前不宜放松止血带。

（二）客观题

A 型题

（1）～（5）A D A B B （6）～（10）B B C B A （11）～（15）B A B B C
（16）～（20）B D C B C （21）C

第二节

病例分析

（1）血管清创：血管仅受污染而未断裂，可将污染的血管外膜切除；完全断裂、挫伤、血栓栓塞的肢体重要血管，则需将其切除后吻合或行血管移植；挫伤严重的小血管予以切除，断端可结扎。

（2）神经清创：污染轻者，可用生理盐水棉球小心清理轻拭；污染严重者，可将已污染的神经外膜小心切除剥离，并尽可能保留其分支。

（3）肌腱清创：严重挫裂、污染、失去生机的肌腱应予以切除；未受伤的肌腱应小心加以保护。

（4）骨折断端清创：污染的骨折端可用刀片刮除、咬骨钳咬除或清洗；污染进入骨髓腔内者，可用刮匙刮除。与周围组织失去联系的游离的小骨片可酌情摘除；与周围组织有联系的小碎骨片，切勿轻易游离摘除。大块游离骨片清创后用 0.1% 苯扎溴铵浸泡 5 分钟，再使用生理盐水清洗后回植原位。

练习题

（一）主观题

1. 答：①伤后 6 ～ 8 小时以内的新鲜伤口。②污染轻、局部血液循环良好；伤后早期应用过抗生素；头颈、颜面、关节附近有大血管、神经等重要结构暴露的伤口，清创时间可延长至 24 小时以内。③头面部伤口，一般在伤后 24 ～ 48 小时以内，争取清创后一期缝合。

（二）客观题

A 型题 （1）～（5）C C C A C（6）～（9）A C A D

第三节

病例分析

（1）现场评估，观察周围环境安全后，急救员正面走向伤者表明身份，告知伤者不要做任何动作，初步判断伤情，简要说明急救目的；先稳定自己再固定伤者，避免加重脊柱损伤。

（2）仰卧位，头部、颈部、躯干、骨盆应以中心直线位，脊柱不能屈曲或扭转。注意先用颈托固定颈部，如无颈托，用"头锁或肩锁"手法固定头颈部。

（3）平托法：准备脊柱板、硬质担架等，三人至患者同侧跪下插手，同时抬起、换单腿、起立、搬运、换单腿、下跪、换双腿同时施以平托法将患者放于硬质担架上，禁用搂抱或一人抬头、一人抬足的搬运方法，在伤处垫一薄枕，使此处脊柱稍向上突，然后用 4 条带子把伤员固定在木板或硬质担架上（一般用带子固定胸与肱骨水平、前臂与腰平、大腿水平、小腿水平，将伤员绑在硬质担架上），使伤员不能左右转动。如果伴有颈椎损伤时，应有专人保护搬运，其余人协调一致用力将伤病员平直地抬到担架上或木板上，然后头部的左右两侧用沙袋或衣服等物固定。

（4）滚动法：担架放在伤员一侧，使伤员保持平直状态，三人至患者同侧跪下插手，成一整体滚动至担架上，如果伴有颈椎损伤时，应有专人保护搬运。无论采用何种搬运方法，都应该注意保持伤员颈部的稳定性，以免加重颈脊髓损伤。

练习题

（一）主观题

答：①脊柱损伤搬运始终保持脊柱伸直位，严禁弯曲或扭转。一人抬头，一人抬脚或搂抱的搬运方法十分危险，因这些方法会增加脊柱的弯曲，可能将碎骨片挤入椎管内，加重脊髓的损伤。②如果伴有颈椎损伤时，应有专人保护搬运，注意先用颈托固定颈部，如无颈托，用"头锁或肩锁"手法固定头颈部，其余人协调一致用力将伤病员平直地抬到担架上或木板上，然后头部的左右两侧用沙袋或衣服等物固定。

（二）客观题

A 型题 （1）～（2）D　C

第四节

病例分析

（1）夹板固定法：伤员仰卧，伤腿伸直。夹板放置小腿内外两侧，长度超过膝关节，上端固定至大腿，下端固定至踝关节及足底。并将健肢靠近伤肢，使双下肢并列，两足对齐。关节处及空隙部位均放置衬垫，用 5～7 条三角巾或布带先将骨折部位的上下两端固定，然后分别固定大腿、膝、踝等处。足部用三角巾"8"字形固定，使足部与小腿成直角。

（2）无夹板固定法：伤员仰卧，伤腿伸直，健肢靠近伤肢，双下肢并列，两足对齐。在关节处与空隙部位之间放置衬垫，用 5～7 条三角巾或布条将两腿固定在一起（先固定骨折部位的上、下两端）。足部用三角巾"8"字形固定，使足部与小腿成直角。

练习题

（一）主观题

1. 答：①开放性损伤应先止血、消毒、包扎，再固定。②固定前应先用布料、棉花、毛巾等软物，铺垫在夹板上，以免损伤皮肤。③用绷带固定夹板时，应先固定骨折的远端，以减少患肢回流障碍充血水肿。④夹板应放在骨折部位的下方或两侧，应固定上下各一个关节。⑤大腿、小腿及脊柱骨折者，不宜随意搬动，应临时就地固定。⑥固定应松紧适宜。

2. 答：①稳定骨折断端，防止骨折断端移位造成周围血管、神经等组织器官损伤。②缓解疼痛，减少出血。③便于搬运。

（二）客观题

A 型题 （1）～（2）E　B

第五节

病例分析

1. ①立即评估患者意识、呼吸和大动脉搏动；②检查颈动脉的搏动有无消失；③评估患者无气道异物，无颈部损伤后置患者于仰卧位并用"仰头举颌法"保持呼吸道通畅。

2. ①让患者仰卧平躺于硬质平面，充分暴露胸部；②按压部位在胸骨下半段，按压点位于双乳头连线中点；③用一只手掌根部置于按压部位，另一手掌根部叠放其上，双手十指紧扣，以手掌根部为着力点进行按压，身体稍微前倾。使肩、肘、腕位于同一轴线上，与患者身体平面垂直，用上身重力按压，按压频率 100～120 次/分，按压深度成人不少于 5cm，尽量不超过 6cm；④每次按压后胸廓完全回弹，按压与放松比大致相等，按压直至专业抢救人员到来。

练习题

（一）主观题

1. 答：初级心肺复苏即基础生命活动的支持，一旦确立心搏骤停的诊断，应立即进行。其主要措施包括胸外按压、开放气道、人工呼吸。

2. 答：①患者应仰卧平躺于硬质平面，充分暴露胸部，术者位于其旁侧，若胸外按压在床上进行，应在患者背部垫以硬板；②按压部位在胸骨下半段，按压点位于双乳头连线中点；③用一只手掌根部置于按压部位，另一手掌根部叠放其上，双手指紧扣，以手掌根部为着力点进行按压；④身体稍前倾，使肩、肘、腕位于同一轴线上，与患者身体平面垂直，用上身重力按压，按压与放松时间相同；⑤每次按压后胸廓完全回复，但放松时手掌不离开胸壁；⑥按压暂停间隙施救者不可双手倚靠患者；⑦按压频率 100～120 次 / 分，按压深度成人不少于 5cm；尽量不超过 6cm（儿童为 5cm；婴儿为 4cm）。

（二）客观题

1. A 型题 （1）～（2）D　E

2. B 型题 （1）～（4）E　E　B　C

3. X 型题 ABDE

第六节

病例分析

1. ①心包积液；②超声心动图；③心包穿刺抽液；④应严格掌握适应证，由有经验的临床医生操作或指导，并应在心电监护下进行穿刺，首次抽液量不宜超过 200ml。

2. ①急性心脏压塞；②床旁心脏超声；③急诊心包穿刺抽液。

练习题

（一）主观题

1. 答：判断心包积液性质、协助病因诊断，抽液减压，排脓、冲洗和注药。

2. 答：①心肌损伤、冠状动脉损伤、肺损伤、肝脏损伤。②出血并发症：心包积血、血胸、腹腔积血、肝脏血肿。③心律失常。④气胸。⑤感染等。

（二）客观题

1. A 型题 （1）～（2）B　D

2. B 型题 （1）～（4）B　D　B　A

3. X 型题 （1）～（2）ABCD　ABCD

主观题

1. 答：优点是起效快，作用强而迅速。缺点是有导致冠状动脉血管撕裂、心脏压塞、气胸的危险，给复苏后期处理增加困难，并且心内注射时要中断胸外按压和通气。

2. 答：刺入心壁或注射器发生阻塞。

3. 答：盐酸普鲁卡因、利多卡因、肾上腺素、阿托品、异丙肾上腺素等。

第七节

病例分析

1. ①心室颤动。②在准备除颤仪的同时，给予持续胸外心脏按压，除颤仪准备好后立即进行电除颤。

2. ①如果只有一人在现场，应拨打当地急救电话（120），立即给予持续心肺复苏，直至专业抢救人员的到来；②如果现场有其他人在场，应该指定现场某人拨打当地急救电话（120）、寻找AED 装置，自己马上开始实施心肺复苏，如获取 AED 装置应尽早行电除颤，直至专业抢救人员的到来。

练习题

（一）主观题

答：心室颤动、无脉性室性心动过速是电除颤或电复律绝对适应证。其他任何快速型心律失常，如导致血流动力学障碍或心绞痛发作加重，药物治疗无效者，均为电除颤或电复律适应证。

（二）客观题

1. A 型题　（1）～（2）B　B

2. B 型题　（1）～（4）C　E　B　C

3. X 型题　ABCE

第九节

病例分析

1. 答：①立即检测简易呼吸器：呼吸球检测；单向阀检测；安全压力阀检测；呼吸球氧气袋及贮氧阀检测；呼吸球整组检测。②连接面罩、皮囊及氧气连接管，调节流量使贮氧袋充盈（6～8L/分）。③去枕平卧、开放气道：解开衣领、衣扣，检查口腔有无异物，取出假牙；手法开放气道。④抢救者位于模拟人的头顶。用"EC"手法将面罩罩住患者口鼻，按紧不漏气。拇指与示指放置在皮囊的中部，其余四指自然分开，用匀等的压力挤压皮囊，待皮囊重新膨起后开始下一次挤压，频率跟随患者自主呼吸，一般为 16～20 次/分，挤压时，双眼观察患者。⑤观察及评估患者：胸腹运动、皮肤颜色、听诊呼吸音、生命体征、SaO_2 读数，意识变化，面罩有无漏气。

2. 答：①模拟人体位、头、颈项部位置正确：仰卧、将枕垫于颈部，使头尽量后仰，让口、咽、喉三轴线接近重叠。②置入喉镜操作正确：左手持喉镜，自口右侧角置入，将舌体挡向左侧，再将镜移至正中，见到悬雍垂。沿舌背弧度将镜再稍向前置入咽部，见到会厌。挑起会厌，显露声门，右手以握笔状持导管从右侧弧形斜插口中，将导管前端对准声门后轻柔地插入气管内。其深度进门齿 22～24cm（成人），拔出导管管芯。③检查插管是否在气管内：连接球囊并通气时，听诊两肺是否呼吸音清晰对称，以确认导管已插入气管内。④向套囊内充气（3～5ml），导管接呼吸器同时听诊两侧呼吸音，再次确认导管已插入气管内。⑤置牙垫于磨牙间，退出喉镜，用胶布将气管导管和牙垫妥善固定。

练习题

（一）主观题

1. 答：①听和看导管开口是否有温热气流呼出；②吸气时管壁清亮，呼气时"白雾样变化"；③挤压呼吸囊看胸廓有起伏，听诊两肺有清晰对称的肺泡呼吸音；④测呼气末二氧化碳分压（$ETCO_2$），可见呼气时呈现连续规整的二氧化碳方波。

2. 答：①增加或辅助患者的自主呼吸；②改善患者的气体交换功能；③纠正患者的低氧血症，缓解组织缺氧状态；④为临床抢救治疗争取时间。

（二）客观题

1. A 型题　（1）～（5）B　B　D　C　A　（6）～（7）A　A

2. B 型题　（1）～（2）A　C

3. C 型题 （1）～（4）C D B C

4. X 型题 （1）～（3）ABCD ABCD ABD

第十节

（一）主观题

1. 答:适应证:食管 - 胃底静脉曲张破裂大出血的压迫止血,特别是药物治疗无效者。禁忌证:冠心病、高血压及心功能不全者慎用。

2. 答:胃减压管有评估出血、胃腔冲洗、胃腔内给药及胃减压等作用;胃囊管经充气后可压迫胃底静脉,达到止血作用;食管囊管经充气后可压食管下段静脉,达到止血作用。

（二）客观题

1. A 型题 （1）～（5）D E D B E

2. X 型题 （1）～（3）ABDE ABCDE ABCDE

第十一节

病例分析

建立静脉通道,留取血液、尿等做毒物检测,完善肝肾功能、血气分析,检测靶器官功能及受损情况;彻底洗胃及导泻;补液、利尿促进毒素排出;血液净化:及早开始以血液灌流为主的血液净化;免疫抑制剂应用:早期联合糖皮质激素及环磷酰胺冲击治疗,监测药物副作用;抗氧化及对症支持治疗。

练习题

（一）主观题

答:①立即脱离中毒现场,终止与毒物继续接触。②迅速清除体内已被吸收或尚未吸收的毒物。③如有可能,尽早使用特效解毒药物。④对症支持治疗。

（二）客观题

1. A 型题 （1）～（2）B B

2. B 型题 （1）～（2）B A

3. C 型题 （1）～（2）B C

4. X 型题 （1）～（2）ABCDE ABCDE

第十二节

病例分析

（1）准备用品:胸穿包、胸腔闭式引流瓶,络合碘、2% 利多卡因注射液、血管钳、注射器,棉签、胶布、无菌敷料。

（2）着装:穿戴工作服、口罩、帽子、洗手。

（3）向患者解释穿刺目的、消除紧张感。

（4）患者（模型）取半卧位,躯干略转向健侧,患侧上肢上抬置于头枕部。

（5）选择患侧腋中线或腋后线第 6 ～ 8 肋间。

（6）常规消毒术区皮肤,直径 15cm。

（7）检查器械,胸穿包有效期限,胸腔闭式引流瓶密封情况等。

（8）戴无菌手套，覆盖并固定无菌洞巾。

（9）用2%利多卡因局部逐层浸润麻醉（注意穿刺点应选在下一肋骨的上缘）。

（10）用注射器进行试验性抽吸，待抽出液体或气体后即可确诊血胸或气胸，必要时标本送病检。

（11）沿肋间方向切开皮肤，在肋骨上缘处用中弯血管钳分离各肌层，用钳尖刺入胸膜腔内，当有突破感时停止。

（12）用止血钳撑开适当扩大创口，用另一把血管钳沿夹住引流管近端，顺着撑开的血管钳将引流管送入胸腔（侧孔应在胸内2～3cm）。

（13）引流管远端接水封瓶或闭式引流袋，观察水柱波动是否良好，必要时调整引流管的位置。

（14）夹闭引流管，记录引流管留置深度，缝合切口。

（15）固定引流管于胸壁皮肤上（固定前应再次检查引流情况）。

（16）胶布固定敷料，嘱患者如有不适，立即通知医务人员。

（17）整理物品。

练习题

（一）主观题

1. 答：①中、大量血气胸、开放性气胸、张力性气胸。②胸腔穿刺术治疗下肺无法复张者。③需使用机械通气或人工通气的气胸或血气胸者。④拔除胸腔引流管后气胸或血胸复发者。⑤开胸手术后。

2. 答：①引流不畅或皮下气肿：多由于插管的深度不够或固定不牢致使引流管或其侧孔位于胸壁软组织中。引流管连接不牢，大量漏气也可造成皮下气肿。②出血：多由于引流的位置靠近肋骨下缘损伤肋间血管所致。③胸腔感染：长时间留置引流管、引流不充分或切口处污染均可引起。④复张性肺水肿：对于肺萎陷时间较长者，在排放气体或液体时，速度不能过快，交替关闭、开放引流管，可预防纵隔摆动及肺水肿的发生。⑤膈肌或肺损伤。

（二）客观题

1.A 型题　（1）～（2）D　D

2.B 型题　（1）～（3）B　D　E

3.C 型题　（1）～（3）B　C　C

4.X 型题　ABCDE

第十三节

病例分析

1. 病例分析：目前急救的主要病症为左额部头皮裂伤，依据：患者外伤史明确，有头部流血表现，查体可见左额部头皮裂伤。急救措施：应立即采用加压包扎止血方法，用无菌纱布压迫伤口，再用绷带缠扎。

2. 病例分析：目前急救的主要病症包括：

（1）呼吸道梗阻，依据：有呕吐表现，R 28 次/分，口腔内大量呕吐物。三凹征。急救措施：首先用手指清除患者口腔和鼻腔内异物。再进一步用吸痰器吸除口腔、鼻腔和气管内的食物残渣、痰液。并将伤员置于侧卧位。并给予吸氧，对患者进行心电、血压和呼吸的监测。

（2）脑疝，依据：血压升高，意识昏迷，左侧瞳孔直径5mm，对光反射消失，右侧瞳孔直径3mm，对光反射灵敏。右侧 Babinski 征（+），左侧 Babinski 征（−）。急救措施：对患者进行心电、血压和呼吸的监测。吸氧。脱水降颅内压治疗：按0.25～1g/kg 给予20%甘露醇注射液静脉快速滴注；给予呋塞米注射液 20mg 静脉推注。

（3）开放性颅脑损伤，依据：患者外伤史明确，有昏迷、呕吐表现，查体可见左顶部有一水果刀刺入。急救措施：尽量减少扰动创口，不可拔出水果刀，尽快用敷料保护、包扎创口止血。

练习题

（一）主观题

1. 答：对颅脑损伤患者的急救处理，应遵循急救的"ABCD"基本原则。A（airway），保持呼吸道通畅；B（breathing），维持良好的呼吸；C（circulation），维持有效的循环；D（drugs），使用必要的药物。

2. 答：①对患者进行心电、血压和呼吸的监测。②吸氧。③立即用大块无菌棉垫、纱布压迫创面，再用绷带缠扎加压包扎。若有大的动脉活动性出血，可用止血钳钳夹止血。④防止疼痛性休克，使用强镇痛剂。⑤若出现休克表现，给予抗休克治疗。⑥将撕脱的头皮在无菌、无水和低温的条件下密封保存，并随同患者一起送往有治疗条件的医院。

（二）客观题

1. A 型题 （1）～（2）B　E
2. B 型题 （1）～（5）C　E　A　B　C　（6）～（7）D　B
3. C 型题 （1）～（2）D　E
4. X 型题 ABE

第十二章　护理技能

第一节

练习题

（一）主观题

1. 答：手卫生的定义：为医务人员洗手、卫生手消毒和外科手消毒的总称。

2. 答：目的：清除或者杀灭手表面暂居菌，减少常居菌，抑制手术过程中手表面微生物的生长，减少手部皮肤细菌的释放，防止病原微生物在医务人员和患者之间的传播，有效预防手术部位感染的发生。原则：①先洗手，后消毒；②不同手术患者之间或手术过程中手被污染时，应重新进行外科手消毒。

（二）客观题

1. C 型题 （1）～（3）A　A　D
2. X 型题 ABCE

第二节

（一）主观题

答：穿戴一次性工作帽、防护眼镜、医用防护口罩（KN95/N95 及以上级别）、防护面罩、防护服或工作服（白大褂）外套一次性防护服和一次性乳胶手套、一次性鞋套。

（二）客观题

A 型题　C

第三节

病例分析

（1）该患者发生了溶血反应。

（2）1）在取血和输血过程中，要严格执行无菌操作、双人查对制度。在输血前，一定要由两名医护人员根据需查对的项目再次进行查对，避免差错事故的发生。

2）输血前后或两袋血之间需要生理盐水冲洗输血管道，以防发生不良反应。

3）血液中不可加入其他药品，如钙剂、酸性及碱性药品、高渗或低渗液体，以防血液凝集或红细胞破裂溶解。

4）输血过程中严密观察，出现输血反应立即停止输血，并及时处理。

5）开始输血时速度宜慢，观察15分钟，无不良反应后，将流速调节至要求速度，年老体弱、严重贫血、心力衰竭患者滴速宜慢。

6）取回的血液复温后应尽快输用。血袋避免剧烈震荡以防红细胞大量破坏溶血，也不能将血液加温，防止血浆蛋白凝固变性而引起输血反应。

7）输完的血袋送回输血科保留24小时，以备患者后发输血反应时检查、分析原因。

练习题

（一）主观题

1. 答：发热反应，过敏反应，溶血反应，细菌污染反应，循环超负荷，输血相关的急性肺损伤，输血相关性移植物抗宿主病，疾病传播，免疫抑制，以及大量输血引起的并发症，包括低体温，电解质、酸碱平衡紊乱，枸橼酸中毒，凝血功能的变化。

2. 答：成分输血具有针对性强，制品浓度高，治疗效果好，副作用小，节约血液资源以及便于保存和运输等优点。

（二）客观题

1. A型题　（1）～（5）B　A　B　D　A　（6）～（7）B　E

2. B型题　（1）～（5）B　A　B　D　A　（6）～（7）A　B

3. C型题　（1）～（2）D　B

4. X型题　BCD

第四节

病例分析

（1）汇报医生，发热反应轻者，减慢输液速度。

（2）高热者给予物理降温，观察生命体征，并按医嘱给予抗过敏药物及激素治疗。

（3）严重发热反应者应停止输液。予对症处理外，应保留输液器具和溶液进行检查。

（4）仍需继续输液者，则应重新更换液体及输液器、针头，重新更换注射部位。

（5）护理记录。

（6）上报护理不良事件。

练习题

（一）主观题

1. 答：①补充水分和电解质，纠正水电解质紊乱，维持酸碱平衡。②补充能量，供给热能。③输入药物，达到控制感染治疗疾病的目的。④补充血容量，改善微循环，维持血压。⑤输入脱水剂，降低颅压以达到消肿利尿的目的。

2. 答：①由于输液速度过快，短时间内输入过多液体，使循环血容量急剧增加，心脏负荷过重引起。②患者原有心肺功能不良，尤多见于急性左心功能不全者。

（二）客观题

1. A型题 （1）～（2）D A

2. B型题 （1）～（5）B C A D E

3. C型题 （1）～（3）D C C

4. X型题 （1）～（3）ABCD ACE ACE

第五节

客观题

A型题 D

第六节

病例分析

病例分析：清醒患者，先吸口咽部、后吸气管内痰液，吸痰管插入深度适宜，有效吸出气道内痰液，吸痰过程中密切观察患者反应及吸出物的性质、颜色、量。

练习题

（一）主观题

1. 答：清理呼吸道、改善通气功能、预防并发症。

2. 答：①严格执行无菌操作，吸痰管每次更换。②根据患者缺氧情况，吸痰前后提高吸氧流量。③吸痰管直径要小于气管导管直径的50%，插管动作应轻柔、准确、快速，严禁带负压插管，以免损伤患者气道。④吸痰过程密切观察痰液的颜色、性质、量及患者反应，吸痰中患者如发生发绀、心率下降等缺氧症状时应当立即停止吸痰，待症状缓解后再吸。⑤每次吸痰时间＜15秒，连续吸痰需间隔3～5分钟。⑥痰液黏稠时，可配合拍背、蒸汽吸入、雾化吸入等方法使痰液稀释。⑦持续吸痰时，负压连接管24小时更换一次，贮痰瓶2/3满时要及时倾倒。

（二）客观题

1. A型题 （1）～（2）A B

2. B型题 （1）～（4）A B C A

3. X型题 ABD

第七节

病例分析

检查评估患者呼吸道是否通畅，若有痰液且不能自主排痰，需先给患者吸痰，再通过鼻塞或双侧鼻导管给患者吸氧，密切观察患者缺氧改善情况。

练习题

（一）主观题

1. 答：①呼吸系统：重症肺炎、哮喘、肺源性心脏病、肺水肿、气胸等；②心血管系统：心源性休克、心肌梗死、心力衰竭、严重心律失常等；③中枢神经系统：颅脑外伤、各种原因引起的昏迷等；④其他：严重的贫血、出血性休克、一氧化碳中毒、麻醉药物及氰化物中毒、产程过长、大手术后等。

2. 答：（1）严格遵守操作规程，注意用氧安全，切实做好"防火、防震，防油、防热"。距明火至少 5m，距暖气至少 1m，以防引起燃烧。

（2）患者吸氧过程中，需要调节氧流量时，应当先将患者鼻导管取下，调节好氧流量后，再与患者连接。停止吸氧时，先取下鼻导管，再关流量表。

（3）吸氧时，注意观察患者脉搏、血压、精神状态等情况有无改善，及时调整用氧浓度。

（4）湿化瓶每次用后均须清洗、消毒。

（5）氧气筒内氧气不可用尽，当压力表上指针降至 0.5MPa（5kg/cm^2）时，即不可再用。

（6）对未用或已用空的氧气筒应分别放置并挂"满"或"空"的标记，以免急用时搬错而影响抢救工作。

（二）客观题

1. A 型题 （1）～（2）D A

2. B 型题 （1）～（3）A B C

3. X 型题 BC

第八节

病例分析

（1）诊断：急性有机磷农药中毒。

（2）诊断依据：①呕吐物有大蒜味是有机磷农药中毒的特点，临床表现腹痛、恶心、呕吐、大汗等，并迅速神志不清；②查体发现肌颤，瞳孔针尖样，流涎，两肺哮鸣音和湿啰音，心率慢等毒蕈碱样表现和烟碱样表现；③无其他引起昏迷的疾病史。

练习题

（一）主观题

1. 答：洗胃法是将胃管由口（鼻）腔插入胃内，将一定量的溶液经胃管灌入胃腔，利用重力、虹吸或负压吸引等作用，反复冲洗，从而达到解毒、减轻胃黏膜水肿或胃肠道手术（检查）前准备的一项常用技术。

2. 答：洗胃常用的方法：口服催吐洗胃法、漏斗胃管洗胃法、电动吸引器洗胃法、全自动洗胃机洗胃法。

（二）客观题

1. A 型题 （1）～（2）C A

2. X 型题 （1）～（2）BCDE BD

第九节

练习题

客观题

1. A 型题 （1）～（5）E D A C C

2. X 型题 （1）～（3）ABCD ABD ABCE

第十节

病例分析

选取皮下注射常用注射部位：上臂三角肌下缘、两侧腹壁、后背、大腿前侧和外侧，抽吸 0.2ml

（4U=0.1ml）胰岛素注射。

练习题

（一）主观题

答：皮下注射法常选上臂三角肌下缘，也可选用两侧腹壁、后背、大腿前侧和外侧。

（二）客观题

1. A 型题 （1）～（2）C A

2. X 型题 （1）～（2）ACD ABCD

第十一节

病例分析

病例分析：注射前应询问患者既往史、用药史及过敏史，按要求配制青霉素过敏试验液，备好抢救药物，选择合适注射部位，皮内注射 0.1ml 药液。

练习题

（一）主观题

1. 答：将小量药液或生物制品注射于表皮和真皮之间。

2. 答：（1）严格执行三查七对制度，遵守无菌操作原则。

（2）做药物过敏试验前，医务人员应询问患者的用药史、过敏史及家族史，如患者对需要注射的药物有过敏史，则不可做皮试，更换其他药物。

（3）做药物过敏试验前忌用碘酊、碘伏消毒，以免影响对局部反应的观察。对乙醇过敏者，可用生理盐水清洁局部皮肤。

（4）进针角度以针尖斜面进入皮内为宜，进针角度过大易将药物注入皮下，影响结果的观察与判断。

（5）若需做对照试验，则用另一注射器及针头，在另一前臂相应部位注入 0.1ml 的生理盐水。

（6）在为患者做药物过敏试验前，准备好急救药品，以防发生意外。

（7）操作后按消毒隔离原则处理用物，将过敏试验结果记录在医嘱单或病历上，阳性用红笔标记"+"、阴性用蓝笔或黑笔标记"–"。如结果为阳性，告知患者或者家属，不能再用该种药物。

（二）客观题

1. A 型题 （1）～（2）C A

2. X 型题 （1）～（2）AD ABCE

第十二节

练习题

（一）主观题

答：（1）十字法：先从臀裂顶点向左或右划一水平线，再从髂嵴最高点作一垂直平分线，将一侧臀部分为四个象限，其外上象限并避开内角即为注射部位。

（2）连线法：取髂前上棘和尾骨连线作一连线，其外上 1/3 处即为注射部位。

（二）客观题

A 型题 （1）～（2）C B